JN209441

◇◇◇◇◇◇◇ 改訂第4版 ◇◇◇◇◇◇◇

輸血学

【編著】
前田平生 埼玉医科大学名誉教授
大戸　斉 福島県立医科大学名誉教授
岡崎　仁 東京大学大学院医学系研究科教授

中外医学社

●執筆者一覧（執筆順）

稲葉頌一　神奈川県赤十字血液センター 名誉所長

遠山　博　元埼玉医科大学総合医療センター 名誉所長

松下　正　名古屋大学医学部附属病院輸血部 教授

谷　慶彦　大阪府赤十字血液センター 所長

田所憲治　日本赤十字社 特別参与

紀野修一　日本赤十字社北海道ブロック血液センター 副所長

佐竹正博　日本赤十字社血液事業本部中央血液研究所 所長

湯浅晋治　順天堂大学 名誉教授

三浦　健　三浦病院 院長

田中朝志　東京医科大学八王子医療センター臨床検査医学科・輸血部 准教授

髙本　滋　愛知医科大学 名誉教授/
日本赤十字社北海道ブロック血液センター 前所長

内川　誠　日本赤十字社関東甲信越ブロック血液センター 前検査部長

安田広康　福島県立総合衛生学院教務部

柏瀬貢一　日本赤十字社関東甲信越ブロック血液センター 事業部付課長

平田蘭子　埼玉医科大学総合医療センター輸血細胞医療部

前田平生　埼玉医科大学 名誉教授/
埼玉医科大学総合医療センター輸血細胞医療部

松橋美佳　日本赤十字社関東甲信越ブロック血液センター 検査部付課長

岡崎　仁　東京大学医学部附属病院輸血部 教授・部長

大戸　斉　福島県立医科大学 名誉教授/輸血・移植免疫学講座

川畑絹代　福島県立医科大学附属病院輸血・移植免疫部

佐藤博行　長野県赤十字血液センター 所長
脇坂明美　日本血液製剤機構中央研究所 所長
内田茂治　日本赤十字社血液事業本部中央血液研究所 副所長
田﨑哲典　東京慈恵会医科大学附属病院輸血細胞治療部 診療部長
山本晃士　埼玉医科大学総合医療センター輸血細胞医療部 教授
米村雄士　熊本大学医学部附属病院輸血・細胞治療部 副部長
羽藤高明　愛媛大学医学部附属病院輸血・細胞治療部 部長
安村　敏　富山大学附属病院検査・輸血細胞治療部 副部長
塩野則次　東邦大学医療センター大森病院輸血部・心臓血管外科 准教授
奥山美樹　東京都立駒込病院輸血・細胞治療科 部長
板倉敦夫　順天堂大学医学部産婦人科 教授
水口智明　浜松医科大学附属病院血液浄化療法部
小幡由佳子　浜松医科大学附属病院血液浄化療法部
竹下明裕　浜松医科大学附属病院輸血・細胞治療部 部長
牧野茂義　虎の門病院輸血部 部長
池田和彦　福島県立医科大学輸血・移植免疫学講座 主任教授
室井一男　自治医科大学附属病院輸血・細胞移植部 教授・部長
高梨美乃子　日本赤十字社血液事業本部技術部 次長
小林博人　東京女子医科大学医学部 輸血・細胞プロセシング科 講師
菅野　仁　東京女子医科大学医学部 輸血・細胞プロセシング科 教授
半田　誠　慶應義塾大学医学部輸血・細胞療法センター 非常勤講師

改訂第４版発行の序

―故 遠山 博恩師に捧げる―

ようやく「輸血学改訂第４版」の発行にこぎつけた.「輸血学」初版（1978年）から編著者であった遠山 博教授は2010年に惜しまれながら逝去された. 病床にあっても「輸血学」に寄せる情熱は並々ならぬものがあり, 亡くなられる数日前にも“輸血学の改訂版出版をよろしく頼む”と遺され, 私たちも必ず出版することを約束したのを鮮明に覚えている.

「輸血学改訂第３版」は2004年７月に出版された. それから10年以上経過した2015年に, 編集者と中外医学社が集まり,「改訂第４版」の構想を相談した. 更に３年を経て, ようやくここに上梓でき, 安堵の気持ちでいる.

改訂第３版から14年が経過して, 輸血医学でも大きな進展がみられる. 赤血球の検査は日常では血清学が主たる方法であるが, 遺伝子学的手法・解析が問題解決には必須となりつつある. 特に, 本書第Ⅲ章の「赤血球型」については, 故遠山教授の遺志を継ぎ, 3000本近くの国内外の論文を引用した集大成である. 輸血感染症については, 三大輸血関連ウイルス（HBV, HCV, HIV）は個別NATの採用により, ごく限られた症例に留まる. しかし, 新興・再興感染症は毎年流行を変えて到来し, 水際での対応となっている. マラリアでさえ, 地球温暖化に伴い, 他人事とは思えなくなっている.

この間, 輸血医療においても, 2003年に「血液法」が施行され, 血液事業者, 医療機関の責務が定められ, 安全で適正な輸血が推進されてきた. 一方, 輸血臨床では, 大量出血時の低フィブリノゲン血症に対して最も必要なフィブリノゲン濃縮製剤やクリオプレシピテートが適応外であったり, 血液センターから供給されない現状がある. このような事情から, 血液事業をはじめ輸血臨床に関わるほぼ全項目が気鋭の著者により全面的に改訂された. 細胞移植についても, 非血縁者間の移植が年間1000例以上になり, 今後は, 細胞バンクと治療部門の接合点として輸血部門の更なる参画が望まれる.

大学病院などの大病院, 全国の血液センターで「輸血学改訂第４版」を備えていただき, 問題解決と深化した考察と研究に役立てていただければ, 編集者と著者の喜びはこれに勝るものはない.

最後に, 本書改訂版に快く執筆していただいたすべての方々と辛抱強く応援いただいた中外医学社に心からの感謝と御礼を申し上げる.

2018年８月　蝉しぐれを聞きながら

前田平生
大戸　斉
岡崎　仁

初版の序

血液が生命の源泉であることは古代人も知っていたようである．17 世紀には人に仔羊の血液を輸注したというような物語りも遺されている．19 世紀に入ってから，今日の感覚にかなり近い方法で，人から人への輸血が施行されたようであるが，多くの先人が苦難に満ちた茨の途を歩まれたであろうことは想像に難くない．

20 世紀の開幕とともに Landsteiner が ABO 式血液型を発見し，次いで Hustin らが血液抗凝固剤としてクエン酸ナトリウムを開発したが，この 2 つの業績は輸血に対して画期的な発展をもたらした．さらに 1940 年，Wiener らによって Rh 式血液型も発見され，第 2 次大戦を契機として欧米では保存血の普及化，献血組織の設立，血液銀行の充実化が始まった．戦後になって数年以内に Lewis 式その他の数十種類の赤血球型，さらに 1950 年代になって白血球・血小板・血清にも独自の型があって，輸血副作用の因となり得ることが解明された．これら免疫血液学の発展と，赤血球保存法(特に冷凍赤血球)や血液成分製剤輸血法の進歩は輸血近代化の双輪となった．

以上は世界的に大量輸血の時代を招来した．そのために従来不治とされた疾患も救命され得るようになったが,その反面輸血によるウイルス肝炎の蔓延もとどまるところを知らなかった．しかし Au 抗原の発見以来，なお今日輸血後肝炎征服の闘いがくりひろげられている．

最近では血液成分輸血の思想がきわめて重視され，供血者から血小板や白血球のみを超大量選択的に分離・採取する連続血液成分遠心分離装置や自動血液型判定機なども登場するに到り,これら輸血学の展開はとどまるところを知らず,医家もこの方面の対応に戸惑うのみとなった．

そこでこれらの領域を綜合的に研究し，教育する輸血学の独立の必要性が主張されてから既に久しい．輸血学は究極的には臨床各科の治療を補佐し，これに貢献するものであって，麻酔学とその立場がよく似ていると思う．4 半世紀前，麻酔は外科医が片手間にかけていた一種の手技で，麻酔専門医はまだ本邦にほとんどいなかったが，それらの発展により欧米にならって麻酔学の独立が認められてきた．それと全く同様に輸血学もその専門医を今後早く養成しなければ，患者の安全と真に治療効果をあげる近代的な輸血の普及には到底対応してゆくことはできなくなるであろう．

輸血学は非常に若々しい魅力にあふれた領域であるが，手引き書に乏しく，一般には理解しにくかったこともあるのではないかと思う．洋書に於ても Mollison の名著 “Blood Transfusion in Clinical Medicine”があるが，そのほかでは，この方面の教科書は比較的少ない．本邦でも全く同様で，輸血に関係した著書・論文はかなり出版されているが，輸血学全般という柱を入れて，綜合的にまとめた著書は多くない．

昭和 25 年，故加藤勝治先生が，第 2 次大戦敗戦後の打ちひしがれた本邦に欧米，特に米国の輸血に関する新知見を導入してまとめた「輸血学」を発刊された．その後昭和 37 年 3 月，村上省三・徳永栄一両先生が書かれたところの当時名著の誉れが高かった「輸血の実際」が，さらにこれに踵を接して昭和 38 年 8 月，故福田保先生の監修による「臨床輸血学」が発刊された．この両書は，昭和 35 年東京に於て開催された第 8 回国際輸血学会で発奮し，あるいは意気上った輸血学を学ぼうとする本邦の若い学者達に良好な手引きとなり，大きた影響力を与えたようである．

しかしその後は綜合的な輸血学書の新刊にはあまり接しなかった．それはあまりにも急速に展開する輸血学に対し，輸血専門家は少数であるので対応するにいとまがなく，またその内容も高度に分化・専門化してきたこともあずかっていたためでもあろう．

今般，各方面のおすすめ並びに中外医学杜の御依頼によって綜合的な輸血学書を編集させていただくことになった．当初は自身の浅学と，直面する壁の巨大さに到底自信がなく辞退を重ねたが，やっと神輿をあげてどのようにしたらよいか考えてみた．私自身もできるだけ書き，さらに私の勤務している東京大学輸血部の現部員，さらに私がここで机を並べて学んだ旧部員の中の後輩の方々，また私が昭和 48 年東大輸血部に再度就職する前に 13 年間お世話になった群馬大学医学部で共に輸血学を学んだ同志の方々，そのほか篤志をもってわざわざ御参加いただいた 2，3 の先輩の方々に，それぞれ分担・執筆をお願いしたのが，昭和 49 年の春であったかと記憶している．

これら分担執筆者は大部分がいわゆる新進気鋭のこれからの方々であり，しかもすべて分担領域を自分で実際研究された方々である．さらにその中には他のすべてを捨てて輸血学を終身の業としようとしている人も多数含まれている．またもし本書が将来改訂されることが許されるとすれば，このメンバーがそのまま使えるということも楽しみであると思っている．

しかし輸血学はあまりに幅広く，しかも奥が深いので，編集者としてはかなりの努力を払ったつもりであるが，非力なためなお不充分なことを深く遺憾としている．内容にもし誤謬があれば編集者に御教示賜わることを切望してやまない．

なお本書の分担執筆をされた中西敬先生が本書の完成を見ることなく，昭和 52 年 9 月 9 日逝去された．ここに謹んで哀悼の意を表する．

昭和 53 年 3 月 1 日

遠山　博

目次

第Ⅴ章　輸血反応 615

Ⅵ-A-2. E 型肝炎，A 型肝炎，その他 722

Ⅵ-B. 輸血による肝炎以外のウイルス感染症 〈佐藤博行〉 734

Ⅵ-C. 輸血によるウイルス以外の感染症 752

第Ⅸ章　細胞治療・移植 …… 987

第 I 章

輸血の歴史と現状

History and current status of blood transfusion

I-A 輸血の歴史

History of blood transfusion

Author:
稲葉頌一，遠山　博

はじめに

輸血という治療手技がいつの時代から行われていたか，またどのようにして進歩して今日に至ったか，大変興味をそそるところである．また輸血学を学ぶものはその大きな流れを理解していたいものである．著者はこの輸血の歴史を19世紀末までと，それ以降の2期に分けて，さらに本邦のそれを加えて，古人の業績や苦心のあとをたどってみることにする．

1 古典的な輸血（～1900年）

古代における輸血については確実な資料がない．古代エジプトでは王侯・貴族は病気治療のために捕虜より採った血液の浴槽につかり，また古代ローマ人は若返りの妙薬と称して捕虜の生血をしぼり飲んだという．また円形闘技場の観衆は戦士が死亡すると，場内に殺到し，争ってその血液を飲んだという戦慄するような光景も記載されている．またユダヤやシリアでも同様な風習があった．そのようなことをするのは血液こそ生命自身の根源・エネルギーであり，それを摂取することがまさに起死回生の力をもっていることを人々が本能的に感じていたからであろう．

6世紀に降って Arthur 王の時代，Valiant 王子の物語[1]の中で，戦で傷つき馬から転落した若き Geoffrey 将軍が丘の上に倒れて冷たくなり失神していると，若妻 Aleta がかけよった．彼女は祖父が同じようにして戦死したことを知っていたので，自分の腕を出して祈りを捧げた後，自らの腕とお供の腕にナイフを加えて血を採り，葦の筒を用いて夫に血を与えて死に瀕した夫の生命を救ったという．これはつくり話と思うが，当時の人々はすでにこのような感覚をもっていたのかと考える．

それから900年あまりたって15世紀の終わり（1492）に法皇 Innocent Ⅷ世が昏睡状態に陥ったとき，あるヘブライの医師の進言によって3人の若者が犠牲となって，死に至るまで採血されて法皇に捧げられたとあるが，口からこの血液は飲まされたらしい．

17世紀は輸血に関していろいろな事件の去来した世代であった．まず1604年，ロストックの医師 Magnus Pegalius が若返り法として銀の管をもって輸血する方法を発表している．さらに Andreas Libavius（1615）[2]の著書の中には次のような記載がある．「丈夫で健康な青年をつれてこさせた．また力が枯渇して弱り衰え，辛うじて呼吸をしている人をつれてきた．Master of art に2本のチューブをもってこさせ，お互い同士を連結せしめた．まず健康者の動脈を開き，チューブを挿入して確かめた．次に患者の動脈を切開し，その中に柔軟なチューブを入れ，2本のチューブを連結した．健康者の血液は温くてスピリットに満ちており，病人の体内におどりこんだ．そして直ちに生命の泉となり，無気力・沈

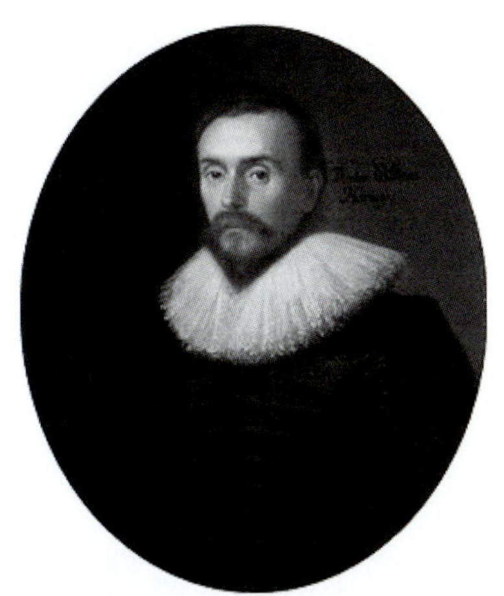

図Ⅰ-1 William Harvey
「William Harvey」『フリー百科事典 ウィキペディア英語版』. 2017年11月8日19:08 UTC,(https://en.wikipedia.org/wiki/William_Harvey).

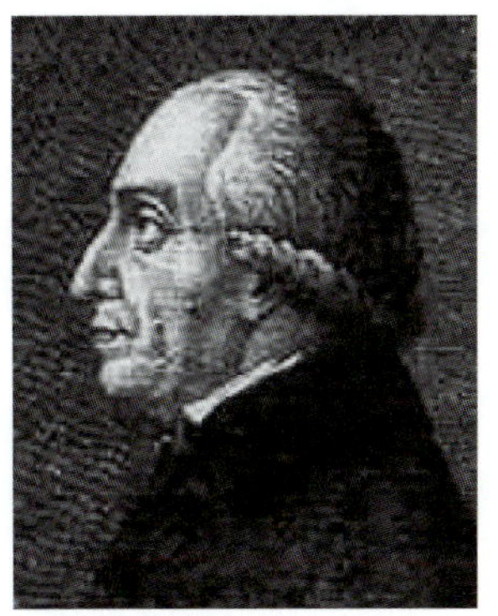

図Ⅰ-2 Jean Baptiste Denys (Denis)
「Jean-Baptiste Denys」『フリー百科事典 ウィキペディア英語版』. 2017年9月1日15:34 UTC,(https://en.wikipedia.org/wiki/Jean-Baptiste_Denys).

滞を一掃した」とあるが,その気分は充分にくみとれる.人から人への輸血の第1例といえるかもしれない.しかしこの直接輸血法についての評価はまちまちである.ある学者はLibaviusが輸血の信奉者であるとし,また他の人はこれは輸血を揶揄しているのであると解釈している.

輸血学の歴史に輝かしい1頁を加えたのはWilliam Harvey 図Ⅰ-1 の「血液循環論」である.彼は1616年初めてこの講義をしたが,Shakespeareの死亡したのと同じ頃であった.彼は1628年「動物における心臓の動きと血液についての実験的解剖学」という論文[3]を発表した.出血すれば循環血液が減少し,これに輸血すれば救命され得るという科学的論理を樹立する原動力となった.

イギリスのSir Christopher Wrenは建築家で,また天文学者でもあったが,犬を用いて静脈内にいろいろの薬液を注入する研究をした.彼はRichard Lowerの友人であり,Lowerにいろいろの技術やアイデアを教えたといわれる.Richard Lower[4]は1665年,動物から動物への輸血に成功した.彼は生理学者であるが,供血犬の頸動脈と受血犬の頸静脈を当初は葦の茎,鳥の羽で,ついで銀製の管を用いて接続して輸血することに成功したとあるが,その時代のことはSamuel Pepysの日記の中にも記載されている.

Samuel Pepysは当時有名な人気作家であったが,上流社会のサロンで多くの科学者と交際し,見聞したことを克明に記載した.貴重な資料で,1666年11月14日の日記をみると「Dr. Crooneが1匹の犬から血を採り,他の犬に輸血するのです.輸血される犬はもう一方から脱血します.輸血を受けた1匹目は死にましたが,他の犬は非常にうまくゆきましたと話してくれました.そこで私が,それならばクエーカー教徒の血を大司教様に差し上げることもできますねというと,Dr. Crooneはもしそうするのならば,健康な人の血液を使用するべきです.健康人の血液によって悪い血液を修正することができるからですと答えた」とある.

17世紀の輸血で歴史的に最も有名な人はJean Baptiste Denys (Denisの記載もある) 図Ⅰ-2 であろう.フランスのモンペリエー出身の医師で出世欲に燃え,パリに出てLouis ⅩⅣ世の侍医となった.Denysは貧血と高熱のある青年に対して半パイント(約225 mL位)の仔羊血を輸血して著明な回復をもたらしたとしたが,今日よりみれば甚だ疑わしい.Denys[5]は生来の頑固さから輸血で患者を救うことを宣言し,もっぱら仔羊の血液を用いたが,患者に仔羊の穏やかな気性を移すためとしている 図Ⅰ-3.彼の輸血の1症例報告を記載する.「その患者は1ポンド以上の輸血を受けなければならなかった.輸血

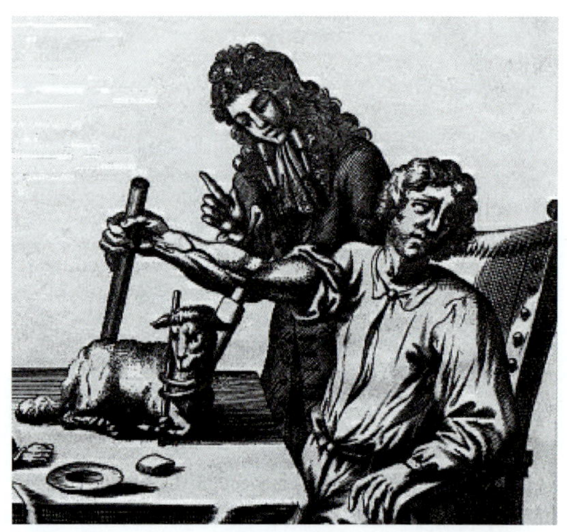

図Ⅰ-3　羊輸血

「輸血の過去，現在そして未来　埼玉医科大学総合医療センター名誉所長遠山博（第50回日本輸血・細胞治療学会総会　講演冊子）」より

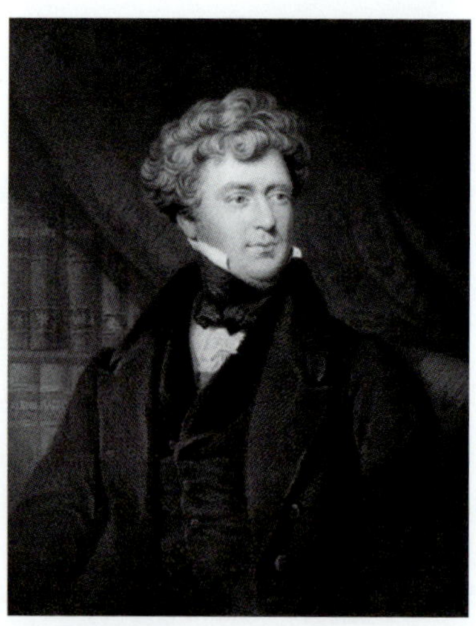

図Ⅰ-4　James Blundell

「輸血の過去，現在そして未来　埼玉医科大学総合医療センター名誉所長遠山博（第50回日本輸血・細胞治療学会総会　講演冊子）」より

が大量であるほど，その効果は迅速となる．その血液（仔羊血）が彼の静脈に入り始めるや否や，腕・腋下に沿って熱感が起こった．脈拍は高まり，顔中に多量の汗をかいた．脈は著しく変わり，腎臓のあたりに痛みを訴え，また胃のあたりに不快感があった．彼の血管の中に血液を送ったパイプが取り除かれ，傷が閉じられたとき，患者は30分程前に食べたベーコンなどを嘔吐した．排尿・排便がしたくなった．彼はまもなく横になり，2時間後に彼の胃を不快にする液を吐出した．その後約10時間，次の朝まで眠った．起きたときはかなり落ち着いていたが，四肢はすべて痛み，だるかった．大きなグラス1杯排尿したが，その色は黒色で，煙突の煤を混ぜたようであった」とある．これは血液型不適合輸血による溶血性反応の定型的なものであって，世界における報告第1例であると思う．この不幸な症例は救命され，その後よくなったという．動物血の輸血はDenysの4人目の患者Anthony Saint Amantの死亡後に問題となり，Denysは殺人者として扱われ，長い法律論争後無罪となった．しかし輸血という行為はパリ大学の名においてフランスで禁止され，まもなくイギリス国会もこれを禁じ，法皇庁の裁判官も同様にしたので，ヨーロッパにおける輸血ブームは冷却し，急速に雲散霧消してしまった．次の18世紀には輸血に関する論文は何一つない．これは現今の知識からみればまさに当を得た処置というべきであろう．もちろん血液型の知識など全くなく，当時は血液とは赤い体液ぐらいにしか考えられず，羊の血液を輸血されると患者に角が生えるかどうか大まじめで論争していた時代のことである．日本では第4代将軍徳川家綱の治世であった．

当時イギリス・フランスのみならずイタリアにも輸血の研究はあった．フローレンスの医師Francisco Folli (1680)[6]は「輸血は多くの病気をなおし，老人を若返らせる」とし，20人の青年を供血者とし，彼らより採血して患者に輸血した．金や銀でつくったカニューレに接続した円筒のごとき器具を使用したという．しかしこの方法が実行されたかどうかは確証がない．単に輸血法の記載にすぎなかったともいわれている．

しばらくの間，輸血に関しては空白時代が続いた．19世紀になって近代医学の黎明期が訪れてきた．ロンドンに住むJames Blundell（生理学者・産婦人科医，1790～1878）は産後出血のため多くの産婦が死亡することを憂え，輸血の研究を始めた．動物血輸血を排撃し，人から人への輸血を提唱した．まず注射器を発明し，これで採った血液を失血者に輸注するという今日の感覚の創始者といってよいで

JCOPY 498-01913

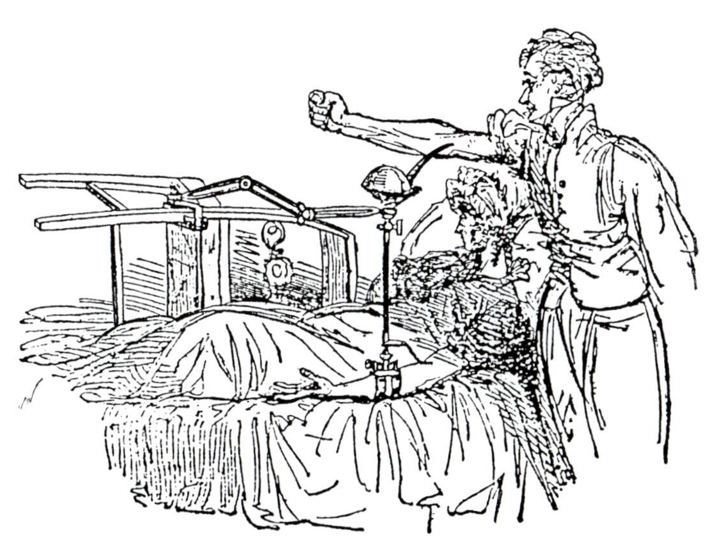

図Ⅰ-5　輸血図（Lancet）

あろう 図Ⅰ-4．彼は輸血に関する論文4篇[7-10]を学術雑誌に発表しているが，後の3篇は1827年から1829年にかけてLancet誌に発表されている．1829年のものは「輸血成功例について」という近代的な学術論文であり，10例の産後の致命的な弛緩出血の産婦に対して人血の輸血をしたところ，半数に好結果を得たとしている．この成績は今日でも認められており，人血輸血の成功第1例といってよい．筆者はこのオリジナル論文の複写を苦心の末，英国マンチェスター市図書館より入手し得たので，その翻訳概略を述べる．彼がLondonのGuy's and St. Thomas Hospitalに勤務していたときの臨床報告である．その輸血症例は7例目で，Mrs. Walworthは25歳で，その3回目の出産には彼の助手3人が立ち合った．分娩には著変はなく，胎盤が排出された後，彼女は「とてもよいわ quite comfortable」といっていた．ところが1時間半後に子宮から大量の出血が起こり，ショックに陥った．止血のため腹が押され，大量の氷が膣の中につめこまれた．出血はいくらか減ったが，産婦の顔面は蒼白で血の気がなく，脈を触れにくくなった．刺激剤にブランデーやポートワインが与えられたが著効はなかった．

そこにDr. Blundellが登場した．彼は，①出血により脈が非常に速くなった（毎分120），②患者に落ち着きがなくなってソワソワしていることより輸血の必要ありと認めた．「これはブランデーでは駄目だ．輸血をしよう」といって，助手のMr. Davisから約8オンス（224 g）脱血し，その血液を3時間の間に数回にわけて輸血したところ，きわめて有効であって彼女は回復し，11日目に全治した．彼女の輸血された腕の創は炎症を起こして腫脹したが，輸血をされたときの気分をきいてみると，「生命が体内に注入されるような気がした」と答えたという．

Blundellの輸血法を述べる．図Ⅰ-5は輸血をしている当時の絵で，図Ⅰ-6はその器具である．cは自由に動くフレキシブルな金属腕で，ベッドに寝ている患者の上をのり越え，クレンメのLを何らかの家具に固定する．図Ⅰ-5では横倒した椅子の脚に固定されている．fはロート状の血液容器であって，この中に供血者の腕の血管から図Ⅰ-5のごとく，出血させてほとばしる血液が貯められる．これは血液をなるべく傷めないような形に設計され，血液がはねないようにフード（k）がつけられている．gは開閉自在のコックで，血液は垂直なチューブを通って下に落ちる．aは銀製で非常に柔らかい尖端をとがらしたチューブで，患者の肘静脈へ刺入して固定される．iの脚は図Ⅰ-5のように患者の前腕に固定されることが多く，eの微動装置を動かして調節するこ

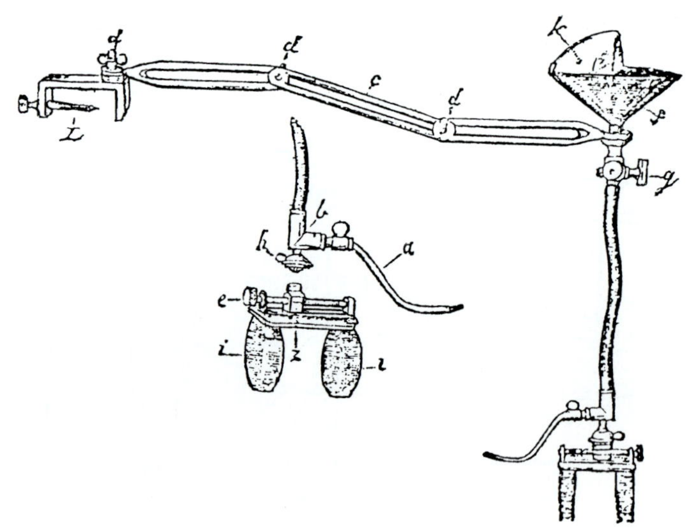

図Ⅰ-6 輸血器具

とによりaを少しずつ前進・後退させて静脈内にうまく挿入する．

患者・供血者は腕の血管部の皮膚がナイフで切り開かれ血管が露出される．Blundellは輸血を手術operationとよんでいた．彼はきわめて慎重であり，次のようにいっている．すなわち「①輸血を真に必要とすることは稀であるが，体液の大量喪失による危険を予防するのが目的である．これは今日の我々の知識ではまだわからない危険が多く，腕に炎症も起こるので，輸血をしなければ生命に危険のあるような症例に限るべきである．②腕の切開はすばやくやり，血液容器からチューブの回路内の空気を患者に入れてはならない．そのため回路内に1オンス(28 g) 以上の温めた水やミルクを充たしておく，またこのほうが血液もいたまない．③輸血のスピードが速いと心臓血管系に負担がかかり過ぎて，患者が急死することがあるので，供血者の出血量が多すぎるときには，指で切開部をおさえて出血量をコントロールする（これはABO式不適合輸血によるショックであったのかもしれない)．④輸血の間に痙攣がよく起こり，ひどいときは中止しなければならないこともある.」

これは傾聴に値する．日本では，文政年間・第11代将軍徳川家斉の治世で，幕府が外国船打払令などを出していた頃であるが，英国では産業革命によって機械の製造が発展してきていたのである．我々は当時の輸血の残酷さ，頼りなさに身震いをおぼえる．ABO式血液型発見の70年以上前，血液抗凝固剤クエン酸ナトリウム発見の80年以上前，消毒法発見の30年以上も前のことであり，パイオニアの敢闘に頭の下がる思いがする．

近代的な輸血での成功第1例はBlundellによってなされたのではないという説が140年後に再燃した．それはイギリス・フランスでなく新興国家であるアメリカでなされたとの主張があったのである．1825年のPhiladelphia Journal of the Medical and Physical Scienceの脚注に「30年前に同様な状況でPhilip Syng Physickによって輸血が施行された」とあったからである．これは本当にあったのか？　人から人への輸血の成功例であったのか？　などについてSchmidt (1974)[11]によれば，この記載は根拠に乏しく，やはり功績はBlundellにあると結論している．

これらの成績に刺激されたためか，多数の外科医や産科医が輸血を行うようになったという．しかし副作用もきわめて多かったらしい．これは血液型無視による血球の凝集や溶血，抗凝固剤を使用していないために起こる凝血，不潔な器具使用による血液の細菌汚染や発熱物質の混入，へたな手技，劣悪なる器具による組織の損傷や塞栓などが起こったであろうことは容易に想像でき，パイオニアの歩んだ惨澹たる苦難の道が彷彿としてくる．

Bischoff (1835)[12]は凝血の対策として輸血に脱線維素血を用いることを考案した．その他多くの人々が抗凝固剤として，ammonia，リン酸ナトリウム，蓚酸塩，hirudin，peptone などを用いたが，抗凝固作用が弱かったり毒性があったりで実用化が困難であった．輸血の注射器その他の器具類でもいろいろのものが考案された．Higginson (1857)[13]はボールバルブのついたゴムの注射器を輸血に使用し，Higginson 注射器といわれたが，今からみればかなり危険なものであったようである．

アメリカの Chadwick (1874)[14]はその頃の輸血法を分類し，①脱線維素血の輸血，②全血液の間接輸血，③静脈から静脈への直接輸血，④動脈から静脈への直接輸血，の4群とした．この時代はまさに多くの輸血法の研究が発表されたが，理論的に大きな進歩はなかったようである．Landois (1875)[15]は世界の論文から347例の輸血症例を集めたが，その方法は，①供血者動脈と患者静脈の吻合，②注射器法の変法などが多いが，おおむね粗雑でしかも凝固を防ぐ方法もなかった．おそらくは40%位が血管内で溶血を起こし，高い死亡率を残していたことを認めている．とにかく輸血の歴史は苦難に満ちていた．

戦争時にはよく輸血が行われる．南北戦争（1861〜1865年）では3例に，次の普仏戦争（1870〜1871年）においては37例に輸血が施行され，うち13例に著効を認めたという．

2 近代的な輸血（1901年〜）

■ a．血液型の発見

20世紀の幕あけ直前に輸血において永遠に忘れることのできない大きな転機が訪れた．ABO式血液型の発見である．オーストリアの Karl Landsteiner 図I-7 は1900年，ウィーン大学の研究室においてわずか6名の同僚の赤血球と血清を組み合わせてみると，血球を凝集する場合としない場合のあることを発見した．人には血液型というものが存在し，3型に区別される（今日のO型，A型，B型にあたる）とした．2つの論文[16,17]が発表したが，1901年の論文，「正常人血液の凝集反応について」（Wiener Klinische Wochenschrift 誌）は特に歴史的である．翌1902年，De Castello と Sturli の2人が，もう1つ第4の型（今日のAB型）があることを追加し，ミュンヘンの雑誌[18]に発表した．これで4型が出揃ったのである．

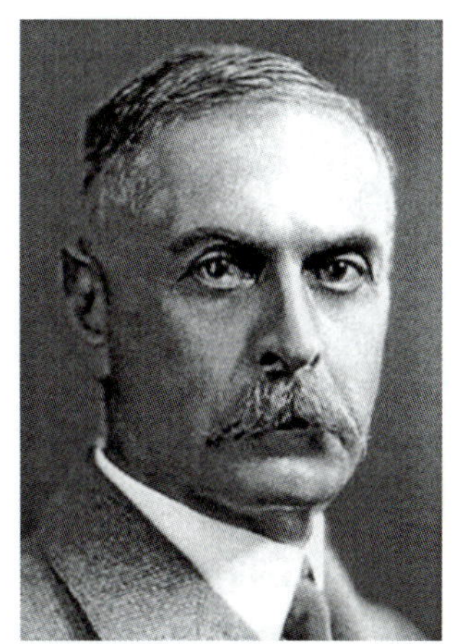

図I-7 Karl Landsteiner
「Karl Landsteiner」『フリー百科事典 ウィキペディア英語版』. 2017年10月18日14:55 UTC,（https://en.wikipedia.org/wiki/Karl_Landsteiner）.

Jansky (1907)[19]はボヘミアの医学雑誌でこの4つの血液型をⅠ・Ⅱ・Ⅲ・Ⅳ型（それぞれ今日のO・A・B・AB型にあたる）と命名した．だが，アメリカの Moss (1910)[20]は知らずに Bull, Johns Hopkins Hosp. にⅠ・Ⅱ・Ⅲ・Ⅳ型（それぞれ今日のAB・A・B・O型にあたる）として命名してしまった．これではⅠ・Ⅳ型が両者の分類で逆転しているので混乱が起こったのも当然であろう．

しかし輸血学史上最高の業績といわれる Landsteiner の歴史的論文も，また De Castello らの追加も当時は意外なほど反響が少なかった．昔からの輸血の事故の主因がここにあることに人びとは気づかなかったのである．しかし Moss が今までの輸血死亡の主因はこの血液型不適合によるものであろうとし，Ottenberg (1911) 一派が Landsteiner の知見を輸血に導入するに至って世界中に一大センセーションが巻き起こった．1910年代は第1次欧州大戦のあった世代であるが，この頃になってこれらの業績

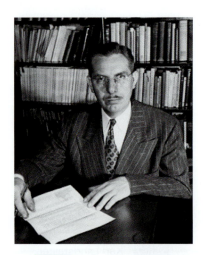

図Ⅰ-8 Alexander Wiener
隈田幸男．新世紀の臨床輸血学．東京: 金原出版; 2000．p.898 より．

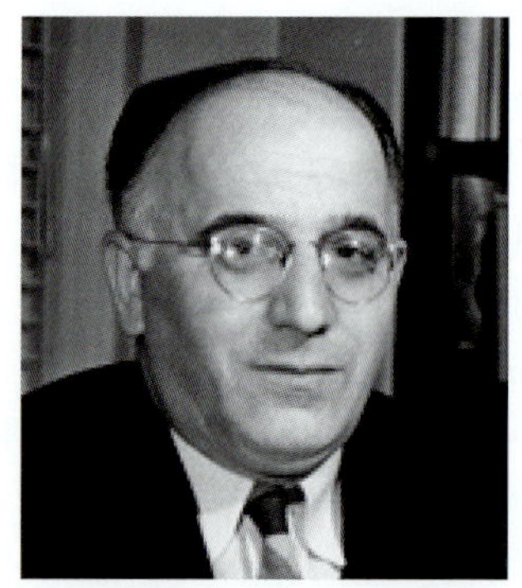

図Ⅰ-9 Philip Levine
隈田幸男．新世紀の臨床輸血学．東京: 金原出版; 2000．p.898 より．

は高く評価されるに至った．血液型命名の混乱は大戦後まで続き，1921 年アメリカ医師会は Jansky の名称を推奨した．それと関係はないが，これより前 von Dungern と Hirschfeld（1910）[21] は血液型を初めて遺伝学的に研究し，A 型に亜型の存在することをも発見している．

ここで Landsteiner の栄光ある生涯を略述する．彼は 1868 年，当時のオーストリア帝国に生まれ，1885 年より首都ウィーンで医学を学び，特に血清学，細菌学に興味をもち，輸血を実際に見学したこともあるが，重なる事故に胸を痛めたともいう．彼は結局基礎医学を志し，血清蛋白質の化学的研究などをはじめた．Gruber に衛生学，細菌学，血清学の手ほどきを受け，1897 年より Weichselbaum の病理学教室に移り，1907 年までに 75 の論文を書いたが，その中の 52 が血清学，12 は細菌学，11 が病理学に関するものであった．上記の血液型についての歴史的論文は，彼が 33 歳のときのものである．その後名声を得たが，第 1 次世界大戦の敗戦により打撃を受け，俸給は減らされ，研究費に不自由した．また数人のアクの強い研究者が教室にいて，おとなしい彼はいたたまれなくなり，一時オランダのハーグ市の王立病院で病理解剖を担当しながら，ツベルクリン，ヘモグロビン，アナフィラキシーなどについて研究していた．一説によれば彼はユダヤ人であるために，当時すでにヨーロッパに存在していたユダヤ人排撃運動のあおりを食ったともいわれる[22,23]．

1922 年彼は親友 Flexner の奨めもあり，新天地を求めて米国ニューヨーク市のロックフェラー研究所に移り，充分な研究費を得ることができるようになった．彼の研究は多彩をきわめ，血液型以外にも，小児麻痺ポリオの感染因子，梅毒病原体の暗視野鏡検法，発作性血色素尿の本態解明，ハプテンの免疫学的な概念，薬剤アレルギーに関与する免疫学的な原理，天然および人工抗原の化学的な分析などの各主題につき多くの論文を発表し，Heidelberger，野口英世らと並んで研究エースであった．

しかし彼の名を不朽にしたのは申すまでもなく，ABO 式さらに MN 式，P 式，Rh 式などの血液型の相次ぐ発見であろう．彼はすばらしい 2 人の弟子に米国でめぐりあった．それは Alexander Wiener 図Ⅰ-8 と Philip Levine 図Ⅰ-9 の 2 人である．彼は Levine とともに 1927 年に MN 式と P 式をはじめて報告し，1939，1940 年 Wiener，Levine らとともに Rh 式血液型を報告した．

彼は自分が 1900 年に発見した血液型について 1926 年までは Jansky の命名法に同調していたが，前記の混乱もあって，1927 年より O・A・B・AB 型とよぶことを提案すると，ただちに American Association of Immunologists によって採用された．また 1928（昭 3）年，国際連盟衛生委員会は彼の不滅の業績をたたえ，この人類最初の血液型を ABO 式血液型（正式には血液群）と命名した．1930 年，

JCOPY 498-01913

彼は血清学ならびに免疫化学に貢献した功績，特に人の血液型発見などによりノーベル賞を贈られた．この後オランダ赤十字社はLandsteiner賞を創設し，輸血における偉大な業績を永遠に伝えることになった．晩年も若いときのままに内気で，研究の虫であり，研究にはきわめて峻厳であったが，家庭生活では大変に柔和であったという．Levineによると，彼は夜も気を散らさずに仕事ができるように，ラジオ・電話・自動車なしの生活であったが，趣味はクラシック音楽でピアノをひき，数学の難問題を解くことを楽しんだ．Levineが彼をプロ野球見物のためにヤンキースタジアムにひっぱり出すことにやっと成功したというエピソードもある．生涯に340編以上の論文を発表し，1943年実験室でピペットを持ったまま心臓発作で他界した．享年75歳であった．

20世紀に入ってから輸血手技，特によい輸血用抗凝固液が開発され，血液型の解明とともに車の双輪となって輸血の発展に貢献した．

b．クエン酸の発見

クエン酸の抗凝固作用の第一発見者はアルゼンチンのLouis(Luis)Agote教授 図I-10 である．Agote教授による公開実験が行われたのは1914年であったと記録が残っている 図I-11．静脈採血した全血にクエン酸液を添加してカルシウム・キレートにより凝固を阻害した血液を静脈路からの点滴で安全に輸血したのである[25]．それまで，輸血は外科的に供血者と患者の血管を動静脈吻合するか，両者の静脈をカニューレで繋ぐ直接輸血法が一般的できわめて危険な治療法であった．彼はこの画期的発見を当時発明されたばかりの無線電信（telegram）を用いて第一次大戦中の欧州に発信した．モールス信号を用いた原始的な方法ではあったが，血液，保存，クエン酸という3つのキーワードが伝わることによってほとんど同時期にベルギーのHustin[26,27]，米国のLewisohn[28,29]，同じくWeil（1915）[30]らがクエン酸発見者として名乗りを上げている．この偉大な発明は100年たった今日なお，抗凝固薬としてクエン酸が用いられていることから明らかである．人類に輸血治療を提供した功績はノーベル賞に値するもので

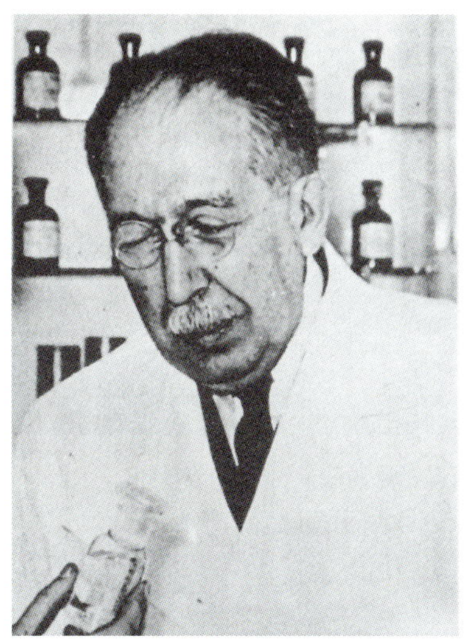

図I-10　Louis（Luis）Agote
「輸血の過去，現在そして未来　埼玉医科大学総合医療センター名誉所長遠山博（第50回日本輸血・細胞治療学会総会　講演冊子）」より

あるが，南米とスペイン語という悪条件の国から発信されたことで，評価されてこなかったことは大変残念である．また，当時は今日のように優れた発表のpriorityを尊重する風潮が未熟であったことも影響しているようである．特に米国のLewisohnが引用してくれなかったことを残念がっていたという話が伝わっている．1980年代になってようやく彼が，最初の発明者であるという正当な評価が固まった[31]．

Agoteについて触れておく．Louis（Luis）Agote（1868〜1954年）は，アルゼンチンの医師，医学者で，血液に抗凝固剤としてクエン酸ナトリウムを使用して保存した血液を用いた現在の輸血法を開発した．この方法は第1次世界大戦中であったところから，無線電信によって米国，欧州に発信され，ベルギーのHustin，ドイツ系アメリカ人Lewisohnらが実用化に成功した．クエン酸ナトリウムによって血液が保存できたことによって，ドナーと患者の血管を直接つなぐ方法によらず，安全な経静脈輸血が可能となった．当時はこれを間接輸血法とよんでいた．彼は，ブエノスアイレス大学医学部を卒業後，1893年に医学博士の学位を得た．血友病患者治療のための研究を行っていた時に，血液の凝固を避ける添加物の動物実験を行い，クエン酸ナトリウムが凝

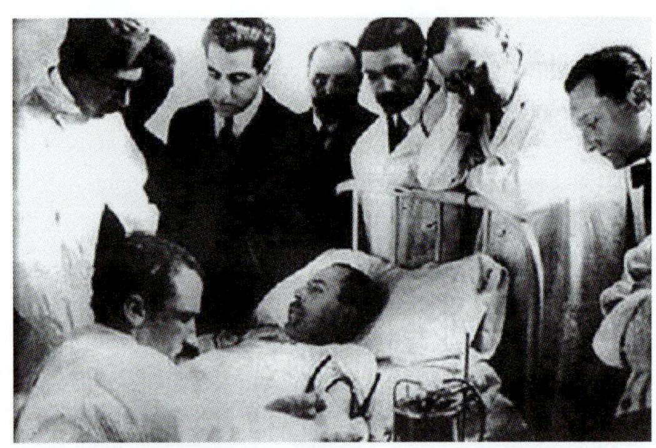

ESTO PASO

Un 14 de noviembre...

...1914 el doctor Luis Agote realizó con éxito la primera transfusión de sangre indirecta en un ser humano.

Las primeras transfusiones de sangre de las que existen testimonios fueron realizadas de animal a animal, en 1665, y poco después se hacía la primera transfusión de la sangre de un carnero a un hombre. Los resultados frecuentemente mortales llevaron a la prohibición de la práctica durante mucho tiempo. A principios del siglo XX comenzaron las primeras transfusiones directas, de ser humano a ser humano, en las que se conectaba la arteria del dador con la vena del receptor a través de una difícil operación que ponía en riesgo las dos vidas. Una de las más graves cuestiones a resolver era la posibilidad de almacenar la sangre hasta el momento en que fuera necesario utilizarla, ya que fuera del cuerpo se coagula con rapidez y se vuelve una sustancia casi sólida. Durante un tiempo se intentó evitar la coagulación usando frascos de formas extrañas recubiertos con parafina, pero no dieron resultado. Este problema encontró respuesta gracias a los esfuerzos del doctor Luis Agote. Junto con el laboratorista Lucío Imaz, experimentó con distintos recipientes y temperaturas hasta que descubrió un elemento que evitaba la coagulación. Se trataba del citrato de sodio, que es inocuo para el organismo. Aquel día de noviembre, en el hospital Rawson, una mujer recibió la sangre donada por un portero del instituto, bajo la vigilancia de Agote. Tres días después la paciente se retiraba a su casa en perfectas condiciones. El éxito fue comunicado a todo el mundo y especialmente a los países que se enfrentaban en la Gran Guerra. Sin embargo, el método que podía salvar muchas vidas fue ignorado durante años, y recién se puso en práctica al final de la guerra. Más tarde otros médicos se atribuyeron la paternidad de la idea, pero Agote jamás entró en polémicas. □

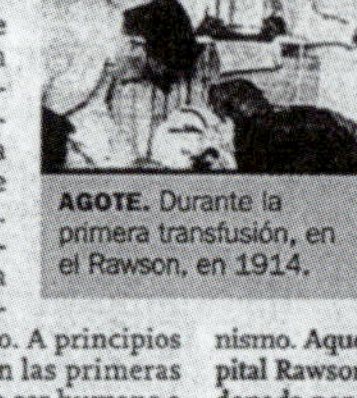

AGOTE. Durante la primera transfusión, en el Rawson, en 1914.

図 I-11　Agote 教授による輸血実施（上）と現地の新聞（下）

固を防ぎ，人体への影響も小さいことを発見した．抗凝固剤を加えた血液の最初の人体への輸血は，1914 年 11 月 9 日，大学の学長ら大勢の立会いのもと公開で行われた．300 mL の輸血を行い患者は順調に回復した．第 1 次世界大戦の勃発により，負傷兵の治療にこの技術は広く行われるようになった．アルゼンチンでは国民的な偉人の一人である．

クエン酸は，Ca^{2+} のキレート作用によって血液の凝固を完全に阻止することができる．以来クエン酸ナトリウムは 100 年後の今日でも輸血用抗凝固剤の王座の地位を他の薬剤にゆずっていない．その理由は，①抗凝固性が非常に強く完全・迅速であり，②受血者体内に入ると肝できわめて迅速に解毒・分解され，腎より排泄される，③耐熱性があり，取り扱いがきわめて簡単で消毒が充分できる，④安価である，などのすべての長所を揃えている．この発見は輸血学史上きわめて大きな業績で．供血者と受血者を別の部屋におくことができるようになった．

■ c．血液銀行のはじまり

血液をあらかじめ採血・保存しておいて，必要なときに使用すれば大変便利であり，余った血液を捨てなくてもすむ．クエン酸ナトリウム発見のわずか 2 年後，ロックフェラー研究所の Rous と Turner（1916）[32]によって保存血の製造が始められた．この方法は，Robertson（1918）[33]によって応用された．彼はイギリス陸軍兵士より血液を採って保存血としてイギリス軍野戦病院で戦傷兵に輸血した．

さらに輸血・輸液，静脈注射の際に発熱する現象を Seibert（1923）[34]が解明し，発熱物質 pyrogen を発見した．細菌からとれる耐熱性のポリサッカライドの一種で，輸注液の中に少量でも混入していると，激しい悪寒や発熱を起こす．以降，輸血・輸液に際しては pyrogen を除くような工夫が積まれることになった．

輸血ブームは第 1 次世界大戦後やや冷却し，血液採血，保存の研究は下火となった．しかしソビエト連邦の Yudin（1933）[35]は死体血 cadaver blood を輸血用血液に使用し始めた．急死した健康人から数時間以内に採血し，検査に合格したものを輸血用の血液とするもので，かつてソビエト連邦で正式に採用されていた．ソ連邦時代は国家権力が強く，人の死後 24 時間は死体の管理権は政府にあるため，家族の同意がなくても採血できた．死体を消毒して頸部を切開して頸動脈にカニューレを挿入して血液を採取した．モスクワ市の使用血液の約 10 分の 1 は死体血であったと聞いた．死体血については以前から基礎的な研究がつまれ，Shamov（1928）が犬の死体から採血した血液を他犬に輸血し，無害であることを証明している．

Yudin の活躍に刺激され，シカゴ市の Cook County Hospital の中に Bernard Fantus（1936）[36] 図 I-12 が世界で最初の Blood Bank（血液銀行）を設立した．これは輸血学史上の一里塚の 1 つとされている．Fantus について，著者が Telishi（1974）[37]の回想記を引用し，当時のものの考え方・技術水準

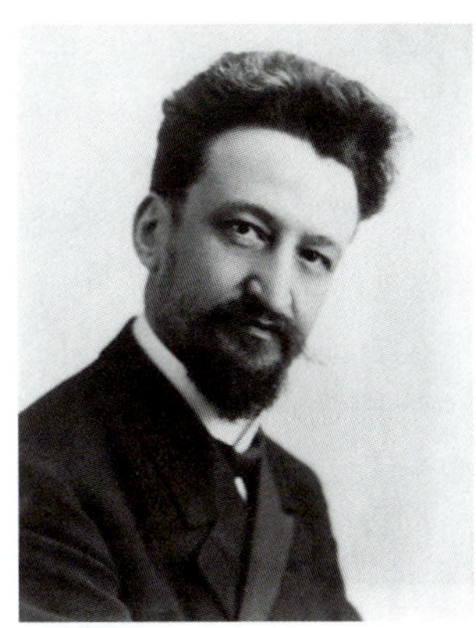

図I-12 Bernard Fantus
「Bernard Fantus」『フリー百科事典 ウィキペディア英語版』. 2017年11月7日17:39 UTC, (https://en.wikipedia.org/wiki/Bernard_Fantus).

をしのびたい．Fantusは1874年，ブダペスト市に生まれ，渡米してイリノイ大学卒業後輸血に対して深い関心と熱意をもっていた．1930年代勤務していたCook County Hospitalは輸血を必要とする患者が多かった．しかし当時献血制度はなく，親族・友人などで血をくれる人のいない患者は困っていた．Yudinに刺激されたFantusは死体血輸血を計画し，シカゴ市の許可を得て，市役所地下の死体置場に勇んで入った．当時のシカゴ市は有名なアル・カポネを一方の頭目とする多くのギャング団が横行し，日夜ギャング団同士，警官隊との銃撃戦が市街で行われ，たくさんの死体が出た．多くの死体を見たFantusはその悪臭とあまりの凄惨さに卒倒しそうになり，鼻をつまんで飛び出して来た．「感覚的・倫理的にあきらめざるを得なかった」といった．Fantusはここで血液保存に全力を投入することにし，1936年500 mLの血液に対し，2.5%クエン酸ナトリウム加生理食塩液70 mLを加え4℃で保存すれば，10日間は輸血が可能であることを報告した．ハンガリー移民で病院内の地位も高くなく，ラボも当初地下にあり，部下もなく，すべて自分一人で働かざるを得なかった．しかし，この業績が認められ彼は病院の一番よいビルの3階に進出して，はじめて血液保存専用に購入された冷蔵庫をここに据えつけた．この部屋は当初Blood Preserving Laboratoryと命名されたが，Fantusはこれでは魅力がないと“Blood Bank”なる看板を考えついた．すると“What is Blood Bank?”と全米はおろかヨーロッパからも視察団が来るようになった．それまでFantusを無視していた病院側も3階のメイン・ストリートに立派なラボを作ってくれた．

当時はほとんど売血であったが，患者と供血者の自由契約であったので，金のある患者は売血者に対し，500 mLにつき50ドルも支払った人もあり，Fantusは上限を10ドルに制限したという．次第に各方面から研究費がもらえるようになり，それまで1人で奮闘していたが女医1名，薬剤師1名をグループに迎えることができた．1937年には輸血件数1,354件を数え，Fantusの名声は世界的となり多くの見学者がきた．Fantusの方式は次のようであった．

①供血者は，「健康であり，心不全・感染症・尿毒症・中毒症・高血圧・出産前1〜2週間の女性を除く，採血前は胃を空にする．供血者が酒を飲んでいると梅毒血清反応（Wassermann法，Kahn法）が狂いやすくなるので避ける」などとある．

②採血法と器具は，「1 Lのエルレンマイヤー式フラスコに70 mLの前記抗凝固液を入れてゴム栓をはめ，これに2本のガラス管を刺しこみ，各々にゴム管を接続しその1本の端に採血針をつけ，他方のゴム管端にはガーゼをつめておき蒸気滅菌をした．供血者の採血部をヨードチンキとアルコールで消毒し，採血針を肘静脈に刺して，フラスコを供血者の肘より50 cm程低いところにおき，500 mL採血した後，生理食塩液を加えて全量を900 mLとした．それからゴム栓をはずして消毒した2層の羊皮紙をフラスコの口に貼って密封し，4℃で保存した」とある．

③検査項目は，「ABO式血液型，梅毒血清反応，採血血液の一部の細菌培養などで大部分の血液は採血後48時間以内に使用された」とある．輸血前に患者血液と供血者血液の間で，今日でいう交差適合試験（双方の血液を生理食塩液で薄め，ガラス板上，試験管内で混合して凝集のないことを確かめた）が施行されていたようである．

④輸血とその副作用について，「初期には1/3位に副作用があり，ショック症状を呈するものもあり，

患者を温めたり，adrenalinを注射したり，酸素吸入などをした．輸血後黄疸を起こす患者も往々あった」などとも記載されている．

以上のFantusの方法は合理的で約80年前の水準としては敬意を表したい（この記載は本書第3版1994年）．Cook County HospitalのBlood Bankは大きな業績をあげたが，Fantusが死去してからも拡張を続け，1956年さらに大きい研究室を開いた．その後，このBlood Bankには苦難の時代が訪れた．中心人物を失った研究室は施設が老朽化し，手技は時代遅れとなり研究室の補修もなく荒廃し，1969年には採血のライセンスをも一時失った．しかし栄光あるこのBlood Bankを守ろうとの巻き返し運動が始まり，設備が再建，近代化され，スタッフの充実とともにライセンスを取り戻し，献血を主にして再生した．

■ d．成分輸血のはじまりと赤血球多型の発見

成分輸血の草分けがこの時代に興ってきた．血液を血球と血漿に分離し血漿を製剤とする方法は，主としてアメリカで研究されたが，Elliott（1936）[38]はその先駆者であった．またStrumiaら（1941）[39]は，ショックに対して血漿輸注することの大きな効果を報告した．さらにCohnら（1944）[40]によって血漿蛋白のethanol分画法が確立され，今日の血漿分画法の基礎をなしている．1930年代末期にはヨーロッパで第2次世界大戦が始まり，暗雲低迷の時代であった．巨大な戦争は医学，特に基礎医学の方面には空白をきたした．しかし輸血学では，この時代にも大きな金字塔が築かれた．1940年LandsteinerがWienerとともにRh式血液型[41]を発見した．またLevineら（1939）[42]の発見した新生児溶血性疾患の抗体がこの血液型に関連したものであることが解明され，ABO式に次ぐ重要な血液型となった．

第2次世界大戦終了後，新しい血液型発見ラッシュが始まった．Callenderら（1946）[43]によってLutheran式血液型，Mourant（1946）[44]によってLewis式血液型，Coombsら（1946）[45]によってKell式血液型，Walshら（1947）[46]によってMNSs式血液型，Cutbushら（1950）[47]によってDuffy式血液型，Allenら（1951）[48]によってKidd式血液型，Layrisseら（1955）[49]によってDiego式血液型が発見され，さらにその後も300以上にも及ぶ人の赤血球型抗原が発見され，今日もつづく．

時代が戻るが，第2次世界大戦は輸血学を実用上画期的に発展させた．特に保存血の価値が著しく認識されるに至った．イギリスではドイツ空軍による空襲で傷ついた市民の治療に対してもBlood Bankが各所に組織された．British Army Blood Transfusion Serviceは保存血を製造し，ヨーロッパ-アフリカ戦線に空輸した．アメリカ陸軍はTransfusion Service（輸血部）をEuropean Theater of Operations and the Mediterranean Theater（ヨーロッパ戦域および地中海戦域）につくったが，ETOUSAとよばれて威力を発揮した．これらの戦域で約100万件の輸血が施行されたが，その約1/3はETOUSAによって供給されたものであり，これらの血液の約1/2はアメリカ大陸よりヨーロッパ各地に空輸された．

一方，海軍は主として太平洋戦線を担当し，同様に大量の血液が太平洋各戦線に空輸された．これらの血液の大部分はアメリカ赤十字が採血したもので，多くの博愛団体によって，実に13,326,242パイント（1パイントは約450 mL）が供血されたといわれる．「あなた方の父を，夫を，子をそして友人達を救いましょう」というポスターがアメリカ中に氾濫し，戦時中の非常事態もあって，国民大衆に献血思想を徹底させた．貴重な血液が多数の人命を死から救ったかははかりしれない．

またこの間，アメリカの外科教授を中心としてつくられた重傷者研究班によって，大量出血や大きな挫傷，重症熱傷などによるショックの病態生理と治療について膨大な症例によるエネルギッシュな研究が施行された．この結果，重傷者に大量輸注をしても，時間が過ぎれば回復しない「不可逆性ショック」に陥ることが明らかになった．そのため第2次世界大戦末期にはアメリカ軍では血漿をもった衛生兵が最前線まで出動し，野戦病院に重傷者を後送する途中にこの血漿を大量に輸注したため，野戦病院ではただちに手術や処置に移ることができて，大きな成果を収め得たという．かくして1945（昭和20）年の終戦を迎えた．アメリカその他の諸国では輸血を豊

富に経験し，その威力を充分に知った多数の軍医が復員して輸血に対する関心は高まり，民間医療にも登場することになった．アメリカ赤十字は国内中に新しい赤十字血液センターをつくり，また古いものは整備した．

1948年ストックホルムで開かれた第17回国際赤十字輸血委員会において，各国では赤十字社が輸血事業を推進するべきであることが確認され，無償の献血を原則とし，方法，技術の統一，標準化をはかることに意見の一致をみた．

それ以後に世界の輸血学の展開に寄与するところの大きかった業績をあげてみたい．Turnerら(1941)[50]は，4℃，72時間血液を保存することにより梅毒 *Treponema* は不活性化されることを報告，今日でも一般に認められており，保存血の最大の長所とされている．Loutitら(1943)[51]は保存血の抗凝固剤のACD液の処方を考案し，これが近年まで世界的に広く使用されてきた．Smith (1950)[52]は抗凝固剤を用いて採血した赤血球にglycerinを加えて−79℃で保存する方法，すなわち冷凍血の研究を世界にさきがけて行ったが，今日の冷凍血液の原理と大差がない．またWalter (1952)[53]が血液のガラス壜のかわりにプラスチックバッグを用いることを発表して，今日の成分輸血の基礎をつくった．

e．白血球型の発見

フランスのJean Dausset (1954) 図I-13 [54]は，患者血清中に往々にして他人の白血球を凝集する抗体のあることを認め，この抗体は輸血を受けた後に生産されていくことを発見した．これが後の白血球型の研究の第1歩となった．血小板にも同様な現象がある．van Loghemら (1959)[55]は血小板にも型があって，抗体をもっている人に対応抗原がある血小板を輸注すると発熱・悪寒などの副作用を生じることを明らかにした．1963年，オランダのvan Roodら[56]は多数の白血球型を解明するために，数学を導入して抗白血球抗体をもった多くの血清をその特異性によって分類保存しだした．さらにTerasakiら(1964)[57]は微量リンパ球細胞毒試験検査法を考案した．これもきわめて大きな業績で，最近までこの方法を基礎として白血球型が調べられてきた．

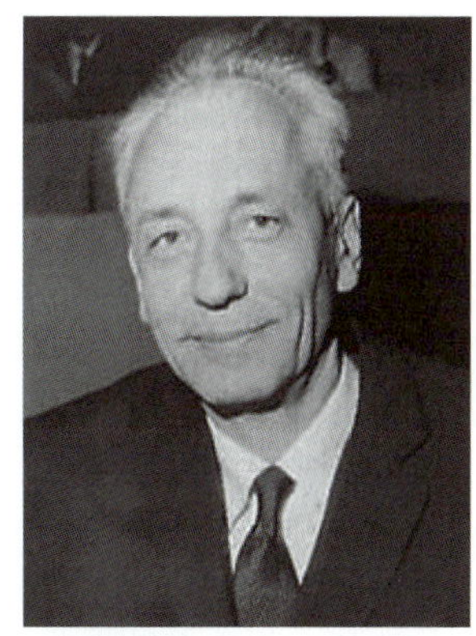

図I-13　Jean Dausset
「Jean Dausset」『フリー百科事典 ウィキペディア英語版』．2016年11月6日23:39 UTC，(https://en.wikipedia.org/wiki/Jean_Dausset)．

f．Additive solutions

血液の保存については，赤血球の代謝，解糖系の研究が1950年代になってから盛んになり，Gabrioら[58]は保存赤血球の延命をはかる方法を研究し，adenosineの添加が有効であることを発表した．また，Gibsonら[59]は新しい血液保存用の抗凝固液CPD液を考案した．ACD液のクエン酸量を半減し，新しくリン酸ナトリウムを加えたもので，保存血のpHがACD液より高くなる．今日ACD液にかわって広く世界的に常用されている．また別の方面でBeneschら[60]が赤血球中に大量存在はするが，2,3-DPG (2,3-diphosphoglycerate) の役割を解明した．2,3-DPGが減少すると，赤血球は酸素解離能が低下することを発表した．保存赤血球の2,3-DPGを定量すると1週間ぐらいで半減し，2週間以後は著しく減ってほとんどなくなってしまうことも明らかになった．ウプサラ大学のClaes Högmanらは1983年にCPD全血を遠心分離後，マニトール，アデニン，食塩液に赤血球を保存すると6週間は機能を保持することを発表し，頭文字をとってSAGM液 (saline adenine glucose mannitol) と称した[61] 図I-14．その後，世界各地で改良が加えられ，米国ではPAS液 (preserved additive solution)，わが国ではMAP液 (mannitol adenine phosphate solution) が用いられている．赤血球の保存期限が延びることによって在庫管理が容易になり，赤血球の廃棄が減少した．今

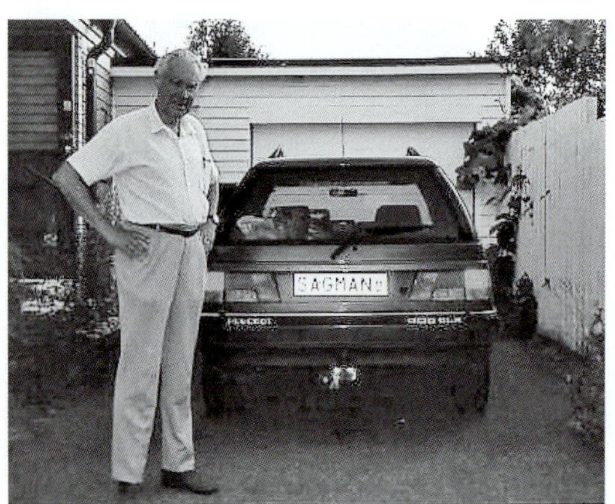

図Ⅰ-14　Claes F. Högman（筆者撮影）

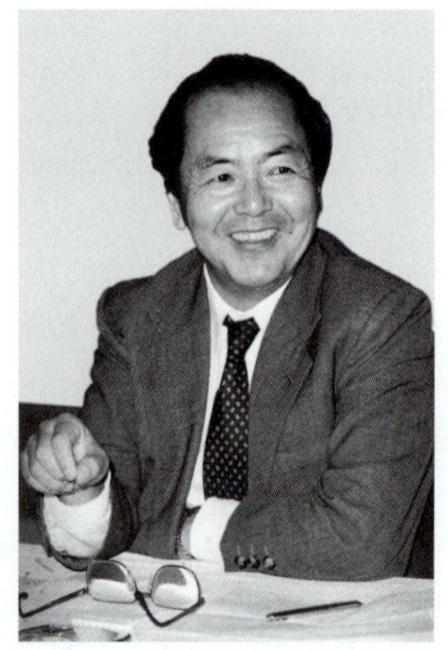

図Ⅰ-16　大河内一雄（筆者撮影）

日，赤血球濃厚液保存にはほとんどの国で additive solution が用いられている．

■ g．輸血感染症

輸血後肝炎の本態究明，予防対策を研究している学者は多かったが，決定打となる業績に乏しかった．1964 年，アメリカの Barush Blumberg 図Ⅰ-15 が何度も輸血を受けた血友病患者の血清中に，あるオーストラリア原住民の血清と沈降反応を呈する抗体のあることを，寒天ゲル内沈降反応で発見し，この抗体と反応する抗原を検出して翌年発表した[62]．当初はこの抗原の意義は不明であった．その後，大河内ら 図Ⅰ-16 (1968)[63]，Prince (1968)[64] らが，こ

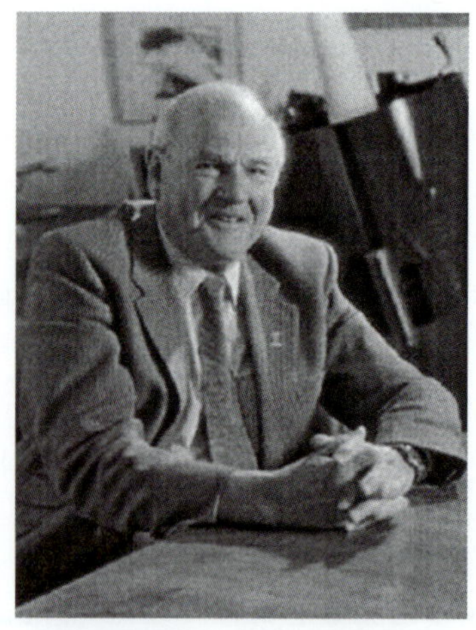

図Ⅰ-15　Barush Blumberg

「Baruch Samuel Blumberg」『フリー百科事典 ウィキペディア英語版』. 2017 年 11 月 8 日 17:41 UTC,（https://en.wikipedia.org/wiki/Baruch_Samuel_Blumberg）.

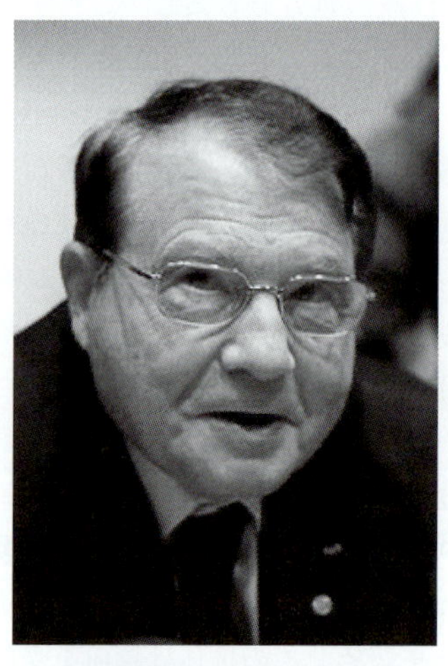

図Ⅰ-17　Montagnier

「Luc Montagnier」『フリー百科事典 ウィキペディア英語版』. 2017 年 10 月 20 日 5:19 UTC,（https://en.wikipedia.org/wiki/Luc_Montagnier）.

の抗原がウイルス性肝炎（B 型肝炎）と関係のあることを解明し，Blumberg ら（1969）[65] によって追認され，オーストラリア抗原（今日では HBs 抗原といわれる）と命名した．供血者から HBs 抗原陽性者を除くことによって輸血後 B 型肝炎を減少させることができ，大きな業績となった．さらにスウェーデンの Magnius ら（1972）は B 型肝炎の病原体との関係の深い HBe 抗原・抗体を発見している[66]．

JCOPY 498-01913

1980年の初頭から世界は新しい感染症に悩まされることになった．AIDS（aqiured immunodeffi-ciency syndrome）である．米国の同性愛者集団に多発したこの病気はカリニ肺炎，カポジ肉腫などきわめて稀な症状が特徴で痴呆化に至るもので全く治療法がなかった．その病原体は，仏のMontagnier（1983）[67] 図I-17，Françoise Barré-Sinoussi, Harald zur Hausenの3人が分離に成功した業績で2008年にノーベル賞を受賞した．このウイルスはHIV（human immunodeficiency virus）と命名された．この発見については検査試薬のパテント問題も絡んで米仏代理戦争の様相を呈していたが，米国のGallo（1984）[68]を中心としたグループの業績とは認められない結果となった．現在では抗HIV抗体の検査が輸血血液製剤のすべてに施行されている．

また，HB抗原が解明されても，非A非B型肝炎は猛威をふるっていた．米国のベンチャー企業であったChironのChoo, Kuo, Houghtonら（1989）[69]はこの疾患患者の血清より抗原蛋白の遺伝子を取り出すことに成功し，HCV（hepatitis C virus）と命名した．この抗原を遺伝子工学を用いて量産し，マイクロプレートの穴にコートして，供血者血液のHCV抗体をチェックし，陽性血液を除外する方法をルーチンに用いることによって，輸血後C型肝炎を激減させた．

これらのリスクを排除するためにHIV，HCV，HBVの検出感度を画期的に上げるため，NAT検査（nucleic acid amplification testing: 核酸増幅検査）が世界的に広まっている．わが国では日本赤十字社が献血血液の多数の検体を（2000年に世界に先駆けて50人分）をプールして，PCR法でDNAまたはRNAを増幅（pool-NAT）して，それが陽性となれば，その検体を個々に追求して問題血を探り当てる方法を取り入れた．2014年8月からは全ての献血者血液を個別に検査するID-NAT法が開始された．

この3つのウイルス以外にも1980年代に輸血感染が証明されたウイルスとして，HTLV-1（human T-cell leukemia virus type 1），CMV（cytomegalo virus），parvovirus B19がある．

h．プリオン問題

1990年代後半に英国で狂牛病（v-CJD，variant Creutzfeldt-Jakob病）の病原体prionが血液リンパ球のB細胞中に潜在し，輸血によって脳がスポンジ状になる本疾患に感染し得ることが解明された[70]．また HIV，HTLV-1，CMVなどが白血球内に感染しやすい理由のためもあり，「採血バッグに白除フィルターを直結し，採血直後に血液を白除フィルターに通して白血球，特にリンパ球のほとんどを除去する」というprestorage leukocyte filtration法が，先進国のほとんどで実施されるようになっている[71]．2005年からはほとんどの国で牛飼料としての肉骨粉の使用を中止したので，v-CJDの死亡者は2000年の15名をピークに急速に減少し，2010年以降は英国のみならず世界的に死亡者はみられておらず，ほぼ終息したと考えられる．

日本赤十字社でも2008年から全ての血液製剤に白血球低減処理を導入している．

3 本邦における輸血

a．わが国の輸血近代史

わが国に輸血に関する知識が最初に伝播されたのは，江戸時代中期である．徳川吉宗の享保の改革によって，禁書が緩和されたことによって，欧州の医学書が輸入された．1769年に，Lorenz Heisterの外科書「Chirurgie」の蘭訳本が輸入され，約50年かかって1819年に越村徳基が出版した「瘍科精選図解」の中に輸血について記載がある[72,73]．当時の蘭法医の苦労がしのばれるが，James Blundellの最初のヒト-ヒト間輸血が1818年であることを考えるとなかなかのものと言える．明治になって，洋書の入手がかなり容易になり，Esmarchの外科書「Handbuch der Kreigschirurgischen Technik」を片山国嘉が訳した「軍陣外科手術」の中に脱線維素血の作成法が書かれている．輸血法のみならず，その危険性から供血者への説明の重要性（今日で言うインフォームド・コンセント）についても記載がある．このため，脱線維素血の輸血は行われた可能性があるが，記述は残っていない[74,75]．

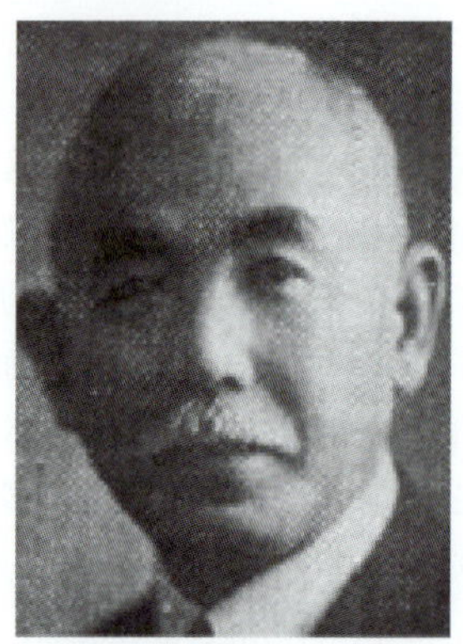
図Ⅰ-18　塩田広重教授

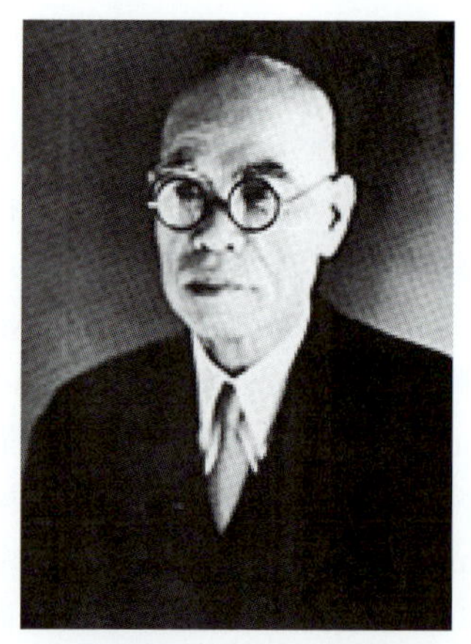
図Ⅰ-19　後藤七郎教授

1919（大正8）年，塩田広重（東京大学外科教授）図Ⅰ-18 と後藤七郎（九州大学外科教授）図Ⅰ-19 は政府から派遣されて第1次世界大戦の西部戦線の野戦病院の現場を視察中に，たまたま輸血を見学してその威力に驚いた．塩田広重[76]は帰国後フランスの Jeanbrau 式輸血器でクエン酸ナトリウムを用いて子宮出血による貧血患者に 200 mL 輸血して好結果を得たという．また後藤七郎は，連合軍救護班に参加して帰国後，陳旧性膿胸に対する Schede 手術直後に 300 mL のクエン酸ナトリウム加血液を輸血して救命し得た症例を同年報告しているが，戦後の混乱のためか，当時のカルテを検索しても見つけることができなかったのは残念であった．

また斉藤 真も同年，輸血を経験したと伝えられる．以上が本邦輸血史上のパイオニア的業績であると考えてよいと思う．後藤七郎の門下生で，わが国の最初の輸血教科書「輸血法」図Ⅰ-20 を 1927（昭和2年）[77]に著した広瀬信善はクエン酸の副作用が余程気に入らなかったようで，輸血は供血者と受血者の静脈をカニューレで繋ぐ直接法が第一選択であるとしたが，この考えが誤りであったことは議論の余地はない．

この頃は Landsteiner の発見した血液型判定が実用化してからまだ 10 数年であって，ABO 式とは正式に決められておらず，前述のⅠ・Ⅱ・Ⅲ・Ⅳ型などとよばれており，クエン酸ナトリウム液が開発されて以来まだ5年もたっていない頃である．当時は第1次世界大戦中のイギリスの Robertson（1918 年保存血使用）の活躍などに刺激された時代である．ついで 1921〜1924（大正 10〜13）年頃，河石九二夫[78]が輸血を施行し，河石式輸血器を考案している．なお河石[79]によれば 1926（昭和元）年名古屋に早くも給血者協会（職業的給血斡旋業）が登場したという．

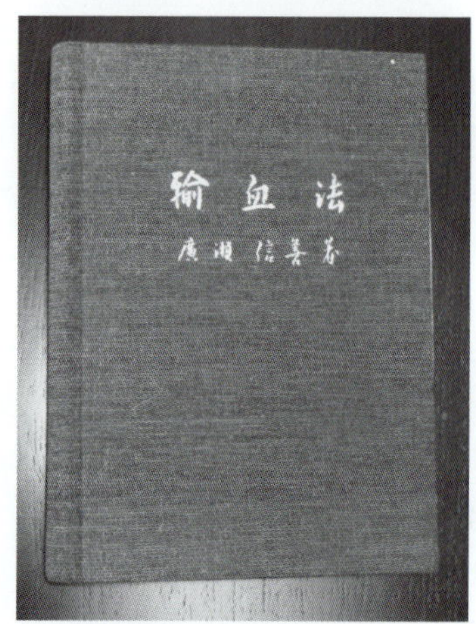

図Ⅰ-20　広瀬信善著「輸血法」

わが国の輸血史上忘れることのできない事件が 1930（昭和5）年 11 月 14 日午前 8 時 55 分に起きた．東京駅プラットホームにおいて，浜口雄幸首相が右翼凶漢に腹部を拳銃で狙撃され，腹腔内出血でショック状態に陥った．急報により塩田広重は部下の外科医達とともに東京駅に急行し重篤なりと診断，希望により首相の次男より 200 mL の血液を肘静脈より採血，ただちに首相に輸注したところにわ

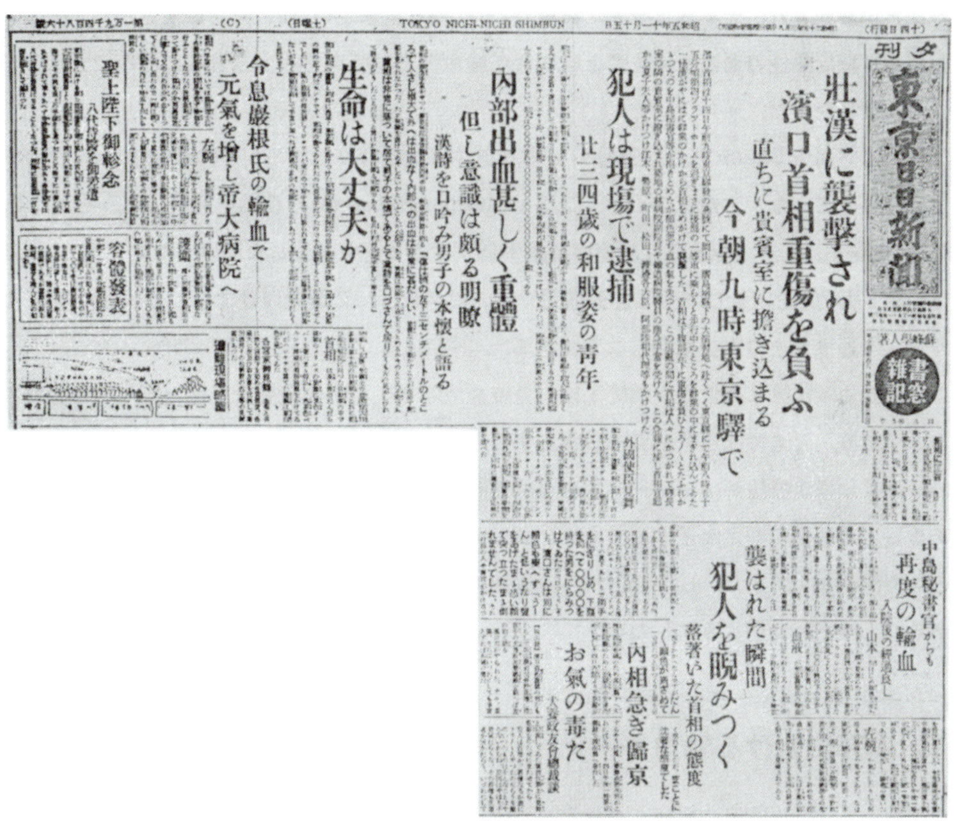

夕刊 東京日日新聞

TOKYO NICHI-NICHI SHIMBUN

壯漢に襲撃され 濱口首相重傷を負ふ

直ちに貴賓室に擔ぎ込まる

今朝九時東京驛で

犯人は現場で逮捕

廿三四歳の和服姿の青年

內部出血甚しく重體

但し意識は頗る明瞭

漢詩を口吟み男子の本懷と語る

生命は大丈夫か

令息巖根氏の輸血で 元氣を增し帝大病院へ

聖上陛下御軫念

八代侍從を御差遣

容體發表

中島秘書官からも 再度の輸血

襲はれた瞬間 犯人を睨みつく

落着いた首相の態度

內相急ぎ歸京

お氣の毒だ

図Ⅰ-21 浜口首相襲撃事件

かに元気を回復，寝台自動車で東大病院第２外科に入院した．輸血量が足らぬとの判断により首相秘書官よりさらに採血して輸血，午後１時４分開腹手術を開始，出血巣である空腸 52 cm を切除・吻合し，同１時 50 分終了した．さらに同夜午後８時，子息より 100 mL，秘書官より 90 mL を採血して輸血し救命され得たという．

この事件は翌日の新聞に 図Ⅰ-21 大きく報道され，ただちに国内・国外にあまねく伝わった．当時輸血の効果，安全性についてなお危惧の念をもっていた医家・大衆も多かったと想像するが，この事件が輸血の普及に大いに役立ったことは想像に難くない．1930 年は Landsteiner の血液型が正式に ABO 式と命名されてから２年たって，彼がノーベル賞を受賞した年でもあった．翌 1931 年は，高まる輸血に対する関心にこたえて，桐原真一[80]が「輸血」と題して第 32 回日本外科学会で宿題報告を行った．また同年佐伯重治[81]が著書「輸血実施法」を出版している．

1932 年，上海事変が勃発し，大日本給血普及会がつくられた．1935（昭和 10）年，木口直二が乾燥血なるものを創製した．1936 年，日支事変が始まった．1938 年，東 陽一ら[82]が血液輸送実験（熊本と満州の新京の間を船，汽車，自動車などを乗り継いで氷詰め木箱内の血液を輸送）を行った．1939 年９月，独軍がポーランドに侵入し第２次世界大戦が勃発した．

これらの経験にもかかわらず，第２次世界大戦中に我が国の輸血療法は全く進歩しなかった．陸軍で採血用クエン酸入り陰圧ガラス瓶や血液型判定用プレートが準備されていたという記録は皆無である．大戦が始まる直前，内藤良一[83]はアメリカの血漿製剤（乾燥血漿その他）などを視察して，帰国後研究を重ね 1944 年に乾燥血漿の製造を開始したが，空襲その他により継続困難になったという．

1945 年８月終戦となった．わが国は輸血においてもアメリカに比べて甚だしい立ち遅れがあった．当時，保存血製造ができず，若干の乾燥血漿などを除いては輸血に対する有効な手段を全くもっていなかった．献血報国協会なるものもあって，陸軍の乾燥血漿の製造に対して篤志供血したというが，それも数百名程度に止まった．戦争末期は戦勢が全く不利になって資材も底をつき，国民の大部分も栄養失調であったから，とても供血どころではなかった．しかし戦時中より東京都立衛生試験所の宮本正治，道部 融らも凍結乾燥血漿の研究をしており，民間にも一部供給してかなりの結果をおさめた．

終戦後，進駐軍司令部のKendrick中佐らの協力によって，1946年頃より宮本は東京都血漿研究所で乾燥血漿の製造を再開始した．アメリカは「日本でも欧米のように血液銀行をつくることが望ましい」との助言をした．しかし輸血の実態は野放し状態で，昔ながらの100 mL注射器で採血してそのまま輸血するいわゆる「枕元輸血」が一般に行われていた．1948年東大分院産婦人科で輸血梅毒事件が発生した．10日前の血清梅毒検査で陰性の売血供血者から新鮮血を輸血をして，患者に2期梅毒が発症したもので，国に対して損害賠償を請求したところから騒ぎとなった．保存血であれば，このような梅毒問題は起こらないとの知識も一般に知れわたり，これを契機として，進駐軍から厚生省や東京都に対して速やかに本邦における輸血対策をたてるように指示があった．

1947年9月，加藤勝治[84]は日本赤十字社の委嘱を受けて渡米し，広くアメリカ赤十字やその他の血液センターを見学し，最新の輸血学の動向を視察して帰国し，1950年2月，報告が日本赤十字社輸血対策委員会に提出された．一方アメリカ赤十字社より日本赤十字社に対し，血液事業を行い，無償献血の血液を供給するならば，その器具提供その他について多大の援助を惜しまないとの申し入れがあった．1945年8月，日本は国中が空襲によって灰燼に帰し，連合軍に無条件降伏していた．敗戦後は本邦は貧窮のどん底にあり，医療資材にも事欠く状態にあった．それより前の1948年8月ストックホルムの国際赤十字会議でも赤十字が輸血事業を行うべきことが決議されたこともあって，日本赤十字社がこの

The Beam, May 13, 1952

NAS Civilian Blood Pool Founder Leaves For Japan

As the NAS Civilian Blood Pool Association nears its first anniversary, LT J. D. Nollet, the man who played a key role in formulating the plan, making the contract with the Naval Hospital and organizing the blood bank, leaves his post as Laboratory officer for duty at the Naval Hospital at Yokosuka, Japan.

Over 2,600 NAS civilian employees are active members of the NAS Blood Bank, which is thought to be the largest civilian blood pool association of its type in any military establishment. It is estimated that civilians saved well over $6,000 last year through operation of the Blood Pool in addition to having the security of a readily available supply of blood when needed.

MOST TO HOSPITAL

Dr. Nollet first got the idea of a civilian blood pool, when, in his own words, "I needed blood for the patients in the hospital and got tired of 'sweating donors'."

The system he helped devise supplied his need and benefited NAS civilian employees at the same time.

Dr. Nollet estimated that approximately 80 pints of blood each month go to Hospital patients, many of them Korean War casualties. The remaining 20 pints are usually needed by civilian members and their immediate families. One man drew over 15 pints of blood for his wife during the course of a year.

LOCAL HOSPITALS COOPERATE

Hospitals in town have given their fullest cooperation to the NAS Blood bank. When NAS has excess stores on hand, the blood is sent to hospitals in town and is credited to the NAS Blood Pool. When members or their families need blood at night or over weekends, the local hospitals draw from their own bank reserves.

Dr. Nollet gave credit to those assigned in each department who keep the records and do the telephoning to see that 25 donors get to the Hospital every Thursday morning at 0900. "Their continued effort makes the Civilian Blood Pool a smooth-running organization," he said. Departmental coordinators are: Donna Lancaster, O&R; B. K. Harris, S&P; S. Kleinfelter, small depts.; and Don Judson, Public Works.

Recently, Cabaniss Field joined the Blood Bank and added 90 members to the rolls.

Dr. Nollet was born in St. Paul, Minn. He graduated from St. Thomas College, St. Paul, in 1942, and Medical School at the University of Minnesota in 1946.

He interned at the U. S. Naval Hospital, Long Beach, after graduation, and was stationed at El Centro, Calif. and NAS North Island, before returning to Long Beach in 1948 for one year's training in pathology and lab work. He reported aboard NAS as Lab Officer 26 July 1949.

Dr. Nollet is replaced by LT R. J. Kleinhenz, MC, USN, who comes here from Yokosuka, where Dr. Nollet will replace him as Lab Officer.

Tuesday 13 May 1952

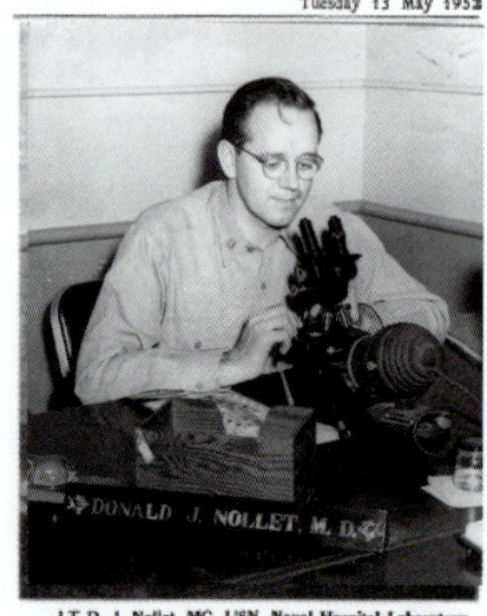

LT D. J. Nollet, MC, USN, Naval Hospital Laboratory officer, who, one year ago, was primarily responsible for founding the NAS Civilian Blood Pool Association, received orders and departed NAS last week for duty in Yokosuka, Japan.

図I-22 Nollet中尉

事業を全国的に拡大してゆくべきであるとされた．

しかし日本赤十字社が正式に血液センター（当時は血液銀行）を東京の日赤中央病院の一角に開設したのは，かなり遅れて1952（昭和27）年4月であった（日本赤十字社東京血液銀行）．それより一足早く，ニッポン-ブラッドバンクが1951年，東京医大血銀（1951），広島血銀（1952），日本製薬血銀（1953），千葉県立血銀（1954）などが続々と開設され，全国に血液銀行約20カ所が認可され，病院内血液銀行，輸血部なども次々に開かれた．筆者は最近，Kenneth Nollet教授（福島県立医大）から彼の父が横須賀海軍病院で血液銀行の創設に関わった一人であることを教えていただいた 図I-22．1950年に始まった朝鮮戦争をきっかけに作られたようで米海軍のものとはいえ，わが国最初の血液銀行であり，その後，各地に設立されることになる血液銀行の手本となったと考えている．

学会活動からは，1952年日本血液銀行運営研究会が発足し，機関誌「血液と輸血」が1955年より発行

JCOPY 498-01913

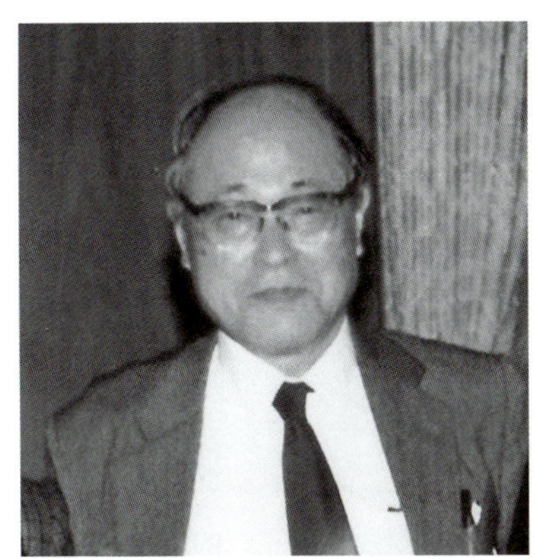

図Ⅰ-23　村上省三先生

されたが，1958 年第 5 巻より「日本輸血学会雑誌」に改称された．この研究会は 1954 年，日本輸血学会と改称された．この頃の日本輸血学会は，「同志的結合」といわれて参加人員もあまり多くなかったが，しだいに輸血学の中でも各専門分野の研究が進み，欧米の輸血先進国の最新の知識を吸収して，遅れを取り戻そうとする若い学者が増えてきた．

第 8 回国際輸血学会が 1960 年 9 月，福田 保を会長，緒方富雄らを副会長，村上省三 図Ⅰ-23 を事務総長として東京で開催された．この国際学会が輸血学の勉強を志す本邦の学者に刺激を与えたことは非常なものがあった．なお，これらの実績が評価され，さらに第 1 回アジア輸血学会が 1963 年 8 月，島田信勝を会長として箱根で開催されている．

輸血の学術的向上の反面，社会的には立ち遅れ，本邦の供血源は大部分が売血であった 図Ⅰ-24．1955 年頃より売血に対する反省が始まった．第一の問題点は血液需要量の急増であった．戦後外科系の治療医学が著しく発展・拡大し，心臓血管外科・結核を主とした肺外科・脳神経外科その他の領域において従来できなかった大手術が容易にできるようになった．米国から麻酔や抗生物質と共に輸血の知識が導入され，血液が容易に入手できるようになったこともきわめて大きく貢献した．1951 年の日本の保存血製造量は 1,964 L であったのに，1955 年は 123,913 L，さらに 1960 年には 472,356 L に達した．売血者数も増えたが，採血基準のない状況で同一人よりの採血量・採血回数が増えて由々しい問題となった．多くの職業供血者は貧血に陥り，売血者は社会の底辺層が多く，ヒロポン覚醒剤を回し打ち静注する常用者が多く，受血者に輸血後肝炎が著しく目立つようになった．1962 年頃より「黄色い血の恐怖」として，多くの新聞によっても政府，輸血関係

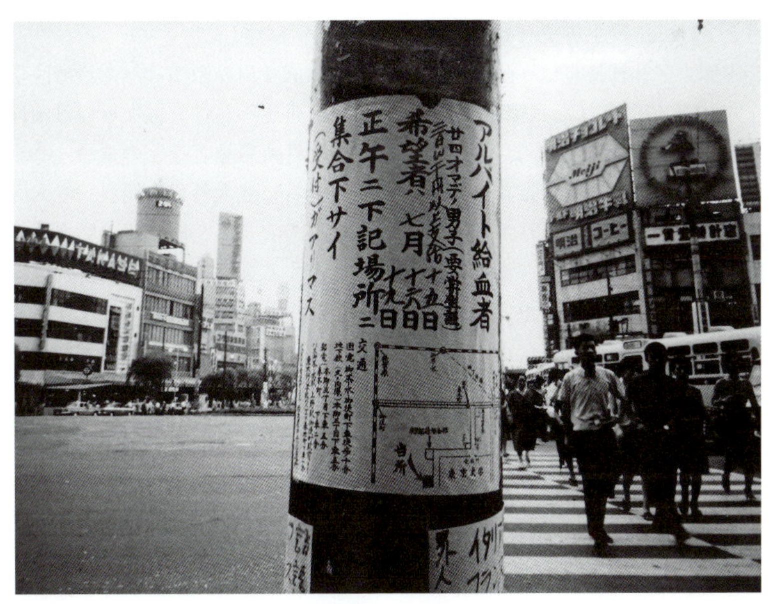
アルバイト給血者
希望者ハ　七月十五日
十六日
十九日
正午ニ下記場所ニ
集合下サイ
交通

図Ⅰ-24　売血時代

者は非難・攻撃されるようになった．

1957年頃から，かなりの輸血関係者は，本邦で根づいている売血制度から献血制度にうまく移行できるかを論じてはいた．多くの民間血液銀行をどうするかも問題の一つであった．また最も危惧したことは献血制度に一本化した場合，民衆が献血に応じてくれるか．血液が不足して重大なる事態になることはないかであった．欧米では第2次世界大戦を契機に非常事態のもとに献血を進めた国が多く欧米では博愛を基調とするキリスト教信者が多いが，当時は日本全体が貧しく，社会的な安定がなかったこと，などを深く心配した．当時輸血関係者の中には，心もとなく感じた人も多かった．1964（昭和39）年3月24日，駐日米国大使Edwin Reishauer氏図I-25が米国大使館正面玄関前で，19歳の日本人男子に襲われ，右大腿部に出刃包丁を突刺された．大使はすぐ近くの虎の門病院に担ぎこまれ，民間血液銀行からとった血液を大量に輸血しつつ，4時間に及ぶ大手術をして救命した．大使は急性肝炎を発症したが，3カ月で公務に復帰された．しかし後に肝硬変から肝癌が発生し，事件から約25年後に死亡された．

この事件後，池田首相以下日本政府の恐縮は非常なもので，約5カ月後に「日本赤十字血液センターによる献血一本槍でいくこと」が閣議で決定され，その総理大臣の宣言を受けて，厚生省薬務局長より各都道府県知事と日本赤十字社社長宛に「献血推進対策要綱について」の通達が出された（昭和39年11月11日）．民間血液銀行からの抵抗はなく，製薬会社や検査会社に転向し，しだいにその業務を閉鎖するに至った．この昭和39年は，東京オリンピックが開催され，また東海道新幹線が開通し，世界の一流国に復権した年でもあった．各方面当事者に血のにじむような苦労があったが，献血のよびかけに応じた国民の善意にはむしろ輸血関係者のほうが驚かされた．

しかし初期にはキャンペーンの不足もあって血液の不足する地方もあった．2〜3の県（公立血液センターがある）を除いて，各県に赤十字血液センターが設立され，東京都では6つのセンターを有した．赤い羽根その他によって採血用バスも多数整備され，輸血専門の医師・検査技師・薬剤師などもしだいに増加して，ようやく本邦の輸血制度にも曙光がさしてきた．1969(昭和44)年より100%献血となっている．1970年頃，HBs抗原をルーチン検査として全血液製剤に導入して，以降は本邦の血液事業は画期的に発展した．

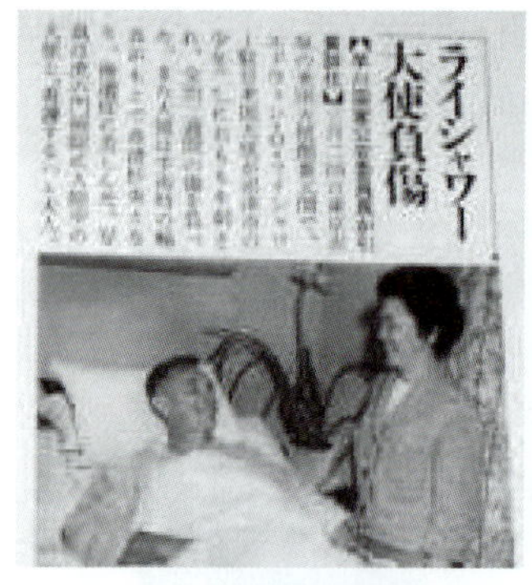
ライシャワー大使負傷

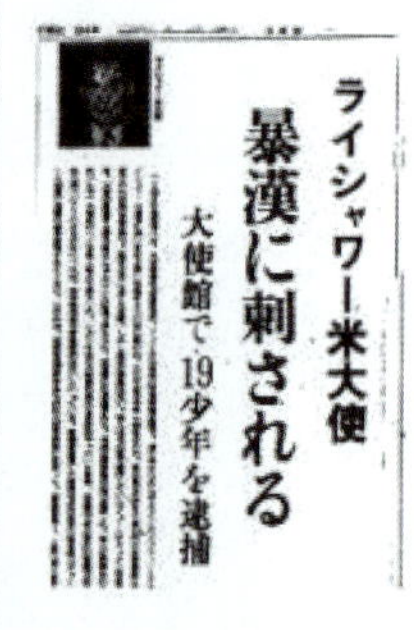
ライシャワー米大使
暴漢に刺される
大使館で19少年を逮捕

図I-25　ライシャワー大使

ところが1975年，成分輸血の時代に突入した頃から，血液製剤の使用量が著しく増加してきた．1969年は約217万人（献血率2.2%）の献血で足りていたのが，1976年は約414万人（献血率3.7%），1986年は約860万人（献血率7.1%）と著増してきた．一方血液成分供給量の血液製剤総供給量に対する比率は，1976年は18.6%に過ぎなかったが，1986年には90.6%に達した．

血液使用の激増は，①治療医学の進歩による白血病・再生不良性貧血などの難治性血液疾患，癌などの悪性疾患患者などの延命，②高齢者の増加，老人医学特に老人外科の発展，老人医療の無料化による治療の普及，③肝・胆・膵系その他臓器の悪性腫瘍に対する拡大根治手術の普及，④血漿成分製剤および血漿分画製剤の驚異的な使用量増加（高齢者，肝疾患，消化器癌などの患者に対する血漿蛋白・アルブミンの補給），⑤治療的血漿交換術の普及による血漿使用の増加などの諸因子が関連しているためと考えられた．

昭和50年代の本邦では，外科医を中心とする臨床医の血液製剤の使用法に大きな問題があり，全血，新鮮凍結血漿，アルブミンの著しい過剰使用が続いた．そのため一時は大量の赤血球成分が余って廃棄

JCOPY 498-01913

せざるを得ない状態もあった．そのため厚生省の研究班がいろいろの方面にわたって組織され，昭和61（1986）年4月に「新採血基準」が作られて，400 mL採血，成分採血が許可された．「血液製剤使用適正化ガイドライン」が厚生省より発行され，改訂をも重ねて，全国的に大々的なキャンペーンを行った．本邦の献血の主力は200 mL採血より400 mL採血，成分採血に移行する成果を上げた．また全血輸血は大出血症例などに限られることになり，従来全血を輸血していた症例のほとんどに赤血球濃厚液が利用されるようになった．

b．薬害エイズ問題

AIDSが，1981年に米国で新しい疾患として登場してきたことは，世界の医学界を震撼させた．特に血友病患者の特効薬として開発された濃縮凝固因子製剤の急速な普及に伴い，血友病患者の間にカリニ肺炎，カポジ肉腫といった不可思議な病気が多発したのである．原因ウイルスであるHIVが発見される前に，多くの血友病患者が感染するという悲劇が起きた．わが国では血友病患者の4割，約1,800人が感染し，300人以上が死亡するという惨事となった．発端国である米国ではEdward Kennedy上院議員の提案により調査委員会が設置され．原因究明，再発防止，患者救済などがblame freeの環境で行われた．しかしながら，わが国はこの問題の解決をうまく処理することができなかった．わが国では刑事事件として犯人探しが行われ，厚生省課長が感染を未然に防止するための施策を有効に実践しなかった不作為の罪で有罪となった．国の研究班の班長が被告死亡により裁判中止となったが，自らの患者治療に，非加熱製剤投与を行い，患者を死亡に至らしめた殺人罪で起訴されるという乱暴なものであった．検察側証人となったノーベル賞受賞者のFrançoise Barré-Sinoussi博士が「被告に責任はない」という証言を行ったにもかかわらず，検察側がこの証言を採用しないという一方的なものであった．このように画期的な治療薬に有害なウイルスが混入していたという誰にも予測できなかった医療技術の進歩に伴う有害事象を刑事事件でしか取扱うことのできなかったわが国は，その後も産科における県立大野病院事件のように患者が死亡すれば担当医師が責任を追及されるという風土を作ってきた．ようやく，1990年代後半から，安全体制確立のためには，犯人探しではなく，担当者の責任を追求しないblame freeの環境下で原因究明，再発防止対策，被害者救済といういわゆるリスクマネジメント対策が講じられるようになってきた[85)]．

この事件を受けて，その頃機運が盛り上がってきた製造物責任という考え方に輸血用血液が含まれることになった．PL法（Product liability 製造物責任法）1995年7月施行である．「製造業者等は，引き渡した製造物の欠陥により他人の生命，身体又は財産を侵害したときは，これによって生じた損害賠償をする責めに任ずる．ただし，欠陥の存在，欠陥と損害との間の因果関係については，被害者側に証明責任があり，加害者側である製造者等に証明責任を転換する立法はされていないことに注意が必要である．」というもので輸血用血液は「特定生物由来製剤」として特に危険性の高い医薬品と位置づけられた．以後，赤十字血液センターは最大限の努力を払って輸血感染症対策を行うことになった．

昭和58（1983）年，北海道千歳市に日本赤十字社血漿分画センターが竣工し，日本中の血液センターより供出した血漿（年間約100万L）より血液凝固因子を国産し，2000年以降，ヒト血漿由来第Ⅷ因子製剤は100％国内の需要をまかなっている．しかし，使用割合は70％以上が外国製の遺伝子組換え品であり，国産製剤は30％弱を賄っているに過ぎない．アルブミンの原料血漿を国内献血血液でまかなうことは現在のところ不可能で，国内献血による自給率は60％前後に留まり，残りを米国からの輸入に依存している．唯一免疫グロブリン製品の原料は95％を献血で確保している．

c．遠山教授の未来予測

輸血学改訂第3版には第1版から編集を主導してこられた東京大学輸血部の遠山 博教授図I-26の輸血の将来についての考察が述べられている．

曰く，21世紀を迎えて，丁度100年前にABO式血液型が発見されてから，輸血医学の領域におけるすばらしい発展には誠に目を見張るものがある．

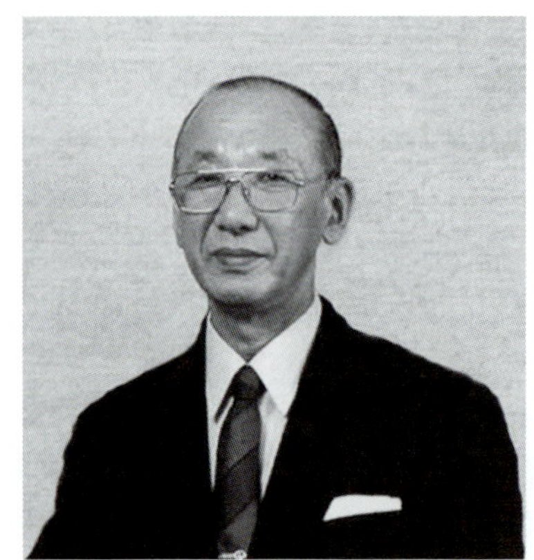

図 I-26　遠山 博教授

もっとも医学の多くの他の領域においても同様であろうが,「21世紀の輸血医学は一体どうなるのか？」は, 私には一向にわからない. まず前述のNAT検査法, prestorage leukocyte filtration法などが完成するであろうし, 一番遅れていた血液型部門の中の血清型と輸血副作用の解明などがなされるであろう. また20世紀の中葉はまさに「大量輸血, 頻回輸血の時代」であったが, 今後は輸血に平行して多くの検査が時々刻々なされて精密な現状分析が行われ, 可及的に血液製剤の使用を少量におさえるであろうし, もちろん「自己血輸血」が最大限度に利用される. さらに「リコンビナントのアルブミンや血液凝固因子」また「人工赤血球」などに次第に移行してゆくであろう. また大発展を確実に予想されるのは, 末梢血幹細胞輸血, 臍帯血輸血などのいわゆる細胞治療に関するもろもろの治療法であろう.

■ d. 21世紀初頭の変化

1）行政の対応

① 輸血に関する法的整備

ライシャワー事件によって閣議決定という超法規的措置によって, 献血制度への移行が行われたが, 基本的な法律は昭和35 (1960) 年施行の「採血及び供血あっせん業取締法」のままであった. ようやく平成15 (2003) 年に「安全な血液製剤の安定供給の確保等に関する法律」が施行され, 近代的な法律への移行が行われた. この法律によって, 行政の役割 (献血推進活動), 採血事業者の責務 (安全な血液のための採血と製造), 医療関係者の責務 (安全を配慮した使用) が規定され, 特に医師の安易な処方が規制されることとなった. これに伴い, 薬事法 (現薬機法) の改定も実施された.

② 適正使用に関する各種指針の整備

厚生労働省は20世紀末以降, 数度にわたって安全な輸血療法実施のためのガイドラインを局長通知という形で発出した. この文書については1986年の「新鮮凍結血漿・アルブミン・赤血球濃厚液の使用基準」, 1989年の「輸血療法の適正化に関するガイドライン」を端緒にこれまでに数度にわたって改訂が加えられ, 現在のものは「輸血療法の実施に関する指針」および「血液製剤の使用指針」改定第6版で2014年発出である.

これら以外にも輸血に関わる指針として

- ➤輸血後GVHD予防に対する放射線照射ガイドライン (1992, 2010改定)
- ➤自己血輸血保管管理マニュアル (1994)
- ➤血液製剤等に関わる遡及調査ガイドライン (2005発出, 2008改定)

などが発出されている.

③ 輸血・細胞治療学会の協力: 適正使用に関する各種指針の整備

厚生労働省が数度にわたって発出した輸血用血液の適正使用の指針については輸血・細胞治療学会のメンバーが中心となって作成にあたってきた.

また, 輸血・細胞治療学会は他の複数の学会と共同で独自のガイドラインも作成している.

- ➤輸血に関するインフォームドコンセント (1997)
- ➤輸血拒否者に対する対応ガイドライン (1994, 2008)
- ➤「献血と輸血に関する倫理綱領 (ISBT: 国際輸血学会) (2000採択, 2006修正)
- ➤赤血球型検査 (赤血球系検査) ガイドライン改訂 (2003, 2014改訂)
- ➤危機的出血への対応ガイドライン (2007)
- ➤産科危機的出血への対応ガイドライン (2010, 2017改訂)
- ➤洗浄・置換血小板の適応およびその調製の指針: 2008年2月1日初版, 2009年2月1日改定 (Version II), 2013年7月19日改定 (Version

Ⅲ），2014年10月17日改定（Version Ⅳ）

➢科学的根拠に基づいたアルブミン製剤の使用ガイドライン（2015）

➢輸血後移植片対宿主病ガイドラインⅤ（2010）

などである．

近年，適正使用ガイドラインの作成に当たって，多くの科学論文を引用し，科学的根拠を求めている．「科学的根拠に基づいたアルブミン製剤の使用ガイドライン」はその最初のものであるが，今後，それぞれの血液製剤について，同様に科学的根拠をもったガイドラインが作られる予定である．

2）血液センターの対応

この間，わが国唯一の採血事業者である赤十字血液センターも大きく変化した．

まず，各県ごとに複数設置されていた血液センターを1県1センターとし，2012年に全国を7つのブロックに分けた集約化が完了した．検査部門と製剤部門は県とは別に各ブロック毎に1～3カ所に統合され，同一機器を用いて同一手順で作業が行われることとなった．これによって検査精度や製剤の統一が図られた．特に検査部門の安全対策が顕著な進歩を遂げ，輸血によるウイルス感染症の発生は年に数例にまで減少し，安全性に関しては世界のトップレベルを達成した．また，臨床にとって最も重要な血液の安定供給の確保に関しても広域化したことによるメリットにより天候などで採血状況の悪化した地域を他地域がカバーすることにより，血液不足状況は大幅に改善した．

●文　献

1）The Columbus Sunday Dispatch. Oct 30, 1949.

2）Keynes G. In: Blood transfusion. London; Henry Frowde and Hodder & Stoughton, 1922.

3）Harvey W. In: Exercitatio anatomica de motu cordis et sanguinis in animalibus. Frankfurt; 1628.

4）Lower R. Philosoph Trans Royal Soc London. 1665–6; 1: 128 & 352.

5）Denys JB. Extrait d'une lettre de M. Denys, Professeur de Philosophie et de Mathematiques, touchant la transfusion du sang. Journ des Scavans 1667; 86, 123, 178, Philosoph Tr Roy Soc London. 1665–6; 1: 617, 1667; 2: 453, 1668; 3: 710.

6）Bird GW. The history of blood transfusion. Injury. 1971; 3: 40–4.

7）Blundell J. Experiments on the transfusion of blood by the syringe. Med Chir Tr London. 1818; 9: 56.

8）Blundell J. Lectures on the theory and practice of midwifery. delivered at Guy's Hospitalmanagement of the more copious, floodings. Lancet. 1827–8; 1: 609, 641, 676.

9）Blundell J. Observations on transfusion of blood. Lancet. 1828; 2: 321–4.

10）Blundell J. Successful case of transfusion. Lancet. 1828–9; 1: 431.

11）Schmidt PJ. Transfusion in historical perspective. 27th Annual Meeting of the AABB. California, Nov. 11, 1974.

12）Bischoff TLW. Beiträge zur Lehre von den Blute und der Transfusion desselben. Arch f anat Physiol u wiss Med. 1853; p347.

13）Higginson A. Report of seven cases of transfusion of blood with a description of the instrument invented by the author. Lpool med chir J. 1857; 1: 102.

14）Chadwick JR. Transfusion. Boston M & SJ. 1872; 91: 25.

15）Landois L. Die Transfusion des Blutes. Leipzig SCW Vogel. 1875.

16）Landsteiner K. Zur Kenntnis der antifermentativen. lytischen und agglutierenden Wirkung des Blutserums und der Lymphe. Zentralbl f Bakt. 1900; 28: 357.

17）Landsteiner K. Ueber Agglutinationserscheinungen normalen menschlichen Blutes. Wien Kli Wchnschr. 1901; 14: 1132–4.

18）DeCastello A, Sturli A. Über die lso-agglutinine im Serum gesunder und kranker Menschen. Münch med Wchnschr. 1902; 49: 1090–5.

19）Jansky J. Haematologicke, studie u. psychotiku (Ètudes hématologiques, dans les malades mentales). Sbornik Klin. 1907; 8: 85.

20）Moss WL. Studies on isoagglutins and isohemolysins. Bull Johns Hopkins Hosp. 1910; 21: 63–70.

21）von Dungern E, Hirschfeld L. Über gruppenspezifische Strukturen des Blutes. Ztschr f Immunitätsforsch und exper. Therap Orig. 1911; 8: 526–62.

22）Landsteiner K, Levine P. A new agglutinable factor differentiating individual human blood. Proc Soc Exp Biol & Med. 1927; 24: 600–2.

23）Landsteiner K, Levine P. Further observations on individual differences of human blood. Proc Soc Exp Biol & Med. 1927; 24: 941–2.

24）Bordet J, Gengou O. Recherches sur la coagulation du

sang et les sérum anticoagulants. Ann Inst Pasteur. 1901; 15: 129.

25) Agote L. Nuevo procedimiento para la transfusión de le sangre. An Inst models de clin méd. 1915; 1: 25.

26) Hustin A. Note sur une nouvelle méthode de transfusion. Bull soc roy d sc méd et nat de Brux. 1914; 72: 104.

27) Hustin A. Principe d'une nouvelle méthode de transfusion muqueuse. J méd de Brux. 1914; 12: 436.

28) Lewisohn R. A new and greatly simplified method of blood transfusion. Med Record. 1915; 87: 141.

29) Lewisohn R. Blood transfusion by the citrate method. Surg Gynec & Obst. 1915; 21: 37-47.

30) Weil R. Sodium citrate in the transfusion of blood. JAMA. 1915; 64: 425-6.

31) Leparc GF. The use of citrate as an anticoagulant: the Southern connection. Vox Sang. 1985; 49 (6): 418-21.

32) Rous P, Turner JR. The preservation of living red blood cells in vitro. J Exper Med. 1916; 23: 219-37.

33) Robertson OH. Transfusion with preserved red blood cells. Brit MJ. 1918; 1: 691-5.

34) Seibert FB, Mendel LB, Bourn JM. Fever producing substance found in some distilled water. Am J Physiol. 1923; 67: 90-104.

35) Yudin S. La transfusion du sang de cadavre a l'homme. Paris: Masson & Cie; 1933.

36) Fantus B. The therapy of Cook County Hospital-blood preservation. JAMA. 1937; 109: 128-31.

37) Telischi M. Evolution of Cook County Hospital Blood Bank. Transfusion. 1974; 14: 623-8.

38) Elliott J. A preliminary report of a new of blood transfusion. South Med & Surg. 1936; 98: 643.

39) Strumia MM, Mc Graw JJ Jr. The development of plasma preparation for transfusion. Ann Int Med. 1941; 15: 80.

40) Cohn EJ, et al. Characterization of protein fractions of human plasma. J Clin Investigation. 1944; 3: 417-32.

41) Landsteiner K, Wiener AS. An agglutinable factor in human blood recognized by immune sera for Rhesus blood. Proc Soc Exper Biol & Med. 1940; 43: 223.

42) Levine P, Stetson RE. An unusual case of intra-group agglutination. JAMA. 1939; 113: 126.

43) Callender ST, Race RR. A serological and genetical study of multiple antibodies formed in response to blood transfusion by a patient with lupus erythematosus. Ann Eugen. 1946; 13: 102-17.

44) Mourant AE. A new human blood group antigen of frequent occurence. Nature. 1946; 158: 237-8.

45) Coombs RRA, Mourant AE, Race RR. In-vivo isosensitization of red cells in babies with haemolytic disease. Lancet. 1946; 1: 264-6.

46) Walsh RJ. Montgomery C. A new human iso-agglutinin subdividing the MN blood groups. Nature. 1947; 160: 504-5.

47) Cutbush M, Mollison PL, Parkin DM. A new human blood group. Nature. 1950; 165: 188-9.

48) Allen FH Jr, Diamond LK, Niedziela B. A new blood group antigen. Nature. 1951; 167: 482.

49) Layrisse M, Arends T, Dominguez Sisco R. Nuevo grupo sanguineo encontrado en descendientes de Indios. Acta Medica Venezolana. 1955; 3: 132-8.

50) Turner TB, Diseker TH. Duration of infectivity of Treponema pallidum in citrated blood stored under conditions obtaining in blood banks. Bull Johns Hopk Hospital. 1941; 68: 269-79.

51) Loutit JF, Mollison PL. Advantages of a disodium-citrate-glucose mixture as a blood preservative. Brit med J. 1943; ii: 744-5.

52) Smith AU. Prevention of haemolysis during freezing and thawing of red blood cells. Lancet. 1950; ii: 910-1.

53) Walter CW. New methods of blood collection. Am J Pharm. 1952; 124: 148-53.

54) Dausset J. Leuco-agglutinins Ⅳ. Leuco-agglutinins and blood transfusion. Vox Sang. 1954; 4: 190.

55) van Loghem JJ, Dorfmeier H, van der Hart M. Serological and genetical studies on a platelet antigen (Zw). Vox Sang. 1959; 4: 161-9.

56) van Rood JJ, van Leeuwen A. Leukocyte grouping. A method and its application. J Clin Invest. 1963; 42: 1382-90.

57) Terasaki PI, McCelland JD. Microdroplet assay of human serum cytotoxins. Nature. 1964; 204: 998-1000.

58) Gabrio BW, Donohue DM, Finch CA. Erythrocyte pre-servation. V. Relationship between chemical changes and viability of stored blood treated with adenosine. J Clin Invest. 1955; 34: 1509-12.

59) Gibson JG, Rees SB, McManus JJ, et al. A citrate-phosphate-dextrose solution for the preservation of human blood. Amer J Clin Path. 1957; 28: 569-78.

60) Benesch R, Benesch RE. The effect of organic phosphates from the human erythrocyte on the allosteric properties of hemoglobin. Biochem Biophys Res Commun. 1967; 26: 162-7.

61) Högman CF, Akerblom O, Hedlund K, et al. Red cell suspensions in SAGM medium. Further experience of in vivo survival of red cells, clinical usefulness and plasma-saving effects. Vox Sang. 1983; 45 (3): 217-23.

62) Blumberg BS, Sutnick AL, London WT. Hepatitis and leukemia-their relation to Australia antigen. Bull

JCOPY 498-01913

New York Aca Med. 1969; 44: 1566-86.
63）Okochi K, Murakami S. Observation on Australia antigen in Japanese. Vox Sang. 1968; 15: 374-85.
64）Prince AM. An antigen detected in the blood during the incubation period of serum hepatitis. Proc Amer Acad Sci. 1968; 60: 814-21.
65）Blumberg BS, Alter HJ, Visnich S. A new antigen in leukemia sera. JAMA. 1965; 191: 541-6.
66）Magnius LO, Espmark JA. New specificities in Australian antigen positive sera distinct from the Le Bouvier determinants. J Immnol. 1972; 109: 1017-21.
67）Barre-Sinoussi F, Chermann JC, Rey F, et al. Isolation of a T lymphotropic retrovirus from a patient at risk for acquired immune deficiency syndrome. Science. 1983; 220: 868-71.
68）Gallo RC, Salahuddin SZ, Popovic M, et al. Frequent detection of a human T lymphotropic retrovirus, HTLV-Ⅲ, from patients with AIDS and at risk for AIDS. Science. 1984; 224: 500-3.
69）Choo Q, Kuo G, Weiner AI, et al. Isolation of a cDNA clone derived from a blood-borne non-A, non-B viral hepatitis genome. Science. 1989; 244: 359-61.
70）Will RG, Ironside JW, Zeidler M, et al. A new variant of Creutzfeldt-Jakob disease in the UK. Lancet. 1996; 347: 921-5.
71）United Kingdom Spongiform Encephalopathy Advisory Committee（SEAC）: Annual Report 1997-1998. pp10. London, UK, Department of Environment, Food and Rural Affairs.
72）松田利夫，清水　勝．日本における輸血に関する知識の萌芽．薬史学雑誌．2015; 50（2）: 159-64.
73）松田利夫，清水　勝．明治時代の「輸血学」．Artificial blood. 2011; 19（3）: 89-98.
74）松田利夫，Paul J. Schmidt. 日本における西洋医学の移入と刺絡，そして輸血へ．刺絡．2010; 13（1）: 19-30.
75）Matsuda T, Schmidt PJ. From bloodletting to apheresis in Japan. Transfusion and Apheresis Science. 2010; 42: 27-31.
76）後藤七郎．塩田教授輸血例の追加．日本外科学会誌．1919; 20: 235-6.
77）広瀬信善．輸血法．東京: 金原書店．1927.
78）河石九二夫．河石式輸血器．東京医事新誌．1925; 2402: 32-7.
79）河石九二夫．今日迄の輸血の発展についての回顧．第15回日本輸血学会総会特別講演．1967.
80）桐原真一．輸血（第32回日本外科学会宿題報告）．日本外科会誌．1931; 32: 501-69.
81）佐伯重治．輸血実施法．東京: 南江堂．1931.
82）東　陽一．輸血のあゆみ．臨床と研究．1960; 37: 1098-101.
83）内藤良一．血液銀行，その15年間のあゆみ．医学のあゆみ．1958; 26: 305-10.
84）加藤勝治．輸血学（第1版）．東京: 南山堂．1951.
85）郡司篤晃．安全という幻想．埼玉: 聖学院大学出版会．2015.

〈参考〉

隅田幸男．新世紀の臨床輸血学．東京: 金原出版; 2000. p.895-900.

I-B 血液法，指針，認定制度

Lows, guidelines and certification programs in blood transfusion

Author:
松下　正

1 血液法・関連法規の整備

血液製剤は，倫理的観点および国際的公平性の観点から，国内の医療に必要な量の製剤を国内の献血でまかなうこと（＝国内自給）が望ましいことはいうまでもない．古くは昭和39（1964）年にライシャワー駐日大使が暴漢に刺され，輸血を受けたところ，輸血後肝炎に感染した事件を契機とした「献血の推進について」という閣議決定がなされ，その結果，昭和49（1974）年にはすべての輸血用血液製剤が献血由来となった．一方1980年代の血漿分画製剤によるHIV感染問題を契機とした国会決議により，平成6（1994）年には遺伝子組換え製剤を除くヒト血液凝固第Ⅷ因子製剤の国内自給が達成されている．しかしながら，依然としてアルブミン製剤をはじめとした一部の分画製剤の国内自給率は低く，関係者の一層の取組みが求められている．

a．血液新法制定までの経緯と問題点

血液製剤はヒトの血液を原料とする医薬品であることから，従来，原料の採取段階である採血について先述の閣議決定と「採血及び供血あつせん業取締法」(採供法）が定められていた．昭和31（1956）年に制定されたこの法律は，(1）採血業の許可制，(2）採血基準の策定に留まっていた．この法律には国内自給原則や献血推進について法的位置づけがなく，国内自給達成に向けた進め方が明確でなかった．

広く知られているように1982〜1984年をピークに米国産の非加熱血液凝固因子製剤で血友病患者の40%がHIVに感染するという薬害事件が発生した．1988年「後天性免疫不全症候群の予防に関する法律」で血液製剤の国内自給を促進することが定められ，1989年，新たに発足した血液事業推進検討委員会の第一次報告で「献血血液の有効・適正利用のため使用適正化を推進」することが議論された．さらに血友病でない肝疾患，手術例，産科救急の患者で発生したC型肝炎においてフィブリノゲン濃縮製剤による感染であることが指摘され，これらの薬害事件を通じて，リスクが医療者や患者にも正しく説明されていなかったこと，また製剤使用〜障害（被害）発現まで長年月かかるにもかかわらず，実際の使用記録の不備や診療録の保管期間が十分ではなかったなどの問題点が指摘された．

こうした動きに従い，平成14（2002）年7月に採供法を改正し，血液事業の新たな枠組みとして，「安全な血液製剤の安定供給の確保等に関する法律」(血液法）が制定されるに至った．血液法では法律の目的が拡大され，血液製剤の安全性の向上，安定供給の確保に加え，適正使用の推進を法律で規定することにより，国民の保健衛生の向上を図ることとされた．すなわち基本理念は，(1）安全性の向上，(2）国内自給原則，安定供給の確保，(3）適正使用の推進，(4）公正の確保と透明性の向上である．さらに

薬害事件をふまえ，血液事業に関わる関係者（国，地方公共団体，採血事業者，製造・輸入業者，医療関係者）の責務が明確化されたことが特筆される．

特に第 8 条において，「医師その他の医療関係者は，基本理念にのっとり，血液製剤の適正な使用に努めるとともに，血液製剤の安全性に関する情報の収集及び提供に努めなければならない」と医療関係者の責務が法律に明記されたことは画期的である．特に後半の「血液製剤の安全性に関する情報の収集及び提供」については後述する薬事法の改正の主要ポイントともなった．

b．薬事法の改正

平成 14（2002）年，血液法と同時に薬事法が改正された（平成 15 年施行）．輸血関係では「医療関係者による，生物由来製品の安全性の確保」，特に特定生物由来製品に関する安全確保が盛り込まれたことである．生物由来製品はヒトを含む動物に由来する原料または材料を用いた製品のことであるが，そのなかで特にヒトの血液や組織に由来する原料または材料を用いた製品を特に特定生物由来製品と位置づけた．すなわちすべての輸血用血液製剤，血漿分画製剤，ヒト胎盤抽出物を含む．

過去の薬害事件では，製剤の使用前に患者に正しく説明されていなかったこと，診療録の保管期間が十分ではなかった等の問題点が指摘された．薬事法では以下について明確に規定されることとなった．すなわち，(1) 医療関係者による特定生物由来製品に係る説明（製剤使用の必要性，感染などのリスク等）を書面その他の手段で行うこと，(2) 記録の保存，輸血後感染症など憂慮すべき副作用が発生した場合に使用対象となった患者の特定を容易に行うため，製品を使用した患者の記録を保管（20 年）すること，(3) 医薬関係者から厚生労働省への副作用の報告である．

2 国による使用・実施の指針の整備

a．血液製剤の使用指針

近年では血液製剤・分画製剤の安全性は医学の進歩の恩恵を受けて格段に向上してきたが，輸血医療そのものがあらかじめ副作用の発生を前提・予期したものであって，やむを得ず行う代替医療であるという観点から，このような血液製剤が本来的に有する危険性を改めて認識し，より適正な使用を推進する必要性が関係者の間に認識されるようになった．

もとより，血液製剤は人体の一部であり，有限で貴重な資源である血液から作られていることから，その取扱いには倫理的観点からの配慮が必要であり，すべての血液製剤について自国内での自給を目指すことが国際的な原則となっている．限られた資源を国内で完全自給の達成のためには，当然血液製剤の使用適正化の推進が不可欠であった．

このため厚生労働省では，1986 年「血液製剤の使用適正化基準」，1989 年「輸血療法の適正化に関するガイドライン」，1994 年「血小板製剤の使用基準」等を経て，1999 年に「血液製剤の使用指針」[1)]および「輸血療法の実施に関する指針」[2)]の 2 つの指針が策定され，今日に至っている．

血液製剤を使用する目的は，血液成分の欠乏あるいは機能不全により臨床上問題となる症状を認めるときに，その成分を補充して症状の軽減を図ること（補充療法）にある．その際には，毎回の投与時に各成分の到達すべき目標値を臨床症状と臨床検査値から予め設定したうえで補充すべき血液成分量と補充間隔を決定する必要がある．さらに投与後には，目標がどの程度達成されたかについての有効性の評価を，臨床症状と臨床検査値の改善の程度に基づいて行い，副作用と合併症の発生の有無を観察し記録することが必要である．しかしながら過去血液製剤の使用については，多くは医師の経験に基づいて，血液製剤の選択あるいは投与方法などが決定され，しばしば不適切な使用が行われてきたことが問題であった．

このような観点から，当初から内外の研究成果に基づき「合理的な検討を行って」使用の指針を定めたものであり「新たな医学的知見が得られた場合には」必要に応じて見直すこととなっていることが特筆される．

近年，科学的根拠（エビデンス）に基づいた診療ガイドラインが重要視されるようになり，輸血医療においても医療者と患者が特定の臨床状況での適切な診療の意思決定を行っていくための診療ガイドラインの存在が不可欠である．なかでも現在の「指針」が定義する「治療開始のトリガー」，「目標値の達成の仕方」等については，「内外の研究成果に基づき」，さらにエビデンスの評価により最善と定義づけられることが望ましい．このような背景から，日本輸血・細胞治療学会のガイドライン委員会では，科学的な根拠に基づいたガイドライン作成の諸手法に基づき，血液製剤の使用ガイドラインを策定し，これをベースとした「血液製剤の使用指針」の大改訂が平成29（2017）年3月に行われた（「血液製剤の使用指針」平成29年3月厚生労働省医薬・生活衛生局）．

b．輸血療法の実施指針

一方，輸血療法の実施に関する指針（以下実施指針）は「輸血療法の適正化に関するガイドライン」（平成元年）をへて平成11（1999）年にスタートしている．本指針は輸血療法全般の安全対策を最新の技術水準に沿ったものとすることを目的としている．近年，格段の安全対策の推進により，免疫性および感染性輸血副作用・合併症は減少し，輸血用血液の安全性は非常に高くなってきた．しかし，輸血関連急性肺障害（TRALI），急性肺水腫，ウインドウ期にある供血者からのウイルス感染，ヒトパルボウイルスB19，プリオン，Chagas病などの新興感染症感染などが新たに問題視されるようになってきた．不適合輸血による致死的な溶血反応は，稀ではあるがゼロにはなっていない．このようなことから医療現場における輸血療法の実施と安全対策の指針については，使用に関する指針と同様常に最新の知見に基づいた対応が求められる．

3 認定制度

本項では日本輸血・細胞治療学会による認定制度を中心に紹介する．

a．日本輸血・細胞治療学会認定医

日本輸血・細胞治療学会は，安全にして効果的な輸血の発展と普及を目指し，輸血医学の基礎および臨床に関する知識と実践力を備えた医師を育成することを目的にして，平成4（1992）年にこの制度を導入した．本項における法制度，使用指針が整備されるに従い，適正な輸血医療を各医療機関で展開する人材の育成が急務となってきた．この制度は安全にして効果的な輸血の発展と普及を目指し，輸血医学の基礎および臨床に関する知識と実践力を備えた医師を育成することを目的としている．

b．学会認定輸血検査技師

輸血に関する正しい知識と的確な輸血検査により，輸血の安全性の向上に寄与することのできる技師の育成を目的として，認定輸血検査技師制度協議会は，平成7年にこの制度を導入した．現在日本輸血・細胞治療学会では，輸血に関する臨床検査を輸血検査の技能に習熟した臨床検査技師によることが望ましいという立場に立っており，一人でも多くの技師がこの資格を取得することが期待される．

c．学会認定・自己血輸血医師看護師

わが国では医師の立会いもなく自己血採血を看護師だけに任せている病院や，研修医が交代で採血を担当する施設も散見される．同種血輸血の安全性が劇的に向上してきた今，自己血輸血について教育を受けた医師あるいは看護師が採血時の細菌汚染や血管迷走神経反応などの危険性を回避し，適切な採血を行うことが重要である．この資格は2008年10月，日本自己血輸血学会と日本輸血・細胞治療学会が，適正で安全な自己血輸血を推進する看護師の育成を目的として，共同で学会認定・自己血輸血看護師制度を発足させた．その後，2014年より学会認定・自己血輸血責任医師制度を発足している．

d．学会認定・臨床輸血看護師

患者に最も近いところで臨床輸血に関与する看護師には，輸血に関する正しい知識と的確な看護能力が求められ，医師，臨床検査技師，そして看護師が一体となることで輸血の安全性は飛躍的に向上する

JCOPY 498-01913

ことが期待される．日本輸血・細胞治療学会は，臨床輸血に精通し安全な輸血に寄与することのできる看護師の育成を目的として，関係学会および日本看護協会の推薦を得て，2010 年から導入している．

■ e．学会認定・アフェレーシスナース

血液成分分離装置を用いて行われるアフェレーシスは，末梢血幹細胞，リンパ球，血小板などの採取で広く行われる．平成 22（2010）年度以降，非血縁

表Ⅰ-1　輸血機能評価認定基準（I & A 認定基準）（Ver.5）

Ⅰ．輸血管理体制と輸血部門
- 輸血療法委員会（または同様の機能を有する委員会）を設置し，年 6 回以上開催している
- 血液製剤の適正使用を推進している
- 専門の輸血部または輸血関連業務を一括して行う輸血部門を設置している
- 輸血医療に責任を持つ医師を任命している
- 輸血業務全般（検査と製剤管理）について十分な知識と経験豊富な検査技師を配置している

Ⅱ．血液製剤管理
- 輸血用血液の在庫・保管管理は輸血部門にて 24 時間体制で一元管理している
- 手術室，集中治療室，救命救急センター等で保管する場合は，その保冷庫を輸血部門が管理している
- 輸血用血液専用保冷庫は自記温度記録計付，警報装置付きである
- 血液専用保冷庫は日常定期点検を行い，その記録も残している
- 血液センターからの入庫受け入れ業務は，24 時間を通じて，輸血部門が把握して管理している
- 血液製剤の搬出業務は，24 時間を通じて，輸血部門の管理で行っている
- 血液製剤搬出の際は，出庫者，受領者双方で，血液型と血液製剤番号を照合確認し，記録している

Ⅲ．輸血検査
- ABO 血液型はオモテ試験，ウラ試験を行って決定し，文書化されたマニュアルを整備している
- Rh（D）抗原検査は，管理された抗血清を用いて決定し，文書化されたマニュアルを整備している
- ABO 式血液型検査，Rh（D）血液型検査は異なる時点で採血した検体を用いて 2 回実施し決定している
- 不規則抗体検査は，文書化されたマニュアルを整備し，実施している
- 交差適合試験は，緊急時対応も含めて文書化されたマニュアルを整備し，実施している
- コンピュータクロスマッチ実施施設では，マニュアルを整備し，実施している
- 輸血検査業務は検査技師等による 24 時間体制を実施している

Ⅳ．輸血実施
- 輸血用血液を使用する場合は，患者にあらかじめ説明し，書面による同意を得ている
- 血漿分画製剤などの特定生物由来製品を使用する場合は，文書を用いて説明し，同意を得ている
- 医療従事者が 2 名で交互に照合確認し，実施を記録している
- 輸血準備は 1 回 1 患者としている
- ベットサイドで患者・製剤と交差試験結果とを，適合票や電子機器によって照合確認し，記録している
- 輸血開始 5 分間はベットサイドで患者の状態を観察し，記録している
- 輸血開始後 15 分程度経過した時点で再度状態を観察し，記録している

Ⅴ．副作用の管理・対策
- 急性（即時型）輸血副作用の報告体制を文書化し，副作用発生状況を記録している
- 輸血による副作用の診断，治療，防止のための手順やシステムを文書化している

Ⅵ．輸血用血液の採血
- 自己血採血における安全のためのマニュアルを整備し遵守している
- 自己血輸血（採血）は，患者への十分な説明と同意を得たうえで行っている
- 採血は，適切な皮膚消毒を施し，採血後はチューブシーラーを用い採血バックを切り離している
- VVR などの採血時副作用が発生した場合の緊急時対応策を講じている
- 自己血の保管管理は輸血部門で一括して行っている

者ドナーからの末梢血幹細胞採取が保険適応となり，アフェレーシスを行う機会が一層増えることが予想される．しかし海外では末梢血幹細胞採取に関連して死亡事例があるなど，リスクは皆無ではなく，その安全を高めるには，アフェレーシスに従事する看護師の教育と認定が必須である．本制度はアフェレーシスに精通し，安全に採取することができる看護師の育成を目的とし，2010 年に導入された．

■ f．I & A 制度

日本輸血・細胞治療学会では輸血機能評価認定（I&A）に関する内規を平成 27（2015）年に整備した．I&A とは，inspection（点検）と accreditation（認証）をさす．適切な輸血管理が行われているか否かの第三者による点検・認証である．

輸血医療は改正薬事法，血液法により大きく変化し，また行政的には「輸血療法の実施に関する指針」，「血液製剤の使用指針」，「血液製剤保管管理マニュアル」，「自己血輸血: 採血および保管管理マニュアル」などが出されている．しかしこれらはすべての輸血業務に言及しているわけではなく，また検査方法に関する品質の観察は必要である．日常行われるすべての輸血の安全を保証するためにも，適切な管理が行われているか否かの評価が必要である．このため，学会では表 I-1に示すような認定基準を設けて評価の標準化をはかっている．

■ g．細胞治療認定管理士制度

近年，細胞や組織を採取し，未調製または調製後にそれらを必要としている患者に輸注する細胞治療が盛んに行われている．治療を行うに当たり，細胞の調製過程および最終産物の品質は高く保たれなければならない．平成 22（2010）年に日本輸血・細胞治療学会と日本造血細胞移植学会は共同で「院内における血液細胞処理のための指針」を制定したが，治療が広まるにつれ細胞調製を実際に行う技能者のクオリティを担保することが必要となってきた．

このような背景のもと学会では平成 26（2014）年より細胞調製を実際に行う技能者を養成・認定し，支援することで安全で品質管理された細胞治療を進めることを目的として，日本造血細胞移植学会と共同しては細胞治療認定管理師制度を開始した．対象は医療系の国家資格（医師，臨床検査技師，衛生検査技師，臨床工学技士，薬剤師や看護師など）を有するいずれかのどちらかの学会会員を対象としており，また施設は病院等に限定せず，質の高い細胞調製スタッフを認定することを目的としている．

●文　献

1）厚生労働省医薬食品局血液対策課．血液製剤の使用指針（改訂版）．平成 17 年 9 月（平成 24 年 3 月一部改正）．

2）厚生労働省医薬食品局血液対策課．輸血療法の実施に関する指針（改訂版）．平成 17 年 9 月（平成 24 年 3 月一部改正）．

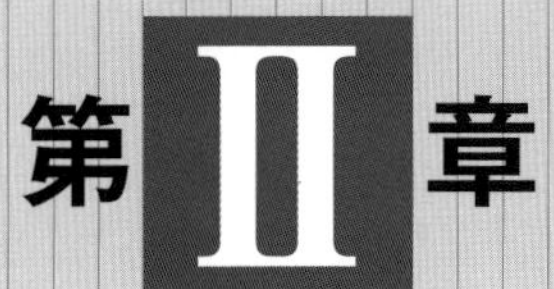

第Ⅱ章 血液事業と血液製剤

Blood services and blood products

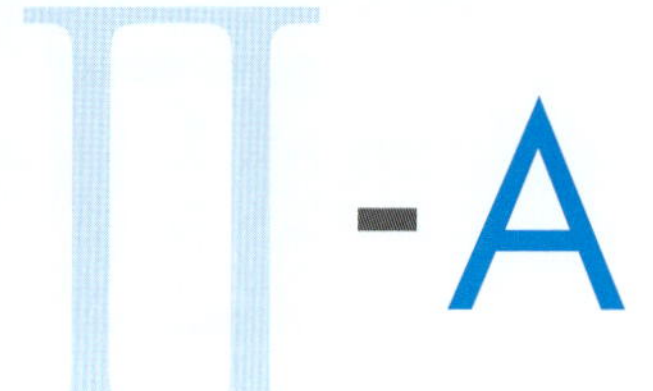

献血組織と血液事業

Blood donation organization and blood services

Author:
谷　慶彦，田所憲治

1 売買血から献血へ: 1964年の閣議決定

第2次世界大戦後の混乱の中で，血液の提供者や受入医療機関に対して何の規制もなく放任状態になり，生血・枕元輸血による被害も頻発した．アメリカ赤十字社から援助物資の寄贈を受け，日本赤十字社は1952年には日本赤十字社中央病院内に日本赤十字社血液銀行東京業務所を開設した．開設当初より，供血しておくと本人家族が輸血を必要とする時にその分だけ優先的に供給される「預血」や，輸血を受けた時にその分を供血して返してもらう「返血」も行われていたが，それらを主としてこれに無償供血（献血）を加え，血液の確保と無償ないし一部実費による血液の供給を開始した．また1953年からは全国の赤十字病院に院内血液銀行を設置した．1954年からは「奉仕供血手帳」を発行していたが，当時の不安定な社会状況で献血への理解と協力は低く，また保存血液が療養給付の対象となったことから，献血は減少して預血，返血も減少した．一方，商業血液銀行を中心とした買血は増加した．生活のための頻回献血は売血者の健康を損ねるとともに，受血者の半数以上が黄疸を伴う肝炎となり，ヘマトクリット値の低い「黄色い血」は社会問題となった．1964年にライシャワー米国駐日大使が暴漢に襲われた際の輸血により肝炎になったことを契機に，国会でも買血追放，献血推進が取り上げられ，1964年血液事業について以下の閣議決定がなされた．

「献血の推進について」（昭和39年8月21日）「政府は血液事業の現状にかんがみ可及的速やかに保存血液を献血により確保する体制を確立するため，国および地方公共団体による，献血思想の普及と献血の組織化を図るとともに日本赤十字社または地方公共団体による献血受入態勢の整備を推進するものとする」

この閣議決定を受けた国，地方公共団体，および赤十字社の三者一体となった取り組みにより献血は着実に進展し，1969年には民間血液銀行による保存血液の供給は姿を消した．1974年には預血の受入れも中止され，輸血用血液はすべて献血によりまかなわれることになった．1983年には一部の公立血液センターもすべて赤十字社に移管され，赤十字社による献血受入体制が確立された．また，1990年には血漿分画製剤を製造するため民間製薬会社で行われていた有償採漿も中止され，輸血用血液，血漿分画製剤製造のための採血はすべて赤十字社が受入れることになった[1,2]．

2 血液事業に関与する組織とその役割

血液事業は，国民の生命，健康維持を目的とした国家的事業であり，本来，国の責任において行われるべきものである．現在の血液事業は上記の閣議決

JCOPY 498-01913

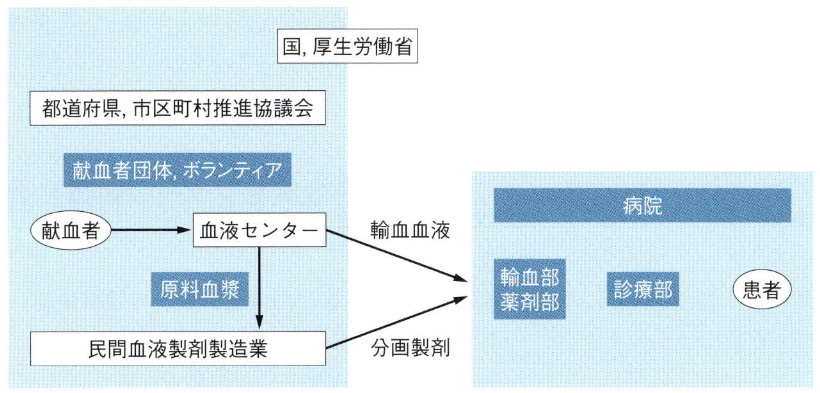

図Ⅱ-1　血液事業の構造

定に沿って献血者をはじめ，国，都道府県，市区町村，日本赤十字社をはじめ，血液製剤製造業者，医療関係者などによって支えられている[1] 図Ⅱ-1．

その法制化を目指して厚生省「血液行政のあり方懇談会」報告書，中央薬事審議会企画・制度改正特別部会報告書「新たな血液事業等のあり方について」が相ついで出され[3,4]，2001年1月の省庁再編後の厚生労働省は「薬事法及び採血及び供血あっせん業取締法の一部を改正する法律案」をまとめ国会に提出，2002年7月25日衆議院本会議において可決され成立し，7月31日に公布された．同年8月31日には，有料での人体からの採血および人の血液の提供のあっせんを禁止する部分ならびにその罰則に係る部分が先行して施行された．1年以内に施行することになっていた部分も2003年7月30日に施行され，法律の名称も「採血及び供血あっせん業取締法」から「安全な血液製剤の安定供給の確保等に関する法律」（血液法）として改められた．

血液法の骨格の一つである基本理念には「血液製剤は，国内自給が確保されることを基本とする」とされ，国の責務として国内自給による事業運営を目指すことが明確化された．

この法律に基づき，日本赤十字社は需給計画の策定，輸血用血液製剤在庫の過不足の早期把握および供給の安定化を図るために全国各血液センターに需給計画委員会を設置し，2004年1月からは年度計画，1カ月ごとの短期需要予測の策定と在庫状況に合わせた採血計画の調整を行う体制を整備した．

2004年10月から血液事業の実施体制を強化し，血液事業に関する権限と責任を明確にさせる目的で血液事業本部制を導入した．

a．国の役割

国は，血液製剤の安全性の向上および安定的な供給がはかられるよう，薬事法などに基づき関連組織の指導，監督を行うと同時に，血液製剤の安全性の確保，血液製剤の製造・供給，適正使用など血液事業の全般にかかわる政策の立案・実施を行う．政策の立案・実施には，中長期的な血液需給の見通し，血漿分画製剤用原料血漿を含む血液の確保目標量の設定，日本赤十字社血漿分画センター（2012年10月「一般社団法人　日本血液製剤機構」に事業を移管）および民間血漿分画製剤製造業者への原料血漿の適正な配分の管理，献血者保護のための採血基準，受血者の安全と品質確保のための技術革新の指導・支援，問診項目，検査法などの安全基準の設定，血液製剤の使用指針の設定などが含まれる．

b．地方公共団体の役割

都道府県，市区町村は献血に対する住民の理解を深め，その支援と協力を得るため，広報などを通じて献血思想の普及をはかる．また，地域ごとに献血推進協議会（都道府県あるいは市区町村と各地の医師会，歯科医師会，薬剤師会，町内会・自治会，PTA，ライオンズクラブや日本赤十字社奉仕団などの奉仕団体，協力企業，血液センターなどで組織）

を組織する．都道府県の献血推進協議会では，血液センターが管内の輸血用血液の需要動向や分画製剤用原料血漿の確保を勘案して設定した年間採血目標本数を審議，決定し，各市区町村，保健所，血液センターに割り振る．市区町村，保健所は割り振られた採血目標に基づき，職域，地域，学域などの献血団体の実施日程案を作成し，血液センターに連絡することとなっている．また．血液センターが実施する献血の受入れが円滑に実施されるよう，献血場所の提供などの環境の整備を行う．

■ c．赤十字血液センターの役割

日本赤十字社は献血が社の人道・博愛の理念と通ずることから，献血の受入れを推進・実施する．そのため上記のように各都道府県で設定された採血目標本数を踏まえて，献血受入れ計画を策定し，実行する．また，問診による献血者の選択，検査による血液の選別を行い，輸血用血液を供給する．2012年9月までは血漿分画製剤を製造し，供給していたが，同年10月より「一般社団法人　日本血液製剤機構」に事業を移管した．

■ d．血漿分画製剤製造業者の役割

血漿分画製剤製造業者は厚生労働省の指導で配分（数量，価格）が決められた献血血液由来の原料血漿を原料に血漿分画製剤を製造，供給する．なお，日本赤十字社と民間血漿分画製剤製造業者は血漿分画製剤の安全性確保のため，研究開発，情報の収集を行い，その成果の活用と，血液の有効利用が求められている．1983年6月より開始した日本赤十字社の血漿分画事業は，2012年10月からは「一般社団法人　日本血液製剤機構」に製造販売業務を移管したが，2015年3月までは販売業務を提携した．

■ e．医療機関の役割

医療機関は輸血用血液・血液製剤が一般医薬品と異なり，善意に基づき自発的に行われる献血により得られた血液が原料として用いられていること，また原料として用いられている血液を介した感染症や免疫反応の発生の危険性を完全には排除できないという特性をもっていることを認識し，輸血用血液および血漿分画製剤を適正に使用するよう努めることが求められている．同時に，血液センターや血漿分画製剤製造業者が行う安全性に関する情報の収集，提供に協力することが求められている．

3 血液センターの組織とその運営

■ a．血液センターの組織体制

日本赤十字社血液センターには全国の都道府県を基本単位に47カ所の血液センターと7つのブロック血液センターがあり，約6,500名弱の職員が血液事業に従事している．2012年4月から全国の血液センターは主に採血，供給などの業務を行っている．

採血の受入れは2015年4月現在，154カ所の固定施設（採血ルームを含む），移動採血（採血車292台による採血）と出張採血（官庁，学校，企業の部屋を借りて採血）によって行われている．

■ b．広域事業運営体制

2012年4月以前の血液センターは北海道，東北，関東，東海，近畿，中四国，九州のブロックに分けられ，それぞれ北海道，宮城，中央，愛知，大阪，岡山，福岡血液センターが基幹センターとしてブロック内の需給調整，技術指導に当たり，中央センターが全国の需給調整を担当し，地域による血液の過不足を調整してきた図II-2．2012年4月からは広域事業運営体制の開始に伴い，全国に本社直轄のブロック血液センター（北海道，東北，関東甲信越，東海北陸，近畿，中四国，九州）を7カ所設置し，各ブロック血液センター配下に全国47施設の地域センターを置いた．各ブロック血液センターでは各地域センターから集められた血液の検査，製剤，品質管理業務，ブロック内での在庫調整，各ブロックとの需給調整を行っている．

■ c．貯留保管・検体保管・核酸増幅検査業務

北海道千歳にあった日本赤十字社の血漿分画センターは，血液センターで採取された献血由来の原料血漿を材料に血漿分画製剤を製造していたが，2012年10月から「一般社団法人　日本血液製剤機構」へ

JCOPY 498-01913

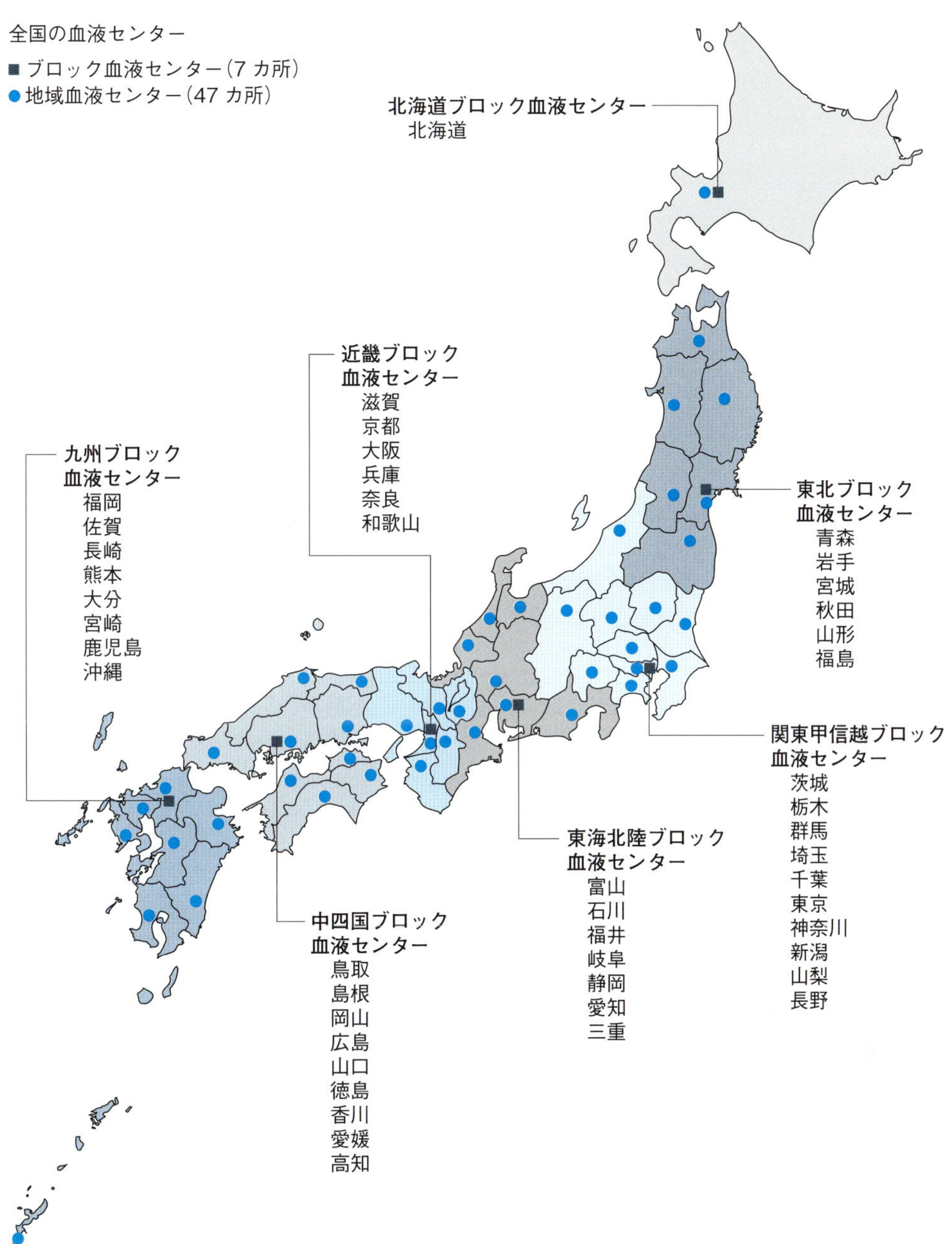

図Ⅱ-2　全国の血液センター

の血漿分画事業の移管に伴い，同施設において原料血漿の貯留保管業務，保管検体の保管業務，核酸増幅検査業務を委託している．現在，九州ブロック血液センターと近畿ブロック血液センター（福知山）でも原料血漿の貯留保管と保管検体の保管・管理を行っている．貯留保管は血液の安全性に関する情報があった場合にその血液だけを抜き取り，他の問題のない原料血漿は無駄にしないために，原料を一定期間（6 カ月間）保管後にプールすることであり，2001 年 6 月からは半年の貯留期間となっている．保管検体は 10 年間以上の予定で 1997 年 10 月より開始され，各種献血後情報の確認・精査に用いられている．

■ d．全国方針の策定と財政調整

血液事業の全国方針の策定，財政調整などは日本赤十字社の血液事業本部が行っている．

■ e．血液事業の財政

血液センターの財政は，医療機関へ供給した血液の対価でまかなわれている．血液の対価は血液事業全体の費用を勘案して国が薬価として決定している．

献血自体は無償であるが血液の供給には，献血の呼び掛け，受入施設やセンターの設置と維持，検査試薬やバッグなどの用具，血液の供給，処遇品の提供，それらの人件費などの費用がかかる．

各都道府県の血液センターの財政は以前は基本独立採算で，各センターの格差を埋めるべく財政調整が行われてきたが，独立採算制の歪が大きくなり，1990 年厚生省からの通知により事業運営体制の抜本的な見直しを図り 2012 年からは広域事業運営体制で血液事業を行っている．

献血血液を原料とした血漿分画製剤について，日本赤十字社血漿分画センター（2012 年 10 月より血漿分画事業を「一般社団法人　日本血液製剤機構」に移管）と民間血液製剤製造業 3 社への原料血漿の配分量と価格は厚生労働省の指導のもと，日赤，民間製造業 3 社と厚生労働省の 3 者の合意として決定されている．血漿分画製剤は他の一般医薬品と同様に任意に設定した価格で供給されており，医療機関は通常薬価よりも安価で，購入し，薬価で診療報酬を受けている[1]．

4 献血者確保

■ a．献血者数の推移

図 II-3 に献血種別の献血者数の変化を示す[5]，献血者数は 1964 年の閣議決定後急速に増加し，1985 年には 869 万人（献血率 7.2%）を超えたが，それ以降は徐々に減少している．その主な原因は輸血血液の安全性と採血効率の向上のため 400 mL 献血，アフェレーシスによる成分献血が 1986 年に導入，推進され，全血献血が減少したことが大きい．しかし 400 mL 献血や，成分献血は着実に増加しており，特に血小板成分献血の増加が著しい．

献血は，血液センター，献血ルーム，移動採血車また，企業などに出張して行われている．施設別献

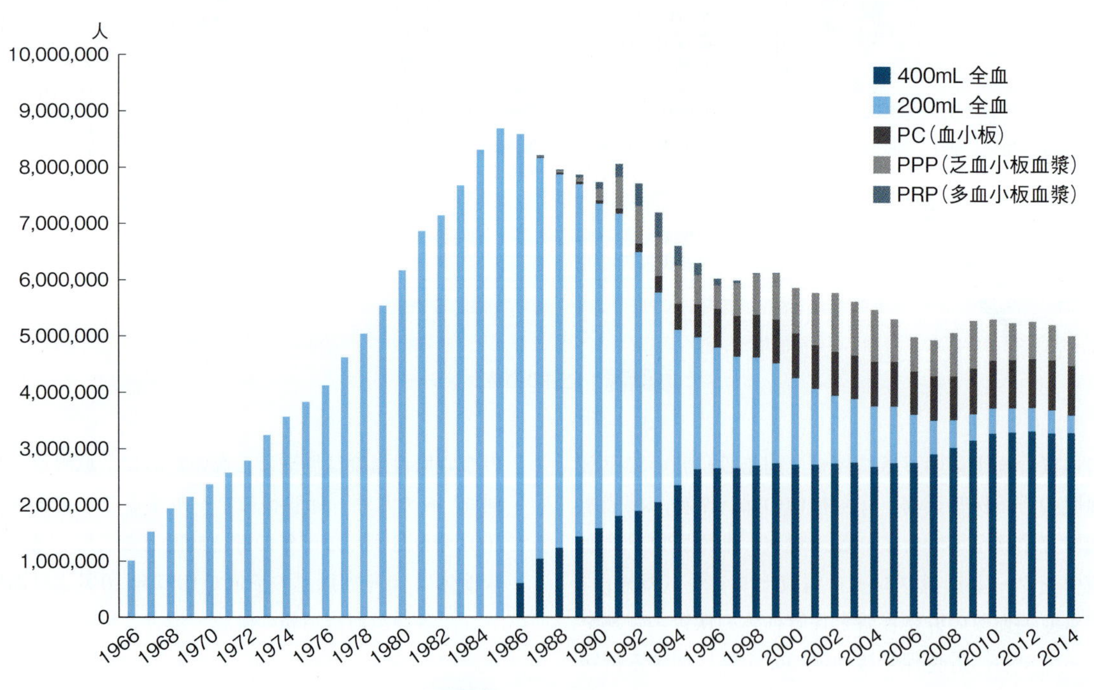

図 II-3　献血者数の推移

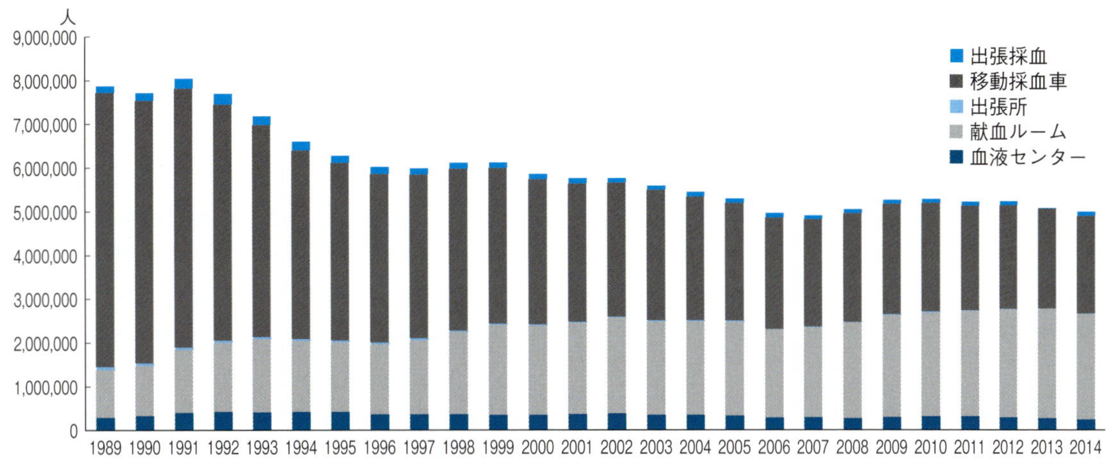

図Ⅱ-4　受入れ場所別献血者数の推移

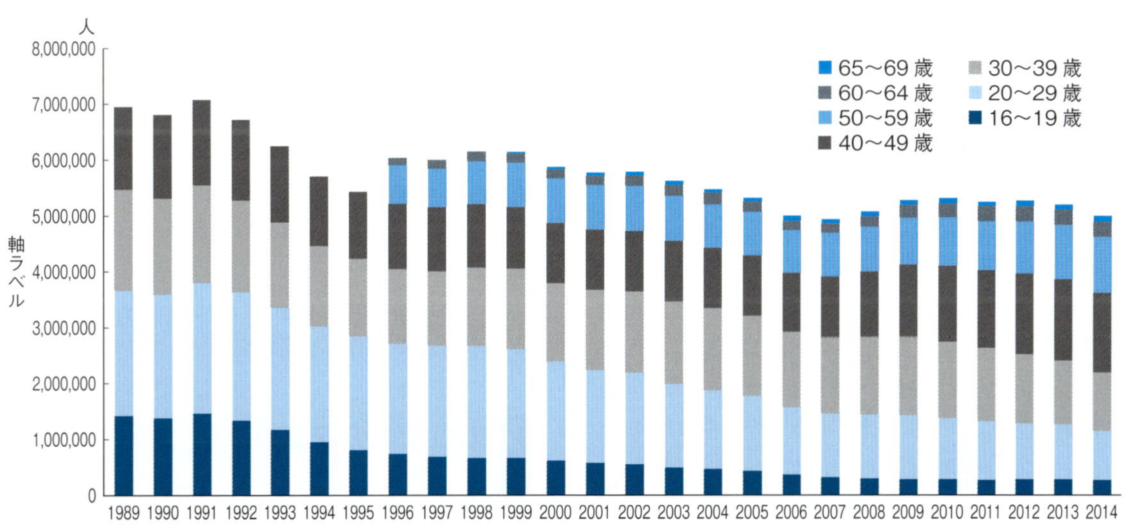

図Ⅱ-5　献血者の年齢構成の推移

血者数では全国的には固定施設が約48%，移動採血が約45%と固定施設の割合が増えてきている 図Ⅱ-4．大都市圏では献血ルームでの献血者数が半数以上を占めるが，地方では移動採血の比重が高い．成分採血は献血ルーム，血液センターでの採血が主であり，全血採血は移動，出張採血が主となっている．

献血者の性別では男性が約70%，女性が30%で男性が多い．また，年齢別では40歳代，ついで30歳代，50歳代，20歳代の順で全年齢層にわたっている 図Ⅱ-5．10歳代の献血の主流をなしていた高校生献血は年齢層の減少や医療機関から需要の多い400 mL献血をできないなどの理由から減少している．これに反して50歳以上の献血者の比率が増加傾向を示している．以前は献血年齢が64歳までであったが，高齢化の進展に伴い，1999年4月1日より，60歳代に献血をしたことがある場合は65歳以上でも69歳まで献血（血小板成分献血を除く）が可能となった．

少子高齢化の急速な進展に伴い，輸血が必要な高齢者の増加と献血可能年齢層の減少により，輸血血液の不足が危惧されている．その対策として若年層の献血者確保が重要であり，「高等学校学習指導要領解説 保健体育編」に「献血制度について適宜触れること」が盛り込まれ，2012 年には厚生労働省から文部科学省へ協力依頼通知（学校における献血に触れ合う機会について）が発出された．こうした状況を踏まえ，国と共に 2020 年までに献血率 10 代を 7.0%，20 代を 8.1%，30 代を 7.6%に増加させる目標を設定した．

b．献血基準の変更

輸血用血液は 100%献血によって確保されている．しかし，血液中の血漿成分からつくる血漿分画製剤については，現在も外国からの原料血漿もしくは製品の輸入に頼っている部分があり，WHO（世界保健機関）からは，「自国で必要とする血液は自国で確保すべし」との勧告（1975 年）を受けた．このことは大きな問題となっていた．

1986 年 4 月から新しい献血基準が採用され，血漿分画製剤の製造に必要な血漿を確保するため，また輸血の効果と安全性を高めるために，400 mL 献血と成分献血を導入した．2011 年 4 月から男性について 200 mL 全血採血の血色素量の基準を「12.5 g/dL」に引き上げ，400 mL 全血採血の血色素量も「13 g/dL」に引き上げた．献血可能な方の年齢は「17 歳」に引き下げた．血小板成分採血も男性に限り献血可能な年齢を「69 歳」に引き上げた（ただし 60 歳から 64 歳までの間に献血経験がある方に限る）．

c．献血者登録制

献血者登録制は 1960 年 5 月から始まった「献血の予約登録」が最初で，すでに Rh（－）友の会を結成していた血液センターも含め 1973 年 1 月には全国統一された「献血予約登録制」が発足された．しかし，制度に欠陥もあり積極的な運用が図れず，1980 年 3 月に廃止し，同年 4 月から新たに「献血者登録制」をスタートさせ医療機関からの需要に則した採血に努めている．

血液センターは季節的な血液不足が生じたり，大手術などで血液型別確保量に不足を生じた場合に即応できる献血者を確保する必要がある．また，HLA 適合濃厚血小板の供給にはあらかじめ HLA 型を検査し，献血の依頼に応じてくれる献血者を確保しておく必要がある．また，まれな血液型をもつ人の輸血に対応するためには，そのような血液を冷凍保存するとともに全国的に対応できるまれ血の献血者を確保する必要がある．これらの理由から血液センターでは依頼に基づき指定した日時に献血してくれる献血登録者を募集し，血液の安定確保に努めている．また，2005 年に開催された薬事食品衛生審議会薬事分科会血液事業部会運営委員会において「需給の安定及び安全性の向上の観点から，複数回の献血者を確保し需給体制を構築していくこと」とされたことから，複数回献血協力者を増やすべく，全国の血液センターに電子メールによる情報提供が可能な「複数回献血クラブ」が設置された．

d．献血者の処遇と表彰制度

血液センターでは献血者が採血時の緊張緩和と水分補給のための飲み物を提供している．ところによっては茶菓子を出しているところもある．また，献血キャンペーン時や成分献血の推進では各種記念品が提供されている．

また継続的な献血の協力に対し，感謝の意を表するため記念品または感謝状を贈呈している．

5 献血者への安全対策

a．献血申込書と問診票

「輸血によるエイズや肝炎などへの感染を防止するため，献血者に対する問診を強化すべき」との厚生省・血液問題検討会の報告を受け，日本赤十字社では，献血者の健康を守り，かつ，輸血を受ける患者の安全性を高められるようさまざまな取り組みを行い，より安全性の高い献血血液の確保を目指している．

1995 年 6 月 12 日，厚生省血液問題検討会がまとめた「輸血用血液製剤の安全性に関する報告書」を受けて日本赤十字社は，同年 7 月 1 日から全国の血液センターで使用する献血申込書（診療録）に，新形式の問診票を導入し，BSE いわゆる狂牛病，変異

JCOPY 498-01913

型クロイツフェルト・ヤコブ病（vCJD）の対策として問診の強化に努め，海外の渡航歴によっては献血を断っている．重症急性呼吸器症候群（SARS）やウエストナイルウイルスなどの輸入感染症を防止するため，2004年8月から国外から帰国（入国）後4週間献血を遠慮いただいている．

献血者の健康を守るため2002年5月からは献血申込書に献血者の食事時間や睡眠時間を記載している．そして，同年9月1日からは献血者の既往症などの一つである肝臓病に関する質問にE型肝炎に関する事項も追加した．

ヒト胎盤（プラセンタ）由来製剤の注射薬は変異型クロイツフェルト・ヤコブ病（vCJD）の感染の恐れがないとは言えない．感染リスクをできる限り少なくするために，2006年10月10日採血分から過去にヒト胎盤（プラセンタ）由来製剤の注射薬を使用したことがあれば献血を当面の間遠慮いただいている．

2011年4月からは献血者からの正確な情報を聴取していて，検診医の採血適否判定を明確にして受血者および献血者保護の向上を図るため，問診票の質問事項を14項目から23項目に細分化した．

2006年2月より固定施設で導入した問診票回答システム（タッチパネル）に変わり，2014年5月から6月にかけて，血液事業の新たなシステムの導入に合わせて全国で電子カルテを導入したことによりペーパーレス化を図った．

■ b．献血者健康増進事業

厚生労働省の通知（厚生労働省発薬食第0302016号）により2005年4月1日から献血者健康増進事業が見直され，本人確認の厳格化や献血時の問診の充実強化が図られている．また，2006年4月1日から検査サービス通知における過去の検査データの印字回数を従来の2回から5回に増やした．

■ c．献血者健康被害救済制度

2006年9月20日付で厚生労働省より「献血者等の健康被害の補償に関するガイドライン」が通知され，採血副作用のため医療機関を受診した献血者には一定額を補償する「献血者健康被害救済制度」を同年10月1日より実施している．

6 血液製剤の安全対策

■ a．輸血後移植片対宿主病（GVHD）の予防：自己血輸血への協力

1993年7月，自己血輸血に対する協力の方法を定めた「自己血輸血協力要綱」を作成し，これに基づき，医療機関の要請に応じた自己血輸血への協力を開始した．また，1994年2月，重篤な輸血有害事象であるGVHDの予防のため医療機関の要請に応じて輸血用血液に対する放射線照射を行っている．1998年4月28日，医薬品製造品目として放射線照射した製剤が4品目（全血，赤血球，血小板，HLA適合血小板）製造承認された．

■ b．核酸増幅検査（NAT）

血漿分画製剤用原料血漿（1997年11月から）に引き続き，1999年10月10日から輸血用血液にも核酸増幅検査（NAT）を導入し，HBV，HCV，HIVの3種のウイルスを対象として，血液製剤の安全性を向上させる．

NATスクリーニングにおけるNATプール本数は，500本で開始し，2000年2月から50本に，2004年8月からは20本に縮小し，2014年8月からは1本ごとに行う個別NATを行っている．

1999年からのNATの実施に伴い，検査結果の判明が採血日の翌日以降となることから，2007年11月14日より血小板の有効期間を「採血後72時間以内」から「採血後4日間」に延長した．

■ c．検体保管

日本赤十字社では，ウインドウ・ピリオドに献血された血液の使用による輸血後感染症などの輸血副作用における原因調査ができるよう，また，その感染拡大を防止する対策としての遡及（そきゅう）調査ができるよう全献血者の輸血用血液の一部を1996年9月1日から冷凍保管（－20℃以下）している．

その保管期間については，医療機関における血液製剤管理簿の保管・管理期間を考慮し11年間とし

ている.

■ d．8項目の安全対策

ウインドウ・ピリオドに献血された輸血用血液によるＢ型肝炎感染事例が発生したことから，日本赤十字社は7項目の安全対策【①遡及調査自主ガイドライン作成（ガイドラインに基づく遡及調査の開始: 2004年8月15日），②新鮮凍結血漿（FFP）の貯留保管（6カ月貯留保管の実施: 2005年7月29日），③輸血用血液の感染性因子の不活化技術の導入，④NATの精度向上（20プールでのNATスクリーニング開始: 2004年8月28日），⑤医療機関での輸血後感染症に関する全数調査，⑥E型肝炎ウイルス（HEV）の疫学調査について，⑦保存前白血球除去の開始（成分採血由来血小板製剤: 2004年10月25日採血分，成分採血由来血漿製剤: 2006年3月1日採血分から製造し，6カ月貯留保管後の同年9月23日から供給開始，全血採血由来血液製剤: 2007年1月16日採血分から製造し，血漿製剤については，6カ月貯留保管後の同年8月1日より供給開始，これに伴い全血採血由来血漿製剤の容量が200 mL採血由来では80 mLから120 mLへ，400 mL採血由来では160 mLから240 mLに変更された)】を実施することを発表した.

2004年10月からの保存前白血球除去の実施に伴い，成分献血由来の血小板製剤に続き全血採血由来保存前白血球除去製剤が2006年10月19日に承認された.

7項目の安全対策後に再びウインドウ・ピリオドに献血された輸血用血液によるHIV感染事例が発生した．検査目的の献血等を防止するために8番目の安全対策として「献血者の本人確認」を実施することを発表し，2004年10月から全国の血液センターで実施している．さらに2006年4月1日以降，自身を証明できるもの（運転免許証，パスポート，健康保険証など）の提示が3回続けてない場合，3回目の献血を断り本人確認の厳格化を行っている.

ALTによるスクリーニング検査を昭和50年から60年に非Ａ非Ｂ肝炎と言われたHCVの代替マーカー（輸血後感染症の防止策の一つ）として導入した．しかし，個別NATの導入もあって2014年から2015年の2年間に輸血によるHCV感染が1例も報告されていないことやWHOの見解も考慮し，2016年4月1日検査分よりALT検査による製品除外基準を「61 IU/L」から「101 IU/L」に変更した．これにより年間約10万人の献血された血液が輸血用血液として使用可能になる見込みである.

■ e．細菌感染対策

輸血用血液製剤の細菌感染などへの対策として，献血時の穿刺直後に流れる血液を輸血用血液として使用しないようにする初流血除去を開始した．【血小板成分献血: 2006年10月26日採血分，全血献血: 2007年1月16日採血分から3月26日採血分までで順次実施し，血漿成分献血: 2008年1月23日採血分から全国で実施している】

7 輸血用血液供給量（使用量）の推移

医療機関に供給された輸血用血液の総単位数は輸血を必要とする医療の高度化，輸血を必要とする年齢層の増加に伴い，年々増加していたが，近年減少傾向にある[5)]図II-6．必要な成分のみを輸血する成分輸血の考え方の普及に伴い，全血はほとんど使われなくなってきた．それに代わって赤血球濃厚液である400 mLの赤血球M・A・Pが増えてきた．患者あたりの献血者数を減らし輸血の安全性を高めるため，200 mLの赤血球M・A・Pよりも400 mLの赤血球M・A・Pが，また全血由来の濃厚血小板，新鮮凍結血漿よりも成分採血（アフェレーシス）由来の高単位の濃厚血小板，新鮮凍結血漿の需要が増えている．わが国では濃厚血小板は新生児用や小児用を含めすべてが成分採血由来濃厚血小板になっている.

輸血後GVHDの予防のための放射線照射血液は血液センターで照射したものと医療機関で照射したものを加えると濃厚血小板は99%以上，赤血球も95%以上が照射されて輸血していると推定されている．その結果1997年までは年間約10件の発生が報告，確認されていた輸血後GVHDは1998年2件，1999年4件と減少し，2000年以降発生は確認されて

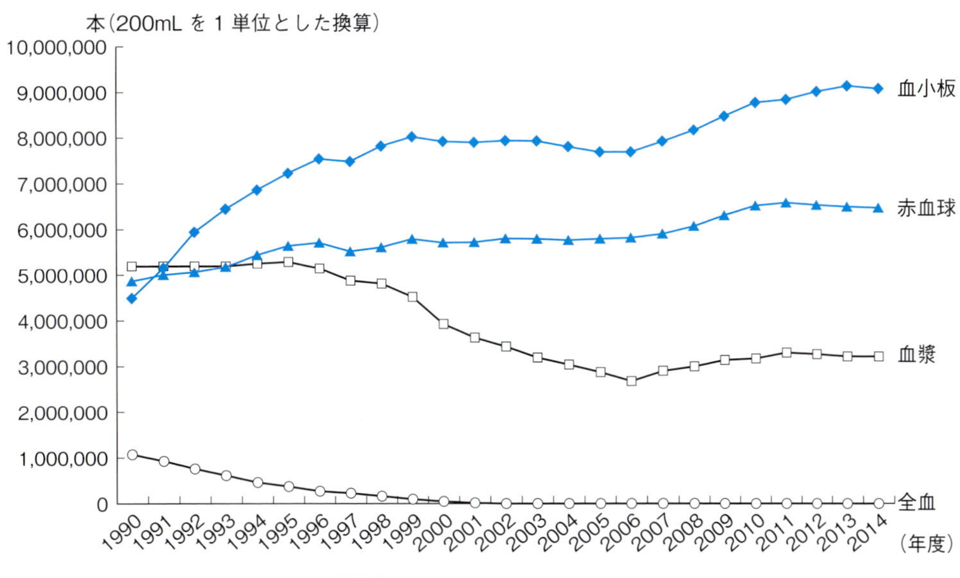

図Ⅱ-6　輸血用血液の供給数の推移

いない．

供給量（使用量）は輸血を必要とする年齢層の増加と手術，強力な化学療法の発展に伴い大局的には増加してきた．しかし1997年4月から輸血に健康保険が適応される条件として輸血に関するインフォームド・コンセントが必要となったため，臨床医に輸血リスクへの認知が高まり，使用量が減少した．また，1999年に「血液製剤の使用指針」が改定され，同指針が実質的に健康保険の適応の基準ともなったことから1998年から供給量（使用量）は減少した．特に，新鮮凍結血漿については従来の「血液製剤の使用基準」では凝固能の改善とともに循環血液量の補充がその適応とされ，臨床現場では術後の創傷治癒促進などの名目でも使われてきた．しかし，改定された「血液製剤の使用指針」では他の目的の使用には根拠がないとして，原則として凝固能の改善にのみ適応が限定されたため，使用量（供給量）が大幅に減少した．

8 すべての血液製剤の国内自給と安全性の向上

1990年，血漿分画製剤を製造するために一部民間製薬会社が行っていた有償採漿（買血）が中止された．これにより日本の「売（買）血」は幕を閉じ，血液製剤の製造を目的とする採血は，日本赤十字社のみが行うことになった．

1992年3月には，血液凝固因子製剤「クロスエイトM」が全国の医療機関に供給されるようになり，献血血液をより効率的に利用するために，新しい血液製剤（赤血球M・A・P「日赤」）〔1992年（平成4年）1月21日製造承認〕が導入された．

vCJD（クロイツフェルト・ヤコブ病）関連の献血受入制限の拡大に係る献血者の減少に対応するために厚生労働省に献血推進本部が設けられたのを機に2005年4月1日には各都道府県，日本赤十字社，各赤十字血液センターにも献血推進本部が設置された．

免疫グロブリン製剤については，原料血漿の有効利用のため，新たに静注用ヒト免疫グロブリン製剤「日赤ポリグロビンN注5%」の販売を2006年に開始したが，2012年10月からは「一般社団法人　日本血液製剤機構」に製造販売業務を移管している．

厚生労働省の指導もあって2015年4月より民間業者で種々の血漿分画製剤に加工され，「献血由来」と表示されて医療機関に供給・販売されている．

人の血液由来の血液凝固第Ⅷ因子製剤については，1994年に国内自給率100%が達成された．一方，遺伝子組換え第Ⅷ因子製剤が製造販売されており，

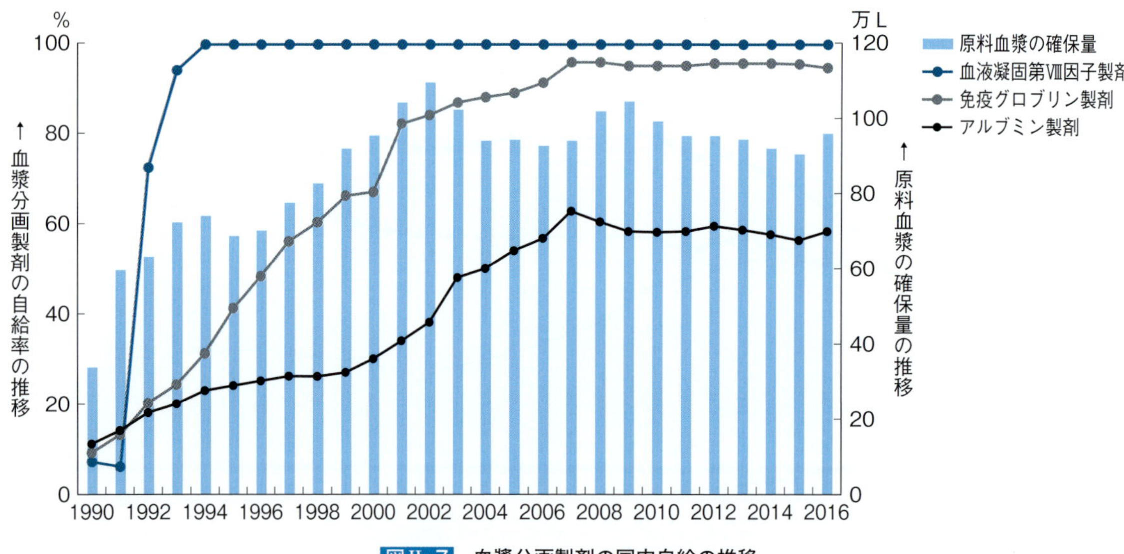

図Ⅱ-7 血漿分画製剤の国内自給の推移

2014年では，遺伝子組換え製剤を含めた血液凝固第Ⅷ因子製剤の総量に対する国内献血由来製剤の比率は約15%となっている．血漿分画製剤の国内自給率はアルブミン約58%，免疫グロブリン約95%となっており，引き続き国内自給率100%を共に目指している 図Ⅱ-7．

日本は世界的にみて血漿分画製剤の大量消費国である．WHO（世界保健機構）は1975年に「医療に使う血液はすべて献血によるべき」，「自国で必要とする血液はその国で自給すべき」と決議した．

一般に献血由来血液の安全性は売買血のそれよりも高いこと，また臓器である血液の提供は他国民に依存すべきではないとする倫理的な理由から，血液由来製剤については100%国内献血由来のもので賄うべき（1997年12月厚生省「血液行政のあり方懇談会」報告書，および2000年12月中央薬事審議会企画・制度改正特別部会報告書「新たな血液事業等のあり方について」）とされており，2002年7月30日に制定された「安全な血液製剤の安定供給の確保等に関する法律」でも献血による国内自給を推進することが定められた．これに応えるべく採血量の増加がはかられている．

特殊免疫グロブリン製剤である抗HBsヒト免疫グロブリン製剤については，国内自給率が年間使用量の約2.7%に過ぎず，大半を輸入に頼っている．これを国内献血で賄うにはHBs抗体価が高いHBs抗体保持献血者の献血が延べ16,000人必要となることから，すでにHBs抗体を保持している医療従事者等を対象にHBワクチンを接種して，高力価HBs抗体保持献血者を増やし，その方に献血いただく事業を実施している．

●文　献

1) Blood Service，日本赤十字社，2001.
2) 日本赤十字社社史稿　第7集（1986年），第8集（1988年），第9集（1991年），日本赤十字社（東京）.
3) 厚生省「血液行政のあり方懇談会」報告書，1997年12月.
4) 中央薬事審議会企画・制度改正特別部会報告書「新たな血液事業等のあり方について」，2000年12月.
5) 血液事業関係資料集，平成3年度版（平成24，25年度版）血液製剤調査機構（東京）.

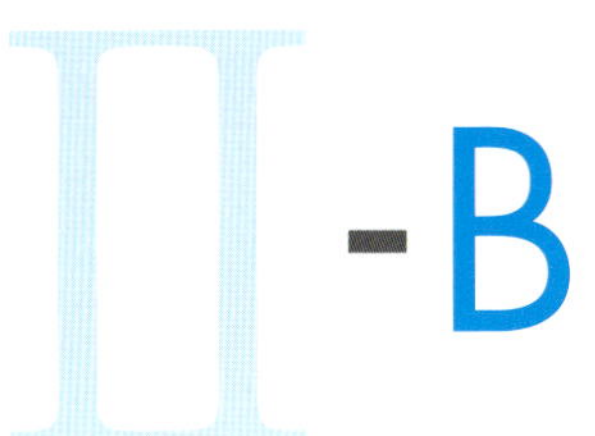

供血者の選択と検査法，供血者からの採血

Donor selection and testing methods, blood collection from donors

Author:
紀野修一

Ⅱ-B-1 供血者の選択と検査法 Donor selection and testing methods

はじめに

献血とは，健康な人が，輸血を必要とする不特定多数の患者のために，自分の血液を無償で提供することで，採血にあたっては献血者（供血者）の安全が確保されなければならない．また，その選択にあたっては，献血者の健康と安全を守るとともに，患者(受血者)の健康と安全を守ることが必要である．

法的には，「自発的な無償供血」のことを献血という[1]．「自発的な無償供血」とは，「供血者が血液，血漿，その他の血液成分を自らの意思で提供し，かつそれに対して，金銭または金銭の代替とみなされる物の支払いを受けないことをいう．この支払いには休暇も含まれるが，供血および移動のために合理的に必要とされる休暇は含まれない．少額の物品，軽い飲食物や交通に要した実費の支払いは，自発的な無償供血と矛盾しない．」とされている．

「安全な血液製剤の安定供給の確保等に関する法律（血液法）」(2002 年 7 月制定，2003 年 7 月施行）の第二十四条では，採血者の義務として，採血前には省令で定める方法による健康診断を行うこと，貧血者，年少者，妊娠中の者その他採血が健康上有害であるとされる者から採血してはならないことが定められている．「血液法施行規則(昭和三十一年六月二十五日　厚生省令第二十二号)」(2003 年 7 月 30 日施行）では，健康診断の方法として，問診，視診，触診，聴診，打診，体温測定，体重測定，血圧測定，血液比重検査または血色素検査および血小板数検査が規定され，採血が健康上有害である者について採血種類別に基準が決められている．

採血は国の定める基準に適合した採血所で行うことが血液法で定められており，「採血の業務の管理及び構造設備に関する基準（平成十五年七月十日厚生労働省令第百十八号)」(2003 年 7 月 30 日施行）に基づき，採血業務を適正に行うため，採血所ごとに採血基準書を作成することになっている[2]．この採血基準書の内容に従って，献血者の選択や採血適否の判断などを行う．

1 献血の現状

2015 年の献血希望者は 5,705,455 人で，そのうち，796,299 名（14.0％）は，献血を希望したが，様々な理由で献血することができなかった 図Ⅱ-8．その理由は，比重不足（Hb 値が基準未満）が 420,210 人（7.4％），永続的に献血不可（B 型肝炎ウイルスキャリア，C 型肝炎などの感染症の既往，輸血歴・臓器移植歴があるなど）が 22,080 人（0.4％），その他（体調不良，血圧の異常，内服薬・注射，歯科治療，予防接種による制限など）が 354,009 人（6.2％）であっ

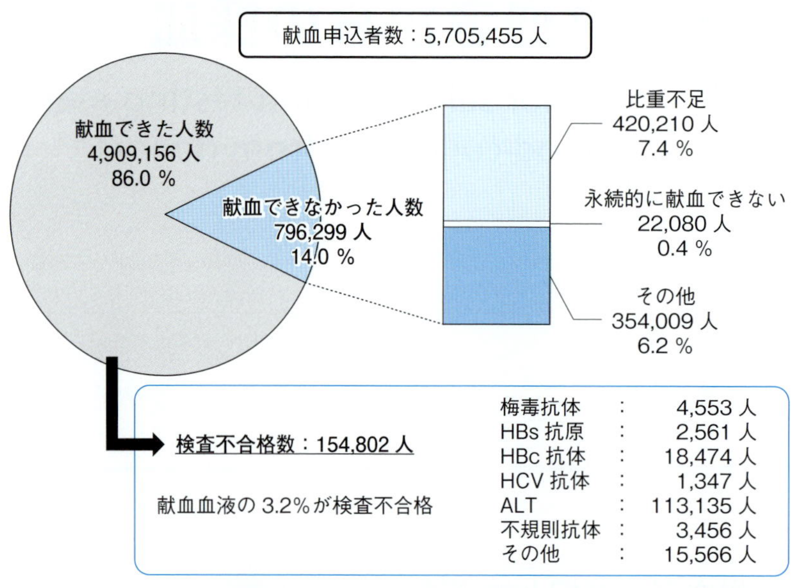

図II-8 献血申込者の内訳（2015 年）

た．献血が可能であったのは 4,909,156 人（86.0%）で，そのうち献血された血液のスクリーニング検査で不合格と判定されたのは，154,802 人（献血血液の 3.2%）で，わが国の年間使用量の約 1 週間分の血液量に相等する．検査不合格では，ALT 値の異常（61 IU/mL 以上）が最も多く，113,135 人（検査不合格の 73.1%）の献血血液は製品化されなかった．

ALT は，1981 年からウイルス肝炎代用マーカーとして献血血液のスクリーニング検査に用いられてきたが，HBV，HCV については感度および特異度の高い検査法が導入されていること，肝炎を引き起こす HEV などのウイルスに関しても代用マーカーとしての意義がないことなどの理由で，2016 年 4 月 1 日から ALT の製品除外値が 101 IU/mL 以上に改正された．この対応により，約 10 万人分の献血血液が製品として利用できるようになった．

2 血液センターで行っている受血者のための安全確保対策

血液センターでは以下のような方策を用いて，献血血液の安全性確保を行っている．

1）献血に先立って，「お願い！」パンフレットなどの媒体を用いて，安全な献血への理解を求める．
2）問診タブレットを用いて，献血者の既往歴，現病歴，服薬内容，渡航歴，行動様式などの現状を把握し，責任ある献血への意思を表示してもらう．
3）献血者の問診回答に対して医師が確認する．
4）献血血液の血液型，不規則抗体検査を行う．
5）献血血液の感染症スクリーニング検査を行う
6）献血血液の ALT 検査を行う．
7）コンピュータにより，以前の献血時の問診履歴，検査履歴をチェックし，以前の献血で異常があった場合は，基準によって当該血液を排除する．
8）分画製剤用原料血漿および新鮮凍結血漿を 6 カ月間貯留保管し，貯留期間内に得られる献血後情報や遡及調査などで判明する感染リスクの高い製剤を排除する．
9）献血後に受血者の安全に関わる献血者の健康状況に関する情報（献血後情報）を入手した場合は，情報によって直ちに，あるいは関連する血液の保管検体を用いて調査し，出庫や使用を差し止める．

3 採血までの流れ[3)]

■ a．献血希望者の受入とインフォームド・コンセント 図II-9

献血会場に来場した献血希望者には，まず献血希望の意思確認をする．受血者の安全確保のために，献血不適格事項を記載した「お願い！」パンフレットを献血希望者に渡し読んでもらう 表II-1．パンフレット中の「献血をご遠慮いただく場合」に該当する事項がある場合は，今回の献血を辞退いただく．「職員・検診医に申し出が必要な場合」に該当事項がある場合は，献血希望者から該当する内容を聞き出し，献血可否を判断する．続いて，「献血の同意説明書」図II-10 の内容を確認していただき，口頭で同意を得る．海外滞在歴，渡航歴を聴取し，国の定めた基準から外れる場合は献血を辞退いただく．

■ b．献血希望者の受付

献血受付時には，受付確認票を記入してもらう 表II-2．受付確認票には，献血者氏名，生年月日，性別，住所，電話番号，身長，体重など個人に関する情報や，希望する献血種別（全血，血小板，血漿），検査サービス通知の希望，HIV を除く感染症検査陽性通知，次回以降の献血要請の可否，最終摂食時間，睡眠時間などを記載する．省令で献血法別の採血基準，献血の間隔が決まっており，年齢や体重，献血間隔が献血基準に満たない場合は，献血を辞退してもらう．採血基準については後出の 表II-25（119 頁）を参照されたい．

氏名を偽って献血する人や，自身の感染症検査目的に献血する人を排除し，輸血用血液の安全性を向上させるため，受付時には身分証の提示などの方法で，献血希望者の本人確認が行われる．本人確認ができる書類の提出を拒否した場合には，献血受入をお断りする．献血カードを持参している場合には，

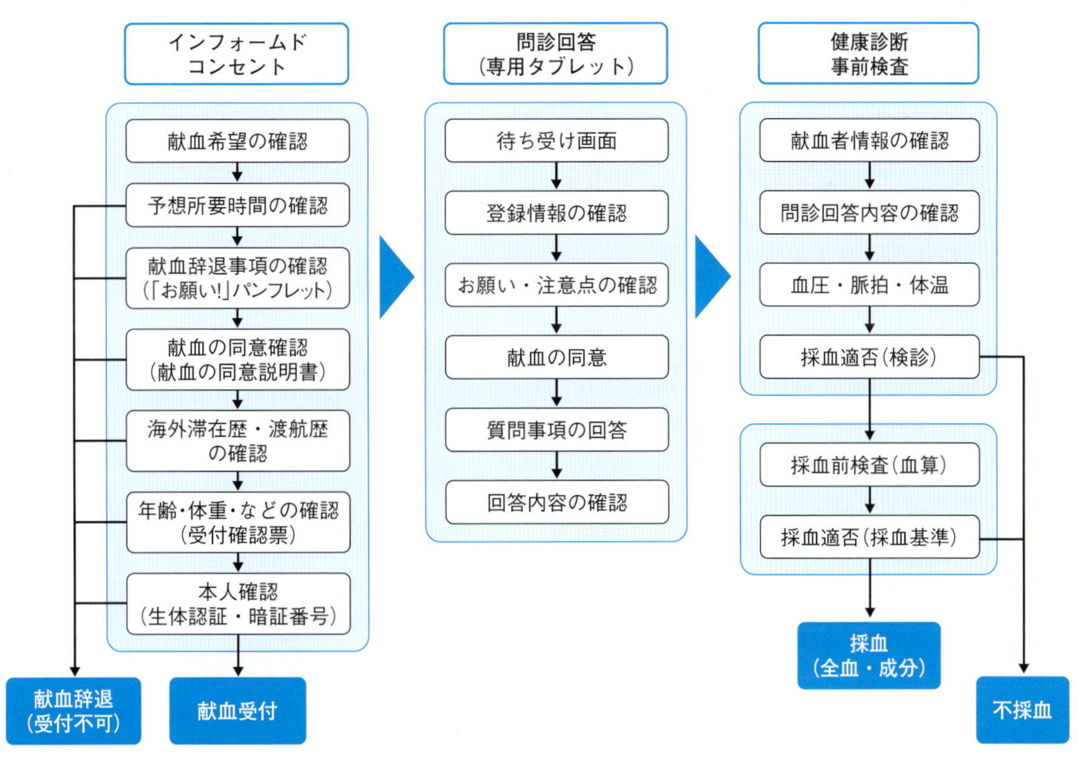

図II-9 献血者の選択手順

表Ⅱ-1　「お願い！」パンフレットの内容

1．献血をご遠慮いただく場合（当日の献血が不可となる事項）
- ① 3日以内に出血を伴う歯科治療（抜歯，歯石除去など）を受けた
- ② 4週間以内に海外から帰国（入国）した
- ③ 1カ月以内にピアスの穴をあけた
- ④ エイズ検査が目的
- ⑤ 6カ月以内に下記の事項に該当
  - (a) 不特定の異性または新たな異性と性的接触があった
  - (b) 男性どうしの性的接触があった
  - (c) 麻薬，覚せい剤を使用した
  - (d) 上記（a）～（c）に該当する人と性的接触をもった
- ⑥ 今までに下記に該当する方
  - (a) 輸血（自己血を除く）や臓器の移植を受けた
  - (b) ヒト由来プラセンタ注射薬を使用した
  - (c) 梅毒，C型肝炎，マラリア，シャーガス病にかかった
- ⑦ 下記のいずれかに該当し，中南米諸国（メキシコを含むがカリブ海諸国は除く）を離れてから6カ月以上経過していない（6カ月以上経過している方は職員へ申し出）
  - (a) 中南米諸国で生まれた，または育った
  - (b) 母親または母方の祖母が中南米諸国で生まれた，または育った
  - (c) 中南米諸国に連続して4週以上滞在，または居住したことがある

2．職員・検診医に申し出が必要な場合（当日の献血可否判断を要する事項）
- ① 3日以内に薬を服用，使用した
- ② 1年以内に予防接種を受けた
- ③ 海外滞在歴について
  - (a) 3年以内に外国（ヨーロッパ，米国，カナダを除く）に滞在した
  - (b) 昭和55年以降，ヨーロッパ，サウジアラビアに通算1カ月以上滞在した
  - (c) 今までに中南米諸国に通算4週間以上滞在した

第2版
平成27年5月18日　施行

献血の同意説明書

献血にご協力いただき、ありがとうございます。
1～4の事項をご確認いただき、献血受付へお進みください。
また、一緒にお渡しした「お願い！」パンフレットも併せてお読みください。

1. 献血に伴う副作用について

① 気分不良、吐き気、めまい、失神などが0.9%(約1/100人)、失神に伴う転倒が0.008%(1/12,500人)の頻度で発生します。

② 針を刺すことによる皮下出血が0.2%(1/500人)、神経損傷(痛み、しびれ、筋力低下など)が0.01%(1/10,000人)の頻度で発生します。

(医療機関の受診を伴う副作用には、「献血者健康被害救済制度」が適用されます。)

2. 個人情報の取扱いについて

① 個人情報や検査結果等は血液センターにおいて厳重に管理されます。

② 検診の結果、献血いただけないことがありますが、申告いただいた個人情報は、医師法、「医薬品、医療機器等の品質、有効性及び安全性の確保等に関する法律」などの定めにより削除できません。

3. 血液の検査等について

① いただいた血液の一部を用いて、次の検査を行います。
血液型(ABO型、Rh型、HLA遺伝子型等)、不規則抗体、梅毒、B型肝炎ウイルス、C型肝炎ウイルス、エイズウイルス(HIV)、ヒトT細胞白血病ウイルス-1型(HTLV-1)、ヒトパルボウイルスB19、ALT(肝機能)等
※あなたの血液をもらった患者さんやあなた自身の健康のため、上記以外にも病原体を検査することがあります。

② 血液型や輸血副作用の検査・解析のため、赤血球型、白血球型、血小板型及び血漿蛋白の遺伝子検査を行うことがあります。

③ 血液製剤の品質管理や輸血用の検査試薬の製造に使用することがあります。

4. 血液の有効利用について

いただいた血液は、個人を特定できる情報と切り離し、厳密な審査のもと、一般公募された研究機関等および日本赤十字社が実施する、以下の研究開発等に使用することがあります。なお、その際、遺伝子を解析することがあります。

① 血液製剤の有効性・安全性の向上及び検査法の向上を目的とした使用

② 病気の診断・治療や国民の健康状態の改善を目的とした使用

詳しい研究項目等は添付資料裏面をご覧ください。

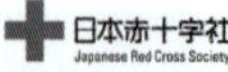

添付資料

献血の同意説明書「4．血液の有効利用について」の説明

1．　はじめに

献血血液（検査用検体の残りや有効期限切れの製剤など）を研究に使用することで、①血液製剤の有効性・安全性の向上及び検査法の向上のほかに、②病気の診断・治療法の開発が促進され国民の健康状態の改善などに役立つ可能性があります。

そのため、献血血液を研究に使用することへのご理解をお願いしています。

2．　対象となる研究について

①血液製剤の有効性・安全性の向上及び検査法の向上を目的とした研究のほかに、②病気の診断・治療や国民の健康状態の改善（広く国民の公衆衛生の向上）を目的として行われる研究で、かつ献血血液を使用しないと実施が難しい研究が対象です。さらに外部の研究機関などから「献血血液の研究開発等での使用に関する指針」に基づき申請され、厚生労働省の委員会で承認された研究に限られます。これらの研究のために献血血液が外部研究機関などへ提供される際は、氏名や住所などの情報は切り離し、個人が特定できないようにします。

②の研究は、①に比べて広範囲で多岐に亘るため、その対象となる研究課題を裏面に記載しました。なお、研究の内容により遺伝子を解析することがあります。

3．　あなたの利益・不利益について

研究に使用する献血血液は、上記2のように、氏名や住所など個人を特定できる情報と切り離して使用するため、あなたに不利益はありません。また、個人的に受ける利益もありません。

4．　同意と撤回について

献血血液を研究に使用することは、あなたの自由意思による同意に基づきます。同意をしないからといってあなたの不利益になることはありません。

また、同意は、献血血液が研究に使用される前であれば撤回することができます。ただし、早ければ、採血翌日に使用される場合があります。

同意の撤回を希望される場合は、受付の職員にお申し出いただくか、下記の連絡先までお電話をお願いします。

電話番号

無料　0120-○○○-○○○○

この電話は24時間対応の受信専用録音電話です。
プッシュボタンによる採血番号等の入力はできません。

同意を撤回するためには、採血番号と生年月日の両方が必要です。
あなたの声でお知らせください。

※採血番号については、献血時にお渡しするチラシ（右写真）の枠内に記載しております。

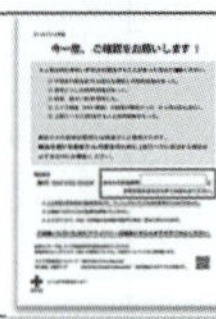

日本赤十字社
Japanese Red Cross Society

第1版

図Ⅱ-10　献血の同意説明書

JCOPY 498-01913

表 II-2　受付確認票

① カナ氏名	⑬ 身長
② 漢字氏名	⑭ 体重
③ カナ氏名（旧姓*，該当する場合）	⑮ 希望献血（200 mL 献血，400 mL 献血，血小板成分献血，血漿成分献血）
④ 漢字氏名（旧姓*，該当する場合）	⑯ 検査サービス通知の希望（はい，いいえ）
⑤ 生年月日	⑰ B 型肝炎・C 型肝炎検査，梅毒検査，HTLV-1 抗体検査の結果異常を認めた場合，通知を希望されますか（はい，いいえ）
⑥ 性別	⑱ 血液センターから必要に応じて献血協力のお願いをしてよろしいでしょうか（はい，いいえ）
⑦ 血液型（任意）	⑲ 献血前に食事をとられた時刻
⑧ 郵便番号（初回，新規，住所変更時）	⑳ 睡眠時間
⑨ 住所（初回，新規，住所変更時）	
⑩ 自宅電話番号	
⑪ 携帯電話番号	
⑫ 職業	

暗証番号か生体認証システム（指の静脈認証）による本人確認が行われる．上記の手順で献血受付を終了した献血者は，問診用タブレットを用いて，各問診項目に自身で回答してもらう 図 II-9．

■ c．献血者による問診質問事項への回答

日本赤十字社では，2014 年 5 月 14 日に血液事業業務システムを更新したことに伴い，電子カルテを導入した．これにより検診医や採血担当看護師などは，献血者の献血当日の状況，過去の献血歴，検査結果照会，採血副作用記録などを必要に応じて容易に把握できるようになった．

献血不可に該当する事項がなく献血に同意した献血希望者には，より安全性の高い輸血用血液の確保と献血者保護の観点から，責任ある献血に理解をいただき，問診回答用タブレット端末に表示される各

待ち受け画面

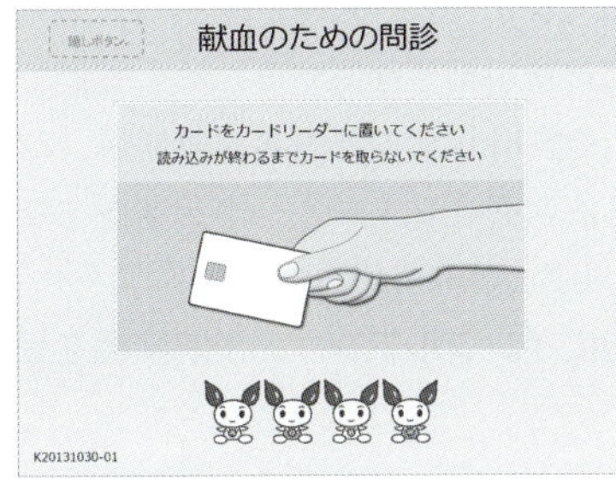

1.登録情報の確認

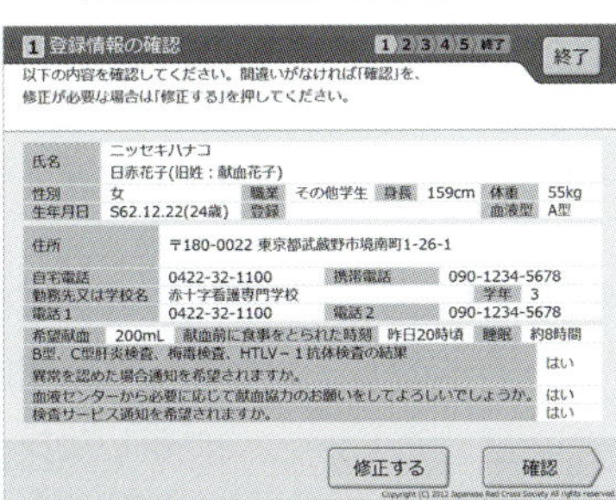

2.お願い·注意点の確認

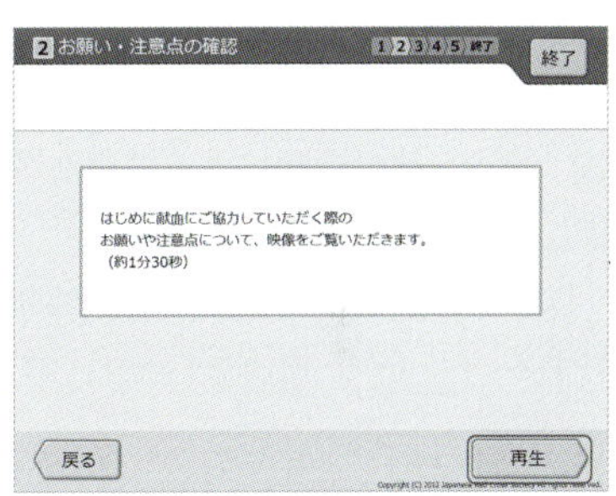

3.献血の同意

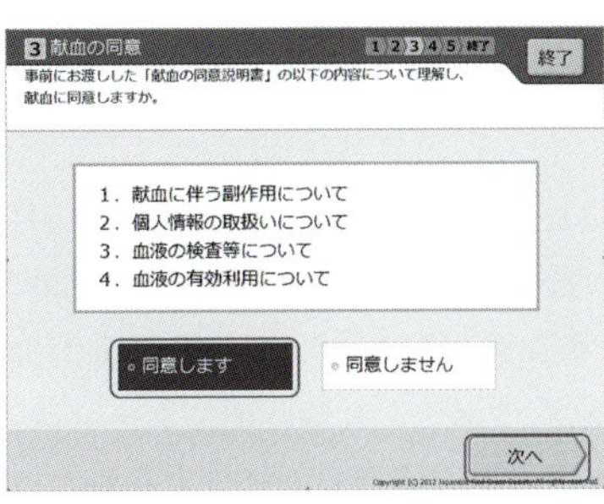

4.質問事項の回答

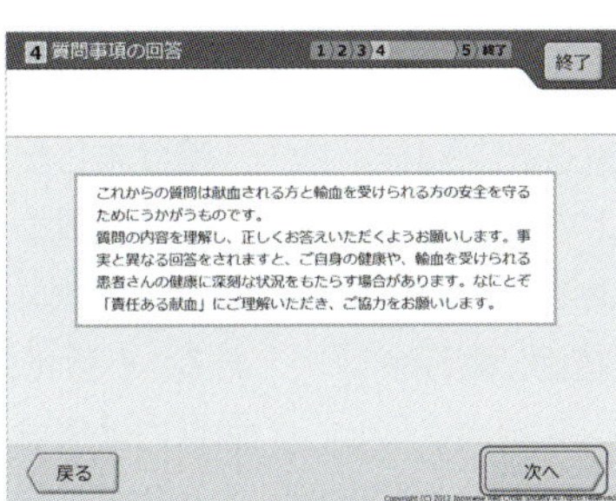

5.回答内容の確認

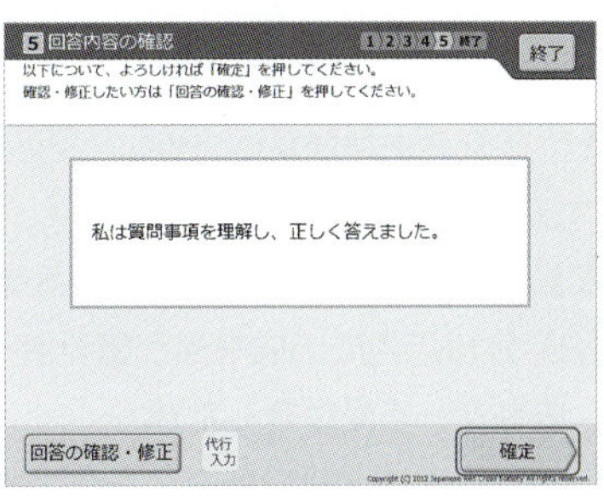

図 II-11　タブレットによる献血者の問診手順

質問事項に回答してもらう．タブレット画面は，登録情報の確認，献血時のお願いや注意点についての画像を用いた説明，献血への同意取得，個々の問診事項に対する回答，回答した内容の確認という順に展開される 図II-11 ．これらの内容はICチップの付いた会場カードに書き込まれる．

d．問診項目と判断基準

問診は，受血者への感染症の伝播リスクの排除と，献血者の安全確保を目的として行われる[4]．2016年現在，全血採血に関して23の問診項目があり 表II-3 ，成分採血を行う場合は，心臓，腎臓，出血傾向に関する質問事項が追加される 表II-4 ．

輸血用血液の安全性は，実施しうる全ての予防措置をとったとしても，完全に確保することはできない．リスクを最小限にするためには，問診および検査などが適切に実施されることが必要である．問診は，スクリーニング検査を実施していない病原体に対しては，輸血による感染リスクを排除できる唯一の方法であり，現在スクリーニング検査を実施している病原体に対しても，ウインドウピリオドにある献血者を排除できる唯一の方法である．

また，献血によって善意の献血者の健康に悪影響を与える事態は避けなくてはならない．採血の適否は，問診や健康診断によって献血者の健康状態を確認してから判断する必要がある．

以下，問診項目とその目的，判断基準について説明する．

◉問診項目

(1) 今日の体調は良好ですか．

献血者の最近の健康状態を把握するための質問である．感染症の一徴候である発熱を呈している献血者からの血液が輸血に用いられることを防ぐためと，血管迷走神経反応（vaso-vagal reaction: VVR）の原因となる睡眠不足，空腹，疲労などの体調不良な献血希望者の安全を確保する意味がある．

(2) 3日以内に出血を伴う歯科治療（抜歯，歯石除去など）を受けましたか．

歯科治療により口腔内常在菌が血中に移行し，菌血症になっている可能性があるので，これを考慮して出血を伴う歯科治療を受けて3日以内は採血しない．

(3) 3日以内に薬を飲んだり，注射を受けましたか．

注射や服薬を必要とする献血者の健康状態を考慮すると共に，薬物が残存する血液が輸血された場合の受血者への影響を判断するための質問である．原則として，献血当日に注射や服薬をした人からは採血しない．注射や服薬時の採血適否判断は，参考資料をもとに行う．

(4) 次の育毛薬/前立腺肥大症治療薬を使用したことがありますか．

・プロペシア・プロスカーなど（1カ月以内）
・アボダート・アボルブなど（6カ月以内）

胎児に対する催奇形性のある抗アンドロゲン製剤の服薬状況を問う質問事項で，() 内の期間は採血しない．

(5) 次の乾癬治療薬，ヒト由来プラセンタ注射薬を使用したことがありますか．

・乾癬治療薬（チガソン®）
・ヒト由来プラセンタ注射薬（ラエンネック・メルスモン）

催奇形性および変異型クロイツフェルト・ヤコブ病（vCJD: variant Creutzfeldt-Jacob disease）感染リスクのある薬剤の使用歴を確認するための質問である．チガソン®を服用したことのある献血者，ヒト由来プラセンタ注射薬（ラエンネック・メルスモン）を過去に使用した人からは採血しない．

(6) 24時間以内にインフルエンザの予防接種を受けましたか．

予防接種の大半を占めるインフルエンザワクチン（不活化ワクチン）は，接種後血中に病原体が存在する危険性はないが，献血者の体調を考慮して24時間は採血しない．

(7) 1年以内にインフルエンザ以外の予防接種を受けましたか．

予防接種などによる献血者の体調や血液の感染性および異種血清の影響をチェックするための質問である．不活化ワクチンおよびトキソイド接種後24時間以内は採血しない．ただし，B型肝炎ワクチンは，スクリーニング検査の検査感度向上により接種ワクチンが検出されHBs抗原陽性となる可能性がある

JCOPY 498-01913

表II-3　問診の質問事項

[問診の質問事項]

問診番号	問診内容
(1)	今日の体調は良好ですか．
(2)	3日以内に出血を伴う歯科治療（抜歯，歯石除去等）を受けましたか．
(3)	3日以内に薬を飲んだり，注射を受けましたか．
(4)	次の育毛薬/前立腺肥大症治療薬を使用したことがありますか． プロペシア・プロスカー等（1カ月以内），アボダート・アボルブ等（6カ月以内）
(5)	次の薬を使用したことがありますか． 乾せん治療薬（チガソン），ヒト由来プラセンタ注射薬（ラエンネック・メルスモン）
(6)	24時間以内にインフルエンザの予防接種を受けましたか．
(7)	1年以内にインフルエンザ以外の予防接種を受けましたか．
(8)	次の病気や症状がありましたか． ① 3週間以内–はしか，風疹，おたふくかぜ，帯状ほうしん，水ぼうそう ② 1カ月以内–発熱を伴う下痢 ③ 6カ月以内–伝染性単核球症，リンゴ病（伝染性紅斑）
(9)	1カ月以内に肝炎やリンゴ病（伝染性紅斑）になった人が家族や職場・学校等にいますか．
(10)	6カ月以内に次のいずれかに該当することがありましたか． ① ピアス，またはいれずみ（刺青）をした． ② 使用後の注射針を誤って自分に刺した． ③ 肝炎ウイルスの持続感染者（キャリア）と性的接触等親密な接触があった．
(11)	1年以内に次の病気等にかかった． 外傷，手術，肝臓病，腎臓病，糖尿病，結核，性感染症，ぜんそく，アレルギー疾患，その他
(12)	今までに次の病気にかかったか，あるいは現在治療中ですか． B型肝炎，がん（悪性腫瘍），血液疾患，心臓病，脳卒中，てんかん
(13)	今までに次の病気にかかったことがありますか． C型肝炎，梅毒，マラリア，バベシア症，シャーガス病，リーシュマニア症，アフリカトリパノソーマ症
(14)	海外から帰国（入国）して4週間以内ですか．
(15)	1年以内に外国（ヨーロッパ・米国・カナダ以外）に滞在しましたか．
(16)	4年以内に外国（ヨーロッパ・米国・カナダ以外）に1年以上滞在しましたか．
(17)	英国に1980年（昭和55年）～1996年（平成8年）の間に通算1カ月以上滞在しましたか．
(18)	ヨーロッパ（英国も含む）・サウジアラビアに1980年以降，通算6カ月以上滞在しましたか．
(19)	エイズ感染が不安で，エイズ検査を受けるための献血ですか．
(20)	6カ月以内に次のいずれかに該当することがありましたか． ① 不特定の異性または新たな異性との性的接触があった． ② 男性どうしの性的接触があった． ③ 麻薬・覚せい剤を使用した． ④ エイズ検査（HIV検査）の結果が陽性だった（6カ月以前も含む）． ⑤ 上記①～④に該当する人と性的接触をもった．
(21)	今までに輸血（自己血を除く）や臓器の移植を受けたことがありますか．
(22)	今までに次のいずれかに該当することがありますか． ① クロイツフェルト・ヤコブ病（CJD）または類縁疾患と診断された． ② 血縁者にCJDまたは類縁疾患と診断された人がいる． ③ ヒト由来成長ホルモンの注射を受けた． ④ 角膜移植を受けた． ⑤ 硬膜移植を伴う脳神経外科手術を受けた．
(23)	現在妊娠中または授乳中ですか．この6カ月以内に出産，流産をしましたか．

表Ⅱ-4　問診の質問事項: 成分採血

(A) 心電図検査関連	心臓に関することで次のいずれかに該当することがありますか. ① 健康診断などで異常を指摘されたことがある. ② 理由もなく立ちくらみまたは卒倒することがある. ③ 胸部とくに心臓に痛みや圧迫を感じることがある. ④ 脈が不規則に打つことがある. ⑤ 時々強い動悸がすることがある. ⑥ 坂道や階段の昇降に他の人より早く息切れすることがある.
(B) 尿検査関連	じん（腎）臓，尿に関することで次のいずれかに該当することがありますか. ① いつも喉が渇いている，尿量が多い. ② 糖尿病，腎臓病にかかったことがある. ③ 健康診断などで異常を指摘されたことがある.
(C) 出血凝固検査関連	出血傾向に関することで次のいずれかに該当することがありますか. ① けがをすると，血が止まりにくいことがある. ② 歯ぐきの出血や鼻血が時々あり，止まりにくいことがある. ③ 健康診断などで異常を指摘されたことがある.

ことから，接種後4週間以内は採血しない．また，抗HBsヒト免疫グロブリンを受けた人からは，6カ月間は採血しない．弱毒生ワクチン接種者は，接種後4週間以内は採血しない．抗血清を投与された場合は，投与後3カ月は採血しない．ツベルクリンはワクチンではなく単なる診断薬なので，ツベルクリン自体は問題ないが，結果が判明するまでの48時間以内は採血を延期する．

(8) 次の病気や症状がありましたか.

・3週間以内—はしか，風疹，おたふくかぜ，帯状疱疹，水ぼうそう

・1カ月以内—発熱を伴う下痢

・6カ月以内—伝染性単核球症，リンゴ病（伝染性紅斑）

麻疹ウイルス，風疹ウイルス，ムンプスウイルス，帯状疱疹・水痘ウイルス，エプスタイン・バーウイルス（EBV）の感染を防止し，エルシニア・エンテロコリティカ，サルモネラなどの腸炎菌感染の可能性の有無を判断するための質問である．

(9) 1カ月以内に肝炎やリンゴ病（伝染性紅斑）になった人が家族や職場・学校などにいますか.

A型肝炎ウイルス，E型肝炎ウイルス，ヒトパルボウイルスB19感染の可能性の有無を判断するための質問である．1カ月以内に家族にA型肝炎，E型肝炎，リンゴ病（伝染性紅斑）を発症した人がいる人からは採血しない．また，献血者本人が感染し発症した場合，治癒後6カ月間は採血しない．

(10) 6カ月以内に次のいずれかに該当することがありましたか.

①ピアス，またはいれずみ（刺青）をした．

②使用後の注射針を誤って自分に刺した．

③肝炎ウイルスの持続感染者（キャリア）と性的接触など親密な接触があった．

主にB型肝炎ウイルス，C型肝炎ウイルス感染の機会があった献血者を把握するための質問である．他人と器具を共用してピアスホールをあけた場合，6カ月間は採血しない．共用せずにあけた場合は，局所の炎症がなければ，1カ月後から採血してよい．口唇，口腔，鼻腔など粘膜を貫通してピアスを挿入している場合は採血しない．6カ月以内にいれずみ（アートメイクを含む．）を入れた人からは採血しない．使用済みの注射針などを誤って自分に刺した場合は，感染の可能性があるので6カ月間は採血しない．動物の血液で汚染された針などを誤って刺した場合，3カ月間採血しない．B型肝炎ウイルスに感染して発症し，治癒後6カ月以上経った場合（成人では大抵の場合治癒しHBs抗体陽性になる）と，キャリアと結婚などの性的接触開始後，6カ月以上経った場合は採血してよい．C型肝炎ウイルスキャリアの配偶者などは，採血してよい．鍼治療の申告があった場合，ディスポーザブルの針，オートクレーブで滅菌された針，本人専用の針を使用してい

JCOPY 498-01913

る場合は，採血可能であるが，鍼治療当日は採血しない．

(11) 1年以内に次の病気などにかかったか，あるいは現在治療中ですか．

・外傷，手術，肝臓病，腎臓病，糖尿病，結核，性感染症，ぜんそく，アレルギー疾患，その他

献血者の既往歴および現在の健康状態を尋ね，献血者自身と受血者双方の安全性を判断するための質問である．6カ月以内に，開胸・開腹・開頭を要するような大手術を受けた人および開放骨折をした人からは採血しない．また，輸血歴の有無を確認し，がん(悪性腫瘍)など原疾患に注意する．A型肝炎・E型肝炎治癒後6カ月を経過していれば採血してよい．インスリンを注射している人や糖尿病治療薬を服用している人，糖尿病性の合併症のある人からは採血しない．性感染症で治療中の人からは採血しない．梅毒以外の性感染症(クラミジア感染症，淋病，性器ヘルペス感染症，尖圭コンジロームなど）の既往があった場合は，治癒後6カ月間経過していれば採血してよい．ただし，性感染症の既往歴は，HIVのリスクファクターである．たとえ治癒後6カ月以上経過していて採血できる場合でも，質問事項20に該当しないか注意して判断する．

(12) 今までに次の病気にかかったか，あるいは現在治療中ですか．

・B型肝炎，がん（悪性腫瘍），血液疾患，心臓病，脳卒中，てんかん

献血者の既往歴および現在の健康状態を尋ね，献血者自身と受血者双方の安全性を判断するための質問である．B型肝炎ウイルスキャリアと言われたことのある人および慢性B型肝炎の場合は採血しない．急性B型肝炎の場合，治癒後6カ月間は採血しない．がんの既往がある場合は原則として採血しないが，根治手術し再発なく5年以上経過している場合は採血してよい．血液疾患は原則として採血しないが，小児期のアレルギー性紫斑病であることが判明している場合と急性型の特発性血小板減少性紫斑病（ITP）で治癒している場合は，採血してよい．心臓病では急激な血行動態の変化による悪影響が考えられる人からは採血しない．脳卒中やてんかんの人からは原則として採血しない．

(13) 今までに次の病気にかかったことがありますか．

・C型肝炎，梅毒，マラリア，バベシア症，シャーガス病，リーシュマニア症，アフリカトリパノソーマ症

献血者の既往歴および現在の健康状態を尋ね，献血者自身と受血者双方の安全性を判断するための質問である．既往がある場合は採血不可となる．

(14) 海外から帰国(入国)して4週間以内ですか．

日本には流行のない感染症をチェックするための質問である．海外からの帰国日（入国日）当日から4週間以内は，採血しない．血液による伝播が問題となるような多くの感染症は，感染後症状が出るまでの潜伏期が長くても2〜3週間の急性感染症が多い．しかしながら，ウイルス血症期間が長くなる可能性もあることから，4週間の献血不可期間をおけば，これらの疾患はその間に発症して，献血に訪れることは少ないと考えられる．

(15) 1年以内に外国（ヨーロッパ・米国・カナダ以外）に滞在しましたか．

日本には流行のない感染症（マラリア，リーシュマニア症など）をチェックするための質問である．過去1年以内の海外滞在歴を質問し，場所と期間(時期）により，基準に照らし合わせて採血可否を決める．

(16) 4年以内に外国（ヨーロッパ・米国・カナダ以外）に1年以上滞在しましたか．

日本には流行のない感染症（マラリアなど）をチェックするための質問である．過去4年以内の海外滞在歴を質問し，場所と期間（時期）より，基準に照らし合わせて採血可否を決める．

(17) 英国に1980年（昭和55年）〜1996年（平成8年）の間に通算1カ月以上滞在しましたか．

日本には流行のない変異型クロイツフェルト・ヤコブ病のリスクをチェックするための質問である．当該期間に英国に通算31日以上滞在した場合は採血しない．

(18) ヨーロッパ(英国も含む)・サウジアラビアに1980年以降通算6カ月以上滞在しましたか．

英国に平成9年(1997年)1月から平成16年(2004

年）12 月までに通算 6 カ月を超えて滞在していた場合は採血しない．また，他のヨーロッパ各国・サウジアラビアへの滞在歴があれば，決められた採血猶予期間に基づいて採血の可否を決定する．

(19) エイズ感染が不安で，エイズ検査を受けるための献血ですか．

献血するということは，その血液が患者に輸血されるということであり，献血には，可能な限り患者の安全を守るという献血者責任が伴うこと，HIV 検査目的の献血は患者に HIV を感染させる可能性があることを理解していただき，検査目的の献血を断るための質問である．エイズ検査目的の場合は採血しない．「はい」と回答があった場合は，献血者に検査目的の献血の危険性を理解していただき，献血を断ると共に，検査が受けられる機関を紹介する．

(20) 6 カ月以内に次のいずれかに該当することがありましたか．

①不特定の異性または新たな異性との性的接触があった．

②男性どうしの性的接触があった．

③麻薬，覚せい剤を使用した．

④エイズ検査（HIV 検査）の結果が陽性だった（6 カ月以前も含む）．

⑤上記①～④に該当する人と性的接触をもった．

献血者の HIV 感染の可能性を判断し，また感染の機会から検査で検出されるまでのウインドウピリオドにある献血者を排除するための質問である．6 カ月以内に，①不特定の異性または新たな異性との性的接触があった，②男性どうしの性的接触があった，③麻薬，覚せい剤を使用した，④エイズ検査（HIV 検査）の結果が陽性だった（6 カ月以前も含む），⑤上記①～④に該当する人と性的接触をもった場合には採血しない．

(21) 今までに輸血（自己血を除く）や臓器の移植を受けたことがありますか．

輸血や臓器の移植を受けた場合，ウイルス感染や同種感作された血液の影響が考えられるので，受血者の安全のため，献血者の輸血歴，臓器移植歴をチェックする質問である．過去に輸血（同種血）や同種臓器移植および同種組織移植を受けた人からは採血しない．

(22) 今までに次のいずれかに該当することがありますか．

①クロイツフェルト・ヤコブ病（CJD）または類縁疾患と診断された．

②血縁者に CJD または類縁疾患と診断された人がいる．

③ヒト由来成長ホルモンの注射を受けた．

④角膜移植を受けた．

⑤硬膜移植を伴う脳神経外科手術を受けた．

CJD および類縁疾患の病原体とされるプリオン伝播の可能性の有無を判断するための質問である．① クロイツフェルト・ヤコブ病（CJD）または類縁疾患と診断された，② 血縁者に CJD または類縁疾患と診断された人がいる（血縁者は二親等以内とする），③ ヒト由来成長ホルモンの注射を受けた，④ 角膜移植を受けた，⑤ 硬膜移植を伴う脳神経外科手術を受けた人からは採血しない．

(23) 現在妊娠中または授乳中ですか．この 6 カ月以内に出産，流産をしましたか．

献血者保護のため妊娠，出産，授乳などの有無を確認する．妊娠中および流産・出産後 6 カ月間は採血しない．出産後 1 年以内の授乳中の女性からは採血しない．

成分採血に係る問診追加事項

成分採血を行う場合には，（A）心臓に関する事項，（B）腎臓・尿に関する事項，（C）出血傾向に関する事項についての問診項目がある．献血者が「はい」と回答した場合は，医師の問診により詳細を確認し，総合的に判断する．また，成分採血では，採血前検査として心電図検査を行う．心電図で，WPW 症候群の回帰性頻脈型，虚血性変化，基礎疾患のある完全左脚ブロック，2 枝ブロック，3 枝ブロック，ブルガダ症候群，ウェンケバッハ型以外のⅡ度房室ブロックを認めたら，採血しない．

e．検診・事前採血

問診への自己回答を終えた献血者に対して，医師による検診（問診・視診・触診）が行われる図Ⅱ-12，図Ⅱ-13．検診医師は，献血者の健康状態と採取血液の安全性を判断するため，①採血基

JCOPY 498-01913

1.献血者情報確認画面

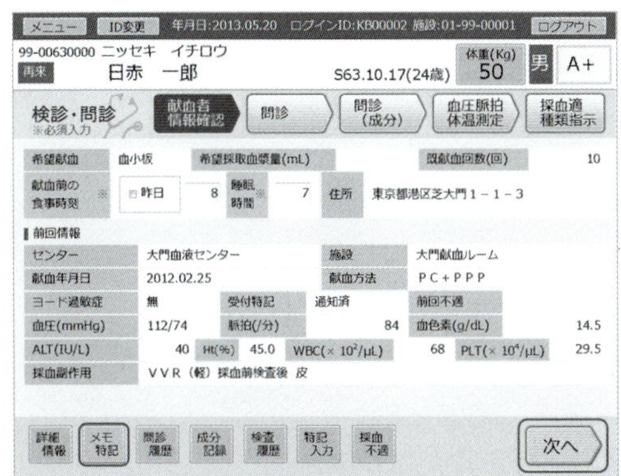

2.問診回答一覧確認画面

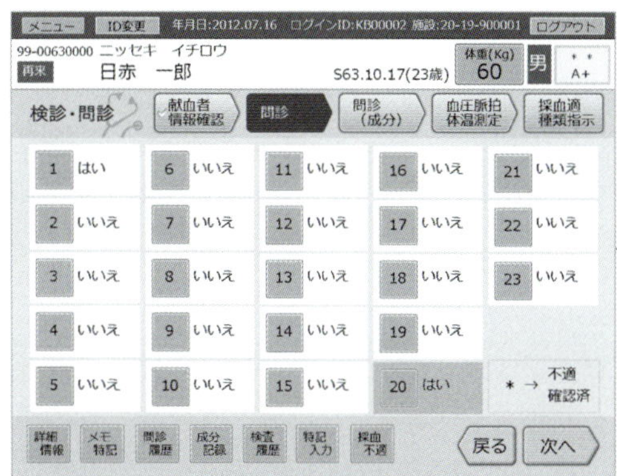

3.血圧･脈拍･体温入力画面

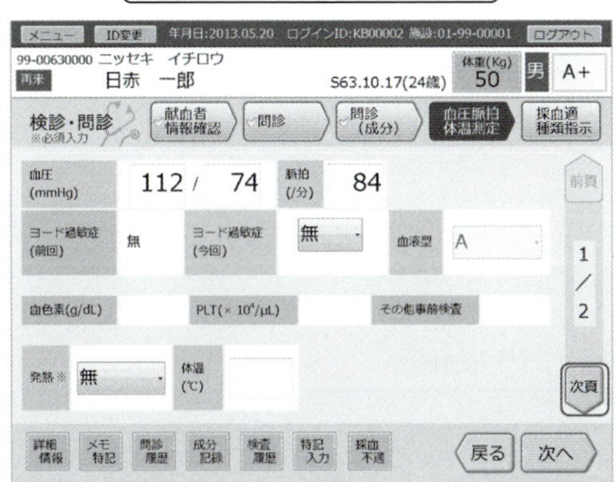

4.採血認証画面

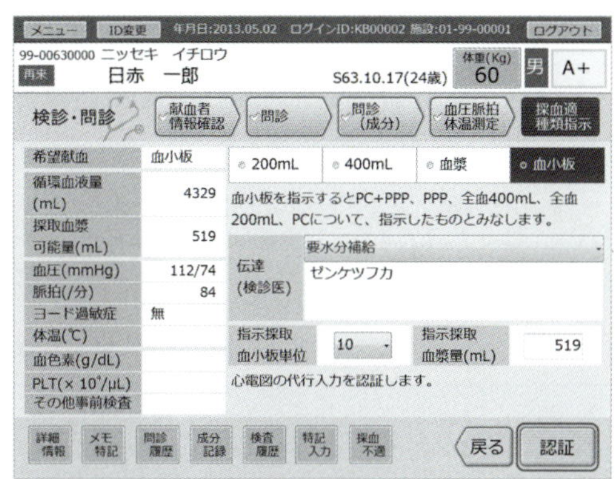

図Ⅱ-12 タブレットによる医師の検診手順

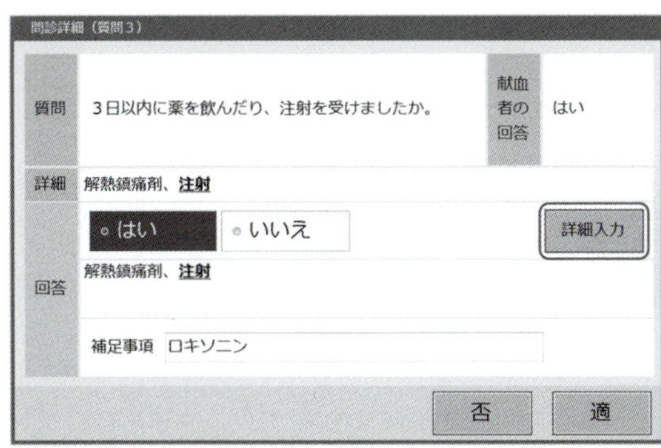

質問 3: 3 日以内の服薬・注射

注射や服薬を必要とする献血者の健康状態を考慮すると共に，薬物が残存する血液が輸血された場合の受血者への影響を判断するための質問である．

服薬中との申告があれば，その目的，薬品名を確認し，献血者の疾患や症状に注意して採血の適否を適宜判断する．

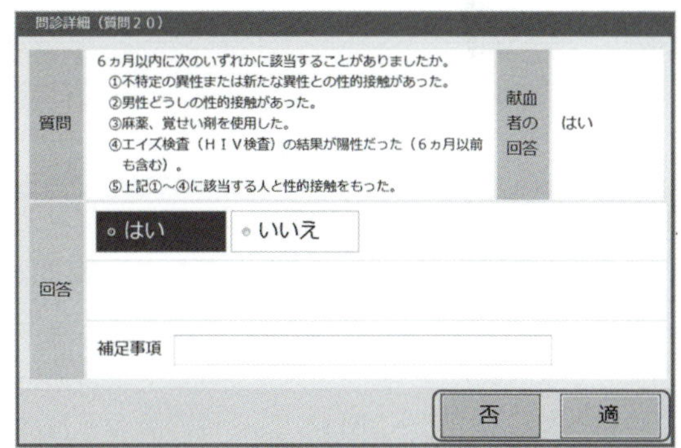

質問 20: 性的接触・ドラッグ類

献血者の HIV 感染の可能性を判断し，また感染の機会から検査で検出されるまでのウインドウピリオドにある献血者を排除するための質問である．もし該当する場合は，6 カ月間採血不可とする．

図Ⅱ-13 タブレットによる医師の検診手順（問診内容の確認例）

表Ⅱ-5　全血献血・成分献血における採血前検査*[1] および検査方法

検査項目		検査方法	全血献血	成分献血
血色素量		自動血球計数装置または簡易型ヘモグロビン測定装置により血色素量を測定する.	○	○
血球計数		自動血球計数装置により測定する.		○
ABO 血液型検査の仮判定*[2]		血液型判定用抗 A 抗体（青色）および抗 B 抗体（黄色）により判定	○	○
血圧		血圧計により測定	○	○
脈拍		測定機器または触診により測定	○	○
体温		有熱の疑いがあると判断した場合，体温計により測定	○	○
体重		必要があると判断した場合，体重計により測定	○	○
心電図*[3]		問診の結果により必要があると判断した場合，心電図を測定		○
省略できる場合	40 歳未満の献血者	成分献血の問診事項に該当がなく，成分採血を実施しても支障がないと検診医が判断した場合		
	40 歳以上の献血者	過去 1 年以内に心電図を含む健康診断等を受診している献血者で，成分採血を実施しても支障がないと検診医が判断した場合		
尿検査		必要があると判断した場合，試験紙法により測定		○

*[1]: 以下①②を行うため採血前検査用血液を採取する.
　①血色素量測定または血球計数検査
　②ABO 血液型検査（仮判定）
*[2]: 新規登録献血者または血液型不明の献血者の場合実施する.
*[3]: 40 歳以上の初回成分献血者は必ず実施する.

表Ⅱ-6　採血前検査判定基準（日本赤十字社内部基準）

脈　拍	正常であること.
体　温	平熱であること.
血　圧	献血法別の採血基準（省令）（表Ⅱ-25）に準じるが，最高血圧が 180 mmHg 以上の人，最低血圧が 100 mmHg 以上の人については，検診医の判断を要すること.
血小板数*	厚生労働省令に準じるが，60 万/μL 以下であること.
心電図*	心不全を起こす可能性がある不整脈がないこと．心筋障害及び心筋梗塞の可能性がないこと.
尿検査*	必要に応じて実施し，検診医が正常と判断すること.

*: 成分採血時に適応

準などを満たしていることの確認，②問診項目および成分採血質問事項（成分採血時のみ）の全ての質問事項に沿った問診，③血圧測定，脈拍測定，体温測定，心電図検査などによる健康診断，④採血前検査の指示と結果の判断を行い，①～④を総合した適否判断と採血指示，および献血者への説明を行う 表Ⅱ-5.

検診で採血適とされた献血希望者は，献血前に検査採血を行う．全血採血では末梢血 Hb を，成分採血では Hb に加えて血小板数が採血基準に則っているか確認する 表Ⅱ-6.

4 献血血液の検査

すべての献血血液について，ABO 血液型（オモテ，ウラ），RhD 型検査を行う．この結果は，前回の判定結果と照合される．さらに，不規則抗体検査が行われ，臨床的意義のある不規則抗体陰性の血液が輸血用血液として用いられる.

また，臨床的意義のある不規則抗体保有患者へ対応する抗原陰性の血液を供給するため，初回献血者の血液では原則として抗原陰性血スクリーニング検査が行われている．対象となる抗原として，C，c，E，e，Jk^a，Jk^b，M，Fy^b，Le^a，Di^a，S の 11 抗原と，まれな血液型抗原の一部である．医療機関から抗原陰性血を要請された場合は，日本赤十字社がデータベース化した赤血球抗原情報をもとに抗原陰性血をコンピュータで検索する．

採血された献血血液には，生化学的検査と感染症検査を行っている．生化学的検査としては，出荷判定の項目として行われている ALT 検査と，献血者サービスとして日本赤十字社が独自に行っている γ-GTP，血清総蛋白，血清アルブミン，A/G 比，コレステロール，グリコアルブミンがあげられる．感染症スクリーニング検査として，血清学的検査と核酸増幅検査（NAT: nucleic acid amplification test）を並行して行い，それらの結果から感染リスクのある血液を排除している．血清学的検査として，HBs 抗原，HBc 抗体，HBs 抗体，HCV 抗体，HIV-1・2 抗体，HTLV-1 抗体，梅毒抗体，parvovirus B19 抗原が行われている．HIV，HBV，HCV に関しては，1999 年 10 月から 500 プール NAT 検査が導入された．2000 年 2 月から 20 プール NAT 検査となり，2014 年 8 月から個別 NAT 検査が導入された．個別 NAT のウインドウ期の平均期間は，HIV で 11 日間，HBV で 34 日間，HCV で 23 日間である．

5 問診歴，検査履歴の照合

受血者の安全に関わる献血者の情報（問診，検査歴）は，血液事業情報システムに登録されている．問診歴や検査歴を毎回コンピュータ上で参照し，記録との異同を検討する．過去の問診歴で，輸血歴，臓器移植歴のある人，B 型・C 型肝炎ウイルス保有者と判断された人，C 型肝炎の既往者，A・B・C・E 型肝炎以外の肝炎の既往者，梅毒の既往者，マラリア・シャーガス病・アフリカトリパノソーマ症・バベシア症の既往者，クロイツフェルト・ヤコブ病とその類縁疾患の感染のリスク因子などのある人，1 年以内に HIV 感染の危険性のある行為をした人や献血時の感染症関連検査で不合格になった場合は，今回合格でも安全が確認されない限りコンピュータで自動的に不合格となる

6 貯留保管

血漿分画製剤は，数千人分の血漿をプールして製造するため，製造に入るまで 6 カ月間の貯留保管を行い，その間にウイルス感染などが判明した血液を排除して，血漿分画製剤メーカーに送付する．また，新鮮凍結血漿についても，6 カ月間の貯留保管を行い，その間にウイルス感染などが判明した血液を排除したうえで医療機関へ供給している．

7 献血後情報への対応

献血後に受血者の安全に関わる献血者の健康状況に関する情報（献血後情報）を入手した場合は，情報によって直ちに，あるいは関連する血液の保管検体を用いて調査し，該当血液の製剤化や供給を差し止める．これにより感染被害の拡大を防止するとともに，より安全性の高い血液，原料血漿の確保を推

表 II-7 主な献血後情報

1．AIDS の自己申告情報
2．その他の問診で献血不可とされる事項についての献血者からの情報
3．献血者が献血後に感染症を発症した等の献血者健康傷害情報
4．輸血を受けた患者が感染症を発症した等の医療機関からの自発報告
5．献血後に CJD と診断された患者に献血歴があることが厚生労働省と血液センターの調査によって判明した場合．
　古典的 CJD は除外するが，硬膜移植歴のあるときと変異型 CJD のときは対象とする．
6．複数回献血者が HIV・HCV・HBV・梅毒検査で陽転したときの検査情報
　それ以前の献血血液を対象

進する．医療機関にすでに供給されていた場合も必要に応じて情報を提供し，使用中止や患者の経過観察に役立てる．対象となる主な献血後情報を 表II-7 にまとめた．

●文　献

1）厚生労働省医薬局長．採血国の国名及び採血方法に係る表示等について．医薬発第 0515020 号．平成 15 年 5 月 15 日．

2）日本赤十字社．採血基準書（版数 6）．東京: 日本赤十字社; 2016.

3）日本赤十字社．検診 SOP　検診（版数 5）．東京: 日本赤十字社; 2016.

4）日本赤十字社．検診 SOP　問診判断基準（版数 8）．東京: 日本赤十字社; 2016.

Ⅱ-B-2 供血者からの採血 Blood collection from donors

はじめに

わが国で行われている献血方法には，全血献血と成分献血の 2 種類がある．全血献血には 200 mL 献血と 400 mL 献血が，成分献血には血漿成分献血（platelet poor plasma: PPP）と血小板成分献血（platelet concentrate: PC）がある．

1986 年 4 月から，血液製剤の量的確保と質的向上を目指し 400 mL 採血と成分採血が導入された[1]．それ以降の採血法別献血者の推移を見ると，献血者総数は 1986 年の 860 万人から減少傾向にあり，最近 10 年間は 500 万人前後である 図Ⅱ-14．400 mL 献血や成分採血の増加により，採血者数は減少したが，献血量は毎年 180 万〜220 万 L が確保されている．成分献血者数は開始当初は 18,590 人であったが，2002 年には 183 万人まで増加し，その後減少傾向にある．

成分採血者数と成分採血方法の構成割合の推移を見ると成分採血導入当初は多血小板血漿採取（platelet rich plasma: PRP）採血が多かったが，現在では PC 採血と PPP 採血が行われている 図Ⅱ-15．

2015 年の全献血者数は 4,909,156 人で，全血献血者数は 3,547,726 人（全献血者数の 72.3%），成分献血者数は 1,361,430 人（全献血者数の 27.7%）であった 表Ⅱ-8．全血献血者の 72.3% を男性が占め，400 mL 献血の割合は男性の 98.7%，女性の 80.4%，全体で 93.6% であった．成分献血では全体の 68.8% が男性で，PC 献血の割合は男性の 68.1%，女性の 37.9% であった．

1 採血法[2]

採血は医師の指示により，十分に教育・訓練され能力を有する採血担当者によって実施されなければならない．採血は滅菌された閉鎖回路システムの器具を用い，無菌的な手順で行うことが必須である．

■ a．全血採血

1）血液バッグの種類と血液保存液

血液製剤を保存するためには，血液を凝固させず，細菌の混入や増殖を防止し，血液成分の生存と機能を維持する必要がある．このため，血液の採取・保存には血液成分の遠心分離が容易にでき，閉鎖系で無菌的に調製作業ができるプラスチックバッグが用いられる．現状では可塑剤を含んだ塩化ビニール製バッグが一般的である．血小板保存用にはガス透過性に優れたポリオレフイン系のバッグも使用される．日本赤十字社で用いる全血採血バッグ

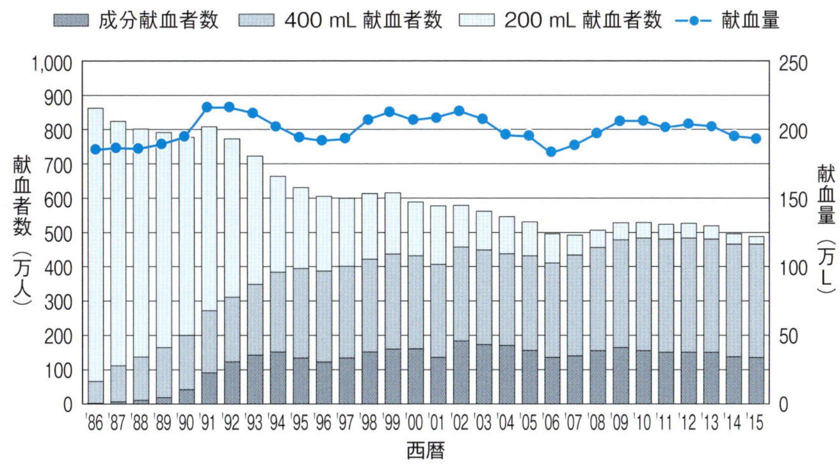

図Ⅱ-14 各採血法の献血者数および献血量の推移

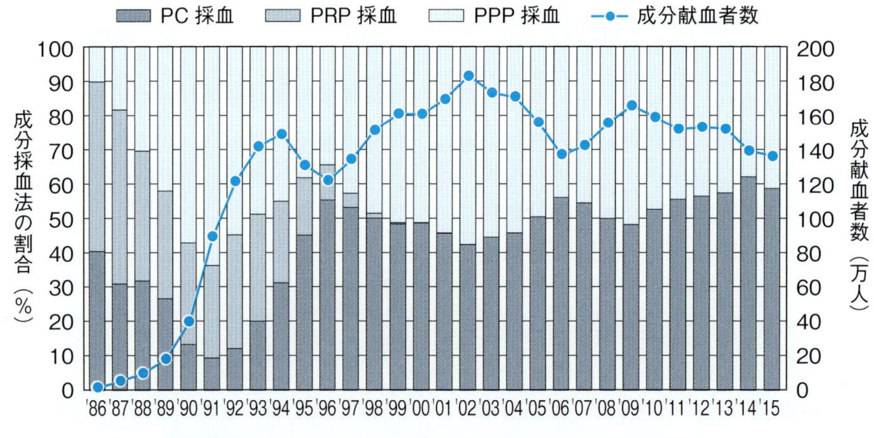

図Ⅱ-15　成分献血者数の推移と成分採血方法の割合の推移

表Ⅱ-8　献血種別献血者数（2015 年）

献血種別	男性	女性	合計	構成割合
全血献血				
200 mL	32,827	192,527	225,354	(4.6%)
400 mL	2,531,122	791,250	3,322,372	(67.7%)
合計	2,563,949	983,777	3,547,726	(72.3%)
成分献血				
血漿	298,601	264,088	562,689	(11.5%)
血小板	637,886	160,855	798,741	(16.3%)
合計	936,487	424,943	1,361,430	(27.7%)
全献血	3,500,436	1,408,720	4,909,156	(100%)

は，初流血除去バッグと白血球除去フィルターがついた4連バッグである 図Ⅱ-16．血液バッグには抗凝固剤であるクエン酸と赤血球の生存に必要なブドウ糖を含む血液保存液が入っている．わが国では，赤血球製剤にはMAP液が，また，成分採血時はACD-A液が使用される 表Ⅱ-9，表Ⅱ-10．4連バッグを用いた赤血球製剤製造のためには，まず初流血25 mLを初流血バッグに採取する．続いてACD-A液入りの採血バッグに血液を採血する．白血球除去フィルターを通した後，遠心して血漿を血漿用子バッグに移し，残った赤血球にMAP液を加える．

2）採血に必要な物品

① **採血バッグ:** 白血球除去フィルターつき全血用採血バッグ，または成分採血用キット

② **検査用試験管:** 感染症・生化学関連検査用試験管，NAT用試験管，検体保管用試験管，血液型検査用試験管，HLA検査用試験管（成分採血のみ）

③ **機器:** 全血採血装置，成分採血装置，チューブシーラー，秤類

④ **器材・器具:** 検査用試験管立，時計類，鉗子，駆血帯，グローブ，腕枕，握り棒，圧迫帯など，固定用テープ類，筆記用具，各記録用紙，自己認証印，「コールバック用紙」，ローラーペンチ，はさみ，針刺し事故防止器具，感染性廃棄物専用容器など

⑤ **消毒薬および消毒用資材器材:** 10%ポビドンヨードエタノール液，0.5%グルコン酸クロルヘキシジンアルコール，滅菌綿棒，消毒用綿花，滅菌ガーゼなど

⑥ **医薬品**

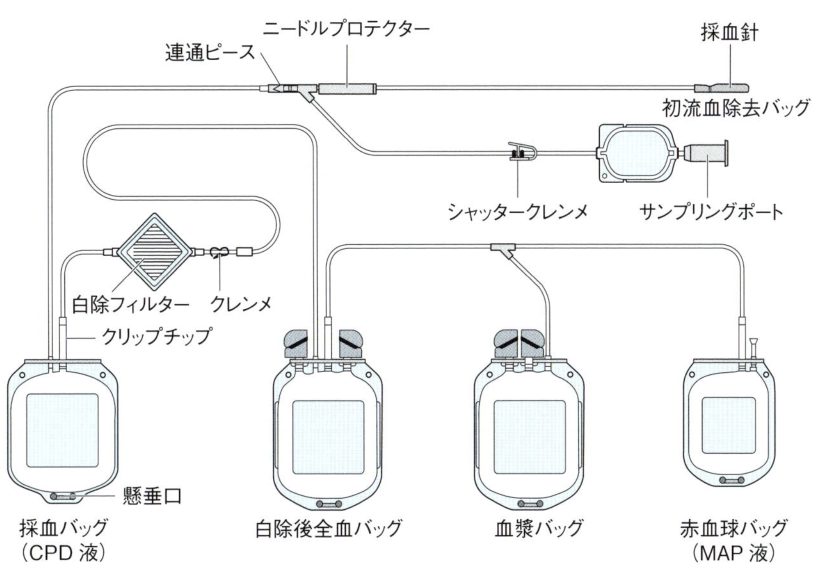

図Ⅱ-16　全血採血用４連バッグ

表Ⅱ-9　日本赤十字社製造の血液製剤に含まれる血液添加剤（抗凝固剤）の組成

全血採血用	
・血液保存液（CPD 液）	
クエン酸ナトリウム	26.30 g
クエン酸水和物	3.27 g
ブドウ糖	23.20 g
リン酸二水素ナトリウム	2.51 g
・注射用水を加えて溶かし，全量を 1,000 mL とする．	
・赤血球保存用添加液（MAP 液）	
D-マンニトール	14.57 g
アデニン	0.14 g
リン酸二水素ナトリウム	0.94 g
クエン酸ナトリウム	1.50 g
クエン酸	0.20 g
ブドウ糖	7.21 g
塩化ナトリウム	4.97 g
・注射用水を加えて溶かし，全量を 1,000 mL とする．	
成分採血用	
・血液保存液（ACD-A 液）	
クエン酸ナトリウム水和物	22.0 g
クエン酸水和物	8.0 g
ブドウ糖	22.0 g
・注射用水を加えて溶かし，全量を 1,000 mL とする．	

3）採血手順

①　血管の選定・穿刺部位の決定

本採血のために選択した腕の穿刺部位より約 10 cm 上に駆血帯を装着し，静脈を怒張させ，血管の太さ，張り具合，走行などから採血に適した血管を選択する．アトピーや瘢痕がある部位は避けて穿刺部位を決定する．献血者の腕が著しく汚れていたり日焼け止め薬などを使用している場合には，あらかじめ皮膚を傷つけないように清拭するか，洗浄しておく．

②　穿刺部位の消毒

採血担当者は自身の手指を消毒した後，採血部位の消毒を行う．まず，消毒用綿花を用いて，皮膚表面の汚れや皮脂，バクテリア，さらに毛孔の汚れが十分に取れるように，穿刺部位を中心に直径 10 cm の範囲を末梢から中枢に向かってあらゆる方向に拭く．この操作を繰り返し行い，ポビドンヨードエタノール液を穿刺部位から外側に螺旋を描くように直径 6 cm 以上の範囲に塗布し，塗布後 30 秒以上経過し，消毒部位が乾燥するまで待つ．ヨード過敏症がある場合は，0.5％グルコン酸クロルヘキシジンアルコール液を使用し消毒を行う．

③　穿刺

皮膚消毒の薬剤が乾燥していることを確認した

表Ⅱ-10 日本赤十字社製造の血液製剤と血液添加剤（抗凝固剤）

<table>
<tr><td colspan="6">製剤中の添加液</td></tr>
<tr><th>一般名</th><th>販売名</th><th>略号</th><th>由来</th><th>添加液</th><th>液量</th></tr>
<tr><td rowspan="2">人全血液</td><td>（照射）人全血液-LR-1</td><td>（Ir-）WB-LR-1</td><td>200 mL 献血血液</td><td rowspan="2">CPD 液</td><td>28 mL</td></tr>
<tr><td>（照射）人全血液-LR-2</td><td>（Ir-）WB-LR-2</td><td>400 mL 献血血液</td><td>56 mL</td></tr>
<tr><td rowspan="2">人赤血球液</td><td>（照射）赤血球液-LR-1</td><td>（Ir-）RBC-LR-1</td><td>200 mL 献血血液</td><td rowspan="2">MAP 液</td><td>46 mL</td></tr>
<tr><td>（照射）赤血球液-LR-2</td><td>（Ir-）RBC-LR-2</td><td>400 mL 献血血液</td><td>92 mL</td></tr>
<tr><td rowspan="2">洗浄
人赤血球液</td><td>（照射）洗浄赤血球液-LR-1</td><td>（Ir-）WRC-LR-1</td><td>200 mL 献血血液</td><td rowspan="2">生理食塩液</td><td>45 mL</td></tr>
<tr><td>（照射）洗浄赤血球液-LR-2</td><td>（Ir-）WRC-LR-2</td><td>400 mL 献血血液</td><td>90 mL</td></tr>
<tr><td rowspan="2">解凍
人赤血球液</td><td>（照射）解凍赤血球液-LR-1</td><td>（Ir-）FTRC-LR-1</td><td>200 mL 献血血液</td><td rowspan="2">MAP 液</td><td>46 mL</td></tr>
<tr><td>（照射）解凍赤血球液-LR-2</td><td>（Ir-）FTRC-LR-2</td><td>400 mL 献血血液</td><td>92 mL</td></tr>
<tr><td rowspan="2">合成血液</td><td>（照射）合成血液-LR-1</td><td>（Ir-）BET-LR-1</td><td>200 mL O 型献血血液＋AB 型ヒト血漿</td><td rowspan="2">ヒト血漿（CPD 液を含む）</td><td>60 mL</td></tr>
<tr><td>（照射）合成血液-LR-2</td><td>（Ir-）BET-LR-2</td><td>400 mL O 型献血血液＋AB 型ヒト血漿</td><td>120 mL</td></tr>
<tr><td rowspan="3">新鮮
凍結人血漿</td><td>新鮮凍結血漿-LR120</td><td>FFP-LR120</td><td>200 mL 献血血液</td><td rowspan="2">CPD 液</td><td>28 mL</td></tr>
<tr><td>新鮮凍結血漿-LR240</td><td>FFP-LR240</td><td>400 mL 献血血液</td><td>56 mL</td></tr>
<tr><td>新鮮凍結血漿-LR480</td><td>FFP-LR480</td><td>成分採血由来</td><td>成分採血由来の ACD-A 液</td><td></td></tr>
<tr><td rowspan="2">人血小板
濃厚液</td><td>（照射）濃厚血小板-LR</td><td>（Ir-）PC-LR</td><td>成分採血由来</td><td rowspan="2">成分採血由来の ACD-A 液</td><td></td></tr>
<tr><td>（照射）濃厚血小板 HLA-LR</td><td>（Ir-）PC-HLA-LR</td><td>成分採血由来</td><td></td></tr>
</table>

後，穿刺することを献血者に告げ，採血針のカット面に注意し，静脈の深浅により角度を調節して穿刺する．血液の流出状態から，採血針が静脈に確実に入っていること，血液が採血チューブへ流入することを確認し，針および採血チューブを適切な位置にテープなどで固定する．穿刺部位を滅菌ガーゼなどで被う．

④ 初流血採取 図Ⅱ-16

穿刺直後から採血ルートに流入してくる血液約 25 mL を初流血採取バッグに採取する．初流血を採取した後，初流血採取バッグ側の Y 字管付近でシャッタークレンメをとめ，連通ピースを開放し，採血を開始する．初流血採取バッグのサンプリングポートより，当該献血者の採血（製造）番号ラベルが貼付された検査用試験管 4 本に，感染症・生化学関連検査用，NAT 用，検体保管用，血液型検査用の順にスクリーニング検査用血液を規定量採取する．

⑤ 採血の実施

全血バッグを採血装置にセットし，連通ピースを折り，採血チューブを開放した後，採血装置の開始ボタンを押し採血を開始する．原則として穿刺前に全血バッグを採血装置にセットする．血流および採血量を監視し，採血の状況により吸引圧を加減・調節する．全血採血装置をやむを得ず使用できない場合は，落差採血を行う．この場合，血液凝固を防止するため，採血バッグを上下に転倒させて，血液と CPD 液をよく混和する操作を規定量に達するまで頻繁に繰り返す．

⑥ 採血中の観察事項

採血中のバッグや機器に異常のないことを確認する．全血採血実施中は，献血者の一般状態および穿刺部位について観察を行い VVR（血管迷走神経反応: vaso-vagal reaction）や皮下出血などの採血による有害事象の早期発見に努める．具体的には，顔色，表情，脈拍，呼吸などに異常がないか，穿刺部位に腫脹や皮下出血がないか，異常な痛みや指先のしびれ感がないか，ヨードアレルギーやその他のアレルギー症状がないかなどに注意する．もし何らかの症状があった場合には検診医の指示により適切に処置を行う．

⑦ 献血者への説明

採血実施中に，献血者に「コールバック用紙」を

表Ⅱ-11 採血副作用（献血者健康被害）の有無の確認と予防

①献血者の顔色や表情，その他一般状態を観察する．
②穿刺部位の止血状態，疼痛，腫脹などの有無を確認する．
③事前に手渡している「お願い！」パンフレットの「献血後の過ごし方」の頁を読んで頂き，稀に採血副作用の発生のあることや水分補給の必要性など，以下ア）～ケ）の注意事項を説明する．
- 採血後は十分水分を補給し，休憩する．
- 採血当日の激しい運動は避ける．
- 針のあとをもんだり，こすったりしない．力を入れすぎない．
- 採血直後の飲酒は避ける．
- 採血後 2 時間以内の入浴と当日のサウナは避ける．
- エレベーターや階段を使用する場合は特に注意する．
- 採血直後の排尿は座位で行う．
- 気分が悪いときは，座るか横になる．
- 採血後の気分不良，腕の腫れ・痛みなど心配なことがあれば，センターに連絡していただく．

④各ベッドなどに整備されている「献血後の失神・転倒にご注意ください」を献血者に提示し，内容を献血者に説明する．
⑤採血中に副作用やトラブルのあった献血者については，採血終了後の担当者に情報提供する．VVR などの副作用があった献血者には，検診医が診察し，帰宅許可の指示を受ける．採血副作用が発生した場合は，手順書に従い対応する．

渡し説明する．また，献血後の注意事項についても説明する．コールバック用紙には，問診事項20番に該当する事項が記載されており，エイズ検査目的の献血を排除するために，献血後に再度自己確認し，献血時には申告できなかったプライバシーに関する内容を正しく回答してもらうための措置である．

⑧ 抜針・止血

全血採血装置の場合は採取血液量を確認し，ストッパーがかかっていることを確認したのち，鉗子で連通ピース付近の採血バッグ側のチューブを止め駆血帯をはずす．穿刺部位に滅菌ガーゼなどをあてて抜針後，採血バッグに付いているニードルガードを針に被せ，真空採血管ホルダーに差し込む．滅菌ガーゼを押さえながら，穿刺部位周辺のポビドンヨードエタノール液をハイポエタノール液もしくは消毒用綿花で拭き取り，穿刺部位を滅菌ガーゼとテープや，滅菌絆創膏などで固定し圧迫帯などで止血する．

⑨ 抜針後の処置

細菌混入を防ぐために，抜針後は速やかに採血バッグのチューブをシールして，閉鎖系を維持する．連通ピース付近にかけた鉗子より採血バッグ側を一点シールし，採血針と初流血採取バッグを切り離し，これを感染性廃棄物として処理する．採血バッグのチューブの採血針側からバッグ側に向かって，ローラーペンチによりチューブ内の血液を採血バッグへ移動させた後，採血バッグ内の血液を撹拌する．チューブ側を上にしてローラーペンチをゆるめ，採血バッグ内の空気をチューブの中に移動させる．チューブは，採血バッグより 10 cm 付近で 1 カ所シールする．

⑩ 採血後の献血者に対して

採血副作用（献血者健康被害）の有無を確認し，また予防策について説明する 表Ⅱ-11．採血後は軽い飲食，特に水分補給をすすめ，休憩の後，帰宅してもらう．また，献血に対する感謝を述べ，次回の献血につなげるよう心がける．

b．成分採血

1）ドナーフェレーシス（成分献血）

ドナーフェレーシスとは成分採血装置を使用して血漿や血小板という血液の特定の成分だけを取り出し，回復に時間を要する赤血球成分を体内に戻す採血法である．身体への負担が軽く，医療に必要とされる血漿や血小板を効率的に集めることができる[1)]．血液センターにおける成分採血は現在 PPP 採血と PC 採血（PPP を含む）が行われている．

輸血用血液の安全性とドナーの安全確保のため，ドナーの選択は全血採血と同様に，献血前の問診，採血前検査，献血後の感染症スクリーニングが行われる．成分採血の場合には，全血献血の問診項目に，心臓に関する事項，腎臓・尿に関する事項，出血傾

表II-12　成分採血装置の種類

機種名	CCS®	テルシス-S®	トリマアクセル®
販売会社	ヘモネティクスジャパン合同会社	テルモ BCT 株式会社	テルモ BCT 株式会社
原理方法	間歇採取方式	間歇採取方式	連続血液分離方式
アクセス	シングルニードル	シングルニードル	シングルニードル
採取成分			
PPP	○	○	×
PC（+PPP）	○	○	○
分割 PC（20 単位）	×	×	○
白血球除去	可（白除フィルター）	可（白除フィルター）	可（フィルターなし）
回路内容量		プライミングボリューム: 37 mL ボール容器: 275 mL	196 mL
特徴	・採取プログラムと専用キットにより，数種類の細胞成分が採取可能 ・移動採血車に搭載可能 ・血漿採取，血小板・血漿採取が可能 ・新鮮凍結血漿が採取可能	・血漿採取，血小板・血漿採取が可能 ・高速システムを使用すると，血小板回収率が向上し採血時間が短縮される ・血算値（Hct，血小板）に応じた遠心条件により，採取効率を向上し単位割れを防止する ・新鮮凍結血漿が採取可能	・回路により血小板，血漿，赤血球を単独または組合せにより採取可 ・高濃度の血小板採取が可能 ・白血球除去フィルターを使用せず Leucoreduction system（LRS）を使用することで白除可能

向に関する事項が加わり，必要に応じて事前検査として心電図検査，尿検査，出血凝固系検査を実施する．血圧は最高血圧が 90 mmHg 以上であることが必須で，最高血圧が 180 mmHg 以上の人，最低血圧が 100 mmHg 以上の人については，検診医の判断を要する．また，血小板数は 60 万/μL 以下，心電図では心不全を起こす可能性がある不整脈がないこと，心筋障害および心筋梗塞の可能性がないことを確認する．

2）成分採血装置とその特徴

現在，日本赤十字社血液センターで採用されている成分採血装置は，CCS®（ヘモネティクスジャパン合同会社），テルシス-S®（テルモ BCT 株式会社），トリマアクセル®（テルモ BCT 株式会社）の 3 機種である 表II-12．安全で効率的な成分採取を実施するためには，機器の特徴を十分理解したうえで，ドナーの性別，体重，静脈の状況，血小板数，ヘマトクリット値，採取成分や採取目標単位数を考慮する．いずれの採血方法でも，1 サイクルあたりの採血漿量と体外循環回路中の血液量の合計が循環血液量の 15%を超えないようにする．PPP 採血の場合，採血漿量は循環血液量の 12%以内でかつ 600 mL 以下と規定されている．採血時には，全血採血と同様に 25 mL の初流血除去を行う．また，2007 年 3 月から保存前白血球除去に対応している．

2 採血副作用とトラブル

献血前検診を経た健康な人からの採血では特に重大な副作用を起こすことは少ない．また，成分採血が全血採血に比べて採血副作用が多いということもない[3)]．

しかし，採血の仕方，採血室の温度，環境，供血者の緊張や体調によっては起こりうる．採血に伴う副作用とトラブルをできるだけ少なくするために，これらに対する十分な知識をもち，処置について熟知して迅速に対処することが重要である．また，病院外での採血では，採血現場から近い病院を確認しておくなど，緊急時の対応を整えておく必要がある．副作用を起こした供血者に対しては，適切な処置をし，回復してもその後の状況を把握するなど誠意をもって対応する．

表Ⅱ-13　採血に伴う副作用発生状況（平成 26 年）

副作用種別	副作用数	献血者数（4,990,460 人）に対する発生率（%）	採血者総数（5,415,400 人）に対する発生率（%）
VVR	38,244	0.77	0.71
軽症	33,921	0.68	0.63
重症	4,323	0.09	0.08
皮下出血	8,710	0.17	0.16
神経損傷	233	0.005	0.004
クエン酸反応	324	0.01	0.01
神経障害	297	0.01	0.01
穿刺部痛	1,949	0.04	0.04
その他	1,586	0.03	0.03
合計	51,343	1.03	0.95

a．採血副作用の発生状況

平成 26 年度の日本赤十字社における採血に伴う副作用発生率は，全献血者に対して 1.03%，採血前検査を含めた全採血者に対しては 0.95% であった 表Ⅱ-13．採血副作用で最も多いのは VVR で，全献血者の 0.77% に発生しているが，その 89% は軽症であった．続いて，皮下出血，穿刺部痛という副作用が多い 図Ⅱ-17．

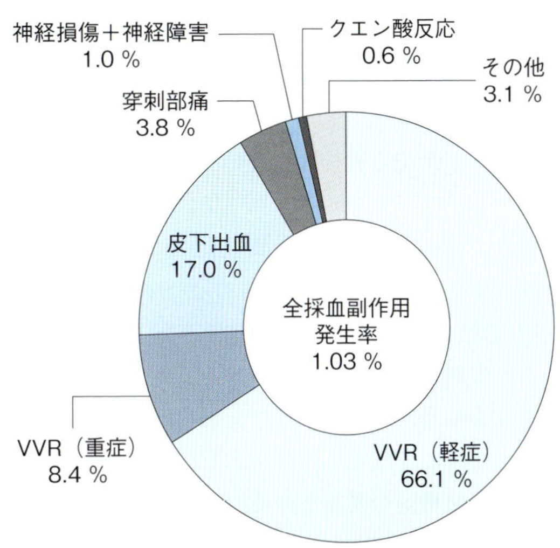

図Ⅱ-17　採血副作用とその発生頻度（平成 26 年）

b．主な採血副作用[4,5]

1）血管迷走神経反応（vaso-vagal reaction: VVR）

〈原因〉　採血に伴う副作用としては最も頻度が高い．発症要因として，献血者の心理的不安や緊張，採血に伴う神経生理学的反応があげられ，空腹であったり，不眠の翌日，採血室が高温，高湿度であるような条件下で起こりやすい．

〈予防〉　VVR は重症化することがあるため，採血にあたっては予防が重要である．採血前には十分な説明を行い献血者の緊張を和らげる．採血前には十分な水分を摂取するように促す．採血中は献血者を十分に観察し，下肢筋緊張運動を行うように奨める[6]．

〈症状〉　症状は，採血中に出現することが最も多いが，採血前または採血後に発生することもある．症状には個人差がある．軽症から放置により重症に進行し，気分不良，顔面蒼白，欠伸，冷汗，眩暈，悪心，嘔吐，さらに，意識喪失，けいれん，尿失禁，便失禁に至る場合がある．その他，血圧低下，徐脈，呼吸数低下が見られる．VVR の判定と程度分類を 表Ⅱ-14 に従って行うが，症状を優先する．意識消失を伴う転倒は重症に分類する．

〈処置〉

①VVR 発生時には採血を中止する．成分採血の場合は状況に応じて返血を行い，可能であれば静脈ラインとして利用する．

②献血者を安心させるように声をかけると同時に仰臥位にして下肢を挙上する．

③衣服を緩め足元を保温する．

④血圧，脈拍を測定する．

⑤悪心がある場合はゆっくり深呼吸させ，嘔吐に備えて顔を横に向け容器を用意する．

⑥失神した場合は声をかけ，舌根が沈下しそうであれば気道を確保する．

表Ⅱ-14　VVR の程度分類

VVR の判定と程度分類を表に従って行うが，症状を優先する．
意識喪失を伴う転倒は重症に分類する．

分類	症状	収縮期血圧（mmHg）採血前→測定最低値	脈拍数（/分）採血前→測定最低値	呼吸数（/分）
軽症	気分不良，顔面蒼白，欠伸，冷汗，眩暈，悪心，嘔吐，四肢皮膚の冷感	120 以上→80 以上	60 以上→40 以上	10 以上
		119 以下→70 以上	59 以下→30 以上	
重症	軽症の症状と併せて，意識喪失，けいれん，尿失禁，便失禁	120 以上→79 以下	60 以上→39 以下	9 以下
		119 以下→69 以下	59 以下→29 以下	

注）転倒（意識喪失を伴う）も重症に分類する．
VVR の転倒については，意識喪失などにより身体の足底以外の部分が床についた状態をいうが，足底以外の部分が床や横壁，机や椅子に接触することも転倒と捉える．
参考）転倒の定義［EBN（Evidence-Based Nursings）］
「自分の意志からではなく，身体の足底以外の部分が床についた状態」，「自分の意志からではなく，地面またはより低い場所に膝や手などが接触すること，階段，台，自転車からの転落も転倒に含まれる．」（平成 26 年 3 月 11 日付血採第 19 号）

⑦血圧低下が続く場合は，必要に応じて補液，塩酸エチレフリン（エホチール® など）の投与などを行う．高度の徐脈には硫酸アトロピンを皮下注，筋注または静注する．

⑧回復後は水分補給と十分な休憩を促し，回復したことを確認してから帰宅させる．献血者に必要な注意を与え，状況により，交通手段・付き添いなども考慮して帰宅方法の指示を行う．症状によっては医療機関を受診させる．

繰り返して VVR の発生をみた献血者には，献血者の安全を考慮して原則次回からの献血を遠慮いただく．

2）皮下出血および血腫

〈原因〉　採血時の穿刺が適正に行われなかった場合，穿刺後に針や腕を動かした場合，採血後，穿刺部の止血が適正に行われなかった場合に発生する．

〈予防〉　採血に適した血管の選択と的確な穿刺が必要である．採血後の止血は十分に行う．また，献血者には採血後は腕の過度な伸展や屈曲・荷重を避けるように説明する．

〈症状〉　小丘状の出血斑から皮下に浸透して，腕の運動により拡大し，以後に広範な出血斑や血腫になることがある．血腫により二次的に神経圧迫症状が出ることがある．

〈処置〉　採血中に穿刺部周囲の腫脹や皮下出血を認めた場合は，駆血帯を緩め抜針する．穿刺部位をしっかり圧迫止血し，必要に応じて湿布，消炎鎮痛薬の軟膏類を塗布する．

3）神経損傷

〈原因〉　静脈採血では筋膜上の皮神経（知覚神経）や肘部静脈上の皮神経を損傷することがある．稀に穿刺針を深く刺入することにより，筋膜を貫き正中神経などを損傷することがある．刺入を繰り返すことや駆血を強く長時間行った場合にも神経障害が発生することがある．

〈予防〉　採血を担当する当事者の教育が最も重要である．神経走行部位を考慮した適切な血管の選定，穿刺の角度への注意，穿刺後に血管を探る動作を避けることが重要である．肘尺側での静脈穿刺は皮神経損傷の危険性が橈側より高く，針が静脈を貫通し深部に到達した際に，正中神経や上腕動脈を損傷する危険が高いので，尺側皮静脈からの採血は血管が太く浮き出ている人以外では避け，基本的に肘正中静脈，橈側皮静脈を穿刺する[7]．

〈症状〉　手指に放散する電撃様疼痛や痺れを訴える．稀に運動障害や知覚障害をきたすことがある．

〈処置〉　駆血帯を緩め直ちに抜針し採血を中止する．疼痛の部位，程度，運動障害，知覚障害の有無を調べる．皮神経損傷の場合は，2〜4 週間程度で症状は軽快するが，正中神経のような太い神経を損傷すると初期はWaller変性によって症状は進行，増悪し，1～2カ月経ってから徐々に回復し始める．神経線維の再生は1日に1 mm程度のゆっくりしたものであり，回復に数カ月を要することもある．できるだけ早く整形外科（手の外科），リハビリテーションなどの専門医の受診を勧め，必要なら医療機関を紹介する．

4）反射性交感神経性萎縮症 （reflex sympathetic dystrophy: RSD）

〈原因〉 多くは小さな外傷後に，四肢遠位部に交感神経の過剰な反応により出現する持続性の疼痛と血管運動異常を伴い，皮層，筋肉，骨などの萎縮をきたす難治性の疼痛症候群である．末梢神経の大きな枝は障害されない．種々の外傷による神経損傷が原因と考えられているが，心身症的な側面もあり，まだ不明の点が多い．

〈症状〉 四肢遠位部の持続性の特徴的な痛みと血管運動異常による腫脹があり，これらによる関節可動域制限が出現する．疼痛は受傷後まもなく出現することもあるが，一般にはやや日数が経ってのことが多い．症状は傷の程度に比べて強い．創傷治癒後も疼痛は持続し，次第に範囲が拡大する．痛みは，神経支配と一致しないのが特徴である．二次的に組織の萎縮をきたす．疼痛は持続性で灼熱的であり，運動，皮膚刺激，温熱，ストレスなどで増悪する．Ⅰ期は発症3カ月までの炎症期，Ⅱ期は3カ月から6カ月までの筋ジストロフィー期，Ⅲ期は6カ月以降で萎縮期と区別されるように，症状は進展していく．

〈処置〉 採血副作用としてのRSDは稀ではあるが，いったん起こると慢性化し，非常に治りにくい．供血者から副作用の申し出があり，採血後の症状やその特徴，経過からRSDが考えられる場合，急性期で熱感があれば局所を冷やして，すぐに専門医（ペインクリニック）を受診させる．交感神経節ブロック，抗炎症薬，抗うつ薬の投与，理学療法，心理療法などが行われる．交感神経節ブロックは初期には効果があるが，急性期を過ぎると治療しても治癒しにくい．初期の迅速で適切な対応が非常に重要である．

5）クエン酸反応

〈原因〉 成分採血時，抗凝固剤として使用するクエン酸ナトリウムにより，血液中のカルシウムイオンがキレートされて引き起こされた低カルシウム血症の症状として発生する．相当量のクエン酸ナトリウムを使用した場合に発生するが，個人差が大きく，総量のみならず，単位時間当たりの返血量にも関係する．クエン酸反応は採血後半に起こりやすい．

〈予防〉 特に低体重者の成分採血時は，採血副作用の既往の有無や体調について詳しく問診し，成分採血の適否を判断する．また，成分採血時にクエン酸反応の既往がある献血者は，体外循環量・処理量などを考慮し，症状の軽減がはかれる成分採血装置を選択し，返血スピードにも留意するよう採血従事者に伝達する．

〈症状〉 口唇・手指の痺れ感，寒気，気分不良で始まり，以後悪心，嘔吐，さらにはけいれん，意識喪失に至ることもある．

〈処置〉 症状が軽度の場合は，返血速度を遅くし，経過観察する．症状が軽減しない場合は，採血を中止し，補液やグルコン酸カルシウム（カルチコール®）を静注する．また，保温に努め，症状が軽快すれば水分補給を行う．

6）ヨード剤アレルギー

〈原因〉 ヨード剤に対する即時型過敏反応として発生する．発生頻度は非常に低い．

〈予防〉 ヨード剤（ルゴール，イソジン，造影剤など）に対する過敏症の有無を確認すると共に，献血者の観察により症状を早期に把握する．

〈症状〉 局所症状として瘙痒感，灼熱感，皮膚の紅潮，蕁麻疹様発疹，全身症状としては嘔気，嘔吐，咽頭浮腫による呼吸困難，嗄声，気管支攣縮による喘鳴・呼吸困難，血圧低下，頻脈，意識喪失がある．アナフィラキシーショックの発生頻度は非常に低いが，塗布後15分以内に発生することが多く，遅くとも30分以内に発生する．症状の発現が早いほど重症である．

〈処置〉 局所症状がある場合は，ヨード剤を拭き取る．必要時，静脈ラインを確保して経過観察する．この間，ステロイド含有軟膏などを塗布する．症状が強い場合，抗ヒスタミン剤やステロイド剤を投与する．全身症状がある場合は，迅速な対応が必須となる．アナフィラキシーショックに準じた治療をする．

7）アレルギー反応

〈原因〉 成分採血キットの滅菌に使用されているエチレンオキサイドガス(EOG)などが原因で起こる．

〈予防〉 問診にて，アレルギーの有無を尋ねる．一度発生した献血者は再発することがあるので，以後の成分献血は原則として行わない．

〈症状〉 蕁麻疹，発熱，喘鳴などのアレルギー反応が発現する．重症の場合は，血圧低下，呼吸困難，ショック症状，心停止に至る場合もある．

〈処置〉 採血，返血を中止し，抗ヒスタミン剤の投与などの対症療法を行う．アナフィラキシーショックの場合は，気道を確保しアドレナリン（ボスミン®）筋注などを行い医療機関に搬送する．なお，採血従事者は原因究明のためキット，薬剤，針を保管する．

8）過換気症候群

疲労，睡眠不足，外的疼痛などの身体的ストレスや，不安，恐怖，興奮などの精神的ストレスによって，発作性過換気状態となり，呼吸性アルカローシスを起こすことにより発症する．神経質な人，恐怖感の強い人，ヒステリー性格の人に起こりやすい．症状は過呼吸，口周囲や四肢のしびれ感，胸部圧迫感，心悸亢進，筋肉の強直，手や顔のテタニー性けいれんである．安静にしてゆっくり腹式呼吸をするように指導し，会話をすることで注意をそらすようにする．症状が強い場合や持続する場合は採血を中止する．紙袋の中で再呼吸させる場合には，窒息などに十分注意する．

9）けいれん

VVR や過換気症候群の他に，てんかんやヒステリーでもけいれん発作を起こすことがある．てんかんやヒステリーの場合は強直性けいれんを認めるが，血圧は正常なことが多い．処置をする場合は介助者を求め，外傷を負わないように注意して臥床させ下顎を前に押し出し気道を確保する．症状が回復しない場合は専門医を受診させる．

10）動脈穿刺

穿刺が深すぎた場合に動脈を損傷することがある．筋膜下の動脈損傷では肘関節部の圧迫感と腫脹があり，皮下出血は穿刺部位から離れた部位に広範囲に出現する．直ちに抜針して約 30 分間強く圧迫し，1 時間程度安静を保ち止血を確認する．供血者には採血当日の入浴を控えてもらい，24 時間は軽く圧迫して止血を確認してもらう．

11）静脈炎

不完全な皮膚消毒，消毒液による炎症，採血後早期に汚れた手で穿刺部位に触れることなどにより症状が発現する．血栓性静脈炎やリンパ管炎を起こすこともある．症状は，穿刺部位から静脈の走行に沿った上行性の発赤，腫脹，線状の硬結，リンパ節腫脹，牽引痛である．直ちに専門医を受診させる．

12）一過性の心停止

きわめて稀に VVR 時に起こることがある．また，成分採血中に睡眠に陥り，睡眠時無呼吸症候群から心停止に至る可能性もある．AED を手配しながら直ちに心肺蘇生術を施し，救急医療機関へ搬送する．

■ c．採血時のトラブル

トラブルには迅速に対処し，献血者に不安感や不信感を与えないようにする．トラブルに遭遇した献血者には誠意をもって事情を説明し，採血を中止する場合も続行する場合も献血者の同意を得る．

1）外傷

VVR など意識喪失による転倒，打撲，外傷により，出血を伴う二次的事故を起こすことがある．応急処置を行い，状況により医療機関を受診させる．

2）溶血

成分採血装置の異常，キット不良，キット装着不良などにより起こる．採取した血漿が透明な赤色調を呈する．直ちに採血を中止し，溶血した血液は返血しない．採取成分も使用しない．発生時の状況，

JCOPY 498-01913

供血者の状態を観察して，必要に応じて検尿する．潜血反応が陽性になりヘモグロビン尿と思われる場合は，腎臓内科に献血者を紹介して経過観察を依頼する．

3）返血不能

成分採血装置の異常，キット不良，キット装着不良，採血者の手技ミス，誤操作などにより発生する．採血を中止し発生時の状況，献血者の状態を観察し，返血できなかった血液量によっては補液をする．

d．救急用医薬品と備品

救急処置に必要な薬品と備品は定期的に点検し，必要に応じて交換あるいは補充しておく．適応，投与法，投与量，禁忌などについて習熟しておかなければならない．以下の薬品と備品を準備しておく

(1) 副交感神経抑制剤
(2) 昇圧剤
(3) 副腎皮質ホルモン
(4) アドレナリン作動性物質
(5) 抗ヒスタミン剤
(6) 冠血管拡張剤
(7) カルシウム補給剤
(8) 各種輸液（生理食塩液，5%ブドウ糖液など）
(9) その他必要とする軟膏薬，湿布薬など
(10) 救急用備品: エアウエイ（各種），ポケット・フェイスマスク，開口器，舌圧子，舌鉗子，喉頭鏡，人工蘇生器（アンビューバッグ），吸引器および吸引チューブ，酸素吸入器一式，注射器，輸液セット

3 採血過誤の防止

a．採血時の過誤発生原因

以下のような採血時過誤の発生要因がある．

1）供血者，供血申込書，血液バッグおよび試験用血液の不一致
2）血液型の誤判定，ラベルの誤貼付
3）試験用血液の採取順序の間違い
4）成分採血キット装着時のバルブやクレンメの誤操作
5）成分採血における ACD-A 液と生理食塩液の逆接続

b．採血過誤の防止対策

以下のような採血過誤防止方策がある

1）採血者は穿刺から採血終了までの担当責任を明確にする．
2）作業台は1台の採血ベッドに1台とする．供血申込書，採血番号ラベルシート，試験用血液専用試験管立てなどは，その作業台の上で置く場所をあらかじめ決めておく．
3）血液バッグと試験管への採血番号ラベルの貼付および貼付された採血番号ラベルが供血申込書に貼付されたものと同一であることの確認は，必ずその作業台の上で行い，すべての確認が済むまでは血液バッグや試験用血液を他の場所に移動させてはならない．また，採血番号ラベル貼付から穿刺までは一連の作業で行い，穿刺作業が終了するまで他の作業を一切行ってはいけない．
4）試験用血液試験管は，採血番号ラベルを貼付した後，採血ベッドごとの専用の試験管立てなどに立て，手に持たずに検体を採取する．
5）1人の採血が終了するまでは，次の採血予定供血者の供血申込書，採血番号ラベルなどが採血者に渡らないようにする．
6）確認は以下のとおり3回実施する．
 ・穿刺前: 供血者が供血申込書および問診票に記入，署名した本人であること．供血者の血液型と貼付されている採血番号ラベルが一致していること．
 ・穿刺後: 供血申込書に貼付された採血番号ラベルと血液バッグおよび試験用血液試験管に貼付された採血番号ラベルが同一であること．
 ・採血終了後: 上記の同一性の確認を繰り返す．

●文献

1）面川　進，阿部　真．ドナー・フェレシス，総論（治療の基礎），遠心分離法．In: 一般社団法人日本アフェレシス学会，編．アフェレシスマニュアル．改訂第3版．東京: 学研メディカル秀潤社; 2010．p.34-41.

2）日本赤十字社．採血 SOP　採血管理（版数7）．東京: 日本赤十字社; 2016.

3）MacLeod BC, Price TH, Owen H, et al. Frequency of immediate adverse effects associated with apheresis donation. Transfusion. 1998; 38: 938-43.

4）日本赤十字社．検診 SOP 採血副作用（版数5）．東京: 日本赤十字社; 2016．p.1-20.

5）中島一格．採血時の副作用，事故と対策．In: 日本輸血・細胞治療学会認定医制度審議会カリキュラム委員会，編．新版日本輸血・細胞治療学会認定制度指定カリキュラム．東京: 一般社団法人日本輸血・細胞治療学会; 2012．p.131-4.

6）Wieling W, France CR, van Dijk N, et al. Physiologic strategies to prevent fainting responses during or after whole blood donation. Transfusion. 2011; 51: 2727-38.

7）三上容司．採血に伴う末梢神経損傷―予防と対策―. Lab Clin Pract. 2010; 28: 64-70.

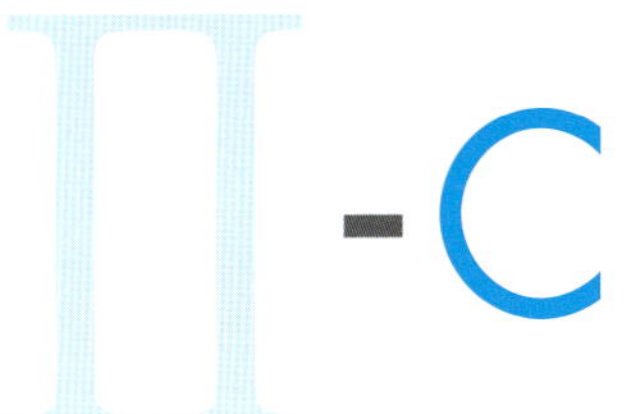

血液製剤の種類と製法・保存法，赤血球の凍結保存

Blood components: production and storage, cryopreservation of red cells

Ⅱ-C-1 血液製剤の種類と製法・保存法 Blood components: production and storage

Author：佐竹正博

1 輸血用血液製剤の種類

日本の輸血用血液製剤の原料となる血液は，すべて初流血除去を伴った採血法で採血される．また，新鮮凍結血漿を含め全ての製剤は保存前白血球除去が施される．製品名にあるLRの文字は，保存前に白血球が除去（LeukoReduction）されていることを示す．製品名の頭にIrの文字がある場合は，放射線が照射（Irradiation）されていることを示す．200 mLの全血採血に由来する製品には「-1」（1単位）の符号が，400 mL全血採血に由来する製品には「-2」(2単位）の符号がついている．製剤ラベルは，ABO血液型によって色が分けられている（A型: 黄色，O型: 空色，B型: 白色，AB型: 桃色）．また，輸血用血液製剤には血液型，製造番号，採血（製造）年月日，最終有効年月日とそのバーコードが印刷されている．2017年現在，日本の血液センター（日本赤十字社血液センター）において，製造品目にあげられている輸血用血液製剤の種類と製法について簡単に述べる．

a．人全血液-LR「日赤」(WB-LR-1，-2)

抗凝固・保存剤としてCPD液表Ⅱ-15が使われる．2単位製剤は，CPD液56 mLの入ったシングルバッグに全血400 mLを採血し，白血球を除去したものである．一般の輸血適応症に使用されるが，今日では成分輸血が推奨されており，全血液の適応はほとんどない．有効期間は採血後21日間である(採血日を1日目とする)．

b．赤血球液-LR「日赤」(RBC-LR-1，-2)

2単位の場合，まず抗凝固液としてCPD液56 mLの入った4連バッグに全血400 mLを採取する．白血球除去，強遠心後，分離機にて血漿を3つ目のバッグに移し，4つ目のバッグに入っていた，赤血球保存のための添加液（MAP液，表Ⅱ-15）約92 mLを，パックされている赤血球画分に入れて混和する．これら一連の分離作業は閉鎖されたバッグ/ラインキットの中で行われ，血液が外気に触れることはない．貧血の治療一般に用いられる赤血球製剤の基本的な品目で，多くの国では有効期間は35日ないし42日であるが，日本では採血後21日間である．

c．洗浄赤血球液-LR「日赤」(WRC-LR-1，-2)

採血後10日以内の赤血球液-LRを，自動洗浄装置にて生理食塩水を加えながら洗浄し，最後に生理食塩水を約90 mL（2単位の場合）加えたもの．す

表Ⅱ-15　抗凝固液と赤血球保存のための添加液（g/L）

	ACD-A*	CPD	MAP（日赤）	SAGM	AS-1（Adsol）	AS-5（Optisol）
Na_3citrate・$2H_2O$	22.0	26.30	1.50	0	0	0
citric acid・H_2O	8.0	3.27	0.20	0	0	0
glucose	22.0	23.20	7.21	8.18	20.0	8.18
NaH_2PO_4・$2H_2O$	0	2.51	0.94	0	0	0
NaCl	0	0	4.97	8.77	9.00	8.77
adenine	0	0	0.14	0.169	0.27	0.30
mannitol	0	0	14.57	5.25	7.50	5.25
添加量	30 mL**	28 mL**	46 mL**	100 mL/bag	100 mL/bag	100 mL/bag

*ACD には ACD-A 液と ACD-B 液とがあるが，ACD-B 液は A 液の各成分を 60%の濃度にしたもので，今日輸血用血液には用いられていない．
**1 単位（200 ml）採血あたり．

べての調製プロセスは閉鎖回路で行われる．血漿部分がほとんど除かれており，発熱・アレルギー反応などの，血漿成分に起因すると考えられる非溶血性輸血反応を避けるために使用される．有効期間は製造後 48 時間である．患者が，ある種の血漿蛋白に対して重篤なアナフィラキシー反応を示す恐れのあるとき（IgA やハプトグロビンなどに対する抗体をもっている患者に輸血する場合など）には 2〜3 回の洗浄が必要となる（標準業務外）．

d．解凍赤血球液-LR「日赤」(FTRC-LR-1, -2)

稀な血液型の赤血球は，必要時に速やかに入手することが困難なことから，グリセリンを主成分とする凍害保護液を加えた上，−65℃以下で凍結保存される．凍結の期限は 10 年である．医療機関からの要請があれば解凍洗浄し，添加液 MAP を 92 mL（2 単位の場合）加えて出庫する．他の赤血球製剤と比較して溶血が多くなり，上清カリウム濃度が高くなることは避けられない．製造後 4 日以内に使用しなければならない．

e．合成血液-LR「日赤」(BET-LR-1，-2)

採血後 5 日以内の O 型の赤血球液-LR に生理食塩水を加えて混和・遠心し，上清を除いた後，融解した AB 型の新鮮凍結血漿を 60 mL（1 単位の場合）または 120 mL（2 単位の場合）加えたもので，有効期間は製造後 48 時間である．上清のカリウム濃度は，製造 24 時間後平均 5.0（1 単位の場合）または 4.7（2 単位の場合）mEq/L，48 時間後は平均 6.5（1 単位の場合）または 6.4（2 単位の場合）mEq/L である．ABO 式血液型不適合による新生児溶血性疾患の交換輸血に用いられる．

f．新鮮凍結血漿-LR「日赤」120，240，480(FFP-LR 120，240，480)

新鮮凍結血漿製剤には 120 mL，240 mL，480 mL の 3 種類の容量がある．120 mL，240 mL 製剤はそれぞれ 200 mL または 400 mL の全血から得られた血漿画分であり，CPD が抗凝固剤として含まれる．480 mL 製剤は成分採血装置により得られたもので，抗凝固剤として ACD-A 液を含む．全血由来は採血後 8 時間以内に，成分採血由来は 6 時間以内に凍結して −20℃以下に保存され，有効期間は採血後 1 年間である．抗凝固剤が加えられるために Na 値が 150〜180 mEq/L と高く，また蛋白成分の濃度がヒト血漿に比べて 10〜20%低下している．しばしば乳びを含んで乳白色の外観を呈することがあるが，これを輸血して問題となることはほとんどない．融解は 30〜37℃の温度で行わなければならない．37℃以上の温度で融解すると蛋白の変性を起こして不溶物を生じ，輸血に使うことができなくなる．融解後 24 時間以内の凝固因子の安定性には問題はないとされている．

新鮮凍結血漿は，不安定因子である第Ｖ・Ⅷ因子を含むすべての血液凝固因子を含んでいる．正しい適応は，重症肝障害，DIC，大量輸血時の希釈性凝固障害などのときの，複合的な凝固因子の欠乏に対する補充である．また特異的な濃縮製剤のない凝固因子欠乏症も適応となる．

g．濃厚血小板-LR「日赤」（PC-LR-1，-2，-5，-10，-15，-20）

次の6つの単位がある．

1単位	約 20 mL	血小板数	0.2×10^{11}個以上
2単位	約 40 mL	血小板数	0.4×10^{11}個以上
5単位	約 100 mL	血小板数	1.0×10^{11}個以上
10単位	約 200 mL	血小板数	2.0×10^{11}個以上
15単位	約 250 mL	血小板数	3.0×10^{11}個以上
20単位	約 250 mL	血小板数	4.0×10^{11}個以上

日本の血小板製剤の原料血液はすべて，成分採血装置を用いて採取される．1つの製剤は1人のドナーに由来し，複数人のドナー由来の血小板がプールされることはない．一方，1人のドナーからの血小板が複数の製剤に小分けされることはある．抗凝固液はすべてACD-A液で，その容量の10～14%を占める．20～24℃で振盪しながら保存し，採血後4日以内（採血日を1とした場合，採血時刻にかかわらず4日目の深夜12時まで）に使用する．

h．照射洗浄血小板-LR「日赤」(Ir-WPC-LR)

濃厚血小板-LRを，血小板保存液（重炭酸リンゲル液に20：1の割合でACD-A液を加えたもの）で洗浄し，同液に浮遊させたもので，放射線照射済みの10単位相当の製剤だけが用意されている．洗浄・置換は閉鎖キットを用いて自動洗浄機で行われる．血漿蛋白除去率は95%以上，血小板数は洗浄前の80%以上である．有効期間は製造後48時間であるが，原料となった血小板製剤の有効期限を超えてはならない．適応は以下のとおりである．①種々の薬剤の前投与の処置などで予防できない輸血反応が2回以上観察された場合．ただし，アナフィラキシーショックなどの重篤な副反応の場合には1回でも観察された場合．②やむなく異型PC-HLAを輸血する場合．当該製剤の抗A・抗B抗体価が低値の場合には洗浄する利点は少ないが，抗体価が128倍以上の場合，または患者が低年齢の小児の場合には，可能な限り洗浄血小板を考慮することが望ましい．洗浄置換の工程には時間と人手を要し，1日に製造できる数に限りがあるので，医療機関は上記の適応を守って発注することが望まれる．

i．濃厚血小板HLA-LR「日赤」（PC-HLA-LR-10，-15，-20）

内容は上記の濃厚血小板製剤と同じであるが，血小板のドナーのHLAがタイピングされているものである．血液疾患などの治療の経過中に抗HLA抗体を産生するようになって，血小板輸血不応状態にある血小板減少症の患者では，患者のHLA抗体の反応しないHLAタイプまたは患者と同じHLAタイプの血小板しか有効でなくなる．日赤血液センターでは全国規模で，HLAのタイプされた血小板ドナーのレジストリをもっており，医療機関で，あるHLAタイプの血小板が必要な場合には，血液センターでそれに適合するHLAタイプのドナーに依頼して，血小板採血を行うシステムができている．10単位，15単位，20単位の3種類がある．洗浄製剤は10単位の照射済みのもののみが用意されている．

j．クリオプレシピテート

これは現在の日赤の血液センターの製造品目には入っていないが，医療機関で必要時に院内調製されることがある．新鮮凍結血漿を低温で融解させると，低温不溶性の蛋白が析出してくる．この中には，von Willebrand因子，凝固第Ⅷ因子，第ⅩⅢ因子，フィブリノゲン，フィブロネクチンなどが高濃度に含まれ，患者に容量負荷をかけずにこれらの因子を補う目的で使用されることがある．また外科領域で，創面からの出血を抑えるフィブリン糊として，各医療機関の輸血部などで患者の自己血から作られることがある．製法は，凍結血漿を1～6℃の温度で溶かしたものを冷却遠心し，液状の血漿部分を別のバッグに移したのち，沈殿分画を直ちに冷凍保存する．クリオプレシピテートの製造には大型冷却遠心機が必要となる．使用時には，30～37℃の温浴ですばやく解凍する．

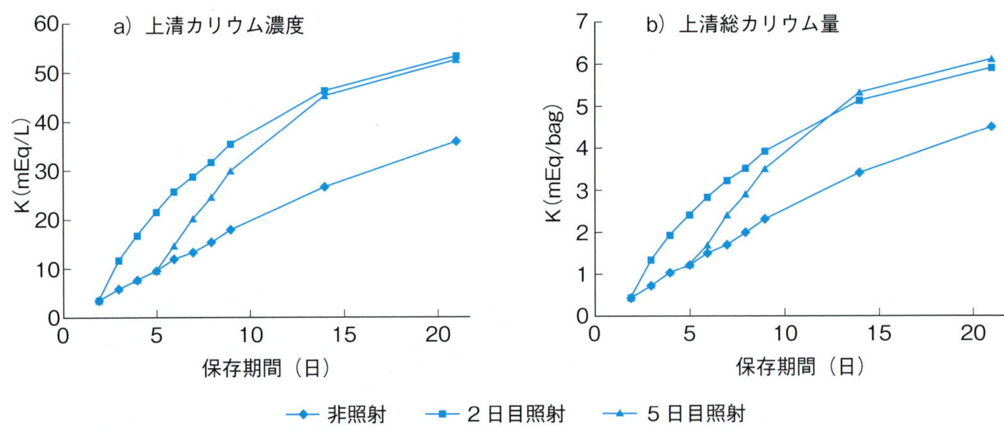

図II-18 400 mL 赤血球 MAP の照射後の上清カリウム値の保存中の変化（10 バッグの平均値）
（日本赤十字社輸血用血液製剤試験成績集による）

■ k．放射線照射について

致死的な輸血後移植片対宿主病（post-transfusion graft versus host disease: PT-GVHD）の発生を予防するために，新鮮凍結血漿を除く全ての輸血用血液について，放射線を照射した製剤が血液センターの製造品目に入っている．すなわち，人全血液，赤血球液，洗浄赤血球液，解凍赤血球液，合成血液，濃厚血小板，洗浄血小板，濃厚血小板 HLA，洗浄血小板 HLA のそれぞれについて照射製剤が供給され得る．血液センターにおいては X 線照射装置にて，15 Gy 以上で 50 Gy を超えない範囲で行われる．この線量で血液製剤中のリンパ球は増殖能力がなくなり，輸血後移植片対宿主病を防ぐことができる．血液センターや医療機関において放射線を照射する場合には，血液のどの部分においても上記の線量が確実に照射されていることが保証されなければならない．そのためには，照射装置内の線量分布を定期的に調べることと，照射作業において，設定された条件で照射が行われたことを毎回何らかの方法で確認することが重要である[1]．照射製剤を輸血したにもかかわらず GVHD が起こった事例が報告されており[2]，さらに高い照射線量を推奨している論文もある[3]．欧米では 25 Gy 以上の照射が普通である．

放射線照射によって血液製剤が受ける影響のうち臨床的に最も問題となるのは，赤血球膜が放射線により障害を受けて細胞内からカリウムが湧出してくることである．上清のカリウム濃度は照射後2・3日の間に速やかに上昇し，その後は非照射製剤と同じ割合で漸増する．400 mL 採血由来の赤血球濃厚液に 15 Gy 照射した場合，照射時期によらず採血後 21 日目には，1 バッグあたり最大 7 mEq のカリウムが蓄積する 図II-18，未熟児，新生児，腎機能の低下した患者，急速大量輸血を必要とする患者などでは，照射後日数の経った赤血球製剤を輸血する場合には注意が必要である．カリウム吸着フィルターが市販されており，輸血ラインに組み込むことによって製剤中の 80％以上のカリウムを吸着することができる．

放射線照射によって赤血球膜が何らかの理由で「硬く」なり，変形能が低下することがわかっている[4]．理論的には，これが末梢組織レベルでの呼吸に影響を及ぼすことが予想されるが，明らかな臨床的事実を把握するのは困難である．また，放射線照射がウイルスや細菌に突然変異を起こしてそれらを活性化させる可能性は否定できない．リンパ球や血液幹細胞にとっては，その突然変異を起こすレベルを超えて細胞死を起こす線量であり，発癌などの問題はないと思われる[5]．

■ l．保存前白血球除去について

健康なドナーの血液は通常，4,000〜12,000/μL の白血球を含んでおり，血液製剤1バッグ中には 10^8〜10^9個の白血球が含まれていることになる．この白血球が血液製剤と一緒に患者に入ると次のような種々の副反応が起きることが示されている．白血球上のHLA抗原をはじめとするアロ抗原により患者を免疫し，患者に抗白血球抗体を産生させる[6]．患者が抗白血球抗体をもっているときに，対応する白血球抗原をもつ血液が輸血されると発熱反応が起きる[7]．血液製剤の保存中に，白血球が産生するサイトカインなどの生理活性物質が上清中に蓄積し，それが輸血患者に発熱，炎症反応や免疫抑制作用などを引き起こす．白血球が産生するエラスターゼなどの酵素が製剤中の血球を障害する．生きた白血球そのものが患者に免疫変調作用を起こす[8,9]．エルシニア・エンテロコリティカなどの細菌は白血球に貪食されたまま生存し，それが輸血によって患者に移入される．サイトメガロウイルスが白血球に結合した形で患者に移入される．

これらの副反応を少なくするために[10]，採血された血液は白血球が除去されたのちに保存される．一部の成分採血装置では特殊な採血回路により白血球が除去されるが，その他の成分採血装置と全血採血の場合は，採血された血液を白血球除去フィルターを通して白血球を除去する．残存白血球数についての国の基準は，95％の信頼度で95％の製剤が1×10^6個以下の残存白血球数であることとされている．この基準を達成しているかどうかを確認するために，血液センターは膨大な数の抜き取り試験を行っている．実際には約99％の製剤が10^4か10^5個レベルの残存数を達成している．MAP添加赤血球液でしばしば発生していた凝集塊が，白血球除去が行われるようになってからはほぼ皆無となった．

ここで，日本赤十字社の血液センターから供給される製剤に共通して行われている検査の項目をあげる．また（　）内に検査法を示す（2017年現在）．これらすべての検査について基準に合格したものだけが医療機関に供給される．

ABO血液型検査，RhD血液型検査，不規則抗体スクリーニング，梅毒抗体，HBs抗原検査，HBc抗体検査，HBs抗体検査，HCV抗体検査，HIV-1/2抗体検査，HTLV-1/2抗体検査，ヒトパルボウイルスB19抗原検査（以上感染症に関する血清学的検査はすべてCLEIA法による），HBV/HCV/HIV核酸増幅検査（NAT，個別サンプル検査）

CMV抗体検査については，医療機関から要請があり次第，随時検査が行われる．

2 赤血球製剤

■ a．赤血球保存法の評価について

赤血球製剤はガス透過性のある塩化ビニル製バッグに入れられて2～6℃で保存される．現在行われている液状の保存では，赤血球の代謝を完全に止めることは不可能であり，また保存に特異的な何らかの障害も受ける．赤血球製剤の保存中には不可避的に溶血が起こり，血漿または上清中にヘモグロビンが遊離してくる．遊離ヘモグロビンは輸血患者に種々の副反応をもたらすので，溶血のレベルは赤血球製剤の品質の簡便で有用なマーカーである．米国FDAの溶血の基準は，保存最終日で1％を超えないこととされているが，日本では遊離ヘモグロビンの濃度は規定されていない．

赤血球製剤の最終的な評価には，輸血された赤血球の24時間後の回収率をみなければならない．これには，^{51}Crなどでラベルした赤血球の輸血後24時間の回収率を計測する必要がある．保存障害を受けた赤血球は輸血後速やかにマクロファージ系細胞によって末梢血中より除かれるが，この除去される赤血球の割合は24時間後で最大30％程度といわれる．したがって一般には回収率は70％以上であることが最低条件とされている[11]．アメリカFDAの基準は75％以上である[12]．輸血後24時間での回収率は，保存期間が短いほど高い．しかし，24時間時点で生存していた赤血球は，それまでの保存期間が短いものも長いものも末梢血中でほぼ同じ生存期間を示す[13]．

赤血球の変形能が保たれていることも保存法に課せられた重要な課題である．変形能は，末梢組織にくまなく酸素をゆきわたらせるために重要な赤血球の機能のひとつである[14]．変形能は採血直後でも個人差が大きく，保存中のその低下の程度にも個人差があるとされるが[15]，血液センターで個々の採血血液に対する評価をするまでには至っていない[16]．低温保存中に赤血球の変形能は有意に低下するが，こ

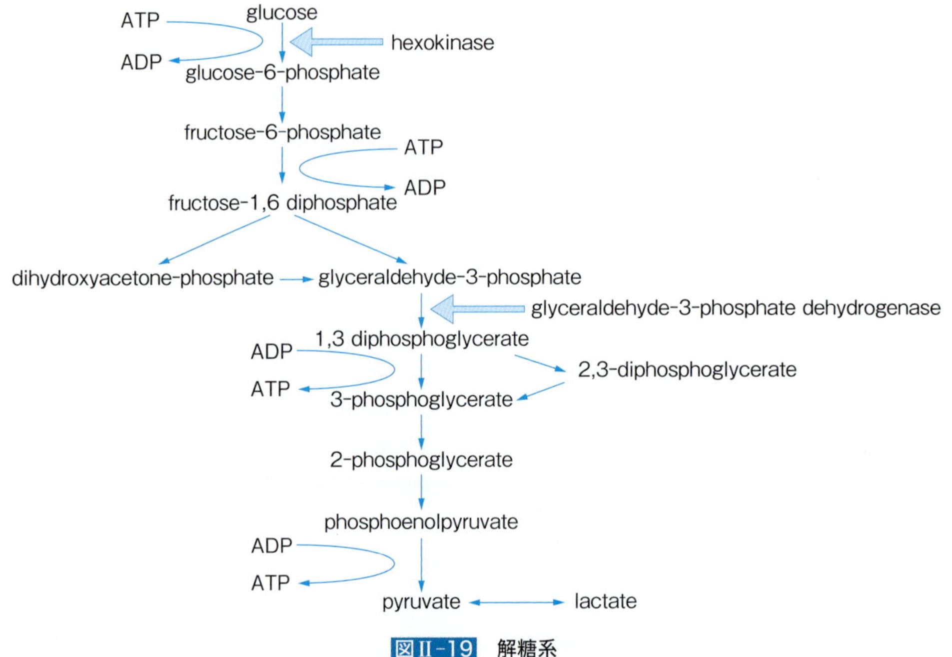

図II-19　解糖系

れが，輸血によってもたらされる原因不明の全身的予後不良とどのように関係するかは，これから解明すべき課題である．

最後に，本来の輸血の目的である赤血球の酸素運搬能が十分に保持されていることが必要であるが，ここでは2,3ジフォスフォグリセリン酸(2,3-diphosphoglycerate: 2,3-DPG）が重要な働きをしている．

b．赤血球の代謝

赤血球のエネルギー代謝の90%以上は嫌気的解糖系が占めている．赤血球はグルコースのみをエネルギー源として利用し，1モルのグルコース，2モルのADP，2モルのリン酸から，2モルの乳酸と2モルのATPを生成する 図II-19．このATPが，赤血球の特殊な形態を維持したり，膜イオン勾配を維持するためのエネルギー源となっている．解糖系中間体の1,3-diphosphoglycerateが3-phosphoglycerateに変わるところで，2,3-diphosphoglycerate（2,3-DPG）を介するバイパスが存在するが，ここで産生される2,3-DPGは，ヘモグロビンの酸素結合能を調節する重要な物質であり，赤血球の保存の際に問題となる．赤血球にはクエン酸回路や電子伝達系は存在しない．

エネルギー代謝の残りの約10%は五炭糖リン酸経路（pentose phosphate pathway）が占める．この経路はNADPHを産生するので，脂肪酸やステロイドホルモンの合成が盛んな組織で活発であるが，赤血球においては，血球膜物質などが酸化的損傷を受けるのを防ぐ意味がある．

この他，赤血球内ではヌクレオチド代謝が盛んで，アデニンと五炭糖リン酸経路から得られるリボース，さらにリン酸とからアデニンヌクレオチドが生成される．このため赤血球保存液にアデニンを加えると，これは積極的に利用されて，エネルギー運搬体としてのヌクレオチドプールが大きくなる．

c．保存赤血球の酸素運搬能

赤血球内外の酸素分圧と，ヘモグロビンの酸素飽和度の関係を表した曲線が酸素解離曲線であり 図II-20，直線ではなくS字型カーブを描く．たとえば末梢組織におけるように，酸素分圧があるレベルより低くなると，ヘモグロビンは酸素を解離する傾向が急に強くなる．この曲線を全体として左右に移動させる条件，すなわちヘモグロビンの酸素親和

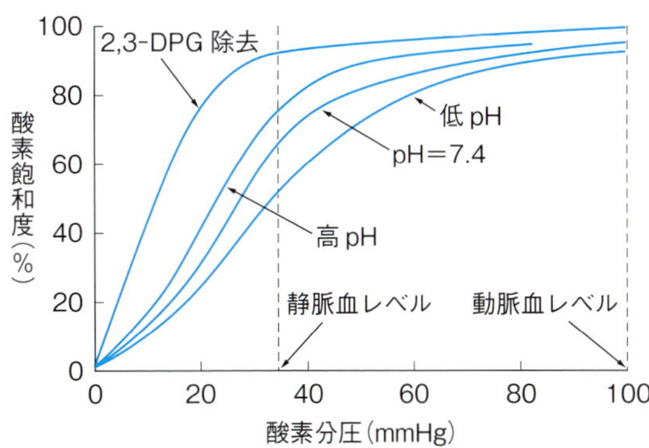

図Ⅱ-20　ヘモグロビンの酸素解離曲線

性を変える条件がいくつかある．pH が低下するほど曲線は右方に移動する（ボーア効果）．これは H^+ がヘモグロビンのアミノ酸残基（主にヒスチジン）に結合することによって招来される．このため末梢組織のように pH の低いところでは，軽度の酸素分圧の低下によっても酸素を解離しやすくなる．CO_2 分圧が高くなっても同じことが起こるが，これは pH の変化と同義である．

2,3-DPG は，前述のように解糖系のバイパスでの産物であり，ヘモグロビンの β サブユニット間の分子間ポケットに，そのリン酸の陰性荷電によって入り込み，ヘムの酸素結合を妨害している[17]．2,3-DPG が酸素親和性を調節している例として，たとえば高地に居住すると 2,3-DPG が増加し，末梢組織での酸素の放出が促進される．臨床的には，慢性肺疾患，心不全，貧血などの患者でも 2,3-DPG が増加している．以上を概念的に式であらわすと次のようになる．

$CO_2 + H_2O$ ←carbonic anhydrase→ $H_2CO_3 \Longleftrightarrow H^+ + HCO_3^-$

$Hb(O_2) + nH^+ \Longleftrightarrow (H^+)_n Hb + O_2$（ボーア効果）

$Hb(O_2) + DPG \Longleftrightarrow Hb(DPG) + O_2$

赤血球を低温に保存すると，解糖系が抑制されて 2,3-DPG の産生は急速に減少する．赤血球の最も重要な機能である酸素運搬能そのものは 6 週間の保存でも十分維持され，バッグの高いガス透過度により外気の酸素圧に沿ってバッグ内の PO_2 は上昇し，長期保存された赤血球製剤のヘモグロビンの酸素飽和度は 99％に達している[18]．しかし，2,3-DPG が枯渇してヘモグロビンの酸素親和性は高まっている．このような赤血球製剤を輸血された場合には，末梢組織においてヘモグロビンが酸素を放出しにくいため，臨床的に問題が起こる可能性が出てくる．しかし一般には，赤血球が流血中に戻されると，周囲の生理的な pH によって赤血球の諸酵素は再び活性を取り戻す[19]．解糖系の代謝も盛んになって 2,3-DPG も産生され，ヘモグロビンも生理的な酸素親和性に復する．2,3-DPG 値が正常値近くまで戻るまでの時間については，数時間から 48 時間[20-22]まで，報告によって大きなばらつきがあるが，一般には数時間と考えられているので，問題は少ないとされている．輸血される量が循環血液量に比して小さい場合には，あまり大きな問題とはならないが，一部の開心術や血管外科，移植手術などのように，循環血液のほとんどが保存血液の輸血で置き換えられるような場合には，末梢組織レベルで低酸素血症が招来される可能性がある[23,24]．患者が重篤なアシドーシスの状態にある場合などには 2,3-DPG の産生がさらに遅れる可能性もある．元来赤血球輸血は，組織での呼吸を維持するために必要な，ぎりぎりの段階で初めて施行されるはずのものであるから，その輸血される赤血球が酸素を末梢組織で効果的に放出できないとなれば輸血の意味がなくなる．したがって理想的には赤血球の保存法は，この 2,3-DPG を適正量維持できるものであることが望ましい．保存温度が高くなったときの赤血球の代謝は非常に早く[25]，2,3-DPG は ACD 全血の場合，21℃で 6 時間保存したときに約 20％，37℃で 6 時間保存したときには約 80％減少する[26]．したがって全血は採血後可及的速やかに低温に保存することが望ましい．

＊赤血球の rejuvenation（若返り化，再活性化）[27]

アメリカ合衆国では，42 日間の有効期間を過ぎた赤血球製剤にピルビン酸，リン酸塩，イノシン，アデニンの水溶液を加えてインキュベートし，2,3-DPG 値を高めて，ある条件下で再び医療機関に供給するシステムがある．元来，このシステムは，赤血球製剤が不足しがちな状況に対応すべく考え出されたものであるが，酸素運搬能の付与という，赤血球輸血の本来の意義を考えれば，赤血球製剤の通常の保存においても再考しなければならない問題であろう．2,3-DPG を増加させるのにフォスフォエノールピルビン酸の添加が相乗効果をもたらすことが示唆されている[28]．

赤血球のもう一つの重要な機能に，赤血球膜の Band 3 蛋白にある炭酸脱水酵素〔carbonic anhydrase (anion exchanger)〕による CO_2 の取り込みと運搬がある．$CO_2 + H_2O \Longleftrightarrow H_2CO_3$ の反応はもともと緩徐なものであるが，末梢組織から血中に入った CO_2 は赤血球膜を容易に通過し，赤血球内でこの酵素の働きで速やかに H_2CO_3 となる．H_2CO_3 はすぐ H^+ と HCO_3^- とになり，HCO_3^- は膜輸送蛋白である Band 3 蛋白の働きにより血漿中の Cl^- とひきかえに赤血球外に出される．結局 CO_2 は HCO_3^- の形で肺に運ばれ，肺においてはこれらと逆の反応が起こる．炭酸脱水酵素は，長期の赤血球保存によっても活性は低下しないと考えられていたが[29]，保存中の酸化ストレスによって変化を受け，クラスターを形成して Band 3 に対する自然抗体に認識されるようになり，網内系によって排除される可能性が指摘されている[30,31]．

■ d．保存による赤血球代謝の変化

製剤の保存による赤血球の機能的・形態的変化は「保存障害」(storage legion）とよばれている．そこで起きている生化学的変化の主なものは，細胞内エネルギーの枯渇，イオン平衡の乱れ，酸化ストレス，酸素運搬能の変化である．

赤血球製剤を 2〜6℃ に保存することによって解糖系の反応は抑制され，ATP の産生が少なくなる．ただわずかながらも反応は進んでグルコースは減少し，一方最終産物としてのピルビン酸や乳酸が蓄積するため，次第に pH が低下してくる．pH の低下は解糖系そのものを抑制するとともに，2,3-DPG を脱リン酸化して 3-PG に変えるフォスファターゼの活性を高め，2,3-DPG が早期に枯渇する．

また低温保存により，細胞膜の Na-K ポンプ（Na-K-ATPase）は麻痺した状態となり，ATP の減少と相まって，時間の経過とともに細胞外すなわち製剤上清中のナトリウム濃度は低くなり，カリウム濃度が高くなる．これは，輸血される患者の状態によっては危険な状態を招来しかねない．細胞内外の Na-K 平衡の乱れに伴って，Na 流入と共役する Ca の細胞外への汲み出しが低下し，また ATP の減少による ATP 依存性の Ca ポンプの機能低下と相俟って，赤血球内にイオン化カルシウムが蓄積する．これは直接的に，カルシウム依存性カリウムチャンネルの開放やカルシウム依存性のプロテアーゼの活性化などにつながり，アポトーシス（eriptosis）を起こす原因となる可能性がある[32]．

保存により製剤内の酸化還元平衡も乱れてくる．これはグルタチオンの酸化型の増加と還元型の減少によって知ることができる[33]．また，スーパーオキサイドやヒドロキシラジカルなどの活性酸素も保存 2 週間目には最高値に達する[34]．これらの事実は，低温保存中も赤血球は酸化ストレスを受け続けることを示す．この酸化作用により，ヘモグロビン（Fe^{2+}）は酸素運搬能のないメトヘモグロビン（Fe^{3+}）に一部変わるが，解糖系で産生される NADH とシトクロームの働きで還元される．赤血球のスペクトリンをはじめとする構造蛋白が断片化し脂質も酸化を受けて，膜構造に変化をもたらす．さらに，グルタミン転移酵素などの細胞質の重要な酵素が減少することが知られている[35]．また，酸化脂質や膜由来のプロスタグランジン類が製剤の上清に高濃度に蓄積し，これらは輸血関連肺障害や輸血後の炎症反応などに関与することが提唱されている[36]．血液型抗原をはじめとする表面抗原が変化を受けて，輸血患者において血中に存在する IgG 自然抗体の認識するところとなり，肝臓のクッパー細胞などによって速やかに血中から除かれるようになる．また，膜の外翻も起きてフォスファチジルセリンが表面に出，アポトーシスに似た状態になる[37]．これも赤血球の崩壊につながると考えられている．また“Do not eat me”シグナルとして知られる CD47 分子も，立体構造の変化をきたしてマクロファージに貪食されやすくなり，輸血後の末梢血での短い寿命の原因の一つとなる[38]．また蓄積した活性酸素により，添加液などに過量に含まれるグルコースが種々の蛋白に結合し（glycation），赤血球膜の可塑性に影響をあたえることが考えられる．

JCOPY 498-01913

保存中の赤血球は上記のように不可避的に膜に障害を受け，その結果血漿または上清中にヘモグロビンが遊離してくる（溶血）．遊離ヘモグロビンは，輸血患者に直接的な臓器障害や血圧上昇をもたらす．一酸化窒素（NO）は血管内皮細胞により産生され，血小板凝集抑制作用や，血管平滑筋弛緩作用などをもつ．遊離ヘモグロビンはNOと素早く反応してその血管平滑筋弛緩作用をブロックし，血管を収縮させる．NOは赤血球膜に隔てられた赤血球内のヘモグロビンとは反応しづらいが，血漿中の遊離ヘモグロビンには容易にスカベンジされ，血圧が上昇する[39]．したがって，保存期間が長くなって溶血の亢進した赤血球製剤の輸血は末梢血管の収縮を伴う危険がある．膜に包埋されていないヘモグロビン代替物（いわゆる人工血液）が著明な血圧上昇を示すのも同じ理由による[40]．

■ e．赤血球形態の変化

赤血球は，周堤の盛り上がった円板の形（discocyte）をしていて，表面積が広くガス交換の効率が高くなっている．また自分の直径より狭い毛細血管を，変形しながら通過する能力もこの特殊な形態によるものと考えられている．ATPが減少してくると赤血球はまず金平糖状のechinocyteとなり，次いで球状のspherocyteとなる．Spherocyteになると，ATPを増やしてやっても本来のdiscocyteの形に戻ることはできない．この形状の変化とともに変形能が低下し，上記の生理的な機能を効率的に行うことが不可能となる．赤血球の形態の維持にはNa-K-ATPaseが重要な役割をはたしている．このように赤血球内のATPレベルは，赤血球形態やひいては輸血後の生存率と密接に相関しており[41,42]，赤血球の保存においてはATPをいかに涸渇させないかが重要な課題となり，保存法を評価する際の目安ともなる．赤血球膜の脆弱性をみる試験として浸透圧抵抗性試験がある．これは，赤血球浮遊液の電解質濃度を低くしていって，どのレベルで溶血が起こるかをみるものであるが（Parpart法），ATPが枯渇する頃には軽度の浸透圧の低下でも溶血をみるようになる．一方，赤血球膜の変化はATPの減少のみによるものではなく，たとえばpHの低下により，赤血球のもつ種々の酵素の活性が低下して，膜の生理的状態を保てなくなることも大きな原因である．

赤血球膜の障害は他の細胞成分によっても影響を受ける．特に，崩壊していく顆粒球から放出されるエラスターゼなどの蛋白分解酵素，生理活性物質，活性酸素などは直接に赤血球膜を障害し，溶血を亢進させる．保存前白血球除去はこの障害を少なくする．

保存中の赤血球形態の不可逆的な変化として膜微小胞（microvesicles）の産生がある．これは膜構造を保ったまま断片化された直径50～100 nmの小胞で，マイクロパーティクルともよばれる．赤血球の場合はechinocyteの突起からちぎれるようにして産生される[43]．細胞質成分も含んでおり，したがってヘモグロビンも含んでいる．Microvesicleが放出され続けると，echinocyteの膜面積は小さくなって赤血球は最終的にspherocyteとなる．Microvesicleの産生は生体内では赤血球の老化の生理的な過程と考えられるが[44]，血液の人為的な保存中にはその産生が助長され，製剤の保存障害のマーカーともみなされている．Microvesicleは炎症や血液凝固[45]を惹起する要素となること，また血管拡張作用のあるNOを，血漿中の遊離ヘモグロビンと同様に高効率にスカベンジして，強力な血管収縮作用をもたらす[46]ことが示されている．赤血球製剤中の増加したmicrovesicleが，輸血された患者での副反応の発生にどのようなメカニズムでどの程度寄与しているかは十分には明らかでない．

赤血球製剤を現在血液センターで行われている方法で保存すると，上述のように赤血球に幾多の生化学的な変化が生じ，それを基にした赤血球の好ましくない形態学的変化も起こる．しかしながら，このような製剤を輸血された患者において，具体的に製剤のどの変化がどのような臨床的病態を生じるかについてはよくわかっていない．保存期間の短い製剤と長い製剤を輸血された患者での全身的な予後の違いについては，感染症の発生率，腎障害の頻度，多臓器障害の頻度，病悩期間，ICU滞在期間，入院日数，死亡率などについて，多くの研究がなされてきたが[47-51]相反する結果が相半ばして結論はまだ出ていない．

■ f．抗凝固液

抗凝固液の主体はクエン酸ナトリウム〔Na-citrate，$C_6H_5O_7Na_3$〕である．これは，血液凝固に必須なイオン化カルシウムを，次の反応でキレートすることによって血液凝固を阻止するものである．

$3Ca^{2+} + 2Na_3(\text{citrate}) \rightarrow Ca_3(\text{citrate})_2 + 6Na^+$

通常の血液製剤では，クエン酸ナトリウムは過剰量加えられているので，患者に輸血されたときに，患者血中のイオン化カルシウム濃度を下げてしまう可能性がある．臨床的には大量輸血のときや，肝疾患患者，乳幼児への輸血の際に問題となりうる．

凝固を阻止するという意味では，採血された血液にクエン酸ナトリウムを加えるのみで十分であるが，赤血球をより良い条件で保存する目的で，その他の物質が加えられている．グルコースは赤血球の主要な代謝である解糖系の基質として十分量加えられている．クエン酸ナトリウムとグルコースの水溶液をそのままオートクレーブすると，茶色にカラメル化してしまうので，これを防ぐためにクエン酸を加えて pH を下げてある．意外なことに，pH が低下することにより赤血球の生存率がかえって改善された．これは，保存により pH が下がると，赤血球の障害が進む事実と矛盾するようであるが，許容できる pH の範囲では，低い pH の方が代謝が進まず，エネルギーが枯渇しないことの効果の方が大きいことに由来する．これは，高い pH ではヘキソキナーゼ（グルコキナーゼ）の活性が高まり，ATP 合成に入る前のグリセルアルデヒド 3-リン酸脱水素酵素が抑制され，ATP が早期に涸渇するためである 図 II-19．以上のクエン酸ナトリウム，クエン酸，グルコースの 3 者の水溶液が ACD 液[52] 表 II-15 である．

これに対し現在世界中で圧倒的に多く使用されているのは CPD 液[53]である．これは ACD のクエン酸を約半分にしたうえ，緩衝作用と，ATP などの産生の原料に資することを目的として，リン酸塩（NaH_2PO_4）を加えたもので 表 II-15，pH がやや高くなっており，これにより少なくとも保存の初期では，赤血球製剤の pH は高めに保たれる．ACD 血と CPD 血を比べると，輸血後の赤血球の生存率には大きな差はないが，保存中の ATP と 2,3-DPG の減少が CPD 血では有意に少ない．特に 2,3-DPG は，ACD 血では 2 週間目でほとんどゼロになるのに対し，CPD 血ではまだ 60％程度維持されている[26]．これは，2,3-DPG を脱リン酸化して 3-PG に変えるフォスファターゼが，低 pH で活性が高く，pH 7.2 以上では活性が低いことによる[54]．日本の血液センターでは，全血採血は CPD，成分採血（血小板と 480mLFFP）は ACD を抗凝固剤として使用している．第Ⅷ因子の活性は CPD の方がよく保たれる[55]．このためアメリカ合衆国では，凝固因子製剤用の血漿は ACD 採血の場合は 6 時間以内に凍結しなければならないが，CPD 採血の場合は 8 時間以内に凍結すればよいことになっている．また，後述する理由から，CPD にアデニンを加えて CPDA-1，CPDA-2，CPDA-3 も開発，使用されている．3 者の違いはそれぞれに含まれるブドウ糖とアデニンの濃度の違いのみである．

■ g．赤血球保存のための添加液 (additive solution)

先進国での輸血法はほとんど成分輸血であり，ACD または CPD で採血された全血は，通常遠心分離されて血漿と赤血球，時に血小板の画分に分けられる．遠心濃縮された赤血球の画分は血漿をごくわずかしか含まないため，赤血球の生理的活性を保つために，赤血球製剤の保存に適した添加液（additive solution）表 II-15 が加えられる．添加液のうちマンニトールを除いた各成分の働きは，十分な ATP 濃度を維持することにほとんど集約される．ATP の濃度は，pH とアデニン，リン酸塩の濃度に大きく左右される[56,57]．

アデニンを加えることで赤血球の保存期間を長くしうることは Gabrio[58]，中尾[59]らの基礎的な研究がもとになっている．前述したように，赤血球内はヌクレオチドの代謝が盛んで，アデニンを加えると ATP の合成が促進され，赤血球膜は生理的な形態を保持し，輸血後の生存率を高く維持できる．ATP 自身は赤血球膜を通過しないのでこれを直接加えることには意味がない．

アデニンの他に，グルコースが解糖系，五炭糖リン酸経路の基質として加えられる．これがなければ赤血球内のほとんどの代謝は止まりATPは早期に涸渇する．

赤血球膜を通過しないマンニトールは，浸透圧膜抵抗性を増して保存中の溶血を効果的に防ぐ働きがある[60]．マルトースでも同じ効果があるが，オートクレーブ時の安定性からマンニトールが採用されている．マンニトールの量は，脳浮腫の治療などに使われる量から比べるとはるかに微量で，臨床的に問題となることはない．マンニトールにはフリーラジカルのスカベンジャーとしての働きもある．

赤血球製剤に加えられる添加液として，欧米では表II-15にあげた，SAGM，AS-1などが使用されているが[61,62]，日本の血液センターではMAP液が使用されている[63]．MAP液の組成は他と大きな違いはないが，マンニトールの濃度が2〜3倍高いのが特徴で，浸透圧膜抵抗性が高く維持され，溶血が非常に少なくなっている．しかし，マンニトール濃度が高い分，NaCl濃度を低くせざるを得ず，全体として電解質強度が低い．マンニトールの影響でMCVが3〜5%小さくなるが，赤血球膜の粘弾性障害はむしろ少ない．その他CPDの成分を補う意味で，リン酸ナトリウム，クエン酸，クエン酸ナトリウムが少量加えられている．リン酸ナトリウムは緩衝作用をもつ他に，ATPや2,3-DPGの材料となることが期待され，実際比較的低濃度のアデニンでも，リン酸塩の添加によってATPは保存3週間目で80%以上，6週間保存後も約50%残存している[64]．pHについては，MAP液のpH（5.6）を反映して調整直後は6.95±0.05とやや低めであるが，その後の低下は緩やかで，3週目でpH 6.76±0.02である[64]．輸血後24時間生存率は，6週間保存後の赤血球を輸血した場合でも，80%と十分に高い[65]が，低温増殖性の細菌（*Yersinia enterocolitica*）などによる汚染の恐れがあるために，現在では使用期限は採血後21日となっている．

MAPを含め，添加液で保存された赤血球製剤の欠点は，2,3-DPGが早期に涸渇することである[25]．保存第1週で約70%，第2週では20%にまで下がってしまう（日本赤十字社内部資料）ことがわかっており，これから解決しなければならない課題である．

■ h．血液バッグと冷蔵保存

今日のすべての輸血用血液製剤は，可塑剤を加えた塩化ビニル製のバッグに入っているが，これは取り扱いやすさだけからの理由ではなく，この材質がCO_2を透過させて外気に放出し，バッグ内のpHが下がるのを防ぐ働きをしているからである．またバッグはディスポーザブルであり，血液バッグによる保存はガラス瓶による保存に比べてあらゆる点で優っている．

ポリ塩化ビニルに加えられる可塑剤は，現在ほとんどの場合フタル酸エステルの1つである，di (2-ethylhexyl) phthalate (DEHP) である．このDEHPが，血液を保存中に溶出してくること，そしてDEHPには精巣毒性などの細胞毒性があることが確認されている．可塑剤としてのDEHPそのものによる生体への有害事象はまだ確認されていないが，毒性のない可塑剤へ転換することが求められている．一方，血液中に溶けだしたDEHPは赤血球膜を安定化させて溶血を少なくするといわれている[66]．リスクとベネフィットを比較考慮しながら新しい可塑剤の導入が進むと思われる．

赤血球製剤は新鮮なうちに望ましい方法で凍結すると10年以上にわたってその生理的機能を損なわずに保存することが可能である．通常の血液事業ですべての赤血球製剤をこの方法で製造供給することは当然不可能であり，2〜6℃に保存することでできるだけ代謝を抑えて，エネルギーの枯渇と保存障害を少なくしている．低温での保存は，細菌の増殖を抑えるためにも必要なことである．

医療機関で赤血球製剤を保存する場合には，庫内のどの場所でも2〜6℃の温度を保証できる冷蔵庫・冷蔵室で管理することが必要である．さらには，警報装置や自記温度記録装置が装備されるべきである．適正な温度で在庫管理されていたかどうか疑わしい血液製剤は輸血に使用すべきではない．

3 血小板製剤

赤血球製剤の場合と同様に，プラスチックバッグが開発されたことにより，多血小板血漿またはバフィーコートの作成が容易となり，ここから効率的に血小板画分が得られるようになった．さらに，血小板の代謝が理解されるに伴い，酸素と二酸化炭素の透過性の良いバッグが考案され，また20〜24℃での振盪保存により血小板機能がよく保たれることがわかってきた．これらの進歩により，バッグに入った濃縮された血小板を約5日間保存することが可能となり，血小板濃厚液（platelet concentrate: PC）を輸血用血液製剤の1つとして輸血医療に供することが可能になった．

血小板は生体内の寿命が8〜10日と短く，またわずかの物理化学的刺激で活性化しやすいため，その製剤の調製・保存には今日においても解決すべき課題が多い．それらの主なものは，より血小板へのダメージの少ない採血法，保存期間を延長できる新たな方法と合成血小板保存液の開発，輸血後の臨床的効果を反映する製品検査法，凍結または低温保存の可能な血小板製剤の開発，細菌の混入や増殖を抑える方法の開発，さらに人工血小板の開発などである．

a．血小板採取法・保存法

200 mLまたは400 mL全血採血から血小板を分離するには次の2つの方法があり，いずれも3〜5人の全血から抽出された血小板をプールして1人の患者用とする．

1）PRP（platelet rich plasma，多血小板血漿）法

全血をまず軽遠心し，得られた多血小板血漿を別のバッグに移してこれを重遠心する．血漿を除き，ペレットとなった血小板を回収する．ドナーによって遠心条件を変えなければならない場合がある．また一般に白血球の混入が多い．2回目の遠心でペレットを作る際に血小板を活性化しやすく，時に不可逆の凝集を生ずることがある．

2）バフィーコート（buffy coat）法

全血をまず重遠心して血漿を別のバッグに分離する．バフィーコートをさらに別のバッグに移し，これを軽遠心して赤血球・白血球をペレットとし，上清を血小板画分とする．重遠心のときも血小板は赤血球層のクッションの上に載るので活性化はPRP法より少ないと考えられ，ヨーロッパでは主にこの方法で血小板製剤が作られる．どちらの方法によっても血小板の収率は採血された全血の44〜74%であり，大きな違いはない[67]．得られた血小板製剤の品質についても，臨床上問題となるような大きな違いは報告されていない[68,69]．

一方，1人のドナーから成分採血法によって血小板を大量に採取することができる．日本の血液センターでは，血小板製剤はすべてこの方法で作られる．得られる血小板浮遊液の品質は成分採血の機種によって違いがある[70]．白血球の混入率も機種により大きく異なるが，混入数の多いものは最終的には白血球除去フィルターによって除去される．成分採血の利点は，複数ドナーの血小板のプーリングがないため，ウイルスなどの感染性因子の拡散がないこと，HLAタイプの指定されたドナーから1回の輸血分の血小板採取が可能であることなどがあげられる．

これらの方法で採取された血小板は，酸素・二酸化炭素の透過性の良いバッグに入れられて22℃（20〜24℃）で保存される．呼吸が十分に行われるためには，血小板濃度が適切であること，バッグも適度の表面積をもつことが必要である．表面積が広すぎると血小板との接触が多くなって活性化を起こしやすいので，適度の大きさのバッグが使用されている．バッグは静置せずに水平に1分間約60サイクルの速さで緩やかに振盪させる．振盪が止まると局所での血小板の代謝が嫌気性となりpHが下がりやすくなるが，24時間までの静置であれば*in vitro*データ上では輸血に不適格なレベルにはならない[71]．日本でのPC製剤の有効期限は製造後4日間（採血日を1とした場合，4日目の深夜12時まで）であるが，欧米では5日間が普通である．

b．輸血された血小板の動態

ヒト生体内での血小板の寿命は8〜10日であり，ある時点でサンプリングした血小板の平均寿命は4〜5日である．したがって採血して得られた新鮮な血小板の輸血後の平均生存日数は，PC製剤調製中にまったくviabilityが低下しなかったとして，たかだか4〜5日ということになる．現在導入されている

JCOPY 498-01913

条件で5日間保存したときには平均生存日数は3.1～3.2日といわれている[72]が，保存条件を最適なものにすることによって，体外での保存期間を体内での寿命より長くできる可能性が示唆されている[73]．

血小板製剤の品質を評価する場合，いくつかの *in vitro* の評価法があるものの，最終的には輸血後の臨床状態の改善の程度で評価するべきである．臨床的に出血傾向があるか予想される患者では出血イベントの程度と頻度が減少すること，または出血時間が短縮すること，検査所見としては血小板数が期待通りに上昇することが評価の基準となる．しかし実際の臨床においては，患者の全身状態が，得られる所見を左右する場合が多い．すなわち，抗血小板抗体の存在，発熱，DICの合併，感染症や脾腫の存在などが，輸血後の血小板増加率を大きく低下させるし，出血傾向などは，破綻している血管の部位や太さ，凝固系の異常の有無などにも左右されるのはいうまでもない．

したがってPC製剤の品質を定量的に評価する場合には，患者の代わりに正常人を用いて，^{51}Crまたは^{111}Inなどのアイソトープでラベルした自己血小板の輸血後の回収率と生存率を算出することが行われる．この際，同一個人から新たに採血して調整した新鮮な自己血小板を異なるアイソトープでラベルし，保存した血小板と同時に注射してデータを取ると，より正確な血小板の機能の比較ができる[74]．そして輸血後1時間とその後1日から10日までの回収率を出すことによって平均生存日数が計算できる．成分採血装置で採取して標準的な保存法で4～18時間保存したPCの，輸血後の回収率は56%，平均生存日数は4.7日というが標準的な数値である[72]．アメリカFDAの基準は，95%信頼区間の最小値で表すと，回収率が新鮮対照の67%以上，生存率が58%以上というものである[75]．日本や欧州ではこのような基準はない．

血小板は輸血されると通常その1/3が脾臓に捕捉されるといわれており，これが回収率に影響している．しかし一方，viabilityの低くなった血小板も生理的な条件に戻ることによって若返りを受けて機能を取り戻し，また末梢血中に入るとも考えられている[72]．いずれにしても *in vivo* モデルを利用したPC製剤の評価には限度があり，またルーチンの工程検査として実施することも不可能なため，後述するような *in vitro* の検査法が考案されている．

血小板は，損傷を受けた血管部位において止血を行うのが主な機能であるが，正常の血管においても生理的な機能を果たしている．隣り合う血管内皮細胞の間の「すき間」を物理的に埋めたり，その分泌物によって内皮細胞のバリアー機能を強固にし，また血管新生を促している[76]．したがって，全く健康な個体においても血小板は常に一定数消費されている．このため，血小板数があるレベル以下に減少すると，外傷がなくても自然に出血が起こることがある．現在出血傾向のない血液疾患患者にPC製剤を予防投与するのは，上記のような血管内皮の生化学的・形態学的構築を維持するためである．このような場合には，できるだけ保存障害の少ない活性化されていない血小板を輸血するのが適切である．一方，出血傾向が明らかな患者に輸血する場合は，ある程度活性化した血小板が輸血後すぐに機能を発揮し，臨床効果が認められることが観察されている[77,78]．しかしながらこの場合輸血した血小板の生存期間は著しく短くなる．このように，PC製剤を評価する場合には，輸血の目的，あるいは輸血される患者の状態によって視点を変えなければならない[72]．

c．血小板の保存障害

血小板は採取から輸血に至るまでのさまざまのステップで障害を受け（保存障害，storage legion），viabilityが低下する．保存障害をもたらす原因には大きく分けて2つある．血小板のエネルギー代謝が進んでその環境が血小板の生存にとって不利になることと，血小板自身が周囲からの物理的・化学的な刺激により活性化が進み，輸血後に十分に機能を発揮できない状態に陥ることである[79]．

1）血小板のエネルギー代謝と保存障害

血小板はその本来の機能としての粘着・凝集を起こしていない状態においても一定のエネルギーを産生しており，活発な代謝を営んでいる細胞である[80]．そのATPを常に蓄えておくことによって，刺激があった場合に迅速に活性化と機能発現を示す．

血小板の細胞質部分にはグリコーゲンが蓄積されており，他の有核細胞と同じく解糖系が機能している．一方血小板にはミトコンドリアがあり，クエン酸回路が機能している．酸素の供給が十分な*ex vivo*の保存状態にある血小板の場合，ATPの85％は酸素を消費するクエン酸回路によって，また残りの15％が嫌気的解糖系によってもたらされる[81]．乳酸の直前の中間産物であるピルビン酸はアセチルCoAを経てクエン酸回路につながるが，血小板ではピルビン酸のほとんどが乳酸に変わり，クエン酸回路には入らない[80]．したがって，旺盛な酸素消費を伴うATP産生の基質が何であるかは大きな疑問であった．今日では血小板は，アミノ酸であるグルタミン[82]，パルミチン酸やオレイン酸をはじめとする脂肪酸[83,84]，トリグリセリド，クエン酸回路の中間体であるクエン酸[85]などを基質として酸化的リン酸化に用いることができることがわかっている．血小板は環境のこれら基質の濃度や酸素分圧などによって代謝経路を取捨選択し，盛んにATPを産生していると考えられる[86]．血漿に多量に存在する脂肪酸の場合は，やや複雑な膜輸送ののちミトコンドリア内でβ酸化を受けてアセチルCoAを産生する[84]が，これが血小板のクエン酸回路の主な基質となっていると考えられる．酢酸は末梢血中にはわずかしか存在しないが，水素イオンと補酵素Aの存在下でアセチルCoAを経て容易にクエン酸回路に入り，好気的に代謝される[80,87]．このため，これまで開発されてきた血小板保存液には酢酸塩が添加されている．血小板では，グルコースを基質とするペントースリン酸回路も機能している．

しかしながら多くの保存液の検討結果から，ATPの大部分が好気的代謝からもたらされるとしても，血小板においては解糖系が一定レベル働いていることが必要であるとされている[88,89]．血小板の解糖系からは乳酸が産生され，生体の場合は血液の緩衝系や肝臓での乳酸代謝によって問題は起こらないが，PC製剤として人工的に保存する場合にはバッグ内に乳酸が蓄積する．この水素イオンは血漿中の重炭酸イオンHCO_3^-によって緩衝されるが，血漿中のHCO_3^-は比較的少なく，乳酸を緩衝しきれなくなると急激にpHが下がり始める．CO_2が気体となって逃げることができない条件下ではpHの低下が促進される．したがって，血小板浮遊液を容れるバッグの材質は，酸素と二酸化炭素の透過性の良いものであることが必須の条件である．現在使用されているPC製剤用バッグは，ガス透過性が十分に保たれたものである．

pHの低下は血小板にとって最も有害な条件で，pHが6.8になると生理的な代謝が損なわれ始め，6.7になると形態が円盤状から球状に変わり始める．6.2以下になると血小板の融解が起こる．PC製剤としての許容できるpHの限界は6.4付近といわれる[90,91]．低酸素状態はATPの欠乏をもたらし，正常な円板型の形態の維持を不可能にする．またATPが欠乏することによって，血小板による輸血後の生理活性物質の分泌や，粘着・凝集が充分に行えなくなる．

2）血小板の活性化と保存障害

現在行われているPC製剤の製造・保存法においては，採血から患者への輸血までの多くの段階で，種々の物理的・化学的な刺激により血小板は程度の差はあれ活性化される．活性化のアゴニストとなる条件には，採血・遠心・分離・振盪時の機械的刺激，プラスチックバッグとの接触，低温などがある．機械的刺激の重要性は，ずり応力の存在が血小板の凝集に大きな影響を及ぼすことからも類推できるが，たとえばPCの水平振盪と観覧車タイプの攪拌とを比較すると，前者においてviabilityがより保たれることが知られている[92]．

血小板輸血の最大のリスクは，その室温保存による細菌の増殖であり，それを回避するために血小板製剤の低温保存が試みられ，また実際に1970年代には低温に保存されたPC製剤が使用されていた[93]．4℃に保存された血小板は22℃保存のものよりも粘着・凝集能が高く，アゴニストへの反応も良い[94-96]．しかし，低温保存の血小板は輸血後の寿命が短く，血液疾患患者などへの予防的投与が多くなった現在では目的にそぐわない製剤となった．Hoffmeisterらは，生存率が低くなるメカニズムを精力的に調べている[97]．短時間低温に保存すると，

GPⅠbαとNアセチルグルコサミンがクラスターを作り，それが肝臓マクロファージのβ2インテグリンに認識されて貪食される．また長時間低温に保存すると，GPⅠbαのクラスタリングと共に脱シアル酸によるガラクトース残基の露出が起こり，これが肝臓のAshwell Morell receptorに捕捉されて末梢血中から除かれる[97]．

今日，PC製剤の細菌汚染が問題となっている折から，低温保存PC製剤の利点が見直されつつある[98]．PC製剤を血漿35%/血小板保存液65%として血漿由来のフィブリノーゲンを少なくしておくと，保存中の血小板の凝集が起こらず，機能も2週間良好に保たれるという報告がある[99]．また凍結血小板製剤の効用も以前より喧伝されている．これはPC製剤にDMSOを加えて遠心し，上清を除去後に凍結したもので，使用時には洗浄することなくそのまま輸血する．戦場での医療に実際に使用されているが，その血小板の回収率は通常のPC製剤より低いものの生存日数はほとんど同じで，臨床効果も十分にみられるという[100]．

その他，保存中に凝固系がいくらかでも亢進してトロンビンが形成されると，その強力な血小板活性化作用を受けてしまう．また，赤血球に由来すると思われるADPによる血小板の活性化や，抗凝固剤の影響なども考えられている．採血後の活性化だけではなく，元来血小板機能は個人差がある上に，血小板がドナーの血中で活性化されている場合があり，たとえば，喫煙，高脂血症，高血糖，運動，ストレスなどによって活性化が起こることがわかっている[101,102]．

保存中に観察されるこれら活性化による血小板の変化は，温和な生理的アゴニストによる活性化によって起こる変化に近似しており，現在行われている保存法では，保存中の穏やかな活性化の進行を完全に止めることはできない．この活性化を少しでも抑えて血小板を静止期に近い状態で保存できれば，輸血後の機能や生存期間を生理的な状態に近く維持できると考えられる．また，活性化を抑えれば代謝全体が抑制されてpHの低下も防ぐことができる．

活性化された血小板がどのくらいの時間*in vivo*で循環して機能し続けるかは不明であるが，活性化が大きいほど輸血後の生存率は低い傾向がある．しかし活性化の低いPC製剤が，輸血後により良い回収率・生存率・臨床的な止血効果をもたらすことを明確に示したデータは少ない．

3）保存障害を引き起こすその他の条件

PC製剤中に混入する白血球は，それ自体同種免疫源となり，またその産生するサイトカインは種々の非溶血性輸血反応の原因となるが，そのうち特にTNFαは，血小板にもアポトーシス様反応を惹起し，血小板を死に至らしめる可能性がある[103]．また白血球が崩壊して血漿中に湧出してくるエラスターゼなどの酵素が血小板膜を傷害して機能を低下させることも知られている．現在のPC製剤はすべて保存前白血球除去が施されているので，これらの障害は非常に少なくなっている．もともと血漿中に存在している種々の酵素も長時間の保存により何らかの保存障害を引き起こすと考えられる．

■ d．保存による血小板の変化とその検出法

PC製剤は保存障害を受けやすい血液製剤であるので，血液センターにおけるその品質の評価は重要な課題である．しかしながら現在は，PC製剤の品質をルーチンに全品検査することは行われていない．下記に述べる検査法は，実験室レベルの方法である上に，複雑な血小板血栓形成の一断面をみるものに過ぎず，理想的なものではない．患者の血小板機能を評価する場合，末梢血全血を用いて，できるだけ生理的な条件で検査を行うことが重要とされている．したがって，血小板のみを取り出して抗凝固剤（カルシウムキレート剤）を加えた製剤の機能を評価することに，元来無理があるのは当然である．したがって最終的には，製剤の検査の結果と，臨床的評価とを常に照らし合わせることが重要となる．

1）形態の変化

保存による形態の変化は生理的アゴニスト刺激によるそれとほぼ同じである．活性化を受けていない血小板は薄い円板状の形をしているが，保存5日目頃になると球状に変化してくる．さらに長時間保存すると血小板は偽足を出して樹状になったり，フラ

グメント化したりする．活性化を示す多くのパラメータが提案されてきたが，現在においてもこの形態の変化が輸血後生存率とよく相関する指標とされている．

円板状から球状への変化は，スワーリング現象（swirl）の低下として肉眼的にとらえられる．これは，バッグに入ったPC製剤に強い光を当てて観察すると，血小板の円板状の形態のために光が偏った方向に反射されて，きらきら光って浮遊するようにみえるもので，球状になると光はすべての方向に散乱されるので，この現象がみられなくなる．定量性には欠けるが，血液センターにおいては工程検査のひとつとして，医療機関においては輸血直前の品質の確認検査として簡便に施行することができる．特に，PC製剤中で細菌が増殖した場合には，pHが低下してスワーリングが消失する場合があるので，外観確認法として重要である．

形態の変化を客観的に評価するには，これを数値化する必要がある．Discoid/spiny/sphericalの3つの形態をスコア化し，位相差顕微鏡で一定数の血小板を直接検鏡評価し，モルフォロジースコアとして表すことができる．あるいは血小板サンプルの光透過度または散乱光で評価することも行われる（extent of shape change: ESC）．この場合，新鮮な血小板サンプルと，すべての血小板が球状化したサンプルとの混合比を変えて検量線を描き，サンプルの測定値から球状化の程度を評価する．Stop and Flow法は，円板状の血小板は，流動下では静止時に比べて光の透過性が増加するが，球状の血小板では両条件下での光透過性の変化が少ないことを利用して，形態の変化を数量化したものである．

2）代謝の変化

pHは血小板の変化そのものを評価するものではないが，血小板の好気的代謝がうまく行われないと必ず低下するものであり，またpHが低下すれば血小板のviabilityは必ず低下するので，PCの品質を確認するためには重要な検査項目となっている．PC製剤のpHを下げる原因となる乳酸レベルの測定も意義はpHと同じである．また，代謝全体を俯瞰するために，酸素分圧，二酸化炭素分圧，グルコース濃度の測定も行われる．これらの消費，または産生量は，血小板数あたりで表すと比較が容易になる．

3）低浸透圧ショック回復率
（%HSR: hypotonic shock response）

血小板浮遊液をキュベットに入れて純水を加えると，細胞外は低浸透圧となり，水が血小板内に入ってくる．このため血小板は膨化して光の透過性が低下する．しかし，血小板が良好な収縮蛋白の状態を保ち，十分なATPが存在するときには，その回復能力により次第に水分は汲み出され元の円板型に戻ってくる．一定時間後に光の透過率を測ることにより，どのくらい元の形に回復したかが計算できる．これは古くから用いられている測定法であるが，輸血後の生存率に相関し，今でも有用な検査法である．

4）CD62P

CD62PはP-セレクチンともよばれ，血小板のほか血管内皮細胞にも表現されていて，これらの細胞と白血球との接着に重要な働きをする接着分子の一つである．CD62Pは血小板α顆粒の膜蛋白で，活性化されると血小板の膜表面に表現されるようになる．CD62Pは血小板製剤調製直後から血小板表面に検出され，保存の日数とともにその陽性の細胞が増えてくる[104]．

保存5日目では10〜40%の血小板がCD62P陽性である．CD62P陽性細胞が選択的に末梢血から排除されるデータがあるが[105]，動物実験ではその輸血後の生存率との関連については成績が一致しておらず[106,107]，臨床的な意義については多くの検討において疑問がもたれている．フローサイトメータでの定量が比較的簡単に行えるので頻用される検査であるが，施設や測定機種，試薬によって基本的な陽性率に大きな差がみられることがあるので，データの比較解釈は慎重にしなければならない．CD62Pは時間の経過とともに血小板表面で乖離し，可溶性のsCD62PとなるのでELISAなどでこれを定量化することも行われている[108]．

JCOPY 498-01913

5）グリコプロテインⅠb（GPⅠb，CD42），グリコプロテインⅡb/Ⅲa（GPⅡb/Ⅲa，$\alpha_{\text{Ⅱb}}\beta_3$インテグリン，CD41/CD61）

血小板表面上のGPⅠbはGPⅨ，GPⅤとともにGPⅠb/Ⅸ/Ⅴ複合体を作り，von Willebrand factorやトロンビンのレセプターとして機能する．この複合体と，露出コラーゲンに結合したvon Willebrand fatorとの結合は，血小板粘着の最初の重要なステップであり，ここから凝集・血栓形成に至る一連の反応が始まる．このGPⅠbは保存期間とともに減少すると考えられており[109]，GPⅠb維持の程度と輸血後の回収率とが強い相関を示した報告がある[110]．

一方，GPⅠb/Ⅸ/Ⅴ複合体がvon Willebrand factorを結合すると，細胞内にシグナルが伝達されて血小板の活性化が起こり，表面のGPⅡb/Ⅲaが構造変化を起こして，フィブリノゲンやvon Willebrand factorなどの多価分子を結合する．PC保存中に起こった活性化によってもこの反応が穏やかに進んでおり，構造変化を起こしたGPⅡb/Ⅲa分子に特異的なモノクローナル抗体（PAC-1モノクローナル抗体）でこれを定量したり[111]，抗フィブリノゲン抗体を用いて血小板表面に結合したフィブリノゲンを定量して活性化の程度を推定することが可能である．

6）アネキシンⅤ〔annexin Ⅴ（five）〕

アネキシンは真核生物がもともともっている物質で，phosphatidylserineに選択的に結合する性質がある．動物細胞の脂質二重膜はリン脂質の局在について非対称性を維持しており，phosphatidylserineは膜の細胞質側に局在している．細胞がアポトーシスを起こすとこの非対称性が失われ，外側にも露出してくる．ここに，標識したアネキシンⅤを結合させ，それをフローサイトメータなどで検出する．血小板は核をもつ細胞ではないが，障害された血小板にもこの反応が起きることが報告されている[112,113]．アネキシンⅤ陽性率が輸血後の生存日数によく相関するという報告がある[114]．

7）凝集試験（aggregation test）

血小板浮遊液にアゴニストを加えて，凝集する程度をみる試験である．キュベット中の血小板浮遊液にADPあるいはコラーゲンを加え，凝集が生ずると光の透過性が増すことを測定原理とする．輸血後の*in vivo*での機能をよく反映すると思われやすいが，相関はそれほどよくない．凝集試験については，高感度化と，全血と破綻血管が存在する生理的条件を反映した状態での評価法の開発が望まれる．

8）その他

CD63は血小板内ライソゾームの膜蛋白が，活性化によって血小板膜表面上にあらわれてきたもので，フローサイトメータによって定量することができる[115,116]．ベータトロンボグロブリン（βTG）はα顆粒から分泌される血小板特異的なαケモカインで，保存または活性化に伴って上清に検出されるようになる[117]．マイクロパーティクルは，血小板の活性化に伴って，血小板細胞膜がフラグメント化し小胞化したもので，プロコアグラント活性をもっており，種々の病態との関連が注目されているが[118]，PCの保存においても保存時間が長くなるにつれて，上清に増えてくる[119]．

以上列挙した評価法のほとんどすべてに共通していえることは，多くの場合，5日または7日間保存したPCにおいて，ようやく有意の変化が検出されることである．日本では4日以内にすべてのPCが輸血されるので，これらの評価法で明らかな欠陥が見つかることは稀である．さらに高い品質のPC製剤を求める場合には，3～4日保存でも起こる変化を検出する評価法が必要となる．一度起こった穏やかな活性化のどのレベルまでのものが，適正な保存によってもとの休止期の状態に戻ることができるかは不明である．

e．血小板保存液（platelet additive solution: PAS）または血小板置換液

血小板の代謝の特徴を考えると，血漿の代わりに適切に調製された晶質液で置換すれば，100％血漿中に保存する場合に劣らず，viabilityを維持することが可能であることが予想される．血小板の場合，エネルギーの多くはクエン酸回路に由来する．また，グルコースを大量に加えて嫌気的解糖系を賦活

すると，乳酸が増えるばかりでpHが低下する．したがって，グルコースをできるだけ少なくしてクエン酸回路の基質を加えればよいと思われるが，多くの検討の結果は，血小板においては常に一定レベルの嫌気的解糖系が機能していなければならないことを示している．クエン酸回路の基質があったとしても，グルコースが枯渇すると途端に血小板の viability が低下し始め，アポトーシス様反応がみられるようになる[120,121]．ただし，グルコースだけが必須の成分なのかどうかは依然議論の対象となっている．一方，保存液にグルコースを加えると，pHが5.5以上では高温蒸気滅菌の際に溶液がカラメル化するため，その工業的生産ができず適切な保存液の開発を滞らせてきた．現在もこの問題を解決するための工夫が続けられている[122]．

末梢血液中の血小板における好気的なクエン酸回路の基質は，脂肪酸をはじめとして多様であると考えられるが，人為的な *ex vivo* 保存においては，酢酸があれば補酵素Aとから容易にアセチルCoAが合成され，クエン酸回路の基質となり酸化的リン酸化につなげることができる[80,123,124]．実際，保存PCに酢酸ナトリウムを加えると乳酸の産生が半分近く減少する[123]．

$$CH_3COO^- + H^+ + CoA\text{-}SH \longrightarrow CH_3CO\text{-}S\text{-}CoA + H_2O$$

好都合なことに酢酸塩を用いると，この反応に必要な水素イオンは，乳酸に由来するものを利用できるので，総体としてpHの低下を防ぐことができる．すなわち酢酸塩は緩衝系を提供する．今日考案される血小板保存液には，ほとんどすべて酢酸ナトリウムが加えられている．

電解質としてカリウムとマグネシウムの添加が重要であることが明らかにされている．詳細なメカニズムは不明であるが，解糖系の代謝を抑えると考えられ，これらの添加量を増量することによって，活性化マーカーがより低く抑えられ，またpHの低下も抑えられる[125]．カルシウムイオンは，血小板膜内外のカリウムイオン濃度勾配を維持する機能を担っていると思われ，カルシウムイオンが含まれていないと血小板の viability が著明に低下するデータが示されている[126,127]．

上記のように一定レベルの解糖系は働き続けるので，ある量の乳酸は必ず産生される．pHの低下は血小板の保存で最も避けなければならない問題である．血漿中の炭酸緩衝系はその意味で重要であるが，一般に血漿に含まれるグルコースからできる全乳酸を緩衝し得る重炭酸は，同量の血漿中には存在しない．重炭酸を加えても CO_2 となってバッグを通して反応系外に出てしまう．この意味ではリン酸緩衝系が有望で，保存液に加えられることがある．リン酸はまたATP産生を促進する作用があるが，一方解糖を促進する働きもある[128]．

これらのことから，保存液に必須なものは，グルコース，酢酸ナトリウム，抗凝固剤としてのクエン酸ナトリウム（トロンビンは血小板活性化の最も強力なアゴニストの1つであるから，凝固系からのトロンビンの生成は確実に阻止しなければならない），浸透圧調整のための塩化ナトリウムであり，さらに緩衝液としてリン酸ナトリウムが加えられることがある．血漿のキャリーオーバーに関しては，5日以上の保存を目的とするならば，少なくともグルコースと炭酸緩衝系のソースとして約30%の血漿が必要と考えられている[129,130]．その他の血漿成分がもし不要であれば，グルコースなどの添加物質を工夫することによって血漿濃度をさらに低くすることが可能であろう[131,132]．実際 Slichter らは，20%血漿の条件下で，ある保存液と採血装置，保存バッグの組み合わせでは，13日保存のうえ輸血後の血小板寿命が4.6日というデータを得ている[133]．ここで，新鮮な血小板の寿命より長い総寿命が得られているのは，末梢血中にある場合には血管の vascularity を保つために一定数の血小板が常に消費されるためと考えられる[133]．平山らは，4種の医薬品（酢酸リンゲル液，重炭酸水溶液，ACD，硫酸マグネシウム水溶液）を用時調整する M-sol を開発した[134,135]．これは血漿のキャリーオーバーが5%以下でありながら，血小板機能を14日間良好に維持できる保存液であり，洗浄血小板の調製に用いても良好な臨床成績を得ている[136]．また及川らは，市販の重炭酸リンゲル液にACDを加えた簡便な保存液（BRS-A）を開発した[137]．このリンゲル液はカリウム，マグネシウム，カルシウム，グルコースも含むうえに，CO_2 が

JCOPY 498-01913

表Ⅱ-16　主な血小板保存液の組成

ISBT 128 Code	PAS-F		PAS-B	PAS-C	PAS-D	PAS-E		PAS-G		
一般名	PlasmaLyte A	Setosol	PAS-2 T-Sol SSP	PAS-3 InterSol	Composol	PAS-3M SSP+	M-sol		PAS-5	BRS-A
NaCl	○	○	○	○	○	○	○	○	○	○
K	○	○			○	○	○	○	○	○
Mg	○	○			○	○	○	○	○	○
Ca							○		○	○
Citrate		○	○	○	○	○	○	○	○	○
Phosphate		○		○		○		○	○	
Bicarbonate							○			○
Glucose		○					○	○	○	○
Acetate	○	○	○	○	○	○	○	○	○	
その他	Gluconate	Maltose			Gluconate				Na_2CO_3	

逃げない特殊なパッケージに入っているものである．血漿のキャリーオーバーが5%以下で7日間血小板機能を良好に保つことができ，日本の血液センターで洗浄血小板製剤の調製保存に使用されている．表Ⅱ-16に主な血小板保存液の組成をあげる．ヨーロッパの一部では，血小板保存液は1980年代後半から通常の臨床に使用されている．

晶質液組成の血小板保存液を用いる目的は，保存中の血小板の機能を良好に維持することと，PC製剤中の血漿を減らすことにより輸血後の非溶血性輸血副反応，特にアレルギー反応やTRALIなどを減らすことができることである[138-140]．その他の利点として，血漿が70%程度確保できるので血漿分画製剤用の原料血漿として利用できることがあげられる．

f．血小板製剤と細菌汚染(輸血感染症の章参照)

PC製剤は22℃で，しかも血漿も豊富な状態で振盪させながら保存するため，細菌が混入した場合増殖しやすい．汚染の原因となる細菌は，消毒しきれなかったドナーの皮膚に由来するものと，ドナーの菌血症に由来するものがあり，いずれも完全になくすことは困難である．一般に全血由来のプール血小板製剤における汚染の頻度は，成分採血装置から得られた製剤での頻度より高いとされている[141]．日本のPC製剤2万2千本近くを培養した結果では，細菌検出率は0.05%，臨床的に問題となりうる菌種に限ると0.018%で，欧米に比べるとほぼ同じかやや低い頻度である[142]．欧米先進国では全品培養によって細菌スクリーニングをしているところが多い．日本の血液センターでは，培養スクリーニングは行っていないが，PC製剤の有効期限を4日（採血日を1日目とする）までとすることによって，培養スクリーニングと同等かそれ以上の安全性を確保している．近年開発された病原因子低減化法（インターセプト®，ミラソル®など）は，病原因子の核酸を傷害するもので，細菌を死滅させる有効な方法であり，いくつかの国や地域がすでに事業に導入している．細菌を保存中に増殖させないためには，PCの低温保存や凍結乾燥などももう一度見直す必要があろう[143]．

g．血小板マイクロパーティクル (platelet-derived microparticle)

赤血球や白血球，血小板，血管内皮細胞などは，その膜構造を保ったまま微小にちぎれた小胞を常に産生しており，マイクロパーティクル（MP）とよばれている．これらは元の細胞の活性化やアポトーシスまたは老化によって産生が増加する．細胞質内容や膜のレセプターをそのまま保持しているので，周囲の細胞や組織に生理活性を及ぼすことができる．量的には末梢血中では血小板に由来するものが最も多い．血小板MPは凝固促進作用をもち，種々の血栓性病変のメカニズムの一端を担うと考えられているが[144,145]，一方で線溶系を賦活する作用も確認されており[146]，凝固線溶の平衡状態に関与していると思われる．そのほか血小板MPには，動脈でのアテローム形成や腫瘍血管増生促進，炎症惹起性など多くの機能が提唱されている．

PC製剤中の血小板は，保存中の振盪によるずり応力，プラスチックバッグ表面との接触などによって不可避的に活性化され，MPの産生も増加する．輸血医療の大きな臨床的問題として，TRALIの発症や，輸血後の炎症，感染症，血栓性病変，多臓器障害，がんの再発の増加などが多数報告されているが，MPの上記のような多様な生理活性から，PC製剤を含めた血液製剤のMPがこれらに深く関与している可能性がある[147,148]．実際，血小板MPは，元となる活性化された血小板の50～100倍の向凝固活性をもつという[149]．これらの点において，MPを多量に含むPC製剤の品質が問題となってくるが，信頼できる標準化されたMP量の測定法は完成していない．血小板MPはCD41やCD61，CD42bなどで染色してフローサイトメトリーなどで測定されることが多いが，MPの量は採血や遠心，保存など検体の取り扱い方によって大きく変動し，計測値も測定機種，ソフト，研究施設間で大きく異なることから，データを比較する場合には注意が必要である．

●文　献

1) Moroff G, Luban NLC. The irradiation of blood and blood components to prevent graft-versus-host disease: Technical issues and guidelines. Transfus Med Rev. 1997; 11: 15-26.
2) Lowenthal RM, Challis DR, Griffiths AE, et al. Transfusion-associated graft-versus-host disease: report of an occurrence following the administration of irradiated blood. Transfusion. 1993; 33: 524-9.
3) Pelszynski MM, Moroff G, Luban NL, et al. Effect of gamma irradiation of red blood cell units on T-cell inactivation as assessed by limiting dilution analysis: implications for preventing transfusion-associated graft-versus-host disease. Blood. 1994; 83: 1683-9.
4) Cicha I, Suzuki Y, Tateishi N, et al. Gamma-ray-irradiated red blood cells stored in mannitol-adenine-phosphate medium: rheological evaluation and susceptibility to oxidative stress. Vox Sang. 2000; 79: 75-82.
5) Asai T, Inaba S, Ohto H, et al. Guidelines for irradiation of blood and blood components to prevent post-transfusion graft-vs. -host disease in Japan. Transfus Med. 2000; 10: 315-20.
6) Seftel MD, Growe GH, Petraszko T, et al. Universal prestorage leukoreduction in Canada decreases platelet alloimmunization and refractoriness. Blood. 2004; 103: 333-9.
7) Paglino JC, Pomper GJ, Fisch GS, et al. Reduction of febrile but not allergic reactions to RBCs and platelets after conversion to universal prestorage leukoreduction. Transfusion. 2004; 44: 16-24.
8) Friese RS, Sperry JL, Phelan HA, et al. The use of leukoreduced red blood cell products is associated with fewer infectious complications in trauma patients. Am J Surg. 2008; 196: 56-61.
9) Romano G, Mastroianni C, Bancone C, et al. Leukoreduction program for red blood cell transfusions in coronary surgery: association with reduced acute kidney injury and in-hospital mortality. J Thorac Cardiovasc Surg. 2010; 140: 188-95.
10) Hébert PC, Fergusson D, Blajchman MA, et al; Leukoreduction Study Investigators. Clinical outcomes following institution of the Canadian universal leukoreduction program for red blood cell transfusions. JAMA. 2003; 289: 1941-9.
11) Simon ER. Adenine in blood banking. Transfusion. 1977; 17: 317-25.
12) American Association of Blood Banks Technical Manual Committee. Blood component. preparation, storage, shipping, and transportation. In: Vengelen-Tyler V, editor. Technical Manual. 13th ed. Bethesda: American association of Blood Banks; 1999. p.168.
13) Luten M, Roerdinkholder-Stoelwinder B, Schaap NP, et al. Survival of red blood cells after transfusion: a comparison between red cells concentrates of different storage periods. Transfusion. 2008; 48: 1478-85.
14) Relevy H, Koshkaryev A, Manny N, et al. Blood banking-induced alteration of red blood cell flow properties. Transfusion. 2008; 48: 136-46.
15) Matthews K, Myrand-Lapierre ME, Ang RR, et al. Microfluidic deformability analysis of the red cell storage lesion. J Biomech. 2015; 48: 4065-72.
16) Burns JM, Yang X, Forouzan O, et al. Artificial microvascular network: a new tool for measuring rheologic properties of stored red blood cells. Transfusion. 2012; 52: 1010-23.
17) Perutz MF. Stereochemistry of cooperative effects in haemoglobin. Nature. 1970; 228: 726-39.

18) Bennett-Guerrero E, Veldman TH, Doctor A, et al. Evolution of adverse changes in stored RBCs. Proc Natl Acad Sci USA. 2007; 104: 17063-8.
19) Valeri CR, Hirsch NM. Restoration in vivo of erythrocyte adenosine triphosphate, 2,3-diphosphoglycerate, potassium ion, and sodium ion concentrations following the transfusion of acid-citrate-dextrose-stored human red blood cells. J Lab Clin Med. 1969; 73: 722-33.
20) 遠山 博, 関口 彌. 血液の保存と管理 (4℃下液状保存). In: 遠山 博, 編. 輸血学. 2版. 東京: 中外医学社; 1989. p.81-115.
21) Beutler E, Wood L. The in vivo regeneration of red cell 2,3-diphosphoglycerate (DPG) after transfusion of stored blood. J Lab Clin Med. 1969; 74: 300-4.
22) Heaton A, Keegan T, Holme S. In vivo regeneration of red cell 2,3-diphosphoglycerate following transfusion of DPG-depleted AS-1, AS-3 and CPDA-1 red cells. Br J Haematol. 1989; 71: 131-6.
23) Sugerman HJ. Davidson DT, Vibul S, et al. The basis of defective oxygen delivery from stored blood. Surg Gynecol Obstet. 1970; 131: 733-41.
24) Kimura H, Hamasaki N, Yamamoto M, et al. Circulation of red blood cells having high levels of 2,3-bisphosphoglycerate protects rat brain from ischemic metabolic changes during hemodilution. Stroke. 1995; 26: 1431-7.
25) Högman CF. Preparation and preservation of red cells. Vox Sang. 1998; 74: (suppl. 2); 177-87.
26) 笹川 滋, 野中登美子, 三富斉忠, 他. ヒト赤血球濃厚液の保存中の変化について. 日輸血会誌. 1977; 23: 164-7.
27) Beutler E. Red cell metabolism and storage. In: Anderson KC, Ness PM, editors. Scientific basis of transfusion medicine. Philadelphia: WB Saunders; 1994. p.188-202.
28) Hamasaki N, Yamamoto M. Red blood cell function and blood storage. Vox Sang. 2000; 79: 191-7.
29) Ponte J, Johns J, Tarr M, et al. Activity of carbonic anhydrase in stored blood. Br J Anaesth. 1980; 52: 867-72.
30) Karon BS, Hoyer JD, Stubbs JR, et al. Changes in Band 3 oligomeric state precede cell membrane phospholipid loss during blood bank storage of red blood cells. Transfusion. 2009; 49: 1435-42.
31) Lutz HU, Bogdanova A. Mechanisms tagging senescent red blood cells for clearance in healthy humans. Front Physiol. 2013; 4: 387.
32) Lang E, Qadri SM, Lang F. Killing me softly- suicidal erythrocyte death. Int J Biochem Cell Biol. 2012; 44: 1236-43.
33) Gevi F, D'Alessandro A, Rinalducci S, et al. Alterations of red blood cell metabolome during cold liquid storage of erythrocyte concentrates in CPD-SAGM. J Proteomics. 2012; 76: 168-80.
34) D'Amici GM, Rinalducci S, Zolla L. Proteomic analysis of RBC membrane protein degradation during blood storage. J Proteome Res. 2007; 6: 3242-55.
35) Kriebardis AG, Antonelou MH, Stamoulis KE, et al. Progressive oxidation of cytoskeletal proteins and accumulation of denatured hemoglobin in stored red cells. J Cell Mol Med. 2007; 11: 148-55.
36) Silliman CC, Moore EE, Kelher MR, et al. Identification of lipids that accumulate during the routine storage of prestorage leukoreduced red blood cells and cause acute lung injury. Transfusion. 2011; 51: 2549-54.
37) Bosman GJ, Cluitmans JC, Groenen YA, et al. Susceptibility to hyperosmotic stress-induced phosphatidylserine exposure increases during red blood cell storage. Transfusion. 2011; 51: 1072-8.
38) Burger P, Hilarius-Stokman P, de Korte D, et al. CD47 functions as a molecular switch for erythrocyte phagocytosis. Blood. 2012; 119: 5512-21.
39) Stapley R, Owusu BY, Brandon A, et al. Erythrocyte storage increases rates of NO and nitrite scavenging: implications for transfusion-related toxicity. Biochem J. 2012; 446: 499-508.
40) Yu B, Shahid M, Egorina EM, et al. Endothelial dysfunction enhances vasoconstriction due to scavenging of nitric oxide by a hemoglobin-based oxygen carrier. Anesthesiology. 2010; 112: 586-94.
41) Nakao M, Wada T, Kamiyama T, et al. A direct relationship between adenosine triphosphate-level and in vivo viability of erythrocytes. Nature. 1962; 194: 877-8.
42) Dern RJ, Brewer GJ, Wiorkowski JJ. Studies on the preservation of human blood. The relationship of erythrocyte adenosine triphosphate levels and other in vitro measures to red cell storage ability. J Lab Clin Med. 1967; 69: 968-78.
43) Kriebardis AG, Antonelou MH, Stamoulis KE, et al. RBC-derived vesicles during storage: ultrastructure, protein composition, oxidation, and signaling components. Transfusion. 2008; 48: 1943-53.
44) Bosman GJ, Willekens FL, Werre JM. Erythrocyte aging: a more than superficial resemblance to apoptosis? Cell Physiol Biochem. 2005; 16: 1-8.
45) Rubin O, Delobel J, Prudent M, et al. Red blood cell-derived microparticles isolated from blood units initi-

ate and propagate thrombin generation. Transfusion. 2013; 53: 1744-54.
46) Donadee C, Raat NJ, Kanias T, et al. Nitric oxide scavenging by red blood cell microparticles and cell-free hemoglobin as a mechanism for the red cell storage lesion. Circulation. 2011; 124: 465-76.
47) Steiner ME, Triulzi D, Assmann SF, et al. Randomized trial results: red cell storage age is not associated with a significant difference in multiple-organ dysfunction score or mortality in transfused cardiac surgery patients [Pleanry P2-030A]. Transfusion. 2014; 54 (suppl S2): 15A.
48) Lacroix J, Hébert PC, Fergusson DA, et al. Age of transfused blood in critically ill adults. N Engl J Med. 2015; 372: 1410-8.
49) Koch CG, Li L, Sessler DI, et al. Duration of red-cell storage and complications after cardiac surgery. N Engl J Med. 2008; 358: 1229-39.
50) Lelubre C, Piagnerelli M, Vincent JL. Association between duration of storage of transfused red blood cells and morbidity and mortality in adult patients: myth or reality? Transfusion. 2009; 49: 1384-94.
51) Wang D, Sun J, Solomon SB, et al. Transfusion of older stored blood and risk of death: a meta-analysis. Transfusion. 2012; 52: 1184-95.
52) Loutit JF, Mollison PL, Young IM. Citric acid-sodium citrate-glucose mixtures for blood storage. Quart J Exp Physiol. 1943; 32: 183-202.
53) Gibson JG, Rees SB, McManus TJ, et al. A citrate-phosphate-dextrose solution for the preservation of human blood. Amer J Clin Path. 1957; 28: 569-78.
54) Bartlett GR, Marlow AA. Enzyme systems in the red blood cell. Bull Scripps Metabol Clin. 1951; 2: 1.
55) de Wit, Scheer G, Muradin J, et al. Influence of the primary anticoagulant on the recovery of factor Ⅷ in cryoprecipitate. Vox Sang. 1986; 51: 172-5.
56) Mazor D, Dvilansky A, Meyerstein N. Prolonged storage of red cells: the effect of pH, adenine and phosphate. Vox Sang. 1994; 66: 264-9.
57) Högman CF, Eriksson L, Gong J, et al. Half-strength citrate CPD and new additive solutions for improved blood preservation. Ⅰ. Studies of six experimental solutions. Transfus Med. 1993; 3: 43-50.
58) Gabrio BW, Donohue DM, Finch CA. Erythrocyte preservation. Ⅴ. Relationship between chemical changes and viability of stored blood treated with adenosine. J Clin Invest. 1955; 34: 1509-12.
59) Nakao M, Nakao T, Yamazoe S. Adenosine triphosphate and maintenance of shape of the human red cells. Nature. 1960; 187: 945.
60) Beutler E, Kuhl W. Volume control of erythrocytes during storage. The role of mannitol. Transfusion. 1988; 28: 353-7.
61) Högman CF, Åkerblom O, Hedlund K, et al. Red cell suspensions in SAGM medium. Further experience of in vivo survival of red cells, clinical usefulness and plasma-saving effects. Vox Sang. 1983; 45: 217-23.
62) Heaton A, Miripol J, Aster R, et al. Use of Adsol preservation solution for prolonged storage of low viscosity AS-1 red blood cells. Br J Haematol. 1984; 57: 467-78.
63) 笹川　滋, 柴　雅之, 村　徹, 他. 濃厚赤血球用添加液 MAP について. 日輸血会誌. 1991; 37: 398-403.
64) 柴　雅之, 村　徹, 増山哲也, 他. MAP 加濃厚赤血球の製造と長期保存試験. 日輸血会誌. 1991; 37: 404-10.
65) 笹川　滋, 柴　雅之, 西岡久壽彌, 他. 長期保存 MAP 加濃厚赤血球の有効性について. 日輸血会誌. 1991; 37: 411-3.
66) AuBuchon JP, Estep TN, Davey RJ. The effect of the plasticizer di-2-ethylhexyl phthalate on the survival of stored RBCs. Blood. 1988; 71: 448-52.
67) Heaton WA, Rebulla P, Pappalettera M, et al. A comparative analysis of different methods for routine blood component preparation. Transfus Med Rev. 1997; 11: 116-29.
68) Rebulla P. In vitro and in vivo properties of various types of platelets. Vox Sang. 1998; 74 (supple 2): 217-22.
69) Dumont LJ, Dumont DF, Unger ZM, et al.; BEST Collaborative. A randomized controlled trial comparing autologous radiolabeled in vivo platelet (PLT) recoveries and survivals of 7-day-stored PLT-rich plasma and buffy coat PLTs from the same subjects. Transfusion. 2011; 51: 1241-8.
70) Schooneman F, Clasise C. The storage quality of apheresis platelets- Analysis of results from seven different cell separators. Transfus Sci. 1996; 17: 559-74.
71) Thomas S. Platelets: handle with care. Transfus Med. 2016; 26: 330-8.
72) Holme S. Storage and quality assessment of platelets. Vox Sang. 1998; 74 (supple 2): 207-16.
73) Holme S, Heaton WA. In vitro platelet ageing at 22℃ is reduced compared to in vivo ageing at 37℃. Br J Haematol. 1995; 91: 212-8.
74) Murphy S. Radiolabeling of PLTs to assess viability: a proposal for a standard. Transfusion. 2004; 44: 131-3.
75) Vostal JG. Efficacy evaluation of current and future platelet transfusion products. J Trauma. 2006; 60 (6 Suppl): S78-82.

76) Ho-Tin-Noé B, Demers M, Wagner DD. How platelets safeguard vascular integrity. J Thromb Haemost. 2011; 9 Suppl 1: 56-65.
77) Filip DJ, Aster RH. Relative haemostatic effectiveness of human platelets stored at 4℃ and 22℃. J Lab Clin Med. 1978; 91: 618-24.
78) Murphy S, Kahn RA, Holme S, et al. Improved storage of platelets for transfusion in a new container. Blood. 1982; 60: 194-200.
79) Bode AP. Platelet activation may explain the storage lesion in platelet concentrates. Blood Cells. 1990; 16: 109-25.
80) Guppy M, Whisson ME, Sabaratnam R, et al. Alternative fuels for platelet storage: a metabolic study. Vox Sang. 1990; 59: 146-52.
81) Kilkson H, Holme S, Murphy S. Platelet metabolism during storage of platelet concentrates at 22 degrees C. Blood. 1984; 64: 406-14.
82) Murphy S, Munoz S, Parry-Billings M, et al. Amino acid metabolism during platelet storage for transfusion. Br J Haematol. 1992; 81: 585-90.
83) Donabedian R, Nemerson Y. Fatty acid oxidation by human platelets and its stimulation by thrombin. Am J Physiol. 1971; 221: 1283-6.
84) Cesar J, DiMinno G, Alam I, et al. Plasma free fatty acid metabolism during storage of platelet concentrates for transfusion. Transfusion. 1987; 27: 434-7.
85) Cartledge S, Candy DJ, Hawker RJ. Citrate metabolism by human platelets. Transfus Med. 1997; 7: 211-5.
86) Gyongyossy-Issa MI. Glucose in platelet additive solutions: to add or not to add? Transfus Apher Sci. 2011; 44: 283-95.
87) Rock G, Swenson SD, Adams GA. Platelet storage in a plasma-free medium. Transfusion. 1985; 25: 551-6.
88) Gulliksson H. Additive solutions for the storage of platelets for transfusion. Transfus Med. 2000; 10: 257-64.
89) Gulliksson H. Defining the optimal storage conditions for the long-term storage of platelets. Transfus Med Rev. 2003; 17: 209-15.
90) Solberg C, Holme S, Littel C. Morphological changes associated with pH changes during storage of platelet concentrates in first-generation 3-day container. Vox Sang. 1986; 50 71-7.
91) Seghatchian J, Krailadsiri P. The platelet storage lesion. Transfus Med Rev. 1997; 11: 130-44.
92) Holme S, Vaidja K, Murphy S. Platelet storage at 22℃: effect of type of agitation on morphology, viability, and function in vitro. Blood. 1978: 52: 425-35.
93) Valeri CR. Circulation and hemostatic effectiveness of platelets stored at 4℃ or 22℃: studies in aspirin-treated normal volunteers. Transfusion. 1976; 16: 20-3.
94) Nair PM, Pidcoke HF, Cap AP, et al. Effect of cold storage on shear-induced platelet aggregation and clot strength. J Trauma Acute Care Surg. 2014; 77 (3 Suppl 2): S88-93.
95) Reddoch KM, Pidcoke HF, Montgomery RK, et al. Hemostatic function of apheresis platelets stored at 4℃ and 22℃. Shock. 2014; 41 Suppl 1: 54-61.
96) Choi JW, Pai SH. Influence of storage temperature on the responsiveness of human platelets to agonists. Ann Clin Lab Sci. 2003; 33: 79-85.
97) Hoffmeister KM. The role of lectins and glycans in platelet clearance. Thrombo Haemost. 2011; 9 (suppl. 1): 35-43.
98) Pidcoke HF, Spinella PC, Ramasubramanian AK, et al. Refrigerated platelets for the treatment of acute bleeding: a review of the literature and reexamination of current standards. Shock. 2014; 41 Suppl 1: 51-3.
99) Getz TM, Montgomery RK, Bynum JA, et al. Storage of platelets at 4℃ in platelet additive solutions prevents aggregate formation and preserves platelet functional responses. Transfusion. 2016; 56: 1320-8.
100) Slichter SJ, Jones M, Ransom J, et al. Review of in vivo studies of dimethyl sulfoxide cryopreserved platelets. Transfus Med Rev. 2014; 28: 212-25.
101) Bartsch P. Platelet activation with exercise and risk of cardiac events. Lancet. 1999; 354: 1747-8.
102) Davi G, Gresele P, Violi F, et al. Diabetes mellitus, hypercholesterolemia, and hypertension but not vascular disease per se are associated with persistent platelet activation in vivo. Evidence derived from the study of peripheral arterial disease. Circulation. 1997; 96: 69-75.
103) Li J, Xia Y, Bertino AM, et al. The mechanism of apoptosis in human platelets during storage. Transfusion. 2000; 40: 1320-9.
104) Dumont LJ, VandenBrocke T, Ault KA, et al. Platelet surface P-selectin measurements in platelet preparations: an international collaborative study. Biomedical Excellence for Safer Transfusion (BEST) Working Party of the International Society of Blood Transfusion (ISBT). Transfus Med Rev. 1999; 13: 31-42.
105) Rinder HM, Murphy M, Mitchell JG, et al. Progressive platelet activation with storage: evidence for shortened survival of activated platelets after transfusion. Transfusion. 1991; 31: 409-14.

106) Berger G, Hartwell DW, Wagner DD. P-selectin and platelet clearance. Blood. 1998; 92: 4446-52.

107) Michelson AD, Barnard MR, Hechtman HB, et al. In vivo tracking of platelets: circulating degranulated platelets rapidly lose surface P-selectin but continue to circulate and function. Proc Natl Acad Sci USA. 1996; 93: 11877-82.

108) Kostelijk EH, Fijnheer R, Nieuwenhuis HK, et al. Soluble P-selectin as parameter for platelet activation during storage. Thromb Haemost. 1996; 76: 1086-9.

109) Michelson AD, Adelman B, Barnard MR, et al. Platelet storage results in a redistribution of glycoprotein Ⅰb molecules. Evidence for a large intraplatelet pool of glycoprotein Ⅰb. J Clin Invest. 1988; 81: 1734-40.

110) Holme S, Bode A, Heaton W, et al. Improved maintenance of platelet in vivo viability during storage when using a synthetic medium with inhibitors. J Lab Clin Med. 1992; 119: 144-50.

111) Shattil SJ, Hoxie JA, Cunningham M, et al. Changes in the platelet membrane glycoprotein Ⅱb-Ⅲa complex during platelet activation. J Biol Chem. 1985; 260: 11107-14.

112) Vanags DM, Orrenius S, Aguilar-Santelises M. Alterations in B cl-2/Bax protein levels in platelets form part of an ion omycin-in duced process that resembles apoptosis. Br J Haematol. 1997; 99: 824-31.

113) Mason KD, Carpinelli MR, Fletcher JI, et al. Programmed anuclear cell death delimits platelet life span. Cell. 2007; 128: 1173-86.

114) Slichter SJ, Bolgiano D, Corson J, et al. Extended storage of buffy coat platelet concentrates in plasma or a platelet additive solution. Transfusion. 2014; 54: 2283-91.

115) Nieuwenhuis HK, van Oosterhout JJ, Rozemuller E, et al. Studies with a monoclonal antibody against activated platelets: evidence that a secreted 53,000-molecular weight lysosome-like granule protein is exposed on the surface of activated platelets in the circulation. Blood. 1987; 70: 838-45.

116) Metzelaar MJ, Korteweg J, Sixma JJ, et al. Comparison of platelet membrane markers for the detection of platelet activation in vitro and during platelet storage and cardiopulmonary bypass surgery. J Lab Clin Med. 1993; 121: 579-87.

117) Snyder EL, Hezzey A, Katz AJ, et al. Occurrence of the release reaction during preparation and storage of platelet concentrates. Vox Sang. 1981; 41: 172-7.

118) Lee YJ, Jy W, Horstman LL, et al. Elevated platelet microparticles in transient ischemic attacks, lacunar infarcts, and multiinfarct dementias. Thromb Res. 1993; 72: 295-304.

119) Owens MR. The role of platelet microparticles in hemostasis. Transfus Med Rev. 1994; 8: 37-44.

120) Saunders C, Rowe G, Wilkins K, et al. Impact of glucose and acetate on the characteristics of the platelet storage lesion in platelets suspended in additive solutions with minimal plasma. Vox Sang. 2013; 105: 1-10.

121) Johnson L, Schubert P, Tan S, et al. Extended storage and glucose exhaustion are associated with apoptotic changes in platelets stored in additive solution. Transfusion. 2016; 56: 360-8.

122) Gyongyossy-Issa MI, Zhang JG, Culibrk B, et al. Novel system for storage of buffy-coat-derived platelet concentrates in a glucose-based platelet additive solution: parameters and metabolism during storage and comparison to plasma. Vox Sang. 2009; 97: 102-9.

123) Shimizu T, Murphy S. Roles of acetate and phosphate in the successful storage of platelet concentrates repared with an acetate-containing additive solution. Transfusion. 1993; 33: 304-10.

124) Murphy S. The oxidation of exogenouly added organic anions by platelets facilitates maintenance of pH during their storage for transfusion at 22℃. Blood. 1995; 85: 1929-35.

125) de Wildt-Eggen J, Schrijver JG, Bins M, et al. Storage of platelets in additive solutions: effects of magnesium and/or potassium. Transfusion. 2002; 42: 76-80.

126) Wagner SJ, Skripchenko A, Myrup A, et al. Calcium is a key constituent for maintaining the in vitro properties of platelets suspended in the bicarbonate-containing additive solution M-sol with low plasma levels. Transfusion. 2010; 50: 1028-35.

127) Skripchenko A, Turgeon A, Thompson-Montgomery D, et al. Value of calcium and phosphate in a bicarbonate-containing platelet additive solution with low plasma levels in maintaining key in vitro platelet storage parameters. Transfusion. 2017; 57: 349-56.

128) Gulliksson H, Larsson S, Kumlien G, et al. Storage of platelets in additive solutions: effects of phosphate. Vox Sang. 2000; 78: 176-84.

129) Murphy S. The efficacy of systhetic media in the storage of human platelets for transfusion. Transfus Med Rev. 1999; 13: 153-63.

130) Klinger MH, Josch M, Klüter H. Platelets stored in a glucose-free additive solution or in autologous plasma—an ultrastructural and morphometric evaluation. Vox Sang. 1996; 71: 13-20.

131) Morrison A, McMillan L, Radwanski K, et al. Storage of apheresis platelet concentrates after manual replacement of & gt; 95% of plasma with PAS 5. Vox

Sang. 2014; 107: 247-53.

132) Radwanski K, Wagner SJ, Skripchenko A, et al. In vitro variables of apheresis platelets are stably maintained for 7 days with 5% residual plasma in a glucose and bicarbonate salt solution, PAS-5. Transfusion. 2012; 52: 188-94.

133) Slichter SJ, Corson J, Jones MK, et al. Exploratory studies of extended storage of apheresis platelets in a platelet additive solution (PAS). Blood. 2014; 123: 271-80.

134) Hirayama J, Azuma H, Fujihara M, et al. Storage of platelets in a novel additive solution (M-sol), which is prepared by mixing solutions approved for clinical use that are not especially for platelet storage. Transfusion. 2007; 47: 960-5.

135) Hirayama J, Azuma H, Fujihara M, et al. Comparison between in vitro qualities of platelets washed with commercially available additive solutions and those washed with M-sol. Vox Sang. 2010; 99: 131-5.

136) Yanagisawa R, Shimodaira S, Kojima S, et al. Replaced platelet concentrates containing a new additive solution, M-sol: safety and efficacy for pediatric patients. Transfusion. 2013; 53: 2053-60.

137) Oikawa S, Sasaki D, Kikuchi M, et al. Comparative in vitro evaluation of apheresis platelets stored with 100% plasma versus bicarbonated Ringer's solution with less than 5% plasma. Transfusion. 2013; 53: 655-60.

138) Kerkhoffs JL, Eikenboom JC, Schipperus MS, et al. A multicenter randomized study of the efficacy of transfusions with platelets stored in platelet additive solution II versus plasma. Blood. 2006; 108: 3210-5.

139) Cohn CS, Stubbs J, Schwartz J, et al. A comparison of adverse reaction rates for PAS C versus plasma platelet units. Transfusion. 2014; 54: 1927-34.

140) Tobian AA, Fuller AK, Uglik K, et al. The impact of platelet additive solution apheresis platelets on allergic transfusion reactions and corrected count increment (CME). Transfusion. 2014; 54: 1523-9

141) Marcelis JH. Bacterial contamination of blood products: European experience. AABB 53rd annual meeting. 2000.

142) Satake M, Mitani T, Oikawa S, et al. Frequency of bacterial contamination of platelet concentrates before and after introduction of diversion method in Japan. Transfusion. 2009; 49: 2152-7.

143) Hoffmeister KM, Josefsson ECC, Isaac NA, et al. Glycosylation restores survival of chilled blood platelets. Science. 2003 12; 301: 1531-4.

144) Suades R, Padró T, Vilahur G, et al. Circulating and platelet-derived microparticles in human blood enhance thrombosis on atherosclerotic plaques. Thromb Haemost. 2012; 108: 1208-19.

145) Burnouf T, Goubran HA, Chou ML, et al. Platelet microparticles: detection and assessment of their paradoxical functional roles in disease and regenerative medicine. Blood Rev. 2014; 28: 155-66.

146) Lacroix R, Dubois C, Leroyer AS, et al. Revisited role of microparticles in arterial and venous thrombosis. J Thromb Haemost. 2013; 11 Suppl 1: 24-35.

147) Simak J, Gelderman MP. Cell membrane microparticles in blood and blood products: potentially pathogenic agents and diagnostic markers. Transfus Med Rev. 2006; 20: 1-26.

148) Kriebardis A, Antonelou M, Stamoulis K, et al. Cell-derived microparticles in stored blood products: innocent-bystanders or effective mediators of post-transfusion reactions? Blood Transfus. 2012; 10 Suppl 2: s25-38.

149) Sinauridze EI, Kireev DA, Popenko NY, et al. Platelet microparticle membranes have 50- to 100-fold higher specific procoagulant activity than activated platelets. Thromb Haemost. 2007; 97: 425-34.

Ⅱ-C-2 ▶ 赤血球の凍結保存 Cryopreservation of red cells

Author: 湯浅晋治，三浦　健，佐竹正博

1950年Smithらは，グリセロールを用いて赤血球を凍結保存後，解凍して得た赤血球がほぼ正常な状態のものであることを発見した[1]．翌年には，Mollisonらが同様に凍結・解凍した赤血球を安全に患者に輸血することができることを報告した[2]．以来，凍結解凍赤血球の研究は比較的長い歴史をもつが，今日の輸血医療においては，稀な赤血球型の製剤の保存と，自己血の凍結保存，戦地での在庫用血液，また赤血球サンプルの長期保存などに利用されている．

1 赤血球の凍結と溶血

血液の温度が−3℃以下に低下すると赤血球は破壊されて溶血を起こす．凍結時になぜ赤血球が破壊されるのか，その原因については諸説がある．氷の結晶は容積が膨張するが，赤血球は中くぼみ円板状の形をしていて弾力性があり，凍結時のわずかな容積の変化は膜を破壊する原因とはならない．凍結時に起こる細胞内電解質の濃縮による浸透圧の上昇が，溶血の最も大きな原因と一般には考えられている（塩害説）．

細胞が凍るとき，細胞内の水分子は次々と水素結合を起こして氷の結晶を形成するが，溶質はこの静電的結合には参加せず，氷の結晶格子は純粋な水の分子だけで構成される．その結果，氷の結晶からはみ出した溶質は，氷の結晶間隙に残存する少量の細胞液の中に高度に濃縮されて集まると考えられている 図Ⅱ-21．

この溶質の濃縮による浸透圧の上昇が細胞凍結時の細胞破壊の最も大きな原因である．−4℃では細胞液の82％は氷となり，液状部分は濃縮されてNaCl濃度は0.8 M以上，浸透圧は1,500 mOsm/Lに増加して通常の5倍以上となり，細胞膜に不可逆性の変化が起こって溶血を起こす．温度がこれよりも低下するとさらに純粋な水分子の氷結が続き，溶質の濃縮が起こる．しかしやがてある点に達すると，液状部分も溶質を含んだまま氷結し始める．この溶質の濃縮が停止する温度を共融点とよび，液状食塩水の場合，大体−40℃である．

−10℃や−20℃では，氷の結晶間隙になおある程度の液体が残っていて，氷の結晶構造は絶えず変化し，再結晶を起こして細胞が障害されやすい．したがって赤血球の長期凍結保存を行うためには−40℃以下の温度で凍結保存する必要がある．このような溶質の濃縮による浸透圧の上昇が凍結時の細胞破壊の最も大きな原因とされているが，このほかにも種々の物理化学的な変化が起こって細胞を破壊していると考えられる．

たとえば2つの塩類による緩衝系のなかで1つの塩が結晶すると，2つの塩の相対濃度は変化し，そのためpHも変化する[3]．このため蛋白の変性などが起こる可能性がある．またlipoproteinは凍結によって脂質部分と蛋白部分を結合する水が氷となってしまうために変性を起こす．凍結時に起こる赤血球膜

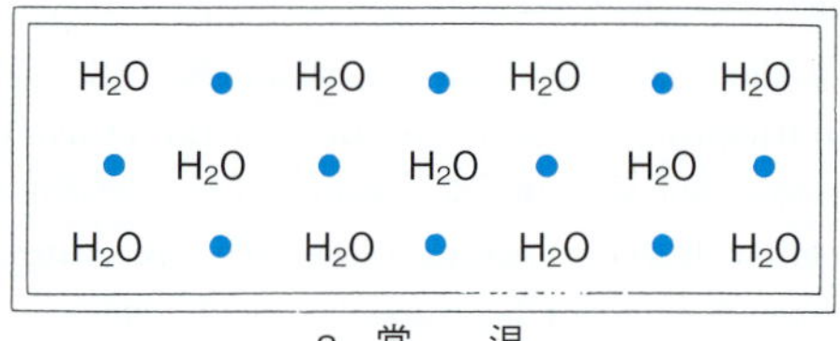

a. 常　温

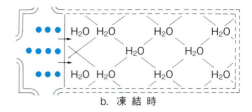

b. 凍結時

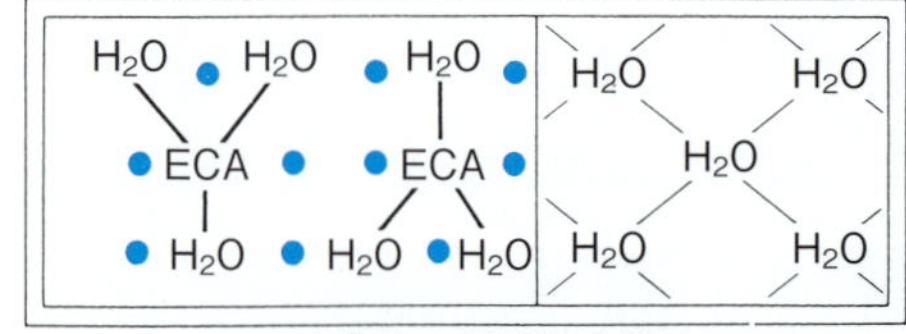

c. 凍害防止剤添加凍結時

●：溶質　ECA：凍害防止剤　回：赤血球細胞膜

図Ⅱ-21 凍結時の細胞内液と溶質

表面のlipoproteinの変性も溶血の大きな原因の1つとなる[4].

以上が凍結時の細胞膜破壊の原因であるが，解凍時にもまた氷の結晶構造や塩類濃度は著しく変動する．一般には，凍結時よりも解凍洗浄時における温度や浸透圧の変化などの方が，より大きな障害を細胞に与えるといわれている．

2 凍害防止剤(凍害保護液)(cryophylactic agents)

以上のような凍結時の細胞内電解質の濃縮と浸透圧の上昇を防ぐためには，赤血球に凍害防止剤を添加した上で凍結しなければならない．凍害防止剤には細胞内性と細胞外性のものとがある．

a．細胞内性凍害防止剤（endocellular cryophylactic agents: ECA）

Glycerol，propylene glycol，ethylene glycolなどのpolyhydric alcoholやdimethyl sulfoxide（Me_2SO，DMSO）がこれに相当する 図II-22 ．これらの薬剤は親水性で分子量が150以下と小さく，細胞膜を自由に通過して細胞内の水分子と強力な水素結合あるいは共役結合を起こし，強い塩類緩衝作用を示す．すなわち膜を通過したglycerolやMe_2SOの分子は，水分子同士の結合以上の強い力で水分子と結合することによって，水分子が氷相に取り込まれるのを防ぎ，凍結時の溶質の濃縮を最小限に食いとめる能力を有している 図II-21 ．水分子と強く結合したこの複合体はこのような塩類緩衝作用の他に，結氷点を低下させつつ速やかに共融点に達して溶質の濃縮を抑える働きがあり，溶質とglycerol，Me_2SOなどを含んだ水はそのまま氷結することになる．GlycerolやMe_2SOを適切な濃度に調製すると，赤血球内のNaCl濃度は0.8 M以上に濃縮することなく，浸透圧は1,500 mOsm/L以下の安全限界内にとどまるので，凍結しても赤血球膜の不可逆的な変化は起こらない．

輸血用血液の凍結保存に，かつてMe_2SOが用いられたこともあるが，Me_2SOの薬理作用はまだ十分解明されておらず，輸血用赤血球の凍結保存にMe_2SOを用いることはできない．したがって一般に，赤血球の凍結保存には生体の生理的中間代謝産物でもあるglycerolが凍害防止剤として用いられる．

b．細胞外性凍害防止剤

分子量が大きく細胞膜を通過しないdextranやpolyvinylpyrrolidone，albuminなどにも凍害防止作用が認められるが，その作用機序はまだ不明である．これらを用いて赤血球を凍結するときは，解凍後に血球を洗って凍害防止剤を除く必要がなく，そのまま輸注して差し支えないという利点がある．しかし凍害防止剤としての効果は細胞内性凍害防止剤よりはるかに劣るので，赤血球の凍結保存には一般に用いられない．

3 輸血用赤血球の凍結保存

凍結・解凍赤血球の機能や形態には，凍結，保存，解凍時の諸条件が影響を与える．凍結時の細胞障害や凍害防止剤の効果を十分に説明するのは難しい

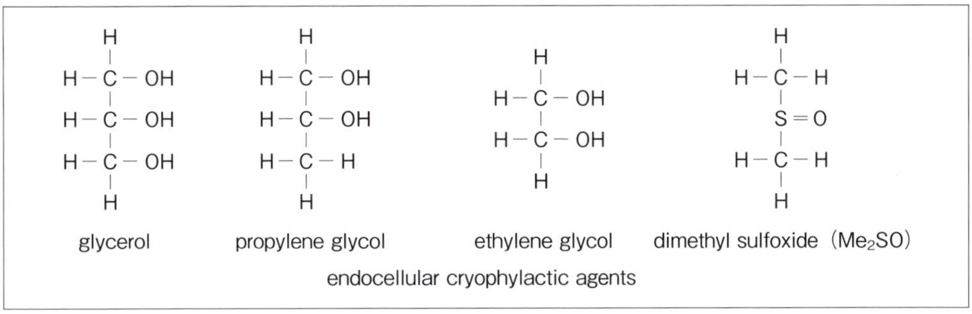

```
    H              H
    |              |
H - C - OH     H - C - OH          H                H
    |              |               |                |
H - C - OH     H - C - OH      H - C - OH       H - C - H
    |              |               |                |
H - C - OH     H - C - H       H - C - OH           S = O
    |              |               |                |
    H              H               H            H - C - H
                                                    |
                                                    H
```

glycerol　propylene glycol　ethylene glycol　dimethyl sulfoxide（Me_2SO）

endocellular cryophylactic agents

図II-22 凍害防止剤（細胞内性）

が，各種凍結保存法についての最適条件が経験的に見いだされている．輸血用赤血球凍結保存の方法には現在大きく分けて2つあり，①高濃度の凍害防止剤を添加して－80℃のディープフリーザーで緩速に凍結する方法と，②低濃度の凍害防止剤を添加して－196℃の液体窒素を用いて急速に凍結する方法である．

表II-17　輸血用赤血球緩速凍結用 glycerol 溶液（Huggins 処方）

glycerol（8.6 mol）	790 g
ブドウ糖	80 g
果糖	10 g
Na_2-EDTA	3 g
蒸留水	全量 1,000 mL

赤血球濃厚液 250 g に対し 250 g 添加（等重量）

■ a．－80℃緩速凍結法

緩速凍結では細胞内glycerol濃度が5～6 Mのときに最も血球保護作用が強く溶血が少ない 図II-23．添加したglycerolは細胞膜を通過して膜の内外で平衡に達するが，血球細胞は水を約60％含んでいるので，glycerolはこの水に希釈されて細胞内濃度が低下する．そのため，添加する凍害防止剤のglycerolはさらに高濃度である必要がある．Huggins法では8.6 Mのglycerol溶液を赤血球画分と等量添加するが，このとき最終的な細胞内glycerol濃度は5.6 Mとなる．またglycerol液には塩または糖を加えて細胞内電解質濃度に対応する浸透圧を加えておかなければならない．これが等張の場合には凍結時間が長びくとともに血球容積が膨化する傾向があるので，少し高張にしておく必要がある．Huggins法では糖を，Meryman法では塩を加えている．

Glycerolは温度が低いと粘稠性が増して血球膜の透過性が著しく低下し，血球内に十分に浸透しない．混和時の温度が4℃の場合には30℃の場合に比べて解凍後の溶血が多く，また血球内のK^+も著しく減少する．したがって，混和調製時の温度は20～30℃が適切である．

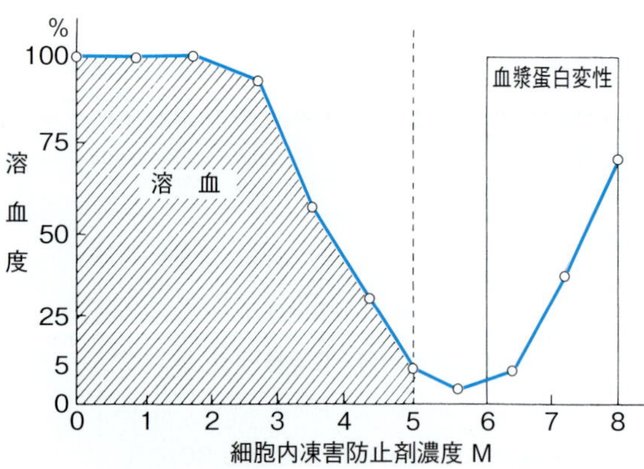

図II-23　凍害防止剤濃度と溶血度の関係
細胞内凍害防止剤濃度が5～6 Mのとき溶血度は最も低い（Huggins）．

また凍結保存した赤血球を解凍後に輸血に用いる際，血球内にglycerolが残っていると，その親水性のために血管内で浸透圧差による溶血を起こすので，大量の洗浄液を用いて血球を十分に洗浄し，凍害防止剤を分離除去しなければならない．

1）Huggins 法

凍害防止液にグルコースを加えることにより，グルコース液中での赤血球の可逆的凝集反応による沈降を利用して，解凍後の洗浄時に遠心操作を加えることなく凍害防止液の洗浄除去を可能としたものである[3-5]．この方法では，glycerol液の糖濃度が9％の時に最も溶血が少なく，赤血球の回収率が高い．Hugginsの凍害防止剤 表II-17 を，赤血球画分に等重量加える．大きなプラスチックバッグに入った赤血球を攪拌しながら凍害防止液をゆっくり加えた後，－80℃で凍結する．

解凍は40℃の温浴で行う．250 gの赤血球を洗浄する場合は，まず50％グルコース水溶液250 mLを加える．次に，8％グルコース/1％果糖水溶液2 Lで3回洗浄，そして5％果糖水溶液1 Lで2回洗浄する．最後に生理食塩液に浮遊させるが，糖の残量が多いと輸血時に溶血を起こしやすいので，念のため生理食塩液による遠心洗浄を1回加えたほうがよい．上記のように糖液中では赤血球層は速やかに沈降するので，遠心操作なしに洗浄上清を排出することができる．ただし最初から9％の糖液で洗浄すると溶血が起こる．

2）連続遠心法

ここでは，凍害防止液の浸透圧調整に塩類を用いる．その処方は下記のとおりである．

濃グリセリン（日局）60.0 g
70％乳酸ナトリウム（局外規）2.57 g
塩化カリウム（日局）0.02 g
結晶リン酸二水素ナトリウム（局外規）0.26 g
注射用水（日局）を加えて，全量を 100 mL とする．グリセリン濃度は 6.5 M となる．

凍結法（400 mL 全血由来の場合）

①濃厚赤血球液を常温に戻しつつ，凍結・洗浄用バッグに移し替える．以下の調製は 20～30℃の常温環境で行う．
②凍害防止液 100 mL を赤血球液へよく攪拌しながら 2 分間かけて添加する．
③5 分間静置後，さらに凍害防止液 300 mL を赤血球液へよく攪拌しながら添加する．
④2,500×g で 5 分間遠心し，上清を除去する．これ以上の遠心ではグリセリンが除去されすぎ，凍結時に赤血球が破損しやすくなる．
⑤セグメントを作成して－65℃以下のフリーザーに保存する．凍結期間は 10 年以内とする．

解凍法（400 mL 全血由来の場合）

これはアメリカ赤十字社の標準法である Meryman 法[6]を改良した方法である．

①冷凍赤血球を 36～40℃の恒温水槽で急速解凍する．
②血液を攪拌しながら，8％塩化ナトリウム液 100 mL を添加する．
③約 2 分静置後，血液を攪拌しながら 1.6％塩化ナトリウム液（洗浄用液 2 号）400 mL を添加する．
④血液バッグを 1,200×g で 5 分間遠心し上清を捨てる．
⑤血液を攪拌しながら 0.8％塩化ナトリウム/0.2％グルコース/リン酸緩衝液（洗浄用液 3 号）400 mL を添加し，④の条件で遠心洗浄を 3 回繰り返す（洗浄液の最終ヘモグロビン濃度が 50 mg/dL 以下になるまで遠心を繰り返す）．
⑥上清を除去し，赤血球保存液バッグを接続してその 92 mL を添加混和する．
⑦セグメントチューブを作成する．

以上は用手法であり，医療機関での自己血の凍結保存などで用いられる．日本赤十字社の血液センターでは，凍結・解凍を完全閉鎖系の自動血球洗浄装置（ヘモネティクス ACP215）を用いて行っているが[7]，原理は同じである．

■ b．－196℃急速凍結法

Rowe[8]が開発した方法で，－196℃の液体窒素で急速冷凍するので，凍害防止剤のグリセロールは低濃度でよい．凍結用液の処方は，グリセロール 28％，マンニトール 3％，塩化ナトリウム 0.65％で，濃厚赤血球に対して等容加える．コンテナーは液体窒素に耐える特殊なテフロン性のものを使用しなければならない．液体窒素液層で凍結した後，液体窒素冷凍庫で－196℃保存する．

解凍後は，16％マンニトール加生理食塩液を凍結赤血球と等容加えて遠心洗浄し，その後等容の生理食塩液で 2 回洗浄し，最後に生理食塩液に浮遊させる．凍結・洗浄液の組成が緩速凍結法よりは生理的であり，回収率も良好で血球内のカリウムの低下も少ないが，液体窒素や特殊なコンテナーの整備が必要である．

4 解凍赤血球の性状

■ a．赤血球の回収率

赤血球を凍結・洗浄すると処理中に溶血したり，凝集しないで洗浄液とともに失われる赤血球が認められる．また糖液で洗浄し，凝集分離した赤血球を生理食塩液に浮遊させるときに，古い赤血球や脆弱な赤血球の一部が溶血を起こす．凍結，洗浄処理後の赤血球の回収率について，三浦は 84％と報告している．Cytoglomerator[9]を用いて－80℃に凍結する方法によれば，Huggins[5]は 90％，Valeri[10]は 78％，Perrault[11]は 82.5％の回収率をそれぞれ報告している．液体窒素による急速凍結法では回収率は 96～90％であったという[8,12]．

■ b．解凍赤血球の輸血後の寿命

凍結処理や解凍後の洗浄が不適切であると，製剤での回収率が高くても輸血後の赤血球寿命は短く，短時間のうちに血管内溶血を起こすことがある．

三浦が Huggins 法による冷凍赤血球を実際の臨床例に用いた場合の赤血球寿命を^{51}Cr を用いて測定したデータでは，輸血後24時間での赤血球生存率は80～92%であり，2週間を経ても60%以上の標識赤血球が生体内に残存していた．Huggins の報告では，輸血後24時間の生存率は87～95%，半減期は30.5日であった．しかし Valeri は，Huggins 法での24時間生存率はやや低く，70%としている．これに対して液体窒素による急速凍結の場合の24時間生存率は85%とされている．いずれも，液状の保存血の基準である輸血後24時間生体内生存率70%という基準を十分に満たすものである．

■ c．凍結赤血球の 2,3-DPG および ATP

凍結解凍後の赤血球内 2,3-DPG（2,3-diphosphoglycerate）および ATP は，凍結前のそれと比較してほとんど変化はなく，また凍結保存期間の長さによってもほとんど左右されない．三浦は，2日間凍結赤血球と10カ月間凍結赤血球の 2,3-DPG および ATP を測定して，10カ月後においてもそれらが減少していないことを確認している．また，Bailey ら(1975)[13]によれば，酸素運搬能力は31カ月の凍結保存でも正常であるという．

赤血球内 2,3-DPG および ATP は，採血後4℃での保存時間が長いと急速に減少する．そしてそれらが減少した赤血球を凍結した場合には，解凍後の赤血球の 2,3-DPG および ATP もやはり低値のままである．したがって凍結する場合には，採血後できるだけ速やかに凍結処理しなければならない．血液センターにおいては，凍結の原料となる赤血球濃厚液はすでに赤血球添加液 MAP が加えられて冷蔵保存されており，ATP の減少が緩徐になっているので，採血5日以内のものを原料としてもよいことになっている．一方，解凍後も同様に血球内 2,3-DPG や ATP は急速に減少するので，洗浄した赤血球もできるだけ速やかに輸血することが望ましい．以前に血液センターで製造していた解凍赤血球は，生理食塩液に浮遊させたものであり，有効期限が12時間であった．2012年以降は MAP に浮遊させており，有効期限は製造後4日間である．解凍赤血球は赤血球添加液を加えることによって，機能を長期間良好に維持できることが示されている[7,14,15]．

■ d．赤血球の形態学的変化

解凍した赤血球を糖液で洗って生理食塩液に浮遊させると，金平糖状の変化（crenation）を示す赤血球がかなりみられる．このように萎縮した赤血球は，凍結しない赤血球を糖液で洗った場合や，新しい赤血球を処理した場合，また等張糖液を用いた場合にもみられる．この形態学的な変化は，赤血球が電解質イオンを全く含まない糖液の中に置かれたために，赤血球膜の ATPase 活性が阻害されて ATP レベルが低下し，Na^+，K^+の能動輸送が行われなくなって，赤血球中のK^+濃度が低下するために起こるものと思われる．この変化は可逆的であり，十分な量の生理食塩液を加えて電解質イオン濃度を上げると機能も形も正常に復する．

一方，生理食塩液に浮遊させた解凍赤血球の中には，正常赤血球のほかに，図 II-24 の矢印に示すような膜の突起状の隆起をもった赤血球が少なからず観察される．これは老化した赤血球の断片化 fragmentation[16]，またはマイクロパーティクル（microparticle または microvesicle）のでき方に類似している．しかし凍結赤血球の場合は赤血球の老化とは関係なく，pH やイオン濃度や浸透圧の変化と膜の透過性の亢進に伴って起こるもので，可逆的な変化と考えられる．実際，凍結解凍そのものはマイクロパーティクルを増加させず，アネキシン V 値の上昇もみられない．むしろ凍結前の低温保存期間の長さ(実験では約2週間)が大きく影響するという[17]．しかしこの fragmentation が高度になると，表面積/容積の比が小さくなって赤血球は球状となり，溶血を起こしやすくなる．したがって，赤血球を糖液で洗浄した後はできるだけ糖質を除き，速やかに生理食塩液に浮遊させて生理的な状態に戻す必要がある．

■ e．解凍赤血球の品質管理

厚生労働省告示による生物学的製剤基準に記載さ

JCOPY 498-01913

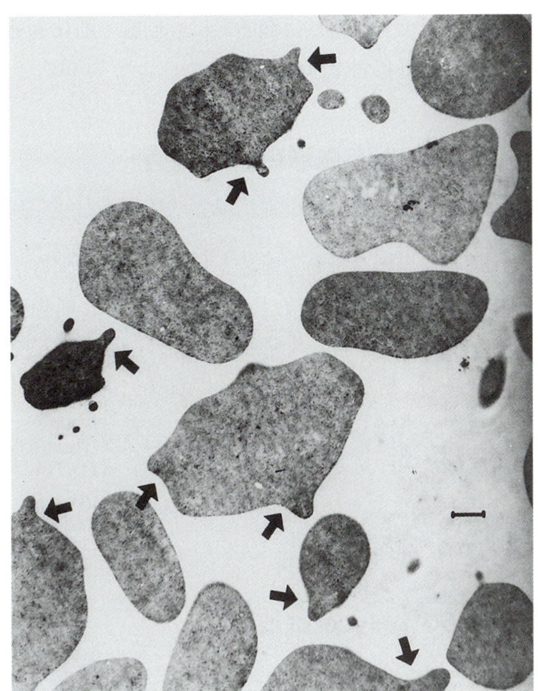

図Ⅱ-24　凍結保存赤血球解凍後の電子顕微鏡写真

れている解凍ヒト赤血球液の基準の主なものは次のようなものである．採血後5日以内の血液を凍結の原料とすること，凍害防止液を加えたものを−65℃以下で凍結保存すること，凍結保存期間は10年を超えないこと，40℃以下で解凍すること，解凍製剤の総ヘモグロビン量は，200 mL全血採血由来当たり14 g以上であること，解凍製剤は2〜6℃で貯蔵すること，などである．基準にはないが，溶血率（バッグ中の総ヘモグロビンに対する血漿部分のヘモグロビンの割合）が3%未満であることが望ましい．

一般に解凍赤血球の製剤の品質は良好で，オランダ軍血液銀行の2006年の調査では，解凍後14日目においても，95.4%（1,298/1,360 units）の製剤が国際基準を満たしていたと報告している．解凍赤血球の品質には，凍結の原料となる血液の液状保存期間が大きく影響する．Changらは，凍結原料の赤血球製剤を，7・14・21・28・42日間それぞれ液状で低温保存したものを凍結し，その解凍製剤の赤血球機能を調べた[18]．その結果，7日保存の製剤においてすでに回収率が低く，28日を超えると溶血やアポトーシス様変化，マイクロパーティクル産生などが顕著になることを報告している．

5 解凍赤血球輸血の臨床

凍結・解凍赤血球の製造工程は頻回の洗浄を含むため，血漿蛋白や抗凝固剤は事実上含まれておらず，アレルギー性副反応のリスクは低い．また白血球や血小板はほとんど破壊除去されてしまい，ドナーの白血球や血小板のアロ抗原で感作することもない．たまたま混入した肝炎ウイルスなどの病原因子が，膨大な洗浄により薄められ感染性が低くなることを期待した時期もあるが，種々の感染症検査の精度が向上した今日では，この効用を解凍赤血球に求めることはなくなった．

解凍赤血球の輸血効果についていくつかの比較スタディがある．Schreiberら[19]は256人の外傷患者を，14日以下の保存期間の保存血，14日より長い保存期間の保存血，解凍血の3種類の製剤をそれぞれ輸血された群で臨床効果を比較したが（ランダム比較試験），臨床効果や副作用のいずれの点でも3群に全く差はなかった．Fabricantら[20]は57人の外傷患者を，解凍血輸血群と通常の液状保存血輸血群にランダムに分けて輸血後の臨床成績をみたところ，ヘマトクリット，凝固能，アレルギー反応，全身状態について全く差を認めず，組織の酸素化については解凍血群の方が良好であったと報告している．

解凍赤血球製剤は，赤血球以外には生理活性物質を含めて余分の蛋白や脂質をほとんど含まないせいか，その輸血では液状製剤の輸血に比べて，輸血後の患者の炎症反応が少ないという．Hamptonら[21]は，上記の57人の外傷患者のスタディで，液状血輸血群に比べて，解凍血輸血群では炎症性サイトカインの上昇はみられず，線溶系も抑制され，2,3-DPGはむしろ上昇すると報告している．またHultら[22]は，凍結解凍した自己赤血球を輸血された10人のボランティアにおいて，輸血後48時間の間に血管外溶血は認められても炎症性サイトカインの上昇が全くみられなかったことを報告している．

日本赤十字社血液センターには，稀な赤血球型の血液が多数凍結保存されている．近年はこの中から毎年約100バッグが医療機関に供給されているが，これまで臨床上不都合な事象は報告されておらず，赤血球の機能に関して大きな問題はないと考えられる．ただ今日では，詳しい血液型がタイピングされたドナーの情報がよく管理されるようになり，稀な赤血球型の血液製剤の依頼に対しても，リアルタイムで在庫している液状の保存血液から選択供給することが可能となり，冷凍血液から解凍血液を調製することは少なくなっている．

6 赤血球の長期保存

血液センターから供給される解凍赤血球の凍結保存期間は最長10年であるが，20年以上凍結保存した赤血球の性状についての報告がある[23]．ここではHuggins法で凍結解凍した20年保存の15例と，平均4.6カ月保存した10例を比較している．表II-18に見るごとく，2,3-DPG値が20年保存群で有意に低い以外は，ほとんどの項目で両者に差はなく，morphologic scoreは両者とも新鮮血のレベルを示し，走査型電子顕微鏡による観察では，解凍後24時間までdiscoid形状を示していた．このように，20年間の凍結保存でも赤血球は機能的にも形態学的にもその性状は良好に保たれる．

7 サンプル赤血球の凍結保存

試験研究用の少量の赤血球を試験管で凍結保存する場合も，溶血を防ぐために製剤の場合と同様にglycerol液を用いる．凍結前にはglycerolの濃度を徐々に高め，解凍後はglycerolの濃度を少しずつ低くしながら洗浄し，最後はglycerolを完全に除く．クエン酸カリウム緩衝液を加えた60% glycerol法と，クエン酸ナトリウム緩衝液を加えた40% glycerol法とがある．

■ a．60% glycerol法

（第1法，glycerol液の組成は表II-19，洗浄液の組成は表II-20を参照）

洗浄した赤血球沈層が10 mLの場合，その半容5 mLの20%glycerol溶液を，試験管の赤血球をよく振りながら少しずつ添加混合する．さらに5 mLの60%glycerol溶液をよく混和しながら添加する．小試験管に0.2～0.5 mLずつ分注して－20℃のフリー

表II-18　長期凍結保存（20年）赤血球と対照群（4カ月）凍結保存の性状比較（潘　偉軍，他．低温生物工学会誌．1998; 44: 1-14）[23]

		frozen group (n=15)	control group (n=10)	*t* test *p* value
recovery	(%)	—	90.2±1.3	—
free-Hb	(mg/dL)	85.7±42.3	58.4±16.0	NS
supernatant K^+	(mEq/L)	5.9±1.7	5.3±1.5	NS
MCV	(μm^3)	90.3±2.4	91.9±1.3	NS
ATP	(μmol/gHb)	3.2±0.5	3.4±0.4	NS
2, 3-DPG	(μmol/gHb)	11.4±2.7	14.1±0.9	<0.05
morphology score		295±3	296±1	NS
discoid	(%)	95.6±2.2	97.0±0.6	NS
CPC HSP	(mOsm)	107±5	104±7	NS
HMP	(mOsm)	85±3	83±6	NS
HEP	(mOsm)	61±3	61±4	NS
hemolysis	(%)	1.7±0.5	1.5±0.5	NS
Met-Hb	(%)	0.56±0.13	0.48±0.08	NS
P_{50}	(mmHg)	18.0±3.9	17.9±2.2	NS
protein	(mg/10^{10} cells)	3.91±0.59	3.89±0.78	NS
phospholipid	(μmol/10^{10} cells)	3.61±0.56	3.71±0.58	NS

NS: not significant

ザー，できれば－60℃以下のディープフリーザーに入れて凍結保存する．解凍時は，室温に放置して解凍し，遠心して上清を除去し，等容の16% glycerol溶液を添加混和後，遠沈して上清を除去する．その後8・4・2% glycerol溶液を順に用いて同様に赤血球を洗浄する．さらに生理食塩水で赤血球を3回洗浄後，目的に応じて生理食塩液，albumin液，あるいは血漿などに浮遊させる．

b．40% glycerol法

（第2法 glycerol液の組成は表II-21，洗浄液の組成は表II-22を参照）

赤血球沈層に等容の40% glycerol溶液を少量ずつよく混和しながら添加して凍結する．解凍は37℃の温水で行い，赤血球画分1容に対し4容の12% glycerol溶液を添加してよく混合する．2,000 rpmで5分間遠心後上清を除去し，等容の5%，次に2.5% glycerol溶液で赤血球を洗浄する．最後に37℃の生理食塩液に浮遊させて赤血球を洗浄する．

表II-19　サンプル赤血球凍結用glycerol溶液（第1法）

	20% glycerol 溶液*	60% glycerol 溶液*
クエン酸カリウム緩衝液	800 mL	400 mL
glycerol CP	200 mL	600 mL

*洗浄赤血球沈層10 mLに対し5 mL添加

表II-20　サンプル赤血球解凍後洗浄用稀釈glycerol溶液（第1法）

	16% glycerol 溶液*	8% glycerol 溶液*	4% glycerol 溶液*	2% glycerol 溶液*
クエン酸カリウム緩衝液	4 mL	12 mL	16 mL	18 mL
30% glycerin リン酸緩衝液	16 mL	8 mL	4 mL	2 mL

*赤血球10 mLに対し10 mL添加

表II-21　glycerol溶液（第2法）作製用5%クエン酸ナトリウム緩衝液

三塩基クエン酸ナトリウム（$Na_3C_6H_5O_7 \cdot 2H_2O$）	5%
蒸留水	全量100 mL

サンプル赤血球凍結用glycerol溶液（第2法）

	40% glycerol 溶液*
5%クエン酸ナトリウム緩衝液	60 mL
glycerol CP	40 mL

*濃厚赤血球沈層10 mLに対し10 mL添加

表II-22　サンプル赤血球解凍後洗浄用稀釈glycerol溶液（第2法）

	12% glycerol 溶液*1	5% glycerol 溶液*2	2.5% glycerol 溶液*2
5%クエン酸ナトリウム緩衝液	88 mL	95 mL	生理食塩水50 mL
glycerol CP	12 mL	5 mL	5% glycerol溶液50 mL

*1赤血球10 mLに対し40 mL添加　*2赤血球10 mLに対し10 mL添加

●文 献

1) Smith AU. Prevention of haemolysis during freezing and thawing of red blood cells. Lancet. 1950; 2: 910-1.
2) Mollison PL, Sloviter HA. Successful transfusion of previously frozen human red blood cells. Lancet. 1951; 258: 862-4.
3) Huggins CE. Prevention of hemolysis of large volumes of red blood cells slowly frozen and thawed in the presence of dimethyl-sulfoxide. Transfusion. 1963; 3: 483-93.
4) Huggins CE. Preservation of blood transfusions by freezing with dimethlysulfoxide and novel washing technique. Surgery. 1963; 54: 191-4.
5) Huggins CE. Frozen blood. Ann Surg. 1964; 160: 643-9.
6) Meryman HT. Red cell freezing by the American National Red Cross. Am J Med Technol. 1975; 41: 265-82.
7) 田村 暁，秋野光明，佐藤雅子，他．連続血球洗浄装置ACP215を用いて赤血球保存液を加えたFTRCの有効期間延長に関する検討．日本輸血細胞治療学会誌. 2009; 55: 508-15.
8) Rowe AW, Eyster E, Kellrer A. Liquid nitrogen preservation of red blood cells for transfusion; a low glycerol-rapid freeze procedure. Cryobiology. 1968; 5: 119-28.
9) 三浦 健，羽田野 茂，木本誠二，他．冷凍血液処理用ハギンス式血球凝集装置について．医科器械学雑誌. 1966; 36: 509-12.
10) 三浦 健，二之宮景光，水野 明，他．冷凍血液（2）その理論と実際．外科治療．1969; 20: 243-54.
11) Perrault R, Jackson JR, Martin-Villar J, et al. Experience with the use of frozen blood. Canad Med Ass J. 1967; 96: 1504-9.
12) Åkerblom O, Högman CF. Frozen blood: a method for low glycerol, liquid nitrogen freezing allowing different postthaw deglycerolization procedures. Transfusion. 1974; 14: 16-26
13) Bailey DM, BOve JR. Chemical and hematological changes in stored CPD blood. Transfusion. 1975; 15: 244-9.
14) Ross DG, Heaton WA, Holme S. Additive solution for the suspension and storage of deglycerolized red blood cells. Vox Sang. 1989; 56: 75-9. Erratum in: Vox Sang. 1990; 58: 138.
15) Bandarenko N, Hay SN, Holmberg J, et al. Extended storage of AS-1 and AS-3 leukoreduced red blood cells for 15 days after deglycerolization and resuspension in AS-3 using an automated closed system. Transfusion. 2004; 44: 1656-62.
16) Weed RI, Reed CF. Membrane alterations leadinf to red cell destruction. Am J Med. 1966; 41: 681-98.
17) Holovati JL, Wong KA, Webster JM, et al. The effects of cryopreservation on red blood cell microvesiculation, phosphatidylserine externalization, and CD47 expression. Transfusion. 2008; 48: 1658-68.
18) Chang AL, Hoehn RS, Jernigan P, et al. Previous cryopreservation alters the natural history of the red blood cell storage lesion. Shock. 2016; 46（3 Suppl 1）: 89-95.
19) Schreiber MA, McCully BH, Holcomb JB, et al. Transfusion of cryopreserved packed red blood cells is safe and effective after trauma: a prospective randomized trial. Ann Surg. 2015; 262: 426-33.
20) Fabricant L, Kiraly L, Wiles C, et al. Cryopreserved deglycerolized blood is safe and achieves superior tissue oxygenation compared with refrigerated red blood cells: a prospective randomized pilot study. J Trauma Acute Care Surg. 2013; 74: 371-6.
21) Hampton DA, Wiles C, Fabricant LJ, et al. Cryopreserved red blood cells are superior to standard liquid red blood cells. J Trauma Acute Care Surg. 2014; 77: 20-7.
22) Hult A, Malm C, Oldenborg PA. Transfusion of cryopreserved human red blood cells into healthy humans is associated with rapid extravascular hemolysis without a proinflammatory cytokine response. Transfusion. 2013; 53: 28-33.
23) 潘 偉軍，柴 雅之，高良真一，他．高濃度グリセリンを用いて20年間凍結保存した赤血球の検討．低温生物工学会誌．1998; 44: 1-14.

II-D 血漿分画製剤

Plasma-derived medicinal products

Author:
田中朝志

はじめに

血漿分画製剤とは血漿中に含まれる臨床的に重要な蛋白質を物理化学的に分画・精製した製剤の総称である．主なものには，アルブミン製剤，免疫グロブリン製剤，血液凝固因子製剤，アンチトロンビン製剤などがある．これらは他の薬剤で代替できない機能を有し，現代の医療において不可欠なものとなっている．またその原料である血液は国産製剤では献血由来であり，「安全な血液製剤の安定供給の確保等に関する法律」において血漿分画製剤を含む血液製剤全般の国内自給と安定供給，適正使用，安全性向上についての基本理念が掲げられている．しかし各製剤の実際の国内自給率には大きな差異があり，免疫グロブリン製剤やアンチトロンビン製剤はほぼ100%ながら，アルブミン製剤は約60%，特殊免疫グロブリン製剤やインヒビター製剤などはほとんどが国外・非献血の供血由来もしくは製品輸入である．さらに，血液凝固第Ⅷ因子や第Ⅸ因子製剤については遺伝子組換え製剤の登場以来，海外への依存度が増加している 図II-25．アルブミン製剤では国産製剤と海外産製剤との価格差，特殊免疫グロブリン製剤では国内での高力価抗体保有の献血者確保が困難なこと，インヒビター製剤などは海外メーカーが先行して開発・供給していることが主な理由である．これらの解決は容易ではないが，血漿分画製剤の製造効率の向上や国内での新たな技術開発の支援などを通じた継続的な改善への取り組みが求められる．代表的な血漿分画製剤である，アルブミン製剤，免疫グロブリン製剤，血液凝固第Ⅷ因子製剤の供給量の推移をみると，アルブミン製剤では徐々に減少しているのに対し，第Ⅷ因子製剤では顕著に増加し，免疫グロブリン製剤も2010年以降は増加傾向を示している 図II-26．欧州諸国と人口当たりの使用量で比較すると，アルブミン製剤はほぼ同様だが他の2製剤では約1/2であり，今後も需要の拡大が予想されている．日本の血漿分画製剤市場は若干縮小しているが，欧州・米国では急激に拡大しており[1)]，今後の世界の動向を注視しながら日本での事業の在り方を再検討すべき時期にきている．

1 血漿分画製剤の製造方法と安全性の確保

血漿蛋白質の分離精製方法は，主に蛋白質の溶解度を利用する方法と固定媒体との相互作用を利用する方法に大別される．前者には蛋白質の沈殿剤として低温でエタノールを用いるCohn分画法とポリエチレングリコール（PEG）を用いる分画法がある．Cohnの分画法は1940年代に米国のEdwin J. Cohn博士らが開発した方法で，水素イオン濃度（pH），イオン強度，エタノール濃度，反応温度，蛋白質濃度の5種類の反応条件（Cohnの5変数）を変化させて蛋白質の溶解度をコントロールし，特定の蛋白質を沈殿させて分画する方法である[2)]．特にアルブ

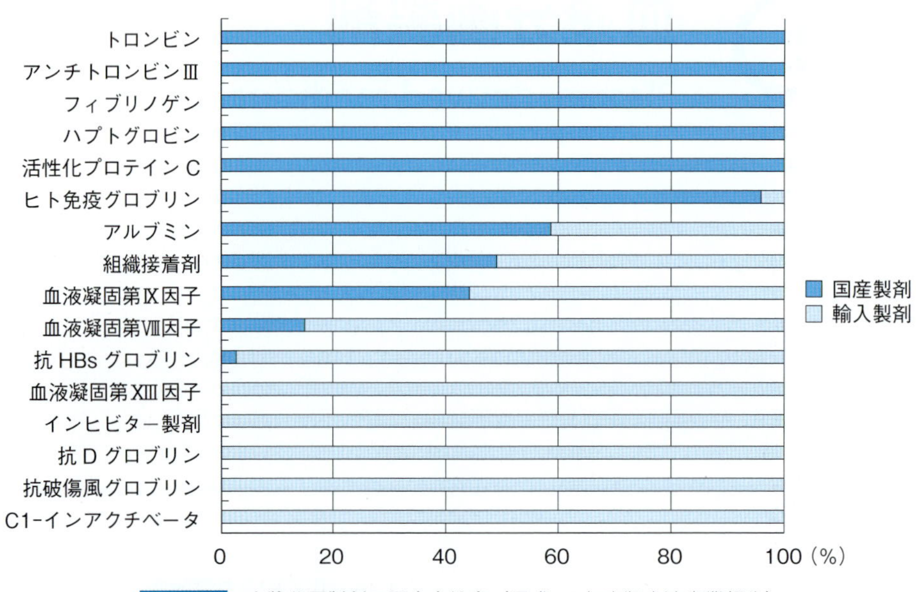

図Ⅱ-25 血漿分画製剤の国内自給率（平成26年度版血液事業報告）
注: 第Ⅷ因子製剤，第Ⅸ因子製剤の輸入製剤は全て遺伝子組換え型.

ミン[3]，免疫グロブリン[4]の工業的分画法として世界中で広く利用されている．一方，PEG分画法は，コーン分画法やクロマトグラフィーによる分画法と組み合わせて免疫グロブリン[5]，ハプトグロビン，アンチトロンビンⅢ[6]などの純化精製に応用されている．エタノールの高分子アナログとされるPEGも蛋白質の沈殿剤として用いられるが，pH，温度，イオン強度などの調整が分画能力を高めるために必要である．またクロマトグラフィーによる分画法としては，ゲル濾過，イオン交換クロマトグラフィーやアフィニティークロマトグラフィーなどがある．例えば，アルブミンは等電点が4.7の酸性蛋白質としてアニオン交換体に吸着される性質を利用して精製する方法が確立されている[7]．一方IgGは等電点が5.8〜7.3と幅広いが，高pHではイオン交換体に吸着されないため，Cohn分画法で得たIgG分画中の夾雑蛋白質をアニオン交換体で除去して純化する形式で利用されている[8,9]．アフィニティークロマトグラフィーは高選択性が特徴であり，血液凝固因子などの微量成分の精製に適している．実例としては，ヘパリン[10]またはヘパリンフラグメント[11]との親和性を利用したアンチトロンビンⅢの分離精製，モノクローナル抗体との反応を利用した血液凝固第Ⅷ[12]・第Ⅸ因子[13]の精製などがあげられる．以上の分離精製方法を組み合わせた実際の血漿分画製剤の製造工程の一例を図Ⅱ-27に示した．

血漿分画製剤は数百人〜数千人から提供された血漿を原料として製造されるため，ロット間の品質の差が少ないという利点がある一方，病原体に汚染された血液が1人分でも混入すると甚大な被害を起こす危険性を孕んでいる．1980年代前半に発生した非加熱の凝固因子製剤によるHIV感染，1990年代前半までに不活化処理が不十分であったために起きた静注用免疫グロブリン製剤[14-16]やフィブリノゲン製剤[17]によるHCV感染はその代表的な事例である．したがって，献血時問診・血液採取から最終製品に至る全ての過程での対策と共にその検証や実効性を高める取り組みも必要である．さらに英国の血友病患者の剖検で異常プリオンの臓器への沈着があり，その原因として血液凝固因子製剤の可能性が示唆された症例もあり[18]，不活化・除去が困難な病原体が存在することも認識しておかねばならない．現在は過去の感染事例の反省から種々の改良が重ねられ，各血漿分画製剤には必ず作用メカニズムの異なる複数のウイルス不活化・除去工程が加わっている．ただし，一般にその処理能力には限界があるため前段

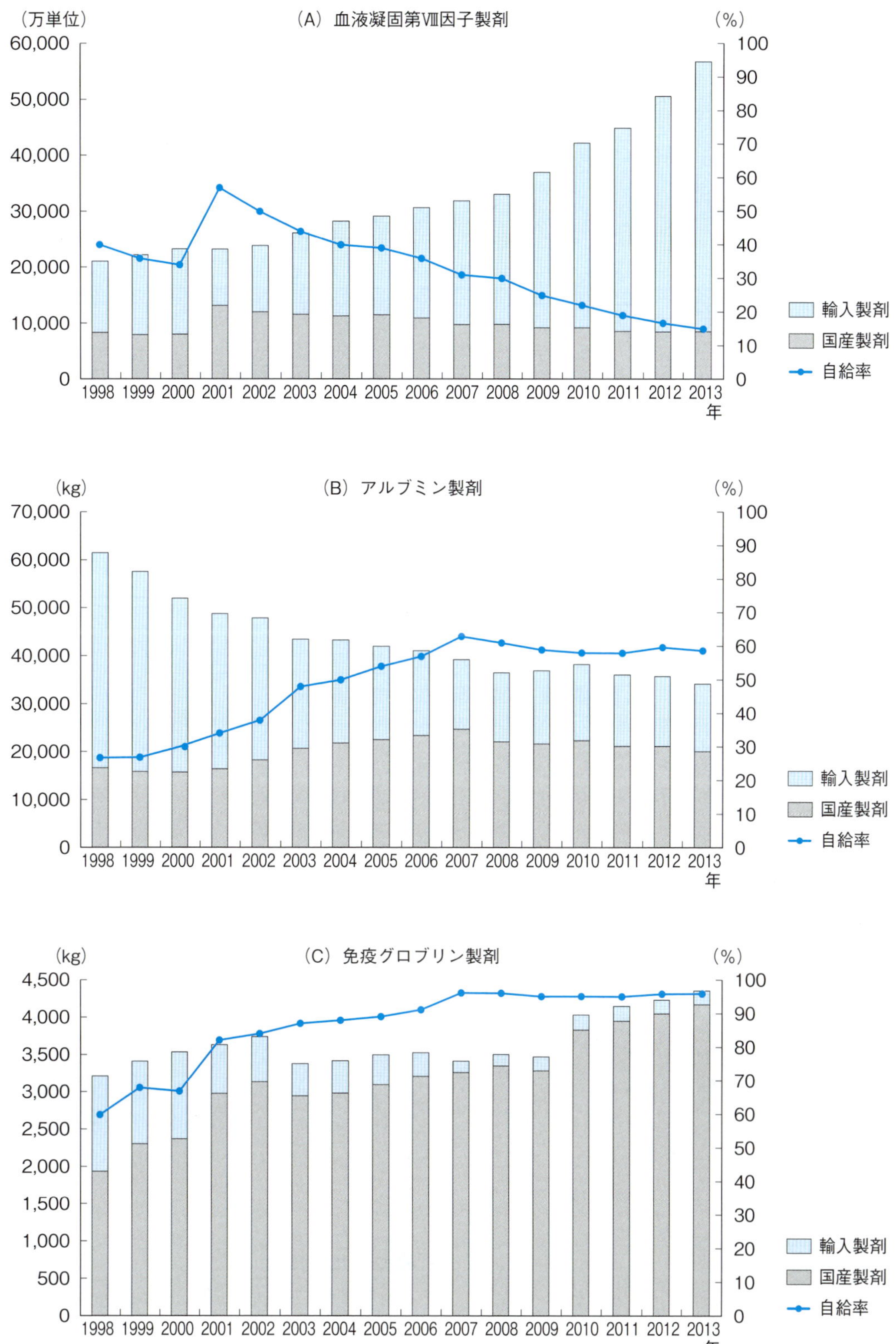

図Ⅱ-26 第Ⅷ因子製剤（A），アルブミン製剤（B），免疫グロブリン製剤（C）の供給量と自給率の推移
（平成 26 年度版血液事業報告）

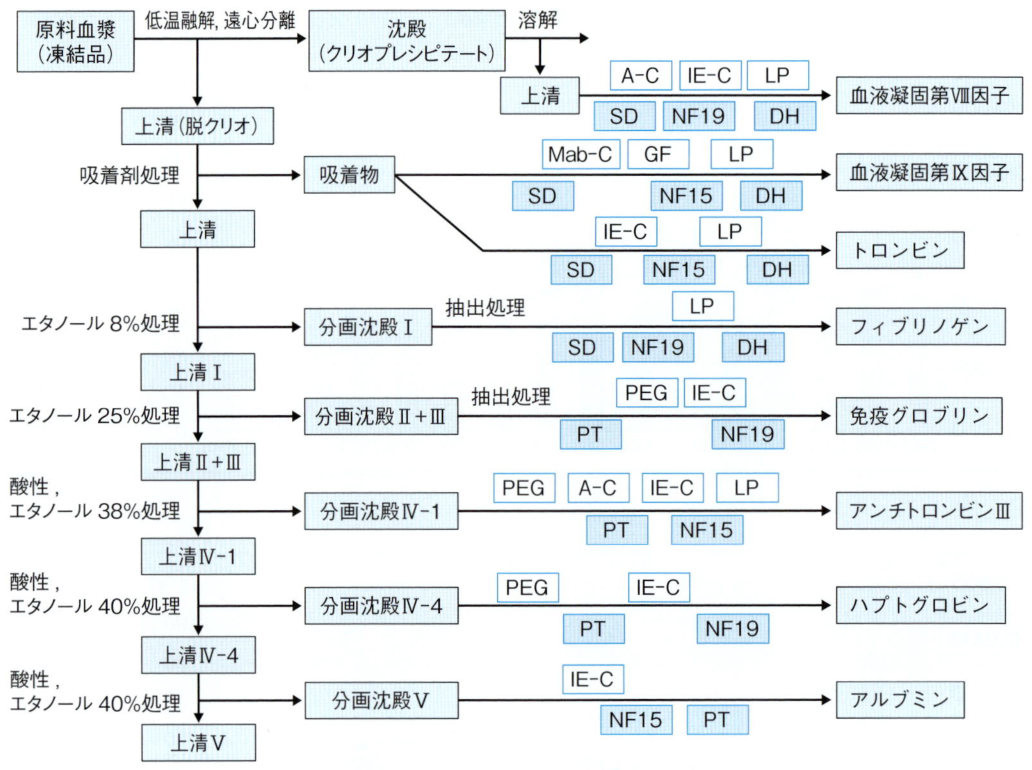

図Ⅱ-27　血漿分画製剤の製造工程の一例

IE-C: ion-exchange chromatography, PEG: polyethylene glycol precipitation, SD: solvent/detergent, PT: pasteurization, NF15: nanofiltration (15 nm), NF19: nanofiltration (19 nm), A-C: affinity chromatography, LP: lyophilization, DH: dry heating, Mab-C: monoclonal antibody-chromatography, GF: gel filtration

□: 精製工程，□: ウイルス不活化/除去工程

階でのスクリーニング検査などのウイルス混入量の減少対策も依然として重要である．特にHAVやヒトパルボウイルスB19などのノンエンベロープウイルスの不活化は困難とされ，1998年頃までは血液凝固因子製剤による実際の感染例も報告されている[19-22]．主なウイルス不活化・除去法には加熱処理，化学処理，ウイルス除去膜処理などがある．またCohn分画工程でもウイルス除去効果はあり，最も除去効果の高いフラクションⅤから製造されるアルブミン製剤は安全性の高いことが示されている[23]．

a．加熱処理

アルブミン製剤の液状加熱により過去50年以上感染事例の報告がなく，60℃・10時間の液状加熱は標準的なウイルス不活化法として確立されている．アルブミン製剤以外でも，比較的熱に安定な免疫グロブリン製剤，アンチトロンビン製剤，ハプトグロビン製剤などに広く利用されている．乾燥加熱は熱に不安定な血液凝固因子の肝炎ウイルス不活化のために開発されたもので，血液凝固第Ⅷ・Ⅸ因子，プロトロンビン複合体製剤，フィブリノゲン製剤などに採用されている．ウイルス不活化効果は液状加熱よりも低く，60℃・72時間，65℃・96時間，80℃・72時間などのそれぞれの蛋白質に最適な条件設定と厳密な水分のコントロール（0.1～2.0%）が必要である．

b．化学処理

有機溶媒/界面活性剤 Solvent/Detergent（S/D）処理は1985年にニューヨーク血液センターが開発した不活化法で最も普及している技術の一つである[24]．脂質膜を有するエンベロープウイルスに対してきわめて高い不活化能を示すため，この処理をされた製剤ではHIV，HBV，HCVの感染報告がない．しかしノンエンベロープウイルスには無効である．添加した有機溶媒と界面活性剤は後続のクロマトグラフィーで容易に除去される．その他，酸処理（pH 4.0，37℃で長時間反応）により免疫グロブリン製剤の凝集体分解と同時にエンベロープウイルスを不活化する方法もある．

c．ウイルス除去膜処理

感染が問題となる多くのウイルスの直径は20～100 nm程度の粒子であり，孔径15～35 nmの多孔性の膜で濾過することにより物理的に除去することが可能である．孔径が小さい程ウイルス除去率は高いが，実際には精製する蛋白質の大きさ，濾過効率，組み込まれているウイルス除去工程の種類などにより孔径を使い分けている．一般に，免疫グロブリン製剤では19～35 nm，第Ⅷ因子・フィブリノゲン製剤では19 nm，第Ⅸ因子・アンチトロンビンⅢ製剤では15 nmの除去膜が使用されている．

2 アルブミン製剤 (albumin preparation)

a．性状と機能

血漿中で最も豊富に存在する蛋白質であるアルブミンは，585個のアミノ酸残基からなる分子量約66.5 kDaの糖鎖のない単量体蛋白質である．生体内に約300 g（4.6 g/kg）存在し，約40%は血管内，約60%は血管外に分布している．健常なヒト血漿中には約4 g/dLの濃度で含まれており，その機能は膠質浸透圧の維持，生理活性物質との結合・運搬，抗酸化作用など多岐にわたるが，正常血漿の膠質浸透圧の約80%を担うとされる．アルブミンは1 gで約18 mLの水分保持が可能である．また肝臓で生合成され（0.2 g/kg/日），生体内半減期は約17日である．アルブミン分子中に存在する遊離のスルフヒドリル（－SH）基は血漿中の－SH基の約80%を占めており，抗酸化作用における重要性が指摘されている．アルブミン製剤としては，血漿と等張の5%製剤と高張の20%および25%製剤がある．

b．適応病態

詳細は他稿を参照されたい．概要として，使用が推奨される病態は，①肝硬変の合併症（難治性腹水，大量の腹水穿刺廃液，特発性細菌性腹膜炎，Ⅰ型肝腎症候群），②凝固因子の補充を必要としない治療的血漿交換療法，③他の血漿増量剤が適応とならない病態（重症敗血症，急性頭蓋内出血，急性腎障害など）に限定され，他の病態については抑制的な使用を心がけることが望まれる．また血中アルブミン値については科学的にコンセンサスの得られた輸注トリガー値は存在せず，急性・慢性の病態を問わず一律に2.5 g/dL以上に維持する必要はないと考えられている．

c．有害事象

現在の製造工程から得られるアルブミン製剤のウイルス感染症に対する安全性は確保されている[23]．稀ではあるが，ハプトグロビン欠損症で抗ハプトグロビン抗体を有する患者にはアナフィラキシー反応を起こす可能性が示唆されている[25]．また等張アルブミン製剤の大量投与によるNa負荷や高張アルブミン製剤による肺水腫・心不全の発生には注意が必要である．

3 免疫グロブリン製剤 (immunoglobulin preparation)

a．性状と機能

免疫グロブリンには5種類のクラスがあるが，Cohnの分画法ではIgGの豊富な画分が得られる．IgGは2本の重鎖（H鎖）と2本の短鎖（L鎖）から構成される分子量約16万の糖蛋白質である．ジスルフィド（S–S）結合により4量体を形成し，Y字型をしている 図Ⅱ-28[26]．ヒト血漿中に1.2 g/dLの濃度で含まれており，生体内半減期は約20日で抗体による防御効果は2～3カ月持続するとされる．IgG1～IgG4まで4つのサブクラスがあり，液性免疫の主役として，①異物の捕捉とオプソニン作用，②顆粒球・マクロファージや補体成分の活性化による殺菌作用，③NK細胞の活性化による抗体依存性細胞障害作用の誘発の他，④免疫調節・抗炎症作用に

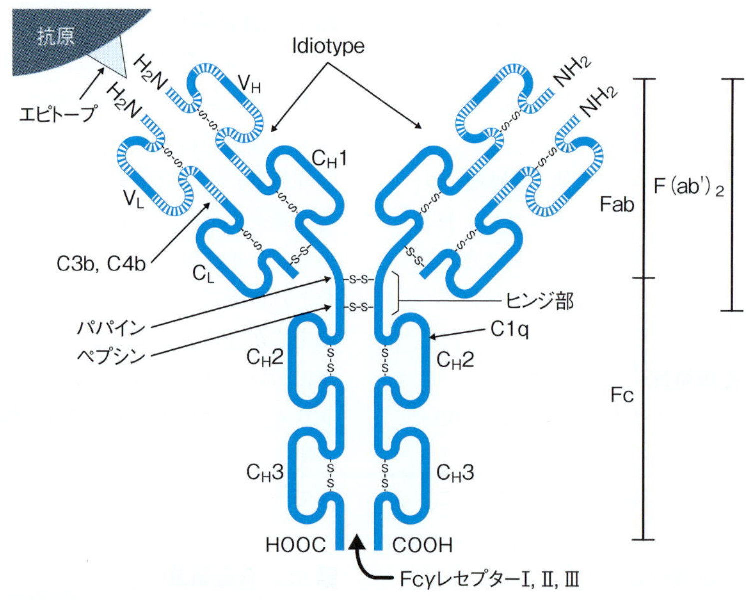

図II-28 **IgG の構造**（伴野丞計．血液フロンティア．2007; 17: 21-9[26]より改変）

も関与する．IgG の N 末端にある V_H，V_L ドメインは多様なエピトープに対応する可変領域であり，抗原捕捉部位（Fab）を形成している．C_H1 と C_H2 の間にあるヒンジ部の柔軟性が様々な構造の抗原への結合に役立っている．V_L-C_H1 ドメインは活性化補体と結合して抗炎症作用を示すほか，Fc 領域の C_H2 ドメインは古典経路の補体活性化に関与し，C_H3 ドメインは食細胞の Fcγ 受容体との結合能を有している．

静注用免疫グロブリン（IVIG）は上記の免疫調節作用を利用して，自己免疫病態をもつ患者の治療に繁用されている．その詳細な作用には複数の機序が提唱されているが，主なものには，i）IgG の Fc 領域が自己抗体とその標的細胞上の Fc 受容体との結合を競合的に阻害し，さらにその結果として自己抗体が排除される，ii）IgG の重合体（複合体）が自己抗体による免疫複合体と競合する，iii）F（ab'）$_2$ フラグメントが補体成分の C3a や C5a に結合し，活性化補体の反応を抑制する，iv）マクロファージや樹状細胞の Fcγ 受容体を阻害してそれらの活性化を防ぐ，v）抗イディオタイプ抗体が直接自己抗体と結合すると共に B 細胞の受容体と結合することにより抗体産生が down regulate される，などが考えられている[27]．免疫グロブリン製剤には筋注用（IMIG）と静注用（IVIG）があり，さらに広範囲の抗体を含む一般製剤と特定の病原体に対する抗体価の高い特殊免疫グロブリン製剤がある．また 2013 年，世界各国より 10 年以上遅れてようやく皮下注用免疫グロブリン製剤が使用可能となった．これは無，または低γ-グロブリン血症の患者に対して，100 mg/kg 程度を週 1 回投与することにより安定した血中濃度を維持し，在宅自己投与もできることから患者の QOL 向上が期待されている．

■ b．適応病態

IMIG は注射局所の疼痛や大量投与不可などの種々の制約があり，現在は IVIG の使用が主流である．IVIG ではアナフィラキシー反応などの原因となる IgG 凝集体を取り除き，再凝集を防止する処理が施されている．IVIG にはペプシン処理製剤，化学修飾製剤とインタクト製剤がある．日本で使用されている IVIG 製剤の特徴と適応疾患を 表II-23 に示した．2015 年末時点で 13 種類の病態まで適応が拡大されている．代表的なものとして無または低γ-グロブリン血症[28,29]，特発性血小板減少性紫斑病（ITP）[30]，川崎病[31,32]，慢性炎症性脱髄性多発ニュー

表Ⅱ-23　免疫グロブリン製剤の種類と適応

		ペプシン処理	スルホ化	pH4 処理	pH4 処理酸性		PEG 処理		イオン交換体処理
構造		F(ab')$_2$	鎖間 S-S 結合のスルホ化	intact な IgG 構造					
適応疾患と適応取得年		①	②	③	④	⑤	⑥	⑦	⑧
低・無γ-グロブリン血症	1976	○	○	○	○	○	○	○	○
重症感染症	1976	○	○	○		○	○	○	○
ITP	1985		○	○		○	○	○	
川崎病	1990		○			○	○	○	
CIDP, MMN	1999						○	○	
ギラン・バレー症候群	2000		○						
天疱瘡	2008						○	○	
アレルギー性肉芽腫性血管炎	2010		○						
PM, DM	2010						○		
重症筋無力症	2011						○		
SJS, TEN	2014							○	
IgG2 低下を伴う再発性中耳炎，気管支炎等	2015						○		
水疱性類天疱瘡	2015							○	

ITP: 特発性血小板減少性紫斑病，CIDP: 慢性炎症性脱髄性多発根神経炎，MMN: 多巣性運動ニューロパチー，PM: 多発性筋炎，DM: 皮膚筋炎，SJS: スティーブンス・ジョンソン症候群，TEN: 中毒性表皮壊死症
①献血グロブリン化血研®，②献血ベニロン®-I，③サングロポール®，④ハイゼントラ®，⑤献血ポリグロビン® N，⑥献血ヴェノグロブリン® IH，⑦献血グロベニン®-I，⑧ガンマガード®

ロパチー（CIDP）[33,34]，多巣性運動ニューロパチー（MMN），ギラン・バレー症候群（GBS）[35]，重症筋無力症[36]などがあげられる．これらの疾患では世界的にも有効性の高さが示されている．適応の多くは感染症の予防・治療か自己免疫疾患の治療（重症例や他治療の効果不十分な場合）であり，前者では1回5 gを使用し，後者では1日200〜400 mg/kgで5日間用いるのが一般的である．なお製剤による適応疾患の差異はその効能の違いではなく主に治験施行の有無に基づいており，インタクト製剤では原則として全ての病態に有効である．その他，世界中で神経系疾患などの様々な難治性病態に対してIVIGが使用されており，表Ⅱ-24にはエビデンスレベルの高い病態を示した[37]．今後のデータ集積によりIVIGの適応がさらに拡大すると予想される．特殊免疫（高度免疫）グロブリン製剤としては抗HBsヒト免疫グロブリン製剤（B型肝炎発症予防や母子感染の予防: HBIG），抗破傷風人免疫グロブリン製剤（破傷風の発症予防や治療），抗Dヒト免疫グロブリン製剤（Rh血液型不適合妊娠による新生児溶血性黄疸の予防）の3種類の製剤が使用されている．HBIGは平成26（2014）年度から日本赤十字で開始されたHBワクチン追加接種プログラムにより，国内自給率向上への取り組みが強化されている．

c．有害事象

現在の製造工程でのウイルス感染症に対する安全性は確保されており，1995年以降はウイルス感染の報告はない．頭痛，悪心，瘙痒感，蕁麻疹，発熱などの軽度の副反応は5〜15%に起こると報告されている[38]．わが国での有病率は低いが，IgA欠乏症患者ではアナフィラキシー反応の起こる場合がある[39]．稀に遅発性の無菌性髄膜炎，心筋梗塞，脳梗塞，肺塞栓などの血栓症や腎不全，溶血性貧血をき

表II-24 各種病態における免疫グロブリン製剤の効果とエビデンスレベル

疾 患	IVIG の治療上の位置付け	Evidence level
IVIG の治療上の役割が確立されている疾患		
CIDP，MMN	第一選択薬，筋力低下の改善	1
ギラン・バレー症候群	第一選択薬（血漿交換も），急速増悪期で歩行困難例	1
川崎病	重症で冠動脈障害発生の危険がある場合，第一選択薬	1
重症筋無力症	全身型で免疫抑制剤の効果不十分な場合	1
ITP	他剤が無効で，手術時等に一時的止血管理を必要とする場合	2a
PM，DM	ステロイドの効果不十分な場合の筋力低下の改善	2a
スティッフパーソン症候群	ステロイドの効果不十分な場合	2a
血液悪性疾患に続発した後天性低γ-グロブリン血症	血中 IgG 値 500 mg/dL 以下で難治性感染症を繰り返す場合	4b
IVIG の治療上の役割が明らかになりつつある疾患		
急性散在性脳脊髄炎	ステロイドの効果不十分な場合	2a
ANCA 陽性全身性壊死性血管炎	ステロイドの効果不十分な場合の神経障害の改善	2a
天疱瘡	ステロイドの効果不十分な場合	2a
腎移植	他治療の効果が不十分な場合の液性急性拒絶反応の抑制	1
多発性硬化症	急性増悪期の視神経炎合併時	2a
血球貪食症候群	他治療の効果不十分な場合	4a

〔National Blood Authority Australia. Criteria for the clinical use of intravenous immunoglobulin in Australia. Second edition July 2012.（http: //www.blood.gov.au/ivig-criteria）[37]より改変〕

たすことも報告されている．特に下肢筋麻痺により体動困難な場合には血栓症に注意が必要である．

4 血液凝固因子製剤 (blood coagulation factor preparation)

a．血液凝固系の反応と構成因子

生理的な止血は組織因子（TF）と第VII因子の反応により開始される外因系により始動され，内因系は外因系により産生される微量のトロンビンによって活性化され，活性化血小板上においてトロンビンを一気に産生させてフィブリン形成に至る増幅経路としての役割を担っている[40]．この中で凝固活性化反応の中核となるのが，Xase complex（IXa-VIIIa-Ca^{2+}-リン脂質複合体）と prothrombinase complex（Xa-Va-Ca^{2+}-リン脂質複合体）であり，前者の複合体形成はIXa 因子による第X因子の活性化速度を約 20 万倍高め，後者はXa 因子によるプロトロンビンの活性化速度を約 30 万倍高める 図II-29[41]．両者とも活性化血小板膜表面などにあるリン脂質上に凝固因子が集積されることにより反応が効率よく増幅されることが特徴である．一方，血管の傷害部位以外での血栓形成は血管内皮上の凝固制御系によって阻止されている．凝固制御系には，主に傷害部位以外での過剰な凝固反応の進展を防止するアンチトロンビンIIIなどによる凝固制御系と，平常時の血液流動性の維持に関与するプロテインCによる凝固制御系がある．前者はXa 因子やトロンビン，後者はVIIIa 因子やVa 因子の活性を阻害する因子として重要である．

1）血液凝固第VIII因子製剤 (blood coagulation factor VIII preparation)

現在血漿分画製剤としては，第VIII因子のみを主成分とする高純度の第VIII因子製剤と von Willebrand 因子（vWF）を含む中純度の第VIII因子製剤（第VIII因子/vWF 複合体製剤）がある．前者はモノクローナル抗体を用いたイムノアフィニティークロマトグラフィーにより高度に純化されており，血友病 A の治療に用いられる．後者の製造工程では循環血漿中で

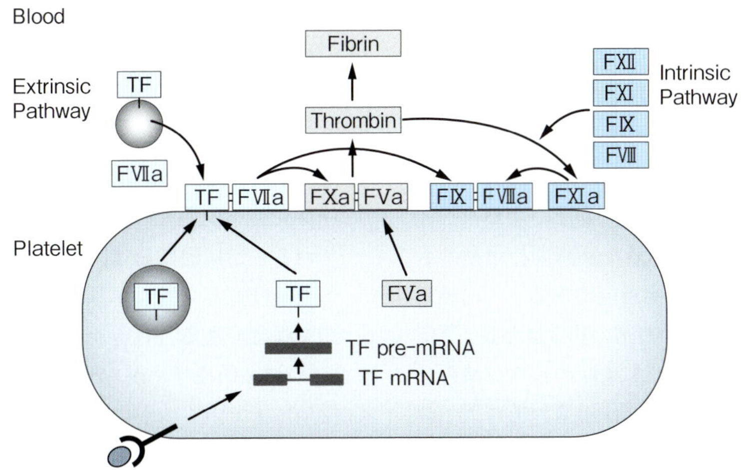

図Ⅱ-29　血小板膜上での血液凝固因子の増幅経路（Mackman N, et al. Arterioscler Thromb Vasc Biol. 2007; 27: 1687-93.[41] より）

複合体を形成している第Ⅷ因子とvWFが同時に純化精製され，血友病Aとvon Willebrand病に使用される．近年血友病Aではヒト血漿由来成分を全く含まない遺伝子組換え第Ⅷ因子製剤の使用が主流であるが，これは感染症リスクを除外したいという考えに基づいている．血漿由来の第Ⅷ因子製剤においてもHIV，HBV，HCVに関する安全性は確立されているが，不活化技術に比較的抵抗性であるHAV，ヒトパルボウイルスB19や異常プリオンなどについては1998年以降伝播の報告はないものの理論的な可能性は残されている．第Ⅷ因子製剤の必要量は以下の式より求められるが（正常血漿1 mL中の第Ⅷ因子量を1単位/mLと定義），第Ⅷ因子の血中半減期が8〜12時間であるため，必要に応じて追加投与も考慮される．

必要輸注量(単位数)
　＝体重(kg)×目標因子レベル(%)×0.5

近年は関節内出血の反復により発生する血友病性関節症を予防し，血友病患者のQOLを保つために重症血友病では定期補充療法が主体となり，2000年代後半以降血液凝固因子製剤の需要が急増している．定期補充療法での投与量は20〜50単位/kg/回の週3回投与が一般的である[42]．2015年には長時間作用型の第Ⅷ因子製剤が使用可能となった．これはBドメインを除去した遺伝子組換え第Ⅷ因子にIgG1のFc領域を融合させた製剤で，半減期が従来製剤の約1.5倍（19時間）と長いため，定期補充療法の回数を週2回程度に減らすことも可能である．ただし，その際には低活性の時間帯が長くなり，出血時の対応法に課題があることに留意する必要がある．

2）血液凝固第Ⅸ因子製剤（blood coagulation factor Ⅸ preparation）

血漿由来製剤として第Ⅸ因子のみを主成分とする高純度の第Ⅸ因子製剤と第Ⅱ・第Ⅶ・第Ⅹ因子も含有している第Ⅸ因子複合体製剤（PCC: prothrombin complex concentrate）があり，血友病Bに適応がある．しかしPCCでは凝固系の活性化による血栓症リスク増大の懸念があり[43]，通常は高純度製剤を使用すべきである．PCCはビタミンK依存性の凝固因子を全て同等に含有しているため，ワルファリンの過剰効果で出血した際の緊急補正に有効性が高い[44]．

また血友病Aと同様，血友病Bにおいても主に使用されているのは遺伝子組換え第Ⅸ因子製剤である．第Ⅸ因子製剤の必要量は以下の式から計算されるが，Xの値は血漿由来製剤では1，遺伝子組換え製剤の場合には1〜1.4となり，後者での凝固因子活性上昇率には個人差が大きいので，個別に輸注試験をして回収率を確認することが望ましい．

必要輸注量(単位数)

＝体重(kg)×目標因子レベル(%)×X

第Ⅸ因子の血中半減期は18～24時間であり，定期補充療法の際は血漿由来凝固第Ⅸ因子製剤なら1回20～50 U/kg，遺伝子組換え製剤なら1回40～80 U/kgを週2回投与するのが一般的である．なお第Ⅸ因子とIgGのFc領域を融合させた長時間作用型のものが2014年に発売され，使用可能である．この製剤の半減期は78時間と従来の製剤の約3倍と長く，定期補充療法では1週間～10日に1回の投与に減らせる利点がある．問題点は長時間作用型の第Ⅷ因子製剤と同様である．

3）インヒビター治療製剤（therapeutic preparation for the management with inhibitors）

血友病患者では反復する第Ⅷ因子または第Ⅸ因子製剤の投与により第Ⅷ因子または第Ⅸ因子に対する同種抗体（インヒビター）が発生することがある．インヒビターの保有率は血友病Aでは5～6%，血友病Bでは3～5%であるが[45,46]，インヒビターが出現すると通常の凝固因子製剤の止血効果は著しく低下するため，第Ⅷ（Ⅸ）因子を経由せずに迂回して止血させるバイパス止血療法が必要となる[47]．現在バイパス止血療法に使用される凝固因子製剤には3種類あるが，止血効果はほぼ同等とされており，その選択についての明確な基準はない．そのうち活性化プロトロンビン複合体製剤（aPCC）と活性化第Ⅶ因子とX因子の複合体製剤（FⅦa/X）が血漿由来製剤で，活性化第Ⅶ因子製剤（rFⅦa）は遺伝子組換え製剤である．aPCCは50～100 U/kgを8～12時間毎に輸注し1日最大投与量は200 U/kgまで，FⅦa/Xは60～120 μg/kgを使用し追加は1回のみ8時間以上あけて投与する．一方rFⅦaは90～120 μg/kgを2～3時間毎に十分な止血が得られるまで投与可能である．

最近インヒビター保有血友病患者に対するバイパス止血製剤の定期輸注療法の有用性を示唆する報告があり，aPCC[48]とrFⅦa[49]の双方とも出血回数の有意な低下がみられる．なお，2018年5月に使用可能となったemicizumabも同患者への有効性が示された．Emicizumabは IgG型の二重特異性モノクローナル抗体で，一方の抗原結合部位がFⅨa，もう一方がFXに結合しFⅧの補因子機能を代替する作用を有している．皮下投与が可能で血中半減期が約30日と長いため，画期的な治療法として期待されている[50]．またインヒビターの消失を目的とした免疫寛容導入（immune tolerance induction: ITI）療法も注目されている．定期的に第Ⅷ因子製剤を投与し，第Ⅷ因子への免疫寛容を誘導する治療戦略であり，成功率は70%程度である．投与レジメンは低用量（50単位/kgの週3回投与）から高用量（200単位/kgの連日投与）までいくつかの報告があり，わが国でも低用量レジメンが普及しつつある．初回ITI療法に対する反応が不良な場合には，vWF含有製剤への切り替え[51]か高用量レジメンへの変更を考慮する．

なお第Ⅷ因子製剤の種類によるインヒビター発生のリスクは一般的に各製剤とも同程度[52]と考えられているが，低・中等度の純度の第Ⅷ因子製剤で低いとする報告[53]もある．

4）フィブリノゲン製剤（fibrinogen concentrate）

フィブリノゲンは凝固カスケードの最終段階の基質であり，トロンビンにより分解されてフィブリンモノマーからポリマーを形成し，さらに第ⅩⅢ因子の作用で重合して安定したフィブリン塊となる．フィブリノゲンは血漿中に200～400 mg/dL存在し，量的・質的異常により出血傾向や創傷治癒の遅延をきたすことが知られている．血中半減期は約90時間である．わが国でのフィブリノゲン製剤は1964年に認可されたが，1987年の加熱製剤への変更後も1994年まではC型肝炎の発生報告がみられていた[17]．同年不活化工程にSD処理が加わって以降は新たな肝炎の報告はない．以前は産科大量出血，消化管出血，手術時，白血病治療時などに広く使用されていたが，肝炎が多発した経緯を鑑みて，1998年に後天性低フィブリノゲン血症の適応が取り下げられ，先天性のみとなっている．一般に止血を得るためには血中のフィブリノゲン値を100～150 mg/dL以上に保つ必要があり，50 mg/dL以下ではきわめて困難である．近年，心臓大血管手術や外傷，産科などでの低フィブリノゲン血症を合併する大量出血時にフィブリノゲン製剤による血液製剤投与量の減少，臓器

JCOPY 498-01913

不全発生率の低下などの有効性が示されている[54-57]．また欧州のガイドラインでは，大量出血時に血中フィブリノゲン値150～200 mg/dL以下であった場合には，フィブリノゲン製剤3～4 gの投与を推奨している[58]．したがって理論的には後天性低フィブリノゲン血症への投与も支持される．ただし，過去のC型肝炎などの感染は重大な問題であり，本来必要性が低かった症例への投与により感染が拡大したとされていることから，適正使用の遵守に努めねばならないことは論を俟たない．

5）血液凝固第XIII因子製剤（blood coagulation factor XIII preparation）

第XIII因子はトロンビンにより活性化され，フィブリンの分子間にクロスリンクを形成して安定化させる作用をもっている．酵素活性部位を有するAサブユニットと担体のBサブユニットの4量体よりなる．血漿中には約1 mg/dL存在し，血中半減期は10日程度である．またコラーゲン，フィブロネクチンなどにも分子間のクロスリンクを形成し，創傷治癒を促進する作用も有している．第XIII因子製剤の1バイアル中には240単位以上の第XIII因子を含有している．適応となる病態は，①先天性第XIII因子欠乏症，②第XIII因子低下に伴う縫合不全および瘻孔，③Schönlein-Henoch紫斑病の腹部症状・関節症状である．先天性第XIII因子欠乏症では頭蓋内出血のリスクがあり，成人では月1回，1,000単位の定期投与により血中XIII因子活性を2～10%に維持して出血を予防することが推奨されている[59]．なお2015年には遺伝子組換え第XIII因子製剤も利用可能となった．この製剤は第XIII因子のAサブユニットのダイマーであり，先天性第XIII欠乏患者の大多数（95%以上）を占めるAサブユニット欠乏症に用いられる．

6）アンチトロンビンIII製剤（antithrombin III concentrate）

アンチトロンビンIII（ATIII）はほとんどすべてのプロテアーゼ凝固因子を阻害するが，生理的にはトロンビンおよびXa因子の阻害因子として重要である．抗凝固作用の発現には血管内皮上のヘパリン様物質のHSPG（ヘパラン硫酸プロテオグリカン）との結合が不可欠とされ，血中半減期は60～70時間である．適応となる病態は，先天性ATIII欠乏に基づく血栓傾向とATIII低下を伴うDICである．

後者の代表的基礎疾患は敗血症であり，日本版敗血症ガイドラインではDICを合併した敗血症患者において，ヘパリンを併用しないATIIIの単独使用を推奨している[60]．その根拠として，高用量ATIII（4日間で30,000単位）の臨床試験（KyberSept study）のサブグループ解析で，ヘパリンの非併用例ではATIIIが敗血症患者の生存率を有意に改善したこと[61]，敗血症性DICに関するRCTのメタアナリシスでATIII投与が敗血症の予後改善効果を示したこと[62]などがあげられている．ATIII製剤の投与量は1日1回1,500単位程度が目安である．

5 その他の血漿分画製剤

■ a．ヒトハプトグロビン製剤（haptoglobin preparation）

ハプトグロビンは赤血球外に放出された遊離ヘモグロビンと結合し，肝臓へ運搬する役割を担う．ハプトグロビンは血漿1 mL当たり1 mgのヘモグロビンと結合可能であり，血中半減期は約4日である．ハプトグロビン製剤は，熱傷，輸血，体外循環下開心術などの溶血反応に伴うヘモグロビン血症，ヘモグロビン尿症に使用され，1回に4,000単位を投与する．

■ b．ヒトC1-インアクチベータ製剤（C1 inactivator preparation）

遺伝性血管性浮腫の急性発作時に適応となる製剤である．1回に1,000～1,500倍（正常血漿1 mLの活性が1倍）を投与する．この疾患の原因は，補体系の古典経路を調節する蛋白質であるC1インヒビターの欠損または機能異常であり，心身のストレスや抜歯，薬物などで急性発作が誘発される[63]．急性発作時には顔・頸部，四肢の皮下や消化管壁に浮腫が起こるが，特に喉頭浮腫を生じた際にはC1-インアクチベータ製剤と集中治療管理が必要である[64]．浮腫の発生機序は必ずしも明らかではないが，C1,

キニン-カリクレイン系，内因系凝固因子（XII因子，XI因子），プラスミンなど複数の系の活性化が起こり，ブラジキニンが生成されてその血管透過性亢進作用によって浮腫を生じるとされている．

●文　献

1) 上田英彦．血漿分画事業の現状と将来　日本と諸外国．血液事業．2014; 36: 799-801.
2) Cohn EJ, Strong LE, Hughes WL Jr, et al. Preparation and properties of serum and plasma proteins. IV. A system for the separation into fractions of the protein and lipoprotein components of biological tissues and fluids. J Am Chem Soc. 1946; 68: 459-75.
3) Kistler P, Nitschmann H. Large scale production of human plasma fractions. Vox Sang. 1962; 7: 414-24.
4) Oncley JL, Melin M, Richert DL, et al. The separation of antibodies, isoagglutinins, prothrombin, plasminogen and β1-lipoprotein into subfractions of human plasma. J Am Chem Soc. 1946; 71: 541-50.
5) Polson A, Potgieter GM, Langier JF, et al. The fractionation of protein mixtures by linear polymers of high molecular weight. Biochim Biophys Acta. 1964; 82: 463-75.
6) Wickerhauser M, Williams C, Mercer J. Development of large scale fractionation methods. VII. Preparation of antithrombin III concentrate. Vox Sang. 1979; 36: 281-93.
7) Curling JM, Berglöf J, Lindquist L-O, et al. A chromatographic procedure for the purification of human plasma albumin. Vox Sang. 1977; 33: 97-107.
8) Sober HA, Gutter FJ, Wyckoff MM, et al. Chromatography of proteins. II. Fractionation of serum protein on anion-exchange cellulose. J Am Chem Soc. 1956; 78: 756-63.
9) Fahey JL, Horbett AP. Human gamma globulin on anion exchange cellulose column. J Biol Chem. 1959; 234: 2465-651.
10) Miller-Anderson M, Borg H, Anderson L-O. Purification of anti-thrombin III by affinity chromatography. Thromb Res. 1974; 5: 439-52.
11) Tomono T, Igarashi S, Sawada E. Synthesis of an affinity chromatography gel for AT III-Effect of purification of AT III-binding sequence of heparin. Thromb Res. 1984; 35: 467-73.
12) Fass DN, Knutson GJ, Katzmann JA. Monoclonal antibodies to porcine factor VIII coagulant and their use in the isolation of active coagulant protein. Blood. 1982; 59: 594-600.
13) Church WR, Mann KG. A simple purification of human factor X using a high affinity monoclonal antibody immunoadsorbent. Thromb Res. 1985; 38: 417-24.
14) Bresee JS, Mast EE, Coleman PJ, et al. Hepatitis C infection associated with administration of intravenous immune globulin. A cohort study. JAMA. 1997; 277: 627-8.
15) Healey CJ, Sabharwal NK, Daub J, et al. Outbreak of acute hepatitis C following the use of anti-hepatitis C virus-screened intravenous immunoglobulin therapy. Gastroenterology. 1996; 110: 1120-6.
16) Meeks EL, Beach MJ. Outbreak of hepatitis C associated with intravenous immunoglobulin administration-United States, 1994. MMWR. 1994; 43: 505-9.
17) 和泉　透，室井一男，佐々木龍平，他．フィブリノーゲン製剤投与とC型肝炎ウイルス感染．日輸血会誌．1997; 43: 198.
18) Peden A, McCardle L, Head MW, et al. Variant CJD infection in the spleen of a neurologically asymptomatic UK adult patient with haemophilia. Haemophilia. 2010; 16: 296-304.
19) Robertson BH, Alter MJ, Bell BP, et al. Hepatitis A virus sequences detected in clotting factor concentrates associated with disease transmission. Biologicals. 1998; 26: 95-9.
20) Chudy M, Budek I, Keller-Stanislawski B, et al. A new cluster of hepatitis A infection in hemophiliacs traced to a contaminated plasma pool. J Med Virol. 1999; 57: 91-9.
21) Santagostino E, Mannucci PM, Gringeri A, et al. Transmission of parvovirus B19 by coagulation factor concentrates exposed to 100℃ heat after lyophilization. Transfusion. 1997; 37: 517-22.
22) Matsui H, Sugimoto M, Tsuji S, et al. Transient hypoplastic anemia caused by primary human parvovirus B19 infection in a previously untreated patient with hemophilia transfused with a plasma-derived, monoclonal-antibody purified factor VIII concentrate. J Pediatr Hematol Oncol. 1999; 21: 74-6.
23) McClelland DB. Safety of human albumin as a constituent of biologic therapeutic products. Transfusion. 1998; 38: 690-9.
24) Horowitz B, Wiebe ME, Lippin A, et al. Inactivation of viruses in labile blood derivatives. I. Disruption of lipid-enveloped viruses by tri (n-butyl) phosphate detergent combinations. Transfusion. 1985; 25: 516-22.
25) Shimode N, Yasuoka H, Kinoshita M, et al. Severe anaphylaxis after albumin infusion in a patient with ahaptoglobinemia. Anesthesiology. 2006; 105: 425-6.

26）伴野丞計．ガンマグロブリンの構造と機能．血液フロンティア．2007; 17: 21-9.
27）Clynes R. IVIG therapy: interfering with interferon-γ. Immunity. 2007; 26: 4-6.
28）Lucas M, Lee M, Lortan J, et al. Infection outcomes in patients with common variable immunodeficiency disorders: relationship to immunoglobulin therapy over 22 years. J Allergy Clin Immunol. 2010; 125: 1354.
29）Orange JS, Grossman WJ, Navickis RJ, et al. Impact of trough IgG on pneumonia incidence in primary immunodeficiency: A meta-analysis of clinical studies. Clin Immunol. 2010; 137: 21.
30）Godeau B, Caulier MT, Decuypere L, et al. Intravenous immunoglobulin for adults with autoimmune thrombocytopenic purpura: results of a randomized trial comparing 0.5 and 1 g/kg b. w. Br J Haematol. 1999; 107: 716.
31）Terai M, Shulman ST. Prevalence of coronary artery abnormalities in Kawasaki disease is highly dependent on gamma globulin dose but independent of salicylate dose. J Pediatr. 1997; 131: 888.
32）Oates-Whitehead RM, Baumer JH, Haines L, et al. Intravenous immunoglobulin for the treatment of Kawasaki disease in children. Cochrane Database Syst Rev. 2003; (4): CD004000.
33）Hughes RA, Donofrio P, Bril V, et al. Intravenous immune globulin (10% caprylate-chromatography purified) for the treatment of chronic inflammatory demyelinating polyradiculoneuropathy (ICE study): a randomised placebo-controlled trial. Lancet Neurol. 2008; 7: 136.
34）Eftimov F, Winer JB, Vermeulen M, et al. Intravenous immunoglobulin for chronic inflammatory demyelinating polyradiculoneuropathy. Cochrane Database Syst Rev. 2013; 12: CD001797.
35）Hughes RA, Swan AV, van Doorn PA. Intravenous immunoglobulin for Guillain-Barré syndrome. Cochrane Database Syst Rev. 2014; 9: CD002063.
36）Patwa HS, Chaudhry V, Katzberg H, et al. Evidence-based guideline: intravenous immunoglobulin in the treatment of neuromuscular disorders: report of the Therapeutics and Technology Assessment Subcommittee of the American Academy of Neurology. Neurology. 2012; 78: 1009.
37）National Blood Authority Australia. Criteria for the clinical use of intravenous immunoglobulin in Australia. Second edition July 2012.(http: //www.blood.gov.au/ivig-criteria)
38）Stiehm ER. Adverse effects of human immunoglobulin therapy. Transfus Med Rev. 2013; 27: 171.
39）Burks AW, Sampson HA, Buckley RH. Anaphylactic reactions after gamma globulin administration in patients with hypogammaglobulinemia. Detection of IgE antibodies to IgA. N Engl J Med. 1986; 314: 560.
40）Mann KG, Krishnaszamy S, Lawson JH. Surface-dependent hemostasis. Semin Hematol. 1992; 29: 213-26.
41）Mackman N, Tilley RE, Key NS. Role of the extrinsic pathway of blood coagulation in hemostasis and thrombosis. Arterioscler Thromb Vasc Biol. 2007; 27: 1687-93.
42）藤井輝久，天野景裕，渥美達也，他．インヒビターのない血友病患者に対する止血治療ガイドライン 2013 年改訂版．日本血栓止血学会．2013; 6: 619-39.
43）Hampton KK, Preston FE, Lowe GD, et al. Reduced coagulation activation following infusion of a highly purified factor Ⅸ concentrate compared to a prothrombin complex concentrate. Br J Haematol. 1993; 84: 279-84.
44）Makris M, Greaves M, Phillips WS, et al. Emergency oral anticoagulant reversal: the relative efficacy of infusions of fresh frozen plasma and clotting factor concentrate on correction of the coagulopathy. Thromb Haemost. 1997; 77: 477-80.
45）神谷　忠，長尾　大，吉岡　章．本邦における血友病インヒビター発生に関する retrospective study．臨床血液．1998; 39: 402-4.
46）血液凝固異常症全国調査 平成 17 年度報告書．東京，財団法人エイズ予防財団．2006．9-10.
47）酒井道生，瀧　正志，家子正裕，他．インヒビター保有先天性血友病患者に対する止血治療ガイドライン 2013 年改訂版．日本血栓止血学会．2013; 6: 640-58.
48）Leissinger C, Gringeri A, et al. Anti-inhibitor coagulant complex prophylaxis in hemophilia with inhibitors. N Engl J Med. 2011; 365: 1684-92.
49）Konkle BA, Ebbesen LS, et al. Randomized, prospective clinical trial of recombinant factor Ⅶa for secondary prophylaxis in hemophilia patients with inhibitors. J Thromb Haemost. 2007; 5: 1904-13.
50）Oldenburg J, Mahlangu JN, Kim B, et al. Emicizumab prophylaxis in hemophilia A with inhibitors. N Engl J Med. 2017; 377: 809-18.
51）Ettinghausen CE, Kreuz W. Recombinant vs. plasma-derived products, especially those with intact VWF, regarding inhibitor development. Haemophilia. 2006; 12 (Suppl 6): 102-6.
52）Gouw SC, van der Born JG, Auerswald G, et al. Recombinant versus plasma-derived factor Ⅷ products and the development of inhibitors in previously

untreated patients with severe hemophilia A: the CANAL cohort study. Blood. 2007; 109: 4693-7.

53) Mancuso ME, Mannucci PM, Rocino A, et al. Source and purity of factor Ⅷ products as risk factors for inhibitor development in patients with hemophilia A. J Thromb Haemost. 2012; 10: 781-90.

54) Rahe-Meyer N, Solomon C, Hanke A, et al. Effects of fibrinogen concentrate as first-line therapy during major aortic replacement surgery: A Randomized, placebo-controlled trial. Anesthesiology. 2013; 118: 40-50.

55) Nienaber U, Innerhofer P, Westermann I, et al. The impact of fresh frozen plasma vs coagulation factor concentrates on morbidity and mortality in trauma-associated haemorrhage and massive transfusion. Injury. 2011; 42: 697-701.

56) Ahmed S, Harrity C, Johnson S, et al. The efficacy of Fibrinogen concentrate compared with cryoprecipitate in major obstetric haemorrhage-an observational study. Transfusion Medicine. 2012; 22: 344-9.

57) Sibylle KL, Benny S, John RH, et al. Clinical effectiveness of fresh frozen plasma compared with fibrinogen concentrate: a systematic review. Critical Care. 2011; 15: R239.

58) Management of bleeding following major trauma: An updated European guideline. Critical Care. 2013; 17: R76.

59) Mumford AD, Writing Group Chair and BCSH Task Force Member. Guideline for the diagnosis and management of the rare coagulation disorders. Br J Haematol. 2014; 167: 304-26.

60) 日本集中治療医学会Sepsis Registry委員会．日本版敗血症診療ガイドライン．日集中医誌．2013; 20: 124-73.

61) Kienast J, Juers M, Wiedermann CJ, et al. Treatment effects of high-dose antithrombin without concomitant heparin in patients with severe sepsis with or without disseminated intravascular coagulation. J Thromb Haemost. 2006; 4: 90-7.

62) Wiedelmann CJ, Christian J, Kaneider NC, et al. A systematic review of antithrombin concentrate use in patients with disseminated intravascular coagulation of severe sepsis. Blood Coagul Fibrinolysis. 2006; 17: 521-6.

63) Ohsawa I, Honda D, Nagamachi S. Clinical and laboratory characteristics that differentiate hereditary angioedema in 72 patients with angioedema. Allergol Int. 2014; 63: 595-602.

64) Craig T, Pürsün EA, Bork K. WAO Guideline for the Management of Hereditary Angioedema. World Allergy Organ J. 2012; 5: 182-99.

JCOPY 498-01913

II-E 世界の血液事業

National blood programs

Author:
高本　滋

はじめに

血液事業は国単位の事業であり，供血者の募集から製剤の供給に至るまで広汎な分野をカバーすることとなる．すなわち，国あるいは代替組織による人的・経済的な支援，さらには供血という国民的な協力が必須である．血液事業の充実度はその国の血液事業に対する姿勢に依存し，経済状況にも影響を受けるため，高所得国でより充実する傾向にある．ただ，充実度の指標となる，自発的無償供血（voluntary non-remunerated donation: VNRD）の割合あるいは感染症検査の一つである核酸増幅検査（nucleic acid amplification test: NAT）の導入割合などは輸血の安全性に留まらず，その国の国民の健康，社会生活にも関わる問題であり，国として可及的速やかな改善と共に予算措置を伴う効率的な体制導入が求められる．

1 血液事業，歴史と背景

血液事業とは，血液を提供する供血者を募集し，血液を採取し，採取した血液の安全性を検査した後，血液製剤を作製し，医療機関に供給する一連の事業をさす．血液製剤とは人の血液または血液から得られる物を有効成分とする医薬品を意味し，一般的に輸血用血液製剤と血漿分画製剤の2つに分類される．輸血用血液製剤は血液そのものである全血と全血から遠心分離など簡便な処理により分離される成分製剤からなり，基本的に1つの製剤は1人の供血者から製造される．成分製剤には，赤血球製剤，血漿製剤および血小板製剤の3種類がある．一方，血漿分画製剤は数十人から数千人に及ぶプール血漿を原料にアルコール分画，遠心分離など化学的・物理的処理を経て，各種凝固因子，アルブミン，静注用免疫グロブリン（intravenous immunoglobulin: IVIG）などの分画に製造される．

人から人への輸血は，1827年英国のBlundell[1-3]により初めて報告されたが，ABO血液型，抗凝固剤の発見を基に近代的・合理的輸血が始まったのは第一次世界大戦以降であり，さらに血液事業が体制として動き始めるのは1936年の米国における血液銀行の創設[4]以降，具体的には第二次世界大戦以降となる．すでに大戦後70年が経過し，各国で血液事業が組織化されているが，20世紀後半，血液事業の歴史上避けては通れない，2つの大きな事件が起きた．

a．エイズ(AIDS)薬害事件[5-11]

1980年代前半，ウイルスの不活性化がされていない凝固因子製剤が主に血友病患者に投与され，多数のhuman immunodeficiency virus（HIV）感染者，さらにエイズ患者を生じさせた事件である．当時，アメリカでは同性愛者（特に男性）の間にHIVが流行しており，彼らの有償供血した血液が不活性化されないまま凝固因子製剤として市場に流通した結果，HIV 感染，ひいてはエイズを生じ，多数の死者を出すこととなった．当初は HIV の病原体は不明で，対応もできなかったが，後にウイルスが同定され，加熱による不活性化が可能となった．以降，加熱により不活性化された製剤は加熱製剤，未処理の製剤は非加熱製剤とよばれた．WHO は血友病患者に対する加熱製剤の使用を勧告したが，各国とも非加熱製剤の回収作業などが立ち遅れ，薬害拡大の一因ともいわれ，各国で患者対政府との訴訟となった．これを機に各国とも血液製剤に対する安全性の確保に努力が払われ，立法化も行われた．わが国でも，2003 年 7 月，「安全な血液製剤の安定供給の確保等に関する法律」[12]が施行されている．

■ b．供血による HIV 集団感染[13-18)]

世界で非加熱製剤の投与による HIV 感染が問題とされる一方，中国では不衛生な採血，分離，返血処理による供血者への HIV 集団感染が発生した．2001 年 5 月世界のメディアは中国河南省の農村における供血者の大量 HIV 感染を報じた．麻薬常習者，同性愛者，在留外国籍者など HIV のリスク因子が見当たらない農村で，高率に HIV 陽性者が検出された．血漿売血者（US 5 ドル/400 mL）に対し，採血所では ABO 同型の全血数人分を集め，遠心分離し，必要な血漿部分を採取後，残った赤血球成分を売血者に返血した．売血者に HIV 検査は行われておらず，採血，分離器具についても滅菌消毒が行われた保証はない．売血者の中に一人でも HIV 陽性者がいれば HIV は一気に広がることとなる．このような事件が起こったのは 1990 年後半以降であり，陽性率は村により異なるが，10 数%[15]から 40%強[18]に至る．売血の拡大因子として，農村の厳しい経済状況，1987 年以降の売血の一般化，特に 1993 年以降血液の輸出に対する政府の容認などがあげられる．中国政府は 1998 年，「中華人民共和国献血法」[19]を制定し，売血を禁止した．

2 供血の種類

供血は 3 種類に分類される[20]．1 つは自発的無償供血（voluntary non-remunerated donation: VNRD）であり，交通費，菓子，ジュースなど軽微なサービス以外，一切の金品を受け取らないものである．2 つ目は，血縁，指定あるいは代替供血と言われ，家族，友人のためあるいはその代替として供血するものである．3 つ目は供血をすることにより金品を受け取るもので，有償供血とよばれる．

世界保健機構（World Health Organization: WHO）では，自発的無償供血が最も安全な血液であるという観点[21-24]から，自発的無償供血による血液事業の自給自足を各加盟国に求めた．血液製剤の国内自給の必要性については WHO 勧告の World Health Assembly（WHA）決議 28.72（1975 年）[25]，WHA 決議 58.13（2005 年）[26]，WHA 決議 63.12（2010 年）[27]，さらには WHO 世界血液安全性ネットワーク宣言（2011 年）[28]，WHO 専門家グループ合意声明（2012 年）[29]に明示されている．WHA 28.72[25]では自発的無償供血に基づく血液事業の推進を加盟国に求めると共に，血液事業を管理する立法措置を執るよう，また供血者，受血者の健康を守るために必要な対策を執るよう加盟国に求めた．WHA 58.13[26]では，さらに，有償供血廃止の法整備を呼びかけ，同時に毎年 6 月 14 日（ABO 血液型発見者 Karl Landsteiner の誕生日）を世界献血者デーとすることを提唱した．WHA 63.12[27]では「血液製剤の入手可能性，安全性及び品質の課題」の下，国内自給の達成を目的とし，血液原料の入手可能性に応じて，持続可能な血液，血漿プログラムを設立，実施し，支援に必要な措置を執ること，採血から使用までの輸血チェーンにおける血液製剤の品質，安全性管理のための法律更新では国際基準を満たすこと，さらに全血，成分製剤製造には品質管理システムを，血漿分画製剤製造には GMP と感染症を防ぐ，最高の感受性，特異性をもつ機器の使用を含めた適切な規制を求めている．本決議では，血漿分画製剤に言及したことが注目される．WHO 専門家グループ合意声明[29]では自発的無償供血の理論的根拠と定義の概要を示すと共に達成に向けての実務的指針が示された．さらに，翌年には「自発的無償供血に基づく安全な血液及び血液製剤の自給に向けて―世界の状況 2013 年」[20]が発出された．

JCOPY 498-01913

3 採血基準

■ a．日本の採血基準[30,31)]

供血に際しては，供血量，年齢，体重，血色素量など各国独自の採血基準が設定されている．全血，成分など供血方法により基準が異なり，例としてわが国の採血基準[31)]を表 II-25 に示した．諸外国と大きく異なる点は1回採血量で，全血採血では200 mLを基本の1単位とし，倍の400 mLを2単位と計算する．欧米では体格の差もあるが，450 mL前後を1単位と規定する国が多い．年齢に関し，日本では200 mLという選択肢もあるため，下限も16歳と低く，上限も69歳に設定してある．ただし，65歳以上は，60～64歳の間に献血経験のある人との条件が加わる．体重に関し，200 mL採血では，男性45 kg

表 II-25 わが国における献血法別の採血基準（2018年4月1日現在，厚生労働省ホームページ[31)]より）

［採血基準］

	全血献血		成分献血	
	200 mL献血	400 mL献血	血漿成分献血	血小板成分献血
1回献血量	200 mL	400 mL	600 mL以下（体重別）	
年齢	16～69歳	男性: 17～69歳 女性: 18～69歳	18～69歳	男性: 18～69歳 女性: 18～54歳
	ただし，65～69歳の者については，60歳に達した日から65歳に達した日の前日までの間に採血が行われた者に限る．			
体重	男性: 45 kg以上 女性: 40 kg以上	男女: 50 kg以上	男性: 45 kg以上 女性: 40 kg以上	
最高血圧	90 mmHg以上			
血色素量（ヘモグロビン濃度）	男性: 12.5 g/dL以上 女性: 12 g/dL以上	男性: 13 g/dL以上 女性: 12.5 g/dL以上	12.0 g/dL以上 （赤血球指数が標準域にある女性は11.5 g/dL以上） 標準域 MCV: 80～100（fL） MCH: 26～35（pg） MCHC: 31～36（%）	12.0 g/dL以上
血小板数	—	—	—	15万/μL以上
年間献血回数	男性: 6回以内 女性: 4回以内	男性: 3回以内 女性: 2回以内	血小板成分献血1回を2回分に換算して血漿成分献血と合計で24回以内	
年間総献血量	200 mL献血と400 mL献血を合わせて 男性: 1,200 mL以内 女性: 800 mL以内		—	—
共通事項	次の者からは採血しない． ①妊娠していると認められる者，または過去6カ月以内に妊娠していたと認められる者 ②採血により悪化するおそれのある循環系疾患，血液疾患その他の疾患に罹っていると認められる者 ③有熱者その他健康状態が不良であると認められる者			

［献血の間隔］

次回の献血＼今回の献血	200 mL全血献血	400 mL全血献血	血漿成分献血	血小板成分献血※
200 mL全血献血	4週間後の同じ曜日から献血可	男性: 12週間後， 女性: 16週間後 の同じ曜日から献血可	男女とも2週間後の同じ曜日から献血可	
400 mL全血献血				
血漿成分献血		8週間後の同じ曜日から献血可		
血小板成分献血※				

※血漿を含まない場合には，1週間後に血小板成分献血が可能になります．
ただし，4週間に4回実施した場合には，次回まで4週間以上期間をあけてください．

以上，女性 40 kg 以上に設定され，400 mL 採血では男女共に 50 kg 以上である．また，血色素量に関し，200 mL 採血では，男性 12.5 g/dL 以上，女性 12.0 g/dL 以上に設定され，400 mL 採血では各々 0.5 g/dL ずつ上乗せされる．その他，年間採血回数，総採血量，採血間隔また成分採血の場合など細かい規定があるが，詳細については表 II-25 を参照されたい．

■ b．欧米諸国の採血基準

欧米諸国の全血採血基準を表 II-26[32]に示した．多くの国が最上段の欧州連合（European Union: EU）の基準に準じている．年齢では 18 歳以上が多く，未満の場合は保護者の同意書を要する．上限は 65 歳あるいは 70 歳まで，米国では上限は設定されていない．採血量は 450～500 mL がほとんどであり，体重の下限も 50 kg である．血色素量は，男性 13.5 g/dL，女性 12.5 g/dL が多いが，フランス，オーストラリアでは男女共に 0.5 g/dL ずつ低く，米国では男女共に 12.5 g/dL である．採血間隔，年間採血回数についてはわが国より規制が緩めである．

■ c．アジア諸国の採血基準

アジア諸国の全血採血基準を表 II-27[33]に示した．採血量は表 II-27 のようにマレーシア，シンガポール，タイ，香港で 350 mL，450 mL を採用し，インドネシアでは 250 mL も加わる．日本と同じ 200 mL の採用は中国だけであり，300 mL，400 mL も加わる．台湾では 250 mL，500 mL を，韓国では 320 mL，400 mL を採用しており，採血量から見れば日本が一番少ない．年齢の下限値は 15～18 歳であり，最低はインドネシアの 15 歳である．上限は 55 歳から 70 歳までで，最低は中国の 55 歳である．体重の下限は日本の 40 kg と香港の 41 kg であり，多くが 45 kg 以上である．血色素量は香港で女性が 11.5 g/dL，台湾，日本で女性が 12.0 g/dL と低く，比重では中国で女性が 1.050 以上と低値である．

4 感染症予防

同種血輸血において受血者に大きなリスクとなるのが，同種抗原への暴露および感染症である．ただし，前者の詳細に関しては他章を参考にされたい．

輸血の歴史は感染症の歴史と換言できるほど多くの感染症が輸血により生じている．古くは梅毒に始まり，最も輸血に関連するウイルスとして C 型肝炎ウイルス（hepatitis C virus: HCV），エイズウイルス（HIV），B 型肝炎ウイルス（hepatitis B virus: HBV）の 3 種があげられる．その他，ウエストナイルウイルス（WNV），サイトメガロウイルス（CMV），ヒト T 細胞型白血病ウイルス（HTLV-I），エプスタイン・バールウイルス（EBV），パルボウイルス B19（PVB-19）など枚挙に暇がない．感染症のスクリーニング検査として導入されたのが，chemiluminescence enzyme immuno assay（CLEIA）などの抗体検出法である．ヒトがウイルスに感染すると数週間後に抗体が産生されることから，抗体を指標に感染の有無を検出する方法である．しかし，この方法では抗体産生前の数週間は検出できない．この期間はウインドウ期（window period: WP）とよばれ，血中に病原が存在するにもかかわらず，抗体が検出されないがために，感染血として排除されずに受血者に輸血され，感染を惹起させるリスクをもつ．このため抗体産生前に病原体を検出し，WP を極力短縮する検査法が開発された．核酸増幅検査（nucleic-acid amplification test: NAT）とよばれ，病原の核酸を polymerase chain reaction（PCR）または transcription mediated amplification（TMA）などで増幅し，病原が少量の内，しかも抗体産生前に検出する方法[33-36]である．ただし，NAT は WP を短縮することはできても完全に消去することはできず，リスクは残る．

輸血による感染症を防ぐため，各国とも CLEIA，NAT などでき得る限りのスクリーニング検査を導入している．欧米諸国，アジア諸国のスクリーニング検査の採用状況を表 II-28[37,38]，表 II-29[39]に示した．なお，NAT 欄の数字はプール数を表わす．NAT は高価な検査であるため，プール数は少ないほど，個別 NAT ほど精度は上がるが費用もかかる．このため，20，50 検体分を集めて 1 本の検体とし，検査する国が多い．日本におけるその他の血液安全対策を表 II-30 に掲げた．

表Ⅱ-26　欧米諸国における全血採血基準

	年齢	下限	上限	1回の献血量	体重(下限)	ヘモグロビン値	採血間隔	年間採血回数	年間総採血量
EU	18歳〜65歳	国の法律によっては17歳も考慮	60歳以上の初回者(施設の医師の判断に任せる)65歳を超えても責任医師の許可により継続できる	500 mL以内*	50 kg	男性: 13.5 g/dL 女性: 12.5 g/dL	最短8週間	男性: 6回 女性: 4回	3 L
				450 mL±10%(循環血液量の13%を超えない)		男性: 13.5 g/dL またはHt 40% 女性: 12.5 g/dL またはHt 38%	推奨2か月	推奨 男性: 4回 女性: 3回	
フランス	18歳〜65歳		初回は60歳まで	450 mL		男性: 13.0 g/dL 女性: 12.0 g/dL	8週間	男性: 5回 女性: 3回	
英国	17歳〜65歳	17歳は未成年なので同意書が必要*	60歳以上の初回者(施設の医師の判断に任せる) 65歳を超えても毎年医師の許可があれば継続できる	470 mL		男性: 13.5 g/dL (1.055) 女性: 12.5 g/dL (1.053)	最短　12週 推奨 男性: 12週 女性: 16週	3回	
ドイツ	18歳〜69歳		69歳を超えても責任医師の判断により73歳誕生日の前日まで継続できる	500 mL		男性: 13.5〜18.5 g/dL 女性: 12.5〜16.5 g/dL	最短　8週 通常　12週間	男性: 6回 女性: 4回	男性 3,000 mL 女性 2,000 mL
オランダ	18歳〜65歳			500 mL		男性: 13.5 g/dL 女性: 12.5 g/dL	男性: 10〜11週間 女性: 18週間	男性: 5回 女性: 3回	男性: 2,500 mL 女性: 1,500 mL
米国	17歳(16歳)〜上限なし	16歳の受け入れは各州法による.現在50州のうち27州が受け入れ(2008年9月時点)ただし供血には保護者の同意が必要	なし	500 mL以内(検体等で538 mL)体重あたり10.5 mL/kgを超えない	一応50 kg以上(それ以下でも可)	12.5 g/dL またはHt 38%	8週間(医師が認めればさらに短縮可能)		すべての採血種類を合計して，体重50〜80 kgの供血者では12 Lまで　体重80 kgを超える供血者では14.4 Lまで
オーストラリア	16歳〜70歳	16歳・17歳は，州によっては保護者の同意書が必要	初回者は71歳の誕生日まで，献血経験者は81歳の誕生日まで継続できる	470 mL	50 kg	男性: 13.0 g/dL 女性: 12.0 g/dL	12週間	4回	1880 mL

*採血適否判定者により供血プロセスを理解する知識があると認められ，インフォームド・コンセントを提出した場合，あるいは保護者の書面による同意がある場合

〔海外の採血基準および献血の状況について．厚労省，献血推進のあり方に関する検討会，第5回（2009.2.17）資料6[32]を一部改変〕

表Ⅱ-27　アジア諸国における全血採血基準

	年齢	下限	上限	1回の献血量	体重(下限)	ヘモグロビン値	採血間隔	年間採血回数	年間総採血量
日本	400 mL: 男性 17歳〜 69歳 女性 18歳〜 69歳		65歳以上は 60歳〜64歳 の経験者	400 mL	50 kg	男性 13.0 g/dL 女性 12.5 g/dL	男性: 12週間 女性: 16週間	男性: 3回 女性: 2回	男性: 1.2 L 女性: 0.8 L
	200 mL: 16歳〜 69歳			200 mL	男性 45 kg 女性 40 kg	男性 12.5 g/dL 女性 12.0 g/dL	4週間	男性: 6回 女性: 4回	
韓国	400 mL: 17歳〜 70歳			400 mL: 17歳〜 70歳		12.5 g/dL	2カ月	5回	
	320 mL: 16歳〜 70歳			320 mL: 16歳〜 70歳					
インドネシア	15歳〜 65歳			250 mL/ 350 mL/ 450 mL	45 Kg	12.5 g/dL (最大 17 g/dL)	75日	5回	
タイ	17歳〜 70歳	17歳の場合, 親の同意が 必要*	初回ドナーは 55歳以下	450 mL/ 350 mL	45 kg	12.5 g/dL	90日	3回	
マレーシア	18歳〜 60歳			350 mL/ 450 mL	45 kg	12.5 g/dL	90日		
シンガポール	16歳〜 60歳			450 mL/ 350 mL	45-49 kg: 350 mL 50 kg以上: 450 mL	男性: 13.5 g/dL (1.055) 女性: 12.5 g/dL (1.053) 12.5 g/dL	12週	4回	
中国	18歳〜 55歳			200 mL/ 300 mL/ 400 mL	男性: 50 kg以上 女性: 45 kg以上	(比重) 男性: 1.052 女性: 1.050	90日		
香港	16歳〜 60歳		過去12か月 に香港内で献 血した履歴が あれば最高 70歳まで	450 mL/ 350 mL	41 kg (50 kg以 上で450 mL採血 50 kg以下 では350 mL採血)	男性: 13.0 g/dL (1.055) 女性: 11.5 g/dL (1.053)	16歳〜17歳: 150日間隔 18歳以上(女 性)は年間3 回まで(105 日間隔), 18 歳以上は年間 3回(75日間 隔)		
台湾	17歳〜 65歳	17歳未満は 保護者の同 意があれば 可能	65歳以上は 医師の同意が あれば延長で きる	500 mL	60 kg	男性: 13.0 g/dL 女性: 12.0 g/dL	3カ月		男性: 1.5 L 女性: 1 L
				250 mL	男性: 50 kg 女性: 45 kg		2カ月		

(Roth WK, et al. Vox Sang. 2000; 78: 257-9[33]を一部改変)

表II-28 欧米諸国におけるドナーの感染症検査

	anti-HIV1+2	HBsAg	Anti-HBc	Anti-HCV	HCVAg	anti-HTLV I	Syphilis	Malaria	NAT*[2] (pool size)*[3]	Others
Austria		Yes	Yes/S*[1]	Yes			Yes		I. B. C. (6-96)	CMV/S, Parvo B19, HAV
Belgium	Yes	Yes		Yes	No	No	Yes		I. B. C. (1-6)	
Denmark	Yes	Yes	Yes/S	Yes	No	No	No		I. B. C. (1)	CMV/S
Finland	Yes	Yes	No	Yes	No	No	Yes	No	I. B. C. (1), Parvo B19/ HAV (16)	
France	Yes	Yes	Yes	Yes	No	Yes	Yes		I. B. C. (1)	CMV/S
Germany	Yes	Yes	Yes	Yes	No	No	Yes	No	I. C. (6-96)	Parvo B19, HAV
Greece	Yes	Yes		Yes		Yes	Yes		I. B. C. (1), WNV-RNA	CMV/S
Italy	Yes	Yes	No	Yes	No	No	Yes	No	I. B. C. (1-8), WNV	
Luxembourg	Yes	Yes	Yes/S	Yes	No	Yes/S	Yes		I. B. C. (96), HAV, Parvo B19 (96)	Anti-CMV IgG/ S
Netherlands	Yes	Yes	Yes	Yes	No		Yes	No	I. B. C. (6)	
Portugal	Yes	Yes	Yes	Yes	No	Yes/S	Yes		I. B. C. (1-8)	
Spain	Yes	Yes	No	Yes	No	Yes/S	Yes	No	I. B. C. (1-8)	CMV/S, Chagas disease/S
Sweden	Yes	Yes	Yes/S	Yes	No	Yes/S	Yes	No		CMV/S
Switzerland	Yes	Yes	No	Yes	Yes/S	No	Yes		I. B. C. (6)	
United Kingdom	Yes	Yes	No	Yes	No	No	Yes	No	I. B. C. (24)	WNV/S, Anti-CMV/S
Australia	Yes	Yes	Yes/S	Yes	Yes	Yes/A	No	No	I. B. C. (1)	anti-CMV IgG, HBsAb/S
New Zealand	Yes	Yes	Yes/S	Yes	Yes	Yes/S	Yes	Yes/S	I. B. C. (1)	T. Cruzi, anti-CMV

*[1]: S; selected donors
*[2]: I; HIV, B; HBV, C; HCV, WNV; West Nile Virus
*[3]: Number in parenthesis; pool size
〔van Hoeven IR, et al. European Committee (Partial Agreement) on Blood Transfusion CD-P-TS[37];
Mark Brooker: Registry of clotting factor concentrates (9th ed, 2012), World Federation of Hemophilia[38]
を一部改変〕

その他，感染症予防対策としてquarantine，病原体不活化/低減化（pathogen inactivation/reduction: PI/PR）[40-43]などがあり，後者の例として，solvent/detergent（SD）処理，methylene blue（MB），amotosalen，riboflavin処理など各種方法が検討され，一部の国では導入されている．

表Ⅱ-29　アジア諸国におけるドナーの感染症検査

	anti-HIV1+2	HBsAg	Anti-HBc	Anti-HCV	HCVAg	anti-HTLV I	Syphilis	Malaria	NAT*2 (pool size)*3	Others
Afghanistan	No	Yes	Yes/A*1	Yes	Yes	No	Yes	No		
Bangladesh	Yes	Yes	No	Yes	Yes	No	Yes	Yes/A		
Cambodia	Yes	Yes	No	Yes	Yes	No	Yes	Yes/S		
Hong Kong	Yes	Yes	No	Yes	Yes	Yes/A	Yes	Yes/S	I. B. C. (1)	anti-CMV IgG
Indonesia	Yes	Yes	No	Yes	Yes	No	Yes	No	I. B. C. (1)	
Japan	Yes/A	Yes/A	Yes/A	Yes/A	No	Yes/A	Yes/A	No	I. B. C. (1)	CMV/S, anti-HBs, Parvo B19
Republic of Korea	Yes	Yes	Yes/S*1	Yes	No	Yes	Yes	Yes/S	I. B. C. (1)	
Laos	Yes	Yes	No	Yes	Yes	No	Yes	No		
Macao	Yes	Yes	Yes/S	Yes	Yes	Yes/S	Yes	No	I. B. C. (1)	
Myanmar	Yes	Yes	No	Yes	Yes	No	Yes	No		
Nepal	Yes	Yes	No	Yes	Yes	No	Yes	No		
Philippines	Yes	Yes	No	Yes	Yes	No	Yes	Yes/S		
Singapore	Yes	Yes	No	Yes	Yes	No	Yes	Yes/S	I. B. C. (1)	
Sri Lanka	Yes	Yes	Yes	Yes	Yes	Yes	Yes	Yes		
Thailand	Yes	Yes	No	Yes	Yes	No	Yes	No	I. B. C. (1)	
Vietnam	Yes	Yes	Yes/S	Yes	Yes	Yes/S	Yes	Yes/S	I. B. C. (multiple)	

*1: A; all donors, S; selected donors
*2: I; HIV, B; HBV, C; HCV
*3: Number in parenthesis; pool size
〔Prevention of transfusion-transmitted diseases. In: Proceedings: Securing stable supply of safe blood（Ⅱ）, The seventh red cross and red crescent symposium on blood programs in the Asian region, The Japanese Red Cross Society, The Thai Red Cross Society. 2015, p.254-9[39]を一部改変〕

表Ⅱ-30　わが国における血液安全対策

1）供血者への聞き取り調査: 病歴，輸血歴，日常生活活動，薬剤飲用歴，麻薬常習歴，海外渡航歴〔特に英国（variant Creutzfeldt Jakob disease），南米（Chagas' disease）滞在者〕
2）血清学的検査（EIA を含む）: RPR（TPHA），HBs 抗原，抗体，HBc 抗体，HCV 抗体，HIV 抗体，HTLV-I 抗体，CMV 抗体，parvovirus B19 抗原，ALT
3）個別（Individual）NAT: HBV，HCV，HIV
4）クアランティン（Quarantine）: FFP に対して 6 カ月間
5）貯蔵前白血球除去: 全ての血液製剤
6）初流血除去: 採血開始後 25 mL 分は検査用に使用し，以降を製剤用に使用
全血，血小板成分採血に適用
7）放射線照射: 赤血球製剤，血小板製剤には 15 Gy 以上の放射線照射を行う
8）血小板製剤: 100%成分採血由来，5（血小板 1×10^{11} 個/バッグ），10，15，20 単位，有効期限は 4 日間

なお，細菌培養，病原体不活化/低減化処理（pathogen inactivation/reduction: PI/PR）は現在検討中であり，全国的な導入には至っていない．

5 世界における血液製剤の供給状況

2011年，WHOのGlobal Database on Blood Safety（GDBS）[20,28]に報告された177カ国からの資料を基に，世界における血液製剤の供給状況について概説する．これら177カ国は68億人を代表し，地球の人口の98.6%に相当する．

■ a．輸血用血液製剤の収集と供給

1）供血

全血9,640万件，成分1,140万件，合計1億780万件の供血が行われた．世界の人口の16%が高所得国に，72%，12%が中・低所得国に属するが，全供血のほぼ50%が高所得国，残る48%，3%が中・低所得国で採血された．供血率で見ると，高所得国の1,000人中39回に対し，中・低所得国では13回，4回であった．性別は，104カ国の集計で女性が30%，内18カ国では10%以下であった．年齢別では，18～24歳が低・中所得国で40%を占めるのに対し，高所得国ではわずか19%であった．総供血の内，89%が全血，11%が成分であった．

2）供血の種類

173カ国から全血8,590万件，成分860万件について報告された．全血の内，85%は自発的無償供血，14%は血縁・指定供血，0.4%は有償供血，0.3%は不明であった．60カ国では100%自発的無償供血であったが，70カ国（6高，45中，19低所得国）では50%以上が血縁・指定，または有償供血であった．自発的無償供血は全血では高所得国で98%，中・低所得国で各々77%，59%であった．自発的無償供血率をWHOの地域で見ると東地中海地域（Eastern Mediterranean Region: EMR）の59%から欧州地域（European Region: EURO）の95%，西太平洋地域（Western Pacific Region: WPR）の99%に至る．アフリカ（African Region: AFR），アメリカ（Region of Americas: AMR），南東アジア（South-East Asian Region: SEAR）では各々71%，77%，83%を占めた．

3）成分製剤

146カ国からの報告では，全血の内86%が成分製剤に加工されており，その割合は高・中・低所得国で各々97%，78%，40%であった．地域で見ると，低いのはSEAR，AFR，EMRで各々43%，66%，75%，残る3地域では90%以上であった．

4）血液製剤の廃棄

148カ国からの報告では，6,730万件の全血の内350万件分（5.2%）が廃棄されており，この率を全世界の9,640万件に当てはめると毎年500万件分が廃棄されていることになる．廃棄の理由は，期限切れ（33%），HIVなどの検査落ち（28%），採血不良（21%），加工不良（14%）などであった．感染症検査による廃棄は，高・中・低所得国で平均0.7%，4.2%，6.6%であり，地域別ではAFR 9.1%，AMR 4.4%，EMR 4.8%，EURO 0.8%，SEAR 1.2%，WPR 3.4%であった．中でもHIV陽性，偽陽性率は高所得国の0.003%に対し，中・低所得国では0.1%，0.6%と高かった．

■ b．血漿分画製剤の収集と供給

1）分画製剤用の血漿量

51カ国から報告された分画用の血漿量は，計2,870万Lであった．ほとんどの分画用血漿はアメリカ，欧州，西太平洋地域で採取され，82%が高所得国，18%が中所得国，0.02%が低所得国であった．10カ国（米国，中国，ドイツ，日本，フランス，韓国，イタリア，英国，オーストラリア，オランダ）が世界の90%の原料血漿を処理していた．

2）採取方法

原料血漿の1/4は全血，残る3/4は成分採血由来であった．ただ，EUROでは52%が，AFR，EMR，SEARでは各々98%，99%，89%が全血由来であった．多くの国では有償供血であったが，一部の国では自発的無償供血による国もあった．

3）血漿分画製剤（plasma-derived medicinal products: PDMP）の供給

血漿分画製剤について，111カ国では血漿分画製

剤の供給を輸入品に依存していた．一方，23カ国ではアルブミン，IVIG，第Ⅷ因子製剤（Ⅷ因子，リコンビナント製剤も含む）の全てまたは一部を自国の血漿から製造していた．

4）血漿の廃棄

多くの高所得国では原料血漿の大部分は自発的無償供血の全血から回収されているが，開発途上国で採取された血漿は不適切な技術，品質，GMP基準により，分画業者，規制当局の基準にも合致せず，原料血漿としては不適当とされる場合もあり，廃棄される．

c．血液製剤の臨床応用

WHOのGDBSには139カ国（32高，71中，36低所得国）から報告（31億人に対し輸血を行った51,000病院）があった．輸血量は人口1,000人当り，高所得国では赤血球製剤平均35単位に対し，中・低所得国では9単位，3単位であった．109カ国からの報告では，輸血療法委員会は高所得国では79%の病院に，中・低所得国では54%にしか設けられていない．ヘモビジランスも高所得国では86%に確立されているのに対し，中・低所得国では34%に留まっていた．

d．血液製剤の使用に関する開発国と開発途上国の比較

血液製剤の使用には国の所得により明らかな差があった．高所得国では60歳以上の患者に全輸血の76%が使用されたのに対し，中・低所得国では65%が5歳以下の小児に，続いて15から45歳の女性に使用された．高所得国では輸血が心臓血管手術，移植治療などへの支持療法に使われたのに対し，中・低所得国では分娩関係の合併症，小児の重症貧血に使用された．もう一つの大きな相違は，全血か，赤血球製剤かの選択である．139カ国からの報告では，高所得国では全血は稀にしか使われないのに対し，中・低所得国では各々3%，83%が全血を輸血されていた．

6 諸外国の血液事業

血液事業に関して，運営主体が何処にあるのかは国によって全く異なる．国が責任をもち直接運営している国もあれば，赤十字社のような半公立的組織が全面的に運営に携わっている国もあり，その国の歴史的な背景も加わって様々な形態を示している．以降，諸外国の血液事業について概説する．

a．欧米諸国

1）欧州連合（European Union: EU）

EUには欧州28カ国が加盟し，総面積は433万km^2，総人口は5億820万人である．1980年代後半，欧州各国の血液事業は3群に分けられる[18]．1つは国家的輸血サービス機関が全国規模で担当する群，2つ目は赤十字社が担当する群，残りは病院附属の輸血バンクが中心となる群である．さらに，これらが混在する国もあったが，国家的輸血サービス機関と赤十字社は非営利目的が基本理念であり，いずれも自発的無償供血が基となっている．血漿分画企業は成分採血により有償の供血者から採血している．ほとんどの場合，原料血漿は欧州外から輸入されているが，民間の分画業者が存在する国（オーストラリア，ドイツ，スペイン，スウェーデン）では有償の供血者からの血漿を利用している．

各国の血液事業は，少なくとも輸血用血液製剤に関して，1948年の欧州共同体（European Communities: EC）設立以降，共通の規範により規制されている．欧州会議（Council of Europe: CE）は1948年設立当初から血液問題に関して，WHOや国際赤十字とも協力しながら自発的無償供血などに積極的に取り組んできた．1993年の欧州連合（European Union: EU）発足以降，特に，EUの憲法ともいうべきアムステルダム条約（1999年5月）は，安全かつ高水準な品質の血液製剤を確保することは人の健康保護に必要であるとして，EUに必要な対策をとる権限を与えた．この規定に基づいて，2003年2月「ヒト血液及び血液成分の採血，検査，貯蔵及び供給に関する品質並びに安全の基準の設定」というEU指令（Directive 2002/98/EC）[44]が発効した．加盟国

JCOPY 498-01913

はこの指令で定められた内容を国内法とすることを義務付けられる．これは各国が遵守すべき最低基準であり，付加的な基準を加えることは各国の裁量による．その他，欧州医薬品庁（European Medicines Agency: EMEA）[45]，European Directorate for the Quality of Medicines & HealthCare（EDQM）[46]などが定める基準も準拠すべき基準となる．

2）フランス[18,47-49]

フランスの面積は64万km^2，人口は6,600万人である．フランスの血液事業は，2000年に設立された公社: フランス血液機構（Etablissement Francais du Sang: EFS）が運営する．EFSは中央政府の1機関であり，保健省の管理下，ドナーからの採血に全面的な責任をもち，供血者から患者までの輸血チェーンの安全性を保証する．公的法人であるが，政府からの補助はなく，独立採算制であり，血液の売上代金で運営される．EFSの下にあるフランス保健医療品安全性公社（AFSSaPS）〔2012年に医薬品保健製品安全庁（ANSM）に改変〕は医薬品の認可，EFS施設の承認，輸血用血液製剤の規制などを行う．EFSは18血液センター，152固定採血施設，年4,000回の移動採血を通じて全土で採血を行う．また，EFSは輸血用血液製剤を医療施設に供給すると共に，分画用の血漿を分画企業（French Laboratory for Fractionation and Biotechnologies: LFB）用に採取し，譲渡する．本来の役割に加え，EFSは患者用に輸血用血液製剤の適合検査も行い，医療施設に交差試験済みの患者指定血を供給する．

2011年，EFSは自発的無償供血260万件の全血を基とし，全国にred cell concentrates（RCC）200万単位，platelet concentrates（PC）20万単位（88%は成分由来），fresh frozen plasma（FFP）27万単位を供給した．白血球除去は2004年から全製剤に適用された．PIに関して，FFPに対してはSD処理，MB処理が，PC用にはamotosalen，riboflavinなどが検討されている．分画企業LFBは大部分が国所有の生物薬学的会社であるが，フランスの血漿を分画する独占的権利をもち，最終産物を国内市場で販売している．分画用の原料血漿は約92万L（75%が全血由来）であり，分画製剤の自給率はアルブミンが75%，IVIGが54%，Ⅷ因子が14%である．

フランスはエイズ薬害に関しては，関係者への追求が最も厳しかった国であり，1994年いち早く輸血副作用監視のため，ヘモビジランス（Haemovigilance: HV）システム[48]が設立された．HVでは全例報告が原則で義務化されている．

3）英国[18,50-52]

英国はイングランド，スコットランド，ウェールズ，北アイルランドからなる連合王国で，面積は24万km^2，人口は6,400万人である．血液事業はイングランドおよび北ウェールズを担当する国立血液サービス（National Blood Service: NBS），スコットランドを担当するスコットランドBS，同様に北アイルランドBS，ウェールズBSが各々行っており，英国輸血サービス（United Kingdom Blood Transfusion Service: UKBTS）が統括する．なお，NBSは血液事業の85%をカバーする．

NBSは1947年，国の血液事業部門として設立され，当初は地方の保健当局下で独立した血液事業を行っていたが，1996年全国統一の事業となりゾーン別の管理となった．以降，組織改革が進み，2005年にはNBSと分画事業を行うBio Products Laboratory（BPL）と移植コーディネート部門が合併してNHSの傘下に新組織（NHS Blood and Transplant: NHSBT）ができ，血液サービス（NBS），分画事業（BPL）と移植コーディネートの3事業部門ができた．血液センターは当初15カ所あったが，2007年には検査，製造センターを3カ所に集約し，8カ所となった．

変異型クロイツフェルトヤコブ病（variant Creutz-Feldt Jakob disease: vCJD）発症数が最も多い英国ではvCJDの感染を防止するため，新生児と小児用のFFPは米国テキサスから血漿を購入しメチレンブルー（MB）処理を加えたり，原料血漿は米国の大手採漿施設を買い取り米国の血漿から製造したり，PCの血漿を保存液で置換したりするなど様々な取組みを行い，さらに欧州諸国からの輸入も検討している．その他，保存前白血球除去は1999年に開始され，2004年には初流血除去が導入された．FFPはTRALI予防のため男性ドナー由来の血漿を使用している．2005年，英国での全供血は220万件，供血者数は160万人であった．これら供血により，RCC 194万単位，FFP 38万単位，PC 22万成人単位（4バッグプール）が供給された．

エイズ薬害の反省から，英国では1996年，Serious Hazards of Transfusion（SHOT）[52]といわれる輸血副作用報告システムが設立された．フランスのHVと異なる点は，報告は重症に限定され，義務化されていないことである．2国のヘモビジランス・システムは各国にも拡大され，世界の輸血分野の安全性に大きな貢献をした．

4）ドイツ[18,53-57]

ドイツの面積は36万km^2，人口は8,100万人であり，年間の供血者は400万人である．血液事業に関わる採血組織は3つあり，1つはドイツ赤十字で，国内各地で採血を行い輸血用血液製剤の75～80%を供給する．2つ目は地域の病院附属血液センターで，地域での必要な血液を採血，供給し，国内供給量の15～20%を占め，3つ目は営利目的の血液業者，製薬企業や独立の採漿施設で残る10%以下を供給する．ドイツ赤十字血液サービスは当初16州ごとに独立していたが，その後州ごとに合併し4つの組織に集約された．4つの組織は経営が独立し，境界を越えて事業を行うことはなく，製剤の価格も異なる．4つの組織は，Nordrhein/Westfalen-Lippe地域，Baden-Wuerttemberg-Hessen地域，Bayern地域とNSTOB地域である．

ドイツでは輸血用血液と原料血漿は薬事法で規定されていたが，90年代に起きたエイズ薬害で，1998年，輸血制度規定法が制定され，自発的無償供血による国内自給達成を目的に安全性の確保が進められた．2005年にはEU指令に基づいた新ドイツ輸血法が制定され，複数の血液事業者に対して共通の基準ができた．国は血液事業者に年間報告書の提出を義務付け，それを連邦上級官庁であるPaul Ehrlich Instituteが年間報告書にまとめ，ホームページ上で公開する．

ドイツでは全血からRCCとPCとFFPを調整しているため，採血種類は全血だけであるが，採血バッグはPCを作る場合と作らない場合の2種類がある．ドイツでは問診と採血適否は医師が担当する．NATは96プールを用いHCV，HIVとHBV（HBVは任意）を血清学的検査と平行して行う．白血球除去はRCCとPCについては必須であるが，FFPは任意である．全血から分離した血漿のうち，FFPを作らないものは原料血漿として分画業者に販売される．分画業者は16の製造業者と31の輸入業者がドイツの認可を受けている．2009年，ドイツ国内の原料血漿は290万L（58%が成分由来）であり，人口1,000人当り35.5Lに相当する（欧州平均は5L）．採血業者別では，民間の採漿センターが総量の61%，ドイツ赤十字社が33%，6%がその他の採血業者である．

自給率は輸血用血液製剤，血漿分画製剤ともに100%であり，後者は諸外国への供給国となっている．

5）オランダ[18,58-60]

オランダの面積は4万km^2，人口は1,680万人である．血液事業はSanquin血液供給財団（Sanquin Blood Supply Foundation: 以降，Sanquin）が運営する．Sanquinは保健，福祉，スポーツ省（the Ministry of Health, Welfare and Sport: MoHWS）からは独立し，国からの補助はなく，「血液の供給に関する法律」の下で活動している．MoHWSは国の輸血政策をまとめ，Sanquinはオランダにおける全血の採取をはじめ，輸血用血液製剤，血漿分画製剤の安全性と効率を確保する．

1925年にロッテルダムで最初の無償供血事業が始まり，その後，全国展開し，1930年にはオランダ赤十字輸血サービスが設立された．1940年にはオランダ赤十字中央研究所（Central Laboratory of Blood Transfusion Service: CLB）が血漿分画法を確立し，血漿分画事業が始まった．1973年個々の病院で行っていた血液事業を統合し，22カ所の赤十字血液銀行が設立された．1998年法改正により，血液銀行とCLBが統合し，Sanquinが発足し，2010年には1つの血液センターに統合された．Sanquinはオランダの血液事業に唯一責任をもつ組織であり，アムステルダムに本部をもち，全国の116の固定施設および移動採血車を操業する．オランダ赤十字社はSanquinを支援するが，法的な責任は負わず，輸血感染症などはSanquinが責任をもつ．

2005年，人口の2.3%に当たる40万人弱が自発的無償供血者であり，供血件数は92万件，内全血64万件，成分28万件である．輸血用血液製剤の自給率は100%であり，大学病院を含む123の公立病院に供給する．内訳はRCC 60万バッグ，PC 5万成人単位，そしてFFP 10万バッグである．

感染症対策として，ドナーに対し初回は問診と検査用採血のみとし，6週間後に再来を要請し，本採血を行う．2003年，初流血除去を導入した．PCについては，BacT/Alert培養システムを採用し，FFPに対しては6〜8カ月のQuarantineを導入し，MBによるPI/PRについては検討中である．

オランダ血液供給法により，国内の原料血漿はSanquinに保留され，血漿分画部門において分画される．毎年，32万L（48%は全血からの回収）の血漿が採取され，自給率はアルブミン90%，IVIG 75%，Ⅷ因子50%（残りはリコンビナント製剤）である．

6）米国[18,61,62]

米国の面積は986万km^2，人口は約3.3億人である．自発的無償供血による輸血用血液製剤と分画用原料血漿は共に連邦食品医薬品法の医薬品に該当するため，食品医薬品局（Food and Drug Administration: FDA）の規制監督を受ける．その他，関連機関として，エイズなどの感染症予防に関わる疾病対策予防センター（CDC），血液疾患を担当する国立衛生研究所（NIH）のNHLBI（National Heart, Lung, and Blood Institute）などがあり，いずれも保健福祉省に属す．その他，輸血関連の学会（American Association of Blood Banks: AABB），多くの地域血液センターからなるアメリカ血液センター協会（America's Blood Centers: ABC），アメリカ赤十字社（American Red Cross: ARC）などが血液事業に密接に関わる．

米国の血液事業は1940年代までは病院で採血され，輸血されていた．第二次大戦を機に1941年ハワイ州で米国初のCommunity Blood Centerが誕生し，同時期にARCが事業を開始した．その後，血液を集め病院に供給する事業が病院経営から分かれ，血液代金を資金源とする多くのCommunity Blood Centers（CBC）がスタートした．米国45州で76血液センターが存在し，ARCと競合しつつ，Council of Community Blood Centersとしてまとまっていたが，1996年ABCに名称変更した．一方，ARCは現在集約した36カ所の製造所（Region）とその傘下の採血所数施設からなり，これらを全国7つのDivisionsが取りまとめている．National Testing Laboratoryが1カ所あり，それ以外に全国に検査所が5カ所ある．

輸血用血液製剤の採取割合はABCが約50%，ARCが43%，病院採血が6%，そして軍が1%となっている．製剤別では，RCCが年間1,500万単位（白血球除去は80%以上，62%をABCが供給），PCが1,300万単位（85%は成分由来），FFPが600万単位供給される．なお，輸血用血液製剤用のPI/PRに関しては検討中である．その他，分画用原料血漿1,200万単位（recovered plasma 200万L）は分画業者に譲渡される．

7）オーストラリア[18,63–69]

オーストラリアの面積は769万km^2，人口は2,300万人である．血液事業はオーストラリア赤十字の分局であるオーストラリア赤十字血液サービス（Australian Red Cross Blood Service: ARCBS）により採血から供給に至るまで運営されている．ARCBSが1996年に公的存在となる前は血液製剤の採血，製造，供給は国の保険システムを通して各州，準州の赤十字血液サービスにより運営された．当時，州，準州政府，ARCBSそして唯一の血漿分画製剤製造業者であるCommonwealth Serum Laboratories（CSL）などの各種出資者間には30を超える協約があった．国立血液機関（the National Blood Authority: NBA）はオーストラリアの血液，血漿製剤分野の国レベルでの管理を改善するため，2003年，NBA法2003の下，設立された公的機関である．NBAはオーストラリアの州，準州の利権を代表し，オーストラリア政府の保険加齢省の中に位置を占め，血液製剤，関連サービスの供給の協定を管理し，対応させる．ARCBSは輸血用血液についてNBAから資金を受け製造し，無償で医療機関に提供する．ARCBSは4つの処理センター，78の固定施設，そして700を超える移動採血所からなる．その他，The Therapeutics Goods Administration（TGA）は輸血用血液製剤および血漿分画製剤の安全性，質，効用を規制する．

ARCBSは毎年自発的無償供血により輸血用血液約60万件（全血86%，血小板2%，血漿12%）を採血する．2011年，供給単位としては，RCC 80万単位，PC 13万成人単位（6割が全血由来），FFP 16万成人単位である．

一方，血漿分画製剤に関して，CSLは1916年，戦時下のオーストラリアのワクチンを扱う政府の小研究所として発足し，国立の分画企業に発展した．1991年，CSLは一部一般の企業に転換され，1994年，政府はCSLを100%民間の企業として売却した．多くの買収，合併の後，CSLは75億ドルの分画の大企業となった．2012年には，CSLはCSL Behring，CSL Plasma，諸外国からの分画製造依頼を受けるCSL Biotherapiesなどの企業群を含む大グループ企業となった．

2012〜2013年，自発的無償献血により525トンの血漿が収集され，分画用としてCSLに送付された．血漿分画製剤の内，アルブミン，Ⅷ因子については100%自給されているが，IVIGに関しては需要が増加し，63%の自給に留まっている．

b．アジア諸国

1）日本[18,70,71]

日本の面積は38万 km^2，人口は1億2,700万人である．2015年，490万人が自発的無償供血により200万Lを供血し，200 mL，400 mL全血，成分供血の割合は3%，67%，30%である．輸血用血液製剤として1,800万単位が製造され，RCC，FFP，PCの割合は35%，17%，48%である．輸血用血液製剤の自給率は100%であるが，血漿分画製剤は完全自給に至っておらず，アルブミン58%，IVIG 95%，Ⅷ因子100%（うちリコンビナント製剤89%）である．

厚労省は血液事業に関して，政策立案，法的基本構造に責任をもち，血液供給システムの総合的管理を行う．唯一の採血業者である日本赤十字社（the Japanese Red Cross: JRC）は自治体と連携して供血を計画し，目標を設定する．実際の運営はJRCに委任され，供血者の募集から採血，検査，製剤の製造，製剤の受注，供給さらに輸血副作用の情報収集（ヘモビジランス）に至る一連の業務を全てJRCが実行する．日本では1950年代前半，各自治体により血液銀行が設立され，1962年に日本赤十字社に運営が移管された．1964年には規則変更に伴い，全国の血液銀行が血液センターと改称され，その後，約半世紀，血液センターの自給自足による運営が行われた．2012年，全国の78血液センターが7つのブロック（北海道，東北，関東甲信越，東海北陸，近畿，中四国，九州）に分割され，広域運営化されると共に，従来，各血液センターが担っていた検査，製造業務を各ブロックセンターに集約し，各地域センターは採血，供給業務に集中することとなった．

一方，血漿分画製剤は輸入製剤と国内業者製造による製剤の2種類がある．国内業者は日本血液製剤機構をはじめ4社があり，自発的無償供血による原料血漿約100万Lが各社で製造，販売された．2012年，一般社団法人日本血液製剤機構がJRCにより設立され，数カ月後，営利会社1社を統合する形で事業を開始した．国内自給を達成し，血漿分画事業を推進するため，JRCの一部である「特殊法人」と「株式会社」を統合して，「非営利型一般社団法人」へという珍しい統合形態となった．

また，輸入への非依存性を強化するため，2003年政府は血液法を制定した．血液法では自治体に分画に要する血漿量を指導するよう政府に義務づけた．血液法と薬事法は血液の自給と血液の安全性を各々規制する．血液法は原則として100%の自給率を明文化し，有償供血を禁止し，厚労省は5年の活動計画を公式化することを規定した．

2）韓国[72-74]

韓国の面積は10万 km^2，人口は5,000万人である．血液事業は1981年に大統領命により，血液事業者として韓国赤十字（Korean Red Cross: KRC）に委任され，1994年，血漿分画製剤の採集と供給も命じられた．これにより有償供血は完全に排除され，自発的無償供血のみが許可された．KRCは固定採血

JCOPY 498-01913

施設134，血液センター15，移動採血車96，検査センター3，輸血研究所1そして分画センター1を保有する．

KRC血液サービスは，政府，血液銀行，そして私立血液センターと協力している．韓国には2003年に開始された総合的輸血情報管理システム（Blood Information Management System: BIMS）があり，もう一つのシステム（Blood Information Sharing System: BISS）により政府，病院の輸血銀行，私立血液センターにあるBIMSとつながる．BISSはKRCと他の組織の間で輸血のオーダーと供血者に関する情報を交換し，同時に国の輸血用血液製剤，分画製剤の自給率，安全性のために貢献している．

2012年，韓国血液サービス（KBS: KRCおよび他の血液センター）は270万件の供血を採取（93%はKRC）し，612万単位の輸血用血液製剤を供給した．年代別供血率では20代以下が全体の80%近くを占め，男女比は7：3である．自発的無償供血100%に向けての進展は，1960年の4.19民主主義的な変革の歴史的行事により，政府，KRCによる肩入れもあり，1974年にKRCは有償供血を中止し，自発的無償供血に変換した．韓国における自発的無償供血の高率さは，世界で最も大きいlargest human blood drop，オンライン供血者ヒーロー写真コンテスト，「Paint Korea Red」キャンペーンなどのKRCによる精力的なキャンペーン効果による．

分画用の原料血漿（全血と成分採血）は，1991年の成分採血導入以降有意に増加し，2012年，84万Lとなり国内用の自給率は49%となった．1994年，政府は薬事法改定により，血漿，分画製剤の供給代理人をKRCと公認し，KRCによる分画，輸入製剤の許可，輸入採血センターの査察，分画輸入業者への監査はすべて許可され，執行された．KRCは同時に最終分画産物を作製する計画を推進し，1991年に血漿分画センターを設立した．現在，KRCはアルブミン，IVIG，クリオプレシピテートなどの中間産物を作製するため，血漿を加工している．これら中間産物は分画企業に購入され，最終産物まで加工される．

3）インドネシア[75-79)]

インドネシアは69,000の島からなり，面積は192万km^2，人口は2億5,400万人である．血液事業は当初オランダ赤十字社が運営していたが，1950年からインドネシア赤新月社（Indonesian Red Crescent: IRC）に引き渡された．インドネシア政府は，1980年に制定された輸血法（法律第18号）により政府として血液事業を管理し始めた．この法律で血液事業は，1）IRC，または2）国が指定した機関（病院附属輸血センター）が行うと規定された．具体的には，1）IRCが扱うのは自発的無償供血であり，2）病院附属輸血センターが扱うのは血液銀行の機能に相当し，患者の関係者が輸血に必要とする血液量を集め，輸血センターに納めるもので，指定供血に相当する．

IRCは1カ所の中央血液センターと211カ所の支部血液センターをもつ．一方，インドネシアには420の自治体があるため，2006年より204の病院附属の輸血センターを設置した．2007年，厚生省規制として，全ての病院は輸血サービスの安全性を確保し，向上するため，院内輸血部を設立するよう通知した．また，IRCのない自治体では国立病院附属輸血センターを設立すべく指導した．2011年，政府は輸血サービスに責任をもつと共に必要な予算を確保する責任をもつこととなり，国の輸血サービス委員会を発足させ，輸血サービスに関する国のガイドラインおよび基準を作成した．一方，血液事業プログラムの管理の一環として，IRC血液センターと病院附属の輸血センターの役割に供血推進，供血者の新規勧誘および保持，採血，製造，検査，保存そして供給を加えた．供血および供血者新規勧誘プログラムでは，IRCは供血を生活様式として捉えるプログラムを作成し，マスメディア，ショッピングセンターあるいは大学のキャンパスの採血センターで推進している．IRCは病院附属輸血センターに製剤を供給し，製剤を保管し，患者に輸血を行う．

2013年，212のIRCは257万件の供血を基に410万の全血と成分製剤を製造し，国内需要の80%を賄っている．内89%は自発的無償供血であり，残り11%は指定供血であった．供血の60%は成分製剤，40%は全血のまま使用されている．一方，204の国立病院附属輸血センターは，12万件の全血採血を行い，需要の3%を占めた．

4）タイ[80-82]

タイの面積は51万 km^2，人口は6,700万人である．血液事業に関して，国立血液センター（National Blood Center: NBC）とタイ赤十字社（the Thai Red Cross: TRC）は輸血用血液製剤，血漿分画製剤を国内の需要に沿って供給するよう任命されている．国内にはNBCおよび12の地方血液センターがあり，自発的無償供血により採血している．またバンコクには6つの，各々の県には160の国立病院があり，これら病院は血液センター支所としてNBCおよび県の赤十字血液センターの計画に従い採血を行っているが，基本的には自施設用の採血が中心である．2010年，政府は9つの政策を目的とした第三の輸血政策を採用した．2つの最重要な政策は，全ての血液にNATを行うこと，そして血漿分画製剤製造を展開することである．NBCで採血された製剤は100%NATが行われたが，病院では90%止まりであった．2010年，189万件の供血（供血率3.0%）が行われ，内37%がバンコク市内で，内83%がNBCによる．2011年，NBCは大学の輸血エキスパート，厚生省の職員と共にドナー選択の第5基準を，血液製剤の適正使用基準の第1版を，そして2012年には血液銀行，輸血サービスの基準第3版を発行した．輸血による感染率は2010年1.27%であったが，2013年には1.09%に減少した．2010～2014年，NBCは地域センターの発展計画を進めている．十分な輸血サービス達成のための行動計画は，新しいビルの建設，自動分析器，NAT技術の導入，自発的無償供血の増加，成分製剤の準備そして医療施設への供給である．ヘマトス第二世代（H2G）とよばれる輸血サービス用の新しい情報システムが2010年からフランス赤十字により供給された．前のAS400ITシステムに変わり，H2Gは2013年7月に開始され，さらにプログラムは各血液センターに導入される予定である．

2013年1月，NBCは韓国の分画企業と20%アルブミン，5%IVIG，Ⅷ因子（250iu）など国内需要の70%をカバーする20万L処理能力をもつ血漿分画製剤製造のプロジェクトについて契約を行った．次の段階として，NBCはバンコクの郊外に製造量を増やし，トップ&ボトム方式の血液バッグを大量生産すべく準備をしている．日本血液製剤機構とNBCは研究面において，またパイロットプロジェクトレベルにおける他の分画製剤の開発について協力を進めている．

5）フィリピン[83,84]

フィリピンの面積は30万 km^2，人口は9,850万人である．国は7,107の島からなり，3つの島群に分けられ，17行政区，81州からなる．血液事業に関しては，保健省（フィリピン血液センター），フィリピン赤十字社（the Philippine Red Cross: PRC），大病院の3者が採血を行う．国内には200カ所の血液センターがあるが，内76カ所は赤十字血液センター，その他は，政府の運営する病院，非病院内の血液センターおよび民間病院内血液センターである．血液センターはWHOによる「欧州評議会のガイドライン」およびフィリピンの「血液バンクのための標準手順書」に基づき運営されることとなっているが，実際には施設ごとに基準を設け独立した運営を行っている．

2007年末を目途にマニラの8つの商業血液バンクを閉鎖して自発的無償供血の推進に努めたが，以降，自発的無償供血率は60%前後で推移している．2009年新しく移動採血車を活用した結果，自発的無償供血量の78%を占めるに至った．

フィリピンでは1994年共和国法第7719号「国家血液事業法」の改訂版として発令された2005年1月10日付け政令第2005-0002号「フィリピン国家血液事業法の確立のための規則及び規則」に基づき，フィリピン全国各地域における輸血用血液の需要に対応して，すべての適応患者が確実に輸血を受けられることや，廃棄を避け，利用可能な血液を最大限に活用できるように善意の献血を効率よく分配することを目的として「血液事業ネットワーク」を設置した．このネットワークは，非公式組織であるが，国立および私立病院をはじめ病院に附属せず輸血を行う医療施設，国立基準検査機関，地方自治体，各地の善意の献血者などあらゆる血液事業者で構成され，輸血用血液の充実と安全性に向けた取組みを行い，善意の献血者および受血者のための品質管理を行うものである．安全な血液の安定供給のために，

JCOPY 498-01913

血液およびその成分の検査，製造の中央集約化をはかり，大量の血液を検査，加工することによって製造効率および能力を向上させ，血液製剤の品質を確実なものにするのが狙いである．

フィリピンの輸血需要は100万単位と推定されているが，2013年，自発的無償供血は84%に上昇し，供血数は国立&私立病院で26万単位（45%），PRCは31万単位（55%）であり，計57万単位であった．なお，剰余血漿の80%が輸出に回っている．

●文 献

1) Blundell J. Lectures on the theory and practice of mid-wifery delivered at Guy's Hospital management of the more copious, floodings. Lancet. 1827-8; 1: 609, 641, 676.
2) Blundell J. Observations on transfusion of blood. Lancet. 1828; 2: 321-4.
3) 遠山　博．輸血の歴史．In: 遠山　博，他編．輸血学．3版．東京: 中外医学社; 2004．p.1-18.
4) Fantus B. The therapy of Cook County Hospital-blood preservation. JAMA. 1937; 109: 128-31.
5) Barre-Sinoussi F, Cherman JC, Rey F, et al. Isolation of a T lymphotropic retrovirus from a patient at risk for acquired immune deficiency syndrome. Science. 1983; 220: 868-71.
6) Gallo RC, Salahuddin SZ, Popovic M, et al. Frequent detection of a human T lymphotropic retrovirus, HTLV-Ⅲ, from patients with AIDS and at risk for AIDS. Science. 1984; 224: 500-3.
7) Wong-Staal F, Gallo RC. Human T-lymphotropic retroviruses. Nature. 1985; 317: 395-403.
8) Friedland GH, Klein RS. Transmission of the human immunodeficiency virus. N Engl J Med. 1987; 317: 1125-35.
9) Berkman SA. Infectious complications of blood transfusion. Blood Reviews. 1988; 2: 206-10.
10) 郡司篤晃．安全という幻想，HIV騒動から学ぶ．東京: 聖学院大学出版; 2015.
11) 三間屋純一，田口宏昭，徳永信一，他．薬害エイズ問題から見えてくるもの—医療安全の視点からの検証と教訓—．日本エイズ学会誌．2006; 6: 67-77.
12) 血液法．厚生労働省ホームページ hhp: //www.mhlw.go.jp/new-info/kobetu/yaku/kenketsugo/3a.html
13) Wu Z, Liu Z, Detels R. HIV-1 infection in commercial plasma donors in China. Lancet. 1995; 346: 61-2.
14) Yu ESH, Xie Q, Zhang K, et al. HIV infection and AIDS in China, 1985 through 1994. Am J Public Health. 1996; 86: 1116-22.
15) Wu Z, Rou K, Detels R. Prevalence of HIV infection among former commercial plasma donors in rural eastern China. Health Policy Plan. 2001; 16: 41-6.
16) Weinberg PD, Hounshell J, Sherman LA, et al. Legal, financial, and public health consequences of HIV contamination of blood and blood products in the 1980s and 1990s. Ann Intern Med. 2002; 136: 312-9.
17) Locked doors: The human rights of people living with HIV/AIDS in China. Human Rights Watch. 2003; 15: 1-95.
18) 中井一士．世界の血液事業．In 遠山　博，他編．輸血学．3版．東京: 中外医学社; 2004．p.144-57.
19)「海外法律事情　中華人民共和国献血法」ジュリスト1147号，（1998.12.15）
20) Towards self-sufficiency in safe blood and blood products based on voluntary non-remunerated donation－global status. 2013. p.1-90.
21) Eastlund T. Monetary blood donation incentives and the risk of transfusion-transmitted infection. Transfusion. 1988; 38: 874-82.
22) Cruz JR. Seeking a safer blood supply. Lancet. 2005; 365: 559-60.
23) Basavaraju SV, Mwangi J, Nyamongo J, et al. Reduced risk of transfusion-transmitted HIV in Kenya through centrally co-ordinated blood centres, stringent donor selection and effective p24 antigen-HIV antibody screening. Vox Sang. 2010; 99: 212-9.
24) Dhingra N. International challenge of self-sufficiency in blood products. Transfusion. 2013; 20: 148-52.
25) WHO総会決議WHA28.72（1975）Utilization and supply of human blood and blood products.
26) WHO総会決議WHA58.13（2005）.
27) WHO総会決議WHA63.12（2010）Availability, safety and quality of blood products.
28) WHO global database on blood safety, Summary report 2011.
29) Expert consensus statement on achieving self sufficiency in safe blood and blood products, based on voluntary non-remunerated blood donation（2012）.
30) 日本の採血基準．平成22年3月26日付厚生労働省令第31号「安全な血液製剤の安定供給の確保等に関する法律施行規則の一部を改正する省令」.
31) 厚生労働省ホームページ　採血基準（2018年4月1日現在）http: //www.mhlw.go.jp/stf/seisakunitsuite/bunya/0000201840.html
32) 海外の採血基準および献血の状況について．厚労省，献血推進のあり方に関する検討会，第5回（2009.2.17）資料6.

33) Roth WK, Buhr S, Drosten C, et al. NAT and viral safety in blood transfusion. Vox Sang. 2000; 78: 257-9.
34) Dreier J, Stoermer M, Kleesiek K. Real-time polymerase chain reaction in transfusion medicine: Applications for detection of bacterial contamination in blood products. Transfus Med Rev. 2007; 21: 237-54.
35) Roth WK, Busch MP, Schuller A, et al. International survey on NAT testing of blood donations: expanding implementation and yield from 1999 to 2009. Vox Sang. 2012; 102: 82-90.
36) Baylis SA, Chudy M, Nuebling CM. Standardization of NAT for blood-borne pathogens. Transfus Med Hemother. 2015, 42: 211-8.
37) van Hoeven IR, Janssen MP, Rautmann G. The collection, testing and use of blood and blood components in Europe, EDQM 2012 report (1-43), European Committee (Partial Agreement) on Blood Transfusion CD-P-TS.
38) Mark Brooker: FACT and Figure (May 2012, No 6, 1-13). Registry of clotting factor concentrates (9th ed, 2012), World Federation of Hemophilia.
39) Prevention of transfusion-transmitted diseases. In: Proceedings: Securing stable supply of safe blood (Ⅱ), The seventh red cross and red crescent symposium on blood programs in the Asian region, The Japanese Red Cross Society, The Thai Red Cross Society. 2015, p.254-9.
40) Rock G. A comparison of methods of pathogen inactivation of FFP. Vox Sang. 2011; 100: 169-78.
41) Prowse CV. Component pathogen inactivation: a critical review. Vox Sang. 2013; 104: 183-99.
42) Klamroth R, Groener A, Simon TL. Pathogen inactivation and removal methods for plasma-derived clotting factor concentrates. Transfusion. 2014; 54: 1406-17.
43) Salunkhe V, van der Meer PF, de Korte D, et al. Development of blood transfusion product pathogen reduction treatments: A review of methods, current applications and demands. Transfus Apher Sci. 2015; 52: 19-34.
44) Directive 2002/98/EC of the European Parliament and of the Council of 27 January 2003. Setting standards of quality and safety for the collection, testing, processing, storage and distribution of human blood and blood components and amending Directive 2001/83/EC. Official Journal of the European Union, 8.2.2003.
45) European Medicines Agency (EMEA), Committee for medicinal products for human use (CHMP), Guideline on safety and efficacy follow-up-risk management of advanced therapy medicinal products. London, 20 November 2008, Doc. Ref. EMEA/149995/2008, EMEA 2008. p.1-22.
46) European Committee (Partial Agreement) on Blood Transfusion (CD-P-TS), Guide to the preparation, use and quality assurance of blood components, EDQM (European Directorate for the Quality of Medicines & Health Care), Recommendation No. R (95) 15, 18th ed. 2015.
47) France. In: Towards self-sufficiency in safe blood and blood products based on voluntary non-remunerated donation－global status. 2013. p.47-9.
48) 七川博一．フランスの血液事業，血液製剤調査機構だより．2003; 78: 8-10.
49) 鈴木典子．フランスの血液事業，血液製剤調査機構だより．2006; 91: 3-10.
50) 七川博一．イギリスの血液事業，血液製剤調査機構だより．2003; 74: 7-10.
51) 鈴木典子．イギリスの血液事業，血液製剤調査機構だより．2007; 97: 13-15
52) Home-Serious Hazards of Transfusion. http: //www.shotuk.org
53) 鴨　慎一．ドイツの血液事業，血液製剤調査機構だより．2001; 85: 4-6
54) 鈴木典子．ドイツの血液事業，血液製剤調査機構だより．2008; 104: 10-6
55) 杉内善之．ドイツの血液事業の近況，血液製剤調査機構だより．2013; 134: 19-24.
56) 神馬幸一．ドイツにおける血液事業の法的枠組（含現行ドイツ「輸血法」条文訳）．静岡大学法政研究．2014; 19: 134-95.
57) Erhard Seifried (German Red Cross, Frankfurt, Germany): Personal Communication
58) The Netherlands. In: Towards self-sufficiency in safe blood and blood products based on voluntary non-remunerated donation－global status. 2013. p.56-7.
59) 青木幹夫．オランダのサンクイン社血漿分画センター訪問記，血液製剤調査機構だより．2006; 93: 18-20.
60) 鈴木典子．オランダの血液事業，血液製剤調査機構だより．2006; 93: 12-9.
61) 杉内善之，佐藤　隆．アメリカ合衆国，カナダにおける血液事業報告―その1―，血液製剤調査機構だより．2010; 116: 11-7.
62) 杉内善之，佐藤　隆．アメリカ合衆国，カナダにおける血液事業報告―その2―，血液製剤調査機構だより．2010; 117: 8-17.
63) Australia. In: Towards self-sufficiency in safe blood and blood products based on voluntary non-remunerated donation－global status. 2013. p.43-5.
64) 朝倉　章，小口　隆．オーストラリアの血漿産業，血

JCOPY 498-01913

液製剤調査機構だより．2003; 73: 19-21.
65) 林　民夫，杉内善之．オーストラリアの血液事業，血液製剤調査機構だより．2012; 127: 11-27.
66) Jennifer Williams. オーストラリアにおける血液事業の進展・変革　2007/2008-2009/2010. In: 河原和夫，アジア諸国における血漿分画製剤の製造体制の構築に関する研究，平成23年度総括・研究分担報告書．2012．p.218-28.
67) Bell B. Country report- Australia. In: Proceedings: Securing stable supply of safe blood（Ⅱ), The seventh red cross and red crescent symposium on blood programs in the Asian region, The Japanese Red Cross Society, The Thai Red Cross Society. 2015. p.99-106.
68) Bell B. Donor eligibility, questionnaire and interview in Australia. In: Proceedings: Securing stable supply of safe blood（Ⅱ), The seventh red cross and red crescent symposium on blood programs in the Asian region, The Japanese Red Cross Society, The Thai Red Cross Society. 2015. p.135-40.
69) Bell B. Implementation. In: Proceedings: Securing stable supply of safe blood（Ⅱ), The seventh red cross and red crescent symposium on blood programs in the Asian region, The Japanese Red Cross Society, The Thai Red Cross Society. 2015. p.216-20.
70) Japan. In: Towards self-sufficiency in safe blood and blood products based on voluntary non-remunerated donation－global status. 2013. p.53-6.
71) Takamatsu J. Country report-Japan. In: Proceedings: Securing stable supply of safe blood（Ⅱ), The seventh red cross and red crescent symposium on blood programs in the Asian region, The Japanese Red Cross Society, The Thai Red Cross Society. 2015. p.51-5.
72) Republic of Korea. In: Towards self-sufficiency in safe blood and blood products based on voluntary non-remunerated donation－global status. 2013. p.60-3.
73) Kwong Huh. Country report- Korea. In: Proceedings: Securing stable supply of safe blood（Ⅱ), The seventh red cross and red crescent symposium on blood programs in the Asian region, The Japanese Red Cross Society, The Thai Red Cross Society. 2015. p.56-62.
74) Kwong Huh. Effects of ID-NAT implementation in Korea. In: Proceedings: Securing stable supply of safe blood（Ⅱ), The seventh red cross and red crescent symposium on blood programs in the Asian region, The Japanese Red Cross Society, The Thai Red Cross Society. 2015. p.167-71.
75) Gantin RSE. Country report- Indonesia. In: Proceedings: Securing stable supply of safe blood（Ⅱ), The seventh red cross and red crescent symposium on blood programs in the Asian region, The Japanese Red Cross Society, The Thai Red Cross Society. 2015. p.46-50.
76) 別井弘始．インドネシアの血液事業，血液製剤調査機構だより．2007; 101: 14-9.
77) 上原鳴夫．インドネシアの血漿分画製剤事業の実態把握に関する研究，In: 河原和夫．アジア諸国における血漿分画製剤の製造体制の構築に関する研究，平成23年度総括・研究分担報告書，2012，p.160-8.
78) Soedarmono Y. インドネシアにおける輸血事業に関する国の報告書，(2005年～2009年)，In: 河原和夫．アジア諸国における血漿分画製剤の製造体制の構築に関する研究，平成23年度総括・研究分担報告書，2012，p.173-6.
79) 上原鳴夫．インドネシアの血漿分画製剤事業の実態把握に関する研究，In: 河原和夫．アジア諸国における血漿分画製剤の製造体制の構築に関する研究，平成24年度総括・研究分担報告書．2013．p.112-6.
80) Charoonruangrit U. Country report- Thailand. In: Proceedings: Securing stable supply of safe blood（Ⅱ), The seventh red cross and red crescent symposium on blood programs in the Asian region, The Japanese Red Cross Society. The Thai Red Cross Society. 2015. p.95-8.
81) 杉内善之．タイ王国における血液事業．In: 河原和夫．アジア諸国における血漿分画製剤の製造体制の構築に関する研究，平成23年度総括・研究分担報告書．2012．p.150-9.
82) 杉内善之．タイ王国における血液事業，In: 河原和夫．アジア諸国における血漿分画製剤の製造体制の構築に関する研究，平成24年度総括・研究分担報告書．2013．p.93-111.
83) Nalupta CM. Country report- Phillipines. In: Proceedings: Securing stable supply of safe blood（Ⅱ), The seventh red cross and red crescent symposium on blood programs in the Asian region, The Japanese Red Cross Society. The Thai Red Cross Society. 2015. p.79-85.
84) 菅河真紀子，河原和夫．フィリピンの血液事業，In: 河原和夫．アジア諸国における血漿分画製剤の製造体制の構築に関する研究，平成23年度総括・研究分担報告書．2012．p.29-42.

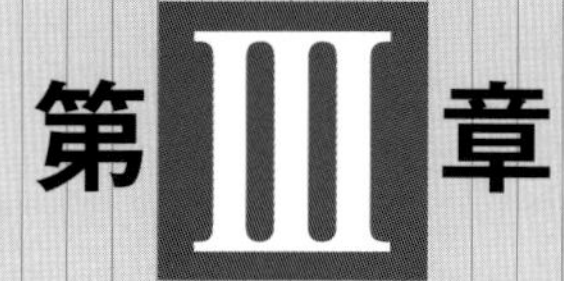

血液型とその検査

Blood types and associated tests

III-A 赤血球型
Blood groups

Author:
内川　誠

はじめに

血液成分である赤血球，白血球（リンパ球），血小板，顆粒球，血漿蛋白，赤血球酵素に存在し，遺伝的多型性によって分けることができる組織適合抗原（HLA）型，血小板型，顆粒球型，血漿蛋白型，赤血球酵素型はみな，血液型（blood groups）とよぶことができる．しかしながら，一般に血液型といえば，ABOやRhなど赤血球の型のことを意味している．

赤血球膜の表面に存在する血液型は，自然抗体や，輸血および妊娠によって産生した免疫抗体など，いわゆる同種抗体によって検出，発見されてきた．1901年に人類最初の血液型であるABO血液型が報告されてからの約40年間，血液型抗原の検出はもっぱら直接凝集反応（食塩液法）によってのみ行われていたため，血液型は数種類しか見つかっていなかった．1939年から1940年にかけてのRh血液型の発見がきっかけとなって，血液型不適合による新生児の溶血性疾患や溶血性輸血反応の症例について検査が盛んに行われるようになり，アルブミン法などのRh血液型に関して感度の良い方法も取り入れられた．そして1945年にCoombs，Mourant，Raceらは，食塩液法やアルブミン法では見つからなかった血液型抗原に対する抗体を検出できる方法（抗グロブリン法，クームス法）を開発した．これ以降，新しい血液型の発見が相次ぎ，現在（2017年時点）までに353種類の血液型抗原が承認されている．

血液型は抗原の特異性の違いによって区別される遺伝形質で，各血液型抗原をそれぞれもつ人ともたない人がいる．抗原の特異性を作り出すアリル（対立遺伝子）をもつ遺伝子座が1つ，または複数の遺伝子座が同じ染色体上に互いに近接して存在（連鎖linkage）している場合，これらが遺伝学的，生化学的に異なっていればABOやRh血液型のように別の系列を形作る，かつては家系調査によって証明されていたが，近年の遺伝子クローニングや染色体上へのマッピングによって次々と系列に属していなかった血液型抗原が血液型系列（血液型システム）に組み入れられることになった．現時点で315の抗原が36の血液型系列に属している（2017年）．血液型系列の中でも特にRh血液型とMNS血液型には，それぞれ54種類，49種類の抗原が存在し，多様性に富んだ血液型を構成している．

血液型の命名あるいは表記については，一定のルールに従ったものではなかったことから，多くの矛盾と混乱があった．例えば，A，B，M，Kなど大文字単独（なおMの対立形質はN，Kの対立形質はkなど，一定ではない），Fy^a，Fy^bなど対立形質を表すための肩付き文字，Fy3といった数字表記，などが用いられていた．さらに，DとRh_oのように遺伝理論の違いから，同一の血液型抗原でありながら表記が異なる場合もあった．1980年，国際輸血学会（International Blood Transfusion Society: ISBT）は，血液型の命名および表記に関する部会を立ち上げ，2年後に最初の指針を報告した．この中で，コンピュータデータベース用および遺伝学的な分類を意識した6桁の数字による表記を提唱し，血液型系列名，血液型抗原名にアルファベットの大文字およびアラビア数字を使用することにした．また，新しい血液型抗原名は大文字で3から6文字の間とすることも，併せて報告されている（たとえばBOW，GEISなど）．しかし，数字によるISBT表記を医療の現場で用いることは慣用名との整合性の点で伝達に支障をきたす可能性があるため，従来の表記にとって代わるというものではない．さらに，ISBTでは血液型抗原の慣用名や表現型についても推奨する表記に関する一覧を掲載している[1)]．ISBTによる血液型系列（blood group system）を表III-1に，また表記例を表III-2に示した．

このほかに，1つの系列としてまとまっているが血液型系列の条件を満たしていない血液型であるコレクション（collection）（200シリーズ），陽性の人が多くて陰性の人がきわめて稀な高頻度抗原（high frequency antigen）（901シリーズ），陰性の人が多くて陽性の人は稀にしか存在しない低頻度抗原（low frequency antigen）（700シリーズ）に分類されている．コレクションは，Cost（Cs^a，Cs^b），Ii（i），Er（Er^a，Er^b，Er3），GLOB（LKE），MNCHO（Hu，M_1，Tm，Can，Sext，Sj），さらに血液型名が与えられていないLe^c，Le^d，で構成されている．高頻度抗原（901シリーズ）には，Emm，AnWj，Sd^a，PEL，ABTI，MAMの6種類の抗原，低頻度抗原（701シリーズ）には，By，Chr^a，Bi，Bx^a，To^a，Pt^a，Re^a，Je^a，Li^a，Milne，RASM，JFV，Kg，JONES，HJK，HOFM，REITの17種類の抗原が含まれる．血液型の分類や表記に関しては，国際輸血学会が開催されるたびに部会が開かれ，逐次報告書が学会誌（Vox Sanguinis，ISBT Science Series）に掲載されている．血液型の命名や表記についての詳細は文献1）〜3）およびISBTのホームページ[4)]を参照されたい．

血液型は親子の間でMendelの法則に従って規則的に遺伝することが原則で，疾病や骨髄移植などの例外を除けば年齢や環境などによって一生変わらない遺伝形質である．現在では個人をより細かく特定できるDNA検査が一般に用いられているが，血液型の簡便性と正確性は法医学の親子鑑定や血痕からの個人識別や人類遺伝学の染色体上の遺伝標識として，また血液型の分布と頻度は，人種や民族間の関連を探る人類学上の手がかりとなってきた．

血液型に関する知見が深まるにつれて，ヒトの型は細かく分類すると，ちょうど指紋のように各自が皆それぞれ違っているような観を呈している．しかし，血液型には輸血に型を合わせなければならないもの，同型であることが望ましいもの，特定の人を除いて同型でなくてもよいものなどがあり，人種・民族によっても臨床上の重要性が異なるものもある．これは，自然抗体や免疫抗体の存在，血液型抗原をもつ人またはもたない人の頻度，血液型抗原のヒトに対する免疫原性の強さ，抗体による生体内での赤血球破壊の程度，などに関わりがある．

一方，血液型抗原の構造に関する情報については，1950年代から60年代にかけてABH血液型抗原など主に糖鎖血液型抗原の構造と生合成についての研究が進んだ．1970年代の後半には，赤血球膜の主要な糖蛋白であるグリコフォリンA（MN糖蛋白）のアミノ酸配列が決定された．これはヒトの膜蛋白としては，アミノ酸レベルでの全配列が決定された最初の例でもある．1980年代中ごろより，組換えDNA技術の導入による分子生物学的手法を用いた研究によって，多くの血液型遺伝子がクローニングされた．特に1990年，ABOとRhをコードするcDNAのクローニングおよび塩基配列が決定され，次々と血液型遺伝子の解明が進んだ．血液型系列を構成する36種類の血液型はすべて，塩基配列が決定されている．

1）ABO，H，Lewis，I，P関連，FORSの血液型抗原は糖鎖構造をもち，遺伝子産物は特異的な糖を転移する糖転移酵素である．ABO型，ボンベイ・パラボンベイ型，Le(a−b−)型，I−，p，P^k型などに関して，分子レベルで理解できるようになった．

2）血液型系列に属する血液型分子の多くは，赤血球膜蛋白として存在する．MNS，Rh，Lutheran，Kell，Duffy，Kidd，Diego，Yt，Xg，Scianna，Dombrock，Colton，LW，Kx，Gerbich，Cromer，Knops，Indian，

表Ⅲ-1 血液型系列（血液型システム）

血液型名	ISBT No.	シンボル	抗原数	遺伝子名	染色体	発見年
ABO	001	ABO	4	*ABO*	9q34.2	1901
MNS	002	MNS	49	*GYPA, GYPB,* (*GYPE*)	4q31.21	1927（MN） 1947（Ss）
P1PK	003	P1PK	3	*A4GALT*	22q13.2	1927
Rh	004	RH	54	*RHD, RHCE*	1p36.11	1939
Lutheran	005	LU	24	*BCAM*	19q13.2	1946
Kell	006	KEL	36	*KEL*	7q33	1946
Lewis	007	LE	6	*FUT3*	19p13.3	1946
Duffy	008	FY	5	*ACKR1*	1q21-q22	1950
Kidd	009	JK	3	*SLC14A1*	18q11-q12	1951
Diego	010	DI	22	*SLC4A1*	17q21.31	1955
Yt	011	YT	3	*ACHE*	7q22.1	1956
Xg	012	XG	2	*XG, MIC2*	Xp22.32	1962
Scianna	013	SC	7	*ERMAP*	1p34.2	1962
Dombrock	014	DO	10	*ART4*	12p13-p12	1965
Colton	015	CO	4	*AQP1*	7p14.3	1967
Landsteiner-Wiener	016	LW	3	*ICAM4*	19p13.2	1961（1940）
Chido/Rodgers	017	CH/RG	9	*C4A, C4B*	6p21.3	1967
H	018	H	1	*FUT1*	19q13.33	1948
Kx	019	XK	1	*XK*	Xp21.1	1975
Gerbich	020	GE	11	*GYPC*	2q14-q21	1960
Cromer	021	CROM	19	*CD55*	1q32	1965
Knops	022	KN	9	*CR1*	1q32.2	1970
Indian	023	IN	5	*CD44*	11p13	1973
Ok	024	OK	3	*BSG*	19p13.3	1979
Raph	025	RAPH	1	*CD151*	11p15.5	1987
John Milton Hagen	026	JMH	6	*SEMA7A*	15q22.3-q23	1978
I	027	I	1	*GCNT2*	6p24.2	1956
Globoside	028	GLOB	2	*B3GALNT1*	3q25	1951
Gill	029	GIL	1	*AQP3*	9p13.3	1981
Rh-associated glycoprotein	030	RHAG	4	*RHAG*	6p12.3	2008
FORS	031	FORS	1	*GBGT1*	9q34.13-q34.3	1911
JR	032	JR	1	*ABCG2*	4q22.1	1970
LAN	033	LAN	1	*ABCB6*	2q36	1961
Vel	034	VEL	1	*SMIM1*	1p36.32	1952
CD59	035	CD59	1	*CD59*	11p13	2014
Augustine	036	AUG	2	*SLC29A1*	6p21.1	1967

Ok，Raph，JMH，Gil，RhAG，JR，LAN，Vel，CD59，Augustine 血液型などの一次構造が明らかにされてきた．

これらの一次構造から推測される血液型抗原を担う蛋白を機能の面からみると，①輸送体，②ケモカインレセプター，③接着分子，④酵素，⑤補体制御因子，⑥glycocalyx（糖衣）に大きく分けられる．しかしながら，これらの詳細な機能についてはまだ不明な点も多い．

遺伝子の面からみると，血液型抗原の多様性は点変異（ミスセンス，ナンセンス），欠失（塩基，エキソン，遺伝子），挿入（塩基，エキソン），不等交差，遺伝子変換など異なった機序によって生じることが報告されている．また，遺伝子の塩基配列の変化は，血液型抗原を担う蛋白がDNAから赤血球膜に発現されるまでの過程，すなわち転写調節，RNAスプライシング，RNAプロセッシング，翻訳調節，翻訳語修飾などに様々な影響を与えることも知られている．

表Ⅲ-2 血液型抗原，表現型，遺伝子，遺伝型の表記例

	慣用名	ISBT
抗原	Jk^a	009001 または JK1
表現型	Jk(a-b+)	JK: -1, 2
遺伝子	Jk^a Jk^b	*JK*01* または *JK*A* *JK*02* または *JK*B*
遺伝型	Jk^aJk^a Jk^a/Jk^b	*JK*01/01* または *JK*A/A* *JK*02/02* または *JK*B/B*

血液型抗原の多くが遺伝子レベルで予測できるようになり，従来の血清学的手法では確認できなかった頻回輸血患者や直接抗グロブリン試験強陽性者の血液型判定，さらに抗血清が入手困難で血液型判定ができない症例や供血者から抗原陰性血液を探す目的などに応用されている．また欧米では Rh 血液型の D 抗原など，新生児溶血性疾患の可能性のある症例について母体血液中の胎児 DNA による胎児血液型抗原の有無を調べる検査が日常的に行われている．不規則抗体を保有する患者に対して抗原陰性血液を供給するための抗原陰性血液のスクリーニングや稀な血液型のスクリーニングなど，多数検体の検査にも DNA 検査が導入され始めている．しかしながら，表現型と遺伝子変異は必ずしも 1 対 1 に対応しているわけではなく，また人種・民族によって遺伝子レベルでの変異が異なる場合も多い．このため，遺伝子による血液型判定を行う場合には，これからも慎重に検討していかなければならない．

血液型分子の構造と生物学的機能に関する知見は蓄積しつつあるが，血液型抗原の多型性についての生物学的意味については，今もって十分には理解されていない．一方，分子生物学的技術の進歩によって，ある特定の血液型抗原を担う蛋白を細胞に発現させたり，また可溶性物質として大腸菌に作らせたりすることが可能になった．血液型抗原活性をもつ蛋白あるいはポリペプチド鎖を利用することで，赤血球そのものを使用している現在の輸血検査（抗体スクリーニングや抗体同定検査）に代わりうる，新しい検出方法の開発も進んでおり，臨床現場において今まで以上に迅速な対応が可能となるであろう．

なお，血液型全般について詳しく知りたい読者は，Issitt ら[3]，Cartron ら[5]，Schenkel-Brunner[6]，Daniels[7]，Reid ら[8]の著書を参照されたい．また，Mollison の著書[9]は輸血医学と血液型のかかわりについて知るための現在でも最良の教科書の 1 つである．

●文　献

1) Daniels GL, Anstee DJ, Cartron JP, et al. Blood group terminology 1995. Vox Sang. 1995; 69: 265-79.
2) Garratty G, Dzik W, Issitt PD, et al. Terminology for blood group antigens and genes. histrical origin and guidelines in the new millenium. Transfusion. 2000; 40: 477-89.
3) Issitt PD, Anstee DJ. In: Applied blood group serology. 4th ed. Durham: Montgomery Scientific Publications; 1998.
4) http: //www.isbtweb.org/working-parties/red-cell-immunogenetics-and-blood-group-terminology/
5) Cartron JP, Rouger P. In: Molecular basis of human blood group antigens. New York: Plenum Press; 1995.
6) Schenkel-Brunner H. In: Human blood groups: chemical and biochemical basis of antigen specificity. 2nd ed. New York: Springer Verlag Wien; 2000.
7) Daniels G. In: Human blood groups, 3rd ed. Wiley-Blackwell: 2013.
8) Reid ME, Lomas-Francis C, Olsson ML. In: The blood group antigen Facts Book. 3rd ed. London: Academic Press: 2012.
9) Klein HG, Anstee DJ. In: Mollison's Blood transfusion in clinical medicine. 12th ed. Oxford: Wiley Blackwell: 2014.

Ⅲ-A-1 ABO 血液型，H 血液型，Lewis（LE）血液型，I 血液型（Ii コレクションを含む）

1 ABO 血液型の分類

1900 年に Landsteiner は，ヒトの血清に他のヒトの赤血球を混ぜ合わせると，血球が凝集する組み合わせと，凝集しない組み合わせとがあることを発見した[1]．1901 年，これを分類してヒトの血液型を同種血球凝集反応で A，B，C の 3 型に分けた[2]．翌年の 1902 年，von Decastello と Sturli は抗 A と抗 B の両者に反応する血球を論文中に記載したが，この型に何ら名称は与えられず，さらに抗 A と抗 B に反応しない血球は依然として C 型とよんでいた[3]．1910 年に出版された ABO 型に関する Landsteiner の論文でも O および AB の名称は使われていなかった．1911 年，ABO 血液型のメンデル遺伝に関する論文の中で，von Dungern と Hirszfeld が最初に O および AB の名称を使用したと思われる．A も B ももたない型は論文ではアルファベットの O（オー）で表されていたが，この印刷された文字は数字の 0(ゼロ）か，あるいは without を意味するドイツ語 ohne（英語の without，つまり without A or B）の頭文字に由来する O（オー）かをめぐって混乱が生じた[4]．一方で，1907 年，Jansky は ABO 型の表記にローマ数字を用いることを提唱し，O を I 型，A を II 型，B を III 型，AB を IV 型とした．これに対して，1910 年に Moss は，AB を I 型，A を II 型，B を III 型，O を IV 型とした．Jansky の命名は主にヨーロッパ，Moss のものはアメリカで使用されていた．1927 年，Landsteiner はこうした命名の違いによる混乱を回避するため，A，B，O，AB の表記を国際的に使用するように勧めた[5]．現在では印刷物でも口頭でもごく普通に O（オー）が使われており，国際輸血学会でも O（オー）を使用し続けることを推奨している．

血球の型抗原には A と B とがあり，血清中の凝集素（抗体）には抗 A と抗 B とがある．抗 A 血清と抗 B 血清を標準血清として，生理食塩液に浮遊させた赤血球による凝集反応の有無で A，B，O，AB の 4 型に分類できる 表 III-3．これを「オモテ検査」とよんでいる．抗 A 血清と反応し，抗 B 血清と反応しないものを A 型，抗 A 血清と反応せず，抗 B 血清と反応するものを B 型，両方の抗血清と反応しないものを O 型，両方の抗血清と反応するものを AB 型とする．これを血清からみると，B 抗原をもたない A 型のヒトの血清には抗 B があり，A 型抗原をもたない B 型のヒトの血清には抗 A があり，A と B 型抗原をもたない O 型のヒトの血清には抗 A と抗 B の両者があり，AB 型のヒトの血清には抗 A も抗 B もない．血球に A または B 型抗原がないと，血清中にそれに対応する抗体が存在するので，既知の A 型と B 型血球を標準血球として，血清の抗体の有無を検査することによっても型判定ができる 表 III-3．これを「ウラ検査」とよんでいる．「オモテ検査」の結果を確認する意味で「ウラ検査」も同時に行うことによって，ABO 血液型の判定をさらに確実なものにできる．「オモテ検査」と「ウラ検査」に不一致があれば型判定の誤りを意味するが，稀に「オモテ検査」と「ウラ検査」が一致しない型抗原の弱い亜型（subgroup）があるので，両検査を行うことに積極的な理由がある．

ABO 血液型と輸血に際しての適合との関係は，血清中に規則性に抗体が存在するので，同型同士しか適合しない．昔は O 型を万能供血者としていたが，少量の輸血では O 型血液中の抗 A や抗 B は患者血液中で希釈されて影響が少ないとみていたためである．今日では多量の輸血が頻繁に行われることも多く，緊急時など特別な場合を除き ABO 型を合わせて輸血が行われる．

2 ABH，Lewis，Ii 抗原の構造と生合成

ABH，Lewis 抗原が糖鎖構造をもつこと，およびその生合成については，体液に分泌されるムチン型

JCOPY 498-01913

表III-3 血球と血清によるABO型検査

ABO型		オモテ検査（血球検査）		血球の型抗原	ウラ検査（血清検査）		血清の抗体	頻度（%）		
表現型	遺伝型	抗A	抗B		A血球	B血球		日本人	白人	黒人
O	*OO*	−	−	なし	＋	＋	抗A，抗B，抗A,B	29.4	45	49
A	*AA*，*AO*	＋	−	A	−	＋	抗B	39.1	40	27
B	*BB*，*BO*	−	＋	B	＋	−	抗A	21.5	11	20
AB	*AB*	＋	＋	A，B	−	−	なし	10.0	4	4

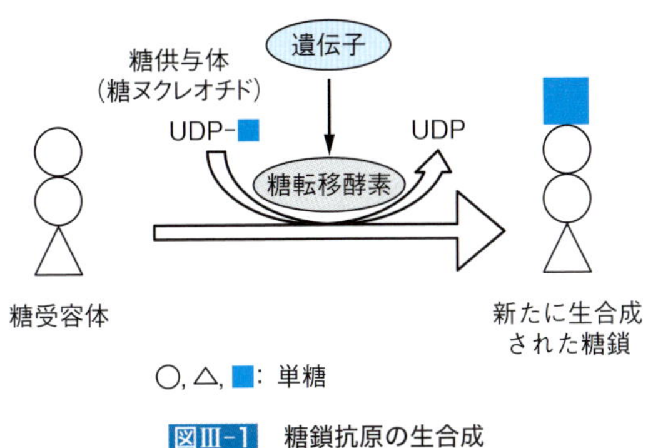

図III-1 糖鎖抗原の生合成

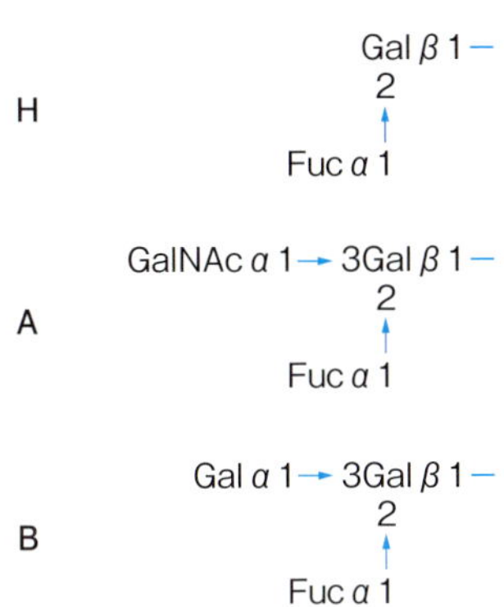

図III-2 ABHの特異性を決定している糖鎖

糖蛋白の糖鎖で解析が行われ，主にWatkins，Morgan，Kabatらの先駆的な仕事により，その基礎が明らかにされた．糖鎖は糖転移酵素（glycosyltransferase）により単糖が1つ1つ付加されて作られる．糖転移酵素は，単糖の材料となる活性化された糖ヌクレオチド（単糖がヌクレオチドに結合したもので糖供与体となる）から単糖を受け取る糖鎖（糖受容体）に特異的（糖の立体構造と位置）に単糖をわたす．蛋白である糖転移酵素は遺伝子から翻訳されてできるため，糖鎖は遺伝子の直接産物ではなく，二次産物であるといえる 図III-1 ．ABH，Lewis，Ii抗原を構成している糖鎖は複数の糖転移酵素によって合成される．後述するように糖転移酵素遺伝子の点変異や欠失などによって糖転移酵素の機能が変化し，ABO亜型やBombay型など表現型に影響を与える．

■ a．ABH型物質の構造

ヒトのABH型物質は，糖蛋白あるいはスフィンゴ糖脂質（glycosphingolipid）として存在し，赤血球膜には糖蛋白とスフィンゴ糖脂質が含まれている．唾液，胃液，胎便，卵巣嚢腫液などのABH血液型物質は水溶性の糖蛋白である．なお，血漿にはスフィンゴ糖脂質として微量にみられ，乳汁や尿では遊離の糖鎖も検出されている[6,7]．

図III-2 のように，Hはα1→2結合のフコース（fucose: Fuc），Aはα1→3結合のN-アセチルガラクトサミン（N-acetylgalactosamine: GalNAc），Bはα1→3結合のガラクトース（galactose: Gal）がそれぞれ糖鎖の非還元末端に位置し，対応する抗体が結合する反応基（抗原決定基）の一部となり，特異性を発揮している．HのαFucは，AのαGalNAc，BのαGalと同じ糖鎖の末端に枝状に結合している．

ABH糖鎖の土台となる基本構造としては，図III-3 に示した1型から6型の末端糖鎖（2糖鎖）が確認されており，コア構造（core structure，母核構造）ともよばれている[8]．これらのコア糖鎖は，5型を除いてすべてがヒトに発見されている．A，B，H抗原は1型，2型，3型，4型（糖脂質のみ）をコ

1型	Galβ1→3GlcNAcβ1→
2型	Galβ1→4GlcNAcβ1→
3型	Galβ1→3GalNAcα1→
4型	Galβ1→3GalNAcβ1→
5型	Galβ1→3Galβ1→
6型	Galβ1→4Glcβ1→

図Ⅲ-3　6種類のコア糖鎖

ア構造にもつ糖鎖である．コア糖鎖の末端にあるβGalのC2位にαFucが付加されればH特異糖鎖となり，H糖鎖の同じβGalのC3位にαGalNAcやαGalを付加した糖鎖が，それぞれAおよびB特異糖鎖である（1型，2型については図Ⅲ-7-2，3型，4型については図Ⅲ-5を参照）．AやBを分解する酵素（非還元末端の糖のグリコシド結合を切断するエキソグリコシダーゼ）をA型やB型の血球や型物質に作用させ，それぞれに特異的な糖（αGalNAcまたはαGal）を切り離すと，これらの血球や型物質はいずれもH活性を強くあらわし，O型のH糖鎖が基礎となってAやB糖鎖が出来上がっていることを示している．ABH活性のある赤血球膜スフィンゴ糖脂質は主に2型のコア構造（ラクト系，lacto-series）をもち[9]，さらに3型や4型のものもある．赤血球の糖蛋白には2型のものしか発見されていない[10,11]．これに対して可溶性型物質には1型および2型のものが含まれている．

1）赤血球のABH活性糖脂質

血球のABH型物質は山川らによって，他の血球膜糖脂質成分とともに赤血球溶血液の不溶解性部分である血球基質（ストローマ）からクロロホルム-メタノール（1：1）で抽出し，次いでケイ酸クロマトグラフィーや薄層クロマトグラフィーで分離精製する方法が確立された[12]．赤血球膜に存在する糖脂質群であるスフィンゴ糖脂質は，セラミド（ceramide: Cer）とよばれる脂質部分と，これにグリコシド結合している糖鎖部分とからなっている．セラミドは長鎖アミノアルコールであるスフィンゴシンと脂肪酸とのアミド結合によって構成されている．1884年にセラミドの構造が提唱されたが，あまりに難解だったので，このことを忘れないためにアミノアルコールはエジプトのスフィンクスにちなんで「スフィンゴシン」と命名された[13]．

2型糖鎖をもつスフィンゴ糖脂質の基礎構造は，パラグロボシド（paragloboside）Galβ1→4GlcNAcβ1→3Galβ1→4Glcβ1→Cer（lacto-N-neotetraosylceramide）で，この非還元末端のGalにFucがα1→2で結合してH糖鎖に，さらに同じGalにGalNAcがα1→3で結合してA糖鎖に，Galがα1→3で結合してB糖鎖になったものが最も短い型活性糖鎖である．その後Hakomoriらによって，さらに長鎖のものや分岐したものが明らかにされ，いずれもN-アセチルラクトサミン（N-acetyllactosamine: LacNAc）とよばれる普遍的な構造単位Galβ1→4GlcNAcの繰り返し構造を含んでいる（ポリラクトサミン，polylactosamine）．図Ⅲ-4にB型活性糖鎖を示してあるが，B-V構造を除いてAおよびH活性糖鎖にも同じ構造のものが見つかっている[14-17]．なお，N-アセチルラクトサミンの繰り返し構造をもち，平均して30〜35分子の単糖から構成されるポリグリコシルセラミド（polyglycosylceramide）とよばれている糖脂質にもABH活性が確認されている[18]．

3型コア糖鎖をもつスフィンゴ糖脂質はA型にのみ発見されている図Ⅲ-5．2型A鎖の末端にA糖鎖（3糖）が結合した構造をもつ3型A鎖（繰り返しA，repetitiveA）はA_1型血球にのみ存在し，A_2型にはほとんど検出されていない[15]．したがって，A_2型には3型A末端にGalNAcのない3型Hが蓄積していてH活性が高いと考えられている．こうした知見から，この3型A鎖がいわゆるA_1抗原の候補としてあげられている．しかし，Svensonらは，A_2血球には3型A鎖が十分に存在しており，A_1とA_2間の大きな違いは次に述べる4型Aの有無であるとしている[19]．

4型はグロボシド（globoside）の末端糖であるβGalNAcにA糖鎖（3糖）が結合した構造をもつことからglobo-Aともよばれ，A_1血球にのみ検出されている[20,21]図Ⅲ-5．4型Aは赤血球には少量にしか存在しないが，腎臓，さらにある種の癌組織には多

JCOPY 498-01913

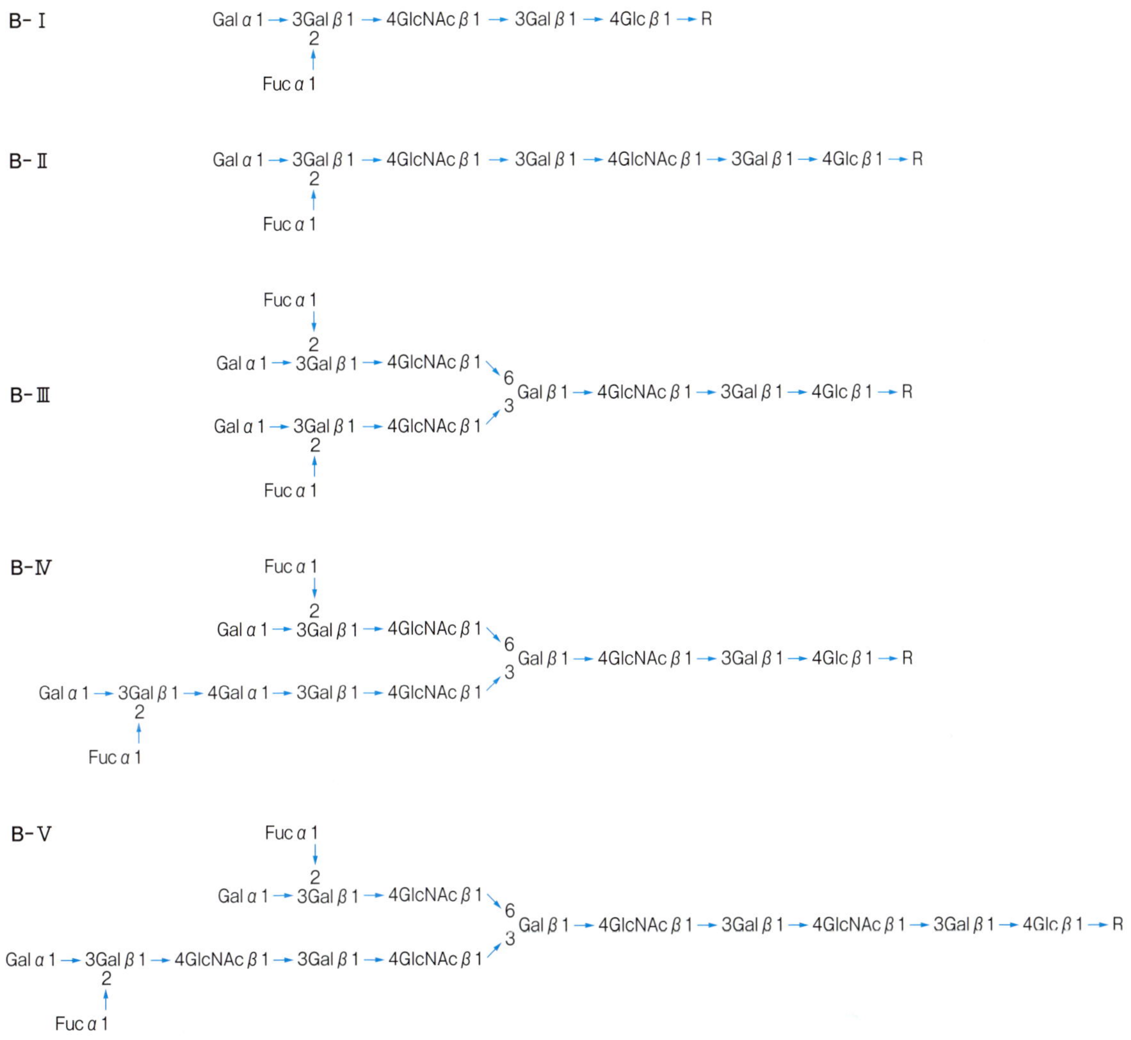

B-Ⅰ

Galα1 → 3Galβ1 → 4GlcNAcβ1 → 3Galβ1 → 4Glcβ1 → R
2
↑
Fucα1

B-Ⅱ

Galα1 → 3Galβ1 → 4GlcNAcβ1 → 3Galβ1 → 4GlcNAcβ1 → 3Galβ1 → 4Glcβ1 → R
2
↑
Fucα1

B-Ⅲ

Fucα1
↓
2
Galα1 → 3Galβ1 → 4GlcNAcβ1 ↘ 6
Galβ1 → 4GlcNAcβ1 → 3Galβ1 → 4Glcβ1 → R
Galα1 → 3Galβ1 → 4GlcNAcβ1 ↗ 3
2
↑
Fucα1

B-Ⅳ

Fucα1
↓
2
Galα1 → 3Galβ1 → 4GlcNAcβ1 ↘ 6
Galβ1 → 4GlcNAcβ1 → 3Galβ1 → 4Glcβ1 → R
Galα1 → 3Galβ1 → 4Galα1 → 3Galβ1 → 4GlcNAcβ1 ↗ 3
2
↑
Fucα1

B-Ⅴ

Fucα1
↓
2
Galα1 → 3Galβ1 → 4GlcNAcβ1 ↘ 6
Galβ1 → 4GlcNAcβ1 → 3Galβ1 → 4GlcNAcβ1 → 3Galβ1 → 4Glcβ1 → R
Galα1 → 3Galβ1 → 4GlcNAcβ1 → 3Galβ1 → 4GlcNAcβ1 ↗ 3
2
↑
Fucα1

図Ⅲ-4 赤血球のB型オリゴ糖鎖（スフィンゴ糖脂質）[17]

量に検出される．

2）赤血球のABH活性糖蛋白

赤血球の主要な膜蛋白であるバンド3（陰イオン交換体）やバンド4.5（グルコース輸送体）に付加しているN結合型糖鎖（Asn結合型糖鎖）にABH活性が存在することが明らかにされている[10,22]．N結合型糖鎖は多様な構造をもつことが知られており，複合型，混成型，オリゴマンノース型に大別されている．バンド3にみられるものは複合型糖鎖で，2つの長さの異なるポリラクトサミン糖鎖を有し，それぞれの糖鎖にはβGalのC6位に結合して分岐したラクトサミンを2〜3カ所もっている[23] 図Ⅲ-6．末端βGalの約50%にはαFucが結合してH糖鎖を形成し，少なくとも1カ所にAまたはB活性をもつことが示唆されている．残りの50%にはシアル酸が結合し，糖鎖の伸長は停止する．バンド3およびバンド4.5にはそれぞれ1分子ずつN結合型糖鎖が結合し，バンド3は赤血球1個につき約1×10^6，バンド4.5は約5×10^5コピー存在するとされている．また，Rh糖蛋白（RhAG）にもABH活性をもつN結合型糖鎖が付加されており，赤血球1個あたりにRhAG分子は$1 〜 2 \times 10^5$ある．糖脂質としてのABH決定基数は赤血球1個につき5×10^5と推定されている．し

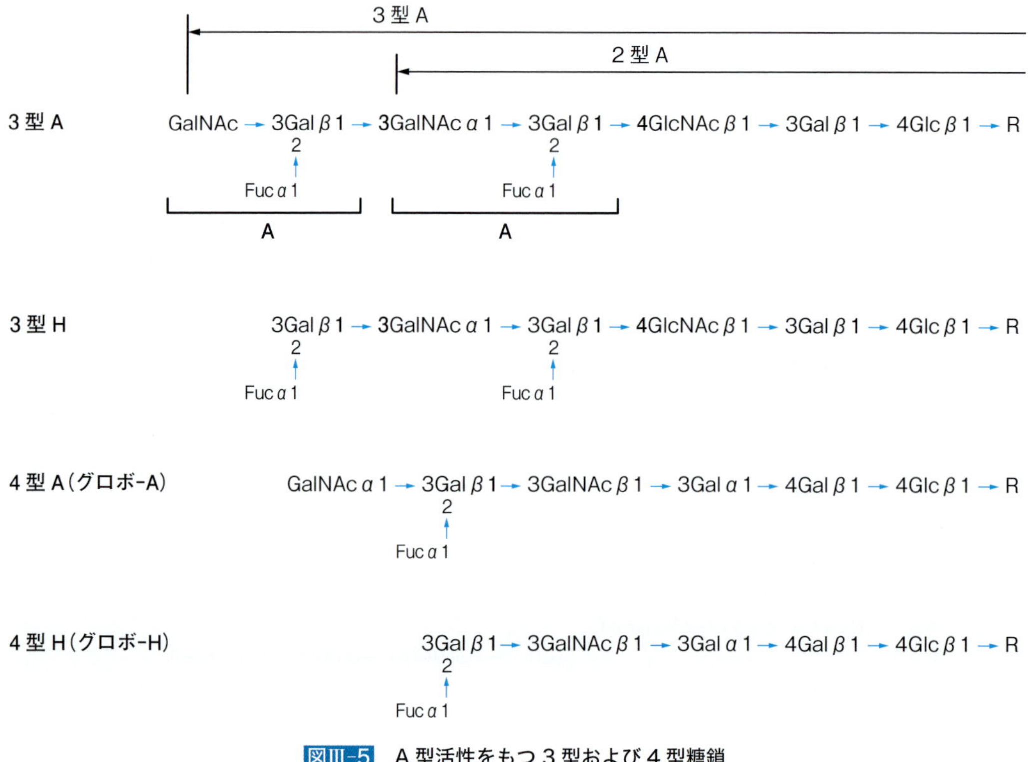

図Ⅲ-5 A型活性をもつ3型および4型糖鎖

たがって，赤血球に発現しているABH活性の大半は糖蛋白が担い，赤血球1個に存在するABH決定基数は2×10^6個を超える数になる[24]．

3）分泌液のABH型物質（水溶性型物質）

水溶性ABH型物質はヒトの卵巣嚢腫液や胃粘膜，ヒトとよく似たAとHをもつブタの胃粘膜や顎下腺などから90%phenolで抽出し精製された．これらはFuc，Gal，N-アセチルグルコサミン（N-acetylglucosamine: GlcNAc），GalNAc，シアル酸（sialic acid: Sia）を含む糖鎖部分と10数種のアミノ酸のペプチド部分からなる糖蛋白質でムチンとよばれている．ムチンは高分子の粘液性糖蛋白であり，多数の糖鎖が結合しその大半は蛋白のセリンまたはスレオニンにGalNAcが結合したO結合型糖鎖である．これら糖鎖の長さは様々で，単糖から20個以上の糖で構成されている．糖鎖末端部のコア構造としては1型と2型の2種類が存在し，ABH活性は両方のコア糖鎖に，Lewis活性は1型に存在する．

4）血漿のABH型物質

1型のコア構造をもつスフィンゴ糖脂質であるラクトテトラオシルセラミド（lactotetraosylceramide）Galβ1→3GlcNAcβ1→3Galβ1→4Glcβ1→Cer（Lc4Cer）を前駆物質としたABH活性糖脂質が見つかっている[25,26]．血漿中のABH活性糖脂質量は，ABH非分泌型と比べて分泌型個体のほうが多い[26]．分泌遺伝子（*Se*）によって発現が影響を受けることから，ABH活性糖脂質は消化管など内胚葉系器官で合成されていると考えられているが，正確なことはまだ判明していない[27]．

b．Lewis血液型物質の構造

ヒトのLewis血液型物質は，主に糖蛋白あるいはスフィンゴ糖脂質として存在する．血漿にはLewis活性をもつスフィンゴ糖脂質が含まれ，これが赤血球膜に取り込まれている．唾液，胃液，羊水，卵巣嚢腫液には水溶性の糖蛋白，尿や乳汁にはオリゴ糖鎖，胎便には糖蛋白とスフィンゴ糖脂質としてLewis型物質が含まれている．Lewis糖鎖の土台と

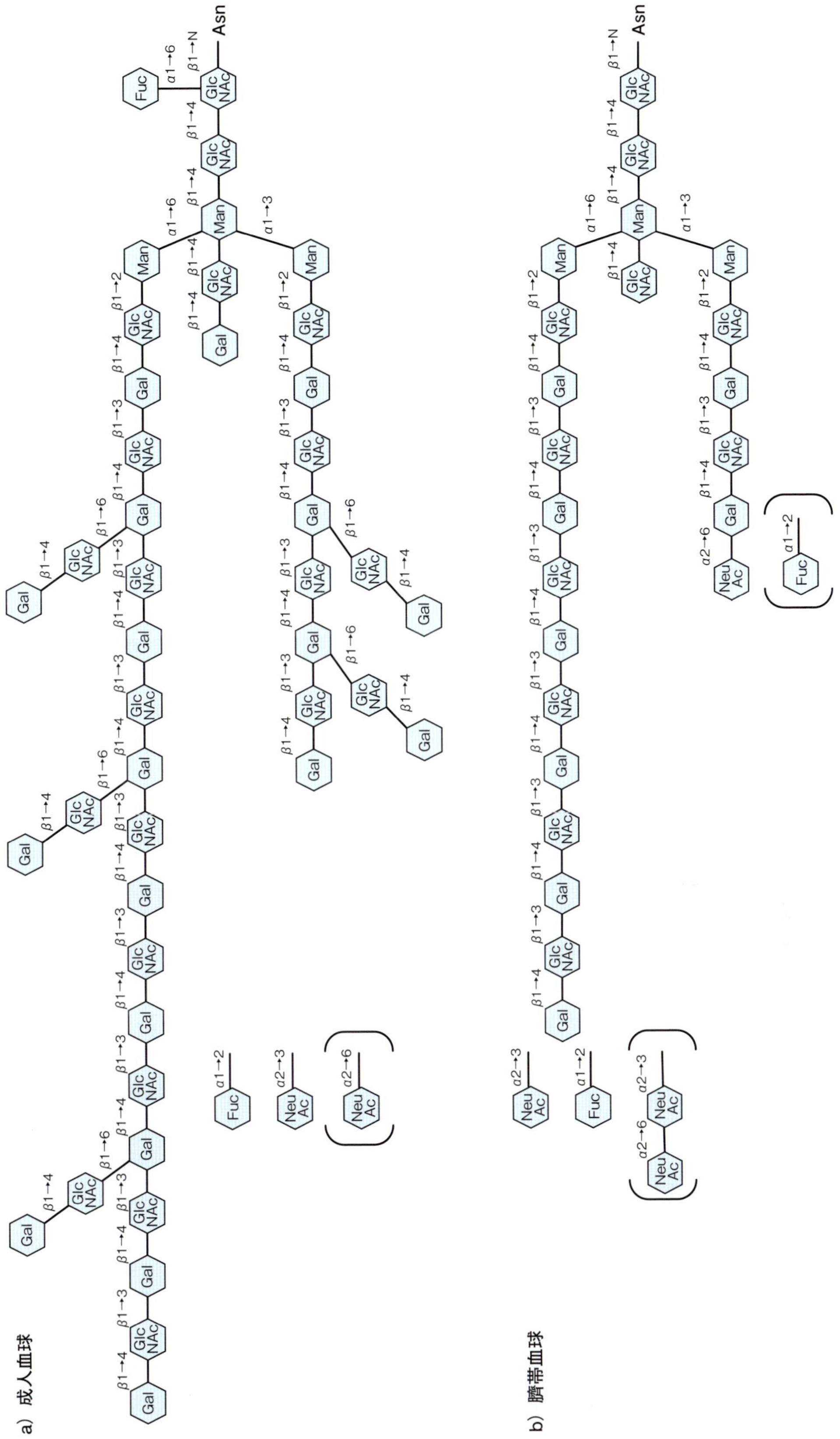

図III-6　バンド3にみられるN結合型糖鎖[23)]

a) 成人血球

b) 臍帯血球

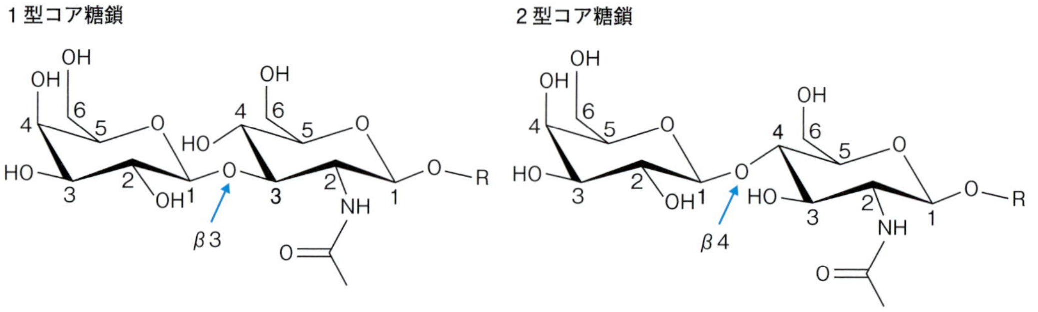

1型コア糖鎖

2型コア糖鎖

図Ⅲ-7-1　ABH，Lewis 関連抗原の糖鎖構造: 1 型および 2 型コア糖鎖

なるコア構造は1型 Galβ1→3GlcNAc であり，Le^{a} はα1→4 結合の Fuc，Le^{b}は隣り合ったα1→2 とα1→4結合の2カ所にFucが付加した糖鎖が抗原決定基である[28] 図Ⅲ-7-2．血漿の Lewis 型物質は ABH 型物質（血漿）と同じ前駆物質であるラクトテトラオシルセラミドから合成される．Lewis 型物質の由来については明確ではないが，主に消化管上皮細胞で合成，分泌されていると思われる[29]．

前駆物質，A，B，H，Lewis の関係を1型と2型コア構造に分けて 図Ⅲ-7-1，図Ⅲ-7-2 に示した．2型コア構造の GlcNAc に Fuc がα1→3 で結合したのがLe^{x}，さらに Gal に Fuc がα1→2 で付加して Le^{y} となる．Le^{x}と Le^{y}の両者は組織や分泌液にあって赤血球にはほとんど存在しない[30-32]．また，シアル酸が付加されると糖鎖の伸長は停止し，シアリル Le^{a}（CA19-9）やシアリル Le^{x}（SLX）が合成される．シアリル Le^{a}やシアリル Le^{x}も赤血球には存在しないが，癌関連抗原としてよく知られている．上皮性癌でのシアリル Le^{a}やシアリル Le^{x}の発現は癌の進行度や転移の程度，および予後と相関する．シアル化された糖鎖は E-セレクチンのリガンドとして重要な意味をもつと考えられている．

c．ABH，Lewis 型物質の生合成　図Ⅲ-8，図Ⅲ-9

H 抗原は前述したコア構造（図Ⅲ-8 では2型）を糖受容体として，糖供与体である guanosine diphosphate（GDP）-fucose（GDP-Fuc）の存在の下で，造血組織では *H* 遺伝子（*FUT1*）支配，分泌組織では *Se*（secretor）遺伝子（*FUT2*）支配のα1,2-fucosyltransferase の作用で，Fuc が糖鎖末端の Gal に転移して作られる[33-35]．A と B 型抗原は H 抗原を糖受容体として，A 型では糖供与体の uridine diphosphate（UDP）-N-acetylgalactosamine（UDP-GalNAc），B 型では UDP-galactose（UDP-Gal）の存在のもとで，それぞれの遺伝子産物である A 転移酵素（α1,3-N-acetylgalactosaminyltransferase）と B 転移酵素（α1,3-galactosyltransferase）が作用する．その結果，αGalNAc またはαGal が H の Fuc と同じβGal に転移して作られる[36,37]．

血漿 Lewis 型物質の Le^{a}抗原は，ラクトテトラオシルセラミドを前駆物質とし，GDP-Fuc の存在下で，*Le*（*FUT3*）遺伝子支配のα1,3/4-fucosyltransferase（Le 転移酵素）の作用でαFuc がβGlcNAc に結合して作られる．1型 H（Le^{d}）抗原は，*Se*（*FUT2*）遺伝子支配のα1,2-fucosyltransferase の作用でαFuc がβGal に結合してできあがる[33,34]．さらに，この1型 H（Le^{d}）に Le 転移酵素の作用によってαFuc がβGlcNAc に結合し Le^{b}が作られる．なお，Se 転移酵素は Le^{a}型物質に作用できないため，Le^{a}から Le^{b}が合成されることはない．また，1型 H（Le^{d}）に A 転移酵素が作用すれば1型 A 抗原が合成され，1型 A 抗原に Le 転移酵素が作用し ALe^{b}が作られる 図Ⅲ-9．A 転移酵素は Le^{b}抗原には作用できないため，Le^{b}から ALe^{b}は合成されない．

d．Ii 抗原の構造と生合成

I と i 糖鎖は，ABH 抗原や Lewis X（Le^{x}）抗原など2型コア糖鎖合成の土台（受容糖鎖）としての役目をはたしている．赤血球では I，i 抗原は N 結合型

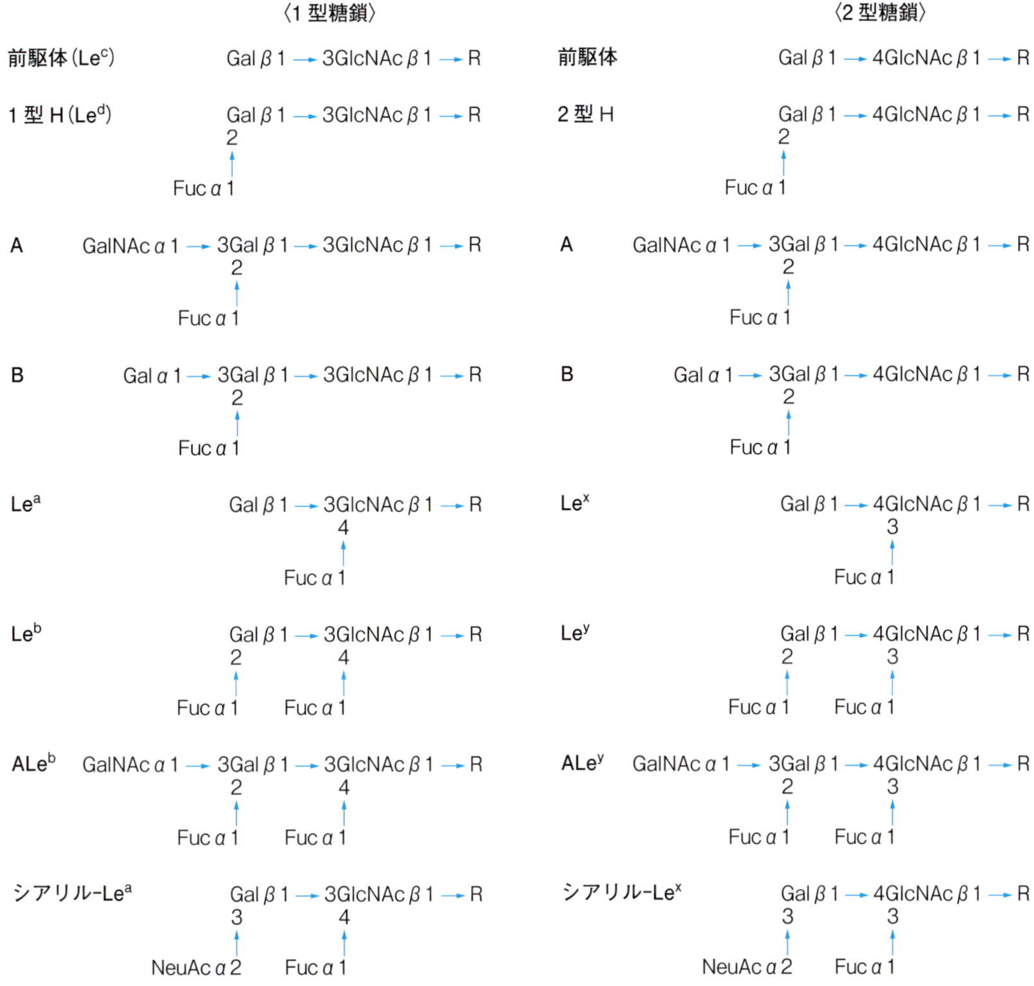

図Ⅲ-7-2 ABH, Lewis 関連抗原の糖鎖構造

糖鎖(糖蛋白),スフィンゴ糖脂質に認められる.糖脂質ではlacto-N-neotetraose Galβ1→3GlcNAcβ1→3Gal1→4Glcの末端にNアセチルラクトサミン(Galβ1→4GlcNAc)がβ1→3で結合しi糖鎖となる.i抗原のエピトープは直鎖型の糖鎖で,少なくとも2つの連続したNアセチルラクトサミン構造(LacNAc)が必要とされている[38] 図Ⅲ-10.一方,β1→6GlcNAc転移酵素の働きによって,内部ガラクトース残基にNアセチルラクトサミンがβ1→6で付加されて分枝構造をとる糖鎖がI抗原である 図Ⅲ-10.抗Iが認識する糖鎖構造は多岐にわたるが,少なくとも[-GlcNAcβ1→6(GlcNAcβ1→3)Galβ1 -]がIエピトープには必要不可欠である[39].

*GCNT2*遺伝子(*I*遺伝子)がコードするβ1,6-N-acetylglucosaminyltransferase(β1→6GlcNAc糖転移酵素,I糖転移酵素,GCNT2)には3種類のアイソフォームが知られ,それぞれ組織特異的に発現している[40].このうち*GCNT2C*遺伝子がコードするI糖転移酵素は赤芽球や網状赤血球で発現し,赤血球I抗原の生合成に関与する.これに対して,*GCNT2B*遺伝子がコードするI糖転移酵素は眼の水晶体に発現する[40].

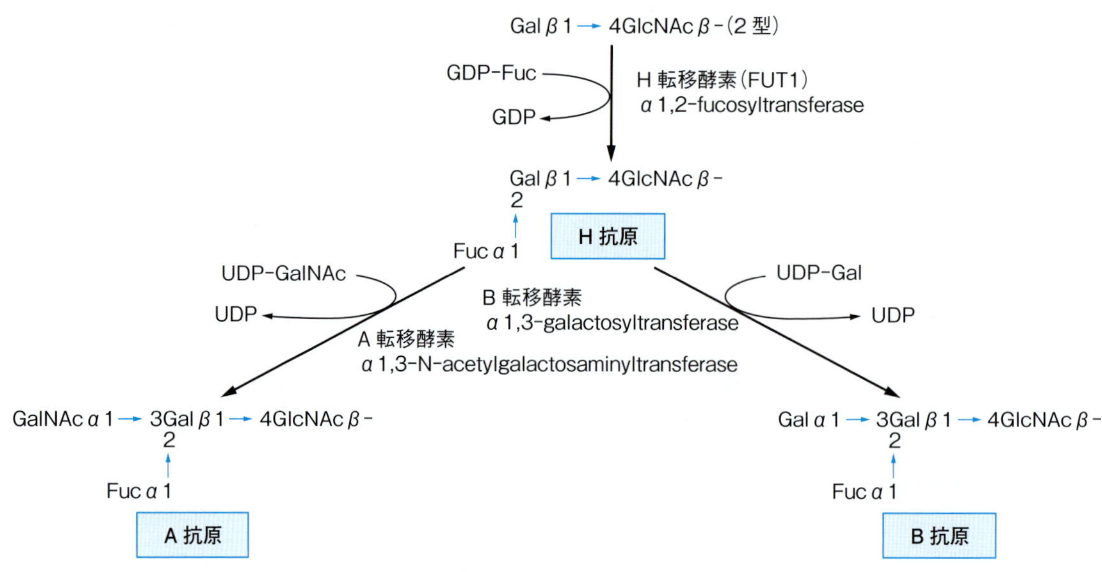

図III-8 ABH 抗原の生合成

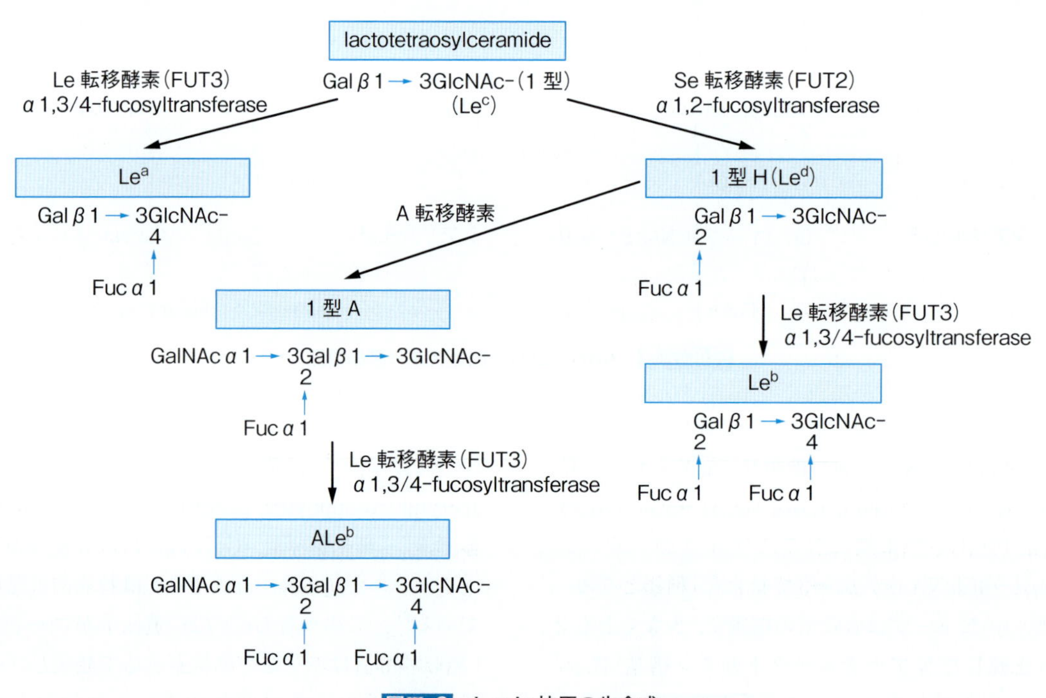

図III-9 Lewis 抗原の生合成

3 ABO 血液型の遺伝

A型とB型抗原の合成酵素を支配している*A*および*B*遺伝子と，酵素活性をもたない*O*遺伝子の3アリルの組み合わせで，メンデル（Mendel）の法則に従って遺伝する．*A*と*B*遺伝子は*O*遺伝子に対して優性で，*A*と*B*遺伝子の間には優性，劣性の関係はない．なお，日本遺伝学会では優性・劣性に替えて顕性・潜性の用語の使用を推奨している．表現型

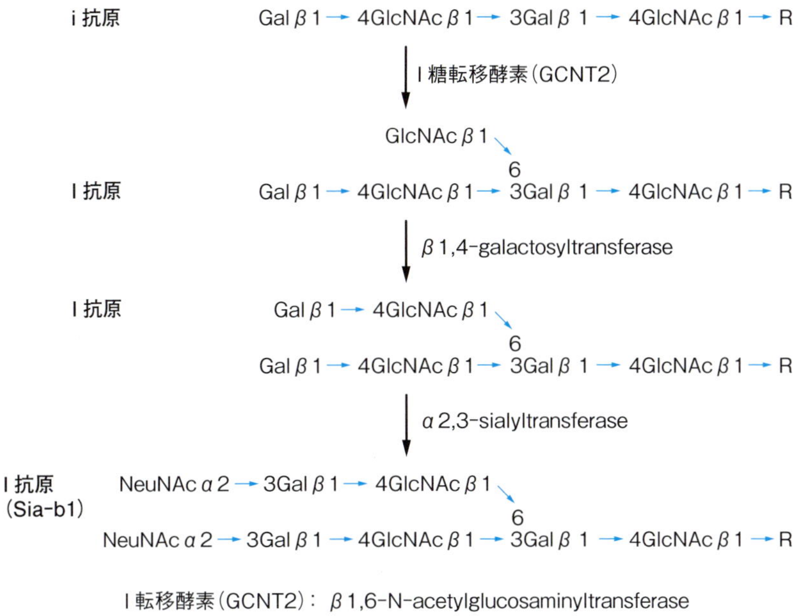

i 抗原　Galβ1→4GlcNAcβ1→3Galβ1→4GlcNAcβ1→R

↓ I 糖転移酵素（GCNT2）

I 抗原　GlcNAcβ1↘6
Galβ1→4GlcNAcβ1→3Galβ1→4GlcNAcβ1→R

↓ β1,4-galactosyltransferase

I 抗原　Galβ1→4GlcNAcβ1↘6
Galβ1→4GlcNAcβ1→3Galβ1→4GlcNAcβ1→R

↓ α2,3-sialyltransferase

I 抗原（Sia-b1）　NeuNAcα2→3Galβ1→4GlcNAcβ1↘6
NeuNAcα2→3Galβ1→4GlcNAcβ1→3Galβ1→4GlcNAcβ1→R

I 転移酵素（GCNT2）：β1,6-N-acetylglucosaminyltransferase

図III-10 Ii 抗原の構造と生合成

O，A，B，AB の遺伝型は，O 型では *OO*，AB 型では *AB*，A 型には *AA* と *AO*，B 型には *BB* と *BO* がある **表III-3**．遺伝型の *OO*，*AA*，*BB* をホモ接合，*AO*，*BO*，*AB* をヘテロ接合とよぶ．*AA* と *AO*，*BB* と *BO* の血球と抗 A や抗 B 血清の反応には強さに差が認められず，さらに *OO*，*AO*，*BO* と反応する抗 O も存在しないため，血球の凝集反応だけで遺伝型を決めることはできない．したがって，両親の遺伝型を考慮しながら子供の遺伝型と表現型とを表している **表III-4**．O，A，B，AB 型の出現頻度は人種や民族によって違いがある．日本人では **表III-3** のように A 型が最も多く，ついで O，B，AB 型の順で，およそ 4：3：2：1 の割合である．頻度には多少の地方差を認めるものの順位に変わりはない．白人では日本人にくらべて B 型と AB 型が少なく，O 型のほうが A 型より多い民族と少ない民族とがあり，地域差もみられる．黒人では O 型が多く，半数を超えている民族も少なくない．世界の民族についての詳しい数値は，Mourant らの著書が参考になる[41]．

4 H 抗原と抗 H

1927 年に Schiff は，ウシ血清中に O 型血球と強く反応する凝集素を発見した[42]．さらに，この凝集素と O 型血球との反応は O 型の唾液で阻止されるので抗 O とよばれるようになり，唾液中の抗原物質は O 物質と名づけられた．わが国でも 1930 年に宮崎はウナギ血清が O 型血球を強く凝集することを見いだした[43]．その後いろいろな動物血清に同じような凝集素があることもわかったが，よくみると A や B 型血球も弱いが反応することも明らかになった．ヒトの血清中に見いだされた抗 O 凝集素は，ヒトの各型の分泌型唾液で反応が阻止されるものと阻止されないものに分かれた．Morgan と Watkins は，唾液で阻止される抗 O 凝集素に反応する唾液の抗原物質は，型物質の基礎となる heterogenetic な性状をもつ物質であるとして記号を頭文字 H であらわし，抗体を抗 H とよんだ[44]．唾液で抑制されない抗 O は，今日の抗 HI（あるいは抗 IH）に相当する．

その後，血液型物質の免疫化学的な研究によって，型物質の性状や抗原決定基の構造などが明らか

表III-4　ABO 血液型の遺伝

両親の組み合わせ 表現型	遺伝型	子供の表現型（カッコ内は遺伝型）
A×A	*AA*×*AA*	A（*AA*）
	AA×*AO*	A（*AA*，*AO*）
	AO×*AO*	A（*AA*，*AO*）と O（*OO*）
B×B	*BB*×*BB*	B（*BB*）
	BB×*BO*	B（*BB*，*BO*）
	BO×*BO*	B（*BB*，*BO*）と O（*OO*）
A×B	*AA*×*BB*	AB（*AB*）
	AO×*BB*	AB（*AB*）と B（*BO*）
	AA×*BO*	AB（*AB*）と A（*AO*）
	AO×*BO*	AB（*AB*）と A（*AO*）と B（*BO*）と O（*OO*）
A×O	*AA*×*OO*	A（*AO*）
	AO×*OO*	A（*AO*）と O（*OO*）
A×AB	*AA*×*AB*	AB（*AB*）と A（*AA*）
	AO×*AB*	AB（*AB*）と A（*AA*，*AO*）と B（*BO*）
B×O	*BB*×*OO*	B（*BO*）
	BO×*OO*	B（*BO*）と O（*OO*）
B×AB	*BB*×*AB*	AB（*AB*）と B（*BB*）
	BO×*AB*	AB（*AB*）と B（*BB*，*BO*）と A（*AO*）
AB×O	*AB*×*OO*	A（*AO*）と B（*BO*）
AB×AB	*AB*×*AB*	AB（*AB*）と A（*AA*）と B（*BB*）
O×O	*OO*×*OO*	O（*OO*）

にされ，H 物質は A と B 型物質に共通の基礎物質であることが明確になった．そして，O 型は基礎物質の段階にとどまっているので，H 抗原活性を強く発揮しているが，A 型や B 型はこれに型特異抗原決定基（単糖）が付加して H 抗原活性の発揮を妨げ，H 活性が弱くなることも明らかになった．H 抗原の生成を支配している *H* 遺伝子（*FUT1*）は，*ABO* 遺伝子座とは別の第19染色体に遺伝子座を占め，活性型の *H* アリルと不活性型の *h* アリルが存在する．

抗 H 試薬には，ヒトの正常抗体として Oh（ボンベイ）型の血清[45]，動物の正常抗体としてウナギ血清[43]，免疫血清では O 型血球免疫ニワトリ血清，マウスまたはヒト由来モノクローナル抗体，植物性血球凝集素（レクチン）は *Ulex europaeus*（ハリエニシダ）レクチン[46]，*Momordica charantia*（蔓茘枝）レクチン[47]などがある．*Ulex europaeus* レクチン，マウスモノクローナル抗体は市販されている．唾液の H 型物質の有無を調べるためには，*Ulex europaeus* レクチンが繁用されている．

5 分泌型と非分泌型

1932 年に Schiff と Sasaki は，唾液に血球の ABO 血液型に一致した型物質を多く分泌している人（分泌型）と少ししか分泌していない人（非分泌型）がいることを発見した[48]．分泌型の人では O 型は H，A 型は A と H，B 型は B と H，AB 型は A と B と H の型物質を分泌している．この分泌型，非分泌型の名称は，分泌液中の ABH 型物質の有無について適用される．

分泌型（secretor）を支配する *Se* 遺伝子座（*FUT2*）は *H*（*FUT1*）と同じ第 19 染色体上にあり，密に連鎖している．*Se* アリルは不活性型の *se* アリルに対して優性で，分泌型の遺伝型は *SeSe* または *Sese*，非分泌型（non-secretor）では *sese* である，日本人の頻度は分泌型 81.5%，非分泌型 18.5% で，白人も大差ない（表 III-8 を参照），*Se* 遺伝子（*FUT2*）の分析から，日本人における非分泌型の大半は *Se* 遺伝子にミスセンス変異のある Se^w アリルであることが明らかにされた[49,50]．*se* の遺伝子産物には酵素活性がまったくないのに対して，Se^w の遺伝子産物には若干の酵素活性が認められているが，通常の唾液抑制試験によって Se^w を *se* と区別することは難しい．

唾液中に分泌されている ABH 型物質は糖鎖の非還元末端部分に血球と同じ型抗原特異構造をもっていて，抗血清と特異的に反応する．唾液型物質はふつう抗血清の抑制試験で検出するが，感度は劣るものの免疫血清との沈降反応で検出することもできる．唾液以外の体液についても ABH 型物質がみられるが，その量は体液によって違いがあり，胃液・唾液・胆汁・精液などに多く含まれ，汗・涙・尿には少なく，唾液腺の中では顎下腺に最も多い．

ABO 不適合による輸血事故の直後には，患者血液の ABO 型を正しく判定することが一時的に困難になることもあるが，唾液を調べれば本人の型を確認することができる（分泌型の場合）．このほか，

表III-5　A亜型の反応態度

亜型名	血球との凝集[†]		血清の抗 A_1	分泌型唾液の型物質	血清 A糖転移酵素	血球あたりのA抗原数 ($\times 10^5$)
	抗A	抗A, B				
A_1	+	+	なし	A, H	ある	10.5
A_2	+	+	時にある*	A, H	ある**	2.21
A_3	mf	mf	時にある*	A, H	ある/なし	0.35
A_x	−/w	(+)	ある	H	なし	0.048
A_m	−/w	−/w	なし	A, H	ある	0.012
A_{el}	−	−	ある	H	なし	0.007

+: 強い凝集, (+): やや弱い凝集, w: 非常に弱い凝集, mf: mixed field agglutination（部分凝集）
† : ヒト由来ポリクローナル抗体との反応である. モノクローナル抗体では A_x 血球を弱いながら凝集する
* : 検出される例もあれば, 検出されない例もある.
**: 市販キット（赤血球凝集反応）による方法では検出し難い.

IgGの抗Aや抗BはIgMの抗体にくらべて水溶性血液型物質と反応しにくいため, ABO血液型不適合児の母体血清のIgG抗Aまたは抗Bを検出する際に, IgM抗Aや抗Bを吸収するのに分泌型の唾液が用いられることもある.

Se 遺伝子をもつ個体は腸管上皮細胞表面にもABH抗原が発現している. 一方, 不活性型 *se* 遺伝子のホモ接合にもつ個体はABH抗原を発現しない. ウイルス性下痢症の主な原因ウイルスであるNorwalk virus（ノロウイルス属）はH, A, Le^b, ALe^b, Le^y, ALe^y 抗原に結合（吸着）するが, B, BLe^y には結合（吸着）しないことが明らかにされた[51]. ボランティア感染実験では, 分泌型個体では感染が成立するが, 非分泌型個体では感染が成立しないこと, さらにO型での感染率が高く, B型では低いことも報告されている[52]. 乳幼児期に罹患しやすい急性胃腸炎の原因となるロタウイルスもH, Le^b に吸着するが, 株によってはA糖鎖に接着することが報告されている[53].

6 A型およびB型の亜型

A型やB型のヒトの中には, 遺伝的に型活性が弱いヒトがおり, 亜型（subgroup）または変異型（variant）とよばれている, さらに個々の亜型の血清学的特徴に従って分類され, それぞれに名称が付されている**表III-5**, **表III-6**. これらの血球はいずれも抗Hに対してO型に近い強さで反応するのが普通で, H抗原の生成に異常はない. たいていの亜型は *ABO* 遺伝子座の稀なアリルにより生じるが, 調節遺伝子（たとえば *Yy*）の支配, AまたはBとのヘテロ接合でみられるAないしB活性の抑制[54-56], あるいは増強現象（allelic enhancement）なども表現型に影響を与えることがある[57-59].

表III-6　B亜型の反応態度

亜型名	血球との凝集		血清の抗B	分泌型唾液の型物質	血清B糖転移酵素
	抗B	抗A, B			
B	+	+	なし	B, H	ある
B_3	mf	mf	時にある	(B)*, H	ある/なし
B_x	−/w	(+)	ある	H	なし
B_m	−/w	−/w	なし	B, H	ある
B_{el}	−	−	ある	H	なし

+: 強い凝集, (+): やや弱い凝集, w: 非常に弱い凝集, mf: mixed field agglutination（部分凝集）
*: B型物質が検出される例もあれば, 検出されない例もある.

大久保らの献血者1,181,584例を対象にした調査によれば, 検出された亜型（A_2 型を除く）は252例（0.021%）で, B亜型の検出数はA亜型のおよそ10倍であった[60]. 東京での献血者を対象とした最近の調査では, 763,400名（実人数）のうちABO亜型（A_2 型を除く）は364名（0.048%）であった. 364名の内訳はA亜型が83名（23%）, B亜型が269名（74%）, cisABが12名（3%）で, 大久保らの調査と同様にB亜型が圧倒的に多く，A亜型の3倍以上の検出頻度であった．B亜型の中でも，B_m型が125名，AB_m型が61例で，ABO亜型全体のおよそ50%がB_m型であり，B_m型はわが国では最も重要な亜型といえる．

亜型の分類にあたり，唾液などが入手できず，血清学的検査で亜型を分類することが不十分である場合や，既知の亜型分類にあてはまらない場合もある．こうした際に，A_w(A_{weak}) またはB_w(B_{weak}) と表記することがある．また，糖転移酵素の測定の有無，吸着・解離試験に用いる抗体の質の違い（マウス由来，ヒト由来，あるいは標準抗体がない）などの問題もある．Olssonらは，亜型に関与するアリルが同一でも血清学的検査による亜型分類がまちまちであることから，血清学的性状のみに基づいて詳細に亜型を分類することは適切でないとし，A_{weak}，B_{weak}の表記がふさわしいとしている[61]．実際，A_3（B_3），A_x（B_x），A_{el}（B_{el}）などを血清学的検査のみで厳密に分類することが困難な例も多く，A亜型であれば*B*遺伝子，B亜型であれば*A*遺伝子とヘテロ接合の場合には，さらに難しくなる．

a．A型の亜型 表III-5

1）A_2型

1911年にvon DungernとHirszfeldは，ヒトの抗A血清に特定のA型血球を加えて反応させた上清が一部のA型血球に反応しなくなり，残りのA型血球はなお反応するので，A型には強いA型と弱いA型とがあることを見いだした[62]．1930年，LandsteinerとLevineは前者にA_1，後者にA_2の名称を用いた[63]．B型血清中の抗Aには，弱いA型血球をも凝集する抗A（抗A_{common}）と，A_1型血球を強く凝集する抗A1とが含まれている．B型血清にA_2型血球を加えて適度に吸収すると，抗A1血清となる．A_2型血球の抗A標準血清に対する被凝集価はA_1型血球よりも倍数希釈列で1/4〜1/8位の差で低い．標準的な抗血清を用いた通常のオモテ検査では，A_1型もA_2型血球も共に強く凝集し，両者を区別することはむずかしい．

A型の亜型検査にはレクチンである*Dolichos biflorus*（ヒマラヤフジマメ）種子抽出液がもっぱら用いられている．*Dolichos*抽出液そのものはA_1血球ばかりでなくA_2血球をも凝集してしまう．A_1血球に対する凝集素価を32〜64倍程度に調製した抽出液であれば，A_2血球は反応しない[64]．新生児のA型血球のほとんどは*Dolichos*レクチンとの反応は弱いか陰性となる．

A_1とA_2血球の反応や型抗原の違いについては，次のことがわかっている．

(1) A_2やA_2B型のヒトの中には血清に抗A1をもつヒトもいるが，通常は凝集素価も低く，室温以下では反応するが37℃では反応しない寒冷凝集素なので，A_1型血液の輸血で有害反応が起こることはほとんどない．
(2) 抗A1はA_2血球を凝集しないが，A_2血球で繰り返し吸収すると，吸着除去される[65,66]．
(3) A_2血球は抗HとO血球と同じぐらいの強さで反応し，H抗原の生成に異常は認められない．
(4) A_2型で分泌型の唾液中にはH物質がO型の分泌型と同程度に分泌されているので，分泌型であることがわかる，一方，A_2型の分泌型唾液は，抗Aに対する凝集阻止力がA_1型の分泌型唾液とくらべて弱い．しかし，抗Aに対する中和反応を指示血球にA_2血球を用いて調べると，感度よくA型物質を検出できる[67]．
(5) A_2血球1個あたりのA抗原決定基の数はA_1血球のおよそ1/4である[68,69]．
(6) A_2型血清中のA転移酵素活性はA_1型よりずっと弱く，至適pHも異なっている[70,71]．血清のA_1転移酵素の至適pHは5.6，A_2転移酵素ではpH7〜8である[70]．なお，市販のA転移酵素測定試薬ではA_2転移酵素は検出できない．
(7) A_1血球にはA_2血球にないA型活性糖鎖が存在する[15] 図III-5．

A_2型の頻度は，白人ではAおよびAB型の約20%であるが，日本人では稀で，A型の0.2%，AB型の1.5%ぐらいである．A^2遺伝子はA^1遺伝子に対し劣性で，*O*遺伝子に対しては優性である，A_1型の遺伝型はA^1A^1，A^1A^2，A^1O，A_2型はA^2A^2，A^2O，AB型はA^1BとA^2Bである．なお，*A*遺伝子の中には*O*遺伝子とのヘテロ接合ではA_1型と判定され，*B*遺伝子とのヘテロ接合では，A_2Bと判定されるものが

JCOPY 498-01913

ある．A_2型の頻度にくらべ，A_2B型の頻度が高いことの原因の1つと考えられる（A^2アリルを参照）．

A_1型とA_2型の中間型に当たるものは，LandsteinerとLevineによってA_{int}（A intermediate）として報告され，黒人に多くみられている[63]．A_{int}型では，抗Aとの反応がA_1型より弱くA_2型より強いのに対して，抗Hの反応はA_2型と同程度もしくはより強いものもある[72]．また，抗Hとの反応の強さがA_1とA_2の中間程度のものもA_{int}型としている報告もみられる[73]．

2）A_3型

1936年にFriedenreichによって報告されたA_3型は，A_2型よりもさらに抗Aに対する被凝集性が弱いもので，B型血清の抗AまたはO型血清の抗A, Bとの反応は，典型的な例では細かい凝集塊と凝集していない遊離血球（free cells）が混在した部分凝集（mixed field agglutination）を呈する[74]．こうした特徴を有するA_3型であるが，抗Aとの凝集の程度はA_3個体によって細かい凝集塊（2～3%が凝集）から大きな凝集塊までみられ，一様ではない[75]．唾液にはH型物質とともにA_1型ほどではないがA型物質を分泌している例もみられる．血清の抗A1は検出される個体も，まったく検出できない個体もいる．血清A転移酵素はわずかに検出されるものから，十分に検出されるものまでさまざまである．わが国でも報告例がある[75-78]．A_3は，後で述べるA_{mos}と異なり，A_2血球とO血球が混合したものではない．A_{mos}との違いは，A_3では抗Aによって凝集しない遊離血球から抗Aが解離される[79]．フローサイトメトリーによる解析では，正常レベルあるいは正常レベル以下のA型血球集団からO血球にみえる血球集団まで連続したパターンがみられる．凝集反応で大きな凝集塊が観察されるA_3では，A_1の蛍光強度をもつ血球集団とO型の蛍光強度を示す血球集団にピークをもつ2峰性の連続したヒストグラムとなる[80]．キメラでみられるパターンに似ているが，キメラの場合は正常A血球集団とO型血球集団の両ピークは明確に分離している（正常A血球とO血球の間に発現の弱いA血球集団は観察されない）．わが国で従来A_{mos}，B_{mos}とされてきたものの多くは，A_3，B_3に相当すると思われる．

■ b．その他のA亜型

A_3型より弱いA型はA_4，A_5，A_g，A_z，A_oなどとして報告されてきたが，RaceとSangerは血球の反応，血清中の抗体および唾液中型物質の有無などによって，A_xタイプとA_mタイプの2つの主なグループに分類できるとした[81]．

A亜型の血球には，抗A血清にきわめて弱く凝集するものもあるが，凝集しないものは血球に抗Aが吸着・解離されることで，A抗原の存在を証明できる．抗Hに強く反応するので，後に述べるpara-Bombay型とは容易に区別できる．各種の亜型をまとめて表III-5に示した．

1）A_x型

血球はB型血清（抗A）と反応しないが，O型血清（抗A, B）とよく反応するものがA_xと命名された[82]．O型ヒト血清中には，抗Aと抗Bの他にA型とB型血球に交差反応する抗体（cross-reacting antibody）の抗A, Bも存在しており，A_x型血球はこの抗A, Bと主に反応すると考えられている[83,84]．なお，免疫抗A[85]，あるいは市販されている血液型判定用モノクローナル抗Aを用いると，A_x血球は弱いながら凝集する．ただし，市販されているモノクローナル抗Aはメーカーによって使用しているクローンが異なるため，同一個体のA_x血球でも凝集の程度はまったく同じという訳ではない．B型血清（抗A）による吸着・解離試験で，容易に抗Aが解離液中に検出できる．

A_x型で分泌型のヒトは，唾液中にA型物質をほとんど分泌していないが，H型物質をO型の分泌型と同程度に分泌している．したがってA_x型は，血球のみならず分泌液中のA型物質の生成にも異常があり，これがA_m型との違いである．A_x型の血清中には抗A1を保有する例が多く，稀にはA_2血球とも反応する抗Aの場合もある．なお，血清にA転移酵素は検出されない．わが国でも，血球と唾液の検査からA_x型であることが確かな家族例の報告がある[86-88]．

2）A_m型

抗Aおよび O 型の抗A, B で凝集がほとんどみられず，唾液中にA型の分泌型と同じ程度の強いA型物質とH物質とを分泌している．血球に存在するA抗原は抗Aを用いた吸着・解離試験で確認できる．このような例がサル血球にみられたことから monkey の m をとって A_mと命名された[89]．A_m型は血球のA抗原の生成に異常を認めるが，分泌液中のA型物質の生成には異常がない，血清には抗A1を保有しておらず，また血清のA転移酵素は容易に検出できる．

その後，Weiner らは A_m型発端者の両親のいずれにも A_m型が現れていない家族例を見いだした[90]．この家族の遺伝を説明するには，*A* 遺伝子による形質発現機構に影響を与える変更遺伝子（modifying gene）の *Yy* 遺伝子座を考え，劣性の遺伝子 *y* がホモ接合 *yy* のときに血球のA型抗原の生成が弱められる．これは A_yともよばれている．一方，A_m型が親子の間にみられる家族例では，*ABO* 遺伝子の A^m アリルまたは優性の変更遺伝子（*y*）の存在を考える必要がある[91]．A_yは A_mに類似した血清学的特徴をもつが，A_mと比較して以下の点で違いがみられる; a）抗Aによる吸着・解離試験で解離液中の抗A活性は弱い，b）唾液中のA型物質は少ない，c）血清A転移酵素活性はわずかである．

日本人に A_m型が検出されることはかなり稀であるが，*ABO* 遺伝子座の A^m アリルによる A_m型の例，変更遺伝子 *y* によると考えられる A_m 型が報告されている[92,93]．最近，*ABO* 遺伝子のイントロン1内に赤血球系エンハンサー機能をもつ領域が特定され，A^m アリルによる A_m型では，このエンハンサー機能が喪失していることが明らかにされた（A^m アリル，B^m アリルを参照）．

3）A_{el}型

Sturgeon らによって報告された A_{el}型（および B_{el}）は亜型の中では最も抗原数が少ないと考えられている[94,95]．日本でも B_{el}型とともに報告されている[96]．なお，el は elution の略である．

a）血球は抗A，抗A, B に凝集せず，吸着・解離試験で血球に抗Aの吸着が証明される．

b）唾液中に O 型と同程度のH型物質が分泌されているが，A型物質は検出されない．

c）血清中に抗A1または抗Aを保有していることが多い，

d）血清にA転移酵素は検出されない．

4）A_{end}，A_{finn}，A_{bantu}型

A_{end}型は，Sturgeon らによって家族の名をとって名づけられた[94]．抗A，抗A, B 血清で細かい凝集塊と遊離血球からなる A_3様の部分凝集を呈し，分泌型では唾液中にH物質を分泌しているが，A型物質は認められない．血清中に抗A1が検出される例もある．なお，血清にA転移酵素は検出されていない[97]．

A_{finn}型はフィンランド人に見いだされたA亜型で A_{end}型との違いはわずかであるが，酵素処理血球を用いると，A_{end}型とは異なり抗Aに対する凝集が強められる[98]．

A_{bantu}型は，南アフリカの黒人にみられる A_{end}型に似た変異型で，A型バンツー人の4%に検出されたことから A_{bantu}と命名された[72]．血球の反応は A_{end}型に比べて抗Aとの凝集が強く，血清中には抗A1をもち，分泌型では唾液にH型物質のみを認める．

c．B型の亜型 表 III-6

パキスタン人に弱いB型の亜型が2〜4%に検出されることが知られてから報告が多くなり，日本でも A_2あるいは A_3型に当たるB型の亜型が報告された[99-108]．B型の場合には，抗A1に相当する抗B1凝集素がないため，血球のB型活性の強さをあらわす目安として，A型血清（抗B）とO型血清（抗A, B）を用いて血球の被凝集性が調べられてきた．これまでの報告を総合すると，およそ次のような特徴がある．

1）ほとんどの抗B，抗A, B に強く凝集するが，正常のB型血球より被凝集価が低い B_2型に当たるもの[102]．

2）抗Bや抗A, B の一部の血清，または凝集価の高い血清に反応する B_3[103]，weak B[104]，Bv[105,106]，B_{var}[107,108] などが報告されていた．現

在ではA_3型のように抗B血清と部分凝集（mixed field agglutination）を示すものをB_3型としているが，A_3型とは完全に対比しないかもしれない．

3）抗Bや抗A, Bとはまったく凝集せず，顕微鏡による観察で凝集が認められたり，吸着解離試験で抗Bの吸着が確認されたりするB亜型で，A_{el}やA_mに相当するB_{el}やB_m型．

Bの亜型分類は，Aの亜型分類と厳密には対比できないものの，現在ではAの亜型分類がそのままBの亜型分類に適用されている．つまり，B_3，B_x，B_m，B_{el}の4分類 表III-6 であり，どの分類にも当てはまらない場合にはB_wの表記を用いることもある．抗A1に相当する抗B1凝集素がないため，A_2に対応するB_2の分類は存在しない．

1）B_3型

B_3血球は抗Bおよび抗A, Bと部分凝集を認めることが特徴で，血清には抗Bを保有する場合もあれば，抗Bを認めない場合もある．抗Hレクチンとは O型と同程度に強い凝集がみられる．血清のB転移酵素の検出レベルは弱いものから強いものまでさまざまである．分泌型ではH型物質とともにB型物質を認めるが，B型物質の分泌量は一様ではない．フローサイトメトリーにより得られるヒストグラムが，A_3と同様のパターンを示す例もある．

2）B_x型

血球のB型抗原がきわめて弱く，分泌型の唾液中にH型物質のみを認める例をB_x型としているものが多い．血球が抗A, B血清と明確な凝集を認め，血清中に抗Bを保有し，Ax型と完全に対比できる家族例もある[109]．血清に抗Bを保有する例が多く，血清のB転移酵素は検出されない．家族例には，親子の間にB_xが出現しているので，B^xアリルの存在を考えてもよいが，やや弱いB型とO型の両親からB_x型の子が生まれている家族例もあり，変更遺伝子の存在も考えられる[110]．

3）B_m型

B_m血球は抗Bおよび抗A, Bにほとんど凝集せず（B_m個体によっては市販のモノクローナル抗Bときわめて弱い凝集を認める）．分泌型では唾液にB型物質とH型物質を分泌し，血清にB転移酵素を検出できる（正常B転移酵素活性の70〜80%）．こうした特徴を有するB亜型をA_m型によく対応するのでB_m型としている．抗Bを用いた吸着・解離試験により，血球のB抗原の存在は証明できる．なお，ほとんどのB_m型血清には抗Bは検出されない．わが国では最も検出頻度の高い亜型である．B_m型の家族例をみると，親子の間にB_m型が遺伝している例と，親にあっても子には現れず，孫に出現している例とがみられ，血球のB型抗原活性の弱いB^mアリルと，Ay型と同様に劣性でホモ接合の場合に発現を抑える変更遺伝子（*y*）とを考える必要があるかもしれない[111,112]．最近，*ABO*遺伝子のイントロン1内に赤血球系エンハンサー機能をもつ領域が同定され，B^mアリルによるB_m型ではこの領域が欠失しているため，エンハンサー機能が失われていることが明らかにされた（A^mアリル，B^mアリルを参照）．

4）B_{el}型

抗B，抗A, Bで凝集は認められない．抗Bを用いた吸着・解離試験でB_{el}血球からの解離液中には抗Bが検出できる．分泌型の唾液中にはH型物質のみが分泌されている．血清中に抗Bが検出される場合が多く，B転移酵素は検出されない．

■ d．その他

1）A_{mos}，B_{mos}

1972年にMarshらは，類似した特徴をもつAおよびBの亜型をA_{mos}，B_{mos}とよんだ[113]．A_{mos}は，A_2血球集団とO血球集団の2種類の血球集団に分離できた．A_{mos}の血清には抗Aはなく，唾液にはH型物質と少量のA型物質が認められた．MarshらのA_{mos}，B_{mos}に似た症例が報告されている．A型とO型のモザイクが親子の間にみられる例，同胞にB型とO型のモザイクがみられる2例で，これら家族性のモザイク例は，体細胞の一部の突然変異によるものとは考えにくいことが示された[114,115]（9．血液型キメラとモザイクを参照）．このほかA型とB型のモザイクや強さの異なるB型のモザイクの家族例が報告されている[116-122]. B_{mos}の血清B転移酵素活性は正常B型の7〜20%程度である[120]. A_3と異なり，A_{mos}では抗Aと凝集しない血球集団は抗Aを吸着・解離しない. 一部のA_3, B_3型と血清学的検査で鑑別することは難しい. なお, この亜型の成立機序については明らかにされていない.

2）B(A)

B型のなかにはABO血液型判定用のマウス由来モノクローナル抗Aや動物免疫抗Aで微弱に凝集するものがある（w+〜1+）[123,124]. スライド法にくらべて試験管法で検出されやすく，その凝集塊は細かくそして脆いため，凝集塊は浮遊状態に戻りやすい. B(A)の血清中の抗Aは正常かやや弱いが問題なく検出できる，血清中A転移酵素は陰性で，分泌型の唾液にはBとH型物質は存在するがA型物質は検出されない[123]. さらに，ヒト由来抗Aによる吸着・解離試験で抗Aは解離されてこない（マウス由来モノクローナル抗Aのクローンによっては，吸着・解離されるものもある）. こうした血清学的な性状をもつB型血球をB(A)とよんでいる. B転移酵素が多量に存在すると，少量のA特異糖（GalNAc）がH物質に付加してしまうことが知られている[125]. B(A)個体の多くはアフリカ系黒人に多くみられ，血清B転移酵素は，正常B型のB転移酵素にくらべて6〜7倍ほど強く，微量のGalNAcが転移した結果，抗Aに凝集すると考えられている[123].

しかし，B転移酵素活性が強くなくてもB（A）がみられることから，原因については明確でない点が多い. 都築らはB型献血者101,890例に53例の類似した特徴をもつ血球を検出している[126]. 日本人に検出されるB(A)のほとんどは*B(A)*遺伝子によるものではなく，*B*遺伝子とヘテロ接合した*A*遺伝子の変異型が原因となっている. 輸血を行う際には，B(A)型はB型として扱い，患者であればB型の輸血用血液製剤を準備すればよい. なお，B(A)に類似したA(B)も報告されている[127].

7 cis AB型(A_2B_3)

1964年にSeyfriedらは，O型の父とA_2B型の母からA_2B型の子が生まれているポーランド人家族例を見いだし，この弱いAB型は同じ染色体上にあるA^2遺伝子と非定型的な*B*遺伝子とによって生じた可能性が強いと考えた[128]. Yamaguchiらは同じような日本人の家系を見いだし，表現型をA_2B_3とし，これは同じ染色体上の*A*および*B*遺伝子の位置効果によるとしてcisABの名称を提案した[129,130]. その後，日本人AB型献血者112,710名のうち14名（0.012%）にcisABが見つかり（徳島県，香川県の出身者に集中している），日本人に多いことがわかった[131]. cisAB（*cisAB/O*, *cisAB/A*）個体は例外なく血清に自己血球とは反応しない抗Bをもち，唾液にAおよびH型物質は分泌されているが，B型物質はほとんど分泌されていない. 血清のAおよびB転移酵素活性は，市販のA/B糖転移酵素測定キットでは検出することができない[132].

AB型で*A*と*B*遺伝子が分離しないで遺伝する例が見つかったからといって，ABO血液型の遺伝学説がくつがえされたわけではなく，普通の強さのAB型とO型の親から普通の強さのAB型の子が生まれてくるわけではない. cisAB型はAとB抗原が普通のものより弱いので区別できる. なお，複数の*cisAB*アリルが見つかっており，アリルの違いによってAおよびB抗原の発現の程度は異なる. 典型的な*cisAB*遺伝子（*ABO*cisAB.01*）をもつ個体は，遺伝型に従って表現型が異なる; A_2B_3（*cisAB/O*），A_1B_3（*cisAB/A^1*），A_2B（*cisAB/B*）.

*cisAB*遺伝子については解析が進んでおり，これについては後述する. しかし，A_mB_m型とO型の両親から正常のA_1型とO型の子が生まれている例などが報告されており，cisAB型のようにみえる弱いAB型の形質発現の機構は一元的ではないことが予想される[133,134].

JCOPY 498-01913

8 ABO 血液型抗原の後天的な変化

a．成長に伴う変化

A および B 抗原は妊娠 5～6 週には胎芽赤血球に検出される．臍帯血球の ABO 抗原数は成人の 1/4 程度で，生後しばらくの間は血球の ABO 抗原は成人血球にくらべて弱く，2～4 歳までの間に成人レベルに達する[135]．

一部の児を除いて生誕時には抗 A，抗 B はまだ産生されておらず，検出される場合は母親由来の抗 A，抗 B である．乳児の大半は生後 3～6 カ月で抗 A，抗 B が検出され始め，生後 1 年でほとんどの児に検出される．その後，抗 A，抗 B 抗体価は上昇し続け，5～10 歳で成人レベルに達する[135]．一方，抗 A，抗 B 抗体価は加齢に伴って減少し，とくに 80 歳以上ではきわめて低い（抗体価は 4 倍以下）と報告されていた．しかし，その後の研究では，加齢に伴う抗体価の減少はほとんどなく，前説には異論が出されている[136]．

細菌外膜の構成成分であるリポ多糖は，ABH 抗体と交差反応する ABH 様の糖鎖構造をもっており，食品中の細菌や腸内細菌叢による免疫によって抗 A，抗 B が産生すると考えられている[137]．ABH 抗原など糖鎖抗原に対する抗体産生は，蛋白抗原への抗体産生と異なり T 細胞によるヘルプが必要ないと考えられている．糖鎖は多価の形（multivalent）で提示され，そのまま B 細胞を刺激し，IgM 抗体を産生する[138]．マウスでの研究では，ABH 抗体の産生にインバリアント ナチュラルキラー T 細胞（iNKTs）の関与が指摘されている[139]．

b．疾患による変化

血液疾患，特に白血病患者では，患者血球の ABO 血液型抗原の発現減少が知られている[140-150]．A_1型がA_2型の強さに弱まったり，O 型と区別がつかないほど弱まったりすることもある．これに対し H 抗原活性は増強してくる症例が多い[151]ものの，H 抗原の減少例も観察されている[152]．さらに，I 抗原の減少例も報告されている[153]．また，A 血球と O 血球の 2 種類の血球集団が混在したモザイク様の反応パターンを示す症例もある．Renton らが経験した AB 型の症例では，AB 血球が 26%，A 血球が 12%，B 血球が 42%，O 血球が 20% の割合で混在していた[154]．こうした患者では，分泌型であれば唾液に患者本来の型物質を正常に分泌している．フローサイトメトリーで得られるヒストグラムのパターンは様々で，中にはキメラのパターンと区別がつかないものもある．ABH 抗原の変化は急性骨髄性白血病（AML）の患者にもっぱら観察され，慢性骨髄性白血病の患者にはほとんど認められていない．一方，白血病と診断される前，たとえば骨髄異形成症候群（MDS）など前白血病状態で変化がみられる症例も多い[141,155]．治療により白血病が寛解した後には再びもとの状態に戻る．

ABH 抗原の減少が観察された AML 患者の 58% に，それに付随して mRNA の発現減少がみられている．この患者群の 78% の *ABO* 遺伝子プロモーター（CpG アイランド）は過度にメチル化されており，エピゲノムの変化による *ABO* 遺伝子転写の抑制が原因の一つであると推定されている[156]．また，後述する A_m型，B_m型では造血系にきわめて重要な転写因子 GATA1/2 や RUNX1 の認識配列が破綻し，血球での A，B 抗原の発現減少の原因になっている．とくに AML（M2）では正常な機能をもたないキメラ蛋白 RUNX1-ETO が高頻度にみつかっており，このキメラ蛋白の転写因子認識配列への結合機能の低下により，A，B 抗原の減少がもたらされる可能性もある．

赤白血病患者の約 50% は血球の A 抗原およびアデニル酸キナーゼ 1（AK-1）の減少が認められている．*AK1* 遺伝子座と *ABO* 遺伝子座は 9 番染色体長腕（9q34）で近接した位置にあり，この染色体領域の損傷が原因であると推測された[157]．白血病にみられる Philadelphia 染色体は 22 番染色体の派生染色体で，その長腕の一部が Abelson 癌原遺伝子（*ABL1*）を含む 9 番染色体長腕の断片と入れ替わっており，*ABL1* 遺伝子座は *ABO* 遺伝子座と *AK1* 遺伝子座の間に位置している．

c．獲得性 B（acquired B）

腸管内細菌による感染症，結腸癌や直腸癌に罹患したA型患者血球が抗B血清に凝集するようになり，後天的にAB型に変わったと考えられることがある[158-160]．血清中には抗Bをもつが，自己血球とは反応しない，この現象は菌体抗原にB型活性リポ多糖体をもつ大腸菌やサルモネラ菌由来のものが，血球表面に吸着してB型活性を獲得したと考えられていたこともあった[161]．しかし現在では，細菌の出すdeacetylaseによって血球のA型抗原の特異性を担うN-acetylgalactosamineからアセチル基が離れてgalactosamineになると，ヒトの抗B血清と反応するようになる[162]．抗B血清と獲得性B抗原の反応は弱い（2+以下）のが普通であるが，個体や検体の採取時期によって抗原の強さは異なる．ほとんどの成人血清には獲得性B抗原に対する自然抗体が含まれているため，A型およびAB型血清とも弱い凝集を認める．獲得性B血球を無水酢酸でアセチル化すれば，もとのA_1型に戻り，成人血清で凝集しなくなる[162]．一般にマウスモノクローナル抗Bは獲得性B血球を凝集しない．ところが，獲得性B抗原とも強く凝集するマウスモノクローナル抗B（クローンES4）を用いたABO血液型検査で，獲得性B抗原陽性のA型患者をAB型と誤判定し，AB型の輸血を施行後，致死的な溶血性輸血反応を起こした症例が報告されている[163]．現在，このクローンを用いた市販のABO判定用抗体はメディウムを酸性化（pH 6.0）することで獲得性B抗原と反応しないように調製されている．酸性化によりgalactosamineのNH_2がNH_3^+に変化することで，反応性が消失すると推測されている．市販されているABO血液型判定用モノクローナル抗Bは獲得性B抗原と反応しないことが確認されている．なお，獲得性B抗原と特異的に反応するマウスモノクローナル抗体も作製されている[164]．

■ d．その他

O型ドナーの骨髄移植を受けたA型患者（レシピエント）の血液が完全にドナー型に変換した後でも，抗A判定用抗体と弱いものの凝集が認められる症例がある．この現象は，移植患者の血漿中に存在するA血液型物質が生着したドナー由来のO型血球に吸着した結果であると推定されている[165]．岸野らやHultらもABO不適合骨髄移植例における移植後のABO血液型について検討し，同様の結論を得ている[166,167]．

以前よりA型個体はO型個体に比べて血栓症になりやすく，O型個体はA型個体に比べて出血しやすい傾向にあることが統計的に認められていた．また，ABO血液型と止血に関与する糖蛋白であるvon Willebrand因子（VWF）の血漿中濃度との関係も広く知られている．O型以外の個体はO型個体に比べてVWF濃度が20〜30％高く，AB＞A＞B＞O＞Ohの順にVWF濃度は低くなる[168]．VWF濃度はABO遺伝型にも影響され，*A/O*，*B/O*は*A/A*，*B/B*に比べてVWF濃度が低い．亜鉛型メタロプロテアーゼのADAMTS13がVWFのTyr1605-Met1606結合を特異的に切断し，血漿からの除去を速やかにすることで血漿中VWF濃度は調節されている．この切断が減少すれば血栓形成に至り，逆に過剰に切断されれば出血傾向が高まることになる．VWFにはABH糖鎖をもつN結合型糖鎖が付加されている．AまたはB糖鎖のGalNAc，GalがVWFのコンフォメーションに影響し，ADAMTS13による切断効率が落ちることで血漿からのVWF除去が減少すると推測されている[168]．ABO血液型と静脈および動脈の血栓症発症の関係が報告されている．それによると，O型以外のABO型のヒトはO型に比べて深部静脈血栓症，肺塞栓症（エコノミークラス症候群）などの血栓症発症リスクが高い傾向にある[169]．

マラリア多発地域では他のABO型に比べO型の頻度が高いことが知られていた．熱帯熱マラリア原虫*Plasmodium falciparum*に感染した赤血球は，血球表面にKnobとよばれる突起（PfEMP1）が形成される．感染赤血球上のKnobはA抗原と接着しやすく，感染赤血球が正常赤血球の周りを囲むように接着（ロゼット形成）する[170]．また，感染赤血球は血管内皮細胞にも接着する．感染赤血球のロゼット形成と血管内皮細胞への接着により，脾臓での感染赤血球の貪食・破壊が免れることで深部臓器の血流が減少し虚血状態が惹起し，脳マラリアが発症するとされる[171]．とくに小児ではO型個体に比べA型個体のほうが重症化しやすく，死に至る例が多い[172]．重症マラリア患者へのO型以外のABO型血液の輸血はロゼット形成を促進させる可能性があるため，O 型赤血球の輸血が推奨されている[173]．

9 血液型キメラとモザイク

キメラとは，遺伝的に異なる2つ接合体 zygote に由来する細胞や組織からなる個体である．1953年に Dunsford らは，M 夫人の検査で血球の反応が抗 A 血清に対して凝集する血球と凝集しない血球とがみられる，いわゆる部分凝集（mixed field agglutination）を呈し，抗 B 血清には全く凝集しないので，この女性は A 型と O 型血球が混ざった血液をもつ血液型キメラではないかと考えた[174]．抗 A に血球を加えて凝集する A 型血球を沈澱させ，上清に残る O 型血球の数から割合を算出すると，O 型61%，A 型39%であった．この割合はその後の検査でも変わらず，A 型と O 型血球は他の血液型でも食い違いがあり，血液型抗原が体内で変化したのではなく，2種類の血球の由来は異なっていることがわかった．血液型キメラは，多胎生の動物によくみられ，この症例は2卵性双生児で，弟は生後3カ月で死亡していた．

この発生機序は，ABO 血液型の異なる二卵性双生児の間でおそらく発生の初期に子宮内で血管吻合が起こり，片方の造血細胞がもう一方の児に移行して骨髄に着床し，個体由来の違う2種の血球を別々につくりだし，それが一生続くことになったものであると説明されている．Dunsford らによって報告された M 夫人自身の ABO 型は O 型で，弟から A 型の造血細胞が着床したもので，血清の抗体は抗 B のみで抗 A はない．抗 A をつくる能力は，胎生期に移入した A 型抗原によって除かれ，A 型抗原に対して免疫学的に寛容になっていた．本人の本来の血液型は唾液から知ることができる．わが国では上野ら，矢原らにより双生児の血液型キメラの初期の報告があり，その後双生児の確証がない例も報告されている[175-183]．2種の異なる受精卵が融合して1つの個体となった XX/XY のモザイクの症例に，2種の異なった集団の赤血球が混在し，血液型を異にしている症例も知られている（2精子性キメラともよばれている）[184-189]．2精子性キメラでは血液細胞のみならず，爪などの体細胞でもキメラ現象がみられる．

遺伝的に異なる2つ接合体に由来するキメラに対して，モザイクとは単一の接合体に由来する2つまたはそれ以上の遺伝的に表現型を異にする細胞集団が存在する個体である（証明することは困難である）．単一の受精卵に由来し，突然変異，染色体の数的および構造的変化，X 染色体の不活化（ライオニゼーション）の特殊例などによって2つまたはそれ以上の遺伝的に異なる細胞系列をもつようになる．

表III-7 Bombay，para-Bombay 型の血清学的特徴

タイプ			血球			唾液			
H	Se	表記*	A	B	H	A	B	H	血清の抗体
H 不活性（*h*）	非分泌型（se）	O_h	−	−	−	−	−	−	抗 H
H 活性低下（H^w）	非分泌型（se）	A_h	w	−	w/−	−	−	−	抗 H
		B_h	−	w	w/−	−	−	−	抗 H
H 不活性（*h*） または H 活性低下（H^w）	分泌型（Se）	$O_m{}^h$	−	−	w/−	−	−	＋	抗 HI
		$A_m{}^h$	＋/w	−	w/−	＋	−	＋	抗 HI
		$B_m{}^h$	−	＋/w	w/−	−	＋	＋	抗 HI
H_m （優性遺伝）	分泌型（Se）	OH_m	−	−	w	−	−	＋	なし
		AH_m	＋/w	−	w	＋	−	＋	なし
		BH_m	−	＋/w	w	−	＋	＋	なし

*Solomon らの表記を示したが，表記については国際的に統一されていない．Daniels は $O_m{}^h$　$A_m{}^h$　$B_m{}^h$ はそれぞれ O_h-secretor，A_h-secretor，B_h-secretor，または $O_h{}^O$-secretor，$O_h{}^A$-secretor，$O_h{}^B$-secretor と表記することを薦めている[79]．

10 H 抗原欠損型(H-deficient phenotype) 表 III-7

■ a．Bombay 型，H 不活性(*h*)/非分泌型(se)

1952 年に Bhende らは，インドのボンベイ（Bombay，1997 年にムンバイ Munbai に改称）で血球は抗 H，抗 A，抗 B 血清に凝集せず，血清中に抗 A と抗 B のほかに強い抗 H を保有する 3 例を発見し，Bombay 型と命名した[190]．3 例の唾液はいずれも非分泌型であった．さらに，イタリア系アメリカ人の家族に *B* 遺伝子をもっているとみられる Bombay 型が見いだされた．血球および唾液の B と H の形質発現が抑えられていると考えられるので，基礎となる H 物質を欠如していることを Oh で表すことになった[191]．

Oh 型は，血球と唾液に A と B 型物質を欠き，通常の検査では O 型の非分泌型にみえる．普通の O 型と違うところは血球と唾液に H 型物質もなく，血清中に強い抗 H を保有し O 型血球をも凝集する点である．Bombay(Oh) 型の血清中には抗 A，抗 B，抗 A, B のほか抗 H が存在するため，H 抗原をもつすべての血球を凝集し，輸血には Oh 型しか適合しない．Oh 型が保有する抗 H は重篤な溶血性輸血反応の原因となる[192]．しかし，Oh の母親から生まれた児に，重度の新生児溶血性疾患が発症することは稀である[79,193,194]．

ボンベイ地方では Oh 型は 7,600 人に 1 人くらいであるが，他ではきわめて稀である[195]．わが国では Iseki らの報告が最初である[196]．Oh 型は，*H* 遺伝子（*FUT1*）の稀な不活性アリル *h* のホモ接合 *hh* で，赤血球の H 抗原の産生能がなく，*A* や *B* 遺伝子をもっていても基礎となる H 抗原がないので A や B 抗原の発現もみられない．ABH 抗原の生合成に関する研究によれば，Oh 型は赤血球および唾液の H 抗原の合成酵素 α1,2-fucosyltransferase（FUT1 と FUT2）が欠如しており，A や B 抗原の合成酵素には異常がない[197]．*A* 遺伝子あるいは *B* 遺伝子をもつ Oh 型の血清には A または B 転移酵素が容易に検出できる．Bombay 型の表現型を記載するにあたり，家系調査，血清 A/B 転移酵素，分子遺伝学検査などで *ABO* 遺伝子の有無がわかっている場合，Oh^{O}，Oh^{A}，Oh^{B}，Oh^{AB} と表記することもある[198]．なお，Oh 個体の Lewis 血液型は Le(a+b−）または Le(a−b−）で，Le^{b} が陽性となることはない．

■ b．para-Bombay 型(H 活性低下型)

1）H 活性低下（H^{w}）/非分泌型（*se*）: A_h 型と B_h 型

1961 年に Levine らは Bombay（Oh）型に似てはいるが，血球は抗 A 血清に弱く凝集し，抗 H と抗 B 血清には凝集せず，血清中に抗 A1 と抗 B と抗 H をもち，唾液は非分泌型のチェコ人女性を見いだし，A_h 型と名づけた[199]．その後 B 型でこれとよく似た B_h 型がチェコ人に見つかった[200]．これらは血球 H 抗原の発現がきわめて少ないために，A または B 型物質の発現が不完全で弱く，唾液は Oh 型と同じ非分泌型である．表現型における Oh 型との本質的な違いは血球が抗 A または抗 B 血清に弱いが凝集することである．わが国では A_{3h}，A_h，A_3B_{3h} が最初の報告で，Bombay 型より多い[201-203]．非分泌型で血清に抗 H を保有することが特徴である．血球は O 型で，抗 H と弱い凝集を認め，血清中に 37℃反応性の抗 H を保有し Oh 型にきわめて似た症例も報告されている[204]．

2）H 不活性（*h*）または H 活性低下（H^{w}）/分泌型（Se): $O_m{}^h$(O_{Hm}）型，$A_m{}^h$(A_{Hm}）型，$B_m{}^h$(B_{Hm}）型

1965 年に Solomon らは，血球は抗 H に凝集しない Oh に似た O 型と Ah に似た弱い A 型で，血清中には抗 H はなく，唾液は O 型では H 型物質，A 型では A と H 型物質の分泌型であるインディアン家系を見いだし，唾液に異常がない A_m 型にならって $O_m{}^h$ および $A_m{}^h$ の名称を用いた[205]．Kitahama らは，血球は Bh に似ているが唾液は B と H 物質の分泌型である $B_m{}^h$ に当たる日本人例を見いだした[206]．Hrubisko らは，血球は Oh 型に似て抗 H，抗 A，抗 B に凝集しないが，唾液は H，A，B，AB 型の分泌型である Bombay 様の表現型をそれぞれ O_{Hm}，$O_{Hm}{}^{A}$，$O_{Hm}{}^{B}$，$O_{Hm}{}^{AB}$ 型と表し，抗 A または抗 B 血清と弱いが凝集するものを A_{Hm}，B_{Hm}，AB_{Hm} とすることを提案した[207]．こうした血球は Oh または Ah，Bh 型に似ているが，本質的な違いは m で示されているよ

うに，唾液は正常のABH分泌型である．またOh，Ahおよび Bh型は血清中に抗Hを保有しているが，$O_m{}^h$や$B_m{}^h$型では抗HIを保有している[208] 表III-7．抗HIは稀な症例を除けば低温でのみ反応し，臨床的意義はない．また，唾液にはH物質が存在するため，免疫されてBombay型にみられるような抗Hを作ることもない．わが国では，$A_{2m}{}^h$，$A_m{}^h$，$B_m{}^h$，$O_m{}^h$などに当たる例が報告されている[209-212]．

近年になって，ヒトに発現している一連のフコース転移酵素群の遺伝子クローニングが進み，造血組織で発現している α1,2-fucosyltransferase は *H*（*FUT1*）遺伝子支配下にあって赤血球のH抗原の合成に関与する．これに対して，分泌組織で発現している α1,2-fucosyltransferase は，*Se*（*FUT2*）遺伝子支配下にあって分泌液のH抗原の合成に関与していることが明らかにされている．*H*遺伝子の不活性変異（*h*アリル）の違いにより α1,2-fucosyltransferase 活性の低下の程度は異なる．不活性型*h*により α1,2-fucosyltransferase が完全に失活していれば，血球にH抗原はまったく検出されない，これに対して，活性低下型*h*（以下，便宜上H^wと表記）の血球では，正常血球のH抗原にくらべてHの発現量が減少することになる．したがって，Bombay型とpara-Bombay型は，*h*（H^w）アリルと*se*アリル，そして*h*（H^w）アリルと*Se*アリルの2つの連鎖遺伝子群に大きく分類できる 表III-7．こうした観点から，従来のBombay，para-Bombayの区分けと表記を見直し，国際的に統一された表記が必要といわれている．

H抗原の低下が優性形式で遺伝するH_m型も報告されている[213]．H抗原の低下はBombay，para-Bombayほど著しくなく，抗Hに弱く凝集し，唾液のH型物質には異常を認めていない．AH_mと表記された報告では，血球はA_2であったがH抗原がきわめて弱く，血清A転移酵素は正常であった[214]．また，AあるいはB抗原の減少はわずかでH抗原が陰性の血球2例に，不活性*FUT1*（*h*）である684 G>A（Met228Ile）または694 T>C（Trp232Pro）と正常*FUT1*（*H*）とのヘテロ接合が報告されている[215]．H_m型は，不活性化*FUT1*（*h*）と正常*FUT1*（*H*）のヘテロ接合によって生じると思われる．

血清学的にはOh型と判定されるが，*h*アリルが関与しない症例が報告されている[216,217]．これは，II型白血球接着不全症（leucocyte adhesion deficiency type II：LAD II）と診断された患者にみられる．この疾患ではH転移酵素，Se転移酵素，Le転移酵素は正常であるが，糖ヌクレオチド（糖供与体）であるGDP-Fucの合成不全またはGolgi膜のGDP-Fuc輸送体欠損により糖鎖へのFucの付加がいっさい起こらない．その結果，H－，非分泌型，Le(a－b－)，血清中に抗Hを保有するいわゆるOh型となり，白血球のシアリルLe^xも欠損する[218-220]．GDP-Fuc輸送体欠損に関与する遺伝子（*SLC35C1*）変異が報告されている．それによると，1塩基置換によるアミノ酸変異（Arg147CysまたはThr308Arg），ナンセンス変異（969 G>A，Leu322Terまたは91 G>T，Glu31Ter），1塩基欠失（588 G）によるフレームシフト変異，または1アミノ酸の欠損（501_503del CTT，Phe168del）が原因で，GDP-Fuc輸送体がGolgi膜に発現しないと考えられている[221-225]．

11 Lewis(LE)血液型

Lewis血液型は2つの主要な抗原であるLe^a(LE1)とLe^b(LE2)，さらにLe^a，Le^b，ABHとの複合抗原を含むLe^{ab}(LE3)，Le^{bH}(LE4)，ALe^b(LE5)，BLe^b(LE6)の4種類の抗原を加えた6種類の抗原で構成されている．Lewis抗原の発現は，膵臓，胃，腸管上皮，腎皮質，泌尿生殖上皮など広範囲にわたる．また，唾液，血漿をはじめ，乳汁，尿，胃液，羊水などの体液中にも存在する．Lewis抗原は赤血球系細胞では生合成されず，血漿中のLewis糖脂質が赤血球に吸着することで発現する．血小板やリンパ球も血漿からの吸着によりLewis抗原の発現がみられる．

a．Lewis抗原

1946年にMourantが輸血を受けた患者の血清中に発見した抗Le^aと，1948年にAndersenが発見した抗Le^bによって，Le(a＋b－)，Le(a－b＋)，Le(a－b－)の3型に分類された[226,227] 表III-8．同じ

表III-8　Lewis 血液型の表現型と遺伝型

血球表現型	遺伝子		唾液中の型物質		頻度（%）		
	Le	*Se*	ABH	Lewis	日本人	白人	黒人
Le(a+b−)	*LeLe* *Lele*	*se se*	なし	Le^a	0.2	22	23
Le(a+b+ᵂ)*	*LeLe* *Lele*	*Se^wse* *Se^wSe^w*	微量（?）	Le^a Le^b（微量）	16.8	0	0
Le(a−b+)	*LeLe* *Lele*	*Se Se* *Se Se^w* *Se se*	A，B，H	Le^a（少量） Le^b	73.0	72	55
Le(a−b−)	*lele*	*Se Se* *Se Se^w* *Se se*	A，B，H	なし	8.5	6	22
Le(a−b−)	*lele*	*se se* *Se^wse* *Se^wSe^w*	なし～微量（?）	なし	1.5		

*Se^w遺伝子をもつ個体の血球は抗体価の高い抗 Le^bで検査した場合，Le（a+b+）と判定されることがある．

年に Grubb によって Le(a+)型は ABH 型物質の非分泌型に一致することが明らかにされ，Lewis 血液型と ABO 血液型および分泌型・非分泌型の関係が注目されるようになった[228]．

Le(a+b−)型のヒトは ABH の非分泌型であるが，唾液中には Le^a型物質を分泌している．Le(a−b+)型のヒトは分泌型で，唾液中に血球の ABO 型に一致した A，B，H 型物質のほかに Le^a型物質を少量，Le^b型物質を多量に分泌している．また Le(a−b−)型の多くは A，B，H 型物質を分泌しているが，ABH，Lewis 型物質のいずれも分泌していない非分泌型のヒトもいる．これらの関係について遺伝子の支配と形質発現は次のように説明されている 表III-8，図III-9．*LE*(*FUT3*) 遺伝子座を占める 2 つのアリルは活性型の *Le* と不活性な *le* である．*lele* の個体は，分泌液中の ABH 型物質の有無にかかわらず，Le^a型物質も Le^b型物質も作ることがなく，赤血球の表現型は Le(a−b−) となる．*Le* 遺伝子をもち ABH 型物質を分泌していない個体（*Le*，*sese*）は，α1,2-fucosyltransferase（Se 転移酵素）が存在しないために 1 型糖鎖の前駆体から 1 型 H を合成できない結果，A 抗原も B 抗原も作られない．前駆体はすべて Le 転移酵素の糖受容体として利用され Le^a型物質となる．このため分泌液には Le^a型物質のみが含まれ，赤血球は Le(a+b−) となる．*Le* 遺伝子と *Se* 遺伝子をもつ個体は 1 型 H を合成できるため，これに Le 転移酵素が作用して Le^b型物質が生合成される．さらに *A*，*B* 遺伝子をもっている場合には，糖受容体である 1 型 H に対して A，B 転移酵素と Le 転移酵素との間で競合（A，B 転移酵素>Le 転移酵素）が起こり，一部は Le^b抗原，一部は A 型（1 型 A）抗原（または 1 型 B 型抗原）が合成される．O 型では競合相手がいないため，Le^b抗原のみが合成され，A や B 型にくらべ Le^b抗原量は多くなる．なお，*Le*，*Se* 遺伝子をもつ個体では，同じ前駆体に対して Le 転移酵素と Se 転移酵素間で競合が起こるが，主に Se 転移酵素が作用し，ほとんどが Le^bの前駆体である 1 型 H となる．しかし，わずかであるが Le 転移酵素も作用し，少量の Le^a抗原が作られるため，分泌液には Le^b型物質に加えて少量の Le^a型物質が含まれることになる．こうした個体の血漿には Le^a型物質がほとんど検出されず，赤血球は Le(a−b+) となる．なお，日本人，香港および台湾中国人，ポリネシア人，オーストラリア原住民では *Se* 遺伝子の変異型（*Se^w*）の割合が欧米人やアフリカ系黒人に比べて多く，使用する抗 Le^bによっては Le(a+b+) または Le(a+b+ᵂ) と判定される（*Se* 遺伝子を参照）．

Lewis 血液型は他の血液型にはみられない特徴をもっている．Le(a−b−)型の血球に Le(a+b−)型の血漿を加えてしばらく反応させるとLe(a－b－)型血球はLe(a＋b－) 型血球に変換する．同様にしてLe(a－b＋) 型の血漿を加えるとLe(a－b＋) 型に変換することが知られている[229)]．こうした現象はLewis型の異なる輸血でもみられる．Le(a－b－)患者へのLe(b＋) 血球の輸血症例で，輸血後2日では抗Le^bと強陽性であったが，7日後には抗Le^bとの反応は陰性化した[230)]．また，本来Lewis血液型が異なる双生児キメラの例で，移入したとみられる血球が宿主側のLewis型に変わっていたことが報告されている[231)]．Lewis型の異なる骨髄移植例でも同様の現象が確認され，血球のLewis抗原物質は，血漿由来であることが明らかとなった[232)]．成熟赤血球は膜脂質の生合成能を欠いているので，赤血球膜脂質は血漿脂質との交換によって成り立っている．この交換はゆっくり進み，コレステロールを除き，約5日を要する[233)]．したがってLewis抗原をもつ血漿糖脂質（スフィンゴ糖脂質）は赤血球膜に取り込まれることになる．消化管はLewis糖脂質や糖蛋白が豊富に存在し，血漿のLewis糖脂質は主に消化管に由来すると考えられている．

妊娠期間では血球Lewis抗原の発現が減少し，一過性にLe(a－b－) となる場合のあることが知られている．分娩時でのLe(a－b－) の頻度は，妊娠していない女性に比べ3倍ほど高いとする報告がある[234)]．Lewis抗原の減少は妊娠24週ごろからみられ，分娩後6週間で本来のLewis型に戻る．血漿のLe^b糖脂質濃度の減少はわずかであることから，Lewis抗原の変化は血漿中に存在するLe^b糖脂質量そのものが影響するわけではない．妊娠期間は循環血漿量が増え，Lewis糖脂質を結合する血漿中リポ蛋白は4倍に増加する．通常より多くのLewis糖脂質が血漿リポ蛋白に結合する結果，血球膜に取り込まれるLewis糖脂質が減少し，血球Lewis抗原の減少をきたすと推測されている[234)]．

b．Lewis抗原の発達

生後1カ月までの新生児の多くはLe(a－b－) であるが，酵素処理血球によるLewis抗原検査など感度の良い方法を用いれば臍帯血球でもLewis抗原が検出されるかもしれない[235,236)]．Le転移酵素の発現レベルはきわめて低く，Le転移酵素が機能した後，Se転移酵素が機能し始める．*Le*遺伝子と*Se*遺伝子をもつ個体ではまずLe(a＋b－) となり，その後一過性にLe(a＋b＋) となり，成長とともにやがてLe(a－b＋) と判定される．生後1年では児血球の50%，生後2年でほとんどの児血球に本来のLewis型が検出できる[237)]．新生児の唾液には成人と同様，分泌型であればLe^aおよびLe^b型物質，非分泌型であればLe^a型物質が検出できる．

c．Lewis抗体

Lewis抗原に対する抗体は自然抗体として，とくにLe(a－b－) 型のヒトに存在することが多い．抗Le^a，抗Le^bの一方または両者をもつ場合や，Le(a＋) およびLe(b＋) 血球に反応し，抗Le^aと抗Le^bに分離できない抗Le^{ab} (抗Le^a＋抗Le^bではない) が存在することもある．抗Le^aと抗Le^bが混在する症例が多くみられる．抗Le^{ab}様の反応を示すが，臍帯血球がLe(a－b－) にもかかわらず，その約90%と反応する抗Le^{abx}（旧名は抗Le^x）も報告されている[238,239)]．Le(a－b＋) のヒトは，前述したように少量のLe^a型物質が生合成されていることから，同種抗体としての抗Le^aを保有することはない．Le (a＋b－) では稀に抗Le^bが検出されるにすぎない．抗Lewisの多くが室温以下の食塩液法で凝集するIgM型の冷式抗体である．間接抗globulin法で反応する抗Lewisのほとんどは抗C3成分によるもので，抗IgGで陽性となるものは少ない．ごく少数例であるが37℃反応性の抗Lewis（とくに抗Le^a）による溶血性輸血反応の症例が報告されている[240,241)]．検査の段階で未処理血球を37℃で溶血させる抗Le^aを検出したら要注意である．抗Le^bのほとんどは，O型やA_2型のLe(b＋) 血球とのみ反応する抗Le^{bH}であるため，輸血にあたりLe(b－) 血液を準備する必要はない．一方，ABO型に関係なく抗Le^bの反応を示す抗Le^bを抗Le^{bL}とよぶことがある．抗Lewisを保有する患者に対しては，間接抗globulin試験で適合した血液の輸血が推奨されている[242,243)]．大抵の胎児血球にはLewis抗原が発現しておらず，胎児体液には中和物としてのLewis型物質も存在し，さらに母親の抗LewisはIgMである場合も多いことから，

Lewis 抗体が重篤な新生児溶血性疾患の原因になることはない．きわめて稀であるが，軽微な新生児溶血性疾患の報告例がある[244,245]．

A_1型で Le(a−b+) の血球とのみ反応する抗 A_1Le^bが，A_1B 型 Le(a−b−) の血清中に検出されている[246,247]．一方，抗 BLe^bの報告例はない．非分泌型 Le(a−b−) の成人血球と反応する抗 Le^cや，分泌型 Le(a−b−) の成人血球と反応する抗 1 型 H (Le^d) などの抗体が見つかっている[248-250]．

12 I 血液型と Ii コレクション

ヒト血清中には，4℃位の低温で自己および他人の血球や動物血球を凝集するいわゆる寒冷自己凝集素が含まれている，正常のヒト血清中の寒冷凝集素は IgM で抗体価は 64 倍以下であるが，異型肺炎，ある種のウイルス性疾患，溶血性貧血などの患者では抗体価が 128 倍から 1 万倍以上に高まることがある．1956 年に Wiener らは，こうした抗体価の高い寒冷凝集素との反応が弱い血球のあることを発見し，普通に反応する血球を I 型（Individuality の頭文字 I に由来），弱い血球を i 型と命名した[251]．1961 年に Marsh は，i 型血球と強く反応する抗 i を貧血の患者血清中に検出した[252,253]．国際輸血学会では I 抗原（I1）を I 血液型（027），i 抗原は Ii コレクション（207002）に分類している．

a．I，i 抗原

I 型と i 型血球はそれぞれの抗体に特異的に反応するのではなく，I 型血球は抗 i に，i 型血球は抗 I にそれぞれ弱く反応する．臍帯血球は I 抗原が未発達で，I-(i) 型のようにみえるので，これを cord i（i cord，i_{cord}），稀な成人の I-(i) 型を adult i（i adult，i_{adult}）として区別している．adult i の個体が保有する抗 I と弱い凝集がみられる血球を $I+^w$と表記することがある（adult i 血球は凝集しない）．なお，臍帯血球は抗 I と弱く，抗 i と強く凝集するが，生後 18 カ月の期間中に少しずつ抗 I と強く，抗 i と弱く凝集するようになり，2 歳までには成人 I 型になる[39]．成人血球の I 抗原数は約 120,000，i 抗原数は臍帯血球で 20,000〜65,000，adult i 血球で 30,000〜70,000 と推定されている[254]．

I 型物質は抗 I を用いた凝集反応抑制試験で乳汁中に検出できるが，唾液では一部の抗 I を除いて凝集反応抑制試験で検出することは困難である．

表III-9　I 関連抗原と H 抗原に対する抗体の反応

血球	抗体				
	I	i	I^T	IH	H
A 型成人	+	+↓	+↓	+↓	+↓
O 型成人	+	+↓	+↓	+	+
i cord	+↓	+	+	+↓	+↓
i adult（O 型）	0/+↓	+	+↓	0/+↓	+
Oh（Bombay 型）	+↑	+↓	+↓	0/+↓	0

+: 凝集，+↓: +よりは弱い凝集，
+↑: +よりは強い凝集，0: 凝集なし

b．抗体

抗 I は自己抗体として検出される場合が多く，ほとんどが低温反応性で臨床的意義はない．稀に寒冷凝集素病などの原因抗体となるが，こうした症例の抗 I は 30℃以上の反応温度での食塩液法またはアルブミン法で凝集がみられる[255]．抗体価の高い抗 I の場合，特異性の確認は未希釈の血清での検査では困難で，成人 I+ 血球と cord i や adult i 血球との抗体価の比較により同定する必要がある 表 III-9．一方，adult i 個体に検出される抗 I は，自己血球とはまったく反応がみられないことから同種抗体と考えられている．同種抗体の抗 I の中には 37℃の反応温度で凝集を示すものもあり，溶血性輸血反応の原因となる可能性がある[256]．抗 i はきわめて稀にしか検出されない．抗 I と同様に IgM の場合が多く，低温反応性である．成人 I+ 血球にくらべ，cord i 血球や adult i 血球と強い凝集がみられ，ほとんどが自己抗体である 表 III-9．

adult i 血球と I+ 血球の反応からは抗 I にみえるが，I+ 血球の反応より臍帯血球のほうが強く反応する抗体が見いだされ，i から I へ発達する途中の段階（transitional）にある血球と反応する抗体という意味で抗 I^Tとよばれている[257]．抗 I^Tは稀にしか検出されないが，ホジキンリンパ腫や他のリンパ増殖性疾患での報告例があり，自己免疫性溶血性疾患の

原因抗体となる場合もある[258]．また，I型血球が最も強く，ついで臍帯血がやや弱く反応し，adult i血球が最も弱く反応する抗 I^F（I fetal），I型血球は強く反応し，臍帯血球と adult i血球が弱く反応する抗 I^D（I developed）によって，血球のI抗原を成人血球の発達したI抗原と臍帯血の未発達のI抗原の2成分に分けている[259]．しかしながら，この分類は抗原構造が明確になっているわけではなく，単に相対的な反応性に基づいていることに留意しなければならない．

Ii関連抗体として，ABH抗原やLewis抗原が関与した糖鎖構造に対する抗HI(IH)，抗Hi(iH)，抗 ILe^{bH}，抗AI(IA)，抗BI(IB) などがあり，それぞれ対応する2つの抗原が同時に存在する血球はそうでない血球に比べて強く凝集する[260-265]．例えば，A_1やA_1B個体に検出されることが多い抗HIは，H抗原を多く発現しているOやA_2血球のほうがA_1血球にくらべて強い凝集がみられる 表III-9．A_1やA_1B型血清が検査したO型血球すべてと凝集し，A_1やA_1B血球と凝集がみられなければ，抗HIの存在が疑われる．この他，P1+ cord i血球やP1+ adult i血球と凝集しない抗P1，cord i血球や adult i血球との反応が弱い抗Pは，それぞれ抗IP1，抗IPとよばれている[266,267]．

i型には先天性白内障を伴うことがある[268-274]．日本人adult i型の31家系41名について調査した結果では，先天性白内障は39名で，先天性白内障でない者は2名にすぎなかった[275]．一方，台湾人の先天性白内障92名のうち，adult i型は2名であった[273]．*I*遺伝子と白内障との関係は*I*遺伝子の項で述べる．

13 ABO血液型の遺伝子

a．*ABO*遺伝子のクローニング

1990年にYamamotoらは，A転移酵素をコードするcDNAクローンについて報告した．彼らは，ヒト肺のTriton X-100可溶性分画から精製したA転移酵素の部分アミノ酸配列に基づいて合成した縮重オリゴヌクレオチドを用い，A抗原を多量に発現している胃癌由来細胞株MKN45のcDNAを鋳型にしたPCRによって98 bpの増幅断片を得た[276-278]．この98 bpの断片を用いて，MKN45から作製したcDNAライブラリーをスクリーニングして得られたクローンのうち，FY-59-5と名づけたクローンの塩基配列が決められた．1,062 bp（終止コドンを含む）の読み枠から推定された353個のアミノ酸配列から，短いN末端側（細胞質領域），1個の細胞膜内（疎水性領域），長いC末端側（Golgi体内腔）をもつ分子量41 kDaのII型膜蛋白であることが予測された 図III-11．しかしながら，FY-59-5はスプライシングの過程で3塩基を欠失したもので，実際に広く存在しているものはこの欠失がなく，読み枠（終止コドンを含む）は1,065 bp，アミノ酸数は354である[279]．したがって，現在ではこの3塩基の欠失がないものに基づいた塩基の番号づけやアミノ酸番号が採用されている．II型膜蛋白の構造は糖転移酵素に共通してみられ，酵素活性は長いC末端側に存在する 図III-11．FY-59-5によるサザンブロットおよびノーザンブロットの結果によると，*A*，*B*，*O*遺伝子間には大きな組み換え，挿入，欠失などが存在せず，RNA転写産物はAおよびABだけでなく，BやOにも存在した．このことから，AおよびB転移酵素は類似の構造をもち，さらにO型個体は遺伝子全体の欠失ではなく，その遺伝子産物は酵素活性をもたない可能性のあることが示唆された．

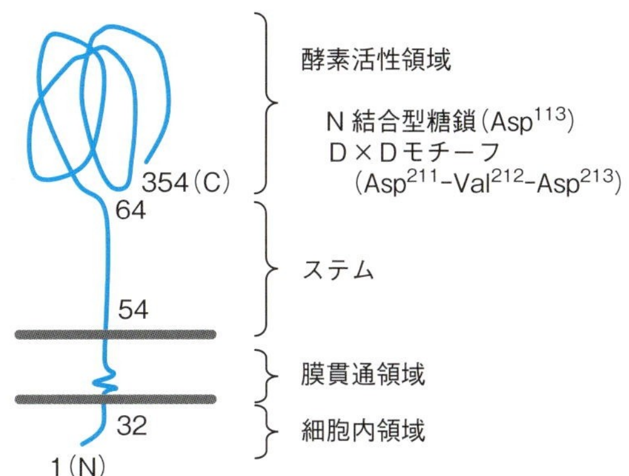

図III-11　ゴルジ膜でのABO糖転移酵素の模式図

さらに，ABO遺伝子の分子機構について解析が進められた[280]．既知のABO型（AB型，B型，O型）の結腸癌細胞株由来RNAを鋳型にして作製したcDNAライブラリーを，前述したA転移酵素を

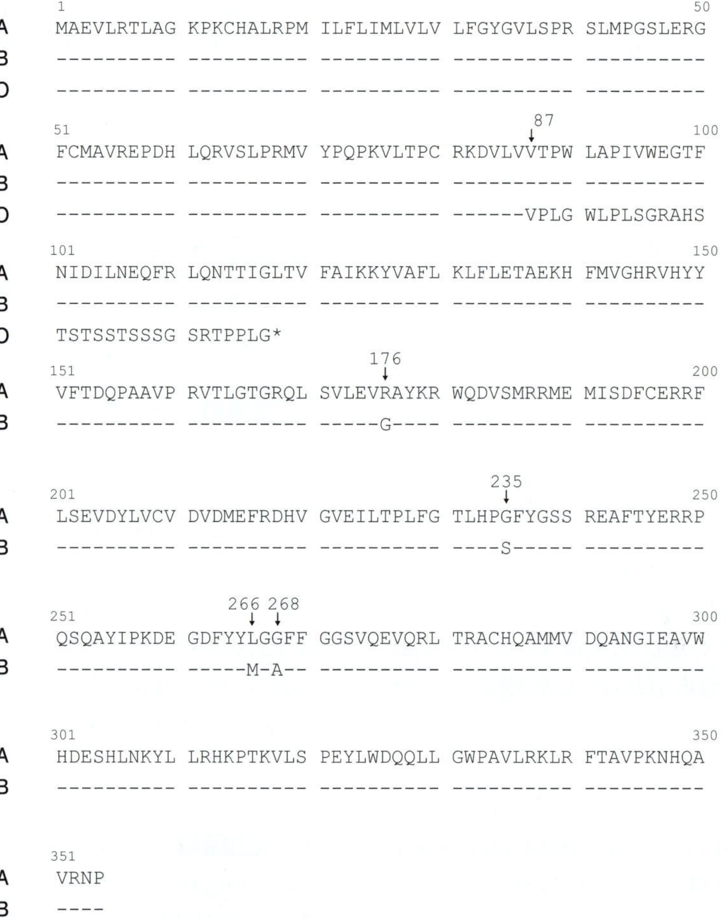

図Ⅲ-12 ABO 糖転移酵素のアミノ酸配列

コードする cDNA（FY-59-5）をプローブにしてスクリーニングし，得られたクローンの塩基配列を決定した．B 型細胞株由来 cDNA と A 型との塩基配列の比較から，7 カ所に塩基置換（297 A>G，526 C>G，657 C>T，703 G>A，796 C>A，803 G>C，930 G>A）を認め，このうちアミノ酸置換を生じるのは 526 C>G（Arg176Gly），703 G>A（Gly235Ser），796 C>A（Leu266 Met），803 G>C（Gly268Ala）の 4 カ所であることが明らかにされた 図Ⅲ-12．一方，*O* 遺伝子クローンの塩基配列は 1 塩基の欠失を除いて *A* 遺伝子の塩基配列と同一であった．この 1 塩基の欠失（261 番目のグアニン）はコード領域に存在し，これによるフレームシフトのため，以降のアミノ酸配列がまったく異なったものになる．さらにコドン 118 で終止コドンが出現し，アミノ酸への翻訳が終わる．このため，RNA に転写された段階で分解されてしまうか，あるいは翻訳されたとしてもアミノ酸数が 117 と短く酵素活性ドメインを欠いているため，糖転移酵素として機能しないと推定された 図Ⅲ-12．

こうして A 転移酵素と B 転移酵素の特異性の違いは，両酵素をコードする遺伝子の塩基配列の置換によって生じる 4 つのアミノ酸の違いによることが示された．つまり，A 転移酵素では Arg176，Gly235，Leu266，Gly268，B 転移酵素は Gly176，Ser235，Met266，Ala268 である 図Ⅲ-12．この 4 つのアミノ酸置換のうちどれが特異性に強く関与しているかを調べるために，A 転移酵素または B 転移酵素に特

JCOPY 498-01913

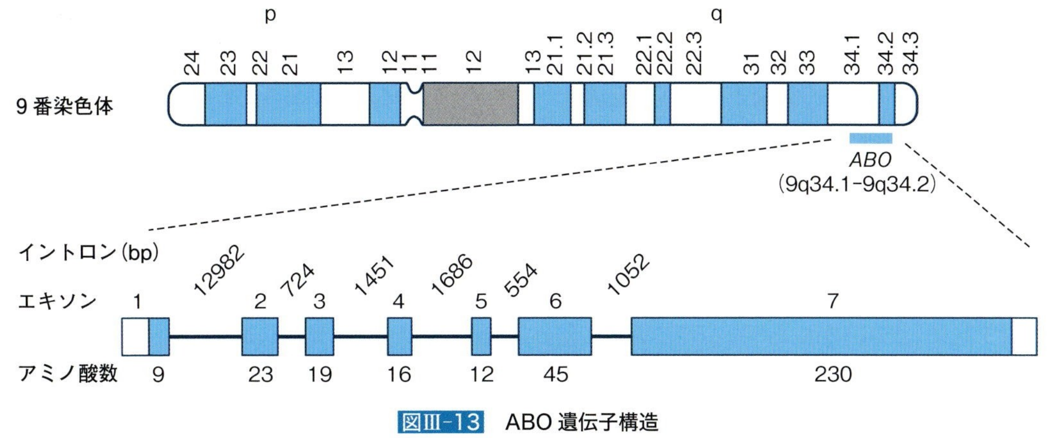

図III-13 ABO遺伝子構造

異的なアミノ酸のどちらかをもつ16種類のcDNAキメラを作製し，HeLa細胞に遺伝子導入実験を行った[281]．発現したAおよびB抗原を免疫学的手法によって検出し，フローサイトメトリーで解析した．AAAA（アミノ酸残基176，235，266，268の順）は4カ所のアミノ酸すべてがA酵素に由来し，同様にしてBBBBはB酵素に由来していることを示す．AAAA，BAAA，ABAA，BBAA，AAAB，BAABの発現細胞では，いずれもA抗原のみが検出されている．一方，BBBB，ABBB，BABB，AABBでは，B抗原だけが陽性となる．なお，AABA，ABBA，BABA，BBBAでは，AおよびB抗原ともに陽性，ABAB，BBABではA抗原が陽性，B抗原が弱陽性である．この結果から，AおよびBの特異性にきわめて重要なアミノ酸は，4つあるアミノ酸置換のうち最後の2つ（266番目と268番目）であることが明らかにされた．つまり，最後の2つのアミノ酸がA転移酵素に対応するロイシンとグリシン（○○ AA）であればA抗原のみが発現し，B転移酵素に対応するメチオニンとアラニン（○○ BB）であればB抗原のみが発現する．最後の2つのアミノ酸がBA（○○ BA）ではAとB抗原の両者が発現する．AB（○○ AB）の場合には2番目（アミノ酸残基235）のアミノ酸が影響し，（○AAB）ではA抗原の発現が，（○ BAB）ではA抗原とわずかにB抗原の発現がみられる．

b．*ABO*遺伝子構造 図III-13

*ABO*遺伝子座は第9染色体長腕（9q34.1-9q34.2）にあり，長さは約20 kbで7個のエキソンからなる[279]．エキソン1からエキソン5までのサイズは短く，膜貫通領域の大部分はエキソン3にコードされる．酵素活性をもつC末端領域のほとんどはエキソン6とエキソン7に存在する．*O*遺伝子にみられるG261の欠失はエキソン6，AまたはBの特異性を決める塩基置換はエキソン7にコードされている．

c．*ABO*遺伝子の転写調節

*ABO*遺伝子の5′末端側のすぐ近くにあるプロモーター領域（転写開始部位の-117-+31）には，CGヌクレオチドに富むCpGアイランドおよび転写因子Sp1（あるいはSp1類似）結合配列があり，細胞非依存的にAおよびB遺伝子の発現への関与が示唆されている[279]．CpGアイランドのメチル化の程度は，さまざまな組織での*A*および*B*遺伝子の発現にきわめて重要で，CpGアイランドのメチル化の割合が少ない細胞株では*A*および*B*遺伝子の転写が促進されるが，一方で高度にメチル化された細胞株ではこれらの転写は阻害される[156,282,283]．さらに，転写開始部位の3.8kb上流には43 bpからなる反復配列が1ないし4コピーあり，*ABO*遺伝子の転写活性に関与している[284,285]．この43 bpの反復配列には転写因子であるCBF/NF-Yが結合するCCAATモチーフを有し，エンハンサーとして機能している．ただし，このエンハンサーに関する知見は上皮細胞株か

ら得られたもので，赤血球系細胞では確認されていない[286]．B_w型にCBF/NF-Y結合領域での塩基置換が報告されている[287]．*ABO*遺伝子の転写調節にはおそらく複数の制御因子が関わっていると推定されている[283,288]．最近，*ABO*遺伝子の翻訳開始点から下流5.6から6.1 kbの領域（第1イントロン内）に造血組織特異的な転写因子GATA1/2，RUNX1の結合配列が存在し，赤血球系特異的エンハンサーとして機能することが明らかにされた（B^mアリルの項目を参照）[289]．一方，上皮組織では*ABO*遺伝子の翻訳開始点から下流22.5 kbに転写因子ELF5結合モチーフがあり，上皮細胞特異的に転写を促進すると考えられている[290]．

造血組織での赤血球分化において，*ABO*遺伝子の発現は未分化な赤血球前駆細胞で最も強く，分化に伴い減少する．一方，*FUT1*（*H*遺伝子）の発現は分化が進むにつれて強く発現する．したがって，赤血球前駆細胞ではA/B糖転移酵素の産生は十分であるが，H抗原の発現が弱いためA/B抗原の発現は弱くなる．分化に伴いH抗原の発現が増加すると共にA/B糖転移酵素によるA/B抗原の生合成が進むと考えられている[291]．

d．*ABO*アリル

*ABO*遺伝子のクローニングに成功してから，亜型を含む多数の*ABO*アリルの塩基配列が決定されるようになった．その結果，正常の*A*，*B*，*O*アリルそれぞれの塩基配列に多様性がみられること，A_2やB_3などの亜型についても同様に多様性のあることが明らかにされている．現在までのところ，A亜型，B亜型，cisAB，B(A)，Oについて200以上のアリルが報告されている[292-294]．その中には，*ABO*アリル間での減数分裂時の組み換え（交差，遺伝子変換）により生じたと考えられるハイブリッド（融合）遺伝子もみつかっている[295]．

当初，*ABO*アリルの命名については各報告者がそれぞれのやり方でアリルに名称を付けていたことから混乱が生じていた．例をあげると，同じA^2アリルについて，*A105*，*A201*，*A_2-1*などの名称が付けられている．Yamamotoによって提唱された命名法では，A_1には*A1*，A_2には*A2*，A_xには*Ax*と表記し，続いてアリルの発見順に01，02のように番号を付ける[296]．この命名法の利点はアリル名から表現型がわかることである．しかし，報告者によって血清学による表現型の判定が異なる場合もあることから，同じ塩基配列でもアリル名が違う可能性もあり，問題点が残っている．Ogasawaraらが提唱した命名法は，*A*アリルはすべて*A1*，*B*アリルは*B1*，ハイブリッド遺伝子は*R1*，*cisAB*遺伝子は*C1*と表記し，続いて発見順に番号を付けていく．261 G欠失のある*O*アリルの場合には，*O1*，*O2*，261 G欠失のないアリル系列を*O3*と表記し，続いて*ABO*アリルの場合と同様にして番号を付ける（*O101*，*O201*，*O303*など）．この命名法では*O*の場合を除いてアリル名から表現型を類推しにくいなどの難点がある．また，これ以外にもOlssonなどによる表記法がある．

国際輸血学会（ISBT）では，*ABO*A*，*ABO*B*，*ABO*O*の表記を薦めている．たとえばA_3型の場合，*ABO*A3*としA^3アリルの違いによって01，02のように番号を付ける（*ABO*A3.01*，*ABO*A3.02*など）．cisABであれば*ABO*cisAB*，B(A)であれば*ABO*BA*，Oアリルでは261delGをもつ場合は*ABO*O.01*，261delGをもたなければ*ABO*O.XX*（XXは02，03など，01以外の数字）と表記する[294]．ここでは，主にISBTの表記を用いた．*ABO*アリルの詳細については文献[79,292,293,295,296]，ISBTのwebサイト[294]を参照されたい．

1）*O*アリル

主な*O*アリルとしては，*ABO*O.01.01*，*ABO*O.01.02*，*ABO*O.02.01*の3種類ある．*ABO*O.01.01*は261番目の塩基（G）が欠失していることを除き，A^1アリル（*ABO*A1.01*）の塩基配列とまったく同一である．*ABO*O.01.02*は261番目のGが欠失している点では*ABO*O.01.01*と同じであるが，エキソン3からエキソン7にかけて，*ABO*A1.01*にくらべ少なくとも9カ所に塩基置換（106 G>T，188 G>A，189 C>T，220 C>T，297 A>G，646 T>A，681 G>A，771 C>T，829 G>A）が存在する[280,297]．このうち5カ所がミスセンス変異でVal36Phe（106 G>T），Arg63His（188 G>

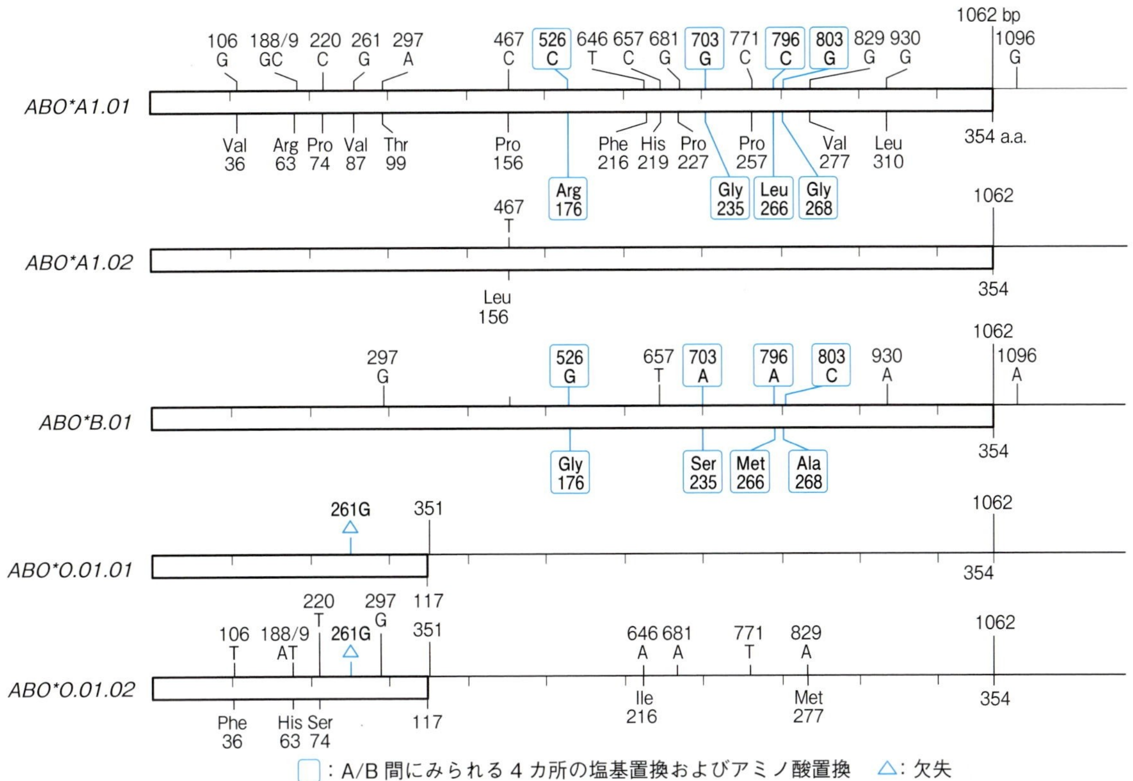

□：A/B 間にみられる 4 カ所の塩基置換およびアミノ酸置換　△：欠失

†：*ABO*A1.01* をコンセンサス配列として塩基およびアミノ酸の違いを表示

図III-14　日本人にみられる主要な *A*，*B*，*O* アリル†

A)，Pro74Ser（220 C>T），Phe216Ile（646 T>A)，Val277Met（829 G>A）のアミノ酸置換を認めるが，261 G の欠失（261delG）があるため *ABO*O.01.01* と同じく糖転移酵素活性はもたない **図III-14**．これに対して，*ABO*O.02.01* では 261delG を認めず，5 カ所に塩基置換（53 G>T，220 C>T，297 A>G，526 C>G，802 G>A）があり，4 カ所で Arg18Leu（53 G>T），Pro74Ser（220 C>T)，Arg176Gly（526 C>G)，Gly268Arg（802 G>A)のアミノ酸置換を生じる．塩基置換 802 G>A による 268 番目のアミノ酸が Arg のものは，遺伝子発現実験では A も B 抗原も全く発現しないことが確認されている[298,299]．糖供与体の結合部位には 268 番目のアミノ酸が関与していると推定されており，Gly とは異なり陽性荷電をもつ Arg に置換することで酵素が不活性化されると考えられている．*ABO*O.01.01* と *ABO*O.01.02* は，調べられた限りにおいてはどの人種あるいは民族にも認められている[297,300-304]．一方，*ABO*O.02.01* はアジア系人種に今のところ発見されていないが，白人では 2～6% に検出される[305-308] **表III-10**．

ISBT のリストには 261delG をもつ *O* アリルが 40 余り，Gly268Arg を伴う *O* アリルが 4 種類載っている[294]．また，261delG も Gly268Arg も認めない *O* ア

表III-10　*A*¹と *O* アリル頻度[300,303,318,320]

アリル名	頻度（%）		
	日本人	白人*	中国人
*ABO*A1.01*	20	100	7
*ABO*A1.02*	80	0	93
*ABO*O.01.01*	50	61	60
*ABO*O.01.02*	50	35	40
*ABO*O.02.01*	0	4	0

*白人についてはスウェーデン人のデータを引用[297,305]

リルとしては，893 C>T による Ala298Val のアミノ酸置換を認める *ABO*O.07*，927 C>A により Try309 で終止コドンが出現する *ABO*O.08*，804 番目に塩基 G の挿入と 1061 番目の塩基 C の欠失が共存する *ABO*O.03* などが知られており，ISBT リストには 16 アリルが記載されている[294,308,309]．*ABO*O.07* と *ABO*O.08* は日本人，*ABO*O.03* は白人に検出されているが，いずれも頻度は低い（<1%）．

O アリルの多くは 261delG であるため，糖転移酵素は不活性化されている．一方，Gly268Arg のアミノ酸置換を有する *O* アリルの糖転移酵素も不活性化されていると考えられていたが，わずかに A 糖転移酵素活性をもつ可能性が指摘された[310,311]．ABO 血液型検査のウラ試験で抗 A 活性の弱い健常者の多くが *ABO*O.02* の *O* アリルをもっていたことから，血清の抗 A 活性の低下はきわめて微量の A 抗原の存在によると推測された[312]．しかし，Yazer らは，血清中の抗 A が低下した血球（*ABO*O.02/0*）には抗 A が吸着・解離されず，血球に A 抗原は存在しないと報告している[313]．こうした血液製剤は O 型として表示され供給されている[314]．261delG や *ABO*O.02* 以外の *O* アリルの中には，微量の A 抗原の発現に関与しているアリルが存在している可能性もある[310,315]．日本人の場合，ウラ試験での抗 A が弱い O 型では，主に *ABO*AEL.02* あるいは *ABO*O.09.01* が検出されている（A^x アリル，A^{el} アリルを参照）[316,317]．

2）*A* アリル

a）A^1アリル

主な A^1アリルは *ABO*A1.01* と *ABO*A1.02* である 図III-14．*ABO*A1.01* をコンセンサス配列とした場合，*ABO*A1.02* はエキソン 7 での 1 塩基置換 467 C>T により，Pro156Leu のアミノ酸置換を生じるが，A 転移酵素活性に影響しない[280]．日本人では，A^1アリルのうち *ABO*A1.01* が 16〜25%，*ABO*A1.02* が 75〜84%に検出される[300,318]．白人はこの逆で，*ABO*A1.01* がほぼ 100%を占める[319,320] 表III-10．なお，*ABO*A1.01* に 297 A>G，*ABO*A1.02* に 297 A>G または 564 C>T の同義置換を伴う A^1アリルが日本人に報告されている[309,318]．

b）A^2アリル

日本人に検出されている A^2遺伝子としては，*ABO*A2.02*，*ABO*A2.03*，*ABO*A2.04*，*ABO*A2.05*，*ABO*A2.17*，*ABO*A2.19* がある[321-324]．*ABO*A2.02* と *ABO*A2.03* は，*ABO*A1.01* のコドン 352 でのミスセンス変異により，それぞれ Arg352Trp（1054 C>T），Arg352Gly（1054 C>G）のアミノ酸置換を認める．*ABO*A2.05*，*ABO*A2.17*，*ABO*A2.19* は，*ABO*A1.02* にミスセンス変異がみられ，それぞれ Arg337Gly（1009 A>G），Thr136Met（407 C>T），Glu260Lys（778 G>A）のアミノ酸置換が存在する．これに対して，*ABO*A2.04* は 5' 側が *B* 遺伝子由来の塩基置換（297 A>G，526 C>G，657 C>T，703 G>A）と，3' 側が *O* 遺伝子（*ABO*O.01.02*）由来の塩基置換（771 C>T，829 G>A）をもつハイブリッド遺伝子である．このうち 526，703，829 番目の塩基置換で Arg176Gly および Gly235Ser（B 由来），Val277Met（O 由来）のアミノ酸置換を生じる．A1 転移酵素と B 転移酵素間での 4 カ所のアミノ酸の違いでみると $B^{176}B^{235}A^{266}A^{268}$ となる．これは前述したように A 転移酵素の特異性をもつと予測されたもので，Val277Met のアミノ酸置換は特異性を変えずに酵素活性の低下をもたらすと考えられる．

*ABO*A2.02*，*ABO*A2.03* は主に A^2/O の個体に検出されるが，*ABO*A2.04* と *ABO*A2.05* は A_2B 個体に検出されることが多い[322]．特に *ABO*A2.04* の場合，*O* とのヘテロ接合では A_1の表現型を示し，*B* とのヘテロ接合では A_2B となる点で興味深い．*ABO*A2.04* の A 転移酵素は H 抗原に対する B 転移酵素との競合に影響を受けやすいと考えられる．なお，*ABO*A2.04* をもつ A_2B 型血漿には A 転移酵素活性を認める．台湾人の A_2B で頻度の高い A^2 遺伝子は *ABO*A2.05* である[325]．

主に白人でみられる A^2遺伝子（*ABO*A2.01*）は，*ABO*A1.02* の 1059〜1061 番の塩基 C が欠失（CCC→CC，1061delC）し，フレームシフトにより 21 個のアミノ酸が延長する[326]．C 末端が延長することにより酵素活性領域に立体障害をもたらし，活性が低下すると推測されている．

c）A^3アリル

*ABO*A1.01* での1塩基置換871 G>Aによる Asp291Asnのアミノ酸置換を認める *ABO*A3.01*，A^2遺伝子の *ABO*A2.01* にアミノ酸置換Val-277Met（829 G>A）を伴う *ABO*A3.02* などが白人に検出されている[327,328]．

日本人ではミスセンス変異として，A_3型で *ABO*A1.02* に745 C>T（Arg249Trp）をもつ *ABO*A3.07*，607 G>A（Glu203Lys），950 A>T（Lys317Met）を有する3種類のアリル，A_3B型で *ABO*A1.01* に784 G>A（Asp262Asn）を有する *ABO*AW.10* が報告されている[324,329]．*ABO*A3.07* では，*O* 遺伝子とのヘテロ接合にくらべ，*B* 遺伝子とのヘテロ接合でA抗原の発現増加がみられ，いわゆるallelic enhancementの現象が報告されている[330,331]．スプライシング異常として，*ABO*A1.02* のイントロン3の5′スプライス部位に1塩基置換（IV3+1 G>T）がA_3型で認められている[332]．

一方でA_3型の中には，コード領域に変異のない例も存在していた．これについては，イントロン1内のエンハンサー領域，またはプロモーター領域に塩基置換のあることが判明した．A^1遺伝子のイントロン1内のGATA認識配列およびRUNX1認識配列近傍にそれぞれG>A（+5893），A>G（+5909）の1塩基置換があり，エンハンサー機能の低下がみられている[333]．別のA_3では，プロモーター領域の転写因子Sp1認識配列の近傍に1塩基置換G>C（−76）があり，プロモーター活性の低下が認められている[334]．エンハンサーやプロモーター活性に関わる転写因子認識配列周辺の1塩基置換により，転写活性作用やその維持が不安定になる可能性がある．その結果，細胞ごとに*ABO*遺伝子転写量が異なりmixed field agglutinationを呈すると考えられる．

d）A^xアリル

ISBTのリストにはA^x遺伝子として16種類のアリルが記載されている[294]．この内，A^1遺伝子の *ABO*A1.01* に1塩基置換（646 T>A）によるPhe-216Ileのアミノ酸置換を認める *ABO*AW.30.01* が，日本人および白人に検出されている[321,335,336]．この *ABO*AW.30.01* に681 G>Aの同義置換を伴う *ABO*AW.30.02* も日本人に報告されている[309]．また，白人（スウェーデン人）では，*ABO*A1.01* の4カ所に塩基置換（646 T>A，681 G>A，771 C>T，829 G>A）があり，Phe216IleとVal277Metのアミノ酸置換を認める *ABO*AW.31.02*，このアリルに297 A>G（同義置換）を伴う *ABO*AW.31.01* が知られている[336]．Phe216IleによってA糖転移酵素活性は著しく低下すると考えられるが，Phe-216IleとVal277 Met両者のアミノ酸置換によってA糖転移酵素活性はさらに低下する．

なお，ISBTリストには *ABO*AW.31.01*，*ABO*AW.31.02* と同じ塩基配列（エキソン6，エキソン7）をもつアリルが，それぞれ *ABO*O.09.02*（R103），*ABO*O.09.01*（R102）として掲載されている[294]．*ABO*O.09.01* および *ABO*O.09.02* は，B(A)型に関与するアリルとして日本人に報告されている[309]．発端者はB(A)型で遺伝型が *ABO*O.09.01/ABO*B*，母親はO型で遺伝型が *ABO*O.09.01/ABO*O* であり，親子で血清学的検査に食違いがみられている[309]．これは，*B* 遺伝子とのヘテロ接合により *ABO*O.09.01* のA活性が増強されたようにみえる，いわゆるallelic enhancementの現象例と思われる．*ABO*AW.31.01*，*ABO*AW.31.02* も同様の現象，つまり *O* 遺伝子とのヘテロ接合では血清学的にO型と判定されるが，*B* 遺伝子とのヘテロ接合ではA_xBと判定される[337,338]．allelic enhancementの機序については明らかにされていないが，ABO糖転移酵素は2量体を形成する可能性があり，変異型糖転移酵素と正常糖転移酵素がヘテロ2量体を作ることで，変異型糖転移酵素の機能が少し回復するのではないかと推測されている[339]．

この他に日本人では，*ABO*A1.01* のミスセンス変異721 C>T（Arg241Trp）による *ABO*AW.04*，*ABO*A1.02* のミスセンス変異699 C>A（His-233Gln）による *ABO*AW.14* が報告されている[340]．

e）A^{el}アリル

8種類のA^{el}アリルがISBTリストに記載されている[294]．*ABO*AEL.01* では，*ABO*A1.01* の塩基番号798から804までの7つの連続したG配列に1塩基Gが挿入（804dupG）していることにより，269番目からのアミノ酸配列は変化し，37残基のアミノ酸の延長がみられる[305-308,320,321]．こうしたアミノ酸配列の変化と延長によって，A転移酵素活性の著しい低下が起こると考えられる．*ABO*A1.02* についても804dupG変異のある *ABO*AEL.08* が知られている．*ABO*AEL.02* では，*ABO*A1.02* に *ABO*O.01.02* で特徴的にみられる塩基置換（646 T>Aと681 G>A）があり，*ABO*A1.01* とくらべてPro156Leu，Phe216Ileのアミノ酸置換を認める[321]．A^x 遺伝子でみたように，Phe216Ileのアミノ酸置換によって，A転移酵素の活性は劇的に低下するのであろう．*ABO*AEL.01*，*ABO*AEL.08*，*ABO*AEL.02* は日本人にも検出されている．日本人では他に，*ABO*A1.02* にミスセンス変異の448 T>C（Tyr150His），695 T>C（Leu232Pro）をそれぞれ有する2種類のアリルが報告されている[341,342]．

上記の他に，*ABO*AEL.01* と同じ位置で1塩基Gの欠失（804delG）を認める *ABO*AEL.03*，イントロン6の5' スプライス部位に変異（IV6+5 G>A）のある *ABO*AEL.04* が報告されている[343-345]．また，*ABO*A1.02* にミスセンス変異の767 T>C（Ile256Thr）をもつ *ABO*AEL.05*，425 T>C（Met142Thr）を認める *ABO*AEL.06*，さらに *ABO*O.01.02* にみられる塩基置換の681 G>A，771 C>T，829 G>Aを有し，Val277Met（829 G>A）のアミノ酸置換をコードするハイブリッド遺伝子の *ABO*AEL.07* が知られている[346-348]．

なお，血清の抗A活性が低下したO型個体（吸着・解離試験で血球にA抗原を認めない）に *ABO*AEL.02* が多く検出されている（38例中26例）[317]．さらに，父親と娘が同じ遺伝型 *ABO*AEL.02/ABO*O* であるにも関わらず，血清学的検査では父親は A_{el}，娘はO型（血清の抗A活性は低下）の1家系も報告されている[309]．

f）A^m アリル

*ABO*A1.02* に761 C>T（Ala254Val）のミスセンス変異を認める *ABO*AM.01* が日本人家系に，また台湾人家系には *ABO*A1.01* に664G>A（Val222Met）変異を有する *ABO*AM.02* が報告されている[349,350]．しかし，A_m 型に特徴的な赤血球A抗原が顕著に減少し，唾液にはほぼ正常量のA型物質を分泌していることをこの変異によって説明することは難しい．一方，Takahashiらは A_m 型2例について解析した結果，*A* 遺伝子のイントロン1に位置している赤血球特異的エンハンサーの+5.8 kb-site内に23 bpの欠失を同定した[351]．この23 bp内には転写因子RUNX1の認識配列が存在しているため，赤血球特異的エンハンサー機能が失われ，赤血球A抗原のみ減少することが明らかにされた．また，A_mB型では *A* 遺伝子のイントロン1の+5.8 kb-site内にある転写因子GATA-1/2の認識配列内（GATA）に1塩基置換G>C（CATA）が認められた[352]．この塩基置換により，GATA-1/2は+5.8 kb-site内に結合できず，エンハンサー活性が消失すると考えられる．

なお，日本人にみられる主な *A* アリルを表III-11に示した．

3）*B* アリル

a）正常 *B* アリル

B 遺伝子の *ABO*B.01* アリルは，*ABO*A1.01*（コンセンサス配列）に対して7つの塩基に違いがあり（297 A>G，526 C>G，657 C>T，703 G>A，796 C>A，803 G>C，930 G>A），この内526 C>G（Arg176Gly），703 G>A（Gly235Ser），796 C>A（Leu266Met），803 G>C（Gly268Ala）の4カ所でアミノ酸置換が生じることは前述した．日本人では他に4種類のアリルが報告されているものの，いずれも頻度は低い（<1%）．この内の3アリルは，*ABO*B.01* にそれぞれ297 G>A，657 T>C，930 A>Gの塩基置換（同義置換）を有している．残りの1アリルは176番目のアミノ酸がArgで $A^{176}B^{235}B^{266}B^{268}$（ISBTでは *ABO*cisAB.06* として掲載）となり，このアミノ酸置換はB転移酵素活性に影響しないと考えられている[281]．しかし，A^1 遺伝子とのヘテロ接合でA抗原の発現減少（A_2B または A_{int}B）がみられ，正常 *B* 遺伝子とのヘテロ接合で弱いA抗原の発現を認める（A_{el}B または A_xB）ことが報告されている[353]．

b）B^3，B^x，B^{el} アリル

日本人の B_3 型に検出されているミスセンス変異を伴う *B* アリルは少なくとも4種類が知られている：1054 C>TによるArg352Trp（*ABO*B3.01*），547

表Ⅲ-11　日本人にみられる主な*A*アリル

表現型	アリル名	塩基置換	アミノ酸置換
A_1	*ABO*A1.01*	コンセンサス配列	
A_1	*ABO*A1.02*	467C>T	Pro156Leu
A_2	*ABO*A2.02*	1054C>T	Arg352Trp
A_2	*ABO*A2.03*	1054C>G	Arg352Gly
A_2	*ABO*A2.05*	467C>T, 1009A>G	Pro156Leu, Arg337Gly
A_2	*ABO*A2.04*	297A>G, 526C>G, 657C>T, 703G>A, 771C>T, 829G>A	Arg176Gly, Gly235Ser, Val277Met
A_2	*ABO*A2.17*	407C>T, 467C>T	Thr136Met, Pro156Leu
A_2	*ABO*A2.19*	467C>T, 778G>A	Pro156Leu, Glu260Lys
A_3		Intron 1+5893G>A	
A_3		Intron 1+5909A>G	
A_3		Promotor-76G>C	
A_3		Intron 3 (IV3+1G>T)	スプライシング異常
A_3		467C>T, 607G>A	Pro154Leu, Glu203Lys
A_3	*ABO*A3.07*	467C>T, 745C>T	Pro154Leu, Arg249Trp
A_3		467C>T, 950A>T	Pro154Leu, Lys317Met
A_3 (A_3B)	*ABO*AW.10*	784G>A	Asp262Asn
A_x/A_{weak}	*ABO*AW.30.01*	646T>A	Phe216Ile
A_x/A_{weak}	*ABO*AW.30.02*	646T>A, 681G>A	Phe216Ile
A_x/A_{weak}	*ABO*AW.04*	721C>T	Arg241Trp
A_x/A_{weak}	*ABO*AW.14*	467C>T, 699C>A	Pro156Leu, His233Gln
A_m?	*ABO*AM.01*	467C>T, 761C>T	Pro156Leu, Ala254Val
A_m		Intron 1 +5888G>C	
A_m		Intron1 23 bp del	
A_{el}	*ABO*AEL.01*	804dupG	Phe269 フレームシフト
A_{el}	*ABO*AEL.02*	467C>T, 646T>A, 681G>A	Pro156Leu, Phe216Ile
A_{el}	*ABO*AEL.08*	467C>T, 804dupG	Pro156Leu, Phe269 フレームシフト
A_{el}		467C>T, 448T>C	Pro156Leu, Try150His
A_{el}		467C>T, 695T>C	Pro156Leu, Leu232Pro
B(A)	*ABO*O.09.01*	646T>A, 681G>A, 771C>T, 829G>A	Phe216Ile, Val277Met
B(A)	*ABO*O.09.02*	297A>G, 646T>A, 681G>A, 771C>T, 829G>A	Phe216Ile, Val277Met

G>AによるAsp183Asn（*ABO*B3.06*），410 C>TによるAla137Val（*ABO*B3.07*），278 C>TによるPro93Leu（*ABO*BW.12*）[309,327,354]．一方，A_3型と同様にコード領域に変異のないB_3型では，イントロン1のRUNX1認識配列内および近傍にそれぞれC>T（+5904）またはC>T（+5914）の1塩基置換があり，エンハンサー機能の低下がみられる[355,356]．イントロン1内の変異とは別に，プロモーター領域に位置する翻訳開始点の上流68番目に1塩基置換（−68 G>T），上流77番目に1塩基置換（−77 C>G），上流18番（−18）の塩基から35番目（−35）の塩基までの18 bpが欠失した3種類のアリルが日本人に報告されている[333,334,357]．

日本人に検出されているB^x遺伝子としては*ABO*B.01*にミスセンス変異を伴う3種類のアリルが知られている: 363 T>GによるPhe121Leu，721 C>TによるArg241Trp（*ABO*BW.03*），646 T>AによるPhe216Ile（*ABO*B3.02*）[358,359]．ISBTのアリル表には30余りがBweakとして記載されているが，その多くはB_x型に分類できるかもしれない[79]．

B^{el}遺伝子としては，*ABO*B.01*にミスセンス変異を伴う4種類のアリルが日本人にみつかっている: 563 G>AによるArg188His，641 T>GによるMet214Arg（*ABO*BEL.01*），669 G>TによるGlu223Asp（*ABO*BEL.02*），871 G>AによるAsp291Asn（*ABO*BW.01*）[321,360]．これらのアミノ

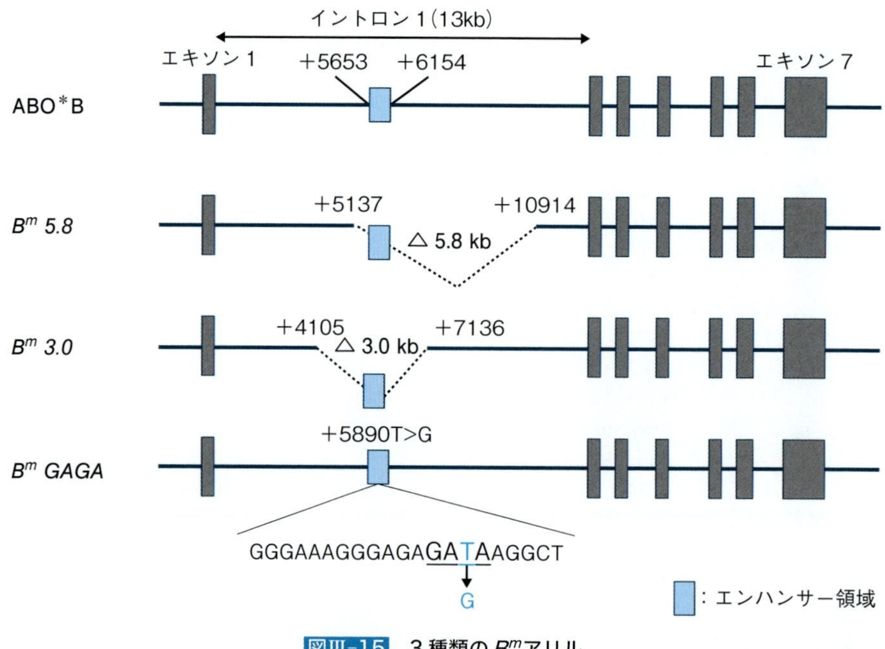

図III-15　3種類のB^mアリル

酸置換よって酵素活性の著しい低下が起こると推定される．ISBTリストには5種類のB^{el}アリルが掲載されている[294]．

c）B^mアリル

日本人のABO亜型の約半数を占めるB_m型は*B*遺伝子のコード領域に変異は認められず，長い間その原因については謎のままであった．B_m型は，赤血球でのB抗原の発現は減少しているが，分泌型では正常量に近いB型物質が唾液中に存在するという特徴を有している．このため，細胞特異的な発現機序に原因解明の手掛かりがあると推測されていた．小湊らの研究グループによってB_m型の特性の原因が分子レベルで明らかにされた．

*ABO*遺伝子周辺には複数のDNase I高感受性部位が存在し，エンハンサー候補としてあげられていた．エンハンサーは遺伝子の転写を促進し，特定のエンハンサー配列は細胞に特異的である．*ABO*遺伝子周辺の約35 kbに存在する6カ所のDNase I高感受性部位について転写活性を調べた結果，翻訳開始点下流5.8 kbのイントロン1内に転写活性領域（+5.8 kb-site）がみいだされた．この+5.8 kb-siteの転写活性は胃癌細胞など赤血球系細胞以外の組織細胞ではみられず，赤血球系細胞に特異的であったことから，赤血球特異的エンハンサーであると考えられた[289]．また，赤血球特異的転写因子のGATA1/2およびRUNX1が+5.8 kb-siteに結合することも明らかにされた[351,361]．

B_m型およびAB_m型112例についてイントロン1内の+5.8 kb周辺をPCR増幅して検討したところ，111例に+5.8 kb-siteを含む約5.8 kbの欠失が認められた 図III-15[289]．一方，正常ABO型では約5.8 kbの欠失（B^m*5.8*）は検出されず，B^m*5.8*アリルはB_m型に特異的であると推測された．欠失のないB_m型1例には，+5.8 kb-site内の転写因子GATA認識配列に1塩基置換（+5890 T>G）が存在した（B^m*+5890 T>G*） 図III-15．この1塩基置換によってGATA1/2転写因子は+5.8 kb-siteへの結合ができず，エンハンサー機能が消失することが明らかにされた[361]．さらに，イントロン1内の+5.8 kb-siteを含む約3.0 kbの欠失をもつB^mアリル（B^m*3.0*）もみつかっている 図III-15[362]．B_m型の原因として3種類のB^mアリル（B^m*5.8*，B^m*3.0*，B^m*+5890 T>G*）が発見されているが，いずれのアリルもエンハンサー機能のある+5.8 kb-siteに異常を認めることから，赤血球系細胞での*B*遺伝子の転写低下によりB転移酵素の産生が減少し，B抗原の正常な発現が

JCOPY 498-01913

表III-12 日本人にみられる主な*B*アリル

表現型	アリル名	塩基置換	アミノ酸置換
B	*ABO*B.01*	コンセンサス配列	
B		297G>A	
B		657T>C	
B		930A>G	
B?	*ABO*cisAB.06*	526G>C	Gly176Arg（$A^{176}B^{235}B^{266}B^{268}$）
B_3	*ABO*BW.12*	278C>T	Pro93Leu
B_3	*ABO*B3.01*	1054C>T	Arg352Trp
B_3	*ABO*B3.07*	410C>T	Ala137Val
B_3	*ABO*B3.06*	547G>A	Asp183Asn
B_3		promotor−18_−35 del	
B_3		promotor−77C>G	
B_3		promotor−68G>T	
B_x		363T>G	Phe121Leu
B_x	*ABO*B3.02*	646T>A	Phe216Ile
B_x	*ABO*BW.03*	721C>T	Arg241Trp
B_m		Intron1 5.8 kb del	
B_m		Intron1 3.0 kb del	
B_m		Intron1+5890T>G	
B_{el}		563G>A	Arg188His
B_{el}	*ABO*BEL.01*	641T>G	Met214Arg
B_{el}	*ABO*BEL.02*	669G>T	Glu223Asp
B_{el}	*ABO*BW.01*	871G>A	Asp291Asn

妨げられると推測される．このことは，B_m型（B^m*3.0*）の末梢血由来のCD34$^+$細胞を用いた赤血球への分化培養実験で確認された[291]．なお，日本人献血者のB_m型888例，AB_m型415例（合計1,303例）のB^m遺伝子解析では，1,300例（99.8%）がB^m*5.8*アリルを保有していた[363]．

なお，日本人にみられる主な*B*アリルを表III-12に示した．

4）*B(A)*アリル，*cis AB*アリル

a）*B(A)*アリル 表III-13

*B(A)*アリルとして6種類が知られている．*ABO*BA.01*および*ABO*BA.03*（両者は異なる同義置換をもつ）は，$B^{176}A^{235}B^{266}B^{268}$（A/B間で異なる4カ所の特異アミノ酸），*ABO*BA.06*は$B^{176}B^{235}B^{266}A^{268}$のアミノ酸配置をもつB(A)転移酵素をコードする[335,344,364]．なお，*ABO*BA.06*は*ABO*cisAB.05*としてもISBTアリル表に掲載されている[294]．*ABO*BA.01*はHeLa細胞での発現実験ではB活性のみが認められたものであるが，この実験系ではごく微量のA活性は検出できなかったと考えられる．*ABO*BA.02*, *ABO*BA.04*, *ABO*BA.05*では，A/B間で異なる4カ所の特異アミノ酸はB由来（$B^{176}B^{235}B^{266}B^{268}$）で，それぞれPro234Ala（700 C>A），Met214Val（640 A>G），Met214Thr（641 T>C）のアミノ酸置換を認める[365,366]．日本人に*ABO*BA.03*および*ABO*BA.04*が検出されているが，頻度は低い．

これに対して，前述した*A*遺伝子の変異である*ABO*O.09.01*や*ABO*AEL.02*をもつ個体の血球も*B*遺伝子とのヘテロ接合で血清学的にはB(A)と判定される[309]．わが国でB(A)と判定される例のほとんどが*ABO*O.09.01*や*ABO*AEL.02*に由来する表III-11．

b）*cis AB*アリル

既知の*cisAB*アリルについては表III-13に載せた．典型的なcisABではA糖転移酵素あるいはB糖転移酵素の特異性を決定するのに重要な266および268番目の位置にアミノ酸置換がみられる．*ABO*cisAB.01*（*AAAB*）および*ABO*cisAB.04*（*AABA*）

表III-13　AおよびB転移活性をもつ糖転移酵素: *cisAB*, *B(A)* アリルのアミノ酸置換

表現型*		アリル名	アミノ酸 176	214	234	235	266	268	A/B 特異アミノ酸	文献
A_1		*ABO*A1.01*	Arg	Met	Pro	Gly	Leu	Gly	$A^{176}A^{235}A^{266}A^{268}$	
B		*ABO*B.01*	Gly	Met	Pro	Ser	Met	Ala	BBBB	
cisAB	A_2B_3	*ABO*cisAB.01*	Arg	Met	Pro	Gly	Leu	Ala	AAAB	368
cisAB	A_2B_w	*ABO*cisAB.02*	Gly	Met	Pro	Ser	Leu	Ala	BBAB	370
cisAB	A_2B	*ABO*cisAB.03*	Gly	Met	Ser	Ser	Met	Ala	BBBB	375
cisAB	A_2B	*ABO*cisAB.04*	Arg	Met	Pro	Gly	Met	Gly	AABA	369
cisAB		*ABO*cisAB.05*	Gly	Met	Pro	Ser	Met	Gly	BBBA	364
cisAB		*ABO*cisAB.06*	Arg	Met	Pro	Ser	Met	Ala	ABBB	294, 353
cisAB	A_2B		Gly	Met	Pro	Ser	Val	Ala	BB^B	373, 374
B(A)		*ABO*BA.01&03***	Gly	Met	Pro	Gly	Met	Ala	BABB	335
B(A)		*ABO*BA.02*	Gly	Met	Ala	Ser	Met	Ala	BBBB	366
B(A)		*ABO*BA.04*	Gly	Val	Pro	Ser	Met	Ala	BBBB	365
B(A)		*ABO*BA.05*	Gly	Thr	Pro	Ser	Met	Ala	BBBB	365

*: *O* 遺伝子とのヘテロ接合，**: 同義置換による違い

は，*ABO*A1.02* にそれぞれ 803 G>C(Gly268Ala)，796 C>A（Leu266Met）の変異があり B 特異的アミノ酸に置換している[367-369]．*ABO*cisAB.02*（*BBAB*）および *ABO*cisAB.05*（*BBBA*）は，*ABO*B.01* にそれぞれ 796 A>C(Met266Leu)，803 C>G(Ala268Gly）の変異があり A 特異的アミノ酸への置換がみられる[364,370,371]．なお，*ABO*cisAB.05* は *ABO*BA.06* としても報告されているが，血清学的にみて cisAB が適切と思われる[79,372]．上記以外では，*ABO*B.01* に Met266Val のアミノ酸置換をもつ *cisAB*（*Met266Val*）アリル[373,374]，*ABO*B.01* に Pro234Ser のアミノ酸置換を認める *ABO*cicAB.03* が報告されている[375]．cisAB（Met266Val）型の場合，*O* 遺伝子とのヘテロ接合では A_2B と判定され，*B* 遺伝子とのヘテロ接合では A_3B と判定される[373]．Met266Val あるいは Pro234Ser のアミノ酸置換によって UDP-Gal との結合に乱れが生じ，Gal よりもサイズの大きい GalNAc が糖転移酵素の活性中心に入り込みやすくなるのではないかと推測される[376]．B アリルで述べたように，*ABO*cisAB.06* は B(A) に類似した特徴をもっていると思われる．

日本人の *cisAB* アリルのほとんどは *ABO*cisAB.01* であるが，稀に *ABO*cisAB.02*，*ABO*cisAB.04*，*ABO*cisAB.05*，*cisAB*（*Met266Val*）もみられる．*cisAB* 遺伝子の成因については，突然変異または組み換えが推定されている．

14 *H*, *Se*(Secretor), *Le*(Lewis)遺伝子

α1,2 FT（α1,2-fucosyltransferase）をコードする遺伝子には 2 種類あり，1 つは *H* 遺伝子（*FUT1*），もう 1 つは *Se*（Secretor）遺伝子（*FUT2*）である．*H* 遺伝子（*FUT1*）は，糖受容体として主に 2 型糖鎖，*Se* 遺伝子（*FUT2*）は主に 1 型糖鎖に作用する．*FUT1* と *FUT2* は塩基配列で約 70％一致し，第 19 染色体の長腕（19q13.3）にあって密に連鎖しており，*FUT1* をテロメア側にして互いに 35 kb 離れている[377,378]．*FUT1* は 4 つのエキソンからなり，H 糖転移酵素はエキソン 4 にコードされている[379] **図III-16**．一方，*FUT2* は 2 つのエキソンで構成され，Se 糖転移酵素はエキソン 2 にコードされている[380] **図III-16**．*FUT1* は造血組織で，*FUT2* は唾液腺など分泌組織で主に発現する[381]．*Le*(Lewis) 遺伝子（*FUT3*）は，1 型，2 型糖鎖（1 型>2 型糖鎖）の両者に作用する α1,3/4FT（α1,3/4 fucosyltransferase）をコードし，第 19 染色体の短腕（19p13.3）に位置している．*FUT3* は 3 つのエキソンからなり，糖転移酵素はエキソン 3 にコードされる[382] **図III-16**．

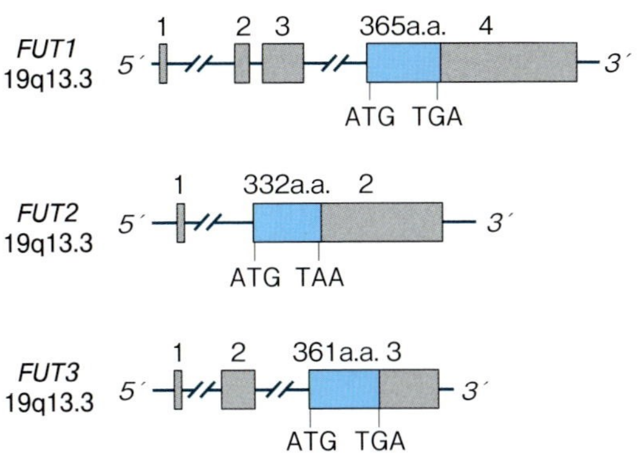

図III-16 *H* 遺伝子（*FUT1*），*Se* 遺伝子（*FUT2*），*Le* 遺伝子（*FUT3*）の構造

■ a．*H* 遺伝子（*FUT1*）

1990 年に Lowe らのグループは，H 転移酵素の精製が困難であったことから，発現クローニング法により *H* 遺伝子（*FUT1*）を分離した[383-385]．つまり，ヒト上皮癌細胞 A431 のゲノム DNA をマウス L 細胞に導入し，H 抗原を発現している細胞群をモノクローナル抗 H によるパニング法で集めた．H 抗原陽性細胞群の DNA を再度 L 細胞に導入し，同じ操作を繰り返した．こうして得た H 抗原陽性細胞群に共通してみられる EcoRI による断片をプローブにして cDNA ライブラリーをスクリーニングし，α1,2 FT をコードする遺伝子をクローニングした．cDNA から推定された 365 残基のアミノ酸配列から，細胞質側に N 末端（8 アミノ酸残基），1 個の疎水性領域（17 アミノ酸残基），長い C 末端側（340 アミノ酸残基）をもつ分子量約 41 kDa の II 型膜蛋白であることが予測された．

Bombay（Oh）型，para-Bombay 型に関与する *h* アリルは多様性に富んでおり，*FUT1* のミスセンス変異，ナンセンス変異，1-5 塩基の欠失，塩基の挿入などが報告されているが，ミスセンス変異によるものが多くを占めている．これらについては 表III-14-1，表III-14-2 を参照していただきたい．変異に従って H 転移酵素の機能が完全に失活したり，酵素活性の著しい低下がもたらされたりする．*FUT1* には Ala12Val の多型がみられ，このアミノ酸置換は膜貫通領域に位置し，H 転移酵素活性に影響しないと考えられている．ISBT では Ala12 または Val12 をもつアリルをそれぞれ *FUT1.01*，*FUT1.02* と表記している[294]．*FUT1* と *FUT2* の遺伝子座は密に連鎖しているため分離されることは少なく，特定の組み合わせで一緒に受け継がれる．たとえば，日本人の Oh 型にみられるナンセンス変異をもつ *FUT1*01N.08* と Se^{w}，para-Bombay の *FUT1*01W.14* と *Se* などがある[386]．不活性型 *h* と *Se* をもつ個体では血清中に強い抗 H を保有することはない．

■ b．*Se*（*FUT2*）遺伝子

1995 年に Rouquier らによって，*Se* 遺伝子（*FUT2*）が *H* 遺伝子 cDNA をプローブにして，第 19 染色体コスミドライブラリーからクロスハイブリダイゼーション法により分離された[387]．このとき，2 つの遺伝子（*Sec1* と *FUT2*）が分離されたが，*Sec1* は読み枠の中に終止コドンをもっており，偽遺伝子であることが明らかにされた．*Sec1* と *FUT2* は 12 kb 離れており，両遺伝子間で塩基配列の 80％以上が一致する[388]．*Sec1*，*FUT2*，*FUT1* の 3 遺伝子は配列相同性が高く，*Sec1-FUT2-FUT1* の遺伝子クラスターを形成している．

FUT2 は 332 のアミノ酸残基をコードし，細胞質側に N 末端（3 アミノ酸残基），1 個の疎水性領域（14 アミノ酸残基），長い C 末端領域（315 アミノ酸残基）をもつ II 型膜蛋白であると予測されている[387]．また，N 末端に延長されたアミノ酸を 11 個もつアイソフォーム（アミノ酸数 343 個）の存在も推定されている[388]．*FUT1* の塩基配列と 68％が一致する．なお，同義置換の 357 C>T をもつ *Se* アリルが日本人に検出されている．*Se* 遺伝子の不活性型アリルとしては Se^{w} と *se* があり，日本人を含む東アジア系民族やポリネシア人では，ミスセンス変異（385 A>T）による Ile129Phe のアミノ酸置換をコードする Se^{w385}（*FUT2*01W.02.01*）の頻度が高い 表III-15[389-393]．日本人での頻度は 40％程度であるが，白人や黒人には検出されていない．COS 細胞への遺伝子導入実験によると，Se^{w385}による α1,2 FT 活性を免疫学的に検出した結果では *Se* の約 20％，活性そのものを測定した結果では 3％に低下している[391,392]．このことから，*Le* 遺伝子と相互作用した

表III-14-1　H−に関与する不活性 *FUT1* (*h*) アリル

アリル	塩基置換	アミノ酸置換	変異の種類	文献	備考
	35C>T, 359T>C	Ala12Val, Leu120Phe	ミスセンス	425	○
*FUT1*01N.01*	422G>A	Trp141Ter	ナンセンス	426	
*FUT1*01N.02*	461A>G	Tyr154Cys	ミスセンス	419	
*FUT1*01N.03*	462C>A	Tyr154Ter	ナンセンス	424	○
*FUT1*01N.04*	513G>C	Trp171Cys	ミスセンス	419	
*FUT1*01N.05*	538C>T	Gln180Ter	ナンセンス	426	
*FUT1*01N.06*	551_552delAG	Glu184fs	フレームシフト	416, 420	
*FUT1*01N.07*	586C>T	Gln196Ter	ナンセンス	427	
*FUT1*01N.18*	684G>A	Met228Ile	ミスセンス	294	
*FUT1*01N.19*	694T>C	Trp232Arg	ミスセンス	294	
*FUT1*01N.08*	695G>A	Trp232Ter	ナンセンス	386	○
*FUT1*01N.09*	725T>G	Leu242Arg	ミスセンス	417, 418	
*FUT1*01N.20*	768delC	Val257fs	フレームシフト	428	
*FUT1*01N.10*	776T>A	Val259Glu	ミスセンス	419	
*FUT1*01N.11*	785G>A; 786C>A	Ser262Lys	ミスセンス	422	
*FUT1*01N.12*	826C>T	Gln276Ter	ナンセンス	423	
*FUT1*01N.13*	881_882delTT	Phe294fs	フレームシフト	415, 416, 420	
	904_906insAAC	ins Asn	挿入	424	○
*FUT1*01N.14*	944C>T	Ala315Val	ミスセンス	419	
*FUT1*01N.15*	948C>G	Tyr316Ter	ナンセンス	423	
	969_970deCT	323fs	フレームシフト	419	
*FUT1*01N.16*	980A>C	Asn327Thr	ミスセンス	416	
*FUT1*01N.17*	1047G>C	Trp349Cys	ミスセンス	419	
*FUT1*02N.01*	423G>A,	Trp141Ter,	ナンセンス	428	
	392T>C,	Leu131Pro,	ミスセンス	429	
	668-670delACT	Tyr224del	インフレーム欠失	429	

○: 日本人

場合には主にLe^aが合成され，微量だがLe^bも生合成されると考えられている．その結果，近年の市販されている抗体価の高いモノクローナル抗Le^b試薬で赤血球を検査すると，Le(a+b+）に判定されることもある．しかし，Le(a−b+）のLe^b抗原にくらべると被凝集性は低く，血球に検出されるLe^bの強さも個体により異なる．さらに，生合成されるLe^b抗原量はABO型にも影響を受けることから，O型のLe(a+）血球でLe(a+b+）と判定される場合が多い．

完全な不活性型である *se* 遺伝子についてはナンセンス変異として，日本人では571 C>T(Arg191Ter)(*FUT2*01N.04*)，628 C>T（Arg210Ter）(*FUT2* 01N.05*)が検出されているが頻度は低い 表III-15．また，5' 側が偽遺伝子 *Sec1*，3' 側が *Se* である *SEC1-FUT2* 融合（ハイブリッド）遺伝子が日本人の5%程度に検出されている(*FUT2* 0N.03*)[391] 表III-15．日本人以外のナンセンス変異として，428 G>A（Trp143Ter）(*FUT2*01N.02*)，658 C>T（Arg220Ter）(*FUT2*01N.06*)，849 G>A（Trp283Ter）(*FUT2* 01N.12*) などが知られている[378,394-397]．他には，a) 685〜689番目の3塩基（GTG）の欠失，または688〜690番目の3塩基（GTC）の欠失によるVal230の欠損（*FUT2* 01N.09*)[398,399]，b) 1塩基の欠失（778delCによるPro260fs）(*FUT2*01N.11*)[394]，c) エキソン2の欠失（*FUT2* 0N.02*)[400]，などISBTリストには22アリルが記載されている[294]．

■ c．*Le*(*FUT3*)遺伝子

1990年にKukowska-Latalloらによって，*Le* 遺伝子は，ヒト上皮癌細胞A431のcDNAライブラリー

表Ⅲ-14-2 H 抗原の発現減少に関与する *FUT1*（H^{w}）アリル

アリル	塩基置換	アミノ酸置換	文献	備考
	2T>C	Met1Thr	425	○
*FUT1*01W.21*	235G>C	Gly79Arg	430	
*FUT1*02W.01*	269G>T	Gly90Val	294	
*FUT1*01W.01*	293C>T	Thr98Met	431	
*FUT1*01W.02*	328G>A	Ala110Thr	427	
*FUT1*01W.03*	349C>T	His117Tyr	418	
	366-398del33	Val123-Pro133del	432	
*FUT1*02W.02*	371T>G	Phe124Cys	294	
*FUT1*01W.23*	424C>T	Arg142Trp	433	
*FUT1*01W.04*	442G>T	Asp148Tyr	386	○
*FUT1*01W.05.01*	460T>C	Tyr154His	416	
*FUT1*01W.05.02*	460T>C; 1042G>A	Tyr154His; Glu348Lys	386, 414	○
*FUT1*01W.07*	491T>A	Leu164His	423	
*FUT1*01W.08*	522C>A	Phe174Leu	420, 439	
*FUT1*01W.26*	545G>A	Arg182His	294	
*FUT1*01W.24*	649G>T	Val217Phe	428	
*FUT1*01W.29*	655G>C	Val219Leu	434	
*FUT1*01W.09*	658C>T	Arg220Cys	416, 430, 439	
*FUT1*01W.10*	659G>A	Arg220His	421	
*FUT1*01W.11*	661C>T	Arg221Cys	435	
*FUT1*01W.12*	682A>G	Met228Val	436, 437	
*FUT1*02W.03*	682A>G	Met228Val	294	
*FUT1*01W.13*	689A>C	Gln230Pro	426	
*FUT1*01W.14*	721T>C	Tyr241His	386	○
*FUT1*02W.05*	748C>T	Arg250Trp	294	
*FUT1*01W.15*	801G>C	Trp267Cys	415	
*FUT1*01W.16*	801G>T	Trp267Cys	415	
*FUT1*01W.17*	832G>A	Asp278Asn	415	
*FUT1*01W.28*	896A>C	Gln299Pro	438	
*FUT1*01W.18*	903_904insAAC	Asn301_His302insAsn	294	
*FUT1*01W.19*	917C>T	Thr306Ile	426	
*FUT1*01W.27*	958G>A	Gly320Arg	294	
*FUT1*02W.04*	980A>C	Asn327Thr	439	
*FUT1*01W.20*	990delG	Pro331fs	386	○
*FUT1*01W.22*	991C>A	Pro331Thr	440	

○: 日本人

をCOS-1細胞に遺伝子導入した発現クローニング法で分離された[382]．cDNAから推定された361残基のアミノ酸配列から，Le転移酵素は細胞質側にN末端（15アミノ酸残基），疎水性領域（19アミノ酸残基），長いC末端領域（327アミノ酸残基）をもつII型膜蛋白であると予測された．

Le(a−b−) 型に関与する不活性化 *Le*(*le*) アリルは少なくとも37種類が知られている[402]．*le* アリルの90%近くが，2カ所以上にミセンス変異を認める[401,403-405] **表Ⅲ-16**．これらミスセンス変異によるアミノ酸置換によってα1,3/4FTは不活性となる．59 T>Gのミスセンス変異によるLeu20Argのアミノ酸置換をコードする le^{59} 遺伝子をホモ接合にもつ人の血球はLe(a−b−) となるが，このアミノ酸置換は酵素活性のあるC末端領域ではなく膜貫通ドメイン内にある．したがって，酵素活性そのものには何ら変化はないと考えられるが，Golgi膜での固定が不安定なために酵素活性が発揮されないと推定されている[405,406]．一方，$le^{59}le^{59}$ 個体の腸管糖蛋白にはLewis抗原の発現がみられる[406]．

表III-15　日本人の主な *Se*，*Se*ʷ，*se* アリル

アリル	塩基置換	アミノ酸置換	頻度(%)
Se，*FUT2*01*	コンセンサス		13.9
	357C>T	同義置換	40.8
*Se*ʷ，*FUT2*01W.02.01*	385A>T，357C>T	Ile129Phe	40.6
se，*FUT2*0N.03*	*Sec1-Se* 融合遺伝子	偽遺伝子	4.7
se，*FUT2*01N.04*	571C>T，357C>T	Arg191Ter	<1
se，*FUT2*01N.05*	628C>T	Arg210Ter	<1

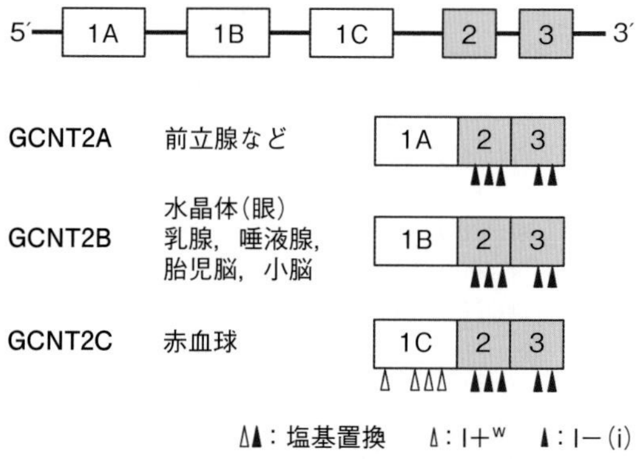

5′ 1A 1B 1C 2 3 3′

GCNT2A　前立腺など　1A 2 3

GCNT2B　水晶体(眼) 乳腺，唾液腺，胎児脳，小脳　1B 2 3

GCNT2C　赤血球　1C 2 3

△▲：塩基置換　△：I+ʷ　▲：I−(i)

図III-17　*I* 遺伝子（*GCNT2*）および遺伝子産物

表III-16　Le(a−b−) に関与する *le* アリルのアミノ酸置換

アリル	アミノ酸番号									頻度 (%)			文献
	20	68	105	149	162	170	223	270	356	日本人	白人	黒人	
Le	Leu	Trp	Thr	Leu	Asp	Gly	Gly	Val	Ile	68.4	67.5	50	
le^{59,508}: 59T>G, 508G>A	Arg	—	—	—	—	Ser	—	—	—	24.8	1	31	401, 403, 405, 406, 441, 443, 444
le^{59,1067}: 59T>G, 1067T>A	Arg	—	—	—	—	—	—	—	Lys	5.8	13	2.5	401, 403, 404, 406, 441, 444
le^{1067}: 1067T>A	—	—	—	—	—	—	—	—	Lys	0.1	0	0.5	403, 404, 442, 444
le^{59}: 59T>G	Arg	—	—	—	—	—	—	—	—	0	0	2	403, 404, 406, 441, 444
le^{202,314}: 202T>C, 314C>T	—	Arg	Met	—	—	—	—	—	—		14	8	403, 441, 443, 444
le^{202}: 202T>C	—	Arg	—	—	—	—	—	—	—		1	1.5	403
le^{59,202,1067}: 59T>G, 202T>C, 1067T>A	Arg	Arg	—	—	—	—	—	—	Lys				441
le^{59,445}: 59T>G, 445G>A	Arg	—	—	Met	—	—	—	—	—				441
le^{202,314,484}: 202T>C, 314C>T, 484G>A	—	Arg	Met	—	Asn	—	—	—	—		0.5	0	403
le^{484,667}: 484G>A, 667G>A	—	—	—	—	Asn	—	Arg	—	—		0	2.5	403
le^{484,667,818}: 484G>A, 667G>A, 808G>A	—	—	—	—	Asn	—	Arg	Met	—		0	2	403

日本人の頻度については文献 401,442)，白人と黒人の頻度については文献 403)より

15 *I* 遺伝子（*GCNT2*）

I 遺伝子（*GCNT2*）は *β*-1,6-N-acetylglucosaminyltransferase（I 転移酵素）をコードする．I 転移酵素は *β*1-6 分枝糖鎖を形成し，i 抗原から I 抗原を合成する酵素で，胎児期に発現する i 抗原の成人期における I 抗原へのスイッチに関与している．I 転移酵素は発現クローニング法で cDNA がクローニングされ，分子量約 46,000 の II 型膜蛋白である[407]．

表III-17 adult i（I−）型に関与する*GCNT2*アリル

アリル	変異			表現型	
	エキソン	塩基置換	アミノ酸置換	I表現型	白内障*
*GCNT2*01W.01*	1C	243T>A	Asn81Lys	$I+^{w}$	−
*GCNT2*01W.02*	1C	505G>A	Ala169Thr	$I+^{w}$	−
*GCNT2*01W.03*	1C	683G>A	Arg228Gln	$I+^{w}$	−
*GCNT2*01N.07*	1C	651delA	Val219fs	$I+^{w}$	−
*GCNT2*01N.08*	2	935G>A	Gly312Asp	I−	+
*GCNT2*01N.05*	2	984G>A	Trp328Ter	I−	+
*GCNT2*02N.01*	1C	816G>C,	Glu272Asp	I−	+
	2	1006G>A	Gly336Arg		
*GCNT2*01N.01*	3	1049G>A	Gly350Glu	I−	+
*GCNT2*01N.02*	3	1154G>A	Arg385His	I−	+

*: ＋白内障発症，−: 白内障発症なし

*GCNT2*は全長100 kb以上にわたって第6染色体（6p24.2）に位置し，5つのエキソンからなる．*GCNT2*のエキソン1には3種類（エキソン1A，エキソン1B，エキソン1C）あり，選択的スプライシングにより，異なるエキソン1と共通するエキソン2およびエキソン3からなる*GCNT2A*，*GCNT2B*，*GCNT2C*の3種類の*I*遺伝子が生じる[40,408]．その結果，3種類のI転移酵素が存在し，これらは組織特異的に発現する 図III-17．

赤血球I抗原の生成には*GCNT2C*が関与する．*GCNT2C*には，コンセンサス配列の*GCNT2C*01*と，エキソン1Cにミスセンス変異816 G>C（Glu-275Asp）を有する*GCNT2*02*の2種類ある．なお，Glu272Aspのアミノ酸置換はI転移酵素活性に影響しない．Yuらにより，先天性白内障を伴う台湾人の成人i型に*GCNT2C*のエキソン3でのミスセンス変異を伴う2種類のアリル*GCNT2*01N.01*（1049 G>AによるGly350Glu），*GCNT2*01N.02*（1154 G>AによるArg385His）と，エキソン1B，1C，エキソン2，エキソン3を欠失した*GCNT2*01N.06*の3種類が検出されている[408,409]．また，Inabaらは日本人i型（先天性白内障を伴う）について，エキソン1Cに816 G>C（Glu272Asp）およびエキソン2に1006 G>A（Gly336Arg）のアミノ酸置換を伴う*GCNT2*02N.01*と，前述した*GCNT2*01N.01*を報告した[40]．他に白内障を伴うアリルとして*GCNT2*01N.05*（エキソン2; 984 G>AによるTrp328Ter），*GCNT2*01N.08*（エキソン2; 935 G>AによるGly312Asp）が報告されている[410,411]．

一方，白内障を伴わないi型では，白内障を伴うi型より赤血球I抗原の発現量がやや多く，$I+^{w}$と表記されることもある．白人のi型（$I+^{w}$）では，エキソン1Cにミスセンス変異を認める*GCNT2*01W.02*（505 G>AによるAla169Thr）と，*GCNT2*01W.03*（683 G>AによるArg228Gln）の2種類のアリルが検出されている[408]．台湾人，日本人の$I+^{w}$ではエキソン1Cに変異を認める*GCNT2*01W.01*（243 T>AによるAsn81Lys）と*GCNT2*01N.07*（651delAによるVal219フレームシフト）がそれぞれ検出されている[412,413]．

I糖鎖は水晶体の透明性維持に重要であると考えられている．*GCNT2C*は赤血球系細胞にのみ発現し，*GCNT2B*は水晶体上皮細胞にのみ発現がみられる．エキソン1C内の変異は，I転移酵素（GCNT2C）の機能障害をもたらし赤血球I抗原の発現は減少するが，*GCNT2B*は正常な状態を保ったままであるため水晶体は何ら影響を受けない．一方，エキソン2あるいはエキソン3での不活性化変異によって，3種類の*GCNT2*産物のすべてが機能を失うため，adult i型となり，白内障を発症する 表III-17．

●文　献

1）Landsteiner K. Zur Kenntnis der antifermentativen, lytischen und agglutinietenden Wirkungen des Blutserums und der Lymphe. Zbl Bakt. 1900; 27: 357–66.

2) Landsteiner K. Uber Agglutinationserscheinungen normalen mensehlichen Blutes. Wien Klin Wochenschr. 1901; 14: 1132-34.（英訳. Landsteiner K. On agglutination of normal human blood. Transfusion. 1961; 1: 5-8.）
3) von Decastello A, Sturli A. Uber die Isoagglulutinie im Serum gesunder und kranker Menschen. Munchen Med Wchnschr. 1902; 49: 1090-5.
4) Garratty G, Dzik PD, Issitt DM, et al. Terminology for blood group antigens and genes—historical origins and guidelines in the new millennium. Transfusion. 2000; 40: 477-89.
5) Landsteiner K. Current comments. JAMA. 1927; 88: 130.
6) Kobata A. Isolation of oligosaccharides from human milk. Methods Enzymol. 1972; 28: 262-71.
7) Lundblad A. Oligosaccharides from human urine. Methods Enzymol. 1978; 50: 226-35.
8) Oriol R. Genetic control of the fucosylation of ABH precursor chains. Evidence for new epistatic interactions in different cells and tissues. J Immunogenet. 1990; 17: 235-45.
9) Hakomori S. Blood group ABH and Ii antigens of human erythrocytes; chemistry, polymorphism, and their developmental change. Semin Hematol. 1981; 18: 39-62.
10) Fukuda M, Dell A, Oates JE, et al. Structure of branched lactosaminoglycan, the carbohydrate moiety of band 3 isolated from adult human erythrocytes. J Biol Chem. 1984; 259: 8260-73.
11) Takasaki S, Yamashita K, Kobata A. The sugar chain structures of ABO blood group active glycoproteins obtained from human erythrocyte membrane. J Biol Chem. 1978; 253: 6086-91.
12) 山川民夫. 赤血球膜糖脂質の生化学. 生化学. 1965; 37: 1-15.
13) 鈴木康夫, 木全弘治（監訳）. スフィンゴ糖脂質. In: 糖鎖生物学 第2版. 東京: 丸善; 2010. p.109-19.
14) Hanfland P, Kordowicz M, Niermann M, et al. Purification and structures of branched blood-group-B-active glycosphingolipids from human erythrocyte membranes. Eur J Biochem. 1984; 145: 531-42.
15) Clausen H, Levery SB, Nudelman E, et al. Repetitive A epitope（type 3 chain A）defined by blood group A-specific monoclonal antibody TH-1: chemical basis of qualitative A_1, and A_2 distinction. Proc Natl Acad Sci USA. 1985; 82: 1199-203.
16) Clausen H, Levery SB, Nudelman E, et al. Novel blood group H glycolipid antigens exclusively expressed in blood group A and AB erythrocytes（type 3 chain H）. I. Isolation and chemical characterization. J Biol Chem. 1986; 261: 1380-7.
17) Schenkel-Brunner H. In: Human Blood Groups: Chemical and Biochemical Basis of Antigen Specificity. 2nd ed. New York: Springer-Verlag Wien; 2000. p.69.
18) Koscielak J, Miller-Podraza H, Krauze R, et al. Isolation and characterization of poly（glycosyl）ceramides（megaloglycolipid）with A, H, and I blood group activities. Eur J Biochem. 1976; 71: 9-18.
19) Svensson L, Rydberg L, de Mattos LC, et al. Blood group A_1 and A_2 revisited: an immunochemical analysis. Vox Sang. 2009; 96: 56-61.
20) Clausen H, Watanabe K, Kaimagi R, et al. Blood group A glycolipid（A^X）with globo-series structure which is specific for blood group A erythrocytes: One of the chemical basis for A_1 and A_2 distinction. Biochem Biophys Res Commun. 1984; 124: 523-9.
21) Kannagi R, Levery S, Hakomori S. Blood group H antigen with globo-series structure. Isolation and characterization from human blood group O erythrocytes. FEBS Lett. 1984; 175: 397-401.
22) Karhi KK, Gahmberg CG. Identification of blood group A-active glycoproteins in the human erythrocyte membrane. Biochem Biophys Acta. 1980; 622: 344-54.
23) Fukuda M, Dell A, Fukuda MN. Structure of fetal lactosaminoglycan. The carbohydrate moiety of band 3 isolated from human umbilical cord erythrocytes. J Biol Chem. 1984; 259: 4782-91.
24) Anstee DJ. Blood group-active surface molecules of the human red blood cell. Vox Sang. 1990; 58: 1-20.
25) Renton PH, Hancock JA. Uptake of A and B antigens by transfused group O erythrocytes. Vox Sang. 1962; 7: 33-8.
26) Tilley CA, Crookston MC, Brown BL, et al. A and B and A_1Le^b substances in glycosphingolipid fractions of human serum. Vox Sang. 1975; 28: 25-33.
27) Oriol R. ABO, Hh, Lewis, and secretion: serology, genetics, and tissue distribution. In: Cartron JP, Rouger P, editors. Blood Cell Biochemistry Vol 6. New York: Plenum Press; 1995. p.36-73.
28) Watkins WM. Blood-group specific substances. In: Gottchalk A, editor. Glycoproteins. Amsterdum: Elsevier; 1966. p.426-515.
29) Kimura H, Kudo T, Nishihara S, et al. Murine monoclonal antibody recognizing human alpha（1,3/1,4）fucosyltransferase. Glycoconjugate J. 1995; 12: 802-12.
30) Graham HA, Hirsch HF, Davies DM. Genetic and

JCOPY 498-01913

immunochemical relationships between soluble and cell-bound antigens of the Lewis system. In: "Human blood groups" Basel: Karger; 1977. p.150-63.

31) Abe K, Mckibbin JM, Hakomori S. The monoclonal antibody derected to difucosylated type 2 chain (Fuc α1→2Galβ1→4 [Fucα1→3] GlcNAc; Y determinant). J Biol Chem. 1983; 258: 11793-7.

32) Clausen H, Mckibbin JM, Hakomori S. Monoclonal antibodies defining blood group A variants with difucosyl type 1 chain (ALe^{b}) and difucosyl type 2 chain (ALe^{y}). Biochemistry. 1985; 24: 6190-4.

33) Chester MA, Watkins WM. α-L-fucosyltransferases in human submaxillary gland and stomach tissues associated with the H, Le^{a} and Le^{b} blood group characters and ABH secretor status. Biochem Biophys Res Commun. 1969; 34: 835-42.

34) Grollman EF, Kobata K, Ginburg V. An enzymatic basis for Lewis blood types in man. J Clin Invest. 1969; 48: 1489-94.

35) Oriol R, Danilovs J, Hawkins BR. A new genetic model proposing that the *Se* gene is a structural gene closely linked to the gene. Am J Hum Genet. 1981; 33: 421-31.

36) Schachter H, Michaels MA, Tilley CA, et al. Quaritative differences in the N-acety-D-galactosamyltransferases produced by human A^1 and A^2 genes. Proc Natl Acad Sci USA. 1973; 70: 220-4.

37) Poretz RD, Watkins WM. Galactosyltransferases in human submaxillary glands and stomach mucosa associated with the biosynthesis of blood group B specific glycoproteins. Eur J Biochem. 1972; 5: 455-62.

38) Renkonen O. Enzymatic in vitro synthesis of I-branches of mammalian polylactosamines: generation of scaffolds for multiple selectin-binding saccharide determinants. Cell Mol Life Sci. 2000; 57: 1423-39.

39) Cooling L. Polylactosamines, there's more than meets the "Ii": A review of the I system. Immunohematology. 2010; 26: 133-55.

40) Inaba N, Hiruma T, Togayachi A, et al. A novel I-branching {beta} -1,6-N-acetylglucosaminyltransferase involved in the human blood group I antigen expression. Blood. 2003; 101: 2870-76.

41) Mourant AE, Kopec AC, Domaniewska K. In: The Distribution of Human Blood Groups and other polymorphisms. London: Oxford University Press; 1976.

42) Schiff E. Unber den serologischen Nachweis der Blut-gruppeneigenschaft O. Klin Wschr. 1927; 6: 303-4.

43) 宮崎捨吉．人同種血球凝集現象より見たる動物血の性状（第 13 報）―蛙血，鯉血，鰻血清中の O 血球に対する型特異性凝集力に就いて．長崎医大法医業報．1930; 2: 542-53.

44) Morgan WTJ, Watkins WM. The detection of a product of the blood group O gene and the relationship of the so-called O substance to the agglutinates A and B. Brit J Exp Path. 1948; 29: 159-73.

45) Bhende YM, Deshpande CK, Bhatia HM, et al. A "new" blood group character related to the ABO system. Lancet. 1952; 1: 903-4.

46) Cazal P, Lalaurie M. Recherches sur queloques phytoagglutinies specifiques des groupes sanguins ABO. Acta Haemat. 1952; 8: 73-80.

47) 亀崎豊実，梶井英治，池本卯典．蔓茘枝種子のレクチン活性．日輸血会誌．1989; 35: 200.

48) Schiff E Sasaki H. Der Ausscheidungstypus. Ein auf serologischen wege nachweisbares Merkmal. Klin Wschr. 1932; 11: 1426-9.

49) Koda Y, Soejima M, Liu Y, et al. Molecular basis for secretor type α1,2-fucosyltransferase gene deficiency in a Japanese population: a fusion gene generated by unequal crossover responsible for the enzyme deficiency. Am J Hum Genet. 1996; 59: 343-50.

50) Kudo I, Iwasaki H, Nishihara S, et al. Molecular genetic analysis of the human Lewis histo-blood groups system. Ⅱ. Secretor gene inactivation by a novel missense mutation A385T in Japanese nonsecretor individuals. J Biol Chem. 1996; 271: 9830-7.

51) 白戸（堀越）東子，武田直和．ノロウイルスと血液型抗原．ウイルス．2007; 57: 181-90.

52) Lindesmith L, Moe C, Marionneau S, et al. Human susceptibility and resistance to Norwalk virus infection. Nat Med. 2003; 9: 548-53.

53) Hu L, Crawford SE, Czako R, et al. Cell attachment protein VP8*of a human rotavirus specifically interacts with A-type histo-blood group antigen. Nature. 2012; 485: 256-9.

54) Yoshida A, Davey Hamilton HB. Imbalance of blood group A subtypes and the existence of superreactive B* gene in Japanese in Hiroshima and Nagasaki. Am J Hum Genet. 1988; 43: 422-8.

55) Ogasawara K, Yabe R, Uchikawa M, et al. Different alleles cause an imbalance in A_2 and A_2B phenotypes of the ABO blood group. Vox Sang. 1998; 74: 242-7.

56) Gillespie EM, Gold ER. Weakening of the B antigen by the presence of A, as shown by reactions with Fomes fomentarius (anti-B) extract. Vox Sang. 1960;

5: 497-502.
57) Hrubisco M, Mergancova O, Prodanov P, et al. Interallelic competetion and complementation in the ABO blood group system. Immunol Commun. 1980; 9: 139-53.
58) Salmon C, Cartron JP. Interactions in AB heterozygotes. In: Greenwalt TJ, Steane EA, editors. CRC Handbook Series in Clinical Laboratory Science: Section D. Blood Banking Vol. 1. Cleveland: CRC Press; 1977. p.131-8.
59) Olsson ML, Chester MA. Heterogeneity of the blood group A^x allele: genetic recombination of common alleles can result in the A_x phenotype. Transfus Med. 1998; 8: 231-8.
60) 大久保康人. 大阪府赤十字血液センター資料にもとづく血液型の分布—とくに ABO variant とその頻度—. 衛生検査. 1974; 23: 15.
61) Olsson ML, Irshaid NM, Hosseini-Maaf B, et al. Genomic analysis of clinical samples with serologic ABO blood grouping discrepancies: identification of 15 novel A and B subgroup alleles. Blood. 2001; 98: 1585-93.
62) Von Dungern E, Hirszfeld L. Ueber gruppenspezifische Strukturen des Blutes Ⅲ. Z Immungorsch. 1911; 8: 526-62.
63) Landsteiner K, Levine P. On the inheritance and racial distribution of agglutinable properties of human blood. J Immunol. 1930; 18: 87-94.
64) Bird GWG. Relationship of the blood subgroups A_1, A_2 and A_2B to haemagglutinins present in the seeds of *Dolichos biflorus*. Nature. 1952; 170: 674.
65) Lattes L, Cavazzuti A. Sur l'existence d'un troisieme element d'isoagglutination. J Immunol. 1924; 9: 407-25.
66) Mino P. Uber die angebliche Existenz von mehr als zwei Isoagglutininen im menschlichen Blute. Munch Med Wschr. 1924; 71: 1129-30.
67) Boyd WC, Shapleigh E. Antigenic relations of blood group antigens as suggested by tests with lectins. J Immunol. 1954; 73: 226-31.
68) Greenbury CL, Moore DH, Nunn LAC. Reaction of 7S and 19S components of immune rabbit antisera with human group A and AB red cells. Immunology. 1963; 6: 421-33.
69) 小暮正久. A 分解酵素による A_1 および A_2 型血球の A 型抗原決定群の研究. 日輸血会誌. 1970; 17: 75-81.
70) Schachter H, Michaels MA, Tilley CA, et al. Qualitative differences in the N-acetyl-D-galactosamyltransferases produced by human A^1 and A^2 genes. Proc Natl Acad Sci USA. 1973; 70: 220-4.
71) Cartron JP, Badet CM, Mulet C, et al. Study of the α-N-acetylgalactosaminyltransferase in sera and red cell membranes of human A subgroups. J Immunogenetics. 1978; 5: 107-16.
72) Brain R. Subgroups of A in the South African Bantu. Vox Sang. 1966; 11: 686-98.
73) 大久保康人. In: 血液型と輸血検査第 2 版. 東京: 医歯薬出版; 1997. p.17-9.
74) Friedenreich V. Eine bisher unbelcannte Blutgruppeneigenshaft (A_3). Z Immunforsch. 1936; 89: 409-22.
75) Oguchi Y, Kawaguchi T, Suzuta T, et al. The nature of human blood group A_3 erythrocytes. Vox Sang. 1978; 34: 32-9.
76) 佐治博夫, 細井武光, 松本繁之助. 蛍光抗体法による血液型亜型に関する研究. 日輸血会誌. 1968; 15: 162-4.
77) 鈴田達男, 今成晴代, 村沢清栄. A_3 の 1 家系. 日輸血会誌. 1976; 22: 49-50.
78) 大久保康人. A_3 の 1 家系に対する追加. 日輸血会誌. 1976; 22: 50.
79) Daniels G. ABO, H, and Lewis systems. In: Human blood groups. 3rd ed. Oxford: Wiley-Blackwell, 2013. p.11-95.
80) Hult AK, Olsson ML. Many genetically defined ABO subgroups exhibit characteristic flow cytometric patterns. Transfusion. 2010; 50: 308-23.
81) Race PR, Sanger R. Blood Groups in Man. 6th ed. Oxford: Blackwell Scientific Publications; 1975. p.15-33.
82) Fisher W, Hahn F. Uber auffallende Schwache der gruppenspezifischen Reaktionsfahigkeit bei einem Erwachsenen. Z Immunforsch. 1935; 84: 177.
83) Koeckert HL. A study of the mechanism of human isoagglutination. J Immunol. 1920; 5: 529-37.
84) Rosenfield RE. AB hemolytic disease of the newborn: analysis of 1,480 cord blood specimens, with special reference to the direct antiglobulin test and to the role of the group O mother. Blood. 1955; 10: 17-8.
85) Mohn JF, Plunkett RW, Cunningham RK. Agglutination of group A_x erythrocytes by anti-A sera (group B). Vox Sang. 1976; 31: 271-4.
86) 小島健一, 追手　巍, 松倉　寛, 他. A_X の 1 家系. 第 20 回日本輸血学会演説抄録（京都）1972: 24.
87) 山口英夫, 大久保康人, 田中正好, 他. ABO variant B_X と A_X. 日輸血会誌. 1970; 17: 101-2.
88) 伊藤圭一, 小野寺修三, 中島八良. A_X の 1 例. 日輸血会誌. 1977; 23: 19-21.
89) Wiener AS, Gordon EB. A hitherto undescribed human blood group. Br J Haematol. 1956; 3: 305-7.
90) Weiner W, Lewis HBM, Moores P, et al. A gene, y,

modifying the blood group antigen A. Vox Sang. 1957; 2: 25-37.

91) Salmon C, Borin P, Andre R. Le groupe sanguin A_m dans deux generations dune meme famille. Rev Hemat. 1958; 13: 529-37. and Proc. 7th Congr Int Soc Blood Transfus, Basel: Karger, 1959: 709-15.

92) Nakajima H, Hasekura H, Amino A, et al. A case of "weak A" and five cases of "weak B" blood grouping antigens found among the Japanese. Jap J Legal Med. 1966; 19: 408-15.

93) 山口英夫，大久保康人，硲　文雄，他．Modifying gene y によると考えられる A_m型の1家系について．日輸血会誌．1967; 15: 143-4.

94) Sturgeon P, Moore BPL, Weiner W. Notations for two weak A variants: A_{end} and A_{el}. Vox Sang. 1964; 9: 214-5.

95) Reed TE, Moore BPL. A new variant of blood group A. Vox Sang. 1964; 9: 363.

96) 棚町博文．A_{el}型の1家系について．血液事業．1982; 5: 406.

97) Cartron JE, Badet J, Millet C, et al. Study of the (alpha) N-acetylgalactosaminyltransferase in sera and red cell membranes of human A subgroups. J Immunogenet. 1978; 5: 107-16.

98) Mohn JE, Cunningham RK, Pirkola A, et al. An inherited blood group A variant in the Finnish population. I. Basic characteristics. Vox Sang. 1973; 25: 193-211.

99) Boyd WC, Boyd LG. The blood groups in Pakistan. Amer J Phys Anthrop. 1954; 12: 393-404.

100) 北濱睦夫，鈴木　剛，松山　明．特異なB型血球について．日法医誌．1957; 11: 952-6.

101) 鈴木　剛．B型亜型に関する研究，犯罪誌．1958; 24: 1-34.

102) Jakobowicz R, Simmons RT, Whittingham S. A subgroup of group B blood. Vox Sang. 1961; 6: 706-9.

103) Moullec J, Suttan E, Burgada M. Une variante faible de I'agglutinogene de group B. Rev Hamat. 1955; 10: 574-82.

104) Makela O, Makela P. A weak B containing anti-B. Ann Med Exp Fenn. 1955; 33: 33-40.

105) Boorman KE, Zeitlin RA. Bv-A subgoup of B which lacks part of the normal human B antigen. Vox Sang. 1964; 9: 278-88.

106) Ruoslahti E, Ehnholm C, Makela O. A weak B blood group (Bv) in a Finnish family. Vox Sang. 1967; 13: 511-5.

107) Bennett MH, Bromley A, Giles CM, et al. A blood group B gene with variable expression. Vox Sang. 1962; 7: 579-84.

108) Zelenski SK, Litsenberger B, Aster RH. A new variant of blood group B. Vox Sang. 1974; 26: 189-93.

109) Yamaguchi H, Okubo Y, Fanaka M. A rare blood B_x analogous to A_x in a Japanese family. Proc Japan Acad. 1970; 46: 446-9.

110) Alter AA, Rosenfield RE. B_x, a subtype of B. Blood. 1964; 23: 600-4.

111) 小暮正久．Modifying gene の作用によると考えられる B_m型の一家系について．日輸血会誌．1970; 17: 82-7.

112) 国行昌頼，池本卯典．B_m因子をもつ家系について．日輸血会誌．1964; 10: 74-6.

113) Marsh WL, Nichols ME, Oyen R, et al. Inherited mosaisism affecting the ABO blood groups. Transfusion. 1975; 15: 589-95.

114) Furuhata T, Kitahama M, Nozawa T. A family study of the so-called blood group chimera. Proc Japan Acad. 1959; 35: 55-7.

115) 北濱睦夫．血液型モザイックの2家系について．信州医学誌．1965; 19: 114-21.

116) 小暮正久．A型とB型との血液型モザイックの一例．日輸血誌．1976; 22: 47-8.

117) 生田貞義，小川泰子，早川善郎．血液モザイックの1例について．日法医誌．1965; 19: 114-21.

118) 岸紘一郎，古川　研．強さの異なるB型混合血球をもつ家族例について．北関東医学．1977; 27: 61-8.

119) Ogita Z, Kikkawa H, Yamamoto K, et al. Erythrocyte antigen mosaicism in a Japanese family. Jpn J Hum Genet. 1969; 13: 264-71.

120) Bird GWG, Wingham J, Watkins, et al. Inherited mosaicism within the ABO blood group system. J Immunogenet. 1978; 5: 215-9.

121) 坂本昌子，他．B_{mos}と考えられる1例．血液事業．1981; 4: 196.

122) 藤井美和子，他．献血者より検出された A_{mos}の1例．血液事業．1983; 6: 305.

123) Beck ML, Yates AD, Hardman J, et al. Identification of a subset of group B donors reactive with monoclonal anti-A reagent. Am J Clin Pathol. 1989; 57: 142-6.

124) 稲葉洋行，坊池義浩，荒木延夫，他．ある種の抗A血清と反応するB型の一例について．血液事業．1991; 14: 147.

125) Yates AD, Watkins WM. The biosyntesis of blood group B determinants by the blood group A gene specified (alpha)-3-N-acetyl-D-galactosaminyltransferase. Biochem Biophys Res Commun. 1982; 109: 958-65.

126) 都築陽子，谷川美佳子，滝田かおる，他．ある種の抗Aと反応するB型について．日輸血会誌．1994; 40:

410.

127) Voak D, Sonnerborn H, Yates A. The A_1(B) phenomenon: a monoclonal anti-B (BS-85) demonstrates low level of B determinants on A_1 red cells. Transfus Med. 1992; 2: 119-27.

128) Seyfried N, Walewska L, Wervlinka B. Unusual inheritance of ABO group in a family with weak B antigens. Vox Sang. 1964; 9: 268-77.

129) Yamaguchi H, Okubo Y, Hazama F. An A_2B_3 phenotype blood showing atypical mode of inheritance. Proc Jpn Acad. 1965; 41: 316-20.

130) Yamaguchi H, Okubo Y, Hazama E. Another Japanese blood A_2B_3 blood group family with the propositus having O group father. Proc Jpn Acad. 1966; 42: 516-20.

131) Yamaguchi H. A review of cisAB blood. Jpn J Human Genet. 1973; 18: 1-9.

132) 李　悦子，瀧本朋美，尾崎修治，他．フローサイトメトリー法による cisA_2B_3型 15 例の A，B 抗原量解析．日本輸血細胞治療学会誌．2012; 58: 448-55.

133) 北濱睦夫，池本卯典，向山明孝．A_mB_m型の 1 家系について．日輸血会誌．1974; 20: 30-1.

134) Yamaguchi H, Okubo Y, Tanaka M. An ABO variant most unusual both in serological findings and in mode of inheritance. Jpn J Human Genet. 1975; 20: 295-6.

135) Klein HG, Anstee DJ. ABO, H, LE, P1PK, GLOB, I, FORS blood group systems. In: Mollison's blood transfusion in clinical medicine. 12th ed. Oxford: Weiley-Blackwell; 2014, p.118-66.

136) Auf der Maur C, Hodel M, Nydegger UE, et al. Age dependency of ABO histo-blood group antibodies: reexamination of an old dogma. Transfusion. 1993; 33: 915-8.

137) Springer GF. Blood group and Forssman antigenic determinant shared between microbes and mammalian cells. Prog Allergy. 1971; 15: 9-77.

138) Mond JJ, Lees A, Snapper CM. T cell independent type 2. Ann Rev Immunol. 1995; 13: 655-92.

139) Tazawa H, Irei T, Tanaka Y, et al. Blockade of invariant TCR-CD1d interaction specifically inhibits antibody production against blood group A carbohydrates. Blood. 2013; 122: 2582-90.

140) Van Loghem JJ, Dorfmeier H, Van der Hart M. Two A antigens with abnormal serologic properties. Vox Sang. 1957; 2: 16-24.

141) Salmon C. Blood group changes in preleukemic states. Blood Cell. 1976; 2: 211-20.

142) Benson K. Decreased ABH blood group antigen expression associated with preleukemic conditions and acuteleukemia: loss of detectable B, then A antigens in a group AB patient progressing from a myelodysplastic syndrome to leukemia. Immunohematology. 1991; 7: 89-93.

143) 安田純一．ABO 式血液型の A または B 抗原が異常に弱い例について．日輸血会誌．1967; 13: 170-2.

144) 石津日出雄．白血病患者に認められた血液型変異とその考察，日輸血会誌．1970; 16: 81-3.

145) 西村要子，松尾裕子，島村直子，他．白血病による血液型変異の 2 症例．衛生検査．1983; 32: 838-42.

146) 浅井隆善，伊藤道博，脇田　久，他．白血病に伴う血液型変異と血液型糖転移酵素活性．日輸血会誌．1988; 34: 502-12.

147) 長峰誠一郎，高橋昌子，藤井常宏．赤血球の A 抗原，B 抗原が変異した急性骨髄性白血病の 1 症例．日輸血会誌．2006; 52: 298.

148) 眞嘉眞園枝，伊藤正隆，宮下博之，他．ABO 血液型検査オモテ試験において mixed-field を示した症例．日本輸血細胞治療学会誌．2007; 53: 249.

149) 佐藤由佳，鈴木博子，神野洋彰．夜間帯に血液型判定の抗原減弱を見落とした一例．日本輸血細胞治療学会誌．2008; 54: 200.

150) 高橋道範，坂口良典，筒井自子，他．慢性血液疾患から急性転化した急性白血病の発症に一致して ABO 血液型抗原量の減弱をみた 1 例．日本輸血細胞治療学会誌．2015; 61: 279.

151) Crookston MC. Anomalous ABO, H and Ii phenotypes in disease. In: Garratty G editor. Blood group antigens and disease. Arlington VA: AABB; 1983. p.67-84.

152) Bianco T, Farmer BJ, Sage RE, et al. Loss of red cell A, B, and H antigens is frequent in myeloid malignancies. Blood. 2001; 97: 3633-9.

153) 佐藤英洋，安江静香，内海真紀，他．赤血球 A・B 抗原減弱血液疾患における I 抗原発現低下: フローサイトメトリー法による血液型鑑別の可能性．日本輸血細胞治療学会誌．2013; 59: 457-61.

154) Renton PH, Stratton E, Gunson HH, et al. Red cells of all four ABO groups in a case of leukemia. Br Med J. 1962; i: 294-7.

155) 上原広幸，中村晃英，反町真由美．B 抗原減弱を認めた骨髄異形成症候群の一例．日本輸血細胞治療学会誌．2014; 60: 323.

156) Bianco-Miotto T, Damian J, Hussey TK, et al. DNA methylation of the ABO promoter underlies loss of ABO allelic expression in a significant proportion of leukemic patients. PLoS One. 2009; 4: e4788.

157) Kahn A, Vroclans M, Hakim J, et al. Differences in the two different red cell populations in erythroleukemia. Lancet. 1971; ii: 933.

JCOPY 498-01913

158) Cameron C, Graham F, Dunsford I, et al. Aquisition of a B-like antigen by red blood cells. Br Med J. 1959; ii: 29-32.
159) 神白和正，山本千春，横山昭子，他．Acquired B と考えられる 1 症例．日輸血会誌．1982; 28: 520-2.
160) 菊地正輝，遠藤信義，瀬尾たい子，他．AB 型患者から検出された acquired B 抗原の症例について．日輸血会誌．1984; 30: 134-6.
161) Stratton E, Renton PH. Aquisition of B-like antigen. Br Med J. 1959; ii: 244.
162) Gerbal A, Ropars C, Gerbal R, et al. Acquired B antigen disappearance by in vitro acetylation associated with A1 activity restoration. Vox Sang. 1976; 31: 64-6.
163) Garratty G, Arndt P, Co A, et al. Fatal hemolytic transfusion reaction resulting from ABO mistyping of a patient with aquired B antigen detectable only by some monoclonal anti-B reagents. Transfusion. 1996; 36: 351-7.
164) Okubo Y, Seno T, Tanaka M, et al. Conversion of group A red cells by deacetylation to ones that react with monoclonal antibodies specific for the acquired B phenotype. Tansfusion. 1994; 34: 456-7.
165) Garratty G, Arndt PA, Noguerol P, et al. Differentiation of post-bone marrow transplant chimerism versus adsorption of A antigen onto transplanted group O RBCs. Transfusion. 1999; 39: 44S.
166) 岸野光司，室井一男，中木陽子，他．ABO 不適合骨髄移植後の赤血球における ABH 抗原型物質の解析．日輸血会誌．2002; 48: 335-41.
167) Hult AK, Dykes JH, Storry JR, et al. A and B antigen levels acquired by group O donor-derived erythrocytes following ABO-non-identical transfusion or minor ABO-incompatible haematopoietic stem cell transplantation. Transfus Med. 2017; 27: 181-91.
168) Franchini M, Mannucci PM. ABO blood group and thrombotic vascular disease. Throm Haemost. 2014; 112: 1103-9.
169) Vasan SK, Rostgaard K, Majeed A, et al. ABO blood group and risk of thromboembolic and arterial disease: a study of 1.5 million blood donors. Circulation. 2016; 133: 1449-57.
170) Rowe JA, Handel IG, Thera MA, et al. Blood group O protects against severe *Plasmodium falciparum* malaria through the mechanism of reduced resetting. Proc Natl Acad Sci USA. 2007; 104: 17471-6.
171) Cserti CM, Dzik WH. The ABO blood group system and *Plasmodium falciparum* malaria. Blood. 2007; 110: 2250-8.
172) Timmann C, Thye T, Vens M, et al. Genome-wide association study indicates two novel resistance loci for severe malaria. Nature. 2012; 489: 443-6.
173) Rowe JA, Opi DH, Williams TN, et al. Blood groups and malaria: fresh insights into pathogenesis and identification of targets for intervention. Curr Opin Hematol. 2009; 16: 480-7.
174) Dunsford I, Bowley CC, Hutchinson AM, et al. A human blood group chimera. Brit Med J. 1953; ii: 81.
175) Ueno S, Matsuzawa S, Kitamura S, et al. Blood group studies on the antigenic structure of human red cells and relation to the so-called secretor and non-secretor with special reference to its heredity. J Immunol. 1956; 82: 385-96.
176) 矢原靖司，佐治博夫，大槻百合恵，他．双生児キメラの 1 例．日輸血会誌．1974; 20: 35-6.
177) Hosoi, T, Yahara S, Kunitomo K, et al. Blood chimeric twins. An example of blood cell chimerism. Vox Sang. 1977; 32: 339-41.
178) Kato T. An example of blood chimeric twins. Proc Jpn Acad. 1978; 54: 125.
179) 菊池正輝．分泌型と非分泌型の双生児キメラ．血液事業．1984; 7: 218.
180) 林　恵美，浅井真理子，大久保伊久子，他．オモテ・ウラ検査不一致にて見つかった血液型キメラの一例．日本輸血細胞治療学会誌．2007; 53: 222.
181) 渡辺隆幸，渡邊百恵，佐藤はるみ，他．血液型キメラを認めた症例．日本輸血細胞治療学会誌．2007; 53: 246.
182) 小林洋子，浦崎芳正，海老田弓枝，他．抗 A，抗 B 血清との反応で部分凝集を認めキメラと考えられた 1 症例．日本輸血細胞治療学会誌．2011; 57: 353.
183) 高橋道範，筒井自子，川合ひろみ，他．A 抗原にのみ chimerism を認めた 1 症例．日本輸血細胞治療学会誌．2012; 58: 316.
184) Gartler SM, Waxman SH, Giblett E. An XX/XY human hermaphrodite resulting from double fertilization. Proc Natl Acad Sci USA. 1962; 48: 332-5.
185) 佐藤千秋，渋谷　温，内野富美子，他．血清 group-specific component 蛋白と頭皮組織内汗腺に mosaicism を立証した先天性母斑児についての免疫遺伝学的検討．日輸血会誌．1993; 39: 614-20.
186) 山岡正暢，稲澤志津子，児玉加代子，他．血液型遺伝子解析によって dispermic chimera と推定された血液型キメラの 1 例．日輸血会誌．2001; 47: 783-90.
187) 玉置達紀，加藤ひとみ，川口浩一，他．真性半陰陽患者に見られた血液型キメラ現象．日輸血会誌．1993; 39: 607-13.
188) 越知則子，脇田充史，尾関一輝，他．性染色体異常を伴う半陰陽に血液型キメラを認めた症例．日輸血会誌．2004; 50: 358.

189) 高橋順子，矢野健一，山下順香，他．抗原の減弱を伴ったdispermic Chimeraと考えられるABO型キメラの一家系．日輸血会誌．2005; 51: 189.

190) Bhende YM, Deshpande CK, Bhatia HM, et al. A "new" blood group character related to the ABO system. Lancet. 1952; 1: 903-4.

191) Levine P, Robinson E, Celano M, et al. Gene interaction, resulting in suppression of blood group substance B. Blood. 1955; 10: 1100-8.

192) Davey RJ, Tourault MA, Holland PV. The clinical significance of anti-H in an individual with the Oh (Bombay) phenotype. Transfusion. 1978; 18: 738-42.

193) 五十嵐朋子，中原美千代，鳥海彩子，他．当院で経験したBombay（Oh）型妊婦の一例．日本輸血細胞治療学会誌．2008; 54: 199.

194) 池松陽子，山口恭子，青木香苗，他．Bombay型妊婦の出産を経験して．日本輸血細胞治療学会誌．2012; 58: 317.

195) Bhatia HM, Sathe MS. Incidence of 'Bombay' (Oh) phenotype and weaker variants of A and B antigen in Bombay (India). Vox Sang. 1974; 27: 524-32.

196) Iseki S, Takizawa H, Takizawa H. Immunological properties of "Bombay" phenotype. Proc Japan Acad. 1970; 46: 803-7.

197) Brunner SH, Chester MA, Watkins WM. α-L-fucosyltransferases in human serum from donors of different ABO, Secretor and Lewis blood group phenotype. EurJ Biochem. 1972; 30: 269-77.

198) Aloysia M, Gelb AG, Fudenberg H, et al. The expected "Bombay" groups Oh^{A1} and Oh^{A2}. Transfusion. 1961; 1: 212-7.

199) Levine P, Uhlir M, White J. Ah, an incomplete suppression of A resembling Oh. Vox Sang. 1961; 6: 561-7.

200) Beranova G, Prodanov P, Hrubisko M, et al. A new variant in the ABO blood group system: Bh. Vox Sang. 1969; 16: 449-56.

201) 小島健一，追手　巍，松倉　寛．A_3hの1例．日輸血会誌．1974; 20: 28-30.

202) 関野みち子，鶴田　稔，大久保康人．Ahの1例．日輸血会誌．1976; 22: 42.

203) 松倉　寛，富田哲夫，山田恵子，他．A_3B_3h型の1例．日輸血会誌．1976; 22: 45.

204) 八木橋健太，常山初江，伊佐和美，他．37℃反応性の抗Hを保有したO型の非分泌型para-Bombay．日本輸血細胞治療学会誌．2014; 60: 324.

205) Solomon JM, Maggoner R, Leyshon WC. A quantitative immunogenetic study of gene suppression involving A1 and H antigens of the erythrocyte without affecting secreted blood group substances. The ABH phenotypes $A_m{}^h$ and $O_m{}^h$. Blood. 1965; 25: 470-85.

206) Kitahama M, Yamaguchi H, Okubo Y, et al. An apparently new B_h-like human blood type. Vox Sang. 1967; 12: 354-60.

207) Hrubisko M, Laluha J, Merganocova S. New variantsin the ABOH blood group system due to interaction of recessive genes controlling the formation of H antigenin erythrocytes: the 'Bombay'-like phenotypes O_{Hm}, $O_{Hm}{}^B$ and $O_{Hm}{}^{AB}$. Vox Sang. 1970; 19: 113-22.

208) Mak KH, Lubenko A, Greenwell P, et al. Serologic characteristics of H-deficient phenotypes among chinese in Hong Kong. Transfusion. 1996; 36: 994-9.

209) 小暮正久，遠山　博，井関尚栄．H活性の弱いA_2型（A_2h）について．日輸血会誌．1968; 15: 161-2.

210) Yamaguchi H, Okubo Y. Co-occurence of $A_m{}^h$, and $B_m{}^h$, blood in Japanese family. Pro Jpn Acad. 1972; 48: 629.

211) 道部　融，横田敏和．ABH-phenotypesが変則であったA_1と思われる1例について．日輸血会誌．1974; 20: 37-8.

212) 横田敏和，近岡志郎，河本泰彦，他．$O_m{}^h$型の1例，日輸血会誌．1976; 22: 46.

213) Hrubisko M. Deficient H phenotypes. Rev Franc Transfus Immuno-Hemat. 1976; 19: 157-74.

214) Mulet C, Cartron JP, Lopez M, et al. ABH glycosyltransferase levels in sera and red cell membranes from H_z and H_m variant bloods. FEBS lets. 1978; 90: 133-8.

215) Storry JR, Pisacka M, Pejchalova A, et al. Heterozygosity for consensus *FUT1* associated with a new ABH phenotype challenging current dogma: H-negative group A or B. Vox Sang. 2010; 99: 379-80.

216) Frydman M, Etzioni A, Eidlitz-Markus T, et al. Rambam-Hasharon syndrome of psychomotor retardation, short stature, defective neutrophil motility, and Bombay phenotype. Am J Med Genet. 1992; 44: 297-302.

217) Schechter Y, Etzioni A, Leven C, et al. A Bombay individual lacking H and Le antigens but expressing normal levels of α2- and α-4-fucosyltransferases. Transfusion. 1995; 35: 773-6.

218) Marquardt T, Brune T, Luhn K, et al. Leukocyte adhesion deficiency Ⅱ syndrome: a generalized defect in fucose metabolism. J Pediatr. 1999; 134: 681-8.

219) Korner C, Linnebank M, Koch HG, et al. Decreased availability of GDP-L-fucosc in a patient with LAD

Ⅱ with normal GDP-D-mannose dehydratase and FX protein activities. J Leukoc Biol. 1999; 66: 95-8.

220) Etziono A, Tonetti M. Leukocyte adhesion deficiency Ⅱ: from A to almost Z. Immunol Rev. 2000; 178: 138-47.

221) Luhn K, Wild MK, Gerardy-Schahn R, et al. The gene defective in leucocyte adhesion deficiency Ⅱ encodesa putative GDP-fucose transporter. Nat Genet. 2001; 28: 69-72.

222) Lubke T, Marquardt T, Etzioni A, et al. Complementation cloning identifies CDG-Ⅱ c, a new type of congenital disorders of glycosylation, as a GDP-fucose transporter deficiency. Nat Genet. 2001; 28: 73-6.

223) Hidalgo A, Ma S, Peired AJ, et al. Insights into leukocyte adhesion deficiency type 2 from a novel mutation in the GDP-fucose transporter gene. Blood. 2003; 101: 1705-12.

224) Helmus Y, Denecke J, Yakubenia S, et al. Leucocyte adhesion deficiency Ⅱ patients with a dual defect of the GDP-fucose transporter. Blood. 2006; 107: 3959-66.

225) Dauber A1, Ercan A, Lee J, et al. Congenital disorder of fucosylation type 2c (LADII) presenting with short stature and developmental delay with minimal adhesion defect. Hum Mol Genet. 2014; 23: 2880-7.

226) Mourant AE. A 'new human blood group antigen of frequent occurrence. Nature. 1946; 158: 237.

227) Andersen PH. Blood group with characteristic phenotypical aspects. Acta Path Microbial Scand. 1948; 24: 616-8.

228) Grubb R, Correlation between Lewis blood group and secretor character in man. Nature. 1948; 162: 933.

229) Sneath JS, Sneath PHA. Transformation of the Lewis groups of human red cells. Nature. 1955; 176: 172.

230) Mollison PL, Polley MJ, Crome P. Temporary suppression of Lewis blood-group antibodies to permit imcomplete transfusion. Lancet. 1963; i: 909-12.

231) Nicholas JW, Jenkins WJ, Marsh WL. Human blood chimeras - a study of surviving twins. Brit Med J. 1957; i: 1458-60.

232) Oriol R, Le Pendu J, Sparkes NM, et al. Insights intothe expression of ABH and Lewis antigens through human bone marrow transplantation. Am J Hum Gent. 1981; 33: 551-60.

233) 八幡義人．赤血球膜の組成分析の始まり: まず膜脂質から．In: 赤血球膜研究史．東京: 医薬ジャーナル; 2007．p.41-7.

234) Hammar L, Mansson S, Rohr T, et al. Lewis phenotype of erythrocytes and Le^{b}-active glycolipid in serum of pregnant women, Vox Sang. 1981; 40: 27-33.

235) Jordal K. The Lewis blood groups in children. Acta Path Microbiol Scand. 1956; 39: 399-406.

236) Cutbush M, Giblett ER, Mollison PL. Demonstration of the phenotype Le(a＋b＋) in infants and in adults. Br J Haematol. 1956; 2: 210-20.

237) Lawler SD, Marshall R. Lewis and Secretor characters in infancy. Vox Sang. 1961; 6: 541-4.

238) Andersen PH, Jordal K. An incomplete agglutinin related to the L-(Lewis) system. Acta Path Microbiol Scand. 1949; 26: 636-8.

239) Jordal H. The Lewis factors Le^{b} and Le^{x} and family series tested by anti-Le^{a}, anti-Le^{b} and anti-Le^{x}. Acta Path Microbiol Scand. 1958; 42: 269-84.

240) Combs MR. Lewis blood group system review. Immunohematology. 2009; 25: 112-8.

241) Höglund P, Rosengren-Lindquist R, Wikman AT. A severe haemolytic transfusion reaction caused by anti-Le(a) active at 37℃. Blood Transfus. 2013; 11: 456-9.

242) Poole J, Daniels G. Blood group antibodies and their significance in transfusion medicine. Transfus Med Rev. 2007; 21: 58-71.

243) 日本輸血細胞治療学会．赤血球型検査（赤血球系検査）ガイドライン（改訂 2 版）; 2016.

244) Carreras Vescio LA, Torres OW, Virgilio OS, et al. Mild hemolytic disease of the newborn due to anti-Lewis^{a}. Vox Sang. 1993; 64: 194-5.

245) Bharucha ZS, Joshi SR, Bhatia HM. Hemolytic disease of the newborn due to anti-Le^{b}. Vox Sang. 1981; 41: 36-9.

246) Seaman MJ, Chalmers DG, Franks D. Siedler: an antibody which reacts with A$_{1}$Le(a－b＋) red cells. Vox Sang. 1968; 15: 25-30.

247) Gundolf F. Anti-A$_{1}$Le^{b} in serum of a person of a blood group A$_{1}$h. Vox Sang. 1973; 25: 411-9.

248) Iseki S, Masaki S, Shibasaki K. Studies on Lewis blood group system. I. Le^{c} blood group factor. Proc Jpn Acad. 1957; 33: 492-7.

249) Gunson NH, Valerie L. An agglutinin in human serum reacting with cells from Le(a－b－) non-secretor individuals. Vox Sang. 1972; 22: 344-53.

250) Potapov MI. Detection of the Lewis antigen system, characteristic of erythrocytes of the secretory group Le(a－b－). Probl Gematol Pereliv Krovi. 1970; 15: 45-9.

251) Wiener AS, Unger U, Cohen L, et al. Type-specific cold auto-antibodies as a cause of acquired hemo-

lytic anemia and hemolytic transfusion reactions – biologictest with bovine red cells. Ann Intern Med. 1956; 44: 221–40.

252) Marsh WL, Jenkins WJ. Anti-i a new cold antibody. Nature. 1960; 188: 753.

253) Marsh WL. Anti-i cold antibody defining the li relationship in human red cells. Br J Haematol. 1961; 7: 200–9.

254) Doinel C, Ropars C, Salmon C. Quantitative and thermodynamic measurements on I and i antigens of human red blood cells. Immunology. 1976; 30: 289–97.

255) Garratty G, Petz L. Immune hemolytic anemia 2nd ed. London; Churchill Livingstone, 2004.

256) Judd WJ. How I manage cold agglutinins. Transfusion. 2006; 46: 324–6.

257) Booth PB, Jenkins WJ, Marsh WL. Anti-I^T – a new antibody of the I blood group system occurring in certain Melanesian sera. Br J Haematol. 1966; 12: 341–4.

258) Leger RM, Loeder F, Dungo MC, et al. Clinical evaluation for lymphoproliferative disease prompted by finding of IgM warm auto anti-I^T in two cases. Immunohematology. 2009; 25: 60–2.

259) Marsh W, Nichols ME, Reid ME. The definition of two I antigen components. Vox Sang. 1971; 20: 209–17.

260) Voak D. Anti-HI, a new cold antibody of the H. O. I. complex. A preliminary report. Scand J Haematol. 1964; 1: 238–9.

261) Tegoli J, Cortez M, Jensen L, et al. A new antibody, anti-ILe^{bH}, specific for a determinant formed by the combined action of the I, Le, Se and H gene products. Vox Sang. 1971; 21: 397–404.

262) Salmon C, Homberg JC, Liberge G, et al. Auto anticorps a s'pecificites, anti-HI, anti-AI, anti-BI, danscertain eluats danemie hemolytique. Revue Fr Etud Clin Boil. 1965; 10: 522–5.

263) Domes C, Ropars C, Salmon C. Anti-I (A+B): An autoantibody detecting an antigenic determinant of I and a common part to A and B. Vox Sang. 1974; 27: 515–23.

264) Bird GWG, Wingham J. Erythrocyte autoantibody with unusual specificity. Vox Sang. 1977; 32: 280–2.

265) Pierce SR, Kowalski MA, Hardman JT, et al. Anti-Hi: more common than previously thought? Joint Congr Int Soc Blood Transfus and Am Assoc Blood Banks. 1990: 79.

266) Issitt PD, Tegoli J, Jackson Y, et al. Anti-IP, antibodiesthat show an association between the I and P blood group systems. Vox Sang. 1974; 27: 515–23.

267) Allen FH, Marsh WL, Jensen L, et al. Anti-IP – An antibody defining another product of interaction between the genes of the I and P blood group systems. Vox Sang. 1974; 27: 442–6.

268) Yamaguchi H, Okubo Y, Tanaka M. A note on possible close linkage between the li locus and congenital cataract locus. Proc Jpn Acad. 1972; 48: 625–8.

269) 横田利治，木工美知子，浜中栄一，他．先天性白内障の合併していなかった成人 i 型の 1 家系．日輸血会誌．1981; 27: 346–7.

270) Marsh WL, Depalma H. Association between the Ii blood group and congenital cataract. Transfusion. 1982; 22: 337–8.

271) Macdonald EB, Douglas R, Harden PA. A Caucasian family with i phenotype and congenital cataracts. Vox Sang. 1983; 44: 322–5.

272) Page PL, Langevin S, Petersen RA, et al. Reduced association between the Ii blood group and congenital cataracts in white patients. Am J Clin Pathol. 1987; 87: 101–2.

273) Lin-Chu M, Broadberry RE, Okubo Y, et al. The i phenotype and congenital cataracts among Chinese in Taiwan. Transfusion. 1991; 31: 676–7.

274) 佐藤博美，松田充俊，小原久美，他．献血者から検出した i 型の家系について．日本輸血細胞治療学会誌．2009; 55: 235.

275) 大久保康人．In: 血液型と輸血検査．第 2 版．東京: 医歯薬出版; 1997．p.106–10.

276) Yamamoto F, Marken J, Tsuji T, et al. Cloning and characterization of DNA complementary to human UDP-GalNAc: Fucα1→2Galα1→α3GalNAc transferase (histo-blood group A transferase) mRNA. J Biol Chem. 1990; 265: 1146–51.

277) Clausen H, White I, Takio K, et al. Isolation to homogeneity and partial characterization of a histo-blood group A defined Fucα1→2Galα1→3-N-acetylgalactosaminyltransferase from human lung tissues. J Biol Chem. 1990; 265: 1139–45.

278) Navaratnam N, Findlay JBC, Keen JN, et al. Purification, properties and partial amino acid sequence of the blood group-A-gene-associated α-3-N-acetyl galactosaminyltransferase from human gut mucosal tissue. Biochem J. 1990; 271: 93–8.

279) Yamamoto K McNeill PD, Hakomori S. Genomic organization of human histo-blood group ABO genes. Glycobiology. 1995; 5: 51–8.

280) Yamamoto F Clausen H, White T, et al. Molecular genetic basis of the histo-blood group ABO system. Nature. 1990; 345: 229–33.

JCOPY 498-01913

281) Yamamoto F, Hakomori S. Sugar nucleotide donor specificity of histo-blood group A and B transferases is based on amino acid substitutions. J Biol Chem. 1990; 265: 19257-62.
282) Kominato Y, Hata Y, Takizawa H, et al. Expression of human histo-blood group ABO genes is dependent upon DNA methylation of the promoter region. J Biol Chem. 1999; 274: 37240-50.
283) Kominato Y, Hata Y, Takizawa H, et al. Alternative promoter identified between a hypermethylated upstream region of repetitive elements and a CpG island in human ABO histo-blood group genes. J Biol Chem. 2002; 277: 37936-48.
284) Kominato Y, Tsuchiya T, Hata N, et al. Transcription of human ABO histo-blood group genes is dependent upon binding of transcription factor CBF/NF-Y to minisatellite sequence. J Biol Chem. 1997; 41: 25890-8.
285) Irshaid NM, Chester MA, Olsson ML. Allele-related variation in minisatellite repeats involved in the transcription of the blood group ABO gene. Transfus Med. 1999; 9: 219-26.
286) Hata Y, Kominato Y, Yamamoto F, et al. Characterization of the human ABO gene promoter in erythroid cell lineage. Vox Sang. 2002; 82: 39-46.
287) Seltsam A, Wagner FF, Grüger D, et al. Weak blood group B phenotypes may be caused by variations in the CCAAT-binding factor/NF-Y enhancer region of the ABO gene. Transfusion. 2007; 47: 2330-5.
288) Hata Y, Kominato Y, Takizawa H, et al. Transcription starting from an alternative promoter leads to the expression of the human ABO histo-blood group antigen. Transfusion. 2003 43: 656-62.
289) Sano R, Nakajima T, Takahashi K, et al. Expression of ABO blood-group genes is dependent upon an erythroid cell-specific regulatory element that is deleted in persons with the B_m phenotype. Blood. 2012; 119: 5301-10.
290) Sano R, Nakajima T, Takahashi Y, et al. epithelial expression of human ABO blood group genes is dependent upon a downstream regulatory element functioning through an epithelial cell-specific transcription Factor, Elf5. J Biol Chem. 2016; 291: 22594-606.
291) Sano R, Nogawa M, Nakajima T, et al. Blood group B gene is barely expressed in in vitro erythroid culture of B_m-derived CD34+ cells without an erythroid cell-specific regulatory element. Vox Sang. 2015; 108: 302-9.
292) Chester MA, Olsson ML. The ABO blood group gene: a locus of considerable genetic diversity. Transfus Med Rev 2001; 15: 177-200.
293) Reid ME, Lomas-Francis C, Olsson ML. Blood group antigen Facts Book. 3rd ed. Waltham, MA: Academic Press, 2012.
294) ISBT. http: //www.isbtweb.org/working-parties/red-cell-immunogenetics-and-blood-group-terminology/
295) Yip SR. Sequence variation at the human ABO locus. Ann Hum Genet. 2002; 66: 1-27
296) Yamamoto F. Morecular genetics of ABO. Vox Sang. 2000; 78 (suppl 2): 91-103.
297) Olsson ML, Chester MA, Frequent occurrence of a variant of gene at the blood group ABO locus. Vox Sang. 1996; 70: 26-30.
298) Yamamoto F, McNeill PD, Yamamoto M, et al. Molecuar genetic analysis of the ABO blood group system: A. another type of O allele. Vox Sang. 1993; 64: 175-8.
299) Amado M, Bennett EP, Carneiro F, et al. Characterization of the histo-blood group O^2 gene and its protein product. Vox Sang. 2000; 79: 219-26.
300) Fukumori Y, Ohnoki S, Shibata H, et al. Suballeles of the ABO blood group system in a Japanese population. Hum Hered. 1996; 46: 85-91.
301) Kang SH, Fukumori Y, Ohnoki S, et al. Distribution of ABO genotypes and allele frequencies in a Korean population. Jpn J Genet. 1997; 42: 331-5.
302) Roubinet F, Kermarree N, Despiau S, et al. Molecular polymorphism of alleles in five populations of deferent ethnic origins. Immunogenetics. 2001; 53: 95-104.
303) Watanabe G, Umetsu K, Yuasa I, et al. Amplified product length polymorphism (APLP): novel strategy for genotyping the ABO blood group. Hum Genet. 1997: 99: 34-7.
304) Yip SP, Yow CMN, Lewis WHP. DNA polymorphism at the ABO locus in the Chinese population of Hong Kong. Hum Hered. 1995; 45: 266-71.
305) Olsson ML, Chester MA. A rapid and simple ABO genotype screening method using a novel B/O^2 versus A/O^2 discriminating nucleotide substitution at the ABO locus. Vox Sang. 1995; 69: 242-7.
306) Pearson SL, Hessner MJ. $A^{1,2}BO^{1,2}$ genotyping by multiplexed allele-specific PCR. Br J Haematol. 1998; 100: 229-34.
307) Gassner G, Schmarda A, Nussbaumer W, et al. ABO glycosyltransferase genotyping by polymerase chain reaction using sequence-specific primers. Blood. 1996; 88: 1852-6.
308) Olsson ML, Chester MA. Evidence for a new types

of *O* allele at the ABO locus, due to a combination of the A^2 nucleotide deletion and the A^{el} nucleotide insertion. Vox Sang. 1996; 71: 113-7.

309) Ogasawara K, Yabe R, Uchikawa M, et al. Recombination and gene conversion-like events may contribute to ABO gene diversity causing various phenotypes. Immunogenetics. 2001; 53: 190-9.

310) Hosseini-Maaf B, Irshaid NM, Hellberg A, et al. New and unusual *O* alleles at the ABO locus are implicated in unexpected blood group phenotypes. Transfusion. 2005; 45: 70-81.

311) Seltsam A, Das Gupta C, Wagner FF, et al. Nondeletional *ABO*O* alleles express weak blood group A phenotypes. Transfusion. 2005; 45: 359-65.

312) Wagner FF, Blasczyk R, Seltsam A. Nondeletional *ABO*O* alleles frequently cause blood donor typing problems. Transfusion. 2005; 45: 1331-4.

313) Yazer MH, Hult AK, Hellberg A, et al. Investigation into A antigen expression on O^2 heterozygous group O-labeled red blood cell units. Transfusion. 2008; 48: 1650-7.

314) Yazer MH, Olsson ML. The O^2 allele: questioning the phenotypic definition of an ABO allele. Immunohematology. 2008; 24: 138-47.

315) Yazer MH, Hosseini-Maaf B, Olsson ML. Blood grouping discrepancies between ABO genotype and phenotype caused by *O* alleles. Curr Opin Hematol. 2008; 15: 618-24.

316) 増野敦子，斎藤昌子，小笠原健一，他．日本人のB(A)にみられるA遺伝子変異(A110，R102の検討)．日本輸血細胞治療学会誌．2011; 57: 351.

317) 國井七絵，常山初江，伊佐和美，他．ウラ検査で抗Aが弱いO型におけるABO遺伝子背景．日本輸血細胞治療学会誌．2015; 61: 363.

318) Ogasawara K, Bannai Y, Saitou N, et al. Extensive polymorphism of ABO blood group gene: three major lineages of the alleles for the common ABO phenotypes. Hum Genet. 1996; 97: 777-83.

319) Nishimukai H, Fukumori Y, Okiura T, et al. Genotyping of the ABO blood group system: analysis of nucleotide posititon 802 by PCR-RFLP and the distribution of ABO genotypes in a German population. Int J Legal Med. 1996; 109: 90-3.

320) Yip SE. Single-tube multiplex PCR-SSCP analysis distinguishes 7 common ABO alleles and readily identifies new alleles. Blood. 2000; 95: 1487-92.

321) Ogasawara K, Yabe R, Uchikawa M, et al. Molecular genetic analysis of variant phenotypes of the ABO blood group system. Blood. 1996; 88: 2732-7.

322) Ogasawara K, Yabe R, Uchikawa M, et al. Different alleles cause an imbalance in A_2 and A_2B phenotypes of the ABO blood group. Vox Sang. 1998; 74: 242-7.

323) 伊藤正一，荻山佳子，黒澤結花，他．A^2遺伝子の血清学的特徴と新たに同定したA^2アリル．日本輸血細胞治療学会誌．2007; 53: 246.

324) 伊藤正一，荻山佳子，黒澤結花，他．A_3型から同定した新たなABO対立遺伝子．日本輸血細胞治療学会誌．2008; 54: 201.

325) Chang CS, Lin KT, Chang JG, et al. Molecular basis of the A_2B in Taiwan. Int J Haematol. 2008; 88: 127-33.

326) Yamamoto F, McNeill PD, Hakomori S. Human histo-blood group A_2 transferase coded by A^2 allele, one of the A subtypes. Is characterized by a single base deletion in the coding sequence, which results in an additional domain at the carboxyl terminal. Biochem Biophys Res Commun. 1992; 187: 366-74.

327) Yamamoto F, McNeill PD, Yamamoto M, et al. Molecular genetic analysis of the ABO blood group system: 1. Weak subgroups: A^3 and B^3 alleles. Vox Sang. 1993; 64: 116-9.

328) Barjas-Castro ML, Carvalho MH, Locatellei MF, et al. Molecular heterogeneity of the A_3 subgroup. Clin Lab Haematol. 2000; 22: 73-8.

329) 平田康司，大熊重則，直木恭子，他．ABO亜型におけるA_3およびA_3Bの遺伝子解析．日輸血会誌．2004; 50: 354.

330) 前島理恵子，藤原孝記，冨山秀和，他．血清学的性状による分類が困難であった稀なA亜型の家系．日本輸血細胞治療学会誌．2016; 62: 560-5.

331) Li L, Yang MH, Chak KF, et al. Three missense mutations, including a novel 860C>T transition, and allelic enhancement phenomenon associated with ABO blood subgroups A in Taiwan. Transfusion. 2007; 47: 1014-21.

332) 伊藤正一，高橋美都保，荻山佳子，他．A遺伝子のイントロン3に同一の新たな変異を認めたA_3型の4例．日本輸血細胞治療学会誌．2013; 59: 281.

333) Takahashi Y, Isa K, Sano R, et al. Presence of nucleotide substitutions in transcriptional regulatory elements such as the erythroid cell-specific enhancer-like element and the ABO promoter in individuals with phenotypes A_3 and B_3, respectively. Vox Sang. 2014; 107: 171-80.

334) Isa K, Yamamuro Y, Ogasawara K, et al. Presence of nucleotide substitutions in the ABO promoter in individuals with phenotypes A_3 and B_3. Vox Sang. 2016; 110: 285-7.

335) Yamamoto F, McNeil PD, Yamamoto M, et al. Molec-

ular genetic analysis of the ABO blood group system. Ⅲ. A^x and $B(A)$ alleles. Vox Sang. 1993; 64: 171-4.
336) Olsson ML, Chester MA. Heterogeneity of the blood group A^x allele; genetic recombination of the commonalleles can result in the A^x phenotype. Transfus Med. 1998; 8: 234-8.
337) Olsson ML, Michalewska B, Hellberg A, et al. A clue to the basis of allelic enhancement: occurrence of the A_x subgroup in the offspring of blood group O parents. Transfus Med. 2005; 15: 435-42.
338) Hult A. K, Olsson M. L. Many genetically defined ABO subgroups exhibit characteristic flow cytometric patterns. Transfusion. 2010; 50: 308-22.
339) Lee HJ, Barry CH, Borisova SN, et al. Structural basis for the inactivity of human blood group O^2 glycotransferase. J Biol Chem. 2005; 280: 525-9.
340) 山口陽平, 玉野奈穂, 和久恵美子, 他. 自動血液検査装置では検出することが難しいABO亜型等の調査. 血液事業. 2017; 40: 384.
341) 古俣　妙, 常山初江, 小笠原健一, 他. 新たな遺伝子変異を有するA_{el}型の2例. 日本輸血細胞治療学会誌. 2007; 53: 223.
342) 小田　晃, 奥田久実子, 辻美佐子, 他. 献血者から検出されたA_{el}型の一家系について. 日本輸血細胞治療学会誌. 2010; 56: 261.
343) Sun CF, Yu LC, Chen DP, et al. Molecular genetic analysis for the A^{el} and A^3 alleles. Transfusion. 2003; 43: 1138-44.
344) Seltsam A, Hallensleben M, Kollmann A, et al. Systematic analysis of the ABO gene diversity within exons 6 and 7 by PCR screening reveals new ABO alleles. Transfusion. 2003; 43: 428-39.
345) Chen DP, Sun CF, Ning HC, et al. Genetic and mechanistic evaluation for the weak A phenotype in A_{el} blood type with IVS6+5 G>A ABO gene mutation. Vox Sang. 2015; 108: 64-71.
346) Wu GG, Yu Q, Su YQ, et al. Novel ABO blood group allele with a 767 T>C substitution in three generations of a Chinese family. Transfusion. 2005; 45: 645-6.
347) Yu Q, Deng ZH, Wu GG, et al. Molecular genetic analysis for a novel A^{el} allele of the ABO blood group system. J Hum Genet. 2005; 50: 671-3.
348) Sun CF, Chen DP, Tseng CP, et al. Identification of a novel A^{1v}-O^{1v} hybrid allele with G829A mutation in a chimeric individual of $A_{el}B_{el}$ phenotype. Transfusion. 2006; 46: 780-9.
349) Asamura H, Ota M, Takayanagi S, et al. Molecular genetic analysis of the A_m phenotype of the ABO blood group system. Vox Sang. 2002; 83: 263-7.
350) Lin M, Hou MI, Twu YC, et al. A novel A allele with 664 G>A mutation identified in a family with the A_m phenotype. Transfusion. 2005; 45: 63-9.
351) Takahashi Y, Isa K, Sano R, et al. Deletion of the RUNX1 binding site in the erythroid cell-specific regulatory element of the ABO gene in two individuals with the A_m phenotype. Vox Sang. 2014; 106: 167-75.
352) Oda A, Isa K, Ogasawara K, et al. A novel mutation of the GATA site in the erythroid cell-specific regulatory element of the ABO gene in a blood donor with the A_mB phenotype. Vox Sang. 2015; 108: 425-7.
353) 奥田久実子, 玄景明, 石井博之, 他. A遺伝子とB遺伝子のキメラ様遺伝（ABBB遺伝子）の血清学的性状. 日輸血会誌. 2006; 52: 228.
354) 西田則子, 平野亜希子, 森山昌彦, 他. 新たな変異型B遺伝子をもつA_1B_3の一家系. 日輸血会誌. 2003; 49: 278.
355) Ying Y, Hong X, Xu, KMa, et al. Novel mutation of RUNX1 site in the erythroid cell specific regulatory element effect the ABO antigen differential expression. Vox Sang. 2017; 112: 26.
356) Tao C, Xiao J, Hu Y, et al. A novel B allele with c. 28+5885C>T substitution in the erythroid cell-specific regulatory element identified in an individual with phenotype B_3. Transfusion. 2017; 57: 1318-9.
357) Isa K, Ogasawara K, Ito S, et al. Mutation of the transcription regulation begins in the ABO gene accounting for A_3 and B_3. Vox Sang. 2014; 107: 186.
358) 斎藤昌子, 増野敦子, 常山初江, 他. B_x型の血清学的特徴と新たな遺伝子変異. 日本輸血細胞治療学会誌. 2012; 58: 288.
359) 平田康司, 杉原珠子, 柿本真木子, 他. 遺伝子突然変異によりABO型B抗原性が減弱したと思われる事例について. 日本輸血細胞治療学会誌. 2013; 59: 280.
360) 丹羽玲子, 片井明子, 林　恵美, 他. オモテ・ウラ不一致で見つかった新たなB変異遺伝子を有する親子例. 日本輸血細胞治療学会誌. 2008; 54: 256.
361) Nakajima T, Sano R, Takahashi Y, et al. Mutation of the GATA site in the erythroid cell-specific regulatory element of the ABO gene in a B_m subgroup individual. Transfusion. 2013; 53: 2917-27.
362) Sano R, Kuboya E, Nakajima T, et al. A 3.0-kb deletion including an erythroid cell-specific regulatory element in intron 1 of the ABO blood group gene in an individual with the B_m phenotype. Vox Sang. 2015; 108: 310-3.

363) Ogasawara K, Miyazaki T, Ito S, et al. The B allele with a 5.8 kb deletion in intron 1 of the ABO gene is the major allele in Japanese individuals with B_m and A_1B_m phenotypes. Vox Sang. 2018; 113: 393-6.
364) Deng ZH, Yu Q, Kiang YL, et al. Characterization of novel B(A)allele with BBBA type at the ABO blood group. J Hum Genet. 2006; 51: 732-6.
365) Deng ZH, Yu Q, Wu GG, et al. Molecular genetic analysis for A_x phenotype of the ABO blood group system in Chinese. Vox Sang. 2005; 89: 251-6.
366) Yu LC, Lee HL, Chan YS, et al. The molecular basis-for the B(A) allele: an amino acid alteration in the human histo-blood group B α-(1,3)-galactosyltransferase increases its intrinsic α-(1,3)-N-acetylgalactosaminyltransferase activity. Biochem Biophys Res Commun. 1999; 262: 487-93.
367) Fukumori Y, Ohnoki S, Yoshimura K, et al. Rapid detection of the *cis-AB* allele consisting of a chimera of normal A and allele consisting of a chimera of normal A and B alleles by PCR-RFLPs. Transfus Med. 1996; 6: 337-44.
368) Yamamoto F, McNell PD, Kominato Y, et al. Molecular genetic analysis of the ABO blood group system. Ⅱ. *cis-AB* alleles. Vox Sang. 1993; 64: 120-3.
369) Tzeng CH, Chen YJ, Lyou JY, et al. A novel *cis-AB* allele derived from a unique 796C>A mutation in exon 7 of ABO gene. Transfusion. 2005; 45: 50-55. Correction; Transfusion. 2005; 45: 1827.
370) Mifsud NA, Watt JM, Condon JA, et al. A novel *cis-AB* variant allele arising from a nucleotide substitution A796C in the B transferase gene. Transfusion. 2000; 40: 1276-7.
371) 奥田久実子，白神多佳子，小野明子，他．本邦２例目となる *cisAB02* 遺伝子をもつシス AB について．日輸血会誌．2005; 51: 249.
372) 石井博之，小野明子，池田通代，他．ABO 血液型における変異型の遺伝子解析．日輸血会誌．2004; 50: 353.
373) 伊藤正一，荻山佳子，高橋美代子，他．B 遺伝子より生じたと考えられる新たなシス AB 遺伝子．日本輸血細胞治療学会誌．2010; 56: 218.
374) Ogasawara K, Tsuneyama H, Uchikawa M, et al. A new *cisAB* allele with 796 A>G (Met266Val) mutation may generate from B allele. Vox Sang. 2010; 99: 334.
375) Roubinet E, Janvier D, Blancher A. A novel *cis-AB* allele derived from a B allele through a single point-mutation. Transfusion. 2002; 42: 239-46.
376) Yazer MH. Olsson ML, Palcic MM. The cis-AB blood group phenotype: fundamental lessons in glycobiology. Transfus Med Rev. 2006; 20: 207-17.
377) Rouquier S, Lowe JB, Kelly RJ, et al. Molecular cloning of a human genomic region containing the H blood group α (1,2) fucosyltransferase gene and two H locus-related DNA restriction fragments: isolation of a candidate gene for the human secretor blood group locus. J Biol Chem. 1995; 270: 4632-9.
378) Kelly RJ, Rouquier S, Giorgi D, et al. Sequence and expression of a candidate for the human (FUT2): homozygosity for an enzyme-inactivating nonsense mutation commonly correlates with the non-secretor phenotype. J Biol Chem. 1995; 270: 4640-49.
379) Koda Y, Soejima M, Kimura H. Structure and expression of H-type GDP-L-fucose: β-D-galactoside 2-α-L-fucosyltransferase gene (FUT1). J Biol Chem. 1997; 272: -5.
380) Koda Y, SoejimaM, Wang B, et al. Structure and expression of the gene encoding 2-α-L-fucosyltransferase (FUT2). Eur J Biochem. 1997; 246: 750-5.
381) Costache M, Cailleau A, Fernandez-Mateos I, et al. Advances in molecular genetics of α-2-and α-3/4-fucosyltransferases. Transfus Clin Biol. 1997; 4: 367-82.
382) Kukowska-Latallo JF, Larsen RD, Nair RP, et al. A cloned human cDNA determines expression of a mouse stage-specific embryonic antigen and the Lewis blood group α (1,3/1,4) fucosyltransferase. Genes Dev. 1990; 4: 1288-303.
383) Ernst LK, Rajan VR Larsen RD, et al. Stable expression of blood group H determinants and GDP-L-fucose: β-D-galactoside 2― αL-fucosyltransferase in mouse cells after transfection with human DNA. J Biol Chem. 1989; 264: 3436-47.
384) Rajan VP, Larsen RD, Ajmera S, et al. A cloned human DNA restriction fragment determines expression of αGDP-L-fucose: β-D-galactoside 2-α-L-fucosyltransferase in transfected cells: evidence for isolation and transfer of the human H blood group locus. J Biol Chem. 1989; 264: 11158-67.
385) Larsen RD, Emst LK, Nair RP, et al. Molecular cloning, sequence, and expression of a human GDP-L-fucose: β-D-galactoside 2-α-L-fucosyltransferase cDNA that can form the H blood group antigen. Proc Natl Acad Sci USA. 1990; 87: 6674-8.
386) Kaneko M, Nishihara S, Shinya N, et al. Wide variety of point mutations in the *H* gene of Bombay and para-Bombay individuals that inactivate H enzyme. Blood. 1997; 90: 839-49.
387) Rouquier S, Lowe JB, Kelly RJ, et al. Molecular clon-

ing of a human genomic region containing the H blood group α (1,2) fucosyitransferasc gene and two H locus-related DNA restriction fragments: isolation of a candidate gene for the human secretor blood group locus. J Biol Chem. 1995; 270: 4632-9.
388) Kelly RJ, Rouquier S, Giorgi D, et al. Sequence and expression of a candidate for the human (FUT2): homozygosity for an enzyme-inactivating non-sense mutation commonly correlates with the non-secretor phenotype. J Biol Chem. 1995; 270: 4640-9.
389) Henry S, Mollicone R, Fernandez P, et al. Molecular-basis for erythrocyte Le (a+b+) and salivary ABH partial secretor phenotypes: expression of a *FUT2* secretor allele with an A→T mutation at nucleotide 385 correlates with reduced α (1,2) fucosyltransferase activity. Glycoconj J. 1996; 13: 985-93.
390) Yu LC, Yang YH, Broadberry RE, et al. Correlation of a missense mutation in the human secretor α1,2-L-fucosyltransferase gene with the Lewis (a+b+) phenotype: a potential molecular basis for the weak secretor allele (Se^{w}). Biochem J. 1995; 312: 329-32.
391) Koda Y, Soejima M, Liu Y, et al. Molecular basis for secretor type α1,2 fucosyltransferase gene deficiency in a Japanese population: a fusion gene generated by unequal crossover responsible for the enzyme deficiency. Am J Hum Genet. 1996; 59: 343-50.
392) Kudo T, Iwasaki H, Nishihara S, et al. Molecular genetic analysis of the human Lewis histo-blood groups system. II. Secretor gene inactivation by a novel missense mutation A385T in Japanese nonsecretor individuals. J Biol Chem. 1996; 271: 9830-7.
393) Henry S, Mollicone R, Fernandez P, et al. Homozygous expression of a missense mutation at nucleotide 385 in the FUT2 gene associates with the Le (a+b+) partial secretor phenotype in an Indonesian family. Biochem Biophys Res Commun. 1996; 219: 675-8.
394) Liu Y, Koda Y, Soejima M, et al. Extensive polymorphism of the *FUT2* gene in an African (Xhosa) population of South Africa. Hum Genet. 1998; 103: 204-10.
395) Peng CT, Tsai CH, Lin TP, et al. Molecular characterization of secretor type α (1,2) fucosyltransferase gene deficiency in the Philippine population. Ann Hematol. 1999; 78: 463-7.
396) Yu LC, Broadberry RE, Yang YH, et al. Heterogeneity of the human secretor α (1,2) fucosyltransferase gene among Lewis (a+b−) non-secretors. Biochem Biophys Res Commun. 1996; 222: 390-4.
397) Liu YH, Koda Y, Soejima M, et al. The fusion gene at the ABO secretor locus (*FUT2*): absence in Chinese populations. J Hum Genet. 1999; 44: 181-4.
398) Yu LC, Lee HL, Chu cc, et al. A newly identified non-secretor allele of the human histo-blood group α (1,2) fucosyltransferase gene (*FUT2*). Vox Sang. 1999; 76: 115-9.
399) Yu LC, Chu CC, Chan YS, et al. Polymorphism and distribution of the Secretor alpha (1,2) fucosyltransferase gene in various Taiwanase populations. Transfusion. 2001; 41: 1279-84.
400) Pang H, Fujitani N, Soejima M, et al. Two distinct Alu-mediated deletions of the human ABO secretor (FUT2) locus in Samoan and Bangladeshi populations. Human Mutat. 2000; 16: 274
401) Nishihara S, Narimatsu H, Iwasaki H, et al. Molecular genetic analysis of the human Lewis histo-blood group system. J Biol Chem. 1994; 269: 29271-8.
402) Cooling L. Carbohydrate blood groups. In: Rossi's principles of transfusion medicine 5th ed. Oxford: Wiley-Blackwell; 2016.
403) Pang H, Liu Y, Koda Y, et al. Five novel missense mutations of the Lewis gene (*FUT3*) in African (Xhosa) and Caucasian populations in South Africa. Hum Genet. 1998; 102: 675-80.
404) Mollicone R, Reguigne l, Kelly RJ, et al. Molecular basis for Lewis α (1,3/1,4)-fucosyltransferase gene deficiency (FUTT3) found in Lewis-negative Indonesian pedigrees. J Biol Chem. 1994; 269: 20987-94.
405) Koda Y, Soejima M, Kirnura H. Detection of G to A missense mutation of Lewis-negative gene by PCR on genomic DNA. Vox Sang. 1994; 67: 327-8.
406) Nishihara S, Hiraga T, Ikehara Y, et al. Molecular behavior of mutant Lewis enzymes in vivo. Glycobiology. 1999; 9: 373-82.
407) Bierhuizen MF, Mattei MG, Fukuda M. Expression of the developmental I antigen by a cloned human cDNA encoding a member of a β1,6-N- acetylglucosaminyltransferase gene family. Gene Dev. 1993; 7: 468-78.
408) Yu LC, Twu YC, Chou ML, et al. The molecular genetics of the human I locus and molecular background explain the partial association of the adult i phenotype with congenital cataracts. Blood. 2003; 101: 2081-8.
409) Yu LC, Twu YC, Chang CY, et al. Molecular basis of the I phenotype and the gene responsible for the expression of the human blood group I antigen. Blood. 2001; 98: 3840-5.
410) Pras E, Raz J, Yahalom V, et al. A nonsense mutation

in the glucosaminyl (Nacetyl) transferase 2 gene (GCNT2): association with autosomal recessive congenital cataracts. Invest Ophthalmol. 2004; 45: 1940-5.

411) Wussuki-Lior O, Abu-Horowitz A, Netzer I, et al. Hematologic biomarkers in childhood cataracts. Mol Vis. 2011; 17: 1011-5.

412) Lin M, Hou MJ, Yu LC, et al. A novel *IgnT* allele responsible for the adult i phenotype. Transfusion. 2006; 46: 1982-7.

413) Onodera T. A new IGNT allele found in the adult i-negative in Japanese without congenital cataracts. Vox Sang. 2011; 101: 262.

414) Wang B, Koda Y, Soejima M, et al. Two missense mutations of H types a (1,2) fucosyltransferase gene (*FUT1*) responsible for para-Bombay phenotype. Vox Sang. 1997; 72: 31-5.

415) Johnson PH, Mak MK, Leong S, et al. Analysis of mutation in the blood group *H* gene in donors with H-deficient phenotypes. Vox Sang. 1994; 67: 25.

416) Yu LC, Yung YH, Broadberry RE, et al. Heterogeneity of the human H blood group α (1,2) fucosyltransferase gene among para-Bombay individuals. Vox Sang. 1997; 72: 36-40.

417) Koda Y, Soejima M, Johnson PH, et al. Missense mutation of *FUT1* and deletion of *FUT2* are responsible for Indian Bombay phenotype of ABO blood group system. Biochem Biophys Res Commun. 1997; 238: 21-5.

418) Fernandez-Mateos P, Cailleau A, Henry S, et al. Point mutations and deletion responsible for the Bombay H_{null} and the Reunion H weak blood groups. Vox Sang. 1998; 75: 37-46.

419) Wagner FF, Flegel WA. Polymorphism of the *h* allele and the population frequency of sporadic nonfunctional alleles. Tansfusion. 1997; 37: 284-90.

420) Yip SP, Chee KY, Chan PY, et al. Molecular genetic analysis of para-Bombay phenotypes in Chinese: a novel non-functional *FUT1* allele is identified. Vox Sang. 2002; 83: 258-62.

421) Sun CF, Lo MD, Lee CH, et al. Novel mutations, including a novel G659A missense mutation, of the *FUT1* gene are responsible for the para-Bombay phenotype. Ann Clin Lab Sci. 2000; 30: 387-90.

422) Wagner T, Vadon M, Staudacher E, et al. A new *h* allele detected in Europe has a missense mutation in a α (1,2)-fucosyltransferase motif Ⅱ. Transfusion. 2001; 41: 31-8.

423) Kelly RJ, Ernst LK, Larsen RD, et al. Molecular basisfor H blood group deficiency in Bombay (Oh) and para-Bombay individuals. Proc Natl Acad Sci USA. 1994; 91: 5843-7.

424) Ogasawara K, Nakata K, Watanabe J, et al. New *FUT1* (H) alleles identified from H-deficient phenotype individuals. Vox Sang. 2000; 78: P004.

425) 宮崎　孔, 石丸　健, 佐藤進一郎, 他. 日本人に検出された新たなH遺伝子. 日輸血会誌. 2002; 48: 140.

426) Storry JR, Johannesson JS, Poole J, et al. Odentification of six new alleles at the *FUT1* and *FUT2* loci in ethnically diverse individuals with Bombay and para-Bombay phenoyupes. Transfusion. 2006; 46: 2149-55.

427) Guo ZH, Xiang D, Zhu ZY, et al. Analysis on *FUT1* and *FUT2* gene of 10 para-Bombay individuals in China. Zhonghua Yi Xue Yi Chuan Xue Za Zhi. 2004; 21: 417-21.

428) Cai XH, Jin S, Liu X, et al. Molecular genetic analysis for the para-Bombay blood group revealing two novel alleles in the *FUT1* gene. Blood Transfus. 2011; 9: 466-8.

429) Zanjani DS, Afzal Aghaee M, Badiei Z, et al. Molecular basis of Bombay phenotype in Mashhad, Iran: identification of a novel *FUT1* deletion. Vox Sang. 2016; 111: 88-92.

430) Xu X, Tao S, Ying Y, et al. A novel *FUT1* allele was identified in a Chinese individual with para-Bombay phenotype. Transfus Med. 2011; 21: 385-93.

431) Yan L, Zhu F, Xu X, et al. Molecular basis for para-Bombay phenotypes in Chinese persons, including a novel nonfunctional *FUT1* allele. Transfusion. 2005; 45: 725-30.

432) Su YG, Wei TL, Yu Q, et al. Molecular genetic analysis of *FUT1* and *FUT2* gene in para-Bombay Chinese: a novel *FUT1* allele is identified. Zhonghua Yi Xue Yi Chuan Xue Za Zhi. 2007; 24: 520-3.

433) Chi Q, Zhang A, Ren B, et al. Genetic analysis of 16 para-Bombay phenotype individuals: a novel non-functional *FUT1* allele and a new evidence of genetic linkage within *FUT1* and *FUT2* gene. Vox Sang. 2011; 101: 108.

434) He Z, Liu F. Two novel α1,2-fucosyltransferase alleles in an H-deficient phenotype individual. Transfus Med Hemother. 2014; 41: 375-9.

435) Samuelsson J, Staples N, Condon J, et al. First example of the para-Bombay phenotype in an Australian proband is encoded by a novel *FUT1* allele. In: Annual meeting of Australian and New Zealand Society for Blood Transfusion, Sydney, Australia, October 2005: 47.

436) Yan LX, Xu XG, Hong XZ, et al. Identification of a

novel *FUT1* allele derived from the alpha-(1,2)-fucosyltransferase gene through a nucleotide substitution 682 A>G. Transfus Med. 2006; 16: 447-9.

437) Tao SD, He YM, Hong XZ, et al. Study on the expression stability of mutation alpha-1,2 fucosyltransferase gene 293C to T and 658C to T in eukaryotic cells. Zhonghua Yi Xue Yi Chuan Xue Za Zhi. 2011; 28: 521-4.

438) Liang W, Xu H, Liu YY, et al. Molecular genetic analysis of para-Bombay phenotype in Chinese persons: a novel *FUT1* allele is identified. Transfusion. 2015; 55: 1588.

439) Chen DP, Tseng CP, Wang WT, et al. Two prevalent *h* alleles in para-Bombay haplotypes among 250,000 Taiwanese. Ann Clin Lab Sci. 2004; 4: 314-8.

440) Matzhold EM, Helmberg W, Wagner T, et al. Identification of 14 new alleles at the fucosyltransferase 1, 2, and 3 loci in Styrian blood donors, Austria. Transfusion. 2009; 49: 2097-108.

441) Orntoft TR, Vestergaard EM, Holmes E, et al. Influence of Lewis αl-3/4 L-fucosyltransferase (*FUT3*) gene mutations on enzyme activity, erythrocyte phenotyping, and circulating tumor marker sialyl-Lewis[a] levels. J Biol Chem. 1996; 271: 32260-8.

442) Liu Y, Koda Y, Soejima M, et al. PCR analysis of Lewis-negative gene mutations and the distribution of Lewis alleles in a Japanese population. J Forensic Sci. 1996; 41: 1018-21.

443) Elmgren A, Boijeson C, Svensson L, et al. DNA sequencing and screening for point mutations in the human Lewis (*FUT3*) gene enables molecular genotyping of the human Lewis blood group system. Vox Sang. 1996; 70: 97-103.

444) Liu YH, Koda Y, Soejima M, et al. Lewis (*FUT3*) genotypes in two different Chinese populations. J Forensic Med. 1999; 44: 82-6.

Ⅲ-A-2 ▶ P1PK 血液型，Globoside(GLOB)血液型，Forssman(FORS)血液型，GLOB コレクション(LKE 抗原)

1 P 血液型の発見と関連抗原

1927 年に Landsteiner と Levine は，ヒト血球を分類できる抗体を作製する目的で，ヒト血球をウサギに免疫し，ABO，MN とは異なる新しい血液型を発見するに至った．彼らは，M，N，O に続くアルファベットから，これを P 血液型（現在の P1PK 血液型）と名付けた[1]．なお，この一連の実験から同時に MN 血液型も発見されている．この新たに見いだした抗体に凝集する血球を P＋型(現在の P1＋)，凝集しない血球を P－型（現在の P1－）とした．その後，抗 P（抗 P1）は P－型（P1－型）のヒト血清や，動物血清中にも見つかることがわかった．

1951 年に Levine らは，癌患者であった Mrs. D. S. J.(Mrs. J.) の血清中に自己血球と Mrs. J.の妹の血球を除き，検査した 3,000 例の血球すべてを溶血する抗体を発見した[2]．当初，Levine はこの抗体を抗 Jay とよんでいた．しかし，Mrs. J. から摘出した胃腺がん細胞で Mrs. J. の抗体が吸収されたことから，これを抗 Tj^a と命名した[2]．T は tumor の頭文字，j は患者の名前（Mrs. J.）に由来する．ほとんどの人は Tj(a＋）型で，Mrs. J. のような Tj(a－）型はきわめて稀であったが，Tj(a－）型のヒトは必ず血清中に抗 Tj^a を保有していた．

1955 年に Sanger は，それまでに報告されていた Tj(a－）型がすべて P－型（P1－）であることに注目した[3]．抗 Tj^a を P－型（P1－）血球で吸収することで，抗 Tj^a は抗 P（抗 P1）と，P＋(P1＋）と P－(P1－）双方の血球と反応する抗体の 2 種類が混在していることを明らかにした．これは，明確ではないにしても P と Tj^a には関係があることを示唆していた．ABO 血液型の A_1（A1＋A＋）と A_2（A1－A＋）になぞらえて，従来の P＋(P1＋）を P_1，P－(P1－）を P_2，Tj(a－）を p と新たに命名し，P 血液型を P_1，P_2 および p の 3 つの表現型に分類した．抗体については，抗 P を抗 P1，抗 Tj^a を抗 P1＋抗 P と改めた．

1959 年に Matson らは，腰部手術を予定していたフィンランド人の Mrs. Myslaiek の血清中に p 型血球と反応しないが，抗 Tj^a とは特異性が異なる抗体を検出した．Myslaiek 夫人の血球は抗 P1 および抗 Tj^a と反応することから，これを P_1^k 型とした[4]．肩付き文字の k は Myslaiek 夫人の旧姓である Kangas に由来する．1957 年，Cameron らは包虫嚢胞液 hydatid cyst fluid が抗 P1 を中和することを発見した[5,6]．この発見によって P 関連抗体を分離・同定しやすくなった．抗 Tj^a は複数の抗体，つまり抗 P1＋P＋P^k であり，P^k 型の血清中の抗体は抗 P であることが明らかにされた．さらに抗 P1 と反応しない P_2^k 型も見つかり[7]，P 血液型は P_1，P_2，さらに P 抗原をもたない非常に稀な P_1^k，P_2^k，p を加えた 5 種類の表現型となった 表Ⅲ-18．

1965 年，輸血歴のないホジキンリンパ腫の患者（黒人男性）に検査した血球のほとんどと反応する抗体が検出された．この抗体は p および P^k 血球と反応しなかったが，P＋血球でも約 2%が反応しなかった．患者の名前から抗 Luke(LKE) と命名された[8]．後に Luke（LKE）抗原は，マウス由来モノクローナル抗体によって特定されていた SSEA-4（stage-specific embryonic antigen-4）と同一であることが示された[9]．

P 血液型の詳細についてはよくわからないままであったが，1974 年に Naiki，Cory らにより P1，P，P^k の糖鎖構造が明らかにされ，これら抗原の関係について大きな進展があった[10,11] 図Ⅲ-18．2000 年には，P 転移酵素（β1,3-N-acetylgalactosaminyltransferase，β3GalNAc-T）[12] および P^k 転移酵素（α1,4-galactosyltransferase，α4Gal-T）[13-15] をコードする遺伝子（遺伝子名は，それぞれ *B3GALNT1*，*A4GALT*）が相次いでクローニングされた．引き続く遺伝子解析によって P^k 型では P 型抗原（Gb_4）の

表Ⅲ-18　P1PK 血液型，GLOB 血液型，GLOB コレクションの表現型と抗体

表現型	血清の抗体	抗体との反応					PX2	頻度（%）		
		P1	P	P^k	$PP1P^k$	LKE		日本人	白人	黒人
P_1（P1＋P＋）	なし	＋	＋	（－）*	＋	＋		31	79	94
P_2（P1－P＋）	ときに抗 P1	－	＋	（－）*	＋	＋		69	21	6
P_1^k（P1＋P－P^k＋）	抗 P＋（抗 PX2）	＋	－	＋	＋	－	－	きわめて稀		
P_2^k（P1－P－P^k＋）	抗 P＋（抗 PX2）	－	－	＋	＋	－	－			
p（P1－P－P^k－）	抗 P1＋P＋P^k	－	－	－	－	－	＋			
LKE＋		＋または－	＋	（－）*	＋	＋		98		
LKE－		＋または－	＋	（＋）**	＋	－		2		

*凝集反応では検出できないが，ごく微量に存在する，**P^k抗原の増加がみられ，抗 P^kと反応するが P^k型に比べて弱い

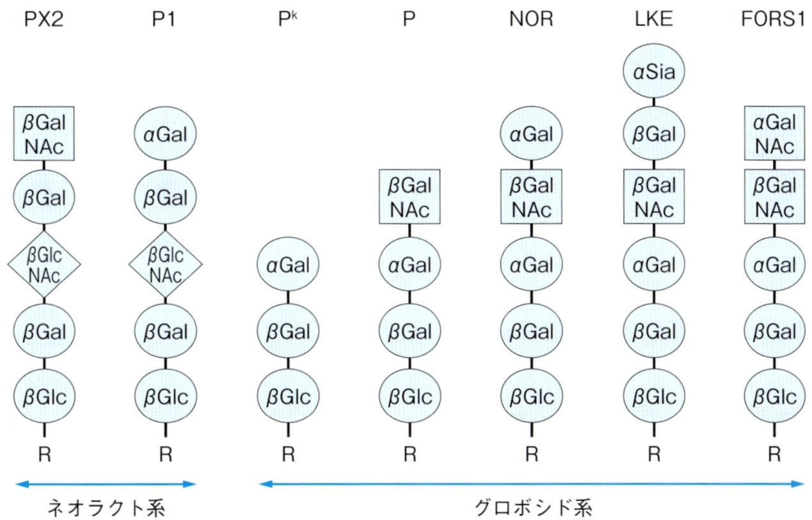

図Ⅲ-18　P1PK，GLOB，FORS 血液型抗原と LKE 抗原

合成に関与する *B3GALNT1*，p 型では P^k抗原（Gb_3）の合成に関与する *A4GALT* それぞれに不活性化変異を認めることが報告された[13,14,16,17]．2003 年，国際輸血学会では，P 抗原（GLOB1）から構成される血液型を Globoside 血液型として血液型システムの 28 番として追加した[18]．一方の P^k抗原については，P1 抗原の生合成に関与する遺伝子との関係が依然として明確でなかったため，この時点では血液型システムに組み込むことが見送られた．

最近になって，*A4GALT* がコードする糖転移酵素は P1 および P^kの両抗原の生合成に関与することが明らかにされた[19,20]．さらに Thuresson らは，*A4GALT* の 1 塩基置換によって P_1と P_2型を区別できることを報告した[21]．国際輸血学会は 2010 年の会合で P1 抗原のみが属していた P 血液型の名称を P1PK 血液型に改名し，P1 および P^k抗原が属することになった[22]．さらに，低頻度抗原として知られていた NOR 抗原は *A4GALT* がコードする α4Gal-T のアミノ酸置換により生合成されることが報告され P1PK 血液型に加わった[23]．一方の Globoside 血液型は P 抗原のみで構成されていたが，X_2糖脂質とよばれていた高頻度抗原の PX2 が Globoside 血液型に属することになった[24]．なお，LKE 抗原については，生合成に関与する遺伝子と遺伝子産物の情報が不十分であることから，コレクションの分類に留まったままである．

Forssman 抗原はさまざまな哺乳動物（イヌ，ヒツジ，ウマ，モルモット，ネズミなど）の赤血球に

表III-19 P1PK 血液型, GLOB 血液型, FORS 血液型, GLOB コレクションの分類と各血液型に属する抗原

血液型 No	血液型名	血液型シンボル	抗原 001	抗原 002	抗原 003	抗原 004	遺伝子名	染色体
003	P1PK	P1PK	P1	…	P^k	NOR	*A4GALT*	22q13.2
028	Globoside	GLOB	P	PX2			*B3GALNT1*	3q25
031	FORS	FORS	FORS1				*GBGT1*	9q34.13-q34.3
コレクション 209		GLOB	LKE					

存在するが，ヒトなどの霊長類の赤血球には発現していない．*GBGT1* 遺伝子がコードする Forssman 合成酵素により Forssman 抗原が生合成されるが，ヒトではこの酵素は不活性化されている．*GBGT1* 遺伝子のミスセンス変異により Forssman 合成酵素が機能を獲得し，低頻度抗原としての FORS1 抗原を発現することが明らかにされ，FORS 血液型として認知されることになった[25]．FORS1 抗原の生合成は P 糖鎖に関係する．

P1PK 血液型，Globoside 血液型，FORS 血液型，LKE 抗原の国際輸血学会による分類と，表現型と抗体との反応はそれぞれ 表III-18 と 表III-19 に示した．

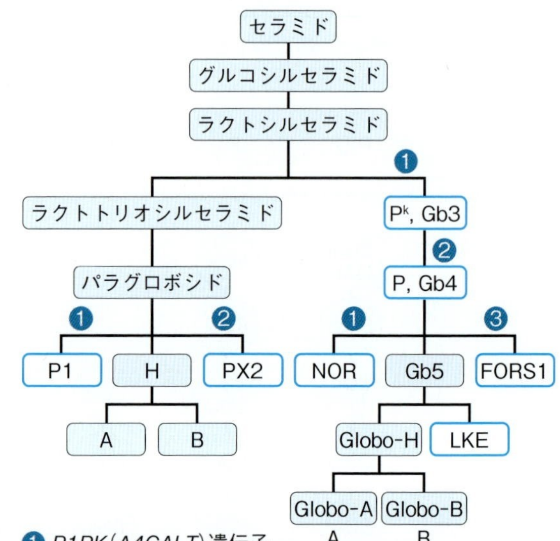

図III-19 P1PK, GLOB, FORS 血液型抗原，LKE 抗原の生合成と遺伝子の関係

2 P1PK 血液型抗原，GLOB 血液型抗原，LKE 抗原の構造と生合成

図III-18，図III-19，表III-20

ABH，Ii，Lewis 抗原と違って，赤血球の P 関連抗原は糖脂質の一群であるスフィンゴ糖脂質（glycosphingolipid: GSL）にのみ発現がみられる．Naiki らは，各型血球ストローマから抽出した糖脂質から P^k，P および P1 抗原活性をもつ糖脂質分画（スフィンゴ糖脂質）を分離し，それぞれの糖鎖構造を決定した[10,26,27] 図III-18，表III-20．

スフィンゴ糖脂質のセラミド部分は，長鎖アミノアルコールのスフィンゴシンと脂肪酸とのアミド結合により構成されている．高等動物では複雑なスフィンゴ糖脂質の一群はグルコシルセラミド glucosylceramide（GlcCer，CMH）から生合成される[28]．さらに，グルコースの C-4 位ヒドロキシル基にガラクトースが β 結合を介して結合し，ラクトシルセラミド lactosylceramide（LacCer，CDH）となる 表III-20．さらに，糖鎖が伸長されると，スフィンゴ糖脂質の命名法の基礎となるコア構造が生じる．P 関連糖鎖で言えば，ネオラクト系列 Galβ1→4GlcNAcβ1→3Galβ1→4Glcβ1-1Cer，グロボ系列 Galα1→4Galβ1→4Glcβ1-1Cer がそれぞれのコア構造である．ネオラクト系列は造血系細胞に共通してみられ，グロボ系列は赤血球膜の主要な中性糖脂質である[28]．

P 関連抗原の生合成には2つの異なる経路があり，両者とも共通の前駆物質であるラクトシルセラミド（LacCer）から始まる 図III-19．1つはグロボ系列で，LacCer に galactose が α1→4 で結合して P^k活性をもつグロボトリオシルセラミド globotriaosylcer-

表III-20　P関連糖鎖構造

GSL	別名	糖鎖構造
グリコシルセラミド（GlcCer）	CMH	Glcβ1-1Cer
ラクトシルセラミド（LacCer）	CDH	Galβ1→4Glcβ1-1Cer
ネオラクト系		
ラクトトリオシルセラミド（Lc3）		GlcNAcβ1→3Galβ1→4Glcβ1-1Cer
nLc4	パラグロボシド	Galβ1→4GlcNAcβ1→3Galβ1→4Glcβ1-1Cer
αGal-nLc4	P1	Galα1→4Galβ1→4GlcNAcβ1→3Galβ1→4Glcβ1-1Cer
GalNAc-nLc4	PX2	GalNAcβ1→3Galβ1→4GlcNAcβ1→3Galβ1→4Glcβ1-1Cer
グロボ系		
P^k，Gb3	P^k，CD77	Galα1→4Galβ1→4Glcβ1-1Cer
P，Gb4	P，グロボシド	GalNAcβ1→3Galα1→4Galβ1→4Glcβ1-1Cer
αGal-Gb4	NOR1	Galα1→4GalNAcβ1→3Galα1→4Galβ1→4Glcβ1-1Cer
	NOR2	Galα1→4GalNAcβ1→3Galα1→4GalNAcβ1→3Galα1→4Galβ1→4Glcβ1-1Cer
Forssman	Forssman	GalNAcα1→3GalNAcβ1→3Galα1→4Galβ1→4Glcβ1-1Cer
Gb5	SSEA3	Galβ1→3GalNAcβ1→3Galα1→4Galβ1→4Glcβ1-1Cer
Fuc-Gb5	Globo-H	Fucα1→2Galβ1→3GalNAcβ1→3Galα1→4Galβ1→4Glcβ1-1Cer
MSGG	LKE，SSEA4	NeuAcα2→3Galβ1→3GalNAcβ1→3Galα1→4Galβ1→4Glcβ1-1Cer

GSL: glycosphingolipid，Cer: ceramide

amide（P^k，Gb3）となる．引き続きP^k糖鎖（Gb3）に N-acetylgalactosamine（GalNAc）がβ1→3で結合してグロボシド globoside（P，Gb4）ができてP活性を示すようになる．このグロボシドの末端 GalNAc にβ-galactose，さらにシアル酸が結合し LKE が合成される．LKE の合成経路とは別に，グロボシド（Gb4）の末端にα1→4 結合で galactose が結合した構造は NOR 活性をもつ．一方，グロボシド(Gb4)の末端にα1→3 結合で GalNAc が結合すると FORS1 活性を示す．2つ目の経路はネオラクト系列で，LacCer から2つの連続した糖転移酵素によってパラグロボシド paragloboside が生合成される．パラグロボシドに galactose がα1→4で結合した構造がP1 活性を示すようになる．また，パラグロボシドに GalNAc がβ1→3で結合すると PX2抗原が作られる．

グロボ系列の生合成過程に関与する糖転移酵素は，図III-19に示したようにラクトシルセラミドからP抗原への生合成過程で，*A4GALT* 支配のα1,4-galactosyltransferase（P1PK 転移酵素，α1,4Gal-T）と *B3GALNT1* 支配のβ1,3-N-acetylgalactosaminyltransferase（P転移酵素，β1,3GalNAc-T）の2種類の転移酵素が関与する．一方のパラグロボシドからP1 抗原が作られる過程ではP^k転移酵素と同じ *A4GALT* 支配のα1,4-galactosyltransferase が作用する．PX2 抗原はパラグロボシドに *B3GALNT1* 支配のP転移酵素が作用して生合成される．

3 P1PK 血液型，GLOB 血液型，LKE 抗原

a．P1（P1PK1）抗原と抗 P1

日本人の P1＋（P_1）型の頻度は白人や黒人に比べ低く，逆に P1－（P_2）型の頻度が高い 表III-18．血球 P1 抗原の強さにはかなり個体差が認められ，P1 発現量が多い血球を P1＋^{S}，少ない血球を P1＋^{w}と表記することがある．新生児の段階では P1 抗原の発現は弱く，7歳ぐらいで成人の強さに適する[29]．

P1－型には血清中に抗 P1 を自然抗体としてもつヒトがいる．抗 P1 のほとんどは IgM 型の低温反応性抗体で体温付近まで反応することは例外的である．酵素処理血球を用いると抗 P1 との反応は増強され，とくに ficin 処理血球では溶血反応がみられることもある．室温で反応する抗 P1 をもつ患者が P1＋血球で免疫刺激を受けて抗体価が上昇するこ

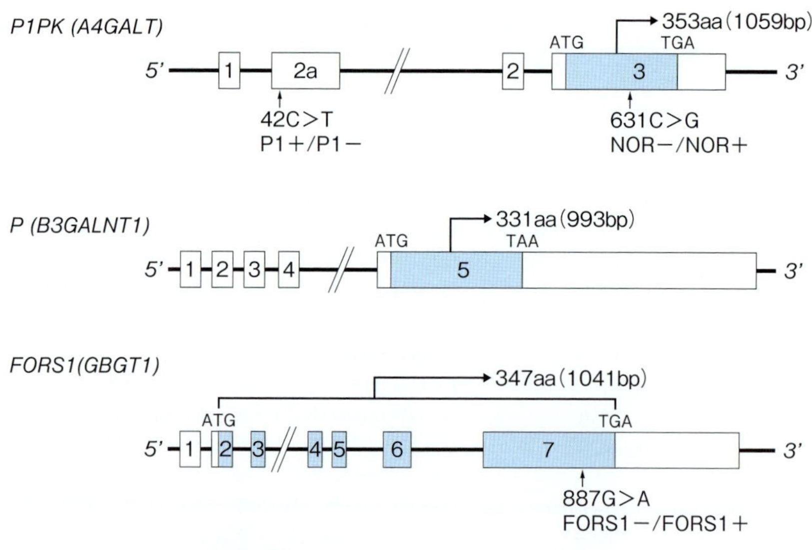

図Ⅲ-20 *P1PK*, *P*, *FORS1* の遺伝子構造

とは滅多にない．特別な症例を除いて，抗P1が検出された患者にP1－血液を準備する必要はなく，抗globulin法で適合する血液を輸血すればよい[30]．また，抗P1が溶血性輸血反応や新生児溶血性疾患の原因抗体となることはない．きわめて稀であるが，試験管内（37℃）で未処理のP1＋血球を溶血させるIgG抗P1が原因で遅延型溶血性輸血反応を認めた症例などが報告されている[30,31]．

In(Lu)型ではP1抗原の発現量が少ない(Lutheran血液型を参照)．In(Lu)型は*KLF*遺伝子の変異によって生じるが，*A4GALT*プロモーター領域での赤血球系転写因子EKLFの結合がP1抗原の発現に影響している可能性がある．

α1,4-galactosyltransferaseをコードする*A4GALT*遺伝子は22番染色体の長腕（22q13.2）に位置し，4つのエキソンより構成されている 図Ⅲ-20．アミノ酸の翻訳領域は4番目のエキソンにあり，353のアミノ酸残基よりなるⅡ型膜貫通蛋白である[13-15]．N結合型糖鎖が2カ所，システイン残基が5つあり，糖転移酵素に共通してみられるDXDモチーフ（アミノ酸192-194番目）をもつ．

p型のヒトにP1陽性が1例も発見されていないことは，大きな謎であった．P^k転移酵素とP1転移酵素は単一の酵素なのか，あるいは2種類の異なる酵素なのかについて，長い間議論されてきた．2000年に*A4GALT*遺伝子がクローニングされたが，コーディング領域にはP_1とP_2で何ら塩基に違いはみられなかった．2010年，*A4GALT*遺伝子産物がP^k抗原だけでなくP1抗原も生合成することが明らかにされた[20]．引き続いて2011年にThuressonらは，*A4GALT*のmRNA転写物にエキソン2aと名付けられた新たなエキソンを発見し，エキソン2aにはP_1とP_2を区別する一塩基置換（42C>T）が存在することを見出した[21]．P_2はすべて42 T/T，一方P_1は42C/Tまたは42C/Cであった．P_1の*A4GALT*転写物は，P_2に比べ30倍ほど多いものの，42C>Tの一塩基置換の作用機序については明らかになっていない．さらに，イントロン1に存在する10種類以上のSNPのうち，P_2と一塩基置換3048 G>Tとの関係も報告されている[32]．いずれにせよ，*A4GALT*エキソン2aのSNP(45C>T)に関するゲノムDNA検査でP_1/P_2型が予測できるようになった．P_1型105例，P_2型195例の日本人献血者について行われたSNP（45C>T）検査では表現型と遺伝型に不一致例は認められていない[33]．また，P^1遺伝子のホモ接合（45C/C）血球はすべて抗P1と強陽性の凝集がみられ，$P1+^s$の反応性を示す．日本人のP^1ホモ接合の頻度は5％前後と推定される．

■ b. NOR 抗原(P1PK4)

低頻度抗原のNORは1982年に報告され，NOR陽性血球には多凝集反応 polyagglutination がみられる[34]．NORの名称は患者が住んでいた米国Virginia州のNortonに由来する．現在まで2家系（アメリカとポーランド)が報告されているのみである[34,35]．NOR陽性血球はABO型が適合する成人血清の約75%と反応し多凝集性を示す．しかし，他の多凝集反応を示す血球と反応する各種レクチンとは陰性である．家系調査によりNOR抗原は遺伝することが示されたことから，NOR抗原による多凝集反応は遺伝性である．抗NORは大半の正常血清にIgMの自然抗体として存在するが，NOR陽性がきわめて稀であるため輸血における臨床的意義については不明である．抗NORとの反応はP1型物質で中和されるが，NOR+血球のP1およびP抗原は正常である[34]．NOR血球膜糖脂質の薄層クロマトによる分析から，末端糖鎖 Galα1→4GalNAcβ を有する新たな2種類のスフィンゴ糖脂質（NOR1とNOR2）が検出された[36,37] 表III-20．抗NORとの反応は3糖鎖 Galα1→4GalNAcβ1→3Gal で中和され，Galα1→4Galとも弱い交差反応性が認められる[38]．

2012年，NOR陽性個体は *A4GALT*（*P1PK* 遺伝子）の酵素活性ドメインのコード領域にミスセンス変異（631C>G, Gln211Glu）のあることが明らかにされた[39]．P1PK酵素の211番目のアミノ酸であるグルタミンがグルタミン酸に置換することによって，糖受容体に対する特異性が広がり，末端のGalのみならず末端のGalNAcにもGalを付加できるようになる．

■ c. PX2 抗原(GLOB2)

高頻度抗原のPX2は，当初は X_2糖脂質とよばれていた[40]．PX2糖鎖はp型赤血球で増加していることが示された[41]．PX2は *B3GALNT1* がコードするP転移酵素の作用によってparaglobosideにβGalNAcが付加されることで作られる[24]．なお，paraglobosideにH転移酵素が作用すればH抗原となり，P1PK転移酵素であればP1抗原となる 図III-19．なお，シアリル化された X_2糖脂質も報告されている[41]．P_1^kまたはP_2^kではP転移酵素は機能していないため，PX2抗原は生合成されない．

P_1^kまたはP_2^k個体の血漿とp型血球で交差試験を行うと，強さは異なるが食塩液法で陽性となる[24]．これは，P_1^kまたはP_2^k個体の血漿には自然抗体として抗Pの他に抗PX2も存在し，p型赤血球での発現が増加したPX2抗原と反応していると考えられる．抗PX2の臨床的意義については明らかにされていないが，抗PX2は主に低温でのみ反応し，体温付近まで反応するものは少ない[24]．

■ d. LKE 抗原

Luke（LKE）抗原は，SSEA-4またはmonosialogalactosylgloboside（MSGG）ともよばれており，1965年に報告された[8]．LKE抗原はP抗原（Globoside）にβGalが付加し，galactosylgloboside（Gb5）となり，引き続きシアル酸が付加されてLKE抗原が生合成される 図III-18，図III-19，表III-20．LKEには3種類の表現型が知られている．すなわち，LKE強陽性，LKE弱陽性，LKE陰性で，白人での頻度は，それぞれ80～90%，10～20%，1～2%である[42]．抗LKEはLKE陰性個体に稀に検出され，6例の報告がある．ほとんどは低抗体価のIgM抗体で，臨床的意義は低い．溶血性輸血反応の原因となった高抗体価の抗LKEの症例がリンパ腫の患者で報告されている[43]．LKE陰性の赤血球ではLKE陽性血球と比較してP^k（Gb3）の発現増加がみられるが，P（Gb4）の発現は減少する[44]．P^kとPの両抗原の発現が顕著に減少したweak P型はLKE陰性となる[43]．LKE陰性赤血球には微量のLKE抗原が存在し（正常対照の10%），LKEが完全に陰性であるLKE_{null}タイプはpまたはP^kのみにみられる[43]．

■ e. P^k(P−P^k+)およびp(P1−P−P^k−)型

P^k型の人の血球には高頻度抗原のP抗原がなく，血清には自然抗体として体温付近まで活性のある強い抗Pをほぼ例外なくもっている．この抗Pは，後述するp型血清とともに，試験管内で血球を溶血させることが特徴である．P血液型抗原の生合成でみたように，P^k型ではP転移酵素（β1,3GalNAc-T）が欠損し作用できないため，P抗原（globoside）の前駆体であるP^k抗原（globotriaosylceramide）が蓄積

表III-21 P_1^k, P_2^kにみられる*P*（*B3GALNT1*）遺伝子変異

塩基置換	エキソン	アミノ酸置換	ISBT アリル名	文献
202C＞T	5	Arg68Ter	*GLOB*01N.01*	17
203delG	5	Arg68 フレームシフト	*GLOB*01N.09*	70
292_293insA	5	Arg98 フレームシフト	*GLOB*01N.02*	71
376G＞A, 598delT	5	Asp126Asn, Ser200 フレームシフト	*GLOB*02N.01*	70
433C＞T	5	Arg145Ter	*GLOB*01N.03*	71
449A＞G	5	Asp150Gly	*GLOB*01N.12*	70
456T＞G	5	Tyr152Ter	*GLOB*01N.11*	70
537_538insA	5	Asp180 フレームシフト	*GLOB*01N.04*	17
648A＞C	5	Arg216Ser	*GLOB*01N.05*	71
797A＞C	5	Glu266Ala	*GLOB*01N.06*	17
811G＞A	5	Gly271Arg	*GLOB*01N.07*	17
959G＞A	5	Trp320Ter	*GLOB*01N.08*	71
全エキソン欠失*		60 kb 欠失		72

*日本人

し，強く発現する．これに対してP抗原は陰性となる．P^k抗原（CD77としても知られている）は当初P^k型にのみ検出される低頻度抗原であると考えられていたが，P_1（P1＋P＋），P_2（P1－P＋）型の血球にも通常の凝集反応では検出しにくいもののごく微量に存在し，高頻度抗原であることが示された[45]．これは，P^kからPへの合成が完全ではなく，P^kのごく一部がPに転換されないままの状態にあると説明されている．モノクローナル抗P^kにより，P＋個体のリンパ球，顆粒球，血小板，単球，その他の組織にもP^k抗原は検出されている[46]．

β1,3-N-acetylgalactosaminyltransferase（β3Gal-NAc-T1）をコードする*B3GALNT1*遺伝子は3番染色体の長腕（3q25）に位置し，5つのエキソンより構成されている 図III-20．アミノ酸の翻訳領域は5番目のエキソンにあり，331のアミノ酸残基よりなるII型膜貫通蛋白である[12]．*B3GALNT1*遺伝子はP^kからPを生合成する糖転移酵素をコードしている．P^k型では*B3GALNT1*遺伝子にさまざまな変異が存在し，転移酵素の機能が失われている．このため，P^k抗原からP抗原への生合成がストップし，末端糖鎖はP^k抗原のままの状態となる．P^k型の原因となる*B3GALNT1*遺伝子の変異については 表III-21 に示した．

p型（P1－P－P^k－型）は高頻度抗原のPおよびP^k抗原が欠損しており，またP1抗原も陰性である．血清には常に強い抗P，抗P^kを自然抗体として保有している．抗P1については分離できるものもあるが，多くのものはP1とP^kの共通構造を認識する交差反応性の抗P1P^kであると考えられている[45]．なお，p型血清13例中1例を除いて全例がIgG分画に抗体活性を認めている[47]．

p型ではP^kおよびP1を生合成するP1PK転移酵素の機能が喪失しており，P1PK転移酵素をコードする*A4GALT*遺伝子にさまざまなnullアリルが報告されている．p型の原因となる*A4GALT*遺伝子のnullアリルについては 表III-22 に示した．なお，*A4GALT*には109G＞A（Met37Val）のミスセンス変異を伴うアリル（*A4GALT*02*）もあるが，機能には何ら影響しない．

日本人でもp型，P_1^k型，P_2^k型の家族例がみつかっている[48-51]．p型とP^k型は近親結婚の家系にも出現しており，大久保らの調査によるとp型では23家系中13家系に近親結婚がみられたという[52]．p型が女性であれば，妊娠半ばにも至らないで流産を繰り返す症例が多い[53]．ただし，正常に子供が生まれている症例もある[52,54,55]．胎盤にはPとP^k抗原が強く発現しているが，胎生12～17週の胎児からの糖脂質分画にはこれらの抗原がほとんど発現されていないことから，早期流産を繰り返すp型母親の抗体は胎

JCOPY 498-01913

表III-22　p（P1−P−Pk−）型にみられる *A4GALT* 変異

塩基置換†	エキソン	アミノ酸置換	ISBT アリル名	由来	文献
−20.8 kb 5'del	1，2a 欠失		*A4GALT*N.01*		73
−25.6 kb 5'del	1，2a 欠失		*A4GALT*N.02*		73
−32.8 kb 5'del	1，2a 欠失		*A4GALT*N.03*		73
68dupT	3	Phe24 フレームシフト	*A4GALT*02N.01*		71
201dupC	3	Thr68 フレームシフト	*A4GALT*01N.21*		70
241_243delTTC, 903C>G	3	Phe81del	*A4GALT*01N.01.01*		74
241_243delTTC	3	Phe81del	*A4GALT*01N.01.02*	○	74，75
287G>A	3	Cys96Tyr	*A4GALT*01N.02*		71
290C>T	3	Ser97Leu	*A4GALT*02N.02*		74
299C>T, 903C>G	3	Ser100Leu	*A4GALT*01N.03.01*		76
299C>T	3	Ser100Leu	*A4GALT*01N.03.02*		76
301delG	3	Ala101 フレームシフト	*A4GALT*01N.04*		77
367T>C, 547_548delAT	3	Ser123Pro, Met183 フレームシフト	*A4GALT*02N.07*		70
388dupA	3	Ile130 フレームシフト	*A4GALT*02N.06*		70
418_428del+insTGGACCTGCTGGACCTGCTGGACCTGCTGGAACA	3	Gln140 フレームシフト	*A4GALT*01N.05*		71
418C>T	3	Gln140Ter	*A4GALT*01N.22*		70
470_496del+insCGTACCCGAC	3	Asp157 フレームシフト	*A4GALT*01N.06*		74
473G>A	3	Trp158Ter	*A4GALT*01N.07*		71
480_495dupGGCCGTGCAGGGGCGC	3	Trp166 フレームシフト	*A4GALT*02N.08*		74
498G>A	3	Trp166Ter	*A4GALT*01N.23*		70
504dupC, 914C>T	3	Tyr169 フレームシフト	*A4GALT*01N.08*		71
548T>A	3	Met183Lys	*A4GALT*01N.09.01*	○	13，16，74
548T>A, 987G>A	3	Met183Lys	*A4GALT*01N.09.02*		74
559G>C	3	Gly187Arg	*A4GALT*01N.10*		70
560G>A	3	Gly187Asp	*A4GALT*01N.11*	○	16，42
656C>T	3	Ala219Val	*A4GALT*01N.12*		71
657delG	3	Phe220 フレームシフト	*A4GALT*01N.13*		74
732dupG	3	Ile245 フレームシフト	*A4GALT*01N.14*		74
751C>T	3	Pro251Ser	*A4GALT*01N.15*		71
752C>T	3	Pro251Leu	*A4GALT*02N.03*	○	16，42
752C>T	3	Pro251Leu	*A4GALT*01N.16*	○	16
769delG	3	Val257 フレームシフト	*A4GALT*01N.17*		74
783G>A	3	Trp261Ter	*A4GALT*01N.18*	○	16
902delC	3	Glu302 フレームシフト	*A4GALT*02N.04*		71
972_997del	3	Arg325 フレームシフト	*A4GALT*01N.19*		71
972_997del	3	Arg325 フレームシフト	*A4GALT*02N.05*		71
1029dupC	3	Thr344 フレームシフト	*A4GALT*01N.20*	○	13，75，78

○: 日本人，†: 903C>G（Pro301Pro），914C>T（His315His），987G>A（Thr329Thr）は同義置換

児に移行して反応しているのではなく，主に胎盤の糖脂質に結合することが示唆されている[56]．流産を繰り返す p 型妊婦に対し，妊娠中の血漿抗 P 抗体価を低く保つことで出産に成功した症例が報告されている[57,58]．最近では，分離した血漿を小さな膜孔の二次膜で濾過しグロブリンなどの物質のみを選択的に除去する二重濾過血漿交換（double filtration plasmapheresis: DFPP）での成功例がある[59,60]．

抗 P は不適合赤血球を急激に破壊し，溶血性輸血反応の原因抗体となる．Levine によって最初に報告

表III-23 P1，P^k抗原と病原性微生物および細菌毒素

病原体/毒素	疾病	レセプター/抗原	文献
HIV	AIDS	P^k	64，79
尿路病原性大腸菌	尿路感染	P^k，P1	61，80
ブタレンサ球菌 (*Streptococcus suis*)	髄膜炎，敗血症	P^k，P1	81，82
赤痢菌（志賀毒素）	赤痢 溶血性 尿毒症	P^k	83
大腸菌 O157	出血性 大腸炎	P^k	83，84
緑膿菌（PA-IL lectin）	日和見 感染	P^k，P1	85

されたp型の患者では25 mLの不適合輸血を受け，重篤な溶血性輸血反応を引き起こしている[2]．P^k型やp型の人は，適合血液を得ることが非常に困難で，適合血液は兄弟姉妹の中にしか見つからないのが普通である．したがって，稀な血液型として血液センターを通して登録し，輸血を必要とする場合は国内および国際的救援を受けるのがよい．

f．P1PK，GLOB血液型と病原微生物

再発性尿路感染症，腎盂腎炎に関与する大腸菌は，菌体表層に分布する線毛にあるアドヘシン（付着因子）とよばれるレクチンを介して糖脂質糖鎖に結合する．大腸菌アドヘシンは尿路上皮細胞に発現しているP1，P^k抗原のGalα1→4Galに結合することが知られている[61]．宿主細胞へのHIV-1感染に際して，コレステロールに富む脂質ラフト内のスフィンゴ糖脂質は重要な役割をはたしている[62]．X染色体上にあるαガラクトシダーゼA遺伝子の異常によりαガラクトシダーゼA活性が不足あるいは欠損した結果，P^k糖脂質が蓄積してしまうFabry病の末梢単核球はHIV-1感染に対して抵抗性がある[63]．また，HIV感染において，P^k型の単核球は抵抗性をもつが，p型の単核球は1,000倍ほど感染しやすいことが報告されている[64]．P1およびP^k抗原と主な病原微生物または毒素との関係を表III-23に示した．

P抗原はパルボウイルス（parvovirus）B19のレセプターとしても知られている[65]．パルボウイルスB19は赤血球幹細胞でのみ複製され，伝染性紅斑の引き金となり，先天性の貧血や子宮への感染に続いて胎児水腫をもたらす．パルボウイルスB19のカプシドcapsidによって，P_1およびP_2血球は凝集するが，p，P^k血球は凝集しない．また，P抗原は発作性寒冷血色素尿症（PCH）患者に検出されるDonath-Landsteiner（DL）抗体の標的抗原となる．

4 FORS血液型

1987年，イギリス人の3家系にA_{pae}と命名された低頻度抗原がABO亜型として報告された[66]．A_{pae}血球は抗A活性をもつ*Helix pomatia*（食用カタツムリ）レクチンと強く凝集し，ポリクローナル抗A血清では18例中3例と凝集した．これに対して，モノクローナル抗Aとはまったく凝集がみられず，矛盾した結果が得られた．吸着・解離試験では一部のポリクローナル抗Aで解離液に抗Aが認められた．抗Hとの反応はO型と同程度で，血清中の抗Aの強さは正常対照と変わりない．A_{pae}発端者の唾液中にはH型物質のみでA型物質は認められていない．なお，ABO遺伝子検査の結果はO遺伝子のホモ接合であった[25]．A_{pae}のpは*Helix pomatia*に由来し，aeは一部のヒト由来抗Aのみが吸着・解離（adsorption and elution）されることを示す[66]．

1911年，Forssman抗原はJohn Frederick Forssmanによって発見された．モルモットの腎組織をウサギに免疫して得られた抗体は補体の存在下でヒツジ赤血球を溶血させる[67]．Forssman抗原は糖脂質で，Forssman転移酵素の作用によりP抗原（グロボシド）の末端βGalNAcにα1→3でGalNAcを付加することで作られる 図III-18，図III-19，表III-20．ヒトはForssman抗原が陰性で，血清中には自然抗体としての抗Forssmanを保有しており，主にIgMである[68,69]．Forssman陽性者はきわめて稀であるため，抗Forssmanが溶血性輸血反応の原因となるかどうかについては不明である．

Forssman転移酵素であるα1,3-N-acetylgalactosaminyltransferaseをコードする遺伝子はイヌ

cDNA ライブラリーからクローニングされた．ヒトのオーソログである *GBGT1* は，第 9 染色体の長腕（9q34.13-q34.3）にあり，7 個のエキソンで構成されている 図 III-20．イヌ，マウス，ニワトリ，カメ，コイなどでは，*GBGT1* が機能し，Forssman 抗原の組織分布は広範囲に及んでいる．これに対し，ヒツジでは Forssman 抗原の発現は赤血球系細胞に限定され，ウシ，ウサギ，ラット，霊長類では *GBGT1* は不活性化されており Forssman 抗原は発現していない[67]．Svensson らは，A_{pae} は *GBGT1* 遺伝子の一塩基置換（887G>A）によって生じることを報告した[25]．A_{pae} すなわち FORS1 陽性個体はみな，アミノ酸置換（Arg296Gln）を伴う 1 塩基置換（887G>A）を保有している．296 番目のアミノ酸残基がグルタミンであれば Forssman 転移酵素が機能し，Forssman 抗原（FORS1）を発現する．ほとんどのヒトは 296 番目のアミノ酸残基はアルギニンであり，酵素としての機能をもたないため Forssman 抗原は発現しない．

●文　献

1) Landsteiner K, Levine P. Further observations on individual differences of human blood. Proc Sox Exp Biol NY. 1927; 24: 941-2.
2) Levine P, Bobbitt OB, Waller RK, et al. Isoimmunization by a new blood factor in tumor cells. Proc Soc Exp Biol NY. 1951; 77: 403-5.
3) Sanger R. An association between the P and Jay systems of blood groups. Nature. 1955; 176: 1163-4.
4) Matson GA, Swanson J, Noades J, et al. A 'new' antigen and antibody belonging to the P blood group system. Am J Hum Genet. 1959; 11: 26-34.
5) Cameron GL, Staveley JM. Blood group P substance in hydatid cyst fluids. Nature. 1957; 179: 147-8.
6) Staveley JM, Cameron GL. The inhibiting action of hydatid cyst fluid on anti-Tj^a sera. Vox Sang. 1958; 3: 114-8.
7) Kortekangas AE, Kaarsalo E, Melartin L, et al. The red cell antigen P^k and its relationship to the P system: The evidence of three more P^k families. Vox Sang. 1965; 10: 385-404.
8) Tippett P, Sanger R, Race RR, et al. An agglutinin associated with the P and the ABO blood groups system. Vox Sang. 1965; 10: 269-80.
9) Tippett P, Andrews PW, Knowles BB, et al. Red cell antigens P (globoside) and Luke: identification by monoclonal antibodies defining the murine stage-specific embryonic antigens-3 and -4 (SSEA-A and SSEA-4). Vox Sang. 1986; 51: 53-6.
10) Naiki M, Marcus DM. Human erythrocyte P and P^k blood group antigens: identification as glycosphingolipids. Biochem Biophys Res Commun. 1974; 60: 1105-11.
11) Cory HT, Yates AD, Donald AS, et al. The nature of the human blood group P1 determinant. Biochem Biophys Res Commun. 1974; 61: 1289-96.
12) Okajima T, Nakamura Y, Uchikawa M, et al. Expression cloning of human globoside synthase cDNAs: identification of β3Gal-T3 as UDP-N-acetylgalactosamin: globotriosylceramide β1, 3-N-acetylgalactosaminyltransferase. J Biol Chem. 2000; 275: 40498-503.
13) Steffenson R, Carlier K, Wiels J, et al. Cloning and expression of the histo-blood group P^k UDP-galactose: Gal-β-4Glcβ1-Cerα1, 4-Galactosyltransferase-molecular basis of the p phenotype. J Biol Chem. 2000; 275: 16723-9.
14) Keusch JJ, Manzella SM, Nyame KA, et al. Cloning of Gb3 synthase, the key enzyme in globo-series glycosphingolipid synthesis, predicts a family of α1, 4-glycosyltransferases conserved in plants, insects and mammals. J Biol Chem. 2000; 275: 25315-21.
15) Kojima Y, Fukumoto S, Furukawa K, et al. Molecular cloning of globotriaosylceramide/CD77 synthase, a glycosyltransferase that initiates the synthase, a glycosyltransferase that initiates the synthesis of globoseries glycosphingolipids. J Biol Chem. 2000; 275: 15152-6.
16) Furukawa K, Iwamura K, Uchikawa M, et al. Molecular basis for the p phenotype: identification of distinct and multiple mutations in the α1, 4-Galactosyltransferase gene in Swedish and Japanese individuals. J Biol Chem. 2000; 275: 37752-6.
17) Hellberg A, Poole J, Olsson ML. Molecular basis of the globoside-deficient P^k blood group phenotype. Identification of four inactivating mutations in the UDP-N-acetylgalactosamine: globotriaosylceramide 3-βN-acetylgalactosaminyltransferase gene. J Biol Chem. 2002; 277: 29455-9.
18) Daniels GL, Cartron JP, Fletcher A, et al. International Society of Blood Transfusion Committee on terminology for red cell surface antigens: Vancouver Report. Vox Sang. 2003; 84: 244-7.
19) Iwamura K, Furukawa K, Uchikawa M, et al. The blood group P1 synthase gene is identical to the

Gb3/CD77 synthase gene. J Biol Chem. 2003; 278: 44429-38.

20) Suzuki N, Yamamoto K. Molecular cloning of pigeon UDP-galactose: beta-D-galactoside alpha1,4-galactosyltransferase and UDP-galactose: beta-D-galactoside beta1,4-galactosyltransferase, two novel enzymes catalyzing the formation of Gal alpha1-4Gal beta1-4Gal beta1-4GlcNAc sequence. J Biol Chem. 2010; 285 (8): 5178-87.

21) Thuresson B, Westman JS, Olsson ML. Identification of a novel *A4GALT* exon reveals the genetic basis of the P_1/P_2 histo-blood groups. Blood. 2011; 117: 678-87.

22) Storry JR, Castilho L, Daniels G, et al. International Society of Blood Transfusion Working Party on red cell immunogenetics and blood group terminology: Berlin report. Vox Sang. 2011; 101: 77-82.

23) Suchanowska A, Kaczmarek R, Duk M, et al. A single point mutation in the gene encoding Gb3/CD77 synthase causes a rare inherited polyagglutination syndrome. J Biol Chem. 2012; 287: 38220-30.

24) Westman JS, Benktander J, Storry JR, et al. Identification of the molecular and genetic basis of PX2, a glycosphingolipid blood group antigen lacking on globoside-deficient erythrocytes. J Biol Chem. 2015; 290: 18505-18.

25) Svensson L, Hult AK, Stamps R, et al. Forssman expression on human erythrocytes: biochemical and genetic evidence of a new histo-blood group system. Blood. 2013; 121: 1459-68.

26) Naiki M, Fong J, Leden R, et al. Structure of the human erythrocyte blood group P1 glycospingolipid. Biochemistry. 1975; 14: 4831-37.

27) Naiki M, Marcus DM. An immunochemical study of the human blood group P1, P and P^k glycospingolipid antigens. Biochemistry. 1975; 14: 4837-41.

28) 鈴木康夫, 木全弘治, 監訳. スフィンゴ糖脂質. In: コールドスプリングハーバー糖鎖生物学, 第2版. 東京: 丸善; 2010.

29) Heiken A. Observations on the blood group receptor P1 and its development in children. Hereditas. 1966; 56: 83-98.

30) Arndt PA, Garratty G, Marfoe RA, et al. An acute hemolytic transfusion reaction caused by an anti-P1 that reacted at 37℃. Transfusion. 1998; 38: 373-7.

31) DiNapoli JB, Nichols ME, Marsh WL, et al. Hemolytic transfusion reaction caused by IgG anti-P1. Transfusion. 1978; 18: 383.

32) Lai YJ, Wu WY, Yang CM, et al. A systematic study of single-nucleotide polymorphisms in the A4GALT gene suggests a molecular genetic basis for the P_1/P_2 blood groups. Transfusion. 2014; 54: 3222-31.

33) 鈴木由美, 佐々木佳奈, 海透紗弥佳, 他. *P^1* 対立遺伝子のホモ接合型赤血球とのみ凝集反応を示すマウス由来モノクローナル抗体. 日本輸血細胞治療学会誌. 2016; 62: 376.

34) Harris PA, Roman GK, Moulds JJ, et al. An inherited RBC characteristic, NOR, resulting in erythrocyte polyagglutination. Vox Sang. 1982; 42: 134-40.

35) Kuśnierz-Alejska G, Duk M, Storry JR, et al. NOR polyagglutination and St^a glycophorin in one family: relation of NOR polyagglutination to terminal alpha-galactose residues and abnormal glycolipids. Transfusion. 1999; 39: 32-8.

36) Lisowska E, Duk M. Polyagglutination NOR: new glycosphingolipid antigens recognized by a new type of common human anti-alpha-galactosyl antibodies. Arch Biochem Biophys. 2004; 426: 142-7.

37) Duk M, Singh S, Reinhold VN, et al. Structures of unique globoside elongation products present in erythrocytes with a rare NOR phenotype. Glycobiology. 2007; 17: 304-12.

38) Duk M, Kusnierz-Alejska G, Korchagina EY, et al. Anti-alpha-galactosyl antibodies recognizing epitopes terminating with alpha 1,4-linked galactose: human natural and mouse monoclonal anti-NOR and anti-P1 antibodies. Glycobiology. 2005; 15: 109-18.

39) Suchanowska A, Kaczmarek R, Duk M, et al. A single point mutation in the gene encoding Gb3/CD77 synthase causes a rare inherited polyagglutination syndrome. J Biol Chem. 2012; 287: 38220-30.

40) Kannagi R, Fukuda MN, Hakomori S. A new glycolipid antigen isolated from human erythrocyte membranes reacting with antibodies directed to globo-N-tetraosylceramide (globoside). J Biol Chem. 1982; 257: 4438-42.

41) Throrn JJ, Levery SB, Salyan ME, et al. Structural characterization of X2 glycosphingolipid, its extended form, and its sialosyl derivatives: accumulation associated with the rare blood group p phenotype. Biochemistry. 1992; 31: 6509-17.

42) Hellberg A, Westman JS, Olsson ML. An update on the GLOB blood group system and collection. Immunohematology. 2013; 29: 19-4.

43) Cooling LL, Dake LR, Haverty D, et al. A hemolytic anti-LKE associated with a rare LKE-negative, weak P red cell phenotype: alloanti-LKE and alloanti-P recognize galactosylgloboside and monosialogalactosylgloboside (LKE) antigens. Transfusion. 2015; 55: 115-28.

 JCOPY 498-01913

44) Cooling LL, Kelly K. Inverse expression of P^k and Luke blood group antigens on human RBCs. Transfusion. 2001; 41: 898-907.
45) Naiki M, Kato M. Immunological identification of blood group P^k antigen on normal human erythrocytes and isolation of anti-P^k with different affinity. Vox Sang. 1979; 37: 30-8.
46) Kasai K, Galton J, Terasaki PI, et al. Tissue distribution of the P^k antigen as determined by a monoclonal antibody. J Immunogenet. 1985; 12: 213-20.
47) Rydberg L, Cedergren B, Breimer ME, et al. Serological and immunochemical characterization of anti-PP1P^k (anti-Tj^a) antibodies in blood group p individuals: blood group A type 4 recognition due to internal binding. Mol Immunol. 1992; 29: 1273-86.
48) Iseki S, Masaki S, Levine P. A remarkable family with the rare human isoantibody anti-Tj^a in four siblings: anti-Tj^a and habitual abortion. Nature. 1954; 173: 1193-94.
49) 横田利治, 大野弘太郎, 伊藤碩候, 他. P_1^kの1例について. 日輸血会誌. 1974; 20: 31-3.
50) 林田良子. P^k型の1症例について. 日輸血会誌. 1969; 15: 181-83.
51) Yamaguchi H, Okubo Y, Tanaka M, et al. Rare blood type p and P^k in Japanese families. Proc Jpn Acad. 1974; 50: 764-7.
52) 大久保康人. 日本人のまれな血液型に関する研究. 関西医大雑誌. 1981; 33: 532.
53) Sanger R, Tippett P. Live children and abortions of p mothers. Transfusion. 1979; 19: 222-3.
54) Miwa S, Matsuhashi T, Yasuda J. p phenotype in two successive generations of a Japanese family. Vox Sang. 1974; 26: 565-67.
55) 須佐　梢, 西本奈津美, 丸橋隆行, 他. 高頻度抗原に対する抗体（抗Tj^aまたは抗Gregory）を保有した血液型不適合の2例. 日本輸血細胞治療学会誌. 2010; 56: 297.
56) Lindstrom K, Von Dem Borne AE, Breimer ME, et al. Glycosphingolipid expression in spontaneously aborted fetuses and placenta from blood group p women: evidence for placenta being the primary target for anti-Tj^a antibodies. Glycoconj J. 1992; 9: 325-9.
57) Yoshida H, Ito K, Emi N, et al. A new therapeutic antibody removal method using antigen-positive red cells. II. Application to a P-incompatible pregnant woman. Vox Sang. 1984; 47: 216-23.
58) Yoshida H, Ito K, Kusakari T, et al. Removal of maternal antibodies from a woman with repeated fetal loss due to P blood group incompatibility. Transfusion. 1994; 34: 702-5.
59) Taniguchi F, Horie S, Tsukihara S, et al. Successful management of a P-incompatible pregnancy using double filtration plasmapheresis. Gynecol Obstet Invest. 2003; 56: 117-20.
60) Hanafusa N, Noiri E, Yamashita T, et al. Successful treatment by double filtrate plasmapheresis in a pregnant woman with the rare P blood group and a history of multiple early miscarriages. Ther Apher Dial. 2006; 10: 498-503.
61) Moulds JM, Moulds JJ. Blood groups associations with parasites, bacteria, and viruses. Transfusion Med Rev. 2000; 14: 302-11.
62) Branch DR. Blood groups and susceptibility to virus infection: new developments. Curr Opin Hematol. 2010; 17: 558-64.
63) Lund N, Branch DR, Sakac D, et al. Lack of susceptibility of cells from patients with Fabry disease to productive infection with R5 human immunodeficiency virus. AIDS. 2005: 19: 1543-6.
64) Lund N, Olsson ML, Jones RB, et al. The human P^k histo-blood group antigen provides protection against HIV-1 infection. Blood. 2009; 113: 4980-91.
65) Brown KE, Anderson SM, Young NS. Erythrocyte P antigen: cellular receptor for B19 parvovirus. Science. 1993; 262: 114-7.
66) Stamps R, Sokol RJ, Leach M, et al. A new variant of blood group A. Apae. Transfusion. 1987; 27: 315-8.
67) Yamamoto M, Cid E, Yamamoto H. Molecular genetic basis of the human Forssman glycolipid antigen negativity. Sci Rep. 2012; 2: 975.
68) Young Jr WW, Hakomori S, Levine P. Characterization of anti-Forssman (anti-Fs) antibodies in human sera: their specificity and possible change in patients with cancer. J Immunol. 1979; 123: 92-6.
69) Jesus C, Hesse C, Rocha C, et al. Prevalence of antibodies to a new histo-blood system: the FORS system. Blood Transfus. 2016; 24: 1-6.
70) Westman JS, Hellberg A, Peyrard T, et al. P1/P2 genotyping of known and novel null alleles in the P1PK and GLOB histo-blood group systems. Transfusion. 2013; 53: 2928-39.
71) Hellberg A, Ringressi A, Yahalom V, et al. Genetic heterogeneity at the glycosyltransferase loci underlying the GLOB blood group system and collection. Br J Haematol. 2004; 125: 528-36.
72) 今　絵未, 石丸　健, 大橋　恒, 他. 日本人のp型およびP^k型の遺伝子解析. 日本輸血細胞治療学会誌. 2011; 57: 355.
73) Westman JS, Hellberg A, Peyrard T, et al. Large dele-

tions involving the regulatory upstream regions of *A4GALT* give rise to principally novel P1PK-null alleles. Transfusion. 2014; 54: 1831-5.

74) Hellberg A, Steffensen R, Yahalom V, et al. Additional molecular bases of the clinically important p blood group phenotype. Transfusion. 2003; 43: 899-907.

75) Koda Y, Soejima M, Sato H, et al. Three-base deletion and one-base insertion of the α (1,4) galactosyltransferase gene responsible for the p phenotype. Transfusion. 2002; 42: 48-51.

76) Hellberg A, Schmidt-Melbye AC, Reid ME, et al. Expression of a novel missense mutation found in the *A4GALT* gene of Amish individuals with the p phenotype. Transfusion. 2008; 48: 479-87.

77) Yan L, Zhu F, Xu X, et al. Molecular basis for p blood group phenotype in China. Transfusion. 2004; 44: 136-8.

78) Tanaka M, Yamashita N, Takahashi J, et al. A single base insertion of the 4-α-galactosyltransferase gene led to the deficiency of Gb3 biosynthesis. Immunohematology. 2006; 22: 23-9.

79) Harrison AL, Olsson ML, Jones RB, et al. A synthetic globotriaosylceramide analogue inhibit HIV-1 infection in vitro by two mechanisms. Glycoconj J. 2010; 27: 515-24.

80) Cooling L. Blood groups in infection and host susceptibility. Clin Microbiol Rev. 2015; 28: 801-70.

81) Haataja S, Tikkanen K, Liukkonen, et al. Characterization of a novel bacterial adhesion specificity of *Streptococcus suis* recognizing blood group P receptor oligosaccharide. J Biol Chem. 1993; 268: 4311-7.

82) Kouki A, Haataja S, Loimaranta V, et al. Identification of a novel streptococcal adhesion P (SadP) protein recognizing galactosyl α1-4-galactose-containing glycoconjugates. J Biol Chem. 2011; 286: 38854-64.

83) Johannes L, Romer W. Shiga toxins-from cell biology to biomedical applications. Nat Rev Microbiol. 2010; 8: 105-16.

84) Okuda T, Tokuda N, Numata S, et al. Targeted disruption of Gb3/CD77 synthase gene resulted in the complete deletion of globo-series glycosphingolipids and loss of sensitivity to verotoxins. J Biol Chem. 2006; 281: 10230-5.

85) Blanchard B, Nurisso A, Hollville E, et al. Structual basis of the preferential binding for globo-series glycosphingolipids displayed by *Pseudomonas aeruginosa* lectin Ⅰ. J Mol Biol. 2008; 383: 53.

JCOPY 498-01913

Ⅲ-A-3 ▶ Rh(RH)血液型，Rh-associated glycoprotein(RHAG)血液型

Rh 血液型には現時点（2017 年）で 54 種類の抗原が属しており，血液型系列の中でもとりわけ多様性に富んでいる 表Ⅲ-24．Rh 抗原は第 1 染色体の短腕上（1p36.11）にあるきわめて相同性の高い 2 つの密に連鎖した *RHD* および *RHCE* 遺伝子にコードされている．D 抗原は *RHD* 遺伝子，C/c および E/e 抗原は *RHCE* 遺伝子（アリル：*RHCE**Ce*，*RHCE**cE*，*RHCE**ce*，*RHCE**CE*）により発現する．*RHD* がコードする RhD 蛋白，*RHCE* 遺伝子がコードする，RhCcEe（RhCe，RhcE，Rhce，RhCE）蛋白を構成しているアミノ酸の多くは疎水性で，糖鎖の付加はなく，赤血球膜を 12 回横断している．Rh 抗原の発現は Rh 蛋白の高次構造や，膜外側ループ間の相互作用に大きく影響を受ける．

Rh 血液型抗原の中で最初に発見されたのは臨床的にきわめて重要な D 抗原（RH1）である．D は Rh と表記されることもあるが，これは当初アカゲザル（Rhesus monkey）赤血球でウサギあるいはモルモットを免疫して作製した抗血清で抗原を特定したことによる．当時はヒトの産生した抗体とアカゲザルで免疫した抗体の特異性は同一であると考えていた．現在ではアカゲザル赤血球で免疫した抗体が反応する抗原は LW とよび，ヒトの産生した抗体が反応する抗原とは異なることが証明されている（Ⅲ-A-17　LW 血液型を参照）．

ヒト赤血球はほとんど，D+ あるいは D− に分類できる．しかしながら，稀に D 抗原のバリアントも存在し，D 抗原の発現が単に弱いものもあれば，D 抗原の質的な違いにより D+ にもかかわらず抗 D を産生してしまうものもある．たいていの D− は *RHD* 遺伝子全体の欠失により血球に RhD 蛋白を発現しないが，とくに黒人では *RHD* 遺伝子の機能を失活させる変異によることも珍しくない．

Rh 血液型には変異型が多く存在する．これらは *RHD* あるいは *RHCE* 遺伝子でのミスセンス変異によることもあるが，両遺伝子間での遺伝子変換によることが多い．また，変異型の中には低頻度抗原を発現していることもあり，そのホモ接合では高頻度抗原が陰性になる場合もある．

Rh_{null} は Rh 抗原が全く発現していないもので，2 つの遺伝的背景に起因する．1 つは，同じ染色体上に *RHD* 遺伝子の欠失と不活性化 *RHCE* 遺伝子をもつ *RH* 遺伝子，もう 1 つは RhD および RhCE 蛋白の発現に不可欠な RhAG（Rh associated glycoprotein）をコードする *RHAG* 遺伝子の機能を失活させる変異である．Rh_{null} 血球では，Rh 血液型以外の血液型抗原を担う膜蛋白も同時に欠損もしくは発現が減少している．

RhAG がアンモニア，二酸化炭素，酸素などの輸送に関与している証拠はあるものの，Rh 蛋白の機能については依然として謎に包まれたままである．

1 Rh 血液型の発見

1939 年に Levine と Stetson は，流産直後の婦人（Mary Seno）が夫の血液の輸血で強い有害反応を起こした原因は夫の血球に対する彼女の血清中の不規則凝集素にあることをつきとめた[1]．この凝集素は，母親になくて父親にある血液型抗原を遺伝してもつ胎児による同種免疫によって産生された免疫抗体であると考えられた．この症例のような新生児赤芽球症による流産は，母体内に作られた免疫抗体が胎盤を通して胎児に移行し，胎児血球と反応して溶血が起こった結果であることを明らかにした．しかし，Levine らはこの新しい血液型抗原に名称を付けなかった．これが後になって，Rh 血液型の命名をめぐる混乱のもとになった．この時もし名前を付けていれば，その名称が Rh 血液型に代わって広く用いられたであろう．

1940 年に Landsteiner と Wiener は，アカゲザルの血球にヒトの MN 血液型抗原があるかどうかを調べるために免疫したウサギ（その後，モルモットに免疫）の抗アカゲザル血球免疫血清中に，白人の 85% の血球を凝集させる新しい抗体を発見した[2]．これはヒトとアカゲザルに関連した新しい血液因子

表Ⅲ-24　Rh 血液型抗原

表記法				発見年	頻度（%）および注釈		
番号	CDE	Rh-Hr	慣用名		日本人	白人	黒人
RH1	D	Rh_0		1939/40	99.5	83.2	92.3
RH2	C	rh'		1941	85	67.8	27.0
RH3	E	rh"		1943	50	28.6	22.8
RH4	c	hr'		1941	55	81.3	98.0
RH5	e	hr"		1945	90	97.6	99.8
RH6	ce	hr	f	1953	9	65.6	93.8
RH7	Ce	rh_1		1958	85	67.7	27.0
RH8	C^w	rh_1^w		1946	△	2.6	△
RH9	C^x	rh_1^x		1954		△	
RH10		hr^v	V	1955		黒人特有の変異型	
RH11	E^w	rh_2^w		1955		△	
RH12	G	rh^G		1958	99.6	84.0	91.6
RH17		Hr_0		1958		○	
RH18		Hr		1960		○	
RH19		hr^s		1960		黒人特有の e 変異型	
RH20			VS	1960		黒人特有の変異型	
RH21	C^G			1961		r^Gがもつ C 類似抗原	
RH22	CE			1962	0.5	0.3	0
RH23	D^w			1962		△	
RH26	c-like			1964		c の変異型	
RH27	cE			1965	48	28.4	22.8
RH28		hr^H		1964		黒人特有の e 変異型	
RH29			total Rh	1961		○	
RH30			Go^a	1962		△	
RH31		hr^B		1972		黒人特有の e 変異型	
RH32		R^N		1972		△	
RH33			Har	1971		△	
RH34		Hr^B		1972		○	
RH35				1971		△	
RH36			Be^a	1953		△	
RH37			Evans	1968		△	
RH39				1979		C 類似抗原	
RH40			Tar	1975		△	
RH41				1981		Ce 類似抗原	
RH42	Cce^s			1980		Cce^sと反応	
RH43			Crawford	1980		△	
RH44			Nou	1969		○	
RH45			Riv	1983		△	
RH46			Sec	1990		○	
RH47			Dav	1982		○	
RH48			JAL	1990		△	
RH49			STEM	1993		△	
RH50			FPTT	1988		△	
RH51			MAR	1994		○	
RH52			BARC	1989		△	
RH53			JAHK	1995		△	
RH54			DAK	1999		<0.01	4
RH55			LOCR	1994		△	
RH56			CENR	2004		△	
RH57			CEST	2009		○*	
RH58			CELO	2011		○**	
RH59			CEAG	2009		○	
RH60			PARG	2012		△	
RH61			CEVF	2010		○	

△; 低頻度抗原（<1.0%），○: 高頻度抗原（>99%），*JAL（RH48）の対立抗原，**Crawford（RH43）の対立抗原

であり，Rhesusの頭2文字をとってRh因子と名付けた．その後間もなくこのRh因子は，Levineらが前年にみつけた血球抗原と同じものと判明した．

1942年にFiskとFoordらは，モルモットにアカゲザル血球を注射して作った動物免疫抗Rhは，ヒトの抗Rhと特異性が異なることをすでに指摘していた[3]．つまり，アカゲザル抗Rhによって，ヒトの抗Rhで判定した新生児のRh陽性およびRh陰性血球はすべて凝集したからである，しかしながら，ヒトの抗Rhと動物免疫由来の抗Rhとは異なる抗原を認識していることが証明されるには，さらに20年を要した．この時点ではすでに，Rhの名称は広く使われ定着していたため，ヒトの抗体と反応する抗原についてRhとは別の名称に変更すると甚だしい混乱が起こると懸念された．このため，1963年にLevineらの提案で，アカゲザル血球にあるD類似抗原を発見者のLandsteinerとWienerの頭文字にちなんでLW抗原とすることになった[4]．

Rh血液型の発見によって梅毒以外の原因不明の習慣性流産や，異常に強い新生児黄疸の病因の1つが解明され，新生児の交換輸血によって治療できるようになった．これをきっかけとして，このような病歴をもつ婦人や輸血の際に副作用を起こした患者血清の抗体検査が積極的に行われるようになった．さらに，1945年にはCoombsらにより感度よく免疫抗体（IgG抗体）を検出できる抗globulin法が開発され，輸血や妊娠にかかわり合いをもつ新しい血液型が次々と発見されることとなった．

2 Rh血液型抗原の表記と遺伝様式についての歴史的経緯

はじめRh血液型は，血球が抗Rhと反応する人をRhプラス（Rh+）またはRh陽性（Rh-positive），反応しない人をRhマイナス（Rh−）またはRh陰性（Rh-negative）として表していた．ところが，まもなくしてRhに関連した抗体（抗C，抗c，抗E）が妊婦や輸血副反応の症例の患者血清中から次々と発見されて，もっと複雑なことがわかってきた[5-7]．イギリスのFisherは，各抗原の遺伝について家系調査結果を統計的に分析した[8]．その結果，Rh抗原はCとc，Dと存在が予想されたd，Eと存在が予想されたeの3組の対立抗原の系統から成り立つことを明らかにした．間もなく抗eはみつかったが，抗dが発見されることは決してなかった[9]．FisherとRaceは，6つのRh抗原をC(big C)，c (little c)，D(big D)，d(little D)，E(big E)，e (little e) とした．これに対して，Rh血液型の発見者の1人であるWiener[10]により提唱されたRh-Hrの表記法はすでに使われていないが，Rhハプロタイプについての簡略化した表記は現在でも用いられる．ハプロタイプに対する簡略化したRh-Hr表記を表III-25に載せた．

両者の命名法は，遺伝についての考え方の違いに基づいている．FisherとRaceの3対連鎖遺伝子説では1つの染色体上に座位が3つあり，それにC-c，D-d，E-eの3対のアリルが位置するとした．したがって，アリルの組み合わせは，それぞれ*DD, Dd, dd*; *CC, Cc, cc*; *EE, Ee, ee*のいずれかの組み合わせをもつ．他方1つの染色体上の3つの座位（ハプロタイプhaplotype）についていえば，*DCE*, *DcE*, *DCe*, *Dce*, *dCE*, *dcE*, *dCe*, *dce*の8種あることになる表III-25．各個人の遺伝型は両親から受け継いだ2つの染色体のもつ遺伝子の組み合わせで表現するので，たとえば，*DCe/DcE*, *DCe/dce*のように記載する．

Wienerの説では，1つの染色体には1つの遺伝子座位しかなく，8種類の遺伝子（ハプロタイプ）R^o, R^1, R^2, R^z, r, r', r'', r^yのうち1つが占めている，この場合，「R」の記号はD抗原が陽性，「r」の記号はD抗原が陰性を表す．各遺伝子によってそれぞれ異なる凝集原が発現するとした．D抗原を伴うC/c，E/e抗原を表記する場合（D陽性），下付き文字を使用し，1はCe（R_1），2はcE（R_2），Oはce（R_o），ZはCE（R_z）とした．D抗原をもたない場合（D陰性），ce（r）以外は上付き文字を使用し，プライム（prime）はCe（r'），ダブルプライム（double-prime）はcE（r''），yはCE（r^y）とした．各凝集原は2～3の血液因子（血液型抗原）から成り立ち，たとえばR^1遺伝子（*RHCE*Ce*）はRh，Rh'，hr''（CDE方式では順にD，C，e）の血液因子が存在する凝集原を発現すると考えた．

表Ⅲ-25　日本人，白人，黒人における主要な Rh ハプロタイプの頻度

Rh ハプロタイプ（遺伝子）			抗原	表現型	頻度（%）		
CDE	RH-Hr	*RHD*，*RHCE*			日本人	白人	黒人
DCe	R^1	*RHD*，*RHCE*Ce*	D，C，e	R_1	65.3	42.1	6.0
DcE	R^2	*RHD*，*RHCE*cE*	D，c，E	R_2	25.6	14.1	11.5
dce	*r*	*RHCE*ce*	c，e	r	3.8	38.9	20.3
dcE	*r"*	*RHCE*cE*	c，E	r"	3.3	1.1	0
Dce	R^0	*RHD*，*RHCE*ce*	D，c，e	R_0	1.2	2.6	59.1
dCe	*r'*	*RHCE*Ce*	C，e	r'	0.6	1.0	3.1
DCE	R^z	*RHD*，*RHCE*CE*	D，C，E	R_z	0.13	0.2	0
dCE	r^y	*RHCE*CE*	C，E	r^y	0.07	0	0

Rh 血液型抗原は主な 5 種の抗原（D，C，c，E，e）のほかに，複合抗原，変異型抗原など多種類にわたる．Rosenfield らは，Rh に数字を付して表す命名法を採用し，抗血清による判定結果をそのまま記録することで，従来の表記法ではあいまいになりがちであった点を改善しようとした[11,12]．Rh-Hr では抗 Rh_o，CDE 方式では抗 D だが，これを抗 RH1 とし，D＋は RH: 1，D－は RH:－1 などと表記する．たとえば，D＋C＋E－c－e＋を数字による命名で表せば，RH: 1, 2, －3, －4, 5 となる．この表記法は，国際輸血学会 International Society of Blood Transfusion（ISBT）による血液型表記法の基礎となった．

1986 年に Tippett は 2 遺伝子説を提唱した[13]．1 つは D 抗原をコードする遺伝子，もう 1 つは CcEe 抗原をコードする遺伝子である．点変異や 2 つの遺伝子間の不等交差によるハイブリッド遺伝子を想定することで，稀な Rh 表現型や Rh 抗原の発現異常などを説明できると考えた．後の *RH* 遺伝子解析によって，Tippett 説は大筋で正しかったことが確認された．

以上，Rh 血液型の遺伝についての考え方とそれに基づく表記の違いを歴史的な観点から述べた．後述するように，現在では *RH* 遺伝子は *RHD* と *RHCE* の 2 つの密に連鎖した遺伝子群であることが明らかにされている．Rh 血液型の表記としては，血清学的反応を理解しやすいこと，また結果の伝達が明瞭であることなどから，主として Fisher らの DCE 方式が国際的に使用されている．なお，D の対立形質とされていた d 抗原は今や存在しないことが明らかにされているが，「d」の記号は D 抗原が陰性であることを表す場合に便利であるため広く用いられている．また，ハプロタイプを表す簡略化した表記である R_0，R_1，R_2，R_z，r，r'，r"，r^y は，患者や供血者の Rh 表現型の情報を特に口頭で伝達するのに便利であることから，輸血検査の現場では繁用されている．表現型を表す場合には，例をあげると，D＋C＋c＋E－e＋(D＋C＋E－c＋e＋でもよい）または DCe/dce とする．遺伝型の場合には斜体（*DCe/dce*）を用いる．国際輸血学会による表記では，RH: 1, 2, －3, 4, 5 となる．

3 表現型と遺伝型の決定

a．抗 D だけを用いる場合

通常の Rh 血液型検査は D 抗原の検査が主である．表Ⅲ-26 に示したように，抗 D との反応から表現型がいわゆる D 陽性（D＋）あるいは Rh 陽性（Rh＋）型と，D 陰性（D－）あるいは Rh 陰性（Rh－）型に分けられる．D＋型の遺伝型は *DD* または *Dd* などと表す．なお，凝集反応では *DD* 型と *Dd* 型をはっきり区別することはできない．

b．各抗 Rh 血清を用いる場合

抗 D，抗 C，抗 c，抗 E，抗 e の各抗血清との反

表Ⅲ-26　抗 D による Rh 血液型

抗 D と血球の反応	表現型	遺伝型
＋	D＋(Rh＋)	*DD* または *Dd*
－	D－(Rh－)	*dd*

表III-27　Rh 表現型と *RH* 遺伝子の頻度（D 陽性）

抗原					表現型（最も可能性が高い型）		頻度（%）			遺伝型		頻度（%）		
D	C	c	E	e			日本人	白人	黒人			日本人	白人	黒人
+	+	−	−	+	DCe/DCe	R_1R_1	43	19.3	3.6	*DCe/DCe*	R^1R^1	38	17.6	2.9
										DCe/dCe	R^1r'	5	1.7	0.7
+	+	+	+	+	DCe/DcE	R_1R_2	35.6	13.2	4.1	*DCe/DcE*	R^1R^2	27	11.8	3.7
										DCe/dcE	R^1r''	6	0.8	＜0.1
										DcE/dCe	R^2r'		0.6	0.4
										DCE/dce	R^zr			
										Dce/DCE	R^0R^z			
										Dce/dCE	R^0r^y			
+	−	+	+	−	DcE/DcE	R_2R_2	10	2.3	1.3	*DcE/DcE*	R^2R^2	9	2.0	1.3
										DcE/dcE	R^2r''	1	0.3	＜0.1
+	+	+	−	+	DCe/dce	R_1r	7	34.7	25.6	*DCe/dce*	R^1r	6	31.1	8.8
										DCe/Dce	R^1R^0	1	3.4	15.0
										Dce/dCe	R^0r'		0.2	1.8
+	−	+	+	+	DcE/dce	R_2r	3	11.5	15.4	*DcE/dce*	R^2r	2.5	10.4	5.7
										DcE/Dce	R^2R^0	0.5	1.1	9.7
										Dce/dcE	R^0r''			
+	+	−	+	+	DCe/DCE	R_1R_z	0.5			*DCe/DCE*	R^1R^z	0.5		
										DCE/dCe	R^zr'	＜0.1		
										DCe/dCE	R^1r^y			
+	−	+	−	+	Dce/dce	R_0r	0.1	2.2	42.3	*Dce/dce*	R^0r		2.0	22.9
										Dce/Dce	R^0R^0		0.2	19.4
+	+	+	+	−	DcE/DCE	R_2R_z	0.3			*DcE/DCE*	R^2R^z			
										DCE/dcE	R^zr''			
										DcE/dCE	R^2r^y			
+	+	−	+	−	DCE/DCE	R_zR_z	＜0.1			*DCE/DCE*	R^zR^z			
										DCE/dCE	R^zr^y			

Rh 表現型を表す場合，例に示した次の 3 つの表記がある．どれを用いてもよいが，臨床現場での報告には最初の表記法がわかりやすい．例）D＋C＋c−E−e＋(あるいは D＋C＋E−c−e＋)，DCe/DCe，R_1R_1

表III-28　Rh 表現型と *Rh* 遺伝子の頻度（D 陰性）

抗原					表現型（最も可能性が高い型）		頻度（%）			遺伝型		頻度（%）		
D	C	c	E	e			日本人	白人	黒人			日本人	白人	黒人
−	−	+	−	+	dce/dce	rr				*dce/dce*	rr	0.15	15.1	6.1
−	−	+	+	+	dcE/dce	$r''r$				*dcE/dce*	$r''r$	0.15	0.9	
−	−	+	+	−	dcE/dcE	$r''r''$				*dcE/dcE*	$r''r''$	0.10		
−	+	+	−	+	dCe/dce	$r'r$				*dCe/dce*	$r'r$	0.05	0.8	1.6*
−	+	+	+	+	dcE/dCe	$r''r'$	0.5	16.8	7.7	*dcE/dCe*	$r''r'$	0.05	0.02	
										dCE/dce	r^yr	＜0.1		
−	+	−	−	+	dCe/dCe	$r'r'$				*dCe/dCe*	$r'r'$			
−	+	−	+	+	dCe/dCE	$r'r^y$				*dCe/dCE*	$r'r^y$			
−	+	+	+	−	dcE/dCE	$r''r^y$				*dcE/dCE*	$r''r^y$			
−	+	−	+	−	dCE/dCE	r^yr^y				*dCE/dCE*	r^yr^y			

*: r'^sr

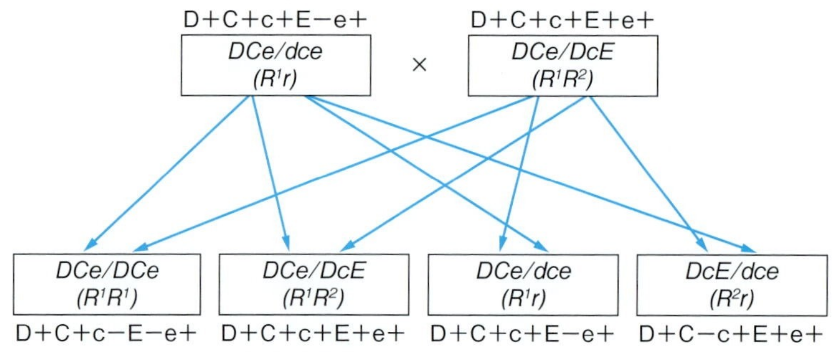

図III-21　Rh 血液型の遺伝の例

応から表現型がわかり，つぎに遺伝型の組み合わせが問題となる．各抗原別の血球の反応，表現型と遺伝型は表 III-27，表 III-28 のようになり，D+C+c−E−e+型では，考えられる遺伝型は *DCe/DCe* と *DCe/dCe* との2通りである．D+C+c+E+e+型では遺伝型は6通りある．両親や同胞を調べると遺伝型が絞られる場合や数が限定されることもあるが，必ずしも最終決定できるとは限らない，そこで，こうした場合の遺伝型は「最も可能性が高い遺伝型（most probable genotype）」を選んで表記することになっている．家族関係からこれが合わない場合には，次に頻度の高い遺伝型を考えていくことになる．上述のD+C+c−E−e+型は *DCe/DCe*，D+C+c+E+e+型は *DCe/DcE* がそれぞれ日本人では「最も可能性が高い遺伝型」である．したがって，たとえば血清学的検査によって判定したD+C+c+E+e+の結果を DCe/DcE と表記した場合，これはあくまで表現型であることに注意しておく必要がある．*DCe/DcE* は「最も可能性が高い遺伝型」であって，表現型は同じでも遺伝型は *DCe/DcE*，*DCe/dcE*，*DcE/dCe*，*DCE/Dce*，*DCE/dce*，*Dce/dCE* の組み合せも存在し得るからである．

4 Rh 血液型の遺伝

Dと，CE（Ce，cE，ce，CE）は分離することなく親から子に伝えられるので，図 III-21 の例のように3種類を1組（ハプロタイプ）として考えることができる．また，ハプロタイプを表す簡略した表記

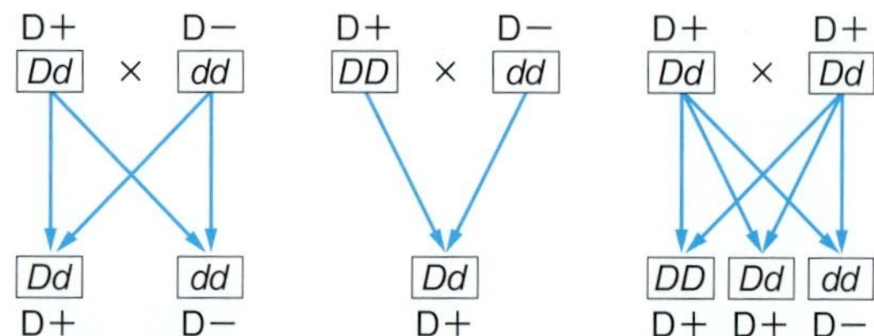

図III-22　Dとdで表示した遺伝の組み合わせ例

を用いるとなお簡便で，親子の関係をみる場合にもわかりやすい．また，*D–d*，*C–c*，*E–e* の3組の遺伝子は，別々に遺伝すると考えることもできる．*D–d* の例を図 III-22 に示した．

5 Rh 血液型の臨床的意義

個体に対する免疫現象は，血液型についても例外ではなく，Rh 型不適合妊娠や輸血によって抗原暴露された場合でも，妊婦や輸血患者血清中に常に抗体が産生されてくるとは限らない．

たとえばD+型の胎児を妊娠したD−型の母親の中で，抗Dを産生して新生児溶血性疾患を発症するのは4%くらいである．また，Rh 血液型の主な5つの抗原の間には免疫原性の強さに違いがみられる．D抗原が圧倒的に強く，ついでE，c，C，e抗原の順である．D−の健常者がD+血球の輸血（全血 450 mL）を受けた場合，85%が抗Dを作るとされている[14]．患者を対象にした最近の報告によると，D+の赤血球輸血を受けたD−患者の 20～30%が抗Dを産生する[15-17]．なお，E−の人がE+の赤血球輸

血を受けて抗Eを産生する割合は約6.4％である[18]．白人はD−型が15％もいるので，D不適合妊娠の数も多く，抗体が作られる機会も多い．日本人のD−型は0.5％くらいで，免疫される機会は数の上で白人よりはるかに少ない．むしろ日本人では，D抗原ほど免疫原性は強くないものの，表III-27にみるように陽性と陰性の頻度に差がないE抗原の型不適合の機会が高く，抗Eが比較的多くみられる．遅延型溶血性輸血反応は二次免疫応答によって発症するのが一般的であるが，一次免疫応答で発症したと考えられる抗C＋eの症例が報告されている[19-21]．

D−の人はD＋血液の輸血によって抗Dを作りやすく，また産生された抗Dは溶血性輸血反応や女性では重篤な新生児溶血性疾患の原因となる．このため，D陰性の人には予防的にD陰性の輸血をすることが重要視されている．特に大量の輸血や輸血を頻回に繰り返して行うと抗体ができやすい．なお，D陽性患者にD陰性赤血球と血小板を輸血することは何らさしつかえない．

6 Rh蛋白の構造と*RH*遺伝子

Rh血液型抗原を担うRh蛋白（RhDおよびRhCcEe）は，Rh関連糖蛋白Rh-associated glycoprotein（RhAG）が存在することで赤血球膜に発現する．Rh_{null}赤血球ではRh蛋白，RhAGとともに他の膜蛋白（LW，CD47，glycophorin B，Duffy血液型のFy5抗原）も減少あるいは欠損していることが確認されている．Rh-RhAG複合体をコアとして，これら膜蛋白は多成分複合体として赤血球膜に存在している可能性が示唆された．また，バンド3を欠損したヒト赤血球ではRh複合体膜蛋白も大幅に減少していることが示された[22]．陰イオン交換体（AE-1）ともよばれているバンド3は，赤血球のもう1つの主要な内在性膜蛋白である．バンド3は膜貫通ドメイン，C末端細胞質内ドメイン，N末端細胞質ドメインの3つのドメインに区分でき，複数の機能をもっている．膜貫通ドメインはCl^-/HCO_3^-の交換輸送を行い，C末端細胞質内ドメインは細胞内酵素の炭酸脱水酵素II（CA II）に結合している．これらはバンド3の細胞質面でCA IIの代謝物であるHCO_3^-を輸送するメタボロンを形成し，CA IIとバンド3の相互反応を促進している．N末端細胞質内ドメインの主要な機能は細胞骨格蛋白を赤血球膜に係留することにある．バンド3の40％は4量体として赤血球膜に存在し，骨格蛋白のアンキリンやバンド4.2に結合しており，これがスペクトリンの主要な結合部位となっている 図III-23．したがって，バンド3複合体（バンド3，glycophorin A，バンド4.2，アンキリン，炭酸脱水酵素IIなど）は，赤血球膜を構築し，さらに骨格蛋白を膜に係留するために重要である．細胞骨格蛋白の1つであるバンド4.2がRh複合体を構成しているCD47に結合することで，バンド3複合体とRhAG，Rh蛋白，glycophorin B，CD47，LWからなるRh複合体が結びつくと考えられている 図III-23，これら複数の膜蛋白で構成される大型の複合体として存在することで互いに連携し合い，機能を発揮したり調節したりする役割（たとえばCO_2/O_2ガス交換）をはたすと推測されている[22]．

a．Rh関連蛋白

1）RhDおよびRhCcEe蛋白

1980年代の初めまでには血清学的手法によって，Rh血液型の多様性が次々と明らかにされてきた．一方，Rh血液型の生化学に関する情報は乏しく，Rh抗原の発現にはチオール基とリン脂質の存在が必須の条件とされていたにすぎなかった[23-25]．1970年代には，蛋白精製技術が大きく進歩したにもかかわらず，Rh抗原を担う物質の精製に関してはほとんど進展がみられなかった．こうした中で，1982年にMooreらは，^{125}Iを標識したD＋赤血球とポリクローナル抗Dを反応させた後，非イオン性界面活性剤Triton X100で赤血球膜を可溶化し，protein A-sepharoseで免疫沈降法を行った[26,27]．回収した免疫沈降物をSDS polyacrylamide gel electrophoresis（PAGE）で分離した結果，分子量約30 kDaのバンドを検出した．また抗c，抗E，さらにCcEe（RhCe，RhcE，Rhce，RhCE）に共通するエピトープを認識するモノクローナル抗体（R6A）を用いて同様に免疫沈降を行い，抗Dの場合と同じく分子量約30 kDa

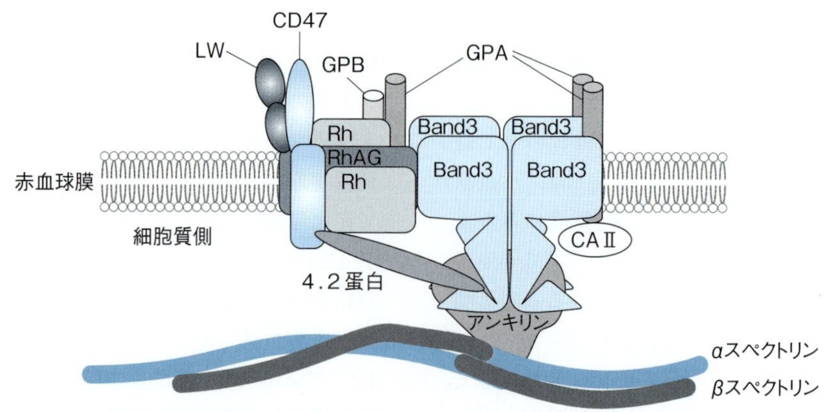

図III-23　Rh 複合体とバンド 3 で形成される大型の膜複合体モデル

の沈降物を得た．このようにして精製された Rh 蛋白の N 末端側の部分アミノ酸配列を決定したところ，N 末端から 41 アミノ酸配列は D および CcEe 蛋白の間で違いはなかった[28]．

1990 年，ブリストルおよびパリのグループは RhD 蛋白の部分アミノ酸配列の情報をもとに *RH* 遺伝子のクローニングに成功した[29,30]．ブリストルのグループは，RhD 蛋白のアミノ酸残基 28 番目から 35 番目（センス）および 54 番目から 47 番目（アンチセンス）に対応するプライマーを用いて，網状赤血球 cDNA ライブラリーを鋳型としてポリメラーゼ連鎖反応（polymerase chain reaction: PCR）を行った[29]．得られた PCR 産物を用いてさらに骨髄 cDNA ライブラリーをスクリーニングし，読み枠が 417 個のアミノ酸よりなる遺伝子を分離した．ところが，この分離した遺伝子は *RHD* 遺伝子ではなく，*RHCE* 遺伝子であった．一方，パリのグループもアミノ酸残基 3 番目から 7 番目（センス）および 32 番目から 27 番目（アンチセンス）に対応するプライマーを用いて，脾臓由来赤芽球 cDNA ライブラリーを鋳型とし，ブリストルグループと同様の結果を得た[30]．1992 年に Le Van Kim らは *RHCE*cDNA をプローブにして骨髄 cDNA ライブラリーをスクリーニングし，*RHD* 遺伝子のクローニングに成功した[31]．引き続き他のグループによっても *RHD* 遺伝子がクローニングされた[32,33]．*RHD* 遺伝子もまた 417 個のアミノ酸よりなる読み枠をもち，推定されたアミノ酸配列は CcEe 蛋白と 92% 一致した 図III-24．

RHD および *RHCE*cDNA から予測されたアミノ酸数は 417 個であるが，翻訳された後，Rh 蛋白の N 末端にあるメチオニンは除去されると考えられている．したがって N 末端のメチオニンが除去されているとすれば，膜に発現する Rh 蛋白は 416 残基よりなる．RhD および RhCcEe 蛋白間では *RHCE* 遺伝子の種類に従って，32 から 35 個のアミノ酸に違いがある[34] 図III-24，図III-25．アミノ酸配列から推定した Rh 蛋白の分子量は 45.5 kDa であるが，SDS-PAGE による分子量は 30 kDa である．これは疎水性に富んだ蛋白には SDS の結合量が増加し，移動度が速くなることに起因する．

アミノ酸の一次配列をもとにしたハイドロパチー図（二次元配向図）から，Rh 蛋白は脂質二重膜を 12 回横断していると推測されている 図III-25[29,32]．RhD および RhCcEe 蛋白の N 末端および C 末端は赤血球膜内側に存在し，6 つの細胞外領域（ループ）をもつ．C 末端部が血球膜の内側に存在する証拠は C 末端領域に対する抗体を用いた実験で得られた[35,36]．つまり，赤血球そのものでは抗体による免疫沈降物は検出されないが，赤血球膜の一部が切断されて抗体が赤血球内に入り込める状態にある「開いた膜ゴースト」では D および CcEe 蛋白が免疫沈降された．さらに，C 末端領域を切断する carboxypeptidase-Y で処理した「開いた膜ゴースト」では免疫沈降物は回収されなかった．後に，推定されていた Rh 蛋白の構造は，細菌の Rh ホモログの立体構

```
   → エキソン1         16↓                                           ①
D  MSSKYPRSVR RCLPLWALTL EAALILLFYF FTHYDASLED QKGLVASYQV  50
Ce ---------- -----C---- ---------- ---------- ----------
cE ---------- ---------- ---------- ---------- ----------
ce ---------- ---------- ---------- ---------- ----------
CE ---------- -----C---- ---------- ---------- ----------

   → エキソン2 60↓       68↓
D  GQDLTVMAAI GLGFLTSSFR RHSWSSVAFN LFMLALGVQW AILLDGFLSQ  100
Ce ---------- ---------- ---------- ---------- ----------
cE ---------L -------N-- ---------- ---------- ----------
ce ---------L -------N-- ---------- ---------- ----------
CE ---------- ---------- ---------- ---------- ----------

     103↓       ②  → エキソン3
D  FPSGKVVITL FSIRLATMSA LSVLISVDAV LGKVNLAQLV VMVLVEVTAL  150
Ce ---------- ---------- M-----AG-- ---------- ----------
cE --P------- ---------- M-----AG-- ---------- ----------
ce --P------- ---------- M-----AG-- ---------- ----------
CE ---------- ---------- M-----AG-- ---------- ----------

                ③  → エキソン4
D  GNLRMVISNI FNTDYHMNMM HIYVFAAYFG LSVAWCLPKP LPEGTEDKDQ  200
Ce -T-------- --------LR -F-------- -T-------- --K----N--
cE -T-------- --------LR -F-------- -T-------- --K----N--
ce -T-------- --------LR -F-------- -T-------- --K----N--
CE -T-------- --------LR -F-------- -T-------- --K----N--

              → エキソン5     226↓    ④
D  TATIPSLSAM LGALFLWMFW PSFNSALLRS PIERKNAVFN TYYAVAVSVV  250
Ce R--------- ---------- --V------- --Q----M-- ----L-----
cE R--------- ---------- --V--P---- --Q----M-- ----L-----
ce R--------- ---------- --V------- --Q----M-- ----L-----
CE R--------- ---------- --V--P---- --Q----M-- ----L-----

                        → エキソン6          ⑤
D  TAISGSSLAH PQGKISKTYV HSAVLAGGVA VGTSCHLIPS PWLAMVLGLV  300
Ce ---------- --R---M--- ---------- ---------- ----------
cE ---------- --R---M--- ---------- ---------- ----------
ce ---------- --R---M--- ---------- ---------- ----------
CE ---------- --R---M--- ---------- ---------- ----------

                  → エキソン7
D  AGLISVGGAK YLPGCCNRVL GIPHSSIMGY NFSLLGLLGE IIYIVLLVLD  350
Ce -----I---- C--V------ --H-I-V-HS I--------- -T-------H
cE -----I---- C--V------ --H-I-V-HS I--------- -T-------H
ce -----I---- C--V------ --H-I-V-HS I--------- -T-------H
CE -----I---- C--V------ --H-I-V-HS I--------- -T-------H

        ⑥  → エキソン8                      → エキソン9
D  TVGAGNGMIG FQVLLSIGEL SLAIVIALTS GLLTGLLLNT KIWKAPHEAK  400
Ce --WN------ ---------- ---------- ---------- -------V--
cE --WN------ ---------- ---------- ---------- -------V--
ce --WN------ ---------- ---------- ---------- -------V--
CE --WN------ ---------- ---------- ---------- -------V--

             → エキソン10
D  YFDDQVFWKF PHLAVGF  417
Ce ---------- -------
cE ---------- -------
ce ---------- -------
CE ---------- -------
```

図III-24 RhD および RhCe，RhcE，Rhce，RhCE 蛋白のアミノ酸配列

造を鋳型としたホモロジーモデリングによっても支持された[37,38]．さらに，このモデルから第3および第4細胞外ループ，そして第6・7・8膜貫通ドメインにかけて空洞（vestibule）の存在が予測されている[37,39,40] 図III-26．この空洞領域にはIgG抗体が接近でき，領域内のペプチドに結合できる．

他の多くの膜蛋白と異なり，Rh蛋白には糖鎖が付加されていない[34]．ただし，脂質二重層の膜内側リーフレットへのRh蛋白の挿入部位にCys-Leu-Proモチーフが存在し，パルミチン酸によるアシル

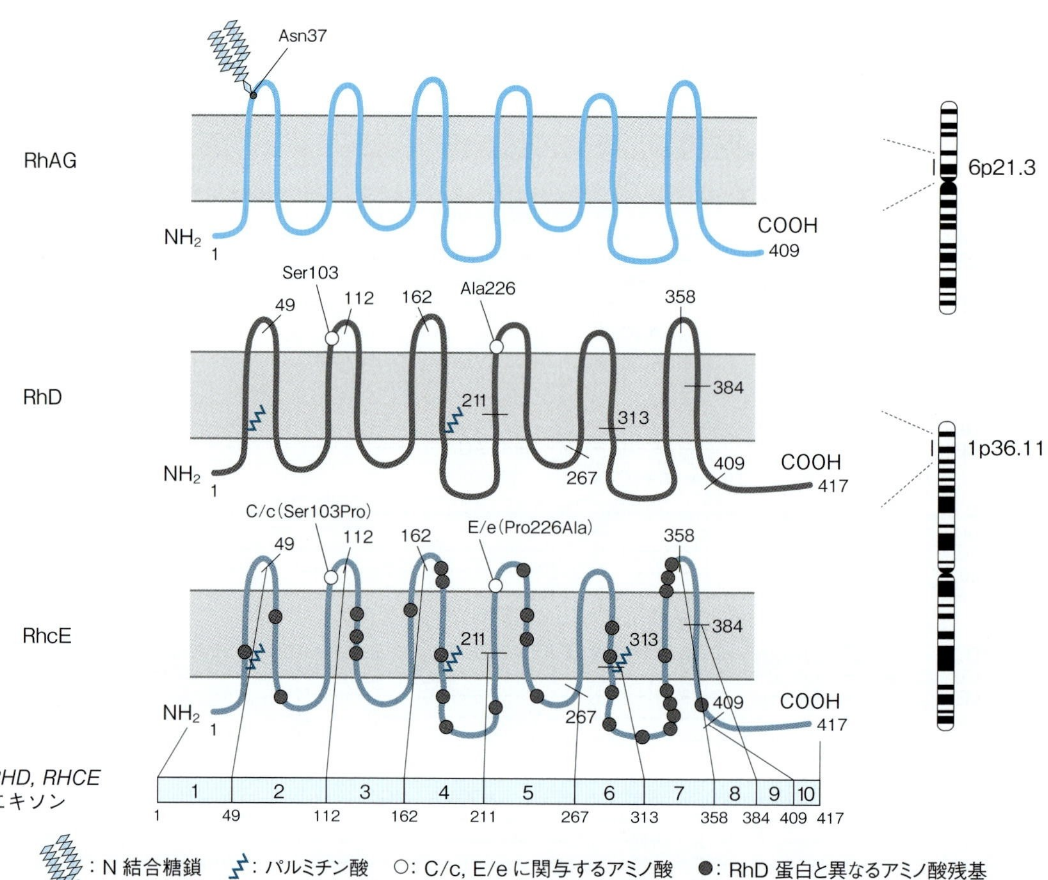

図Ⅲ-25　Rh 蛋白と RhAG の推定される模式図

化修飾（パルミトイル化）を受けていると推定されている[41,42]．この Cys-Leu-Pro モチーフは，RhD 蛋白では 2 カ所，RhCcEe 蛋白では 3 カ所存在する 図Ⅲ-25．部位特異的突然変異導入法によってシステインをアラニンに変化させた RhD 蛋白を K562 細胞へ発現させた実験では，RhD 蛋白の発現に大きな影響はみられていない[43]．しかし，20 種類のモノクローナル抗 D のうち 11 種類の抗 D との反応性が低下することから，パルミチン酸の結合は Rh 蛋白の高次構造の維持に一役かっていると考えられる[43]．

2）Rh 関連糖蛋白（Rh-associated glycoprotein: RhAG）

RhAG は，SDS-PAGE による分子量が 45～100 kDa の糖蛋白で，^{3}H-borohydride 標識（非還元 galactose および N-acetylgalactosamine を標識する）血球と抗 D の組み合わせによる免疫沈降法で，分子量 30 kDa の Rh 蛋白とともに回収された．また，*Ricinus communis* レクチン，抗 A による免疫沈降法でも，Rh 蛋白と一緒に分離された[28,44,45]．このことから，Rh 蛋白は RhAG と膜内で結合している可能性が考えられた．超遠心法で測定した Rh 蛋白-RhAG 複合体の分子量は 170 kDa で，Rh 蛋白および RhAG はそれぞれ 2 量体ずつが結合し，赤血球膜ではヘテロ 4 量体を形成していると推測された[42]．しかし，最近の研究では，RhAG からなるホモ 3 量体，1 分子の RhAG と 2 分子の RhD または RhCE からなるヘテロ 3 量体（heterotrimer）であることが示唆されている．一方，RhAG，RhD，RhCE で構成されるヘテロ 3 量体の可能性は低いと考えられている[37,38]．

Ridgwell らは，RhAG の N 末端領域の部分アミノ

JCOPY 498-01913

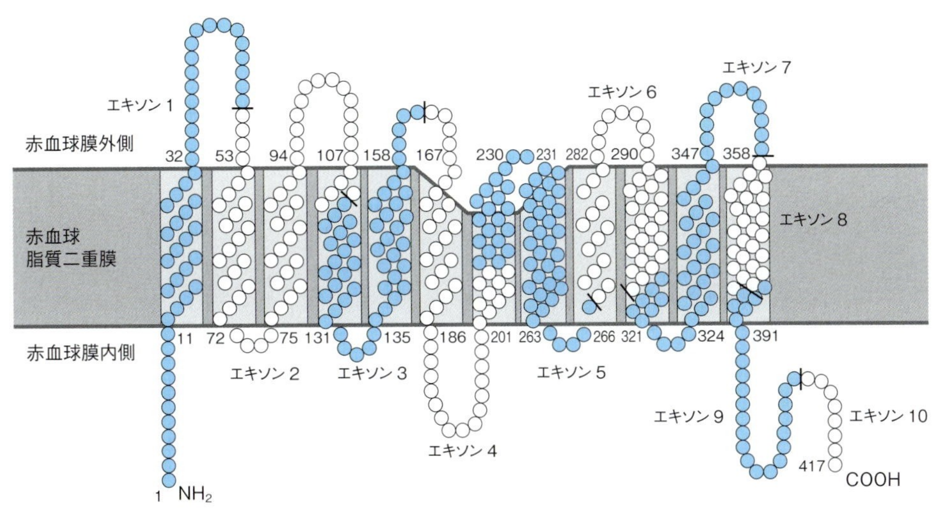

図III-26 RhD，RhCE 蛋白の模式図

酸配列に基づいて作製したプライマーを用い赤芽細胞由来 cDNA ライブラリーから得た PCR 断片をプローブにして，同じ cDNA ライブラリーから完全長の *RHAG*cDNA をクローニングした[46]．*RHAG*cDNA から予測されるアミノ酸数は 409 残基で，Rh 蛋白と同様に 12 回膜貫通型の構造をとり，N および C 末端ともに赤血球膜内側に存在する 図 III-25 ．ただし，Rh 蛋白とは異なり，N 結合型糖鎖が N 末端から 37 番目のアスパラギン Asn（最初と 2 番目の膜貫通ドメインをつなぐ細胞外ループにある）に結合し，またパルミチン酸によるアシル化修飾を受けていない[47,48]．RhAG のアミノ酸配列は RhD 蛋白と 38.5%，Rhce 蛋白とは 39.2%一致している．

3）赤血球形成過程での発現および機能

Rh 抗原は赤血球形成過程の早い段階から発現し，BFU-E（赤血球バースト形成単位）の 3%，CFU-E（赤血球コロニー形成単位）の 68%が D 陽性である．また，臍帯血から分離した CD34 陽性細胞の培養を開始してから 3〜5 日で RhAG は陽性となる．同様に培養後 5〜7 日で RhCcEe，9〜11 日で RhD 蛋白が発現する．胎児期では，胚発生から約 6 週間で D 抗原が検出されている[49-51]．

RhAG および Rh 蛋白の cDNA クローニングが成功してから，これらの蛋白は赤血球に特有の機能をもつと推定されていた．RhAG および Rh 蛋白の発現は赤芽系細胞に限られていたからである．ところが，類似蛋白は線虫（*Caenorhabditis elegans*）にも存在することがホモロジー検索より判明し，機能についての見直しが余儀なくされた．RhAG は，バクテリア，酵母，植物などに共通して存在するアンモニウム輸送体の一群である methylamine permease（Mep）およびアンモニウムイオン輸送体（Amt）とアミノ酸配列で 20〜27%一致し，アンモニウムイオンの輸送体である可能性が示唆された[52]．RhAG は酵母（*Saccharomyces cerevisiae*）のアンモニウムセンサーおよび輸送体である MEP2（MEP1〜3 の 3 種類ある）と最も相同性が高い．3 種類の MEP 蛋白が欠損し増殖障害のある酵母への *RHAG* cDNA 導入実験によって，RhAG はアンモニウムイオンを細胞外に排出し，酵母増殖能の回復が示された[53]．さらに，アンモニウムイオン/メチルアンモニウムイオンの *Xenopus* 卵母細胞内への輸送を RhAG が促進するといった報告もなされた[54]．また，ヒト赤血球を用いた実験でも同様の結果が得られた[55,56]．赤血球のアンモニウム濃度は血漿にくらべて 3 倍ほど高く，RhAG は赤血球内にアンモニウムを保ったまま肝臓や腎臓に運び，その毒性から脳を守る役割をはたす可能性が示唆されている[57]．最近の報告によれば，RhAG は CO_2，そして恐らく O_2 や NO に対するガスチャンネルの可能性も示唆されている[58-60]．さらに，RhAG の類似蛋白である RhBG および RhCG

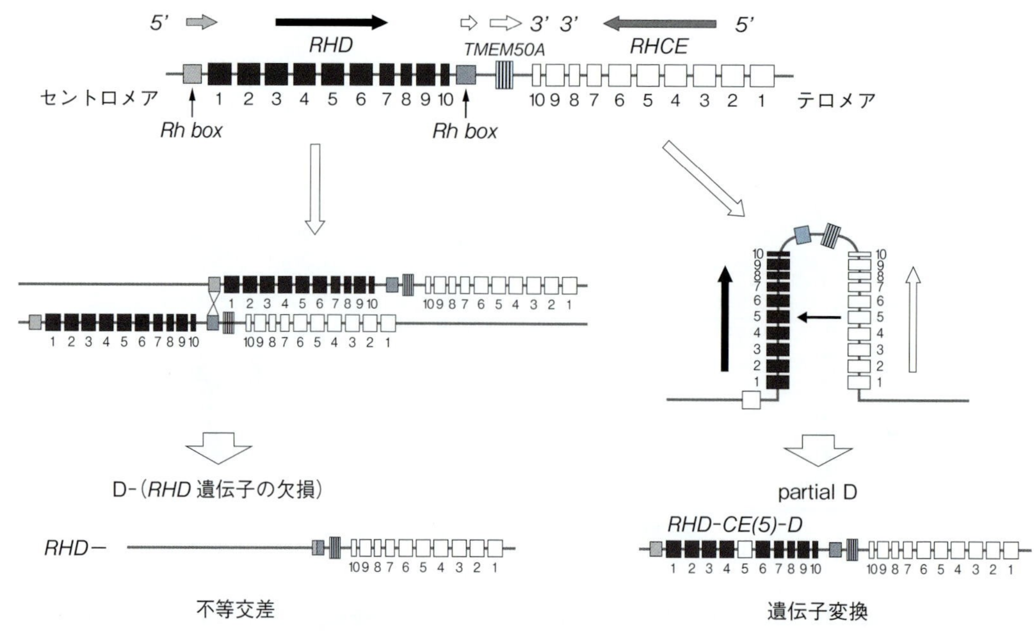

図Ⅲ-27　*RH* 遺伝子の不等交差と遺伝子変換

が赤血球系以外の細胞（腎臓，肝臓，脳，皮膚）に存在し，Rh ファミリー（RhD，RhCcEe，RhAG，RhBG，RhCG）を形成している[61,62]．腎集合管では間在細胞の側底膜に RhBG，頂端膜に RhCG が発現し，側底側から管腔側へのアンモニアの排出に関与していると考えられている[63]．肝臓では，中心静脈周囲領域の肝細胞側底膜に RhCG が発現しており，アンモニアを取り込む役割をはたしている可能性がある．さらに，RhCG は胆管上皮細胞にも存在し，胆汁へのアンモニアの分泌に関与している[64]．

4）*RH* および *RHAG* 遺伝子の構造

RH 遺伝子は，*RHD* および *RHCE* の 2 つの遺伝子より構成され，69 kb の長さで，第 1 染色体（1p36.11）にある[65,66]．*RHD* と *RHCE* はそれぞれ 10 個のエキソンよりなり，イントロンとエキソンを含む塩基配列で 93.8％一致する[67]．2 つの遺伝子間で最も大きく異なる配列は第 4 イントロンでみられ，*RHD* では *RHCE* とくらべて約 600 bp の欠失がみられる（*RHD*: 426 bp，*RHCE*: 1075 bp）[67-69]．*RHD* および *RHCE* のサイズはそれぞれ 57,295 bp，57,831 bp で，両遺伝子間は約 30 kb 離れており，この領域に *TMEM50A*（以前は *SMP1* とよばれていた）遺伝子が存在する[67,70]．図Ⅲ-27 のように，*RHD* と *RHCE* 遺伝子は互いに逆向きに配置している（テロメア側 *5'RHCE3'-3'TMEM50A5'-3'RHD5'* セントロメア側）[70,71]．さらに，*RHD* 遺伝子の両側には塩基配列が 98.3％一致する Rh ボックス（Rhesus boxes）とよばれる 9 kb からなる領域がある．2 つの Rh ボックスの共通配列間で不等交差が起こることにより，*RHD* 遺伝子欠失型の D 陰性が生じたと考えられている 図Ⅲ-27 [70]．相同性の高い遺伝子が密に連鎖している場合，不等交差や遺伝子変換といった現象が起こりやすく，Rh 血液型の多様性を生む要因となっている．特に遺伝子変換によって多種類の *RHD-CE-D* や *RHCE-D-CE* ハイブリッド遺伝子を生じ，エキソン単位での変換や 1 個のアミノ酸置換のみを伴う塩基単位での変換まで様々である．*RHD* と *RHCE* は逆向きになっていることから，同一の DNA 鎖上（シスの位置）で 2 つの遺伝子は互いに向き合う格好で対合し，遺伝子変換が生じやすくなるのであろう 図Ⅲ-27．さらに，本来の *RHD* および *RHCE* 遺伝子に由来しない塩基の変換を伴うものもある．

RHAG 遺伝子は 32 kb の長さで，第 6 染色体（6p21.3）にあり，*RHD* および *RHCE* 遺伝子と同じ

JCOPY 498-01913

く10個のエキソンよりなる[46,72]．*RHAG* 遺伝子の塩基配列に対して *RHD/RHCE* 遺伝子は約30%，*RHBG/RHCG* 遺伝子は約50%一致する[61]．

b．他のRh関連蛋白

赤血球膜では，RhD，RhCE，RhAGは4量体のバンド3とともに大型の複合体を形成している．この複合体にはLW，GPA，GPB，CD47も構成成分として含まれ，バンド3を介して骨格蛋白のアンキリンRおよび4.2蛋白に結合し，骨格蛋白を赤血球膜に連結している 図III-23[22]．

LW糖蛋白は Rh_{null} およびLW(a-b-) で完全に欠損している．一方，LW(a-b-) ではRh抗原には異常を認めない．Rh_{null} およびFy(a-b-) では，Duffy血液型のFy5抗原が完全に欠損するが，Rh_{null} は他のDuffy抗原（Fy^a，Fy^b，Fy3，Fy6）に異常はない．これに対して，Fy(a-b-) はすべてのDuffy抗原を欠くがRh抗原の発現は正常である．

Integrin-associated protein（IAP）またはCD47は305残基のアミノ酸からなり，分子量47〜52 kDa，6カ所にN結合型糖鎖の結合モチーフを有する糖蛋白で，様々な細胞膜に存在する．免疫グロブリンスーパーファミリーの仲間で，N末端は免疫グロブリン様ドメインをもち，赤血球膜を5回貫通し，N末端は膜外側，C末端は細胞質側にある[73]．なお，CD47に血液型抗原の存在は確認されていない．Rh_{null} のCD47は正常血球にくらべて75%減少している[74,75]．これに対して，Rh_{null} のリンパ芽系細胞株におけるCD47の発現は正常である．また，赤血球膜蛋白4.2欠損型の遺伝性球状赤血球症でCD47の発現減少（70〜80%）が報告され，Rh複合体と膜骨格蛋白との関係が注目された[76,77]．*CD47* 遺伝子は第3染色体の長腕(3q13.1-q13.2)にのっている[74,75]．ヒトのCD47欠損型はまだ発見されていないが，CD47ノックアウトマウスの赤血球RhおよびRhAG類似蛋白に異常は認められていない[78]．CD47はマクロファージのSIRPα（signal regulatory protein α）と結合することで，マクロファージによる赤血球の貪食を抑制する働きがある[79]．一方，老化赤血球ではCD47の立体構造が変化することでトロンボスポンジン1と結合し，貪食作用が促進される可能性が示唆されている[80]．

Rh_{null} ではglycophorin B（GPB）の発現が60〜70%減少し，S，s，U抗原の反応性は低下する[81]．GPB欠損赤血球（S-s-U-）ではRhAGへの糖鎖の付加が増え，分子量はやや大きくなる（MNSs血液型参照）．GPBはRhAGを細胞表面へ輸送するのを補助する役割を担っている可能性が指摘されていることから，GPBを欠損した場合，細胞内に長く滞留し，より多くの糖鎖が付加されると考えられる[47]．GPBがGP(B-A-B)ハイブリッド分子に置き換わった *GYP*Mur* のホモ接合型血球ではRhAGおよびRh抗原の発現減少が認められる[82]．

上述した膜蛋白と異なり，バンド3蛋白（anion exchanger 1: AE1）は Rh_{null} でも何ら変化は認められていない．しかしながら，バンド3 cDNAと *RHD*（あるいは *RHCE*）cDNAを赤芽系細胞株K562にコトランスフェクションした結果，RhDあるいはRhCE蛋白の発現レベルの増強が確認されている[83,84]．また，バンド3変異型（9個のアミノ酸残基が欠損）であるSoutheast Asian ovalocytosis(SAO)では，Rh抗原の発現が減少する．これらのことから，バンド3はRh-RhAG複合体と相互作用することで，細胞表面へのRh-RhAG複合体の輸送を促進するか，または膜内でのRh-RhAG複合体の高次構造に作用を及ぼすことが示唆されている（バンド3蛋白についてはDiego血液型も参照）．

7 Rh血液型抗原と変異型

RH 遺伝子構造が解明されて以来，*RH* 遺伝子の遺伝的多様性について多くの情報がもたらされ，DNA検査による多様性は血清学で同定されるRh抗原数をはるかに超えたものとなっている．500以上の *RHD* 遺伝子，150以上の *RHCE* 遺伝子のアリルが知られている．こうしたアリルは，The human RhsusBaseや，ISBTのリストに載せられている[85,86]．

a．D抗原

1）D陰性

白人におけるD−は，一部を除いて *RHD* 遺伝子全体が欠失することで赤血球にRhD蛋白がまったく発現されない 図III-27．これに対して，アジア系人種および黒人ではD－の遺伝背景は必ずしも*RHD*遺伝子の欠失だけと限らない．すなわち，表現型がD－であるにもかかわらず，*RHD*遺伝子が検出されるのである．D－の原因となる*RHD*遺伝子のアリルは*RHD*01N*で表わされる[86]．

Collinらは*RHCE* cDNAをプローブに用いたサザンブロットでゲノムDNAの*RHD*および*RHCE*遺伝子の解析を行い，そのRFLPパターンからD－のDNAには*RHD*遺伝子全体が欠失していることを報告した[87]．そこで彼らは，*RHD*遺伝子の欠失(*RHD*01N.01*)がD－の原因であると結論づけた．後に,D－における*RHD*遺伝子の欠失は*RHD* cDNAを用いて確認された[31,33]

D陰性日本人130名について，*RHD*遺伝子のイントロン4およびエキソン10の有無について分析した結果，70％が*RHD*遺伝子の欠失で，28％に*RHD*遺伝子を認めた[69]．なお，2例が*RHD-CE-D*ハイブリッド遺伝子であると推定された．*RHD*遺伝子が検出されたD－例は全例，C抗原陽性で，これは分析したD－C＋の69％(36人/52人)に相当した．もし無作為に日本人のD陰性者に*RHD*遺伝子検査を行うと，D－全体の中でのD－C＋頻度は約20％であることから，およそ12％に*RHD*遺伝子が検出されることになる[88]．306例のD－日本人についての別の分析例では，67％が*RHD*遺伝子を欠失し，他はすべて*RHD*遺伝子が陽性で，しかもD_{el}型であった（D_{el}については後述）[89]．日本人のD陰性献血者3,526名の大規模調査では，*RHD*遺伝子欠失(ホモ接合)87.7％，*RHD*遺伝子陽性(*RHD*DEL1*) 9％，*RHD*D-CE(3-9)-D*（*RHD*01N.04*）2.9％で，D陰性者の99.6％が，この3種類の*RHD*遺伝子で占められていた[90] 表III-29．日本人D陰性患者150名の*RHD*遺伝子解析結果でも，99.8％が上記3種類の*RHD*アリルで占められていた[91]．D－台湾人434名の解析（2つの報告例をまとめた）では，68.5％が*RHD*遺伝子欠失，26.5％が*RHD*遺伝子陽性，5％が*RHD*D-CE(3-9)-D*(*RHD*01N.04*)遺伝子である[92,93]．中国人(漢民族)，韓国人ではD陰性の62～74％が*RHD*遺伝子欠損，17～30％が*RHD*遺伝子陽性，3～8％が*RHD-CE-D*である[94,95]．なお，*RHCE*由来のエキソン1-3と*RHD*由来の4-10からなるハイブリッド遺伝子の*RHCE (1-3)-RHD (4-10)*がD－の日本人に検出されている[96,97]．この遺伝子産物はD抗原を発現していないが，c抗原(正常とは異なる）を発現している．

アフリカ系黒人のD－では，第3イントロンの最後（3' 側）の19塩基からエキソン4の最初（5' 側）の18塩基までの37 bpが重複した*RHD*遺伝子(*RHD*偽遺伝子*RHD*Ψ*ともよばれている)が存在する[98]．重複によるフレームシフトによって終止コドンが出現し，さらにエキソン6にはナンセンス変異（Tyr269で終止コドン）がある．D－黒人82名のうち，*RHD*Ψ*（*RHD*08N.01*）の頻度は67％で，15％が*RHD-CE-D^s*遺伝子（*RHD*03N.01*）でVS＋V－となる（c．その他のRh血液型抗原と変異型を参照)，18％が*RHD*遺伝子欠失である[98]．

白人のD－にみられる*RHD*遺伝子欠損以外の*RHD*バリアント遺伝子の検出頻度は，トロント（カナダ）での患者33,864名，オランダ人妊婦37,782名の調査によると，いずれも0.96％である[99,100]．エキソン1の121C>Tによるナンセンス変異（Gln41終止)[68]，エキソン4の5' 末端での4塩基欠失(ACAG)によるフレームシフト変異（Met167終止)，などが報告されている[101]，その他についてはWagnerらの文献[102,103]を参照されたい．

2）Del

抗globulin試験を含む通常のD検査法で陰性と判定されるが，抗D吸着解離試験を行うと解離液に抗Dが検出されるD－血球をD_{el}（DEL）とよんでいる[104]．D－血球の中にこうした血球が存在することは，植野らによって最初に報告された[105,106]．解離液中の抗Dは微弱であるものの，抗Dの特異性を示すことが確認されている[107]．D_{el}血球のほとんどはC抗原が陽性で，D－C＋型全体の53％に認められている[108]．C－c＋E＋e－型からはD_{el}がほとんど検出されていないことから，*RHD*DEL*遺伝子は*RHCE*Ce*遺伝子とシスの関係にあると考えられる．本来はweak Dであるが，*RHCE*Ce*の位置効果（トランス）によってD抗原の発現が抑制され，

表III-29　日本人D陰性（Delを含む）3,526名の*RHD*遺伝子

ISBT	*RHD* 遺伝子変異	Rh 表現型	例数	合計例数
D 陰性	*RHD* 欠損 (*RHD*01N.01*) (ホモ接合)	dce/dce	875	3,091
		dcE/dcE	598	
		dCe/dCe	8	
		dcE/dce	1,342	
		dCe/dce	127	
		dCe/dcE	117	
		dCE/dcE	22	
		dCE/dCe	2	
D_{el}	1227G>A (*RHD*DEL1*)	dce/dce	0	318
		dcE/dcE	0	
		dCe/dCe	30	
		dcE/dce	0	
		dCe/dce	166	
		dCe/dcE	121	
		dCE/dcE	0	
		dCE/dCe	1	
D 陰性	*RHD*D-CE(3-9)-D* (*RHD*01N.04*)	dce/dce	0	103
		dcE/dcE	0	
		dCe/dCe	6	
		dcE/dce	0	
		dCe/dce	57	
		dCe/dcE	40	
		dCE/dcE	0	
		dCE/dCe	0	
D_{el}	486+1G>A (*RHD*DEL8*)	dCe/dce	1	3
	1252T>A (*RHD*DEL25*)	dCe/dce	2	
D 陰性	*RHD*ψ*	dce/dce	1	7
	761C>G (*RHD*01N.62*)	dCe/dcE	1	
		dCe/dce	1	
	*RHD*D-CEVS(4-7)-D* (*RHD*01N.06*)	dCe/dcE	3	
	*RHD*D-CE(4-7)-D* (*RHD*01N.07*)	dCe/dcE	1	
D 陰性/D_{el}	変異なし	dcE/dce	1	4
		dCe/dce	2	
		dCe/dcE	1	

D_{el}の反応態度を示した家系も報告されている[109]．D_{el}は台湾および香港中国人にも検出され[110]，台湾人D_{el}型の*RHD*遺伝子に，エキソン9全体を含む第8イントロンから第9イントロンにかけて1,013 bpの欠失を認めた症例の報告がある[111]．しかし，この変異とDelとの関係は確認されていない．2001年，Wagnerらは，ドイツ人献血者に3種類のD_{el}に関与する*RHD*アリルを報告した[102]．このアリルの内，エキソン9の最終部位（3' 側末端）に同義置換（1227 G>A）のある*RHD*DEL1*がアジア系人種のD－に検出される*RHD*遺伝子の70～90%に見いだされた[112]．石川らは，日本人のD－で*RHD*遺伝子が検出された33例（いずれもC+）中29例（約90%）に1227 G>A（*RHD*DEL1*）の変異を確認した[113]．塩基置換（1227 G>A）で第9イントロンの供与部位（5' 部位）でスプライシング異常が起こり，大部分のmRNAからエキソン9が除去されてしまうと推測される[114]．このエキソン9の除去によりRhD蛋白のC末端に新たな79残基で構成されるアミノ酸配列が生じると推定されている．また，*RHD*遺伝子第1イントロンのスプライス供与部位にgt>at（148+1 G>A，*RHD*DEL5*）の塩基置換や，終止コドンに1252 T>Aの変異により418番目の終止コドンがLysに置き換わり26残基のアミノ酸の伸長が推定された日本人D_{el}も報告されている[90,115,116]．D_{el}に関与する*RHD*遺伝子には40種類以上の*RHD*DEL*アリルが知られている．しかしながら，日本人を含む東アジアではD_{el}の98%以上は*RHD*DEL1*であり，ほぼ全例が*RHCE*Ce*に連鎖している[90,94,95,112] 表III-29．

従来，D陰性患者にDel赤血球が輸血されても抗Dの産生は起こらないと考えられていた．しかし，2005年にWagnerらは，*RHDIVS5-38del4*の*RHD*遺伝子をもつD_{el}赤血球輸血によってD－女性患者に抗Dが産生したことを報告したが，後にこの*RHD*アリルはD_{el}型ではないことが明らかにされた[117,118]．同じ2005年に安田らは，日本人のD－女性患者に*RHD*DEL1*によるD_{el}赤血球輸血により，二次免疫応答と考えられた抗D産生症例を報告した[119]．2009年，韓国人のD－男性患者にD_{el}（*RHD*DEL1*）赤血球を輸血後9日で一次免疫応答による抗D産生例が報告された[120]．D_{el}（*RHD*DEL1*）赤血球による一次または二次免疫応答による抗D産生例が，特に日本をはじめ東アジア諸国で報告が相次いでいる[121-128]．抗D産生例での急性溶血性輸血反応の報告例はないが，遅延型溶血性輸血反応が疑われた症例が報告されている[126]．なお，抗Dを感作させたD_{el}血球を用いたin vitro被貪食機能検査の結果は陰性である[129]．川畑らは，妊娠可能な女性や抗D保有患者にはD_{el}赤血球の輸血は避けることが望ましいとしている[130]．輸血用血液についてD－とD_{el}を区別していないわが国の現状では，D_{el}のほとんどがC＋であることから，こうした患者にはD陰性かつC陰性の血液を選択する対応が有益である[130]．

一方，受血者がD_{el}（*RHD*DEL1*）の場合，D_{el}（*RHD*DEL1*）にはDエピトープのほとんどが発現しているため，D＋赤血球の輸血を受けても抗Dを産生しないことが報告されている[131,132]．赤血球1個あたりのD抗原数はDCe/dceの10,429，weak Dの922と比べてD_{el}赤血球のD抗原数はきわめて少なく，最大で36，多くは22以下であると推定されている[131]．妊婦がD_{el}（*RHD*DEL1*）の場合でも，抗Dを産生した症例は1例もなかったことが報告されている[133,134]．しかし，*RHD*DEL1*以外の*RHD*DEL*アリル（*RHD*DEL8*）では抗Dを産生する場合がある[131,135]．

3）Weak D（D^u）型

D陽性血球には，稀にD抗原の反応が弱いものもある．1946年にStrattonは，このような血球をD^u（undeterminedのuに由来）と命名したが，これは種々の程度に血球のD抗原が低下している状態を単に指しているに過ぎず，抗原名ではないことに留意すべきである[136-138]．したがって，抗D^uといった特異抗体は存在しない．当初は，IgM抗Dでは凝集しないが，IgG抗Dによるalbumin法で凝集するものをhigh grade D^u，またalbumin法で陰性，間接抗globulin法で陽性となるものをlow grade D^uと判定していた（high grade/low gradeの分類は，血球のD抗原コピー数によって規定したものでなく，あいまいな表現であることから現在では使われていない）．もちろん現在では当時より強力で標準化されたポリクローナル抗D（高濃度蛋白試薬）が長年にわたって使用されており，当初のhigh grade D^uや一部のlow grade D^uはD陽性と判定されている．またモノクローナル抗D判定試薬は強力なIgM抗D単独で，あるいはIgG抗Dをブレンドして調製されており，従来D^uと判定されていた血球の多くがD陽性と判定できるようにクローンが選ばれている．

1990年代に入ってから欧米では，D＋とD^uの区別はD抗原量の多少にすぎないため，D^uという混乱をもたらしかねない表現からより実務的な「weak D」という用語を採用することとなった[139]．ただし，weak DのD抗原量は一定ではなく，個体により異なる．Weak Dの中には，使用した抗D，反応条件，検査法（試験管法，ゲルカラム法，固相法など），判定者の主観（凝集の強さの読み取り）などによって判定が左右されることもある．したがって，同じ個体の血球でもD＋あるいはweak Dと判定される場合がある．たとえば，比較的感度が低い試験管法ではweak Dの頻度は高くなる．一方，感度が高いゲルカラム法や固相法では直接凝集反応で強い凝集がみられD＋と判定される頻度が高くなり，weak Dの頻度は低くなることが想定される．また，間接抗globulin試験できわめて弱い反応を示すweak Dも存在し，こうした血球はD－と判定されることもある．

weak D（D^u）型には3種類あり，その1つは主に*RHD*のミスセンス変異によるweak Dで単にRhDの発現量が低いものである（全Dエピトープが存在）．2つ目は，正常の*RHD*遺伝子をもつ染色体と対立するもう一方の染色体上（トランス）にあるDCeまたはDCEのCの位置効果によって，D抗原の発現が抑制されたweak Dである[140,141]．このタイプの血球はほとんど，現在の抗D判定用抗体でD陽性に判定されると考えられる．3つ目は，一部のDエピトープを欠いた血球（いわゆるpartial D）で，これについては後述する．ここで注意しなければならないことは，partial Dのすべてがweak Dであるわけでなく，weak Dの一部がpartial Dの性質をもつにすぎないことである（partial Dの多くは日常検査でD陽性と判定される）．日本人献血者について血清学的検査で検出されるweak Dの頻度は約0.01％（75/763,408）で，白人の0.2～1.0％，黒人の1.7％に比べかなり低い[142-144]．

Wagnerらは，weak Dの*RHD*遺伝子のほとんどにミスセンス変異が存在することを報告した[145-147]．現在140以上に分類されたweak Dの

JCOPY 498-01913

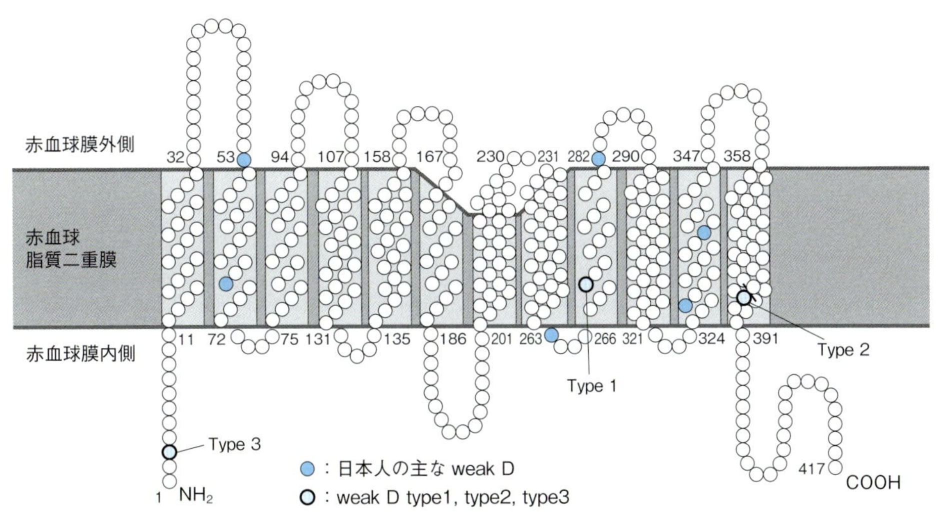

図Ⅲ-28　日本人にみられる主な weak D と, weak D type 1, type 2, type 3 のアミノ酸置換の局在

RHD バリアントアリルによるアミノ酸置換の多くは，膜貫通領域や細胞質側（膜内側）ループにあると予測されている 図Ⅲ-28．しかし，アミノ酸置換の位置はあくまで推定上の RhD 蛋白の高次構造に基づいているため，完全なものではない．これら変異によって RhD 蛋白/RhAG 間の相互作用に変化をきたし，血球膜の発現レベルが低下すると推測されている．なお，白人では weak D 遺伝子のうち weak D type 1（809 T>G，Val270Gly），type 2（1154 G>C，Gly385Ala），type 3（8C>G，Ser3Cys）の頻度が高く，それぞれ 70%, 18%, 5%で合わせて 90%以上を占めている[145]．日本人にも type 23（634 G>T, Gly212Cys), type 15（845 G>A, Gly282Asp), type 24（1013 T>C，Leu338Pro）の weak D アリルが報告された[145,148,149]．また，*RHD* 遺伝子イントロン 4 のスプライシング受容部位に A>G（IVS4-2 A>G）の変異により RhD 蛋白に 29 残基のアミノ酸の挿入が推測される weak D アリルも同定されている[150]．これら日本人例は単独症例であったが，日本人献血者に検出された 226 名の weak D の解析から 46 種類の *RHD* バリアントアリルが同定され，多様性に富むことが明らかにされた[151] 表Ⅲ-30．46 種類の *RHD* バリアントアリルの内，26 種類は既知のアリルであったが，20 種類は新規のアリルであった．日本人 weak D では，960 G>A，type 15，type 24 が 62%（それぞれ 36.7%，15.9%，9.7%）を占め，主要なアリルと考えられる．日本人によくみられる weak D に関与する *RHD* バリアントアリルは，type 1，type 2，type 3 が大半を占める白人集団と大きく異なることが判明した．960 G>A（Leu320Leu）はエキソン 7 の 21 番目の塩基置換で，アミノ酸置換を伴わない．高等生物の大きな mRNA 前駆体では，エキソンとなることを決定するために，非常に重要な役割をするエキソンスプライシングエンハンサー（exonic splicing enhancer: ESE）とよばれる配列がエキソン内に存在する．ESE は 3' スプライス部位（受容部位）近傍のエキソン内にみられることが多く，その上流側イントロンのスプライシングを促進する．960 G>A の 1 塩基置換が ESE の機能を喪失させ，一部の *RHD*mRNA ではエキソン 7 のスキッピング（読みとばし）が起こり，RhD 蛋白の発現量が少なくなると考えられる[142]．一方，残りの *RHD*mRNA は正しくスプライシングされて，正常 RhD 蛋白が赤血球膜に発現すると推測される．960 G>A 変異は D_{el} でも報告されており，エキソン 7 スキッピングは ESE と相互作用する SR 蛋白質のひとつである SF2/ASF に依存することが示唆されている[152]．

AABB（the American Association of Blood Banks）では凝集反応，いわゆる血清学的検査の結

表Ⅲ-30 日本人の weak D にみられる *RHD* 変異（226 名）

No	塩基置換	アミノ酸置換	部位	例数	名称
1	960G＞A	Leu320Leu	エキソン 7 スキップ	83	
2	845G＞A	Gly282Asp	膜外側	36	Type 15
3	1013T＞C	Leu338Pro	赤血球膜内	22	Type 24
4	787G＞A	Gly263Arg	膜内側	11	Type 100
5	983T＞A	Met328Lys	赤血球膜内	6	Type 115
6	200C＞G	Ser67Trp	赤血球膜内	5	Type 105
7	157G＞T	Asp53Tyr	膜外側	5	Type 104
8	520G＞A	Val174Met	赤血球膜内	4	Type 33
9	365C＞T	Ser122Leu	赤血球膜内	3	Type 54
10	728A＞G	Tyr243Cys	赤血球膜内	3	Type 44
11	634G＞T	Gly212Cys	赤血球膜内	3	Type 23
12	223A＞T	Ser75Cys	膜内側	3	Type 107
13	376T＞C	Ser126Pro	赤血球膜内	3	Type 109
14	220T＞G	Trp74Gly	膜内側	2	Type 106
15	287G＞A	Gly96Asp	膜外側	2	Type 108
16	919G＞A	Gly307Arg	赤血球膜内	2	Type 8
17	818C＞T	Ala273Val	赤血球膜内	2	Type 119
18	874T＞C	Trp292Arg	赤血球膜内	2	Type 113
19	884T＞C	Met295Thr	赤血球膜内	2	Type 94
20	2T＞C	Met1Thr	膜内側	1	
21	19C＞T	Arg7Trp	膜内側	1	Type 18
22	28C＞T	Arg10Trp	膜内側	1	Type 61
23	29G＞A	Arg10Gln	膜内側	1	Type 6
24	346G＞C	Ala116Pro	赤血球膜内	1	Type 116
25	413A＞G	Gln138Arg	赤血球膜内	1	Type 110
26	602C＞G	Thr201Arg	膜内側	1	Type 40
27	605C＞T	Ala202Val	赤血球膜内	1	Type 43
28	635G＞A	Gly212Asp	赤血球膜内	1	Type 112
29	661C＞T	Pro221Ser	赤血球膜内	1	Type 27
30	830G＞A	Gly277Glu	赤血球膜内	1	Type 12
31	833G＞A	Gly278Asp	赤血球膜内	1	Type 38
32	968C＞T	Pro323Leu	膜内側	1	Type 114
33	62A＞C	Glu21Ala	赤血球膜内	1	Type 101
34	73A＞T	Ile25Phe	赤血球膜内	1	Type 102
35	91T＞A	Phe31Ile	赤血球膜内	1	Type 103
36	176C＞A	Ala59Asp	赤血球膜内	1	Type 121
37	208C＞T	Arg70Trp	赤血球膜内	1	Type 122
38	346G＞A	Ala116Thr	赤血球膜内	1	Type 117
39	379G＞T	Val127Leu	赤血球膜内	1	Type 123
40	594A＞T	Lys198Asn	膜内側	1	Type 124
41	634G＞A	Gly212Ser	赤血球膜内	1	Type 111
42	671A＞G	Asn224Ser	膜外側/赤血球膜内	1	Type 125
43	751A＞C	Thr251Pro	赤血球膜内	1	Type 98
44	1177T＞C	Trp393Arg	膜内側	1	Type 10.2
	1199A＞C	Lys400Thr	膜内側		
45	1199A＞T	Lys400Ile	膜内側	1	Type 126
46	1207G＞T	Asp403Tyr	膜内側	1	Type 128

果については，*RHD* 遺伝子検査による結果と区別するため，「serologic weak D」の用語を薦めている[153]．欧米（とくに米国）では，抗 D との凝集の強さが直接凝集反応で 2＋以下，引き続き実施される抗 globulin 法（weak D 検査ともよばれている，わが国では D 陰性確認試験）で陽性（通常 3＋〜4＋）を示した場合，weak D と判定している[154,155]．この 2＋以下という凝集の強さの判定は主観的であるこ

とが多く，weak Dの判定基準としてコンセンサスが得られているわけではない．

4）Weak Dの臨床的意義

Weak D（当時はD^u）が報告されてまもなく，D陰性患者へのweak D血液の輸血によって，抗Dが産生される場合もあることが報告された[156]．このため，供血者血球としてはweak DをD陽性として取り扱うことになった．また，weak Dのヒトの中には，D陽性の輸血を受けて抗Dを作る症例もあったため，受血者になったとき，D陰性として扱うことになった．こうした不可解な取り扱いは基本的に今でも変わっていない．なお，位置効果によるweak Dの人が同種抗Dを作ることはない．ここで2つの問題点について考えてみる．a) weak Dの輸血で抗Dを産生するか，b) 抗Dを保有する患者へのweak Dの輸血によって急激な赤血球破壊が起こるか，である．1つ目の問題については，血球あたりのD抗原数が820〜1,470のweak Dの輸血で一次免疫応答がみられた1症例と，D抗原数390〜1,400の輸血例で二次応答がみられた2症例についての報告がある[157]．これに対して，Schmidtらは45人のD陰性患者(このうち15人は当時の免疫抑制剤を投与されていた）に68単位のweak D（low-grade D^u）を輸血した症例の経過について報告した[158]．1人が抗E，もう1人が抗Kを産生したものの，抗Dを産生したヒトはいなかった，このことは，D陽性にくらべてweak Dの抗原性がかなり弱いことを示唆している．2つ目の問題については，抗D保有者への輸血によって溶血性輸血反応を起こした症例は1960年以前に少数例が報告されているものの，その後は全く報告例がない[159]．過去の副反応例でのweak Dは，現在の抗Dで検査すればD陽性と判定されたと考えられる．したがって，抗D保有患者へのweak Dの輸血によって急激な溶血反応が起こる可能性はかなり低いといえよう．

輸血のために患者のD抗原検査をするにあたり，現在入手できる優れた抗D判定抗体（特にモノクローナル抗D）を用いた直接凝集反応によって，肉眼で明らかな凝集が確認されればD陽性と判定し，陰性であればD陰性（真のD陰性ではない）として取り扱うことが薦められている（抗globulin法によるD陰性確認試験は必須ではない）[160]．一方，輸血用血球については間接抗globulin試験（D陰性確認検査）によって弱いD抗原の有無も確認し，陽性であればD陽性として扱うことになっている．なお，ヨーロッパの一部の国々では，患者および輸血用血液ともにモノクローナルIgM抗Dによる直接凝集反応の判定のみが推奨されている．英国では，患者のD抗原検査で，直接凝集反応が陽性であっても顕著に凝集が弱い（たとえば2+以下）場合には，輸血の対応はD陽性とするが，妊娠可能年齢の女性や鎌状貧血患者など長期にわたり輸血を受ける可能性のある患者は，D陰性として対処することを薦めている[154]．一方，米国では，weak Dの*RHD*バリアントアリルであるweak D type 1，weak D type 2，weak D type 3のヒトはD陽性血液で免疫されても抗Dを産生する可能性がきわめて低いことから，weak Dが疑われる患者や妊婦については*RHD*遺伝子タイピングの実施が推奨されている[153]．*RHD*タイピングの結果がweak D type 1，weak D type 2，weak D type 3であれば，D陽性と判定し，患者であればD陽性血液を輸血し，妊婦であれば抗D免疫グロブリン製剤の投与は必要ないとした．こうした方針によって不必要なD陰性血液の輸血や，抗D免疫グロブリン製剤の投与を減らすことができるとしている[155]．なお，D陽性血液で免疫され抗Dを産生する可能性のあるweak Dの*RHD*バリアントアリルがいくつか知られている[154]表III-31．

5）Partial D（D部分抗原欠損）

RhD蛋白には高次構造によって決まる多数のDエピトープからなるD抗原が存在する．

とくに膜外側（膜表面）ループ上にアミノ酸置換を伴うRhD蛋白をもつヒトの血球（partial D）は，一部の抗Dと反応せず，同種抗体としての抗Dを産生することがある．Partial Dの多くは，通常のD抗原検査ではD陽性と判定され，D陽性血液による免疫で抗Dが産生されることで発見される場合が多い．これに対して，通常のweak D血球はRhD蛋白の発現量が減少しているだけで，すべてのDエピトープをもつと考えられているが，weak Dの中に

表Ⅲ-31　D陽性血液によって抗Dを産生する可能性のあるDバリアント

DⅡ	DFR	weak D type 4.2（DAR）
DⅢ	DFV	weak D type 11
DⅣa	DHAR	weak D type 15
DⅣ(DIVb)	DHMi	weak D type 21
DⅤ(DVa)	DMH	weak D type 57
DⅥ	DMI	DEL5
DⅦ	DNAK	DEL8
DAU	DNB	
DBT	DOL	
DFL	DWI	

は partial D の特徴をもつものもある．Partial D かどうかを血清学的検査によって厳密に区別することはきわめて困難である．

Tippett らは，血球に D 抗原をもち，血清中に同種抗体としての抗 D をもつヒトの血球と抗体間で相互に反応させ，これら D 抗原（partial D）を category Ⅰ～Ⅵの 6 種類に分けた[161-163]．その後，category Ⅶが追加された[164]．なお，現在では category Ⅰは使われていない．これに対して，Wiener らは RhA，RhB，RhC，RhD に分類したが[165,166]，Tippett らの category 分類と互いに関係づけられることがないまま，Wiener らの分類名は廃止された．低頻度抗原の Go^a，D^w，BARC，TAR，FPTT，Rh32，Rh33，DAK と categoryⅢ，Ⅳ，Ⅴ，Ⅵ，Ⅶ，他の partial D との関係も明らかにされてきた[167]．たとえば，抗 Go^a と反応する黒人の categoryⅣはⅣa，抗 D^w と反応する categoryⅤはⅤa などにそれぞれ細分されていった．

1980 年代以降にはモノクローナル抗体の作製技術が進歩し，ヒト由来モノクローナル抗 D も作られるようになった．Lomas らは，29 例のモノクローナル抗 D と既知の category D 血球との反応を検討し，モノクローナル抗 D を凝集反応によって epD1，epD2，epD3，epD4，epD5，epD6/7 の 6 種の反応パターン（D エピトープ）に分けた[168]．ここで epD6/7 としてあるのは，抗体間の競合試験で互いに抑制されることはなく，epD6 と epD7 は異なるエピトープを認識していると考えられるが，凝集反応ではこれらのエピトープを区別できないからである．さらに，epD8 と epD9 を追加し，9 エピトープモデルを提案した[169]．

Lomas らは，これまで Tippett らが category 分類に使用していた抗 D は入手困難になっていたことから，ローマ数字による category 分類を廃止し，新たに発見された partial D を categoryⅧとせず，DFR と命名した[170]．これ以降，新たに追加される partial D の名称は基本的に 3 文字（DXX）で表記することになった．1996 年の「赤血球膜抗原に対するモノクローナル抗体ワークショップ」では，24 の D エピトープ[171]，2001 年のワークショップでは 30 の D エピトープが確認されている 表Ⅲ-32 [172]．これらエピトープには 9 エピトープモデルの epD1 から epD9（epD7 を除く）を基準にして細分し，16 までの番号を付してある（たとえば epD5 は，5.1，5.2，5.3，5.4，5.5）．ただし，同一エピトープを認識するモノクローナル抗 D と同じタイプの partial D 血球間の反応であっても，抗 D の抗体濃度，血球あたりの D エピトープ数，反応メディウム，pH などによって，凝集反応の結果は左右されることを知っておく必要がある．なお，モノクローナル抗 D と partial D 血球との反応パターンを調べる際には，酵素処理血球を使用しないことになっている．酵素により RhD 蛋白が影響を受け，エピトープの高次構造が変化する可能性が考えられるからである[171]．Partial D については様々な RhD 蛋白の変異が報告されている．これらは，*RHD* 遺伝子における点変異や，*RHD* と *RHCE* 遺伝子間での遺伝子変換によって生じ，100 種類以上のアリルが知られている[85]．主なものについては，図Ⅲ-29，図Ⅲ-30 に示した．ここでは日本人に発見されている partial D（Ⅲb，Ⅳa，Ⅳ，Ⅴ，Ⅵ，DFR，DBT，DYO，DCS）についてのみ簡単に解説する[173-186]．著者の施設で献血者 50 例の partial D について調べた限りでは，Ⅴが 25 例，Ⅳが 13 例，Ⅵが 5 例，DYO（DHK）が 5 例，DBT 1 例，その他 1 例であった．日本人に partial D が検出される頻度は 10 万から 14 万人に 1 人とかなり低く，欧米にくらべてその臨床的意義は少ない[187]．わが国でもⅣb，Ⅴa，Ⅵに輸血や妊娠による同種抗 D の産生例が報告されている[188-191]．他の partial D については Daniels，Issitt，Reid の著書を参照されたい[192-194]．

JCOPY 498-01913

表Ⅲ-32 モノクローナル抗Dとpartial D血球の反応パターン（30エピトープモデル）

抗	Partial D 血球																			
EpD	DⅡ	DⅢ	DⅣa	DⅣb	DⅤa1	DⅤa2	DⅤa3	DⅤa4	DⅤa5	DⅥ	DⅦ	DFR	DBT	DHAR	DHMi	DNB	DAR	DNU	DOL	DHK
1.1	+	+	−	−	−	−	−	−	−	−	+	+	−	−	+	+	V	V	V	−
1.2	+	+	−	−	−					−	+	−	−	−	+					
2.1	+	+	−	−	+	+	+	+	−	−	+	+	−	−	+	+	+	+	+	V
2.2	+	+	−	−	+	+	+	+	−	−	+	−	−	−	−	+	−	+	+	V
3.1	+	+	−	−	+	+	+	+	+	+	+	+	−	−	+	V	+	+	+	+
4.1	−	+	+	−	+	+	+	+	+	+	+	+	−	−	+	+	+	+	+	+
5.1	+	+	+	+	−	−	−	−	−	−	+	+	−	+	+	+	+	+	+	
5.2	+	+	+	+	+	+	−	−	−	−	+	+	−	−	+	+	+	−	+	−
5.3	+	+	+	+	−	−	−	−	−	−	+	−	−	+	+	+	−	+	−	
5.4	+	+	+	+	+	−	−	−	−	−	+	−	−	−	+	+	+	+	V	−
5.5	+	+	+	+	−					−	+	−	−	−	−					
6.1	+	+	+	+	+	+	+	+	+	−	+	+	+	+	+	+	+	+	+	+
6.2	+	+	+	+	+	+	+	+	+	−	+	+	+	−	+	+	+	+	+	V
6.3	+	+	+	+	+	+	+	+	+	−	+	+	−	−	+	+	+	+	+	V
6.4	+	+	+	+	+	+	+	+	+	−	+	−	+	+	+	+	+	+	+	V
6.5	+	+	+	+	+	+	+	+	+	−	+	−	+	−	+	+	+	+	+	+
6.6	+	+	+	+	+	+	+	+	+	−	+	−	−	+	+	+	+	+	V	V
6.7	+	+	+	+	+	+	−	−	−	−	+	−	−	−	V	+	+	+	+	V
6.8	+	+	+	+	+	+	+	+	+	−	+	−	−	−		+	+	+	+	V
8.1	+	+	+	+	+	+	+	+	+	−	−	−	−	−	V	+	−	−	+	V
8.2	+	+	+	+	+	+	+	+	+	−	−	−	+	−	V	+	+	+	+	+
8.3	+	+	+	+	+	+	−	−	−	−	−	−	+	−		−				
9.1	−	+	−	−	+	+	+	+	+	+	+	+	−	−	+	+	+	−	+	+
10.1	+	+		−	−					−	−	−	−	−	−					
11.1	+	+	+	+	−					−	−	−	−	−	−					
12.1	+	+	+	+	+					−	+	−	+	−	−					
13.1	+	+	+	−	+	+	+	+	+	−	+	+	−	−	−	+	+	+	+	
14.1	+	+	+	−	+					−	+	+	−	−	+					
15.1	+	+	+	−	+	+	+	+	+	+	+	+	−	−	+	+	+	+	+	−
16.1	+	+	+	+	+					+	+	+	+	−	+					

+: 陽性，−: 陰性，V: 使用した抗Dにより反応が異なる

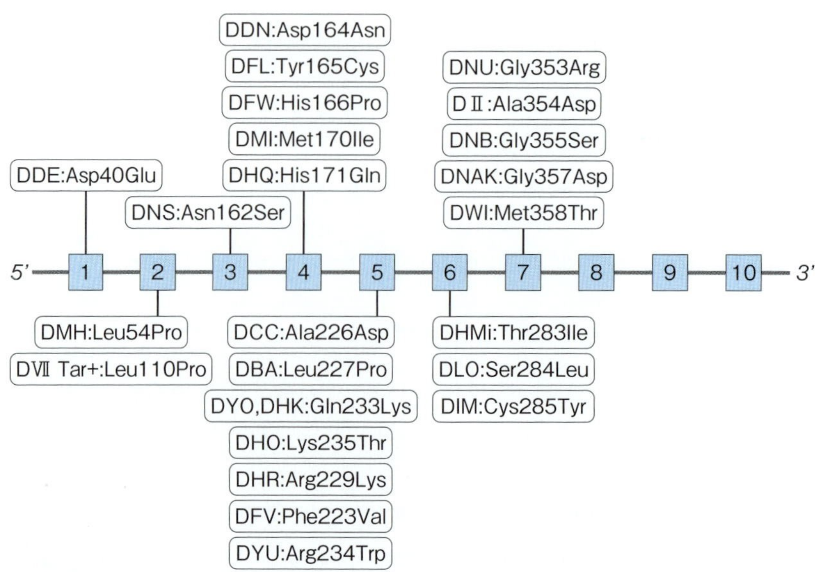

図Ⅲ-29 Dバリアント(partial D)にみられる*RHD*遺伝子(主なミスセンス変異)[86,192,194]

a）DⅢb

DⅢbの特徴はG抗原が陰性であること，および既存のモノクローナル抗Dすべてと反応することである．*RHD*遺伝子のエキソン2が*RHCE**cアリルのエキソン2に置き換わっている[195] 図Ⅲ-30．G抗原の発現に関係するSer103はRhDおよびRhCeおよびRhCEの第2細胞外ループ上にあり，これがPro103に置換しているため，G抗原が陰性となる．主に黒人で発見されている．日本人では，モノクローナル抗Gを用いた血球スクリーニングから1例検出されている[196]．

b）DⅣ（DⅣa，DⅣb）

低頻度抗原Go^{a}に対する抗体と反応すればDⅣa，陰性であればDⅣbとされてきたが，モノクローナル抗Dによるep D4の有無でもこれらを区別できる(DⅣa: epD4＋，DⅣb: epD4－)．D抗原検査では，強陽性となり，通常のD陽性と判定される場合が多い．DⅣのヒトはD陽性血液の免疫によって，partial Dのなかでも抗Dを産生しやすい傾向にある[197]．

DⅣaの多くは黒人に検出されている．エキソン3とエキソン7に*RHCE*遺伝子由来のアミノ酸置換がエキソン3に2カ所（Ala137Val，Asn152Thr），エキソン7に1カ所（Asp350His）みられ，さらにエキソン2にミスセンス変異と思われるアミノ酸置換（Leu62Phe）がある．日本人にも1例の報告があり，Asp350Hisのアミノ酸置換のみを伴い，Go(a＋）であった[198] 図Ⅲ-30．Asp350Hisは第6細胞外ループにあり，Go^{a}の発現に関与していると考えられる．なお，アフリカ系アメリカ人の約2%がGo(a＋）である．

DⅣbは主に白人に検出されており，低頻度抗原Evans（RH37）が陽性のものもある[199]．DⅣbは*RHD-CE-D*遺伝子由来で*RHD*遺伝子のエキソン7の3′側の1部，エキソン8と9が対応する*RHCE*遺伝子に置換している．他に4種類の*RHD-CE-D*遺伝子に由来するDⅣ type 3，DⅣ type 4，DⅣ type 5，DⅣ(J）が知られており，日本人にはDⅣ type 4，DⅣ type 5，DⅣ(J）が見つかっている[200,201] 図Ⅲ-30．日本人に多いと考えられるDⅣ type 5では，*RHD*遺伝子のエキソン7，8，9が対応する*RHCE*遺伝子に置換している．DⅣb，DⅣ type 3，DⅣ type 4，DⅣ type 5，DⅣ(J）には，共通して6番目の細胞外ループ上にAsp350His，Gly353Trp，Ala354Asnのアミノ酸置換がみられる．日本人では，DⅣの反応パターンを示す血球が延べ500万人に4人検出されている[187]．

c）DⅤ

DⅤ血球の多くは低頻度抗原のD^w（RH23）が陽

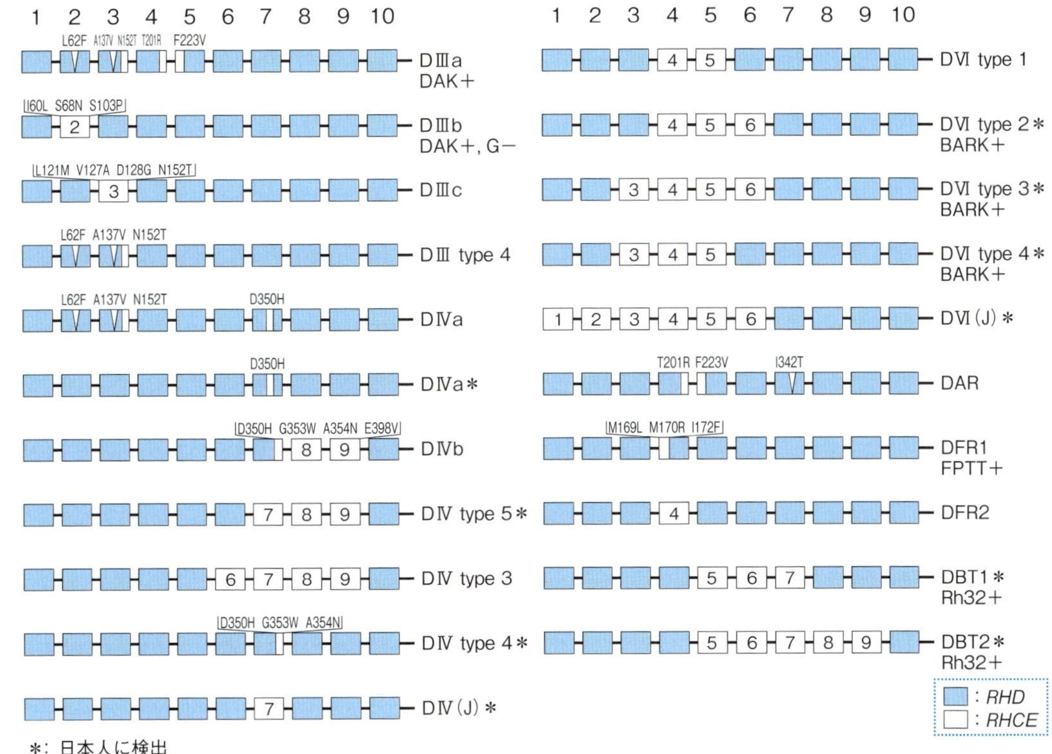

図Ⅲ-30 主なＤバリアント（partial D）にみられる*RHD*遺伝子（ハイブリッド遺伝子）構造

性である[202]．*RHD*遺伝子のエキソン5が*RHCE*遺伝子（多くは*RHCE**e*由来でAla226をコード）のエキソン5の一部あるいは全体に置き換わっている 図Ⅲ-30．*RHCE*遺伝子由来エキソン5の置換の程度および*RHCE**E/e*に従って，10種類以上の*RHD-CE(5)-D*遺伝子が見つかっており，これらのほとんどが日本人に検出されている[203-208] 図Ⅲ-30．DⅤにはGlu233Glnのアミノ酸置換が共通して存在し，第4細胞外ループに位置していると推測されている．このGln233がD^{w}の発現に関与すると考えられている[209]．また，*RHCE**E*に由来するPro226を含むエキソン5の一部に置き換わったハイブリッド遺伝子に由来するDⅤ(E)では，E抗原も陽性となるが，正常のE抗原とは異なっている[208,210,211]．また，*RHCE**E*に由来するエキソン5全体に置き換わった*RHD-CE-D*遺伝子（DTIまたはDBS1）も報告されているが，*RHCE**cE*遺伝子と連鎖していたため，E抗原発現の有無については明らかにされていない[212]．なお，DTI血球とモノクローナル抗Dとの反応は典型的なDⅤのパターンとは異なっており，さらにGln233が存在するにもかかわらず，D^{w}は陰性である．DCSもPro226を含むエキソン5の一部に置き換わったハイブリッド遺伝子に由来し，DCS1(Phe223Val; Ala226Pro)，DCS2(Ala226Pro)，DCS3 (Phe223Val; Ala226Pro; Glu233Gln) が知られている[213,214]．日本人ではDCS1が報告されている[215]．なお，DⅤ(E)，DTI (DBS1)，DCSは他のDⅤと共通する*RHD-CE(5)-D*遺伝子をもつことから，暫定的にDⅤの中に含めて記載した．

d）DⅥ

DⅥは，partial Dの中でも発現しているDエピトープの種類が一番少ない，つまり，たいていのモノクローナル抗DはDⅥ血球と反応しない．市販されているモノクローナル抗D判定用抗体による直接凝集反応はすべて陰性となる．DⅥに関係した*RHD-CE-D*遺伝子にはtype 1，type 2，type 3，type 4，DⅥ(J) が報告されている．DⅥ type 1では，*RHD*遺伝子のエキソン4，5が*RHCE**E*由来

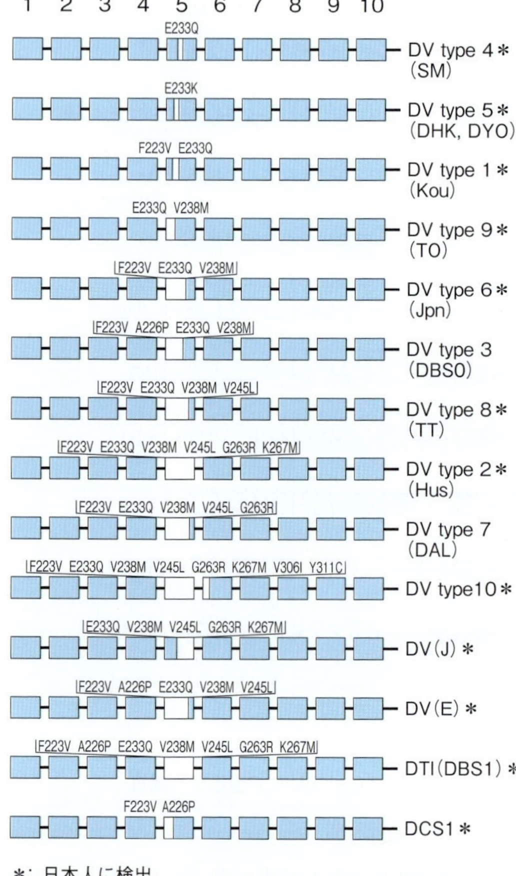

図Ⅲ-30　つづき

のエキソン4, 5に置換している[216-218] 図Ⅲ-30. type 2, type 3, type 4では, *RHCE***e*由来のエキソン4, 5, 6, エキソン3, 4, 5, 6, エキソン3, 4, 5にそれぞれ置き換わっている[218-221] 図Ⅲ-30. なお, type 2とtype 3, type 4が日本人に確認されている. さらに, エキソン1に*RHCE***C*に由来するCys16がみられ, エキソン1からエキソン6までが*RHCE*に置換した*RHCE* (*1-6*)-*D*遺伝子のDⅥ(J)が報告されている[220]. DⅥ血球は共通して, 第3細胞外ループ上にMet169Leu, Met170Arg, Ile172Phe, 第4ループ上にGlu233Glnのアミノ酸置換を認める. 低頻度抗原であるBARCは, *RHCE***e*由来のエキソンに置換したハイブリッド分子(Ala226)に発現することが示唆されている. DⅥのヒトは, D陽性血液で免疫された場合, partial Dの中で最も抗Dを作りやすいとされる.

日本人では延べ500万人に1人検出されている[187]. ちなみに白人におけるDⅥの検出頻度は0.015～0.04%と推定されている[222-225].

e) DFR

*RHD*遺伝子のエキソン4が*RHCE*遺伝子のエキソン4 (5' 側の一部) に置き換った*RHD-CE-D*遺伝子構造をもつ[226] 図Ⅲ-30. DFR1は, 低頻度抗原FPTT (RH50) が陽性でもある[227]. 日本人の患者5例に検出されているが, 市販のモノクローナル抗Dでは, メーカーによってweak DあるいはD陰性と判定されるかもしれない[181]. なお, DFRは*RHD***D-CE*(*4*)-*D*の構造をもつDFR1からDFR4と, *RHD***D-CE*(*3-4*)-*D*であるDFR5の5種類のハイブリッド遺伝子の存在が知られている[192].

f) DBT

DBT1とDBT2に関与する2種類の*RHD-CE-D*遺伝子が知られている. DBT1では*RHD*遺伝子のエキソン5-7, DBT2ではエキソン5-9が対応する*RHCE*遺伝子に置き換わっている[228,229] 図Ⅲ-30. 日本人ではDBT1, DBT2の両者が報告されている[229,230]. なお, DBT血球は低頻度抗原のRh32が陽性である[231].

g) DYO (DHK)

*RHD*遺伝子のエキソン5に生じた点変異によって, 第4細胞外ループ上にGlu233Lysのアミノ酸置換を認める[203,204] 図Ⅲ-30. モノクローナル抗Dとの反応パターンはDVとは少し異なり, D^wも陰性である. なお, ISBTではDYO (DHK) はDV type 5としてDVに分類している. Glu233Lysを伴う他のpartial Dとしては, Glu233Lys, Thr379Metのアミノ酸置換を伴うDAU4が報告されており, D^wは陰性である[86]. 日本人には検出されていないが, エキソン5での1塩基置換によるpartial Dとしては, 他にDHR (Arg229Lys), DHO (Lys235Thr), DYU (Arg234Trp)などが報告されている[232-234] 図Ⅲ-29.

6) Dエピトープの構造

抗体が直接結合する細胞外ループでのアミノ酸変異だけでなく, 膜貫通ドメインや細胞内領域でのアミノ酸変異によってもRhD蛋白の高次構造が変化

JCOPY 498-01913

し，エピトープの発現に影響を及ぼすと考えられている．

RhD蛋白でのDエピトープの構造については2つのモデルがある．ChangとSiegelは，抗D（Fab）のファージライブラリーから作製した53クローンの抗Dについて相補性決定領域（complementarity determining region: CDR）の塩基配列の分析を行った[235]．その結果，異なったDエピトープに対する抗体間のH鎖およびL鎖のアミノ酸配列にはわずかな違いが認められただけであった．そこで彼らは，すべてのモノクローナル抗Dは，RhD蛋白の細胞外ループ全体を占める共通の「footprint」に結合し，partial Dの特異性は「footprint」内部の高次構造の変化によってもたらされるとする，いわゆる「footprint」モデルを提唱した．抗Dが空間的にも構造的にも異なった多数の個別のエピトープに結合しているとすれば，彼らの結果とは違い，CDRのアミノ酸配列にはもっと多様性がみられるはずであると考えたからである．

これに対して，Liuらは，*RHcE* cDNAを鋳型とした部位特異的突然変異導入法によりRhCcEe蛋白の第3，第4，第6細胞外ループのアミノ酸をRhD特異アミノ酸（9アミノ酸残基）に変化させたものをK562に発現させ，モノクローナル抗Dとの結合性を検討した[236]．この結果，Dエピトープは主に第3・第4・第6細胞外ループに位置し，6つのクラスターからなることを報告した．これらクラスターを形成するエピトープには，単独の細胞外ループで決まるものがある一方で，2つあるいは3つの細胞外ループ間の相互作用を必要とするものもあると推定された．

抗体分子の抗原結合部位（パラトープ）の直径は約20 Åで，15～20のアミノ酸残基と相互作用できると考えられている．Aventは構造解析されたaquaporin-1の情報をもとに，Rh蛋白の細胞外ループ間の距離は20 Å弱，また予測されるRh蛋白の構造から，抗Dは同時に3つまでの細胞外ループに結合できると推定した．また，Rh蛋白の細胞外ループ全体の大きさが直径50 Å強と考えると，パラトープの直径の2倍以上あることになる．したがって，単独の抗DがRh蛋白の細胞外ループ全体に結合することは理論的に不可能であり，「footprint」モデルの矛盾を指摘している[43]．

表III-33　C/cとE/eにおけるアミノ酸置換

	アミノ酸残基				
Rh蛋白	16	60	68	103	226
ce	Trp	Leu	Asn	Pro	Ala
Ce	Cys	Ile	Ser	Ser	Ala
cE	Trp	Leu	Asn	Pro	Pro
CE	Cys	Ile	Ser	Ser	Pro
D	Trp	Ile	Ser	Ser	Ala

16番目のアミノ酸残基はエキソン1，60，68，103番目のアミノ酸残基はエキソン2，226番目のアミノ酸はエキソン5にそれぞれコードされている．

b．C/c，E/e抗原と変異型

C/cおよびE/e抗原は*RHCE*遺伝子から作られる．*RHCE*遺伝子にはアリルとして*RHCE*Ce*，*RHCE*cE*，*RHCE*ce*，*RHCE*CE*があり，それぞれRhCe，RhcE，Rhce，RhCE蛋白をコードしている．RhCe蛋白にはCとe抗原，RhcE蛋白にはcとE抗原，Rhce蛋白にはcとe抗原，RhCE蛋白にはCとE抗原が存在する．RhCE蛋白のC抗原は，RhCe蛋白のC抗原にくらべて抗Cとの反応が弱い．同じ蛋白上にE抗原（Pro226）が存在することで，C抗原の発現を維持している高次構造に何らかの変化がもたらされ，C抗原が抑制されると推定されている．これに対して，C/c抗原の存在によってE抗原が影響を受けることはない[237]．

Cとcとでは，Cys16Trp（エキソン1），Ile60Leu，Ser68Asn，Ser103Pro（エキソン2）の4カ所にアミノ酸置換を認め，このうちSer103Proが第2細胞外ループに位置している 図III-25，表III-33．一方，EとeではPro226Ala（エキソン5）のアミノ酸置換を認め，第4細胞外ループに位置している 図III-25，表III-33．第2および第4細胞外ループは赤血球膜では互いに接近していると推定されている．このことが，後述するCe，ce(f)，cE，CEなど複合抗原のエピトープに関与する．103番目（Ser103Pro）と226番目（Pro226Ala）のアミノ酸は細胞外ループ上にあるため，これらのアミノ酸置換がC/cおよびE/e抗原の発現に特に重要である．

しかしながら，RhD 蛋白には Ser103 および Ala226 が存在するにもかかわらず，C 抗原も e 抗原も発現していない 図III-25．したがって，C/c，E/e 抗原の発現，特に C 抗原，e 抗原は RhCcEe 蛋白の高次構造に影響を受けやすいと考えられる．

1）C/c 変異型

C 抗原のエピトープがすべて発現するためには，少なくとも Ser103 と Cys16 を必要とすることが示唆されている．C 抗原の変化を伴う変異型(partial C）には，Ser103 と Trp16 の組み合わせをもつものがあり，C^G（RH21）抗原陽性の r^G，d(C)ce^s（*RHD-CE-D^s* 遺伝子による）などが知られている[238-240]．これに対して，c 抗原の発現は 16 番目のアミノ酸置換（Cys あるいは Trp）によって影響されない[241]．

Partial c として，c エピトープの一部(Rh26 抗原)を欠いた c＋Rh26－型が報告されており，3 番目の膜貫通ドメインに *RHCE*ce* の塩基置換 286 G＞A（エキソン 2）に伴う Gly96Ser のアミノ酸置換が存在する[242,243]．

2）E/e 変異型

Partial E の存在も報告されている[244-248]．日本人 58,250 例についてモノクローナル抗 E でスクリーニングし，8 例の partial E が検出されている[247]．別の調査では，日本人 140,723 例中 15 例（0.011％）の partial E を検出し，モノクローナル抗 E との反応から EFM（9 例），EKH（5 例），EKK（1 例）の 3 タイプに分けている[248]．

Partial E の遺伝子背景には少なくとも 5 種類が知られている[244,245,248]．①E1: *RHCE*cE* の 1 塩基置換(500 T＞A)により，第 3 細胞外ループに Met167Lys のアミノ酸置換を認め，低頻度抗原の E^W(RH11) が陽性[249-254]，②EII(EKK): *RHCE*E* のエキソン 1，2，3 が対応する *RHD* 遺伝子に置換した *RHD-CE* 遺伝子，③EIII(EFM): *RHCE*cE* のエキソン 5 の一部が対応する *RHD* 遺伝子に置換し，第 4 細胞外ループに Gln233Glu，Met238Val のアミノ酸置換を認める *RHCE-D-CE* 遺伝子，④EIV: 6 番目の膜貫通ドメイン内に Arg201Thr のアミノ酸置換を認める *RHCE-D-CE* 遺伝子，⑤EKH: *RHCE*cE* の 1 塩基置換（461 G＞A）により，第 3 細胞外ループに Arg154Thr のアミノ酸置換を認める．いずれの場合も共通して Pro226(E) が存在する．なお，同種抗体としての抗 E を産生した E^w(RH11）陽性者 2 例が報告されている[254]．日本人では EFM，EKH，EKK の他に，*RHCE*cE* の 346 G＞A（エキソン 3）によるアミノ酸置換（Ala116Thr），エキソン 5 の一部が *RHD* に置換した *RHCE-D(5: M238V-L245V)-CE*，エキソン 4 全体が *RHD* に置換した *RHCE-D(4)-CE* が報告されている[255]．

e＋にもかかわらず抗 e 様抗体を産生する症例が，特に黒人でみられることは以前からよく知られている．これらの e 変異型は一様ではなく，また産生される抗 e も単純ではないことなどから，充分に解明できていない．e 変異型の中では hr^S，hr^B抗原が比較的よく調べられており，e＋の黒人患者に検出された同種抗 e 様抗体によって特定された[256]．Shabalala 血清は e＋および e－血球と反応するものの，e－にくらべ e＋とより強く反応する．e－血球で吸収後の血清は抗 e の特異性を示すが，約 1％の e＋血球（hr^S－）には凝集しないことから，この同種抗 e 様抗体によって特定される抗原を hr^Sと命名した．Shabalala 血清はさらに e-血球で吸収される高頻度抗原に対する抗体も保有しており，これは抗 Hr（Hr^S，RH18）とよばれ，hr^S－，D--，Rh_{null}は Hr 抗原が陰性である．抗 Hr は重篤な溶血性輸血反応や新生児溶血性疾患の原因抗体となる[257,258]．e＋hr^S－には 4 種類の *RHCE* 遺伝子（*RHCE*ceAR*，*RHCE*ceEK*，*RHCE*ceBI*，*RHCE*ceSM*）が関係している[259]．Rhce 蛋白に Met238Val のアミノ酸置換が認められ，e 抗原の発現が減弱し，hr^sと Hr は陰性である．なお，*RHCE*ceAR* は同種抗体の抗 c を産生し，partial c としての特徴も有している[260,261]．hr^Bと高頻度抗原 Hr^Bに対する抗体は，Shabalala 血清の場合と同様に，南アフリカの黒人 Bastiaan 血清に発見された[262]．65 例の e＋hr^B－の内，12 例が hr^S－であることから，両者には何らかの関係があると推測されている[263]．また，一部の hr^S－，hr^B－血球は低頻度抗原 STEM が陽性である[264]．

c．その他のRh血液型抗原と変異型

1）G抗原

G（RH12）抗原は，稀な表現型を除けば，C+あるいはD+血球に存在し，D−C−血球では陰性である[265]．G抗原の発現には，RhDおよびRhCe（またはRhCE）蛋白に共通して存在するSer103がきわめて重要である[266]．G抗原に対するSer103の重要性は，次の稀な表現型の解析からも示唆されている．①DcE/Dce G−型のRhD蛋白にSer103Proのアミノ酸置換が存在する，②paritial Dのカテゴリー Ⅲb（Leu60, Asn68, Pro103）はG−である（前出partial DのⅢbを参照），③D−C−E−c+ ^{w}e+^{w}G+に関与する遺伝子は，_RHCE*ce_のエキソン2が_RHD_遺伝子のエキソン2(あるいは_RHCE*C_のエキソン2)に置換したハイブリッド遺伝子で，Trp16, Ile60, Ser68, Ser103をコードする 表Ⅲ-33．_RHCE*Ce_にSer122Leuのアミノ酸置換を伴うr^{G}では，Cおよびe抗原の発現は弱いが，G抗原はほぼ正常に発現し，低頻度抗原のJAHK（RH53）が陽性となる[267,268]

抗CDの反応パターンを示すものには，抗D+C，抗D+C+G，抗D+G，抗C+G，抗Gの可能性があり，27例の抗CDの内訳はそれぞれ3例，13例，7例，4例，0例であった[269]．抗CD血清中の抗Gの存在を確認するためには，まずD−C+(dCe/dceなど）血球を用いて吸着し，解離液（抗Cと抗G）を作る．この解離液をさらにD+C−(DcE/DcEなど)血球で吸着・解離し，解離液の抗Gの有無を確認すればよい[270]．

2）C^{w}，C^{x}，MAR

C^{w}(RH8)，C^{x}(RH9) 抗原は，_RHCE_（特に_RHCE*C_）遺伝子のエキソン1での点変異によるアミノ酸置換に起因して生じる[271]．C^{w}抗原はGln41Arg，C^{x}抗原はAla36Thrのアミノ酸置換がみられ，このアミノ酸残基はRh蛋白の最初の細胞外ループ上に存在する．C^{w}，C^{x}ともに日本人では検出されていないが，白人では，C^{w}は2.6%，C^{x}は0.29%が陽性である[272,273]．本邦でも自然抗体と考えられる抗C^{w}が検出されている[274-276]．抗C^{w}による重篤な新生児溶血性疾患が報告されている[192]．

抗MAR（RH51）は，D+C+c−E−e+C^{w}+C^{x}+(DCC^{w}e/DCC^{x}e）のフィンランド人の女性に発見された[277]．C^{w}+C^{x}−(C^{w}ホモ接合)，C^{w}−C^{x}+(C^{x}ホモ接合)，C^{w}+C^{x}+血球はいずれもMAR−であることから，高頻度抗原であるMAR抗原の発現にはGln41とAla36の共存が深く関わっていると考えられる．なお，C^{w}のWは発端者Willisに由来し，C^{x}のXは，アルファベット順がWの次はXであることに由来する．

3）VS，V

VS（RH20）およびV（RH10）抗原は主にアフリカ系黒人に検出され，南アフリカ黒人100人の調査によると，34%がVS+V+，9%がVS+V−，4%がVS−V+である[278]．VS+およびV+血球はe抗原の発現減少（e^{s}ともよばれている）を伴い，VS+ではさらにhr^{B}−である場合が多い[263]．Dce^{s}，dce^{s}はVS抗原とV抗原が陽性（VS+V+)，d(C)ce^{s}はVS抗原が陽性（VS+V−）である．

VS+では，_RHCE*ce_のエキソン5に1塩基置換が存在し，Leu245Valのアミノ酸変異を認める[279,280]．Val245は8番目の膜貫通ドメインにあり，このアミノ酸置換がRh蛋白の高次構造に影響を及ぼし，VS+およびe抗原の減少に関わっていると推定される．ハプロタイプ_d(C)ce^{s}_は，c，e，ce(f)，partial C(C^{G})，G，Rh42，VSの各抗原をコードしている．このd(C)ce^{s}は，_RHD_由来のエキソン1，2，3（5' 側の一部）とエキソン9，10，_RHCE*e_のエキソン3（3' 側の一部），4，5，6，7，8からなる_RHD-CE-D^{s}_ 遺伝子をもつ[279,280]．さらに_RHD-CE-D^{s}_ 遺伝子は，Leu245Val（エキソン5）とGly336Cys（エキソン7）のアミノ酸置換をコードし，VS+V−となる．VS+V+ではGly336Cysのアミノ酸置換が認められないことから，VSおよびV抗原の発現にはRhce蛋白のVal245が関与する．一方，Cys336が存在するとV抗原の発現が抑制されると推定されている．したがって，Vの抗原性はVSにくらべてRh蛋白の高次構造に影響を受けやすいと考えられる．また，VS−V+^{w}型に_RHCE*ce_のエキソン5（3' 側の一部)，6（5' 側一部）が，対応する_RHD_遺伝子（Val238，Val245，Gly263，

Lys267, Val306）に置換した *RHCE-D-CE* 遺伝子（*RHCE*ceAR*）の存在も報告されている[281]．

d．複合抗原

複合抗原（compound antigen）の ce（f, RH6），Ce(RH7), CE(RH22), cE(RH27) は，それぞれ *RHCE*ce*, *RHCE*Ce*, *RHCE*CE*, *RHCE*cE* がコードする RhCcEe 蛋白に限って発現する[282-285]．抗 ce(f) は Rhce 蛋白，抗 Ce は RhCe 蛋白，抗 CE は RhCE 蛋白，抗 cE は RhcE 蛋白に発現する複合抗原と反応する．これら複合抗原に対する抗体は RhCcEe 蛋白の高次構造を認識していると考えられる．C/c(Ser103Pro) および E/e(Pro226Ala) のアミノ酸置換はそれぞれ第 2 および第 4 細胞外ループにある，赤血球膜上でこれら 2 つの細胞外ループは接近しているため相互作用し，複合抗原のエピトープを形成すると推定されている．複合抗原の存在が確認できれば，家系調査をしなくても，遺伝型がわかる場合もある．たとえば，D＋C＋c＋E＋e＋血球が抗 Ce と反応すれば遺伝型は *DCe/DcE*，抗 CE あるいは抗 ce(f) と反応すれば *DCE/dce* と推定できる．抗 ce(f) は，自然抗体あるいは輸血歴（妊娠歴）のある患者に抗 c や抗 e と混在して検出される場合が多い[286-299]．抗 Ce は抗 e と混在していることが多い．抗 CE が検出されることは稀であるが，日本でも抗 CE＋抗 E としての報告例がある[300]．抗 cE は抗 E との混在例として，また $DCeC^w$/DCE 患者の血清に検出された抗 cE は，補体結合性であることが報告されている[285,301]．

e．CcEe 抗原の低下と欠損に関与するハプロタイプ

1）CcEe 抗原の低下

CcEe 抗原の低下に関与するハプロタイプの中には低頻度抗原が陽性となるものもあり，またホモ接合では Hr_0 や Rh46 などの高頻度抗原が陰性となることもある．C および e 抗原が抑制された D(C)(e) 型，c および e 抗原が抑制された D(c)(e) 型または d(c)(e) 型，c および E 抗原が抑制された D(c)(E) 型，C および E 抗原が抑制された D(C)(E) 型が報告されている．なお，(C) のように括弧をつけてあるのは，抗原がきわめて弱いことを示す．

D(C)(e) の遺伝的背景は一様ではなく，①低頻度抗原 Rh32 が陽性で，Hr_0 類似の高頻度抗原 Rh46 を欠いた R^N 型[302,303]，②低頻度抗原 Rh35 が陽性[304-306]，③低頻度抗原 JAL（RH48）が陽性[307,308]，④低頻度抗原 FPTT が陽性[227]，⑤低頻度抗原 Rh33 が陽性で Hr_0 を欠いた R_1^{Lisa} [309]，⑥低頻度抗原 CENR（RH56）が陽性[310]，⑦RHCe 蛋白での Arg 114Trp のアミノ酸置換など，が報告されている．R^N, Rh35 陽性，JAL 陽性の D(C)(e) では，D 抗原の増強が認められる[311]．R^N は，*RHCE*Ce* のエキソン 4（あるいはエキソン 3 の 3′ 側の一部とエキソン 4 が対応する *RHD* 遺伝子に置換した *RHCE-D-CE* 遺伝子をもつ[312]．低頻度抗原の JAL (RH48) が陽性である *RHCE*CeJAL* は Arg114Trp のアミノ酸置換をコードする 1 塩基置換 340C＞T（エキソン 3）を認め，C, e, hr^S, hr^B の発現が減少する[313,314]．日本人にも，*RHCE*CeJAL* による D(C)(e) が報告されているが，JAL 抗原の有無については確認されていない[315,316]．

D(c)(e) 型として，低頻度抗原の Rh33 と FPTT が陽性で partial D でもある R_0^{Har}(DHAR)[317] や低頻度抗原 JAL が陽性のもの[308] が報告されている．R_0^{Har} に，*RHCE* 遺伝子のエキソン 5 が *RHD* 遺伝子のエキソン 5 に置き換わった *RHCE-D-CE* 遺伝子（*RHCE*ceHAR*）が検出されている[318]．D(c)(e) 型には，① ce(f) 抗原が正常である r^L [319]，② ce(f) 抗原の低下を伴う r^t [320]，③ 低頻度抗原 Be^a(RH36) が陽性[321]，④ 高頻度抗原 Hr_0, Rh46 が陰性[322]，なども知られている．その他の Rhce 変異型については文献 192 を参照されたい．日本人では *RHCE*ce* のエキソン 4 のミスセンス変異（504C＞A）による Asn168Lys のアミノ酸置換を認め，c と e 抗原の発現が低下した症例が報告されている[323]．

D(c)(E) 型についてはノルウェー人家系の報告がある[324]．日本人例では，発端者の遺伝型が *D(c)(E)/D--* であったことから，抗 Rh17 でスクリーニング中に発見された．D(c)(E) ハプロタイプは D 抗原の増加と Rh17 抗原の減少に関与している[325]．遺伝子背景としては，白人に Leu245Pro，日本人に Ala120Pro をコードする *RHCE*cE* が報告されてい

JCOPY 498-01913

表III-34 Rh 欠損型ハプロタイプがコードする Rh 抗原

ハプロタイプ	抗原							高頻度抗原							低頻度抗原						
	D	C	c	E	e	f	G	Rh17	Rh29	Rh34	Nou	Dav	Rh46	MAR	C^w	Go^a	Rh32	Rh33	Evans	Riv	FPTT
D−−	+	0	0	0	0	0	+	0	+	0	0	0	0	0	0	0	0	0	0	0	0
D··	+	0	0	0	0	0	+	0	+	0	0	+	0	0	0	0	0	0	+	0	0
Dc−	+	0	+	0	0	(+)*	+	0	+	0	0	0	0	0	0	0	0	0	0	0	0
DC^w−	+	0	0	0	0	0	+	0	+	0	0	0	0	0	+	0	0	0	0	0	0
DIV_a(C)−	+	(+)	0	0	0	0	+	0	+	0	+	+	0	0	0	+	0	+	0	+	+
R^N	+	(+)	0	0	0	(+)	+	+	+	+	+	+	0	+	0	0	+	0	0	0	0
Rh_{null}	0	0	0	0	0	0	0	0	0	0	0	0	0	0	0	0	0	0	0	0	0

+: 陽性，0: 陰性，(+): +に比べ抗原性が低下
*: 使用した抗体により陰性となる場合がある

る[326,327]．

d(C)(E) 型についてはきわめて稀で，イギリス人の1家系が報告されr^Mと表記されることもある[328]．

2）CcEe 抗原の欠損（D--）

抗Dと反応するが，抗C，抗c，抗E，抗eと反応しない血球は，D--（D--/D--）と表記する[329]．D--に発現しているRh抗原はD，G，Rh29のみである 表III-34．両親から稀なD--を受け継いでいるので血族結婚であることが多く，日本人ではおよそ10万人に1人の割合で検出される[330]．D--のD抗原は正常のD+よりも強く，*DCe/D--*の場合でも，5種類の抗Rh血清との反応は一見普通のD+C+c−E−e+型と同じであるが，やはり抗Dとの反応は強い．輸血や妊娠などで免疫刺激を受けたD--の個体は高頻度抗原であるRH17（またはHr_0）に対する免疫抗体を産生しやすく，血清中に抗Rh17が検出されてはじめて，D--とわかることが多い．抗C，抗c，抗E，抗e，抗fなどの欠損している抗原に対する抗体が混在することもあるが，頻度は少ない．本邦でも，抗Rh17による妊娠や輸血での問題について報告されている[331-351]．また，RhCcEe蛋白に共通して存在するRH17抗原は，D抗原と同じように複数のエピトープから構成されている可能性がある．たとえば，抗Rh17によっては，D··，DIV(C)−，R^N/R^Nなどの血球と反応したり，反応しなかったりするからである．

D--型の遺伝子背景は一様ではない 図III-31．① *RHD*および*RHCE*遺伝子自体には何ら変異を認めないもの[352,353]，② *RHCE*のエキソン2からエキソン9までが対応する*RHD*に置換した*RHCE-D-CE*遺伝子[354]，③ RHCEのエキソン2からエキソン8とエキソン10が*RHD*に置換した*RHCE-D-CE-D*遺伝子[355,356]，④ *RHCE*のエキソン2からエキソン7までが*RHD*に置換した*RHCE-D-CE*遺伝子[357]，などが知られている．また，日本人のD--発端者に2種類の変異したRhハプロタイプが検出されている[358] 図III-31．1つは*RHD*遺伝子の存在と*RHCE*遺伝子が欠失したハプロタイプ（母親由来），もう1つはエキソン1が*RHCE*，エキソン2からエキソン7が*RHD*，エキソン8からエキソン10が*RHCE*からなる*RHCE-D-CE*遺伝子と*RHD*遺伝子が欠失したハプロタイプ（父親由来）である．家系調査から母親の*D1S80*（第1染色体上*RH*遺伝子のテロメア側にある遺伝子マーカー）が発端者には検出されなかったことから，卵形成過程で*RHCE*と*D1S80*を含む染色体領域が欠失したと推測されている．

この他に，D--と似ているものとして次にあげる数種類が知られている 表III-34 および 図III-31．① D··: D，G，低頻度抗原Evans，高頻度抗原のRh47（Dav）とRh29が陽性[359]，② Dc−: D，G，c，Rh29が陽性，ceは陽性または陰性[352,360,361]，③ DIV(C)−: D，G，C（抗原は低下），Go^a，低頻度抗原のRh33とRivとFPTT，高頻度抗原のRh29とRH43（Nou）とRH47（Dav）が陽性[362,363]，④ DC^w−: D，G，C^w，Rh29が陽性[352,364]．これらの血球はいずれもD抗原の増強とRh17抗原の欠損を認める．Dc−はわが国でも報告されているが，1例は発端者がフィ

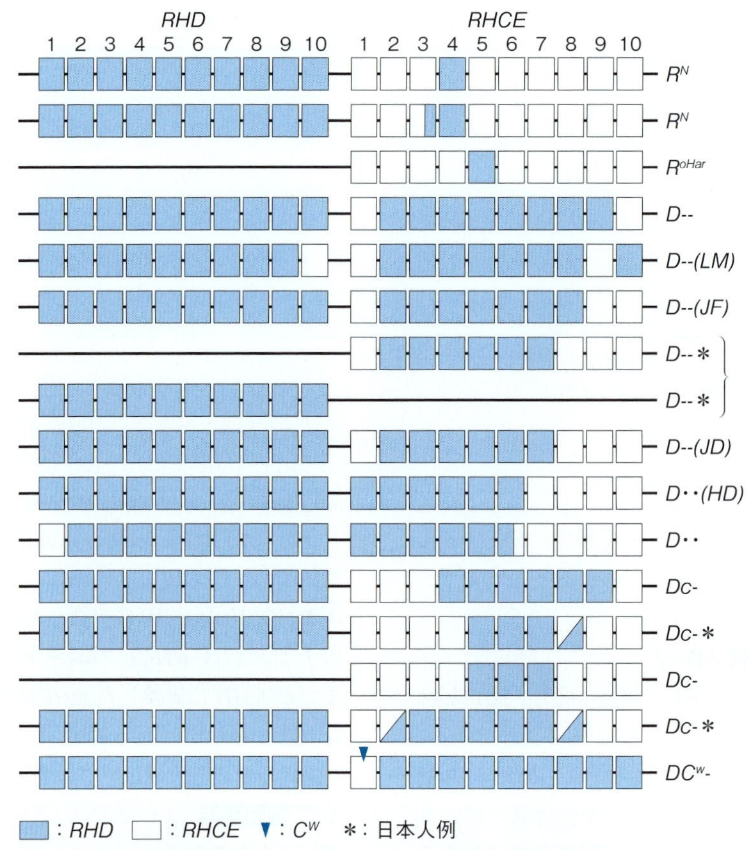

図III-31 RhCcEe 欠損型および低下型の遺伝子構造

リピン人である[365-367]．いずれの症例も抗Rh17を保有し，発端者の血球はともにD抗原の増強とc抗原の低下を認め，ce抗原は検出されていない．Dc-については4種類のハイブリッド遺伝子が明らかにされており，日本人では*RHCE-D(5-7/8)-CE*および*RHCE-D(2/3-7/8)-CE*が報告されている[352,361,367]．

f．Rh_{null}とRh_{mod}

1961年に5種類の抗Rh血清のすべてに反応が陰性で，既知のRh血液型抗原をまったくもたない血球がオーストラリア原住民の女性に見いだされ，Rh_{null}と命名された[368]．Rh_{null}には2つの遺伝様式がある 図III-32．1つは，*RHD*および*RHCE*遺伝子座がそれぞれ沈黙silent（または無定形amorphic）遺伝子によるもので，遺伝型は---/---と記載されている（無定形型 amorph type）．無定形型のRh_{null}はきわめて稀で，日本人，ドイツ人，ラップ人，スペイン人，ブラジル人，リビア人，インド人に報告例があるだけである[320,369-375]．もう1つは*RH*遺伝子をもつが調節（regulator）遺伝子（Levineらは$X^{o}r$とよんだ）によって抗原の発現が抑えられているもので，発端者の両親および子は正常のRh型の反応を示す（調節型 regulator type）[376]．わが国では，10名余りの調節型Rh_{null}の発端者について報告がある[377-388]．

Rh_{null}の分子遺伝学の進歩によって，Rh_{null}やRh_{mod}を分子レベルで説明できるようになった 図III-33．無定形型のRh_{null}では，*RHD*遺伝子の欠失と不活性*RHCE*遺伝子をもつハプロタイプのホモ接合により，RhDもRhCcEe蛋白も作られない．日本人，スペイン人，インド人，ドイツ人，ブラジル人，リビア人の発端者について*RH*遺伝子が調べられており，日本人の例では，*RHCE*ce*のエキソン1にTCTTCの5塩基の欠失がみられ，その結果

JCOPY 498-01913

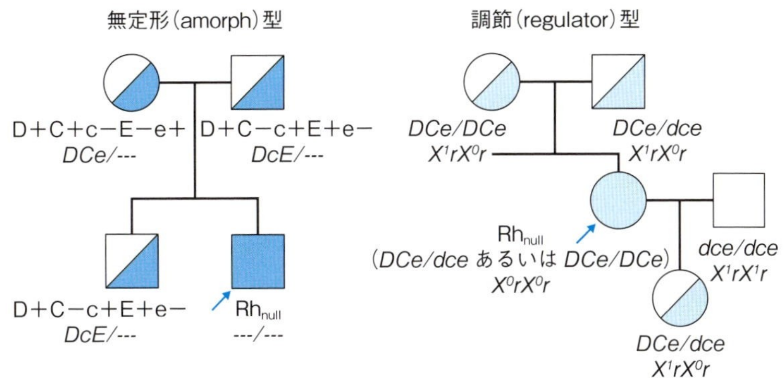

図III-32　Rh_{null}型の遺伝様式

フレームシフトによってコドン32で翻訳が中止される[389]．スペイン人の場合には，*RHCE*ce* の第4イントロンのスプライス供与部位（5' スプライス部位）にGT>TTの1塩基置換があり，エキソン4が取り除かれた転写産物を産生する[390]．インド人では，*RHCE* 遺伝子の第5イントロンのスプライス供与部位（5' スプライス部位）にGT>ATの1塩基置換があり，エキソン5が取り除かれた転写産物を産生する[375]．いずれの場合でも，RNAへの転写あるいはRNAプロセシングの段階で転写産物は分解されると考えられている．ドイツ人の症例では，*RHCE*Ce* のエキソン7に2塩基の欠失があり，これによるフレームシフトのため，翻訳されたとしても398のアミノ酸残基の短い蛋白が合成される[391]．こうした蛋白は折り畳みが不完全で分解してしまうか，あるいは膜にうまく発現できないと推定されている．ブラジル人では *RHCE*ce* のエキソン7に1塩基の欠失（GGGG→GGG）があり，フレームシフトによって357アミノ酸残基からなる蛋白が産生される[373]．リビア人の例では *RHCE* 遺伝子のエキソン7に7 bpの重複がみられ，フレームシフトにより402のアミノ酸残基をもつ短い蛋白となる[374]．

調節型のRh_{null}については，Cherif-Zaharらが不活性 *RHAG* 遺伝子を検出し，これがLevineらの調節遺伝子 X^or に相当することを明らかにした[392]．引き続き他の調節型Rh_{null}についても *RHAG* 遺伝子の変異がみつかり，図III-33に示すように，*RHAG* 遺伝子の不活性化には以下にあげる複数の原因が知られている[72,392-398]．① 塩基の欠失によるフレームシフト変異のため，翻訳が途中で止まり，翻訳される蛋白は正常にくらべて短くなる[392]．② エキソンとイントロンの境界部位つまりスプライス部位での塩基置換によってスプライシング異常が起こり，隣接するエキソンも切出されてしまう[72,386,392,397-400]．③ 点変異によるアミノ酸置換によるもので，RhAG蛋白の膜貫通ドメインまたは細胞内にアミノ酸置換がみられる[386,393-396,400-403]．④ ナンセンス変異[388,404,405]．⑤*RHAG* 遺伝子の欠損[406]．

Rh_{null}は，軽度の貧血，赤血球形態変化（有口赤血球，球状赤血球），赤血球の寿命が短縮したり，網状赤血球や胎児性ヘモグロビンの増加をきたしたりするものがあり，"Rh_{null}症候群" または "Rh_{null}病" とよばれている[407]．Rh蛋白の構造と遺伝子の項で述べたように，Rh_{null}血球はRh蛋白以外の膜蛋白も減少あるいは欠損していることが明らかにされている．たとえば，調節型Rh_{null}のRhAG蛋白は全く発現していないが，無定形Rh_{null}では正常血球の20%程度まで減少している．Rh_{null}の人は輸血されるとRh_{null}を除きすべての型の血球と反応する抗体を産生し，この抗体に抗Rh29の名称が付けられている．ただし，免疫されたRh_{null}の人がすべて抗Rh29を作るわけでなく，抗eや抗Rh17を産生する場合もある[381,408]．

表現型が一見 r^G（D−C+^{w}c−E−e+^{w}G+）にみえるが，遺伝型が *DCe/DcE* であることから，Rh抗原の低下がRh遺伝子座とは無関係なmodifier遺伝子（*XQ* の名称が付けられた）のホモ接合のために起こったと考えられる症例が，1972年にChownら

(1) 無定形 Rh_{null} にみられる遺伝子変異

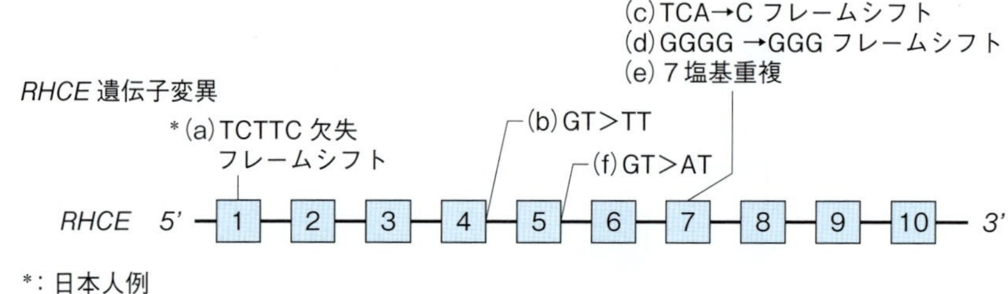

(2) 調節型 Rh_{null} (*RHAG* のスプライス部位変異)

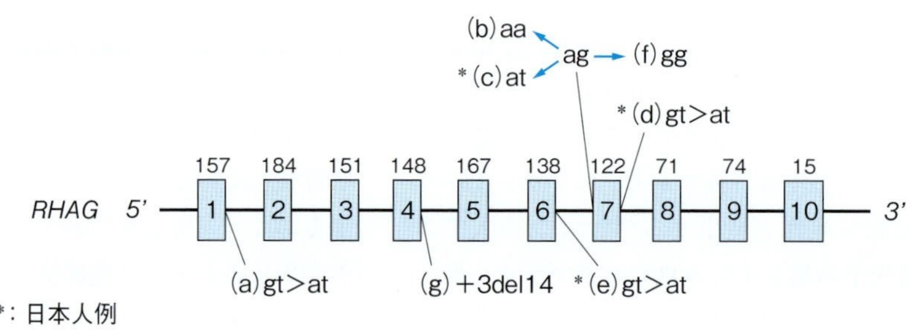

(3) 調節型 Rh_{null} と Rh_{mod} (RhAG でのミスセンス変異とフレームシフト変異)

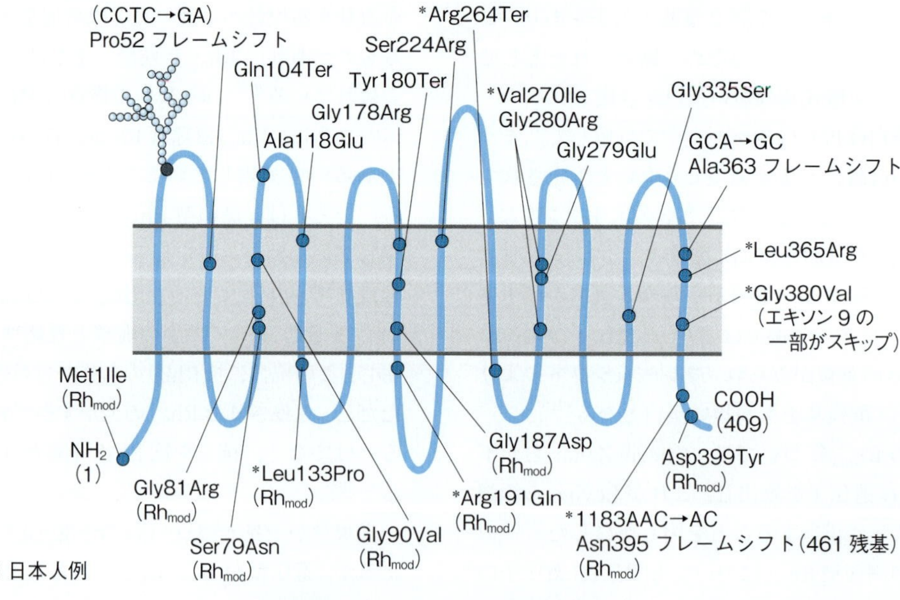

図Ⅲ-33 Rh_{null}にみられる遺伝子変異

によって報告された[409]．Rh 抗原の低下の程度は個体により異なり，吸着・解離によらなければ検出できないものから，市販の判定用抗体による直接凝集反応で弱いながら検出できるものまでさまざまである．Rh_{null}と異なり抗 Rh17，抗 LW，抗 G と程度の差こそあれ反応する．こうした特徴をもつ表現型を Rh_{mod}としている．日本では Yamaguchi らが最初に報告し[410]，その後の報告[411-414]をみると，G 抗原の強さは症例によって様々で，血液学的に異常のあるものとないものとがみられる．

Rh_{mod}も Rh_{null}の場合と同様，*RHAG* 遺伝子変異によって生じることが明らかにされている 図III-33．①*RHAG* のミスセンス変異（3 G>T）により翻訳開始コドンの Met から Ile へのアミノ酸置換[415]，②第 3 細胞膜貫通領域に 236 G>A による Ser79Asn のアミノ酸置換[392]，③細胞内にある C 末端領域に 1195 G>T による Asp399Tyr のアミノ酸置換[416]，④*RHAG* のエキソン 9 における 1 塩基の欠失（1183del A）によって生じたフレームシフトにより，52 残基のアミノ酸が延長した 461 アミノ酸よりなる異常蛋白の生成[417]，⑤第 3 細胞膜貫通領域に Gly90Val，第 3 細胞膜貫通領域内に Gly187Asp の複合ヘテロ接合[418]，⑥膜内側領域でのアミノ酸置換 Leu133Pro[419]，⑦第 3 細胞膜貫通領域に Gly81Arg のアミノ酸置換[400]．①の例では，翻訳される蛋白量は正常にくらべて少ないものの，N 末端から 8 番目の Met から翻訳が開始された RhAG 蛋白が膜に発現していると推測されている．なお，④と⑥の発端者は日本人である．

多くの場合 Rh_{null}，Rh_{mod}型のヒトは国際登録され，輸血が必要な場合には国際的救済に頼らざるを得ないこともある．

8 Rh-associated glycoprotein (RHAG) 血液型

2010 年，高頻度抗原の Duclos と DSLK，低頻度抗原の Ol^aの 3 種類の抗原が RhAG 蛋白に存在し，*RHAG* 遺伝子にコードされることが明らかにされ，30 番目の血液型系列として ISBT の血液型系列に組み入れられた．後に，低頻度抗原の RHAG4 が追加され，RHAG 血液型は 4 種類の抗原で構成されている 図III-34．

a．Duclos 抗原（RHAG1），DSLK 抗原（RHAG3）

1978 年に Habibi らは，フランス人女性（Mme Duclos）の血清に検出された高頻度抗原に対する抗体について報告した[420]．Duclos 血清は通常の Rh 血液型抗原および U 抗原陽性の血球と強く反応したが，Rh_{null}（$U+^{w}$/U－）または Rh_{mod}（U－）血球との反応はきわめて弱かった．Duclos 抗原が Rh_{null}血球に微量に存在することは，吸着・解離試験よって確認された．Duclos 血球の Rh 表現型は D＋C＋c＋E－e＋で Rh 抗原の発現量に異常はみられないが，U 抗原の発現量はわずかに低下していた．

一方，RhAG に対するマウス由来モノクローナル抗体が作製されており，その 1 つである MB-2D10 は抗 Duclos と似た特異性を示した．MB-2D10 は Duclos 血球と反応したため，抗 Duclos とは特異性を異にするものの，Rh_{null} U－，Rh_{mod} U－以外の血球すべてと反応した[421,423]．Duclos 抗原および MB-2D10 に対する抗原は，trypsin，papain，sialidase，AET 処理に影響されないが，α-chymotrypsin 処理で反応性が低下する．さらに，immunoblot 法により，MB-2D10 に対するエピトープは RhAG に存在することが示唆された[422]．MB-2D10 抗原と類似した特徴をもつ Duclos は RhAG に関係している可能性が推測されていた．Mme Duclos（Duclos－）の *RHAG* 遺伝子は Gln106Glu のアミノ酸置換をコードする 1 塩基置換（316C>G，*RHAG**-01*）のホモ接合であった[424]．

DSLK 抗原は血清学的に Duclos 抗原と似た特徴をもっている．DSLK の名称は，Duclos の DS，like の LK（Duclos-like）に由来する．DSLK－血球は抗 Duclos および MB-2D10 と反応するが，Duclos－血球と同様に U 抗原はわずかに減少している．抗 Duclos と同様に，抗 DSLK も Rh_{null}（U－）血球を除き，あらゆる血球と反応する．DSLK－の *RHAG* 遺伝子は Lys164Gln のアミノ酸置換をコードする 1 塩基置換（490A>C，*RHAG**-03*）のホモ接合であった[424]．Duclos 抗原および DSLK 抗原は，RhAG

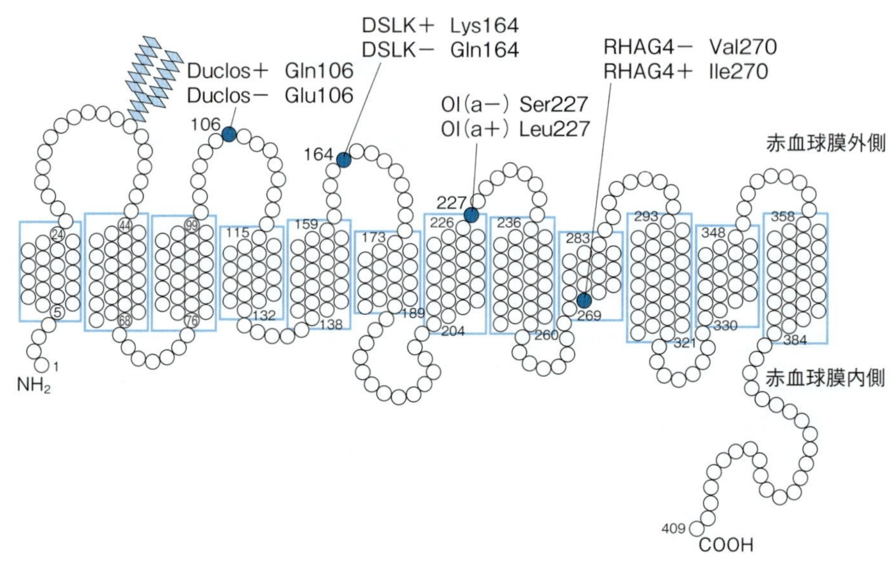

図III-34 RhAG 模式図と RhAG 血液型抗原の局在

蛋白の第2・第3細胞外ループにそれぞれ存在する図III-34.

■ b. Ol^a(RHAG2), RHAG4

1986 年, 複数の低頻度抗原に対する抗体を保有する血清でノルウェー人献血者をスクリーニング中に発見された. 発端者の名前 Oldeide から命名された低頻度抗原の Ol^{a}はノルウェー人家系調査から 3 世代にわたり遺伝することが示された[425]. Ol(a+) 血球では Rh 抗原 (D, C, E) の発現減少がみられた. ノルウェー人家系の一員である 2 名の *RHAG* 遺伝子は, Ser227Leu のアミノ酸置換をコードする 1 塩基置換 (680C>T, *RHAG*02*) のヘテロ接合であった[424]. また, Rh_{mod}として報告されていた日本人の *RHAG* 遺伝子は 680C>T (*RHAG*02*) のホモ接合であり, *RHAG*02* のヘテロ接合血球に比べ Ol^{a}抗原の発現が強いことが確認された[424,426]. Ser-227Leu のアミノ酸置換により RhAG の発現減少が認められており, これに伴い Rh 蛋白の発現が減少したと推定される.

低頻度抗原である RHAG4 に対する抗体は, 新生児溶血性疾患の原因抗体として同定された. 発端者の異母兄弟である 2 名の RHAG4+血球では Rh 抗原の発現減少が認められた. この 2 名の RHAG4+の *RHAG* 遺伝子は, Val270Ile のアミノ酸置換をコードする 1 塩基置換 (808G>A, *RHAG*04*) のヘテロ接合であった[427]. Val270Ile のアミノ酸置換は赤血球膜外側ではなく第 9 膜貫通領域に位置するが, このアミノ酸置換によって RhAG の不完全な折り畳み構造あるいは RhAG と RhD/RhCE との複合体に立体構造の変化が生じ, RHAG4 のエピトープが発現したと推定される[192].

RHAG 遺伝子のエキソン 4 に 572 G>A (Arg-191Gln) のミスセンス変異により weak D の反応を示した 5 例が報告された[428]. この症例ではいずれも RhCE 蛋白の発現は正常であった. さらに, *RHAG* 遺伝子のエキソン 4 に 514 A>G (Met172Val) のミスセンス変異により, D 抗原の発現は正常であるが Rh17 抗原 (および E, c 抗原) の発現減少例も報告されている[429].

●文 献

1) Levine P, Stetson RE. An unusual case of intra-group agglutination. J Amer Med Assoc. 1939; 113: 126-7.
2) Landsteiner K, Wiener AS. An agglutinable factor in human blood recognizable by immune sera for Rhesus blood. Proc Soc Exp Biol NY. 1940; 43: 223.
3) Fisk RT, Foord AG. Observations on the Rh aggluti-

nogen of human blood. Amer J Clin Pathol. 1942; 12: 545-52.
4) Levine FJ, Celano MJ, Wallace J, et al. A human' D-like' antibody. Nature. 1963; 198: 596-7.
5) Wiener AS. Hemolytic reactions following transfusion of blood of the homologous group, Ⅱ. Arch Path. 1942; 32: 227-50.
6) Wiener AS, Sonn EB. Additional variants of the Rh type demonstrable with a special human anti-Rh serum. J Immunol. 1943; 47: 461-5.
7) Levine P, Burnham L, Katzin EM, et al. The role of isoimmunization in the pathogenesis of erythroblastosis fetalis. Am J Obst Gynec. 1941; 42: 925-37.
8) Fisher RA, cited by Race RR. An' incomplete' antibody in human serum. Nature. 1944; 153: 771-2.
9) Mourant AE. A new rhesus antibody. Nature. 1945; 155: 542.
10) Wiener AS. In: Rh-syllabus. Stuttgart: George Thieme Verlag; 1949. p.1-28.
11) Rosenfield RE, Allen FH, Swisher SN, et al. A review of serology and presentation of a new terminology. Transfusion. 1962; 2: 287-312.
12) Rosenfield RE, Allen FH, Rubinstein P. Genetic mode for Rh blood group system. Proc Natl Acad Sci USA. 1973; 70: 1303-7.
13) Tippett P. A speculative model for the Rh blood groups. Ann Hum Genet. 1986; 50: 241-7.
14) Pollack W, Ascari WQ, Cripsen JF, et al. Studies on Rh prophylaxis. Ⅱ. Rh immune prophylaxis after transfusion with Rh-positive blood. Transfusion. 1971; 11: 340.
15) Frohn C, Dümbgen L, Brand JM, et al. Probability of anti-D development in D- patients receiving D+ RBCs. Transfusion. 2003; 43: 893-8.
16) Yazer MH, Triulzi DJ. Detection of anti-D in D- recipients transfused with D+red blood cells. Transfusion. 2007; 47: 2197-201.
17) Gonzalez-Porras JR, Graciani IF, Perez-Simon JA, et al. Prospective evaluation of a transfusion policy of D+red blood cells into D- patients. Transfusion. 2008; 48: 1318-24.
18) 轟木元友，稲葉頌一，大河内一雄．輸血後抗E抗体の出現率について．日輸血会誌．1985; 31: 563-4.
19) 山口富子，安田広康，佐藤久美子，他．複数の抗体（抗C，抗e，抗Jk[a]，抗P1抗体）により短期間に2回連続して発症した遅発性溶血性輸血副作用．日輸血会誌．1997; 43: 896-900.
20) 石丸　健，天満智佳，藤原義一，他．一次免疫応答より惹起されたと考えられる遅発性溶血性輸血副作用の1症例．日輸血会誌．2004; 50: 768-73.
21) 北澤淳一，猪股真喜子，鎌田千鶴，他．一次免疫反応により産生された抗C+e抗体による遅発性溶血性輸血副作用を呈した1例．日輸血会誌．2005; 51: 594-600.
22) Bruce LI, Beckmann R, Leticia-Ribeiro M, et al. A band 3-based macrocomplex of integral and peripheral proteins in the RBC membrane. Blood. 2003; 101: 4180-8.
23) Green FA. Erythrocyte membrane sulphydryl groups and Rh antigen activity. Immunochemistry. 1967; 4: 247-57.
24) Green FA. Phospholipid requirement for Rh antigenic activity. J Biol Chem. 1968; 243: 5519-24.
25) Green FA. Erythrocyte membrane lipids and Rh antigen activity. J Biol Chem. 1972; 247: 881-7.
26) Moore S, Woodrow CF, McClelland DBL. Isolation of membrane components associated with human red cell antigens Rh(D),(c),(E) and Fy[a]. Nature. 1982; 295: 529-31.
27) Gahmberg CG. Molecular identification of the human Rh(D) antigen. FEBS Lett. 1982; 140: 93-7.
28) Avent ND, Ridgwell K, Mawby WJ, et al. Protein-sequence studies on Rh-related polypeptides suggest the presence of at least two groups of proteins which associate in the human red cell membrane. Biochem J. 1988; 256: 1043-6.
29) Avent ND, Ridgwell K, Tanner MJA, et al. cDNA cloning of a 30 kDa erythrocyte membrane protein associated with Rh(Rhesus) blood group antigen expression. Biochem J. 1990; 271: 821-5.
30) Cherif-Zahar B, Bloy C, Le Van Kim C, et al. Molecular cloning and protein structure of a human blood group Rh polypeptide. Proc Natl Acad Sci USA. 1990; 87: 6243-7.
31) Le Van Kim C, Mouro I, Cheruf-Zahar B, et al. Molecular cloning and primary structure of the human blood group RhD polypeptide. Proc Natl Acad Sci USA. 1992; 89: 10925-9.
32) Kajii E, Umenisihi F, Iwamoto S, et al. Isolation of anew cDNA clone encoding an Rh polypeptide associated with the Rh blood group system. Hum Genet. 1993; 91: 157-62.
33) Arce MA, Thompson ES, Wagner S, et al. Molecular cloning of RhD cDNA derived from a gene present in RhD-positive, but not RhD- negative individuals. Blood. 1993; 82: 651-5.
34) Mouro I, Colin Y, Cherif-Zahar B, et al. Molecular genetic basis of the human Rhesus blood group system. Nature Genet. 1993; 5: 62-5.
35) Anstee DJ, Tanner MJA. Biochemical aspects of the

blood group Rh(Rhesus) antigens. Bailliere's Clin Haemat. 1993; 6: 401-22.

36) Avent ND, Butcher SK, Liu W, et al. Localization of the C termini of the Rh (Rhesus) polypeptides to the cytoplasmic face of the human erythrocyte membrane. J Biol Chem. 1992; 267: 15134-9.

37) Conroy MJ, Bullough PA, Merrick M, et al. Modelling the human rhesus proteins: implications for structure and function. Br J Haematol. 2005; 131: 543-51.

38) Burton NM, Daniels G. Structural modelling of red cell surface proteins. Vox Sang. 2011; 100: 129-39.

39) Avent ND. New insight into the Rh system: structure and function. ISBT Sci Ser. 2007; 2: 35-43.

40) Flegel WA. Molecular genetics and clinical applications for RH. Transfus Apher Sci. 2011; 44: 81-91.

41) de Vetten MR, Agre R. The Rh polypeptide is a major fatty acid-acylated erythrocyte membrane protein. J Biol Chem. 1988; 263: 18193-6.

42) Hartel-Schenk S, Agre R. Mammalian red cell membrane Rh polypeptides are selectively palmitoylated subunits of a macromolecular complex. J Biol Chem. 1992; 267: 5569-74.

43) Avent ND. Molecular biology of the Rh blood group polymorphisms. In: King MJ, editor. Human Blood Cells: Consequences of Genetic Polymorphisms and Variations. London: Imperial College Press; 2000. p.105-47.

44) Moore S, Green C. The identification of specific Rhesus-polypeptide-blood-group-ABH-active-glycoprotein complexes in the human red cell membrane. Biochem J. 1987; 244: 735-41.

45) Avent N, Judson PA, Parsons SE, et al. Monoclonal antibodies that recognize different membrane proteins that are deficient in Rh_{null}, human erythrocytes. Biochem J. 1988; 251: 499-505.

46) Ridgwell K, Spurr NK, Laguda B, et al. Isolation of cDNA clones for a 50 kDa glycoprotein of the human erythrocyte membrane associated with Rh (Rhesus) blood group antigen expression. Biochem J. 1992; 287: 223-8.

47) Ridgwell K, Eyers SAC, Mawby WJ, et al. Studies on the glycoprotein associated with Rh(Rhesus) blood group antigen expression in the human red blood group antigen. J Biol Chem. 1994; 269: 6410-16.

48) Eyers SAC, Ridgwell K, Mawby WJ, et al. Topology and organization of human Rh(Rhesus) blood groups related polypeptides. J Biol Chem. 1994; 269: 6417-23.

49) Southcott MJG, Tanner MJA, Anstee DJ. The expression of human blood group antigens during erythropoiesis in a cell culture system. Blood. 1999; 93: 4425-35.

50) Bony V, Gane P, Bailly P, et al. Time-course expression of polypeptides carrying blood group antigens during human erythroid differentiation. Br J Haematol. 1999; 107: 263-74.

51) Daniels G, Green C. Expression of red cell surface antigens during erythropoiesis. Vox Sang. 2000; 78: 149-53.

52) Marini AM, Urrestarazu A, Beauwens R, et al. The Rh(Rhesus) blood group polypeptides are related to NH_4^+ transporters. Trends Biochem Sci. 1997; 22: 460-1.

53) Marini AM, Matassi G, Raynal V, et al. The human Rhesus associated RhAG protein and a kidney homologue promote ammonium transport in yeast. Nature Genet. 2000; 26: 341-4.

54) Westhoff CM, Ferreri-Jacobia M, Mak DO, et al. Identification of the erythrocyte Rh blood group glycoproteinas a mammalian ammonium transporter. J Biol Chem. 2002; 277: 12499-502.

55) Hemker MB, Cheroutre G, van Zwieten R, et al. The Rh complex exports ammonium from human red blood cells. Br J Haematol. 2003; 122: 333-40.

56) Ripoche P, Bertrand O, Gane P, et al. Human Rhesus-associated glycoprotein mediates facilitated transport of NH_3 into red blood cells. Proc Natl Acad Sci USA. 2004; 104: 17222-7.

57) Heitman J, Agre P. A new face of the Rhesus antigen. Nature Genet. 2000; 26: 258-9.

58) Soupene E, King N, Field E, et al. Rhesus expression in a green alga is regulated by CO_2. Proc Natl Acad Sci USA. 2002; 99: 7769-73.

59) Endeward V, Cartron JP, Ripoche P, et al. RhAG protein of the Rhesus complex is a CO_2 channel in the human red cell membrane. FASEB J. 2008; 22: 64-73.

60) Burton NM, Anstee DJ. Structure, function and significance of Rh protein in red cells. Curr Opin Hematol. 2008; 15: 625-30.

61) Liu Z, Chen Y, Mo R, et al. Characterization of human RhCG and mouse Rhcg as novel nonerythroid Rh glycoprotein homologues predominantly expressed in kidney and testis. J Biol Chem. 2000; 275: 25641-51.

62) Liu Z, Peng J, Mo R, et al. Rh type B glycoprotein is a new member of the Rh superfamily and a putative ammonia transporter in mammals. J Biol Chem. 2001; 276: 1424-33.

63) Weiner ID, Verlander JW. Renal and hepatic expres-

sion of the ammonium transporter protein RhB glycoprotein and RhC glycoprotein. Acta Physiol Scand. 2003; 179: 331-8.

64) Weiner ID, Miller RT, Verlander JW. Localization of the ammonium transporters. RhB and RhC glycoprotein in the mouse liver. Gastroenterology. 2003; 124: 1432-40.

65) Cherif-Zahar B, Le Van Kim C, Rouillac C, et al. Organization of the gene (*RHCE*) encoding the human blood group RhCcEe antigens and characterization of the promoter region. Genomics. 1994; 19: 68-74.

66) Cherif-Zahar B, Raynal V, Cartron JP. *RH* gene structure: reassignment of two exon-exon junctions. Blood. 1997; 89: 4661-2.

67) Okuda H, Suganuma H, Kamesaki T, et al. The analysis of nucleotide substitutions, gaps, and recombination events between *RHD* and *RHCE* through complete sequencing. Biochem Biophys Res Commun. 2000; 274: 670-83.

68) Avent ND, Martin PG, Armstrong-Fisher S, et al. Evidence of genetic diversity underlying RhD-, weak D(D^u), and partial D phenotypes as determined by multiplex polymerase chain reaction analysis of the *RHD* gene. Blood. 1997; 89: 2568-77.

69) Okuda H, Kawano M, Iwamoto S, et al. The *RHD* gene is highly detectable in RhD-negative Japanese donors. J Clin Invest. 1997; 100: 373-9.

70) Wagner FF, Flegel WA. *RHD* gene deletion occurred in the Rhesus box. Blood. 2000; 95: 3662-8.

71) Suto Y, Ishikawa Y, Hyodo H, et al. Gene organization and rearrangements at the human Rhesus blood group locus revealed by fiber-FISH analysis. Hum Genet. 2000; 106: 164-71.

72) Huang CH. The human Rh50 glycoprotein gene. J Biol Chem. 1998; 273: 2207-13.

73) Linberg FR, Gresham HD, Schwarz E, et al. Molecular cloning of integrin-associated protein: an immune-globulin family member with multiple membrane-spanning domains implicated in $\alpha v \beta_3$-dependent ligand binding. J Cell Biol. 1993; 123: 485-96.

74) Lindberg FP, Lublin DM, Telen MJ, et al. Rh-related antigen CD47 is the signal-transducer integrin-associated protein. J Biol Chem. 1994; 269: 1567-70.

75) Miller YE, Daniels GL, Jones C, et al. Identification of a cell surface antigen produced by a gene on human chromosome 3(cen-q22) and not expressed by Rh_{null} cells. Am J Hum Genet. 1987; 41: 1061-70.

76) Colin Y, Munro-Chanteloup l, Peter L, et al. Analysis of protein 4.2 deficient red cells suggests an interaction between the Rh complex members CD47 and RhCcEe and the skeletal protein. Blood. 2001; 98: 30.

77) Bruce U, Ghosh S, King MJ, et al. Severe deficiency of CD47 and reduction of RHAG associated with the absence of protein 4.2 in the red cell membrane. Blood. 2001; 98: 10.

78) Mouro-Chanteloup J, Delaunay J, Gane P, et al. Evidence that the red cell skeleton protein 4.2 interacts with the Rh membrane complex member CD47. Blood. 2003; 101: 338-44.

79) Oldenborg PA, Zheleznyak A, Fang YF, et al. Role of CD47 as a marker of self on red blood cells. Science. 2000; 288: 2051-4.

80) Burger P, Hilarius-Stokman P, de Korte D, et al. CD47 function as a molecular switch for erythrocyte phagocytosis. Blood. 2012; 119: 5512-21.

81) Dahr W, Kordowicz M, Moulds J, et al. Characterization of the Ss sialoglycoprotein and its antigens in Rh_{null} erythrocytes. Blut. 1987; 54: 13-24.

82) Hsu K, Lee T-Y, Chao H-P, et al. The expression of the Rh/RhAG complex is reduced in Mi. Ⅲ erythrocytes. Vox Sang. 2012; 102: 221-7.

83) Beckman R, Smythe JS, Anstee DJ, et al. Functional cell surface expression of band 3, the human red blood cell anion exchange protein (AE1), in K562 erythroleukemia cells: band 3 enhances the cell surface reactivity of Rh antigens. Blood. 1998; 92: 4428-38.

84) Beckmann R, Smythe JS, Anstee DJ, et al. Coexpression of band 3 mutants and Rh polypeptides: differential effects of band 3 on the expression of the Rh complexes containing D polypeptide. Blood. 2001; 97: 2496-505.

85) Wagner FF, Flegel WA. The human RhesusBase. http: //rhesusbase.info/

86) International Society of Blood Transfusion Working group on Red Cell Immunogenetics and Blood Group Terminology: Blood group allele tables. http: //www.isbtweb.org/working-parties/red-cell-immunogenetics-and-blood-group-terminology/

87) Colin Y, Cherif-Zahar B, Le Van kim X, et al. Genetic basis of the RhD-positive and RhD-negative blood group polymorphism as determined by Southern analysis. Blood. 1991; 78: 2747-52.

88) 梶井英治. タンパク質系血液型. In: 最新血液型学. 東京: 南山堂; 1998. p.30-31.

89) Fukumori T, Hori T, Ohnoki S, et al. Further analysis of D_{el} (D-elute) using polymerase chain reaction (PCR) with *RHD* gene-specific primers. Transfus

Med. 1997; 7: 227-31.
90) Ogasawara K, Suzuki Y, Sasaki K, et al. Molecular basis for D- Japanese: identification of novel DEL and D- alleles. Vox Sang. 2015; 109: 359-65.
91) 三島由祐子, 池田敏之, 大河内直子, 他. RHD変異アリルの遺伝子解析とエキソン7のスキップを引き起こす新規Delアリルの同定. 日本輸血細胞治療学会誌. 2015; 61: 366.
92) Sun CF, Chou CS, Lai NC, et al. *RHD* gene polymorphisms among RhD-negative Chinese in Taiwan. Vox Sang. 1998; 75: 52-7.
93) Chang JG, Shin MC, Wang JC, et al. Molecular basis for the RhD negative phenotype in Taiwanese. 10th regional Congr Int Soc Blood Transfus Western Pacific Region. 1999: 254.
94) Qun X, Grootkerk-Tax MGHM, Maaskant-van Wijk PA, et al. Systemic analysis and zygosity determination of the *RHD* gene in a D-negative Chinese Han population reveals a novel D-negative *RHD* gene. Vox Sang. 2005; 88: 35-40.
95) Kim JY, Kim SY, Kim C-A, et al. Molecular characterization of D- Korean persons: development of a diagnostic strategy. Transfusion. 2005; 45: 345-52.
96) 石川善英, 常山初江, 内川 誠. 日本人RhD-: 検体からみつかった*RHD*バリアントアリル, 日輸血会誌. 2002; 48: 140.
97) 石川善英, 常山初江, 内川 誠, 他. 日本人RhD抗原陰性検体から見つかった*RHD-RHCE*ハイブリッドアリル. 日輸血会誌. 2003; 49: 565-7.
98) Singleton BK, Green CA, Avent ND, et al. The presence of an *RHD* pseudogene containing a 37 base pair duplication and a nonsense mutation in most Africans with the RhD-negative blood group phenotype. Blood. 2000; 95: 12-8.
99) Denomme GA, Wagner FF, Fernundez RJ, et al. Partial D, weak D types, and novel *RHD* alleles among 33,864 multiethnic patients: implication for anti-D alloimmunaization and prevention. Transfusion. 2005; 45: 1554-60.
100) Stegman TC, Veldhuisen B, Bijiman R, et al. Frequency and characterization of known and novel *RHD* variant alleles in 37782 Dutch D-negative pregnant women. Br J Haematol. 2016; 173: 469-79.
101) Andrews KT, Wolter LC, Saul A, et al. The RhD-trait in a white patient with the RhCCee phenotype attributed to a four-nucleotides deletion in the *RHD* gene. Blood. 1998; 92: 1839-40.
102) Wagner FF, Frohmajer A, Flegel WA. *RHD* positive haplotypes in D negative Europeans. BMC Genetics. 2001; 2: 10.
103) Flegel WA, von Zabern I, Wagner FF. Six years' experience performing *RHD* genotyping to confirm D- red blood cell units in Germany for preventing anti-D immunizations. Transfusion. 2009; 49: 465-471.
104) Okubo T, Yamaguchi H, Tomita T, et al. A D variant, D_{el}? Transfusion. 1984; 24: 542.
105) 植野正秋, 吉田扶二子, 古沢 彰. D陰性者を対象とした解離試験について. 血液事業. 1983; 6: 627-8.
106) 植野正秋, 新保貴美子, 古沢 彰, 他. D_{el}について. 日輸血会誌. 1985; 31: 497-9.
107) 大久保康人. Rh-Hr系血液型. In: 血液型と輸血検査. 東京: 医歯薬出版; 1997. p.37-8.
108) 冨田忠夫, 永尾暢夫, 上 恵子, 他. D_{el}について. 日輸血会誌. 1985; 31: 497.
109) Hasekura H, Ota M, Ito S, et al. Flow cytometric studies of the D antigen of various Rh phenotypes with particular reference to D^u and D_{el}. Transfusion. 1990; 30: 236-8.
110) Mak KH, Yan KF, Cheng SS, et al. Rh phenotypes of Chinese blood donors in Hong Kong, with special reference to weak D antigens. Transfusion. 1993; 33: 348-51.
111) Chang JG, Wang JC, Yang TY, et al. Human RhDel is caused by a deletion of 1013 bp between introns 8 and 9 including exon 9 of RHD gene. Blood. 1998; 92: 2602-4.
112) Shao CP, Maas JH, Su YQ, et al. Molecular background of RhD-positive, D-negative, D(el) and weak D phenotypes in Chinese. Vox Sang. 2002; 83: 156-61.
113) 石川善英, 常山初江, 内川 誠, 他. 日本人RhD陰性検体に高頻度で見つかった*RHD*遺伝子の1塩基置換. 日輸血会誌. 2003; 49: 281.
114) 石川善英, 常山初江, 内川 誠, 他. 日本人の*RHDel*アリルとその遺伝子タイピング法. 日輸血会誌. 2004; 50: 710-3.
115) Singleton BK, Green CA, Kimura K, et al. Two new RHD mutations associated with DEL phenotype. Transfus Clin Biol. 2001; 8: 9S.
116) 佐々木佳奈, 小笠原健一, 常山初江, 他. Del型から検出した終止コドンに変異をもつ*RHD*アリル. 日本輸血細胞治療学会誌. 2007; 53: 221.
117) Wagner T, Körmöczi GF, Buchta C, et al. Anti-D immunization by DEL red blood cells. Transfusion. 2005; 45: 520-6.
118) von Zabern I, Flegel WA. IVS5-38del4 deletion in the RHD gene does not cause a DEL phenotype: relevance for RHD alleles including DFR-3. Transfusion. 2007; 47: 1552-5.

JCOPY 498-01913

119) Yasuda H, Ohto H, Sakuma S, et al. Secondary anti-D immunization by D_{el} red blood cells. Transfusion. 2005; 45: 1581-4.
120) Kim K-H, Kim K-E, Woo K-S, et al. Primary anti-D immunization by DEL red blood cells. Korean J Lab Med. 2009; 29: 361-5.
121) 佐久間志津枝, 伊藤佳代, 鈴木隆幸, 他. RhD陰性血の赤血球輸血にもかかわらず抗Dを産生したRhD陰性の1例. 日輸血会誌. 2005; 51: 585-8.
122) 佐久間香枝, 久保紀子, 西村加世, 他. Del型MAP加赤血球濃厚液により抗D抗体価が著明に上昇したD陰性の1例. 日本輸血細胞治療学会誌. 2010; 56: 381-5.
123) 小林清子, 松本慎二, 新井瑞記, 他. Rh (D) 陰性赤血球製剤輸血後に抗Dを検出したRh (D) 陰性の1症例. 日本輸血細胞治療学会誌. 2015; 61: 416-21.
124) 堤　泰夫, 今井重美. DelMAPの輸血によりRho(D)陰性患者に抗Dが検出された1例. 日輸血会誌. 2006; 52: 267.
125) 野口和希子, 星野鉱二, 近藤　勝, 他. RhD陰性RCC輸血後に抗Dを産生した1例. 日本輸血細胞治療学会誌. 2015; 61: 367.
126) Shao C-P, Wang B-Y, Ye S-H, et al. DEL RBC transfusion should be avoided in particular blood recipient in East Asia due to allosensitization and ineffectiveness. J Zhejiang Univ Sci B. 2012; 913-8.
127) Wang Q-P, Dong G-T, Wang XD, et al. An investigation of secondary anti-D immunization among phenotypically RhD-negative individuals in the Chinese population. Blood Transfus. 2014; 12: 238-43.
128) Yang HS, Lee MY, Park TS, et al. Primary anti-D alloimmunization induced by "Asian type" RHD (c.1227G>A) DEL red cell transfusion. Ann Lab Med. 2015; 35: 554-6.
129) Ogasawara K, Yabe R, Mazda T. Del red cells sensitized with anti-D are not phagocytosed by monocytes. Transfusion. 1988; 28: 603-4.
130) 川畑絹代, 安田広康, 内川　誠, 他. D_{el}赤血球による抗D産生が報告された症例について. 日本輸血細胞治療学会誌. 2016; 62: 280.
131) Körmöczi GF, Gassner C, Shao CP, et al. A comprehensive analysis of DEL types: partial DEL individuals are prone to anti-D alloimmunization. Transfusion. 2005; 45: 1561-7.
132) Wang QP, Dong GT, Wang XD, et al. An investigation of secondary anti-D immunization among phenotypically RhD-negative individuals in the Chinese population. Blood Transfus. 2014; 12: 238-43.
133) Shao CP. Transfusion of RhD-positive blood in "Asia type" DEL recipients. N Engl J Med. 2010; 362: 472-3.
134) Wang M, Wang BL, Xu W, et al. Anti-D alloimmunization in pregnant women with DEL phenotype in China. Transfus Med. 2015; 25: 163-9.
135) Gardener GJ, Legler TJ, Hyett JA, et al. Anti-D in pregnant women with the RHD (IVS3+1G>A)-associated DEL phenotype. Transfusion. 2012; 52: 2016-9.
136) Stratton E. A new Rh allelomorph. Nature. 1946; 158: 25-6.
137) Stratton F, Renton PH. Rh genes allelomorphic to D. Nature. 1948; 162: 293-4.
138) Race RR, Sanger R, Lawler SD. The Rh antigen D^u. Ann Eugen. 1948; 14: 171-84.
139) Agre PC, Davies DM, Issitt PD, et al. A proposal to standardize terminology for weak D antigen. Transfusion. 1992; 32: 86-7.
140) Ceppellini R, Dunn LC, Turri M. An interaction between alleles at the Rh locus in man which weakens the reactivity of the Rh_0 factor (D^u). Proc Natl Acad Sci USA. 1955; 41: 283-8.
141) McGee R, Levine P, Celano M. First example of genotype $r^y r^y$: a family study. Science. 1957; 125: 1043.
142) Ogasawara K, Sasaki K, Isa K, et al. Weak D alleles in Japanese: a c.960G>A silent mutation in exon 7 of the *RHD* gene that affects D expression. Vox Sang. 2016; 110: 179-84.
143) Garratty G. Do we need to be more connected about weak D antigens?. Transfusion. 2005; 45: 1547-51.
144) Contreras M, Knight RC. Controversies in transfusion medicine: testing for D^u. Transfusion. 1991; 31: 270-2.
145) Wagner FF, Gassner C, Miiller TH, et al. Molecular basis of weak D phenotypes. Blood. 1999; 93: 385-93.
146) Wagner FE, Frohmajer A, Ladewig B, et al. Weak D alleles express distinct phenotypes. Blood. 2000; 95: 2699-708.
147) Miiller TH, Wagner FF, Trockenbacher A, et al. PCR screening for common weak D types shows different distributions in three Central European populations. Transfusion. 2001; 41: 45-52.
148) Kamesaki T, Iwamoto S, Kumada M, et al. Molecular Characterization of weak D phenotypes by site-directed mutagenesis and expression of mutant Rh-green fluorescence protein fusions in K562 cells. Vox Sang. 2001; 81: 254-8.
149) Kamesaki T, Kumada M, Omi T, et al. A novel mutation in the *RHD* gene in Japanese individuals with weak D, encoding an amino acid change in the 11th transmembranous domain of the RhD protein. Vox

Sang. 2003; 84: 141.

150) 嶋田里子, 安田広康, 佐藤須磨子, 他. 新たな変異型 *RHD* 遺伝子をもつ weak D 初妊婦の 1 例. 日本輸血細胞治療学会誌. 2011; 57: 153-9.

151) Isa K, Sasaki K, Ogasawara K, et al. Prevalence of *RHD* alleles in Japanese individuals with weak D phenotype: Identification of 20 new *RHD* alleles. Vox Sang. 2016; 111: 315-9.

152) 三島由祐子, 池田敏之, 佐藤智彦, 他. Weak D/Del を引き起こすエキソンスキッピングと蛋白発現への影響. 日本輸血細胞治療学会誌. 2016; 62: 313.

153) Sandler SG, Flegel WA, Westhoff CM, et al. It's time to phase-in *RHD* genotyping for patients with a serological weak D phenotype. Transfusion. 2015; 55: 630-9.

154) Daniels G. Variants of RhD-current testing and clinical consequences. Br J Haematol. 2013; 161: 461-70.

155) Sandler SG, Roseff SD, Domen RE, et al. Policies and procedures related to testing for weak D phenotypes and administration of Rh immune globulin: results and recommendations related to supplemental questions in the Comprehensive Transfusion Medicine survey of the College of American Pathologists. Arch Pathol Lab Med. 2014; 138: 620-5.

156) Argall CI, Ball JM, Trentelman E. Presence of anti-D antibody in the serum of a D^u patient. J Lab Clin Med. 1953; 41: 895-8.

157) Goric B, Mcdougall DCJ, Ouwehand WH, et al. Quantitation of D sites on selected weak D and partial D red cells. Vox Sang. 1993; 65: 136-40.

158) Schmidt PJ, Morrison EG, Shohl J. The antigenicity of the Rh_0 (D^u) blood factor. Blood. 1962; 20: 196.

159) Mollison PL, Engelfriet CP, Contreras M. The Rh blood group system In: Blood transfusion in clinical medicine. 10th ed. Oxford: Blackwell science; 1997. p.155-6.

160) 日本輸血細胞治療学会. In: 赤血球型検査 (赤血球系検査) ガイドライン (改訂 2 版); 2016.

161) Tippett P, Sanger R. Observations on subdivisions of the Rh antigen D. Vox Sang. 1962; 7: 9-13.

162) Tippett P, In: Serological study of the inheritance of unusual Rh and other blood group phenotypes. Ph D Thesis: University of London; 1963.

163) Tippett P, Sanger R. Further observations on subdivisions of the Rh antigen D. Arztl Lab. 1977; 23: 476-80.

164) Lomas C, Bruce M, Watt A, et al. Tar+ individuals with anti-D, a new category DⅦ. Transfusion. 1986; 26; 560.

165) Unger LJ, Wiener AS. Some observations on blood factors RhA, RhB, and RhC of the Rh-Hr blood group system. Blood. 1959; 14: 522-34.

166) Wiener AS, Unger JL. Further observations on the blood factors RhA, RhB, RhC and RhD. Transfusion. 1962; 2: 230-3.

167) Tippett P, Lomas-Francis C, Wallace M. The Rh antigen D: partial D antigens and associated low incidence antigens. Vox Sang. 1996; 70: 123-31.

168) Lomas-Francis C, Tippett P, Thompson KM, et al. Demonstration of seven epitopes on the Rh antigen D using human monoclonal anti-D antibodies and red cells from D categories. Vox Sang. 1989; 57: 261-4.

169) Lomas-Francis C, McColl K, Tippett P. Further complexities of the Rh antigen D disclosed by testing category DⅡ cells with monoclonal anti-D. Transfus Med. 1993; 3: 67-9.

170) Lomas-Francis C, Grassmann W, Ford D, et al. FPTT is a low-incidence Rh antigen associated with a 'new' partial RhD phenotype, DFR. Transfusion. 1994; 34: 612-6.

171) Scott ML. Rh serology: co-ordinator's report. 3rd International Workshop Monoclonal Antibodies against Human Red Cell Surface Antigens, Nante. Transfus Clin Biol. 1996; 6: 333-7.

172) Scott ML. Rh serology: coordinator's report. 4th International Workshop Monoclonal Antibodies against Human Red Cell Surface Antigens, Paris. Transfus Clin Biol. 2002; 9: 23-9.

173) 永尾暢夫, 堀　勇二, 瀬尾たい子, 他. モノクローナル抗 D で検出された D variant の 2 例. 日輸血会誌. 1989; 35: 209.

174) 矢部隆一, 坂内　誠, 仲田健一, 他. 抗 D モノクローナル抗体で検出した D variant の 1 例. 日輸血会誌. 1991; 37: 287.

175) 押野正次, 永尾暢夫, 堀　勇二, 他. Partial D の新たな 2 例. 日輸血会誌. 1992; 38: 368.

176) 菊地正輝, 遠藤信義, 赤石　英, 他. Partial D とモノクローナル抗 D の反応性. 日輸血会誌. 1993; 39: 408.

177) 宮崎　孔, 山本　健, 刀根勇一, 他. モノクローナル抗 D 抗体により検出された D variant の 1 例. 血液事業. 1993; 16: 146.

178) 東　貴代, 酒向良博, 朝本明弘, 他. partial D の 1 例. 日輸血会誌. 1995; 41: 99.

179) 小原健良, 春川啓文, 中野　宏, 他. これまでに当施設で検出した partial D について. 日輸血会誌. 1996; 42: 184.

180) 阿部泰文, 生田　満, 小野慶一, 他. 青森県の partial D について. 日輸血会誌. 1996; 42: 184.

JCOPY 498-01913

181）押野正次，岡　晴子，入江輿利子，他．Partial D DFR の 5 例．日輸血会誌．1997; 43: 223.
182）中野　宏，春川啓文，乳井和夫，他．partial D の家系について．日輸血会誌．1997; 43: 1034.
183）安達恵子，渡辺　明，武田　男，他．平成 10 年度献血者より検出された D variant について．日輸血会誌．1999; 45: 956-7.
184）星野茂角，並木浩信，石野たい子，他．妊産婦から検出した partial DⅤa の 1 例．日輸血会誌．2000; 46: 254.
185）榎本美佳子，佐藤隆博，今井忠明．当院で検出した D variants の 3 症例．日輸血会誌．2000; 46: 255.
186）内川　誠．Rh タンパクと RH 遺伝子．日輸血会誌．1999; 45: 734-8.
187）Okubo Y, Seno T, Yamano H, et al. Partial D antigens disclosed by a monoclonal anti-D in Japanese blood donors. Transfusion. 1991; 31: 782.
188）小原喜与志，山口真澄，練間美雪，他．D 抗原の部分欠損で血清中に抗 D 抗体を保有する一症例．日輸血会誌．1989; 35: 212.
189）永吉裕二，中野　稔，伊地知紀子，他．D 抗原陽性（D 部分欠損）の母親の産生した抗 D による新生児溶血性疾患の一例．血液事業．1989; 12: 201-4.
190）松倉晴道，木村恵子，山野　孟，他．輸血により抗 D を産生したと考えられる partial D の 1 症例．日輸血会誌．1993; 39: 766-70.
191）山本　健，宮崎　孔，刀根勇一，他．献血者より検出された抗 D 抗体を保有する partial D の一例．血液事業．1994; 17: 94.
192）Daniels G. Rh and RHAG blood group systems. In: Human blood groups. 3rd ed. Oxford: Blackwell Publishing; 2013. p.182-258.
193）Issitt PD, Anstee DJ. The Rh blood group system. In: Applied blood group serology. 4th ed. Durham: Montogomery Scientific Publications; 1998. p.311-424.
194）Reid ME, Lomas-Francis C, Olsson ML. Rh blood group system. In: The Blood Group Antigen Facts Book. 3rd ed. London: Academic Press; 2012. p.147-262.
195）Rouillac C, Le Van Kim C, Blancher A, et al. Lack of G blood group antigen in DⅢb erythrocytes is associated with segmental DNA exchange between RH genes. Br J Haematol. 1995; 89: 424-6.
196）石丸　健，宮崎　孔，酒谷真一，他．モノクローナル抗 G 抗体によって検出された partial D カテゴリーⅢb について．日輸血会誌．2001; 47: 227.
197）von Zabern I, Wagner FF, Moulds JM, et al. D category Ⅳ: a group of clinically relevant and phylogenetically diverse partial D. Transfusion. 2013; 53: 2960-73.
198）榎本隆行，小野寺由美，佐藤博美，他．本邦で初めて検出した partial DⅣa について．日輸血会誌．2004; 50: 352.
199）Lomas-Francis C, Reid ME. The Rh blood group system: The first 60 years of discovery. Immnohematology. 2000; 16: 7-17.
200）Hyodo H, Ishikawa Y, Tsuneyama H, et al. New RhD Ⅳb identified in Japanese. Vox Sang. 2000; 79: 116-7.
201）浅川澄江，常山初江，小笠原健一，他．Partial D（DⅣb）の新たな対立遺伝子．日本輸血細胞治療学会誌．2010; 56: 300.
202）Chown B, Lewis M, Kaita H. A new Rh antigen and antibody. Transfusion. 1962; 2: 150-4.
203）Omi T, Takahashi J, Tsudo N, et al. The genomic organization of the partial D category DⅤa: The presence of a new partial D associated with the DⅤa phenotype. Biochem Biophys Res Commun. 1999; 254: 786-94.
204）Hyodo H, Ishikawa Y, Kashiwase K, et al. Polymorphisms of RhDⅤa and a new RhDⅤa-like variant found in Japanese individuals. Vox Sang. 2000; 78: 122-5.
205）Legler TJ, Wiemann V, Ohto H, et al. DⅤa category phenotype and genotype in Japanese families. Vox Sang. 2000; 78: 194-7.
206）長部隆広，常山初江，小笠原健一，他．新たに認められた D カテゴリーⅤa（DⅤa）遺伝子の 2 例．日本輸血細胞治療学会誌．2010; 56: 301.
207）石井隆浩，小倉　航，関口久美子，他．RhD 検査結果の不一致がみられ partial D が疑われた 1 症例．日本輸血細胞治療学会誌．2013; 59: 330.
208）斉藤昌子，増野敦子，常山初江，他．RHD-CE-D ハイブリッド遺伝子による partial E．日本輸血細胞治療学会誌．2011; 57: 289.
209）Omi T, Okuda H, Iwamoto S, et al. Detection of Rh23 in the partial D phenotype associated with The DⅤa category. Transfusion. 2000; 40: 256-8.
210）矢部隆一，森本寛二，仲田健一，他．Rh 式 E 抗原の variant と考えられる一例．日輸血会誌．1993; 39: 402.
211）Avent ND, Finning KM, Liu W, et al. Molecular biology of partial D phenotypes. Transfus Clin Biol. 1996; 6: 511-6.
212）Omi T, Takahashi J, Seno T, et al. Isolation, characterization, and family study of DTI, a novel partial D phenotype affecting the fourth external loop of D polypeptides. Transfusion. 2002; 42: 481-9.
213）Flegel WA, von Zabern I, Doescher A, et al. DCS-1, DCS-2, and DFV share amino acid substitutions at

the extracellular RhD protein vestibule. Transfusion. 2008; 48: 25-33.

214）Ye L, Wang P, Gao H, et al. Partial D phenotypes and genotypes in the Chinese population. Transfusion. 2012; 52: 241-6.

215）榎本隆行，神戸考裕，小原久美，他．献血者から検出した partial D（DCS）について．日本輸血細胞治療学会誌．2008; 54: 202.

216）Avent ND, Liu W Jones JW, et al. Molecular analysis of Rh transcripts and polypeptides from individuals expressing the DⅥ variant phenotype: and RHD gene deletion event does not generate all DⅥ ccEe phenotypes. Blood. 1997; 89: 1779-86.

217）Huang CH. Human DⅥ category: erythrocytes: correlation of the phenotype with a novel hybrid RhD-CE-D gene but not an internally deleted RhD gene. Blood. 1997; 89: 1834-5.

218）Maaskant-van Wijk PA, Beckers EAM, van Rhenen DJ, et al. Evidence that the RHDⅥ deletion genotype does not exist. Blood. 1997; 90; 1709-20.

219）Mouro I, Le Van Kim C, Rouillac C, et al. Rearrangements of the blood group RhD gene associated with the DⅥ category phenotype. Blood. 1994; 83; 1129-35.

220）石野田正純，小原久美，五十嵐寛幸，他．Partial D（カテゴリーⅥ）に検出された新しい DⅥ遺伝子．日本輸血細胞治療学会誌．2010; 56: 219.

221）Wagner FF, Gassner C, Muller TH, et al. Three molecular structures cause Rhesus D categoryⅥ phenotypes with distinct immunohematologic features. Blood. 1998; 91: 2157-68.

222）Leader KA, Kumpel BM, Poole GD, et al. Human monoclonal anti-D with reactivity against category DⅥ cells used in blood grouping and determination of the incidence of the category DⅥ phenotype in the D^u population. Vox Sang. 1990; 58: 106-11.

223）van Rhenen DJ, Thijssen PMHJ, Overbeeke MAM. Serological characteristics of partial D antigen categoryⅥ in 8 unrelated blood donors. Vox Sang. 1994; 66: 133-6.

224）Beck ML, Hardman JT. Incidence of D categoryⅥ among D^u donors in the USA［Abstract］. Transfusion. 1991; 31: 25S.

225）Watt J. The incidence of categoryⅥ amongst weak（D）positive Sydney blood donors［Abstract］. Transfus Med. 1993; 3; 72.

226）Rouillac C, Colin Y, Hughes-Jones NC, et al. Transcript analysis of D category phenotypes predicts hybrid RhD-CE-D proteins associated with alteration of D epitopes. Blood. 1995; 85: 2937～44.

227）Bizot M, Lomas C, Rubio F, et al. An antiserum identifying a red cell determinant expressed by Rh: 33 and by some 'new' depressed Rh phenotypes. Transfusion. 1988; 28: 342-5.

228）Beckers EAM, Faas BHW, Simsek S, et al. The genetic basis of a new partial D antigen: DBT. Br J Haematol. 1996; 93; 720-7.

229）Huang CH, Chen Y, Reid ME, et al. Evidence for a separate genetic origin of the partial D phenotype DBT in a Japanese family. Transfusion. 1999; 39: 1259-65.

230）泉田久美子，吉浦由加李，木下美佐栄，他．自動機器で検出した partial D DBT-1 について．日本輸血細胞治療学会誌．2009; 55: 289.

231）Wallace M, Lomas-Francis C, Beckers E, et al. DBT: a partial D phenotype associated with the low-incidence antigen Rh32. Transfus Med. 1997; 7: 233-8.

232）Muller TH, Wagner FF, Trockenbacher A, et al. PCR screening for common weak D types shows different distributions in three Central European populations. Transfusion. 2001; 41: 45-52.

233）Jones JW, Finning K, Mattock R, et al. The serological profile and molecular basis of a new partial D phenotype, DHR. Vox Sang. 1997; 73: 252-6.

234）Chen Q, Flegel WA. Random survey for *RHD* alleles among D＋European persons. Transfusion. 2005; 45: 1183-91.

235）Chang TY, Siegel DL. Genetic and immunological properties of phage-displayed human RhD antibodies: implications for RhD epitope topology. Blood. 1998; 91: 3066-78.

236）Liu W, Avent ND, Jones JW, et al. Molecular configuration of RhD epitopes as defined by site-directed mutagenesis and expression of mutant Rh constructs in K562 erythroleukemia cells. Blood. 1999; 94: 3986-96.（Blood 2000; 96: 1197-9．のコメントも参照）

237）Smythe JS, Anstee DJ. Expression of C antigen in tranduced K562 cells. Transfusion. 2001; 41: 24-30.

238）Mouro I, Colin Y, Gane R, et al. Molecular analysis of blood group Rh transcripts from a $r^G r$ variant. Br J Haematol. 1996; 93: 472-4.

239）Levine R, Rosenfield RE, White J. The first example of the Rh phenotype $r^G r^G$. Am J Hum Genet. 1961; 13: 299-305.

240）Tournamille C, Meunier-Costes N, Costes B, et al. Partial C antigen in sickle cell disease patients: clinical relevance and prevention of alloimmunization. Transfusion. 2010; 50: 13-9.

241）Avent ND, Daniels GL, Martin PG, et al. Molecular

investigation of the Rh C/c polymorphism[Abstract]. Transfus Med. 1997; 7: 18.

242) Huestis DW, Catino ML, Busch S. A 'new' Rh antibody (anti-Rh26) which detects a factor usually accompanying hr'. Transfusion. 1964; 4: 414-8.

243) Faas BHW, Ligthart PC, Lomas-Francis C, et al. Involvement of Gly96 in the formation of the Rh26 epitope. Transfusion. 1997; 37: 1123-30.

244) Noizat-Pirenne E, Mouro I, Gane P, et al. Heterogeneity of blood group RhE variants revealed by serological analysis and molecular alteration of the *RHCE* gene and transcript. Br J Haematol. 1998; 103: 429-36.

245) Noizat-Pirenne F, Mouro I, Le Pennec P, et al. Molecular basis of category EIV variant phenotype [Abstract]. Transfusion. 1999; 39: 103S.

246) Lubenko A, Burslem SJ, Fairclough LM, et al. A new qualitative variant of the RhE antigen revealed by heterogeneity among anti-E sera. Vox Sang. 1991; 60: 235-40.

247) Okubo Y, Yamano H, Nagao N, et al. A partial E in the Rh system. Transfusion. 1994; 34: 183.

248) Kashiwase K, Ishikawa Y, Hyodo H, et al. E variants found in Japanese and c antigenicity alteration without substitution in the second extracellular loop. Transfusion. 2001; 41: 1408-12.

249) Greenwalt TJ, Sanger R. The Rh antigen E^w. Br J Haematol. 1955; l: 52-4.

250) Groel RK, Cardy JD. Hemolytic disease of the newborn due to anti-E^w: a fourth example of the Rh antigen, E^w. Transfusion. 1971; 11; 77-8.

251) Kaita H, Lewis M, Chown B. The Rh antigen E^w. Transfusion. 1964; 4: 118-9.

252) Winter N, Milkovich L, Konugres AA. A third example of the Rh antigen E^w. Transfusion. 1966; 6: 271-2.

253) Henke J, Kasulke D. The first example of the Rh antigen E^w in Western Europe. Vox Sang. 1976; 30: 305-7.

254) Strobel E, Noizat-Pirenne F, Hofmann S, et al. The molecular basis of the Rhesus antigen E^w. Transfusion. 2004; 44: 407-9.

255) 増田英敏, 常山初江, 伊佐和美, 他. 新たに認められたRh血液型のE抗原バリアントの3例. 日本輸血細胞治療学会誌. 2015; 61: 365.

256) Shapiro M. Serology and genetics of a new blood factor; hr^s. J Forens Med. 1960; 7-96-105.

257) Noizat-Pirenne F, Lee K, Pennec PY, et al. Rare RHCE phenotypes in black individuals of Afro-Caribbean origin: identification and transfusion safety. Blood. 2002; 100: 4223-31.

258) Smart EA, Fogg P, Nadesan S, et al. A review of the clinical significance of anti-RH18 and anti-RH34 antibodies detected in South African patients. Vox Sang. 2006; 91: 132.

259) Reid ME, Halter Hipsky C, Hue-Roye K, et al. The low-prevalence Rh antigen STEM(RH49) is encoded by two different *RHCE*ce818T* alleles that are often in cis to *RHD*DOL*. Transfusion. 2013; 53: 539-44.

260) Peyrard T, Pham BN, Poupel S, et al. Alloanti-c/ce in a c+ceAR/Ce patient suggests that the rare *RHCE ceAR* allele (ceAR) encodes a partial c antigen. Transfusion. 2009; 49: 2406-11.

261) Hipsky CH, Lomas-Francis C, Fuchisawa A, et al. *RHCE*ceAR* encodes a partial c(RH4) antigen. Immunohematology. 2010; 26: 57-9.

262) Shapiro M, le Roux M, Brink S. Serology and genetics of an new blood factor: hr^B. Haematologia. 1972; 6: 121-8.

263) Reid ME, Storry JR, Issit PD, et al. Rh haplotypes that make e but not hr^B usually make VS. Vox Sang. 1997; 72: 41-4.

264) Marais I, Moores R, Smart E, et al. STEM, a new low-frequency Rh antigen associated with the e-variant phenotypes hr^s-(Rh: −18, −19) and hr^B-(Rh: −31, −34). Transfus Med. 1993; 3: 35-41.

265) Allen FH, Tippett PA. A new Rh blood type which reveals the Rh antigen G. Vox Sang. 1958; 3: 321-30.

266) Faas BHW, Beckers EAM, Simsek S, et al. Involvement of Ser103 of the Rh polypeptides in G epitope formation. Transfusion. 1996; 36: 506-11.

267) Green C, Coghlan G, Bizot M, et al. JAHK: a low frequency antigen associated with the r^G complex of the Rh blood group system. Transfus Med. 2002; 12: 55-61.

268) Scharberg EA, Green C, Daniels G, et al. Molecular basis of the JAHK(RH53) antigen. Transfusion. 2005; 45: 1314-8.

269) Palfi M, Gunnarsson C. The frequency of anti-C+anti-G in the absence of anti-D in alloimmunized pregnancies. Transfus Med. 2001; 11: 207-10.

270) Vos GH. The evaluation of specific anti-G (CD) eluate obtained by a double absorption and elution procedure. Vox Sang. 1960; 5: 472-8.

271) Mouro I, Colin Y, Sistonen R, et al. Molecular basis of the RhC^W (Rh8) and RhC^x (Rh9) blood group specificities. Blood. 1995; 86: 1196-201.

272) Race RR, Mourant AE, Lawler SD, et al. The Rh chromosome frequencies in England. Blood. 1948; 3:

689-95.
273) Mougey R, Martin J, Hackbart C. A new high frequency Rh red cell antigen associated with the Rh antigen C^x. Transfusion. 1983; 23: 410.
274) 丸山恵美子，梅嶋朱美，斎藤由美，他．日本人胆道癌患者血清中にみられた抗 C^w 抗体．日輸血会誌．1988; 34: 537-9.
275) 松本剛志，千田繁彦，武部恵子，他．患者から検出した IgG クラスの抗 C^w について．日輸血会誌．1989; 35: 210.
276) 榎本美佳子，尾澤正行，源田辰雄，他．子宮筋腫患者に見られた抗 C^w 抗体について．日輸血会誌．1994; 40: 1072.
277) Sistonen P, Sareneva H, Pirkola A, et al. MAR, a novel high-incidence Rh antigen revealing the existence of an allelic sub-system including CE(Rh8) and C^x(Rh9) with exceptional distribution in the Finnish population. Vox Sang. 1994; 66: 287-92.
278) DeNatale A, Cahan A, Jack JA, et al. V, a new Rh antigen, common in Negroes, rare in white people. J Am Med Assoc. 1955; 159: 247-50.
279) Faas BHW, Beckers EAM, Wildoer FJ, et al. Molecular backgroud of VS and weak C expression in blacks. Transfusion. 1997; 37: 38-44.
280) Daniels GL, Faas BHW, Green CA, et al. The Rh VS and V blood group polymorphisms in Africans: a serological and molecular analysis. Transfusion. 1998; 38; 951-8.
281) Hemker MB, Lightart PC, Berger L, et al. DAR, a new RhD variant involving exons 4, 5, and 7, often in linkage with ceAR, a new Rhce variant frequently found in African blacks. Blood. 1999; 94: 4337-42.
282) Sanger R, Race RR, Rosenfield RE, et al. Anti-f and the 'new' Rh antigen it defines. Proc Natl Acad Sci USA. 1953; 39: 824-34.
283) Dunsford I. A new Rh antibody-anti-CE, Proc 8th Congr Europ Soc Haemat, Vienna 1961, Paper No. 491.
284) Rosenfield RE, Haber GV. An Rh blood factor, rhi (Ce), and its relationship to hr(ce). Am J Hum Genet. 1958; 10: 474-80.
285) Keith P, Cordoran PA, Caspersen K, et al. A new antibody: anti-Rh(27)(cE) in the Rh blood group system. Vox Sang. 1965; 10: 528-35.
286) 吉田久博，山下紀美子，伊藤和彦，他．多量輸血による抗f，抗S抗体を産生じた1症例．日輸血会誌．1985; 31: 121-5.
287) 大戸　斉，遠山ゆり子，安田広康，他．自然抗体抗 f 抗体の臨床的意義: 赤血球寿命試験による評価，日輸血会誌．1988; 34: 607-10.
288) 松尾裕子，島村直子，西村要子，他．低イオン強度ポリブレン法のみで検出された抗 f 抗体．日輸血会誌．1989; 35: 61-5.
289) 大戸　斉，遠山ゆり子，安田広康，他．抗 f の一例: in vivo クロスマッチによる確定．日輸血会誌．1989; 35: 210.
290) 笹田裕司，井上寛之，西村博志，他．自然抗体の抗 f 抗体を認めた骨髄異形成症候群の 1 例．日輸血会誌．1993; 39: 666.
291) 松倉晴道，木村恵子，古林　香，他．溶血性貧血患者に認められた抗 f 抗体の 1 症例．血液事業．1994; 17: 97.
292) 中野　宏，春川啓文，小原健良，他．複合抗原に対する抗体の 1 症例．日輸血会誌．1996; 42: 304.
293) 生田　満，福村雅史，曽根　猛，他．抗 f による ABO 血液型不一致の一例．医学検査．1998; 47: 1590-3.
294) 杉本正雄，豊岡亀剛，冨田文代，他．輸血により産生されたと考えられる抗 f 抗体の 1 症例．日輸血会誌．1999; 45: 252.
295) 南谷健吾，泉　敬子，鈴村純子，他．不規則抗体検査で同定しえた抗 f 抗体の 1 症例．医学検査．2000; 49: 673.
296) 大江すぎか，木下博之，玉置達紀，他．輸血によって産生された抗 f 抗体の一症例．日輸血会誌．2003; 49: 753-6.
297) 菅井貴裕，西本奈津美，須佐　梢，他．一過性に抗 f 抗体の産生が認められた 1 症例．日本輸血細胞治療学会誌．2011; 57: 336.
298) 仲井富久江，岡井美樹，文屋涼子，他．当院における抗 f 抗体検出の 1 症例．日本輸血細胞治療学会誌．2013; 59: 333.
299) 岡本　彩，大島恵子，吉田健一，他．自己抗体保有者に認められた抗 f の 1 症例．日本輸血細胞治療学会誌．2013; 59: 334.
300) 高田裕子，高橋直美，山本宣和，他．頻回輸血により抗 E と抗 Rh22 を産生した一症例．日輸血会誌．1999; 45: 251.
301) Kline WE, Sullivan CM, Pope M, et al. An example of a naturally occurring anti-cE(Rh27) that binds complement. Vox Sang. 1982; 43: 335-9.
302) Rosenfield RE, Haber GV, Schroeder R, et al. Problems in Rh typing as revealed by a single Negro family. Am J Hum Genet. I960; 12: 147-59.
303) Le Pennec PY, Rouger P, Klein MT, et al. A serologic study of red cells and sera from 18 Rh: 32, -46 (R^N/R^N) persons. Transfusion. 1989; 29: 798-802.
304) Giles CM, Skov F. The CDe Rhesus gene complex; some considerations revealed by a study of a Danish family with an antigen of the Rhesus gene complex

(C)D(e) defined by a 'new' antibody. Vox Sang. 1971; 20: 328-34.

305) Broman B, Heiken A, Tippett PA, et al. The D(C)(e) gene complex revealed in the Swedish population. Vox Sang. 1963; 8: 588-93.

306) Renton PH, Hancock JA. An individual of unusual Rh type. Vox Sang. 1955; 5: 135-42.

307) Poole J, Hustinx H, Gerber H, et al. The red cell antigen JAL in the Swiss population: family studies showing that JAL is an Rh antigen (RH48). Vox Sang. 1990; 59: 44-7.

308) Lomas C, Poole J, Salaru N, et al. A low-incidence red cell antigen JAL associated with two unusual Rh gene complexes. Vox Sang. 1990; 59: 39-43.

309) Moores P, Smart E, Sternberger J, et al. Rh33 in two of three German siblings with D+C+c+E−e+red cells. Transfusion. 1991; 31: 759-61.

310) Westhoff CM, Storry JR, Walker PS, et al. A new hybrid RHCE gene (CeNR) is responsible for expression of a novel antigen. Transfusion. 2004; 44: 1047-51.

311) Noizat-Pirenne F, Le Pennec P-Y, Mouro I, et al. The molecular basis of a D(C)(e) complex probably associated with the RH35 low frequency antigen. Transfusion. 1999; 39: 103S.

312) Rouillac C, Gane Cartron J, et al. Molecular basis of the altered antigenic expression of RhD in weak D (D^u) and RhC/c in R^N phenotypes. Blood. 1996; 87: 4853-61.

313) Hustinx H, Poole J, Bugert P, et al. Molecular basis of the Rh antigen RH48 (JAL). Vox Sang. 2009; 96: 234-9.

314) Westhoff CM, Vege S, Wylie D, et al. The JAL antigen (RH48) is the result of a change in *RHCE* that encodes Arg114Trp. Transfusion. 2009; 49: 725-32.

315) 土田秀明, 藤澤尚子, 尾崎悦子, 他. Rh 血液型の C, e 抗原が弱い血球の 1 例について. 日輸血会誌. 1996; 44: 265.

316) 常山初江, 伊佐和美, 小笠原健一, 他. *RHCE*Ce* のミスセンス変異による D(C)(e) について. 日本輸血細胞治療学会誌. 2012; 58: 289.

317) Giles CM, Crossland JD, Haggas WK, et al. An Rh gene complex which results in a 'new' antigen detectable by a specific antibody, anti-Rh33. Vox Sang. 1971; 21: 289-301.

318) Beckers EAM, Faas BHW, von dem Borne AEGK, et al. The R_0^{Har} Rh33: phenotype results from substitution of exon 5 of the RHCE gene by the corresponding exon of the *RHD* gene. Br J Haematol. 1996; 92: 751-7.

319) Metaxas MN, Metaxas-Buhler M. An Rh gene complex which produce weak c and e antigens in a mother and her son. Vox Sang. 1961; 6: 136-41.

320) Race RR, Sanger R. In: Blood Groups in Man. 6th ed. Oxford: Blackwell Scientific Publications; 1975.

321) Davidsohn I, Stern K, Strauser ER, et al. Be^a, a new 'private' blood factor. Blood. 1953; 8: 747-54.

322) Storry JR, Gorman M, Maddox NI, et al. First example of Rh: −32, −46 red cell phenotype. Immunohematology. 1994; 10: 130-3.

323) 伊藤正一, 荻山佳子, 高橋美都保, 他. *RHCE*ce* 遺伝子に新たな 504C>A (Asn168Lys) 変異を認めた Rhce 変異. 日本輸血細胞治療学会誌. 2011; 57: 288.

324) Kornstad L, Oyen R. An Rh gene complex producing weak c and E antigens. Vox Sang. 1967; 13: 417-22.

325) Enomoto T, Ohmura, Hando K, et al. Studies on the blood of a (c)D(E)/D-- propositus and her family. 24th Congr International Soc Blood Transfus. 1996: 144.

326) Silvy M, Barrault A, Velliquette RW, et al. *RHCE* cE734C* allele encodes an altered c antigen and a suppressed E antigen not detected with standard reagents. Transfusion. 2013; 53: 955-61.

327) 岡島さやか, 常山初江, 佐々木佳奈, 他. 新たな RHCE 遺伝子変異による Rhc, RhE 抗原の減弱例. 日本輸血細胞治療学会誌. 2011; 57: 290.

328) Tippett PA, Sanger R, Dunsford L, et al. An Rh gene complex, r^M, in some ways like r^G. Vox Sang. 1961; 6: 21-33.

329) Race RR, Sanger R, Selwyn JG. A probable deletion in a human Rh chromosome. Nature. 1950; 166: 520.

330) Okubo Y, Tomita T Nagao N, et al. Mass screening donors for -D- and Jk(a-b-)using the Groupamatic-360. Transfusion. 1983; 23: 362-3.

331) 安藤弘一, 三浦良子, 北沢佳子, 他. -D-の 1 家系. 衛生検査. 1978; 27: 408.

332) 山下紘史, 本川 正, 浜中泰光, 他. -D-の母親から出産された重症黄疸児について. 衛生検査. 1981; 30: 495.

333) 河瀬正晴, 木村 都, 有近智津子, 他. 親子 2 代に発現した-D-の 1 家系. 血液事業. 1982; 5: 9-13.

334) 河瀬正晴, 木村 都, 有近智津子, 他. 抗 Hr_0抗体に起因する重症新生児溶血疾患の 1 症例. 血液事業. 1982; 5: 419-20.

335) 高橋幹博, 井上文代, 岡崎知子, 他. 妊婦より抗体スクリーニングで見つかった-D-. 衛生検査. 1982; 31: 594.

336) 佐藤圭子, 佐々木かず子, 伊藤博康, 他. -D-の 1 症例. 日輸血会誌. 1984; 30: 143.

337) 竹中道子, 岡部龍也, 蓑輪敏札, 他. -D-/-D-の 1

例．日輸血会誌．1984; 30: 427-8.
338）鈴木　清，大岩彰子，岡田まゆみ，他．-D-の妊婦より生まれた新生児の交換輸血症例について．血液事業．1984; 7: 381-2.
339）喜多博文，宮本一郎，河瀬正晴．抗 Hr_0抗体による新生児溶血性疾患のⅠ症例．衛生検査．1984; 33: 1107-10.
340）山田恵子，石日重子，富樫和枝，他．-D-/-D-の１症例．日輸血会誌．1986; 32: 214.
341）阿波屋典子，井上昌子，虫明佳子，他．遅発|生溶血反応を起こした-D-/-D-型の１例．日輸血会誌．1987; 33: 755-60.
342）人見祐子，猪股和江，遠藤厚子，他．-D-/-D-不適合による新生児溶血性疾患の一症例．日輸血会誌．1992; 38: 232.
343）篠原　茂，梁瀬直樹，山本恵美子，他．稀な血液型不適合による新生児溶血性疾患の２症例．日輸血会誌．1994; 40: 362.
344）大久保進，山岡　学，石田　萌，他．新生児溶血性疾患児の母親にみられた抑制遺伝子の関与が考えられる-D-型の１例．日輸血会誌．1994; 40: 363.
345）上村正巳，植野正秋，清野詩子，他．輸血により抗 Hr_0を産生した-D-の1症例．血液事業．1997; 20: 145.
346）河野節美，芳賀まり子，石川和子，他．抗 Hr_0 抗体による HDN の１症例．日輸血会誌．2000; 46: 344.
347）小野清史，家近　浩，石川和子，他．稀な血液型（-D-）による HDN の１症例．医学検査．2000; 49: 676.
348）石田清光，五十嵐満，高木勝宏，他．-D-型症例について．日輸血会誌．2001; 47: 47.
349）奥山　馨，上村知恵，松橋弘子，他．胎児輸血を行い出生に成功した Rh17 抗体陽性妊娠の１例．日本輸血細胞治療学会誌．2007; 53: 260.
350）高橋道範，川合ひろみ，筒井自子，他．血清中に抗 Hro（Rh17），-e 抗体を保有したまれな血液型（D--）の１例．日本輸血細胞治療学会誌．2013; 59: 331.
351）Hirose M, Nakanishi K, Kaku S, et al. Fetal hemolytic disease due to anti-Rh17 alloimmunization. Fetal Diagn Ther. 2004; 19: 182-6.
352）Cherif-Zahar B, Raynal Y, D'Ambrosio AM, et al. Molecular analysis of the structure and expression of the Rh locus in individuals with D--, Dc－, and DC^W－gene complexes. Blood. 1994; 84: 4354-60.
353）Kemp TJ, Poulter M, Carritt B. A recombination hotspot in the Rh gene revealed by analysis of unrelated donors with the rare D-- phenotype. Am J Hum Genet. 1996; 59: 1066-73.
354）Blunt T, Steers F, Daniels G, et al. Lack of RHC/E expression in the Rhesus D-- phenotype is the result of a gene deletion. Ann Hum Genet. 1994; 58: 19-24.
355）Huang CH, Reid ME, Chen Y. Identification of a partial internal deletion in the RH locus causing the human erythrocyte D-- phenotype. Blood. 1995; 86: 784-90.
356）Cherif-Zahar B, Raynal V, Cartron JP. Lack of *RHCE* encoded proteins in the D-- phenotype may result from homologous recombination between the two RH genes. Blood. 1996; 88: 1518-20.
357）Cheng GJ, Chen Y, Reid ME, et al. Evans antigen: a new hybrid structure occurring on background of D•• and D-- Rh complexes. Vox Sang. 2000; 78: 44-51.
358）Okuda H, Fujiwara H, Omi T, et al. A Japanese propositus with D-- phenotype characterized by the deletion of both the *RHCE* gene and *DIS80* locus situated in chromosome 1p and the exsistence of a new CE-D-CE hybrid gene. J Hum Genet. 2000; 45: 142-53.
359）Contreras M, Armitage S, Daniels G, et al. Homozygous D••. Vox Sang. 1979; 36: 81-4.
360）Tate H, Cunningham C, McDade MG, et al. An Rh gene complex Dc－. Vox Sang. 1960; 5: 398-402.
361）Cotorruelo CM, Biondi CS, Borrás SE, et al. A Dc- phenotype encoded by an *RHCE-D(5-7/8)-CE* hybrid allele. Vox Sang. 2003; 85: 102-8.
362）Salmon C, Gerbal A, Liberge G, et al. Le complexe genique DⅣ(C)－. Rev Franc Transfus. 1969; 12: 239-47.
363）Hipsky CH, Hue-Roye K, Lomas-Francis C, et al. Molecular basis of the rare gene complex, DⅣa (C)-, which encodes four low-prevalence antigens in the Rh blood group system. Vox Sang. 2012; 102: 167-70.
364）Gunson HH, Donohue WL. Multiple examples of the blood genotype $C^wD－/C^wD－$in a Canadian family. Vox Sang. 1957; 2: 320-31.
365）Yamaguchi H, Okubo Y, Tomita T, et al. a case of Rh gene complex cD－/cD－found in a Japanese. Proc Jpn Acad. 1969; 45: 618-20.
366）北島英明，室川宏之，横田敏和，他．抗 Rhl7 抗体を保有する cD－の１症例．血液事業．1998; 21: 152.
367）奥山　馨，上村知恵，松橋博子，他．抗 Rh17 抗体と抗Ｅ抗体を保有する Dc-患者の１症例．日本輸血細胞治療学会誌．2011; 57: 337.
368）Vos GH, Vos D, Kirk RL, et al. A sample of blood with no detectable Rh antigens. Lancet. 1961; i: 14-5.
369）Ishimori I, Hasekura H. A Japanese with no detectable Rh blood group antigens due to silent Rh alleles or deleted chromosomes. Transfusion. 1967; 7: 84-7.
370）Hasekura H, Ishimori I, Furusawa S, et al. Haemato-

logical observations on the rh（−−−/−−−）propositus, the homozygote of amorphic Rh blood group genes. Proc Jpn Acad. 1971; 47: 579-83.

371）Seidl S, Spielmann W, Martin H. Two siblings with Rh_{null} disease. Vox Sang. 1972; 23: 182-9.

372）Perez-Perez C, Taliano V, Mouro I, et al. Spanish Rh_{null} family caused by a silent Rh gene: hematological, serological, and biochemical studies. Am J Hematol. 1992; 40: 306-12.

373）Rosa KA, Reid ME, Lomas-Francis C, et al. Rh_{null} syndrome: identification of a novel mutation in *RHce*. Transfusion. 2005; 45: 1796-8.

374）Silvy M, Beley S, Peyrard T, et al. Short duplication within the *RHCE* gene associated with an in cis deleted *RHD* causing a Rh_{null} amorph phenotype in an immunized pregnant woman with anti-Rh29. Transfusion. 2015; 55: 1407-10.

375）Kulkarni SS, Vasantha K, Gogri H, et al. First report of Rh_{null} individuals in the Indian population and characterization of the underlying molecular mechanisms. Transfusion. 2017; 57: 1944-8.

376）Levine P, Chambers JW, Celano MJ, et al. A second example of −−−/−−− or Rh_{null} blood. Transfusion. 1965; 5: 492-500.

377）道部　融，横田敏和．Rh_{null}と思われる三兄弟のいる一家系について．日輸血会誌．1971; 18: 95.

378）甘利貞衛．Rh_{null}（−−−/−−−）の一家系について．日輸血会誌．1976; 22: 51-3.

379）横田敏和，近岡志郎，矢幅政春，他．Rh_{null}の1例．血液事業．1980; 3: 243-4.

380）荒木佑氏，石川静磨，野口政輝，他．献血者より検出されたRh_{null}の一家系例．衛生検査．1981; 30: 496.

381）Naoki K, Uda M, Uchiyama B, et al. Rh_{null} with naturally occurring antibody. Transfusion. 1984; 24: 182-3.

382）長谷川倫子，鈴木祐子，津久井礼子，他．Rh_{null}の1例．日輸血会誌．1986; 32: 215.

383）Kishi K, Yasuda l, Uchida M. A Japanese patient with the rare Rh_{null} phenotype of the 'regulator type'. J Immunogenet. 1987; 14: 261-4.

384）小島俊彦，内川　誠，加藤俊明，他．稀な血液型Rh_{null}の子宮筋腫手術例．日輸血会誌．1992; 38: 358.

385）佐藤淳子，藤原義一，本田　盈，他．Rh_{null}の一家系．血液事業．1992; 15: 506-7.

386）Tsuneyama H, Ogasawara K, Uchikawa M, et al. Identification of the two new mutations in the RhAG gene of Japanese with Rh_{null} phenotype. Transfusion. 2005; 45: 130A.

387）田中真理子，福田千恵子，上村智彦，他．Rh_{null}型の1症例．日輸血会誌．2006; 52: 297.

388）Tanaka M, Ymasaki H, Watanabe S, et al. A novel c. 790C>T mutation in *RHAG* gene encoding the Rh_{null} phenotype in Japanese. ISBT Sci Ser. 2016; 11: 51-7.

389）Kato-Yamazaki M, Okuda H, Kawano M, et al. Molecular genetic analysis of the Japanese amorph Rh_{null} phenotype. Transfusion. 2000; 40: 617-8.

390）Cherif-Zahar B, Matassi G, Raynal V, et al. Molecular defects of the RHCE gene in the Rh-deficient individuals of the amorph type. Blood. 1998; 92: 639-46.

391）Huang CH, Chen Y, Reid ME, et al. Rh_{null} diseasse: the amorph type results from an novel double mutation in RhCe gene on D-negative background. Blood. 1998; 92: 664-71.

392）Cherif-Zahar B, Raynal V, Gane P, et al. Candidate gene acting as a suppressor of the RH locus in most cases of Rh-deficiency. Nature Genet. 1996; 12: 168-73.

393）Huang CH, Cheng G, Liu Z, et al. Molecular basis for Rh_{null} syndrome; identification of three new missense mutations in the Rh50 glycoprotein gene. Am J Hematol. 1999; 62: 25-32.

394）Huang CH, Liu A, Cheng G, et al. Rh50 glycoprotein gene and Rh_{null} disease: a silent splice donor is trans to a Gly279→Glu missense mutation in the conserved transmembrane segment. Blood. 1998: 1776-84.

395）Hyland CA, Cherif-Zahar B, Cowley N, et al. A novel single missense mutation identified along the Rh50 gene in a composite heterozygous Rh_{null} blood donor of the regulator type. Blood. 1998; 91: 1458-63.

396）Cowley NM, Saul A, Cartron JP, et al. A single point mutation at a splice site generates a silent RH50 gene in a composite heterozygous Rh_{null} blood donor. Vox Sang. 1999; 76: 247-8.

397）Kawano M, Iwamoto S, Okuda H, et al. A splicing mutation of the *RHAG* gene associated with the Rh_{null} phenotype. Ann Hum Genet. 1998; 62: 107-13.

398）Cheri-Zahar B, Matassi G, Raynal V, et al. Rh-deficiency of the regulator type caused by splicing mutations in the human RH50 gene. Blood. 1998; 92: 2535-40.

399）Arsenovic MO, Grimsley S, Sarvol H, et al. The Rh_{null} phenotype in a Norwegian family is due to a novel *RHAG* mutation. Vox Sang. 2014; 107: 192.

400）Polin H, Pelc-Klopotowska M, Danzer M, et al. Compound heterozygosity of two novel *RHAG* alleles leads to a considerable disruption of the Rh complex. Transfusion. 2016; 56: 950-5.

401）Bruce LJ. Red cell membrane transport abnormalities. Curr Opin Hematol. 2008; 15: 184-9.

402) Tian L, Song N, Yao ZQ, et al. A family study of the Chinese Rh_{null} individual of the regulator type: a novel single missense mutation identified in *RHAG* gene. Transfusion. 2011; 51: 2686-9.

403) Grimsley S, Poole J, Thornton, et al. Novel mutations in *RHAG* causing two new examples of the regulator type of Rh_{null}. Transfus Med. 2012; 22: 21.

404) Arnoni CP, Muniz JG, Gazito D, et al. Novel *RHAG* allele encoding the Rh(null) phenotype in Brazil. Transfusion. 2015; 55: 2521-2.

405) Hou L, Yan QD, Tian L. A novel nonsense mutation in *RHAG* gene responsible for Rh_{null} phenotype in a Chinese individual. Transfus Apher Sci. 2017; 56: 220-2.

406) Gómez-Torreiro E, Eiras-Martínez A, Rodríguez-Calvo MI, et al. Rh-null phenotype caused by a complete *RHAG* deletion. Transfusion. 2015; 55: 197-8.

407) Schmidt PJ, Lostumbo MM, English CT, et al. Aberrant U blood group accompanying Rh_{null}. Transfusion. 1967; 7: 33-4.

408) Levine P, Celano MJ, Falkowslti F, et al. A second example of ---/--- or Rh_{null} propositus. Vox Sang. 1971; 21: 200-9.

409) Chown B, Lewis M, Kaita H, et al. An unliked modifier of Rh blood groups: effects when heterozygous and when homozygous. Am J Hum Genet. 1972; 24: 623-37.

410) Yamaguchi H, Okubo Y, Tanaka M, et al. Rare blood type Rh_{mod} occurring in two Japanese families. Proc Jpn Acad. 1975; 51: 763-6.

411) Saji H, Hosoi T. A Japanese Rh_{mod} family: serological and haematological observations. Vox Sang. 1979; 37: 296-304.

412) 山村政臣，森内幸美，市丸道人，他．風疹罹患を契機に溶血発作をきたしたRh_{mod}の1例．日輸血会誌．1989; 35: 209.

413) 上　恵子，鈴木尚子，西田綾子，他．Rh_{mod}型の1例．血液事業．1989; 12: 219-20.

414) 江崎利信，藤井　実，光富吉朗，他．献血者にみいだされたRh_{mod}について．血液事業．1992; 15: 673-5.

415) Huang CH, Cheng GJ, Reid ME, et al. Rh_{mod} syndrome: a family study of the translation-initiator mutation in the Rh50 glycoprotein gene. Am J Hum Genet. 1999; 64: 108-17.

416) Cartron JP. RH blood group system and molecular basis of Rh-deficiency. Bailliere's Clin Haematol. 1999; 12: 655-89.

417) Kamesaki T, Iwamoto S, Kajii E, et al. A new mutation detected in RhAG of a Japanese family with Rh_{mod} syndrome may form a longer RhAG protein. Transfusion. 2002; 42: 383-4.

418) Scharberg A, Tsuneyama H, Ogasawara K, et al. Rh_{mod} phenotype caused by double heterozygosity for two alleles of the RhAG gene. Vox Sang. 2006; 19: 129.

419) Tsuneyama H, Ogasawara K, Uchikawa M, et al. Identification of two new mutations in the *RHAG* gene of Japanese with Rh_{mod} phenotype. Transfusion. 2008; 48: 194-5A.

420) Habibi B, Fouillade MT, Duedari N, et al. The antigen Duclos: a new high frequency red cell antigen related to Rh and U. Vox Sang. 1978; 34: 302-9.

421) Le Pennec PY, Klein MT, Besnerais M, et al. Immunological characterization of 18 monoclonal antibodies directed against Rh, G and LW molecules. Rev Franc Transfus Immuno-Hemat. 1988; 31: 123-31.

422) Mallinson G, Anstee DJ, Avent ND, et al. Murine monoclonal antibody MB-2D10 recognizes Rh-related glycoproteins in the human red cell membrane. Transfusion. 1990; 30: 222-5.

423) Von dem Borne AEGK, Bos MJE, Lomas C, et al. Murine monoclonal antibodies against a unique determinant of erythrocytes, related to Rh and U antigens: expression on normal and malignant erythrocyte precursor and Rh_{null} red cells. Br J Haematol. 1990; 75: 254-61.

424) Tilley L, Green C, Poole J, et al. A new blood group system, RhAG: three antigens resulting from amino acid substitutions in the Rh-associated glycoprotein. Vox Sang. 2010; 98: 151-9.

425) Kornstad L. A rare blood group antigen. Ol^a (Oldeide), associated with weak Rh antigens. Vox Sang. 1986; 50: 235-9.

426) 常山初江，小笠原健一，佐々木佳奈，他．新たなRhAGの変異が認められたRh_{mod}型．日本輸血細胞治療学会誌．2008; 54: 203.

427) Poole J, Grimsley S, Lighthart P, et al. A novel RHAG blood group antigen associated with severe HDFN. Vox Sang. 2011; 101: 70.

428) Tsuneyama H, Isa K, Ogasawara K, et al. Identification of a mutation in the RHAG gene of Japanese with weak D phenotype. Transfusion. 2013; 53: 167A.

429) 常山初江，伊佐和美，刑部隆広，他．RHAGのミスセンス変異によるRh17抗原の発現減少例．日本輸血細胞治療学会誌．2014; 60: 324.

Ⅲ-A-4 ▶ Duffy（FY）血液型

1 Duffy 血液型の発見

血友病患者であった Mr. Richard Duffy は出血のため，1928 年と 1936 年に輸血を受けていた．1949 年，RhD 陰性であることがわかり，37℃での交差試験に適合した 3 単位の RhD 陰性血液が輸血された．輸血中に悪寒の症状がみられ，翌日には黄疸を発症した．開発されて間もない抗 globulin 試験を用いて Duffy 血清について再検査したところ，輸血した 3 単位のうち 2 単位が陽性となった．Cutbush らは追加検査を行い，抗 D に加えてイギリス人ドナーの約 2/3 と反応する抗体の混在を明らかにした．この新たに発見された抗体により同定される血液型名を Duffy とし，D の名称はすでに Rh 血液型に使用されていたことから抗原名は Duffy の最後の 2 文字を取って Fy^aとした．1950 年，Cutbush らは Duffy 血液型を新規の血液型として，まず短報にて Nature 誌に発表し，翌年に詳細を Heredity 誌で報告した[1,2]．

1951 年，ドイツ人の Hahn 夫人はベルリンの病院で 3 人目となる女児を分娩した．Hahn 夫人に輸血歴はなく，以前に出産した児と同様にこの女児には何ら異常はみられなかった．しかし，異常がないにもかかわらず，分娩後に母親血清には 37℃での食塩液法とアルブミン法で約 80％のドナー血球と反応する抗体が検出された．この検体はロンドンの Ikin らに送付され，彼らは Hahn 夫人の保有する抗体が Fy^a抗原に対立する Fy^b抗原と反応する抗 Fy^bであることを突き止めた[3]．*FY*A*（*FY*01*）と *FY*B*（*FY*02*）は優劣のないアリルで，赤血球を Fy(a＋b－)，Fy(a＋b＋)，Fy（a－b＋)型に分類できることになった．

1955 年，Sanger らは，アメリカ黒人の 70％近くが Fy(a－b－)型であることを報告し，Fy^aも Fy^bも発現しない劣性遺伝子 *Fy* の存在を想定した[4]．後に黒人以外でも Fy(a－b－)が見つかったが，その頻度はきわめて低い．後述するが，黒人の Fy(a－b－)と他の Fy(a－b－)とでは遺伝的背景が異なっている．西アフリカ人の 90％以上は Fy(a－b－)であることも判明し，黒人集団での Fy(a－b－)の圧倒的に高い出現頻度は，やがて Duffy 血液型の生物学的意味を解き明かす手がかりとなった．1965 年に Chown らは，Fy^bのバリアントについて報告し，表現型を Fy^xとした[5]．Fy^x個体の血球は，抗 Fy^bとの反応性が著しく低下している．抗 Fy^bの中には全く凝集反応が見られないものもあるが，吸着・解離試験で抗 Fy^bが解離され，Fy^b抗原の存在が証明できる．ここで，Fy^xは抗原名ではないことに注意する必要がある．したがって，抗 Fy^xは存在しない．1971 年，オーストラリアの Queensland で輸血歴のある Fy(a－b－)型の白人女性（Mrs. A. Z.）の 3 回目となる妊娠中に Fy3 抗原を特定する抗 Fy3 が見つかった[6]．1973 年，主に黒人血球と反応する抗 Fy4，さらに Fy3 に類似した高頻度抗原の Fy5 抗原が報告されている[7,8]．なお，抗 Fy4 については追加例の報告がなく，抗 Fy4 も入手不可能となったことから，Fy4 は Duffy 血液型の抗原リストから削除されている．1987 年には，マウス由来モノクローナル抗体によって認知されることになった Fy6 抗原が追加された[9]．

1975 年に Miller らは，Duffy 抗原がサルマラリア原虫（*Plasmodium knowlesi*）に対するレセプターであることを報告した[10]．さらに，1993 年に Horuk らは，Fy(a－b－)血球がケモカインに結合しないことを報告し，Duffy 血液型とケモカインとの関係を示唆した[11]．なお，1968 年，Donahue らにより，Duffy 遺伝子は第 1 番染色体の長腕上にあることがわかった[12]．ヒト遺伝子として最初に特定の常染色体に割り当てられたのが Duffy 血液型であった．現在では，1q21-q22 に位置づけられている．

Duffy 血液型には Fy^a（FY1），Fy^b（FY2），Fy3（FY3），Fy5（FY5），Fy6（FY6）の 5 種類の抗原が属しているが，輸血や妊娠など臨床に関わるのは，主に Fy^aと Fy^bである 表 III-35．

表III-35 Duffy 血液型抗原

抗原 ISBT	抗原 慣用名	性状	ficin/papain*	エキソン	塩基置換（アミノ酸置換）
FY1	Fy^a	Fy^bの対立抗原	○	2	125G（Gly42）
FY2	Fy^b	Fy^aの対立抗原	○	2	125A（Asp42）
FY3	Fy3	Fy(a−b−）と陰性	×		
FY5	Fy5	Fy(a−b−）& Rh_{null}と陰性	×		
FY6	Fy6	Fy(a−b−）と陰性	○		

*○: 感受性あり，×: 抵抗性あり

2 Fy^aおよび Fy^b

抗 Fy^aおよび抗 Fy^bによって 4 種類の表現型に分けられる 表III-36．なお，表III-36 には Fy^xによる表現型も加えてある．血球を ficin，papain，bromelin，pronase，α-chymotrypsin で処理することにより，Fy^aおよび Fy^b抗原は破壊される．これに対して，trypsin と sialidase には影響を受けない．赤血球 1 個あたりの Fy^aおよび Fy^bの抗原数は，それぞれホモ接合で 17,000，ヘテロ接合（Fy^aFy^b）の Fy^aが 6,700 と推定されている[13]．生誕時には，Fy^a/Fy^b抗原は充分に発現しており，妊娠6〜7 週の胎児赤血球にも検出されている[14]．網状赤血球の Duffy 抗原発現量は，成熟赤血球に比べて多い（49±19%の増加）[15,16]．

欧米では抗 Fy^aが多数例みつかっており，即時型あるいは遅延型の溶血性輸血反応の原因として重要とされているが，重篤な溶血性輸血反応を発症することは少ない[17]．新生児溶血性疾患（HDN）の症例では軽度である場合が多い．わが国では Fy(a−)が 1%と少なく，また Rh 抗原などにくらべ免疫原性が弱いため，抗 Fy^aが輸血でトラブルの原因になることは欧米に比べて少ない．それでも溶血性輸血反応の症例が報告されたり，Fy(a−)型血液の確保などで問題を生じたりする[18-22]．抗 Fy^aは主に免疫抗体で，自然抗体は稀である．ほとんどが IgG 抗体で，抗 globulin 法で検出され，約半数は補体を結合する[17]．白人の抗 Fy^a保有者 29 例の HLA を調べた結果，全員が *DRB1*04* であった[23]．

一方，抗 Fy^bは免疫抗体あるいは自然抗体としても存在し，主に抗 globulin 法で検出されるが，食塩液法やブロメリン 1 段法で陽性となるものもある[24-28]．わが国では，抗 Fy^aに比べて抗 Fy^bの検出例が多い（抗体保有者の 4%）[29]．抗 Fy^bは即時型または遅発型の溶血性輸血反応の原因となる[30]．なお，重篤な HDN の症例は報告されていない．抗 Fy^bは，他の不規則抗体と混在して検出されることが多い[31,32]．抗 Fy^bが単独で存在する場合は，80%が Fy(b−)であることから，適合する血液を確保することはさほど難しくない．しかし，混在例では共存する抗体の特異性と数によって，適合する血液の確保が困難になる場合もある．

低イオン強度溶液や食塩液に浮遊させた状態で長期間保存した場合，Fy^a/Fy^bは赤血球から解離される傾向にある[33,34]．マウス由来のモノクローナル抗 Fy^aおよび抗 Fy^b，ヒト由来の IgM 抗 Fy^bが作製されている[35-37]．なお，Fy^a/Fy^b抗原は，血小板，リンパ球，単球，顆粒球には検出されていない[38]．

表III-36 Duffy 血液型の頻度

抗体との反応 Fy^a	抗体との反応 Fy^b	表現型	表現型頻度（%）日本人	白人	黒人
+	0	Fy(a+b−)	80	20	10
+	+	Fy(a+b+)	19	48	3
0	+	Fy(a−b+)	1	32	20
0	0	Fy(a−b−)	0	0	67
+	w	Fy^x Fy(a+b+^{w})		1.0*	
0	w	Fy^x Fy(a−b+^{w})		0.09*	

*文献118)

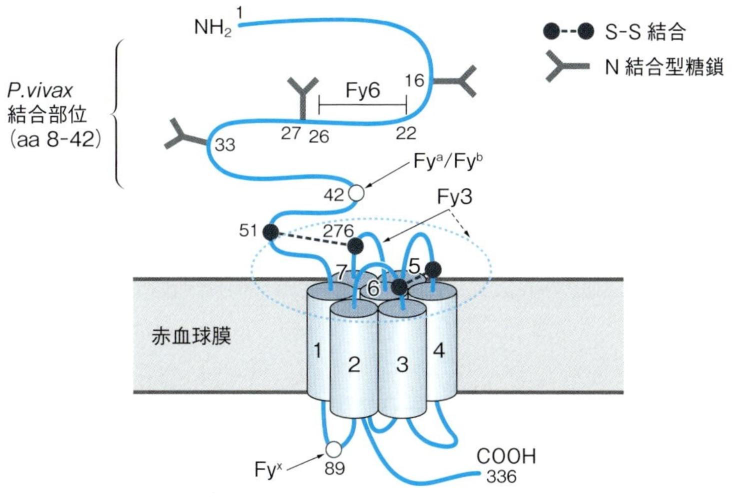

図III-35　Duffy 糖蛋白の模式図

3 Fy5

抗 Fy5 は，Fy(a－b－)血球と反応せず，protease に抵抗性をもつ点で抗 Fy3 に類似しているが，抗 Fy3 と異なり Rh_{null}血球または Rhe バリアント血球と反応しない（D--血球とは正常血球にくらべて反応が弱い）[8,39]．Duffy 糖蛋白と Rh 蛋白は複数の蛋白からなる膜複合体の一部を構成していると考えられ，Fy5 の発現は両蛋白の相互作用によって決まる可能性がある[40]．抗 Fy5 はいずれも，頻回に輸血を受けた黒人患者（とくに鎌状赤血球症）に検出されている[8,39,41,42]．

4 Duffy 糖蛋白と *FY* 遺伝子

1982 年，Moore らは抗 Fy^aを用いて赤血球膜を免疫沈降し，SDS-PAGE で分子量 40,000 の主要なバンドを同定した[43]．さらに，抗 Fy^aによる immunoblot 法で分子量 35,000～43,000（または 40,000～50,000）の拡散したバンドが検出された．このバンドは α-chymotrypsin 処理血球で消失し，trypsin 処理では変化を認めなかった．また，sialidase 処理血球では分子量 31,000（または 36,000）のバンドが同定されている[44,45]．N 結合型糖鎖を切断する endo-F で処理した血球膜の immunoblot 法では，分子量 26,000～28,000（未処理血球膜で 40,000～50,000）のバンドが観察された．さらに，endo-F 処理血球に加えて sialidase で処理してもバンドの分子量に変化はみられなかった．このことから，Duffy 抗原は N 結合型糖鎖が分子量の 40～50% を占める糖蛋白に存在すると予想された[45]．

Chaudhuri らは（1989 年），TritonX-100 で Duffy 糖蛋白が効率よく可溶化できることを利用し，可溶化した Duffy 糖蛋白をモノクローナル抗 Fy6 による免疫沈降法で精製した[46]．精製 Duffy 糖蛋白の部分アミノ酸配列の情報に基づいて DNA プローブを作製し，Fy(a－b＋)由来 cDNA から PCR 断片を得た．この PCR 産物を用いてヒト由来骨髄ライブラリーから全長 1,267 bp，338 個のアミノ酸をコードする cDNA を分離した[47]．アミノ酸配列の分析から，Duffy 糖蛋白は 7 回膜を横断し，N 末端側は細胞外，C 末端は細胞内にあると推定された 図III-35，この構造はケモカイン受容体など G 蛋白共役型受容体ファミリーに共通してみられるものである．

当初，*FY* cDNA とゲノム DNA の塩基配列が一致したことから，*FY* 遺伝子は 1 個のエキソンからなると考えられていた．しかし，岩本らは *FY* mRNA の 5' 末端について RACE(rapid amplification of cDNA ends）を用いて得た赤芽球 RNA，肺 RNA のクローンを分析した．その結果，翻訳開始コドン

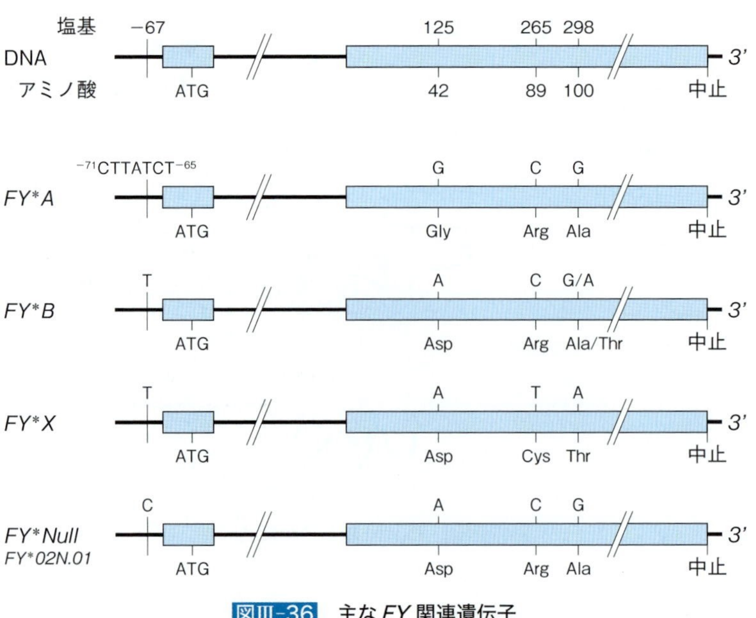

図III-36　主な *FY* 関連遺伝子

のMetをもつ7個のアミノ酸をコードする短いエキソン1を見いだし，エキソン2とは479 bpのイントロンで分断されていた．そして，この転写物が主要なもので，Chaudhuriらの転写物は副次的であることが明らかにされた[48]．したがって，大半のDuffy糖蛋白のN末端のアミノ酸配列はMet-Ala-Ser-Ser-Gly-Tyr-Val-Leu-Gln（9アミノ酸残基）ではなくMet-Gly-Asp-Cys-Leu-His-Arg（7アミノ酸残基）で，蛋白全体のアミノ酸数は副次的なものにくらべてアミノ酸が2残基少ない336残基である．N末端の細胞外ドメインは65アミノ酸残基からなり，N結合型糖鎖の結合モチーフは^{16}Asp-Ser-Ser，^{27}Asp-Ser-Ser，^{33}Asp-Asp-Serの3ヵ所に存在する[49]．

Fy^{a}とFy^{b}の塩基配列をくらべると，エキソン2にある42番目のコドンに1塩基置換を認め，Fy^{a}ではGly（G^{125}GT），Fy^{b}ではAsp（G^{125}AT）である[50-53]．このFy^a/Fy^{b}はN末端側の細胞外領域に存在する 図III-35．また，Fy6エピトープは19〜26番目のアミノ酸配列^{19}Gln-Leu-Asp-Phe-Glu-Asp-Val-Trpまたは^{22}Phe-Glu-Asp-Val-Trpからなり，Fy^a/Fy^{b}と同様にN末端細胞外領域にある[54,55]．Duffy糖蛋白の第1，第2，第4細胞外ドメインのAsn58，Asn59，Arg124，Val266，Asn283のアミノ酸置換によって，マウス由来モノクローナル抗Fy3との反応が消失する．このことから，Fy3エピトープは細胞外ドメイン全体を含む高次構造よりなると推定されている[56,57] 図III-35．別のクローンのマウス由来モノクローナル抗Fy3は，第4細胞外ドメイン（細胞外第3ループ）の直鎖状エピトープ^{281}Ala-Leu-Asp-Leu-Leuを認識する[58]．なお，Fy(a−b−)の人が産生した抗Fy3に対するエピトープについては検討されておらず，複数のFy3エピトープが存在すると考えられる．

Fy^{x}のアミノ酸配列は基本的にFy^{b}と同じであるが，違うのは1塩基置換によるArg89Cys(265 C>T)およびAla100Thr(298 G>A)のアミノ酸置換が存在することである[59-61]．Arg89Cysのアミノ酸置換はDuffy糖蛋白の第1細胞内ループにあり，正の電荷をもつArgが荷電していないCysに置き換わることになる 図III-35，図III-36．その結果，膜内での安定性が損なわれるか，または膜への挿入に支障をきたし，Duffy糖蛋白そのものの発現量が減少すると推定されている．細胞質側のリーフレットにあるリン脂質は負に荷電していることから，正に荷電したArg89は膜内でのDuffy糖蛋白の安定性に一定の役割をはたしていると考えられる，一方のAla-100Thrのアミノ酸置換はDuffy糖蛋白の発現に何

表III-37　Fy(a−b−)，Fy(a+^{w})，Fy(b+^{w}) に関与するアリル

Fy(a−b−) アリル

塩基置換	エキソン	アミノ酸置換	ISBT	由来	文献
−67T>C*	プロモーター		FY*01N.01	ブラジル人(アマゾン)，スーダン（アラブ系），パプアニューギニア	77，78，79
−69T>C*	プロモーター		FY*01N.08	白人	119
281_295del	2	Pro94_Val98del	FY*01N.02	白人（オーストラリア）	6，50
287G>A	2	Trp96Ter	FY*01N.04	クリーインディアン	86，87
296_496delinsAGGCCACTG	2	Leu99_Leu165delinsGlnAlaThrAla	FY*01N.09	タイ人	92
327delC	2	Phe109 フレームシフト	FY*01N.05	日本人	85
395G>A	2	Gly132Asp	FY*01N.06	アフリカ系アメリカ人	88
408G>A	2	Trp136Ter	FY*01N.03	白人（英国）	87
719delG	2	Gly240 フレームシフト	FY*01N.07	白人（オーストラリア）	91
−67T>C*	プロモーター		FY*02N.01	アフリカ人	75，76
151delT	2	Cys51 フレームシフト	FY*02N.06	白人（スイス）	93
179_180delCT	2	Ser60 フレームシフト	FY*02N.04	アフリカ人	90
407G>A	2	Trp136Ter	FY*02N.02	ユダヤ系（レバノン）	87
781G>A	2	Gly261Arg	FY*02N.03	白人（スイス）	89
895G>A	2	Ala299Thr	FY*02N.05	白人	90

*赤血球のみ Duffy 蛋白が発現しない

Fy(a+^{w}) アリル，Fy(b+^{w}) アリル

	塩基置換	エキソン	アミノ酸置換	ISBT	由来	文献
Fy(a+^{w})	265C>T	2	Arg89Cys	FY*01W.01	ベトナム人	65
Fy(a+^{w})	265C>T 298G>A	2	Arg89Cys，Ala100Thr	FY*01W.02	白人（オーストラリア）	66
Fy(a+^{w})	680G>A	2	Gly227Glu	FY*01W.03		68
Fy(b+^{w})，Fy^{x}	145G>T 265C>T 298G>A	2	Ala49Ser，Arg89Cys，Ala100Thr	FY*02W.02	ブラジル人	120
Fy(b+^{w})，Fy^{x}	265C>T 298G>A	2	Arg89Cys，Ala100Thr	FY*02W.01	主に白人	59，60
Fy(b+^{w})	266G>A	2	Arg89His	FY*02W.03	白人	67
Fy(b+^{w})	901C>T	2	Pro301Ser	FY*02W.04	白人	67

ら影響を及ぼさない．なお，部位特定突然変異導入法により，Arg と同様に正に荷電した Lys89 で置換した Fy^{b}蛋白の発現量は正常である[62]．Fy^{x}では，Duffy 蛋白そのものの発現が減少しているため，Fy^{b}だけでなく Fy3 や Fy6 に対する反応も弱くなる．わが国でも Fy(a−b+^{w})(*FY*X/FY*Null*) が報告されているが，発端者はブラジル系黒人であり，日本人についての Fy^{x}の頻度は不明である[63]．赤血球あたりの Fy6 抗原数は，Fy(a−b+)(*FY*B/FY*B*) で 2,200〜2,400，Fy(a−b+^{w})(*FY*X/FY*Null*) で 150，Fy(a−b+^{w})(*FY*X/FY*X*) では 250 と推定されている[64]．最近になって，Fy^{a}に Arg89Cys のアミノ置換を伴う Fy(a+^{w})が報告されている[65,66]．また，Arg89Cys のアミノ酸置換を伴わない Fy(b+^{w})，Fy(a+^{w})もみつかっている[67,68]．

Fy(a+^{w})および Fy(b+^{w})の原因となるアリルについては，表III-37 を参照されたい．

5 Fy(a−b−)

表 III-36 で示したように，Fy(a−b−)型は黒人に多くみられ，特にアフリカ西海岸のガンビア Gambia 共和国のある地域では住民 1,168 人全員が Fy(a−b−)である[69]．Fy(a−b−)個体は三日熱マラリア（*Plasmodium vivax*）に感染しないことが知られている[70]．マラリア原虫に感染したハマダラ蚊に刺されると，スポロゾイトとよばれる原虫が血液中に入り，すぐに肝臓に達して肝細胞に侵入する．スポロゾイトは肝細胞で分裂増殖し，1 週間程度で肝細胞が破裂し，多数のメロゾイトが血液中に放出される．このメロゾイトが赤血球に侵入し，また分裂増殖をはじめ，赤血球が破裂し放出されたメロゾイトはふたたび他の赤血球に侵入する．三日熱マラリアのメロゾイトに発現する分子量 140 kDa の PvDBP（*P. vivax* Duffy binding protein）は，Duffy 糖蛋白の Fy6 エピトープを含む N 末端領域（8 番目から 42 番目のアミノ酸）を受容体として認識し，赤血球内に侵入すると推測されている[71] 図 III-35．また，Tyr41 は硫酸化されており，この翻訳後修飾により PvDBP の結合親和性が 1,000 倍ほど増加する[72]．したがって，赤血球の Duffy 糖蛋白を欠損した Fy(a−b−)型個体はこのマラリアに感染しにくいと考えられている．

黒人型 Fy(a−b−)個体の場合，赤血球の Duffy 糖蛋白は欠損しているが，肝臓を除く全身の後毛細管小静脈の内皮細胞には Duffy 糖蛋白を発現している[73,74]．また，Duffy mRNA は小脳のプルキンエ細胞，肺，脾臓，結腸などにも検出されている[48,51]．転写開始部位は赤芽球と血管内皮では別個に存在し，赤芽球では血管内皮の 48 bp 下流にある．この 48 bp の領域に赤血球特異的な転写調節配列である GATA 配列がみつかり，黒人型 Fy(a−b−)では −67 T>C の 1 塩基置換（$^{-71}$CTTATCT^{-65}→$^{-71}$CTTACCT^{-65}）を認める[75,76] 図 III-36．この結果，転写因子 GATA-1 の結合が阻害され，赤血球系の Duffy 遺伝子は発現しない．プロモーター領域の 1 塩基置換を除けば，コード領域は *FY*B* と全く同じ塩基配列をもっている．したがって，黒人の Fy(a−b−)型の人が頻回に輸血を受けても抗 Fy3 および抗 Fy^{b}を産生することはなく，抗 Fy^{a}が産生されることになる．これで，長い間の謎とされてきた黒人の Fy(a−b−)個体は抗 Fy^{a}を産生するものの，抗 Fy3 や抗 Fy^{b}を産生しない理由が判明したわけである．なお，パプアニューギニアなどで *FY*A* に −67 T>C あるいは −69 T>C の GATA 変異をもつ例が報告されている[77-79]．

これに対して，黒人以外での Fy(a−b−)はきわめて稀である．黒人以外の Fy(a−b−)型は，血清に抗 Fy3 を保有していることで発見される場合が多い，抗 Fy3 は即時型あるいは遅延型の溶血性輸血反応を引き起こす[80-84]．日本人にも 1 例のみ Fy(a−b−)が報告されている[85]．日本人例は抗体をもたず，マウス由来モノクローナル抗 Fy3 を用いて献血者血球をスクリーニング中（延べ 1,000,000 名以上）に発見されたものである．GATA 配列に変異がある黒人型 Fy(a−b−)と異なり，コーディング領域内に変異を認める Fy(a−b−)個体はいずれも，赤血球だけでなく全身の Duffy 糖蛋白が作られないと考えられる[6,50,85-93]．なお，Fy3 抗原は Fy^a/Fy^{b}抗原と違って protease 処理によって影響を受けない．Fy(a−b−)に関与する *FY*Null* については 表 III-37 を参照されたい．

黒人タイプの *FY*Null*（*FY*B^{ES}*，*FY*A^{ES}* とも記載される．ES は erythrocyte silent の略号）をヘテロ接合でもつ個体の Duffy 糖蛋白の発現量は 50% 低下しており，三日熱マラリアの感染リスクが減少する[94]．Fy^{b}に比べて Fy^{a}は *P. vivax* のレセプターとして効率が悪く，マラリア感染に対して選択上優位に働いている[94]．Fy(a+b−)個体は，Fy(a−b+)個体よりも 30 から 80% 感染リスクが低い[95]．最近では，Fy(a−b−)個体でも *P. vivax* による感染例がアマゾン，アフリカ，マダガスカルなどで報告されてきており，原虫は Duffy 糖蛋白とは別の侵入経路を進化させているように見える[96-98]．

Duffy 糖蛋白は G 蛋白共役型受容体にみられる G 蛋白との結合モチーフである第 2 細胞内ループの DRY(Asp-Arg-Tyr)配列を欠いている[99]．このため，シグナル伝達の機能をもたないと考えられている[100]．Duffy 糖蛋白はさまざまな炎症性ケモカイン

JCOPY 498-01913

と結合することから，DARC（Duffy antigen receptor for chemokines）ともよばれていた．最近，シグナル伝達機能をもたないケモカインレセプターに対して新たな命名が提案され，DARCはACKR1（atypical chemokine receptor 1）の名称で知られることになった[101]．

ケモカインは主に白血球の走化性因子として作用し，単球，好中球，他のエフェクター細胞を血中から感染部位に誘導する．ケモカインの種類によっては，リンパ球の分化，遊走，血管新生にもかかわる[102]．ケモカインは大きく2つのグループに分類される．アミノ末端に2つの隣接したシステインをもつCCケモカインと，2つのシステインの間にアミノ酸が挿入されたCXCケモカインである．CCケモカインはCCケモカインレセプター，CXCケモカインはCXCケモカインレセプターにそれぞれ結合する．しかし，ACKR1はIL-8（CXCL8），GROα（CXCL1）などのCXCケモカイン，MCP-1（CCL2），RANTES（CCL5）などのCCケモカイン両者の約60％をリガンドとして結合する[103-106]．IL-8（CXCL8）の結合には，Duffy糖蛋白の第1および第4細胞外ドメイン，さらに分子内S-S結合を含む細胞外ドメイン全体が必要である図III-35．

IL-8やMCP-1（CCL2）など炎症性ケモカインの細胞動員での役割は2つある．第1に感染，炎症を受けた血管の外側の組織に白血球をすばやく移動させる（血管外遊走）．第2にケモカインの濃度勾配（炎症部位に行くにしたがって高くなる）に沿って白血球が進めるようにする．Duffy糖蛋白は赤血球だけでなく全身の細静脈内皮細胞にも存在する．Duffy糖蛋白は，炎症過程で白血球が血管内皮細胞の間をすりぬけて血管壁を横切り炎症部位に到達するのを促進する働きがあると考えられている[107,108]．また，ケモカインのリザーバーとして機能し，血管内外のケモカイン濃度を修正することで炎症を調節している[103,109]．

Fy(a−b−)個体やFy(a−b−)が多い鎌状赤血球症（sickle cell disease，SCD）では大容量のケモカイン結合能をもつ赤血球ACKR1が欠損しているため，この調節作用が変化する可能性がある．IL-8（CXCL8）とRANTES（CCL5）の血漿中濃度は，Fy(a−b−)のSCD患者に比べてDuffy陽性SCD患者のほうが高い[110]．SCD患者の血流閉塞に大きな役割をはたす網赤血球の$\alpha4\beta1$インテグリンは，Duffy陽性患者ではIL-8（CXCL8）とRANTES（CCL5）により活性化されるがFy(a−b−)患者では活性化されない[111]．赤血球ACKR1がSCDにみられる炎症の程度を左右している可能性がある．このことから，SCD患者にみられる輸血によって複数の同種抗体を産生しやすい傾向は炎症作用が関わっており，Fy(a−b−)型がこうした作用の一端を担っているのかもしれない[112]．また，赤血球ACKR1はSCDの重症度，とくに臓器障害と強い関連性がある．Fy(a−b−)患者はDuffy陽性患者の2倍ほど臓器障害の徴候が認められ，蛋白尿はほぼ4倍である[113]．急性肺障害を発症したアフリカ系Fy(a−b−)患者では臨床転帰が悪化することが報告されており，血中のIL-8（CXCL8）濃度上昇と関係している可能性がある[114]．

HIV-1の標的はリンパ球であるが，ACKR1を介して赤血球にも結合し，この結合はRANTESで阻害されるが，MIP-1αでは阻害されない．赤血球はHIVのリザーバーとして機能し，リンパ球へのHIV感染性を高める可能性がある[115]．Duffy陽性個体に比べてFy(a−b−)個体はHIVに感染しやすいが，AIDSの進行は遅い傾向にあることが報告されている[115]．この結論を疑問視する報告もあるが[116]，最近の南アフリカ女性を対象とした研究では，良性の好中球減少症を伴うFy(a−b−)個体のHIV感染リスクは3倍であるとしている[117]．

●文　献

1) Cutbush M, Mollison PL, Parkin DM. A new human blood group. Nature. 1950; 165: 188-9.
2) Cutbush M, Mollison PL. The Duffy blood group system. Heredity. 1950; 4: 383-9.
3) Ikin EW, Mourant AE, Pettenkofer HJ, et al. Discovery of the expected haemagglutinin, anti-Fy^b. Nature. 1951; 168: 1077-8.
4) Sanger R, Race RR, Jack J. The Duffy blood groups of New York Negroes: the phenotype Fy(a−b−). Br J Haematol. 1955; 1: 370-4.
5) Chown B, Lewis M, Kaita H. The Duffy blood group system in Caucasians: evidence for a new allele. Am

J Hum Genet. 1965; 17: 384-9.
6) Albrey JA, Vincent EER, Hutchinson J, et al. A new antibody, anti-Fy3, in the Duffy blood group system. Vox Sang. 1971; 20: 29-35.
7) Behzad O, Lee CL, Gavin J, et al. A new anti-erythrocyte antibody in the Duffy system: anti-Fy4. Vox Sang. 1973; 24; 337-42.
8) Colledge KI, Pezzulich M, Marxh WL. Anti-Fy5, an antibody disclosing a probable association between the Rhesus and Duffy blood group genes. Vox Sang. 1973; 24; 193-9.
9) Nichols ME, Rubinstein P, Barnwell J, et al. A new human Duffy blood group specificity defined by a murine monoclonal antibody. Imunogenetics and association with susceptibility to *Plasmodium vivax*. J Exp Med. 1987; 166: 776-85.
10) Miller LH, Mason SJ, Dvorak JA, et al. Erythrocyte receptors for (*Plasmodium knowlesi*) malaria: Duffy blood group determinants. Science. 1975; 189: 561-3.
11) Horuk R, Chitnis CE, Darbonne WC, et al. A receptor for the malarial parasite *Plasmodium vivax*; the erythrocyte chemokine receptor. Science. 1993; 261: 1182-4.
12) Donahue RP, Bias WB, Renwick JH, et al. Probable assignment of the Duffy blood group locus to chromosome 1 in man. Proc Natl Acad Sci USA. 1968; 61: 949-55.
13) Masouredis SF, Sudora E, Mahan L, et al. Quantitative immunoferritin microscopy of Fy^a, Fy^b, Jk^a, U, and Di^b antigen site numbers on human red cells. Blood. 1980; 56: 969-77.
14) Toivanen R Hirvonen T. Antigens Duffy, Kell, Kidd, Lutheran and Xg^a on fetal red cells. Vox Sang. 1973; 24: 372-6.
15) Woolley IJ, Hotmire KA, Sramkoski RM, et al. Differential expression of the Duffy antigen receptor for chemokines according to RBC age and *FY* genotype. Transfusion. 2000; 40: 949-53.
16) Woolley IJ, Wood EM, Sramkoski RM, et al. Expression of Duffy antigen receptor for chemokines during reticulocyte maturation: using a CD71 flow cytometric technique to identify reticulocytes. Immunohematology. 2005; 21: 15-20.
17) Klein HG, Anstee DJ. In: Mollison's Blood Transfusion in Clinical Medicine, 12th ed. Oxford: Blackwell Publishing, 2014. p.218-20.
18) 大内孝雄，他．抗 Fy^a抗体による溶血性輸血の 1 例．日輸血会誌．1975; 21: 18.
19) 村井順一郎，永宮トシ子，東海谷美代子，他．抗 Fy^a による遅発性溶血性輸血反応の 1 例．日輸血会誌．1984; 30: 207.
20) 野田衣都子，久田正直，田中美妃，他．稀な抗 Fy^a抗体の不適合輸血．日輸血会誌．1997; 43: 1006-7.
21) 宮武早織，畠由香里，細川美佐子，他．抗 E＋抗 Fy^a 抗体による溶血性副作用の 1 症例．日輸血会誌．1998; 44: 656-7.
22) 安藤　俊．抗 Fy^a抗体による遅発性溶血性副作用の一症例．日本輸血細胞治療学会誌．2008; 54: 243.
23) Noizat-Pirenne F, Tournamille C, Bierling P, et al. Relative immunogenicity of Fy^a and K antigens in a Caucasian population, based on HLA Class Ⅱ restriction analysis. Transfusion. 2006; 46: 1328-33.
24) 円満字豊，高村富士子，喜多忠志，他．献血者より検出した抗 e，抗 Di^a 2 例，抗 Jk^a及び抗 Fy^b抗体について．血液事業．1982; 5: 413-5.
25) 町井敏子，小西　寿，石田崩子，他．抗 Fy^b抗体の 1 例―輸血歴のない男性より検出された lgG 型抗体―．日輸血会誌．1984; 30: 207.
26) 増山淳子，西野主真，多葉田祥代，他．自然抗体と思われる抗 Fy(b) 抗体及び，輸血後産生された不規則抗体（抗 E，抗 c，抗 Jk(a)）が血清中に認められた 2 例．日輸血会誌．1987; 33: 329.
27) 沢部孝昭，宮達　彦，屋代　達，他．遅発性溶血性副作用の検討―過去 10 年間の経験―．日輸血会誌．1992; 38: 225.
28) 益満　薫，鈴木由美，蒲池正次，他．不規則性抗体陰性者に輸血後遅発性と見られる輸血反応を呈した 1 例．日輸血会誌．1993; 39: 457.
29) Takeshita A, Watanabe H, Fijihara H, et al. Collaborative study of irregular erythrocyte antibodies in Japan: results from the Japanese study group of allo-immunity and antigen diversity in Asian populations. Transfus Apher Sci. 2010; 43: 3-8.
30) Poole J, Daniels G. Blood group antibodies and their significance in transfusion medicine. Transfus Med Rev. 2007; 21: 58-71.
31) 山根和恵，桑島佳子，森尾有孝，他．複合同種抗体により遅発性溶血性輸血副作用を生じた 1 例．日輸血会誌．1996; 42: 315.
32) 清川知子，押田眞知子，青地　寛，他．適合血の確保が困難であった抗 C＋抗 e＋抗 Jk^a＋抗 Fy^bによる遅発型溶血性輸血副作用の 1 例．日輸血会誌．1998; 44: 665.
33) Williams D, Jhonson CL, Marsh WL. Duffy antigen changes on red blood cells stored at low temperature. Transfusion. 1981; 21: 357-9.
34) Mangalmurti NS, Xiong Z, Hulver M, et al. Loss of red cell chemokine scavenging promotes transfusion-related lung inflammation. Blood. 2009; 113: 1158-66.

35) Helverson GR, Chaudhuri A, Haung T, et al. Immunization of transgenic mice for production of MoAbs directed at polymorphic blood group antigens. Transfusion. 2001; 41: 1393-6.

36) Daniels G. Section 4: antibodies to other blood group antigens. Coordinator's report. Transfus Clin Biol. 2002; 9: 75-80.

37) 高橋英夫, 高橋順子, 平島瑞子, 他. 合成ペプチドを免疫源として作製したマウス由来抗 Fy^{a}モノクローナル抗体について. 日本輸血細胞治療学会誌. 2009; 55: 283.

38) Dunstan RA. Status of major red cell blood group antigens on neutrophils, lymphocytes and monocytes. Br J Haematol. 1986; 62: 301-9.

39) Chan-Shu SA. The second example of anti-Duffy5. Transfusion. 1980; 20: 358-60.

40) Salomao M, Zhang X, Yang Y, et al. Protein 4.1R-dependent multiprotein complex: new insights into the structural organization of the red cell membrane. Proc Natl Acad Sci USA. 2008; 105: 8026-31.

41) Di Napoli J, Garcia A, Marsh WL, et al. A second example of anti-Fy5. Vox Sang. 1976; 30: 308-11.

42) Bowen DT, Devenish A, Dalton J, et al. Delayed haemolytic transfusion reaction due to simultaneous appearance of anti-Fy^{a} and anti-Fy5. Vox Sang. 1988; 55; 35-6.

43) Moore S, Woodrow CE McClelland DBL. Isolation of membrane components associated with human red cell antigens Rh (D),(c),(E) and Fy^{a}. Nature. 1982; 295: 529-31.

44) Hadley TJ, David PH, McGinniss MH, et al. Identification of an erythrocyte component carrying the Duffy blood group Fy^{a} antigen. Science. 1984; 223: 597-9.

45) Tanner MJA, Anstee DJ, Mallinson G, et al. Effect of endoglycosidase F-peptidyl N-glycosidase F preparations on the surface components of the human erythrocyte. Carbohydr Res. 1988; 173: 203-12.

46) Chaudhuri A, Zbrzezna V Johnson C, et al. Purification and characterization of an erythrocyte membrane protein complex carrying Duffy blood group antigenicity: possible receptor for *Plasmodium vivax* and *Plasmodium knowlesi* malaria parasite. J Biol Chem. 1989; 264: 13770-4.

47) Chaundhuri A, Polyakova J, Zbrzezna V, et al. Cloning of glycoprotein D cDNA, which encodes the major subunit of the Duffy blood group system and the receptor for the *Plasmodium vivax* malaria parasite. Proc Natl Acad Sci USA. 1993; 90: 10793-7.

48) Iwamoto S, Li J, Omi T, et al. Identification of a novel exon and spliced form of Duffy mRNA that is the pre-dominant transcript in both erythroid and post-capillary venule endothelium. Blood. 1996; 87: 378-85.

49) Czerwinski M, Kern J, Grodecka M, et al. Mutational analysis of the N-glycosylation sites of Duffy antigen/receptor for chemokines. Biochem Biophys Res Commun. 2007; 356: 816-21.

50) Mallinson G, Soo KS, Schall TJ, et al. Mutations in the erythrocyte chemokine receptor (Duffy) gene: the molecular basis of the Fy^{a}/Fy^{b} antigens and identification of a deletion in the Duffy gene of an apparently healthy individual with the Fy(a−b−) phenotype. Br J Haematol. 1995; 90: 823-9.

51) Chaudhui A, Polyakova J, Zbrzezna V, et al. The coding sequence of Duffy blood group gene in humans and simians: restriction fragment length polymorphism, antibody and malarial parasite specificities, and expression in nonerythroid tissues in Duffy-negative individuals. Blood. 1995; 85: 615-21.

52) Iwamoto S, Omi T, Kajii E, et al. Genomic organization of the glycoprotein D gene: Duffy blood group Fy^{a}/Fy^{b} alloantigen system is associated with a polymorphism at the 44-amino acid residue. Blood. 1995; 85: 622-6.

53) Tournamille C, Le Van Kim C, Gane R, et al. Molecular basis and PCR-DNA typing of the Fy^{a}/Fy^{b} blood group polymorphism. Hum Genet. 1995; 95: 407-10.

54) Wasniowska K, Blanchard D, Janvier D, et al. Identification of the Fy6 epitope recognized by two monoclonal antibodies in the N-terminal extracellular portion of the Duffy antigen receptor for chemokines. Mol Immunol. 1996; 33: 917-23.

55) Smolarek D, Hattab C, Buczkowska A, et al. Studies of a murine monoclonal antibody directed against DARC: reappraisal of its specificity. PLoS One. 2015; 23; 10: e0116472.

56) Aisaka N, Uchikawa M, Tsuneyama H. A murine monoclonal antibody directed to Fy3 antigen. Vox Sang. 1996; 70: 128, 109.

57) Tournamille C, Filipe A, Wasniowska K, et al. Structure-function analysis of extracellular domains of the Duffy antigen/receptor for chemokines: characterization of antibody and chemokine binding sites. Br J Haematol. 2003; 122: 1014-23.

58) Wasniowska K, Lisowska E, Halverson GR, et al. The Fy^{a}, Fy6 and Fy3 epitopes of the Duffy blood group system recognized by new monoclonal antibodies: identification of a linear Fy3 epitope. Br J Haematol. 2004; 124: 118-22.

59) Olsson ML, Smythe JS, Hansson C, et al. The Fy[x] phenotype is associated with a missense mutation in the Fy[b] allele predicting Arg89Cys in the Duffy glycoprotein. Br J Haematol. 1998; 103: 1184-91.

60) Li J, Iwamoto S, Sugimoto N, et al. Dinucleotide repeat in the 3' flanking region provides a clue to the molecular evolution of the Duffy gene. Hum Genet. 1997; 99: 573-7.

61) Yazdanbakhsh K, Rios M, Storry JR, et al. Molecular mechanisms that lead to reduced expression of Duffy antigens. Transfusion. 2000; 40: 310-20.

62) Tamasauskas D, Powell V, Saksela K, et al. A homologous naturally occurring mutation in Duffy and CCR5 leading to reduced receptor expression. Blood. 2001; 97; 3651-4.

63) 斉藤昌子，坂本まゆみ，今本充子，他．献血者から検出したFy(a－b＋[w])型（遺伝子型 *Fy[x]Fy*）について．日輸血会誌．2004; 50: 354.

64) Tournamille C, Le Van Kim C, Gane P, et al. Arg89Cys substitution results in very low membrane expression of the Duffy antigen/receptor for chemokines in Fy[x] individuals. Blood 1998; 92: 2147-56. Erratum in Blood. 2000: 95: 2753.

65) Arndt PA, Horn T, Keller JA, et al. First example of an *FY*01* allele associated with weakened expression of Fy[a] on red blood cells. Immunohematology. 2015; 31: 103-7.

66) Lopez GH, Condon JA, Wilson B, et al. A novel FY* A allele with the 265 T and 298 A SNPs formerly associated exclusively with the *FY*B* allele and weak Fy(b) antigen expression: implication for genotyping interpretative algorithms. Vox Sang. 2015; 108: 52-7.

67) Gauthier E, Pecquet F, Hennion M, et al. Two new *FY* variant alleles responsible for a weakened expression of the Fy[b] antigen. Transfusion. 2013; 53: 165A.

68) Tilley LA, McNeill A, Eggington J, et al. A novel mutation in *FY*A* resulting in aberrant expression of Duffy antigens. Vox Sang. 2015; 109: 297.

69) Welch SG, McGregor IA, Williams K. The Duffy blood group and malaria prevalence in Gambian West Africans. Trans R Soc Trop Med Hyg. 1977; 71; 295-6.

70) Miller LH, Mason SJ, Clyde DF, et al. The resistance factor to *Plasmodium vivax* in Blacks: the Duffy blood group genotype, *FyFy*. N Engl J Med. 1976; 295: 302-4.

71) Tournamille C, Filipe A, Badaut C, et al. Fine mapping of the Duffy antigen binding site for the *Plasmodium vivax* Duffy-binding protein. Mol Biochem Parasitol. 2005; 144: 100-3.

72) Singh SK, Hora R, Belrhali H, et al. Structural basis for Duffy recognition by the malaria parasite Duffy-binding-like domain. Nature. 2006; 439: 741-4.

73) Peiper SC, Wang Z, Neote K, et al. The Duffy antigen/receptor for chemokines (DARC) is expressed in endothelial cells of Duffy-negative individuals who lack the erythrocyte receptor. J Exp Med. 1995; 181: 1311-7.

74) Hadley TJ, Lu Z, Wasniowska K, et al. Postcapillary venule endothelial cells in kidney express a multispecific chemokine receptor that is structurally and functionally identical to the erythroid isoform, which is the Duffy blood group antigen. J Clin Invest. 1994; 94: 985-91.

75) Tournamille C, Colin Y, Cartron JR, et al. Disruption of a GATA motif in the Duffy gene promoter abolishes erythroid gene expression in Duffy-negative individuals. Nature Genet. 1995; 10: 224-8.

76) Iwamoto S, Li J, Sugimoto N, et al. Characterization of the Duffy gene promoter: evidence for tissue-specific abolishment of expression in Fy(a－b－) of black individuals. Biochem Biophys Res Commun. 1996; 222: 852-9.

77) Zimmerman PA, Woolley I, Masinde GL, et al. Emergence of *Fy*A* (null) in *Plasmodium vivax*-endemic region of Papua New Guinea. Proc Natl Acad Sci USA. 1999; 96: 13973-7.

78) Langhi DM Jr1, Bordin JO. Duffy blood group and malaria. Hematology. 2006; 11: 389-98.

79) Kempińska-Podhorodecka A1, Knap O, Drozd A, et al. Analysis for genotyping Duffy blood group in inhabitants of Sudan, the fourth cataract of the Nile. Malar J. 2012 17; 11: 115.

80) Vengelen-Tyler V. Anti-Fy[a] preceding anti-Fy3 or -Fy5; a study of five cases. Transfusion. 1985; 25: 482.

81) Mannessier L, Habibi B, Salmon C. Unn nouvel example anti-Fy3 domportant une reactivite pseudo-anti-Fy[a]. Rev Franc Transfus Immuno-Hemat. 1979; 22: 195-8.

82) Jensen N, Crosson J, Grotte D, et al. Severe hemolytic reaction due to anti-Fy3 following partial red cell exchange for sickle cell disease (SCD). Transfusion. 1988; 28: 8S.

83) Olteanu H, Gerber D, Partridge K, et al. Acute hemolytic transfusion reaction secondary to anti-Fy3. Immunohematology. 2005; 21: 48-52.

84) Reyes MA, Illoh OC. Hyperhemolytic transfusion

 JCOPY 498-01913

reaction attributable to anti-Fy3 in a patient with sickle cell disease. Immunohematology. 2008; 24: 45-51.

85) Tsuneyama H, Uchikawa M, Shinozaki K, et al. A deletion in the Duffy gene of an apparently healthy individual with the Fy(a−b−) phenotype. Transfusion. 2000; 40: 116.

86) Buchanan DI, Sinclair M, Sanger R, et al. An Alberta Cree Indian with a rare Duffy antibody, anti-Fy3. Vox Sang. 1976; 30; 114-21.

87) Rios M, Chaudhuri A, Mallinson G, et al. New genotypes in Fy(a−b−)individuals: nonsense mutations (Trp to stop) in the coding sequence of either *FY*A* or *FY*B*. Br J Haematol. 2000; 108: 448-54.

88) Vege S, Hue-Roye K, Velliquette RW, et al. A new Duffy allele, *FY*A* 395 G>A (p.Gly132Asp), associated with silencing Fy^a expression. Transfusion. 2013; 53: 164-5A.

89) Meyer S, Vollmert C, Trost N, et al. High-throughput Kell, Kidd, and Duffy matrix-assisted laser desorption/ionization, time-of-flight mass spectrometry-based blood group genotyping of 4000 donors shows close to full concordance with serotyping and detects new alleles. Transfusion. 2014; 54: 3198-207.

90) Westhoff CM, Vege S, Lomas-Francis C, et al. Identification of two new alleles, *FY*B* c.895G>A and *FY*B* c.179_180delCT, in the FY system associated with silencing of antigen expression. Vox Sang. 2014; 107: 195.

91) Lopez GH, Morrison J, Condon JA, et al. Duffy blood group phenotype-genotype correlations using high-resolution melting analysis PCR and microarray reveal complex cases including a new null *FY*A* allele: the role for sequencing in genotyping algorithms. Vox Sang. 2015; 109: 296-303.

92) Kupatawintu P, Emthip ME, Hamss R, et al. Abrogation of FYA expression by a large indel in the FY coding sequence. Vox Sang. 2015; 109: 287.

93) Henny C, Lejon Crottet S, Niederhauser C, et al. A patient of Caucasian origin with an apparent Fy(a−b−) phenotype. Vox Sang. 2015; 109: 284.

94) Cavasini CE, de Mattos LC, Couto AA, et al. Duffy blood group gene polymorphisms among malaria vivax patients in four areas of the Brazilian Amazon region. Malar J. 2007; 6: 167.

95) King CL, Adams JH, Xianli J, et al. Fy(a)/Fy(b) antigen polymorphism in human erythrocyte Duffy antigen affects susceptibility to *Plasmodium vivax* malaria. Proc Natl Acad Sci U S A. 2011; 108: 20113-8.

96) Cavasini CE, Mattos LC, Couto AA, et al. *Plasmodium vivax* infection among Duffy antigen-negative individuals from the Brazilian Amazon region: an exception? Trans R Soc Trop Med Hyg. 2007; 101: 1042-4.

97) Wurtz N, Mint Lekweiry K, Bogreau H. Vivax malaria in Mauritania includes infection of a Duffy-negative individual. Malar J. 2011; 10: 336.

98) Ménard D, Barnadas C, Bouchier C, et al. *Plasmodium vivax* clinical malaria is commonly observed in Duffy-negative Malagasy people. Proc Natl Acad Sci U S A. 2010; 107: 5967-71.

99) Hadley TJ, Peiper SC. From malaria to chemokine receptor: the emerging physiologic role of the Duffy blood group antigen. Blood. 1997; 89: 3077-91.

100) Pruenster M, Rot A. Throwing light on DARC. Biochem Soc Trans. 2006; 34: 1005-8.

101) Bachelerie F, Ben-Baruch A, Burkhardt AM, et al. International union of basic and clinical pharmacology.[corrected]. LXXXIX update on the extended family of chemokine receptors and introducing a new nomenclature for atypical chemokine receptors. Pharmacol Rev. 2014; 66: 1-79.

102) 笹月健彦 (監訳). In: 免疫生物学. 東京; 南江堂, 2010.

103) Darbonne WC, Rice GC, Mohler MA, et al. Red blood cells are a sink for interleukin 8, a leukocyte chemotaxin. J Clin Invest. 1991; 88: 1362-9.

104) Neote K, Darbonne W, Ogez J, et al. Identification of a promiscuous inflammatory peptide receptor on the surface of red blood cells. J Biol Chem. 1993; 268: 12247-9.

105) Horuk R, Colby TJ, Darbonne WC, et al. The human erythrocyte inflammatory peptide (chemokine) receptor, biochemical characterization, solubilization, and development of a binding assay for the soluble receptor. Biochemistry. 1993; 32: 5733-8.

106) Gardner L, Patterson AM, Ashton BA, et al. The human Duffy antigen binds selected inflammatory but not homeostatic chemokines. Biochem Biophys Res Commun. 2004; 321: 306-12.

107) Lee JS, Frevert CW, Wurfel MM, et al. Duffy antigen facilitates movement of chemokine across the endothelium in vitro and promotes neutrophil transmigration in vitro and in vivo. J Immunol. 2003; 170: 5244-51.

108) Pruenster M, Mudde L, Bombosi P, et al. The Duffy antigen receptor for chemokines transports chemokines and supports their promigratory activity. Nat Immunol. 2009; 10: 101-8.

109) Lee JS, Wurfel MM, Matute-Bello G, et al. The Duffy antigen modifies systemic and local tissue chemokine responses following lipopolysaccharide stimulation. J Immunol. 2006; 177: 8086-94.
110) Nebor D, Durpes MC, Mougenel D, et al. Association between Duffy antigen receptor for chemokines expression and levels of inflammation markers in sickle cell anemia patients. Clin Immunol. 2010; 136: 116-22.
111) Durpès MC, Hardy-Dessources MD, El Nemer W, et al. Activation state of alpha4beta1 integrin on sickle red blood cells is linked to the duffy antigen receptor for chemokines (DARC) expression. J Biol Chem. 2011; 286: 3057-64.
112) Anstee DJ. The relationship between blood groups and disease. Blood. 2010; 115: 4635-43.
113) Afenyi-Annan A, Kail M, Combs MR, et al. Lack of Duffy antigen expression is associated with organ damage in patients with sickle cell disease. Transfusion. 2008; 48: 917-24.
114) Kangelaris KN, Sapru A, Calfee CS, et al. The association between a Darc gene polymorphism and clinical outcomes in African American patients with acute lung injury. Chest. 2012; 141: 1160-9.
115) He W, Neil S, Kulkarni H, et al. Duffy antigen receptor for chemokines mediates trans-infection of HIV-1 from red blood cells to target cells and affects HIV-AIDS susceptibility. Cell Host Microbe. 2008; 4: 52-62.
116) Walley NM, Julg B, Dickson SP, et al. The Duffy antigen receptor for chemokines null promoter variant does not influence HIV-1 acquisition or disease progression. Cell Host Microbe. 2009; 5: 408-10.
117) Ramsuran V, Kulkarni H, He W, et al. Duffy-null-associated low neutrophil counts influence HIV-1 susceptibility in high-risk South African black women. Clin Infect Dis. 2011; 52: 1248-56.
118) Lewis M, Kaita H, Chown B. The Duffy blood group system in Caucasian: a further population sample. Vox Sang. 1972; 23: 523-7.
119) Písačka M, Marinov I, Králová M, et al. *FY*A* silencing by the GATA-motif variant *FY*A* (−69C) in a Caucasian family. Transfusion. 2015; 55: 2616-9.
120) Castilho L, Rios M, Pellegrino J Jr, et al. A novel *FY* allele in Brazilians. Vox Sang. 2004; 87: 190-5.

 JCOPY 498-01913

Ⅲ-A-5 MNS 血液型

1 MNS 血液型の発見

MNS 血液型は，Rh 血液型についで多様性に富み，現時点で 49 の抗原が属し，その多くは低頻度抗原で 35 種類に及んでいる 表 III-38．

1927 年に Landsteiner と Levine は，ABO 血液型につぐ 2 番目の血液型として発見し，ヒト血球免疫ウサギ血清中の抗 M と抗 N によって M＋N－，M－N＋，M＋N＋型の 3 型に分けた[1] 表 III-39．対立形質 M と N の頻度は民族によってあまり違いがなく，およそ M＋N－型 30%，M＋N＋型 50%，M－N＋型 20%の割合である．なお，MN の名称は免疫を意味する immune に由来する．

1947 年には，Walsh と Montgomery が新生児溶血性疾患に罹患した児を出産した母親血清中に抗 S（S は発見されたオーストラリアの地名 Sydney に由来）を発見した[2]．Sanger らは，S＋の頻度が M＋にやや多いことから（S＋の 86%が M＋に比べ，S－の 63%が M＋），MN と S は対立形質でも独立した形質でもなく，両遺伝子は染色体上で連鎖していることを示唆した[3]．S の対立抗原 s に対する抗 s は，1951 年に Levine らによって発見された[4]．その後の膨大な家系調査によって，*MN* 遺伝子座と *Ss* 遺伝子座間で組み換えが起こることは稀で，これらの遺伝子座は密に連鎖していることが確かなものとなり，MNS 血液型とよばれるようになった[5]．黒人の約 1%は S－s－型で，高頻度抗原の U 抗原も陰性となる．S－s－型は黒人以外ではきわめて稀である．MNS 血液型の表現型，遺伝型，頻度については 表 III-40 に示した．日本人では s の頻度が白人や黒人にくらべて高く，s－型は 200 人に 1 人しか見つからないことから，抗 s を保有する患者への適合血の確保が困難となる 表 III-39，表 III-40．

抗 M および抗 N が 37℃で活性をもつことや，間接抗グロブリン法で陽性になることはさほど多くない．大半のものは自然抗体で低温反応性の抗体であり，輸血によって免疫抗体をつくる頻度も低い．こうしたことから，抗 M や抗 N を保有する患者への輸血に際し，M－や N－の適合血を選択する必要はなく，間接抗グロブリン法による交差試験が陰性であれば輸血できる．頻度は低いが間接抗グロブリン法で陽性となる抗 M を保有する場合もあり，こうした患者には M－の血液を選択すべきである．稀ではあるが，抗 M による遅延型溶血性輸血反応の症例が報告されている[6-9]．

IgG 抗 M は重篤な新生児溶血性疾患の原因となる場合があり，重症貧血でも直接抗 globulin 試験は陰性または弱い症例が多い[10-31]．Yasuda らは，わが国で報告された抗 M あるいは抗 N による新生児溶血性疾患の 34 症例について検討している[29]．症例の中には胎児水腫や死亡例も含まれており，抗 Kell や抗 Ge による機序に似た赤血球造血の抑制による貧血が示唆されている[29]．なお，MN 抗原は生誕時には十分に発現している．抗 M は IgM 抗体を主な成分としているが，78%に IgG 抗 M が含まれているとする報告もある[32]．IgG 抗 M は食塩液法による直接凝集反応でも陽性と判定される場合がある．抗 M の多くは，アルブミン法で凝集反応が増強される．抗 M にくらべ，抗 N が検出される頻度はかなり低く，臨床的意義のある抗 N はきわめて稀である[33,34]．

抗 S，抗 s は免疫抗体である場合が多く，溶血性輸血反応や新生児溶血性疾患の原因抗体となることが知られている[35]．抗 S，抗 s は間接抗 globulin 法で検出されるが，抗 S の中には食塩液法で検出されるものもある．s 抗原の免疫原性は弱く，抗 s が検出されることはきわめて稀である．

2 グリコフォリン A とグリコフォリン B 表 III-41，図 III-37，図 III-38

MN 抗原は赤血球膜の主要な糖蛋白であるグリコフォリン A（glycophorin A: GPA），Ss 抗原はグリコフォリン B（glycophorin B: GPB）に存在する．GPA と GPB は 1 回膜貫通型蛋白で C 末端が膜内に，N 末端領域が血球膜外側に突き出ている 図 III-37．

表Ⅲ-38　MNS 血液型抗原

抗原			発見年	頻度（%）*			
ISBT	慣用名			日本人	白人	黒人	注釈
MNS1	M		1927	77.7	79.6	74	
MNS2	N		1927	71.7	70.2	75	
MNS3	S		1947	11.2	51.7	30.4	
MNS4	s		1951	99.5	90.1	92.6	
MNS5	U		1953		○	98.5	
MNS6	He	Henshaw	1951		0.8	3.0	
MNS7	Mi^{a}	Miltenberger	1951	0.08	△		
MNS8	M^{c}		1953		△		
MNS9	Vw	Verweyst	1954	0.02	0.057		ENEH の対立抗原
MNS10	Mur	Murrell	1961	0.063	0.012		
MNS11	M^{g}		1958		△		
MNS12	Vr	Verdegaal	1958		0.25		
MNS13	M^{e}		1961				M と He の共通構造
MNS14	Mt^{a}	Martin	1962		0.235	0.1	
MNS15	St^{a}	Stones	1962	4.16	0.12		
MNS16	Ri^{a}	Ridley	1962		0.001		
MNS17	Cl^{a}	Caldwell	1963		△		
MNS18	Ny^{a}	Nyberg	1964		△		
MNS19	Hut	Hutchinson	1958	0.025	0.064		
MNS20	Hil	Hill	1963	0.113			
MNS21	M^{v}		1966		0.59		
MNS22	Far		1968		△		
MNS23	s^{D}	Dreyer	1981			0.1	
MNS24	Mit	Mitchell	1980		0.121		
MNS25	Dantu		1984		0.002	0.5	
MNS26	Hob	Hopper	1977		△		
MNS27	Nob	Noble	1982		0.061		EnKT の対立抗原
MNS28	En^{a}		1965		○		
MNS29	EnKT	En^{a}KT	1986		○		Nob の対立抗原
MNS30	'N'		1960		○		
MNS31	Or	Orriss	1987	0.012		0.613	
MNS32	DANE		1991		0.428		
MNS33	TSEN		1992		△		
MNS34	MINY		1992		△		
MNS35	MUT		1984	0.088	△		
MNS36	SAT		1991	0.1			
MNS37	ERIC		1993		△		
MNS38	Os^{a}		1983	＜0.01			
MNS39	ENEP		1995		○		HAG の対立抗原
MNS40	ENEH		1993		○		Vw の対立抗原
MNS41	HAG		1995		△		ENEP の対立抗原
MNS42	ENAV		1996		○		MARS の対立抗原
MNS43	MARS		1996		△		ENAV の対立抗原
MNS44	ENDA		2008		○		DANE の対立抗原
MNS45	ENEV		2010		○		
MNS46	MNTD		1986	0.02	△		
MNS47	SARA		1994		0.03		
MNS48	KIPP		1992	0.002	△		
MNS49	JENU		2016		○		MiIII ホモ接合と陰性

△: 低頻度抗原（＜1.0%）　○: 高頻度抗原（＞99%）　*: 白人および黒人の頻度は文献35）より

表Ⅲ-39 MN抗原およびSs抗原別の表現型頻度

表現型	頻度（%）		
	日本人	白人	黒人
M+N−	28.3	29.8	25
M+N+	49.4	48.9	49
M−N+	22.3	21.3	26
S+s−	0.5	9.9	5.9
S+s+	10.7	41.8	24.5
S−s+	88.8	48.3	68.1
S−s−	0	0	1.5

表Ⅲ-40 MNS血液型の表現型，遺伝型，頻度

表現型	遺伝子型	頻度（%）		
		日本人	白人	黒人
M+N−S+s−	*MS/MS*	0.3	5.7	2.1
M+N−S+s+	*MS/Ms*	3.9	14.0	7.0
M+N−S−s+	*Ms/Ms*	24.0	10.1	15.5
M+N−S−s−	*Mu/Mu*	0	0	0.4
M+N+S+s−	*MS/NS*	0.2	3.9	2.2
M+N+S+s+	*MS/Ns*（*Ms/NS*）	5.3	22.4	13.0
M+N+S−s+	*Ms/Ns*	43.9	22.6	33.4
M+N+S−s−	*Mu/Nu*	0	0	0.4
M−N+S+s−	*NS/NS*	<0.1	0.3	1.6
M−N+S+s+	*NS/Ns*	1.5	5.4	4.5
M−N+S−s+	*Ns/Ns*	20.8	15.6	19.2
M−N+S−s−	*Nu/Nu*	0	0	0.7

uはS−s−となる遺伝子すべてを示す

表Ⅲ-41 グリコフォリンA，Bの主な性状

性状	GPA	GPB
分子量	43,000	25,000
分子数/赤血球1個	1×10^6	$1.75\sim2.5\times10^5$
アミノ酸数	131(150)*	72(91)
細胞外領域	1〜72(20〜91)	1〜44(20〜63)
トリプシン切断部位	31(50)，39(58)	なし
膜貫通領域	73〜95（92-114）	45〜64(64〜83)
細胞内領域	96〜131（115〜150）	65〜72(84-91)
N結合型糖鎖	1［Asn26（Asn45)］	なし
O結合型糖鎖	16〜19	11〜14
血液型抗原（主なもの）	M, N, En^a, EnKT	'N'，S, s, U
欠損型	En(a−)Fin, M^k	U−, M^k

*: 括弧内の数字はリーダー配列のアミノ酸数（19アミノ酸）を含む

ペプチドのセリン（Ser）またはスレオニン（Thr）にシアル酸を2分子もつtetrasaccharideが結合したO結合型糖鎖をN末端領域に数多く付加していることから，シアロ糖蛋白（sialoglycoprotein）ともよばれている[36,37) 図Ⅲ-38．赤血球膜をSDS-PAGE（sodium dodecyl sulphate-polyacrylamide gel electrophoresis）で分離し，PAS（perodic acid-schiff）染色を行うと，分子量の異なる7本の赤く染色されたバンドが検出される．つまり，分子量の大きい順にGPAの2量体dimer（GPA2，分子量86,000），GPAとGPBのヘテロ2量体heterodimer（GPAB，分子量68,000），GPB dimer（GPB2，分子量50,000），GPA単量体monomer（GPA，分子量43,000），glycophorin C（GPC，分子量40,000），glycophorin D（GPD，分子量30,000），GPB monomer（GPB，分子量25,000）である．なお，GPC/GPDはGerbich血液型（Ⅲ-A-6参照）に関係する．また，GPA，GPBに対する特異抗体を用いたイムノブロットimmunoblot法（Western blot）は，GPA，GPBの検出やMNSバリアントの解析によく利用されている．

グリコフォリン遺伝子（*GYPA*，*GYPB*，*GYPA*と*GYPB*のハイブリッド遺伝子）の翻訳産物は，19のアミノ酸残基からなるリーダー配列をもち，赤血球膜に発現した後にリーダー配列は切断され取り除かれる 図Ⅲ-39．従来，成熟蛋白に対してアミノ酸の番号付けをしてきたが，現在はリーダー配列を含んだ翻訳産物を基にアミノ酸が番号付けされてい

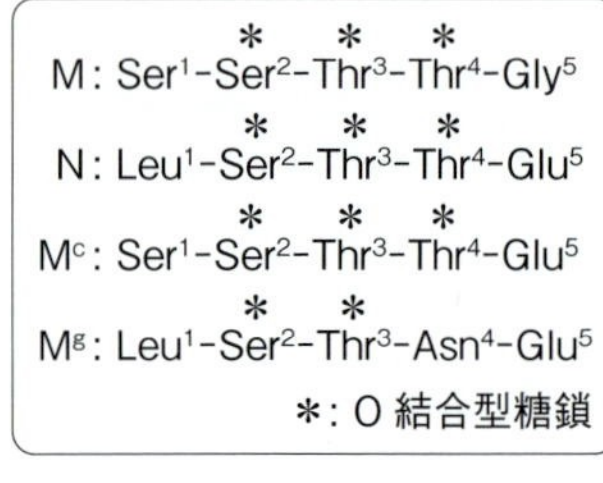

M: Ser^1-Ser^2-Thr^3-Thr^4-Gly^5
N: Leu^1-Ser^2-Thr^3-Thr^4-Glu^5
M^c: Ser^1-Ser^2-Thr^3-Thr^4-Glu^5
M^g: Leu^1-Ser^2-Thr^3-Asn^4-Glu^5
*: O 結合型糖鎖

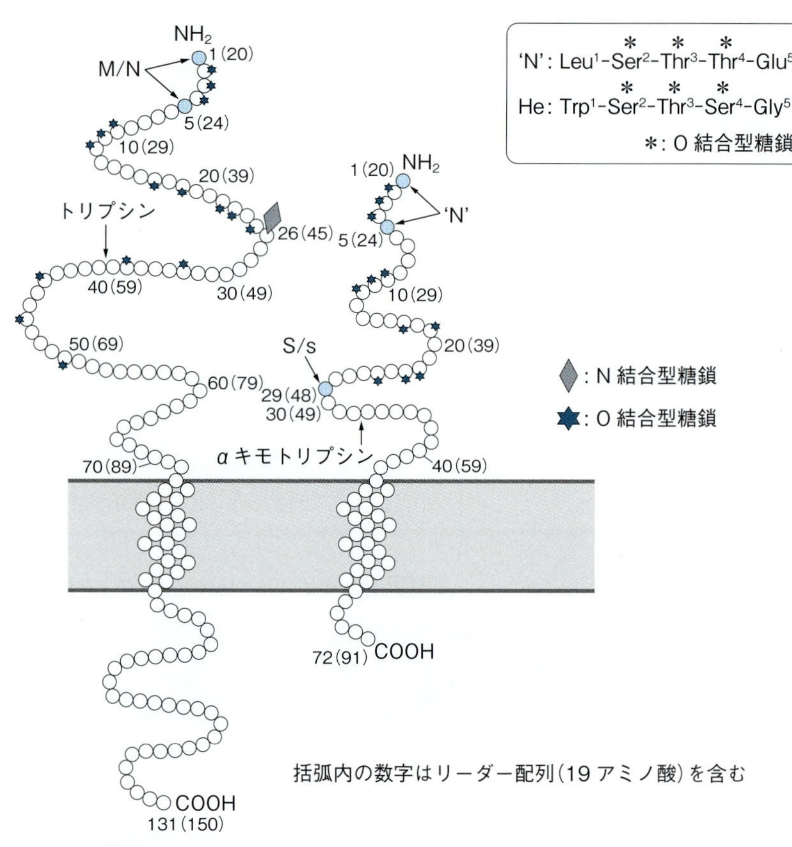

図III-37 GPA および GPB の模式図

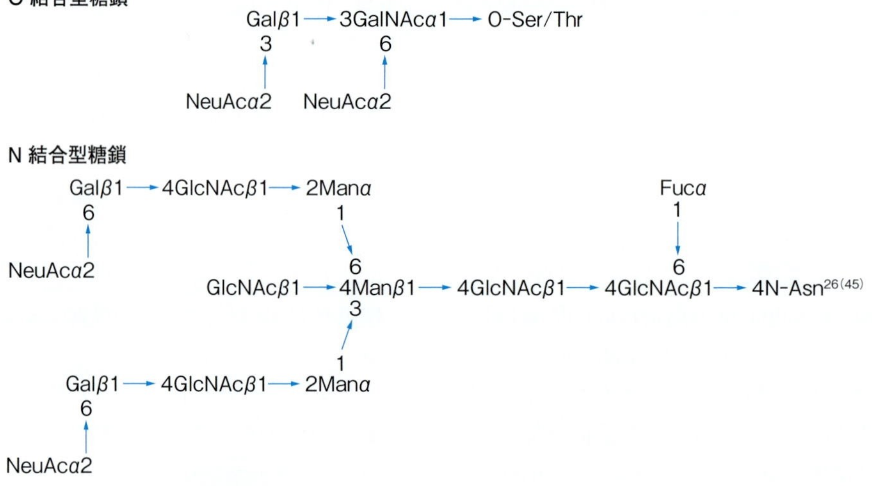

図III-38 グリコフォリン A, B に結合している糖鎖

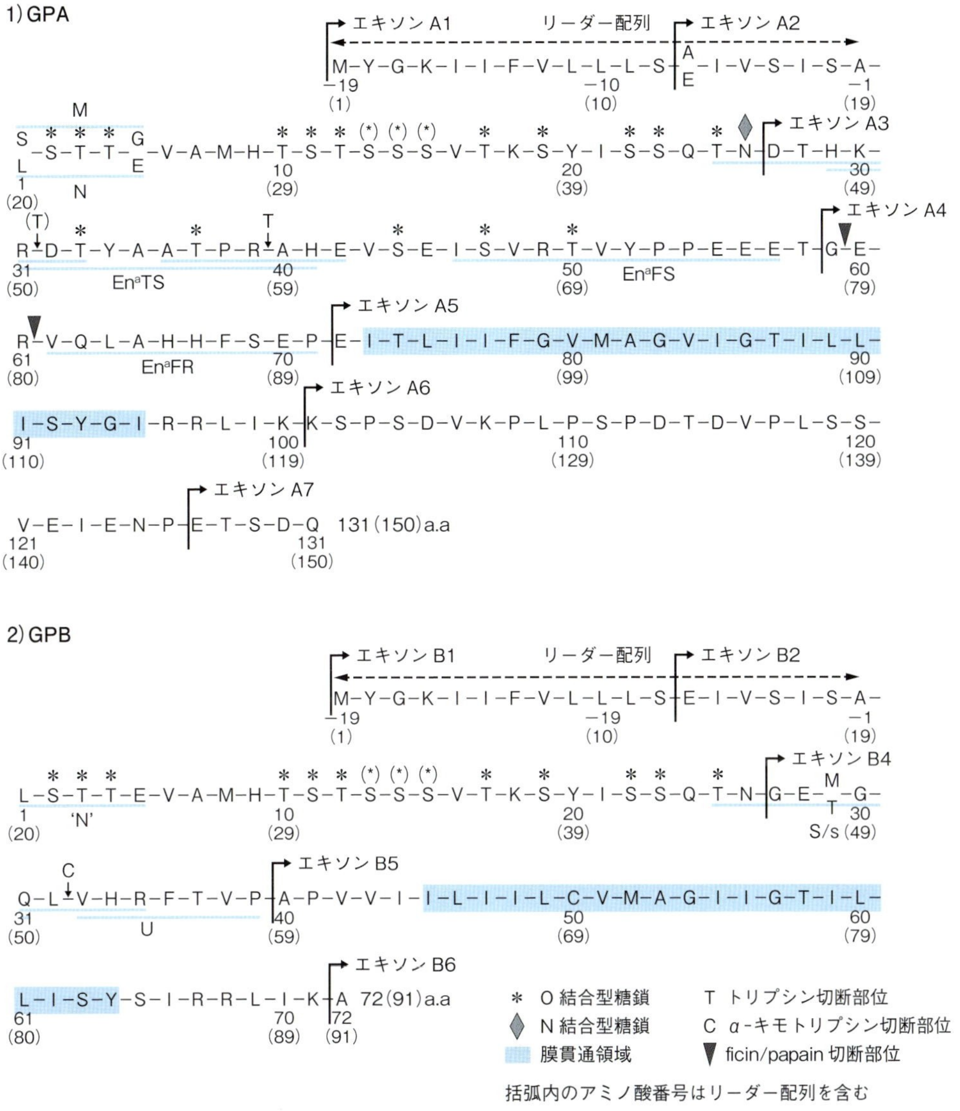

1) GPA

エキソン A1 　リーダー配列　エキソン A2

M-Y-G-K-I-I-F-V-L-L-L-S-A/E-I-V-S-I-S-A-
−19 (1) 　−10 (10) 　−1 (19)

エキソン A3

S/L(M/N)-S-T-T-G/E-V-A-M-H-T-S-T-S-S-S-V-T-K-S-Y-I-S-S-Q-T-N-D-T-H-K-
1 (20) 　10 (29) 　20 (39) 　30 (49)

エキソン A4

R-D-T-Y-A-A-T-P-R-A-H-E-V-S-E-I-S-V-R-T-V-Y-P-P-E-E-E-T-G-E-
31 (50) 　EnᵃTS 　40 (59) 　50 (69) 　EnᵃFS 　60 (79)

エキソン A5

R-V-Q-L-A-H-H-F-S-E-P-E-I-T-L-I-I-F-G-V-M-A-G-V-I-G-T-I-L-L-
61 (80) 　EnᵃFR 　70 (89) 　80 (99) 　90 (109)

エキソン A6

I-S-Y-G-I-R-R-L-I-K-K-S-P-S-D-V-K-P-L-P-S-P-D-T-D-V-P-L-S-S-
91 (110) 　100 (119) 　110 (129) 　120 (139)

エキソン A7

V-E-I-E-N-P-E-T-S-D-Q 　131 (150) a.a
121 (140) 　131 (150)

2) GPB

エキソン B1 　リーダー配列　エキソン B2

M-Y-G-K-I-I-F-V-L-L-L-S-E-I-V-S-I-S-A-
−19 (1) 　−19 (10) 　−1 (19)

エキソン B4

L-S-T-T-E-V-A-M-H-T-S-T-S-S-S-V-T-K-S-Y-I-S-S-Q-T-N-G-E-M/T-G-
1 (20) 　'N' 　10 (29) 　20 (39) 　30 S/s (49)

エキソン B5

Q-L-V-H-R-F-T-V-P-A-P-V-V-I-I-L-I-I-L-C-V-M-A-G-I-I-G-T-I-L-
31 (50) 　U 　40 (59) 　50 (69) 　60 (79)

エキソン B6

L-I-S-Y-S-I-R-R-L-I-K-A 　72 (91) a.a
61 (80) 　70 (89) 　72 (91)

＊ O 結合型糖鎖　T トリプシン切断部位
◆ N 結合型糖鎖　C α-キモトリプシン切断部位
膜貫通領域　▼ ficin/papain 切断部位

括弧内のアミノ酸番号はリーダー配列を含む

図III-39　GPA, GPB のアミノ酸配列

る．したがって，最近の論文や教科書などでは以前のアミノ酸番号に 19 を足した数が表記されている．ここでは，従来のアミノ酸番号を基本とし，リーダー配列を含むアミノ酸番号は括弧内に記載した．

a．GPA 表III-41

赤血球 1 個につき 1×10^6 分子存在する主要なシアロ糖蛋白で，赤血球膜の全シアル酸量の約 67%を占める[37]．シアル酸の陰性荷電により，赤血球同士が近づき過ぎないよう赤血球間の距離が一定以上に保たれていると推定される．またグリコカリックス glycocalyx として機械的障害に対するクッションや微生物の攻撃から赤血球を守る役割をはたしている．GPA は前赤芽球の段階から発現しており，赤血球系列に限定されているため，赤血球系列のマーカーとしても知られている．O 結合型糖鎖は赤血球分化の後期段階で付加されることから，MN 抗原は前期段階で検出できないかもしれない[38,39]．

赤血球に発現している GPA は 131 残基のアミノ酸からなり，アミノ酸配列は Tomita らによって決定された[40,41]．なお，赤血球膜蛋白として最初にアミノ酸配列が決められた蛋白でもある．GPAは以下にあげる3つの領域から構成されている 図III-37，図III-39．1）N末端から72残基のアミノ酸は膜の外側にあり，16～19カ所にO結合型糖鎖，1カ所［Asn26(45)］にN結合型糖鎖（11～13の糖からなり，分子量約3,000）が結合し 図III-38，39(58)番目のアミノ酸にtrypsinの切断部位がある，2）73(92)番目から95(114)番目までの23残基のアミノ酸は疎水性に富み，膜貫通領域でαヘリックス構造をとっている，3）96(115)から131(150)番目までの36残基のアミノ酸は膜の内側にある[42]．血球膜貫通領域内には$Gly^{79(98)}$XXX $Gly^{83(102)}$モチーフが存在することから，膜内でGPA分子同士が会合して2量体を形成していると考えられている[43]．

GPAの1(20)番目と5(24)番目のアミノ酸の違いにより，MおよびNの特異性が決まる[44]．すなわち，M+（GPA^M）では1(20)番目がSer，5(24)番目がGly，N+（GPA^N）では1(20)番目がLeu，5(24)番目がGluに置換している 図III-37．GPA^M，GPA^Nの2,3,4（21,22,23）番目のSer/ThrにはO結合型糖鎖が付加されているが，GPA^Mの1(20)番目のSerにO結合型糖鎖は付加されていない．シアリダーゼ処理をしたM+またはN+血球は大半の抗M，抗Nと反応しなくなることから，ペプチドのアミノ酸と陰性に荷電したシアル酸との相互作用によりMおよびNの抗原構造が維持されていると考えられている[45]．しかし，シアリダーゼ処理で影響を受けない抗M，抗Nもあることから，M/N決定基に関するアミノ酸変異と糖鎖の関係については今もって不明な点が多い．

GPAの1(20)から5(24)番目までのアミノ酸変異によるMNバリアントには 図III-37 に示したように，M^c（MNS8），M^g（MNS11）が知られている．1953年にDunsfordらが発見したM/Nの対立形質であるM^cは，MとNの中間型のアミノ酸配列をもち，ほとんどの抗Mと反応し，抗Nの中にも反応するものがある[46,47]．また，マウス由来モノクローナル抗MにはM^c血球と陰性になるものもある[48,49]．日本人にもM^c型が報告されているが頻度は低い[50]．なお，特異抗体によって特定される他のMNSバリアント抗原と異なり，M^cを特定する抗M^cは存在しない．M^gは1958年に患者Mr. Gilfeatherの血球が献血者血清と陽性になったことで発見されたきわめて稀な抗原で抗Mおよび抗Nと反応しない[51]．この抗原をもつ親がM+N−（*GYP*M/GYP*M^g*）のとき，子供はM−N+（*GYP*N/GYP*M^g*）の検査結果となる場合があり，親子鑑定で問題となる．日本人にはM^g+型は見つかっていないが，抗M^gは自然抗体として検出されることがある．なお，M^gのホモ接合血球はM−N−と判定される[52]．

■ b．GPA欠損型

GPAの欠損型はEn(a−)とよばれているが，世界的にも稀で10例に満たない発端者が発見されているにすぎない[35,53-55]．日本人では，2例が献血者血球を対象にモノクローナル抗GPAを用いたスクリーニングで発見され[56-59]，他の1例は重篤な遅延型溶血性輸血反応を起こした女性の患者血清に同種抗体の抗En^aが検出されたことにより発見されている[53]．En(a−)のヒトは自然抗体としての抗En^aをもつことはなく，免疫刺激を受けてはじめて抗体を産生する．抗En^aは包括的な名称であり，酵素処理血球による反応パターンでEn^aTS（trypsin-sensitive），En^aFS（ficin-sensitive），En^aFR（ficin-resistant）の3種類に大きく分けている[60] 図III-39．すなわち，trypsin処理血球ともficin（またはpapain）処理血球とも反応しない抗En^aTS，trypsin処理血球とは反応するがficin（またはpapain）処理血球と反応しない抗En^aFS，trypsin処理血球ともficin（またはpapain）処理血球とも反応する抗En^aFRである．En(a−)型の遺伝的背景には2種類あり，1つは*GYPA*遺伝子を欠損した（*GYPA*Nu11*）によるEn(a−)Fin，もう1つは後述する*GYP**(A^M-*B*)ハイブリッド型と考えられるEn(a−)UKである．En^a（MNS28）の名称は，最初の発見者であるDarnboroughら（1969年）によって血球膜（cell envelope）が異常をきたしていることに由来して付けられた[61]．En(a−)血球では，膜のシアル酸量が正常血球の40%に減少していることから，ちょうど酵素処理した血球に似た血清学的な特徴をもち，以下の性状を示す[53-59,61-65]．1）食塩液法でIgG抗Dと強く凝集する，2）ポリブレン polybrene や硫酸プロタミンで凝集しない，3）*Glycine soja* や *Sophora japonica* レクチンで強く凝集する．なお，En(a−)は Wr(a−b−)型でもあることから，GPA はバンド 3 蛋白が担う Diego 血液型の高頻度抗原 Wr^bの発現に関わっている．GPA の 60(79)番目以降の膜近傍領域はバンド 3 蛋白との相互作用により Wr^b抗原の発現に影響を与える．とくに GPA の 68〜70（87〜89）番目のアミノ酸残基はバンド 3 の陰イオン輸送機能にとって重要である[66]．En(a−)血球では，ゴルジ体での滞留時間が長くなるため，バンド 3 の N 結合型糖鎖に付加する糖は増加するが，バンド 3 の発現量に変化はない[65,66]．

c．GPB 表 III-41

GPB は，GPA と構造上よく似たシアロ糖蛋白で，赤血球膜に発現している GPB は 72 残基のアミノ酸より構成され，分子数は赤血球 1 個あたり 1.7〜2.5×10^5と推定されている[38]．GPA と同様に膜外側，膜貫通，膜内側の 3 つの領域からなる 図 III-37，図 III-39．すなわち，1）N 末端から 44 残基のアミノ酸は膜の外側にあり，11〜14 カ所に O 結合型糖鎖が結合しているが N 結合型糖鎖は存在しない[67]，2）45(64)番目から 64(83)番目までの 20 残基のアミノ酸は疎水性に富み，膜貫通領域で α ヘリックス構造をとる，3）65(84)から 72(91)番目までの 8 残基のアミノ酸は膜の内側にある．N 結合型糖鎖には Asn-X-Thr（X はプロリン以外のアミノ酸）モチーフが必要とされており，GPB では $Asn^{26(45)}$-Gly-Glu の配列であることから N 結合型糖鎖は付加できない．ちなみに GPA では $Asn^{26(45)}$-Asp-Thr で N 結合型糖鎖が付加している．N 末端から 32（51）と 33（52）番目のアミノ酸間に α-chymotrypsin の切断部位はあるが，trypsin の切断部位は存在しない[68]．

GPB の N 末端からの 26 残基のアミノ酸配列は，GPA^Nの 1〜26（20〜45）番目のアミノ酸配列と全く同じであるが，GPA の N と区別するために‘N’（N quotes）（MNS30）と表記されている 図 III-39．したがって，M＋N−血球には‘N’抗原が存在することになり，M＋N−型のヒト（稀な GPB 欠損による M＋N−U−型を除く）が産生した抗 N は自己抗体と考えることもできる．このことは，抗 M にくらべて抗 N が検出されることの少ない理由の 1 つである．したがって，M＋N−血球で吸着操作を繰り返すとほとんどの抗 N は吸着されてしまう．GPB は膜の外側に突き出ているアミノ酸数が GPA に比べて 28 残基ほど短く，また分子数も GPA の 1/4 程度でもあることから，通常の抗 N では M＋N−血球の凝集は起こりにくいと考えられている．

S＋の GPB では Met29(48)，s＋では Thr29(48)のアミノ酸置換がある．S−s＋血球にくらべて S＋s−血球は約 1.5 倍量の GPB が発現している[67]．S/s 抗原のエピトープには 29(48)番目のアミノ酸に加えて 34(53)，35(54)番目のアミノ酸残基と 25(44)番目のアミノ酸に結合している O 結合型糖鎖も必要とされている 図 III-39．なお，低濃度の次亜塩素酸ナトリウムによって S 抗原が失活することが報告されている[69,70]．S 抗原も s 抗原も ficin/papain 処理で失活するが，s 抗原に比べて S 抗原はやや ficin/papain 処理に対して抵抗性をもつ[35]．

GPB の 1(20)から 5(24)番目までのアミノ酸変異による MN バリアントには 図 III-37 に示したように，He（MNS6）が知られている．抗 He はまず Ikin ら（1951 年）により，抗 M 血清（ヒト血球免疫ウサギ血清）に混在していた低頻度抗原に対する抗体として発見された[71]．その後，He の名称の由来となる Mr. Henshaw（He＋）の血球をウサギに免疫することで，同じ特異性を示す抗体が作られた[72]．He＋は黒人に特有な低頻度抗原である 表 III-38．He＋の GPB には‘N’抗原が発現していないことから，稀な M＋N−He＋のホモ接合型や GPB 欠損型（U−）とのヘテロ接合型では，強い抗 N を産生する場合がある[73]．なお，He＋の 92％は S＋でもある[74]．

Wiener ら（1961 年）は，M−N＋He＋血球を凝集するウサギ免疫抗 M について報告した[75]．この抗 M は，抗 M と抗 He に分離できなかったことから，M と He 抗原に共通する構造を認識していると考え，抗 M^eと命名された．ヒト由来抗 M の 9/14，マウス由来モノクローナル抗 M の 5/9 が抗 M^eの特異性を示す[76,77]．末端の Ser1(20)を強く認識する抗 M（抗 M^{Ser}と表記することもある）は M−He＋血球と反応しない．一方，Gly5(24)を強く認識する抗 M

(抗 M^{Gly}と表記することもある）は，M－He＋血球と反応する 図III-37．なお，前述したM^c血球は，He＋血球とは反対に抗 M^{Ser}と反応するが抗 M^{Gly}とは反応しない．

■ d．GPB 欠損型

GPB 欠損型としてはS－s－U－が知られている．U 抗原は Wiener ら（1953 年）によって発見された高頻度抗原で，白人血球すべてに共通してみられること（universal distribution）から，universal の頭文字に由来して U と命名された[78]．当初，U はS/sの対立形質と考えられていたが，現在では否定されている．GPB の 33～39(52～58)番目(Val-His-Arg-Phe-Thr-Val-Pro)のアミノ酸残基が U 抗原の発現に必須とされている[79] 図III-39．U－血球のほとんどはS－s－であるのに対して，S－s－血球のおよそ50%は U＋である．S－s－U＋の U 抗原の強さは吸着・解離試験で証明されるものも含めて一様でなく，S－s－U＋^{var}と記載されることが多い．S－s－U＋^{var}はSもsも発現しないバリアント GPB 分子によって生じる．S－s－U－，S－s－U＋^{var}はもっぱら黒人に見つかっており 表III-39，表III-40，S－s－U－のヒトが産生する抗 U は免疫抗体で溶血性輸血反応の原因抗体となる．なお，抗 U の血清学的特性は一様ではなく，これについては文献 35,80)を参照して頂きたい．

■ e．GPA/GPB 欠損型（M^k型）

M－N－S－s－U－En(a－)Wr(a－b－)の表現型をもつ日本人の兄弟（2 名）が Tokunaga らにより発見されている[81]．発端者に輸血歴はなかったが，食塩液法で強く凝集する未知の高頻度抗原に対する抗体を保有していたことが発見のきっかけとなった．この抗体は En(a－)や U－血球とも反応した．また，pronase および sialidase 処理血球と反応せず，精製シアロ糖蛋白で中和されたことなどから，GPA，GPB に共通して存在する Pr(protease-labile)抗原（シアル酸を含む O 結合型糖鎖）に対する特異性をもつと推定されている 図III-37，図III-38．

発端者の血球には GPA も GPB も検出されず，血球膜のシアル酸は正常血球の約 30%まで減少していた．ところが，バンド 3 蛋白への糖鎖の付加が増加しており，バンド 3 蛋白は分子量で約 3,000 大きくなっている．発端者は MNS 血液型の null 型であるM^k遺伝子のホモ接合 M^k/M^k(*GYP*01N/GYP*01N*)で，後述する *GYPA* 遺伝子と *GYPB* 遺伝子の両者が欠失している[82]．こうしたM^kのホモ接合型は，前述した日本人兄弟（2 名），日本人姉妹（2 名）[83]，日本人女性[84]，アメリカ黒人の子供[85]，トルコ人家系の姉弟（2 名）[86]，ヨルダン人姉妹（3 名）[87]が見つかっているだけで，世界的にみてもきわめて稀である．なお，日本人姉妹，トルコ人の女性，ヨルダン人姉妹の 1 人は妊娠歴があり，血清には抗 En^a（抗 Pr ？）が検出されている[83,86,87]．日本人女性は妊娠歴・輸血歴はないが自然抗体と考えられる抗 GPB を保有していた[84]．トルコ人女性，妊娠歴のあるヨルダン人女性には新生児溶血性疾患が認められている[86,87]．

抗 Pr は自己抗体として稀に検出され，自己免疫性溶血性貧血の原因抗体となる[88]．抗 Pr (または抗 GPA）が GPA に結合することで赤血球の変形能が低下し，バンド 3 の流動性も減少する[89]．これに伴い，主に赤血球膜内側に存在するリン脂質層（リープレット）のフォスファチジルエタノールアミンが膜表面で増加し，Ca^{2+}が赤血球内に流入することが観察されている．Brain らは，この機序により赤血球が溶血するという仮説を提唱している[90]．

3 グリコフォリン A 遺伝子(*GYPA*)，グリコフォリン B 遺伝子(*GYPB*)

GYPA cDNA，*GYPB* cDNA は Siebert らによって *K562c*DNA ライブラリーから分離された[91,92]．引き続いて，完全長の *GYPA* cDNA，*GYPB* cDNA がヒト網状赤血球 cDNA ライブラリーやヒト胎児肝 cDNA ライブラリーから分離されている[93,94]．その後，*GYPA*，*GYPB* に関連した *GPE* 遺伝子(*GYPE*）が発見された[82,95,96]．ゲノムでの遺伝子構造は Kudo らにより解析され，3 つの遺伝子 *GYPA*，*GYPB*，*GYPE* からなるグリコフォリン遺伝子は，第 4 染色体の長腕（4q31.21）にあり 330 kb の長さにわたって 5'-*GYPA*-*GYPB*-*GYPE*-3' の順に，ほ

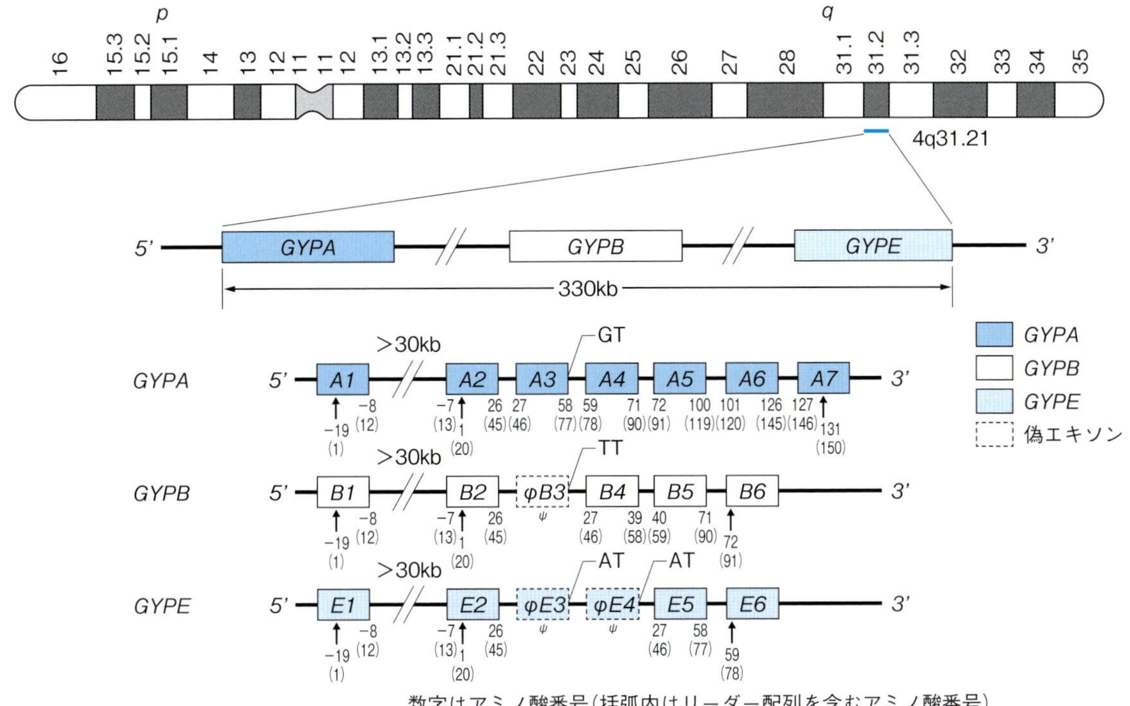

図III-40 *GYP* 遺伝子（*GYPA, GYPB, GYPE*）の構造

ぼ等間隔に配置されていることを明らかにした[96,97] 図III-40.

GPA をコードしている *GYPA* は，7つのエキソンから構成されている 図III-40．エキソン A1 とエキソン A2 にはリーダー配列［コドン −19 から −1（1 から 19)］があり，エキソン A2 からエキソン A4 までが細胞外領域，エキソン A5 が膜貫通領域，エキソン A6 とエキソン A7 が細胞内領域をコードしている 図III-39，図III-40．リーダー配列は膜に発現した後，酵素により切断され取り除かれる．なお，エキソン A1 とエキソン A2 の間には 30 kb 以上の長いイントロンがある．

図III-40 に示したように GPB をコードする *GYPB* は，6つのエキソンよりなり，エキソン B1，B2 は *GYPA* の A1，A2 とほぼ一致した配列をもつ．*GYPA* のエキソン A3 に相当する偽エキソン B3（ΨB3）は，イントロン 3 の 5' スプライス部位（スプライス供与部位）の GT（mRNA では GU）が TT（UU）に変異しているため，エキソン B3（ΨB3）は切り出されてしまい翻訳されない．したがって，GPA の 27(46) から 58(77) 番目のアミノ酸残基に相当する部分が GPB では欠損していることになる．エキソン B2 に続いてエキソン B4 が翻訳され，細胞外領域を形成している．エキソン B5 は，エキソン A5 と同様に膜貫通領域をコードしている 図III-39．エキソン B6 は C 末端アミノ酸をコードし，残りの部分は翻訳されない．

GYPE は *GYPB* と類似した遺伝子構造をもっているが，偽エキソンが2つある 図III-40．*GYPE* の翻訳産物である GPE は，アミノ酸数が 59(78) 個で分子量は 17,000，N 結合糖鎖はないが O 結合型糖鎖はおよそ 11 カ所に結合し，N 末端は M の特異性（トリプシン抵抗性）をもつと予測されている[96,98]．しかしながら，GPE が赤血球膜に発現しているという確かな証拠は今のところ得られていない．グリコフォリン遺伝子の詳細は文献 37,99) を参照されたい．

4 MNS バリアント

MNS 血液型には数多くの低頻度抗原が存在し，これらの一部については前述した．こうした低頻度抗原に対する抗体は免疫抗体であることもあるが，多くは自然抗体として存在する．自然抗体の場合でも抗体の免疫グロブリングラスはIgM であることもあれば，時にIgG タイプで抗体価の高いものも認められる．こうした抗体保有者への輸血については，容易に交差試験適合の血液が得られるため，ほとんど問題となることはない．しかし，頻度は低いものの新生児溶血性疾患の原因抗体となり得る．

MNSバリアントは，GPA とGPB からなるハイブリッド分子をもつことが多い[37]．これは，*GYPA* と *GYPB* の相同性が高く，また密に連鎖しているため，遺伝子間での不等交差や遺伝子変換によるハイブリッド遺伝子を生じやすいことによる．*GYPA* と *GYPB* が誤って対合し交差が起こる(不等交差)と，2 種類の新たなハプロタイプを生じる 図III-41．1 つは，*GYPA* の5' 側配列と *GYPB* の3' 側配列からなるハイブリッド遺伝子 *GYP*(*A*-*B*)で，同じ染色体上で正常な *GPYA* および *GYPB* をもたない．なお，異なる位置で交差を起こした *GYP*(*A*-*B*)バリアントも発見されている 図III-41．もう 1 つは，*GYPB* の5' 側配列と *GYPA* の3' 側配列からなる *GYP*（*B*-*A*)で，正常な *GYPA* と *GYPB* が同じ染色体上でつながっている 図III-41．別の機序である遺伝子変換（gene conversion）では，*GYPA* と *GYPB* が誤って対合し受容部位の配列が供与部位の配列に一方的に置き換わる 図III-42．遺伝子変換が起こるとき，供与配列は変化しないままであるが，受容配列は供与配列からコピーされた配列に変化する．こうした遺伝子変換により生じるハプロタイプとしては，受容鎖 *GYPA* と供与鎖 *GYPB* による *GYP*(*A*-*B*-*A*)＋*GYPB*，受容鎖 *GYPB* と供与鎖 *GYPA* による *GYPA*＋*GYP*(*B*-*A*-*B*)が知られている．また，ミスセンス変異によるアミノ酸置換によるものや，GPA/GPB 結合糖鎖の違いによるものもある（後述)．

a．Miltenberger 抗原群 表III-42

1946 年に Graydon は低頻度抗原 Gr について報告したが，既知の血液型との関係は不明であった[100]．1951 年，Levine は Miltenberger 夫人の血清に新しい低頻度抗原に対する抗体を発見し Mi^{a}と命名したが，既知の血液型との関係については明らかにされなかった[101]．van der Hart（1954 年）は低頻度抗原 Vw（Verwyst）について報告し，この抗原が MNS 血液型と関連していることを示した[102]．後に，Vw は Gr と同じ抗原であることが確認された．Mohn ら（1958 年）は，Mi^{a}と Vw が密接な関係にあることを報告した[103]．つまり，Vw＋血球はすべて Mi(a＋)であるのに対して，Mi(a＋)血球には Vw－と Vw＋が存在した．なお，Mi(a－)で Vw＋の血球は発見されなかった．引き続いて，2 種類の低頻度抗原に対する抗 Mur と抗 Hil が発見されている[104]．1966 年に Cleghorn は，Vw，Mi^a，Mur，Hil，そして新たに発見した抗 Hut との反応性を加え，Miltenberger 亜群（Miltenberger subsystem）として 4 種類のクラス（Mi. I から Mi. Ⅳ）に分類した[105]．なお，Cleghorn の発見した抗 Hut は，Hut 抗原に特異的な抗体ではなく，Mur と Hut の両者に交差反応する抗 MUT であったと考えられている[106,107]．1970 年には，5 番目のクラスとして Mi.Ⅴが追加された[108]．この後，新たに発見された抗 Anek，抗 Raddon，抗 Lane との反応から，Miltenberger のクラスに Mi.Ⅵ，Mi.Ⅶ，Mi.Ⅷが追加されていくことになる[106,107,109-111]．なお，抗 Anek，抗 Raddon，抗 Lane は，抗 Hop と抗 Nob に名称が変更された．しかし，Hop と Nob の特異性については単純化しすぎている嫌いがあり，もっと複雑かもしれない[112]．1991 年に抗 DANE との反応から Mi.Ⅸ，翌年には Mi.Ⅹ，さらに抗 TSEN，抗 MINY との反応から Mi.Ⅺが追加されることになった[113-117]

近年の免疫化学および分子生物学的手法によって，Miltenberger 抗原群は異なる遺伝学的背景から生じた GPA と GPB からなるハイブリッド分子であることが明らかにされている(後述)．こうしたことから Tippet は，従来のクラス名による表記ではなく，glycophorin を意味する GP と発端者名の省略形を記号として用いる新たな表記法を提案した

JCOPY 498-01913

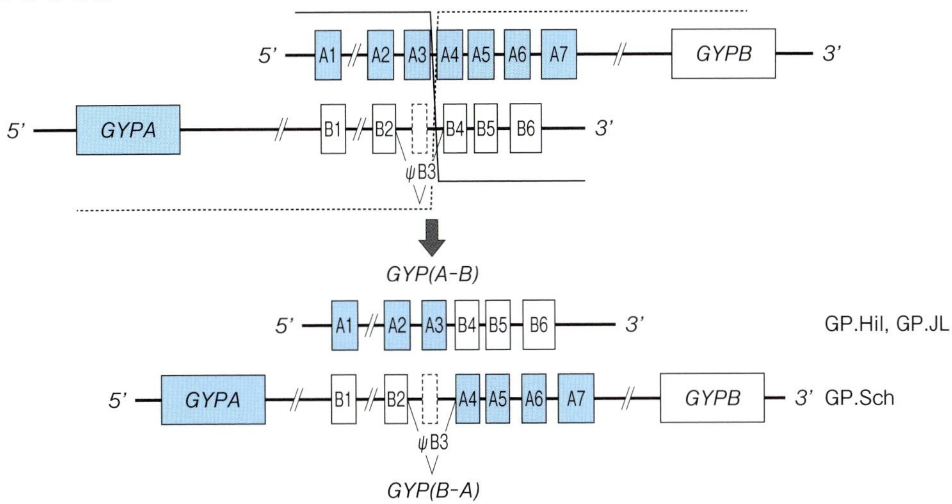

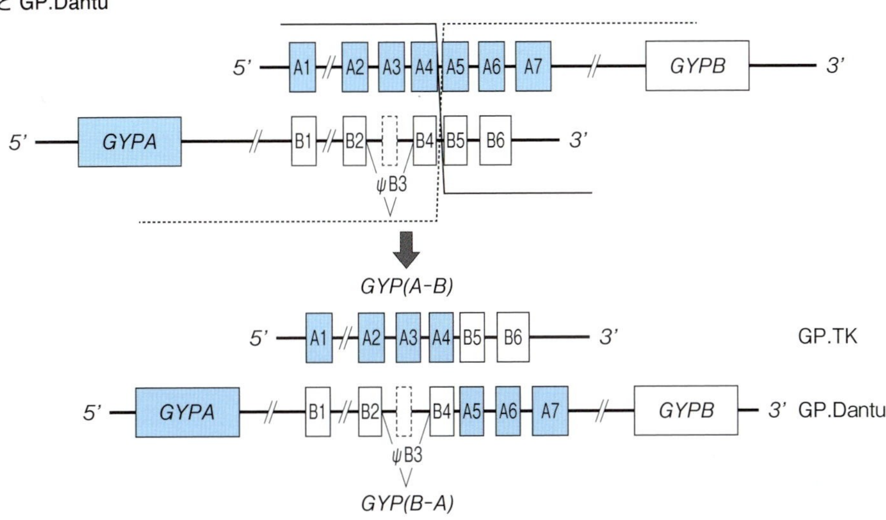

図III-41 不等交差による GP.Hil，GP. Sch および GP.TK，GP.Dantu の生成

表III-42[112]．Mi.V を例にあげると，Hil は発端者の省略形，表現型は GP.Hil，グリコフォリンハイブリッド分子は GP(A-B)Hil，遺伝子は *GYP*Hil*（*GYP*201.01*）とする．この表記法は，他の MNS バリアントにも適用できる利点をもっている．Miltenberger 抗原群は主に血清学的な見地によって MNS 血液型の中で別個に扱われてきた．しかし，MNS バリアントの分子レベルでの解析が進むにつれて，Miltenberger 抗原群のクラス分類はもはや適切とはいえなくなった．こうしたことから，新しいクラスをさらに追加することはせず，Miltenberger のクラス分類は廃止されることになった[35]．

Miltenberger 夫人の抗 Mi^{a}やその後に抗 Mi^{a}と同定されたものは，実際には Vw，Vw/Hut，Mur，MUT 抗原に対する抗体が混在したもの（たとえば，抗 Vw＋MUT，抗 Vw/Hut＋Mur など）と考えられていた．したがって，Mi^{a}抗原を特定する抗 Mi^{a}は存在せず，Mi^{a}抗原は推定上の抗原とされてきた．しかし，Mi^{a}抗原を認識するマウス由来モノクローナル抗体が作製され，Mi^{a}は血液型抗原として認知さ

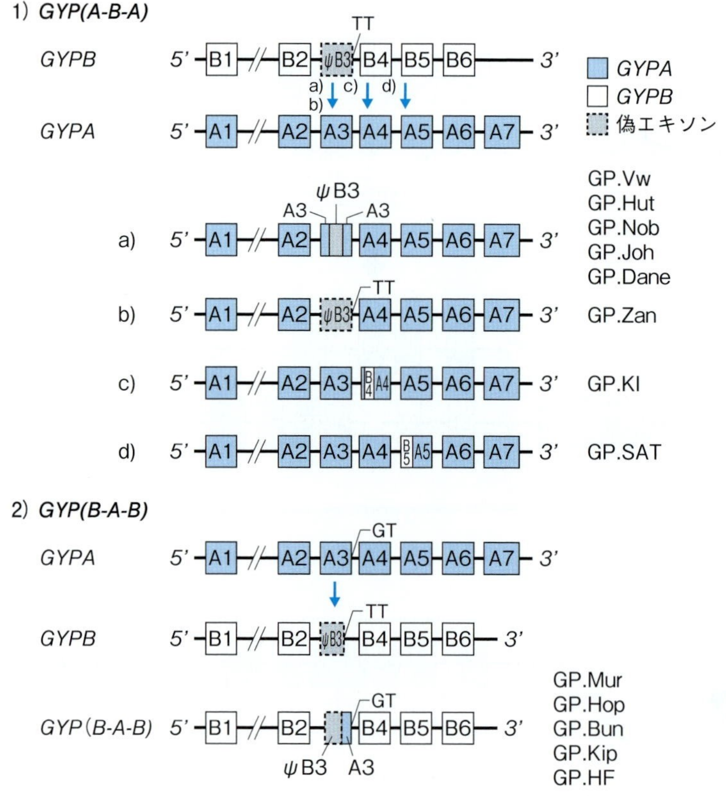

図Ⅲ-42 遺伝子変換による *GYP(A-B-A)*, *GYP(B-A-B)* の生成

表Ⅲ-42 Miltenberger 抗原群

表現型		抗体との反応											頻度 (%)[35,122,135]		
クラス	新たな名称	Mi^a	Vw	Mur	Hil	Hut	MUT	Hop	Nob	DANE	TSEN	MINY	日本人	白人	タイ人
Mi.Ⅰ	GP.Vw	+	+	−	−	−	−	−	−	−	−	−	0.002	0.06	0.04
Mi.Ⅱ	GP.Hut	+	−	−	−	+	+	−	−	−	−	−	0.027	0.06	0.04
Mi.Ⅲ	GP.Mur	+	−	+	+	−	+	−	−	−	−	+	0.021	0.012	9.3
Mi.Ⅳ	GP.Hop	+	−	+	−	−	+	+	−	−	+	+	0	<0.01	
Mi.Ⅴ	GP.Hil	−	−	−	+	−	−	−	−	−	−	+	0.05	<0.01	
Mi.Ⅵ	GP.Bun	+	−	+	+	−	+	+	−	−	−	+	0.001		0.7
Mi.Ⅶ	GP.Nob	−	−	−	−	−	−	−	+	−	−	−		0.06	
Mi.Ⅷ	GP.Joh	−	−	−	−	−	−	+	+	−	NT	−			
Mi.Ⅸ	GP.Dane	−	−	+	−	−	−	−	−	+	−	−			
Mi.Ⅹ	GP.HF	+	−	−	+	−	+	−	−	−	−	+	0.039		
Mi.Ⅺ	GP.JL	−	−	−	−	−	−	−	−	−	+	+			
	GP.Kip＊	+	−	+	+	−	+	−	−	−	−	+	0.002		
	GP.KI	−	−	−	+	−	−	−	−	−	−	−			

＊: 抗 Hop＋Nob (抗 Kipp) と陽性　NT: 未検査

表Ⅲ-43　主なハイブリッド遺伝子, グリコフォリン分子, 表現型と発現する低頻度抗原

遺伝子	グリコフォリン分子	表現型	抗原
GYP(A-B)*	GP(A-B)	GP. Hil	Hil, MINY
		GP. JL	TSEN, MINY
		GP. TK	SAT
GYP(B-A)*	GP(B-A)	GP. Sch	St^a
		GP. Dantu	Dantu
GYP(A-B-A)*	GP(A-B-A)	GP. M^g	M^g, DANE
		GP. KI	Hil
		GP. SAT	SAT
GYP(B-A-B)*	GP(B-A-B)	GP. Mur	Mi^a, Mur, MUT, Hil, MINY
		GP. Bun	Mi^a, Mur, MUT, Hop, Hil, MINY
		GP. Hop	Mi^a, Mur, MUT, Hop, TSEN, MINY
		GP. HF	Mi^a, MUT, Hil, MINY
		GP. Kip	Mi^a, Mur, MUT, Hil, MINY, Kipp
	GP(A-B)	GP. He	He
GYP(A-ψB-A)*	GP(A-B-A)	GP. Vw	Mi^a, Vw
		GP. Hut	Mi^a, Hut, MUT
		GP. Nob	Nob
		GP. Joh	Hop, Nob
		GP. Dane	Mur, DANE
	GP(A-A)	GP. Zan	St^a
GYP(B-A-ψB-A)*	GP(A-A)	GP. Cal	He, St^a
GYP(A-ψE-A)*	GP(A-A)	GP. Mar	St^a
*GYP*A 179G>A*	GPA	GP. EBH	ERIK
	GP(A-A)	GP. EBH	St^a

れるに至った[118,119]．Miltenberger関連抗体は主に自然抗体として存在するが，時にIgGタイプの強い抗体をもつヒトがおり，溶血性輸血反応や新生児溶血性疾患の原因抗体となる[120]．わが国ではMiltenberger関連抗原の頻度が低いため，輸血や妊娠で問題となることは稀である．抗Vwは健常者の0.36～1%，抗Hilは0.02%に検出されている[104,121,122]．また，Mi.Ⅵ血球を用いた抗グロブリン法による健常者のスクリーニングでは，0.09～0.15%にMiltenberger関連抗体（多くは抗MUT）が検出されている[122,123]．なお，抗Mi^a以外にもマウス由来モノクローナル抗Vw，抗MUT，抗Mur，ヒト由来モノクローナル抗Murが作製されている[118,124]．Miltenberger抗原群をはじめとしてハイブリッド遺伝子がコードするグリコフォリン分子には多くの低頻度抗原が陽性となる．これらについては表Ⅲ-43を参照されたい．

b．GP(A-B)バリアント

1）GP. Hil（Mi. Ⅴ），GP. JL（Mi. Ⅺ）

*GYPA*と*GYPB*のイントロン3内で交差が起こり，*GYPA*のエキソンA1-A2-A3と*GYPB*のエキソンB4-B5-B6のハイブリッド遺伝子*GYP*Hil*（*GYP*201.01*）または*GYP*JL*（*GYP*202.01*）を生じる[95,125-127]図Ⅲ-41．これらの遺伝子がコードする蛋白は，GPAの1～58（20～77）番目のアミノ酸配列とGPBの27～72（46～91）番目のアミノ酸配列が融合しており，エキソンA3とエキソンB4の接合部に新たなアミノ酸配列が生じる．B4がs由来である*GYP*Hil*がコードする蛋白は，GP. Hil（Mi.Ⅴ）とよばれ，Hil抗原が陽性となる．B4がS由来である*GYP*JL*がコードするGP. JL（Mi.Ⅺ）は，TSEN抗原が陽性となる表Ⅲ-42，図Ⅲ-41，図Ⅲ-43．なお，抗MINYは，Hil，TSENの両抗原に交差反応する．GP. Hil，GP. JLのN末端はM

またはN抗原をもつが，発現量が正常GPAより少ないため，抗Mや抗Nとの凝集反応は正常血球に比べ弱くなる[108,128-130]．また，エキソンA4がコードするアミノ酸配列を欠損しているため，*GYP*Hil* や *GYP(A-B)*JL* のホモ接合，あるいは *En* 遺伝子または M^k 遺伝子とのヘテロ接合では，高頻度抗原の En^aFR が陰性または弱陽性となり，さらにWr(a−b−）でもある[128,129]．日本人に *GYP*Hil* のホモ接合型（*Mi.V/Mi.V*）の発端者が少なくとも3例見つかっている[131-133]．また，輸血により強力な抗 En^aFR（+抗 Wr^b？）を産生し，適合血液の確保に苦慮した *GYP*Hil* のホモ接合型と考えられる症例も報告されている[134]．なお，日本人のGP.Hil（Mi.V）の頻度は，2,000〜3,000人に1人である[121,135,136]．

2）GP. TK（SAT+）

低頻度抗原のSAT抗原は1990年に友成らによって発見され，約10,000人に1人がSAT+である[137]．抗SATは約15,000人中1人に検出されている[137,138]．*GYPA* のエキソンA1-A2-A3-A4と *GYPB* のエキソンB5-B6からなるハイブリッド遺伝子 *GYP*TK*（*GYP*203.01*）がコードするGP(A-B).TKは，エキソンA4とB5の接合部位で新たなアミノ酸配列（Ser-Glu-Pro-Ala-Pro-Val）が生じ，SAT抗原が陽性となる[139,140] 図III-41，図III-43．GP(A-B).TKのアミノ酸数は104残基で，N末端はMまたはNを発現しているが，GP. Hilと同様に抗Mや抗Nとの凝集は少し弱くなる[140,141]．さらにエキソンB4に対応するアミノ酸配列が欠損しているため，S，s，U抗原を発現しない．稀な *GYP(A^N-B)*TK* のホモ接合が太田らにより発見されている[142]．血清には抗 Wr^b（または抗 En^aFR）をもち，血球は，M−N+^{w}S−s−U−En^aTS+En^aFS+En^aFR−Wr(a−b−)であった[141]．なお，SAT+にはGP(A-B-A)タイプのものも存在し，これについては後述する．

3）En(a−)UK

En(a−)を生じる遺伝子には，*GYPA* そのものが欠失した *GYPA*Null* 遺伝子の *En(Fin)*（*GYPA*01N*）と *GYP*（*A-B*）ハイブリッド遺伝子の *En*（*UK*）が知られている．最初に発見されたEn(a−)の発端者（MEP）は，*En(UK)* と M^k（*GYP*01N*）とのヘテロ接合型であった[143-145]．En(a−)UKの血球は En^a, Wr^b が陰性，そしてGPAのC末端領域も欠損し，GPBと同じ分子量の蛋白のみ認められる[145]．また，M抗原（トリプシン抵抗性），Sまたはs抗原をもち，'N' は陰性である[143-145]．En(a−)(UK)に関与する *GYP(A-B)* ハイブリッド遺伝子は，*GYPA*M* と *GYPB* のアミノ酸残基1から26番目までのコード領域間での不等交差，またはイントロン2内での不等交差により生じたと考えられている[146]．*En(UK)* がコードするGP(A-B)分子はGP. MEPともよばれ，M活性をもつこと以外はGPBとまったく同じ性状をもっている 図III-43．なお，日本人に発見されているEn(a−)型はいずれも *En(Fin)* タイプである．ただし，トリプシン抵抗性M抗原の検索から，正常 *GPYA* とのヘテロ接合として *En(UK)* が検出されている．

■ c．GP(B-A)バリアント

1）GP. Sch（St^a）

Cleghorn（1962年）が報告した低頻度抗原の St^a（Stones, MNS15）は，日本人を含むアジア系人種に比較的多く見つかっている[147,148]．日本人の頻度は3.7〜4.6%(平均4.16%)，中国系台湾人は1.0〜5.2%，白人は0.1%で，アフリカ系アメリカ人には検出されていない[148-155]．なお，日本人St(a+)の約34%がS+である[149,150]．抗 St^a は健常者の約15,000人中1人に検出されており，IgGである場合が多い[152]．St^a 抗原が存在するGP(B-A)分子はGP.Sch（かつては M^r）とよばれ，GPAの細胞内領域に対する抗体と反応するが，GPAの細胞外領域に対する抗体（En^aTS や En^aFS など）とは反応せず，trypsinや低濃度のficinに抵抗性を示す[156]．さらに，'N' は陽性でSまたはs抗原は存在しない[156,157]．GP. Schの 'N' コピー数はGPBのおよそ1.5倍量存在することから，強力な抗Nで検査するとN+と判定される場合もある．DNA解析から，GP(B-A)SchはN末端側がGPBの1〜26（20〜45)番目のアミノ酸配列，C末端側がGPAの59〜131(78〜150)番目のアミノ酸配列からなることが明らかにされている[158,159]

JCOPY 498-01913

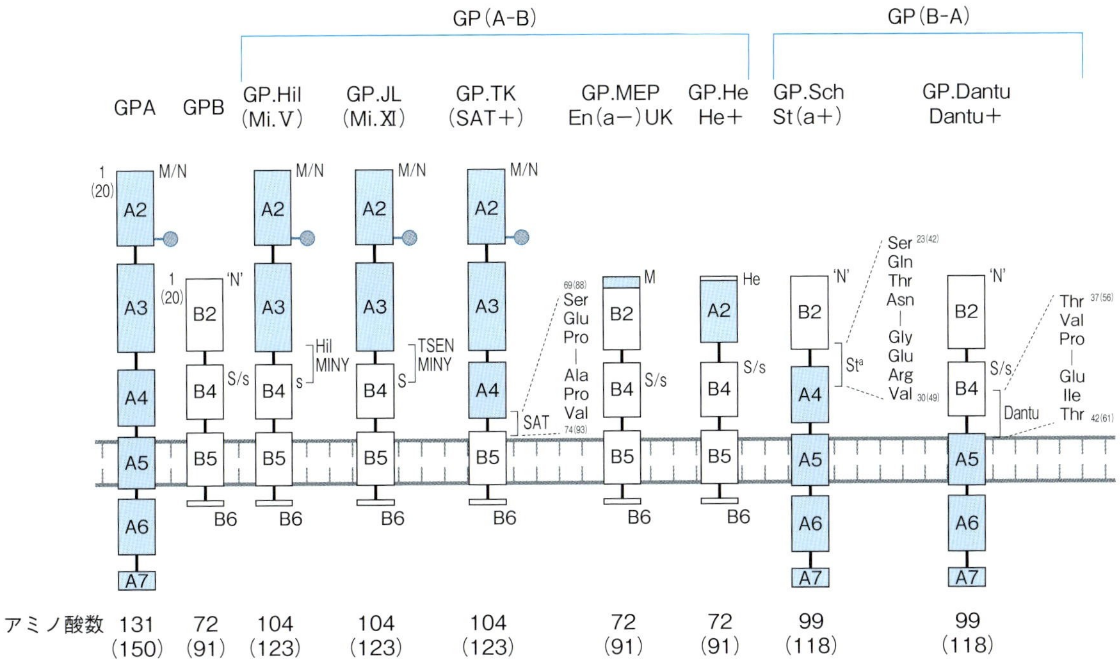

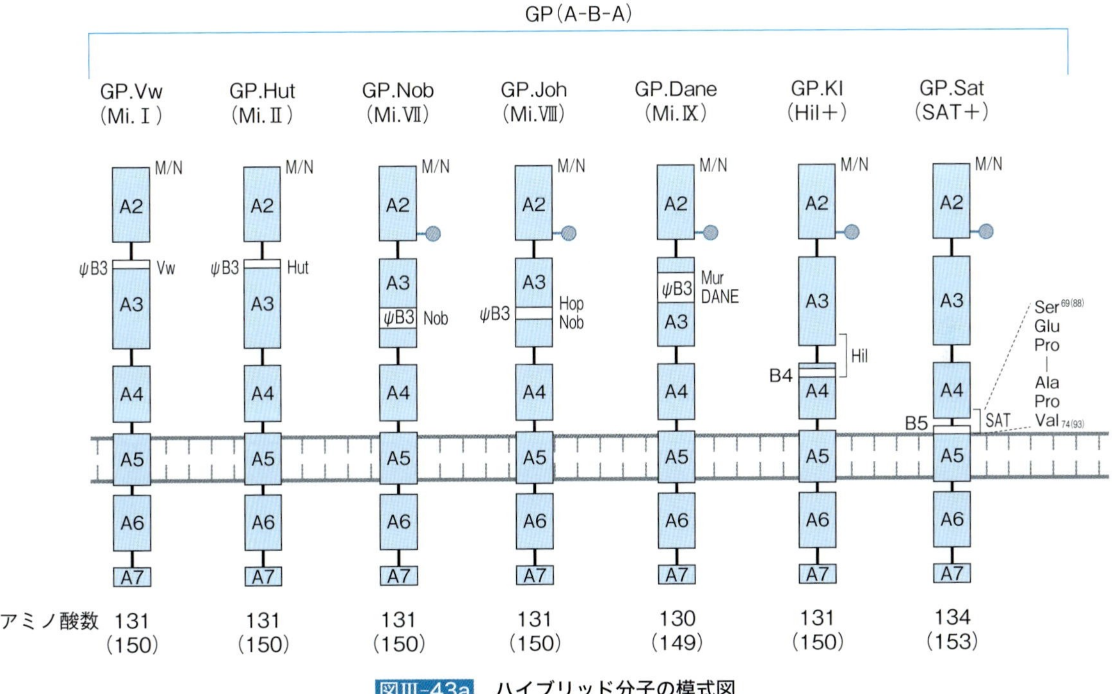

図Ⅲ-43a　ハイブリッド分子の模式図

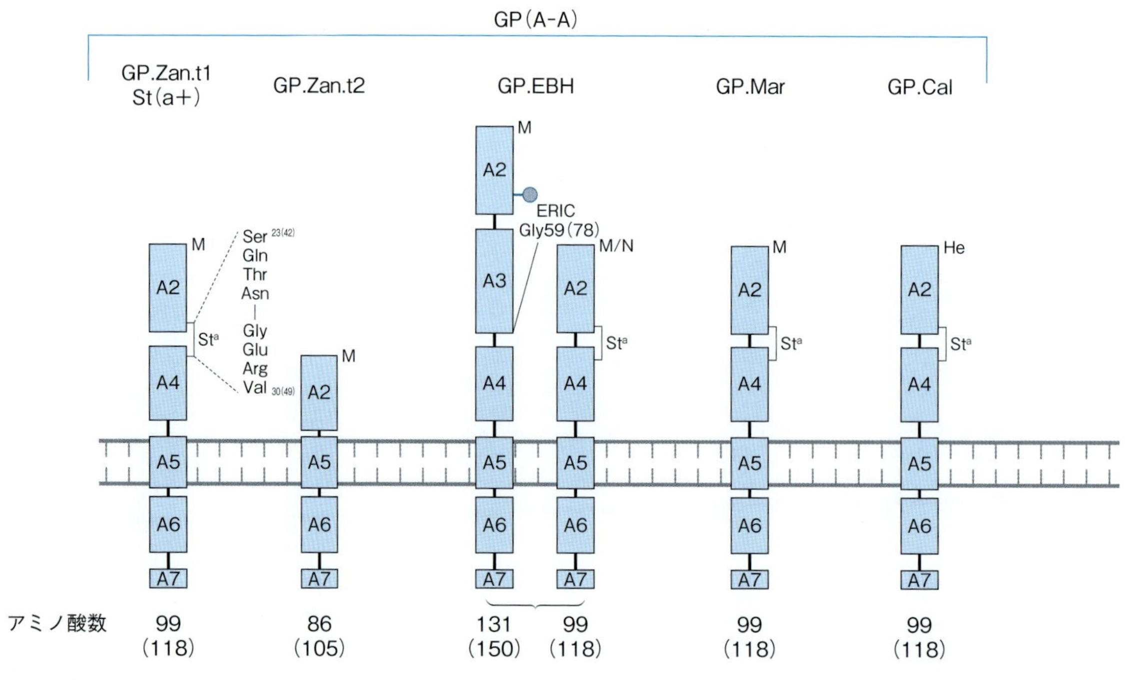

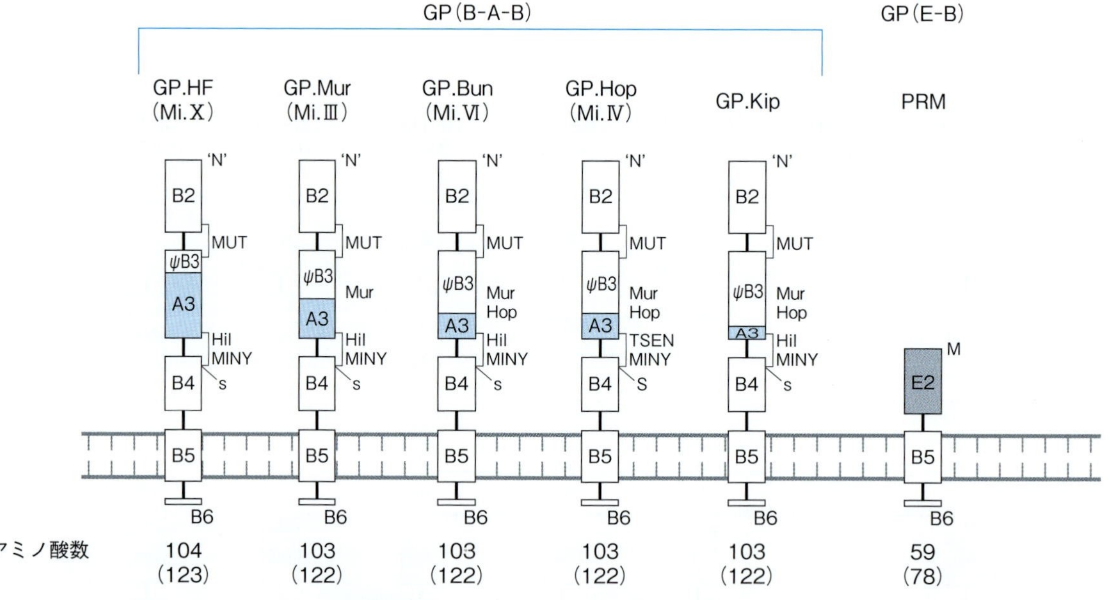

図III-43b ハイブリッド分子の模式図（続き）

図III-43. これは，*GYPA* と *GYPB* のイントロン3内で不等交差が起こり，*GYPB* のエキソン B1-B2 と *GYPA* のエキソン A4-A5-A6 が融合した結果である．そして，エキソン B2 とエキソン A4 の接合部に新たなアミノ酸配列（Ser-Gln-Thr-Asn-Gly-Glu-Arg-Val）を生じ，St^{a}抗原が発現する 図III-43．*GYP*Hil* とは相互的な関係にある 図III-41．*GYP*Sch* は同じ GP. Sch 分子をコードしているものの，*GYPA* のイントロン 3 内の異なった場所で交差を起こしていることが示されている[160]．*GYPA* のイントロン 3 と *GYPB* の相同領域には交差を起こしやすい AT に富んだホットスポットがあり，日本人では 7 カ所，アフリカ系アメリカ人では 2 カ所，ポーランド人家系で 1 カ所，それぞれ異なったタイプのものが報告されている[160-162]．なお，*GYP**Sch* のホモ接合が日本人に検出されている[150,158]．St(a＋)のほとんどは GP.Sch であるが，他にも GP.Zan，GP.EBH，GP.Mar，GP.Cal に関与するものもあり，これについては後述する．

2）GP. Dantu（Dantu＋）

Dantu 抗原（MNS25）は主に黒人に検出される低頻度抗原で，黒人の約 0.5％が Dantu＋である[163,164]．GP.Dantu は，N 末端側が GPB の 1～39(20～58) 番目のアミノ酸配列，C 末端側が GPA の 72～131(91～150) 番目のアミノ酸配列からなる GP(B-A) 分子である[165-167] 図 III-43．*GYPA* と *GYPB* の第 4 イントロン間での交差により *GYP**Dantu* が生成され，*GYP**TK* とは相互関係にある 図 III-41．Dantu ハプロタイプは正常の *GYPA*（多くは *GYPA**M*）と *GYP**Dantu* をもつが，*GYPB* は存在していない．これは，黒人に多い *GYPB* を欠失した遺伝子 *GYPB**Null*（*GYPB**01N*）を *GYP**Dantu* ハプロタイプがもつことによると考えられている．GP.Dantu はプロテアーゼ抵抗性の 'N'，弱い s 抗原をもち，そして U 抗原は発現していない[164]．GP.Dantu には Ph と NE の 2 種類が知られており，GP.Dantu 分子数は Ph(200,000) に比べ NE(315,000) のほうが多い[168]．Ph は *GYP**Dantu* を 1 コピー，NE は 2 コピーもっていることが示唆されている[165]．

■ d．GP(B-A-B) バリアント：

GP.Mur（Mi.Ⅲ），GP.Hop（Mi.Ⅳ），GP.Bun（Mi.Ⅵ），GP.HF（Mi.Ⅹ），GP.Kip

GP(B-A-B) は，図 III-42 に示したように *GYPB* の相同配列を受容部位として，*GYPA* の 5' 側末端がエキソン A3，3' 末端がイントロン 3 の配列に置き換わる．この結果，不活性な偽エキソン B3 のスプライス供与部位（TT）が活性のある *GYPA* のスプライス供与部位（GT）をもつことになり，5' 末端が偽エキソン B3，3' 末端がエキソン A3 からなるエキソン（B-A）は蛋白に翻訳される．したがって，GP(B-A-B) 分子は N 末端がエキソン B2，続いて偽エキソン B3 とエキソン A3 からなるエキソン (B-A)，そしてエキソン B4-B5-B6 から構成され，正常 GPB にくらべてアミノ酸数が多くなる[169-172] 図 III-43．

Mur 抗原は偽エキソン B3 に由来し，アミノ酸残基 34～41 (53～60) 番目に存在する．図 III-44-1 に示したように GP. Mur の 48 (67) 番目のアミノ酸残基はアルギニン (R)，GP.Bun ではスレオニン (T) で 1 カ所にアミノ酸の違いを認めるだけである．GP. Hop と GP.Bun では変換したエキソン（B-A）のアミノ酸配列は両者ともまったく同じであるが，B4 が S 由来［Met60(79)］か s 由来［Thr60(79)］かで異なる．S 由来の場合には TSEN＋Hil－，s 由来では TSEN－Hil＋となり，S 由来，s 由来ともに MINY＋となる 表 III-42．さらに，GP.Mur の s，GP.Hop の S には質的な変化がみられ，使用する抗 S，抗 s によっては反応しないものもある[170,173,174]．GP.HF は特徴として Mur－Hut－MUT＋の反応パターンを示し，GP.Mur とは 4 カ所にアミノ酸の違いを認める 図 III-44-1．なお，GP. HF は日本人にのみ検出されている[175]．GP.Kip の血清学的反応パターンは GP.Mur に酷似しているが，抗 Hop＋Nob と陽性となる[176] 表 III-42．GP(B-A-B).Kip は GPB (1-54)-GPA(55-57)-GPB^{s}(58-103)［GPB(20-73)-GPA(74-76)-B^{s}(77-122)］の構造をもち，他の GP (B-A-B) ハイブリッド分子が Tyr51(70) であるのに対して GP. Kip は Ser51(70) である 図 III-44-1[177,178]．抗 Hop＋Nob が反応する抗原は Ser51(70) が関与しており，Kipp(MNS48) とよばれている[178]．

GP(B-A-B) 分子の膜外側に突き出ているアミノ酸数は GPB に比べて多いため，GP(B-A-B) 分子の 'N' 抗原は抗 N と弱く凝集する場合があり，本来は M＋N－であるにもかかわらず M＋N＋^{w}と判定されることがある．また，s 抗原にやや増強傾向がみられる．*GYP(B-A-B)* ハプロタイプは正常 *GYPA* をもつが，*GYPB* はもたない．GP.Mur ではシアル酸量の増加がみられ，ホモ接合では正常血球にくらべて 21％増加している[179]．なお，タイ人の約 10％，

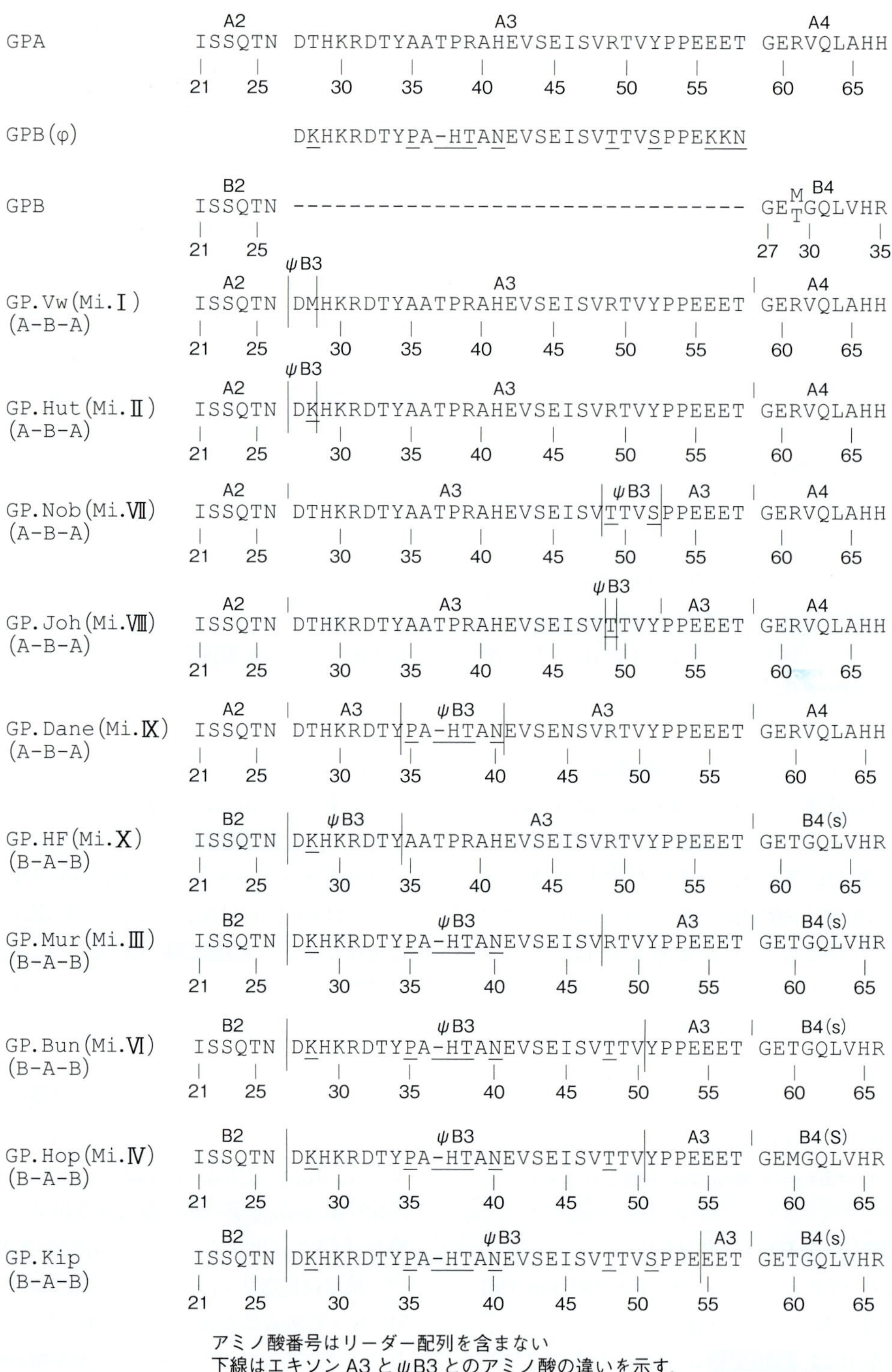

アミノ酸番号はリーダー配列を含まない
下線はエキソン A3 とψB3 とのアミノ酸の違いを示す.

図Ⅲ-44-1 GP（A-B-A），GP（B-A-B）ハイブリッド分子のアミノ酸配列と関連した低頻度抗原のエピトープ

抗原	推定されるエピトープ
Vw	QTNDMHKR 24　31
Hut	QTNDKHKRDTYAATP 24　38
Mi^a	QTND(M/K)HKRDTY 24　34
MUT	QTNDKHKRDTY 24　34
Mur	YPAHTANE 34　41
DANE	NEVSENSVRT 40　49
Hop	SEISVTTVYPP 44　54
Hil	EEETGETGQLV 54　64
TSEN	EEETGEMGQLV 54　64
MINY	EEETGE(M/T)GQLV 54　64

アミノ酸番号はリーダー配列を含まない

図Ⅲ-44-2　低頻度抗原のエピトープ

香港および台湾では約6%がGP.Mur陽性であり，患者や妊婦血清の抗Murの検出頻度も0.34〜0.46%であることから，これらの国々では臨床的に重要な血液型抗原になっている[180-182]．さらに，台湾原住民のアミ族では何と88%がGP.Mur陽性である[183]．これに対して，日本人のGP.Murの頻度は0.1%以下である[122]．抗Murは溶血性輸血反応，新生児溶血性疾患の原因抗体となることがある[120,182,184-187]．GP.Mur血球ではバンド3蛋白の発現量が対照にくらべ25〜67%増加し，Wr^{b}抗原の発現も増強（22.5±6.6%）されている[188,189]．Hsuらは，バンド3の増加によりCO_2呼吸が増えるため，耐久性を要するスポーツなどには有利であるとする仮説を提唱している[190]．一方，RhおよびRhAGの発現量は減少していることが報告されている（GP.Murホモ接合でGP.Mur陰性の76.4%）[191]．

■ e．GP(A-B-A)バリアント

GP(A-B-A)の多くは，*GYPA*の相同配列（エキソンA3）を受容部位として，*GYPB*の偽エキソンB3の供与配列に置換している 図Ⅲ-42．供与配列は微少なものからエキソン全体に至るものまで様々である．

1）GP. Vw（Mi. Ⅰ），GP. Hut（Mi. Ⅱ）

GP.VwおよびGP.Hutでは，GPAの28(47)番目のアミノ酸（Thr）に変異が認められている．すなわち，GP.VwではMet28(47)，GP.HutではLys28(47)に置換し，新たな抗原であるVw(MNS9)，Hut(MNS19）が生じる 図Ⅲ-43，図Ⅲ-44．28(47)番目のアミノ酸置換により，N結合型糖鎖の結合に必須なAsn^{26}-X-Thr/Ser^{28}の配列が失われることになる．したがって，GP.Vw，GP.HutではAsn26(45)にN結合型糖鎖は結合できず，完全なGPAにくらべて分子量が約3,000減少している[192]．抗En^{a}TSの反応パターンを示す抗体を産生した*GYP**Vw*のホモ接合が報告されており，この抗体は抗ENEH(MNS40)と命名されている[193]．*GYP**Vw*, *GYP**Hut*はともに，*GYPB*由来の微少配列が*GYPA*の相同部分に置き換わった*GYP*(*A*-*B*-*A*)であると考えられている[194]．*GYP**Hut*では供与配列としての偽エキソンB3にAAG配列(Lys)を認めるが，*GYP**Vw*の場合はそうではない．これは，*GYPB*の微少配列に相同する*GYPA*とのヘテロ二本鎖が形成され，配列が変換する過程で修復に誤りが生じ，供与配列にない塩基に置換したと推定されている[194]．ただし，これらのアミノ酸置換が点変異による可能性は否定できない．

2）GP. Nob（Mi.Ⅶ），GP. Joh（Mi.Ⅷ）

低頻度抗原Nob（MNS27）は，GP.Nob（Mi.Ⅶ）およびGP.Joh（Mi.Ⅷ）に発現している．これに対して，低頻度抗原Hop(MNS26）は，GP. Johに発現しているが，GP.Nobには発現していない 表Ⅲ-42．なお，GP.Hop（Mi.Ⅳ）とGP.Bun（Mi.Ⅵ）もHop抗原が陽性である．HopおよびNob抗原はともにトリプシン抵抗性で，フィシンには感受性をもつ[109]．GP.Nobには49(68)番目と52(71)番目にそれぞれArg49(68)Thr，Tyr52(71)Serのアミノ酸置換があり，Nob抗原が陽性である 図Ⅲ-43，図Ⅲ-44．このアミノ酸置換は，*GYPA*のエキソンA3の一部が*GYPB*の偽エキソンB3のThr49(68)

とSer52(71)のコドンを含む塩基に置き換わることによって生じると考えられている．GP.Johも同様の機序により，さらに少ない塩基に置換することでArg49(68)がThr49(68)に変化しており，HopとNob抗原が陽性である 図III-43，図III-44．両者とも置換したThr49(68)にはO結合型糖鎖が結合している[195,196]．シアリダーゼ処理したGP.NobおよびGP. Joh血球は，抗Hopおよび抗Nobと反応せず，これらの抗原性には糖鎖の結合したThrの存在が必須と考えられている．GP.Joh，GP.BunはThr-Thr-Val-Tyrのアミノ酸配列をもつが，GP.Murにはないことから，Hopエピトープにはこの配列が必須であると考えられる 図III-44．したがって，Tyr52(71)がSer52(71)に置換しているGP.NobはHop−となる．GP.Nobのホモ接合型は，高頻度抗原ENKT（MNS29）が陰性で，抗En^aFSの反応パターンを示す抗ENKTを産生した症例が報告されている[197]．

3）GP. Dane（Mi. IX）

GP.Dane血球は，抗Murおよび抗Daneと反応するが，抗MUTと陰性である 表III-42．正常GPAにくらべて分子量が1,000ほど少なく，M抗原はトリプシンに影響されないがキモトリプシンで陰性となる[113]．DNA解析の結果，*GYPA*のエキソンA3が*GYPB*の偽エキソンB3の相同配列に置換した*GYP(A-B-A)*ハイブリッド遺伝子（*GYP*Dane*または*GYP*301.01*）であることが明らかになった[198]．つまり，GPAのAla$^{35(54)}$-Ala-Thr-Pro-Arg-Ala-His$^{41(60)}$(7アミノ酸残基)が偽エキソンB3由来のPro$^{35(54)}$-Ala-His-Thr-Ala-Asn$^{40(59)}$(6アミノ酸残基）に変化している 図III-43，図III-44．したがって，置換した偽エキソンB3内のMur抗原は発現し，トリプシンの切断部位となるArg39(58)は存在しない．さらに，GP.Vwの場合と同様の機序により，GPAのIle46(65)からAsn45(64)へのアミノ酸置換も認められ，Asn45(64)はDane抗原の発現に関与していると考えられている．なお，抗DaneはM^g抗原と交差反応することが知られている[113]．*GYP* Dane*とM^k遺伝子をヘテロ接合にもつ白人女性の血球は，DANE（MNS32）の対立形質である高頻度抗原のENDA（MNS44）が陰性で，血清中にIgM抗ENDAを保有していた[199]．

4）GP. SAT

GP.TKタイプのSAT+と異なり，SDS-PAGEでは正常にみえるGPAとGPBが検出される．GP. SATのMまたはN抗原との反応は，正常血球にくらべて弱い[141]．また，En^aTS，En^aFS，GPAの細胞内領域に対する抗体と陽性である．GP. SATをコードする遺伝子は，*GYPA*エキソン4とエキソン5の間に*GYPB*のエキソン5の5'末端部に由来する9塩基が挿入した*GYP*（*A-B-A*）のハイブリッド構造をもつ[140]．GPB由来のAla-Pro-Valが挿入することで$^{69(88)}$Ser-Glu-Pro-Ala-Pro-Val$^{74(93)}$の新たなアミノ酸配列（SAT抗原）を生じる 図III-43．東京近郊で検出されたSAT+6例のうち，GP.SATとGP.TKはそれぞれ3例ずつであった．なお，小野寺らは*GYP*SAT*と*GYP*Hil*のヘテロ接合血球を検出し，抗En^aFR，抗Wr^bとの反応がきわめて弱いことを報告している[200]．

5）GP. KI

Miltenberger関連抗原のうちHil抗原のみ陽性の血球がチェコ人献血者に検出されている[201]．イムノブロット法では正常GPAとGPBのバンドのみで，異常バンドは認められない．ゲノムDNAの解析では，*GYPA*にはArg61(80)ThrとVal62(81)Glyをコードする2カ所に塩基置換がある[201]．このアミノ酸置換により$^{57(76)}$Pro-Glu-Glu-Glu-Thr-Gly Glu-Thr-Gly-Gln-Leu$^{67(86)}$のアミノ酸配列が生じ，Hil抗原が陽性となる．GP.KIにみられるThr61(80)とGly62(81)をコードする塩基は*GYPB*由来で，*GYP*KI*は遺伝子変換による*GYP*（*A-B-A*）ハイブリッド遺伝子と考えられる．

■ f．GP(A-A)バリアント

1）GP. Zan（St^a）

Metaxasら（1968年）は抗M'（抗M類似抗体で現在では入手できない）と反応するSt(a+)血球を発見し，これをM^z，反応しないSt(a+)をM^r(GP. Sch)と命名した[202]．M^zの名称は，現在ではGP.Zan

JCOPY 498-01913

とよばれており，トリプシン抵抗性のM抗原をもつことが特徴である[203]．GP.ZanはGPA^{M}の27〜58(46〜77)番目のアミノ酸配列（エキソンA3に対応）を欠いたGP(A-A)分子であることが判明した．GP.ZanのN末端はM配列，GP(B-A)Schでは‘N’配列である点が違うだけで，他のアミノ酸配列はまったく同じである図III-43．図III-42に示したように，GP.Zanは*GYPA*のエキソンA3からイントロン3の一部が*GYPB*の偽エキソンB3と不活性なスプライス供与部位を含む領域に置換した*GYP*(*A-ΨB-A*)ハイブリッド遺伝子（*GYP*Zan*または*GYP*101.01*）により生じる[204]．cDNA解析およびimmunoblot法により，GP.Zanには2種類の翻訳産物が検出されている．主な産物は，*GYPA*のエキソン3がスキップしたM抗原とSt^{a}抗原が陽性の翻訳産物で99(118)のアミノ酸残基からなる．もう1つは，エキソン3とエキソン4がスキップした86(105)のアミノ酸残基からなるM陽性（St^{a}は陰性）の翻訳産物である[204]．なお，菊地らの調査によると，St(a+)803例のうちトリプシン抵抗性のM抗原をもつものは8例（約1%）である[153]．

2）GP. EBH（ERIC+）とSt^{a}抗原

低頻度抗原ERIC（MNS37）とSt^{a}が同時に陽性の血球が報告され，GP.EBHとよばれている[201]．GP.EBHでは，*GYPA*のエキソンA3の3'側最終末端の塩基であるGがAに変異している（232 G>A）(*GYP*EBH*または*GYP*101.02*)[205]．この変異はGPAにGly59(78)Argのアミノ酸置換をもたらすだけでなく，エキソンA3とイントロン3接合部のスプライス供与部位のコンセンサス配列に影響し，スプライシングが不完全となる．この結果，少なくとも2種類の翻訳産物が検出されている図III-43．1つは，完全長のGPAにArg59(78)のアミノ酸置換があり，ERIC抗原が陽性となる．もう1つは，エキソンA3がスキップし，GP.Zanと同じ蛋白が作られ，St^{a}抗原が陽性となる図III-43．

なお，St(a+)にはここまでに述べたもの以外にも*He*遺伝子と*GYPA*の不等交差によるGP. Calや，*GYP*(*A-ΨE-A*)遺伝子によるGP.Marが報告されている[206,207]．GP. Calは，*GYP*(*B-A-B*)**He*と*GYPA*の不等交差により生じたと考えられる*GYP*(*B-A-ΨB-A*)遺伝子(*GYP*Cal*または*GYP*101.04*)がコードするハイブリッド分子である．N末端にHe抗原をもつエキソンA2とエキソンA4-A5-A6-A7が接合したハイブリッド分子で，エキソンA2とエキソンA4の接合部でSt^{a}抗原が生じる[206]．GP. MarはSt(a+)，ERIK+である．A3が偽エキソンE3に置換した*GYP*（*A-ΨE-A*）遺伝子（*GYP*Mar*または*GYP*101.03*）がコードするGP(A-A)分子で，GP.Zanと同様にSt^{a}活性をもつ[207]．なお，GP. MarでのERIK抗原の発現機序については明らかにされていない．

g．GP(E-B)バリアント

*GYPB*のB1，*GYPE*のE2，*GYPB*のB5-B6が接合した*GYP*(*B-E-B*)ハイブリッド遺伝子が報告されている[208]．翻訳産物はN末端側がエキソンE2由来，C末端側はエキソンB5-B6由来のGP(E-B)分子で，トリプシン抵抗性のM抗原をもち，S抗原とs抗原は発現しない図III-43．抗Mによるimmunoblot法ではGPBよりも分子量が小さい17,000〜18,000の異常バンドが検出されている[209]．

h．HAG(MNS41)/ENEP(MNS39)，MAR(MNS43)/ENAV(MNS42)，ENEV(MNS45)

輸血歴のある男性に，GPA分子に存在する高頻度抗原に対する抗体（抗ENEP）が検出され，発端者のGPAにはAla65(84)Pro（250C>G）のアミノ酸置換を認めた[210]．このアミノ酸置換Pro65(84)により新たな低頻度抗原HAG（MNS41）が生じ，その結果，対立する高頻度抗原ENEP（MNS39）は陰性となる．

低頻度抗原MARS（MNS43）と対立形質である高頻度抗原ENAV（MNS42）では，Lys63(82)（MARS+，ENAV−）とGlu63(82)（ENAV+，MARS−）のアミノ酸置換を認める[211]．Pro65(84)およびLys63(82)のアミノ酸置換により，Diego血液型のWr^{b}抗原の発現減少がみられる．ENEP−血球は，15例中8例の抗Wr^{b}と反応しない[210]．また，ENAV−血球もWr^{b}抗原の発現が弱いことが報告されている[211].

酵素処理に抵抗性をもち，ENEP−および ENAV−血球との反応が弱い高頻度抗原に対する抗体が検出された．抗体保有者は M+N− S+s− ENEP− ENAV−で，抗 Wr^{b}と弱い反応性を示した[212]．この抗体に対応する抗原は ENEV（MNS45）で，抗 ENEV 保有者の *GYPA* には Val62(81)Gly のアミノ酸置換をコードする 1 塩基置換（242 T>G）が認められている．抗 ENEV 保有患者へ 4 単位の赤血球製剤が輸血されたが，輸血後 10 日には輸血赤血球は循環中に検出されていない[212]．

i．Or, Os^{a}, MNTD, Vr, Mt^{a}, Ri^{a}, Cl^{a}, Ny^{a}, M^{v}, Far, s^{D}, Mit, SARA

これらの低頻度抗原のうち，日本人に検出されている Or (MNS31)，Os^{a} (MNS38)，MNTD (MNS46) について簡単に記載する．その他の抗原については日本人にまだ報告例がない．しかし，これらの抗原に対する抗体の多くは自然抗体として，抗体スクリーニング・抗体同定や交差試験で検出されることもある．わが国でも，たとえば抗 Mit が検出された症例が報告されている[152,213,214]．ここにあげた血液型抗原の詳細については，文献 35，80，215）を参照されたい．なお，頻度については表 III-38，分子レベルでの解析が行われているものについては図 III-45 に示した．

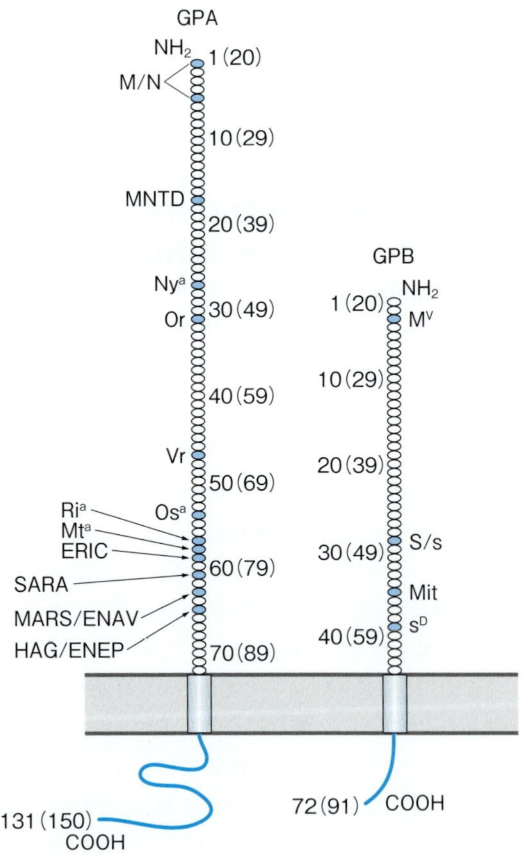

図III-45-1　ミスセンス変異による MNS 血液型抗原

1）Or（MNS31）

抗 Or は，温式自己抗体をもつ患者血清中に発見され，この患者との交差試験で Or+ 血球が検出されている．この Or 陽性者は黒人の献血者（Orriss 夫人）であった[104]．しかしながら，白人での Or 抗原の頻度は 0.001% 以下と，きわめて低いものであった．後に，3 世代にわたって Or 陽性者が 7 名いるオーストラリア在住の白人家系の調査から，Or 抗原は *Ms* とともに遺伝していることが明らかにされた[216]．さらに，0.05% トリプシン処理に対して，Or− の M 抗原とくらべて Or+ の M 抗原のほうが抵抗性を示すことから，Or 抗原は GPA のバリアントである可能性が示唆された[216]．Or+ はアメリカ黒人の 163 名中 1 名に検出されている．なお，日本人では，松原らがはじめて Or 陽性者を検出し，17,200

抗原		GPA/GPB	エキソン	塩基置換	アミノ酸置換
MNTD	(MNS46)	GPA	2	107 C>G	Thr17(36)Arg
Ny^{a}	(MNS18)	GPA	3	138 T>A	Asp27(46)Glu
Or	(MNS31)	GPA	3	148 C>T	Arg31(50)Trp
Vr	(MNS12)	GPA	3	197 C>A	Ser47(66)Tyr
Os^{a}	(MNS38)	GPA	3	217 C>T	Pro54(73)Ser
Ri^{a}	(MNS16)	GPA	3	226 G>A	Glu57(76)Lys
Mt^{a}	(MNS14)	GPA	3	230 C>T	Thr58(77)Ile
ERIC	(MNS37)	GPA	3	232 G>A	Gly59(78)Arg
SARA	(MNS47)	GPA	4	240 G>T	Arg61(80)Ser
MARS	(MNS43)	GPA	4	244 C>A	Gln63(82)Lys
HAG	(MNS41)	GPA	4	250 G>C	Ala65(84)Pro
M^{v}	(MNS21)	GPB	2	65 C>G	Thr3(22)Ser
Mit	(MNS24)	GPB	4	161 C>A	Arg35(54)His
s^{D}	(MNS23)	GPB	4	173 C>G	Pro39(58)Arg

括弧内の数字はリーダー配列を含むアミノ酸番号

図III-45-2　ミスセンス変異による MNS 変異型（低頻度抗原）

JCOPY 498-01913

名中2名のOr+が検出されている[217,218]．Or抗原の分子レベルでの解析から，*GYPA*のエキソン3に1塩基置換（148C>T）が存在し（*GYPA*Or*または*GYPA*31*），Arg31(50)Trpのアミノ酸置換をコードする[219,220]．GPAには，31(50)番目(Arg)と39(58)番目(Arg)の2カ所にトリプシン切断部位が存在するが，39(59)番目のArgが主な切断部位である．Or+では，31(50)番目のアミノ酸がArgからTrpへと置換していることから，0.05%といった低濃度のトリプシンで血球を処理した場合に，Or+のM抗原はトリプシン抵抗性を示したと考えられる．なお，0.14%トリプシンで処理をすると，Or+のM抗原は消失する．

日本人健常者14,400名を検査し，5例に抗Orが検出された[218]．また，抗Orによる新生児溶血性疾患の症例が報告されている[220]．なお，マウス由来モノクローナル抗Orが作製されている[221]．

2）Os^a（MNS38）

Os^a抗原は瀬尾らによって発見された低頻度抗原で，家系調査から*Ms*に連鎖して遺伝することが示唆された[222]．なお，50,000人の健常者血球について検査したがOs(a+)の追加例は検出されていない．Os^a抗原はトリプシン抵抗性であるが，フィシンやパパインで破壊される．抗Os^aによるimmunoblot法やMAIEA法でOs^a抗原はGPAに存在することが明らかにされた[223]．遺伝子解析から*GYPA*のエキソン3に1塩基置換(217C>T)が存在し(*GYPA***Os^a*または*GYPA*38*)，Pro54(73)Serのアミノ酸置換を認めた[223]．健常者血清10,000人の調査では，抗Os^aは発見されていない[222]．

3）MNTD（MNS46）

菊地，瀬尾らによって最初に報告された低頻度抗原で，家系調査および抗原スクリーニング検査で検出されたMNTD+がすべてN+(M+N+;5例，M−N+;7例)であることなどから，MNS血液型との関連が疑われていた[224,225]．MNTD+の頻度は64,064例中12例で約0.019%である[224]．MNTD抗原はトリプシンやフィシンやパパインで破壊されるが，シアリダーゼには影響を受けない[225]．MNTD+由来*GYPA*のエキソンA2には107C>Gの1塩基置換（*GYPA*MNTD*または*GYPA*46*）があり，Thr17(36)Argのアミノ酸置換を認める[226]．健常者血清を対象にしたスクリーニングで8,149例中14例(0.17%)に抗MNTDが検出された[227]．また，ヒト由来モノクローナル抗MNTDが作製されている[228]．

■ j．M_1，Can，Tm(MNCHOコレクション)

ここで述べるMあるいはNに関係した抗原に対する抗体は，いずれも明確な抗Mあるいは抗Nの反応パターンを示すわけではない．また個体によって抗原の強さもかなり異なっている．さらに，単にM抗原あるいはN抗原の強さの違いによるものでもないことから，特異性を決定することはかなり困難な作業となる．たとえば，Mに関連した抗体では，M+N+血球のほうがM+N−血球よりも強い凝集がみられることもある．これらの抗原に対する抗体は，シアリダーゼ処理したパネル血球で検査すると，抗Mまたは抗Nの反応パターンを示すようになるものもある．なお，シアリダーゼ処理血球との反応をみる前に，反応が陰性となる血球のシアリダーゼ処理血球で抗Tを吸着除去しておく必要がある．これら抗体のもつ奇妙な反応は，GPAおよびGPBの2,3,4（21,22,23）位のSer-Thr-Thrに結合したO結合型糖鎖のシアル酸の1つがN-acetylglucosamineに置換していることに原因があると推定されている[229]．MまたはNペプチドにN-acetylglucosamineをもつO結合型糖鎖の割合があるレベルを超えるとMNに関係なく凝集するようになる[229]．国際輸血学会では，こうした抗原をコレクションのMNCHO血液型に分類している．

M_1抗原は，M+血球にのみ存在する．M−のヒトが産生した抗M_1（+抗M）は，抗M類似の反応を示すことから，適切に希釈すると抗M_1としての特異性を示すようになる[230]．M+N+のヒトが産生した抗M_1も報告されている[231]．抗M_1は，黒人ではM+N−の32%，M+N+の10%と反応し，白人血球との反応はM+全体でも1%以下である[232]．

Tm抗原はN抗原に関係している．抗Tmは主にN+血球と反応するが，完全に抗Nの反応パターンを示すわけではない．黒人ではM－N＋の64%，M＋N＋の27%，M＋N－の3%に反応する[233,234]．

Can抗原はM抗原に関係している．抗CanはM＋血球と主に反応し，抗M類似のパターンを示す．黒人ではM＋N－の74%，M＋N＋の67%，M－N＋の37%に反応する．白人ではM＋N－の44%，M＋N＋の24%，M－N＋の5%と反応する[235]．

この他にも，N抗原に関連したHu，Sext，Sjが知られている[35]．

5 グリコフォリンと病原体

熱帯熱マラリア原虫（*Plasmodium falciparum*）感染の初期にあたる赤血球期には，原虫から無性生殖により発生したメロゾイトが赤血球に侵入する．赤血球への侵入にはメロゾイトの先端部小器官に局在する原虫側リガンドが赤血球側レセプターを認識することが必須である．*P. falciparum*原虫は複数のリガンド・レセプター間の特異的な相互作用により赤血球に侵入する．赤血球側レセプターには大きく分けて2つの侵入経路があり，1つはシアル酸依存，もう1つはシアル酸に依存しない経路である[35]．シアル酸依存経路としてGPA，GPB，GPC/D，シアル酸非依存経路としてバンド3（Diego血液型），CR1（Knops血液型），basigin（Ok血液型），CD55（Cromer血液型）が知られている．

正常赤血球にくらべ，GPAを欠損したEn(a－)赤血球はマラリア原虫の侵入に対して抵抗性をもつことから，赤血球側レセプターとしてグリコフォリンの関与が示唆された[236]．GPBを欠損したS－s－血球もEn(a－)血球ほどではないがマラリア原虫の侵入に対して抵抗性を示す．GPAに対する原虫側リガンドであるEBA-175（erythrocyte-binding antigen 175）は，GPAのシアル酸および糖鎖結合ペプチドを認識する[237]．GPBに対する原虫側リガンドのEBL-1（erythrocyte-binding ligand 1）は正常血球には結合するが，GPBを欠損したS－s－U－血球には結合しない[238]．とくにGPBのバリアントはマラリア流行地域であるアフリカ黒人に多く，たとえばGPBの欠損はアフリカ黒人の1%，アフリカのピグミーでは20%（遺伝子頻度で59%）に及んでいる[239]．東南アジアではGP.Murの頻度が比較的高い．GP.Mur血球への*P. falciparum*原虫侵入に対する抵抗性については明らかにされていないが，バンド3発現量が増加していることで，マラリアにみられる症状を緩和している可能性が推定されている[188]．

ヒトバベシア症の原因となるバベシア原虫（*Babesia divergens*，*Babesia microti*）は赤血球に寄生する．En(a－)およびS－s－U－血球では，*Babesia divergens*の赤血球への侵入が減少することから，GPAおよびGPBが赤血球側レセプターであると考えられている[240]．抗GPAによる原虫侵入阻止実験より，*Babesia divergens*はGPAのM抗原，GPBのS抗原を認識して赤血球に侵入することが推定されている[241]．

●文　献

1）Landsteiner K, Levine P. A new agglutinable factor differentiating individual human bloods. Proc Soc Exp Biol. 1927; 24: 600-2.
2）Walsh RJ, Montgomery C. A new human isoagglutinin subdividing the MN blood groups. Nature. 1947; 160: 504.
3）Sanger R, Race RR. Subdivisions of the MN blood groups in man. Nature. 1947; 160: 505.
4）Levine F, Kuhmichel AB, Wigod M, et al. A new blood factor, s, allelic to S. Proc Soc Exp Biol. 1951; 78: 218-20.
5）Sanger R, Race RR. The MNSs blood group system. Am J Hum Genet. 1951; 3; 332-43.
6）黒田留似，上村知恵，柴田綾子，他．抗M抗体によると思われる遅発性溶血反応の1症例．日本輸血細胞治療学会誌．2014; 60: 331.
7）Furlong MB, Monaghan WP. Delayed hemolytic episodes due to anti-M. Transfusion. 1981; 21: 45-9.
8）Alperin JH, Riglin H, Branch DR, et al. Anti-M causing delayed hemolytic transfusion reaction. Transfusion. 1983; 23: 322-4.
9）Sancho JM, Pujol M, Fernandez E, et al. Delayed haemolytic transfusion reaction due to anti-M antibody. Br J Haematol. 1998; 103: 268-9.
10）Yoshida Y, Yoshida H, Tatsumi K, et al. Successful antibody elimination in severe M incompatible pregnancy. N Engl J Med. 1981; 305: 460-1.
11）Furukawa K, Nakajima T, Kogre T, et al. Example of

a woman with multiple intrauterine deaths due to anti-M who delivered a child after plasmapheresis. Exp Clin Immunogenet. 1993; 10: 161-7.
12) 広重幸雄. 抗M抗体による血液型不適合妊娠の1例. 日輸血会誌. 1986; 32: 60-1.
13) 蔵下 怛, 野村俊郎, 松本繁子, 他. 抗M抗体による重篤なHDNの一症例. 医学検査. 1996; 47: 642.
14) 押田眞知子, 永峰啓丞, 清水知子, 他. 抗M抗体によると思われる新生児溶血性疾患の1例. 日輸血会誌. 1999; 45: 263.
15) 本田義信, 西山千春, 大戸 斉. 抗M抗体による新生児溶血性貧血の一例. 日輸血会誌. 1999; 45: 263.
16) 中崎康代, 鶴田せつ子, 前田 真, 他. 抗M抗体による新生児溶血性疾患の1例. 日輸血会誌. 2000; 46: 188.
17) Stone B, Marsh WL. Haemolytic disease of the newborn caused by anti-M. Br J Haematol. 1959; 5: 344-7.
18) Macpheson CR, Zartman ER. Anti-M antibody as a cause of intrauterine death: a follow up. Am J Clin Pathol. 1965; 43: 544-7.
19) Duguid JKM, Bromilow IM, Entwistle GD, et al. Haemolytic disease of the newborn due to anti-M. Vox Sang. 1995; 68: 195-6.
20) Nohlan B, Hinchliffe R, Vora A. Neonatal pure red cell aplasia due to maternal anti-M. Blood. 2000; 96: 8.
21) Kanra T, Yuce K, Ozcebe OI. Hydrops fetalis and intrauterine deaths due to anti-M. Acta Obstet Gynecol Scand. 1996; 75: 415-7.
22) Wikman A, Edner A, Gryfelt G, et al. Fatal hemolytic anemia and intrauterine death caused by anti-M immunization. Transfusion. 2007; 47: 911-7.
23) 森絵理子, 大木浩子, 今井厚子, 他. 抗M抗体による新生児溶血性貧血の一症例. 日本輸血細胞治療学会誌. 2009; 55: 277.
24) 鳥海綾子, 上村知恵, 松橋博子, 他. 抗M抗体による新生児溶血性疾患の一症例. 日本輸血細胞治療学会誌. 2010; 56: 296.
25) 石丸 健, 大橋 恒, 佐藤進一郎, 他. 抗Mを保有する妊婦より出生した胎児水腫の1症例. 日本輸血細胞治療学会誌. 2011; 57: 246.
26) 上村正巳, 富樫和枝, 大木直江, 他. 低力価抗Mの関与が考えられた重篤なHDFNの1症例. 日本輸血細胞治療学会誌. 2011; 57: 343.
27) 内村大祐, 宮崎 孔, 石田 敦, 他. 間接抗グロブリン試験陰性の抗MがHDNに関与したと考えられた1例. 日本輸血細胞治療学会誌. 2014; 60: 271.
28) 安田広康, 川畑絹代, 斉藤俊一, 他. 検出限界のIgG性抗Mによる遅発性貧血を伴う胎児新生児溶血性疾患の機序. 日本輸血細胞治療学会誌. 2014; 60: 292.
29) Yasuda H, Ohto H, Nollet KE, et al. Hemolytic disease of the fetus and newborn with late-onset anemia due to anti-M: a case report and review of the Japanese literature. Transfus Med Rev. 2014; 28: 1-6.
30) Ishida A, Ohto H, Yasuda H, et al. Anti-M antibody induced prolonged anemia following hemolytic disease of the newborn due to erythropoietic suppression in 2 siblings. J Pediatr Hematol Oncol. 2015; 37: e375-7.
31) Arora S, Doda V, Maria A, et al. Maternal anti-M induced hemolytic disease of newborn followed by prolonged anemia in newborn twins. Asian J Transfus Sci. 2015; 9: 98-101.
32) Smith ML, Beck ML. Immunoglobulin structure of human anti-M agglutinins. Transfusion. 1979; 19: 472-4.
33) 八木和世, 工藤波留美, 風間あきみ, 他. 抗N抗体によると思われる血液型不適合妊娠の1症例. 日輸血会誌. 1988; 34: 188.
34) 河原 進, 松野恵子, 鈴木礼子, 他. 母児の溶血性疾患発症に関与したと考えられるIgG型抗N自己抗体について. 日輸血会誌. 2001; 47: 237.
35) Daniels G. MNS blood group system. In: Human blood groups. 3rd ed. Oxford: Blackwell Scientific Publications; 2013. p.96-161.
36) Dahr W. Immunochemistry of sialoglycoproteins in human red blood cell membranes. In: Vengelen-Typer V, Judd WJ, editors. Recent Advances in Blood Group Biochemistry. Arlingon, VA: American Association of Blood Banks; 1986: p.23-65.
37) Huang CH, Blumenfeld OO. MNS blood groups and major glycophorins: molecular basis for allelic variation. In: Cartron JE, Rouger E editors. Blood Cell Biochemistry. Vol. 6. New York: Plenum; 1995: p.153-88.
38) Gardner B, Parsons SF, Merry AH, et al. Epitopes on sialoglycoprotein: an evidence for heterogeneity in the molecule. Immunology. 1989; 68: 283-9.
39) Ekblom M, Ganberg G, Anderson LC. Late expression of M and N antigens on glycophorin A during erythroid differentiation. Blood. 1985; 66: 233-6.
40) Tomita M, Marchesi VT. Amino acid sequence and oligosaccharide attachment sites of human erythrocyte glycophorin. Proc Natl Acad Sci USA. 1975; 72: 2964-8.
41) Tomita M, Furthmayr H, Marchesi VT. Primary structure of human erythrocyte glycophorin A: isolation and characterization of peptides and complete

amino acid sequence. Biochemistry. 1978; 17: 4756-70.
42) Welsh EJ, Thom D, Morris ER, et al. Molecular organization of glycophorin A: implications for membrane interactions. Biopolymers. 1985; 24: 2301-32.
43) Brosig B, Langosch D. The dimerization motif of the glycophorin A transmembrane segment in membranes: importance of glycine residues. Protein Sci. 1998; 7: 1052-6.
44) Furthmayer H. Structural comparison of glycophorins and immunochemical analysis of genetic variants. Nature. 1978; 271: 519-24.
45) Lisowska E, Duk M. Modification of amino groups of human erythrocyte glycoproteins and the new concept on the structural basis of M and N blood group specificity. Eur J Biochem. 1975; 54: 469-74.
46) Dunsford I, Ikin EW, Mourant AE. A human blood group gene intermediate between M and N. Nature. 1953; 172: 688-9.
47) Furthmayer H, Metaxas MN, Metaxas-Biihler M. M^g and M^c: mutations within the amino-terminal region of glycophorin A. Proc Natl Acad Sci USA. 1981; 78: 631-5.
48) Fraser RH, Inglis G, MacKie A, et al. Mouse monoclonal antibodies. Transfusion. 1985; 25: 261-6.
49) 内川　誠，山田政和，渡辺典子，他．マウスモノクローナル抗 M 抗体の特異性について．日輸血会誌．1990; 36: 352.
50) 小野寺孝行，岡野久美，井上　進，他．抗 M^{gly} と陰性，抗 M^{Ser} と陽性パターンを示す血球について．日輸血会誌．1998; 44: 267.
51) Allen FH, Corcoran PA, Kenton HB, et al. M^g, a new blood group antigen in the MNS systems. Vox Sang. 1958; 3: 81-91.
52) Metaxas MN, Metaxas-Biihler M, Romanski J. Studies on the blood group antigen M^g. I. frequency of M^g in Switzerland and family studies. Vox Sang. 1966; 11: 157-69.
53) 重田勝義，川田典子，奥田　誠，他．末期肝不全患者に見られた遅発性溶血性輸血副作用様症状と同時に検出された抗 En^a について．日輸血会誌．1996; 42: 289-93.
54) Furuhjelm U, Nevanlinna HR, Pirkola A. A second Finnish En(a－)propositus with anti-En^a. Vox Sang. 1973; 24: 545-9.
55) Walker PS, Bergren MO, Bush MP, et al. Finnish En(a－)propositus with anti-En^aFS and anti-En^aFR: in vitro and in vivo characteristics. Vox Sang. 1987; 52: 103-6.
56) Shinozuka T, Miyata Y, Kuroda N, et al. Serological and biochemical studies on En(a－) human erythrocytes in a Japanese family. Jpn J Legal Med. 1992; 46: 301-9.
57) Okubo Y, Seno T, Yamaguchi H, et al. En(a－) phenotype in a Japanese blood donor. Immunohematology. 1993; 9: 105-8.
58) 宮田義久，近藤千尋，北島英明，他．日本人献血者より見出した稀な血液型 En(a－) の1家系．日輸血会誌．1988; 34: 268.
59) 常山初江，内川　誠，津久井和夫，他．献血者から検出された En(a－)型について．日輸血会誌．1993; 39: 403.
60) Issitt PD, Daniels G, Tippett P. Proposed new terminology for En^a. Transfusion. 1981; 21: 473-4.
61) Darnborough J, Dunsford I, Wallace JA. The En^a antigen and antibody: a genetical modification of human red cells affecting their blood grouping reactions. Vox Sang. 1969; 17: 241-55.
62) Furuhjelm U, Myllyla G, Nevanlinna HR, et al. The red cell phenotype En(a－)and anti-En^a: serological and physicochemical aspects. Vox Sang. 1969; 17: 256-78.
63) Taliano V, Guevin RM, Hebert D, et al. The rare phenotype En(a－) in a French-Canadian family. Vox Sang. 1980; 38: 87-93.
64) Rapini J, Barts R, Yacob M, et al. En(a－)Fin phenotype ina Pakistani. Immnohematology. 1995; 11: 51-3.
65) Gahmberg CG, Myllyla G, Leikola J, et al. Absence of the major sialoglycoprotein in the membrane of human En(a－) erythrocytes and increased glycosylation of Band 3. J Biol Chem. 1976; 251: 6108-16.
66) Bruce LJ, Pan R, Cope DL, et al. Altered structure and anion transport properties of band 3 (AE1, SLC4A1) in human red cells lacking glycophorin A. J Biol Chem. 2004; 279: 2414-20.
67) Dahr W. Immunochemistry of sialoglycoproteins in human red blood cell membranes. In: Vengelen-Typer V. Judd WJ, editors. Recent Advances in Blood Group Biochemistry. Arlington, VA: American Association of Blood Banks; 1986: p.23-65.
68) Dahr W, Gielen W, Beyreuther K, et al. Structure of the Ss blood group antigens. Ⅰ. Isolation of. Ss-active glycopeptides and differentiation of the antigens by modification of methionine. Hoppe-Seyler Z Physiol Chem. 1980; 361: 145-52.
69) Rygiel SA, Issitt CH, Fruitstone MJ. Destruction the S antigen by Clorox. Transfusion. 1983; 23: 410.
70) Long A, Tremblay L, Richard L, et al. Nondetection of the S antigen due to the presence of sodium

JCOPY 498-01913

hypochlorite. Immunohematology. 2002; 18: 120-2.
71) Ikin EW, Mourant AE. A rare blood group antigen occurring in Negroes. Br Med J. 1951; 1: 456-7.
72) Chalmers JNM, Ikin EW, Mourant AE. A study of two unusual blood group antigens in West Africans. Br Med J. 1953; ii: 175-7.
73) Judd WJ, Rolixh SD, Dahr W, et al. Studies on the blood of an *MsHe/MS*^{u} proposita and her family: serological evidence that Henshaw-producing genes do not code for the 'N' antigen. Transfusion. 1983; 23: 382-6.
74) Reid ME, Lomas-Francis C, Daniels GL, et al. Expression of the erythrocyte antigen Henshaw (He; MNS6) serological and immunochemical studies. Vox Sang. 1995; 68: 183-6.
75) Wiener AS, Rosenfield RE. M^{e}, a blood factor common to the antigenic properties of M and He. J Immunol. 1961; 87: 376-8.
76) Levene C, Sela R, Lacser M, et al. Further examples of human anti-M^{e} found in sera of Israeli donors. Vox Sang. 1984; 46: 207-10.
77) Zelinski T, Coghlan G, Belcher E, et al. Preliminary serological studies on 31 samples of monoclonal antibodies directed against red cell glycophorins. Rev Fanc Transfus Immuno-Hemat. 1988; 31: 273-9.
78) Wiener AS, Unger LJ, Gordon EB. Fatal hemolytic transfusion reaction caused by sensitization to a new blood factor U: report of a case. J Am Med Assoc. 1953; 153: 1444-6.
79) Dahr W, Moulds JJ. High-frequency antigens of human erythrocyte membrane sialoglycoproteins. Ⅳ. Molecular properties of the U antigen. Biol Chem Hoppe-Seyler. 1987; 368: 659-67.
80) Issitt PD, Anstee DJ. In: Applied blood group serology. 4th ed. Durham: Montogomery Scientific Publications; 1998. p.461-557.
81) Tokunaga E, Sasakawa S, Tanaka K, et al. Two apparently healthy Japanese individuals of type M^{k}M^{k} have erythrocytes which lack both the blood group MN and Ss-active sialoglycoproteins. J Immnogenet. 1979; 6: 383-90.
82) Tate CG, Tanner MJA, Judson PA, et al. Studies on human red cell membrane glycophorin A and glycophorin B genes in glycophorin-deficient individuals. Biochem J. 1989; 263: 993-6.
83) Okubo Y, Daniels GL, Parsons SF, et al. A Japanese family with two sisters apparently homozygous for M^{k}. Vox Sang. 1988; 54: 107-11.
84) 高橋順子, 田中光信, 田久保智子, 他. 新たに検出されたM^{k}M^{k}型の一家系. 日本輸血細胞治療学会誌. 2011; 57: 355.
85) Gutendorf R, Lacey PJ, Moulds J, et al. Recognition of an M^{k}M^{k} Black child during paternity testing [Abstract]. Transfusion. 1985; 25: 481.
86) Leak M, Poole J, Kaye T, et al. The rare M^{k}M^{k} phenotype in a Turkish antenatal patient and evidence for clinical significance of anti-En^{a} [Abstract]. Joint Congr Int Soc Blood Transfus and Am Assoc Blood Banks 1990: 57.
87) Al-Jada NA. A Jordanian family with three sisters apparently homozygous for M^{k} and evidence for clinical significance of antibodies produced by M^{k}M^{k} individuals. Transfusion. 2017; 57: 376-8.
88) Petz LD, Garratty G. In: Immune hemolytic anemias. 2nd ed. Philadelphia: Churchill Livingstone; 2004.
89) Garratty G. A new mechanism for immune destruction of red blood cell? Transfusion. 2010; 50: 274-7.
90) Brain M, Ruether B, Valentine K, et al. Life-threatening hemolytic anemia due to an autoanti-Pr cold agglutinin: evidence that glycophorin A antibodies may induce lipid bilayer exposure and cation permeability independent of agglutination. Transfusion. 2010; 50: 292-301.
91) Siebert PD, Fukuda M. Isolation and characterization of human glycophorin A cDNA clones by a synthetic oligonucleotide approach: nucleotide sequence and mRNA structure. Proc Natl Acad Sci USA. 1986; 83: 1665-9.
92) Siebert PD, Fukuda M. Molecular cloning of a human glycophorin B cDNA: nucleotide sequence and genomic relationship to glycophorin A. Proc Natl Acad Sci USA. 1987; 84: 6735-9.
93) Tate CG, Tanner MJA. Isolation of cDNA clones for human erythrocyte membrane sialoglycoproteins α and δ. Biochem J. 1988; 254: 743-50.
94) Rahuel C, London J, d'Auriol L, et al. Characterization of cDNA clones for human glycophorin A; use for gene localization and for analysis of normal of glycophorin A-deficient (Finnish type) genomic DNA. Eur J Biochem. 1988; 172: 147-53.
95) Vignal A, Rahuel C, El Maliki B, et al. Molecular analysis of glycophorin A and B gene structure and expression in homozygous Miltenberger class V (Mi.V) human erythrocytes. Eur J Bochem. 1989; 184: 337-44.
96) Kudo S, Fukuda M. Identification of a novel human glycophorin, glycophorin E, by isolation of genomic clones and complementary DNA clones utilizing polymerase chain reaction. J Biol Chem. 1990; 265: 1102-10.

97) Kudo S, Fukuda M. Structural organization of glycophorin A and B genes: glycophorin B gene evolved by homologous recombination at Alu repeat sequences. Proc Natl Acad Sci USA. 1989; 86: 4619-23.
98) Vignal A, Rahuel C, London J, et al. A novel gene member of the human glycophorin A and B gene family; molecular cloning and expression. Eur J Biochem. 1990; 191: 619-25.
99) Fukuda M. Molecular genetics of the glycophorin A gene cluster. Semin Hematol. 1993; 30: 138-51.
100) Graydon JJ. A rare isohaemagglutinogen. Med J Aust. 1946; ii: 9-10.
101) Levine P, Stock AH, Kuhmichel AB, et al. A new human blood factor of rare incidence in the general population. Proc Soc Exp Biol. 1951; 4: 132-7.
102) van der Hart M, Bosman H, van Loghem JJ. Two rare human blood group antigens.(Preliminarily designed as Vw and Rm). Vox Sang. 1954; 4: 108-16.
103) Mohn JFJ, Lambert RM, Resamilia HG, et al. On the relationship of the blood group antigens Mi[a] and Vw to the MNSs system. Am J Hum Genet. 1958; 10: 276-86.
104) Race RR, Sanger R. In: Blood group in Man, 6th ed. Oxford: Blackwell Scientific Publications; 1975.
105) Cleghorn TE. A memorandum on the Miltenberger blood groups. Vox Sang. 1966; 11: 219-22.
106) Giles CM. Serological activity of low frequency antigens of the MNSs system and reappraisal of the Miltenberger complex. Vox Sang. 1982; 42: 256-61.
107) Giles CM, Chandanayingyoung D, Webb AJ. Three antibodies of the MNSs system and their association with the Miltenberger complex of antigens. Ⅲ. Anek, Raddon and Lane antisera in relation to each other and the Miltenberger complex. Vox Sang. 1977; 32: 277-9.
108) Crossland JD, Pepper MD, Giles CM, et al. British family possessing two variants of the MNSs blood group system, Mi.V and a new class within the Miltenberger complex. Vox Sang. 1970; 18: 407-13.
109) Webb AJ, Giles CM. Three antibodies of the MNSs system and their association with the Miltenberger complex of antigens. Ⅱ. Raddon and Lane sera. Vox Sang. 1977 32: 274-6.
110) Chandnayingyong D, Pejrachandra S, Poole J. Three antibodies of the MNSs system and their association with the Miltenberger complex of antigens. Ⅰ. Anek serum. Vox Sang. 1977; 32: 272-3.
111) Dybkjaer E, Poole J, Giles CM. A new Miltenberger class detected by a second example of Anek type serum. Vox Sang. 1981; 41: 302-5.
112) Tippett F, Reid ME, Poole J, et al. The Miltenberger subsystem: is it obsolescent? Transfus Med Rev. 1992; 6: 170-82.
113) Skov F, Green C, Daniels G, et al. Miltenberger class Ⅸ of the MNS blood group system. Vox Sang. 1991; 61: 130-6.
114) Dahr W. Miltenberger subsystem of the MNSs blood group system: review and outlook. Vox Sang. 1992; 62: 129-35.
115) Huang CH, Kikuchi M, McCreary J, et al. Gene conversion confined to a direct repeat of the acceptor splice site generates allelic diversity at human glycophorin（GYP）locus. J Biol Chem. 1992; 267: 3336-42.
116) Reid ME, Moore BPL, Poole J, et al. TSEN: a novel MNS-related blood group antigen. Vox Sang. 1992; 63: 122-8.
117) Reid ME, Poole J, Green C, et al. MINY: a novel MNS-related blood group antigen. Vox Sang. 1992; 63: 129-32.
118) Uchikawa M, Suzuki Y, Onodera Y, et al. Monoclonal anti-Mi[a] and anti-Mur. Vox Sang. 2000; 78: 21.
119) Chen V, Halverson G, Washinowska K, et al. Direct evidence for the existence of Miltenberger antigen. Vox Sang. 2001; 80: 230-3.
120) Heathcote DJ, Carroll TE, Flower RL. Sixty years of antibodies to MNS system hybrid glycophorins: what have we learned? Transfus Med Rev. 2011; 25: 111-24.
121) 土田秀明，鏡　寿子，高橋裕子，他．Miltenberger 関連抗原の血球及び抗体スクリーニングについて．日輸血会誌．1996; 42: 184-5.
122) 増野敦子，藤坂盛次，玉野奈穂，他．低頻度抗原 Miltenberger 抗原と抗体の頻度について．血液事業．2012; 35: 414.
123) 小原琢巳，山崎健一，島村益広，他．Miltenberger 関連抗体について．日輸血会誌．1994; 40: 1074.
124) Uchikawa M, Toyoda CT, Suzuki YS, et al. Murine monoclonal antibodies against Vw（MNS9），Mur（MNS10）and MUT（MNS35）antigens associated with MNS blood group system. Vox Sang. 2015; 109: 250.
125) Kudo S, Chagnovich D, Rearden A, et al. Molecular analysis of a hybrid gene encoding human glycophorin variant Miltenberger V-like molecule. J Biol Chem. 1990; 265: 13285-9.
126) Vignal A, London J, Rahuel C, et al. Promoter sequence and chromosomal organization of the genes encoding glycophorins A, B and E. Gene. 1990; 95: 289-93.

JCOPY 498-01913

127）Huang CH, Blumenfeld OO. Identification of recombination events resulting in three hybrid genes encoding human Mi.V, Mi.V（J. L.）, and St^{a} glycophorins. Blood. 1991; 77: 1813-20.
128）Judd WJ, Geisland JR, Issitt PD, et al. Studies on a the blood of an Mi^{V}/M^{k} proposita and her family. Transfusion. 1983; 23: 33-6.
129）Vengelen-Tyler V, Anstee DJ, Issitt PD, et al. Studies on the blood of an MiV homozygote. Transfusion. 1981; 21: 1-14.
130）Metaxas MN, Metaxas-Buhler M, Heiken A, et al. Further examples of Miltenberger cell class Ⅴ, one of them inherited with a depressed M antigen. Vox Sang. 1972; 23: 420-8.
131）常山初江，内川　誠，津久井和夫，他．ホモ接合体 Miltenberger クラスⅤ血球について．日輸血会誌．1992; 38; 360.
132）村岡睦元，国井華子，二部琴美，他．秋田県で検出された稀な血液型がMi^{V}/Mi^{V}の1例について．日輸血会誌．1999; 45: 965.
133）小野寺孝行，浅川澄江，常山初江，他．献血者に検出されたMi^{V}/Mi^{V}血球について．日本輸血細胞治療学会誌．2011; 57: 356.
134）佐藤千秋，松島弘子，山田栄二，他．稀なEn(a－) variant typeの血液の一例．日輸血会誌．1986; 32: 213.
135）Uchikawa M, Tsuneyama H, Akaza T, et al. Miltenberger antigen in Japanese. 6th Regional Congress of International Society of Blood Transfusion, Western Pacific Region 1995: 100.
136）小野寺隆行，高野由美，野本喜代，他．Miltenberger クラスⅤ血球について．日輸血会誌．1994; 40: 359.
137）友成洋子，田口俊夫，江頭貞臣，他．新しく検出されたPrivate抗原Satと抗体について．第1報: 抗原検出までの経緯．日輸血会誌．1990; 36: 361.
138）土田秀明，土田奈穂美，小西祐子，他．Private抗原SAT陽性例とその抗体について．日輸血会誌．1991; 37: 887.
139）Haung CH, Reid ME, Blumenfeld OO, et al. Glycophorin SAT of human erythrocyte membrane is specified by a hybrid gene reciprocal to glycophorin Dantu gene. Blood. 1995; 85: 2222-7.
140）Uchikawa M, Tsuneyama H, Wang L, et al. A novel amino acid sequence result in the expression of the MNS related private antigen, SAT. Vox Sang. 1994; 67: 116.
141）Daniels GL, Green CA, Okubo Y, et al. SAT, a 'new' low frequency blood group antigen, which may be associated with two different MNS variants. Transfus Med. 1991; 1: 39-45.
142）大田　智，渡辺　満，玉木啓子，他．抗原スクリーニングにより見いだしたprivate抗原（N^{sat}/N^{sat}）．医学検査．1991; 40: 680.
143）Dahr W, Uhlenbruck G, Wagstaff W, et al. Studies on the membrane glycoprotein defect of En(a－)erythrocytes. Ⅱ. MN antigenic properties of En(a－) erythrocytes. J Immnogenet. 1976; 3: 383-93.
144）Anstee DJ, Barker DM, Judson PA, et al. Inherited sialoglycoprotein deficiencies in human erythrocytes of type En(a－). Br J Haematol. 1977; 35: 309-20.
145）Dahr W, Uhlenbruck G, Leikola J, et al. Studies on the membrane glycoprotein defect of En(a－)erythrocytes. Ⅲ. N-terminal amino acids of sialoglycoproteins from normal and En(a－) red cells. J Immunogenet. 1978; 5: 117-27.
146）Rahuel C, London J, Vignal A, et al. Alteration of the genes for glycophorin A and B in glycophorin A-deficient individuals. Eur J Biochem. 1988; 177: 605-14.
147）Madden JH, Cleghorn TE, Allen FH, et al. A note on the relatively high frequency of St^{a} on the red blood cells of Orientals, and report of a third example of anti-St^{a}. Vox Sang. 1964; 9: 502-4.
148）Cleghorn TE. Two human blood group antigens, St^{a}（Stones）and Ri^{a}（Ridley）, closely related to the MNSs system. Nature. 1962; 195: 297-8.
149）朝倉　健，渡辺周次，手島第一郎，他．献血者の抗St^{a}を用いた北九州赤十字血液センターエリアにおけるSt^{a}抗原頻度．日輸血会誌．1985; 31: 502-4.
150）菊地正輝，遠藤信義，赤石　英，他．St^{a}ホモ接合体の家系例．日輸血会誌．1985; 31: 504.
151）池野多美子，折原　武，藤原義一，他．献血者より検出した抗St^{a}抗体2例とSt^{a}抗原陽性頻度について．血液事業．1986; 9; 121-2.
152）朝倉　健，真鍋寛司，真鍋恵美，他．献血者におけるSt^{a}抗原・抗体とMit抗原の出現頻度について．日輸血会誌．1987; 33: 466.
153）菊地正輝，遠藤信義，赤石　英．酵素処理血球と抗Nレクチンの反応および人由来抗St^{a}によるSt^{a}抗原検査．日輸血会誌．1990; 36: 362.
154）Broadberry RE, Chang FC, Jan YS, et al. The distribution of the red cell St^{a}(Stones)antigen among the population of Taiwan. Transfus Med. 1998; 8: 57-8.
155）Vengelen-Tyler V, Mogck N. A new test useful in identifying red cells with a（δ-α）hybrid sialoglycoprotein. Transfusion. 1986; 26: 231-3.
156）Anstee DJ, Mawby WJ, Parsons SF, et al. A novel hybrid sialoglycoprotein in St^{a} positive human erythrocyte. J Immunogenet. 1982; 203: 419-26.
157）Blumenfeld OO, Adamany AM, Kikuchi M, et al.

Membrane glycophorins in St[a] blood group erythrocytes. J Biol Chem. 1986; 261: 5544–52.
158） Huang CH, Guizzo ML, Kikuchi M, et al. Molecular genetic analysis of a hybrid gene encoding St[a] glycophorin of the human erythrocyte membrane. Blood. 1989; 74: 836–43.
159） Rearden A, Phan H, Dubnicoff T, et al. Identification of the crossing-over point of a hybrid gene encoding human glycophorin variant St[a]. J Biol Chem. 1990; 265: 9259–63.
160） Huang CH, Blumenfeld OO. Multiple origins of the human glycophorin St[a] gene: identification of hot spots for independent unequal homologous recombinations. J Biol Chem. 1991; 266: 23306–14.
161） Yabe R, Morimoto K, Ogasawara K, et al. Two major *GYP(B-A)* alleles in Japanese with Stones antigen. Vox Sang. 2011; 101: 108.
162） Suchanowska A, Smolarek D, Czerwnski M. A new isoform of St[a] gene found in family with NOR polyagglutination. Transfusion. 2010; 50: 514–5.
163） Unger P, Procter JL, Moulds JJ, et al. The Dantu erythrocyte phenotype of the NE variety. Ⅱ. Serology, immunochemistry, genetics, and frequency. Blut. 1987; 55: 33–43.
164） Contreras M, Green C, Humphreys J, et al. Serology and genetics of an MNSs-associated antigen Dantu. Vox Sang. 1984; 46: 377–86.
165） Huang CH, Blumenfeld OO. Characterization of a genomic hybrid specifying the human erythrocyte antigen Dantu: Dantu gene is duplicated and linked to a δ glycophorin gene deletion. Proc Natl Acad Sci USA. 1988; 85: 9640–4.
166） Dahr W, Beyreuther K, Moulds J, et al. Hybrid glycophorins from human erythrocyte membranes. I. Isolation and complete structural analysis of the hybrid sialoglycoprotein from Dantu-positive red cells of the N. E. variety. Eur J Biochem. 1987; 166: 31–6.
167） Blumenfeld OO, Smith AJ, Moulds JJ. Membrane glycophorins of Dantu blood group erythrocytes. J Biol Chem. 1987; 262: 11864–70.
168） Merry AH, Hodson C, Thomson E, et al. The use of monoclonal antibodies to quantify the levels of sialoglycoproteins α and δ and variant sialoglycoproteins in human erythrocyte membranes. Biochem J. 1986; 233: 93–8.
169） Huang CH, Kikuchi M, McCreary J, et al. Gene conversion confined to a direct repeat of the acceptor splice site generates allelic diversity at human glycophorin (GYP) locus. J Biol Chem. 1992; 267: 3336–42.
170） Storry JR, Poole J, Condon J, et al. Identification of a novel hybrid glycophorin gene encoding GP.Hop. Transfusion. 2000; 40: 560–5.
171） Huang CH, Blumenfeld OO. Molecular genetics of human erythrocyte Mi.Ⅲ and Mi.Ⅵ glycophorins: use of a pseudoexon in construction of two σ-α-σ hybrid genes resulting in antigenic diversification. J Biol Chem. 1991; 266: 7248–55.
172） Johe KK, Smith AJ, Blumenfeld OO. Amino acid sequence of Mi.Ⅲ glycophorin: demonstration of σ-α- and α-σ junction regions and expression of d pseudo-exon by direct protein sequencing. J Biol Chem. 1991; 266: 7256.
173） Chandanayingyong D, Pejrachandra S. Separable anti-Hut which is specific class Ⅱ of the Miltenberger complex. Vox Sang. 1975; 28: 149–51.
174） Hemming NJ, Reid ME. Evaluation of monoclonal anti-glycophorin B as an unusual anti-S. Transfusion. 1994; 34: 333–6.
175） 内川　誠. 日本人における新しい Miltenberger 抗原群. 日輸血会誌. 1989; 35: 205.
176） Green C, Poole J, Ford D, et al. A postulated glycophorin B-A-B hybrid demonstrating heterogeneity of anti-Hop and anti-Nob sera. Transfus Med. 1992; 2: 67.
177） Uchikawa M, Ogasawara K, Suzuki Y, et al. A new GP (B-A-B) hybrid molecule (GP. Yak) with Miltenberger phenotype. Vox Sang. 2012; 103: 214.
178） Lopez GH, Wei L, Ji Y, et al. *GYP*Kip*, a novel *GYP (B-A-B)* hybrid allele, encoding the MNS48 (KIPP) antigen. Transfusion. 2016; 56: 539–41.
179） Anstee DJ, Mawby WJ, Tanner MJA. Abnormal blood group Ss active sialoglycoproteins in the membrane of Miltenberger class Ⅲ, Ⅳ and Ⅴ human erythrocytes. Biochem J. 1979; 183: 337–43.
180） Chandanyingyong D, Pejrachandra S. Studies on the Miltenberger complex frequency in Thailand and family studies. Vox Sang. 1975; 28: 152–5.
181） Poole J, King MJ, Mak KH, et al. The Mi. Ⅲ phenotype among Chinese donors in Hong Kong: immunochemical and serological studies. Transfus Med. 1991; 1: 169–75.
182） Yang CA, Lin JA, Chang CW, et al. Selection of GP. Mur antigen-negative RBC for blood recipients with anti-Mi[a] records decreases transfusion reaction rates in Taiwan. Transfus Med. 2016; 26: 349–54.
183） Broadberry RE, Lin M. The distribution of the MiIll (GP.Mur) phenotype among the population of Taiwan. Transfus Med. 1996; 6: 145–8.
184） Lin CK, Mak KH, Yuen CMY, et al. A case of

hydrops fetalis, probably due to antibodies directed against antigenic determinants of GP.Mur (Miltenberger class Ⅲ) cells. Immunohematology. 1996; 12: 115-8.

185) Lin M, Broadberry RE. An intravascular transfusion reaction due to anti-'Mi[a]' in Taiwan. Vox Sang. 1994; 67: 320.

186) Lin CK, Mak KH, Cheng G, et al. Serologic characteristics and clinical significance of Miltenberger antibodies among Chinese patients in Hong Kong. Vox Sang. 1998; 74: 59-60.

187) Wu KH, Chang JG, Lin M, et al. Hydrops fetalis caused by anti-Mur in first pregnancy: a case report. Transfus Med. 2002; 12: 325-7.

188) Hsu K, Chi N, Gucek M, et al. Miltenberger blood group antigen type Ⅲ (Mi.Ⅲ) enhances the expression of band 3. Blood. 2009; 114: 1919-28.

189) Hsu K, Lin YC, Lee TY, Lin M. Miltenberger blood group antigen subtype Ⅲ (Mi.Ⅲ) supports Wr[b] expression. Vox Sang. 2011; 100: 389-94.

190) Hsu K, Kuo MS, Yao CC, et al. Expedited CO_2 respiration in people with Miltenberger erythrocyte phenotype GP. Mur. Sci Rep. 2015; 5: 10327.

191) Hsu K, Lee TY, Chao HP, et al. Expression of the Rh/RhAG complex is reduced in Mi.Ⅲ erythrocytes. Vox Sang. 2012; 102: 221-7.

192) Dahr W, Newman RA, Contreras M, et al. Structure of Miltenberger class Ⅰ and Ⅱ specific major human erythrocyte membrane sialoglycoproteins. Eur J Biochem. 1984; 138: 259-65.

193) Spruell P, Moulds JJ, Martin M, et al. An anti-En[a]TS detected in the serum of an Mi.Ⅰ homozygote. Transfusion. 1993; 33: 848-51.

194) Haung CH, Spruell P, Moulds JJ, et al. Molecular basis for the human erythrocyte glycophorin specifying the Miltenberger class Ⅰ (Mi.Ⅰ) phenotype. Blood. 1992; 80: 257-63.

195) Dahr W, Beyreuther K, Moulds JJ. Structural analysis of the major human erythrocyte membrane sialoglycoprotein from Miltenberger class Ⅶ cells. Eur J Biochem. 1987; 166: 27-30.

196) Dahr W, Vengelen-Tyler V, Dybkjaer E, et al. Structural analysis of glycophorin A from Miltenberger class Ⅷ erythrocytes. Biol Chem Hoppe-Seyler. 1989; 370: 855-9.

197) Laird-Fryer B, Moulds JJ, Dahr W, et al. Anti-En[a]FS detected in the serum of an MiVII homozygote. Transfusion. 1986; 26: 51-6.

198) Huang CH, Skov F, Daniels G, et al. Molecular analysis of human glycophorin Mi.IX gene shows a silent segment transfer and untemplated mutation resulting from gene conversion via sequence repeats. J Biol Chem. 1992; 80: 2379-87.

199) Velliquette RW, Palacajornsuk P, Hue-Roye K, et al. Novel *GYP(A-B-A)* hybrid gene in a DANE+ person who made an antibody to a high-prevarence MNS antigen. Transfusion. 2008; 48: 2618-23.

200) 小野寺隆行，小泉祐子，野本喜代，他．*MiV/M[sat]*血球について．日輸血会誌．1993; 39: 420.

201) Poole J, Bruce J, Tanner MJA, et al. Novel molecular basis for the Hil (MNS20) antigen. Transfusion. 1998; 38: 103.

202) Metaxas MN, Metaxas-Biihler M, Ikin EW. Complexities of the MN locus. Vox Sang. 1968; 15; 102-17.

203) Daniels GL, Green CA, Poole J, et al. ERIK, a low frequency red cell antigen of the MNS blood group system associated with St[a]. Transfus Med. 1993; 3: 129-35.

204) Huang CH, Reid ME, Blumenfeld OO. Exon skipping caused by DNA recombination that introduces a defective donor splice site into the human glycophorin A gene. J Biol Chem. 1993; 268: 4945-52.

205) Huang CH, Reid M, Daniels G, et al. Alteration of splice site selection by an exon mutation in the human glycophorin A gene. J Biol Chem. 1993; 268: 25902-8.

206) Huang CH, Lomas C, Daniels G, et al. Glycophorin He (St[a]) of the human red cell membrane is encoded by a complex hybrid gene resulting from two recombinational events. Blood. 1994; 83: 3369-76.

207) Huang CH, Chen Y, Blumenfeld OO. A novel St[a] glycophorin produced via gene conversion of psuedoexon Ⅲ from glycophorin E to glycophorin A gene. Hum Mutat. 2000; 15: 533-40.

208) Willemetz A, Nataf J, Thonier V, et al. Gene conversion events between *GYPB* and *GYPE* abolish expression of the S and s blood group antigens. Vox Sang. 2015; 108: 410-6.

209) 常山初江，大河内直子，伊佐和美，他．GP(E-B) ハイブリッド分子によるプロテアーゼ抵抗性 M 抗原．日本輸血細胞治療学会誌．2016; 62: 313.

210) Poole J, Banks J, Bruce LJ, et al. Glycophorin A mutation Ala65→Pro gives rise to a novel pair of MNS alleles ENEP (MNS39) and HAG (MNS41) and altered Wr[b] expression: direct evidence for GPA/band 3 inter-action necessary for normal Wr[b] expression. Transfus Med. 1999; 167-74.

211) Jarolim P, Moulds JM, Moulds JJ, et al. MARS and AVIS blood group antigens: polymorphism of glycophorin A affects band 3-glycophorin A interaction.

Blood. 1996; 88: 182A.
212) Velliquette RW, Hu Z, Lomas-Francis C, et al. Novel single-nucleotide change in *GYP**A* in a person who made an alloantibody to a new high-prevalence MNS antigen called ENEV. Transfusion. 2010; 50: 856-60
213) 中山憲一, 加藤千佳子, 染谷香代子. 抗 Mitchell 自然抗体 (lgG) の初例. 日輸血会誌. 1985; 31: 313-5.
214) 杉山美雪, 梅嶋朱美, 松戸明美, 他. Mitchell (Mit) 抗体の存在した自己免疫性溶血性貧血の1例. 日輸血会誌. 1985; 31: 517-8.
215) Reid ME, Lomas-Francis C, Olsson ML. In: Blood group antigen, FactsBook. 3rd ed. Academic Press; 2012. p53-134.
216) Bacon JM, Macdonald EB, Young SG, et al. Evidence that the low frequency antigen Orriss is part of the MN blood group system. Vox Sang. 1987; 52: 330-4.
217) 松原賢弘, 斎藤　郁, 小林圭子, 他. 献血者から検出された Orriss (Or) 抗原陽性の一例. 血液事業. 1997; 20: 145.
218) 常山初江, 内川　誠, 中島一格, 他. MNS 血液型の低頻度抗原 Or について. 日輸血会誌. 1998; 44: 267.
219) Tsuneyama H, Uchikawa M, Matsubara M, et al. Molecular basis of Or in the MNS blood group system. Vox Sang. 1998; 74: 1446.
220) Reid ME, Sausais L, Oyen R, et al. First example of hemolytic disease of the newborn caused by anti-Or and confirmation of the molecular basis of Or. Vox Sang. 2000; 79: 180-2.
221) 小野寺由美, 田村由紀, 佐藤博美, 他. マウス由来モノクローナル抗 Or 抗体の作製. 日輸血会誌. 2000; 46: 176.
222) Seno T, Yamaguchi H, Okubo Y, et al. Os^a, a new low frequency red cell antigen. Vox Sang. 1983; 45: 60-1.
223) Daniels GL, Bluce LJ, Mawby WJ, et al. The low frequency MNS blood group antigens Ny^a (MNS18) and Os^a (MNS38) are associated with GPA amino acid substitutions. Transfusion. 2000; 40: 555-9.
224) 菊地正紀, 遠藤信義, 赤石　英, 他. MNSs 式血液型に属する新しい血液型抗原 Td の家系例について. 日輸血会誌. 1986; 32: 212.
225) 瀬尾たい子, 山本和子, 宮木千弥子, 他. MNSs 系に属すると考えられる新しい血液型抗原について. 衛生検査. 1986; 35: 607-12.
226) 常山初江, 鈴木由美, 宮村友造, 他. 低頻度抗原 Td の分子生物学的解析. 日輸血会誌. 2002; 48: 141.
227) 飯沢純子, 村田繁子, 松田久子, 他. Td 抗原及び Td 抗体の調査成績について. 日輸血会誌. 1987; 33: 152.
228) 高野由美, 田村由紀, 佐藤博美, 他. ヒト由来モノクローナル抗 Td 抗体の作製. 血液事業. 1999; 22: 297.
229) Dahr W, Knuppertz G, Beyreuther K, et al. Studies on structures of the Tm, Sj, M_1, Can, Sext and Hu blood group antigens. Biol Chem Hoppe-Seyler. 1991; 372: 573-84.
230) Jack JA, Tippett P, Noades J, et al. M_1, a subdivision of the human blood group antigen M. Nature. 1960; 186: 642.
231) Francis BJ, Hatcher DE. MN blood types. The S−s−U+ and the M_1 phenotypes. Vox Sang. 1966; 11: 213-6.
232) Moltham L. The second example of anti-M_1 antibodies produced by a group MN person. Vox Sang. 1980; 38: 210-2.
233) Issitt PD, Haber JM, Allen FH. Sj, a new antigen in the MN system, and further studies on Tm. Vox Sang. 1968; 15: 1-14.
234) Issitt PD, Haber JM, Allen FH. Anti-Tm, an antibody defining a new antigenic determinant within the MN blood group system. Vox Sang. 1965; 10: 742-3.
235) Judd WJ, Issitt PD, Pavone BG. The Can serum-demonstrating further polymorphism of M and N blood group antigens. Transfusion. 1979; 19: 7-11.
236) Pasvol G, Wainscoat JS, Weatherall DJ. Erythrocytes deficiency in glycophorin resist invasion by the malarial parasite *Plasmodium falciparum*. Nature. 1982; 297: 64-6.
237) Tolia NH, Enemark EJ, Sim BKL, et al. Structural basis for the EBA-175 erythrocyte invasion pathway of the malaria parasite *Plasmodium falciparum*. Cell. 2005; 122: 183-93.
238) Mayer DCG, Cofie J, Jiang L, et al. Glycophorin B is the erythrocyte receptor of *Plasmodium falciparum* erythrocyte-binding ligand, EBL-1. Proc Natl Acad Sci USA. 2009; 106: 1795-804.
239) Wassmer SC, Carlton JM. Glycophorins, blood groups, and protection from severe malaria. Trends Parasitol. 2016; 32: 5-7.
240) Lobo CA. *Babesia divergens* and *Plasmodium falciparum* use common receptors, glycophorin A and B, to invade the human red blood cell. Infect Immunol. 2005; 73: 649-51.
241) Cursino-Santos JR, Halverson G, Rodriguez M, et al. Identification of binding domains on red blood cell glycophorins for *Babesia divergens*. Transfusion. 2014; 54: 982-9.

JCOPY 498-01913

Ⅲ-A-6 ▶ Gerbich (GE) 血液型

1 Gerbich 血液型の発見

1960 年，Rosenfield らは抗グロブリン法で反応し，同じ特異性を示した 3 例の高頻度抗原に対する抗体について報告した[1]．抗体保有者の 1 人であった New York 在住のイタリア人 Gerbich 夫人の名前から，この抗体を抗 Ge と命名した[1]．Gerbich 夫人が分娩した児は，直接抗グロブリン試験陽性であったが，新生児溶血性疾患（HDN）を発症しなかった．なお，Gerbich 夫人は 1 度も輸血を受けていない．他の 2 名（デンマーク人の Fru St. とメキシコ人の Sura Es.）も直接抗グロブリン試験陽性の児を分娩したが，St 夫人の児は軽微な一過性のビリルビン値上昇を認めたに過ぎず，Es 夫人の児は HDN の徴候を認めなかった．翌 1961 年，トルコ系キプロス人の Yusef 夫人に抗 Ge がみつかったが，Rosenfield らのものとは少し異なっていた．Yusef 夫人の抗体は，Gerbich 夫人ら 3 名の Ge−血球と反応しなかった．これに対して，Yusef 血球は Gerbich 夫人の抗 Ge と陽性であったが，他の 2 名の抗 Ge とは陰性であった[2]．この結果から，Ge 抗原は少なくとも 2 種類の抗原で構成されていると考えられた．Gerbich 夫人，St 夫人，Es 夫人の血球は 2 種類の Ge 抗原が共に陰性であり，一方 Yusef 夫人の血球は 1 種類の Ge 抗原のみが陰性となる．抗体については，Gerbich 夫人は 2 種類の Ge 抗原に対する抗体を保有し，St 夫人と Es 夫人は 1 種類の Ge 抗原に対する抗体を保有していると予想された．このことにより，Ge−型には Gerbich(Ge) と Yusef(Yus) 型とが存在することになった．

さらに 1974 年，Booth らは，ほとんどの白人血球と反応するが，Ge−血球とパプアニューギニアのメラネシア人血球の 15% と反応しない抗体を見いだした．彼らは，この抗体名を抗 Ge1 とし，Gerbich 血液型の表現型を，正常型は Ge:1,2,3，メラネシア人型は Ge:−1,2,3，Yus 型は Ge:−1,−2,3，Gerbich 型は Ge:−1,−2,−3 と表記することを提案した[3-5]．しかしながら抗 Ge1 およびメラネシア人型の Ge:−1,2,3 血球が入手不可能となり，また抗 Ge1 の追加例も見つかっていないことから，現在では Ge1 の抗原名は廃止されている．

1980 年代に入り，Ge:−2,3，Ge:−2,−3 血球の両者に反応するマウス由来モノクローナル抗体の抗 Ge が報告された[6]．1984 年に Anstee らは，モノクローナル抗 Ge と反応しない 2 例の Ge:−2,−3 血球を発見し，発端者の 1 人である Leach 夫人の名前から，これら血球の表現型を Leach 型 (Ge_{null}型) とよんだ[7,8]．まもなくモノクローナル抗 Ge と同様の特異性をもつ同種抗体が Leach 型の Ge−患者に検出され，対応する抗原名として Ge4 の名称が用いられることになった[9,10]．したがって，Yus 型は Ge:−2,3,4，Ge 型は Ge:−2,−3,4，Leach 型は Ge:−2,−3,−4 となる．

Gerbich 血液型は，高頻度抗原の Ge2 (GE2)，Ge3 (GE3)，Ge4 (GE4)，GEPL (GE10)，GEAT (GE11)，GETI (GE12)，低頻度抗原の Wb (GE5)，Ls^a (GE6)，An^a (GE7)，Dh^a (GE8)，GEIS (GE9) で構成されている 表 III-44，表 III-45．Gerbich 血液型抗原は，シアロ糖蛋白の 1 つであるグリコフォリン C (glycophorin C: GPC) およびグリコフォリン D (glycophorin D: GPD)，またはこれら蛋白の変異型に存在する 図 III-46．

2 GPC と GPD 図 III-46，図 III-47

GPC は 1 回膜貫通型蛋白で，128 残基のアミノ酸からなる．N 末端からの 57 残基のアミノ酸は細胞外，アミノ酸残基 58〜81 番は膜貫通領域，82〜128 番の 48 残基のアミノ酸は細胞内にある 図 III-46．細胞外領域の 12 カ所に O 結合型糖鎖が結合し，Asn8 には N 結合型糖鎖が結合している．また，48 番目のアミノ酸残基でトリプシンにより切断される．GPD は，GPC と同じ構造をもち，107 残基のアミノ酸よりなる．GPD は GPC の N 末端から 21 番目までのアミノ酸を欠いた蛋白で，GPC の 22〜128

表Ⅲ-44 Gerbich 血液型

抗原名		頻度	抗原の存在 (GPC/GPD)	発見年	文献
ISBT	慣用名				
GE2	Ge2	○	GPD	1961	2
GE3	Ge3	○	GPC/GPD	1960	1
GE4	Ge4	○	GPC	1989	9, 10
GE5	Wb	△ (1/1,775)***	GPC	1963	107
GE6	Ls^a	△ (1/25,000)* (1/62)**	GPC/GPD		99, 100
GE7	An^a	△ (1/1,667)**	GPC/GPD	1972	113
GE8	Dh^a	△	GPC	1968	111
GE9	GEIS	△ (1/10,951)*	GPC/GPD	1992	116, 117
GE10	GEPL	○	GPC/GPD	2008	119
GE11	GEAT	○	GPC	2008	119
GE12	GETI	○	GPC/GPD	2008	119
	GERW	○	GPC/GPD	1997	120

○: 高頻度，△: 低頻度，*: 日本人，**: フィンランド人，***: オーストラリア白人

表Ⅲ-45 Gerbich 血液型抗原の *GYPC* 塩基置換とアミノ酸置換

表現型		ISBT アリル	エキソン	塩基置換	GPC	GPD
Ge−(Yus 型)	GE:−2,3,4	*GE*01.−02*	2	エキソン 2 欠失	GPC 変異型 (エキソン 2 欠失)	
Ge−(Ge 型)	GE:−2,−3,4	*GE*01.−03*	3	エキソン 3 欠失	GPC 変異型 (エキソン 3 欠失)	
Wb＋		*GE*01.05*	1	23A>G	Asn8Ser	
Ls(a＋)		*GE*01.06.01*	3	エキソン 3×2	エキソン 3×2	エキソン 3×2
Ls(a＋)		*GE*01.06.02*	3	エキソン 3×3	エキソン 3×3	エキソン 3×3
An(a＋)		*GE*01.07*	2	67G>T	Ala23Ser	Ala2Ser
Dh(a＋)		*GE*01.08*	1	40C>T	Leu14Phe	
GEIS＋		*GE*01.09*	2	95C>A	Thr32Asn	Thr11Asn
GEPL−		*GE*01.−10*	3	134C>T	Pro45Leu	Pro24Leu
GEAT−		*GE*01.−11*	2	56A>T	Asp19Val	
GETI−		*GE*01.−12*	2	80C>T	Thr27Ile	Thr6Ile
GERW−			3	173A>T	Asp58Val	Asp37Val
Ge-Leach 型 (PL)	GE:−2,−3,−4	*GE*01N.01*	3,4	エキソン3,4欠失		
Ge-Leach 型 (LN)	GE:−2,−3,−4	*GE*01N.02*	3	134del C	Pro45Arg フレームシフト	

番目までのアミノ酸配列とまったく同一である．したがって，GPD では 27 番目にトリプシン切断部位があり，7 カ所に O 結合型糖鎖が結合し，N 結合型糖鎖は存在しない．SDS-PAGE で赤血球膜を分離し PAS 染色すると，GPC は分子量 40,000，GPD は分子量 30,000 のバンドとして検出される．血球あたりのコピー数は GPC が 143,000，GPC と GPD 合わせて 225,000 と推定されている[11]．

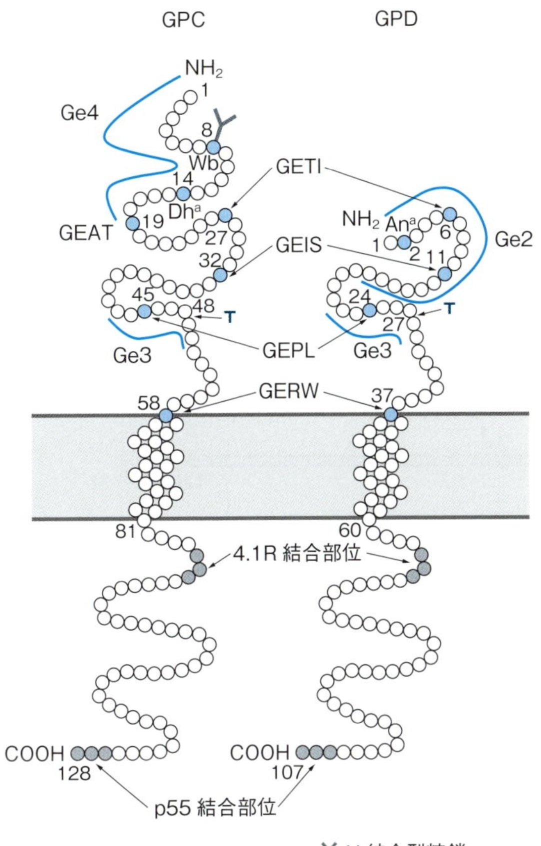

図III-46 アミノ酸置換によるGerbich血液型抗原とglycophorin C（GPC）およびglycophorin D（GPD）

3 *GPC* 遺伝子（*GYPC*） 図 III-47

1986 年，Colin らは GPC の部分アミノ酸配列（19-23 番目）の情報をもとに，ヒト網状赤血球 cDNA ライブラリーから *GYPC* cDNA を分離した[12,13]．GPC と GPD は類似した蛋白であることから，*GYPC* cDNA をプローブとしてゲノム DNA を検索したが，GPD に相当する遺伝子はみつからなかった．Tanner らは，*GYPC*mRNA の 2 カ所で翻訳が開始され，2 種類の蛋白すなわち GPC と GPD が生成されることを示唆した[14]．翻訳開始部位となる AUG コドン（Met コドン）は，mRNA の 5' 末端キャップ部位への近さによって決定される．このキャップ部位は，リボソームの小サブユニットが mRNA に結合して AUG 開始コドンの読み取りを始める部位である．また，mRNA の翻訳開始部位周辺の塩基配列〔コンセンサス配列 CC(A/G)CCAUGG〕も，読み取り過程における AUG 識別効率に影響を与えている．*GYPC*mRNA の翻訳開始部位周辺の塩基配列（CCAGGAAUGU）にくらべて，下流にある Met22 コドン周辺の塩基配列（CCGGGGAUGG）のほうがコンセンサス配列に近い[14]．Met1 のコドンの認識が充分に行われない場合，リボソームサブユニットは mRNA の最初の AUG コドンを無視し，2 つ目の Met22 に対する AUG コドンまで達する（漏れのある読み取り leaky initiation of translation）．この現象は，同一の mRNA からアミノ末端の異なる 2 種類以上の蛋白を作るために用いられる戦略である．

GYPC は 13.5 kb の長さで，4 個のエキソンからなり，第 2 染色体の長腕（2q14-q21）にある[15,16]．エキソン 1（アミノ酸 1～16 番），エキソン 2（アミノ酸 17～35 番），エキソン 3（アミノ酸 36～63 番）は主に細胞外領域，エキソン 4（アミノ酸 64-128 番）は主に膜貫通領域と細胞内領域をコードしている 図 III-46．エキソン 2 とエキソン 3 は相同性が高く，エキソン 2 とエキソン 3 の 5' 側にコードされた 6 アミノ酸配列は同じである．

4 Gerbich 陰性型（Ge-型）

Ge2（GE2）抗原は GPC にはなく，GPD の N 末端部にある．血球を trypsin や ficin/papain 処理することで Ge2 抗原は消失するが，α-chymotrypsin には影響を受けない[17]．GPD は GPC と同じ遺伝子から作られているため，GPD に特異的なアミノ酸配列は存在せず，抗 Ge2 は GPD の N 末端部の高次構造を認識していると考えられている．また，一部の抗 Ge2 が認識するエピトープについては，ペプチド結合していない N 末端アミノ酸のアミノ基の関与が推定されている[18]．

Ge3 抗原は，*GYPC* のエキソン 3 にコードされている GPC の 42～50 番目のアミノ酸配列（GPD の 21～29 番目）に存在する．したがって，Ge3 は GPC

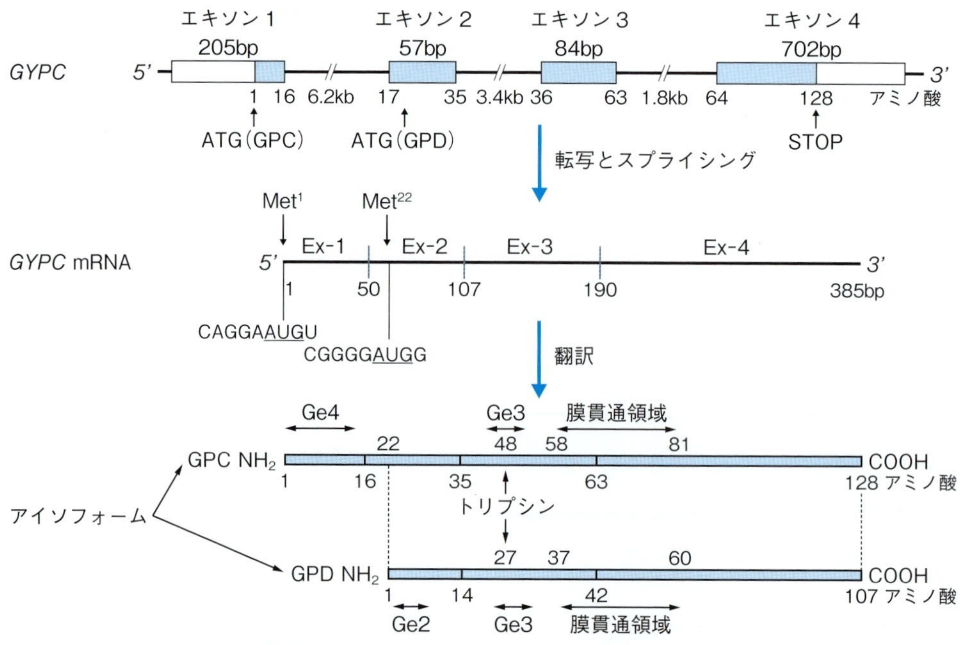

図Ⅲ-47 *GYPC* の遺伝子構造と GPC，GPD の生成

および GPD の両者に検出される．Ge3 は trypsin 処理で破壊され，α-chymotrypsin には影響を受けない．しかし，Ge2 とは異なり papain/ficin 処理によって影響されない[17,19]．なお，papain 処理血球と反応しない抗 Ge3 も報告されている[20]．

Ge4 抗原は，GPC の N 末端部領域にあるため，GPD には存在しない[8]．Ge4 は trypsin および papain/ficin で破壊されるが，α-chymotrypsin には影響を受けない．マウス由来モノクローナル抗 GPC の多くは，Ge4 に対して反応する[6,21]．Ge4 エピトープは GPC の N 末端から 21 番目までの領域にあり，N 末端の Met1 が関与するものもあれば，関与しないものもある[22,23]．モノクローナル抗体については，抗 Ge4 以外にもマウス由来モノクローナル抗 Ge2，抗 Ge3，ヒト由来モノクローナル抗 Ge2 が報告されている[24-26]．

■ a．Ge: -2,3,4 (Yus タイプ)

Ge:-2,-3,4 にくらべて，頻度は低いとされている．Ge:-2,3,4 は主に白人や黒人で検出されており，日本人にはまだ見つかっていない．抗 GPC を用いた immunoblot 法では，正常 GPC と異なる分子量 32,500〜36,500 のやや拡散したバンドが検出される．図Ⅲ-48 に示すように，*GYPC* 内の不等交差によって，エキソン 2 を欠く遺伝子 *GYPC.Yus*（*GE*01.-02*）と，重複したエキソン 2 をもつ遺伝子 *GYPC.MAT* が生じる[27-30]．*GYPC.Yus* の翻訳産物である GPC.Yus は，GPC のエキソン 2 に相当する 17〜35 番目のアミノ酸残基を欠いている．したがって，*GYPC.Yus* には Met22 が存在せず，GPD は生成しない．なお，*GYPC.MAT* のエキソン 2/エキソン 2 の接合部に新たなアミノ酸配列は生じない[30]．日本人での GPC.MAT の頻度は 200,000 例中 40 例（0.02%）である．また，エキソン 2 を連続して 4 つもつ GPC.NAKA の存在も報告されており，日本人の頻度は 0.003%（6/200,000）である[31] 図Ⅲ-49．

■ b．Ge: -2,-3,4 (Gerbich タイプ)

このタイプの Ge-型も人種を問わず稀であるが，パプアニューギニアの一部地域ではおよそ半数が Ge:-2,-3,4 型である[4]．日本人の頻度については，約 80,000 例に 1 例検出されている調査報告がある[32]．日本人に検出されている Ge-は，いずれも Ge: -2,-3,4 型と考えられる[32-35,38]．Ge:-2,3,4 と同様に，

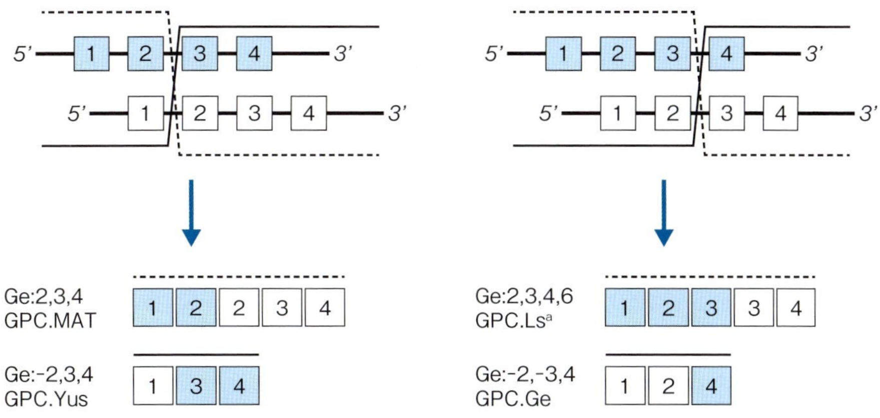

図III-48　遺伝子内不等交差による *GYPC* 変異型の生成

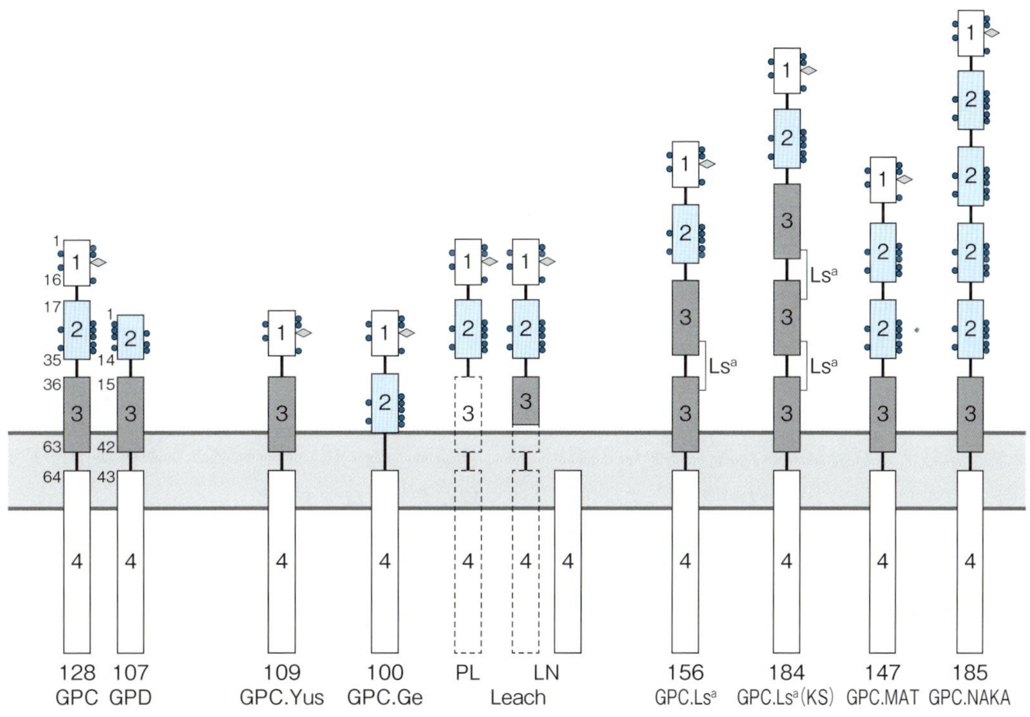

図III-49　*GYPC* 変異型の模式図

immunoblot 法で正常の GPC は検出されず，GPC.Yus にくらべてやや分子量が小さい 30,500〜34,500 の拡散したバンドが検出される．拡散したバンドは，GPC.Ge（GPC.Yus の場合も同様）に結合している N 結合型糖鎖のサイズが一定でないことによる．なお，GPD は検出されない．理論的には GPD 類似蛋白が存在するはずであるが，翻訳産物は細胞外領域の大半を欠いているため，不安定で分解されやすいと考えられている[16]．

GYPC 内の不等交差によって，エキソン 3 を欠く遺伝子 *GYPC.Ge*（*GE*01.-03*）と，重複したエキソン 3 をもつ *GYPC* 遺伝子（*GE*01.06. 01*）が生成する[15,16,28,36,37]（図III-48）．GPC.Ge は，trypsin 切断部位のある GPC の 36〜63 番目のアミノ酸残基を

コードするエキソン3を欠いている．このため，Ge:2,3,4およびGe:−2,3,4血球と異なり，trypsin処理したGe:−2,−3,4血球は抗Ge4と反応する．Ge:−2,−3,4血球11例のうち9例にKell血液型抗原の減少がみられたが，Ge:−2,3,4血球6例には1例もKell抗原の減少はみられていない[39]．

Ge: −2,−3,4型の人が作る抗体は，抗Ge3よりも抗Ge2である場合が多い．Ge:−2,−3,4型に検出された17例の抗Geのうち，抗Ge3は4例のみで13例が抗Ge2であった[39]．抗Ge2および抗Ge3は輸血や妊娠による免疫抗体が普通だが，自然抗体と考えられるものも報告されている[34,36,38,40–44]．不適合輸血による重篤な即時型溶血性輸血反応の報告はないが，軽度の即時型あるいは遅延型の溶血性輸血反応や不適合赤血球の寿命の短縮が観察されている[45–56]．自己抗体の抗Ge2または抗Ge3による重篤な自己免疫性溶血性貧血の症例が報告されている[57–60]．

抗Ge2により，児血球の直接抗グロブリン試験は陽性となるが，重篤な新生児溶血性疾患（HDN）は報告されていない．これに対して，抗Ge3についてはHDNの症例が報告されている[61–63]．生後2〜4週で貧血が顕著となることから，抗Ge3が関わる妊娠では，生後の数週間は観察が必要である[61]．抗Ge3と抗KellによるHDNには共通して赤血球生成の抑制を示唆する特徴がみられる．つまり，網状赤血球とビリルビン値の上昇がわずかで，エリスロポエチンに対して不応答である[61,64]．GPCはKellと同様，赤血球分化過程の初期段階で発現し，臍帯血の$CD34^+$細胞の84%にGPCが検出されている[39]．K562細胞の実験から，貧血の原因として抗Ge3によるエリスロポエチンのシグナル伝達の障害が報告されている[65]．また，K562および臍帯血$CD34^+$から得られた赤芽球前駆細胞では，抗GPCの結合により，脂質二重層の内層に局在しているphosphatidylserine（PS）が赤血球表面に露出し，赤血球のプログラム細胞死（eryptosis）が誘導される[66–68]．抗Ge3によって発症するHDNでは，胎児赤血球表面へのPS露出による細胞死に起因する可能性が指摘されている[68]．

熱帯熱マラリア原虫（*Plasmodium falciparum*）の赤血球結合抗原140（EBA140またはBAEBL）はメラネシア人のGe:−2,−3,4血球に結合しないことから，EBA140の赤血球受容体がGPCであることが明らかにされた[69]．マラリア原虫（メロゾイト）の表面に発現する蛋白（EBA140）が赤血球膜表面のGPCに結合することで，赤血球内へのマラリア原虫の侵入が促される[70,71]．EBA-140の結合はシアル酸の有無やGPCのN結合型糖鎖の糖鎖構造によって左右される[70,72]．Ge:−2,−3,4血球のN結合型糖鎖は正常GPCと異なり，マンノースの割合の多い構造（高マンノース型）をもつことが報告されている[73]．*GYPC*のエキソン3を欠失したGe:−2,−3,4では，詳細は不明だがゴルジ体での正常な糖鎖の修飾過程が障害されるため，異常な糖鎖構造を有すると考えられている．マラリア多発地帯であるパプアニューギニアの沿岸地域では人口の約50%がGe:−2,−3,4であり，これは自然選択によってメラネシア人の集団中にGPC変異型（Ge: −2,−3,4）が蓄積したことを示唆している[69,74]．熱帯熱マラリア原虫（*P. falciparum*）と同様に三日熱マラリア原虫（*Plasmodium vivax*）でも感染赤血球と非感染赤血球とのロゼット形成がみられる．感染赤血球のリガンドは明らかにされていないが，GPCが非感染赤血球のレセプターである可能性が示唆されている．モノクローナル抗Ge4によりロゼット形成が抑制され，さらに$CD34^+$から分化誘導したGPCノックダウン赤血球はロゼット形成が著しく減少する[75]．

c．Ge: −2,−3,−4（Leach型）

現在まで6例の発端者が知られているが，いずれも白人である．Ge:−2,−3,−4型はGPC，GPD，および関連蛋白を完全に欠損している[7,10,76]．Ge:−2,−3,−4型は2つの遺伝的背景によって生じる（PL型とLN型）．PL型は，*GYPC*のエキソン3とエキソン4の欠失によるもので，膜貫通領域と細胞内領域を欠いているため，たとえ翻訳されたとしても膜に固定されることはない[15,29,77]．LN型は，*GYPC*のエキソン3のコドン45で1塩基（134C）が欠失することによってフレームシフトが起こり，コドン56で翻訳が終結する[9,78]．この場合も，膜貫通領域と細胞内領域は欠損することになる．しかし，GPCの膜内側領域に対するマウスモノクローナル抗体により分子量

12 kDaのバンドが検出され，あたかもGPCのC末端領域のみが存在するかのようにみえる[39)] 図III-49 .

GPC/GPDを欠損したLeach型の特徴の1つとして，楕円赤血球症（elliptocytosis）が認められる．Leach型個体5例に20～61%の楕円赤血球が観察された[10)]．Ge: -2,-3,-4型赤血球の膜安定性（membrane stability）は低下しており，骨髄から放出される際には正常な中窪み円盤形であっても，機械的ストレスを受けて変形してしまうこともある[79-81)]．なお，GPCの細胞内領域をもつGPC.Yus，GPC.Geには楕円赤血球を認めない．赤血球膜の安定性，変形能，形態維持の機能に膜を裏打ちする膜骨格蛋白（membrane skeleton）が重要な役割をはたしている．膜骨格はスペクトリン，アクチン，4.1蛋白（赤血球型4.1R）などの「横方向のつながり」からなる網目状の構造で，GPC/GPDやバンド3などの膜貫通蛋白を介する「縦方向のつながり」によって細胞膜に連結している．これにp55や4.2蛋白などが関与する[82,83)]．GPC/GPDの細胞内領域（GPCでは86～88番目のArg-His-Lys配列）は，4.1Rの分子量30,000のFERMドメインに結合する．またGPC/GPDのC末端領域のTyr-Phe-Ile配列に，p55がそのPDZドメインを介して結合する．さらに，p55はPDZドメインとは別のD5ドメインで4.1Rに結合し，GPC/GPDと骨格蛋白との相互作用を安定化させる役割を担う[84-89)]．4.1Rのリン酸化によってGPCは骨格蛋白から解離し膜安定性が低下することから，4.1RはGPC-4.1R-p55複合体の維持に重要な役割を担っていると考えられている[90)]．

4.1Rのコピー数は約200,000で，この数はGPCとGPDを合わせた数にほぼ等しい[11)]．4.1R完全欠損症では，中程度以上の溶血を伴う楕円赤血球症を呈し，4.1Rおよびp55は完全欠損し，GPC/GPDは70～90%の減少を認める[91)]．一方，Leach型赤血球では，4.1Rとp55はそれぞれ約25%，98%の減少を認めている[92)]．ゴルジ体から細胞表面に運ばれる際に，輸送小胞のGPC/GPDに遊離の4.1Rが結合する[93)]．4.1Rは膜安定性に必須であり，4.1Rを欠損する遺伝性楕円赤血球症患者の赤血球膜安定性は著しく低下している．4.1Rノックアウトマウスおよびヒト4.1R完全欠損の赤血球の研究から，4.1RはGPC/GPDのみならず，Duffy，Xk-Kell，band 3，Kiddなど血液型抗原を担う蛋白，さらにNa^+/H^+交換体に結合し，複数の蛋白からなる複合体を形成すると推定されている[94-98)]．

5 その他のGerbich血液型抗原

表III-45，図III-46，図III-49

■ a．Ls^a(GE6)

Ls^{a}は，かつてLewis IIとよばれていた．発見年については定かでなく，RaceとSangerの著書の中で私信として記載されている[99)]．1990年にMacdonaldらは，Ls(a+)のGPC/GPDの分子量が正常のGPC/GPDとくらべて約6,000大きいことを報告し，Ls^{a}はGerbich血液型に組み入れられた[100)]．前述した*GYPC*内の不等交差により，エキソン3を2つもつ*GYPC*（*GE*01.06.01*）が生成する 図III-48 ．連結したエキソン3とエキソン3の接合部に新たなアミノ酸配列TPTIMDIVVIA/EPDPGが生じ，Ls^{a}抗原となる[101)]．Ls(a+)はフィンランド人の1.62%に検出されている[102)]．日本人のLs(a+)の頻度は，200,000例中8例（0.004%）である．この中にはエキソン3が3つ連なったGPC.Ls^a(KS)の1例が含まれている[103)] 図III-49 ．GPC.Ls^a(KS)は，GPCおよびGPDそれぞれに2カ所ずつLs^{a}エピトープを有する．Ls^{a}は，ficin/papain，trypsinで消失するが，α-chymotrypsin，sialidaseには影響されない．抗Ls^{a}は，日本人健常者44,000名中19名（0.04%）に検出されている[104)]．なお，ヒト由来モノクローナル抗Ls^{a}も作製されている[105)]．

■ b．Wb(GE5)

Wb（Webb）抗原は，Simmonsら（1963年）が報告した低頻度抗原で，白人での調査では0.07%がWb陽性である[106,107)]．日本人3,470例中には1例も検出されていない[108,109)]．*GYPC*のエキソン1での1塩基置換（23 A>G）により，Asn8Serのアミノ酸置換を認める[28,110)]．この結果，N結合型糖鎖の結合モチーフ（Asn-X-Ser/Thr）が壊れ，N結合型糖鎖を失うことになる．GPC.Wbの分子量は，Wb陰性のGPCにくらべて約3,000減少している．Wb抗原はGPCにのみ存在する．

c．Dh^a(GE8)

Dh^a（Duch）は，1968年にJogensenらによりデンマーク人献血者血球との交差試験で見つかり，1982年に報告された[111]．エキソン1での1塩基置換（40C>T）により，GPCにLeu14Pheのアミノ酸変異を認める[112]．Dh^aはGPCにのみ存在し，ficin/papain，trypsin，sialidaseで消失するが，α-chymotrypsinには影響されない．

d．An^a(GE7)

An^a（Ahonen）はFuruhjelmら（1972年）によって報告された低頻度抗原で，フィンランド人およびスウェーデン人の約0.06%に認められる[113]．抗An^aは自然抗体として，およそ0.1%の健常者血清に検出される．エキソン2での1塩基置換(67 G>T)により，Ala23Serのアミノ酸変異を認める[114]．しかしながら，An^a抗原は同じアミノ酸置換をもつGPCには検出されず，GPD分子にのみ存在する．GPDではアミノ酸置換がAla2SerでN末端部に変異かあるため，前述したGe2エピトープと同様，抗An^aはGPDのN末端部の高次構造を認識すると考えられている[114]．An^aがGPDにのみ存在することは，GPD.An^aの発現実験によっても確認された[115]．An^a抗原は，ficin/papain，trypsin，sialidaseで消失する．

e．GEIS(GE9)

GEIS抗原は，1992年に藤村らにより既知の低頻度抗原と異なる新たな抗原Is(Isuhara)として報告された[116]．日本人32,852例中3例(0.009%)がGEIS抗原陽性である．GEIS抗原はficin/papain，trypsin，pronaseで消失するが，α-chymotrypsin，sialidaseには影響されない．健常者5,447名中3名（0.06%）に抗グロブリン法で反応する抗GEISが検出された．GEIS+ではエキソン2での1塩基置換（95C>A）により，Thr32Asn（GPC），Thr11Asn（GPD）のアミノ酸置換を認める[117]．GEIS抗原はGPCおよびGPDの両者に検出される．ヒト由来モノクローナル抗Ge2はGPD.GEISと反応しないことから，Thr11Asnのアミノ酸置換がGe2エピトープに関与すると考えられる．ヒト由来モノクローナル抗体の抗GEISが報告されている[118]．

f．GEPL(GE10)，GEAT(GE11)，GETI(GE12)，GERW

GEPL，GEAT，GETI，GERWはいずれも高頻度抗原で，GEPL，GEAT，GETIは2008年，GERWは1997年に報告された[119,120]．GEPL-は，エキソン3での1塩基置換134C>TによるPro45Leu（GPC）およびPro24Leu（GPD）のアミノ酸置換を認める．PLの命名は，アミノ酸のprolineとleucineに由来する[119]．GEPL-個体が産生した抗GEPLは，抗Ge3に類似した特異性を示す．GEAT-は，エキソン2での1塩基置換56 A>TによるAsp19Val（GPC）を認める．抗GEATはGe:-2,-3,4，Ge:-2,-3,-4血球と陰性，Ge: -2,3,4血球と弱い反応を呈する．ATは塩基AとTにちなんで命名された[119]．GETI-は，エキソン2での1塩基置換80C>TによるThr27Ile（GPC）およびThr6Ile（GPD）を認める．GETI-は抗Ge2と反応せず，血清学的にはGe: -2,3,4と判定されるが，immunoblot法では正常なGPCが検出される．抗GETIは抗Ge2に似た反応を示す．GETI-発端者の同胞は80C>Tとイントロン1のスプライス部位変異（c.49-1 G>A）のヘテロ接合であった．このスプライス部位変異によりエキソン2がスキップし，Ge: -2,3,4が生じると考えられる．GETIのTIは，アミノ酸threonineのTとisoleucineのIに由来する[119]．GERW-は，エキソン3での1塩基置換173 A>TによるAsp58Val(GPC)およびAsp37Val(GPD)のアミノ酸置換を認める．GERW-血球はGe: 2,3,4と判定される．一方，抗GERWはGe:-2,-3,4血球と反応しない[120]．

●文　献

1）Rosenfield RE, Haber GV, Kissmeyer-Nielsen F, et al. Ge, a very common red cell antigen. Br J Haematol. 1960; 6: 344-9.

2）Barnes R, Lewis TLT. A rare antibody (anti-Ge) causing hemolytic disease of the newborn. Lancet. 1961; ii: 1285-6.

3）Booth PB, Albrey JA, Whittaker J, et al. Gerbich

blood group system: a useful genetic marker in certain Melanesians of Papua and New Guinea. Nature. 1970; 228: 462.
4) Booth PB, McLoughlin K. The Gerbich blood group system, especially in Melanesians. Vox Sang. 1972; 22: 73–84.
5) Macgregor A, Booth PB. A second example of anti-Gel, and some observations on Gerbich subgroups. Vox Sang. 1973; 25: 474–8.
6) Daniels GL, Banting G, Goodfellow P. A monoclonal antibody related to the human blood group Gerbich. J Immunogenet. 1983; 10: 103–5.
7) Anstee DJ, Ridgwell K, Tanner MJA, et al. Individuals lacking the Gerbich blood group antigen have alterations in the human erythrocyte membrane sialoglycoproteins β and γ. Biochem J. 1984; 221: 97–104.
8) Anstee DJ, Parsons SF, Ridgwell K, et al. Two individuals with elliptocytic red cells apparently lack three minor erythrocyte membrane sialoglycoproteins. Biochem J. 1984; 218: 615–9.
9) Mcshane K, Chung A. A novel human alloantibody in the Gerbich system. Vox Sang. 1989; 57: 205–9.
10) Daniels GL, Shaw MA, Judson PA, et al. A family demonstrating inheritance of the Leach phenotype: a Gerbich-negative phenotype associated with elliptocytosis. Vox Sang. 1986; 50: 117–21.
11) Smythe J, Gardner B, Anstee DJ. Quantitation of the number of molecules of glycophorins C and D on normal red blood cells using radioiodinated Fab fragments of monoclonal antibodies. Blood. 1994; 83: 1668–72.
12) Colin Y, Rahuel C, London J, et al. Isolation of cDNA clones and complete amino acid sequence of human erythrocyte glycophorin C. J Biol Chem. 1986; 261: 229–33.
13) High S, Tanner MJA. Human erythrocyte membrane sialoglycoprotein β: the cDNA sequence suggests the absence of a cleaved N-terminal signal sequence. Biochem J. 1987; 243: 277–80.
14) Tanner MJA, High S, Martin PG, et al. Genetic variants of human red cell membrane sialoglycoprotein β: study of the alterations occurring in the sialoglycoprotein-β gene. Biochem J. 1988; 250: 407–14.
15) High S, Tanner MJA, Macdonald EB, et al. Rearrangements of the red cell mambrane glycophorin C (sialoglycoprotein β) gene: a further study of alterations in the glycophorin C gene. Biochem J. 1989; 262: 47–54.
16) Colin Y, Le Van Kim C, Tsapis A, et al. Human erythrocyte glycophorin C: gene structure and rearrangement in genetic variants. J Biol Chem. 1989; 264: 3773–80.
17) Daniels GL. Studies on Gerbich negative phenotypes and Gerbich antibodies. Transfusion 1982; 22: 405.
18) Dahr W, Kiedrowski S, Blanchard D, et al. High frequency antigens of human erythrocyte membrane sialoglycoproteins. V. Characterization of the Gerbich blood group antigens: Ge2 and Ge3. Biol Chem Hoppe-Seyler. 1987; 368: 1375–83.
19) Mohammed MT, O'Day T, Sugasawara E. Gerbich (Ge) antibody classification using enzyme-treated red cells. Transfusion. 1986; 26: 120.
20) Carter IS, Banks J, Poole J, et al. An unusual case of anti-Ge3. Vox Sang 2004; 87: 75.
21) Telen MJ, Scearce RM, Haynes BF. Human erythrocyte antigens. III. Characterization of a panel of murine monoclonal antibodies that react with human erythrocyte and erythroid precursor membranes. Vox Sang. 1987; 52: 236–43.
22) Dahr W, Blanchard D, Kiedrowski S, et al. High-frequency antigens of human erythrocyte membrane sialo-glycoproteins. VI. Monoclonal antibodies reacting with the N-terminal domain of glycophorin C. Biol Chem Hoppe-Seyler. 1989; 370: 849–54.
23) Loirat MJ, Dahr W, Muller JY, et al. Characterization of new monoclonal antibodies directed against glycophorins C and D. Transfus Med. 1994; 4: 147–55.
24) Reid ME, Lisowska E, Blanchard D. Section 3: epitope determination of monoclonal antibodies to glycophorin A and glycophorin B. Coordinator's report. Antibodies to antigens located on glycophorin and band 3. Transfus Clin Biol. 2002; 9: 63–72.
25) Jaskiewicz E, Czerwinski M, Uchikawa M, et al. Recombinant forms of glycophorin C as a tool for characterization of epitopes for new murine monoclonal antibodies with anti-glycophorin C specificity. Transfus Med. 2002; 12: 141–9.
26) 鈴木由美，豊田智津，長谷部久美，他．ヒト由来モノクローナル抗Ge2抗体の作製．日輸血会誌．2002; 48: 197.
27) Reid ME, Anstee DJ, Tanner MJA, et al. Structural relationships between human erythrocyte sialoglycoproteins β and γ and abnormal sialoglycoproteins found in certain rare human erythrocyte variants lacking the Gerbich blood group antigen(s). Biochem J. 1987; 244: 123–8.
28) Chang S, Reid ME, Conboy J, et al. Molecular characterization of erythrocyte glycophorin C variants. Blood. 1991; 77: 644–8.

29) Johnson P, Daniels G. A mutation analysis on *GYPC*, the gene encoding the Gerbich blood group antigens. Transfus Med. 1997; 7: 239-44.
30) Uchikawa M, Tsuneyama H, Onodera T, et al. A new high-molecular-weight glycophorin C gene. Transfus Med. 1997; 7: 305-9.
31) Uchikawa M. Rare blood group variants in Japanese. 10th Regional Congr Int Soc Blood Transfus Western Pacific Region. 1999: 198-201.
32) 中元幸子，冨永　毅，藤木信礼，他．抗Geマウスモノクローナル（MAb）による血球スクリーニングで検出されたGe: -2,-3およびトリプシン抵抗性血球（Ge[w]）について．血液事業．1992; 15: 676-8.
33) 阿部ソノ子，黒川広重，瀬尾たい子，他．まれなGe抗原陰性の1例．日輸血会誌．1982; 28: 74.
34) 新美昌子，坂田美保，木部志保，他．Gerbich: -1,-2,-3の1家系について．血液事業．1989; 12; 565-7.
35) 小野明子，岡　一彦，白神多佳子，他．献血者より見出されたGe(-)血液型について．血液事業．1989; 12: 562-4.
36) Loirat MJ, Pineau-Vincent F, Schiffer C, et al. Inheritance of abnormal glycophorin C of the Gerbich and Yussef type in a French family. Vox Sang. 1996; 70: 92-6.
37) Serjeantson SW, White BS, Bhatia K, et al. A 3.5 kb deletion in the glycophorin C gene accounts for the Gerbich-negative blood group in Melanesians. Immunol Cell Biol. 1994; 72: 23-7.
38) Okubo Y, Yamaguchi H, Seno T, et al. The rare red cell phenotype Gerbich negative in Japanese. Transfusion. 1984; 24: 274-5.
39) Daniels GL. Gerbich blood group system. In: Human Blood Groups, 3rd ed. Oxford: Blackwell Publishing; 2013. p.410-26.
40) Tilley CA, Crookston MC, Haddad SA, et al. Red blood cell survival studies in patients with anti-Ch[a], anti-Yk[a], anti-Ge, and anti-Vel. Transfusion. 1977; 17: 169-72.
41) Vengelen-Tyler V, Morel PA. Serologic and IgG subclass characterization of Cartwright(Yt) and Gerbich(Ge) antibodies. Transfusion. 1983; 23: 114-6.
42) 江頭貞臣，松下喜八郎，瀬尾たい子，他．抗Ge抗体を保有する稀な血液型Ge-の1家系について．日輸血会誌．1982; 28: 528.
43) 高橋順子．交差試験で検出したGe-の1例について．衛生検査．1987; 36: 378.
44) 小林　衡，半戸啓一，斉藤昌子，他．稀な抗Geを保有する1例．血液事業．1987; 10: 58-9.
45) Miller R, Volny M, Unger FJ, et al. A mild case of hemolytic disease of the newborn due to anti-Ge2, 3 subclass IgG3. Transfusion. 1996; 36: 25.
46) Smart EA, Reddy V, Smith L, et al. Clinically significant anti-Ge detected in a South African patient. 24th Congr Int Soc Blood Transfus. 1996: 73.
47) Mochizuki T, Tauxe WN, Ramsey G. In vivo crossmatch by chromium-51 urinary excretion from labeled erythrocytes: a case of anti-Gerbich. J Nucl Med. 1990; 31: 2042-5.
48) DiNapoli J, Gingras A, Diggs E, et al. Survival of Ge+ red cells in a patient with anti-Gel, 2-data from ^{51}Cr, flow cytometric, IgG subclass, and monocyte erythrophagocytosis assays. Transfusion. 1986; 26: 545.
49) Nance SJ, Arndt P, Garratty G. Predicting the clinical significance of red cell alloantibodies using a monocyte monolayer assay. Transfusion. 1987; 27: 449-52.
50) Pearson HA, Richards VL, Wylie BR, et al. Assessment of clinical significance of anti-Ge in an untransfused man. Transfusion. 1991; 31: 257-9.
51) 植野正秋，玉津弘邦，古沢也昭，他．Gerbich（Ge）不適合輸血の1例．日輸血会誌．1989; 35: 211.
52) 井上純子，江崎利信，奥田浩人，他．まれな血液型（抗Ge保有）患者への緊急輸血対応．血液事業．2000; 23: 468.
53) 村上育子，高木和貴．抗Gerbich患者への不適合輸血の1症例．日本輸血細胞治療学会誌．2013; 59: 332.
54) Selleng S, Selleng K, Zawadzinski C, et al. Management of emergency cardiac surgery in a patient with alloanti-Ge2. Transfus Med. 2009; 19: 50-2.
55) Baughn MR, Whitacre R, Lo GS, et al. A mild acute hemolytic transfusion reaction in a patient with allo-antiGe3: a case report and review of literature. Transfusion. 2011; 51: 1966-71.
56) Karunasiri D, Lowder F, Ostrzega N, et al. Anti-Ge2: further evidence for lack of clinical significance. Immunohematology. 2014; 30: 156-7.
57) Reynolds MV, Vengelen-Tyler V, Morel PA. Autoimmune hemolytic anemia associated with autoanti-Ge. Vox Sang. 1981; 41: 61-7.
58) Göttsche B, Salama A, Mueller-Eckhardt C. Autoimmune hemolytic anemia associated with an IgA autoanti-Gerbich. Vox Sang. 1990; 58: 211-4.
59) Shulman IA, Vengelen-Tyler V, Thompson JC, et al. Autoanti-Ge associated with severe autoimmune hemolytic anemia. Vox Sang. 1990; 59: 232-4.
60) Sererat T, Veidt D, Arndt PA, et al. Warm autoimmune hemolytic anemia associated with an IgM autoanti-Ge. Immunohematology. 1998; 14: 26-9.
61) Arndt PA, Garratty G, Daniels G, et al. Late onset neonatal anaemia due to maternal anti-Ge: possible

association with destruction of erythroid progenitors. Transfus Med. 2005; 15: 125-32.
62) Blackall DP, Pesek GD, Montgomery MM, et al. Hemolytic disease of the fetus and newborn due to anti-Ge3: combined antibody-dependent hemolysis and erythroid precursor cell growth inhibition. Am J Perinatol. 2008; 25: 541-5.
63) Pate LL, Myers JC, Palma JP, et al. Anti-Ge3 causes late-onset hemolytic disease of the newborn: the fourth case in three Hispanic families. Transfusion. 2013; 53: 2152-57.
64) Denomme GA, Shahcheraghi A, Blackwell DP, et al. Inhibition of erythroid progenitor cell growth by anti-Ge3. Br J Haematol. 2006; 133: 443-50.
65) Micieli JA, Wang D, Denomme GA. Anti-glycophorin C induces mitochondrial membrane depolarization and a loss of extracellular regulated kinase 1/2 protein kinase activity that is prevented by pretreatment with cytochalasin D: implication for hemolytic disease of the fetus and newborn caused by anti-Ge3. Transfusion. 2010; 50: 1761-5.
66) Head DI, Lee ZE, Poole J, et al. Expression of phosphatidylserine (PS) on wild type and Gerbich variant erythrocytes following glycophorin C (GPC) ligation. Br J Haematol. 2005; 29: 130-7.
67) Wang D, Seto E, Shu J, et al. Antibody-mediated glycophorin C co-ligation on K562 cells induces phosphatidylserine exposure and cell death in an atypical apoptotic process. Transfusion. 2013; 53: 2134-40.
68) Avent ND. Glycophorin C ligation: another biochemical pathway in red blood cell senescence? Transfusion. 2013; 53: 2111.
69) Maier AG, Duraisingh MT, Reeder JC, et al. *Plasmodium falciparum* erythrocyte invasion through glycophorin C and selection for Gerbich negativity in human populations. Nature Med. 2003; 9: 87-92.
70) Jiang L, Duriseti S, Sun P, et al. Molecular basis of binding of the *Plasmodium falciparum* receptor BAEBL to erythrocyte receptor glycophorin C. Mol Biochem Parasitol. 2009; 168: 49-54.
71) Rydzak J, Kaczmarek R, Czerwinski M, et al. The baculovirus-expressed binding region of *Plasmodium falciparum* EBA-140 ligand and its glycophorin C binding specificity. PLoS One. 2015; 10: e0115437.
72) Malpede BM, Lin DH, Tolia NH. Molecular basis for sialic acid-dependent receptor recognition of the *Plasmodium falciparum* invasion protein erythrocyte-binding antigen-140/BAEBL. J Biol Chem. 2013; 288: 12406-15.
73) Mayer DC, Jiang L, Achur RN, et al. The glycophorin C N-linked glycan is a critical component of the ligand for the *Plasmodium falciparum* erythrocyte receptor BAEBL. Proc Natl Acad Sci USA. 2006; 103: 2358-62.
74) Patel SS, King CL, Mgone CS, et al. Glycophorin C (Gerbich antigen blood group) and band 3 polymorphisms in two malaria holoendemic regions of Papua New Guinea. Am J Hematol. 2004; 75: 1-5.
75) Lee W-C, Malleret B, Lau YL, et al. Glycophorin C (CD236R) mediates vivax malaria parasite resetting to normocytes. Blood. 2014; 123: e100-8.
76) Reid ME, Martynewycz MA, Wolford FE, et al. Leach type Ge-red cells and elliptocytosis. Transfusion. 1987; 27: 213-4.
77) Winardi R, Reid M, Conboy J, et al. Molecular analysis of glycophorin C deficiency in human erythrocytes. Blood. 1993; 81: 2799-803.
78) Telen MJ, Le Van Kim C, Chung A, et al. Molecular basis for elliptocytosis associated with glycophorin C deficiency in the Leach phenotype. Blood. 1991; 78: 1603-6.
79) Reid ME, Chasis JA, Mohandas N. Identification of a functional role for human erythrocyte sialoglycoproteins β and γ. Blood. 1987; 69: 1068-72.
80) Reid ME, Anstee DJ, Jensen RH, et al. Normal membrane function of abnormal β-related erythrocyte sialoglycoproteins. Br J Haematol. 1987; 67: 467-72.
81) Nash GB, Parmar J, Reid ME. Effects of deficiencies of glycophorins C and D on the physical properties of the red cell. Br J Haematol. 1990; 76' 282-7.
82) 高桑雄一. 赤血球膜蛋白. In: 三輪史朗, 編. 赤血球. 東京: 医学書院; 2000. p.81-92.
83) Mohandas N, Gallagher PG. Red cell membrane: past, present and future. Blood. 2008; 112: 3939-48.
84) Hemming NJ, Anstee DJ, Mawby W, et al. Localization of the protein 4.1 and glycophorin C. Blood. 1993; 82: 1323-7.
85) Marfatia SM, Lue RA, Branton D, et al. In vitro binding studies suggest a membrane-associated complex between erythroid p55, protein 4.1, and glycophorin C. J Biol Chem. 1994; 269: 8631-4.
86) Hemming NJ, Anstee DJ, Staricoff MA, et al. Identification of the membrane attachment sites for protein in the human erythrocyte. J Biol Chem. 1995; 270: 5360-6.
87) Marfatia SM, Lue RA, Branton D, et al. Identification of the protein 4.1 binding interface on glycophorin C and p55, a homologue of the Drosophiladiscs-large

tumor suppressor protein. J Biol Chem. 1995; 270: 715–9.
88) Marfatia SM, Morais-Chabral JH, Kim AC, et al. The PDZ domain of human erythrocyte p55 mediates its binding to the cytoplasmic carboxyl terminus of glycophorin C: analysis of the binding interface by in vitro mutagenesis. J Biol Chem. 1997; 272: 24191-7.
89) Nunomura W, Takakuwa Y, Parra M, et al. Regulation of protein 4.1R, 55, and glycophorin C ternary complex inhuman erythrocyte membrane. J Biol Chem. 2000; 275: 24540–6.
90) Manno S, Takakuwa Y, Mohandas N. Modulation of erythrocyte membrane mechanical function by protein 4.1 phosphorylation. J Biol Chem. 2005; 280: 7581-7.
91) 八幡義人. In: 赤血球膜研究史. 東京. 医薬ジャーナル社; 2007. p.163–9.
92) Alloisio N, Venezia ND, Rena A, et al. Evidence that red blood cell protein p55 may participate in the skeleton membrane linkage that involves protei 4.1 and glycophorin C. Blood. 1993; 82: 1323–7.
93) Tanaka S, Takakuwa Y. Intracellular interactions between protein 4.1 and glycophorin C on transport vesicles, as determined by fluorescence correlation spectroscopy. FEBS Lett. 2012; 586: 668–74.
94) Salomao M, Zhang X, Yang Y, et al. Protein 4.1R-dependent multiprotein complex: new insights into the structural organization of the red blood cell membrane. Proc Natl Acad Sci USA. 2008; 105: 8026–31.
95) Gauthier E, Guo X, Mohandas N, et al. Phosphorylation-dependent perturbations of the 4.1R-associated multiprotein complex of the erythrocyte membrane. Biochemistry. 2011; 50: 4561–7.
96) Burton NM, Bruce LJ. Modeling the structure of the red cell membrane. Biochem Cell Biol. 2011; 89: 200–15.
97) Azouzi S, Collec E, Mohandas N, et al. The human Kell blood group binds the erythroid 4.1R protein: new insights into the 4.1R-dependent red cell membrane complex. Br J Haematol. 2015; 171: 862–71.
98) Samuel E. Lux IV. Anatomy of the red cell membrane skeleton: unanswered questions. Blood. 2016; 127: 187–199.
99) Race RR, Sanger R. In: Blood Groups in Man, 6th ed. Oxford: Blackwell Scientific Publications; 1975.
100) Macdonald EB, Condon J, Ford D, et al. Abnormal beta and gamma sialoglycoprotein associated with the low-frequency antigen Ls^a. Vox Sang. 1990; 58: 300–4.
101) Storry JR, Reid ME, Mawby W. Synthetic peptide inhibition of antibodies to low prevalence antigens of the Gerbich blood group system. Transfusion. 1994; 34: 24.
102) Cleghorn TE, Contreras M, Bull W. The occurrence of the red cell antigen Ls^a in Finns. 14th Congr Int Soc Blood Transfusion. 1975, 47.
103) Uchikawa M, Tsuneyama H, Onodera T, et al. A new high-molecular weight glycophorin C variant with a triplication of exon 3 in the glycophorin C gene. Transfusion. 1997; 37: 4.
104) Onodera T, Tsuneyama H, Uchikawa M, et al. Ls^a (GE6) positive red cells in Japanese. 24th Congr Int Soc Blood Transfus, 1996; 145.
105) 高野由美, 田村由紀, 小野寺孝行, 他. Ls^{a}抗原に対するモノクローナル抗体の作製. 血液事業. 1997; 20: 148.
106) Bloomfield L. Rowe GP, Green C. The Webb (Wb) antigen in South Wales donors. Hum Hered. 1986; 36-352-6.
107) Simmons RT, Albery JA. A new blood group antigen Webb (Wb) of low frequency found in two Australian families. Med J Aust. 1963; 1: 8–10.
108) Ikemoto S, Nakajima H, Furuhata T. The Webb (Wb) blood antigen among the Japanese. Proc Jpn Acad. 1964; 40: 432–3.
109) Nakajima H, Ikemoto S, Tokunaga E, et al. Further investigation of the Webb (Wb) blood antigen among the Japanese. Proc Jpn Acad. 1965; 41: 86–7.
110) Telen MJ, Le Van Kim C, Guizzo MI, et al. Erythrocyte Webb-type glycophorin C variant lacks N-glycosylation due to an asparagine to serine substitution. Am J Hematol. 1991; 37: 51–2.
111) Jorgensen J, Drachmann O, Gavin J. Duch, Dh^a: a low frequency red cell antigen. Hum Hered. 1982; 32: 73–5.
112) King MJ, Avent ND, Mallinson G, et al. Point mutation in the glycophorin C gene results in the expression of the blood group antigen Dh^a. Vox Sang. 1992; 63: 56–8.
113) Furuhjelm U, Nevanlinna HR, Gavin J, et al. A rare blood group antigen An^a (Ahonen). J Med Genet. 1972; 9: 385–91.
114) Daniels G, King MJ, Avent ND, et al. A point mutation in the GYPC gene results in the expression of the blood group An^a antigen on glycophorin D but not glycophorin C: further evidence that glycophorin D is a product of the *GYPC* gene. Blood. 1993; 10: 3198–203.
115) Schawalder A, Reid ME, Yazdanbakhsh K. Recombi-

nant glycophorin C and D as tool for studying Gerbich blood group antigens. Transfusion. 2004; 44: 567-74.

116）藤村邦子，松尾美千栄，水津恵子．新しい private 抗原 Is とその抗体．血液事業．1992; 15: 81-2.

117）Yabe R, Uchikawa M, Tsuneyama H, et al. Is: a new Gerbich blood group antigen located on the GPC and GPD. Transfusion. 2004; 87（Suppl. 3）: 79.

118）鈴木由美，豊田智津，後藤美幸，他．Gerbich 血液型の低頻度抗原 GEIS に対するモノクローナル抗体の作製．日本輸血細胞治療学会誌．2013; 59: 345.

119）Poole J, Tilley L, Hudler P, et al. Novel mutations in *GYPC* giving rise to lack of Ge epitopes and anti-Ge production. Vox Sang. 2008; 95: 181.

120）King M-J, Kosanke J, Reid ME, et al. Co-present of a point mutation and deletion of exon 3 in the glycophorin C gene and concomitant production of a Gerbich-related antibody. Transfusion. 1997; 37: 1027-34.

Ⅲ-A-7 Diego（DI）血液型

1 Diego 血液型の発見

1953 年，ベネズエラの病院で男児（名前は Diego）が生まれた．生後 12 時間で黄疸が明らかとなり，時間の経過とともに病状は悪化し，3 日後に死亡した．母親の血清は Diego 血球と父親血球とのみ反応し，他の検査した血球すべてと陰性であった．1955 年，Layrisse らは，この抗体が反応する抗原を児の名前 Diego にちなんで Di^aと命名した[1]．翌年には Di^a抗原が南アメリカの先住民ではふつうにみられるが，ヨーロッパ系白人にはきわめて稀であることが報告された[2]．1967 年に Thompson らは，遅延型溶血性輸血反応を発症した患者 2 例（Mrs. Luebano, Mrs. Ramirez）に，Di^aの対立抗原 Di^bを認識する抗 Di^bを発見した[3]．*Di^a*（*DI*01* または *DI*A*）と *Di^b*（*DI*02* または *DI*B*）は優劣のないアリルで，抗 Di^aと抗 Di^bにより，Di(a−b＋)，Di(a＋b＋)，Di（a＋b−）の 3 型に分けられる 表Ⅲ-46．1992 年，Spring らは主要な赤血球膜貫通蛋白であるバンド 3 が Di^a抗原を担っていることを明らかにした[4]．

1953 年，Holman は新生児溶血性疾患を発症した児を出産した Wright 夫人が保有する低頻度抗原に対する抗体を報告した[5]．この抗体は白人血球の約 0.1% と反応し，抗原名を Wr^aとした．1971 年，Adams らは Wr(a＋) の女性（Fritz）に高頻度抗原に対する抗体を検出した．Fritz 血球の Wr^a抗原は他の Wr(a＋) 血球よりも強い被凝集性を示し，Wr^aのホモ接合と推定されたことから，Fritz が保有する抗体を暫定的に抗 Wr^bとした[6]．Wr^a/Wr^bの関係は明確にされないままであったが，1995 年に Bruce らによって，Wr^a/Wr^bはバンド 3 蛋白の多型であることが明らかにされた[7]．2010 年には，低頻度抗原である Wu の対立抗原として高頻度抗原の DISK が報告された[8]．

Diego 血液型は 3 組の対立抗原（Di^a/Di^b，Wr^a/Wr^b，Wu/DISK）と 16 種類の低頻度抗原で構成されている 表Ⅲ-47．ここでは一部の抗原について記載する．他の抗原についての詳細は 表Ⅲ-47 に載せた文献および Issitt[9] や Daniels[10] の著書を参照されたい．

表Ⅲ-46 Diego 血液型

抗体との反応		表現型	頻度（%）		
Di^a	Di^b		日本人*	白人	黒人
＋	0	Di（a+b−）	0.2	稀	稀
＋	＋	Di（a+b+）	9.0	稀	稀
0	＋	Di（a−b+）	90.8	100	100

*: 文献 12-16）より推定

2 Di^a(DI1) と Di^b(DI2)

Di(a＋) 型がみられるのは，アメリカインディアンなど南北アメリカ大陸の先住民およびインド東部あたりを境としたアジア大陸の民族に限られ，白人や黒人にはたとえ存在したとしてもきわめて例外である．南太平洋のポリネシア人やその他の島民，オーストラリア先住民にも Di(a＋) 型はみられない 表Ⅲ-48．Di^aはモンゴロイド（蒙古人種）固有のものであると考えられ，人類学的にみて興味ある血液型である．2 万年から 1 万数千年前のヴュルム氷期に，アジア大陸から当時は陸つづきになっていたベーリング海峡を経て北アメリカ大陸にたどりついた人達が北米のアメリカインディアンである．さらに一部は，南米大陸にまで渡りアマゾンの住民など南北アメリカ大陸の先住民の祖先となった．数千年遅れてアジアから到着したグループが北米のイヌイット（エスキモー）などである[11]．なお，北米のイヌイットでは Di(a＋) 型の頻度がきわめて低い 表Ⅲ-48．

日本人の Di(a＋) 型の頻度はこれまでの報告をみると 2.25% から 12.3% である[12-16]．平均すると 9% 前後が Di(a＋b＋) で，Di(a＋b−) はおよそ 0.2% と推定される 表Ⅲ-46．抗 Di^aは主に免疫抗体であるが，自然抗体としても存在し，抗 globulin 法で感

JCOPY 498-01913

表III-47　Diego 血液型抗原

抗原名 ISBT		慣用名	ISBT allele	塩基置換	エキソン	アミノ酸変異	頻度*	文献
DI1	Di^a（Di^b）†	Diego	*DI*01*	2561C>T	19	Pro854Leu	△	1, 98
DI2	Di^b（Di^a）	Luebano	*DI*02*		19	Pro854	○	3
DI3	Wr^a（Wr^b）	Wright	*DI*02.03*	1972G>A	16	Glu658Lys	△	5, 7
DI4	Wr^b（Wr^a）	Fritz	*DI*02.04*		16	Glu658	○	6
DI5	Wd^a	Waldner	*DI*02.05*	1669G>A	14	Val557Met	△	99, 100
DI6	Rb^a	Redelberger	*DI*02.06*	1643C>T	14	Pro548Leu	△	101, 102
DI7	WARR	Warrior	*DI*02.07*	1655C>T	14	Thr552Ile	△	103, 104
DI8	ELO		*DI*02.08*	1294C>T	12	Arg432Trp	△	105-107
DI9	Wu（DISK）	Wulfsberg	*DI*02.09*	1694G>C	14	Gly565Ala	△	107-109
DI10	Bp^a	Bishop	*DI*02.10*	1707C>A	14	Asn569Lys	△	107, 110
DI11	Mo^a	Moen	*DI*02.11*	1967G>A	16	Arg656His	△	107, 111
DI12	Hg^a	Hughes	*DI*02.12*	1966C>T	16	Arg656Cys	△	107, 112
DI13	Vg^a	VanVugt	*DI*02.13*	1663T>C	14	Try555His	△	107, 113
DI14	Sw^a	Swann	*DI*02.14.01*	1937G>A	16	Arg646Gln	△	77, 114
			*DI*02.14.02*	1936C>T		Arg646Trp		
DI15	BOW	Bowyer	*DI*02.15*	1681C>T	14	Pro561Ser	△	115, 117, 127
DI16	NFLD	Newfoundland	*DI*02.16*	1681C>G	14	Pro561Ala	△	79, 115
				1287A>T	12	Glu429Asp		
DI17	Jn^a	Nunhart	*DI*02.17*	1696C>T	14	Pro566Ser	△	116, 128
DI18	KREP		*DI*02.18*	1696C>G	14	Pro566Ala	△	117
DI19	Tr^a	Travarsu	*DI*02.19*	1653G>C	14	Lys551Asn	△	102, 110
DI20	Fr^a	Froese	*DI*02.20*	1438G>A	13	Glu480Lys	△	118, 119
DI21	SW1		*DI*02.21*	1936C>T	16	Arg646Trp	△	114, 120
DI22	DISK（Wu）		*DI*02.22*		14	Gly565	○	8

*○: 高頻度，△: 低頻度，†:（　）内は対立抗原

表III-48　Di^{a}の頻度

集団	検査数	頻度（%）	文献
カインガンインディオ（ブラジル）	48	54.2	2
カリブインディオ（ベネズエラ）	121	35.5	2
マヤインディオ（ガテマラ）	255	22.4	121
イヌイット(シベリア)	86	20.9	122
日本人	2,427	10.1	30
アメリカインディオ	397	9.4	123, 124
韓国人	277	6.1	125
中国人	617	5.2	122
ポーランド人	9,661	0.47	25
イヌイット（北米）	1,477	0.14	122
アメリカ黒人	827	0.12	122
アメリカ白人	1,000	0	2
オーストラリアアボリジニ	1,374	0	126
パプアニューギニア人	1,741	0	126

度よく検出できる[17,18]．また感度は落ちるが，酵素処理血球による直接凝集反応でも検出されることがあり，稀には食塩液法での検出例も報告されている[19,20]．抗Di^{a}は即時型あるいは遅延型溶血性輸血反応の原因抗体となる[21-23]．また，新生児溶血性疾患(HDN)の原因ともなるが重症例は少ない[1,24-29]．なお，Di^{a}の免疫原性はKell血液型のK抗原などにくらべると弱く，他の抗体と混在する場合も多い．なお，宮崎らによってDi^{a}に対するヒト由来モノクローナル抗体が作製されている[30]．

抗Di^{b}による不適合輸血では，遅延型溶血性輸血反応による死亡例や腎不全の併発など重篤な症例も報告されている[31-37]．これに対して抗Di^{b}によるHNDの報告は多く，交換輸血を必要とした重症例も含まれている[15,38-47]．望月らによる国内外で報告された抗Di^{b}不適合妊娠27症例の検討結果によると，10例が交換輸血，6例が光線療法，1例が免疫

グロブリン製剤投与による治療を受け，10 例は無治療であった[47]．母親血清中の抗 Di^bの抗体価が 64 倍以上の場合，重症 HDN を発症しやすい[47]．抗 Di^bは免疫抗体として存在し，自然抗体のものはきわめて稀である．抗 Di^bを保有する患者に輸血する場合には，Di(b−）の血液を確保することが問題となってくる．

Diego 血液型の null 型である Di(a−b−）型は報告されておらず，バンド 3 を完全に欠損した個体は生命維持が困難であると考えられている．一方，バンド 3 変異型のホモ接合により，バンド 3 発現量が減少している症例の報告がある[48]．Band 3 Coimbra（Val488Met）ではバンド 3 の発現は 2％程度にすぎず，胎児水腫を発症し，重度の貧血のため頻回の輸血が必要とされた．生後 3 カ月には遠位腎尿細管アシドーシスを発症している．この症例ではバンド 3 のみならず，4.2 蛋白，Rh，RhAG，GPA，GPB，LW，CD47 も著減していた[49]．他では band 3 Courcouronnes（Ser667Phe）と band 3 Neapolis（N 末端の 11 アミノ酸を欠く）が知られており，バンド 3 の発現は前者が 35％，後者が 12％である[50,51]．なお，遺伝型は *DI*A/DI*B* だが表現型は Di(a+b−）であった日本人献血者に，塩基 2359 番目（エキソン 18）に CAC（His をコード）の 3 塩基が挿入された *DI*B* 遺伝子が検出されている[52]．

3 Wr^a(DI3)と Wr^b(DI4)

日本人の Wr(a+）については，20,000 例以上を検査したがみつかっていない[53,54]．一方，抗 Wr^aは自然抗体として抗体スクリーニングや抗体同定時に食塩液法，酵素法，albumin 法，抗 globulin 法のうち 1 つ以上の方法で検出され，健常者 600 名中 1 例の割合で存在する[53-58]．また，他の抗体との混在例として，あるいは自己免疫性溶血性貧血の患者血清などでは検出される割合が増加する[59,60]．きわめてめずらしい症例であるが，わが国でも抗 Wr^aによる遅延型溶血性輸血反応が報告されている[61]．Wr(a+b−)については，同種抗体の抗 Wr^bをもつ 2 例が報告されているにすぎない[6,62]．また，抗 Wr^bは稀な En(a−)個体に抗 En^aとともに産生されることもある[63,64]．ただし，自己抗体としての抗 Wr^bは同種抗体ほど稀ではなく，自己免疫性溶血性貧血患者の直接抗 globulin 陽性血球からの解離液 150 例のうち 46 例に，抗 Wr^bが検出されている[65]．また，バンド 3 またはバンド 3 の第 3 細胞外ループと反応する自己抗体の存在が報告されている[66-70]．

当初，Wr^aと Wr^bとの関係は対立形質と考えられており，Wr^aは MNS 血液型とは独立していることが示されていた．しかし，GPA（Glycophorin A）を欠損した En(a−)型や GP(A-B) 型の En^aFR−血球が Wr(a−b−）でもあること，さらにリボソームに挿入した GPA によって抗 Wr^bの反応が抑制されることなどから，Wr^bは MN 血液型に属することが示唆された[71]．ところが，Wr(a+b−)と Wr(a−b+)に由来する GPA のアミノ酸配列を調べたところ，両者の配列は全く同一であることが確認された[71]．そこで Wren と Issitt らは，Wr(a+b−)，Wr(a+b+)，Wr(a−b+）血球の Wr^aと Wr^b抗原の量的効果について再び血清学的な検討を加え，Wr^a/Wr^b抗原は対立形質である可能性が高いことを指摘した[72]．

Issitt らの報告から 7 年後，Wr(a+b−)のバンド 3 cDNA の塩基配列の解析から，エキソン 16 に 1 塩基置換（1972 G>A）が認められ，第 4 細胞外ループの膜挿入部の近傍に Glu658Lys のアミノ酸変異のあることが推定された[7]．こうして，バンド 3 蛋白と GPA の両者による赤血球膜での相互作用により Wr^b抗原が発現すると推測された．GPA は発現しているがバンド 3 蛋白のない慢性骨髄性白血病細胞 K562 を用いた実験で，K562 細胞は抗 Wr^bと反応しなかったが，バンド 3 cDNA を発現させた K562 細胞は抗 Wr^bと反応した[73]．さらに，GPA の En^aFR 領域を欠損した *GYP(A-B)Hil* のホモ接合は Wr(a−b−) であることから，膜近傍の GPA 分子 55～68 番目のアミノ酸と GPA の膜貫通部分とが Wr^b発現に関わる可能性も示唆された[7,74]．また，GPA 分子に Gln63Lys または Ala65Pro のアミノ酸置換をもつ MN 変異型血球は，Wr^b抗原の発現が抑制されていた．こうしたことから，バンド 3 蛋白の第 8 膜貫通領域と GPA の膜貫通領域，そして両膜貫通領域への膜挿入部分との相互作用が Wr^b抗原の発現に重要であると考えられている．なお，Wr^{a}の発現にGPAの関与が必要かどうかについては，明らかにされていない．GP (B-A-B) ハイブリッド蛋白をもつMN変異型のGP. Mur（Miltenberger Ⅲ）血球では，バンド3の発現量が対照血球に比べて25〜67％増加し，Wr^{b}抗原もまた増強される[75,76]．

4 Sw^a(DI14)とNFLD(DI16)

1959年，Cleghornは抗Sw^{a}の第1例目を見いだしたが，Sw(a+）はきわめて稀で，73,071例中10例（約0.014％）であった[77]．わが国では，献血者32,669例中に1例のみSw(a+）が検出されている[78]．健常者血清中の抗Sw^{a}については，福岡で180/85,142，宮城で12/6,594で両施設合わせて約0.21％の頻度で検出されている．この抗Sw^{a}は抗globulin法でのみ反応し，酵素による影響は受けない．

1984年，Lewisらは低頻度抗原のNFLDが陽性の白人家系について報告した[79]．抗NFLDは多数の低頻度抗原に対する抗体（Ri^a，Hg^a，Jn^a，Sw^a，Tr^a，Vg^a，Wd^a，Wu，Bow，SAT，SHINなど）をもつMessとよばれる血清に発見された．大久保らは，抗Os^{a}を保有する血清を用いて日本人献血者血球45,825例を検査し，2例の陽性血球を検出した[80]．しかし，スクリーニングに用いた抗Os^{a}保有血清には抗NFLDも含まれており，この2例の陽性血球はOs(a+）ではなく，NFLD+であることが確認された．NFLD陽性血球で健常者血清153,387例(大阪，宮城，大分，福岡）についてスクリーニングした結果，67例（1/2,289）の抗NFLDが検出された[81]．なお，NFLDはtrypsinやficin/papainに抵抗性をもつが，α-chymotrypsinまたはpronase処理で抗原は破壊される．

5 バンド3蛋白(AE1，CD233)

赤血球バンド3蛋白は，生理的機能から陰イオン交換体anion exchanger 1（AE1）ともよばれ，赤血球膜蛋白全体の約25％を占める主要な膜蛋白で，赤血球1個あたり約1.2×10^6コピー存在する．SDS-PAGEで赤血球膜を分離し蛋白染色すると，分子量100,000付近に幅広いバンドが染色される．赤血球膜では2量体（バンド3全体の約70％）または4量体（約30％）として存在する．4量体のN末端側の細胞質ドメインは細胞骨格蛋白のアンキリン1や4.2蛋白質に結合することで骨格蛋白を赤血球膜に連結し，さらにRh蛋白，RhAG，GPA，GPB，LW，CD47などと共に巨大複合体を形成している[49,82]．また，バンド3 cDNAと*RH* cDNAをK562に共発現させた系で，Rh蛋白/RhAGの膜への発現が増強することが確かめられている[73,83]．バンド3蛋白がRh複合体の膜での発現に関与している可能性も指摘されている（Rh血液型を参照）．

バンド3遺伝子（*SLC4A1*）は第17染色体の長腕（17q21.31）にあり，18 kbの長さで，20個のエキソンよりなる[84]．バンド3 cDNAから，アミノ酸数は911残基で赤血球膜を14回横断していると推測され，N末端とC末端は細胞質側に存在することが確認されている[85-92] 図III-50．また，第4細胞外ループ上のAsn642にN結合型糖鎖が付加し，ABHやIi抗原を担っている．N末端から403個のアミノ酸は細胞質側に突き出ており，膜骨格蛋白のアンキリンに結合している．バンド3は赤血球と腎集合管に認められているが，腎臓のバンド3はN末端の65アミノ酸を欠いている．最近になって，バンド3の三次元の立体構造がX線結晶構造解析により明らかにされた[91,92]．

Di^a/Di^{b}をはじめとしたDiego血液型抗原のアミノ酸変異はすべて解析されており，その結果は 表III-47 に載せた．また，このアミノ酸置換の多くは膜外側領域に位置していると推測されている 図III-50．バンド3の第3細胞外ループ上のTyr553とTyr555の2カ所にα-chymotrypsinによる切断部位が存在する[93]．このため，第3細胞外ループ上にある抗原の多くは，trypsinやpapain/ficin処理によって影響を受けないが，α-chymotrypsinやpronase処理で抗原性が消失する．一方，Di^a/Di^b，Wr^a/Wr^b，Hg^a，Mo^a，Sw^a，SW1，Fr^{a}は酵素による影響を受けないが，Bp^{a}はいずれの酵素

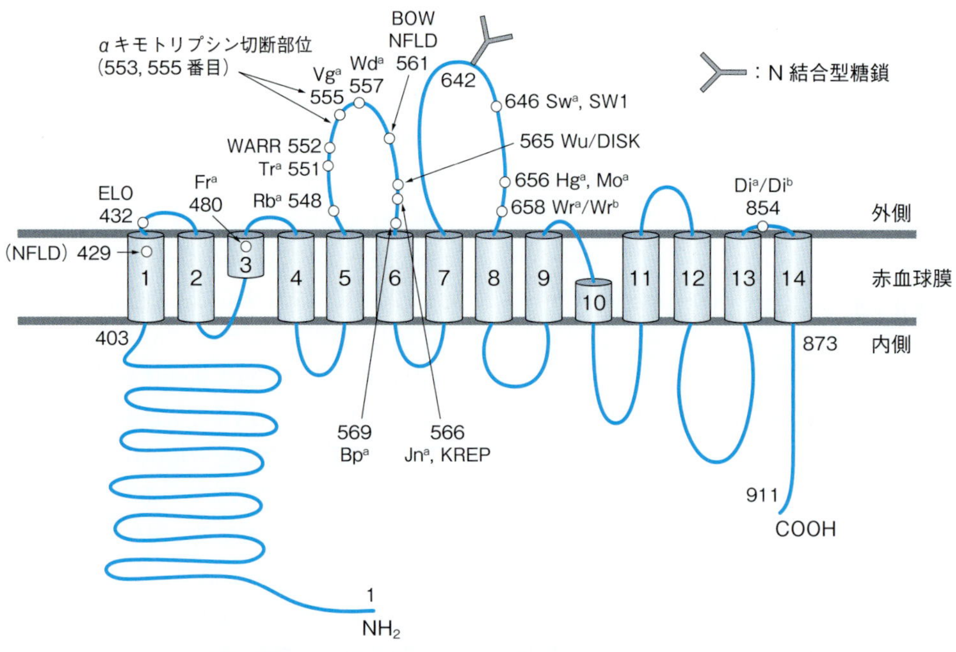

図Ⅲ-50 Band3 の模式図と Diego 血液型抗原の局在*
*: バンド 3 の構造の詳細については，文献 91，92 を参照されたい．

でも抗原性は消失する．なお，Diego 血液型抗原のアミノ酸置換は，バンド 3 蛋白の機能には何ら影響を与えていない．

バンド 3 蛋白の重要な機能には大きく分けて 2 つある．1 つは陰イオン交換機能で，酸素供給システムにおける重炭酸イオン（HCO_3^-）と塩素イオン（Cl^-）の交換輸送を媒介している．組織で発生した二酸化炭素が赤血球膜を透過し，赤血球内の炭酸脱水酵素Ⅱ（CAⅡ）の作用で HCO_3^- と H^+ が産生される．バンド 3 を介して，HCO_3^- が赤血球外に放出されると同時に Cl^- は赤血球内に取り込まれる．その結果，赤血球内は酸性（HCl）に傾き，ヘモグロビンから酸素の放出が促進される．バンド 3 の立体構造が明らかにされ，HCO_3^- と Cl^- の交換輸送の詳細なメカニズムが解明されつつある[91]．

もう 1 つは，N 末端領域が細胞骨格蛋白であるアンキリン，バンド 4.1 蛋白，バンド 4.2 蛋白と相互作用することで，赤血球形態の維持に関わっていることである．遺伝性球状赤血球症の病因としてさまざまなバンド 3 遺伝子変異が同定されている．詳細については成書[94]を参照されたい．なお，パプアニューギニアなどに多くみられるバンド 3 蛋白の変異型（400 から 408 番目のアミノ酸が欠損）である SAO（South-East Asian Ovalocytosis）の赤血球は，楕円球の形態をもち，変形能が低下しているために赤血球寿命が短く貧血となる．一方，小児の脳性マラリアに対して抵抗性をもつことが報告されている[95]．SAO 赤血球では，Di^b，Wr^b をはじめ S，s，U，En^a，D，C，e，Kp^b，Jk^a，Jk^b，Xg^a，Sc1，LW，Ge2，Ge3，Ge4，I といった血液型抗原の抑制がみられる[95-97]．なお，*バンド 3 SAO* 遺伝子変異をホモ接合にもつ個体はみつかっていない．

●文　献

1）Layrisse M, Arends T, Dominguez Sisico R. Nuevo grupo sangumeo encontrado en descendientes de Indios. Acta Med Venezolana. 1955; 3: 132-8.
2）Levine Robinson EA, Layrisse M, et al. The Diego blood factor. Nature. 1956; 177: 40-1.
3）Thompson PR, Childers DM, Hatcher DE. Anti-Di^b: first and second examples. Vox Sang. 1967; 13: 314-8.
4）Spring FA, Bruce LJ, Anstee DJ, et al. A red cell

band 3 variant with altered stillbene disulphonate binding is associated with the Diego (Di[a]) blood group antigen. Biochem J. 1992; 288: 713-6.

5) Holman CA. A new rare human blood group antigen (Wr[a]). Lancet. 1953; ii: 119.

6) Adams J, Broviac M, Brooks W, et al. An antibody, in the serum of a Wr(a+) individual, reacting with an antigen of very high frequency. Transfusion. 1971; 11: 290-1.

7) Bruce LJ, Ring SM, Anstee DJ, et al. Changes in the blood group Wright antigens are associated with a mutation at amino acid 658 in human erythrocyte band 3: a site of interaction between band 3 and glycophorin A under certain conditions. Blood. 1995; 85: 541-7.

8) Poole J, Thornton NM, Tilley L, et al. Novel high incidence antigen in the Diego blood group system (DISK) and clinical significance of anti-DISK. Vox Sang. 2010; 99: 54.

9) Issitt PD, Anstee DJ. In: Applied blood group serology. 4th ed. Durham: Montgomery Scientific Publications; 1998. p.581-607.

10) Daniels G. In: Human blood groups. 3rd ed. Oxford: Blackwell Scientific Publications; 2013. p.336-53.

11) 中込弥男. In: ヒトの遺伝. 東京: 岩波書店; 1996. p.54-68.

12) 河瀬正晴, 木村 都, 下川ふみよ, 他. 当血液センターにおけるDiego式血液型の頻度. 血液事業. 1980; 3: 251-3.

13) 直木恭子, 串田珠子, 尾野清美, 他. 過去5年間に検出された稀な血液型 Di(a+b−)・Fy(a−b+)・Jr(a−)・SSについて. 血液事業. 1981; 4: 189-92.

14) 菊地正輝, 遠藤信義, 福岡良男, 他. 東北地方におけるDiego式血液型の分布. 血液事業. 1981; 4: 193-4.

15) 小川喜子, 井上史子, 福江親司, 他. 抗Di[b]抗体による新生児溶血性疾患の一症例. 血液事業. 1982; 5: 417-8.

16) 都築陽子, 内山久美子, 松野幸恵, 他. 当センターにおける稀な血液型の確保状況について. 血液事業. 1983; 6: 263-4.

17) 山口英夫, 松本剛志, 大久保康人, 他. 輸血によって産生したと考えられる抗Di[a]と抗Di[b]. 日輸血会誌. 1974; 20: 36-7.

18) 森山佳代子, 永尾賜夫, 冨田忠夫, 他. 自然抗体と考えられる抗Di[a]の2例. 衛生検査. 1985; 34: 1630-2.

19) 宮下恵美子, 堀江登志子, 岩橋 淳, 他. 酵素(Ficin)処理血球と反応した抗Di[a]の一症例. 日輸血会誌. 1987; 33: 153.

20) 高橋俊二, 佐々木英夫. 食塩液法で反応する抗Di[a]抗体を認めた1例. 日輸血会誌. 1990; 36: 311

21) Hinckley ME, Huestis DW. An immediate hemolytic transfusion reaction apparently caused by anti-Di[a]. Rev Franc Transfus Immuno-Hemat. 1979; 22: 581-5.

22) Yasuda H, Ohto H, Yamaguchi O, et al. Three episodes of delayed hemolytic transfusion reactions due to multiple red cell antibodies, anti-Di[a], anit-Jk[a] and anti-E. Transfus Sci. 2000; 23: 107-12.

23) 遠山 博, 樋地愛子, 堀江登志子, 他. 抗Di[a]による不適合輸血の症例. 日輸血会誌. 1980; 26: 191-3.

24) Riches RA, Laycock CM, Poole J. Anti-Di[a] causing HDN in an English family: non-linkage of Diego and Colton genes is demonstrated [Abstract]. 20th CongrInt Soc Blood Transfus. 1988: 299.

25) Kusnierz-Alejska G, Bochenek S. Haemolytic disease of the newborn due to anit-Di[a] and incidence of the Di[a] antigen in Poland. Vox Sang. 1992; 62: 124-6.

26) Grabubger W. Anti-Di[a] and the Di[a] blood group: antigen found in an Austrian family. Vox Sang. 1976; 31: 131-5.

27) Alves de Lima LM, Berthier ME, Sad WE, et al. Characterization of anti-Di[a] antibody causing hemolytic disease in a newborn infant. Transfusion. 1982; 22: 246-7.

28) 中島八良, 尾沢彭宣, 砂川佐和子. 日本人経産婦に認められた抗Di[a]の2例. 日輸血会誌. 1976; 22: 161-5.

29) Ting JY, Ma ESK, Wong KY. A case of severe hemolytic disease of the newborn due to anti-Di[a] antibody. Hong Kong Med J. 2004; 10: 347-9.

30) Miyazaki T, Sato S, Kato T, et al. Human anti-Di[a] monoclonal antibodies for mass screening. Immunohematology. 2000; 16: 78-81.

31) 上村正巳, 植野正秋, 清野詩子, 他. 抗Di[b]による遅発性溶血性輸血副作用により急性腎不全に陥った1症例. 血液事業. 1997; 20: 37-40.

32) 加藤正輝, 岸本美穂, 若林真理, 他. 重篤な輸血副作用を起こしたDi(b−)の一症例. 日輸血会誌. 2004; 50: 335.

33) 田口僚子, 根住直史, 村上長司, 他. Di[b]による遅発性溶血性副作用を起こした一例. 日輸血会誌. 2006; 52: 304.

34) 岡田士郎, 門田広康, 東山いずみ, 他. 抗Di[b]抗体と思われる遅発性溶血性副作用の1症例. 日本輸血細胞治療学会誌. 2007; 53: 274.

35) 松本愼二, 大川真莉子, 角田麻衣, 他. 抗E抗体および抗Di[b]抗体により遅発性溶血性輸血副作用(DHTR)を来たした1症例. 日本輸血細胞治療学会誌. 2010; 56: 484-8.

36) 帖佐光洋, 大塚節子, 大野友美, 他. 抗Di[b]+抗E抗体による遅発性溶血性輸血副作用(DHTR)により死亡した症例. 日本輸血細胞治療学会誌. 2010; 56: 211.

37) Perkins JT, Johnson ST, Ahmed S. Hemolytic transfusion reaction (HTR) due to anti-Di[b]. Transfusion. 2009; 49: 130A.

38) Ishimori T, Fukumoto Y, Abe K, et al. Rare Diego blood group phenotype Di(a+b−). I. Anti-Di[b] causing hemolytic disease of the newborn. Vox Sang. 1976; 31: 61-3.

39) Orlina AR, DiMauro J, Unger PJ. Hemolytic disease of the newborn due to anti-Di[b]. Am J Clin Pathol. 1979; 71: 713-4.

40) Uchikawa M, Shibata Y, Tohyama H, et al. A case of hemolytic disease of the newborn due to anti-Di[b] antibodies. Vox Sang. 1982; 42: 91-2.

41) 相河和夫, 本田佳次, 四宮雅子, 他. Diego 式血液型の抗 Di[b] 抗体による新生児溶血性黄疸の一例. 血液事業. 1980; 3: 253-5.

42) 今町博夫, 片岡　章, 豊田　一, 他. 解凍赤血球濃厚液により交換輸血を施行した Di[b] 不適合新生児溶血性疾患の一例. 血液事業. 1986; 9: 129-30.

43) 須田秀利, 中野　宏, 小原健良, 他. Diego 式血液型 (抗 Di[b]) と Rh (E) 不適合による新生児溶血性貧血の 1 例. 日輸血会誌. 1995; 41: 632.

44) 桐生里美, 堀内美絵, 田崎さとみ, 他. 抗 Di[b] 抗体の不適合妊娠の 1 例. 日輸血会誌. 2000; 46: 28.

45) 岩本あづさ, 中村　信, 中村和恵, 他. 貧血を契機に発見された Diego 式血液型不適合の 1 例. 日輸血会誌. 2000; 46: 578.

46) 望月一弘, 天沼史孝, 平井　滋, 他. まれな血液型不適合 (抗 M 十抗 Di[b]) による新生児溶血性疾患: 大量免疫グロブリン療法の有効例. 日輸血会誌. 2001; 47: 419.

47) Mochizuki K, Ohto H, Hirai S, et al. Hemolytic disease of the newborn due to anti-Di[b]: a case study and review of the literature. Transfusion. 2006; 46: 454-60.

48) Bruce LE. Red cell membrane transport abnormalities. Curr Opin Hematol. 2008; 101: 184-90.

49) Bruce LJ, Beckmann R, Ribiero ML, et al. A band 3 based macrocomplex of integral and peripheral proteins in the RBC membrane. Blood. 2003; 101: 4180-8.

50) Perrotta S, Borriello A, Scaloni A, et al. The N-terminal 11 amino acids of human erythrocyte band 3 are critical for aldolase binding and protein phosphorylation: implications for band 3 function. Blood. 2005; 106: 4359-66.

51) Toye AM, Williamson BC, Khanfar M, et al. Band 3 Courcouronnes (Ser667Phe): a trafficking mutant differentially rescued by wild-type band 3 and glycophorin A. Blood. 2008; 111: 5380-9.

52) Tanaka M, Takahashi J, Hirayama F, et al. A novel *DI*02* allele of the *SLC4A1* gene. Transfusion. 2011; 51: 150A.

53) 菊地正輝, 高橋美代子, 只野裕子, 他. 日本人献血者における Wr[a] 抗原と抗 Wr[a] の出現頻度について. 血液事業. 1984; 7: 35-7.

54) 木暮理恵, 古川洋子, 諫山史子, 他. 献血者から検出された抗 Wr[a] 抗体の 1 例. 血液事業. 1989; 12: 229-31.

55) 片岡　章, 米田孝男, 広瀬　正, 他. 抗 Wr[a] 抗体の 1 例. 血液事業. 1981; 4: 195-6.

56) 大久保進, 石田　萌, 安永幸二郎. 抗 Wr[a] 抗体の 2 症例と同抗体産生の背景に関する考察. 日輸血会誌. 1992; 38: 82-6.

57) 喜田たろう, 千田繁彦, 松本剛志, 他, ITP 患者の血清中に見い出した抗 Wr[a] 抗体について. 日輸血会誌. 1993; 39: 667.

58) 李　悦子, 渡邉博文, 篠原紀美代, 他. SLE 患者に見られた抗 Wr[a] 抗体の性状について. 日輸血会誌. 1995; 41: 644.

59) Wallis JP, Hedley GP, Charlton D, et al. The incidence of anti-Wr[a] and Wr[a] antigen in blood donors and hospital patients. Transfus Med. 1996; 6: 361-4.

60) Greendyke RM, Banzhaf JC. Occurrence of anti-Wr[a] in blood donors and in selected patient grourps, with a note on the incidence of the Wr[a] antigen. Transfusion. 1977; 17: 621-4.

61) 高橋智哉, 笹木剛志, 近藤雅枝, 他. 抗 Wr[a] により遅発性溶血性副作用を発症したと思われる 1 症例. 日本輸血細胞治療学会誌. 2014; 60: 332.

62) Dahr W, Schutt KH, Arndt-Hanser A, et al. A novel phenotype within the Wright blood group collection. Transfusion. 1992; 32: 55S.

63) Furuhjelm U, Nevanlinna GR, Pirkola A. A second Finnish En(a−) propositus with anti-En[a]. Vox Sang. 1973; 24: 545-9.

64) Langley JW, Issitt PD, Anstee DJ, et al. Another individual (J. R.) whose red blood cells appear to carry a hybrid MNSs sialoglycoprotein. Transfusion. 1981; 21: 15-24.

65) Issitt PD, Pavone BG, Goldfinger D, et al. Anti-Wr[b] and other autoantibodies responsible for positive direct antiglobulin tests in 150 individuals. Br J Haematol. 1976; 34: 5-18.

66) Iwamoto S, Kamesaki T, Oyamada T, et al. Reactivity of autoantibodies of autoimmune hemolytic anemia with recombinant rhesus blood group antigens or anion transporter band 3. Am J Hematol. 2001; 68: 106-14.

67) Janvier D, Sellami F, Missud F, et al. Severe autoim-

mune hemolytic anemia caused by a warm IgA autoantibody directed against the third loop of band 3 (RBC anion-exchange protein 1). Transfusion. 2002; 42 1547-52.

68) Janvier D, Lam Y, Galicier L, et al. A new cold autoagglutinin specificity: the third external loop of band 3. Transfusion. 2010; 50: 47-52.

69) Janvier D, Lam Y, Lopez I, et al. A major target for warm immunoglobulin G autoantibodies: the third external loop of Band 3. Transfusion. 2013; 53: 1948-55.

70) Salama A, Janvier D, Mayer B, et al. Lethal autoimmune hemagglutination due to an immunoglobulin A autoagglutinin with Band 3 specificity. Transfusion. 2014; 54: 1988-95.

71) Dahr W, Wilkinson S, Issitt PD, et al. High frequency antigens of human erythrocyte membrane sialoglycoproteins. Ⅲ. Studies on the En[a]FR, Wr[b] and Wr[a] antigens. Biol Chem Hoppe-Seyler. 1986; 367: 1033-45.

72) Wren MR, Issitt PD. Evidence that Wr[a] and Wr[b] are antithetical. Transfusion. 1988; 28: 113-8.

73) Beckman R, Smythe JS, Anstee DJ, et al. Functional cell surface expression of band 3, the human red blood cell anion exchanger protein (AE1), in K562 erythro-leukemia cells: band 3 enhances the cell surface reactivity of Rh antigens. Blood. 1998; 92: 4428-38.

74) Huang CH, Reid ME, Xie SS, et al. Human red blood cell Wright antigens; a genetic and evolutionary perspective on glycophorin A-band 3 interaction. Blood. 1996; 87: 3942-7.

75) Hsu K, Chi N, Gucek M, et al. Miltenberger blood group antigen type Ⅲ (Mi. Ⅲ) enhances the expression of band 3. Blood. 2009; 114: 1919-28.

76) Hsu K, Lin Y-C, Lee T-Y, et al. Miltenberger blood group antigen subtype Ⅲ (Mi. Ⅲ) supports Wr[b] expression. Vox Sang. 2011; 100: 389-94.

77) Cleghorn TE. A 'new' human blood group antigen, Sw[a]. Nature. 1959; 184: 1324.

78) 松本浩二，江頭貞臣，松下喜八郎，他．日本人に初めて見出したSw(a+)の1家系．日輸血会誌．1985; 31: 509-10.

79) Lewis M, Kaita H, Allderdice PW, et al. A 'new' low incidence red cell antigen, NFLD. Hum Genet. 1984; 67: 270-1.

80) Okubo Y, Yamaguchi H, Seno T, et al. The NFLD antigens in Japan. Hum Hered. 1988; 38: 122-4.

81) 江頭貞臣，松本浩二，松下喜八郎，他．日本人で初めて見出したNFLD（+）の2例．日輸血会誌．1987; 33: 199.

82) Van den Akker E, Satchwell TJ, Williamson BC, et al. Band 3 multiprotein complexes in the membrane of mice and men. Blood Cell Mil Dis. 2010; 45: 1-8.

83) Beckmann R, Smythe JS, Anstee DJ, et al. Coexpression of band 3 mutants and Rh polypeptides: differential effects of band 3 on the expression of the Rh complex containing D polypeptide and the Rh complex containing CcEe polypeptide. Blood. 2001; 97: 2496-505.

84) Schofield AE, Martin PG, Spillet D, et al. The structure of the human red blood cell anion exchanger (EPB3, AE1, Band3) gene. Blood 1994; 84: 2000-12.

85) Tanner MJA. Molecular and cellular biology of the erythrocyte anion exchanger(AE1). Semin Hematol. 1993; 30: 34-57.

86) Tanner MJA, Martin PG, High S. The complete amino acid sequence of the human erythrocyte membrane anion transport protein deduced from the cDNA sequence. Biochem J. 1988; 256: 703-12.

87) Lux SE, John KM, Kopito RR, et al. Cloning and characterization of band 3, the human erythrocyte anion exchange protein (AE1). Proc Natl Acad Sci USA. 1989; 56: 9089-93.

88) Popov M, Tam LY, Jing L, et al. Mapping the ends of transmembrane segments in a polytopic membrane protein: scanning N-glycosylation mutagenesis of extra cytosolic loops in the anion exchanger, band 3. J Biol Chem. 1997; 272: 18325-32.

89) Fujinaga J, Tang XB, Casey JR. Topology of the membrane domain of human erythrocyte anion exchange protein, AE1. J Biol Chem. 1999; 274: 6626-33.

90) Hamasaki N, Okubo K, Kuma H, et al. Proteolytic cleavage sites of band 3 protein in alkali-treated membranes: Fidelity of hydropathy prediction for band 3 protein. J Biochem. 1997; 122: 577-85.

91) Arakawa T, Kobayashi, Yurugi T, et al. Crystal structure of the anion exchanger domain of human erythrocyte band 3. Science. 2015; 350: 680-4.

92) Reithmeier RA, Casey JR, Kalli AC, et al. Band 3, the human red cell chloride/bicarbonate anion exchanger (AE1, SLC4A1), in a structural context. Biochim Biophys Acta. 2016; 1858: 1507-32.

93) Zelinski T. Erythrocyte band 3 antigens and the Diego blood group system. Transfus Med Rev. 1998; 12: 36-45.

94) 八幡義人．In: 赤血球膜研究史．東京: 医薬ジャーナル; 2007.

95) Williamson RC, Toye AM. Glycophorin A: band 3 aid.

Blood Cell Mol Dis. 2008; 41: 35-43.

96) Booth PB, Serjeantson S, Woodfield DG, et al. Selective depression of blood group antigens associated with hereditary ovalocytosis among Melanesians. Vox Sang. 1977; 32: 99-110.

97) Daniels GL, Johnson PH, Coetzer TL, et al. Depressed Gerbich (glycophorin C/D) red cell antigens associated with Southeast Asian ovalocytosis (SAO) in a South African kindred. 24th Congr Int Soc Blood Transfus, Makuhari, Japan, 1996: 110.

98) Bruce LJ, Anstee DJ, Spring FA, et al. Band 3 Memphis variant Ⅱ: altered stilbene disulfonate binding and the Diego (Di[a]) blood group antigen are associated with the human erythrocyte band 3 mutation Pro854→Leu. J Biol Chem. 1994; 269: 16155-8.

99) Lewis M, Kait H. A 'new' low incidence 'Hutterite' blood group antigen Waldner (Wd[a]). Am J Hum Genet. 1981; 33: 418-20.

100) Bruce LJ, Zelinski T, Ridgwell K, et al. The low-incidence blood group antigen, Wd[a], is associated with the substitution Val557→Met in human erythrocyte band 3 (AE1). Vox Sang. 1996; 71: 118-20.

101) Contreras M, Stebbing B, Mallory DM, et al. The Redelberger antigen Rb[a]. Vox Sang. 1978; 35: 397-400.

102) Jarolim FJ Murray JL, Rubin HL, et al. Blood group antigens Rb[a], Tr[a], and Wd[a] are located in the third ectoplasmic loop of erythroid band 3. Transfusion. 1997; 37: 607-15.

103) Coghlan G, Crow M, Spruell P, et al. A 'new' low-incidence red cell antigen, WARR: Unique to native Americans? Vox Sang. 1995; 68: 187-90.

104) Jarolim P, Murray JL, Rubin HL, et al. A Thr552Ile substitution in erythroid band 3 gives rise to the Warrior blood group antigen. Transfusion. 1997; 37: 398-405.

105) Coghlan G, Green C, Lubenko A, et al. Low-incidence red cell antigen ELO(700.51): evidence for exclusion from thirteen blood group systems. Vox Sang. 1993; 64: 240-3.

106) Zelinksi T, Punter F, McManus K, et al. The ELO blood group polymorphism is located in the putative first extracellular loop of human erythrocyte band 3. Vox Sang. 1998; 75: 63-5.

107) Jarolim P, Rubin HL, Zakova D, et al. Characterization of seven low incidence blood group antigens carried by erythrocyte band 3 protein. Blood. 1998; 92: 7836-43.

108) Kornstad L, Howell P, Jorgensen J, et al. The rare blood group antigen, Wu. Vox Sang. 1976; 31: 337-43.

109) Zelinski T, McManus K, Punter F, et al. A Gly565Ala substitution in human erythrocyte band 3 accounts for the Wu blood group polymorphism. Transfusion. 1998; 38: 745-8.

110) Race RR, Sanger R. In: Blood Groups in Man, 6th ed. Oxford: Blackwell Scientific Publications; 1975.

111) Kornstad L, Brocteur J. A new, rare group antigen, Mo[a] (Moen). Joint Congr Int Soc Blood Transfus Am Assoc Blood Banks. 1972: 58.

112) Rowe GP, Hammond W A new low-frequency antigen, Hg[a] (Hughes). Vox Sang. 1983; 45: 316-9.

113) Young S. Vg[a]: a new low incidence red cell antigen. Vox Sang. 1988; 55: 241-3.

114) Zelinski T, Rusnak A, McManus K, et al. Distinctive Swann blood group genotypes: molecular investigations. Vox Sang. 2000; 79: 215-8.

115) McManus K, Pongoski J, Coghlan G, et al. Amino acid substitutions in human erythroid protein, band 3 account for the low-incidence antigens NFLD and BOW. Transfusion. 2000; 40: 325-9.

116) Poole J, Hallewell H, Bruce L, et al. Identification of two new Jn(a+) individuals and assignment of Jn[a] to erythrocyte band 3[Abstract]. Transfusion. 1997; 37: 90S.

117) Poole J, Bruce LJ, Hallewell H, et al. Erythrocyte band 3 mutation Pro561→Ser gives rise to the BOW antigen and Pro 566→Ala to a novel antigen KREP Transfus Med. 1998; 8: 17,

118) Lewis M, Kaita H, McAlpine PJ, et al. A 'new' blood group antigen Fr[a]: incidence, inheritance and genetic linkage analysis. Vox Sang. 1978; 35: 251-4.

119) McManus K, Lupe K, Coghlan G, et al. An amino acid substitution in the putative second extracellular loop of RBC band 3 accounts for the Froese blood group polymorphism. Transfusion. 2000; 40: 1246-9.

120) Contreras M, Teesdale P, Moulds M, et al. Sw[a]: a subdivision. Vox Sang. 1987; 52: 115-9.

121) Cann HM, Van West B, Barnett CR. Genetics of Diego blood groups in Guatemalan Indians' use of antiserums to Diego[a] and Diego[b] antigens. Science. 1968; 162: 1391-2.

122) Mourant AE, Kopec AC, Domaniewska-Sobczak K. In: The Distribution of the Human Blood Groups and Other Polymorphisms, 2nd ed. London: Oxford University Press; 1976.

123) Lewis M, Ayukawa H, Chown B, et al. The blood group antigen Diego in North American Indians and in Japanese. Nature. 1956; 177: 1084.

124) Allen FH, Corcoran PA. Blood groups of the Penob-

scot Indians. Am J Phys Anthrop. 1960; 18: 109–14.
125) Won CD, Shin HS, Kim SW, et al. Distribution of hereditary blood factors among Koreans residing in Seoul, Korea. Am J Phys Anthrop. 1960; 18: 115–24.
126) Simmons RT. The apparent absence of the Diego (Di^a) and the Wright (Wr^a) blood group antigens in Australian Aborigines and in New Guineans. Vox Sang. 1970; 19: 533–6.
127) Chaves MA, Leak MR, Poole J, et al. A new low frequency antigen Bow (Bowyer). Vox Sang. 1988; 55: 241–3.
128) Kornstad L, Kout M, Larsen AMH, et al. A rare blood group antigen, Jn^a. Vox Sang. 1967; 13: 165–70.

Ⅲ-A-8 Kell（KEL）血液型，Kx（XK）血液型

1 Kell 血液型の発見

1946年，イギリスにおいてKelleher夫人は男児を出産した．児は黄疸を認めなかったが，重度の貧血があり，新生児溶血性疾患が疑われた．Coombs らは，新たに開発した抗 globulin 血清を用いて罹患した児の血球を検査したところ陽性であった（直接抗 globulin 試験）[1)]．また，Kelleher 夫人の血清は夫の血球と反応した（間接抗 globulin 試験）．Kelleher 夫人の抗体は白人血球の約 7%と反応した[1)]．血液型名である Kell（KEL）の名称は苗字 Kelleher に由来し，抗原名を K とした．1949 年には Levine らが，K（KEL1）と対立する k（KEL2）抗原に対する抗 k（Cellano）をみいだした[2)]．この症例も型不適合児の妊娠に関係した．*K*（*KEL*01*）と *k*（*KEL*02*）は優劣のないアリルである．

1957 年，妊婦であった Penney 夫人の血清に低頻度抗原の Kp^a（Kp の p は Penney に由来）が発見された[3)]．翌年には複数回の輸血を受けていた Mr. Rautenberg の血清に Kp^aと対立する高頻度抗原の Kp^bを認識する抗 Kp^bが報告され，さらに Kp^a（KEL3）/Kp^b（KEL4）は Kell 血液型に関係していることが示された[4)]．なお，1978 年に松下らは，献血者から抗 Kp^bを保有する Kp(a－b－）型を発見した[5)]．この Kp(a－b－）は，後述する Kell 関連抗原のすべてを欠いた K_o型と異なり，他の Kell 関連抗原は正常であった．この血球は，1945 年に発見された抗 Lu^a，抗 C^wの第 1 例目とともに低頻度抗原 Levay に対する抗体が混在した血清と反応した．家系調査から，Levay は Kp^a，Kp^bに対立する第 3 の抗原であることが確認され，Kp^c（KEL21）と命名された[6)]．こうして，日本人献血者の血球は Kp^cのホモ接合で，Kp(a－b－c＋）であることが示された．

1957 年までさかのぼるが，Chown らは，当時までにみつかっていた Kell 抗原をまったく発現していない K－k－Kp(a－b－）血球を発見した[7)]．発端者の Peitz 夫人はポーランド人で，自分自身と妹の血球を除き検査したすべての血球と反応する抗体を保有していた．この抗体は新生児溶血性疾患と溶血性輸血反応の原因抗体でもあった．Allen らは，Kell 関連抗原をまったく発現していない表現型を K_o型と命名した[4)]．また，K_o型の人が作る抗体を抗 Ku（Ku の u は universal に由来），この抗体によって特定される高頻度抗原を Ku（KEL5）とした．

1958 年，Giblett は，黒人血球のおよそ 20%と反応するが，白人血球にはほとんど陽性がみつからない新しい低頻度抗原 Js^a（患者名の Jack Sutter に由来）に対する抗体を報告した[8)]．1963 年，Walker らは鎌状赤血球症の黒人女性に Js^aの対立抗原 Js^bと反応する抗体を検出した[9,10)]．1965 年，K_o血球は Js（a－b－）でもあることが判明し，家系調査によって，Js^aおよび Js^b抗原は Kell 血液型に属することが示された[11)]．1991 年には Lee らにより Kell 血液型をコードする遺伝子が単離された[12)]．K_o型と反応しない高頻度抗原に対する抗体や，家系調査や免疫化学的手法などによって Kell 血液型に関連することが明らかにされた低頻度抗原などが発見され，次々と Kell 血液型に追加されることになった．

現在，表 III-49 に示したように，Kell 血液型には 36 種類の抗原が属し，8 組の対立関係にある抗原（K/k，Kp^a/Kp^b/Kp^c，Js^a/Js^b，Wk^a/K11，K24/K14，VLAN/VONG，KYO/KYOR，KHUL/KEAL），17 種類の高頻度抗原（Ku，K12，K13，K16，K18，K19，K20，K22，TOU，RAZ，KALT，KTIM，KUCI，KANT，KASH，KELP，KETI），そして 2 種類の低頻度抗原（Ul^a，K23）で構成されている．Kell 血液型抗原のほとんどは，1 塩基置換に伴うアミノ酸変異によることが明らかにされている 表 III-50．*KEL* 遺伝子のヌル（null）アリルを 2 つもつ K_o型は，Kell 関連抗原をまったく発現しない．さらに，Kell 血液型抗原の発現が抑制されている表現型（K_{mod}型や McLeod 型など）の存在も知られており，これら抑制に関する遺伝的背景は一様でない．

JCOPY 498-01913

表III-49　Kell 血液型抗原

ISBT	慣用名	その他の名称	頻度（%）	対立抗原	発見年
KEL1	K	Kelleher	△†	K	1946
KEL2	k	Cellano	○†	k	1949
KEL3	Kp^a	Penney	△†	Kp^b, Kp^c	1957
KEL4	Kp^b	Rautenberg	○†	Kp^a, Kp^c	1958
KEL5	Ku	Peltz	○†		1957
KEL6	Js^a	Sutter	△†	Js^b	1958
KEL7	Js^b	Mathews	○†	Js^a	1963
KEL10	Ul^a	Kahula	△ 0.46*, 2.6**		1968
KEL11	K11	Côté	○	K17	1976
KEL12	K12	Bøc	○		1973
KEL13	K13	Sgro	○		1974
KEL14	K14	Santini	○	K24	1976
KEL16	K16	k-like	○		
KEL17	Wk^a	Weeks	△ 0.29***	K11	1974
KEL18	K18	V. M.	○		1975
KEL19	K19	Sub	○		1979
KEL20	K20	Km	○		1979
KEL21	Kp^c	Levay	△ 0.18〜0.32*	Kp^a, Kp^b	1979
KEL22	K22	N. I.	○		1982
KEL23	K23	Centauro	△（0/2,100***）		1987
KEL24	K24（Cls）	Callois	△	K14	1985
KEL25	VLAN		△（0/1,068***）	VONG	1996
KEL26	TOU		○		1995
KEL27	RAZ		○		1994
KEL28	VONG		△	VLAN	2003
KEL29	KALT		○		2006
KEL30	KTIM		○		2006
KEL31	KYO		△ 1.5*	KYOR	2001
KEL32	KUCI		○		2007
KEL33	KANT		○		2007
KEL34	KASH		○		2010
KEL35	KELP		○		2010
KEL36	KETI		○		2011
KEL37	KHUL		○	KEAL	2011
KEL38	KYOR		○	KYO	2011
KEL39	KEAL		△（0/11,705***）	KHUL	2017

△: 低頻度，○: 高頻度，†: 表III-51 参照，*: 日本人，**: フィンランド人，***: 白人

2 Kell 血液型抗原と K_0型

表III-51 に示したように，わが国ではK（KEL1）/k（KEL2），Kp^a（KEL3）/Kp^b（KEL4），Js^a（KEL6）/Js^b（KEL7）など主な Kell 血液型抗原に多型性はほとんどみられない．したがって，Kell 血液型が臨床上問題となることは少ないが，それでも時に検査で問題となったり，K_0型をはじめとした Kell 関連の稀な血液型により，臨床で適合血の手配が必要になることもある．ここでは，わが国で報告されているものを主に述べる．他の Kell 関連抗原については文献および Daniels[13]や Issitt[14]の著書を参照されたい．

1）K（KEL1）

白人集団では，K 抗原は ABO，RhD に次ぐ臨床的にもきわめて重要な血液型抗原である．抗 K は重篤な溶血性輸血反応や新生児溶血性疾患（hemolytic

表Ⅲ-50　Kell 血液型抗原の塩基置換とアミノ酸置換

表現型	ISBT アリル名	エキソン	塩基置換	アミノ酸置換	文献
KEL: −18	*KEL*02.−18.1*	4	388C>T	Arg130Trp	170
KEL: −18	*KEL*02.−18.2*	4	389G>A	Arg130Gln	170
KEL: −14, −24	*KEL*02.−14.1*	6	538C>T	Arg180Cys	79, 80
KEL: −14, −24	*KEL*02.−14.2*	6	539G>A	Arg180His	79
KEL: −14, 24	*KEL*02.24*	6	539G>C	Arg180Pro	78
KEL: 1, −2(K+k−)	*KEL*01.01*	6	578C>T	Thr193Met	171
KEL: 1, −2(K+ʷk−)	*KEL*01.02*	6	577A>T	Thr193Ser	172
KEL: 2	*KEL*02*	6	578C	Thr193	171
KEL: −25, 28	*KEL*02.28*	8	742C>T	Arg248Trp	173
KEL: 25, −28	*KEL*02.25*	8	743G>A	Arg248Gln	174
KEL: −27	*KEL*02.−27*	8	745G>A	Glu249Lys	174
KEL: −34	*KEL*02.−34*	8	758A>G	Tyr253Cys	175
KEL: −35	*KEL*02.−35*	8, 18	780G>T, 2024G>A	Leu260Phe, Arg675Gln	176
KEL: 3, −4, −21 [Kp(a+b−c−)]	*KEL*02.03*	8	841C>T	Arg281Trp	177
KEL: −3, −4, 21 [Kp(a−b−c+)]	*KEL*02.21*	8	842G>A	Arg281Gln	177
KEL: 31, −38(KYO+KYOR−)	*KEL*02.31*	8	875G>A	Arg292Gln	83, 85
KEL: 39, −37	*KEL*02.−37*	8	877C>T	Arg293Trp	85, 178
KEL: −11, 17	*KEL*02.17*	8	905T>C	Val302Ala	177
KEL: −30	*KEL*02.−30*	8	913G>A	Asp305Asn	179
KEL: −22	*KEL*02.−22*	9	965C>T	Ala322Val	170
KEL: 23	*KEL*02.23*	10	1145A>G	Gln382Arg	170
KEL: −26	*KEL*02.−26*	11	1217G>A	Arg406Gln	170
KEL: −32	*KEL*02.−32*	11	1271C>T	Ala424Val	180
KEL: −33	*KEL*02.−33*	11	1283G>T	Arg428Leu	180
KEL: −36	*KEL*02.−36*	12	1391C>T	Thr464Ile	181
KEL: −19	*KEL*02.−19*	13	1475G>A	Arg492Gln	170
KEL: 10 [Ul(a+)]	*KEL*02.10*	13	1481A>T	Glu494Val	177
KEL: −12	*KEL*02.−12*	15	1643A>G	His548Arg	170
KEL: 6, −7 [Js(a+b−)]	*KEL*02.06*	17	1790T>C	Leu597Pro	182
KEL: −29	*KEL*02.−29*	17	1868G>A	Arg623Lys	179

表Ⅲ-51　主な Kell 血液型の頻度

主な表現型	表現型頻度（%）		
	日本人	白人	黒人
K+k−	稀	0.2	<0.1
K+k+	<0.1	9	2
K−k+	100	91	98
Kp(a+b−)	稀	<0.1	0
Kp(a+b+)	<0.1	2.3	0
Kp(a−b+)	100	97.7	100
Js(a+b−)	0	0	1
Js(a+b+)	0	<0.1	19
Js(a−b+)	100	100	80

disease of the newborn: HDN）を引き起こし，K+赤血球輸血によって免疫抗体を作りやすい[15-17]．オランダでの調査では，抗Kを保有する女性の83%に輸血歴を認めている[18]．抗KによるHDNの病因は，抗DによるHDNと異なることが知られている．抗Kの抗体価と児の重症度には相関は認められていないが，抗体価16倍以下ではめったに重症化しない[19]．抗DによるHDNでは高ビリルビン血症を伴う場合が多く，一方の抗Kでは，貧血の進行に伴う顕著なビリルビン値の上昇はない[20-23]．さらに，抗DのHDNにくらべて，網状赤血球や赤芽球の増加をそれほど認めない．こうした徴候は，抗KによるHDNでは赤血球破壊の亢進による貧血ではなく，

JCOPY 498-01913

赤血球生成の抑制が主体であることを示している[21,22]．Kell蛋白はglycophorin Aやband 3よりも早期に発現し，ヘモグロビン合成の開始前の赤血球前駆細胞に抗Kが結合し，骨髄マクロファージに貪食されることが示唆されている[24-26]．さらに，抗KによりK+赤芽球バースト形成細胞（BFU-E）や赤芽球コロニー形成細胞（CFU-E）の分化が抑制される[27]．

白人の約9%はK+であるが，日本人のほとんどはK−k+で，K+の頻度は0.02〜0.01%と推定されている[28,29] 表III-51．したがって，日本人でのK+k−はきわめて稀で，1家系が報告されているのみである[30]．抗Kは一般に免疫抗体である場合が多いものの，時に自然抗体として，あるいは*Escherichia coli*, *Enterococcus faecalis*, *Morganella morganii*などの微生物感染が原因で検出されることもある[31-35]．わが国でも，抗体スクリーニングや，稀には交差試験での検出例が報告されている．これらの多くは自然抗体で，なかには輸血による免疫や微生物感染が原因と考えられる症例もある[36-57]．なお，約22,000名の健常者血清のスクリーニングでは，1例も抗Kは検出されていない[44]．

2）Kp^a（KEL3），Kp^b（KEL4），Kp^c（KEL21）

わが国でのKp(a+）については，1家系の報告があるに過ぎず，約10,000人調べて1人が検出されている[58]．また，自然抗体と考えられる抗Kp^{a}も稀には検出されている[58-61]．抗Kp^{a}は間接抗グロブリン法で検出されやすく，遅延型溶血性輸血反応やHDNの原因となる[62,63]．Kp^{c}抗原は今のところ主にアジア系人種に検出され，日本人の頻度は0.18〜0.32%である[64-66]．Kp(c+）のほとんどはKp(a−b+c+)型であるが，*Kp^c*のホモ接合，あるいは*Kp^c*/*K^o*の遺伝型をもつKp(a−b−c+）型も稀に存在する[64-67]．抗Kp^{c}は健常者の0.006〜0.008%に検出されている[65,66]．不適合となる確率は低いが，抗Kp^{c}による溶血性輸血反応の報告例がある[68]．また，抗体価512倍の抗Kp^{b}を保有する患者に，K_o型の輸血で対処した症例が報告されている[69]．Kp^{b}はArg281をコードする塩基配列CGGをもち，Kp^{a}とKp^{c}はそれぞれTGG（Trp281），CAG（Gln281）である．

3）Ul^a（KEL10）

低頻度抗原のUl^a（KEL10）は，Furuhjelmら（1968年）によって，交差試験で陽性となったことが発端となり発見された[70]．抗Ul^{a}は，Helsinkiでのフィンランド人献血者の2.6%と反応する．宮田らは，日本人の男性献血者に抗Ul^{a}を検出し，Ul(a+）の頻度は0.49%で，55,000例以上の血清に抗Ul^{a}の追加例がみつからなかったことを報告した[71,72]．また，抗Ul^{a}が原因となった日本人HDNの症例が報告されており，抗KによるHDNに類似した臨床経過をたどっている[73]．間接抗グロブリン法で反応し，自然抗体と考えられた抗Ul^{a}がS状結腸癌の患者に検出されている[74]．

4）K14（KEL14）

高頻度抗原K14（KEL14）に対する抗K14が白人女性に検出され，1976年にWallaceらによって報告された[75]．KEL:−14型は，対立抗原である低頻度抗原のK24(KEL24）が陽性である．KEL:−14型は世界的にもきわめて稀であるが，妊娠歴のある日本人女性に抗K14を保有するK:−14型が検出されている[76]．日本人献血者77,000例についてK14抗原を検査したが，KEL:−14の追加例は検出されていない．なお，別の調査でKEL:−14型の追加例がみつかっている[77]．この日本人に検出された2例のKEL:−14型は，対立抗原のK24が陰性である．これは，KEL:24, −14のアミノ酸置換がPro180に対して，日本人のKEL:−14では，His180あるいはCys180のアミノ酸置換をもつことにより，表現型がKEL:−24, −14となる[78,79]．Cys180のアミノ酸置換を有するKEL:−24, −14は中東出身の患者にもみつかっている[80]．なお，マウス由来およびヒト由来のモノクローナル抗K14が作製されている[81]．

5）KYO（KEL31)/KYOR（KEL38）

低頻度抗原KYO（KEL31）に対する抗体は，献血者の抗体スクリーニングで偶然にみつかり，2001年に報告された[82]．100,000人以上の献血者血漿についてKYO陽性血球で検査したが，追加例は検出されていない．一方，400例中6例（1.5%）の血球がKYO陽性であった．MAIEA（monoclonal antibody-specific immobilization of erythrocyte antigens）法によりKYO抗原はKell糖蛋白に存在し，*KEL*遺伝子にアミノ酸置換Arg292Glnを認めた[83]．2011年，軽度の新生児溶血性疾患を発症した母親の血清中に，K_o血球と反応しない高頻度抗原に対する抗体が報告された[84]．この症例と別のKell血液型に関連した高頻度抗原に対する抗体の2例は，KYOの対立抗原であるKYOR（KEL38）を認識する抗体であることが明らかにされた．発端者はともに*KYO*（*KEL*31*）遺伝子のホモ接合（*KEL*31/KEL*31*）で，表現型はKYO+KYOR−であった[85]．さらに72歳の男性患者に抗KYORの3例目が報告されている[86]．現在のところKYO+の報告例は日本人のみである．

6）K_o

Kell関連抗原を全く発現していないK_o（$Kell_{null}$）型は，人種の違いにかかわらず出現頻度は低い．日本人の第1例はHamiltonら（1971年）によって検出された[28]．Kell抗原に対するモノクローナル抗体（抗Ku，抗K14，抗kなど）による献血者血球の検索や，抗Kuを保有することが発端となりK_o型がみつかっている[87-95]．K_o型の人が作る抗Kuは，例外を除けばほとんどの場合，輸血や妊娠による免疫抗体である．日本人でのK_o型の頻度は，およそ0.003%と推定されている[87]．なお，白人での頻度は0.007%である[13]．抗Kuは溶血性輸血反応や，HDNの原因抗体となる[96,97]．抗Kuを保有する患者には，K_o型の赤血球製剤を準備する必要がある．K_o型には，*KEL*遺伝子を不活性化するさまざまなnull遺伝子が報告されている 表III-52．K_o型は，null遺伝子のホモ接合または複合ヘテロ接合（compound heterozygosity）により生じる．日本人のK_o型35例中11例がnull遺伝子の299G>C（Cys100ser）のホモ接合であり，最も頻度が高い．

3 Kell抗原の抑制

Kell関連抗原の抑制型には，Gerbich陰性型，Kp^aが存在するKell蛋白，K_{mod}型，後述するKx抗原を担うXK蛋白が欠損したMcLeod型などが知られている．また，自己免疫性溶血性貧血で，自己抗体としての抗Kell産生（たとえば抗Kp^b）に伴い，一過性に対応抗原の発現が抑制される例も報告されている[98]．

1）Gerbich陰性

Ge:−2，−3型およびGe:−2，−3，−4型血球にKell抗原の抑制がみられるが，抑制の程度はそれほど顕著ではない[99,100]．Ge:−2, 3型ではKell抗原の発現は正常である．モノクローナル抗Kを用いた抗原数の定量では，Ge:−2，−3血球（K+k+）のK抗原数は，Ge:2, 3血球（K+k+）とくらべて，約1/2に減少している[101]．一方，K_o，K_{mod}，Kx−（McLeod）ではGerbich抗原の減少はみられていない．KellとGerbichとの関係については不明瞭であったが，Kell蛋白はGerbich抗原を担うglycophorin Cと共に赤血球膜で複合体を形成していることが示唆されている[102,103]．

2）Kp^a（KEL3）

Kp^aが同じKell蛋白にkや他のKell抗原と共存した場合，kをはじめ他のKell抗原の抑制がみられる．ただし，血清学的にk抗原の抑制現象がみられるのは，遺伝型が*k Kp^a/K Kp^b*（*KEL*02.03/KEL*01.04*））または*k Kp^a/K^o*の場合である[104,105]．*Kp^a*のホモ接合型，たとえば遺伝型が*k Kp^a/k Kp^a*の場合，血清学的にはわずかにk抗原の抑制がみられるに過ぎない[106]．発現実験の結果から，Kp(a+)のKell蛋白は細胞内に滞留しやすいため，細胞表面へのKell蛋白の輸送（membrane traffic）効率が悪く，血球でのKell蛋白の発現量が減少すると考えられている[107,108]．

3）K_{mod}

K_{mod}とは，Kell抗原の発現が著しく抑制されている表現型を示す包括的な名称である．抑制された抗原の検出には，吸着・解離試験を必要とする場合もある[109]．K_{mod}では，*KEL*遺伝子（*KEL*01*または*KEL*02*）にミスセンス変異によるアミノ酸置換がみられる 表III-53．このうち，Ser363Asnのアミノ

表III-52 K_o（$Kell_{null}$）の *KEL* 遺伝子変異

塩基置換	エキソン	アミノ酸置換	ISBT アリル名	由来*	文献
71G>A	2	Trp24X			199
160delATinsCTCC	3	Ile54 フレームシフト		○	†
184_185insT	3	Ser62Phe フレームシフト	KEL*02N.23		184
184delT	3	スプライシング異常			185
223+1G>C	イントロン 3	Arg75 フレームシフト スプライシング異常	KEL*02N.01		186
223+1G>A	イントロン 3	Arg75 フレームシフト スプライシング異常	KEL*02N.06		187, 188
230G>T	4	Cys77Phe	KEL*02N.28		85
244T>C, 578C>T	4, 6	Cys82Arg, Thr193Met	KEL*01N.02		183
246T>A	4	Cys82Ter	KEL*02N.03		187
267C>G	4	Tyr89Ter			189
299G>C	4	Cys100Ser		○	190
328delA	4	Arg110 フレームシフト		○	190, 191
382C>T	4	Arg128Ter	KEL*02N.02		183, 187
398T>C	4	Leu133Pro			192
436delG	5	Glu146 フレームシフト			192
454A>G	5	Tyr152Cys			193
481A>T	5	Ile161Phe		○	†
526-2A>G	イントロン 5	スプライシング異常	KEL*02N.08	○	194
574C>T	6	Arg192Ter	KEL*02N.07		187
578C>T, 1678C>G	6, 15	Thr193Met, Pro560Ala	KEL*01N.01		225
715G>T	7	Glu239Ter	KEL*02N.24	○	184, 190, 191
730delG	7	Ala244Pro フレームシフト	KEL*02N.27		195
736-1G>C	イントロン 7	スプライシング異常	KEL*02N.22		196
821G>A	8	Leu274Ter			185
903delG	8	Val302Ser フレームシフト	KEL*02N.11		197
924+1G>T	イントロン 8	スプライシング異常	KEL*02N.13		198
924+1G>A	イントロン 8	スプライシング異常	KEL*02N.12		198
937G>A, 1073G>C	9	Ala313Thr, Arg358Thr		○	†
948G>A	9	Trp316Ter	KEL*02N.14		198
997C>T	9	Gln333Ter		○	†
1042C>T	9	Gln348Ter	KEL*02N.04		187
1084C>A	10	Gln362Lys			185
1216C>T	11	Arg406Ter	KEL*02N.15		198
1253T>C	11	Phe418Ser			192
1314+5G>A	イントロン 11	スプライシング異常			185
1377G>A	12	Trp459Ter	KEL*02N.09	○	194
1414-1G>C	イントロン 12	スプライシング異常		○	191
1420C>T	13	Gln474Ter	KEL*02N.10		197
1474C>T	13	Arg492Ter		○	190, 192
1477C>T	13	Gln493Ter	KEL*02N.16		198
1546C>T	14	Arg516Ter	KEL*02N.17		198
1596G>A	15	Trp532Ter	KEL*02N.20		180
1664G>A	15	Gly555Glu	KEL*02N.29		85
1708G>A	16	Val570Met			185
1726G>C	16	Gly576Arg			193
1770+1G>A	イントロン 16	スプライシング異常			199, 200
1813insC	17	フレームシフト		○	191
1832T>G	17	Leu611Arg			192

表III-52 K_o（$Kell_{null}$）の *KEL* 遺伝子変異（つづき）

塩基置換	エキソン	アミノ酸置換	ISBT アリル名	由来*	文献
1947C>G	18	Tyr649Ter	*KEL*02N.21*		180
1975delG	18	Glu659Arg フレームシフト	*KEL*02N.25*		183
2023C>T	18	Arg675Ter	*KEL*02N.19*		198
2027G>A	18	Ser676Asn	*KEL*02N.05*		187
2098C>T	19	Arg700Ter			192
2120delC	19	Ser707 フレームシフト		○	†
2175delC	19	Pro725 フレームシフト		○	191

*: ○は日本人に認められている変異，†: 未発表データ
*KEL*02N.26* は *KEL*02N.02* と重複している可能性があるため，このリストには載せていない

表III-53 K_{mod}の *KEL* 遺伝子変異

塩基置換	エキソン	アミノ酸置換	ISBT アリル名	その他	由来	文献
257G>A, 841C>T	4, 8	Arg86Gln Arg281Trp				192
306C>A, 1298C>T	4, 11	Asp102Glu, Pro433Leu	*KEL*02M.06*			198
575G>C	6	Arg192Pro				201
578C>G	6	Thr193Arg	*KEL*01M.01*	K+^{w}	○	122
758A>G	8	Tyr253Cys		KEL:−34		175
787G>A	8	Gly263Arg	*KEL*02M.10*			196
788G>A	8	Gly263Glu				201
977C>T	8	Pro326Leu		K+^{w}		202
986T>C	9	Leu329Pro	*KEL*02M.03*	KEL:−13		203
1084C>A	10	Gln362Lys				185, 192
1088G>A	10	Ser363Asn	*KEL*02M.01*			187
1268C>T	11	Ala423Val	*KEL*02M.11*			225
1339C>T	12	Arg447Trp		K+^{w}		201
1490A>T	13	Asp497Val	*KEL*02M.08*			225
1719C>T	16	Gly573Gly	*KEL*02M.05*	エキソン 16 スキップ		110
1757T>G	16	Ile586Ser	*KEL*02M.09*			225
1763A>G	16	Tyr588Cys	*KEL*02M.07*			198
1921G>A	17	Gly641Arg		K+^{w}		201
1934C>T	17	Ala645Val		K+^{w}		201
2030A>G	18	Tyr677Cys	*KEL*02M.02*			203, 198
2107G>C	19	Gly703Arg		K+^{w}		201
2107G>A	19	Gly703Arg	*KEL*02M.04*			203
2107G>C	19	Gly703Arg			○	†
2111A>C	19	Pro704His				185

○: 日本人，†: 未発表データ

酸置換はK_0型として報告されていた変異と同じであったが，血清学的検査に用いていた抗体や手技が異なるため，判定に食い違いが生じたと考えられる．例外としてエキソン 16 の 3′ スプライス部位の下流 16 bp に C>T（Gly573Gly）のサイレント変異が報告されている[110]．この塩基置換がイントロン 15–エキソン 16 接合部での正しいスプライシングを妨げ，エキソン 16 がスキップすると考えられる．この場合，転写産物の一部は正しくスプライシングされ正常の Kell 蛋白が発現すると推定されている．エ

キソン内でのサイレント変異によるエキソンスキップは，Rh 血液型の weak D にもみられている（Rh 血液型の項を参照）．K_{mod}は *KEL* 遺伝子のミスセンス変異をもつ K_{mod}遺伝子のホモ接合，あるいは別のミスセンス変異をもつ K_{mod}遺伝子や null 遺伝子（K^o 遺伝子）とのヘテロ接合により生じる．KEL:－13（Leu329Pro）と KEL:－34（Tyr253Cys）も K_{mod}型の一員とされている．K_{mod}は遺伝性で劣性の形質をもち，なかには免疫されて抗 Ku に類似した抗体を産生することがある[111-116]．しかし，K_{mod}はさまざまな異なるアミノ酸置換を有することから，K_{mod}個体が産生する抗体の特異性は症例ごとに異なるかもしれない．わが国でも K_{mod}の症例が報告されており[116-121]，頻度は約 0.003％と推定されている[118,121]．日本人の K_{mod}のなかには K 抗原の発現がきわめて弱い K＋^{w}k－型が存在し，*KEL* 遺伝子のミスセンス変異による Thr193Arg のアミノ酸置換が認められている[122]．K_{mod}型では，アミノ酸置換によって Kell 蛋白の高次構造が変わり，赤血球膜への輸送がうまくいかずに赤血球膜への発現が減少すると推測されている．

4 Kell 蛋白と *KEL* 遺伝子

Kell 血液型抗原を担う蛋白についての知見は，Redman らニューヨーク血液センターのグループの研究に負うところが多い．Kell抗原は papain，ficin，trypsin 処理によって影響を受けないが，α-chymotrypsin や pronase 処理の影響については一定でない[123]．trypsin と α-chymotrypsin を同時に作用させると，Kell 抗原は破壊される[124]．また，0.2 M DTT や 6％AET などのチオール試薬による処理，EDTA/Glycine-HCl など酸性溶液で血球を処理することでも，抗原が破壊される[125-127]．

1984 年，抗 K を用いた免疫沈降法で Kell 蛋白が特定された[128]．還元下での SDS-PAGE では，分子量 93,000 の単一なバンドが検出され，非還元下では，分子量 85,000～90,000 と 115,000～130,000 のバンドが観察された．非還元下で泳動したバンドを切り出し，再度，還元下での SDS-PAGE により分離すると，93,000 のバンドが検出された[129,130]．このことにより，Kell 蛋白は分子量 29,000～40,000 の蛋白とジスルフィド結合していることが示唆された．後になって，分子量 37,000 の Kx 蛋白が同定され，Kx 蛋白の Cys347 が Kell 蛋白の Cys72 と S-S 結合していると考えられている[131,132] 図 III-51．N-glycanase で処理すると分子量が 79,000～80,000 に減少し，O-glycanase では分子量に変化を認めないことから，Kell 蛋白には N 型糖鎖の付加が示唆された[109]．Kell 蛋白は，リンパ球，顆粒球，単球，血小板には検出されていない．*KEL*mRNA は，精巣，脳，骨格筋にも存在することが報告されている[133,134]．特に骨格筋からは，Kell 蛋白は Kx 蛋白とともに分離されている[134]．

1991 年に Lee らは，ヒト骨髄 cDNA ライブラリーから Kell 蛋白をコードする完全長の cDNA を分離した[12]．推定された Kell 蛋白は 732 のアミノ酸残基からなり，シグナル配列をもっていない．図 III-51 に示したように，Kell 蛋白は，47 のアミノ酸残基からなる親水性の N 末端を細胞質内領域，21 のアミノ酸残基からなる膜貫通領域，665 のアミノ酸残基よりなる大きな C 末端細胞外領域をもち，II 型膜蛋白の構造をもつ．細胞外領域には 5 カ所（94，115，191，345，627 番目のアミノ酸）に N 結合型糖鎖が付加していると考えられている．なお，K 抗原が陽性の場合，193 番目のアミノ酸が k の Thr（Asn-Arg-Thr）から Met（Asn-Arg-Met）への置換により N 型糖鎖が 1 つ少なくなっている．また，細胞外領域には，15 個のシステイン残基が存在し，分子内 S-S 結合によって，高次構造を保持していると考えられる．

KEL 遺伝子は，21.5 kb の長さで，19 個のエキソンから構成され，第 7 染色体の長腕（7q33）にある[135]．エキソン 1 には翻訳開始メチオニンと Spl，GATA-1 結合部位があり，細胞内領域はエキソン 2，膜貫通領域はエキソン 3，細胞外領域はエキソン 4 からエキソン 19 にコードされている．なお，エキソン 16 には，亜鉛結合性エンドペプチターゼに共通するモチーフである His-Glu-X-X-His（Kell 蛋白では His-Glu-Leu-Leu-His）が存在する[12] 図 III-51．Kell 蛋白は，エンドセリン変換酵素（ECE-1，ECE-

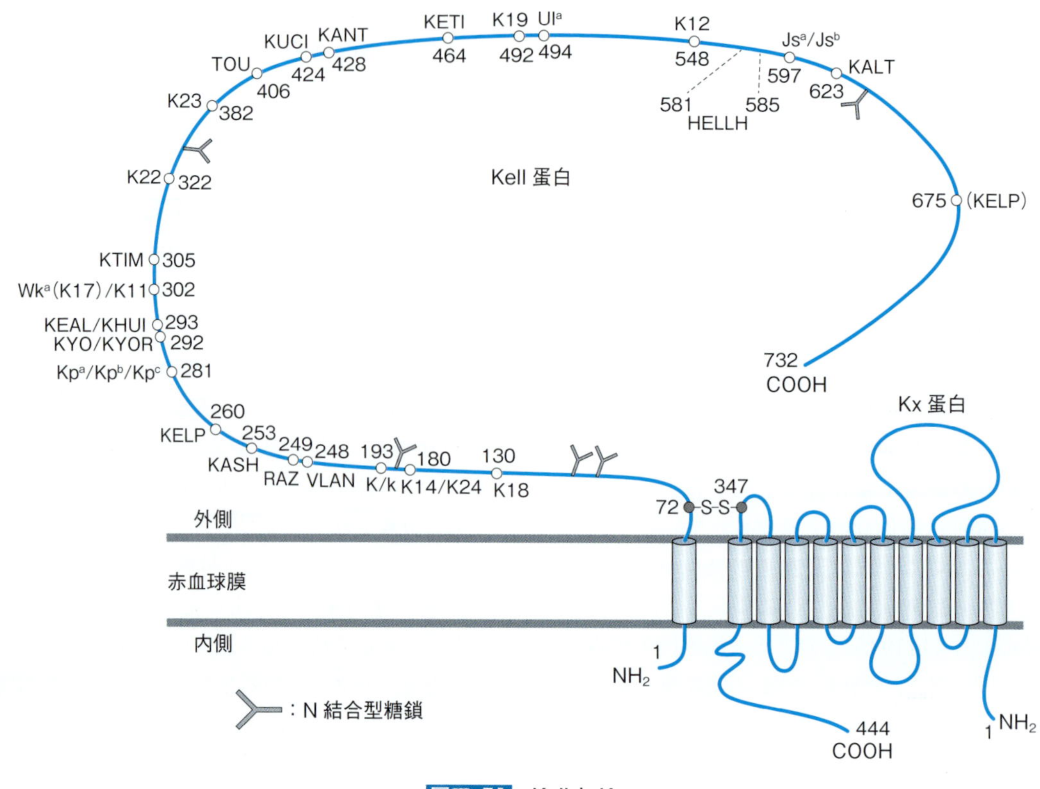

図III-51　Kell と Kx

2)，中性エンドペプチダーゼー 24.11（ネプリライシン）の構造およびアミノ酸配列に相同性を認めている．なお，中性エンドペプチダーゼ 24.11 の構造をモデルとして，Kell 蛋白の三次元構造が提唱されている[136,137]．昆虫細胞に生成，分泌させた Kell 蛋白の細胞外領域は，ビッグ ET-3（big endothelin-3）の Trp21-Ile22 間を切断し，生理活性ペプチドの ET-3（21 アミノ酸残基）を生じる[138]．*KEL* ノックアウトマウスの実験では明らかな異常は認められていないが，赤血球 Ca^{2+}活性化カリウムチャネルの増加がみられている[139]．2 価陽イオンの制御機能に Kell-XK 蛋白が影響している可能性が示唆されている[140]．ET-3 は血管収縮作用など，さまざまな生理活性をもつことが知られているが，赤血球 Kell 蛋白の役割については明らかにされていない[141]．

5 Kx 血液型

Kx 血液型（ISBT 分類の 19 番，シンボル XK）は，Kx（XK1）抗原の 1 種類で構成されている．Kx 抗原は X 染色体上の遺伝子がコードする XK 蛋白に存在する．Kx 抗原が陰性の赤血球では，Kell 関連抗原の発現減少が顕著で McLeod 型ともよばれている．

1961 年，Allen らはハーバード大学医学校歯学部の男子学生 Hugh McLeod の血球に，Kell 抗原の発現が減少していることを見いだし，McLeod 型と命名した[142]．1968 年に Hart らは，溶血性輸血反応を起こした慢性肉芽腫症（chronic granulomatous disease: CGD）と考えられた 5 歳の男児（Claus）血清に高頻度抗原に対する抗体を検出した[143]．この抗体（抗 KL とよばれていたが，現在この名称は使われていない）は，自己血球と McLeod 型血球に反応せず，K_o型との反応は陽性であった．K_o血球で吸着・解離することで，抗Kxと抗Km（mはMcLeodに由来）の2種類の抗体に分離できた[144,145]．抗KxはK$_0$血球をはじめ他の血球とも反応したが，McLeod型血球とは陰性であった．一方，抗KmはK$_0$およびMcLeod型血球と陰性であった[144]．この後，抗Kxと抗Kmの混在はCGDを伴うMcLeod型にみられ，CGDを伴わないMcLeod型では抗Kmのみが検出されていた．しかし，CGDを伴わないMcLeod型にも抗Kxと抗Kmの混在例が報告されている[146,147]．わが国でも，抗Kxを保有するMcLeod型の報告がある[148]．

CGDのうち，X染色体連鎖型CGDにMcLeod型がみられたことから，両者の関係が示唆された時期もあった．しかし，McLeod型の個体がみなCGDに罹患しているわけでもなく，CGD患者がみなMcLeod型でもない．CGD遺伝子とMcLeod遺伝子（*XK*）とは別個のものであり，併発型では2つの遺伝子を含む広範囲にわたる領域の欠失によることが明らかにされている[149-152]．また，これに関係して白血球Kx抗原の有無とCGDの病態（感染に対する抵抗性が極度に低下する）との関係も疑われたが，正常白血球にはKx抗原が存在していないことも判明している[153]．

Kx－型（McLeod型）はX染色体劣性遺伝するため，例外を除いて男性にのみみられる．さらに，*XK*遺伝子は，ライオニゼーションlyonizationとよばれるX染色体不活性化機構の支配を受けている．ヒトなど哺乳類では雌の2本のX染色体のうち1本が不活性化することで，男女間にあるX染色体上の遺伝子のバランスを回復している．この機構により，2本のX染色体のうち父親由来の対立遺伝子が不活性化するか，母親由来のものが不活性化するかについては，細胞ごとにランダムに決まる．したがって，女性のMcLeod型遺伝子の保因者は，Kx＋とKx－，すなわち正常のKell抗原を発現する血球とKell抗原の発現が減少した血球とが混在することになる．女性保因者でのKx－血球の混在率は，個体によって異なり5〜85％である[109]．McLeod型は人種を問わず稀で，日本人の頻度は0.0014〜0.004％程度と推定される[121,154-159]．

Kx－型（McLeod型）は，健常者にも検出され，McLeod症候群とよばれるさまざまな病態を示す疾患にみられる特徴の1つに過ぎない．McLeod血球は，Kell関連抗原の減少，変形能が低下した有棘赤血球，および生体内での赤血球寿命の短縮を認める．また，血清CPK（creatine phosphokinase）値の上昇が認められている．さらに，McLeod症候群では晩発性（一般に30〜40歳で発症，50歳以降で顕著）のさまざまな筋性および神経症状を呈し，筋力の衰弱，深部腱反射の低下，舞踏様運動，心筋症などを伴う[160]．McLeod血球はKx抗原を担うXK蛋白を欠損しているが，有棘赤血球や筋肉障害・神経症状との関係は明らかにされていない[161]．なお，McLeod型でないニューロパチーを伴う有棘赤血球症も存在することを忘れてはならない[162,163]．

McLeod型を特定するには，抗Kxを用いた血清学的手法が簡単で望ましいが，Kxに対する同種抗体は稀であり，入手することがきわめて困難である．また，凝集反応で使える抗Kxモノクローナル抗体も作製されていない．したがって，Kxペプチドで免疫したマウス由来モノクローナルあるいは動物免疫ポリクローナル抗KxによるWestern blotでのKx蛋白の有無，*XK*遺伝子の解析からMcLeod型の確認がなされている[164]．

*XK*遺伝子は，Ho（1994年）らにより，X染色体（Xp 21）でのポジショナルクローニング法により分離同定された[165]．*XK* cDNAから推定されたKx蛋白は444個のアミノ酸からなり，N結合型糖鎖は付加していない．また，図III-51に示したように，XK蛋白は10回膜を横断し，N末端とC末端は膜内側に存在している．Kx蛋白のアミノ酸配列は，神経伝達物質輸送体のNa^+-依存性グルタミン酸輸送体や，*Caenorhabditis elegans*に見いだされたアポトーシスに関与するCED-8蛋白に類似している[166]．なお，*XK*遺伝子は3つのエキソンからなり，それぞれ1〜82番目，83〜68番目，169〜444番目のアミノ酸をコードしている．また，*XK* mRNAの組織分布は広範囲に及び，特に骨格筋，脳，心臓，膵臓で高濃度に認められている[165]．McLeod型にみられるXK遺伝子変異については表III-54にまとめて示した．*XK*遺伝子変異のうち，ミスセンス変異である664C＞G（Arg222Gly），979 G＞A（Glu327Lys），

表Ⅲ-54 Kx−の *XK* 遺伝子変異

塩基置換	アミノ酸置換	エキソン	ISBT	由来	文献
Gene deletion	エキソン 1-3 欠失	1，2，3	*XK*N.01*		149, 150, 165, 204-207
−272_119 del	del1-40 フレームシフト	1	*XK*N.06*		208
del exon 1	エキソン 1 欠失	1	*XK*N.02*		165, 169
del promoter＋exon 1	エキソン 1 欠失	1	*XK*N.03*		169
del exon 2	エキソン 2 欠失	2	*XK*N.04*		209
del exon 2*	エキソン 2 欠失	2		○	†
del intron 2＋exon 3	エキソン 3 欠失	3	*XK*N.05*	○	169, 210
90_109dup	Leu39Gly フレームシフト	1		○	†
107 G>A	Trp36Ter	1	*XK*N.16*		169
154C>T	Gln52Ter	1	*XK*N.37*		211
172 del G	Val58Tyr フレームシフト	1	*XK*N.07*		212
227 A>G	Gln76Arg	1		○	†
229delC	Leu80 フレームシフト	1			213
230 T>C	Leu77Pro	1		○	†
245＋1G>C	スプライシング異常	イントロン 1	*XK*N.22*		146, 214
246−1G>A	スプライシング異常	イントロン 1	*XK*N.23*		215
268 del T	Tyr90Ser フレームシフト	2	*XK*N.09*		216
269 del A	Tyr90Ser フレームシフト	2	*XK*N.08*		225
370C>T	Gln124Ter	2		○	†
397C>T	Arg133Ter	2	*XK*N.17*		209, 217
450_451 ins C	Gln151Pro フレームシフト	2	*XK*N.10*	○	158, 218
463C>T	Gln155Ter	2	*XK*N.18*		169
508＋1G>A	スプライシング異常	イントロン 2	*XK*N.24*		165, 214
508＋5G>A	スプライシング異常	イントロン 2	*XK*N.25*	○	108, 158
509−1G>A	スプライシング異常	イントロン 2	*XK*N.26*		165
509−2A>G	スプライシング異常	イントロン 2	*XK*N.35*		219
523insA	175Ile フレームシフト	3	*XK*N.34*		219
664C>G	Arg222Gly	3	*XK*N.27*		214
686_687 del TT	Phe229Tyr フレームシフト	3	*XK*N.11*		169
707G>A	Trp236Ter	3	*XK*N.19*		169
739_740ins608nt**	Ser247Thr フレームシフト	3		○	158
749T>G	Leu250Trp	3		○	158
771 del G	Trp257Cys フレームシフト	3	*XK*N.12*		169
856_860del CTCTA	Leu286Tyr フレームシフト	3	*XK*N.13*	○	158, 169, 220, 221
880T>C	Cys294Arg	3	*XK*N.28*		169
895C>T	Gln299Ter	3	*XK*N.20*		222
938_951 del	Asn313Thr フレームシフト	3	*XK*N.14*		169
941G>A	Trp314Ter	3	*XK*N.21*		223
979G>A	Glu327Lys	3	*XK*N.29*	○	167
1013 del T	Phe338Ser フレームシフト	3	*XK*N.15*	○	224
1035T>A	Tyr345Ter	3		○	158

*: 欠失している塩基数が *XK*N.04* と異なる，**: レトロトランスポゾン（LINE-1 の一部），
○: 日本人に検出されている XK 変異，†: 未発表データ

さらにスプライシング異常の 508＋5 G>A については McLeod 症候群にみられる神経症状など特徴的な臨床症状を認めていない[167,168]．これに対して，880 T>C（Cys294Arg）のミスセンス変異では，典型的な McLeod 型の臨床症状がみられる[169]．アミノ酸置換やスプライス異常によっては，Kx 蛋白が完全欠損に至らず，臨床症状を呈しないのかもしれない．

JCOPY 498-01913

●文　献

1) Coombs RRA, Mourant AE, Race RR. In vivo isosensitisation of red cells in babies with haemolytic disease. Lancet. 1946; i: 264-6.
2) Levine F, Backer M, Wigod M, et al. A new human hereditary blood property (Cellano) present in 99.8% of all bloods. Science. 1949; 109: 464-6.
3) Allen FH, Lewis SJ. Kp[a] (Penny), a new antigen in the Kell blood group system. Vox Sang. 1957; 2: 81-7.
4) Allen FH, Lewis SJ, Fudenburg H. Studies of anti-Kp[b], a new antibody in the Kell blood group system. Vox Sang. 1958; 3: 1-13.
5) 松下喜八郎，吉成意之，山口英夫，他．はじめて発見された Kell 血液型のまれな表現型 Kp(a－b－）の 1 家系について．血液事業．1978; 1; 254-6.
6) Yamaguchi H, Okubo Y, Seno T, et al. A 'new' allele, Kp[c], at the Kell complex locus. Vox Sang. 1979; 36: 29-30.
7) Chown B, Lewis M, Kaita K. A 'new' Kell blood group phenotype. Nature. 1957; 180: 711.
8) Giblett ER. Js[a], a 'new' blood group antigen found in Negroes. Nature. 1958; 181: 1221-2.
9) Walker RH, Argall CI, Steane EA, et al. Anti-Js[b], the expected antithetical antibody of the Sutter blood group system. Nature. 1963; 197: 295-6.
10) Walker RH, Argall CI, Steane EA, et al. Js[b] of the Sutter blood group system. Transfusion. 1963; 3: 94-9.
11) Stroup M, MacIlroy M, Walker R, et al. Evidence that Sutter belongs to the Kell blood group system. Transfusion. 1965; 5: 309-14.
12) Lee S, Zambas ED, Marsh WL, et al. Molecular cloning and primary structure of Kell blood group protein. Proc Natl Acas Sci USA. 1991; 88: 6353-7.
13) Daniels G. In: Human Blood Groups. 3rd ed. Oxfoxd: Blackwell Scientific Publications; 2013. p.278-305.
14) Issitt PD, Anstee DJ. In: Applied blood group serology. 4th ed. Durham: Montogomery Scientific Publications; 1998. p.609-53.
15) Klein HG, Anstee DJ. In: Mollison's Blood Transfusion in Clinical Medicine, 12th ed. Oxford: Blackwell Publishing; 2014.
16) Tormey CA, Stack G. Immunogenecity of blood group antigens: a mathematical model corrected for antibody evanescence with exclusion of naturally occurring and pregnancy-related antibodies. Blood. 2009; 114: 4279-82.
17) Tormey CA, Stack G. The persistence and evanescence of blood group alloantibodies in men. Transfusion. 2009; 49: 505-12.
18) Kowlewijin JM, Vriijkotte TGM, de Haas M, et al. Risk factors for the presence of non-rhesus D red blood cell antibodies in pregnancy. BJOG. 2009; 116: 655-64.
19) Moise KJ Jr, Argoti PS. Management and prevention of red cell alloimmunization in pregnancy: a systematic review. Obstet Gynecol. 2012; 120: 1132-9.
20) Caine ME, Mueller-Heubach E. Kell sensitization in pregnancy. Am J Obstet Gynecol. 1986; 154: 85-90.
21) Vaughan JI, Warwick R, Letsky E, et al. Erythropoietic suppression in fetal anemia because of Kell alloimmunization. Am J Obstet Gynecol. 1994; 171: 247-52.
22) Weiner CP, Widness JA. Decreased fetal erythropoiesis and hemolysis in Kell hemolytic anemia. Am J Obstet Gynecol. 1996; 174: 547-51.
23) Daniels G, Hadley A, Green CA. Causes of fetal anemia in hemolytic disease due to anti-K. Transfusion. 2003; 43: 115-6.
24) Southcott MJG, Tanner MJA, Anstee DJ. The expression of human blood group antigens during erythropoiesis in a cell culture system. Blood. 1999; 93: 4425-35.
25) Bony V, Gane P, Bailly P, et al. Time-course expression of polypeptides carrying blood group antigens during human erythroid differentiation. Br J Haematol. 1999; 107: 263-74.
26) Daniels G, Green C. Expression of red cell surface antigens during erythropoiesis. Vox Sang. 2000; 78: 149-53:
27) Vaughan JI, Manning M, Warwick RM, et al. Inhibitior of erythroid progenitor cells by anti-Kell antibodies in fetal alloimmune anemia. N Engl J Med. 1998; 338: 798-803.
28) Hamilton HB, Nakahara Y. The rare Kell blood group phenotype Ko in a Japanese family. Vox Sang. 1971; 20: 24-8:
29) 小泉祐子，半戸啓一，飯島利子，他．献血者に見出された日本人に稀な血液型 Kk 型の 2 例．血液事業．1992; 15: 679-80.
30) 渡辺　満，大田　智，玉木啓子，他．稀な表現型 K＋k－の 1 家系．血液事業．1989; 12: 554-7.
31) Marsh WL, Nichols ME, Oyen R, et al. Naturally occurring anti-Kell stimulated by *E. Coli* enterocolitis in a 20-day-old child. Transfusion. 1978; 18: 149-54.
32) Tegoli J, Sausais L, Issitt PD. Another example of a 'naturally-occurring' anti-K1. Vox Sang. 1967; 12: 305-7:

33) Kanel GC, Davis I, Bowman JE. 'Naturally-occurring' anti-K1: possible association with mycobacterium infection. Transfusion. 1978; 18: : 472-3:

34) Doelman CJA, Westermann WF, van Voorst tot Voorst E, et al. An anti-K apparently induced by Enterococcus faecalis in a 30-years-old man: Transfusion. 1992; 32: 790:

35) Pereira A, Monteagudo J, Rovira M, et al. Anti-Kl of the IgA class associated with *Morganella morganii* infection. Transfusion. 1989; 29: 549-51:

36) 岩谷ユリ子，長谷川千代子，日谷敏彦，他．抗 K 抗体の 1 例について．日輸血会誌．1988; 34: 361.

37) 笠原正子，増井富雄，清野詩子，他．患者血清中の抗 K（Kell）抗体について．血液事業．1986; 9: 119-20.

38) 藤日往子，虫明佳子，井上昌子，他．抗 K1 抗体を産生した 1 症例．日輸血会誌．1986; 32: 420.

39) 安間弘一，宮日義久．lgM 型の抗 K 抗体と思われる 1 症例について．日輸血会誌．1985; 31: 566-8.

40) 寺内純一，金　国鐘，寺日秀夫，他．自然抗体抗 K の 1 例．日輸血会誌．1985; 31: 565-6.

41) 周籐節子，俵国　芳，黒日秀二，他．医療機関からの依頼検査で見出された抗 Kell（K）抗体について．血液事業．1984; 7: 389-90.

42) 松尾裕子，島村直子，西村要子，他．赤血球抗原刺激によらない抗 K（K1）の 1 例．日輸血会誌．1984; 30: 231-4.

43) 岩本澄清，河瀬正晴，木村　都，他．献血者に見出された抗 Kell（K）抗体について．血液事業．1983; 6: 632-3.

44) 村日　愿，武日幸子，野本百代，他．献血者に見られた稀な抗 K1 抗体．血液事業．1983; 6: 137-8.

45) 吉日和世，工藤波留美，風間あきみ，他．抗 K 抗体と抗 C 免疫抗体と抗 E 自己抗体を検出した 1 症例．日輸血会誌．1986; 32: 248.

46) 小松文夫，阿部久美子，金子　強，他．lgG タイプの抗 Kell 抗体を見た 1 例．日輸血会誌．1992; 38: 296.

47) 松井良樹，高橋和子，杉山真由美，他．輸血歴のない小児 ALL に認められた抗K1抗体．日輸血会誌．1992; 38: 712-5.

48) 道野淳子，多葉日祥代，西野主眞，他．IgM 型の抗 K を保有する 1 例．日輸血会誌．1992; 38: 884.

49) 三鬼あかね，梶谷佳代，大塚志保，他．抗 K 抗体の産生された 4 症例について．日輸血会誌．1996; 42: 135.

50) 野村靖子，加藤井久子，柴崎恵美，他．愛知医科大学附属病院における不規則抗体の検出状況．日輸血会誌．1999; 45: 579.

51) 浮日昌彦，渡辺裟子，牧日典子，他．妊婦に検出された抗 K 自然抗体と抗 E 自然抗体の各 1 例．日輸血会誌．1995; 41: 318-9.

52) 直木恭子，串日珠子，上原明美，他．患者より検出された自然抗体と思われる抗 K と抗 Kp^a の 2 症例．血液事業．1994; 17: 96.

53) 松井良樹，高橋和子，杉山真由美，他．小児 ALL の経過中に“自然に発生した”抗 Kell（Kl）抗体の 1 例．日輸血会誌．1991; 37: 298.

54) 和泉賢一，徳山貴人，牟田　毅，他．Kell 式抗 K 抗体陽性となった再生不良性貧血の 1 症例．日本輸血細胞治療学会誌．2008; 54: 257.

55) 千葉美佐紀，大西宏明，関口久美子，他．当院で同定された抗 K 抗体の一例．日本輸血細胞治療学会誌．2010; 56: 298.

56) 杉浦　緑，長谷川勝俊，高須賀広久，他．当院で検出された抗 K 抗体の 1 症例．日本輸血細胞治療学会誌．2012; 58: 291.

57) 葦苅　巌，高瀬祐子，山崎真理子，他．*Streptococcas mitis* の感染により産生を疑った抗 K 特異性を示した 1 症例．日本輸血細胞治療学会誌．2013; 59: 345.

58) 永尾暢夫，冨日忠夫，堀勇二，他．日本人に初めて見出した Kp(a+）の 1 家系と抗 Kp^a の 2 例．血液事業．1982; 5: 44-4.

59) 小郷博昭，宮本　誠，松永智恵子，他．自然抗体と思われる抗 Kp^a の 1 症例．日輸血会誌．1992; 38: 89.

60) 青柳惠美子，遠藤昌江，斎藤祥子，他．lgG 型の抗 Kp^a 抗体を保有する 1 例．医学検査．1998; 47: 639.

61) 加藤光洋，佐藤千秋，鈴木雅之，他．間接抗グロブリン法で検出された抗 Kp^a の一例．日本輸血細胞治療学会誌．2012; 58: 340.

62) Koshy R, Patel B, Harrison JS. Anti-Kp^a induced severe delayed haemolytic transfusion reaction. Immunohematology. 2009; 25: 44-47.

63) Tuson M, Hue-Roye K, Koval K, et al. Possible suppression of fetal erythropoiesis by the Kell blood group antibody anti-Kp^a. Immunohematology. 2011; 27: 58-60.

64) Kikuchi M, Endo N, Seno T, et al. A Japanese family with two Kp(a－b－c＋) members, presumed genotype Kp^c/K^o. Transfusion. 1983; 23: 254-5:

65) 森日庄治，高橋武良，寺井清美，他．稀な血液型 Kp^c について．血液事業．1983; 6: 611-2.

66) 永尾暢夫，冨日忠夫，文　美玉，他．献血者から見出した Kp^c 抗原とその抗体について．衛生検査．1984; 33: 730-3.

67) 井上　進，高野由美，小野寺孝行，他．稀な血液型 Kp(a－b－c＋)について．血液事業．1995; 18: 101.

68) 石橋美由紀，長谷川智子，堀淑恵，他．抗 Kp^c により溶血性輸血副作用を呈した1症例．日本輸血細胞治療学会誌．2012; 58: 304.

69) 岩崎隆之，橋本幸男，石澤美貴，他．緊急輸血時に適合血選択に苦慮した抗 Kp^b 保有者の 1 症例．日本輸

JCOPY 498-01913

血細胞治療学会誌. 2015; 61: 313.
70) Furuhjelm U, Nevanlinna HR, Nurkka R, et al. The blood group antigen Ul[a] (Karhula). Vox Sang. 1968; 15: 118-24:
71) 宮田義久, 中村淳子, 熊沢和子, 他. 日本人献血者血清中に見出された抗 Ul[a] 抗体の第 1 例. 日輸血会誌. 1987; 33: 430-4.
72) Okubo Y, Yamaguchi H, Seno T, et al. The first example of anti-Ul[a] and Ul(a+) red cells found in Japan. Transfusion. 1986; 26: 215.
73) Sakuma K, Suzuki H, Ohto H, et al. First case of hemolytic disease of the newborn due to anti-Ul[a] antibodies. Vox Sang. 1994; 66: 293-4.
74) 古川洋子, 小林圭子, 松原賢弘, 他. Kell 式血液型に属する稀な抗 Ul[a] の一例. 日輸血会誌. 2005; 51: 253.
75) Wallace ME, Bouysou C, de Jongh DS, et al. Anti-K14: an antibody specificity associated with the Kell blood group system. Vox Sang. 1976; 30: 300-4.
76) 小野寺孝行, 高野由美, 金子美由紀, 他. 日本人で初めて検出された稀な血液型 K:−14 型について. 日輸血会誌. 1994; 40: 997.
77) 小野寺孝行, 岡野久美, 小原琢己, 他. K:−14 型について. 日輸血会誌. 1999; 45: 248.
78) Lee S, Naime, Reid M, et al. The KEL24 and KEL14 alleles of the Kell blood group system: Transfusion. 1997; 37: 1035-8.
79) Uchikawa M, Onodera T, Tsuneyama H, et al. Different point mutations in the same codon of KEL:−14 phenotype. Transfusion. 1999; 39: 50.
80) Thomas N, Vege S, Mills J, et al. A new allele in the Kell blood group system maps to the K14/K24 polymorphism. Transfusion. 2006: 46: 138A-139A.
81) Daniels G. Section 4: antibodies to other blood group antigens. Coordinator's report. Transfus Clin Biol. 2002; 9: 75-80.
82) 小野寺孝行, 榎本隆行, 石島あや子, 他. Kell 血液型の低頻度抗原について. 日輸血会誌. 2001; 47: 199.
83) Uchikawa M, Onodera T, Ogasawara K, et al. Molecular basis for a novel low-frequency antigen in the Kell blood group system, KYO. Vox Sang. 2006; 91: 137.
84) 茂籠弘子, 山下朋子, 内林佐知子, 他. Kell 高頻度抗原に対する抗体による母児血液型不適合の一症例. 日本輸血細胞治療学会誌. 2011; 57: 254.
85) Lomas-Francis C, Vege S, Velliquette RW, et al. Expansion of the Kell blood group system: two new high-prevalence antigens and two novel K_0 (Kell-null) phenotypes. Transfusion. 2013; 53: 2887-91.
86) 吉村 崇, 田中光信, 山崎久義, 他. 抗 KYOR を保有する KYOR−型の症例. 日本輸血細胞治療学会誌. 2015; 61: 279.
87) 大久保康人, 瀬尾たい子, 山日英夫, 他. 献血者より見出したまれな血液型 K_0 の 2 家系. 血液事業. 1982; 5: 437-40.
88) 永尾暢夫, 冨田忠夫, 文 美玉, 他. 血清中に Kell 系抗体をもっていた K_0 型献血者の 1 例. 血液事業. 1983; 6: 461-3.
89) 前田義章, 瀬尾たい子, 大久保康人. 抗 Ku 抗体を保有する K_0 の一家系. 日輸血会誌. 1984; 30: 429-30.
90) 小川嘉子, 西山千鶴, 松岡幸則, 他. 献血者から見出された抗 Ku 抗体を保有する K_0 型の 1 例. 日輸血会誌. 1985; 31: 363-4.
91) 神日和正, 武藤美雪, 矢沢百合子, 他. 輸血により抗 Ku (K5) 抗体の産生をみた K_0 型の一家系. 日輸血会誌. 1986; 32: 247.
92) 前田良一, 深井寛治, 関日定美, 他. Kell 系抗原を認識する単クローン性抗体 (2) —K_0 型スクリーニングへの応用—. 日輸血会誌. 1986; 32: 255.
93) 神 陽子, 大津範子, 深井寛治, 他. Kell 系抗体を保有する K_0 型献血者の 2 例について. 血液事業. 1986; 9: 116.
94) 丸山祐幸, 大日 智, 瀬下秀幸, 他. 献血者より検出された K_0 の 1 家系について. 血液事業. 1987; 10: 60-1.
95) 山田 攻, 鈴木雅之, 内野冨美子, 他. K_0 解凍赤血球輸血を経験した抗 Ku 保有症例. 日本輸血細胞治療学会誌. 2016; 621: 372.
96) Lin M, Wang CL, Chen FS, et al. Fetal hemolytic transfusion reaction due to anti-Ku in a Knull patient. Immunohematology. 2003; 19: 19-21.
97) Manoura A, Korakaki E, Hatzidaki E, et al. Use of recombinant erythropoietin for the management of severe hemolytic disease of the newborn of a K_0 phenotype mother. Pediat Hematol Oncol. 2007; 24: 69-73.
98) Bosco A, Xenocostas A, Kinney J, et al. An autoanti-Kp[b] immunoglobulin M that stimulated antigen suppression. Transfusion. 2009; 49: 750-6.
99) Daniels GL. Studies on Gerbich negative phenotypes and Gerbich antibodies. Transfusion. 1982; 22: 405.
100) 瀬尾たい子, 田中光信, 堀 勇二, 他. フローサイトメトリー (FCM) で観察した Gerbich:−2, −3 血液型血球の Kell 抗原の抑制. 日輸血会誌. 1987; 33: 191.
101) Jaber A, Blanchard D, Goossens D, et al. Characterization of the blood group Kell (Kl) antigen with a human monoclonal antibody. Blood. 1989; 73: 1597-602.
102) Salomao M, Zhang X, Yang Y, et al. Protein 4.1R-dependent multiprotein complex: new insights into the structural organization of the red blood cell

membrane. Proc Natl Acad Sci U S A. 2008; 105: 8026-31.

103) Azouzi S, Collec E, Mohandas N, et al. The human Kell blood group binds the erythroid 4.1R protein: new insights into the 4.1R-dependent red cell membrane complex. Br J Haematol. 2015; 171: 862-71.

104) Walsh TJ, Daniels GL, Tippett P. A family with unusual Kell genotypes. Forensic Sci Int. 1981; 18: 161-3.

105) Ford DS, Knight AE, Smith F. A further example of Kp^a/K° exhibiting depression of some Kell group antigens. Vox Sang. 1977; 32: 220-3.

106) Tippett P. Some recent developments in the Kell and Lutheran systems. In: Human Blood Groups, 5th Int Convoc Immunol, Buffalo NY. Basel: Karger; 1977. p.401-9.

107) Yazdanbakhsh K, Lee S, Lu Q, et al. Identification in a defect in the intracellular trafficking of a Kell blood group variant. Blood. 1999; 94: 310-8.

108) Daniels GL, Weinauer F, Stone C, et al. A combination of effects of rare genotypes at the XK and KEL blood group loci results in absence of Kell system antigens from the red blood cells. Blood. 1996; 88: 4045-50.

109) Marsh WL, Redman CM. Recent developments in the Kell blood group system. Transfus Med Rev. 1987; 1: 4-20.

110) Karamatic Crew V, Poole J, Burton N, et al. Three uncommon KEL alleles in one family with unusual Kell phenotypes explain a 35-year old conundrum. Vox Sang. 2014; 106: 242-7.

111) Brown A, Berger R, Lasko D, et al. The Day phenotype: a 'new' variant in the Kell blood group system. Rev Franc Transfus Immuno-Hemat. 1982; 25: 619-27.

112) Peloquin F, Yochum G, Hagy L, et al. The Mullins phenotype- another RBC phenotype characterized by weak Kell antigens. Transfusion. 1988; 28: 19.

113) Winkler MM, Beattie KM, Cisco SL, et al. The K_{mod} blood group phenotype in a healthy individual. Transfusion. 1989; 29: 642-5.

114) Pehta JC, Johnson CL, Giller RI, et al. Evidence that K_{mod} is an inherited condition. Transfusion. 1989; 29: 15.

115) Byrne PC, Deck M, Oyen R, et al. Serological and biochemical studies on a previously undescribed K_{mod} individual. Transfusion. 1993; 33: 55.

116) 佐藤勝敏，紺野恭宏，紋谷恵子，他．Kell 式血液型抗原減弱例について．血液事業．1989; 12: 560-1

117) 常山初江，鈴木多美子，内川　誠，他．Kell 関連抗原が抑制された一例．血液事業．1991; 14: 448-9.

118) 松尾美千栄，八木澤道子，水津恵子，他．K_{mod} と考えられる 1 例．血液事業．1997; 20: 31-6.

119) 菊地正輝，遠藤信義，赤石　英．Kell 式血液型抗原が減弱していた 1 例．日輸血会誌．1988; 34: 267.

120) 佐藤淳子，藤原義一，本田　盈，他．Kell 系抗原が減弱していた一家系について．血液事業．1988; 11: 174-5.

121) 高橋順子，渕原千佐，清家久美子，他．モノクローナル抗 K2 に対して弱い反応を示した赤血球 5 例の性状．血液事業．1989; 12: 221-4.

122) Uchikawa M, Onodera T, Tsuneyama H, et al. Molecular basis of unusual K_{mod} phenotype with $K+^wk-$. Vox Sang. 2000; 78: 11.

123) Daniels G. Kell related antibodies. Rev Frnc Transfus Immuno-Hemat. 1988; 31: 395-405.

124) Judson PA, Anstee DJ. Comparative effect of trypsin and chymotrypsin on blood group antigens. Med Lab Sci. 1977; 34: 1-6.

125) Branch DR, Muensch HA, Sysiok Hian AL, et al. Disulfide bonds are a requirement for Kell and Cartwright (Yt^a) blood group antigen integrity. Br J Haematol. 1983; 54: 573-8.

126) Advani H, Zamor J, Judd WJ, et al. Inactivation of Kell blood group antigens by 2-aminoethylisothiouroniumbromide. Br J Haematol. 1982; 51: 107-15.

127) Judd WJ, Johnson ST, Storry JR, et al. In: Judd's methods in Immunohematology 3rd ed. AABB press; 2008.

128) Redman CM, Marsh WL, Mueller KA, et al. Isolation of Kell-active protein from the red cell membrane. Transfusion. 1984; 24: 176-7.

129) Redman CM, Avellino G, Pfeffer SR, et al. Kell blood group antigens are part of a 93000-dalton red cell membrane protein. J Biol Chem. 1986; 261: 9521-5.

130) Wallas C, Simon R, Sharp MA, et al. Isolation of a Kell active protein from red cell membranes. Transfusion. 1986; 26: 173-6.

131) Khamlichi S, Bailly P. Blanchard D, et al. Purification and partial characterization of the erythrocyte Kx protein deficient in McLeod patients. Eur J Biochem. 1995; 228: 931-4.

132) Russo D, Redman C, Lee S. Association of XK and Kell Blood group proteins. J Biol Chem. 1998; 273: 13950-6.

133) Camara-Clayette V, Rahuel C, Lopez C, et al. Transcriptional regulation of the Kell gene and Kell protein expression in erythroid and non-erythroid cells. Biochem J. 2001; 356: 171-80.

134) Russo D, Wu X, Redman CM, et al. Expression of Kell

blood group protein in non-erythroid tissues. Blood. 2000; 96: 340-6.
135) Lee S, Zmbas E, Green ED, et al. Organization of the gene encoding the human Kell blood group protein. Blood. 1995; 85: 1364-70.
136) Lee S, Debnath AK, Redman CM. Active amino acids of the Kell blood group protein and model of the ectodomain based on the structure of neutral endopeptidase 24.11. Blood. 2003; 102: 3028-34.
137) Burton NM, Daniels G. Structural modelling of red cell surface proteins. Vox Sang. 2011; 100: 129-39.
138) Lee S, Lin M, Mele A, et al. Proteolytic processing of big endothelin-3 by the Kell blood group protein. Blood. 1999; 94: 1440-50.
139) Zhu X, Rivera A, Golub MS, et al. Changes in red cell ion transport, reduced intramural neovascularization, and some mild motor function abnormalities accompany targeted disruption of the mouse Kell gene (Kel). Am J Hematol. 2009; 84: 492-8.
140) Rivera A, Kam SY, Ho M, et al. Ablation of the Kell/XK complex alters erythrocyte divalent cation homeostasis. Blood Cells Mol Dis. 2013; 50: 80-5.
141) Sha Q, Redman CM, Lee S. Endothelin-3-converting enzyme activity of the KEL1 and KEL6 phenotypes of the Kell blood group system. J Biol Chem. 2006; 281: 7180-2.
142) Allen FH, Krabbe SMR, Corcoran PA. A new phenotype (McLeod) in the Kell blood group system. Vox Sang. 1961; 6: 555-60.
143) van der Hart M, Szloky A, van Loghem JJ. A 'new' antibody associated with the Kell blood group system. Vox Sang. 1968; 15: 456-8.
144) Marsh WL, Oyen R, Nichols ME, et al. Chronic granulomatous disease and the Kell blood groups. Br J Haematol. 1975; 29: 247-62.
145) Marsh WL. Letter. Vox Sang. 1979; 36: 365-6.
146) Russo DC, Oyen R, Powell VI, et al. First example of anti-Kx in a person with the McLeod phenotype and without chronic granulomatous disease. Transfusion. 2000; 40: 1371-5.
147) Bansal I, Jeon HR, Hui R, et al. Transfusion support for a patient with McLeod phenotype without chronic granulomatous disease and with antibodies to Kx and Km. Vox Sang. 2008; 94: 216-20.
148) 池本純子，藤盛好啓，藤田典子，他．抗 Kx 抗体を保有する McLeod 症候群患者に対し，赤血球輸血を実施した一症例．日本輸血細胞治療学会誌．2012; 58: 340.
149) Frey D, Machler M, Seger R, et al. Gene deletion in a patient with chronic granulomatous disease and McLeod syndrome: fine mapping of the XK gene locus. Blood. 1988; 71: 252-5.
150) El Nemer W, Colin Y, Collec E, et al. Analysis of deletions in three McLeod patients: exclusion of the XK locus from the Xp21.1-Xp21.2 region. Eur J Immunogenet. 2000; 27: 29-33.
151) 内田和人，中島克子，嶋　裕子，他．本邦初の慢性肉芽症（CGD）患者から見出された McLeod 型．血液事業．1992; 15: 503-5.
152) Watkins CE, Litchfield J, Song E, et al. Chronic granulomatous disease, the McLeod phenotype and the contiguous gene deletion syndrome-a review. Clin Mol Allergy. 2011; 9: 13.
153) Branch DR, Gaidulis L, Lazar GS. Human granulocytes lack red cell Kx antigen. Br J Haematol. 1986; 62: 747-55.
154) 友成洋子，豊田千嘉子，渡辺聖司，他．献血者より検出した McLeod 型 2 例．血液事業．1989; 12: 205-7.
155) 高橋裕子，土田奈穂美，小西祐子，他．献血者より検出された McLeod 型 2 例について．日輸血会誌．1995; 41: 81.
156) 榎本隆行，大村和代，半戸啓一，他．献血者より検出された McLeod 型について．日輸血会誌．1994; 40: 361.
157) 土田秀明，藤澤尚子，尾崎悦子，他．McLeod 型と考えられた献血者血球について．日輸血会誌．2000; 46: 251.
158) 長部隆広，常山初江，小笠原健一，他．献血者から検出された Kx－型について．日本輸血細胞治療学会誌．2009; 55: 288.
159) 奥田久美子，白神多佳子，亀山恵子，他．献血者より見出した Kx－型（McLeod）型の一例．日本輸血細胞治療学会誌．2015; 61: 257.
160) Jung HH, Danek A, Frey BM. McLeod syndrome: a neuro-hematological disorder. Vox Sang. 2007; 93: 112-21.
161) De Franceshi L, Bosman GJ, Mohandas N. Abnormal red cell features associated with hereditary neurodegenerative disorders: the neuroacanthocytosis syndromes. Cur Opin Hematol. 2014; 21: 201-9.
162) Hardie RJ, Pullon HWH, Harding AE, et al. Neuroacanthocytosis: a clinical, haematological and pathological study of 19 cases. Brain. 1991; 114: 13-49.
163) Walker RH. Understanding the thorns: advances in the neuroacantocytosis syndrome. J Mov Disord. 2015; 8: 41-54.
164) Carbonnet F, Hattab C, Collec E, et al. Immunochemical analysis of the Kx protein from human red cells of different Kell phenotypes using antibodies raised against synthetic peptides. Br J Haematol. 1997; 96: . 857-63.

165) Ho M, Chelly J, Carter N, et al. Isolation of the gene for McLeod syndrome that encodes a novel membrane transport ptotein. Cell. 1994; 77: 869–80.

166) Stanfield GM, Horvitz HR. The ced-8 gene controls the timing of programmed cell deaths in *C. elegans*. Mol Cell. 2000; 5: 423–33.

167) Jung HH, Hergersberg M, Vogt M, et al. McLeod phenotype associated with a XK missense mutation without hematologic, neuromuscular, or cerebral involvement. Transfusion. 2003; 43: 928–38.

168) Walker RH, Danek A, Utter I, et al. McLeod phenotype without the McLeod syndrome. Transfusion. 2007; 47: 299–305.

169) Danek A, Rubio JR Rampoldi L, et al. McLeod neuroacanthocytosis: genotype and phenotype. Ann Neurol. 2001; 50: 755–64.

170) Lee S. Molecular basis of Kell blood group phenotypes. Vox Sang. 1997; 73: 1–11.

171) Lee S, Wu X, Reid M, et al. Molecular basis of the Kell (K1) phenotype. Blood. 1995; 85: 912–6.

172) Poole J, Warke N, Hustinxs H, et al. A KEL gene encoding serine at position 193 of the Kell glycoprotein results in expression of KEL1 antigen. Transfusion. 2006; 46: 1879–85.

173) Grey D, Poole J, Martin P, et al. Hemolytic disease of the newborn caused by a new Kell antigen. Transfus Med. 2003; 13: 30.

174) Lee S, Reid M, Redman CM. Point mutations in KEL exon 8 determine a high-incidence (RAZ) and a low-incidence (KEL25, VLAN) antigen of the Kell blood group system. Vox Sang. 2001; 81: 258–63.

175) Karamatic Crew V, Poole J, Watson T, et al. KASH (KEL34): a novel high incidence antigen in the Kell blood group system. Vox Sang. 2010; 99: 357.

176) Karamatic Crew V, Poole J, Bullock T, et al. KELP (KEL35): a new high incidence antigen in the Kell blood group system defined by two homozygous missense mutations in KEL. Transfus Med. 2010; 20: 30.

177) Lee S, Wu X, Son S, et al. Point mutations characterize KEL10, the KEL3, KEL4, and KEL21 alleles, and the KEL17 and KEL11 alleles. Transfusion. 1996; 36: 490–4.

178) Scharberg EA, Wieckhusen C, Luz B, et al. Fetal hemolytic disease of the newborn caused by an antibody to KEAL, a new low-prevalence Kell blood group antigen. Transfusion. 2017; 57: 217–8.

179) Lee S, Debnath AK, Wu X, et al. Molecular basis of two novel high prevalence antigens in the Kell blood group system, KALT and KTIM. Transfusion. 2006; 46: 1323–7.

180) Velliquette RW, Hue-Roye K, Lomas-Francis C, et al. Molecular basis of two novel and related high-prevalence antigens in the Kell blood group system, KUCI and KANT, and their serologic and spatial association with K11 and KETI. Transfusion. 2013; 53: 2872–81.

181) Caramatic Crew V, Poole J, Bullock T, et al. KETI, a novel high incidence antigen in the Kell blood group system: a serological and molecular study. Vox Sang. 2011; 101: 19.

182) Lee S, Wu X, Reid M, et al. Molecular basis of the K: 6, −7 [Js (a + b −)] phenotype in the Kell blood group system. Transfusion. 1995; 35: 822–5.

183) Moulds JM, Persa R, Rierson D, et al. Three novel allele in the Kell blood group system resulting in the Knull phenotypes and the first in a Native American. Transfusion. 2013; 53: 2867–71.

184) Yang Y, Wang L, Wang C, et al. Two novel null alleles of the KEL gene detected in two Chinese women with the Knull phenotype. Transfus Med. 2009; 19: 235–44.

185) Martin-Blanc S, Simon P, Gien D, et al. Identification of novel silent KEL alleles causing KEL: −5 (Ko) phenotype or discordance between KEL: 1, −2 phenotype/*KEL*01/02* genotype. Transfusion. 2013; 53: 2859–66.

186) Yu LC, Twu YC, Chang CY, et al. Molecular basis of the Kell-null phenotype: A mutation at the splice site of human KEL gene abolishes the expression of Kell blood group antigens. J Biol Chem. 2001; 276: 10247–52.

187) Lee S, Russo DC, Peiner AF. et al. Molecular defects underlying the $Kell_{null}$ phenotype. J Biol Chem. 2001; 276: 27281–9.

188) Mattaloni SM, Arnoni C, Cespedes R, et al. Clinical Significance of an Alloantibody against the Kell Blood Group Glycoprotein. Transfus Med Hemother. 2017; 44: 53–57.

189) Brunetta D, Carlos LMB, Costa TB, et al. A novel KEL silencing allele in a Brazilian patient with anti-Ku. Transfusion. 2017; 57: 487–8.

190) Uchikawa M, Tsuneyama H, Toyoda T, et al. Molecular basis of the $Kell_{null}$ phenotype in Japanese. Vox Sang. 2002; 83: 151.

191) 豊田智津，小笠原健一，常山初江，他．日本人の Kell 血液型 K° 遺伝子の解析．日本輸血細胞治療学会誌. 2009; 55: 290.

192) Ji Y, Veldhuisen B, Ligthart P, et al. Novel alleles at the Kell blood group locus that lead to Kell variant

phenotype in the Dutch population. Transfusion. 2015; 55: 413-21.

193) Matteocci A, Mancuso T, Moscetti A, et al. Three missense mutations found in the KEL gene lead to K_{mod} or K_0 red blood cell phenotypes. Transfusion. 2014; 54: 3216-21.

194) Koda Y, Soejima M, Tsuneoka M, et al. Heterozygosity for two novel null alleles of the KEL gene causes the Kell-null phenotype in a Japanese woman. Br J Haematol. 2002; 117: 220-5.

195) Yang MH, Li I, Kuo YF, et al. Genetic and functional analyses describe a novel 730delG mutation in the KEL gene causing K_0 phenotype in Taiwanase blood donor. Transfus Med. 2011; 21: 318-24.

196) Wester ES, Steffenson R, Lighart PC, et al. KEL*02 alleles with alterations in and around exon 8 in individuals with apparent KEL: 1, −2 phenotypes. Vox Sang. 2010; 99: 150-7.

197) Wester ES, Storry JR, Schneider K, et al. Genetic basis of the K_0 phenotype in the Swedish population. Transfusion. 2005; 45: 545-9.

198) Kormoczi GE, Wagner T, Jungbauer C, et al. Genetic diversity of KEL_{null} and KEL_{el}: a nationwaide a Austrian survey. Transfusion. 2007; 47: 703-14.

199) Arnoni CP, Gazito D, Muniz JG, et al. Two novel KEL alleles encoding K_0 phenotypes in Brazilians. Transfusion. 2014; 54: 2128-9

200) Boturao-Neto E, Yamamoto M, Chiba AK, et al. Molecular basis of KELnull phenotype in Brazilians. Transfus Med Hemother. 2015; 42: 52-8.

201) Silvy M, Callebaut I, Filosa L, et al. New *KEL*01M* and *KEL*02M* alleles: structural medeling to assess the impact of amino acid changes. Transfusion. 2016; 56: 1223-9.

202) Polin H, Gaszner W, Suessner S, et al. Identification of a novel K_{mod}-1 allele encoded by 977C>T (Pro326Leu). Transfusion. 2014; 54: 2130-1.

203) Lee S, Russo DC, Reid ME, et al. Mutation that diminish expression of Kell surface protein and lead to the K_{mod} RBC phenotype. Transfusion. 2003; 43: 1121-5.

204) Francke U, Ochs HD, de Martinville B, et al. Minor Xp21 chromosome deletion in a male associated with expression of Duchenne muscular dystrophy, chronic granulomatous disease, retinitis pigmentosa, and McLeod syndrome. Am J Hum Genet. 1985; 37: 250-67.

205) de Saint-Basile G, Bohler MC, Fischer A, et al. Xp21 DNA microdeletion in a patient with chronic granulomatous disease, retinitis pigmentosa, and McLeod phenotype. Hum Genet. 1988; 80: 85-9.

206) Bertelson CJ, Pogo AO, Chaudhuri A, et al. Localization of the McLeod locus (XK) within Xp21 by deletion analysis. Am J Hum Genet. 1988; 42: 703-11.

207) Curnutte J, Bemiller L. Chronic granulomatous disease with McLeod phenotype: an uncommon occurrence. Transfusion. 1995; 35: 60.

208) Wendel S, Fontão-Wendel R, Levi JE, et al. A McLeod phenotype detected by random screening for K: −4 [Kp(b−)] blood donors in Brazil. Transfusion. 2004; 44: 1579-87.

209) Singleton BK, Green CA, Renaud S, et al. McLeod syndrome resulting from a novel *XK* mutation. Br J Haematol. 2003; 122: 682-5.

210) Kawakami T, Takiyama Y, Sakoe K, et al. A case of McLeod syndrome with unusually severe myopathy. J Neurol Sci. 1999; 166: 36-9.

211) Chen PY, Lai SC, Yang CC, et al. A novel XK gene mutation in a Taiwanese family with McLeod syndrome. J Neurol Sci. 2014; 340: 221-4.

212) Zeman A, Daniels G, Tilley L, et al. McLeod syndrome: life-long neuropsychiatric disorder due to a novel mutation of the XK gene. Psychiatr Genet. 2005; 15: 291-6.

213) Wiethoff S, Xiromerisiou G, Bettencourt C, et al. Novel single base-pair deletion in exon 1 of XK gene leading to McLeod syndrome with chorea, muscle wasting, peripheral neuropathy, acanthocytosis and haemolysis. J Neurol Sci. 2014; 339: 220-2.

214) Russo DC, Lee S, Reid ME, et al. Point mutations causing the McLeod phenotype. Transfusion. 2002; 42: 284-6.

215) Arnaud L, Salachas F, Lucien N, et al. Identification and characterization of a novel XK splice site mutation in a patient with McLeod syndrome. Transfusion. 2009; 49: 479-84.

216) Ho MF, Chalmers RM, Davis MB, et al. A novel pointmutation in the McLeod syndrome gene in neuroacanthocytosis. Ann Neurol. 1996; 39: 672-5.

217) Dotti MT, Battisti C, Malandrini A, et al. McLeod syndrome and neuroacanthocytosis with a novel mutation in the XK gene. Mov Disord. 2000; 15: 1282-5.

218) Ueyama H, Kumamoto T, Nagao S, et al. A novel mutation in the McLeod syndrome gene in a Japanese family. J Neurol Sci. 2000: 176: 151-4.

219) Dubielecka PM, Hwynn N, Sengun C, et al. Two McLeod patients with novel mutations in XK. J Neurol Sci. 2011; 305: 160-4.

220) Man BL, Yuen YP, Yip SF, et al. The first case report

of McLeod syndrome in a Chinese patient. BMJ Case Rep. 2013; Aug 13.

221) Wada M, Kimura M, Daimon M, et al. An unusual phenotype of McLeod syndrome with late onset axonal neuropathy. J Neurol Neurosurg Psychiatry. 2003; 74: 1697–8.

222) Jung HH, Hergersberg M, Kneifel S, et al. McLeod syndrome: a novel mutation, predominant psychiatric manifestations, and distinct striatal imaging findings. Ann Neurol. 2001; 49: 384–92.

223) Supple SG. Iland HJ, Barnett MH, et al. A spontaneous novel XK gene mutation in a patient with McLeod syndrome. Br J Haemat. 2001; 115: 369–72.

224) Hanaoka N, Yoshida K, Nakamura A, et al. A novel frameshift mutation in the McLeod syndrome gene in a Japanese family. J Neurol Sci. 1999; 165: 6–9.

225) ISBT Red cell Immunogenetics and Blood Group Terminology Working Party. http: //www.isbtweb.org/working-parties/red-cell-immunogenetics-and-blood-group-terminology/

JCOPY 498-01913

Ⅲ-A-9 ▶ Kidd (JK) 血液型

1 Kidd血液型の発見

1951年にAllenらは，Kidd夫人の血清に発見した抗体について報告した．この抗体と反応する抗原の命名にあたり，Kiddの頭文字KがすでにKell血液型（K）に使用されていたため，彼女の6番目の子供で新生児溶血性疾患に罹患した児の名前（John Kidd）からJk^aとした[1]．2年後の1953年，Plautは対立する抗Jk^bを見いだした[2]．*JK*A*（*JK*01*）と*JK*B*（*JK*02*）とは優劣のないアリルで，抗Jk^aと抗Jk^bによりJk(a+b−)，Jk(a+b+)，Jk(a−b+)，Jk(a−b−)の4型に分けられる 表Ⅲ-55．1959年，Pinkertonらはフィリピン-スペイン-中国系の混血女性（Mrs. Santos）がJk(a−b−)型であることを発見した[3]．この女性は2児の母親で，血清中に抗Jk^aと抗Jk^bに分離できない抗Jk^{ab}を保有していた．現在，抗Jk^{ab}は抗Jk3と命名されている．Kidd血液型はJk^a(JK1)とJk^b(JK2)とJk3(JK3)の3種類の抗原で構成されている．

2 Kidd血液型抗原と抗体

抗Jk^aと抗Jk^bはともに免疫抗体として存在し，食塩液法で反応することはきわめて稀で，IgGが主体である．IgG3単独またはIgG1とIgG3の混在例が多い[4]．Kidd抗体のおよそ半数が補体を活性化するとされているが，補体の結合はわずかに混在するIgMによるもので，IgG抗体単独の血清では補体を結合しにくいことが示唆されている[4,5]．例外ではあるが，自然抗体としての抗Jk^aが報告されている[6,7]．抗Jk^aはJk(a+b+)にくらべて，Jk(a+b−)血球とさらに強く反応し，典型的な量的効果がみられる．抗Jk^bとの反応にも量的効果がみられる．Kidd抗体は酵素処理血球を用いた抗globulin法で反応が増強される．赤血球1個あたりのJk^a抗原数は，Jk(a+b−)（*JK*A/JK*A*）で18,000と推定されている[8]．Jk^aおよびJk^b抗原は生誕時には充分発達しており，7週から11週の胎児血球にも検出される[9]．なお，血小板，リンパ球，顆粒球，単球には存在しない[10-13]．

表Ⅲ-55　Kidd血液型

抗体との反応			頻度（%）		
Jk^a	Jk^b	表現型	日本人	白人	黒人
+	0	Jk(a+b−)	22.4	26	52
+	+	Jk(a+b+)	50.4	50	40
0	+	Jk(a−b+)	27.2	24	8
0	0	Jk(a−b−)	ごく稀	ごく稀	

白人と黒人の頻度は文献101)による．

抗Kiddは溶血性輸血反応の原因抗体として重要である[4,14]．特に遅延型溶血性輸血反応に関与し，わが国でも抗Rhと並んで報告例が多い[15-32]．Mayo Clinicでの調査によると，1999年から2007年までに経験した遅延型溶血性輸血反応の29%がKidd抗体に起因しており，その多くは抗Jk^aであった[33]．英国のSHOT Report年報には，Kidd抗体による溶血性輸血反応の症例が毎年のように報告されている[34]．また，他の抗体と混在して検出される症例が多いことも指摘しておく．なお，抗Kiddは免疫されて抗体が検出されても，数カ月後には抗体が検出感度以下に低下する場合が多く，検査する側にとっては厄介な抗体である[4,35]．不思議なことであるが，抗KiddによるHDNの重症例は稀で，例外を除いてほとんどの症例は軽度である[4,14,36-38]．Reviron らは，Jk(a−)個体が免疫により抗Jk^aを産生する頻度が*HLA-DRB1*0101*，*DRB1*0102*，*DRB1*1001*アリルを保有する個体で高いことを示唆した（35%対19.5%）[39]．Kidd抗原は腎髄質の血管内皮細胞にも存在することから，抗Kiddによる急性拒絶反応など腎臓移植に際しての移植腎の生存に関する影響が検討されている[40-43]．また，370症例について，全体として生着率には影響しないものの，Jk^a/Jk^bミスマッチでの移植例において間質の炎症の頻度が高いことが報告されている[44]．Kidd血液型抗原はマ

表III-56　Jk(a−b−)型の頻度

調査対象	Jk(a−b−)の検出数	検査数	頻度(%)	文献
ポリネシア	47	17,300	0.27	102
フィンランド	27	79,349	0.03	103
台湾	22	95,451	0.023	104
タイ	5	25,340	0.02	105
中国	16	201,194	0.008	106
南アフリカ	1	13,817	0.007	107
日本	14	648,460	0.002	81
ニュージーランド(ヨーロッパ系白人)	0	120,000	0	57
イギリス	0	52,908	0	108

イナー組織適合抗原であると考えられている．

自己抗体としての抗Jk^{a}の報告例がある[45-52]．特に興味深いのは，市販のLISS溶液に添加されている保存剤（メチルパラベン）に対する抗体によるLISS浮遊赤血球の凝集が報告されている[53,54]．パラベンに対する抗体は例外なく抗Jk^{a}の特異性を示し〔すなわち，LISS浮遊のJk(a+)赤血球とのみ反応する〕，抗C3を含む抗globulin抗体を用いた抗globulin法でのみ検出される．この抗Jk^{a}は，食塩液法，アルブミン法，酵素法，さらにパラベンを含んでいないLISSでは検出されない．パラベン依存性抗体の特異性はパラベンに限定されず，フェノールのメチルエステルがあればどんな化合物とも反応することがHalimaらにより示唆されている[53]．

ヒト由来のIgMモノクローナル抗Jk^{a}および抗Jk^{b}が作製されている[55,56]．わが国でも，関東甲信越ブロック血液センター，近畿ブロック血液センターで，それぞれ抗Jk^a，抗Jk^{b}モノクローナル抗体（ヒト由来，IgM）産生株を樹立し，抗原陰性血液の検査に使用している．

3 Jk(a−b−)型

1982年，HeatonとMcLoughlinは，ある再生不良性貧血患者の血小板数が異常に多いことに疑問をもった[57]．この患者はJk(a−b−)型であり，自動血球計算装置による血小板数の測定には，赤血球の溶血剤として2Mの尿素ureaを用いていた．このことから，血小板数の異常値はJk(a−b−)型の患者血球が溶血しないことに起因すると考え，Jk(a−b−)血球は2M尿素による溶血に抵抗性をもつことを明らかにした．2M尿素溶液中では，通常のKidd型赤血球が1分程度で溶血してしまうことにくらべて，Jk(a−b−)血球が溶血するには30分以上かかる．通常のKidd型赤血球は尿素を急速に取り込むことで血球内は高張の状態になり，水分子が血球内に流入し溶血が始まる．一方，Jk(a−b−)血球は1,000倍ほど尿素の拡散速度が低下しているため，溶血するまでに時間がかかる[58-60]．抗Jk3はJk(a−b−)個体が産生する抗体で，即時型および遅延型の溶血性輸血反応の原因となることが知られている[61-65]．わが国でも抗Jk3の報告例があり，HDNの症例では症状は軽微であった[66-69]．なお，一過性にJk(a−b−)型となり，自己抗体としての抗Jk3を産生した症例が報告されている[70]．

EBVトランスフォームによるヒト由来モノクローナル抗Jk3(IgG)産生ハイブリドーマが樹立されている[71]．モノクローナル抗Jk3の赤血球への結合が抗Jk^{a}および抗Jk^{b}でブロックされることから，モノクローナル抗Jk3が認識するエピトープはJk^a/Jk^{b}エピトープとオーバーラップしていると推測されている[71]．

Jk(a−b−)型の遺伝的背景には2種類ある．1つは2コピーの劣性のヌル（null）遺伝子により生じる[61,72-80]．もう1つは大久保らによって発見された優性の抑制遺伝子*In(Jk)*によると考えられるものである[81]．表III-56に示したように，Jk(a−b−)はポリネシア人を除く民族ではきわめて稀である．Jk(a−b−）の大半は，劣性の null 遺伝子によるものが占めている．*In(Jk)* による Jk(a−b−）は今のところ日本人に検出されており，3 家系が知られているのみである[81,82]．In(Jk) 血球の Kidd 抗原は，抗 Jk^a，抗 Jk^b，抗 Jk3 による吸着・解離試験で確認できる．2 M 尿素での溶血度は，null 遺伝子型の Jk(a−b−)と正常血球の中間値を示す．null 遺伝子による Jk(a−b−）の *JK* 遺伝子変異については表 III-57 に示した．日本人の Jk(a−b−) 21 例のなかで多くみられた変異は，*JK*B* のミスセンス変異（191 G>A, Arg64Gln, *JK*02N.09*）と *JK*B* のスプライシング異常（342-1 G>A，エキソン 6 スキップ，*JK*02N.01*）の 2 種類で，*JK*02N.09* のホモ接合が 4 例，複合ヘテロ接合が 5 例，*JK*02N.01* のホモ接合が 5 例，複合ヘテロ接合が 1 例であった[83]．なお，In(Jk) タイプの Jk(a−b−）の詳細については依然として明らかにされていない．

Jk_{mod}型ともいうべき Kidd 血液型抗原の発現減少を伴う *JK*A* または *JK*B* 遺伝子変異の存在が明らかにされている表 III-58．このなかには，Rh 血液型の partial D と同様に抗原の発現減少のみならず，同種抗体としての抗 Kidd を産生する変異もある[84]．Wester らは，*JK*A* 遺伝子のエキソン 4 でのミスセンス変異（130 G>A，Glu44Lys）による Jk^aおよび Jk3 抗原の発現減少を報告した[85]．Lys44 のアミノ酸置換は Kidd 糖蛋白の N 末端側の細胞内領域にある図 III-52．発現実験による Jk^aおよび Jk3 抗原量は，130 G を 100％とした場合，130 A では 50〜75％である[86,87]．スウェーデン人 300 例の調査では Kidd 遺伝子 130 A のアリル頻度は 4.2％であった[85]．日本人 2,025 例の調査では，130 A のアリル頻度は約 38％で，白人に比べてはるかに頻度が高い[86]．*JK*A* 遺伝子に限ると，実に 82％が 130 A のアリルをもつ．一方，*JK*B* 遺伝子に 130 A をもつアリルはわずか 0.7％程度である[86]．弱い抗 Jk^aを保有する患者では，130A アリルをもつ Jk(a+）血球との交差試験で陰性となる可能性がある．抗 Jk^aを保有する患者への輸血には，交差試験の前に信頼できる抗 Jk^aを用いて Jk(a−) の確認をすることが重要である．

4 Kidd 糖蛋白と遺伝子

前述したように，Jk(a−b−)血球が 2 M 尿素に抵抗性をもつことから，Kidd 抗原を担う分子は尿素輸送体であろうと予想されていた．Olives らは抗 Jk3 を用いた免疫沈降により，分子量 46,000〜60,000 の糖蛋白を分離し，N-glycanase 処理により分子量が 36,000 に減少することを示した．次いで，Kidd 糖蛋白と赤血球尿素輸送体（UT-B）をコードする蛋白が同一のものであることを報告した[88]．Kidd 糖蛋白の分子量は 43,000 で，389 個のアミノ酸残基からなり，膜を 10 回貫通していると推測されている図 III-52．UT-B はウサギの尿素輸送体と 63％の相同性が認められている[89]．また，第 5 および第 6 膜貫通領域をつなぐ細胞外ループ上の Asn211 に N 結合型糖鎖が付加されていると考えられている．Jk^a/Jk^bの多型は，第 4 細胞外ループ上に Asp280Asn のアミノ酸置換をコードする一塩基置換 838 G>A（エキソン 9）により生じる図 III-52[90]．

JK（*SLC14A1*）遺伝子は第 18 染色体の長腕（18q11-q12）にあり，長さ 30 kb で，11 個のエキソンよりなる[91,92] 図 III-52．エキソン 1-3 とエキソン 4 の 5' 側部分は非翻訳領域で，エキソン 4 の 3' 側領域からエキソン 11 が蛋白のコード領域である．

ヒトの尿素輸送体には，主に腎臓に発現する UT-A (SLC14A2) と赤血球の UT-B (SCL14A1) がある[93]．UT-A は選択的スプライシングにより，少なくとも 5 種類のアイソフォームの存在が知られている．Kidd 糖蛋白（UT-B）は，腎臓に存在する尿素輸送体である UT-A と相同性が高い[92]．Kidd 糖蛋白は腎髄質に達する下行直血管の内皮細胞に発現しているが，尿細管には認められていない．尿細管には UT-A（A1，A3）が発現している[93]．尿素輸送体は腎髄質錐体において尿素を濃縮し，一方で水分子を保持して濃縮した尿の生成に重要な機能をはたしている[94]．赤血球での尿素輸送体の役割としては，次の 2 点が推定されている[14,95]．1 つは，尿素の出入りを速やかに行うことで，高張の状態にある腎髄質を血液が循環する際に赤血球が縮小したり，髄質から離れる際に赤血球が膨大したりすることを防止す

表Ⅲ-57　JK(a−b−)（Jk_{null}）の *JK* 遺伝子変異

	塩基置換	エキソン	アミノ酸置換	ISBT	由来	文献
*JK*A*			エキソン 4，5 欠失	*JK*01N.01*	英国，チュニジア，ボスニア	75, 109, 110
	27_50del	4	Val10_Arg17del	*JK*01N.09*	アフリカ系アメリカ人	111
	202C＞T	5	Gln68Ter	*JK*01N.02*	白人	110
	130G＞A, 220A＞G	4 & 5	Glu44Lys,Asn74Asp		中国	112
	327delG	5	Leu109Phe フレームシフト		日本	83
	342-1G＞A	イントロン 5	エキソン 6 スキップ	*JK*01N.06*	インド	113
	432G＞A	6	Trp144Ter		日本	83
	561C＞A	7	Tyr187Ter	*JK*01N.05*	アフリカ系アメリカ人，ブラジル系黒人	114
	582C＞G	7	Tyr194Ter	*JK*01N.03*	スイス	75
	723delA	8	Gly243Ala フレームシフト	*JK*01N.07*	不明	115
	737T＞G	8	Leu246Arg		中国	116
	757_759delTCC	8	Ser253del		日本	83
	811＋5G＞A	イントロン 8	エキソン 8 スキップ？	*JK*01N.10*	中国	106
	866A＞G	9	Asn289Ser	*JK*01N.08*	不明	117
	893G＞A	9	Gly298Glu		日本	83
	956C＞T	10	Thr319Met	*JK*01N.04*	アフリカ系アメリカ人	110
*JK*B*	191G＞A	4	Arg64Gln	*JK*02N.09*	アフリカ系アメリカ人，日本	83, 110, 118
	194G＞A	4	Gly65Asp	*JK*02N.10*	フランス系カナダ人	119
	222C＞A	5	Asn74Lys	*JK*02N.03*	中国，台湾	106, 120
	342-1G＞A	イントロン 5	エキソン 6 スキップ	*JK*02N.01*	ポリネシア，ベトナム，中国，タイ，フィリピン，インドネシア，日本，台湾	83, 91, 92, 121, 122
	342-1G＞C	イントロン 5	エキソン 6 スキップ	*JK*02N.02*	中国	123
	437T＞C, 499A＞G	6 & 7	Leu146Pro, Met167Val	*JK*02N.12*	中国	106
	499A＞G, 512G＞A	7	Met167Val, Trp171Ter	*JK*02N.11*	中国	106
	499A＞G, 536C＞G	7	Met167Val, Pro179Arg	*JK*02N.13*	中国	106
	561C＞A	7	Tyr187Ter		日本	83
	647_648delAC	7	Asp216Ala フレームシフト		日本	83
	663＋1G＞T	イントロン 7	エキソン 7 スキップ？	*JK*02N.04*	フランス	91
	719G＞A	8	Trp240Ter		日本	83
	723delA	8	Gly243Ala フレームシフト	*JK*02N.05*	ヒスパニック	110
	871T＞C	9	Ser291Pro	*JK*02N.06*	フィンランド	92, 124
	896G＞A	9	Gly299Glu	*JK*02N.07*	中国，台湾，タイ	105, 106, 120
	956C＞T	10	Thr319Met	*JK*02N.08*	インド，パキスタン	110
	1038delG	11	Thr346 フレームシフト		ポーランド・チェコ	125

表Ⅲ-58 Jk(a+ʷ), Jk(b+ʷ) の *JK* 遺伝子変異

	塩基置換	エキソン	アミノ酸置換	ISBT	由来	文献
*JK*A*	28G>A	4	Val10Met	*JK01W.03*	アフリカ系アメリカ人	84
	130G>A	4	Glu44Lys	*JK01W.01*	白人，日本人，中国人	85, 86, 126
	226G>A	5	Val76Ile	*JK01W.04*	アフリカ系アメリカ人	84
	356C>T	6	Ser119Phe		日本人	87
	511T>C	7	Trp171Arg	*JK01W.02*	アフリカ系アメリカ人	126
	742G>A	8	Ala248Thr	*JK01W.05*	アメリカインディアン	127
*JK*B*	284C>T	5	Thr95Ile		日本人	87
	548C>T	7	Ala183Val	*JK02W.01*	アフリカ系アメリカ人	126
	718T>A	8	Trp240Arg	*JK02W.02*	アフリカ系アメリカ人	128

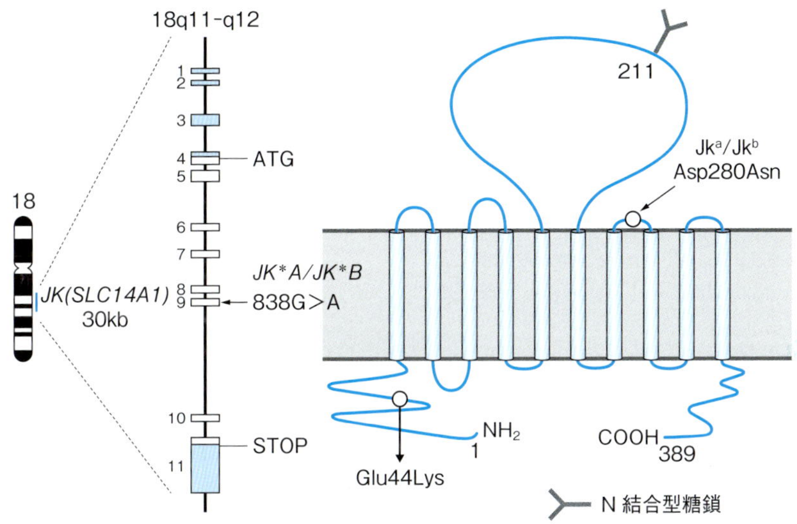

図Ⅲ-52 *JK* 遺伝子と Kidd 糖蛋白

る．もう 1 つは，赤血球が腎髄間質液中の尿素を運び去らないようにすることで，浸透圧勾配を長時間維持する．しかし，赤血球尿素輸送体を欠損した Jk(a−b−) の多くは健常者に発見されており，また腎臓機能その他に何ら異常を認めていない．UT-B ノックアウトマウスでは，明らかな尿素の蓄積がみられ，海馬の異常形態とうつ様の挙動がみられた[96]．

UT-A が主に腎上皮細胞に発現しているのに対して，UT-B は大腸，脳，心臓，肺，肝臓，小腸，骨髄，尿管，膀胱，膵臓，脾臓，精巣，骨格筋など広範囲に分布している[97,98]．赤血球，腎臓以外での UT-B の役割については，推測の域を出ていない[99]．白人集団のゲノムワイド関連解析からは，膀胱癌と *SLC14A1* との強い相関が報告されている[100]．

●文　献

1) Allen FH, Diamond LK, Niedziela B. A new blood group antigen. Nature. 1951; 167: 482.
2) Plaut G, Ikin EW, Mourant AE, et al. A new blood group antibody, anti-Jkᵇ. Nature. 1953; 171: 431.
3) Pinkerton FJ, Mermod LE, Liles BA, et al. The phenotype Jk(a−b−) in the Kidd blood group system. Vox Sang. 1959; 4: 155-60.
4) Klein HG, Anstee DJ. In: Mollison's blood transfusion in clinical medicine 12th ed. Oxford: Blackwell Science; 2014. p.221-2.
5) Yates J, Howell R, Overfield J, et al. IgG anti-Jkᵃ/Jkᵇ antibodies are unlikely to fix complement. Transfus Med. 1998; 8: 133-40.
6) Rumsey D, Nance SJ, Rubino N, et al. Naturally occurring anti-Jkᵃ in infant twins. Immunohematol-

ogy. 1999; 15: 159-62.

7) Kim HH, Park TS, Lee W, et al. Naturally occurring anti-Jk^a. Transfusion. 2005; 45: 1043-4.

8) Masouredis SE, Sudora E, Mahan L, et al. Quantitative immunoferritin microscopy of Fy^a, Fy^b, Jk^a, U, and Di^b antigen site numbers on human red cells. Blood. 1980; 56: 969-77.

9) Toivanen P Hirvonen T. Antigens Duffy, Kell, Kidd, Lutheran and Xg^a on fetal red cells. Vox Sang. 1973; 24: 372-6.

10) Marsh WL, 0yen R, Nichols ME. Kidd blood group antigens of leukocytes and platelets. Transfusion. 1974; 14: 378-81.

11) Dunstan RA, Simpson MB, Rosse WE. Erythrocyte antigens on human platelets: absence of Rh, Duffy; Kell, Kidd, and Lutheran antigens. Transfusion. 1984; 24: 243-6.

12) Duns tan RA. Status of major red cell blood group antigens on neutrophils, lymphocytes and monocytes. Br J Haematol. 1986; 62: 301-9.

13) Gaidulis L Branch DR, Lazar GS, et al. The red cell antigens A, B, D, U, Ge, Jk3 and Yt^a are not detected on human granulocytes. Br J Haematol. 1985; 60: 659-68.

14) Daniels GL. In: Human blood groups, 3rd ed. Oxford: Blackwell Scientific Publications; 2013: p.325-35.

15) 市之瀬守，福地美利，鳥越雅子，他．抗Jk^{b}抗体によると考えられる輸血副作用の1例．血液事業．1980; 13: 255-6.

16) 山内史朗，野崎英二，稲葉龍太郎，他．抗Jk^{a}抗体による溶血性輸血副作用2例について．日輸血会誌．1985; 31: 131-3.

17) 堺　由里，川島博信，片測はるみ，他．抗Jk^a+E+c抗体による遅発性溶血性輸血副作用の1症例．日輸血会誌．1988; 34: 378.

18) 田中一人，秋元宏之，木村あさの，他．抗Jk3抗体による遅発性溶血性輸血副作用．日輸血会誌．1988; 34: 497.

19) 横田睦子，岩測伸枝，山口富子，他．遅延型溶血副作用が観察された症例．第39回東北臨床衛生検査学会抄録集．1988: 128.

20) 大竹孝明，藤本佳範，長谷部千登美，他．輸血による遅発性溶血症がDICを誘発した左下顎歯肉腫瘍を伴う肝硬変症の1例．日輸血会誌．1995; 41: 637.

21) 広瀬優子，福德雅章，竹下昌一，他．遅発性溶血症の1例．日輸血会誌．1996; 42: 307.

22) 山根和恵，桑島佳子，森尾有孝，他．複合同種抗体により遅発性溶血性輸血副作用を生じた1例．日輸血会誌．1996; 42: 315.

23) 山口富子，安田広康，佐藤久美子，他．複数の抗体（抗C，抗e，抗Jk^a，抗P1抗体）により短期間に2回連続して発症した遅発性溶皿性輸血副作用．日輸血会誌．1997; 43: 896-900.

24) 佐久間志津枝，深潭賀寿子，鈴木隆幸，他．抗Di^a，抗Jk^b，抗E抗体により3回の遅発性溶血性輸血副作用を呈した血友病Bと，病院内輸血システムの改善．医学検査．2000; 49: 1198-201.

25) 前川眞知子，石坂圭子，田中里枝，他．非溶血性副作用に溶血性副作用を伴った1症例．医学検査．1998; 47: 640.

26) 千田みゆき，千葉茂雄，沼倉規子．抗Jk^{a}抗体を有した症例から学んだこと．日輸血会誌．2000; 46: 333.

27) 山根和恵，森尾有孝，佐々木正照，他．抗Jk^b+E抗体により発症した遅発性溶血性輸血副作用の1例．日輸血会誌．2001; 47: 654-8.

28) 高澤ゆみえ，岩崎博道，小林洋子，他．AML加療中に検出された抗Jk^{b}抗体によると考えられる遅発性溶血性副作用．日輸血会誌．2000; 46: 591.

29) 斎藤冬彦，大谷牧子，小倉健一，他．大量輸血後に産生された抗Jk^{b}抗体の一例．医学検査．2000; 49: 674.

30) 菅原亜紀子，奥津美穂，小野　智，他．輸血後に抗Jk^a+E+S+c+Bg^{a}抗体を産生し遅発性溶血を呈した自己抗体保有症例．日本輸血細胞治療学会誌．2009; 55: 225.

31) 永峰啓丞，押田真知子，中尾まゆみ，他．原因抗体の検出に苦慮した抗Jk^{b}抗体に起因すると考えられた遅発性溶血性輸血副作用．日本輸血細胞治療学会誌．2007; 53: 273.

32) Hussain SS, Ebbs AM, Curtin NJ, et al. Delayed hemolytic transfusion reaction due to anti-Jk^b in a patient with non-Hodgkin's lymphoma transient nature of anti-Jk^b and the importance of early serological diagnosis. Transfus Med. 2007; 17: 197-99.

33) Winters JL, Richa EM, Bryant SC, et al. Polyethylene glycol antiglobulin tube versus gel microcolumn: influence on the incidence of delayed hemolytic transfusion reactions and delayed serologic transfusion reactions. Transfusion. 2010; 50: 1444-52.

34) http: //www.shotuk.org/shot-reports/

35) Tormey CA, Stack G. The persistence and evidence of blood group alloantibodies in men. Transfusion. 2009; 49: 505-12.

36) Kim WD, Lee YH. A fetal case of severe hemolytic disease of the newborn associated with anti-Jk^b. I Korean Med Sci. 2006; 21: 151-4.

37) Ferrando M, Martinez-Canabate S, Luna I, et al. Severe hemolytic disease of the fetus due to anti-Jk^b. Transfusion. 2008; 48: 402-3.

38) Thakral B, Malhorta S, Saluja K, et al. Hemolytic disease of newborn due to anti-Jk^b in woman with

high risk pregnancy. Trnsfus Aphe Sci. 2010; 43: 41-3.

39) Reviron D, Detton I, Ferrera V, et al. HLA-DRB1 alleles and Jk[a] immunization. Transfusion. 2005; 45: 956-9.

40) Holt S, Donaldson H, Hazlehurst G, et al. Acute transplant rejection induced by blood transfusion reaction to the Kidd blood group system. Nephrol Dial Transplant. 2004; 19: 2403-6.

41) Hamilton MS, Singh V, Warady BA. Plasma cell-rich acute cellular rejection of a transplanted kidney associated with antibody to the red cell Kidd antigen. Pediatr Transplant. 2006; 10: 974-7.

42) Hamilton MS, Singh V, Warady BA. Additional case of acute cellular kidney rejection associated with antibodies to the red blood cell Kidd antigen. Pediatr Transplant. 2008; 12: 918-9.

43) Rourk A, Squires JE. Implications of Kidd blood group system in renal transplantation. Immunohematology. 2012; 28: 91-4.

44) Lerut E, Van Damme B, Noizat-Pirenne F, et al. Duffy and Kidd blood group antigens: minor histocompatibility antigens involved in renal allograft rejection? Transfusion. 2007; 47: 28-40.

45) Holmes JD, Pierce SR, Beck M. Autoanti-Jk[a] in a healthy blood donor. Transfusion. 1976; 16: 521.

46) Patten E, Beck CE, Scholl C, et al. Autoimmune hemolytic anemia with anti-Jk[a] specificity in a patient taking aldomet. Transfusion. 1977; 17: 517-20.

47) Sosler SD, Behzad O, Garratty G, et al. Acute hemolytic anemia associated with a chlorpropamide-induced apparent auto-anti-Jk[a]. Transfusion. 1984; 24: 206-9.

48) Sander RP Hardy NM, Van Meter SA. Anti-Jk[a] autoimmune hemolytic anemia in an infant. Transfusion. 1987; 27: 58-60.

49) Ganly PS, Laffan MA, Owen I, et al. Auto-anti-Jk[a] in Evans'syndrome with negative direct antiglobulin test. Br J Haematol. 1988; 69: 537-9.

50) 小池いづみ，久保敬司，浜中美紗子，他．抗Jk[a]自己抗体の出現を認めた重症筋無力症の一例．医学検査. 1991; 40: 1019-22.

51) 武井由美，栗原　淳，田中喜幸，他．抗Jk[a]自己抗体を認めたSjögren症候群の1症例．日輸血会誌．1991; 37: 666-70.

52) 中村裕美，平岡朝子，谷廣ミサヱ，他．Jk[a]特異的自己抗体がみられたエバンス症候群．日輸血会誌. 1995; 41: 644.

53) Halima D, Garratty G, Bueno R. An apparent anti-Jk[a] reacting only in the presence of methylesters of hydroxybenzoic acid. Transfusion. 1982; 22: 521-4.

54) Judd WJ, Steiner EA, Cochran RK. Paraben-associated auto-anti-Jk[a] antibodies. Three examples detected using commercially prepared low-ionic-strength saline containing parabens. Transfusion. 1982; 22: 31-5.

55) Thompson K, Barden G, Sutherland J, et al. Human monoclonal antibodies to human blood group antigens Jk[a] and Jk[b]. Transfus Med. 1991; 1: 91-6.

56) Lecointre-Coatmelec M, Bourel D, Ferrette J, et al. A human anti-Jk[b] monoclonal antibody. Vox Sang. 1991; 61: 255-7.

57) Heaton DC, McLoughlin KO. Jk(a－b－) red blood cells resist urea lysis. Transfusion. 1982; 22: 70-1.

58) Moulds JM. The Kidd blood group and urea transport. In: Cartron JR Rouger P, editors. Blood cell biochemistry. vol. 6. New York: Plenum Press; 1995; p.267-79.

59) Edwards-Moulds J, Kasschau MR. The effect of 2Molar urea on Jk(a－b－)red cells. Vox Sang. 1988; 55: 181-5.

60) Frohlich O, Macey RI, Edwards-Moulds J, et al. Urea transport deficiency in Jk(a－b－)erythrocytes. Am J Physiol. 1991; 260: C778-83.

61) Woodfield DG, Douglas R, Smith J, et al. The Jk (a－b－) phenotype in New Zealand Polynesians. Transfusion. 1982; 22: 276-8.

62) Marshall CS, Dwyre D, Eckert R, et al. Severe hemolytic reaction due to anti-Jk3. Arch Pathol Lab Med. 1999; 123: 949-51.

63) Day D, Perkins HA, Sams B. The minus-minus phenotype in the Kidd system. Transfusion. 1965; 5: 315-9.

64) Jator EK. Notrious anti-Jk3 in a pregnant woman. Clin Lab Sci. 2014; 27: 78-82.

65) Yousuf R, Aziz SA, Yusof N, et al. A rare case of anti-Jk3 antibody detected on pre-transfusion investigation. Indian J Hematol Blood Transfus. 2014; 30: 208-10.

66) 水井正明，宮脇和子，大和至雄，他．献血者抗体スクリーニングで検出された抗Jk3について．血液事業. 1983; 6: 630-2.

67) 直木恭子，串田珠子，内山英一，他．抗Jk3（抗Jk[a]・Jk[b]）をもつJk（a－b－）．血液事業．1984; 7: 385-6.

68) 永尾暢夫，冨田忠夫，堀　勇二，他．献血者から見いだした抗Jk3の本邦第2例．日輸血会誌．1985; 31: 8-19.

69) 五十嵐寛幸，神戸考裕，小原久美，他．抗Jk3を保有したJk(a－b－）型の一症例．日本輸血細胞治療学会誌．2008; 54: 257.
70）Issitt PD, Obarski G, Hartnett PL, et al. Temporary suppression of Kidd system antigen expression accompanied by transient production of anti-Jk3. Transfusion. 1990; 30: 46-50.
71）Toyoda C, Suzuki Y, Tsuneyama H, et al. Production of human monoclonal anti-Jk3, recognising an epitope including the Jk^a/Jk^b polymorphic site of the Kidd glycoprotein. Transfus Med. 2014; 24: 286-91.
72）Yokoyama M, Mermod LE, Stegmaier A. Further exam-pies of Jk(a－b－) in the Kidd blood group system. Vox Sang. 1967; 12: 154-6.
73）Arcara PC, O'Connor MA, Dimmette RM. A family with three Jk(a－b－) members. Transfusion. 1969; 9: 282.
74）Habibi B, Avril J, Fouillade MT, et al. Jk(a－b－) phenotype in a French family; quantitative evidence for the inheritance of a silent allele (Jk). Haematologia. 1976; 10: 403-10.
75）Irshaid NM, Eicher NI, Hustinx H, et al. Novel alleles at the JK blood group locus explain the absence of the erythrocyte urea transporter in European families. Br J Haematol. 2002; 116: 445-54.
76）三上普市，水井正明，大和至雄，他．広島県における稀な血液型 Jk(a－b－) の頻度と尿素抵抗試験について．日輸血会誌．1987; 33: 77.
77）大川みどり，松綺哲夫，村田棨子，他．Kidd 血液型システムのまれな表現型 Jk(a－b－) について．日輸血会誌．1985; 31: 511-3.
78）川上祐子，円満宇登，百多忠志，他．まれな血液型 Jk(a－b－) について．日輸血会誌．1985; 31: 84-5.
79）菊地正輝，浦野慎一，遠藤信義，他．Jk(a－b－) 型の 1 例．日輸血会誌．1984; 30: 431-2.
80）榎本隆行，浅海明美，森田庄治，他．尿素による Jk(a－b－) の検索．衛生検査．1984; 33: 575.
81）Okubo Y, Yamaguchi H, Nagao N, et al. Heterogeneity of the phenotype Jk(a－b－) found in Japanese. Transfusion. 1986; 26: 237-9.
82）村田繁子，松崎哲夫，前橋美智子，他．優性型の "Jk(a－b－)" 型の一家系．日輸血会誌．1987; 33: 198.
83）Onodera T, Sasaki K, Tsuneyama H, et al. JK_{null} alleles identified from Japanese individuals with Jk(a－b－) phenotype. Vox Sang. 2014; 106: 382-4.
84）Deal T, Adamaski J, Hue-Roye K, et al. Two novel *JKA* alleles in a Jk(a＋b－) patient with anti-Jk^a. Transfusion. 2011; 51: 24A.
85）Wester E, Storry JR, Olsson M. Characterization of a $Jk(a+^w)$: a blood group phenotype associated with an altered *JK*01* allele. Transfusion. 2011; 51: 380-92.
86）常山初江，長部隆広，永沼真一，他．Kidd 血液型 JK *A 遺伝子の c.130G＞A 変異による Jk^a抗原の発現減少．日本輸血細胞治療学会誌．2015; 61: 256.
87）伊佐和美，小笠原健一，小野寺孝行，他．弱い反応を示す Jk^a抗原および Jk^b抗原の *JK* 遺伝子．日本輸血細胞治療学会誌．2016; 62: 312.
88）Olives B, Mattei MG, Huet M, et al. Kidd blood group and urea transport function of human erythrocytes are carried by the same protein. J Biol Chem. 1995; 270: 15607-10.
89）Olives B, Neau P, Bailly P, et al. Cloning and functional expression of a urea transporter from human bone marrow cells. J Biol Chem. 1994; 269: 31649-52.
90）Olives B, Merriman M, Bailly P, et al. The molecular basis of the Kidd blood group polymorphism and its lack of association with type 1 diabetes susceptibility. Hum Mol Genet. 1997; 6: 1017-20.
91）Lucien N, Sidoux-Walter F, Olives B, et al. Characterization of the gene encoding the human Kidd blood group/urea transporter protein. Evidence for splice site mutations in Jk_{null} individuals. J Biol Chem. 1998; 273: 12973-80.
92）Irshaid NM, Henry SM, Olsson ML. Genomic characterization of the Kidd blood group gene: different molecular basis of the Jk(a－b－) phenotype in Polynesians and Finns. Transfusion. 2000; 40: 69-74.
93）Sands JM. Molecular approaches to urea transporters. J Am Soc Nephrol. 2002; 13: 2795-806.
94）Yang B. Transport characteristics of urea transporter-B. Subcell Biochem. 2014; 73: 127-35.
95）Cartron JP, Baily F, Le Van Kim C, et al. Insights into the structure and function of membrane polypeptides carrying blood group antigens. Vox Sang. 1998; 74: 29-64.
96）Li X, Ran J, Zhu H, et al. Mice lacking urea transporter UT-B display depression-like behavior. J Mol Neurosci. 2012; 66: 362-72.
97）Sands JM. Molecular mechanisms of urea transport. J Membrane Biol. 2003; 191: 149-63.
98）Inoue H, Jackson SD, Vikulina T, et al. Identification and characterization a Kidd antigen/UT-B urea transporter expressed in human colon. Am J Physiol Cell Physiol 2004; 287: 30-5.
99）Shayakul C, Clemencon B, Hediger MA. The urea transporter family (SLC14): physiological, pathological and structural aspects. Mol Aspects of Med. 2013; 34: 313-22.
100）Garcia-Closas M, Ye Y, Rothman N, et al. A genome-wide association study of bladder cancer identifies a new susceptibility locus within *SLC14A1*, a urea

transport gene on chromosome 18q12.3. Hum Mol Genet. 2011; 20: 4282-9.

101) Fung MK, Grossman BJ, Hillyer CD, et al. In: Technical Manual. 18th ed. Bethesda, MD: American Association of Blood Banks; 2014: p. 337-66.

102) Henry S, Woodfield G. Frequencies of the Jk(a−b−) phenotype in Polynesian ethnic groups. Transfusion. 1995; 35: 277.

103) Sareneva H, Pirkola A, Siitonen S, et al. Partial deletion of the JK locus causing a Jk_{null} phenotype. Blood. 2002; 99: 1079-81.

104) Liu ML, Chiang YH, Hsieh CH, et al. An effective massive screening method of Jk (a−b−) phenotype by automotive blood grouping system. Vox Sang. 2008; 95: 117.

105) Sriwantichrak P, Sriwantichark K, Tubrod J, et al. Genomic characterization of the Jk(a−b−) phenotype in Thai blood donors. Blood Transfus. 2012; 10: 181-5.

106) Guo Z, Wang C, Yan K, et al. The mutation spectrum of the JK_{null} phenotype in Chinese population. Transfusion. 2013; 53: 545-63.

107) Smart EA, Moores PP, Reddy R, et al. Anti-Jk3 and the Jk: -3 phenotype in natal South Africa. Transfus Med. 1993; 3: 84.

108) McDougall DCJ, McGregor M. Jk: -3 red cells have a defect in urea transport: a new urea-dependent lysis test Transfusion. 1988; 28: 197-8.

109) Lucien N, Chiaroni J, Cartron JP, et al. Partial deletion of the JK locus causing a Jk_{null} phenotype. Blood. 2002: 99: 1079-81.

110) Wester ES, Johnson ST, Copeland T, et al. Erythroid urea transporter deficiency due to novel JK_{null} alleles. Transfusion. 2008; 48: 365-72.

111) Burgos A, Vege S, Velliqette RW, et al. Serologic and molecular investigation of novel Kidd system alleles in African-Americans. Transfusion. 2013; 53: 39A.

112) Zang A, Chi Q, Lin H, et al. Molecular genetic analysis of the Jk (a−b−) phenotype in Chinese: A novel silent recessive JK allele. Transfus Apher Sci. 2016; 54: 232-4.

113) Ekman GC, Hessner MJ. Screening of six racial groups for the intron 5 G>A 3'splice acceptor mutation responsible for the Polynesian Kidd(a−b−) phenotype: the null mutation is not always associated with the *JK*B* allele. Transfusion. 2000; 40: 888-9.

114) Horn T, Castilho L, Moulds JM, et al. A novel *JK*A* allele, nt561C>A, associated with silencing of Kidd expression. Transfusion. 2012; 52: 1092-6.

115) Crew WS, Gould JM, Keller MA, et al. A novel *JK*A* variant detectable only by solid phase testing. Transfusion. 2013; 53: 164A.

116) Ma L, Liu YC, Zhu SW, et al. A novel missense mutation nt737T>G of JK gene with Jk(a−b−) phenotype in Chinese blood donors. Transfus Med. 2015; 25: 38-41.

117) Moulds JM, Noumai GT, Hendrix J, et al. Evidence that microarray genotyping is an accurate predictor of a blood group phenotype. Transfusion. 2013; 53: 47A.

118) Billigaley K, Posadas JB, Moulds JM, et al. A novel JK_{null} allele associated with typing discrepancies among African Americans. Immunohematology. 2013; 29: 145-8.

119) St-Louis M, Lavoie J, Caron S, et al. Novel *JK*02* allele in a French-canadian family. Transfusion. 2013; 53: 3024.

120) Lui HM, Lin JS, Chen PS, et al. Two novel Jk_{null} alleles derived from 222C>A in exon 5 and 896 G>A in exon 9 of the *JK* gene. Transfusion. 2009; 49: 259-64.

121) Yan L, Zhu F, Fu Q, et al. Jk(a−b−)and Kidd blood group genotypes in Chinese people. Transfusion. 2003; 43: 289-90.

122) Lin M, Lung-Chih Y. Frequency of the JK_{null} (IVS5-1 g>a) alle in Taiwanase, Fujian, Filipino and Indonesian populations. Transfusion. 2008; 48: 1768.

123) Meng Y, Zhou S, Li Y, et al. A novel mutation at the JK locus causing Jk_{null} phenotype in a Chinese family. Sci China C Life Sci. 2005; 48: 636-40.

124) Sidoux-Walter F, Lucien N, Nissinen R, et al. Molecular heterogeneity of the Jk_{null} phenotype: expression analysis of the Jk (S291P) mutation found in Finns. Blood. 2000; 96: 1566-73.

125) Ramsey G, Sumugod RD, Lindholm PF, et al. A Caucasian *JK*A/JK*B* woman with Jk(a+b−) red blood cells, anti-Jk^{b}, and a novel *JK*B* allele c.1038delG. Immunohematology. 2016; 32: 91-5.

126) Whorley T, Vege S, Kosanke J, et al. JK alleles associated with altered Kidd antigen expression. Transfusion. 2009; 49: 48-49A.

127) Gaur K, Posadas J, Teramure G, et al. Molecular diversity of the JK_{null} phenotype. Vox Sang. 2010; 99: 371.

128) St-Louis M, Lavoie J, Caron S, et al. Two new JK variants causing null and weakened Jk^{b} antigen. Transfusion. 2012; 52: 160-161A.

Ⅲ-A-10 Lutheran（LU）血液型

1 Lutheran 血液型の発見

1946 年に Callender と Race は，SLE に罹患した女性患者（F. M.）の血清に含まれる低頻度抗原に対する抗 Lu^a について報告した[1)]．F. M. 血清は，抗 Lu^a の他に抗 c，抗 N，抗 C^w，そして 33 年後に日本から送付された検体がきっかけとなり，抗 Kp^c として知られることになる抗 Levay も保有していた．なお，Lutheran 血液型の命名には逸話がある．F. M. 血清と反応した血球の検体ラベルに記載されていた名前から Lutheran と命名したが，実は検体ラベルの名前は間違いで，正しくは Lutteran であることが後になって判明したということである[2)]．1956 年には，Cutbush らが妊婦血清に Lu^a の対立抗原 Lu^b に対する抗 Lu^b を発見した[3)]．1961 年に Crawford らは，常染色体上の抑制遺伝子 *In*(*Lu*) による Lu(a－b－) 型が 3 世代にわたって優性に遺伝している家系について報告した[4)]．1963 年には Darnborough らによって，劣性の null 遺伝子による Lu(a－b－) 型（Lu_{null}）の家系が報告されている[5)]．さらに，1986 年，Norman らは別の遺伝的背景による Lu(a－b－) 型，つまり X 染色体由来の抑制遺伝子 *XS2* による家系を発見した[6)]．特に 1971 年以降，Lu(a－b－) 血球と反応しない高頻度抗原に対する抗体で特定される抗原が相次いで発見され，Lutheran 血液型には現在のところ 4 組の対立抗原（Lu^a/Lu^b, Lu9/Lu6, Lu14/Lu8, Au^a/Au^b）と 16 種類の高頻度抗原（Lu3, Lu4, Lu5, Lu7, Lu11, Lu12, Lu13, Lu16, Lu17, Lu20, Lu21, LURC, LUIT, LUGA, LUAC, LUBI）が属している 表Ⅲ-59．Lu11 を除く Lutheran 抗原のすべてについて遺伝子変異が明らかにされている 表Ⅲ-60．わが国では In(Lu) 型と Lu_{null} 型，Lu(a＋) を除いて，Lutheran 抗原については報告されていない．個々の Lutheran 抗原の詳細については Daniels の「Human blood groups」を参照されたい[7)]．

表Ⅲ-59 Lutheran 血液型

ISBT	慣用名	頻度（%）*	対立抗原	報告年	文献
LU1	Lu^a	6.9	Lu^b	1946	1
LU2	Lu^b	93.1	Lu^a	1956	3
LU3	Lu3	○		1963	5
LU4	Lu4	○		1971	79
LU5	Lu5	○		1972	80
LU6	Lu6	○	Lu9	1972	80
LU7	Lu7	○		1972	80
LU8	Lu8	○	Lu14	1972	81
LU9	Lu9	△	Lu6	1973	82
LU11	Lu11	○		1974	83
LU12	Lu12	○		1973	84
LU13	Lu13	○		1984	85
LU14	Lu14	△	Lu8	1977	86
LU16	Lu16	○		1980	87
LU17	Lu17	○		1979	88
LU18	Au^a	80～90	Au^b	1961	89, 90
LU19	Au^b	50	Au^a	1989	91
LU20	Lu20	○		1992	92
LU21	Lu21	○		2004	93
LU22	LURC	○		2009	94
LU23	LUIT	○		2014	95
LU24	LUGA	○		2015	96
LU25	LUAC	○		2016	97
LU26	LUBI	○		2016	97

△: 低頻度，○: 高頻度，*: 白人からのデータ

2 Lu^a と Lu^b

*LU***A* と *LU***B* 遺伝子は優劣のないアリルである．表Ⅲ-59 のように，白人では Lu^a に多型を認めるが，日本人のほとんどは Lu(a－b＋) で，Lu(a＋) の 1 家系が報告されているだけである[8)]．Lu^a/Lu^b 抗原は，成人血球とくらべて生誕時にはまだ充分に発達していない[9,10)]．これは，Lutheran 関連抗体による新生児溶血性疾患の多くが軽微であることの理由の 1 つと考えられる．また，Lutheran（Lu）糖蛋白は胎盤組織にも検出されていることから，母親の Lutheran 関連抗体は胎盤で吸着され，胎児に移行しにくいことも考えられる[11)]．Lu 糖蛋白の組織分

JCOPY 498-01913

表III-60 Lutheran 血液型抗原の塩基置換とアミノ酸置換

表現型	ISBT アリル名	エキソン	塩基置換	アミノ酸置換	Lu 蛋白ドメイン	文献
Lu (a+b−)	*LU*01* (*LU*A*)	3	230G>A	Arg77His	D1	22, 23
LU:−4	*LU*02.−04.1*	5	524G>A	Arg175Gln	D2	98
LU:−4	*LU*02.−04.2*	5	524G>T	Arg175Leu	D2	99
LU:−5	*LU*02.−05*	3	326G>A	Arg109His	D1	98
LU:−6,9	*LU*02.09*	7	824C>T	Ser275Phe	D3	98
LU:−7	*LU*02.−07*	10	1274A>C	Glu425Ala	D4	100
LU:−8,14	*LU*02.14*	6	611T>A	Met204Lys	D2	98
LU:−12	*LU*02.−12.1*	2	99_104del	delArg34, Leu35	D1	98
LU:−12	*LU*02.−12.2*	3	419G>A	Arg140Gln	D1	98
LU:−13	*LU*02.−13*	11	1340C>T	Ser447Leu	D5	98
		13	1724A>T	Gln581Leu	D5	
LU:−16	*LU*02.−16*	6	679C>T	Arg227Cys	D2	98
LU:−17	*LU*02.−17*	3	340G>A	Glu114Lys	D1	98
Au(a−b+)	*LU*02.19*	12	1615A>G	Thr539Ala	D5	22
Lu:−20	*LU*02.−20*	7	905C>T	Thr302Met	D3	98
Lu:−21	*LU*02.−21*	3	282C>G	Asp94Glu	D1	93
LURC−	*LU*02.−22*	2	223C>T	Arg75Cys	D1	94
LUIT−*	*LU*02.−23*	4	469G>A	Gly157Arg	D2	95
		10	1289C>T	Thr430Ile	D4	
LUGA−	*LU*02.−24*	3	212G>A	Arg71His	D1	96
LUAC−	*LU*02.−25*	6	662C>T	Thr221Ile	D2	97
LUBI−	*LU*02.−26*	12	1495C>T	Arg499Trp	D5	97

*: LUIT については，2 か所の異なるドメインにアミノ酸置換がみられ，どちらのアミノ酸置換が LUIT 抗原に関わっているのかについては不明である．

布は広範囲にわたっているが，血小板，リンパ球，顆粒球，単球には検出されていない．Lutheran 抗原は trypsin，α-chymotrypsin，pronase 処理により破壊される．さらに dithiothreitol（DTT）や 2-aminoethylisothiouronium bromide（AET）によっても抗原性が減少または消失する．また，Lutheran 抗原の強さには個体差がある上に，ホモ接合とヘテロ接合で抗原の強さが異なる[3,12-14]．マウスモノクローナル抗 Lu^b による血球 1 個あたりの Lu^b 抗原数は，Lu(a−b+) で 2,000〜4,000，Lu(a+b+) で 1,000〜2,000 と推定されている[15]．さらに，同じ個体でも血球間の発現量にばらつきが認められ，特に抗 Lu^a では mixed-field agglutination を呈しやすい[1,3]．抗 Lu^a は自然抗体または免疫抗体として存在し，いずれの場合でも食塩液法で検出されることが多い．一方，抗 Lu^b は免疫抗体で，間接抗 globulin 法で検出されやすい．Lutheran 抗体は軽度の遅発型を含む溶血性輸血反応を引き起こす場合もあるが，きわめて稀である[16]．不規則抗体同定検査への応用例として，組換え Lutheran 蛋白を用いた ELISA 法，凝集反応の中和，マイクロ粒子によるゲルカラム法などが報告されている[17-19]．ファージディスプレイおよび組換え技術によるモノクローナル抗 Lu^a，ハイブリドーマ技術によるマウスモノクローナル抗 Lu^b が報告されている[20,21]．

3 *Lutheran* 遺伝子と Lutheran 糖蛋白

Parson らは，精製した Lutheran（Lu）糖蛋白のアミノ酸配列を基にして，ヒト胎盤ライブラリーから *LU* cDNA クローンを分離した[11]．*LU* 遺伝子は第 19 染色体（19q13.2）にあり，長さ 12.5 kb で，15 個のエキソンからなる[22,23]．選択的スプライシングにより，Lutheran 抗原を担う 2 種類のアイソフォームが形成される．細胞外領域は共通しており，細胞内領域の長さが異なる．長いアイソフォーム（分子量 85,000）は Lu，短いほう（分子量 78,000）は B-

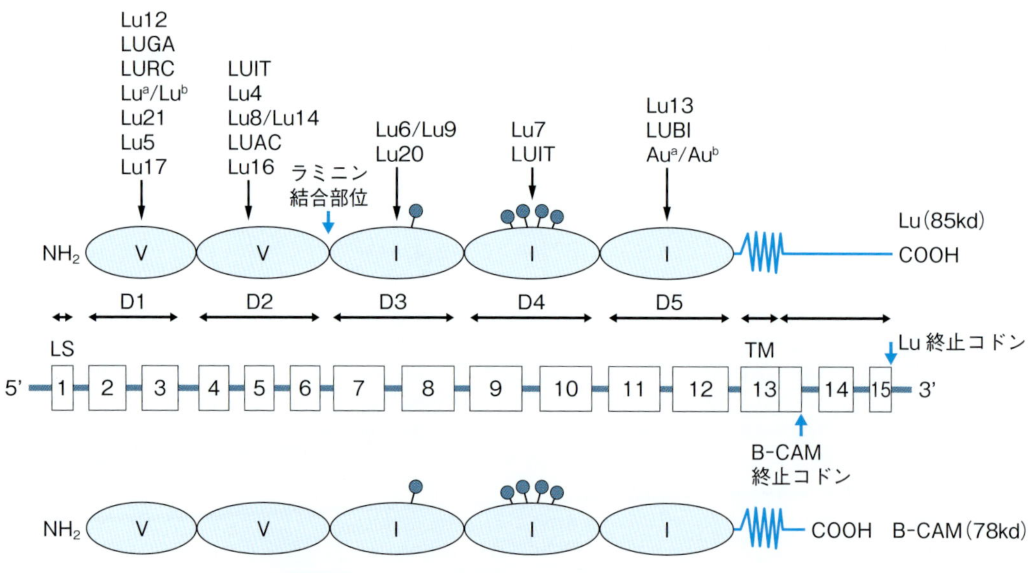

図III-53 Lutheran 蛋白（Lu/BCAM）と *LU* 遺伝子

CAMとよばれている．なお，CD分類では両者ともにCD239に分類されている．図III-53に示すように，シグナルペプチドはエキソン1，免疫グロブリンスーパーファミリーの構造をもつ5個のドメインはエキソン2からエキソン12（518アミノ酸），膜貫通領域（20アミノ酸）と細胞内領域の5'末端部（19アミノ酸）はエキソン13，分子量85,000のisoformのものでは，C末端側の細胞内領域はエキソン14とエキソン15（59アミノ酸）にコードされている．転写産物（mRNA）には2.5 kbおよび4.0 kbの2種類あり，2.5 kbのものは597個のアミノ酸からなるLu糖蛋白，4.0 kbは557個のアミノ酸からなるB-CAMをコードしている[22-24]図III-53．2.5 kbでは，イントロン13が取り除かれ，エキソン14と15にコードされている40個のアミノ酸が翻訳される．4.0 kbでは，イントロン13はスプライスされずに翻訳されることになるが，イントロン13の5'末端にはUGAの終止コドンが存在する．したがって，イントロン13，そしてエキソン14とエキソン15は翻訳されず，細胞内領域はエキソン13にコードされている19個のアミノ酸残基のみとなる[23]．

Lu関連抗原の多くは，1塩基置換によるアミノ酸変異によることが確認されている．これらについては，まとめて表III-60に載せた．

免疫グロブリンスーパーファミリー（IgSF）は，免疫グロブリンにみられるV（可変部）領域またはC（定常部）領域と相同性ある領域（ドメイン）を細胞外にもつ．ドメインは相同性からV，C1，C2，I（Intermediate）の4種類に分類されている．およそ100個のアミノ酸からなるドメインは，2つのβシート構造で構成され，これらが分子内ジスルフィド（S-S）結合を形成することにより，安定した折り畳み構造をとっている．図III-53に示したように，Lu糖蛋白は，5つのIgSFドメイン（V-V-I-I-I）で構成され，2番目のドメイン（V）と3番目のドメイン（I）の間にはヒンジ領域があり，弯曲して結合している[25]．3番目のドメインに1カ所，4番目のドメインに4カ所にN結合型糖鎖が付加している[11,26]．

4 Lu(a−b−)

稀な血液型のLu(a−b−)型には，表III-61に示すようにLu_{null}，Lu_{mod}としてのIn(Lu)とX染色体連鎖型の3種類の異なる遺伝的背景がある．

表III-61 Lu(a−b−) の性状

表現型	遺伝的背景	遺伝子	Lutheran 関連抗原	CD44 (P1, i など)	AnWj	CD75
Lu_{null}	*LU* 遺伝子座劣性	*LU*	なし	正常	+	+
Lu_{mod}	常染色体優性	*KLF1*	微量*	減少	−*	+↑
Lu_{mod}	X 染色体	*GATA1*	微量*	正常	+	−

*: 吸着・解離試験で確認できる

表III-62 Lu(a−b−) (Lu_{null}) の遺伝子変異

ISBT アリル名	エキソン	塩基置換	アミノ酸置換	由来	文献
*LU*02N.01*	6	691C>T	Arg231Ter	白人	101
*LU*02N.02*	3, 4	イントロン 2 より エキソン 4 欠失	エキソン 3, 4 欠失	白人	101
*LU*02N.03*	6	711C>A	Cys237Ter	日本人	101, 102
*LU*02N.04*	3	361C>T	Arg121Ter	白人	101
*LU*02N.05*	2	ins123GG	42Gly-Arg-Ter	白人,	103
		イントロン 2 より 27 kb 欠失	エキソン 3〜15 欠失	日本人	29

■ a. Lu_{null}

Lu_{null}はきわめて稀な血液型で，2 コピーの *LU* 遺伝子座を占める劣性の null 遺伝子により生じる．Lu_{null}血球は Lutheran 関連抗原のすべてを欠損し，抗 Lu3 を産生する．抗 Lu3 は，Lu_{null}以外の血球すべてと反応する．わが国でも，Lu_{null}の報告が 3 例あり，免疫抗体と思われる抗 Lu3 または抗 Lu^bが検出されている[27-29]．海外でもイギリス人女性 1 名，カナダ人家系の 3 名，日本人家系の 2 名，南アフリカ黒人 1 例の Lu_{null}が報告されている[5,30-32]．Lu_{null}の *LU* 遺伝子解析は 5 例について報告されており，null 変異のホモ接合あるいは複合ヘテロ接合である 表III-62．自己抗体としての抗Lu3が卵巣癌の患者 2 名に検出されている[33,34]．なお，抗 Lu3 としてのマウスモノクローナル抗体が作製されている[11]．

■ b. In(Lu)

LU 遺伝子座とは無関係な優性の抑制遺伝子である *In*(*Lu*) のヘテロ接合によるもので，日本人では 0.009%から 0.02%の頻度でみつかっている[35-43]．In(Lu) の表記は Taliano らにより提唱され，*In*(*Lu*) 遺伝子による Lu(a−b−) の表現型を In(Lu) と表記する場合もある[44]．In(Lu) 血球には微量の Lutheran 抗原が存在し，吸着・解離試験で検出できる．したがって，In(Lu) の人が免疫されて抗 Lu3 を産生することはない．In(Lu) では，Lu_{null}と異なり，Lutheran 血液型とは無関係な血液型抗原の発現も抑制されている．高頻度抗原の AnWj は通常の凝集反応では検出できない程度まで抑制されている[45]．さらに，CD44 (In^a, In^b)，P1，i，Knops 関連抗原，MER2 などは中程度の抑制が認められている[43,46-52]．P^1P^1および P^1P^2血球の P1 抗原の被凝集価がそれぞれ 128〜256 倍，16〜128 倍であるのに対して，In(Lu) の P^1P^1血球および P^1P^2血球ではそれぞれ 8 倍，0〜4 倍で，In(Lu) 血球では，明らかな P1 抗原の発現減少がみられる[43]．これに対して，CD75 の発現は大幅に増加していることが，凝集反応や binding assay によって確かめられている[53]．In (Lu) 型は健常者に発見されており，血液学的には特に問題はないが，有棘赤血球を認めた 3 家系が報告されている[54,55]．

2008 年，Singleton らは赤血球転写因子である EKLF (Erythroid Kruppel-like factor) をコードする遺伝子 *KLF1* の変異型と正常 *KLF1* とのヘテロ接合によって In(Lu) 型が生じることを報告した[56]．日本人 In(Lu) 120 例の *KLF1* 遺伝子を解析した結果では，110 例に 34 種類の変異がみられ，いずれも正常 *KLF1* とのヘテロ接合であった．この変異のうち，947G>A(Cys316Tyr) が 24 例，862A>G(Lys-288Glu) が 19 例，968C>G(Ser323Trp) が 12 例で半数を占めている[43)]表 III-63，図 III-54．*KLF1* は 19 番染色体の短腕（19p13.13）に位置し，3 個のエキソンで構成されている．転写因子蛋白 EKLF は 362 アミノ酸残基をもち，一部の領域は標的 DNA 配列に結合し（DNA 結合ドメイン），別の領域は標的遺伝子の転写を活性化する（活性化ドメイン）図 III-54．EKLF の DNA 結合ドメインは C2H2(システイン 2 つとヒスチジン 2 つ）が 1 つの亜鉛イオンと結合してループを形成している，いわゆるジンクフィンガーモチーフを有しており，CCACAC-CCT 配列に結合する[57)]．骨髄および脾臓でのみ *KLF1* の遺伝子発現がみられる．EKLF は赤血球分化の最終期に必須な転写因子で，EKLF 欠損マウスでは重度の貧血による胎児死亡が観察されている[56,57)]．ヒトでも $KLF1_{null}$ 遺伝子の複合ヘテロ接合による胎児水腫の症例が報告されている[58)]．In(Lu) 型の場合，1 コピー（50%）の EKLF 発現量では正常機能にとって十分ではなく，Lutheran 抗原やその他の遺伝子産物の発現減少をきたすと考えられる．そのため優性形質として遺伝する表現型を示す（ハプロ不全）．*KLF1* 変異による家族性高胎児ヘモグロビン血症，congenital dyserythropoietic anemia（CDA）のⅣ型，その他の赤血球系疾患が知られている[59)]．

■ c．X 染色体連鎖型

Lutheran 抗原の発現が微量である点では In(Lu) 型に似ているが，AnWj や CD44 などの抗原に抑制はみられず，CD75 は陰性である[6,60)]．このタイプの Lu(a−b−）の特徴は，男性にのみ Lu(a−b−）が出現し，劣性の X 染色体由来の抑制遺伝子によると考えられる点である．*XS* とよばれる推定の調節遺伝子座が稀な抑制遺伝子 *XS2*（正常型は *XS1*）の場合，男性の *XS2* ヘミ接合型では Lu(a−b−）となり，ヘテロ接合型 *XS1/XS2*（女性）では Lutheran 抗原の発現は正常である．

ジンクフィンガー型転写因子の GATA1 は，EKLF をはじめ複数の蛋白質との相互作用を介して赤血球，巨核球の分化・増殖に中心的な役割を担っている[61)]．*GATA1* 遺伝子は X 染色体の短腕（Xp11.23）にあり，413 個のアミノ酸をコードしている．Singleton らは，X 染色体連鎖型 Lu(a−b−）のオーストラリア人家系について解析し，*GATA1* 遺伝子に変異のあることを発見した[62)]．発端者の *GATA1* 遺伝子では終止コドン（TGA）が一塩基置換 1240 T>C によりアルギニンのコドンに変化しており，C 末端に 41 残基のアミノ酸の延長が推測された．GATA1 の N 末端領域および C 末端領域（319-413 残基）には転写活性化領域の存在が示唆されており，C 末端でのアミノ酸残基の延長が転写活性に影響を与えたことが考えられる[62,63)]．なお，*GATA1* 遺伝子のミスセンス変異により，巨大血小板血症，重篤な貧血を発症することが明らかにされている[64)]．

5 Lutheran 糖蛋白の機能

Lu/B-CAM（CD239）は，細胞外マトリックスを構成している巨大な多重接着蛋白のラミニンと結合することが知られている[65,66)]．ラミニンは，遺伝的に異なる α，β，γ 鎖から構成されるヘテロ 3 量体で，α 鎖が 5 種類，β 鎖が 3 種類，γ 鎖が 3 種類あり，組み合わせによって 19 種類のアイソフォームが存在する[67)]．Lu/B-CAM は，成体基底膜の主要な構成成分であるラミニン 511（$\alpha5\beta1\gamma1$）に高い親和性をもつ．Lu/B-CAM のラミニン結合部位は 2 番目と 3 番目のドメインの間に位置し，結合に関わるアミノ酸として Asp312 が報告されている[25,68,69)]．一方，ラミニンの $\alpha5$ 鎖の C 末端側に存在する LG ドメインが Lu/B-CAM との結合に関与している[70)]．Lu 糖蛋白は赤血球の分化過程において最終期に発現する．骨髄の洞様毛細血管内皮にラミニンが存在することから，成熟赤血球が洞様毛細血管内皮を通過して骨髄から末梢血へ移動する際に，Lu 糖蛋白の関与が推測されている[71,72)]．また，鎌形赤血球の Lu 糖蛋白量は，正常にくらべて約 67%増加していることから，血管内皮細胞に赤血球が接着しやすくなり，血管閉塞との関係が示唆されている[65,73)]．Lu 糖蛋白

JCOPY 498-01913

表III-63 In(Lu)型での *KLF1* 遺伝子変異とアミノ酸置換

塩基置換	アミノ酸置換	ドメイン	エキソン	ISBT	文献
−124T>C			プロモーター	*KLF1*BGM01*	56
86A>G	Lys29Arg	AD	1	*KLF1*BGM50*	43
90G>A	Trp30Ter	AD	1	*KLF1*BGM11*	104
109C>T	Gln37Ter	AD	2	*KLF1*BGM39*	43
114delC	Asp38Glu フレームシフト	AD	2	*KLF1*BGM13*	105
151delC	Leu51Ser フレームシフト	AD	2	*KLF1*BGM44*	43
196G>T	Glu66Ter	AD	2	*KLF1*BGM40*	43
204delC	Gly68Gly フレームシフト	AD	2	*KLF1*BGM41*	43
262_284dup	Ala95Ala フレームシフト	AD	2	*KLF1*BGM51*	43
298G>T	Glu100Ter	AD	2	*KLF1*BGM14*	105
304T>C, 384insC	Ser102Pro, Lys162Gln フレームシフト	AD	2	*KLF1*BGM15*	105
304T>C, 1002del2	Ser102Pro, Thr334Gly フレームシフト	AD	2, 3	*KLF1*BGM16*	105
310_311insG	Ala104Gly フレームシフト	AD	2	*KLF1*BGM32*	109
380T>A	Leu127Ter	AD	2	*KLF1*BGM02*	56
472delG	Ala158Pro フレームシフト	AD	2	*KLF1*BGM52*	43
517_519delC	Pro173Pro フレームシフト	AD	2	*KLF1*BGM23*	43
519_520insC	Gly174Arg フレームシフト	AD	2	*KLF1*BGM33*	109
519_525dup	Gly176Arg フレームシフト	AD	2	*KLF1*BGM34*	43, 106, 109
533C>A	Ser178Ter	AD	2	*KLF1*BGM53*	43
551_556delinsA	Gly184Glu フレームシフト	AD	2	*KLF1*BGM24*	43
569delC	Pro190Leu フレームシフト	AD	2	*KLF1*BGM03*	56
591C>G	Tyr197Ter	AD	2	*KLF1*BGM35*	109
621C>G	Tyr207Ter	AD	2	*KLF1*BGM17*	105
637C>T	Gln213Ter	AD	2	*KLF1*BGM25*	43
663delG	Leu222Ser フレームシフト	AD	2	*KLF1*BGM36*	109
796C>T	Arg266Ter	AD	2	*KLF1*BGM42*	43
802C>T	Arg268Ter	AD	2	*KLF1*BGM26*	43
809C>A	Ser270Ter	AD	2	*KLF1*BGM20*	43, 107, 108
826C>T	Gln276Ter	AD	2	*KLF1*BGM45*	43
862A>G	Lys288Glu	ZF1	2	*KLF1*BGM37*	43, 109
868T>C	Tyr290His	ZF1	2	*KLF1*BGM46*	43
874A>T	Lys292Ter	ZF1	2	*KLF1*BGM04*	56
887T>C	Leu296Pro	ZF1	2	*KLF1*BGM54*	43
895C>T	His299Tyr	ZF1	2	*KLF1*BGM05*	56
899T>C	Leu300Pro	ZF1	2	*KLF1*BGM27*	43
902insT	Arg301Leu フレームシフト	ZF1	2	*KLF1*BGM28*	43
914-1g>c	エキソンスキップ?	AD-ZF1 ?	イントロン 2	*KLF1*BGM47*	43
939G>A	Trp313Ter	ZF2	3	*KLF1*BGM55*	43
948delC	Cys316Trp フレームシフト	ZF2	3	*KLF1*BGM18*	105
954dupG	Arg319Glu フレームシフト	ZF2	3	*KLF1*BGM06*	56, 108
947G>A	Cys316Tyr	ZF2	3	*KLF1*BGM29*	43
964C>A	Arg322Ser	ZF2	3	*KLF1*BGM56*	43
968C>G	Ser323Trp	ZF2	3	*KLF1*BGM30*	43
977T>G	Leu326Arg	ZF2	3	*KLF1*BGM21*	108, 109
983G>T	Arg328Leu	ZF2	3	*KLF1*BGM07*	56
983G>A	Arg328His	ZF2	3	*KLF1*BGM08*	43, 56
991C>G	Arg331Gly	ZF2	3	*KLF1*BGM09*	43, 56
991C>T	Arg331Trp	ZF2	3	*KLF1*BGM31*	43, 110
994A>G	Lys332Glu	ZF2	3	*KLF1*BGM22*	108
1001C>T	Thr334Met	ZF2	3	*KLF1*BGM48*	43
1004G>C	Gly335Ala	ZF2	3	*KLF1*BGM57*	43
1022G>A	Cys341Tyr	ZF3	3	*KLF1*BGM43*	43, 111
1040C>A, 1045delT	Ala347Asp, Ser349Arg フレームシフト	ZF3	3	*KLF1*BGM19*	105
1048C>T	Arg350Cys	ZF3	3	*KLF1*BGM49*	43
1071C>A	His357Gln	ZF3	3	*KLF1*BGM38*	43, 109

AD: 活性ドメイン，ZF: ジンクフィンガードメイン

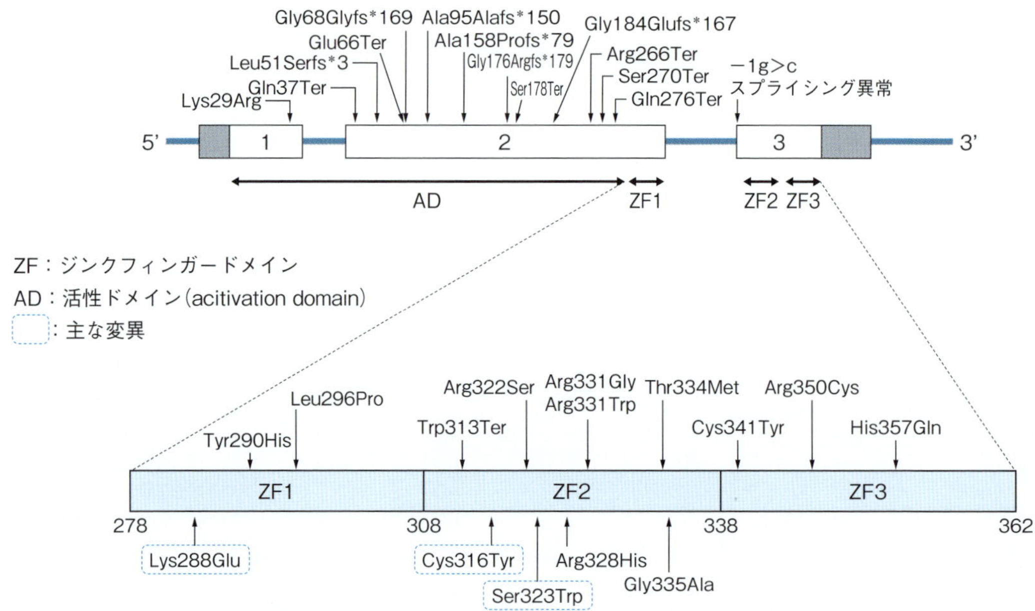

図Ⅲ-54　日本人の In(Lu) 型にみられる *KLF1* 遺伝子変異

の細胞内領域にはリン酸化部位がみられ，プロテインキナーゼを介した細胞内シグナルによってリン酸化され，鎌状赤血球のラミニンへの細胞接着を亢進する[74-76]．真性赤血球増加症の赤血球では Lu/B-CAM が恒常的にリン酸化されているため，血管内皮のラミニンに接着しやすくなっており，微小循環障害や血栓症の一因になると考えられている[77,78]．

●文　献

1) Callender ST, Race RR. A serological and genetical study of multiple antibodies formed in response to blood transfusion by a patient with lupus erythematosus diffusus. Ann Eugen. 1946; 13: 102-17.
2) Garratty G, Dzik W, Issitt PD, et al. Terminology for blood group antigens and genes-historical origins and guidelines in the new millennium. Transfusion. 2000; 40: 477-89.
3) Cutbush M, Chanarin I. The expected blood group antibody anti-Lu^b. Nature. 1956; 178: 855-6.
4) Crawford MN, Greenwalt TJ, Sasaki T, et al. The phenotype Lu (a−b−) together with unconventional Kidd groups in one family. Transfusion. 1961; 1: 228-32.
5) Darnborough J, Firth R, Giles CM, et al. A 'new' antibody anti-Lu^{a}Lu^b and two further examples of the genotype Lu(a−b−). Nature. 1963; 198: 796.
6) Norman PC, Tippett P, Beal RW. An Lu(a−b−) phenotype caused by an X-linked recessive gene. Vox Sang. 1986; 51: 49-52.
7) Daniels G. In: Human blood groups. 3rd ed. Oxford: Blackwell Scientific Publications; 2013. p. 259-77.
8) 永尾暢夫．日本人に初めて見い出した Lu(a+) の1家系．血液事業．1983; 6: 13.
9) Kissmeyer-Nielsen F. A further example of anti-Lu^b sera cause of a mild haemolytic disease of the newborn. Vox Sang. 1960; 5: 532-7.
10) Greenwalt TJ, Sasaki TT, Steane EA. The Lutheran blood groups: a progress report with observations on the development of the antigens and characteristics of the antibodies. Transfusion. 1967; 7: 189-200.
11) Parsons SF, Mallinson G, Holmes CH, et al. The Lutheran blood group glycoprotein another member of the immunoglobulin superfamily, is widely expressed in human tissues and is developmentally regulated in human liver. Proc Natl Acad Sci USA. 1995; 92: 5496-500.
12) Race RR, Sanger R. Blood groups in man. 6th ed. Oxford: Blackwell Scientific Publications; 1975.
13) Greenwalt TJ, Sasaki T. The Lutheran blood groups: a second example of anti-Lu^b and three further examples of anti-Lu^a. Blood. 1957; 12: 998-1003.
14) Metaxas MN, Metaxas-Biihler M, Dunsford I, et al. A further example of anti-Lu^b together with data in support of the Lutheran—Secretor linkage in man.

Vox Sang. 1959; 4: 298-307.

15) Merry AH, Gardner B, Parsons SF, et al. Estimation of the number of binding sites for a murine monoclonal anti-Lu^b on human erythrocytes. Vox Sang. 1987; 53: 57-60.

16) Klein HG, Anstee DJ. In: Mollison's blood transfusion in clinical medicine. 12th ed. Oxford; Blackwell Scientific Publications: 2014.

17) Ridgwell K, Dixey J, Scott ML. Production of soluble recombinant proteins with Kell, Duffy and Lutheran blood group antigen activity, and their use in screening human sera for Kell, Duffy and Lutheran antibodies. Transfus Med. 2007; 17: 384-94.

18) Seltsam A, Gruger D, Blasczyk R. Prokaryotic versus Eukaryotic recombinant Lutheran blood group protein for antibody investigation. Transfusion. 2007; 47: 1630-6.

19) Seltsam A, Agaylan A, Gruger D, et al. Rapid detection of anti-Lu^b with recombinant Lu^b protein and the particle gel immunoassay. Transfusion. 2008; 48: 731-4.

20) Richard M, Perreault J, Gane P, et al. Phage-derived monoclonal anti-Lu^a. Transfusion. 2006; 46: 1011-7.

21) Judson PA, Spring FA, Parsons SF, et al. Report on group 8 (Lutheran) antibodies. Rev Franc Transfus Immuno-Hemat. 1988; 31: 433-40.

22) Parsons SF, Mallinson G, Daniels GL, et al. Use of domain-deletion mutants to locate Lutheran blood group antigens to each of the five immunoglobulin superfamily domains of the Lutheran glycoprotein: elucidation of the molecular basis of the Lu^a/Lu^b and the Au^a/Au^b polymorphisms. Blood. 1997; 89: 4219-25.

23) El Nemer W, Rahuel C, Colin Y, et al. Organization of the human Lu gene and molecular basis of the Lu^a/Lu^b blood group polymorphism. Blood. 1997; 89: 4608-16.

24) Rahuel C, Le Van Kim C, Mattei MG, et al. A unique gene encodes splice forms of the B-cell adhesion molecule cell surface glycoprotein of epithelial cancer and of the Lutheran blood group glycoprotein. Blood. 1996; 88: 1865-72.

25) Mankelow TJ, Burton N, Stefansdottir FO, et al. The laminin 511/521 binding site on the Lutheran blood group glycoprotein is located at the flexible junction of Ig domains 2 and 3. Blood. 2007; 110: 3398-3406.

26) Campbell IG, Foulkes WD, Senger G, et al. Molecular cloning of the B-CAM cell surface glycoprotein of epithelial cancers: a novel member of the immunoglobulin superfamily. Cancer Res. 1994; 54: 5761-5.

27) 水井正明, 谷崎博美, 水尻和子, 他. Recessive type Lu(a－b－)の献血者血清中に検出された抗 Lu3 と思われる 1 例. 血液事業. 1989; 12: 208-210.

28) 野尻徳行, 他. 抗 Lu^{b}抗体を保有する稀な血液型 Lu (a－b－) の 1 家系. 日輸血会誌. 1982; 28: 69.

29) Ogasawara K, Tsuneyama H, Uchikkawa M, et al. An example of Lutheran-null phenotype in a Japanese indivisual with 27 kb deletion from intoron 2 of the *LU* genes. Transfusion. 2008; 48: 210A.

30) Brown F, Simpson S, Cornwall S, et al. The recessive Lu(a－b－) phenotype. A family study. Vox Sang. 1974; 26: 259-64.

31) Myhre B, Thompson M, Anson C, et al. A further example of the reccesive Lu(a－b－) phenotype. Vox Sang. 1975; 29: 66-8.

32) Melonas K, Noto TA. Anti-Lu^{a}Lu^b imitating a panagglutinin. Transfusion. 1965; 5: 370.

33) Fitzsimmons J, Caggiano V. Autoantibody to a high frequency Lutheran antigen with immune hemolytic anemia and a hemolytic transfusion episode. Transfusion. 1981; 21: 612.

34) Stamps R, Poole J, Bullock T, et al. A rare finding of an auto-antibody showing Lutheran specificity. Transfus Med. 2010; 21: 612.

35) 河瀬正晴, 木村　都, 有近智津代, 他. 兵庫県北部地方 (1 市 18 町) における Lu^{b}抗原の調査とそこで検出された Lu(a－b－) の 1 家系について. 血液事業. 1983; 6: 447-50.

36) 友成洋子, 豊田千嘉子, 渡辺聖司, 他. 献血者から見出された In(Lu) の 1 家系. 日輸血会誌. 1985; 31: 510-1.

37) 半戸啓一, 飯田伸一, 小林　衛, 他. 献血者に見出した In(Lu) の 2 例について. 血液事業. 1986; 9: 107-9.

38) 高橋武良, 浅海明美, 榎本隆行, 他. Lu(a－b－) について―dominant type In(Lu) の 2 家系―. 血液事業. 1986; 9: 110-1.

39) 渡辺聖司, 渡辺芳文, 吉武成彦, 他. マウスモノクロナール抗体により検出された In(Lu) について. 血液事業. 1988; 11: 176-7.

40) 江崎利信, 浦山ユキエ, 木下克美, 他. 当センターにおける稀な血液型―特に Lu(a－b－) について―. 血液事業. 1989; 12: 579-81.

41) 斉藤昌子, 薗田麗子, 十蔵寺努. 自動輸血検査装置 PK7100 によるモノクロナール抗体を用いての稀な血液型検索について. 日輸血会誌. 1990; 36: 354.

42) 三井克彦, 矢部隆二, 森本寛二, 他. Dominant type In(Lu) の献血者とその家系. 日輸血会誌. 1997; 43: 643.

43) Kawai M, Obara K, Onodera T, et al. Mutations of

the *KLF1* gene detected in Japanese with the In (Lu) phenotype. Transfusion. 2017; 57: 1072-7.

44) Taliano V, Guevom RM, Tippett P. The genetics of a dominant inhibitor of the Lutheran antigens. Vox Sang. 1973; 24: 42-7.

45) Poole J, Giles CM. Observations on the Anton antigen and antibody. Vox Sang. 1982; 43: 220-2.

46) Crawford MN, Tippett P, Sanger R. Antigens Au[a], i and P1 of cells of the dominant type of Lu(a−b−). Vox Sang. 1974; 26: 283-7.

47) Spring FA, Dalchau R, Daniels GL, et al. The In[a] and In[b] blood group antigens are located on a glycoprotein of 80,000 MW (the CDw44 glycoprotein) whose expression is influenced by the *In* (*Lu*) gene. Immunology. 1988; 64: 37-43.

48) Telen MJ, Green AM. Human red cell antigens. V. Expression of In(Lu)-related p80 antigens by recessive-type Lu(a−b−) red cells. Transfusion. 1988; 28: 430-4.

49) Daniels G. The Lutheran blood group system monoclonal antibodies, biochemistry and the effect on In (Lu). In: Pierce SR, Macpherson CR, editors. Blood Group Systems: Duffy, Kidd and Lutheran. Arlington: American Association of Blood Banks; 1988. p. 119-47.

50) Moulds JM, Shah C. Complement receptor 1 red cell expression is not controlled by the *In*(*Lu*) gene. Transfusion. 1999; 39: 751-5.

51) 田中光信，瀬尾たい子，永尾暢夫，他．Lu(a−b−)の優性遺伝子型 In(Lu) の抑制 [1] P 式抗原の抑制．日輸血会誌．1988; 34: 266.

52) 田中光信，瀬尾たい子，永尾暢夫，他．Lu(a−b−)の優性遺伝子型 In(Lu) の抑制 [2] その他の血液型抗原の抑制．日輸血会誌．1988; 34: 267.

53) Guy K, Green C. The influence of the *In*(*Lu*) gene on expression of CDw75 antigens on human red blood cells. Immunology. 1992; 75: 713-6.

54) Udden MM, Umeda M, Hirano Y, et al. New abnormalities in the morphology, cell surface receptors, and electrolyte metabolism of In(Lu) erythrocytes. Blood. 1987; 69: 52-7.

55) Ballas SK, Marcolina MJ, Crawford MN. In vitro storage and in vivo survival studies of red cells from persons with the *In*(*Lu*) gene. Transfusion. 1992; 32: 607-11.

56) Singleton BK, Burton NM, Green C, et al. Mutations in *EKLF/KLF1* from the molecular basis of the rare blood group In(Lu) phenotype. Blood. 2008; 112: 2081-8.

57) Siatecka M, Bieker JJ. The multifunctional role of *EKLF/KLF1* during erythropoiesis. Blood. 2011; 118: 2044-54.

58) Magor GW, Tallack MR, Gillinder KR, et al. *KLF1*-null neonates display hydrops fetalis and a deranged erythroid transcriptome. Blood. 2015; 125: 2405-17.

59) Perkins A, Xu X, Higgs DR, et al. Kruppeling erythropoiesis: an unexpected broad spectrum of human red blood cell disorders due to *KLF1* variants. Blood. 2016; 127: 1856-62.

60) Tippett P, Guy K. Apparent lack of CDw75 antigen from red cells of cord bloods and of rare XS2 Lu-null phenotype. Transfusion. 1993; 33: 48S.

61) Wontakai SN, Guo X, Smith C, et al. A core erythroid transcriptional network is repressed by a master regulator of myelo-lymphoid differentiation. Proc Natl Acad Sci USA. 2012; 109: 3832-7.

62) Singleton BK, Roxby D, Stirling J, et al. A novel *GATA1* mutation (Ter414Arg) in a family with rare X-linked blood group Lu(a−b−) phenotype and mild macrothrombocytic thrombocytopenia. Br J Haematol. 2013; 161: 139-41.

63) Kaneko H, Kobayashi E, Yamamoto M, et al. N- and C- terminal transactivation domains of GATA-1 coordinate the hematopoietic program. J Biol Chem. 2012; 287: 21439-49.

64) Ciovacco WA, Raskind WH, Kacena MA. Human phenotypes associated with *GATA-1* mutations. Gene. 2008; 427: 1-6.

65) Udani M, Zen Q, Cottman M, et al. Basal cell adhesion molecule/Lutheran protein, the receptor critical for sickle cell adhesion to laminin. J Clin Invest. 1998; 101: 2550-8.

66) Zen Q, Cottman M, Truskey G, et al. Critical factors in basal cell adhesion molecule/Lutheran-mediated adhesion to laminin. J Biol Chem. 1999; 274: 728-34.

67) Durbeei M. Laminins. Cell Tissue Res. 2010; 339: 259-68.

68) Parsons SF, Lee G, Spring FA, et al. Lutheran blood group glycoprotein and its newly characterized mouse homologue specifically bind a 5 chain-containing human laminin with high affinity. Blood. 2001; 97: 312-20.

69) El Nemer W, Gane P, Colin Y, et al. Characterization of the laminin binding domains of the Lutheran blood group glycoprotein. J Biol Chem. 2001; 276: 23757-62.

70) Kikkawa Y, Sasaki T, Nguyen MT, et al. The LG1-3 tandem of laminin $\alpha5$ harbors the binding sites of Lutheran/basal cell adhesion molecule and $\alpha3\beta1/\alpha6\beta1$ integrins. J Biol Chem. 2007; 282: 1485-60.

JCOPY 498-01913

71) Parsons SF, Spring FA, Chasis JA, et al. Erythroid cell adhesion molecules Lutheran and LW in health and disease. Bailliere's Best Prac Res Clin Haematol. 1999; 12: 729-45.
72) Southcott MJG, Tanner MJA, Anstee DJ. The expression of human blood group antigen during erythropoiesis in a cell culture system. Blood. 1999; 93: 4425-35.
73) El Nemer WE, Gane P, Colin Y, et al. The Lutheran blood group glycoproteins, the erythroid receptors for laminin, are adhesion molecules. J Biol Chem. 1998; 273: 16686-93.
74) Hines PC, Zen Q, Burney SN, et al. Novel epinephrine and cyclic AMP-mediated activation of BCAM/Lu-dependent sickle (SS) RBC adhesion. Blood. 2003; 101: 3281-7.
75) Telen MJ. Erythrocyte adhesion receptors: blood group antigens and related molecules. Transfus Med Rev. 2005; 19: 32-44.
76) Eyler CE, Telen MJ. The Lutheran glycoprotein: a multi-functional adhesion receptor. Transfusion. 2006; 46: 668-77.
77) Wautier MP, El Nemer W, Wautier JL, et al. Increased adhesion to endothelial cells of erythrocytes from patients with polycythemia vera is mediated by laminin alpha5 chain and Lu/BCAM. Blood. 2007; 110: 894-901
78) Grandis MD, Cambot M, Wautier MP, et al. JAK2V617F activates Lu/B-CAM-mediated red cell adhesion in polycythemia vera through an EpoR-independent Rap1/Akt pathway. Blood. 2013; 121: 658-65.
79) Bove JR, Allen FH, Chiewsilp P, et al. Anti-Lu4: a new antibody related to the Lutheran blood group system. Vox Sang. 1971; 21: 302-10.
80) Marsh WL. Anti-Lu5, anti-Lu6, and anti-Lu7. Three antibodies defining high frequency antigens related to the Lutheran blood group system. Transfusion. 1972; 12: 27-34.
81) MacIlroy M, McCreary J, Stroup M. Anti-Lu8, an antibody recognizing another Lutheran-related antigen. Vox Sang. 1972; 23: 455-7.
82) Molthan L, Crawfoed MN, Marsh WL, et al. Lu9, recognizing another Lutheran blood group system. Vox Sang. 1973; 24: 455-7.
83) Gralnick MA, Goldfinger D, Hatfield PA, et al. Anti-Lu11: another antibody defining a frequency antigen related to the Lutheran blood group system. Vox Sang. 1974; 27: 52-6.
84) Sinclair M, Buchanan DI, Tippett P, et al. Another antibody related to the Lutheran blood group system (Much). Vox Sang. 1973; 25: 156-61.
85) Marsh WL, Johnson CL, Mueller KA, et al. First example of the Wj-negative phenotype. Transfusion. 1983; 23: 423.
86) Judd WJ, Marsh WL, Oyen R, et al. Anti-Lu14: A Lutheran antibody defining the product of an allele at the Lu8 blood group locus. Vox Sang. 1977; 32: 214-9.
87) Sabo B, Pancoska C, Myers M, et al. Antibodies against two high frequency antigens of the Lutheran system, Lu: 2 and Lu: 16, made by Lu (a+b−) black females. Transfusion. 1980; 20: 630.
88) Turner C. Anti-Lu17 (anti-Pataracchia): a new antibody to a high frequency antigen in the Lutheran system. Can J Med Technol. 1979; 41: 43-7.
89) Salmon C, Salmon D, Liberge G, et al. Un nouvel antigene de groupe sangui erythrocytaire present chez 80%des sujets de race blanche. Nouv Rev Franc Hemat. 1961; 1: 649-61.
90) Drachmann O, Thyme S, Tippett P. Serological characteristics of the third anti-Au[a]. Vox Sang. 1982; 43: 259-62.
91) Frandoson S, Atkins CJ, Moulds M, et al. Anti-Au[b]: the antithetical antibody to anti-Au[a]. Vox Sang. 1989; 56: 54-6.
92) Levene C, Gekker K, Poole J, et al. Lu20, a new high incidence 'para'-Lu antigen in the Lutheran blood group system [Abstract]. Rev Paulista Medical. 1992; 110: 12-13.
93) Karamatic-Crew V, Poole J, Banks J, et al. LU21: a new high frequency antigen in the Lutheran blood group system. Vox Sang. 2004; 87: 109-13.
94) Karamatic Crew V, Thornton N, Burton N, et al. Two heterozygous mutations in an individual result in the loss of a novel high incidence Lutheran antigen LURC. Transfusion Med. 2009; 19: 10.
95) Hustinx H, Lejon-Crottet S, Henny C, et al. LUIT: a novel high incidence antigen in the Lutheran blood group system. Vox Sang. 2014; 107: 172.
96) Brennan S, Shakarian G, Vege S, et al. A new antibody in the Lutheran blood group system against a novel high-prevalence antigen named LUGA. Transfusion. 2015; 55: 36A.
97) Karamatic Crew V, Laundy R, Bahashwan A, et al. Two novel high incidence antigens in the Lutheran blood group system (LUAC and LUBI). Vox Sang. 2016; 111: 63.
98) Karamatic Crew V, Green C, Daniels G. Molecular bases of the antigens of the Lutheran blood group

system. Transfusion. 2003; 43: 1729–37.
99) Karamatic Crew V, Warke N, Ahrents N, et al. The second example of LU: –4: a serological and molecular study. Transfus Med. 2006; 16: 40–1.
100) Hue-Roye K, Reid ME. The molecular basis of the LU: 7 and LU: –7 phenotypes. Immunohematology. 2012; 28: 130–1.
101) Karamatic Crew V, Mallinson G, Green C, et al. Different inactivating mutations in the LU genes of three individuals with the Lutheran–null phenotype. Transfusion. 2007; 47: 492–8.
102) Mallinson G, Green CA, Okubo Y, et al. The molecular background of recessive Lu(a－b－) phenotype in a Japanese family. Transfus Med. 1997; 7: 18.
103) Karamatic Crew V, Thornton N, Poole J, et al. A novel example of the recessive Lutheran–null phenotype: a serological and molecular study. Transfus Med. 2009; 19: 24.
104) Crowley J, Vege S, Lukasavage P, et al. Novel mutations in *EKLF/KLF1* encoding In(Lu) phenotype. Transfusion. 2010; 50: 47–48A.
105) Carcia–Sanchez F, Pardi C, Kupatawintu P, et al. Identification of new *KLF1* and *LU* alleles during the resolution of Lutheran typing discrepancies. Transfusion. 2016; 56: 1413–8.
106) Wang Z, Luo G, JiY, et al. A novel 519_525 dup mutation of *KLF1* gene identified in a Chinese blood donor with Lu(a－b－) phenotype. Transfusion. 2013; 34: 1619–20.
107) Satta S, Perseu L, Moi P, et al. Compound heterozygosity for *KLF1* mutations associated with remarkable increase in fetal hemoglobin and red cell protophyrin. Haematologica. 2011; 96: 767–70.
108) Perseu L, Satta S, Moi P, et al. *KLF1* gene mutations cause borderline HbA2. Blood. 2011; 118: 4454–8.
109) Helias V, Saison C, Peyrard T, et al. Molecular analysis of the rare In(Lu) blood type: toward decoding the phenotypic outcome of haplo insufficiency for the transcription factor KLF1. Hum Mutat. 2013; 34: 221–8.
110) Viprakasti V, Ekwattanaki S, Riolueang S, et al. Mutations in Kruppel–like factor 1 cause transfusion dependent hemolytic anemia and persistence of embryonic globin gene expression. Blood. 2014; 123: 1586–95.
111) Lou JW, Li DZ, Zhang Y, et al. Delineation of the molecular basis of borderline hemoglobin A2 in Chinese individuals. Blood Cells Mol Dis. 2014; 53: 261–4.

Ⅲ-A-11 ▶ Colton (CO) 血液型，Gill (GIL) 血液型

1 Colton 血液型の発見

1967 年，Heisto らによって高頻度抗原 Co^{a}に対する 3 例の抗 Co^{a}が報告された[1]．抗 Co^{a}の初例は，1964 年にミネアポリス（アメリカ）で Mrs. Calton（77 歳）血清との交差試験の際にみつかり，ほぼ同時期にオックスフォード（イギリス），オスロ（ノルウェー）で 2 例目と 3 例目がみつかった．Mrs. Calton の血液を解析したイギリスの Sanger 博士は，手書きされた Calton のスペルを Colton と読み間違えて Colton を血液型名としたが，訂正されることなく Colton がそのまま使用されることになった．3 年後の 1970 年には，Giles らによって対立する抗 Co^{b}が報告された[2]．1974 年には Rogers らにより，血清に抗 Co^{a}と抗 Co^{b}とに分離できない抗 Co3 を保有する Co(a−b−) 型の女性が発見された[3]．2011 年，トルコ人女性に Co(a−b−) と反応しない高頻度抗原に対する抗体がみつかった[4]．抗体を保有する発端者血球は Co(a−b−) であるにもかかわらず，抗 Co3 と強く反応したことから，この抗体に対応する抗原は Co4 と命名された．現在 Colton 血液型は対立形質である Co^a（CO1）と Co^b（CO2），高頻度抗原の Co3（CO3）および Co4（CO4）の 4 種類の抗原で構成されている．*Co^a*と *Co^b*は優劣のないアリルで，第 7 染色体の短腕（7p14）にある[5]．さらに，水分子を選択的に透過させるチャネル蛋白であるアクアポリン（AQP1）が赤血球に発見され，*AQP1* 遺伝子座と *CO* 遺伝子座とは同じ領域にあることをきっかけとして，Smith らは AQP1 と Colton 血液型の関係を明らかにした[6,7]．

2 Colton 血液型の抗原と抗体

表Ⅲ-64 に示したように日本人では Co^{b}陽性の頻度が低いため，Colton 血液型抗原が輸血で問題となることはほとんどなく，Co(a−b+)，Co(a−b−) 型も報告されていない[8]．Colton 血液型抗原（Co^a，Co^b，Co3）は protease，sialidase，AET/DTT 処理に影響を受けない．Colton 血液型抗原に対する抗体の多くは IgG であり，抗 globulin 法で検出される．抗 globulin 法に酵素処理血球を用いると反応が増強される．抗 Co^{a}の臨床的意義についての報告は少ないが，溶血性輸血反応や新生児溶血性疾患（HDN）の原因抗体となった症例が知られている[9,10]．抗 Co^{b}については，即時型または遅延型の溶血性輸血反応の報告例がある[11,12]．臍帯血球の Co^{b}抗原は充分に発現しているものの，HDN の報告はない[13-15]．抗 Co^{b}は免疫抗体あるいは自然抗体として存在し，わが国でも抗 Co^{b}の検出例が報告されている[8,14]．抗 Co3 については重篤な HDN の報告例がある[16,17]．一方，無症状であった症例も報告されている[18-20]．抗 Co3 を保有する患者への Co（a+b−）の不適合輸血症例では軽度の溶血性輸血反応がみられている[21]．

表Ⅲ-64　Colton 血液型の頻度

抗体との反応		表現型	表現型頻度(%)	
Co^a	Co^b		日本人	白人
+	0	Co(a+b−)	99.4	90.0
+	+	Co(a+b+)	0.6	9.6
0	+	Co(a−b+)	<0.1	0.4
0	0	Co(a−b−)	<0.1	<0.1

3 アクアポリン

細胞の主成分である水は，浸透圧により細胞膜の脂質二重層を通過するが，赤血球など特定の細胞では水透過性が高く，カエルの卵母細胞などは水の透過性が低い．水分子の移動は単純拡散によるのか，あるいはカエルの卵母細胞にはないが赤血球などの細胞の膜には水の移動を助ける水のチャネル蛋白が存在するのではないか，といった議論については明快な解は得られていなかった[22]．1988 年，Peter Agre の研究グループはヒトの赤血球とラットの腎

臓から分子量28 kDaの新規蛋白質（CHIP28）を単離した[23]．1991年にはCHIP28を過剰発現させたアフリカツメガエルの卵母細胞は水の透過性が著しく向上し，CHIP28が水チャネルであることを実証した[24]．水チャネル分子は「水が通る孔」という意味からアクアポリン「aqua（水）＋porin（porus 孔）」と命名された[25]．アクアポリン（aquaporin，AQP）は，MIPファミリーとよばれる6回膜貫通チャネルを形成する蛋白群の1つである．MIPの名称は，目のレンズにあるmajor intrinsic proteinに由来する．ヒトのAQPとしてはこれまでに13種類（AQP0〜AQP12）が発見されている．これらは，水分子のみを透過させるアクアポリン（AQP0，AQP1，AQP2，AQP4，AQP5，AQP6，AQP8），水分子だけでなくグリセロールや尿素など電気的に中性の低分子も透過させるアクアグリセロポリンaquaglyceroporin（AQP3，AQP7，AQP9，AQP10）に大別されている[26]．

アクアポリン1（AQP1）は269個のアミノ酸からなり，図III-55に示したように細胞膜を6回貫通する膜蛋白で，2つの細胞内ループと3つの細胞外ループをもっている[24]．N末端とC末端はともに細胞質側にあり，前半と後半の2つに分けられる繰り返し構造になっている．第1細胞内ループと第3細胞外ループにはAsp-Pro-Alaの3つのアミノ酸が連なったNPAモチーフという特異的な配列がある．第1膜貫通領域が第2および第3膜貫通領域にはさまれ，第2と第3膜貫通領域をつなぐループが膜の内部に入り込んでいる．このループにはNPA配列があり短いヘリックス構造をとっている．第1および第3膜貫通領域と第4および第6膜貫通領域は対称の関係にあり，第4・第6貫通領域は第1・第3貫通領域を膜の中心を通る膜面に平行な軸で180°回転した構造をとっている．その結果として，第5および第6膜貫通領域をつなぐ細胞外ループのNPA配列が脂質二重層の中心近くに挿入されている．NPA配列のPro77とPro193が相互作用することにより，この2つのNPA部分が膜の中心部で接している．結局，NPAモチーフが細胞膜貫通領域内で砂時計のような中心がくびれた構造をつくり，その中央に水1分子（直径2.8Å）は通過できるが，大きい

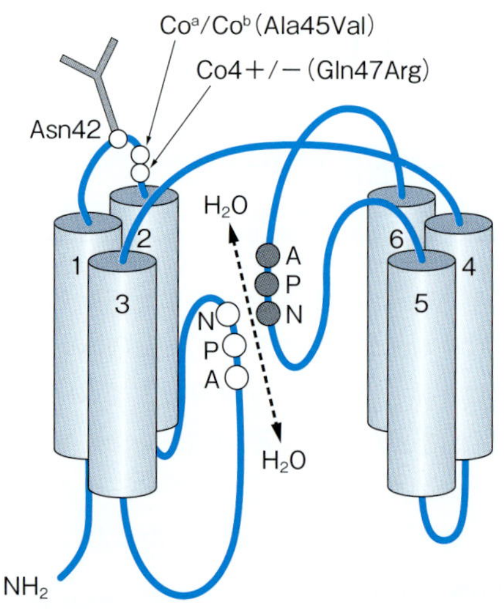

図III-55　アクアポリン（AQP1）とColton血液型

水和したイオンなどは通過できない長さ2 nmの水選別通路である孔（最狭部の直径は約3Å）が形成されると考えられている[27-29]．AQP1の分子量は糖鎖の付加がないもので28,000，糖鎖の付加されたものは40,000〜60,000である．AQP1の機能単位は分子量28,000の4量体として存在し，この4量体のうちの1つに糖鎖が付加されている．第1細胞外ループにN結合型糖鎖（Asn42）が付加されており，ABH活性をもっていると推定されている 図III-55．なお，赤血球1個あたりのAQP1の分子数は120,000〜160,000と推定されている[23]．

4 *Colton(AQP1)*遺伝子

*AQP1*遺伝子は17 kbの長さで，4つのエキソンからなる[6]．Co^a/Co^bの多型は，エキソン1に1塩基置換（134C>T）を認め，Co^aはAla45，Co^bはVal45のアミノ酸置換により生じる[7]．このアミノ酸変異はAQP1の第1細胞外ループに存在する 図III-55．Co_{null}であるCo(a−b−）について*AQP1*遺伝子の解析が行われており，以下の結果が得られている．①エキソン1の欠失（*CO*N.01*）[30]，②エキソン1での1塩基挿入（308_309insT）によるフレームシ

フト変異（*CO*N.02*）[30]，③*CO*A* エキソン 3 の 1 塩基置換（576C>A）による Asn192Lys のアミノ酸置換（*CO*01N.03*）[21]，④*CO*A* エキソン 1 の 1 塩基欠失（232delG）によるフレームシフト変異（*CO*01N.04*）[31]，⑤*CO*A* エキソン 1 の 1 塩基置換（112C>T）による Pro38Ser のアミノ酸置換（*CO*01N.05*）[32]，⑥*CO*A* エキソン 3 の 1 塩基欠失（601delG）によるフレームシフト変異（201 番目の Val が終止コドン）（*CO*01N.06*）[18-20,33]．③の症例では，AQP の機能に重要なモチーフである Asp-Pro-Ala が Lys-Pro-Ala に変化している．

完全な AQP1 蛋白欠損でなく，微量の AQP1 蛋白が赤血球に発現している Co_{mod} として，エキソン 1 の 1 塩基置換（113C>T）による Pro38Leu のアミノ酸置換（*CO*M.01*）が報告されている[30]．抗 Co4 を保有する Co(a－b－）発端者の *AQP1* には，1 塩基置換（140A>G）によるアミノ酸置換（Gln47Arg）が認められている[4]．Co^a および Co^b のエピトープ発現には，45 番目（Co^a: Ala45，Co^b: Gln45）と 47 番目（Gln47）の両アミノ酸が必要であると考えられる．

先天性赤血球形成異常性貧血（congenital dyserythropoietic anemia: CDA）の亜型に分類された患者赤血球に Colton 血液型の異常が報告されている．*AQP1* 遺伝子は正常であるにもかかわらず Co(a－b－）であり，赤血球 AQP1 の発現量は 10%以下に低下していた[34,35]．さらに，CD44 の減少を認め，In(a－b－)，AnWj－，LW^{ab+w} であったが，Lutheran 抗原の発現に異常はみられなかった．この患者と他の CDA 患者 2 名も同様の現象がみられた．いずれの症例も赤血球転写因子である EKLF の遺伝子 *KLF1* にミスセンス変異（973 G>A, Glu325Lys）を認め，この塩基置換をヘテロ接合で保有していた[36,37]．Glu325Lys のアミノ酸置換は DNA と結合するジンクフィンガードメイン内に存在し，K562 での EKLF（Lys325）導入実験によって β ヘモグロビン，CD44 の発現減少が明らかにされた[37]．

Co(a－b－)(CO:－3) 型あるいは Colton 血液型抗原の発現減少が，骨髄異形成症候群（MDS）や骨髄性白血病患者で高頻度にみられるモノソミー 7 に関係している場合が少なくない．35 症例のモノソミー 7 患者のうち 8 症例に Co(a－b－)(CO:－3) や $Co(a+^wb-)(Co3+^w)$ が報告されている[38]．

赤血球をはじめ多くの細胞は外部の浸透圧変化により速やかに膨張したり収縮したりする．赤血球に AQP1 と尿素輸送体とがともに存在することで，高浸透圧状態にある腎髄質を循環中に収縮した赤血球は速やかに水を吸収して膨張することができる．AQP1 および類似蛋白は，高い水透過性を示す赤血球や，原尿から水を再吸収する腎細胞，肺，目など他の細胞でも大量に発現している．前述した Co(a－b－)赤血球の水透過性は 80%減少しているが，いずれの症例でも何ら異常を認めていない[30]．AQP1 の機能は，尿細管では他の AQP ファミリー（たとえば AQP2），赤血球では後述する AQP3 が代償している可能性がある．

5 Gill 血液型

2002 年，Gill 血液型は *AQP3* にコードされる血液型として血液型系列の 29 番に組み入れられ，GIL（GIL1）抗原はこの血液型に属する唯一の抗原である．

1981 年，Fredrick らは，アメリカ白人の妊婦（Mrs. Gill）に検出された未同定の高頻度抗原に対する抗体について報告した[39]．GIL 抗原は，遺伝形質であることが確認されていなかったことから，ISBT の血液型としての基準を満たすことができず，公式には血液型として認知されずにいた[40]．1998 年，Daniels らはそれまでに検出されていた 5 例の抗 GIL について報告した[41]．この 5 例はいずれも妊娠歴のある白人女性に検出されており，2 症例の母児不適合妊娠では直接抗 globulin 試験は陽性であったが HDN を発症しておらず，1 症例は溶血性輸血反応がみられた．臍帯血球では成人血球と比べて GIL 抗原の発現はやや弱い[41]．抗 GIL によるアメリカの白人 23,251 名，アフリカ系アメリカ人 2,841 名の検査では 1 例も GIL－は検出されていない．抗 GIL は抗 globulin 法で検出され，GIL 抗原は protease，DTT/AET に影響を受けないが，protease 処理によって抗 GIL との反応は増強する．

Roudierらは，1998年にAQP3が赤血球に存在することを示した後，2002年にはGIL-の発端者2名にAQPファミリーの一員であるAQP3が欠損しており，AQP3はGIL抗原を担っていることを明らかにした[42]．AQP3は赤血球や腎集合管細胞（血管側膜）のほか，小腸・大腸，気管支，皮膚などの上皮細胞に発現し，水のほかにグリセロール，尿素，過酸化水素なども透過するため，aquaglyceroporinともよばれている[43,44]．ラットの腎臓cDNAライブラリーから単離された*AQP3*cDNAを用いて，ヒト腎臓cDNAライブラリー，さらにヒト胎盤ゲノムライブラリーからヒト*AQP3*cDNAが単離された[45,46]．*AQP3*遺伝子は第9染色体の短腕（9p13）にあり，長さは約6 kbで，6個のエキソンからなる[45,46]．予測されたアミノ酸数は292残基で6回膜を横断し，図III-55に示したAQP1と似た構造をもつ[47]．GIL-個体の遺伝子解析からイントロン5の5'スプライス部位に1塩基置換（IVS5+1 G>A）を認め，エキソン5はスキップしていることが判明した[42]．その結果，フレームシフトにより165から237番目のアミノ酸残基を欠いた不完全な蛋白が作られることになり，膜に発現しない．さらに，COS-7に発現させたAQP3は同種抗体の抗GILと強く反応した．なお，AQP3欠損はヒトでの最初の症例であるが，GIL-（AQP3欠損）個体に何ら臨床症状を認めておらず，AQP3の機能は他のaquaporinが代償しているのかもしれない．なお，GIL-血球のグリセロールの透過は顕著に減少しているが，水と尿素の透過は正常である[42]．ノックアウトマウスでは，尿濃縮機能障害や，皮膚の水分量が減少し創傷治癒の遅れが報告されている[48]．AQP3は表皮の基底層と中間層に発現し，ノックアウトマウスでは表皮のグリセロール含量が減少する．グリセロールは水分の保持機能があるため，角質層の水分減少や肌の弾力低下が認められ，さらに角質層の生合成や創傷の治癒力も低下する[44]．

●文　献

1) Heisto H, van der Hart M, Madsen G, et al. Three examples of new red cell antibody, anti-Co^a. Vox Sang. 1967; 12: 18-24.
2) Giles CM, Darnborough J, Aspinall FJ, et al. Identification of the first example of anti-Co^b. Br J Haematol. 1970; 19: 267-9.
3) Rogers MJ, Stiles PA, Wright J. A new minus-minus phenotype: three Co(a－b－) individuals in one family［Abstract］. Transfusion. 1974; 14: 508.
4) Arnaud L, Helias V, Menanteau C, et al. A functional AQP1 allele producing a Co(a－b－) phenotype revises and extends the Colton blood group system. Transfusion. 2010; 50: 2106-16.
5) Zelinski T, Kaita H, Gilson T, et al. Linkage between the Colton blood group locus and ASSP11 on chromosome 7. Genomics. 1990; 6: 623-5.
6) Moon C, Preston GM, Griffin CA, et al. The human aquaporin-CHIP gene. structure, organization, and chromosomal localization. J Biol Chem. 1993; 268: 15772-8.
7) Smith BL, Preston GM, Spring F, et al. Human red cell aquaporin CHIP. I. Molecular characterization of ABH and Colton blood group antigens. J Clin Invest. 1994; 94: 1043-9.
8) Nagao N, Tomita T, Okubo Y, et al. Low frequency antigen, Do^a, Co^b, Sc2, in Japanese. 24th Congr Int Soc Blood Transfus. 1996; 145.
9) Covin RB, Evans KS, Olshock R, et al. Acute hemolytic transfusion reaction caused by anti-Co^a. Immunohematology. 2001; 17: 45-9.
10) Michalewska B, Wielgos M, Zupanska B, et al. Anti-Co^a implicated in severe hemolytic disease of the foetus and newborn. Transfus Med. 2008; 18: 71-3.
11) Lee EL, Bennett C. Anti-Co^b causing acute hemolytic transfusion reaction. Transfusion. 1982; 22: 159-60.
12) Squires JE, Larison PJ, Charles WT, et al. A delayed hemolytic transfusion reaction due to anti-Co^b. Transfusion. 1985; 25: 137-9.
13) Henke J, Basler M, Baur MP. Further data on the development of red blood cell antigens. Lu^a, Lu^b, and Co^b. Forensic Sci Int. 1982; 20: 233-6.
14) 菊地正輝，高橋美代子，遠藤信義，他．患者から検出された抗Co^{b}の2例．血液事業．1986; 9: 123.
15) 永尾暢夫，小川昌昭，大久保康人，他．赤血球抗原の出生時の発現―とくにColton血液型について―．血液事業．1989; 12: 7-10.
16) Savona-Ventura C, Grech ES, Zieba A. Anti-Co3 and severe hemolytic disease of the newborn. Obstet

JCOPY 498-01913

Gynecol. 1989; 73: 870-2.

17) Lacey PA, Robinson J, Collins ML, et al. Studies on the blood of a Co(a－b－) proposita and her family. Transfusion. 1987; 27: 268-71.

18) Saison C, Peyrard T, Landre C, et al. A new *AQP1* null allele identified in a Gypsy woman who developed an anti-CO3 during her first pregnancy. Vox Sang. 2012; 103: 137-44.

19) Flesch BK, Just B, Deitenbeck R, et al. The *AQP1* mutation *c. 601delG* causes the Co-negative phenotype in four patients belonging to the Romani (Gypsy) ethnic group. Blood Transfus. 2014; 12: 73-7.

20) Vege S, Nance D, Kavitsky D, et al. An *AQP1* allele associated with Co(a－b－) phenotype. Immunohematology. 2013; 29: 1-4.

21) Chretien S, Cartron de Figueiredo M. A single mutation inside the NPA motif of aquaporin-1 found in a Colton-null phenotype. Blood. 1999; 93: 4021-3.

22) Halverson GR, Peyrard T. A review of the Colton blood group system. Immunohematology. 2010; 26: 22-6.

23) Denker BM, Smith BL, Kuhajda FP, et al. Identification, purification, and partial characterization of a novel Mr 28000 integral membrane protein from erythrocytes and renal tubules. J Biol Chem. 1988; 263: 15634-42.

24) Preston GM, Agre P. Isolation of the cDNA for erythrocyte integral membrane protein of 28 kilodaltons: member of an ancient channel family. Proc Natl Acad Sci USA. 1991; 88: 11110-4.

25) 鈴木雅一，田中滋康．アクアポリンの構造，機能，およびその多様性―脊椎動物を中心として．生化学. 2014; 86: 41-53.

26) Verkman AS. Aquaporin at a glance. J Cell Sci. 2011; 124: 2107-12.

27) Jung JS, Preston GM, Smith BL, et al. Molecular structure of the water channel through aquaporin CHIP: the hourglass model. J Biol Chem. 1994; 269: 14648-54.

28) Murata K, Mitsuoka K, Hirai T, et al. Structural determinants of water permeation through aquaporin-1. Nature. 2000; 407: 599-605.

29) de Groot BL, Heymann JB, Engel A, et al. The fold of aquaporin 1. J Mol Biol. 2000; 300: 987-94.

30) Preston GM, Smith BL, Zeidel ML, et al. Mutations in aquaporin-1 in phenotypically normal humans without functional CHIP water channels. Science. 1994; 265: 1585-7.

31) Joshi SR, Wagner FF, Vasantha K, et al. An AQP-1 nulle allele in an Indian woman with Co(a－b－) phenotype and high-titer anti-Co3 associated with mild HDN. Transfusion. 2001; 41; 1273-8.

32) Karpasitou K, Frison S, Longhi E, et al. A silenced allele in the Colton blood group system. Vox Sang. 2010; 99: 158-62.

33) Nance S, Kavitsky DL. Meny G, et al. An example of anti-Co3 not causing hemolytic disease of the newborn. Transfusion. 2002; 42: 105.

34) Parsons SF, Jones J, Anstee DJ, et al. A novel form of congenital dyserythropoietic anemia associated with deficiency of erythroid CD44 and a unique blood group phenotype [In(a－b－), Co(a－b－)]. Blood. 1994; 83: 860-8.

35) Agre P, Smith BL, Baumgarten R, et al. Human red cell aquaporin CHIP. Ⅱ. Expression during normal fetal development and in a novel form of congenital dyserythropoietic anemia, J Clin Invest. 1994; 94: 1050-8.

36) Arnaud L, Helias V, Menanteau C, et al. A dominant mutation in the gene encoding the erythroid transcription factor KLF1 causes a congenital dyserythropoietic anemia. Am J Hum Genet. 2010; 87: 721-7.

37) Singleton BK, Lau W, Fairweather VSS, et al. Mutations in the second zink finger of human EKLF reduce promoter affinity but give rise to benign and disease phenotypes. Blood. 2011; 118: 3137-45.

38) Pasquali F, Bernasconi P, Casalone R, et al. Pathogenetic significance of 'pure' monosomy 7 in myeloproliferative disorders. Analysis of 14 cases. Human Genet. 1982; 62: 40-51.

39) Frederick J, Brendal W, Daniels G, et al. Gill: investigation of a new high-incidence red cell antigen. Transfusion. 1981; 21: 613.

40) Rumsey DM, Mallory DA. GIL: a blood group system review. Immunohematology. 2013; 29: 141-4.

41) Daniels GL, DeLong EN, Hare V, et al. GIL: a red cell antigen of very high frequency. Immunohematology. 1998; 14: 49-52.

42) Roudier N, Ripoche F, Gane P, et al. AQP3 deficiency in humans and the molecular basis a novel blood group system, GIL. J Biol Chem. 2002; 277: 45854-9.

43) Miller EW, Dickinson BC, Chang CJ. Aquqporin-3 mediates hydrogen peroxide uptake to regulate downstream intracellular signaling. Proc Natl Acad Sci USA. 2010; 107: 15681-6.

44) Verkman AS. Aquaporins in clinical medicine. Ann Rev Med. 2012; 63: 303-16.

45) Ishibashi K, Sasaki S, Saito F, et al. Structure and chromosomal localization of human water channel

(AQP3). Genomics. 1995; 27; 352-4.
46) Inase N, Fushimi K, Ishibashi K, et al. Isolation of human aquaporin 3 gene. J Biol Chem. 1995; 270: 17913-6.
47) Preston GM, Jung JS, Guggino WB, et al. Membrane topology of aquaporin CHIP. Analysis of functional epitope-scanning mutants by vectorial proteolysis. J Biol Chem. 1994; 261: 1668-73.
48) Hara-Chikuma, Verkman AS. Physiological roles of glycerol-transporting aquaporins: the aquaglyceroporins. Cell Mol life Sci. 2006; 63: 1386-92.

Ⅲ-A-12 ▶ Dombrock（DO）血液型

1 Dombrock 血液型の発見

Dombrock 血液型は，対立形質である Do^{a}(DO1) と Do^{b}(DO2)，高頻度抗原の Gy^{a}(DO3)，Hy(DO4)，Jo^{a}(DO5)，DOYA(DO6)，DOMR(DO7)，DOLG(DO8)，DOLC(DO9)，DODE(DO10) の 10 種類の抗原で構成されている 表Ⅲ-65 .

1965 年，Swanson らは白人の 67% と反応する抗体を Dombrock 夫人の血清に発見し，これを抗 Do^{a} と命名した[1)]．8 年後の 1973 年には，対立する抗 Do^{b} が Molthan らによって報告された[2)]．1985 年，ISBT は Do^{a} と Do^{b} の 2 種類の抗原からなる血液型を Dombrock 血液型とした.

これとは別に 1967 年，Swanson らはチェコ系アメリカ人の妊婦に高頻度抗原 Gy^{a}(Gregory) に対する抗体を見いだした[3)]．同年，Schmidt らはアメリカ黒人の妊婦に検出された高頻度抗原 Hy(Holly) に対する抗体を報告した[4)]．1975 年に Moulds らは，白人および日本人の Gy(a−) 血球は Hy− であること，また黒人の Hy− 血球は Gy(a+^{w}) であることを報告した[5)]．1972 年，Jensen らによって高頻度抗原 Jo^{a}(Joseph) を特定する抗体が輸血歴のあるアメリカ黒人患者に検出された[6)]．この後，Gy(a−)Hy− および Gy(a+^{w})Hy− 血球は Jo(a−) でもあることが明らにされた[7-9)]．なお，抗 Jo^{a} を産生した人はすべて Gy(a+)Hy+Jo(a−) 型で，Hy 抗原は通常の Hy+ 血球とくらべ，反応性は減少していた[10)].

1991 年，Spring らは immunoblot 法により，Gy^{a} と Hy は同じ糖蛋白に存在することを確認した[11)]．1995 年に Banks らは，Gy(a−) 血球は Hy−Jo(a−) であると同時に Do(a−b−) でもあることを明らかにし，Gy(a−) は Dombrock 血液型の null 型であることを示唆した[12)]．これにより，Dombrock 血液型に Gy^{a}，Hy，Jo^{a} 抗原が追加されることになった 表Ⅲ-65 .

最近になって，DOYA，DOMR，DOLG，DOLC，DODE の 5 種類の高頻度抗原が Dombrock 血液型に加わった．これら抗原に対する抗体はいずれも Gy(a−) 血球とは反応しない．抗 DOYA はクルド人女性に検出され，発端者（DOYA−）血球の Dombrock 表現型は Do(a−b−) Gy(a+^{w}) Hy+^{w} Jo(a+^{w}) であった[13)]．アフリカ系ブラジル人の妊婦に発見された抗 DOMR は，Jo(a−) 血球と陽性，Hy− 血球とは陰性またはきわめて弱い反応を示した[14)]．発端者の DOMR− 血球は Do(a−b+) であったが，Gy^{a}，Hy，Jo^{a} の発現は減少していた．スリランカの女性

表Ⅲ-65 Dombrock 血液型と表現型頻度

表現型	抗体との反応										頻度（%）			
	Do^{a}	Do^{b}	Gy^{a}	Hy	Jo^{a}	DOYA	DOMR	DOLG	DOLC	DODE	日本人	白人	黒人	タイ人
Do(a+b−)	+	0	+	+	+	+	+	+	+	+	1.5	18	11	0.5
Do(a+b+)	+	+	+	+	+	+	+	+	+	+	22	49	44	13
Do(a−b+)	0	+	+	+	+	+	+	+	+	+	76.5	33	45	86.5
Gy(a−)	0	0	0	0	0	0	0	0	0	0	稀	稀	稀	0
Hy−	0	w	w	0	0*	w	0/w	w	w	w	0	0	稀	0
Jo(a−)	0/w	0/w	+	w	0	NT	NT	NT	NT	w	0	0	稀	0
DOYA−	0	0	w	w	w	0	w	+	NT	NT	0	稀	0	0
DOMR−	0	+	w	w	w	w	0	NT	NT	NT	0	0	稀	0
DOLG−	+	0	w	+	+	NT	NT	0	NT	NT	0	0	0	0
DOLC−	+	0	+	+	+	+	NT	+	0	NT	0	稀	0	0
DODE−	+	0	+	+	+	+	+	NT	NT	0	0	0	稀	0

*抗 Jo^{a} と弱く反応する場合がある
W: 弱陽性，NT: not tested

にみつかった抗 DOLG は，Do(a+b−)，Jo(a−)，DOYA−血球と陽性，Hy−血球とは弱い反応を示した[15]．発端者（DOLG−）血球は，Do(a+b−)Hy+Jo(a+)Gy(a+^{w}）であった．白人女性に検出された抗 DOLC は，Hy−血球との反応は弱陽性で，発端者（DOLC−）血球は Do(a+b−) Gy(a+) Hy+Jo(a+) DOYA+DOLG+であった[16]．抗 DODE はアフリカ系アメリカ人女性に検出され，Hy−，Jo(a−）血球とはきわめて弱い反応を示し，発端者（DODE−）血球は Do(a+b−)Gy(a+)Hy+Jo(a+) DOYA+DOMR+であった[17] 表 III-65．

2 Dombrock 血液型の抗原と抗体

表 III-65 に示すように，日本人およびタイ人では Do(b−)の頻度が低い[18-20]．Dombrock 抗原は ficin/papain 処理に抵抗性を示し，特に抗 Do^{a}，抗 Do^{b}との反応は増強される．これに対して，trypsin，α-chymotrypsin，pronase，DTT/AET には感受性をもつ[21]．臍帯血球の Do^{a}，Do^{b}，Jo^{a}は充分に発現しているが，Gy^{a}と Hy の発現は未発達であることが知られている[5,22]．なお，Gy(a−）の劣性遺伝子 *Gy* とのヘテロ接合型（$Gy^{a}Gy$）の血球は，ホモ接合型（$Gy^{a}Gy^{a}$）血球にくらべて抗 Gy^{a}との反応が弱い[23]．さらに，Gy^{a}の発現量には個体間で多少の違いが認められる．わが国での Gy(a−)の頻度については，伊藤らによる抗 Gy^{a}を用いた健常者 29,000 名の調査から，Gy(a−）が 1 例検出されている[23]．なお，日本人では Do^{a}，Do^{b}，Gy^{a}以外の Dombrock 血液型抗原については明らかにされていない．

抗 Do^{a}，抗 Do^{b}は免疫抗体で抗 globulin 法によって検出される．Do^{a}，Do^{b}の免疫原性はさほど高くなく，抗 Do^{a}，抗 Do^{b}が検出されることは稀である．わが国では抗 Do^{a}の報告例がある[24,25]．また，抗 Do^{b}についても著者の自験例が数例ある．抗 Do^{a}および抗 Do^{b}は，他の抗体との混在例が多く，同定するのがむずかしい抗体の 1 つである．抗 Do^{a}，抗 Do^{b}は，即時型および遅発型の溶血性輸血反応を起こすことが知られている[26-31]．しかし，重篤な新生児溶血性疾患（HDN）の原因抗体とはならない[32,33]．血液型判定用の抗 Do^{a}，抗 Do^{b}を入手することが困難であることから，Do(a−）あるいは Do(b−）のスクリーニングには，DNA 検査が有用である[25,41]．

抗 Gy^{a}，抗 Hy，抗 Jo^{a}をはじめ他の高頻度抗原に対する抗体も免疫抗体で，抗 globulin 法によって検出される．わが国では抗 Gy^{a}を保有する Gy(a−）型の報告例が多い[34-40,42-44]．抗 Gy^{a}は HDN の原因となる場合もあるが，発症したとしても軽度である[23,35,36,40,44]．なお，HDN の原因とならなかった抗 Hy の症例が報告されている[45]．抗 Gy^{a}の輸血に対する臨床的意義については症例数が少ないためはっきりしていない面もあるが，少なくとも 4 症例の不適合輸血では明らかな溶血反応を認めていない[38,43,46,47]．

3 Dombrock 血液型抗原と *ART4* 遺伝子

GPI アンカー型蛋白を欠損した PNHⅢ血球には Dombrock 関連抗原が存在しないことから，Dombrock 抗原を担う分子は GPI アンカー型蛋白であると予想された[48]．さらに，非還元下での immunoblot 法で分子量 47,000〜58,000 のバンドが検出された[11]．Gubin らは，第 12 染色体の短腕にあり，GPI アンカー型のモチーフをもつ遺伝子について，赤芽球由来の発現配列タグ expressed sequence tag (EST）のデータベースを検索し（*in silico*），BAC クローン中に mono-ADP-ribosyltransferase4 (ART4）をコードする遺伝子（*ART4*）をみつけた[49]．K562 細胞株に *ART4* を発現させ，発現蛋白に Dombrock 関連抗原が存在することを確認した．

ART4 遺伝子は 14 kb の長さで，3 つのエキソンからなる．予測されたアミノ酸数は 314 で，シグナルペプチド（N 末端）と GPI アンカーモチーフ（C 末端）が存在し，赤血球膜に発現する際に両者は除去される．2 種類の成熟型蛋白の可能性が示唆されている[25,50] 図 III-56．1 つは，44 のアミノ酸残基からなるシグナルペプチドと 17 アミノ酸残基の GPI アンカーモチーフをもち，成熟蛋白のアミノ酸数は 253 となる．もう 1 つは 22 番目のメチオニンが翻訳開始コドンとなる場合で，23 アミノ酸残基のシグナ

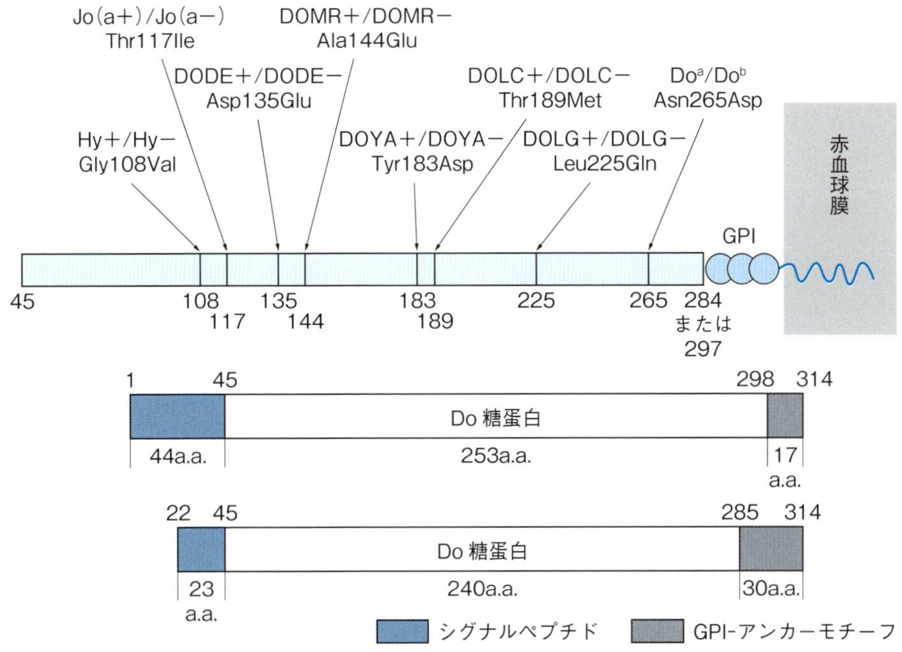

図III-56 Dombrock 糖蛋白と Dombrock 血液型抗原

ルペプチドと30アミノ酸残基のGPIアンカーモチーフをもち，成熟蛋白のアミノ酸数は240となる．Dombrock（ART4）分子は，N結合型糖鎖の結合モチーフが5カ所あり，システイン残基が5カ所（1カ所はシグナルペプチド内）に認められている[49]．*DO*(*ART4*) 遺伝子座は第12染色体の短腕（12p13-p12）に位置している[51]．

Doª/Doᵇの多型は，エキソン2に1塩基置換(793A>G）を認め，Doªでは Asn265，Doᵇでは Asp265 のアミノ酸置換により生じる[52]．*DO*A* および *DO*B* にはアミノ酸置換を伴わない同義置換による一塩基多型（synonymous SNP）をもつアリルや，アミノ酸置換を伴うアリルがいくつか知られており，Dombrock 糖蛋白の発現レベルに影響（増加あるいは減少）することが報告されている[53-57]．Gy(a+ʷ) Hy−では，*DO*B* のエキソン2の1塩基置換(323G>T）による Gly108Val のアミノ酸置換が認められている[58]．Gy(a+)Hy+ʷ Jo(a−）では，エキソン2の1塩基置換（350C>T）による Thr117Ile のアミノ酸置換がある[59] 図III-56，表III-66．Val108とIle117は8個のアミノ酸残基しか離れていないため，Hy および Joªのエピトープにはこの2つのアミノ酸が含まれている可能性がある．このことは，Hy−が Jo(a−)，Jo(a−）が Hy+ʷである根拠の1つと考えられている．なお，Hy−には Val108 に加えて Leu300Val のアミノ酸置換をもつアリルが検出されている[60]．その他の抗原についてもエキソン2にミスセンス変異が認められており，DOYA−，DOMR−，DOLG−，DOLC−，DODE−では，いずれもエキソン2にミスセンス変異があり，それぞ

表III-66 Dombrock血液型抗原の塩基置換とアミノ酸置換

表現型	アリル名 (ISBT)	塩基置換	エキソン	アミノ酸置換
Do (a+) (DO: 1)	*DO*A* (*DO*01*)	793A	2	Asn265
Do (b+) (DO: 2)	*DO*B* (*DO*02*)	793A>G	2	Asn265Asp
Hy-(DO:-4)	*DO*02.-04*	323G>T	2	Gly108Val
Jo(a-) (DO:-5)	*DO*01.-05*	350C>T	2	Thr117Ile
DOYA-(DO:-6)	*DO*01.-06*	547T>G	2	Tyr183Asp
DOMR-(DO:-7)	*DO*02.-07*	431C>A 432C>A	2	Ala144Glu
DOLG-(DO:-8)	*DO*02.-08*	674T>A	2	Leu225Gln
DOLC-(DO:-9)	*DO*01.-09*	566C>T	2	Thr189Met
DODE-(DO:-10)	*DO*01.-10*	405C>A	2	Asp135Glu

表III-67 Gy(a−)(DO:−3)に関与する遺伝子変異

アリル名(ISBT)	塩基置換	エキソン	アミノ酸置換	文献
*DO*01N.01*	442C>T	2	Glu148Ter	60
*DO*01N.02*	343_350del	2	フレームシフト	62
*DO*02N.01*	IVS1-2A>G	2	エキソン2スキップ	59
*DO*02N.02*	IVS1+2T>C	2	エキソン2スキップ	60
*DO*02N.03*	185T>C	2	Phe62Ser	63
*DO*02N.04*	268C>T	2	Gln90Ter	61

れの塩基置換とアミノ酸置換については表III-66を参照されたい．Gy(a−)(DO:−3)の原因となる遺伝子変異については，表III-67に載せた．日本人のGy(a−)4例の*DO*遺伝子はいずれも*DO*B*の1塩基置換268C>Tにより，90番目のアミノ酸Glnが終止コドンとなるナンセンス変異を有している[61]．

ADP-ribosyltransferaseは，蛋白の翻訳後修飾の1つの形であるNAD^+（nicotinamide adenine dinucleotide）中のADP-リボシル基を蛋白へ転移する酵素で，細胞機能調節に何らかの役割を演じていると考えられている．赤血球に酵素活性は確認されておらず，赤血球での役割については明らかにされていない[25]．血清中NAD^+の除去にかかわっている可能性も推定されている[49]．

●文 献

1) Swanson J, Polesky HF, Tippett P, et al. A new blood group antigen, Do^a. Nature. 1965; 206: 313.
2) Molthan L, Crawford MN, Tippett P. Enlargement of the Dombrock blood group system: the finding of anti-Do^b. Vox Sang. 1973; 24: 382-4.
3) Swanson J, Zweber M, Polesky HF. A new public antigenic determinant Gy^a(Gregory). Transfusion. 1967; 7: 304-6.
4) Schmidt PR, Frank S, Baugh M. New to high incidence antigenic determinants (anti-So, anti-El, anti-Hy and anti-Dp). Transfusion. 1967; 7: 386.
5) Moulds JJ, Polesky HF, Reid ME. Observations on the Gy^a and Hy antigens and the antibodies that define them. Transfusion. 1975; 15: 270-4.
6) Jensen L, Scott EP, Marsh WL, et al. Anti-Jo^a: an antibody defining a high-frequency erythrocyte antigen. Transfusion. 1972; 12: 322-4.
7) Laird-Fryer B, Moulds MK, Moulds JJ, et al. Subdivision of the Gy^a−Hy− phenotypes. Transfusion. 1981; 21: 633.
8) Weaver T, Kavitsky D, Carty L, et al. An association between the Jo^a and Hy phenotypes. Transfusion. 1984; 24: 426.
9) Brown D. Reactivity of anti-Jo^a with Hy− red cells. Transfusion. 1985; 25: 462.
10) Spring FA, Reid ME, Nicholson G. Evidence for expression of the Jo^a blood group antigen on the Gy^a/Hy− active glycoprotein. Vox Sang. 1994; 66: 72-7.
11) Spring FA, Reid ME. Evidence that the human blood group antigens Gy^a and Hy are carried on a novel glycosylphosphatidylinositol-linked erythrocyte membrane glycoprotein. Vox Sang. 1991; 60: 53-9.
12) Banks JA, Hemming N, Poole J. Evidence that the Gy^a, Hy and Jo^a antigens belong to the Dombrock blood group system. Vox Sang. 1995; 68: 177-82.
13) Mayer B, Thronton N, Yurek S, et al. New antigen in the Dombrock blood group system, DOYA, ablate expression of Do^a and weakens expression of Hy, Jo^a, and Gy^a antigens. Transfusion. 2010; 50: 1295-302.
14) Costa FPS, Hue-Roye K, Sausais L, et al. Absence of DOMR, a new antigen in the Dombrock blood group system that weakens expression of Do^b, Gy^a, Hy, Jo^a, and DOYA antigens. Transfusion. 2010; 50: 2026-31.
15) Karamatic Crew V, Poole J, Marais I, et al. DOLG, a novel high incidence antigen in the Dombrock blood group system. Vox Sang. 2011; 101: 263.
16) Karamatic Crew V, Thronton N, Bullock T, et al. Serological and molecular characterization of DOLC, a novel high incidence antigen in the Dombrock blood group system. Vox Sang. 2013; 105: 30.
17) Shakarian G, Vegs S, Hue-Roye K, et al. A Dombrock system antibody detects a new high-prevalence antigen, DODE. Transfusion. 2015; 55: 35-6.
18) Nakajima H, Moulds JJ. Do^a (Dombrock) blood group antigen in the Japanese tests on further population and family samples. Vox Sang. 1980; 38: 294-6.
19) Chandanayingyong D, Sasaki TT, Greenwalt TJ. Blood groups of the Thais. Transfusion. 1967; 7: 269-76.
20) Nakajima H, Skradski K, Moulds JJ. Do^a (Dombrock) blood group antigen in the Japanese. Vox Sang. 1979; 36: 103-4.
21) Reid ME. The Dombrock blood group system: a review. Transfusion. 2003; 43: 107-14.
22) Clark MJ, Poole J, Barnes RM, et al. Study of the Gregory blood group in an English family. Vox Sang. 1975; 29: 301-5.

23）伊藤圭一，田中秀則，藤村邦子，他．分娩血から得た抗体を用いて新たに献血者に見いだした Gy(a－）の1例．血液事業．1985; 8: 199-201.

24）永尾暢夫，冨田忠夫，堀　勇二，他．日本人で始めて検出された抗 Do^aの1例と Do(a－b＋）の1家系．日輸血会誌．1983; 29: 402.

25）Lomas-Francis C, Reid ME. The Dombrock blood group system: a review. Immunohematology. 2010; 26: 71-8.

26）Kruskall MS, Greene MJ, Strycharz DM, et al. Acute hemolytic transfusion reaction due to anti-Do^a. Transfusion. 1986; 26: 545.

27）Judd WJ, Steiner EA. Multiple hemolytic transfusion reaction caused by anti-Do^a. Transfusion. 1991; 31: 477-8.

28）Strupp A, Cash K, Uehlinger J. Difficulties in identifying antibodies in the Dombrock blood group system in multiply alloimmunized patients. Transfusion. 1998; 38: 1022-5.

29）Moheng MC, McCarthy V, Pierce SR. Anti-Do^b implicated as the cause of a delayed hemolytic transfusion reaction. Transfusion. 1985; 25: 44-6.

30）Halverson G, Shanahan E, Santiago I, et al. The first reported case of anti-Do^b causing an acute hemolytic transfusion reaction. Vox Sang. 1994; 66: 206-9.

31）Shirey RS, Boyd JS, King KE, et al. Assessment of the clinical significance of anti-Do^b. Transfusion. 1998; 38: 1026-9.

32）Roxby DJ, Paris JM, Stern DA, et al. Pure anti-Do^a stimulated by pregnancy. Vox Sang. 1994; 66: 49-50.

33）Polesky HF, Swanson J, Smith R. Anti-Do^a stimulated by pregnancy. Vox Sang. 1968; 14: 465-6.

34）Okubo Y, Nagao N, Tomita T, et al. The first examples of the Gy(a－), Hy－ phenotype and anti-Gy^a found in Japan. Transfusion. 1986; 26: 214-5.

35）成松昭夫，平川　修，瀬尾たい子，他．Gregory(a－）妊婦の1例．日輸血会誌．1984; 30: 471-3.

36）有近智津代，河瀬正晴，木村　都，他．まれな血液型 Gy(a－）Hy－の1例．血液事業．1984; 7: 369.

37）土田秀明，尾崎悦子，高橋裕子，他．Gy^aを保有した患者の，開心術において自家血及び解凍赤血球を使用した症例．血液事業．1988; 11: 181-2.

38）小原琢巳，川田紀子，遠藤俊彦，他．Gy(a－）型患者への不適合輸血症例について．血液事業．1988; 21: 153.

39）伊波政治，宮国　毅．抗 Gy^a抗体を保有する Gy(a－）の1例．日輸血会誌．2001; 47: 276.

40）木口英子，堀内俊夫，高橋さと子，他．抗 Gy^a抗体に起因した新生児溶血性疾患の一例．日輸血会誌．1999; 45: 26-31.

41）石丸　健，舘岡樹里，大橋　恒，他．遺伝子検査により適合血の輸血を行った抗 Do^a保有患者の1症例．日本輸血細胞治療学会誌．2010; 56: 618-23.

42）中島まゆみ，押田真知子，清川知子，他．抗 Gy^a抗体を保有する Gy(a－）の1例．日本輸血細胞治療学会誌．2005; 51; 248.

43）上村正巳，富樫和枝，笠井恵美子，他．抗 Gy^a保有患者への不適合輸血の1症例．日本輸血細胞治療学会誌．2012; 58: 339.

44）高橋道範，筒井自子，武田　紫，他．抗 Gy^aを保有する Gy(a－）妊婦の1例・第2報: 妊娠中の抗体価と新生児の検査所見．日本輸血細胞治療学会誌．2014; 60: 275.

45）Braschler T, Vokt CA, Hustinx H, et al. Management of a pregnant woman with anti-Holley alloantibody. Transfus Med Hemother. 2015; 42: 129-30.

46）Mak KH, Lin CK, Ford DS, et al. The first example of anti-Gy^a detected in Hong Kong. Immunohematology. 1995; 11: 20-1.

47）Ellisor SS, Reid ME, Avoy DR, et al. Transient anti-Gy^a in an untransfused man: serologic characteristics and cell survival study. Transfusion. 1982; 22: 166-8.

48）Telen MJ, Rosse Wp Parker CJ, et al. Evidence that several high-frequency human blood group antigens reside on phosphatidylinositol-linked erythrocyte membrane proteins. Blood. 1990; 75: 1404-7.

49）Gubin AN, Njoroge JM, Wojda U, et al. Identification of the Dombrock blood group glycoprotein as a polymorphic member of the ADP-ribosyltransferase gene family. Blood. 2000; 96: 2621-7.

50）Reid ME, Lomas-Francis C, Olsson ML. In: The blood group antigen, FactsBook 3rd ed. London: Academic Press; 2012.

51）Grahnert A, Friedrich M, Pfister M, et al. Mono-ADP-ribosyltransferase in human monocytes: regulation by lipopolysaccharide. Biochem J. 2002; 362: 717-23.

52）Rios M, Hue-Roye K, Lee AH, et al. DNA analysis for the Dombrock polymorphism. Transfusion. 2001; 41: 1143-6.

53）Hashimi G, Shariff T, Seul M, et al. A flexible array format for large-scale, rapid blood group DNA typing. Transfusion. 2005; 45: 680-8.

54）Baleotti W Jr, Rios M, Reid ME, et al. Dombrock gene analysis in Brazilian people reveals novel alleles. Vox Sang. 2006; 91: 81-7.

55）Chapel-Fernandes S, Callebaut I, Halverson G, et al. Dombrock genotyping in a native Congolese cohort reveals two novel alleles. Transfusion. 2009; 49: 1661-71.

56）Coulgeans CD, Silvy M, Halverson G, et al. Synonymous nucleotide polymorphism influence Dombrock blood group protein expression in K562 cells. Br J Haematol. 2013; 164: 131-41.

57) Coulgeans CD, Chiaroni J, Bailly P, et al. Sequencing of the ART4 gene in sub-Saharan cohorts reveals ethnic differences and two new *DO* alleles: *DO**B*-Ile5Thr and *DO**B*-Trp266Arg. Transfusion. 2015; 55: 2376-83.

58) Rios M, Hue-Roye K, Oyen R, et al. Insights into the Holly− and Joseph− phenotypes. Transfusion. 2002; 42: 52-8.

59) Rios M, Hue-Roye K, Storry JR, et al. Molecular basis of the Dombrock null phenotype. Transfusion. 2001; 41: 1405-7.

60) Rios M, Story JR, Jue-Roye K, et al. Two new molecular bases for the Dombrock null phenotype. Br J Haematol. 2002; 117: 765-7.

61) Onodera T, Tsuneyama H, Ogasawara K, et al. A novel Do_{null} allele with a c.268C>T (p.Gln90Stop) mutation in Japanese. Vox Sang. 2015; 109: 191-3.

62) Lucien N, Celton JL, Le Pennec PY, et al. A short deletion within the blood group Dombrock locus causing a Do_{null} phenotype. Blood. 2002; 100: 1063-4.

63) Westhoff C, Vega S, Yazdanbakhsh K, et al. A *DO**B* allele encoding an amino acid substitution (Phe62Ser) resulting in a Dombrock null phenotype. Transfusion. 2007; 47: 1356-62.

III-A-13 ▶ Cromer（CROM）血液型，CD59 血液型

1 Cromer 血液型の発見

Cromer 血液型には 19 種類の抗原が属し，2 組の対立関係にある抗原（Tc^{a}/Tc^{b}/Tc^{c}，WES^{a}/WES^{b}）と 14 種類の高頻度抗原（Dr^{a}，Es^{a}，UMC，Cr^{a}，IFC，GUTI，SERF，ZENA，CROV，CRAM，CROZ，CRUE，CRAG，CROK）で構成されている 表 III-68 [1]．

1965 年，黒人女性 Cromer の血清に高頻度抗原に対する抗体が発見された[2]．Cromer 夫人の血清は自己の血球および姉妹の血球と反応しなかった．Cromer 血球と姉妹の血球はともに低頻度抗原の Go^{a}が陽性であったことから，高頻度抗原に対する抗体は Go^{a}に対立する抗 Go^{b}であると考えた．しかし，2 年後に Go^{a}は Rh 血液型に属することが明らかとなり，さらに Cromer 夫人の抗体は Rh$_{null}$血球と反応することから抗 Go^{b} の可能性は否定された．1975 年，Stroup らによって，4 例の高頻度抗原に対する抗体が見つかり，Cromer 夫人の抗体との関係から抗 Cr^{a}として報告された[3]．これらの抗体はいずれも輸血歴あるいは妊娠歴のある黒人に検出されている．1980 年，Laird-Fryer は 2 例の高頻度抗原に対する抗体を黒人女性に検出した．この後さらに 2 例を追加して，抗 Tc^{a}と命名し，Cr(a–) 血球と反応することを報告した[4,5]．この時点では，Cr^{a}と Tc^{a}との関係は不明のままであった．1982 年，Daniels らは，未知の高頻度抗原に対する抗体をもつ日本人の男性患者の血球が抗 Cr^{a}とも抗 Tc^{a}とも反応しないことを見いだした[6]．この日本人血球は Cromer 関連抗原を欠損した Cr$_{null}$型（Inab，CR: –7）と考えられ，表現型を Inab とよんだ．なお，Inab のもつ抗体は Cr(a–) および Tc(a–) 血球とも反応し，後に抗 IFC とよばれることとなる[7]．この後，Inab 血球と反応

表 III-68　Cromer 血液型抗原

抗原名		頻度*	対立抗原	塩基置換†	エキソン	アミノ酸変異†	ドメイン	発見年	文献
ISBT	慣用名								
CROM1	Cr^{a}	○		679G(C)	6	Ala227(Pro)	4	1965	2,25
CROM2	Tc^{a}	○	Tc^{b}, Tc^{c}	155G(T,C)	2	Arg52(Leu, Pro)	1	1980	4,5,25
CROM3	Tc^{b}	△	Tc^{a}, Tc^{c}	155T	2	Leu52(Arg, Pro)	1	1982	25,79,80
CROM4	Tc^{c}	△	Tc^{a}, Tc^{b}	155C	2	Pro52(Arg, Leu)	1	1982	67,81
CROM5	Dr^{a}	○		596C(T)	5	Ser199(Leu)	3	1984	10,55
CROM6	Es^{a}	○		239T(A)	2	Leu80(Asn)	1	1984	13,67
CROM7	IFC	○						1982	6
CROM8	WES^{a}	△	WES^{b}	245G	2	Arg82(Leu)	1	1987	11,67
CROM9	WES^{b}	○	WES^{a}	245T(G)	2	Leu82(Arg)	1	1987	12,67
CROM10	UMC	○		749C(T)	6	Thr250(Met)	4	1989	9,67
CROM11	GUTI	○		719G(A)	6	Arg240(His)	4	2002	8
CROM12	SERF	○		647C(T)	5	Pro216(Leu)	3	2004	15
CROM13	ZENA	○		726T(G)	6	His242(Gln)	4	2007	16
CROM14	CROV	○		466G(A)	3	Gln156(Lys)	2	2007	16
CROM15	CRAM	○		740A(G)	6	Gln247(Arg)	4	2007	16
CROM16	CROZ	○		389G(A)	3	Arg130(His)	2	2010	17
CROM17	CRUE	○		639G(A)	5	Leu217(Trp)	3	2012	18
CROM18	CRAG	○		173A(G)	2	Asp58(Gly)	1	2012	19
CROM19	CROK	○		203G(A)	2	Ser68(Asp)	1	2015	82

*○: 高頻度抗原，△: 低頻度抗原
†: (　) 内は抗原陰性の場合を示し，アミノ酸番号はリーダー配列（34 アミノ酸）を含む

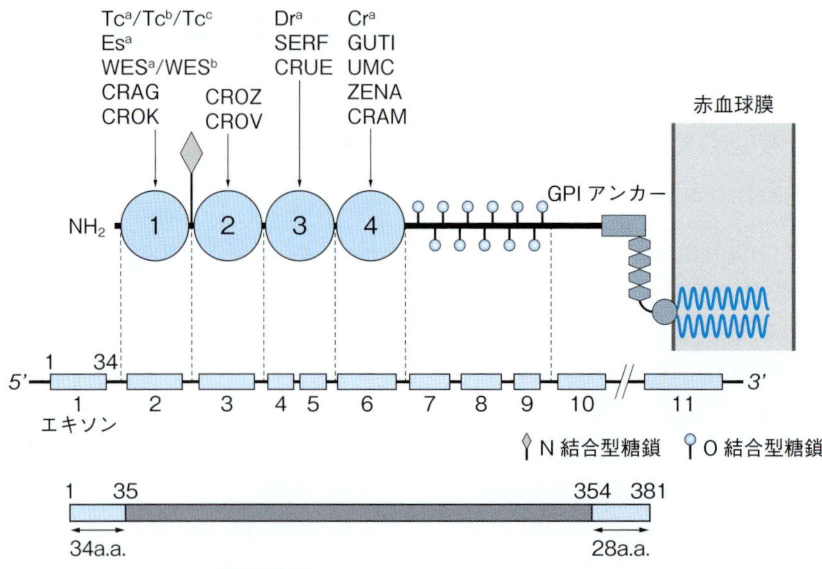

図III-57　DAF 蛋白と Cromer 血液型抗原

しない高頻度抗原に対する抗体が次々と発見され，Dr^a，Es^a，WES^b，UMC，GUTI，SERF，ZENA，CROV，CRAM，CROZ，CRUE，CRAG，CROK が Cromer 血液型として追加されることになった[8-19]．

2 Cromer 血液型の抗原と発作性夜間血色素尿症

1987 年，Spring らは Inab 血球と反応しないマウス由来モノクローナル抗体を作製し，immunoblotting 法で分子量 70,000 の糖蛋白を同定した[20]．まもなく，この糖蛋白は DAF（decay accelerating factor，崩壊促進因子，CD55）であることが明らかにされた[21-23]．Cromer 血液型抗原が DAF 蛋白に存在することは，Dr^a，Es^a，WES^b，UMC，Cr^a，Tc^a，IFC に対する同種抗体を用いた immunoblotting，MAIEA 法（monoclonal antibody-specific immobilization of erythrocyte antigen），組み換え型 DAF による凝集抑制試験などによって確認されている[9,24-27]．

DAF（CD55）は分子量 70,000 で，GPI アンカーとよばれる膜結合部分をもっている．GPI アンカー型蛋白は図III-57 に示すような基本構造をもつ．この種の蛋白は C 末端に共有結合した糖脂質によって膜に結合している．糖脂質には，末端にリン脂質のイノシトールリン酸（ホスファチジルイノシトール，PI）があり，脂肪酸部分が細胞膜へのアンカー（係留）として働く．この PI にグルコサミン，3 つのマンノース，エタノールアミンリン酸が順に結合していることから GPI（glycosyl phosphatidylinositol）とよばれている．こうした蛋白構造をもつ血液型としては Cromer 血液型の他に，CD59 血液型，Yt 血液型（acetylcholinesterase），Dombrock 血液型（mono-ADP-ribosyltransferase family），JMH 血液型（semaphorin family），Emm 抗原が知られている．

発作性夜間血色素尿症（paroxysmal nocturnal hemoglobinuria: PNH）では，造血幹細胞レベルで，すべての血液細胞に GPI アンカー型蛋白が完全に欠損した PNH III 血球，発現が低下した PNH II 血球のクローンが生じ，正常クローンを凌駕して拡大する．GPI アンカー型蛋白の欠損は，X 染色体上の *PIGA* 遺伝子の体細胞突然変異によって起こる[28]．*PIGA* は GPI アンカー生合成の最初のステップである PI のイノシトールへの GlcNAc の付加に関与する．このため，*PIGA* に機能喪失変異が起こったとき，GPI アンカー型蛋白の前駆体蛋白は翻訳されるものの，細胞表面での GPI アンカー型蛋白は欠損する．PNH の異常血球では GPI アンカー型の構造をもつさまざまな蛋白が欠損することが示されている[29]．

*DAF*cDNA は，HeLa 細胞あるいは HL-60 細胞株由来の cDNA ライブラリーから分離された[30,31]．予測されたアミノ酸数は 381 残基（成熟型蛋白として血球膜表面に発現する際，34 のアミノ酸残基からなる N 末端リーダーペプチドと，28 残基の C 末端アミノ酸は取り除かれる）で，SCR（short consensus repeat）とよばれるおよそ 60 のアミノ酸残基からなるドメインの繰り返し構造を 4 つもっている（SCR1-4）図 III-57．それぞれのドメインは 2 つの S-S 結合を有し，高次構造を保持していると考えられている．ドメイン構造の後には，Ser/Thr に富んだ 67 残基のアミノ酸が続き，353 番目の Ser のカルボキシル基に GPI アンカーのエタノールアミンリン酸のアミノ基がアミド結合を介して付加される[32]．図 III-57 のように，Cromer 血液型抗原は SCR1，SCR2，SCR3，SCR4 の各ドメインに存在する．*DAF* 遺伝子は第 1 染色体の長腕（1q32）にあり，長さ 40 kb で，11 個のエキソンよりなる[33]．

Cromer 血液型抗原は α-chymotrypsin や pronase 処理によって抗原が破壊される．これに対して，trypsin，ficin，papain，sialidase では影響を受けない．なお，DTT や AET によって抗原性は減少するが α-chymotrypsin，pronase ほど顕著ではない．Cromer 血液型抗原に対する抗体のほとんどは抗 globulin 法で検出される．

Cromer 関連抗体は一般に臨床的意義はないとされている[34-38]．その一方で，赤血球寿命の短縮や溶血性輸血反応の所見を認める症例も報告されている[36,39-42]．なお，新生児溶血性疾患の症例は報告されていない．DAF は胎盤のトロホブラスト上皮に存在することが知られており，母親由来の抗体は胎盤に吸着され，胎児に移行しにくいのかもしれない[43]．妊娠が経過するに従い，母親血清中の抗体価が減少した症例や，胎盤から抗 Cr^a が解離された症例が報告されている[44-47]．一方，児が Dr(a＋) にもかかわらず，妊娠中に抗体価の変化がみられなかった抗 Dr^a の症例も報告されている[48]．

3 Cromer 血液型の変異型

Cromer 血液型の変異型に関し，わが国では，IFC-(Inab)，Dr(a-)，UMC- が報告されている．ここでは，主にこの表現型について述べる．

1）IFC-（CROM: -7，Inab）

Cromer 血液型抗原のすべてを欠いた IFC- は現在までに 10 例の発端者が知られており，6 例が日本人，2 例がモロッコ人，ユダヤ系アメリカ人とイタリア系アメリカ人がそれぞれ 1 例である[6,40,49-54]．IFC- に関わる DAF（CD55）の遺伝子変異は 4 種類が知られている．遺伝子が解析されている日本人 5 例の内 2 例はナンセンス変異で，エキソン 2 の 1 塩基置換（261G>A）によって Trp87 が終止コドンとなる（*CROM*01N.01*）[50,55]．あとの 2 例はスプライス変異で，エキソン 2 の 3' 末端から 24 bp 上流の 1 塩基置換 263C>A によってスプライス部位の活性化が起こる．その結果，26 bp の欠失が生じてフレームシフトが起こり，Ser88 が終止コドンとなる（*CROM*01N.02*）[49,52]．残りの 1 例はナンセンス変異で，エキソン 4 の 1 塩基置換（508C>T）により Arg170 が終止コドンとなる（*CROM*01N.03*）[56]．日本人以外では，エキソン 3 での 1 塩基の挿入（366_367 ins A）によりフレームシフトが生じ，Glu128 が終止コドンとなる変異が報告されている（*CROM*01 N.04*）[17]．なお，一過性に IFC- となり，血清中に抗 IFC が検出された症例の報告がある[57-59]．

Egan らは，42 種類の血液型関連遺伝子を標的として RNA 干渉による遺伝子サイレンシングと，*ex vivo* で分化させた赤芽球を用いて，CD55 が赤血球侵入型原虫（メロゾイト）の侵入に必須の赤血球レセプターであると報告した[60]．低分子ヘアピン RNA（small hairpin RNA，shRNA）を造血前駆細胞に導入し，赤血球に分化させ，正染性赤芽球の段階で熱帯熱マラリアの原虫である *Plasmodium falciparum* 3D7 株を感染させた．その結果，*CD55* 遺伝子をノックダウンさせた赤芽球には感染しないことが明らかにされた．さらに，CD55 を欠損した Inab（IFC-）赤血球も感染しないことが確認された[60].

2）Dr(a-)（CROM: -5）

Drori（Dr^a，CROM5）抗原が陰性のDr(a-)は8例の発端者が知られており，このうち5例がウズベキスタン系のユダヤ人，2例が日本人，1例がロシア人である[10,44,50,55,61-64]．Dr(a-)血球は，DAFの発現量が正常血球の40％まで減少している[65]．このため，Cromer血液型の高頻度抗原に対する抗体との反応は正常血球とくらべて弱くなる．Dr(a-)の*DAF*遺伝子では，エキソン5に1塩基置換（596C>T）を認め，Ser199Leuのアミノ酸置換を生じる（*CROM*01.-05*）．一方で，この塩基置換は潜在的スプライス部位の活性化をもたらす．その結果，44 bpの塩基が切り出されてしまい，結局フレームシフトにより欠失から6つめのコドンに終止コドンが出現する．このため，Ser199Leuのアミノ酸置換を伴う完全長のmRNAと，44 bpが欠失したmRNAの2種類が生じる．主たるmRNAは44 bpが欠失しており，DAFの発現が減少すると考えられている[50,55,63,65]．また，Dr^a抗原は尿路感染に関与する病原性大腸菌のレセプター機能をもつことが知られている[66]．

3）UMC-（CROM: -10）

UMC-は，今のところ日本人発端者1例と発端者の兄弟1例に発見されているだけである[9]．抗UMCを保有する発端者に輸血歴はなく，3回の妊娠・分娩歴があった．児に新生児溶血性疾患の既往はなかった．発端者の血清を用いて45,610例の献血者を検査したが，UMC-は検出されていない．UMC-では，エキソン6でのミスセンス変異（749C>T）によるアミノ酸置換（Thr250Met）が認められている[67]．

4 補体制御蛋白としてのDAF

補体系には多くの血漿蛋白が関与し，これら蛋白が次々に分解されてカスケード反応が起こる．補体系の活性化経路は古典経路と二次経路があり，活性化に伴いC3転換酵素（古典経路ではC4b2a，二次経路ではC3bBb）を形成しC3を分解する．引き続いてC5転換酵素が生成され，C5bにC6〜C9が次々に結合しC5b-9複合体を形成する．この複合体は補体活性化の最終産物で，膜に穴をあけるので膜侵襲複合体ともよばれている．この穴から水やイオンが流入し，赤血球では溶血に至る．しかし，一般に補体にさらされる自己の細胞を保護する補体制御蛋白を膜表面にもっているため，感染などに伴い補体が活性化されても補体の攻撃から保護されている．細菌などの微生物はこうした補体制御因子を備えていないので膜障害が起こりやすい．このような補体制御蛋白としてDAFやCD59が重要な役割をはたしている．DAFはC3転換酵素とC5転換酵素の生成を抑制すると共に崩壊も促進することにより，一方のCD59はC5b-8複合体のC8に結合してC9の取り込みを阻害することによって，細胞障害を防いでいる．つまり，2重に補体の攻撃から保護されていることになる．PNHの赤血球は，DAFとCD59の両者を欠損しており，補体感受性が亢進している．Inab血球は先天的なDAF単独欠損型であり，赤血球でのDAFの機能を知るうえで貴重な症例となった．Inab型の個体は，臨床的な血管内溶血を起こさない[6,68,69]．一方，先天的にCD59が単独に欠損している症例では，補体の活性化が溶血につながりPNHに類似した症状を示すことが報告された[70-75]．このことから，赤血球の補体性溶血に対する保護にはCD59が第一義的に重要であり，DAFは補助的な役割をはたしていることが明らかになった．

5 CD59血液型

2014年，同種抗体として初めて抗CD59を保有するCD59単独欠損のトルコ人の女児（5歳）の症例が報告された[73]．血清中の抗CD59は，検査したパネル血球すべてと同程度の強さの反応がみられ，papain処理血球を用いた間接抗globulin法による抗体価は2倍と弱く，DTT処理した血球とは反応しなかった．患者が1歳半での初診時にはすでに抗体を保有しており，抗体産生の原因については不明であ

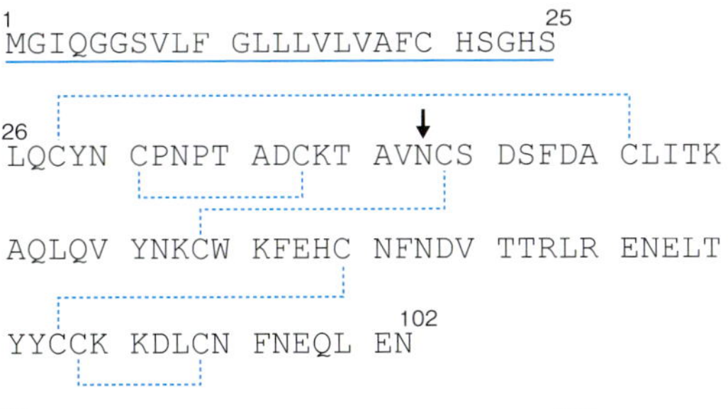

103
GGTSLSEKTV LLLVTPFLAA AWSLHP
128

下線部は成熟蛋白では取り除かれる

↓ N 結合型糖鎖

…… S-S 結合

図Ⅲ-58　CD59 のアミノ酸配列

る．患者は複数回の輸血を受けているが，目立った副反応はなく，抗体の大幅な上昇もみられなかった．同種抗体としての抗 CD59 が発見されたことから，ISBT は CD59 血液型として 35 番目の血液型系列に組み入れ，抗原名を CD59.1 と命名した[76]．表現型は，抗原が陽性であれば CD59.1: 1（または CD59.1＋），陰性であれば CD59.1: -1（または CD59.1-）と表記し，CD59.1 をコードする遺伝子の表記は *CD59*01* である．

CD59 遺伝子は第 11 染色体の短腕（11p13）にあり，6 個のエキソンよりなる．CD59 は分子量が 18,000〜20,000 で，大きな N 型糖鎖を 1 つと複数の O 型糖鎖を保有する糖蛋白で GPI アンカー型の構造をもつ．前駆体のアミノ酸数は 128 残基で，シグナル配列の 25 のアミノ酸残基と C 末端アミノ酸の 26 残基は取り除かれ，膜表面に発現する成熟型蛋白は 77 のアミノ酸残基からなる 図Ⅲ-58．分子内の 5 カ所にジスルフィド結合（S-S 結合）をもち，このジスルフィド結合による立体構造が機能および抗原性に重要である．なお，赤血球 1 個あたりの CD59 分子数は 20,000〜40,000 と推定されている[77]．

CD59 単独欠損は稀であり，7 症例が報告されているにすぎない．CD59 単独欠損での *CD59* 遺伝子変異は 3 種類が知られている．日本人の 1 症例では，123delC（Val42Serfs*38）と 361delG（Ala121Glnfs）の 2 カ所に 1 塩基欠失が認められた（*CD59*01N.02*）[71]．北アフリカ系ユダヤ人の血縁関係のない 4 家系 5 名には，エキソン 3 のミスセンス変異 266G>A によるアミノ酸置換 Cys89Tyr（*CD59*01N.03*），そしてトルコ人の 1 症例には 146delA（Asp49Valfs*31）の 1 塩基欠失が認められている（*CD59*01N.01*）[74,75]．なお，モノクローナル抗 CD59 を用いて日本人健常者 380,200 例の赤血球を検査したが，CD59 陰性血球は 1 例も検出されていない[78]．

●文　献

1) Daniels GL. In: Human blood groups. 3rd ed. Oxford: Wiley-Blackwell; 2013.
2) McCormick EE, Francis BJ, Gelb AB. A new antibody apparently defining an allele of Go^a [Abstract]. 18th Ann Mtg Am Ass blood Banks 1984.
3) Stroup M, McCreary J. Cr^a, another high frequency blood group factor. Transfusion. 1975; 15: 522.
4) Laid-Fryer B, Dukes C, Walker EM, et al. Tc^a: A new high-incidence blood group factor. Transfusion. 1980; 20: 631.
5) Laird-Fryer B, Dukes CV, Lawson J, et al. Tc^a: a high-frequency blood group antigen. Transfusion. 1983; 23: 124-7.
6) Daniels GL, Tohyama H, Uchikawa M. A possible null phenotype in the Cromer blood group complex. Transfusion. 1982; 22: 362-3.
7) Daniels GL. Cromer -related antigens; blood group determinants on decay-accelerating factor. Vox Sang. 1989; 56: 205-11.
8) Storry JR, Sausais L, Hue-Roye K, et al. GUTI: A new antigen in the Cromer blood group system. Transfusion. 2003; 43: 340-44.
9) Daniels GL, Okubo Y, Yamaguchi H, et al. UMC, another Cromer-related blood group antigen. Transfusion. 1989; 29: 794-7.
10) Levene C, Harel N, Lavie G, et al. A 'new' phenotype confirming a relationship between Cr^a and Tc^a. Transfusion. 1984; 24: 13-5.
11) Sistonen P, Nevanlinna HR, Virtaranta K, et al. WES, a new infrequent blood group antigen in Finns. Vox Sang. 1987; 52: 111-4.
12) Daniels GL, Green CA, Darr FW, et al. A new Cromer-related high frequency antigen probably antithetical to WES. Vox Sang. 1987; 53: 235-8.
13) Tregellas WM. Description of a new blood group antigen, Es^a. 18th Congr Int Soc Blood Transfus, 1984: 163.
14) Reid ME, Marfoe RA, Mueller AL, et al. A second example of anti-Es^a, an antibody to a high incidence

Cromer antigen. Immunohematology. 1996; 12: 112–4.
15) Banks J Poole J, Ahrens N, et al. SERF: a new antigen in the Cromer blood group system. Transfusion Med. 2004; 14: 313–18.
16) Hue-Roye K, Lomas-Francis C, Belaygorod L, et al. Three new high-prevalence antigens in the Cromer blood group system. Transfusion. 2007; 47: 1621–29.
17) Kramatic Crew V, Poole J, Thornton N, et al. Two unusual cases within the Cromer blood group system: (i) novel high incidence antigen CROZ and (ii) a novel molecular basis of Inab phenotype. Transfus Med. 2010; 20: 12.
18) Karamatic Crew V, Poole J, Mathlouhi R, et al. A novel Cromer blood group system antigen, CRUE, arising from two heterozygous DAF mutations in one individual with the corresponding anti-CRUE. Vox Sang. 2012; 103: 56.
19) Lomas-Francis C, Fuchisawa A, Hamilton J, et al. CRAG: a new high-prevalence antigen in the Cromer blood group system. Vox Sang. 2012; 103: 211–12.
20) Spring FA, Judson PA, Daniels GL, et al. A human cell-surface glycoprotein that carries Cromer-related blood group antigens on erythrocytes and is also expressed on leucocytes and platelets. Immunology. 1987; 62: 307–13.
21) Telen MJ, Hall SE, Green AM, et al. Identification of human erythrocyte blood group antigens on decay accelerating factor (DAF) and an erythrocyte phenotype negative for DAF. J Exp Med. 1988; 167: 93–8.
22) Parsons SF, Spring FA, Merry AH, et al. Evidence that Cromer-related blood group antigens are carried on decay accelerating factor (DAF) suggests that the Inab phebnotype is a novel form of DAF deficiency. 20th Congr Int Soc Blood Transfus. 1988: 116.
23) Tate CG, Uchikawa M, Tanner MJ, et al. Studies on the defect which causes absence of decay accelerating factor (DAF) from the peripheral blood cells of an individual with the Inab phenotype. Biochem J. 1989; 261: 489–93.
24) Petty AC, Daniels GL, Anstee DJ, et al. Use of the MAIEA technique to confirm the relationship between the Cromer antigens and decay-accelerating factor and to assign provisionally antigens to the short-consensus repeats. Vox Sang. 1993; 65: 309–15.
25) Telen MJ, Rao N, Udani M, et al. Molecular mapping of the Cromer blood group Cr^a and Tc^a epitopes of decay accelerating factor: toward the use of recombinant antigens in immunohematology. Blood. 1994; 84: 3205–11.
26) Telen MJ, Rao N, Lublin DM. Location of WES^b on decay-accelerating factor. Transfusion. 1995; 35: 278.
27) Daniels GL, Green CA, Powell RM, et al. Hemagglutination-inhitition of Cromer blood group antibodies with soluble recombinant decay-accelerating factor. Transfusion. 1998; 38: 332–6.
28) Takeda J, Miyata T, Kawagoe K, et al. Deficiency of the GPI anchor caused by a somatic mutation of the PIG-A gene in paroxysmal nocturnal hemoglobinuria. Cell. 1993: 73: 703–11.
29) 木下タロウ．グリコシルホスファチジルイノシトール（GPI）アンカー型タンパク質の生化学．生化学．2014: 86: 626–36.
30) Caras IW, Davitx MA, Rhee L, et al. Cloning of decay accelerating factor suggests novel use of splicing to generate two proteins. Nature. 1987; 325: 545–9.
31) Medof ME, Lublin DM, Holers VM, et al. Cloning and characterization of cDNAs encoding the complete sequence of decay-accelerating factor of human complement. Proc Natl Acad Sci USA. 1987; 84: 2007–11.
32) Lukacik P, Roversi P, White J, et al. Complement regulation at the molecular level: structure of decay-accelerating factor. Proc Natl Acad Sci USA. 2004; 101: 1279–84.
33) Post TW, Arce MA, Liszewski MK, et al. Structure of the gene for human complement protein decay accelerating factor. J Immunol. 1990; 144: 740–4.
34) Ross DG, McCall L. Transfusion signification of anti-Cr^a. Transfusion. 1985; 25: 84.
35) Whitsett CF, Oxendine SM. Survival studies with another example of anti-Cr^a. Transfusion. 1991; 31: 782–3.
36) Byrne PC, Eckrich RJ, Malamut DC, et al. Use of the monocyte monolayer assay (MMA) to predict the clinical significance of anti-Cr^a. Transfusion. 1992; 32: 23S.
37) Chapman RL, Hare V, Oglesby BL. Successful repeated transfusions of Cr(a+) blood to a patient with anti-Cr^a. Transfusion. 1992; 32: 23.
38) Hoffer J, Zurbito F, Reid ME, et al. Laboratory assessment of in vivo survival of crossmatch incompatible blood in a patient with anti-Tc^a. Transfusion. 1994; 34: 20S.
39) Kowalski MA, Pierce SR, Edwards RL, et al. Hemolytic transfusion reaction due to anti-Tc^a. Transfusion. 1999; 39: 948–50.
40) Walthers L, Salem M, Tessel J, et al. The Inab phenotype: another example found. Transfusion. 1983; 23: 423.
41) Mcswain B, Robins C. A clinically significant anti-Cr^a. Transfusion. 1988; 28: 289–90.

JCOPY 498-01913

42) Garratty G, Nance SJ. Correlation between in vivo hemolysis and amount of red cell-bound IgG measured by flow cytometry. Transfusion. 1990; 30: 617-21.

43) Holmes CH, Simpson KL, Wainwright SD, et al. Preferential expression of the complement regulator protein decay accelerating factor at the feto-maternal interface during pregnancy. J Immunol. 1990; 144: 3099-105.

44) Reid ME, Chandrasekaran V, Sausais L, et al. Disappearance of antibodies to Cromer blood group system antigens during mid pregnancy. Vox Sang. 1996; 71: 48-50.

45) Weber SL, Bryant BJ, Indrikova AJ, et al. Sequestration of anti-Cr[a] in the placenta: serologic demonstration by placental elution. Transfusion. 2007; 45: 1327-30.

46) Poole J, Banks J, Chatfield C, et al. Disappearence of the Cromer antibody anti-WES[b] during pregnancy. Transfus Med. 1998; 8: 16.

47) Sacks DA, Garratty G. Isoimmunization to Cromer antigen in pregnancy. Am J Obstet Gynecol. 1989; 161: 928-9.

48) Rahimi-Levene N, Kornberg A, Siegel G, et al. Persistent anti-Dr[a] in two pregnancies. Immunohematology. 2005; 21: 126-28.

49) Wang L, Uchikawa M, Tsuneyama H, et al. Molecular cloning and characterization of decay-accelerating factor deficiency in Cromer blood group Inab phenotype. Blood. 1998; 91: 680-4.

50) Daniels GL, Green CA, Mallinson G, et al. Decay-accelerating factor (CD55) deficiency in Japanese. Transfus Med. 1998; 8: 141-7.

51) Lin RC, Herman J, Henry L, et al. A family showing inheritance of the Inab phenotype. Transfusion. 1988; 28: 479-8.

52) 常山初江，古俣　妙，小笠原健一，他．まれな血液型 Cr_{null} の一家系．日輸血会誌．2003; 49: 278.

53) Hubeek I, Folman CC, Akker D, et al. Case: the Inab phenotype and IFC antibodies: serological findings and transfusion policy. Vox Sang. 2011; 101: 249-50.

54) 高橋順子，屋嘉比静子，山根誠久，他．抗 IFC を保有した Inab phenotype (IFC-) と考えられる一例．日本細胞輸血治療学会誌．2008; 54: 258.

55) Lublin DM, Mallinson G, Poole J, et al. Molecular basis of reduced or absent expression of decay-accelerating factor in Cromer blood group phenotypes. Blood. 1994; 84: 1276-82.

56) Hue-Rove K, Powell VI, Patel G, et al. Novel molecular basis of an Inab phenotype. Immunohematology. 2005; 21: 53-5.

57) Matthes T, Tullen E, Poole J, et al. Acquired and transient RBC CD55 deficiency (Inab phenotype) and anti-IFC. Transfusion. 2002; 42: 1448-57.

58) Banks J, Poole J, Prowse C, et al. Transient loss of Cromer antigens and anti-IFC in a patient with chronic lymphatic leukemia. Vox Sang. 2004; 87: 37-8.

59) Yazer MH, Judd WJ, Davenport RD, et al. Case report and literature review: transient Inab phenotype and an agglutinating anti-IFC in a patient with gastrointestinal problem. Transfusion. 2006; 46: 1537-42.

60) Egan ES, Jiang RHY, Moechtar MA, et al. A forward genetic screen identifies erythrocyte CD55 as essential for *Plasmodium falciparum* invasion. Science. 2015; 348: 711-14.

61) Levene C, Harel N, Kende G, et al. A second Dr(a-) proposita with anti-Dr[a] and a family with Dr(a-) in two generations. Transfusion. 1987; 27: 64-5.

62) Nakache R, Levene C, Sela R, et al. Dr[a] (Cromer-related blood group antigen)-incompatible renal transplantation. Vox Sang. 1998; 74: 106-8.

63) Uchikawa M, Tsuneyama H, Wang L, et al. Rare Cromer blood group phenotypes detected in Japanese. 24th congr Int Soc Blood Transfus. 1996: 143.

64) Rahimi-Levene, Kornberg A, Siegel G, et al. Persistent anti-Dr[a] in two pregnancies. Immunohematology. 2005; 21: 126-8.

65) Lublin DM, Thompson ES, Green AM, et al. Dr(a-) polymorphism of decay accelerating factor: biochemical, functional, and molecular characterization and production of allele-specific transfectants. J Clin Invest. 1991; 87: 1945-52.

66) Hasan PJ, Pawelcczyk E, Urvil PT. Structure-function of decay-accelerating factor: Identification of residues important for binding of the *Eschrichia coli* Dr adhesion and complement regulation. Infect Immun. 2002; 70: 4485-93.

67) Lublin DM, Kompelli S, Storry JR, et al. Molecular basis of Cromer blood group antigens. Transfusion. 2000; 40: 208-13.

68) Telen MJ, Green AM. The Inab phenotype: characterization of the membrane protein and complement regulatory defect. Blood. 1989; 74: 437-41.

69) Merry AH, Rawlinson VI, Uchikawa M, et al. Studies on the sensitivity to complement-mediated lysis of erythrocytes (Inab phenotype) with a deficiency of DAF (decay accelerating factor). Br J Haematol. 1989; 73: 248-53.

70) Yamashina M, Ueda E, Kinoshita T, et al. Inherited complete deficiency of 20-kilodalton homologous

restriction factor (CD59) as a cause of paroxysmal nocturnal hemoglobinuria. N Engl J Med. 1990; 323: 1184-9.

71) Motoyama N, Okada N, Yamashina M, et al. Paroxysmal nocturnal hemoglobinuria due to hereditary nucleotide deletion in the HRF20 (CD59) gene. Eur J Immunol. 1992; 22: 2669-73.

72) Shichishima T, Saitoh Y, Terasawa T, et al. Complement sensitivity of erythrocytes in a patient with inherited complete deficiency of CD59 or with the Inab phenotype. Br J Haematol. 1999; 104: 303-6.

73) Anliker M, von Zabern I, Hochsmann B, et al. A new blood group antigen is defined by anti-CD59, detected in a CD59-deficient patient. Transfusion. 2014; 54: 1817-22.

74) Hochsmann B, Dohna-Dchwake C, Kyrieleis HA, et al. Targeted therapy with eculizumab for inherited CD59 deficiency. N Engl J Med. 2014; 370: 90-2.

75) Nevo Y, Ben-Zeev B, Tabib A, et al. CD59 deficiency is associated with chronic hemolysis and childhood relapsing immune-mediated polyneuropathy. Blood. 2013; 121: 129-35.

76) Storry JR, Castilho L, Chen Q, et al. International society of blood transfusion working party on red cell immunogenetics and terminology: report of the Seoul and London meetings. ISBT Science Series. 2016; 11: 118-22.

77) Fletcher A, Bryant JA, Gardner B, et al. New monoclonal antibodies in CD59: use for the analysis of peripheral blood cells from paroxysmal nocturnal hemoglobinuria (PNH) patients and for the quantitation of CD59 on normal and decay accelerating factor (DAF)-deficient erythrocytes. Immunology. 1992; 75: 507-12.

78) 豊田智津，海透沙綾佳，鈴木由美，他．CD59 (HRF) に対するマウスモノクローナル抗体の性状について．日本輸血細胞治療学会誌．2015; 61: 367

79) Block U, Lacey P, Moulds J, et al. Anti-Tc[b]: An antibody that defining a low incidence antigen allelic to Tc[a]. Transfusion. 1982; 22: 413.

80) Lacey PA, Block UT, Laird-Fryer BJ, et al. Anti-Tc[b], an antibody that defines a red cell antigen antithetical to Tc[a]. Transfusion. 1985; 25: 373-6.

81) Law J, Judge A, Covert P, et al. A new low-frequency factor proposed to be the product of an allele to Tc[a]. Transfusion. 1982: 22: 413.

82) Hyland A, Schoeman E, McGrath K, et al. Investigation of a patient with a pan-reactive red cell antibody inhibited by soluble CD55: MPS reveals a homozygous novel Cromer blood group allele. Vox Sang. 2015; 109: 75.

Ⅲ-A-14 Xg 血液型

1 Xg 血液型の発見

Xg 血液型は，Xg^a（XG1）と CD99（XG2）の 2 種類の抗原で構成されている．

1962 年に，Man らが頻回に輸血を受けた患者（Mr. And）に抗 Xg^aをみつけた[1]．この抗体と反応する Xg^a抗原（XG1）は従来の血液型抗原とは少し様子が異なっていた．つまり，Xg(a+) と Xg(a−) の頻度が男性と女性とでは明らかに違っていた．家系調査から，Xg^aは X 染色体に連鎖していることが明らかにされた．Xg^aの名称は，X 染色体の X と，Mr. And が治療を受けていた地名である Grand Rapids（ミシガン州，USA）の頭文字 G に由来する．Xg^aの対立抗原は発見されていないため，Xg(a−) のアリルは *Xg* と表記する．なお，ISBT の遺伝子表記法では Xg^a は *XG*01*（*XG*A*），*Xg* は *XG*0* である．女性（XX）は *XG*A* または *XG*0* のホモ接合（*XG*A/A*，*XG*0/0*）か，ヘテロ接合（*XG*A/0*）である．一方，男性（XY）では Xg^a または *Xg* のヘミ接合（*XG*A*，*XG*0*）のみとなる．*XG*A/A*，*XG*A/0*，*XG*A* の表現型は Xg(a+)，*XG*0/0*，*XG*0* であれば表現型は Xg(a−) となる 表III-69．

1981 年に Goodfellow らは，X と Y の両染色体にある *CD99* 遺伝子産物の CD99（MIC2，12E7）に対するマウス由来モノクローナル抗体と赤血球との反応パターンが，Xg^aに関連していることを見いだした[2]．*CD99* と *XG* 遺伝子座は染色体上で密に連鎖している．1995 年，CD99 を欠損し，おそらく妊娠により血清中に抗 CD99 をもつ日本人 2 例が見つかり，CD99 は XG2 として Xg 血液型に組み入れられた[3]．

表III-69 Xg 血液型

表現型	性	遺伝子型	頻度	
			日本人*	白人
Xg(a+)	♂	*XG*A*	69.4	65.6
	♀	*XG*A/A*，*XG*A/0*	88.8	88.7
Xg(a−)	♂	*XG*0*	30.6	34.4
	♀	*XG*0/0*	11.2	11.3

*: 文献 25）より
遺伝子頻度: *XG*A*=0.681，*XG*0*=0.319

2 Xg^a抗原，CD99 抗原と抗体

Xg^aの抗原性はさほど高くなく，抗体が検出される件数はあまり多くない．抗 Xg^aは自然抗体と考えられるものが多く，献血者に検出された 22 例の抗 Xg^a保有者はみな，輸血歴のない男性であった[4]．また，香港で検出された抗 Xg^a 保有者 17 例のうち 15 例も男性であった[5]．大半の抗 Xg^aは抗 globulin 法で検出され，女性のホモ接合および男性のヘミ接合 Xg(a+) 血球は同程度の反応性を示すが，女性のヘテロ接合 Xg(a+) 血球の反応性は少し弱い傾向にある．また，女性のヘテロ接合 Xg(a+) 血球の 5〜10% は Xg^aの発現がかなり減少しており，抗 Xg^aとの反応が非常に弱い[6]．Xg^a抗原は，trypsin，α-chymotrypsin，ficin，bromelin，papain，pronase で破壊されるが，sialidase，0.2MDTT には影響されない[7]．また，Xg^a抗原は臍帯血球に発現しているが，成人血球にくらべるとその反応性は弱い[8]．抗 Xg^aによる新生児溶血性疾患の報告はなく，また軽微の発熱などがみられるものの，溶血性輸血反応の原因にならないとされている[9-11]．

抗 Xg^aを用いた immunoblotting で分子量 22,500-28,000 のやや幅広いバンドが検出され，sialidase 処理により分子量が減少することなどから，Xg^aはシアロ糖蛋白であると推定されている[12]．血球 1 個あたりの Xg^a抗原数は 9,000 と推定されているが，159 とする報告もある[13,14]．

XG および *CD99*（*MIC2*）遺伝子は，それぞれ 10 個のエキソンからなり，エキソン 1 はリーダー配列をコードしている[15-17]．*XG* 遺伝子解析から，Xg 糖蛋白は 180 のアミノ酸残基からなり（21 残基のアミノ酸からなるシグナルペプチドを含む），N 末端が

細胞外にあり，約20のアミノ酸残基の膜貫通領域をもつⅠ型膜蛋白であると推測されている[15]．Xg(a+）とXg(a−）のコード領域の塩基配列に違いはみられておらず，遺伝子レベルでの詳細はいまだ明らかにされていない．また，Xg^{a}のN末端領域の14のアミノ酸残基からなるペプチドで免疫した抗体でXg(a−）血球は反応しないことから，Xg(a−)ではXg糖蛋白そのものが発現していないと考えられている[18]．さらに，Xg(a−）のmRNA量はXg(a+）にくらべてかなり低いことが報告されている[16]．Xg(a−)の原因は単純なアミノ酸置換によるものではなく，転写過程にあるのかもしれない．

CD99は，Xg^{a}ときわめて類似したシアロ糖蛋白で同じⅠ型膜蛋白の構造をとる．分子量32,000で，186のアミノ酸残基（22残基のアミノ酸からなるシグナルペプチドを含む）からなり，およそ100残基のアミノ酸が細胞外領域にある[19,20]．また，protease処理でCD99エピトープは消失するが，sialidase，0.2MDTTには影響を受けない[3,21]．CD99を完全に欠損した個体が産生した同種抗体の抗CD99は抗globulin法でのみ反応し，protease処理血球による抗globulin法は陰性である[3]．CD99の抗原数は血球1個あたり200〜2,000と推定されている[13]．

高頻度抗原であるCD99(XG2)が欠損したCD99−は，日本人3例（この内，同胞が2例），白人4例が報告されているにすぎない．いずれも血清中に抗CD99を保有している．白人でみつかったCD99−の4例については*CD99*遺伝子のエキソン3からエキソン7までの欠損，エキソン4からエキソン8までの欠損，エキソン2からエキソン8までの欠損の3種類が報告されている[21]．抗CD99の臨床的意義については，明らかにされていない．

3 CD99(MIC2)の量的多型性とXg^a

X染色体には重要な遺伝子が多数存在するが，逆にY染色体ではほとんどの領域が遺伝学的に不活性で機能をもつ遺伝子はわずかしかない．そのいくつかはX染色体にある遺伝子と高い相同性がある．XとY染色体は男性の減数分裂中に対を形成し，配列の交換が起こる．交換が起こる領域に関しては，XとY染色体にほぼ同じ遺伝子がならんでいるため交換の影響がなく，擬似常染色体領域（pseudoautosomal region: PAR）とよばれている．擬似常染色体領域は2カ所存在する．1つはXとYの短腕先端の2.6 Mbpにわたってあり，複数の遺伝子が含まれている(PAR1)．もう1つはXとYの長腕先端の320 kbpにわたって存在する（PAR2)．PAR1領域の特徴は，組換え頻度が高いことである[22]．この擬似常染色体領域（PAR1）と性特異領域との境界が，*XG*遺伝子内に位置づけられた 図Ⅲ-59 [15]．X染色体の*XG*遺伝子はこの境界で途切れ，エキソン1からエキソン3までは擬似常染色体領域(PAR1)にあり，エキソン4からエキソン10はX染色体特異領域に存在する．一方，Y染色体では，*XG*のエキソン1から3のみが擬似染色体領域にある．*CD99*(*MIC2*)も擬似常染色体領域にあり，*XG*遺伝子座の5' 側上流に近接して存在する 図Ⅲ-59．雄決定遺伝子*SRY*(sex determining region on the Y）は，Y染色体のこの境界からわずか5 kbほどしか離れていない[16]．擬似常染色体領域にある遺伝子はX染色体不活性化（ライオニゼーション）の支配を受けないことが知られている（Kx血液型を参照)[23]．*XG*（Xp22.3)と*CD99*（Xp22.3，Yp11.2）はともに不活性化から免れており，あたかも常染色体遺伝のようにふるまう．

抗CD99を用いて赤血球を検査すると，CD99の発現が強い血球（CD99高発現）をもつ個体と，弱い血球（CD99低発現）をもつ個体に分けることができる．男女を問わずXg(a+)血球はすべてCD99高発現，Xg(a−）女性はすべてCD99低発現である．しかし，Xg(a−)男性の68%がCD99高発現，32%がCD99低発現であることが判明し，*XG*との関係が示唆された[2]．Goodfellowらは，血球のXg^{a}およびCD99抗原の両者の発現を制御している*XGR*遺伝子（XGR^{high}とXGR^{low}）の存在を想定した 図Ⅲ-59 [24]．つまり，*XGR*は同一X染色体上の*XG*と*CD99*，Y染色体では*CD99*のみの発現を制御する．*XGR*のアリルXGR^{high}は，Xg^{a}およびCD99抗原の発現を促す．これに対して，アリルXGR^{low}はXg^{a}およびCD99抗原の発現を抑制する．

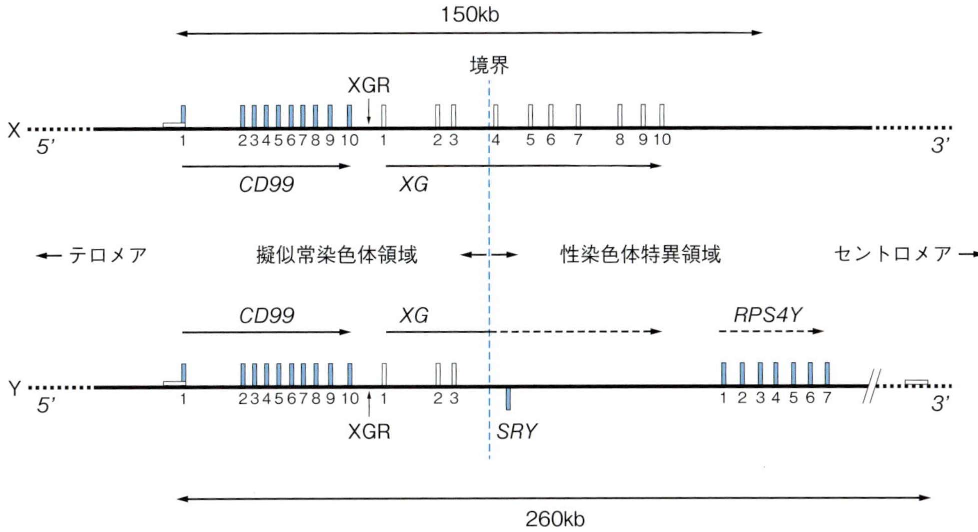

図III-59 擬似常染色体領域の境界と *XG*, *CD99* (*MIC2*) 遺伝子

表III-70 *XGR* アリル (*XGR*^{high}, *XGR*^{low}) による赤血球 Xg^a および CD99 の関係

	XGR		赤血球	
	X	X	Xg^a	CD99
女性	high	high	+	高*
	high	low	+	高
	low	low	−	低**

	XGR		赤血球		頻度 (%)	
	X	Y	Xg^a	CD99	日本人	白人
男性	high	high	+	高		
	high	low	+	高		
	low	high	−	高	73	63
	low	low	−	低	27	32

*高: CD99 高発現　**低: CD99 低発現

したがって, Xg(a+) 個体はどちらか一方の X 染色体が *XGR*^{high} をもてば, Xg(a+) で CD99 高発現となる. 一方, Xg(a−) 女性では 2 つの X 染色体に *XGR*^{low} をもつことになり, Xg(a−) で CD99 低発現となる. Xg(a−) 男性では, Y 染色体に *XGR*^{high} が存在すれば CD99 高発現, *XGR*^{low} が存在すれば CD99 低発現となる **表III-70**. なお, 日本人の Xg(a−) 男性 289 名の血球を調べた結果では, CD99 高発現が 73%, CD99 低発現が 27% である[3].

●文　献

1) Mann JD, Cahan A, Gelb AG, et al. A sex-linked blood group. Lancet. 1962; i: 8–10.
2) Goodfellow PN, Tippett P. A human quantitative polymorphism related to Xg blood groups. Nature. 1981; 289: 404–5.
3) Uchikawa M, Tsuneyama H, Tadokoro K, et al. An alloantibody to 12E7 antigen detected in 2 healthy donors. Transfusion. 1995; 35: 23S.
4) 矢部隆一, 相川光雄, 貞松美由紀, 他. 不規則抗体を保有する献血者の解析. 血液事業. 2001; 24: 318.
5) Mak KH, Chua KM, Leong S, et al. On the incidence of Xg^a and anti-Xg^a in Hong Kong Chinese. Transfusion. 1993; 33: 443–4.
6) Race RR, Sanger R. In: Blood groups in Man, 6th ed. Oxford: Blackwell Scientific; 1975.
7) Habibi B, Tippett P, Lebesnerais M, et al. Protease inactivation of the red cell antigen Xg^a. Vox Sang. 1979; 36: 367–8.
8) Touvabeb P, Hirvonen T. Fetal development of red cell antigens K, k, Lu^a, Lu^b, Fy^a, Fy^b, Vel and Xg^a. Scand J Haematol. 1969; 6: 49–55.
9) Azar PM, Saji H, Yamanaka R, et al. Anti-Xg^a suspected of causing a transfusion reaction. Transfusion. 1982; 22: 340–1.
10) Cook IA, Polley MJ, Mollison PL. A second example of anti-Xg^a. Lancet. 1963; i: 857–9.
11) Sausais L, Krevans JR, Townes AS. Characteristics of a third example of anti-Xg^a [Abstract]. Transfusion. 1964; 4: 312.

12) Herron R, Smith GA. Identification and immunochemical characterization of the human erythrocyte membrane glycoproteins that carry the Xg[a] antigen. Biochem J. 1989; 262: 269-71.
13) Fouchet C, Gane P, Cartron JP, et al. Quantitative analysis of XG blood group and CD99 antigens on human red cells. Immunogenetics. 2000; 51: 688-94.
14) Szabo P, Campana T, Siniscalo M. Radioimmune assay for the Xg[a] surface antigen at the individual red cell level. Biochem Biophys Res Commun. 1977; 78: 655-62.
15) Ellis NA, Ye T-Z, Patton S, et al. Cloning of PDBX, an *MIC2*-related gene that spans the pseudoautosomal boundary on Xp. Nat Genet. 1994; 6: 394-9.
16) Tippett P, Ellis N. The Xg blood group system: a review. Transfus Med Rev. 1998; 12: 233-57.
17) Smith MJ, Goodfellow PJ, Goodfellow PN. The genomic organization of the human autosomal gene *MIC2* and the detection of a related locus. Hum Mol Genet. 1993; 2: 417-22.
18) Ellis SH, Tippett P, Petty A, et al. PBDX is the XG blood group gene. Nature Genet. 1994; 8: 285-9.
19) Fouchet C, Gane P, Huet M, et al. A study of the coregulation and tissue specificity of *XG* and *MIC2* gene exoression in eukaryotic cells. Blood. 2000; 95: 1819-26.
20) Banting GS, Pym B, Darling SM, et al. The *MIC2* gene product: epitope mapping and structural prediction analysis define an integral membrane protein. Mol Immunol. 1989; 26: 181-8.
21) Thornton NM, Karamatic Crew V, Muniz-Diaz E. et al. Four examples of anti-CD99 and discovery of the molecular bases of the rare CD99- phenotype. Vox Sang. 2015; 109: 50.
22) Goodfellow PJ, Darling SM, Thomas NS, et al. A pseudoautosomal gene in man. Science. 1986; 234: 740-3.
23) Davies K. The essence of inactivity. Nature. 1991; 349: 15-6.
24) Goodfellow PJ, Pritchard C, Tippett P, et al. Recombination between the X and Y chromosomes: implications for the relationship between *MIC2*, *Xg* and *Yg*. Ann Hum Genet. 1987; 51: 161-7.
25) Nakajima H, Murata S, Seno T. Three additional examples of anti-Xg[a] and Xg blood groups among the Japanese. Transfusion. 1979; 19: 480-1.

JCOPY 498-01913

Ⅲ-A-15 Knops（KN）血液型

1 Knops 血液型の発見

Knops 血液型には，3 組の対立する抗原（Kn^a/Kn^b，McC^a/McC^b，Sl1/Sl2）と，高頻度抗原の Yk^a，Sl3，KCAM の 9 種類が属している 表 III-71．

Kn^a（Knops）抗原は Helgeson ら（1970 年）によって見いだされた高頻度抗原で，2,091 名のうち 4 名を除いてすべて陽性であることが報告された[1)]．抗 Kn^aについて調べている間に，この論文の報告者である Margaret Helgeson と彼女の子供の血球が抗 Kn^aと反応しないことがわかった．彼女は 2 単位の血液を献血し，抗 Kn^aを保有していた患者 Knops に輸血された．後になって，Helgeson の血球は Knops 関連抗原すべての発現がきわめて弱く，このような血球は Helgeson 型とよばれることになる．

1978 年，Molthan らは Kn^aとは異なるが，関連性のある別の高頻度抗原 McC^a（McCoy）を報告した[2)]．白人では98％以上，黒人では93～96％が McC^a陽性である．McC^aと Kn^aの両抗原ともに高頻度抗原であるにもかかわらず，McC(a－）の 53％が Kn(a－）でもあった．さらに 1980 年 Lacey らは，白人では高頻度(98～99％が陽性)，黒人では 52～61％の陽性頻度をもつ新しい抗原 Sl^a（Swain-Langley）を同定した[3)]．これとは別に Molthan らは，Sl^aと同じ特異性の抗体を McC^aの対立形質と考え McC^cと命名した[4)]．しかし，McC^aと McC^cは対立形質ではないことが明らかとなり，Sl^aの名称が広く用いられることになった．この Sl^aも，Kn^aおよび McC^aと関連していた．つまり，黒人の Kn(a－)McC(a－）あるいは Kn(a＋)McC(a－）血球はすべて Sl(a－）でもあった．なお，黒人の Kn(a＋)McC(a＋）のうち 45％が Sl(a－）である．一方，白人では Kn(a＋)McC(a＋）の 1％のみが Sl(a－）であり，調べた限りにおいて Kn(a＋)McC(a－）はみな Sl(a＋）であった．Sl(a－）は西アフリカ黒人で頻度が高く 70％にも及ぶ[5)]．2002 年，Sl(a＋）にもかかわらず抗 Sl^aを保有する献血者がみつかり，抗 Sl^aは抗 Sl1（従来の Sl^a）と抗 Sl3 に細分類された[6)]．これ以外にも Kn(a－)McC(a－）血球と反応しない抗体が存在し，抗 Kn/McC とよばれていたが，この抗体の中に，新たな高頻度抗原である KCAM（Kansas City の KC と発端者のイニシャル AM に由来）を認識する抗体がみつかった[7)]．Knops 血液型抗原の頻度については 表 III-72 を参照されたい．

1965 年に Giles は，Copeland（Mrs. Co）および Stirling（Mrs. St）の 2 人の患者に検出された白人の 96％と反応する抗 Cs^aについて報告した[8)]．一方，Molthan らによって York 夫人に抗体((後の抗 Yk^a）が最初に発見されたとき（1969 年），特異性は抗 Cs^a

表III-71 Knops 血液型抗原

抗原名 ISBT	慣用名	頻度	対立抗原	エキソン	塩基*	アミノ酸	文献
KN1	Kn^a	○	Kn^b	29	4681G(A)	Val1561(Met)	1,14,43
KN2	Kn^b	△	Kn^a	29	4681A(G)	Met1561(Val)	41,43
KN3	McC^a	○	McC^b	29	4768A(G)	Lys 1590(Glu)	2,36
KN4	Sl1(Sl^a)	○	Sl2	29	4801A(G)	Arg 1601(Gly)	3,4,36
KN5	Yk^a	○		26	4223C(T)	Thr1408(Met)	9,38
KN6	McC^b	△	McC^a	29	4768G(A)	Glu1590(Lys)	36,42
KN7	Sl2(Vil)	△	Sl1	29	4801G(A)	Gly1601(Arg)	3,36
KN8	Sl3	○		29	4828T(A)	Ser1610(Thr)※	6
KN9	KCAM	○		29	4843A(G)	Ile1615(Val)	7

*: 括弧内は抗原陰性の場合を示す．　○: 高頻度抗原，△: 低頻度抗原

※: Sl3 抗原の発現には Arg1601 と Ser1610 が必要である．

表Ⅲ-72　Knops 血液型抗原の頻度

抗原	日本人*（%）	白人（%）	アフリカ系アメリカ人（%）
Kn^a	100	98	99
Kn^b	0	4	＜1
McC^a	100	98	90
McC^b	0	1	44
Sl1	99.9	99	51-61
Sl2	＜0.1	＜1	80
Sl3	100	100	100
Yk^a	88	90	98
KCAM	95	98	20

*: 日本人 1,021 名を対象にした DNA 検査による推定

と同定されていた．この抗体は Cs(a－) 血球と反応しなかったからである．後に Molthan ら（1975 年）は，York 夫人の血球が Cs(a＋）であることを確認し，York 夫人の抗体で特定される抗原を Yk^a とした[9]．白人の 90%，黒人の 98% は Yk(a＋) である．なお，Cs(a－）の頻度は白人で 4%，黒人で 1.2% である．Cs(a－）と Yk(a－）の関係においても，Cs(a－）の人に Yk(a－）が期待されるよりも多いことが知られている．白人の Cs(a－）Yk(a－）の頻度は 1.63% で期待頻度は 0.48% であり，黒人の Cs(a－）Yk(a－）の頻度は 0.6% で期待頻度は 0.024% である．この結果から，Yk(a－）と Cs(a－）との関連性が示唆された．しかし，家系調査によって Cs^a と Yk^a は遺伝的に無関係であることが示されている[9]．

2 Knops 抗原と抗体

1991 年に Rao ら，そして Moulds らは抗 Kn^a などの同種抗体を用いた免疫沈降法や，精製 CR1 糖蛋白との反応から，Knops 血液型抗原を担う分子が補体レセプター 1（CR1: complement receptor 1）であることを明らかにした[10,11]．さらに，Kn^a，McC^a，Sl^a，Yk^a 抗原が CR1 に存在することは，モノクローナル抗 CR1 を用いた MAIEA 法，組換え CR1 による凝集抑制反応などによって確認されている[12,13]．なお，これらの方法によって，Cs^a 抗原が CR1 に存在することは否定され，ISBT では Cs^a 抗原を Knops 血液型に組み入れていない．

Knops 血液型に関する抗体は，同定することが難しい抗体としてよく知られている．これらの抗体は抗 globulin 法でのみ検出され，その凝集は弱く，凝集塊も崩れやすく，さらに弱い凝集にもかかわらず血球間で強弱を認める．こうした血清学的な特徴を示す理由としては，赤血球 1 個あたりの CR1 数が 20～800 と少なく，個体により CR1 分子数も異なることがまずあげられる[2,9,14,15]．Helgeson 型は CR1 の発現がきわめて少ない血球である．さらに，同じ個体でも老化した血球では CR1 が減少していることも知られており，これは膜近傍部位で血液プロテアーゼ（プラスミン，トロンビンなど）が CR1 を切断することによると推定されている[16]．なお，抗 Knops による凝集の強さは，血球 CR1 の発現量に依存する．一般に赤血球 1 個につき抗原が 200 分子以上あれば抗 globulin 法で凝集反応として観察できるが，100～150 分子ではきわめて弱く，100 分子以下では凝集しないと考えられている[15]．したがって，凝集反応が陰性であっても，真の陰性あるいは弱い抗原をもっているかを区別することはきわめて難しい．また，抗原陽性血球で Knops 関連抗体を吸着することも解離することも困難である．

Kn^a/Kn^b，McC^a/McC^b，Yk^a，Sl1/Sl2，Sl3，KCAM 抗原は trypsin，α-chymotrypsin に感受性をもつが，ficin（または papain）には抵抗性がある[17]．ただし，ficin（または papain）処理に関しては，抗体の強さや酵素の処理条件によって抗原性の減少を認めることもある[14]．また，DTT や AET 処理によっても抗原性は減少する．なお，Cs^a は trypsin 処理や DTT（または AET）に影響を受けない[17]．

Knops 関連抗体のほとんどは，輸血や妊娠による免疫抗体である[14,18,19]．Knops 血液型関連の抗体に臨床的意義はなく，抗 globulin 法で陽性の不適合血液を輸血しても生体内での血球の破壊は起こらない[20-26]．わが国では，抗 Yk^a の検出例が多く，抗 Yk^a 保有患者への Yk(a＋）血液の輸血による有害反応はなく，輸血効果を認めている[27-30]．なお，臍帯血球の Knops 血液型抗原は充分に発現しているが，HDN の原因抗体となることはない．

3 Knops 抗原と補体レセプター 1 (CR1)

CR1 は分子量 200,000 の糖蛋白で，2,039 個のアミノ酸（41 アミノ酸のリーダーペプチドを含む）からなる．細胞外領域には 1,930 個のアミノ酸，膜貫通領域に 25 個のアミノ酸，細胞内領域に 43 個のアミノ酸をもつ，I 型膜蛋白である[31-33] 図 III-60．CR1 には 4 種類のアロタイプ（*CR1*1*，*CR1*2*，*CR1*3*，*CR1*4*）があり，最もよくみられる *CR1*1* では，30 個の SCR（short consensus repeat，60 個あまりのアミノ酸からなる）をもつ 図 III-60．*CR1* 遺伝子は第 1 染色体の長腕（1q32）にあり，133-160 kb の長さで，39 個（*CR1*1*）または 47 個（*CR1*2*）のエキソンで構成されている[34,35]．

Kn^a/Kn^bはエキソン 29 の 1 塩基置換（4681G>A）により，25 番目の SCR に Val1561Met のアミノ酸置換，McC^a/McC^bはエキソン 29 の 1 塩基置換（4768A>G）により，25 番目の SCR に Lys1590Glu のアミノ酸変異が認められている[36,37]．Sl^a（Sl1）/Vil（Sl2）も同じエキソン 29 に 1 塩基置換（4801A>G）があり，25 番目のドメインに Arg1601Gly のアミノ酸置換がある[36]．また，抗 Sl^a（Sl1）の中に反応性の異なるものがみつかり，Arg 1601 および Ser 1610 の両アミノ酸を認識することが明らかにされた[6]．この新たな抗原は Sl3 と命名され，同時に Sl^aは Sl1，Vil は Sl2 に名称が変更された．Sl3-では，Ser-1610Thr（4828T>A）のアミノ酸置換が認められている[6]．KCAM は，エキソン 29 に 1 塩基置換（4843A>G）を認め，KCAM＋では Ile1615，KCAM−では Val1615 となる[7]．Yk(a−）は，エキソン 26 に 1 塩基置換（4223C>T）を認め，22 番目の SCR に Thr1408 から Met1408 へのアミノ酸置換がある[38] 表 III-71．

CR1 は赤血球や食細胞に発現し，C3b，C4b に特異的に結合する．低分子抗原の異種蛋白などに抗体が結合しても結合できる抗体数は少なく，Fc レセプターを介して処理される可能性は低い．しかし，これら血中の可溶性免疫複合体（IC）は，補体系の活性化により多数の C3b や C4b を結合し，CR1 をもつ赤血球に捕捉される．IC を捕捉した赤血球は，肝臓や肺など網内系組織に到達し，そこで食細胞に移されて分解処理を受ける．また，DAF（Cromer 血液型を参照）と同様に，C3 転換酵素の解離を促進する機能も有する．

培養した熱帯熱マラリア原虫（*Plasmodium falicparum*）に感染した赤血球は，非感染赤血球とロゼット形成することが知られている．しかし，Sl(a−）（Sl: −1）血球や Helgeson 型血球は感染赤血球とのロゼット形成能が減少している[39]．西アフリカの黒人の 70％が Sl: −1 であることから，熱帯熱マラリア多発地帯において Sl: −1 は有利に作用した可能性があり，CR1 さらに Sl1 の多型と熱帯熱マラリアの関係が検討されている[37,40]．

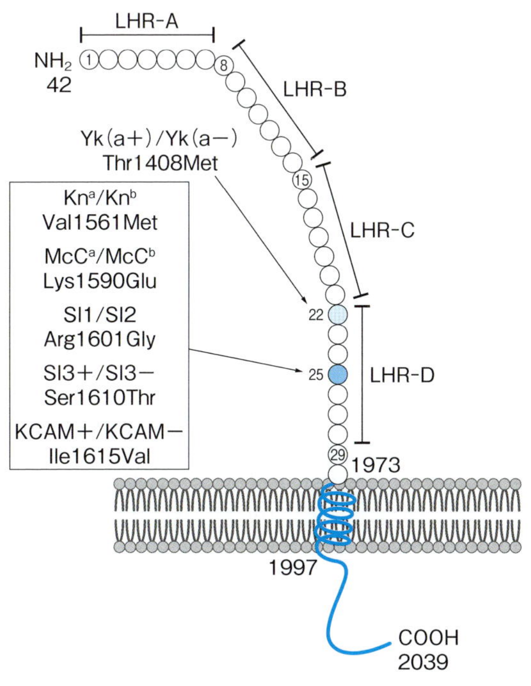

LHR: long homologous region
○ : short consensus repeat (SCR)

図III-60 Knops 血液型抗原と CR1

●文　献

1) Helgeson M, Swanson J, Polesky HE. Knops-Helgeson (Kn[a]), a high-frequency erythrocyte antigen. Transfusion. 1970; 10: 137-8.
2) Molthan L, Moulds J. A new antigen, McC[a] (McCoy), and its relationship to Kn[a] (Knops). Transfusion. 1978; 18: 566-8.
3) Lacey P, Laird-Fryer B, Block U, et al. A new high incidence blood group factor, Sl[a]; and its hypothetical allele. Transfusion. 1980; 20: 632.
4) Molthan L. Expansion of the York, Cost, McCoy, Knops blood group system: the new McCoy antigens McC[c] and McC[d]. Med Lab Sci. 1983; 40: 113-21.
5) Moulds JM, Kassambara L, Middleton JJ, et al. Identification of complement receptor 1 (CR1) polymorphisms in West Africa. Genes Immun. 2000; 1: 325-9.
6) Moulds JM, Zimmerman PA, Doumbo OK, et al. Expansion of the Knops blood group system and subdivision of Sl[a]. Transfusion. 2002; 42: 251-6.
7) Moulds JM, Pierce S, Peck KB, et al. KAM: a new allele in the Knops blood group system. Transfusion. 2005; 45: 27A.
8) Issitt PD, Anstee AJ. In: Applied Blood Group Serology. 4th ed. Durham: Montgomery Scientific Publications; 1998. p.767-79.
9) Molthan L, Giles CM. A new antigen, Yk[a] (York), and its relationship to Cs[a] (Cost). Vox Sang. 1975; 29: 145-53.
10) Rao N, Ferguson DJ, Lee SF, et al. Identification of human erythrocyte blood group antigens on the C3b/C4b receptor. J Immunol. 1991; 146: 3502-7.
11) Moulds JM, Nickells MW. Moulds JJ, et al. The C3b/C4b receptor is recognized by the Knops, McCoy, Swain-Langley, and York blood group antisera. J Exp Med. 1991; 173: 1159-63.
12) Moulds JM, Rowe JM. Neutralization of Knops system antibodies using soluble complement receptor 1. Transfusion. 1996; 36: 517-20.
13) Petty AC, Green CA, Poole J, et al. Analysis of Knops blood group antigens, on CRl (CD35) by the MAIEA test and by immunoblotting. Transfus Med. 1997; 7: 55-62.
14) Molthan L. The serology of the York-Cost-McCoy-Knops red blood cell system. Am J Med Technol. 1983; 49: 49-55.
15) Moulds JM, Moulds JJ, Brown M, et al. Antiglobulin testing for CRl-related (Knops/McCoy/Swain-Langley/York) blood group antigens: negative and weak reactions are caused by variable expression of CRl. Vox Sang. 1992; 62: 230-5.
16) Cohen JHM, Atkinson JP, Klickstein LB, et al. The C3b/C4b receptor (CRl, CD35) on erythrocytes: methods for study of polymorphisms. Mol Immunol. 1999; 36: 819-25.
17) Daniels G. Effect of enzymes on and chemical modifications of high-frequency red cell antigens. Immunohematology. 1992; 8: 53-7.
18) Ghandhi JG, Moulds JJ, Szymanski IO. Shortened long-term survival of incompatible red cells in a patient with anti-McCoy-like antibody', immunoglobulin characteristics of this antibody. Transfusion. 1984; 24: 16-8.
19) Molthan L. Biological significance of the York, Cost, McCoy and Knops alloantibodies. Rev Franc Transfus Immuno Hemat. 1982; 25- 127-47.
20) Ballas SK, Viggiano E, Draper EK. Survival of Kn (a+) McC (a+) red cells in a patient with anti-Kn[a]/McC[a]'. Transfusion. 1984; 24: 22-4.
21) Baldwin ML, Ness PM, Barrasso C, et al. In vivo studies of the long-term ^{51}Cr red cell survival of serologically incompatible red cell units. Transfusion. 1985; 25: 34-8.
22) Wells RF, Korn G, Hafleigh B, et al. Characterization of three new apparently related high frequency antigens. Transfusion. 1976; 16: 427-33.
23) Ryden SE. Successful transfusion of a patient with anti-Yk[a]. Transfusion. 1981; 26: 130-1.
24) Harpool DR. Anti-Sl[a]: lack of effect on transfused Sl (a−) red cells. Transfusion. 1983; 23: 402-3.
25) Lau PYL, Jewlachow Y, Leahy MF. Successful transfusion of Yk[a]-positive red cells in a patient with anti-Yk[a]. Vox Sang. 1993; 64: 254-5.
26) Hadley A, Wilkes A, Poole J, et al. A chemiluminescence test for predicting the outcome of transfusing incompatible blood. Transfus Med. 1999; 9: 337-42.
27) 坊池義浩，稲葉洋行，荒木延夫，他．本邦第 1 例の Yk[a] 抗体とその輸血後臨床例．日輸血会誌．1992; 38: 563-7.
28) 今本充子，後藤美幸，及川一美，他．抗 Yk[a]抗体保有患者への輸血例について．血液事業．2000; 23: 471.
29) 古川洋子，小林圭子，松原賢弘，他．抗 Yk[a]抗体保有の 1 症例．血液事業．2001; 24: 318.
30) 林　澄江，長部隆広，小野寺孝行，他．抗 Yk[a]の血清学的性状と Yk[a]抗原頻度について．日本輸血細胞治療学会誌．2015; 61: 362.
31) Klickstein LB, Wong WW, Smith JA, et al. Human C3b/C4b receptor (CR1)* demonstration of long homologous repeating domains that are composed of the short consensus repeats characteristic of C3/C4 binding proteins. J Exp Med. 1987; 165: 1095-112.

32) Klickstein LB, Bartow TJ, Miletic V, et al. Identification of distinct C3b and C4b recognition sites in the humanC3b/C4b receptor (CR1, CD35) by deletion mutagenesis. J Exp Med. 1988; 168: 1699–717.
33) Hourcade D, Meisner DR, Atkinson JP, et al. Identification of an alternative polyadenylation site in the human C3b/C4b receptor (complement receptor type l) transcriptional unit and prediction of a secreted form of complement receptor type 1. J Exp Med. 1988; 168: 1255–70.
34) Vik DP Wong WW. Structure of the gene for the F allele of complement receptor type 1 and sequence of the coding region unique to the S allele. J Immunol. 1993; 151: 6214–24.
35) Wong WW, Cahill JM, Rosen MD, et al. Structure of the human CR1 gene: molecular basis of the structural and quantitative polymorphisms and identification of a new CRl-like allele. J Exp Med. 1989; 169: 847–63.
36) Moulds JM, Zimmerman PA, Doumbo OK, et al. Molecular identification of Knops blood group polymorphisms found in long homologous region D of complement receptor 1. Blood. 2001; 97: 2879–85.
37) Moulds JM. The Knops blood group system: a review. Immunohematology. 2010; 26: 2–7.
38) Veldhuisen B, Ligthart PC, Vidarsson G, et al. Molecular analysis of York antigen of the Knops blood group system. Transfusion. 2011; 51: 1389–96.
39) Rowe JA, Moulds JM, Newbold CI, et al. *P. falciparum* rosetting mediated by a parasite-variant erythrocyte membrane protein and complement receptor 1. Nature. 1997; 388: 292–5.
40) Rowe JA, Rogerson SJ, Raza A, et al. Mapping of the region of complement receptor (CR) 1 required for *Plasmodium falciparum* rosetting and demonstration of the importance of CR1 in rosetting in field isolates. J Immnol. 2000; 165: 6341–6.
41) Mallan MT, Grimm W, Hindley L, et al. The Hallserum: detecting Kn^b, the antithetical allele to Kn^a. Transfusion. 1980; 20: 630–1.
42) Molthan L. The status of the McCoy/Knops antigens. Med Lab Sci. 1983; 40: 59–63.
43) Moulds JM, Thomas BJ, Doumbo O, et al. Identification of the Kn^a/Kn^b polymorphism and a method for Knops genotyping. Transfusion. 2004; 44: 164–9.

Ⅲ-A-16 Chido/Rodgers（CH/RG）血液型

1 Chido/Rodgers 血液型の発見

1967 年に Harris らは，「交差試験の際，判定に困難を感じた弱い抗体」として 10 例の抗 Ch（Chido）を報告した[1]．抗 Ch は，検査した血球間で凝集に強弱を認め，抗体価が高いにも関わらず，はっきりとした強い凝集を示すことはない．抗 Ch は白人血球の約 96％と反応する．論文によっては，Chido，Ch，Ch^a などと表記されているが，一般には Ch と表記する．1972 年，Middleton らは Ch＋の人の血漿に可溶性物質として Ch 抗原が存在することを明らかにし，引き続いて *Ch* 遺伝子座が HLA に連鎖していることを示唆した[2,3]．1976 年 Longster らは反応態度が抗 Ch にきわめてよく似ている抗 Rg（Rodgers）について報告した[4]．抗 Rg もまた白人血球の約 98％と反応し，HLA に強く連鎖していた[5]．

2 Chido/Rodgers 血液型の抗原と抗体

1978 年，O'Neill らは，Ch および Rg 抗原が補体成分の 1 つである C4 分子に存在することを発見した[6]．

C4 は分子量 198,000 の糖蛋白で 3 本のポリペプチド鎖（α，β，γ）からなる 図Ⅲ-61．*C4* 遺伝子座には C4A，C4B の 2 つのアイソタイプをコードする遺伝子が含まれており，第 6 染色体の MHC クラスⅢ領域（6p21.3）に位置している．C4A，C4B ともに C4 として機能する．幹細胞，単球，マクロファージなどで 1 本鎖の proC4 として合成され，切断を受けて 3 本鎖の C4 として分泌される．C4 蛋白には多型（allotype）が数多く存在することも知られている．多型の同定には主に免疫固定法が用いられ，C4 蛋白は移動度が速いバンド（C4A）と遅いバンド（C4B）に分かれる．C4A には 24 種類以上，C4B には 27 種類以上の allotype が確認されている[7]．C4A と C4B には生理活性に差がみられ，C4B は C4A に比べて高い溶血活性を示し，C4A は C4B よりも免

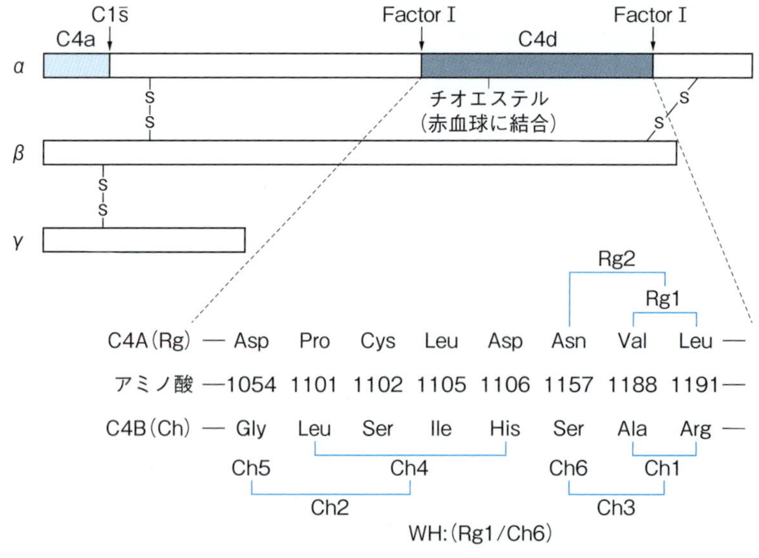

図Ⅲ-61 C4 蛋白の構造と Ch/Rg 抗原決定基

疫複合体との結合力が強い．多くの場合，C4AにはRg抗原，C4BにはCh抗原が発現している．したがって，一部の稀なものを除けばCh+Rg−ではC4Bのみ，Ch−Rg+はC4Aのみのバンドがみられる．

*C4A*遺伝子は22 kb，*C4B*遺伝子は16-22 kbの長さでそれぞれ41のエキソンからなり，両者の塩基配列およびアミノ酸配列は99%以上一致する[8,9]．C4AとC4BのC4d領域には8残基のアミノ酸に違いがみられ，1054番目のアミノ酸はエキソン25，1101-1106番目のアミノ酸はエキソン26，1157，1188，1191番目のアミノ酸はエキソン28にコードされており，Ch/Rg抗原の発現に関わっている 図III-61 [10]．

現在，Chido/Rodgers血液型（シンボル: CH/RG）は9種類の抗原（Ch1，Ch2，Ch3，Ch4，Ch5，Ch6，WH，Rg1，Rg2）で構成されている．

抗Ch/Rgは免疫抗体で，ほとんどが抗globulin法でのみ検出される．Ch/Rg抗原はC4分子のC4d領域に存在し，赤血球膜にも微量のC4d分子が結合している．α鎖の中央部分にあるチオエステル部位が赤血球膜表面に存在するOH基やNH_2基と共有結合する 図III-61．血球上のC4dの結合量は個体によって異なり，また同一個体の血球間でも違いが認められる．臍帯血球では成人血球に比べて抗Chおよび抗Rgとの反応が弱いものの，血漿のC4量には顕著な差は認められない[2]．血球のCh/Rg抗原はprotease処理により活性を失う[11]．抗Ch/Rgの確認検査にはC3/C4結合血球を用いて抗globulin法（抗IgGを使用）を行う．新鮮血清（血漿）を添加した10%スクロース溶液でC3/C4を結合させた血球は，未処理血球にくらべて抗Ch/Rgとはるかに強く反応する[12]．被検抗体とC3/C4結合血球との反応が，既知のCh+/Rg−血漿で抑制されれば抗体の特異性は抗Ch，Ch−Rg+血漿で抑制されれば抗Rgと決定できる．Ch/Rg型の検査には，C3/C4結合血球と既知の抗Chまたは抗Rgを用い，被検血漿による凝集反応抑制試験で判定する[13,14]．

抗Rg1および抗Rg2に対する被検血漿の抑制試験により，Rg+はRg: 1，2，Rg−はRg:−1，−2，そして部分抑制型のRg: 1，−2に分けられる[15,16]．

表III-73　Ch/Rg血液型

表現型	頻度（%）	
	日本人	英国人
Ch: 1, 2, 3	75	88
Ch: 1, −2, 3	24	5
Ch: 1, 2, −3	0	3
Ch:−1, −2, −3	1*	4
Rg: 1, 2	99.7	95
Rg: 1, −2	0	3
Rg:−1, −2	0.3	2

*健常者2,182例のスクリーニングでは2.6%[22].

Ch型も同様にして，Ch+はCh: 1，2，3，Ch−はCh:−1，−2，−3，部分抑制型のCh: 1，−2，3，Ch: 1，2，−3，Ch:−1，2，−3，Ch: 1，−2，−3が存在する[15-17]．さらに，Gilesは高頻度抗原のCh4，Ch5，Ch6を追加した[18]．また，Ch/Rg関連の抗原として頻度がやや低いWHも報告されている[19,20]．C4蛋白（C4d分子）に存在する2種類のRg抗原と6種類のCh抗原とアミノ酸配列の関係については 図III-61 に示した[21]．Ch/Rg抗原決定基には一次アミノ酸配列（sequential epitope），または高次構造（conformational epitope; たとえば，折り畳み構造によって，離れた場所にあるアミノ酸残基が互いに近づき，1つの抗原決定基を形成する）によって決まるものがある．Rg1，Ch1，Ch6，Ch4，Ch5は一次アミノ酸配列，Ch3（Ch1とCh6が必要），Ch2（Ch4とCh5），Rg2（Rg1とAsn1157）は高次構造が抗原決定基を形成している．さらに，WH抗原に対する抗体はCh6とRg1に関係した高次構造を認識していると考えられている[21]．なお，Ch/Rg表現型とC4蛋白のallotypeとは必ずしも対応しているわけではない．

ほとんどの抗Chには抗Ch1，抗Rgには抗Rg1と抗Rg2が含まれている[15,16]．したがって，実際の検査ではCh1あるいはRg1が陽性か陰性かを調べ，Ch+あるいはCh−，Rg+あるいはRg−に判定している．なお，日本人のCh−の頻度は2.6%（56/2,182），Rg−は0.3%（9/3,088）である 表III-73 [22-24]．抗Ch/Rgの免疫グロブリンクラスはIgGで，大抵はIgG2とIgG4である[25]．抗Ch/Rgが溶血性輸血反応の原因抗体となることはなく，赤血球寿命試験でも異常は認められていない[26-31]．わが国でも抗

Ch，抗Rgについては報告されており，不適合赤血球の輸血で臨床的な問題は生じていない[32-39]．なお，新鮮凍結血漿や濃厚血小板製剤など多量の血漿が輸注された患者でショックなどの有害反応を認めた症例が報告されている[40-43]．しかし，こうした症例の患者の多くは，抗Chまたは抗Rgがきわめて強く，沈降反応でも検出されている．

●文　献

1) Harris JP, Tegoli J, Swanson J, et al. A nebulous antibody responsible for cross-matching difficulties (Chido). Vox Sang. 1967; 12: 140-2.
2) Middleton J, Crookston MC. Chido-substance in plasma. Vox Sang. 1972; 23: 256-61.
3) Middleton J, Crookston MC, Falk JA, et al. Linkage of Chido and HL-A. Tissue Antigens. 1974; 4: 366-73.
4) Longster G, Giles CM. A new antibody specificity, anti-Rg^a, reacting with a red cell and serum antigen. Vox Sang. 1976; 30: 175-80.
5) Giles CM, Gedde-Dahl T Jr, Robson EB, et al. Rg^a (Rodgers) and the HLA region: linkage and associations. Tissue Antigens. 1976; 8: 143-9.
6) O'Neill GJ, Yang SY, Tegoli J, et al. Chido and Rodgers blood groups are distinct antigenic components of human complement C4. Nature. 1978; 273: 668-70.
7) Mauff G, Luther B, Schneider PM, et al. Reference typing report for complement component C4. Exp Clin Immunogenet. 1998; 15: 249-60.
8) Carroll MC, Alper CA. Polymorphism and molecular genetics of human C4. Br Med Bull. 1987; 43: 50-65.
9) Yu CY. The complete exon-intron structure of a human complement component C4A gene. DNA sequences, polymorphism, and linkage to the 21-hydroxylase gene. J Immunol. 1991; 146: 1057-66.
10) Yu CY, Campbell RD. Definitive RFLPs to distinguish between the human complement C4A/C4B isotypes and the major Rodgers/Chido determinants: application to the study of C4 null alleles. Immunogenetics. 1987; 25: 383-90.
11) Nordhagen R, Heier Larsen AM, Beckers D. Chido, Rodgers and C4. In vivo and in vitro coating of red blood cells, grouping and antibody detection. Vox Sang. 1979; 37: 170-8.
12) Giles CM. Antigens in plasma. In: A seminar on antigens on blood cells and body fluids. Arlington: AABB; 1980. p33-49.
13) Rittner C, Tippett P, Giles CM, et al. An international reference typing for Ch and Rg determinants on rare human C4 allotypes. Vox Sang. 1984; 46: 224-34.
14) Lomas CG, Green CA, Atkins C, et al. A simple method for Ch and Rg testing. Med Lab Sci. 1983; 40: 65-6.
15) Giles CM. 'Partial inhibition' of anti-Rg and anti-Ch reagents. Ⅰ. Assessment for Rg/Ch typing by inhibition. Vox Sang. 1985; 48: 160-6.
16) Giles CM. 'Partial inhibition' of anti-Rg and anti-Ch reagents. Ⅱ. Demonstration of separable antibodies for different determinants. Vox Sang. 1985; 48: 167-73.
17) Skanes VM, Larsen B, Giles CM. C4B3 allotype with a novel Ch phenotype. Immunogenetics. 1985; 22: 609-16.
18) Giles CM. Three Chido determinants detected on the B5Rg+ allotype of human C4: their expression in Ch-typed donors and families. Hum Immunol. 1987; 18: 111-22.
19) Giles CM, Jones JW. A new antigenic determinant for C4 of relatively low frequency. Immunogenetics. 1987; 26: 392-4.
20) Moulds JM, Roberts SL, Wells TD. DNA sequence analysis of the C4 antigen WH: evidence for two mechanisms of expression. Immunogenetics. 1996; 44: 104-7.
21) Yu CY, Campbell RD, Porter RR. A structural model for the location of the Rodgers and the Chido antigenic determinants and their correlation with the human complement component C4A/C4B isotypes. Immunogenetics. 1988; 27: 399-405.
22) 常山初江，内川　誠，田中秀則，他．日本人におけるChido陰性（Ch－）型について．日輸血会誌．1994; 40: 996.
23) 佐藤千秋，渋谷　温，内川　誠，他．Rg－型頻度の調査とその検討．日輸血会誌．1993; 39: 420.
24) Giles CM, Tokunaga K, Zhang WJ, et al. The antigenic determinants, Rg/Ch/WH, expressed by Japanese C4 allotypes. J Immunogenet. 1988; 15: 267-75.
25) Szymanski IO, Huff SR, Delsignore R. An autoanalyzer test to determine immunoglobulin class and IgG subclass of blood group antibodies. Transfusion. 1982; 22: 90-5.
26) Middleton JI. Anti-Chido: a crossmatching problem. Can J Med Technol. 1972; 34: 41-62.
27) Moore HC, Issitt PD, Pavone BG. Successful transfusion of Chido-positive blood to two patients with anti-Chido. Transfusion. 1975; 15: 266-9.
28) Tilley CA, Crookston MC, Haddad SA, et al. Red blood cell survival studies in patients with anti-Ch^a, anti-Yk^a, anti-Ge, and anti-Vel. Transfusion. 1977; 17:

169-72.

29) Silvergleid AJ, Wells RF, Hafleigh EB, et al. Compatibility test using ^{51}chromium-labeled red blood cells in crossmatch positive patients. Transfusion. 1978; 18: 8-14.

30) Nordhagen R, Aas M. Survival studies of ^{51}Cr Ch (a+) red blood cells in a patient with anti-Ch^{a}, and massive transfusion of incompatible blood. Vox Sang. 1979; 37: 179-81.

31) Strohm PL, Molthan L. Successful transfusion results using Rg(a+) blood in four patients with anti-Rg^{a}. Vox Sang. 1983; 45: 48-52.

32) 菊地正輝，遠藤信義，赤石　英．抗 Rg^{a} の一家系，日輸血会誌．1987; 33: 153.

33) 池田修，坊池義浩，荒木延夫，他．抗 Ch^{a} の 1 例．日輸血会誌．1987; 33: 154.

34) 三浦正志，上野悦子，元山尚子，他．抗 C＋e 適合，抗 Ch^{a} 不適合の輸血が副作用なく施行された 1 症例．衛生検査．1989; 38: 1502-6.

35) 松原賢弘，齊藤敏雄，古谷　実，他．抗 Chido を有する患者に長期にわたり輸血を施行した 1 例．日輸血会誌．1990; 36: 365.

36) 鈴木雅之，古宮祥子，佐藤千秋，他．悪性黒色腫患者に見られた Rg 抗体保有の一例．日輸血会誌．1992; 38: 295.

37) 永峰啓丞，清川知子，青地　寛，他．抗 Chido 抗体を認めた一症例．日輸血会誌．1993; 39: 404.

38) 松尾美千栄，吉山里美，田中秀則，他．抗 Rg^{a} 抗体を保有する一症例．血液事業．1994; 17: 98.

39) 渡辺　実，石丸　健，佐々木正照，他．抗 Chido (Ch^{a}) 抗体陽性患者への M. A. P 輸血例．日輸血会誌．2000; 46: 251.

40) Lambin P, Le Pennec PY, Hauptmann G, et al. Adverse transfusion reactions associated with a precipitating anti-C4 antibody of anti-Rodgers specificity. Vox Sang. 1984; 47: 242-9.

41) Westhoff CM, Sipherd BD, Wylie DE, et al. Severe anaphylactic reactions following transfusions of platelets to a patient with anti-Ch. Transfusion. 1992; 32: 576-9.

42) Wibaut B, Mannessier L, Horbez C, et al. Anaphylactic reactions associated with anti-Chido antibody following platelet transfusions. Vox Sang.1995; 69: 150-1.

43) 鬼松幸子，内田立身，氏家知佳，他．抗 C4 抗体を有し新鮮凍結血漿の投与でアナフィラキシー様反応を来した 1 例．日本輸血細胞治療学会誌．2012; 58: 760-64.

Ⅲ-A-17 Landsteiner-Wiener（LW）血液型

1 LW 血液型の発見

Rh 血液型で述べたように，Landsteiner と Wiener によって報告されたアカゲザル血球でモルモットやウサギを免疫して得られた抗 Rhesus（抗 Rh）の特異性は，ヒトが産生した抗 Rh（抗 D）と異なることが Levine ら(1961 年)によって証明された[1,2]．動物由来抗 Rh とヒト由来抗 Rh との特異性が違う可能性のあることは，Frisk（1942 年）や Murray（1952 年)によって既に示唆されていた[3,4]．つまり，①ヒト由来抗 Rh で判定した新生児の Rh＋および Rh－血球は両者ともに動物由来抗 Rh により凝集する．②ヒト由来抗 Rh で判定した成人の Rh＋または Rh－血球のどちらでモルモットを免疫しても抗 Rh を産生する，などが彼らによって報告されていた．Levine は，この報告について追試・確認するのと同時に，非凝集性（IgG）のヒト由来抗 D で D 抗原部位をブロッキングした D＋血球は，動物由来の抗 Rh と凝集することを観察した．そして動物由来抗 Rh と反応する抗原を D 類似抗原（D-like antigen）とよんだ．一方，1955 年に Race と Sanger は，D－血球で吸収されるものの特異性が抗 D に類似した抗体を保有する D＋型を経験し，後にこの血球は動物由来抗 Rh に凝集しないことが確認された[5,6]．しかし，動物由来抗 Rh と反応する D 類似抗原は，D－血球とくらべて D＋血球に強く発現していることから相変わらず混乱は続いていた．そこで Levine は，動物由来抗 Rh およびヒトの抗 D 類似抗体と反応する抗原を Landsteiner と Wiener の業績を称えて LW 抗原とすることを提案した[6]．なお，Wiener はこのことを決して認めようとはしなかったようである[7]．Wiener は，あくまでも動物由来の抗 Rh は抗 Rh_0（抗 D）であると信じて疑わなかった．LW の名称は広く受け入れられたものの，LW 血液型抗原や表現型の表記については多少の混乱が生じることになる．

2 LW 血液型の抗原と抗体

抗 LW は D－血球とくらべて D＋血球のほうが強く反応することから，D＋LW＋血球は LW_1，D－LW＋血球は LW_2と命名された[8]．さらに，LW－型は LW_3と LW_4に細分された[9]．LW_3血球は，LW_3個体の保有する抗 LW と反応しないが，LW_4個体が保有する抗 LW とは反応する．これに対して，LW_4血球はいずれの抗 LW とも反応しない．

1981 年，Sistonen らはフィンランド人の 5～6％に反応する低頻度抗原 Ne^aに対する抗体を報告した[10]．その後まもなく，Ne^aは LW_3個体の産生する抗 LW が認識する抗原と対立関係にあることが明らかにされた[11]．そこで，LW3 個体の産生する抗 LW が認識する抗原は LW^a，Ne^aは LW^bに名称が変更され，LW_1/LW_2は LW(a＋b－)または LW(a＋b＋)，LW_3型は LW(a－b＋)，LW_4型は LW(a－b－)，LW_4個体が保有する抗 LW は抗 LW^{ab}と表記することになった．ISBT 表記では，混乱を避けるために抗原名に LW1 から LW4 を使用せず，LW^aを LW5，LW^bを LW6，LW^{ab}を LW7 としている．

人種を問わず，LW^a抗原の頻度は高く，LW^b抗原の頻度は低い．フィンランド人の LW 表現型頻度を例にあげると，LW(a＋b－)が 94.3％，LW(a＋b＋)が 5.6％，LW(a－b＋）が 0.1％である[10,11]．LW^bの頻度は，バルト諸国およびその周辺国家の民族で 4～6％と高く，西ヨーロッパ諸国や他の民族は 1％以下である[12]．日本人では，遺伝性の LW(a－）が 1 例知られている[13]．遺伝性の LW(a－b－)はきわめて稀で，カナダおよびパプアニューギニアでそれぞれ 1 例ずつ発見されている[14,15]．抗 LW^aおよび抗 LW^{ab}は D－血球にくらべて D＋赤血球と強く反応することが知られており，IgM の抗 LW ではこの反応性の違いがさらにはっきりとする[16]．ただし，臍帯血球は成人血球と比べてより強く LW 抗原が発現していることから，成人血球でみられるほど，抗 LW による D＋と D－血球との反応の違いは明確ではない．マウス由来モノクローナル抗LW^{ab}を用いた赤血球1個当たりのLWコピー数は，成人D＋血球で4,400，成人D－血球で2,835，臍帯D＋血球で5,150，臍帯D－血球で3,620である[17]．LW^{a}，LW^{b}，LW^{ab}抗原は，ficin，papain，trypsin，chymotrypsin，sialidaseに影響を受けないが，pronaseで活性を失う[18]．また，DTTやAET処理で抗原活性は減少する[19,20]．

一過性にLW抗原の発現が低下し，血清に自己抗体としての抗LW（抗LW^{a}または抗LW^{ab}）の出現をみる例が知られている．Gilesらは，D－の妊婦についてこうした症例を最初に報告した[21]．この妊婦は抗LWをもち，血球はLW－で直接抗globulin試験は弱陽性であったが，分娩1年後に調べたところ血球はLW＋に戻り，血清の抗LWは消失していた．場合によっては，白血病，リンパ腫，肉腫，ホジキン病などの急性期に伴いLW抗原の減少と抗LWが出現し，寛解期にはLW＋となり抗LWの消失がみられる[22-25]．また，こうした疾患とは無関係な患者でも一過性のLW抗原減少例が報告されている[26,27]．わが国でも一過性のLW－例が報告されている[28-39]．なお，抗LWが同種抗体か自己抗体かを血清学的に区別することは難しいが，わが国で検出される抗LWの多くは自己抗体である．

抗LWが溶血性輸血反応および新生児溶血性疾患の原因抗体となることは滅多にない．例外として光線療法を必要とした軽度の新生児溶血性疾患の症例が報告されている[40]．Devenishらは，抗LW^{a}をもつ10歳児にD－LW(a＋)血球を輸血し，問題がなかったと報告した[27]．このほかにも抗LWを保有する患者にD－LW(a＋)あるいはD＋LW(a＋)血球が輸血され，いずれも何ら臨床上の問題は生じていない[23,25,32,33,39,41,42]．また，強力な抗LW^{ab}（抗体価32,000倍）を保有した遺伝性LW(a－b－)型の母親から生まれたLW(a＋)の児に溶血所見は認められていない[14]．LW(a－b＋)，LW(a＋b－)，LW(a－b－)型の人が産生する同種抗体は妊娠や輸血による免疫抗体で，IgG1が多く，例外的にIgG3が報告されている[24,43]．なお，抗LW自己抗体を保有する重症AIHA患者の症例が報告されている[44]．

3 LW糖蛋白と遺伝子

LW抗原を担う赤血球膜成分は，まず同種抗体の抗LW^{ab}による分子量40,000の免疫沈降物として特定された[45]．非還元下でSDS-PAGEにより赤血球膜を分離した後，マウス由来モノクローナル抗体を用いたimmunoblot法で分子量37,000～47,000の幅広いバンドが検出され，O-glycanaseまたはN-glycanases処理により，分子量はそれぞれ2,000および17,000減少した[17,46]．なお，還元下で赤血球膜を分離した場合には，immunoblot法でバンドを検出できなかった．これらの知見により，LW抗原を担う蛋白は複数のN結合型糖鎖と，分子内にS-S結合をもち，Rh蛋白とは異なるものであると予想された．さらにBloyらは，EDTAの存在下では赤血球LW抗原の活性が低下することを報告した[47]．血球のLW抗原活性はMg^{2+}を加えると元に戻ったがCa^{2+}では回復しなかったため，LW抗原の発現にはMg^{2+}の結合が必要であることを示唆した．

Baillyらは，LW糖蛋白の部分アミノ酸配列をもとにヒト骨髄cDNAライブラリーから*LW* cDNAを分離した[48]．予測されたアミノ酸数は271個で，30残基（または22残基）のリーダーペプチドが含まれており，208残基が細胞外ドメイン，21残基が膜貫通領域，12残基が細胞内領域にある．さらに，Asn68，Asn78，Asn190，Asn223の4カ所にN結合型糖鎖の結合部位，S-S結合にかかわる3対のシステイン残基（Cys69-Cys113，Cys73-Cys117，Cys153-Cys210）の存在が示唆されている．LW糖蛋白は，細胞外領域に2つの免疫グロブリン（Ig）様ドメインをもつⅠ型膜蛋白である図III-62．そのドメイン構造はlgスーパーファミリー型接着分子intercellular adhesion molecule（ICAM）のICAM-2，さらにICAM-1，ICAM-3の第1および第2ドメインに類似している[49,50]図III-62．LW糖蛋白はband 3およびRh蛋白などと複合体を形成しており，band 3がほぼ欠損した赤血球では，LWも正常血球の5.9％程度しか発現していない[51]．

*LW*遺伝子は2.65 kbの長さで，3個のエキソンよりなり，第19染色体の短腕（19p13.2）にある[52]．

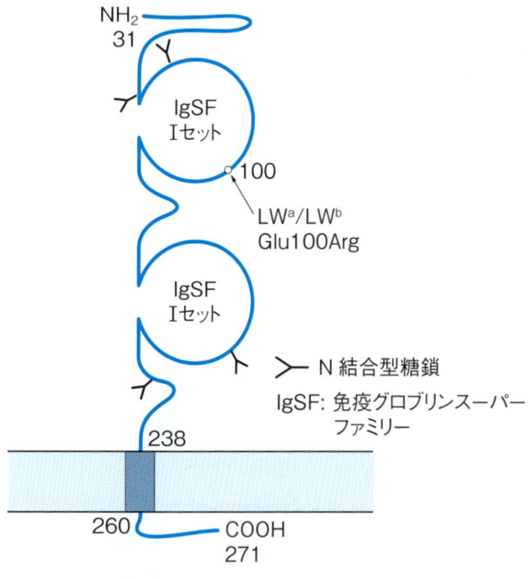

図III-62　LW 血液型抗原と ICAM-4

エキソン1はシグナルペプチドとIg様ドメインの第1領域，エキソン2はドメインの第2領域，エキソン3は膜貫通領域と細胞内領域をコードしている．LW^a/LW^bの違いはエキソン1での1塩基置換(299A>G)による100番目のアミノ酸置換により生じる[53]．つまりLW^aではGln100，LW^bではArg100である．遺伝性のLW(a−b−)（LW_{null}）ではエキソン1に10 bp (346-355 del ACCTGCGCAG) の欠失を認める．フレームシフトにより終止コドンが出現し，膜貫通領域および膜内領域を欠くため，LW蛋白は発現しないと考えられる[52]．

LW糖蛋白はICAM-4（CD242）ともよばれ，他のICAM群のC2領域とアミノ酸配列で約30%一致している[48]．ICAMは炎症反応やリンパ球ホーミング現象の際にインテグリンに対するリガンドとして働き，特にリンパ球，顆粒球，単球，マクロファージに存在するLFA-1 (lymphocyte function-related antigen-1，CD11a/CD18，$\alpha_L\beta_2$）に接着する．LWのリガンドには，白血球のβ_1インテグリン（CD18）のほかα_Vインテグリン，さらに血小板の$\alpha_{IIb}\beta_3$インテグリンなどがある．また，活性化血小板は$\alpha_{IIb}\beta_3$（フィブリノーゲン）受容体を介してLW+赤血球に接着するが，LW−赤血球には接着がみられない[54]．このことは，LWが血小板の$\alpha_{IIb}\beta_3$インテグリンに結合することを示唆している．血小板や白血球がLWを介して相互反応していることから考えると，LWは血栓症の病理に関与しているかもしれない[54-56]．また，赤血球のICAM-4は，脾臓マクロファージの$\alpha_x\beta_2$インテグリンとの相互作用により，老化赤血球の貪食に関与している可能性が示唆されている[56,57]．

ICAM-4は造血細胞にあるインテグリンのVLA-4 (very late antigen-4; 別名$\alpha_4\beta_1$)，そして非造血細胞にあるインテグリンCD51（$\alpha_v\beta_1$や$\alpha_v\beta_5$）のリガンドであることが見いだされた[50]．ICAMはリンパ球，顆粒球，単球，血管内皮細胞などに分布しているが，LW（ICAM-4）は赤血球系細胞と胎盤に分布が限られている[58]．In vitroでの赤血球形成過程において，LW糖蛋白はCFU-Eまたは前赤芽球の段階で発現してくる[59]．造血幹細胞や前駆細胞の増殖分化の場として，骨髄の造血微小環境は多様な機能をもつ間質細胞（ストローマ細胞）により作り出されると考えられている．赤血球形成においても，骨髄マクロファージ（骨髄間質細胞）は赤血球前駆細胞の分化と増殖の支持機能を有している．赤芽球のICAM-4と$\alpha_4\beta_1$による赤芽球同士の接着，さらに赤芽球のICAM-4と骨髄マクロファージのα_vインテグリンとの接着現象は，赤血球造血に安定的および促進的に作用している可能性が指摘されている[50,60,61]．また，赤芽球から放出された核は骨髄マクロファージにより処理される[61]．

鎌状赤血球は毛細血管を通過するのに必要な柔軟性を失っており，赤血球膜（とくに網赤血球）の接着能も亢進しているため，細静脈の血管内皮細胞に異常に接着しやすくなっている．こうした異常のため，微小血管の閉塞や，赤血球が早期に破壊されることによる溶血性貧血が起こる．柔軟性に乏しく接着性が亢進した赤血球によって微小血管が閉塞することで，組織の虚血，急性疼痛が起こり，末梢臓器が徐々に障害を受ける．多様なシグナル伝達分子が赤血球に存在し，アドレナリン受容体，サイクリックAMP，プロテインキナーゼAなどシグナル伝達経路の活性化が，鎌状赤血球の接着能を亢進することが明らかにされている．LW糖蛋白は，内皮細胞の$\alpha_v\beta_3$に対する赤血球上のカウンターレセプター

JCOPY 498-01913

であり，アドレナリン（エピネフリン）に誘導されるcAMPおよびプロテインキナーゼA依存性経路を介して活性化され，接着能が亢進する[62-65]．

●文 献

1) Levine R, Celano M, Fenichel R, et al. A 'D-like' antigen in rhesus red blood cells and in Rh-positive and Rh-negative red cells. Science. 1961; 133: 332-3.
2) Levine R, Celano M, Fenichel R, et al. A 'D-like' antigen in rhesus monkey, human Rh positive and human Rh negative red blood cells. J Immunol. 1961; 87: 747-52.
3) Fisk RT, Foord AG. Observations on the Rh agglutinogen of human blood. Am J Clin Pathol. 1942; 12; 545-52.
4) Murray J, Clark EC. Production of anti-Rh in guinea pigs from human erythrocyte extracts. Nature. 1952; 169: 886-7.
5) Race RR, Sanger R. In: Blood Groups in Man, 6th ed. Oxford: Blackwell Scientific Publications; 1975.
6) Levine R, Celano MJ, Wallace J, et al. A human 'D-like' antibody. Nature. 1963; 198: 596-7.
7) Issitt PD, Anstee DJ. In: Applied Blood Group Serology. 4th ed. Durham: Montogomery Scientific Publications; 1998. p.425-37.
8) Levine R, Celano MJ. Agglutinating specificity of LW factor in guinea pig and rabbit anti-Rh serums. Science. 1967; 156: 1744-6.
9) Beck ML. The LW system: a review and current concepts. In: A seminar on recent advances in immunohematology. Arlington: American Association of Blood Banks; 1973. p.83-100.
10) Sistonen P, Nevanlinna HR, Virtaranta-Knowles K, et al. Ne^a, a new blood group antigen in Finland. Vox Sang. 1981; 40: 352-7.
11) Sistonen P Tippettt R. A 'new' allele giving further insight into the LW blood group system. Vox Sang. 1982; 42: 252-5.
12) Sistonen P, Virtaranta-Knowles K, Denisova R, et al. The LW^b blood group as a marker of prehistoric Baltic migrations and admixture. Hum Hered. 1999; 49: 154-8.
13) 小暮正久．LW抗原を欠くRh_O(D)陽性について．日輸血会誌．1970; 16: 80-1.
14) de Veber LL, Clark GW, Hunking M, et al. Maternal anti-LW. Transfusion. 1971; 11: 33-5.
15) Poole J, Ford D, Tozer R, et al. A case of LW(a－b－) in Papua New Guinea [Abstract]. 24th Congr Int Soc Blood Transfus. 1996: 144.
16) Perrault R. 'Cold' IgG autologous anti-LW: an immunological comparison with immune anti-LW. Vox Sang. 1973; 24: 150-64.
17) Mallinson G, Martin PG, Anstee DJ, et al. Identification and partial characterization of the human erythrocyte membrane component(s) that express the antigens of the LW blood group system. Biochem J. 1986; 234: 649-52.
18) Lomas CG, Tippett P. Use of enzymes in distinguishing anti-LW^a and anti-LW^{ab} from anti-D. Med Lab Sci. 1985; 42: 88-9.
19) Daniels G. Effect of enzymes on and chemical modifications of high-frequency red cell antigens. Immunohematology. 1992; 8: 53-7.
20) Konigshaus GJ, Holland TI. The effect of dithiothreitol on the LW antigen. Transfusion. 1984; 24: 536-7.
21) Giles CM, Lundsgaard A. A complex serological investigation involving LW. Vox Sang. 1967; 13: 406-16.
22) Giles CM. The LW blood group: a review. Immunol Commun. 1980; 9: 225-42.
23) Perkins HA, Mcllroy M, Swanson J, et al. Transient LW-negative red blood cells and anti-LW in a patient with Hodgkin's disease. Vox Sang. 1977; 33: 299-303.
24) Villalba R, Ceballos P, Fornés G, et al. Clinically significant anti-LW^{ab} by monocyte monolayer assay. Vox Sang. 1995; 68: 66-7.
25) Komatsu F, Kajiwara M. Transient depression of LW antigen with coincident production of anti-LW^{ab} repeated in relapses of malignant lymphoma. Transfus Med. 1996; 6: 139-43.
26) Reid ME, O'Day TM, Toy PTCY, et al. Anti-LW in a transient LW(a－b－) individual: serologic characteristics and clinical significance. J Med Technol. 1986; 3: 117-9.
27) Devenish A. An example of anti-LW^a in a 10-month-old infant. Immunohematology. 1994; 10: 127-9.
28) 小安美佐子，高橋修平，福島浩一，他．一過性にLW(a－b－)となり，抗LW^{ab}を保有した突発性血小板減少性紫斑病の1症例．日輸血会誌．1988; 34: 438-43.
29) Azar PM, Ogawa S, Yasuda T, et al. The LW blood group-transient LW(a－b－) case report. 日輸血会誌．1989; 35: 387-91.
30) 高木勝宏，大友栄子，松崎直子，他．献血者より見出された抗LWの2例．血液事業．1989; 12: 542-4.
31) 相良郁夫，田淵和枝，馬淵葉子，他．抗LW抗体の一例．衛生検査．1989; 38: 578.
32) 有村真子，土谷直子，須合ユカリ，他．抗LW様抗体保有患者における輸血例について．日輸血会誌．1993; 39: 403.

33）後藤健治，佐藤淑子，菊池良枝，他．LW(a－）患者への輸血例．日輸血会誌．1994; 40: 360.
34）国村ひとみ，三浦佳乃，石丸　健，他．妊産婦に見られた抗LW抗体の1症例．日輸血会誌．1998; 44: 582.
35）山田尚友，南雲文夫，菅　謙司，他．抗LW抗体と疑われる一症例．日輸血会誌．1999; 45: 253.
36）成田かすみ，能登谷武，熊谷美香子，他．抗LW抗体と自己抗体の保有が疑われる1症例．日輸血会誌．2001; 47: 47.
37）永井香織，馬場佳子，大石裕紀子，他．悪性腫瘍患者における抗LW抗体の産生例．日輸血会誌．2001; 47: 275.
38）伊藤正一，大場利香，安藤裕美子，他．一過性にLW抗原が減弱し，抗LW抗体が検出された悪性リンパ腫の1症例．医学検査．2002; 51: 532.
39）荻山佳子，伊藤正一，高橋美都保，他．抗LW保有者へLW抗原陽性血液を輸血した後の反応について．日本輸血細胞治療学会誌．2013; 59: 326.
40）Davies I, Day S, Milne A, et al. Hemolytic disease of the foetus and newborn caused anti-LW. Transfus Med. 2009; 19: 218-9.
41）Cummings E, Pisciotto P, Roth G. Normal survival of Rh_0 (D) negative, LW(a+) red cells in a patient with allo-anti-LW. Vox Sang. 1984; 46: 286-90.
42）Chaplin H, Hunter VL, Rosche ME, et al. Long-term in vivo survival of Rh(D)-negative donor red cells in apatient with anti-LW. Transfusion. 1985; 25: 39-43.
43）Herron R, Bell A, Poole J, et al. Reduced survival of isotope-labelled Rh(D)-negative donor red cells in apatient with anti-LW^{ab}. Vox Sang. 1986; 51: 314-7.
44）Van Beek CA, Mohammed M, Blank J, et al. Severe AIHA secondary to low affinity anti-LW. Transfusion. 2007; 47: 19A.
45）Moore S. Identification of red cell membrane components associated with rhesus blood group antigen expression. In: Cartron JR Rouger C, Salmon C, editors. Red Cell Membrane Glycoconjugates and Related Genetic Markers. Paris: Librairie Anette; 1983. p.97-106.
46）Bloy C, Blanchard D, Hermand ll, et al. Properties of the blood group LW glycoprotein and preliminary comparison with Rh proteins. Mol Immunol. 1989; 26: 1013-9.
47）Bloy C, Hermand N, Blanchard D, et al. Surface orientation and antigen properties of Rh and LW polypeptides of the human erythrocyte membrane. J Biol Chem. 1990; 265: 21482-7.
48）Bailly P, Hermand P, Calleaut I, et al. The LW blood group glycoprotein is homologous to intercellular adhesion molecules. Proc Natl Acad Sci USA. 1994; 91: 5306-10.
49）Hermand P, Huet M, Callebaut I, et al. Binding sites of leukocyte $\beta 2$ integrins (LFA-1, Mac-l) on the humanICAM-4/LW blood group proteins. J Biol Chem. 2000; 275: 26002-10.
50）Spring FA, Parsons SF, Ortlepp S, et al. Intercellular adhesion molecule-4 binds $\alpha 4/\beta 1$ and αv-family integrins through novel integrin-binding mechanisms. Blood. 2001; 98: 458-66.
51）Bruce LJ, Beckmann R, Riberio ML, et al. A band 3-based macrocomplex of integral and peripheral proteins in the RBC membrane. Blood. 2003; 101: 4180-8.
52）Hermand P, Le Pennec PY, Rouger P, et al. Characterization of the gene encoding the human LW blood group protein in LW+ and LW− phenotypes. Blood. 1996; 87: 2962-7.
53）Hermand P, Gane P, Mattei MG, et al. Molecular basis and expression of the LW^a/LW^b blood group polymorphism. Blood. 1995; 86: 1590-4.
54）Hermand P, Gane P, Huet M, et al. Red cell ICAM-4 is a novel ligand for platelet activated $\alpha_{\mathrm{IIb}}\beta_3$ integrin. J Biochem. 2003; 278: 4892-8.
55）Ihanus E, Uotila LM, Toivanen A, et al. Characterization of ICAM-4 binding to the I domains of the CD11a/CD18 and CD11b/CD18 leucocyte integrins. Eur J Biochem. 2003; 270: 1710-23.
56）Toivanen A, Ihanus E, Mattila Mlutz HU, et al. Importance of molecular studies on major blood groups-intercellular adhesion molecule-4, a blood group antigen involved in multiple cellular interactions. Biochim Biophys Acta. 2008; 1780: 456-66.
57）Ihanus E, Uotila LM, Toivanen A, et al. Red cell ICAM-4 is a ligand for the monocyte/macrophage integrin CD11c/CD18 characterization of the binding sites on ICAM-4. Blood. 2007; 109: 802-10.
58）Parsons SF, Spring FA, Chasis JA, et al. Erythroid cell adhesion molecules Lutheran and LW in health and disease. Bailliere's Best Prac Clin Haematol. 1999; 12: 729-45.
59）Southcott MJG, Tanner MJA, Anstee DJ. The expression of human blood group antigens during erythropoiesis in a cell culture system. Blood. 1999; 93: 4425-35.
60）Lee G, LoA, Short SA, et al. Targeted gene deletion demonstrates that cell adhesion molecule ICAM-4 is critical for erythroblastic island formation. Blood. 2006; 108: 2064-71.
61）Chasis JA, Mohandas N. Erythroblastic islands: niches for erythropoiesis. Blood. 2008; 112: 470-8.
62）Delahunty M, Zennadi R, Telen MJ. LW protein: a

promiscuous integrin receptor activated by adrenergic signaling. Transfus Clin Biol. 2006; 13: 44-9.

63) Moulds MKG. The LW blood group system: a review. Immunohematology. 2011; 27: 136-42.

64) Zennadi R, Whalen EJ, Soderblom EJ, et al. Erythrocyte plasma membrane-bound ERK1/2 activation promotes ICAM-4 mediated sickle red cell adhesion to endothelium. Blood. 2012; 119: 1217-27.

65) Telen MJ. Beyond hydroxyurea: new and old drugs in the pipeline for sickle cell disease. Blood. 2016; 127: 810-9.

Ⅲ-A-18 ▶ Scianna（SC）血液型

Scianna 血液型は，一組の対立抗原 Sc1（SC1）/Sc2（SC2），低頻度抗原の Rd（SC4），高頻度抗原の Sc3（SC3），STAR（SC5），SCER（SC6），SCAN（SC7）の 7 種類の抗原で構成されている 表Ⅲ-74．

1 Scianna 血液型の発見

1962 年，Schmidt らは輸血歴がなく複数回の妊娠歴がある白人女性に高頻度抗原に対する抗体を検出し，対応する抗原名を Sm とした[1)]．1963 年に Anderson らは，低頻度抗原である Bu^a（Bullee）を見いだし，翌年には Lewis らによって Sm 抗原が陰性の血球は Bu(a+) であることが報告された[2,3)]．後に Sm と Bu^{a}は優劣のない対立形質であることが確認され，Sm は Sc1，Bu^{a}は Sc2 に名称が変更された[4,5)]．Sc の命名は，第 1 例目の抗 Sm を保有していた Scianna 夫人に由来する[5)]．1973 年に McCreary らは，血清に抗 Sc1 と抗 Sc2 に分離できない抗 Sc3 を保有する SC: -1, -2, -3 型の患者について初めて報告した[6)]．1967 年に Rausen らは，妊娠により産生したと考えられる低頻度抗原に対する抗 Rd（Radin）を検出した[7)]．家系調査や免疫化学の知見から，Rd 抗原は Scianna 血液型に関係していることが示唆されていた[8,9)]．2003 年，Wagner らは Scianna 遺伝子をクローニングし，Rd が Scianna 血液型に属することを明らかにした[10)]．この後，未同定であった 3 種類の高頻度抗原に対する抗体が Scianna 血液型に属することが明らかにされ，STAR（SC5），SCER（SC6），SCAN（SC7）として報告された[11,12)]．

2 Scianna 血液型の抗原と抗体

Sc1－(SC: -1) は人種を問わずきわめて稀で，英国人 269,000 例の調査では 1 例しかみつかっていない[13)]．英国人での Sc2 抗原の陽性頻度は 0.7〜0.8% で，カナダ系白人では 1.4〜1.7% である[2,5,14)]．日本人での Sc2 抗原の陽性頻度は約 0.1%（5/4,900）であるが，SC: -1, 2 型はみつかっていない[15,16)]．臍帯血球の Sc1 抗原は充分に発達している[2)]．なお，Sc1 抗原はリンパ球，顆粒球，単球には発現していない[17)]．抗 Sc1，抗 Sc2 は抗 globulin 法で検出され，免疫抗体である．わが国でも抗 Sc2 の報告例がある[18-20)]．症例数が少ないためよくわかっていない面もあるが，Sc1，Sc2 に対する抗体に臨床的意義は認められていない．なお，抗 Sc2 による新生児溶血性疾患の 2 症例が報告されており，1 例は軽微で，他の 1 例は輸血が実施された[21,22)]．Rd に関しては日本人についての報告例はなく，デンマーク人では約 0.5% が Rd+ である[23)]．臍帯血球の Rd 抗原はよく発達している[7)]．抗 Rd は免疫抗体あるいは自然抗体として存在し，軽度から中程度の新生児溶血性疾患の原因となる[7)]．SC: -1, -2, -3 型について報告された 3 例の発端者は，白人男性，マーシャル諸島に住むミクロネシア人の女性，パプアニューギニアの 4 歳の少女である[6,24,25)]．患者はみな輸血歴があり，血清に抗 Sc3 を保有していた．さらに，太平洋諸島の住民に抗 Sc3 を保有する 3 例の SC: -1, -2, -3 が報告されている[26)]．この 3 例のうち 1 例に 3 単位の不適合輸血が行われたが，溶血性輸血反応はみられていない[26)]．

Sc1 抗原は papain，ficin，trypsin，α-chymotrypsin，0.2MDTT に影響を受けないが，pronase で活性を失う[27,28)]．Sc2 抗原は ficin，papain に抵抗性を

表Ⅲ-74　Scianna 血液型抗原

ISBT	慣用名	頻度	対立抗原	塩基	アミノ酸
SC1	Sc1	○	Sc2	169G（A）	Gly57（Arg）
SC2	Sc2	△	Sc1	169A（G）	Arg57（Gly）
SC3	Sc3	○			
SC4	Rd	△		178G（C）	Ala60（Pro）
SC5	STAR	○		139G（A）	Glu47（Lys）
SC6	SCER	○		242G（A）	Arg81（Gln）
SC7	SCAN	○		103G（A）	Gly35（Ser）

（　）内は抗原陰性の場合を示す．
○: 高頻度抗原，△: 低頻度抗原

JCOPY 498-01913

示し，trypsin，α-chymotrypsin には感受性をもつ．一方，0.2MDTT 処理では，抗 Sc2 によって，抵抗性を示したり，示さなかったり，その影響は一定でない[28]．Sc3 抗原は ficin，papain，0.2MDTT には影響を受けないが，trypsin，α-chymotrypsin の影響は一定でない．Rd は，ficin，papain，0.2 M DTT に影響されず，trypsin，α-chymotrypsin で抗原性がなくなるか，減少する．他の SC 血液型抗原は，ficin，papain，0.2MDTT に影響されない．

3 Scianna 血液型と ERMAP

Spring らにより，抗 Rd および抗 Sc2 による immunoblot 法で分子量 60,000～68,000 の特異的なバンドが検出されたが，還元剤の存在下ではバンドは検出されていない[8]．また，endoglycosidase F 処理血球では抗 Scl によるバンドの分子量が約 3,000 減少することから，N 結合型糖鎖の存在が推測された[9]．

Wagner らは，染色体上の位置（1p34-p36），分子量 60,000～68,000，赤血球膜蛋白であるなどの情報をもとに，*in silico* により *ERMAP*（erythrocyte membrane-associated protein）が SC 血液型の有力な候補遺伝子であることを見いだした[10]．*ERMAP* は 1 番染色体短腕（1p34.2）に位置し，約 28 kbp の長さで，12 個のエキソンからなり，475 残基のアミノ酸（29 アミノ酸残基のシグナル配列を含む）をコードしている[29]．Sc: -1, 2 および Rd＋の *ERMAP* cDNA の解析から，Sc: -1, 2 ではエキソン 4 での 1 塩基置換（169G>A）による Gly57Arg のアミノ酸置換，Rd＋ではエキソン 4 での 1 塩基置換（178C>G）による Pro60Ala のアミノ酸置換が認められている[10]．STAR－(SC: -5)，SCER－(SC: -6)，SCAN－(SC: -7) については，いずれもエキソン 4 にミスセンス変異によるアミノ酸置換を認め，STAR－は 139G>A（Glu47Lys），SCER－は 242G>A（Arg-81Gln），SCAN－は 103G>A（Gly35Ser）である[11,12]．Sc: -1, -2, -3 には 2 種類の変異が報告されている．1 つは，エキソン 4 での 307 と 308 番目の 2 塩基（GA）が欠失し，フレームシフトによってコドン 114 で終止コドンが出現する[10]．もう 1 つは，

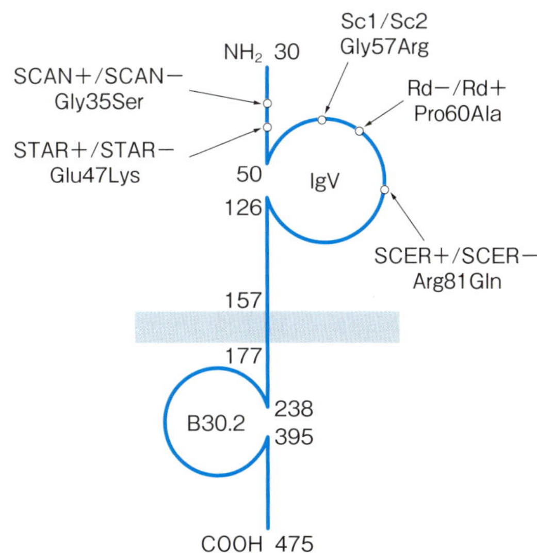

図Ⅲ-63　Scianna 血液型抗原と ERMAP

994C>T（エキソン 12）によるナンセンス変異で，Arg332 が終止コドンとなる[12]．

ERMAP 蛋白は 1 回膜貫通蛋白（Ⅰ型）で，128 残基のアミノ酸が細胞外領域（21－107 番目のアミノ酸は IgV ドメイン），20 残基のアミノ酸が膜貫通領域，298 残基のアミノ酸が細胞内領域にあると推定されている 図Ⅲ-63．なお，ERMAP は細胞外領域に 1 個の Ig スーパーファミリーの V ドメイン（IgV）をもつ butyrophilin（BTN）ファミリーの一員である．ERMAP の機能についてはよくわかっていないが，オリゴデンドロサイト，シュワン細胞の細胞外膜，軸索周辺のミエリン最内層に局在する接着分子である myelin/oligodendrocyte associated glycoprotein（MOG）と ERMAP の Ig 様ドメインは相同性がある[30]．ERMAP の細胞内領域には B30.2 ドメイン（PRYSPRY）とよばれるモチーフが存在し，赤血球生成，ヘモグロビン合成に関与している可能性が示唆されている[31]．

●文　献

1) Schmidt RP, Griffitts JJ, Northman FE. A new antibody anti-Sm, reacting with a high incidence antigen. Transfusion. 1962; 2: 338-40.
2) Anderson C, Hunter J, Zipursky A, et al. An antibody defining a new blood group antigen, Bu[a]. Transfusion. 1963; 3: 30-3.
3) Lewis M, Chown B, Schmide RP, et al. A possible relationship between the blood group antigens Sm and Bu[a]. Am J Hum Genet. 1964; 16: 254-5.
4) Lewis M, Chown B, Kaita H. On the blood group antigens Bu[a] and Sm. Transfusion. 1967; 7: 92-4.
5) Lewis M, Kaita H, Chown B. Scianna blood group system. Vox Sang. 1974; 27: 261-4.
6) McCreary J, Vogler AL, Sabo B, et al. Another minus-minus phenotype; Bu(a−)Sm−. Two examples in one family. Transfusion. 1973; 13: 350.
7) Rausen AR, Rosenfield RE, Alter AA, et al. A 'new' infrequent red cell antigen, Rd (Radin). Transfusion. 1967; 7: 336-42.
8) Spring FA, Herron R, Rowe G. An erythrocyte glycoprotein of apparent Mr 60,000 expresses the Sc1 and Sc2 antigens. Vox Sang. 1990; 58: 122-5.
9) Spring FA. Characterization of blood group-active erythrocyte membrane glycoproteins with human antisera. Transfus Med. 1993; 3: 167-78.
10) Wagner FF, Poole J, Flegel WA. The Scianna antigens including Rd are expressed by ERMAP. Blood. 2003; 15: 752-7.
11) Hue-Roye K, Chaudhuri A, Velliquette RW, et al. STAR: a novel high-prevalence antigen in the Scianna blood group system. Transfusion. 2005; 45: 245-7.
12) Flegel WA, Chen Q, Reid ME, et al. SCER and SCAN: two novel high-prevalence antigens in the Scianna blood group system. Transfusion. 2005; 45: 1940-44.
13) Kaye T, Williams EM, Garner SF, et al. Anti-Sc1 in pregnancy. Transfusion. 1990; 30: 439-40.
14) Seyfried H, Frankowska K, Giles CM. Further examples of anti-Bu[a] found in immunized donors. Vox Sang. 1966; 512-6.
15) Nagao N, Tomita T, Okubo Y, et al. Low frequency antigen, Do[a], Co[b], Sc2, in Japanese. 24th Congr Int Soc Blood Transfus. 1996; 145.
16) 永尾暢夫，小河英人，名倉由子，他．日本人の Scianna 血液型．血液事業．1986; 9: 305-7.
17) Dunstan RA. Status of major red cell blood group antigen on neutrophil, lymphocytes and monocytes. Br JHaematol. 19861 62: 301-9.
18) 西山要子，島村直子，松尾裕子，他．D 感作妊婦中に見出された抗 Sc2 の 1 例．日輸血会誌．1987; 33: 529-31.
19) 高橋順子，渕原千左，下浦佳代子，他．本邦第 1 例の抗 Sc2．血液事業．1987; 10: 263-6.
20) 丹羽玲子，安藤高宣，浅野春樹，他．抗 Sc2 抗体を検出した 1 症例．日輸血会誌．1991; 37: 894.
21) DeMarco M, Uhl I, Fields I, et al. Hemolytic disease of the newborn due to the Scianna antibody, anti-Sc2. Transfusion. 1995; 35: 58-60.
22) Hurstell PI, BanksJ. A case of hemolytic disease of the newborn due to anti-Sc2. Transfusion Med. 2005; 15: 48.
23) Lundsgaard A, Jensen KG. Two new examples of anti-Rd: a preliminary report on the frequency of the Rd (Radin) antigen in the Danish population. Vox Sang. 1968; 14: 452-7.
24) Nason SG, Vengelen-Tyler V, Cohen N, et al. A high incidence antibody (anti-Sc3) in the serum of a Sc: -1, -2 patient. Transfusion. 1980; 20; 531-5.
25) Woodfield DG, Giles C, Poole J, et al. A further null phenotype (Sc: -1, -2) in Papua New Guinea. 19th Congr Int Soc Blood Transfus. 1986; 651.
26) Reid ME, Hue-Rove K, Velliquette RW, et al. SC*994C>T causes the Sc_{null} phenotype in pacific islanders and successful transfusion of Sc3+ blood to a patient with anti-Sc3. Immunohematology. 2013; 29: 69-72.
27) Daniels G. Effect of enzymes on and chemical modifications of high-frequency red cell antigens. Immunohematology. 1992; 8: 53-7.
28) Velliquette RW, Westhoff C, Lomas-Francis C. The effect of protease or DTT on Scianna antigens, revisited. Transfusion. 2011; 51: 146A.
29) Xu H, Foltz L, Sha Y, et al. Cloning and characterization of human erythroid membrane-associated protein, human ERMAP. Genomics. 2001; 76: 2-4.
30) Su YY, Gordon CT, Ye TZ, et al. Human ERMAP: An erythroid adhesion/receptor transmembrane protein. Blood Cells Mol Dis. 2001; 27: 938-49.
31) Brunker PAR, Flegel WA. Scianna: the lucky 13th blood group system. Immunohematology. 2011; 27: 41-57.

JCOPY 498-01913

Ⅲ-A-19▶ Yt（YT）血液型

1 Yt 血液型の発見

1956 年，Eaton らは交差試験で患者血清（Mrs. A. Cartright）に検出された高頻度抗原に対する抗 Yt^aについて報告した[1]．この新たな抗原を命名するにあたり，当初は「Why not 'T'」と考えていたが，T では「T polyagglutination」と混同する恐れがあった．このため,「Why T」の発音から Yt と命名した[2]．1964 年には Giles らによって白人の約 8% に反応する抗 Yt^bがみつかった[3]．Yt 血液型は Yt^aと Yt^bの優劣のない 2 つの抗原からなり，Yt(a+b−)，Yt(a+b+)，Yt(a−b+）の 3 つの表現型に分類される．最近，高頻度抗原 YTEG が同定された[4]．遺伝性の Yt(a−b−）はみつかっていない．

2 Yt 血液型の抗原と抗体

白人（イスラエル）における Yt(a−）の頻度はおよそ 0.2%であるが，日本人 5,000 例の調査では 1 例も発見されていない[5-8]．また，日本人の Yt(b+)については 70 例の検査で検出されておらず，今のところ報告例もない[8]．ヨーロッパ系白人の Yt(b+）は 8%，イスラエルでは約 23%である[5,9]．Yt^a抗原は trypsin，sialidase によって影響を受けないが，α-chymotrypsin で活性を失う．なお，ficin，papain によっても活性を失うが，その程度は一定でない[10-12]．さらに，0.2 MDTT や 6%AET 処理で抗原活性が減少することも報告されている[13-15]．臍帯血球では Yt^a抗原が未発達であり，新生児溶血性疾患の報告例はない[1,16,17]．抗 Yt^aの臨床的意義については，症例ごとに異なるため評価が難しい．抗 Yt^aをもつ患者への不適合輸血で問題がみられなかった症例が報告されている[18-20]．一方，^{51}Cr 標識 Yt(a+）血球の寿命試験による結果は一定ではなく，急激な寿命の短縮を認めた症例もある[16,21-25]．また例外的であるが重篤な即時型および遅延型の溶血性輸血反応も報告されている[26,27]．なお，一過性に Yt(a−b−）型となり，血清中に抗 Yt^{ab}を保有した症例が報告されている[28]．

抗 Yt^aは，発作性夜間血色素尿症患者の血球(PNH Ⅲ)と反応しないことから，Yt^a/Yt^bは GPI アンカー型蛋白に存在することが予想された[29]．1991 年，Spring らは Yt^a/Yt^bを担う分子が赤血球アセチルコリンエステラーゼ（acetylcholinesterase: AChE）であることを明らかにした[30]．彼らは，抗 Yt^aと抗 Yt^bを用いて分子量 72,000 の免疫沈降物を回収し，この沈降物が AChE 活性をもつことを示した．さらに，マウス由来モノクローナル抗 AChE とヒト由来抗 Y^a/Yt^bとを用いた MAIEA 法によっても，Yt^a/Yt^bと AChE が同一の分子に存在することが確認されている[31]．なお，赤血球 1 個あたりの AChE コピー数は 7,000〜10,000 と推定されている[30]．

AChE 遺伝子は第 7 染色体の長腕（7q22.1）にあり，2.2 kbp の長さで 6 個のエキソンで構成され，617 のアミノ酸（31 アミノ酸残基のリーダーペプチドと 29 アミノ酸残基の GPI アンカーモチーフを含む）をコードしている[32]．エキソン 2 での 1 塩基置換（1057C>A）により，Yt^aでは His（CAC）353，Yt^bでは Asn（AAC）353 のアミノ酸置換を認める（コドンの番号付けはリーダー配列を含む）[33]．YTEG−はエキソン 2 での 1 塩基置換（266G>A）により Gly89Glu のアミノ酸置換を認める[4]．なお，YTEG の EG は Glu（E）と Gly（G）に由来する．

神経と神経との間の切れ目，いわゆるシナプスを越えて神経インパルスがアセチルコリン(acetylcholine: ACh）など神経伝達物質によって化学的に伝えられる．神経の末端部から放出された ACh はシナプス後膜，運動神経・筋接合部などの受容体に結合し，次の神経を刺激したり筋肉を収縮したりする．ACh は神経節シナプス，運動神経，筋接合部などに存在する AChE の作用によって，すみやかにコリンと酢酸に加水分解され失活する．その結果，結合していた ACh は受容体から離れ次の刺激に応答可能な状態に戻る．このように AChE は神経伝達に重要な役割をはたしているが，赤血球膜 AChE の機能については明らかになっていない．

●文　献

1）Eaton BR, Morton JA, Pickles MM, et al. A new antibody, anti-Yt[a] characterizing a blood group of high-incidence. Br J Haematol. 1956; 2: 333-41.
2）Reid ME, Lomas-Francis C, Olsson ML. In: The blood group antigen Facts Book. 3rd ed. London: Academic Press; 2012. p.418.
3）Giles CM, Metaxas MN. Identification of the predicted blood group antibody anti-Yt[b]. Nature. 1964; 202: 1122-3.
4）Landy R, Karamatic Crew V, Davies H, et al. A novel high incidence antigen in the Yt blood group system. Transfus Med 2017; 27: 42-3.
5）Giles CM, Metaxas-Buhler M, Romanski Y, et al. Studies on the Yt blood group system. Vox Sang. 1967; 13: 171-80.
6）Gale SA, Rowe GP, Northfield FE. Application of a microtitre plate antiglobulin technique to determine the incidence of donors lacking high frequency antigens. Vox Sang. 1988; 54: 172-3.
7）Salmon C, Cartron JP, Rouger P. In: The human blood Groups. New York: Masson; 1984.
8）Nakajima H, Saito M, Murata S. The Yt blood group antigens in Japanese: the apparent absence of Yt[b]. J Anthrop Soc Nippon. 1980; 88: 455-6.
9）Levene C, Bar-Shany S, Manny N, et al. The Yt blood groups in Israeli Jews, Arab, and Druse. Transfusion. 1987; 27: 471-4.
10）Vengelen-Tyler Y, Morel PA. Serologic and IgG subclass characterization of Cartwright (Yt) and Gerbich (Ge) antibodies. Transfusion. 1983; 23: 114-6.
11）Morton JA. Some observations on the action of blood group antibodies on red cells treated with proteolytic enzymes. Br J Haematol. 1962; 8: 134-47.
12）Daniels G. Effect of enzymes on and chemical modifications of high-frequency red cell antigens. Immunohematology. 1992; 8: 53-7.
13）Banch DR, Muensch HA, Sy Siok Hian AL, et al. Disulfide bonds are a requirement for Kell and Cartwright (Yt[a]) blood group antigen integrity. Br J Haematol. 1983; 54: 573-8.
14）Levene C, Harel N. 2-Aminoethylisothiouronium treated red cells and the Cartwright (Yt[a]) antigen. Transfusion. 1984; 24: 541.
15）Shulman IA, Nelson JM, Lam HT. Loss of Yt[b] antigen activity after treatment of red cells with either dithiothreitol or 2-mercaptoethanol. Transfusion. 1986; 26: 214.
16）Gobel U, Drescher KH, Pottgen W, et al. A second example of anti-Yt[a] with rapid in vivo destruction of Yt(a+) red cells. Vox Sang. 1974; 27: 171-5.
17）Ferguson SJ, Boyce F, Blajchman MA. Anti-Yt[b] in pregnancy. Transfusion. 1979; 19: 581-2.
18）Dobbs JV, Prutting DL, Adebahr ME, et al. Clinical experience with three examples of anti-Yt[a]. Vox Sang. 1968; 15: 216-21.
19）Mohandas K, Spivack M, Delehanty CL. Management of patients with anti-Cartwright (Yt[a]). Transfusion. 1985; 25: 381-4.
20）Eckrich RJ, Mallory DM, Sandler SG. Correlation of monocyte monolayer assays and post-transfusion survival of Yt(a+) red cells in patients with anti-Yt[a]. Immunohematology. 1995; 11: 81-4.
21）Bettigole R, Harris JP, Tegoli J, et al. Rapid in vivo destruction of Yt(a+) red cells in a patient with anti-Yt[a]. Vox Sang. 1968; 14: 143-6.
22）Ballas SK, Sherwood WC. Rapid in vivo destruction of Yt(a+) erythrocytes in a recipient with anti-Yt[a]. Transfusion. 1977; 17: 65-6.
23）Davey RJ, Simpkins SS. ^{51}Chromium survival of Yt (a+) red cells as a determinant of the in vivo significance of anti-Yt[a]. Transfusion. 1981; 21: 702-5.
24）Nance SJ, Arndt R, Garratty G. Predicting the clinical significance of red cell alloantibodies using a monocyte monolayer assay. Transfusion. 1987; 27: 449-52.
25）Kakaiya R, Sheahan E, Julleis J, et al. ^{51}Chromium studies with an IgG1 anti-Yt[a]. Immunohematology. 1991; 7: 107.
26）Reed W, Walker R, Haddix T, et al. Fatal delayed hemolytic transfusion reaction (DHTR) due to anti-Yt[a] in a patient with sickle cell disease (SCD). Transfusion. 1998; 38: 78S.
27）Hadley A, Walkes A, Poole J, et al. A chemiluminescence test for predicting the outcome of transfusing incompatible blood. Transfus Med. 1999; 9: 337-42.
28）Rao N, Whitsett CR, Oxendine SM, et al. Human erythrocyte acetylcholinesterase bears the Yt[a] blood group antigen and is reduced or absent in the Yt (a−b−) phenotype. Blood. 1993; 81: 815-9.
29）Telen MJ, Rosse WR, Parker CJ, et al. Evidence that several high-frequency human blood group antigens reside on phosphatidylinositol-linked erythrocyte membrane proteins. Blood. 1990; 75: 1404-7.
30）Spring FA, Gardner B, Anstee DJ. Evidence that the antigens of the Yt blood group system are located on human erythrocyte acetylcholinesterase. Blood. 1992;

JCOPY 498-01913

80: 2136-41.
31) Petty AC. Monoclonal antibody-specific immobilization of erythrocyte antigens (MAIEA): a new technique to selectively determine antigenic sites on red cell membranes. J Immunol Methods. 1993; 161: 91-5.
32) Li Y, Camp S, Rachinsky TL, et al. Gene structure of mammalian acetylcholinesterse: alternative exons dictate tissue-specific expression. J Biol Chem. 1991; 266: 23083-90.
33) Bartels CR, Zelinski T, Lockridge O. Mutation at codon 322 in human acetylcholinesterase (AChE) gene accounts for YT blood group polymorphism. Am J Hum Genet. 1993; 52: 928-36.

Ⅲ-A-20 Indian (IN) 血液型と AnWj 抗原

1 Indian 血液型の発見

1973年および1974年にBadakereらは，インド人血球の約3%と反応する抗Inaを報告した[1,2]．2年後，Gilesはパキスタン人Mr. Salisのもつ高頻度抗原に対する抗体と反応しない血球（パキスタン人およびインド人由来）が抗Inaと強く反応することを見いだし，Salisの抗体が反応する抗原をInbとした[3]．Ina（IN1）とInb（IN2）は優劣のない対立形質で，血球はIn(a－b＋)，In(a＋b＋)，In(a＋b－）に分けられる．なお，遺伝性のIn(a－b－)型はみつかっていない．1988年，SpringらはIna/Inb抗原がCD44蛋白に存在することを明らかにした[4]．2007年Pooleらは，高頻度抗原であるINFI（IN3）とINJA（IN4）を報告した[5]．INFI－(IN: −3）はモロッコ人，INJA－(IN: −4)はパキスタン人に発見された．2016年，新たな高頻度抗原のINRA（IN5）に対する抗体を保有するINRA－(IN: −5）が，インド人女性に検出された[6]．

2 Indian 血液型の抗原と抗体

Ina抗原の頻度はボンベイ在住のインド人で約3%（51/1,749例）であるが，一部のアラブ系民族ではやや頻度が高く，イラン人では約11%（59/557），ボンベイ在住のアラブ系民族では12%（29/246）である[2,7]．日本人を含む他の民族についてはほとんど調査されていない．インド人の表現型頻度は，In(a－b＋）97.08%，In(a＋b＋）2.9%，In(a＋b－）0.2%と推定されている[2]．

Indian血液型抗原はpapain，ficin，trypsin，α-chymotrypsin，pronase，0.2 MDTT，6%AETで活性を失うが，sialidaseでは影響を受けない[5,8]．臍帯血球のIndian血液型抗原（Ina）は未発達である[9]．ただし，Inb抗原は成人血球と同程度の強さであるとする報告もある[10]．

Lutheran血液型で述べたように，In(Lu）血球ではCD44は正常血球にくらべて25～39%に減少し，Indian血液型抗原に対する被凝集価が低下している[4,11,12]．さらに，CD44は可溶性物質として血漿に少量存在し，正常血漿による抑制試験では抗CD44の赤血球への結合は67%減少し，一方In(Lu）血漿では33%の減少を認めるだけである[11]，なお，赤血球CD44を欠損した先天性赤血球異形成貧血(CDA)の症例が報告されている[14-18]．この患者の血球はIn(a－b－）であると同時にAnWj－，Co(a－b－)，さらにLWabの発現低下が認められた．CDAの原因がCD44の欠損によるものかどうかについては不明である．

In(a－）型39名にIn(a＋）赤血球を輸血した結果，30名に抗Inaが検出されていることから，Ina抗原は免疫原性が強く，抗体を作りやすいようである[9]．さらに，初回の妊娠によって抗Inbを産生した輸血歴のない女性の症例も報告されている[13]．抗Inbによる即時型溶血性輸血反応の報告例や，不適合赤血球の寿命短縮が認められている[13,19]．一方，新生児溶血性疾患には関与しない[10,20,21]．

3 Indian 血液型と CD44

Ina, Inb抗原がCD44分子に存在することは，以下の実験から示されている[4]．非還元下で抗Ina，抗Inb，抗CD44よるimmunoblot法を行い，いずれの抗体でも分子量80,000の特異バンドが検出される．さらに，抗CD44を用いた免疫沈降物は，immunoblot法で抗Inbと反応する．CD44とInbが同じ分子に存在することは，マウス由来モノクローナル抗CD44とヒト由来抗Inbを用いたMAIEA（monoclonal antibody-specific immobilization of erythrocyte antigens）でも確認されている[22]

*CD44*遺伝子は50 kbの長さで，第11染色体の短腕（11p13）に位置し，20個のエキソンで構成される[23,24]．このうちのエキソン1-5，15-17，19を発現

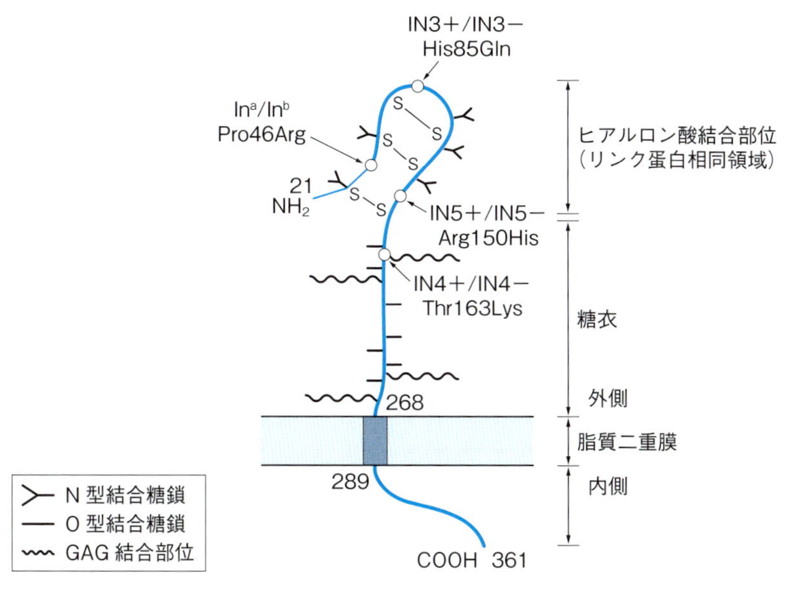

図III-64 CD44 と Indian 血液型抗原
アミノ酸番号は 20 アミノ酸残基のシグナルペプチドを含む

した蛋白が標準型の CD44（CD44 hematopoietic form: CD44H）である．選択的スプライシングにより，エキソン 6-15 は様々な組み合わせで挿入されて 20 種類あまりのアイソフォームを生じる（CD44v）．CD44 蛋白は細胞膜を 1 回貫通し，N 末端側の 248 のアミノ酸残基が細胞外（20 アミノ酸からなるシグナルペプチドを含まない），21 のアミノ酸残基の膜貫通領域，C 末端側 72 のアミノ酸残基が細胞内に存在する I 型膜蛋白である[25-27]．5～6 カ所に N 結合糖鎖修飾部位をもち，6 つのシステイン残基が S-S 結合を形成し細胞外ドメインの高次構造を維持していると推定されている 図III-64．また，グリコサミノグリカン（GAG）とよばれるヘキソサミン（GlcNAc または GalNAc）とヘキスロン酸（グルクロン酸またはイズロン酸）の 2 糖繰り返し構造をもつ直鎖状多糖の修飾部位を膜近傍領域にもつ．細胞内領域は膜骨格蛋白の 4.1 蛋白やアンキリンと結合しているとの報告もある[28]．In^a（IN1）と In^b（IN2）の違いは，エキソン 2 での 1 塩基置換（137G>C）による 46 番目のアミノ酸置換によることも明らかにされた[29]．すなわち，In^aは Pro46，In^bは Arg46 である．INFI－(IN: −3) は 255C>G（エキソン 3）による His85Gln，INJA－(IN: −4) は 488C>A（エキソン 5）による Thr163Lys，INRA－(IN: −5) は，449G>A（エキソン 5）による Arg150His のアミノ酸置換が認められている[5,6] 図III-64．

CD44 は，赤血球をはじめ白血球，血管内皮細胞，線維芽細胞，上皮細胞など広範に分布し，細胞同士，細胞と細胞外基質の相互作用を媒介する接着分子，リンパ球の組織への浸潤，癌細胞転移などに関与することが知られている．なお，血小板，肝細胞，心筋細胞，腎尿細管細胞などには CD44 は発現していない．CD44 の細胞外領域には軟骨の細胞間基質に存在するリンク蛋白と相同性をもつ領域があり，この領域を介してヒアルロン酸（ヒアルロナン hyaluronan ともよばれる），コラーゲン，ラミニンなどと結合する 図III-64．ヒアルロン酸は多数の負電荷をもち，大量の水に結合して，粘性に富む水和ゲルを形成しやすく，また浸透性があることから，細胞同士を隔ててそれぞれが自由に動き増殖できる環境を形成する，ヒアルロン酸に結合するためには，B（X7）B 配列が重要なモチーフとされている．ここで B は Lys や Arg などの塩基性アミノ酸である．CD44 の Arg46（$B^{38}X7B^{46}$の 2 番目の B）を Gly46 に変異させた CD44 発現細胞はヒアルロン酸に結合しないことが示されている[30]．ただし，In(a＋b－) にみられるPro46へのアミノ酸置換はヒアルロン酸の結合に影響しない[29]．造血細胞のCD44はストローマ細胞に接着し，骨髄での血球形成における分化増殖に関与している可能性が示唆されている[31]．成熟赤血球のCD44は，骨髄での赤血球生成過程での役割を終えた後の痕跡なのかもしれない．また，マクロファージのCD44は*Mycobacterium tuberculosis*と結合する[32]．

4 AnWj抗原(901009)

1972年，BoormanとTippettは妊婦血清に高頻度抗原に対する抗体を検出した[33]．1980年に第2例目の抗体がみつかり，抗Antonとよばれるようになった[34]．抗AntonはIn(Lu)血球と反応しないことから，Anton抗原にLu15の名称が与えられた．しかし，Pooleらは抗Antonが劣性遺伝子型Lu(a－b－)血球と反応することをみいだした[35]．一方，1983年にMarshらは正常血球と劣性遺伝子型Lu(a－b－)血球と反応するが，In(Lu)および臍帯血球と反応しない自己抗体の抗Wjについて報告した[36]．1985年，Pooleらは抗Antonと抗Wjとが同一の抗原に反応していることを示唆した[37]，さらに，一過性にWj抗原の発現が抑制され，血清に抗Wjを保有したHodgkin病患者の症例が報告された[38]．この症例の患者血球は抗Antonとも陰性であったが，寛解とともに血球はWj＋，Anton＋となり，血清中の抗体は消失した．現在，抗Antonと抗Wjとが認識する抗原はAnWj抗原に名称が変更され，Lu15は使われていない．AnWj－は後天的で一過性である場合が多く，遺伝性のAnWj－はきわめて稀である．Pooleらにより，劣性遺伝子によるAnWj－のアラブ人の1家系が報告されている（発端者と同胞の2例がAnWj－)[39]．なお，一過性のAnWj－は患者でも健常者にもみられる[38,40-43]

臍帯血球のAnWj抗原は未発達であるが，生後3日から46日でAnWj＋となる[40]．また，AnWj抗原は，papain，ficin，trypsin，α-chymotrypsin，pronase，AET，DTTに影響を受けない．なお，AnWj抗原が*Haemophilus influenzae*菌のレセプターである可能性を指摘した報告がある[44-46]．抗AnWjが自己抗体か同種抗体かを血清学的に区別することは困難であるが，いずれの場合でも抗AnWjは溶血性輸血反応の原因となることが知られている[42,47-56]．AnWj－はきわめて稀であることから，抗AnWj保有者への輸血にはIn(Lu)型血球の輸血が勧められている[34,42,43]．抗AnWjによる新生児溶血性疾患の報告例はない．

TelenらはAnWj抗原がCD44分子に存在することを示唆している．CD44cDNAを発現させたJurkat，CHO（Chinese hamster ovary cells），MEL（murine erythroleukemia cells）細胞は抗AnWjと反応する[57]．さらに，マウス由来抗AnWjとヒト由来抗In^b，およびマウス由来抗CD44とヒト由来抗AnWjの組み合わせを用いたMAIEA法は陽性である[58]．また，抗AnWjを用いたCD44発現細胞に対するimmunoblot法では分子量200,000のバンドが検出され，これはコンドロイチン硫酸が結合したCD44アイソフォームであると推測されている．このようにAnWj抗原とCD44の関係が示唆されているが，今のところISBTではAnWj抗原を高頻度抗原（901シリーズの901.009）に分類している，

●文　献

1) Badakere SS, Joshi SR, Bhatia HM, et al. Evidence for a new blood group antigen in the Indian population (a preliminary report). Indian J Med Res. 1973; 61: 563.

2) Badakere SS, Parab BB, Bhatia HM. Further observations on the In^a (Indian) antigen in Indian populations. Vox Sang. 1974; 26: 400-3.

3) Giles CM. Antithetical relationship of anti-In^a with the Salis antibody. Vox Sang. 1975; 29: 73-6.

4) Spring FA, Dalchau R, Daniels GL, et al. the In^a and In^b blood group antigens are located on a glycoprotein of 80000 MW (the CDw44 glycoprotein) whose expression is influenced by the In(Lu) gene. Immunology. 1988; 64: 37-43.

5) Poole J, Tilley L, Warke N, et al. Two missense mutations in CD44 gene encode two new antigens of the Indian blood group system. Transfusion. 2007; 47: 1306-11.

6) Jones B, Joshi SR, Karamitic Crew V, et al. A novel high incidence antigen of the Indian blood group system INRA (IN5). Transfus Med. 2016; 26: 20-1.

7) Badakere SS, Vasantha K, Bhatia HM, et al. High frequency of In^a antigen among Iranians and Arabs. Hum Hered. 1980; 30: 262-3.
8) Daniels G. Effect of enzymes on and chemical modifications of high-frequency red cell antigens. Immunohematology. 1992; 8: 53-7.
9) Bhatia HM, Badakere SS, Mokashi SA, et al. Studies on the blood group antigen In^a. Immunol Commun. 1980; 9: 203-15.
10) Longster GH, Robinson EAE. Four further examples of anti-In^b detected during pregnancy. Clin Lab Haematol. 1981; 3: 351-6.
11) Telen MJ, Eisenbarth GS, Haynes BE. Human erythrocyte antigens: regulation of expression of a novel erythrocyte surface antigen by the inhibitor Lutheran In(Lu) gene. J Clin Invest. 1983; 71: 1878-86.
12) Telen MJ, Rogers I, Letarte M. Further characterization of erythrocyte p80 and the membrane protein defect of In(Lu)Lu(a－b－)erythrocytes. Blood. 1987; 70: 1475-81.
13) Ferguson IJ, Gaal HD. Some observations on the In^b causes accelerated destruction of radio labeled red cells. Transfusion. 1988; 28: 479-82.
14) Parsons SF, Jones J, Anstee DJ, et al. A novel form of congenital dyserythropoietic anemia associated with deficiency of erythroid CD44 and a unique blood group phenotype [In(a－b－) Co(a－b－)]. Blood. 1994; 83: 860-8.
15) Singleton BK, Fairweather VSS, Lau W, et al. A novel EKLF mutation in a patient with dyserythropoietic anemia; the first association of EKLF with disease in man. Blood. 2009; 114: 162.
16) Arnaud I, Saison C, helias V, et al. A dominant mutation in the gene encoding the erythroid transcription factor KLF1 causes a congenital dyserythropoietic anemia. Am J Hum Genet. 2010; 87: 721-7.
17) Ravindranath Y, Goyette G, Buck S, et al. A new case of KLF1 G973A mutation and congenital dyserythropoietic anemia(CDA)- further definition of emerging new syndrome and possible association with gonadal dysgenesis. Blood. 2011; 118: 2101.
18) Jaffary JA, Mitchell WB, Gnanapragasam MN, et al. Erythroid transcription factor EKLF/KLF1 mutation causing congenital dyserythropoietic anemia type Ⅳ in a patient of Taiwanese origin: review of all reported cases and development of a clinical diagnostic paradigm. Blood Cells Mol Dis. 2013; 51: 71-5.
19) Joshi SR. Immediate haemolytic transfusion reaction due to anti-In^b. Vox Sang. 1992; 63: 232-3.
20) Sosler SD, Saporito C, Perkins JT, et al. The clinical and serologic behavior of another example of anti-In^b. Transfusion. 1989; 29: 465.
21) Garner SF, Devenish A. Do monocyte ADCC assays accurately predict the severity of hemolytic disease of the newborn caused by antibodies to high-frequency antigens? Immunohematology. 1996; 12: 20-6.
22) Petty AC, Green CA, Daniels GL. The monoclonal antibody-specific immobilization of erythrocyte antigen assay (MAIEA) in the investigation of human red cell antigens and their associated membrane proteins. Transfus Med. 1997; 7: 179-88.
23) Screaton GR, Bell MY, Jackson DG, et al. Genomic structure of DNA encoding the lymphocyte homing receptor CD44 reveals at least 12 alternatively splice exons. Proc Natl Acad Sci USA. 1992; 89: 12160-4.
24) Tolg C, Hofman M, Herrlich P, et al. Splicing choice from ten variant exons establishes CD44 variability. Nucl Acid Res. 1993; 21: 1225-9.
25) Stamenkovic I, Amiot M, Pesando JM, et al. A lymphocyte molecule implicated in lymph node homing is a member of the cartilage link protein family. Cell. 1989; 56: 1057-62.
26) Goldstein LA, Zhou DFH, Picker LJ, et al. A human lymphocyte homing receptor, the Hermes antigen, it related to cartilage proteoglycan core and link proteins. Cell. 1989; 56: 1063-72.
27) Harn HJ, Isola N, Cooper DL. The multispecific eel adhesion molecule CD44 is represented in reticulocyte cDNA. Biochem Biophys Res commun. 1991; 178: 1127-34.
28) Nunomura W, Takakuwa Y, Tokimitsu R, et al. Regulation of CD44-protein 4.1 interaction by Ca^{2+} an calmodulin: implications for modulation of CD44-ankyrin interaction. J Biol Chem. 1997; 272: 30322-8.
29) Telen MJ, Udani M, Washington MK, et al. A blood group-related polymorphism of CD44 abolishes a hyaluronan-binding consensus sequence without preventing hyaluronan binding. J Biol Chem. 1996; 271: 7147-53.
30) Yang B, Yang BL, Savani RC, et al. Identification of a common hyaluronan binding motif in the hyaluronan binding proteins RHAMM, CD44 and link protein. EMBO J. 1994; 13: 286-96.
31) Chan JYH, Watt SM. Adhesion receptors on haematopoietic progenitor cells. Br J Haematol. 2001; 112: 541-57.
32) Leemans JC, Florquin S, Heikens M, et al. CD44 is a macrophage binding site for *Mycobacterium tuberculosis* that mediates macrophage recruitment and protective immunity tuberculosis. J Clin Invest. 2003;

111: 681-9.
33) Race RR, Sanger R. In: Blood groups in man. 6th ed. Oxford: Blackwell Scientific Publications; 1975.
34) Daniels GL. In: Human blood groups. 2nd ed. Oxford: Wiley-Blackwell; 2002. p.465-72.
35) Poole J, Giles CM. Observations on the Anton antigen and antibody. Vox Sang. 1982; 43: 220-2.
36) Marsh WL, Brown PJ, DiNapoli J, et al. Anti-Wj: an autoantibody that defines a high-incidence antigen modified by the In(Lu) gene. Transfusion. 1983; 23: 128-30.
37) Poole J, Giles C. Anton and Wj, are they related? Transfusion. 1985; 25: 443.
38) Mannessier L, Rouger R, Johnson CL, et al. Acquired loss of red cell Wj antigen in a patient with Hodgkin's disease. Vox Sang. 1986; 50: 240-4.
39) Poole J, Levene C, Bennett M, et al. A family showing inheritance of the Anton blood group antigen AnWj and independence of AnWj from Lutheran. Transfus Med. 1991; i: 245-51.
40) Poole J, Van Alphen L. Haemophilus influenzae receptor and the AnWj antigen. Transfusion. 1988; 28: 289.
41) Harris T, Steiert S, Marsh WL, et al. A Wj-negative patient with anti-Wj. Transfusion. 1986; 26: 117.
42) Magrin G, Harrison C. One hour ^{51}Cr survival in a patient with anti-AnWj [Abstract], 20th Congr Int Soc Blood Transfus. 1988: 228.
43) 堀　勇二，椎葉和子，永尾暢夫，他．患者血清中に見いだした本邦第一例目の抗 AnWj について―Lu(a−b−) 血液（優性遺伝タイプ）輸血例―．血液事業．1992; 15: 409-13.
44) van Alphen L, Poole J, Overbeeke M. The Anton blood group antigen is the erythrocyte receptor for *Haemophilus influenzae*. FEMS Microbiol Lett. 1986; 37: 69-71.
45) van Alphen L, Levene C, Geelan-van den Broek L, et al. Combined inheritance of epithelial and erythrocyte receptor for *Haemophilus influenzae*. Infect Immun. 1990; 58: 3807-9.
46) van Alphen L, Poole J, Geelen L, et al. The erythrocyte and epithelial cell receptors for *Haemophilus influenzae* are expressed independently. Infect Immun. 1987: 55: 2355-8.
47) de Man AJM, van Dijk BA, Daniels GL. An example of anti-AnWj causing haemolytic transfusion reaction. Vox Sang. 1992; 63: 238.
48) Harrison CR, Heinz R, Chaudhuri TK. Clinical management of a patient with anti-Anton. Transfusion. 1985; 25: 463.
49) Davis K, Lucchesi G, Lyle B, et al. A further example of anti-AnWj in an individual of common Lutheran phenotype. Transfusion. 1990; 30: 153.
50) Whisett CF, Hare VW, Oxendine SM, et al. Autologous and allogeneic red cell survival studies in the presence of auto anti-AnWj. Transfusion. 1993; 33: 845-7.
51) 藤村真理，木村幸子，村中彩子，他．抗 AnWj 保有者へ不適合輸血を行い副作用を認めた一症例．日本輸血細胞治療学会誌．2012; 58: 304.
52) Kaneko H, Oki M, Shimura K, et al. Anti-AnWj antibody in a case with non-Hodgkin lymphoma. Int J Hematol. 2008; 88: 246-7.
53) van Gaalen FA, Zanin DE, Brand A. Erythrocyte survival tests in case of anti-AnWj antibodies. Vox Sang. 2009; 97: 275-6.
54) Stowers RE, Richa EM, Stubbs JR, et al. Red blood cell transfusion in a patient with anti-AnWj: a case report. Immunohematology. 2007; 23: 55-8.
55) Grigoriadis G, Condon J, Green K, et al. Persistent complement-dependent anti-AnWj in a lymphoproliferative disorder: a case study and review. Immunohematology. 2011; 27: 83-8.
56) Xu Z, Duffett L, Tokessy M, et al. Anti-AnWj causing acute hemolytic transfusion reactions in a patient with aplastic anemia. Transfusion. 2012; 52: 1478-81.
57) Telen MJ, Rao N, Udani M, et al. Relationship of the AnWj blood group antigen to expression of CD44. Transfusion. 1993; 33: 48S.
58) Rao N, Udani M, Telen MJ. Demonstration by monoclonal antibody immobilization of erythrocyte antigens and dot blot that both the In and AnWj blood group antigens reside on CD44. Transfusion. 1994; 34: 25S.

Ⅲ-A-21 Ok（OK）血液型，Raph（RAPH）血液型，John Milton Hagen（JMH）血液型，Er 抗原

1 Ok 血液型

Ok 血液型は Ok^a（OK1），OKGV（OK2），OKVM（OK3）の 3 種類の抗原で構成されており，いずれの抗原も高頻度抗原である．

抗 Ok^{a}の第 1 例目は輸血歴のある日本人女性で，1979 年に Morel らが報告した[1)]．発端者（Mrs. S. Ko. G.）は瀬戸内海にある小島出身で，同胞 3 名のうち 2 名が Ok(a−)（OK:-1）であった．発端者の出身地である島の住民 400 名には Ok(a−) を検出できなかった．さらに，白人 9,053 例，黒人 1,570 例，メキシコ人 1,378 例，アジア人 3,976 例について調査したが Ok(a−) の追加例は発見されなかった[1)]．第 2 例目は古沢らにより，輸血歴はないが妊娠歴のある日本人女性にみつかった[2)]．この後，わが国で抗 Ok^{a}を保有する Ok(a−) 発端者が報告されており，いずれも妊娠または輸血による免疫刺激で抗体を産生したと考えられる[2-9)]．荒木らおよび渡辺らにより，それぞれ健常者 15,000 名，5,000 名が調査されたが Ok(a−) は検出されていない[3,4)]．一方，国内 8 カ所の血液センターで 126,755 例について検査し，2 例の Ok(a−) を検出したことが直木らにより報告されている[5)]．なお，在日韓国人に Ok(a−) が 1 例，報告されている[10)]．また，自己抗体としての抗 Ok^{a}もみつかっている[11)]．2003 年と 2006 年に，Ok(a−) 血球と反応しない抗 Ok^{a}様の特異性を示す抗 OKGV（OK2）と抗 OKVM（OK3）が報告された[12,13)]．抗体保有者の OKGV−(OK: -2) および OKVM−(OK: -3) 血球はいずれも Ok^{a}抗原は陽性であった．

臍帯血球の Ok^a（OK1）抗原は充分に発達しているが，新生児溶血性疾患の報告例はない．Ok^{a}抗原は，ficin，papain，trypsin，α-chymotrypsin，pronase，sialidase，AET，DTT によって影響されない．ただし，抗 Ok^{a}を用いた immunoblot 法では α-chymotrypsin または pronase 処理血球のバンドは未処理血球とくらべて弱くなる[14)]．抗 Ok^{a}の免疫グロブリンクラスは IgG で，抗 globulin 法でのみ検出される．抗 Ok^{a}の輸血に対する臨床的意義については，不適合輸血の症例が報告されていないため明らかでない．しかし，第 1 例目の発端者に^{51}Cr で標識した全血 10 mL を輸注した結果，循環中の標識血球の残存量は 3 時間後で 10%，6 時間後ではわずか 2% であったことから，血球破壊の起こり得ることが示唆されている[1)]．さらに，単核球貪食試験でも陽性の結果が得られている[1)]．

1988 年，Williams らは Ok(a−) 血球と反応しないマウス由来モノクローナル抗体（TRA-1-85）を用いた immunoblot 法で，分子量 35,000〜68,000 の幅広いバンドを検出した[15)]．さらに N-glycanase 処理血球では，この Ok^{a}活性をもつバンドの分子量は約 12,000 減少した．Spring らは TRA-1-85 と同一の分子を認識するが，Ok(a−) および Ok(a+) の両者と反応するモノクローナル抗体（MA103）を用いて Ok^{a}糖蛋白を精製し，N 末端部のアミノ酸配列（29 残基）を決定した[14,16)]．この配列をもとにデータベースを検索したところ，M6 糖蛋白と同一であることが判明した[17)]．この M6 は他のグループによってもクローニングされ，EMMPRIN（ヒト），basigin（マウス），OX-47（ラット），neurothelin（ニワトリ）などの名称でよばれていた．これらには，1997 年の第 6 回 HLDA（human leukocyte differentiation antigen）ワークショップで CD147 という番号名が付けられた．なお，Ok(a−) のスクリーニングや確認検査に有用なヒト由来およびマウス由来モノクローナル抗 Ok^{a}が作製されている[18,19)]．

CD147 遺伝子は 10.8 kb の長さで，7 個のエキソンからなり，第 19 染色体の短腕（19p13.3）にある[20)]．CD147 分子は 269 残基のアミノ酸（リーダー配列の 21 アミノ酸は成熟型では除去される）からなり，細胞外領域（184 アミノ酸），膜貫通領域（24 アミノ酸），細胞内領域（40 アミノ酸）から構成される I 型膜糖蛋白であると推定されている[17,21)]．細胞外領域には 2 つの免疫グロブリン様ドメイン（N 末

端側からC2領域そしてV領域）をもち，N結合型糖鎖の修飾部位がC2領域に1カ所，V領域には2カ所存在する[22)] 図III-65．Ok（a－）個体の*CD147* cDNAの分析から，エキソン4に274 G>Aの1塩基置換を認め，C2領域にある92番目のアミノ酸置換によりOk(a－)となることが明らかにされた[14)]．すなわち，Ok(a＋）はGlu92，Ok(a－）はLys92をコードしている（ここでのアミノ酸の番号付けは，21アミノ酸残基からなるシグナルペプチドを含む)．Ok(a－）はミスセンス変異によるアミノ酸置換によって生じ，CD147蛋白そのものが欠損しているわけではない．輸血歴のあるイラン人女性に抗OK2を保有するOKGV－，ラテン系アメリカ人の妊婦に抗OK3を保有するOKVM－が報告された[12,13)]．両者ともにミスセンス変異によるアミノ酸置換があり，それぞれ176 G>T(Gly59Val)，178 G>A(Val60Met）の変異が認められている．OKGVのGV，OKVMのVMは，それぞれアミノ酸のGly(G）からVal(V)，Val(V）からMet(M）へのアミノ酸置換に由来する[23)]．

CD147の組織分布は広範にわたっており，赤血球をはじめ，白血球全般，ほとんどの白血病細胞株，神経，心臓，腎臓，胎盤，精巣など多くの組織に発現している．Ok^{a}抗原は血液細胞分化過程の初期段階で強く発現し，分化が進むにつれて発現量は減少する[24)]．

CD147は多彩な機能をもつことでも知られている．Matrix metalloproteinaseの誘導，カルボン酸輸送体（monocarboxylate transporter: MCT)，サイクロフィリン，GUT1，CD44，血小板GPVIをはじめ多くの分子と結合して乳酸，グルコースなどの栄養素の輸送，炎症性白血球の移動などを制御し，癌細胞の浸潤，炎症性疾患の発症，そして視覚，生殖などの生理機能に必須である[25,26)]．

赤血球のCD147は，輸送にかかわるモノカルボン酸輸送体（MCT）ファミリーであるMCT1およびMCT4と相互作用し，膜の然るべき場所にピルビン酸，乳酸などを輸送する役割を担っている可能性が示唆されている[27,28)]．また，抗CD147のF(ab')$_2$断片でブロックしたマウス赤血球は脾臓から循環中への放出が妨げられ，巨脾腫や貧血を生じることから，CD147は成熟赤血球が脾臓から再び体循環へ入る過程で重要な役割をはたしているものと思われる[29)]．

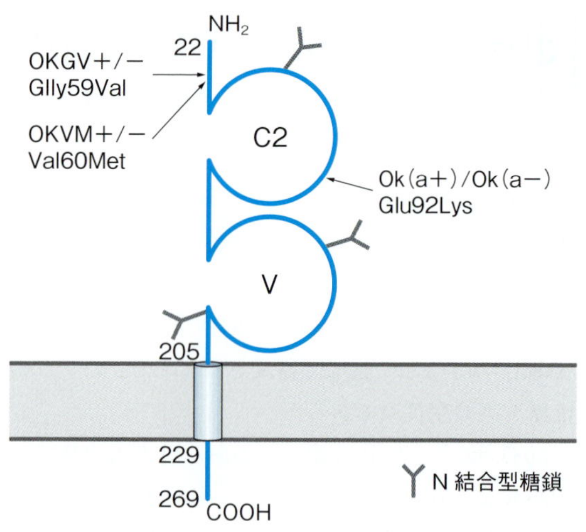

図III-65 CD147（Basigin）とOK血液型抗原

CD147はマラリア原虫の受容体としても注目されている．マラリア発症にはマラリア原虫が赤血球へ侵入することが重要である．マラリア原虫の赤血球結合分子（リガンド）と赤血球膜表面の受容体間の相互作用を介してマラリア原虫は赤血球内に侵入する．PfRh5(*Plasmodium falciparum* reticulocyte-binding protein homologue 5）は，マラリア原虫株が赤血球に侵入するにあたって決定的な役割をはたす唯一のマラリア原虫の赤血球結合分子であると考えられている[30)]．2011年，Crosnierらは赤血球膜表面に発現している40種類の蛋白について可溶性の組換え蛋白を作製し，PfRh5との相互作用を調べた結果，CD147がPfRh5に対する赤血球受容体であることを明らかにした[31)]．可溶性basigin，および抗Ok^{a}により，*P. falciparum*の赤血球への侵入が阻止され，Ok(a－）(OK:－1）個体の赤血球，そしてCD147の発現をiRNAでノックダウンした培養Ok(a－）赤血球でも，侵入が大幅に減少した[31)]．さらに，CD147への結合に必須であるPfRh5のアミノ酸残基についても明らかにされ，有力なマラリア予防ワクチンの開発が期待されている[32)]．また，血流に入った髄膜炎菌の線毛を介した血管内皮細胞のCD147との接着現象が報告されている[33)]．

2 Raph 血液型

MER2 抗原は高頻度抗原として ISBT の 901 シリーズに分類されていたが，2004 年，Raph 血液型として血液型システムに組み入れられた．Raph 血液型に属する抗原は MER2 (RAPH1) のみである．Raph の名称は，最初に発見された抗 MER2 を保有する，当時 14 歳の少年の名前（Raphael）に由来する．

1987 年，Daniels らはマウス由来モノクローナル抗体によって確認された血液型抗原 MER2 について報告した[34]．小細胞癌細胞株で免疫して作製した抗 MER2（ID12，2F7）は抗マウス lgG を用いた抗 globulin 法で反応し，MER2 抗原の強さには個体間で違いがみられた．1,016 名の英国人について調査した結果では，MER2＋は 92%，MER2－は 8% であった．さらに，家系調査によって，MER2 抗原はメンデル遺伝に従って優性に遺伝することが明らかにされた．In(Lu) 血球では MER2 抗原の発現減少がみられる〔被凝集価の平均スコアー値は，In(Lu) が 6，正常対照が 16〕[35]．臍帯血球の MER2 抗原は充分に発達している．MER2 抗原は trypsin，α-chymotrypsin，pronase，AET，DTT で活性を失うが，papain，sialidase には影響を受けない．MER2 の名称は，「Eleanor Roosevelt institute for cancer research」で作製された 2 番目のモノクローナル抗体であることに由来する．

1988 年，イスラエルに移住したインド系ユダヤ人に同種抗体である抗 MER2 を保有する 3 症例が報告された[36]．このうち 2 人は同胞で，1 人は血縁関係になかったが，3 名とも腎透析患者で，頻回に輸血を受けていた．同種抗体の抗 MER2 はいずれも抗 globulin 法で反応し，モノクローナル抗 MER2 との反応パターンとほぼ一致した．さらに，これらの抗体による blocking 試験により，同種抗 MER2 とモノクローナル抗 MER2 は同一のエピトープと反応していることが示唆された．抗 MER2 を保有した 2 名の患者には不適合の輸血が頻回に繰り返されたが，臨床的に何ら問題は生じていない[36]．他に，トルコ人 2 名，パキスタン人 1 名，白人 1 名の MER2－の妊娠歴のある女性 4 名にも抗 MER2 が報告されているが，いずれも腎機能障害は認められていない[37-40]．この内，81 歳のトルコ人女性では 3 単位の赤血球製剤を輸血した後，溶血性輸血反応がみられ，単球貪食能試験も陽性であった[39]．

体細胞ハイブリッド somatic cell hybrid を用いて，*MER2* 遺伝子座が第 11 染色体の短腕（11p15）に位置していることが明らかにされていた[36]．Crew らは，MER2 に関与する遺伝子が *CD151* 遺伝子と 11 番染色体上の同じ領域にあることに注目し，MER2 抗原を担う分子が *CD151* であることを報告した[38]．*CD151* 遺伝子は第 11 染色体（11p15.5）に位置し，4.3 kb の長さで 8 個のエキソンからなり，253 のアミノ酸残基をコードする[41,42]．CD151 蛋白は 4 回膜貫通型蛋白（N 末端と C 末端は細胞内）のテトラスパニン（tetraspanin）ファミリーに属し，第 3 および第 4 膜貫通領域を結ぶ細胞外領域 (EC2) に S-S 結合を有する[43] 図 III-66．前述した 3 例の抗 MER2 を保有するインド系ユダヤ人の MER2－個体（いずれも腎不全を幼児期に発症）では，*CD151* 遺伝子のエキソン 5 に 1 塩基挿入（G383）を認め，フレームシフトによりコドン 140 に終止コドンが出現する[38]．この正常より短い不完全な CD151 が細胞膜に発現する可能性は低いことから，腎不全を発症した 3 例は CD151 が欠損した $Raph_{null}$ 型と考えられる．一方，他の MER2－では，いずれもエキソン 6 に 1 塩基置換があり，パキスタン人とトルコ人に 511C>T（Arg171Cys），別のトルコ人に 533 G>A (Arg178His)，白人に 494 G>A（Arg165Gln）のアミノ酸置換を認めている[38-40]．このアミノ酸置換を有する個体は $Raph_{null}$ 型にみられる症状がないことから，MER2 抗原は陰性となるものの，CD151 の機能は保持していると思われる．

血清学的検査によって判定された MER2－個体の多くは抗 MER2 を産生せず，*CD151* 遺伝子にも何ら変異は認めない．このことから，MER2－と判定された血球には抗 globulin 法では検出できないレベルの微量の MER2 が存在している可能性がある[35]．赤血球生成過程で MER2 の発現量は減少する傾向にあり，MER2－の赤芽球前駆細胞には MER2 が検出されている．さらに，血清学的に MER2－と

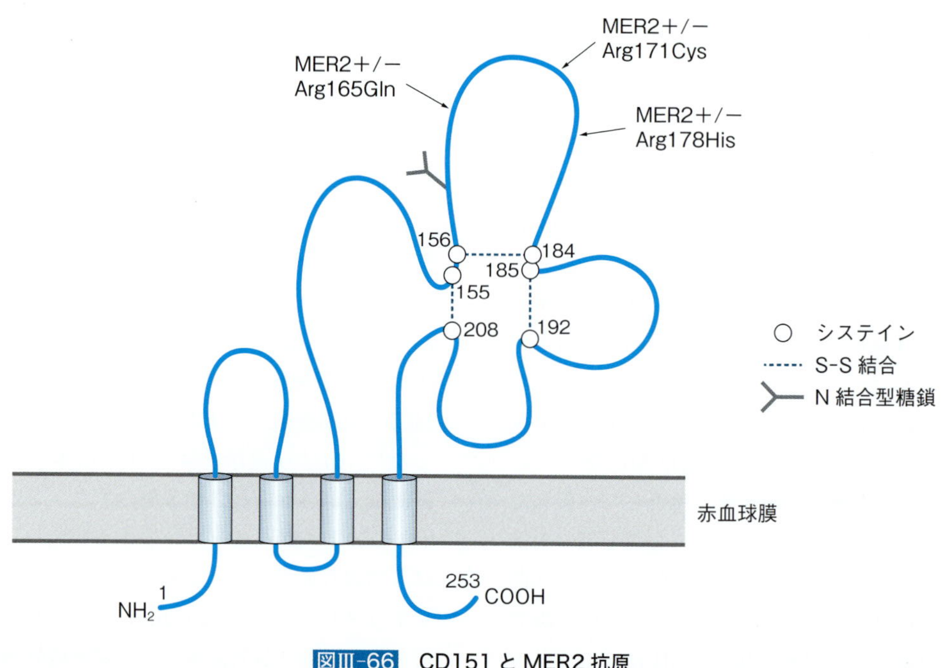

図Ⅲ-66　CD151 と MER2 抗原

判定された個体の血小板には，MER2 が MER2+個体と同程度に発現している[38]．抗 MER2 を産生し得る真の MER−は，きわめて稀であると考えられる．

テトラスパニンは，ヒトでは33種類あまりが知られており，造血細胞では，CD9，CD37，CD53，CD63，CD81，CD82，CD151，CD231 などが発現し，成熟赤血球では CD151 と CD82 が認められている[35]．テトラスパニンは他の膜蛋白（とくにインテグリン）と結合して複合体を形成する．さらにテトラスパニン同士でも互いに結合しあい，膜上でテトラスパニンに富んだマイクロドメインを構築する．マイクロドメインではテトラスパニンがインテグリンなどの機能分子を整然と配置し，シグナルが正しく伝達され，細胞運動や細胞の活性化にかかわる[44]．CD151 はほとんどの上皮細胞，内皮細胞，線維芽細胞に発現し，ラミニン結合インテグリンである $\alpha_3\beta_1$，$\alpha_6\beta_1$，$\alpha_6\beta_4$，$\alpha_7\beta_1$ と膜上で結合している[35,45]．CD151 は糸球体基底膜のラミニン（α5），糸球体足細胞のインテグリン（$\alpha_3\beta_1$）と相互作用することが知られている．こうしたことから，CD151 は腎糸球体の構築や分化に重要な役割を担うことが示唆されている[38]．また，皮膚における表皮と真皮の接着に関与しており，CD151 欠損者が難聴であることから内耳でも同様の役割を担っていると思われる[35]．CD151 欠損マウスでは，ヒトの場合と同様に腎機能障害がみられるが，皮膚障害や難聴は認められていない[46]．癌細胞の移動が異常に亢進すると，癌細胞の浸潤や転移が起こりやすくなる．CD151 は，癌細胞の移動と内皮細胞との相互作用の制御に重要な役割をはたしていることが明らかにされている[47]．癌の診断や予後の有用なマーカーとして，そして浸潤や転移を抑える新しい治療法の開発につながることが期待されている[48]．

3 John Milton Hagen 血液型

1978 年に Sabo らは，その当時さまざまな名称でよばれていた抗体を，抗体保有者であった John Milton Hagen にちなんで抗 JMH と命名した[49]．JMH−型（JMH:−1）は，高齢者（特に 60 歳以上）に検出されることが多く，ほとんどが後天的な表現型である．後天的な JMH−は数十年にわたり持続する場合もあれば，数カ月で抗 JMH の消失とともにJMH＋となる場合がある[35]．遺伝性のものとしては，3世代にわたってJMH－がみられ，常染色体優性遺伝と考えられたJMH－の1家系が報告されているにすぎない[50]．抗JMHをもつ患者血球には微量のJMH抗原が存在し，直接抗グロブリン試験が弱陽性となり，自己抗体のように見える場合が多い．抗JMHの反応は，抗体価が高くとも凝集そのものは脆く崩れやすい．これは血球のJMH抗原量が少ないためであると推定されている．なお，臍帯血球のJMH抗原の発現は弱く，生後数年間で成人レベルに達する[35]．JMH抗原はficin，papain，trypsin，α-chymotrypsin，さらにDTT，AETで失活するが，酸処理やクロロキン処理には影響を受けない．加齢もしくは疾病によるJMH－とは別に，JMH＋であるにもかかわらず同種抗体の抗JMHをもつ場合がある[51]．このJMH様抗体は，抗体を保有する自己の血球とは反応しない．2007年，JMH抗原のバリアントとして，JMHK（JMH2），JMHL（JMH3），JMHG（JMH4），JMHM（JMH5）の4種類が報告された[52]．2011年，JMHQ（JMH6）が追加され，現在5種類のJMHバリアントが明らかにされている[53] 表III-75．

たいていの場合，血清に抗JMHが存在することをきっかけにして，JMH－が発見されている[54]．なお，輸血歴および妊娠歴がなくても抗JMHをもつ症例も知られている[55]．抗JMHのほとんどは抗globulin法により検出される．抗JMHのIgGサブクラスはIgG4である場合が多く，IgG1，IgG2，IgG3は稀である[56,57]．抗JMHをもつ患者へJMH＋赤血球の輸血が多数例行われてきたが，ほとんどの症例で臨床上問題なく経過している[49,55,58,59]．わが国でも同様の報告がなされている[60-67]．例外的であるが，溶血性輸血反応のみられた症例の報告がある[68,69]．なお，抗JMHによる新生児溶血性疾患の報告例はない．マウス由来モノクローナル抗JMH（H8）も作製されており，H8抗体はJMH－（JMH:－1）およびJMHバリアントのJMHM－（JMH:－5）血球と反応しない[35,70,71]．抗JMHの特異性の確認や混在する他の抗体の同定に，可溶性の組換えJMH蛋白による抑制試験が利用されている[52]．また，抗JMHの検出と確認に，精製SEMA7Aを結合したビーズを用いたゲルガラム法が開発されている[72]．

表III-75　JMH血液型抗原

ISBT No.	名称	頻度	エキソン	抗原陰性の塩基置換とアミノ酸置換
JMH1	JMH	高*		不明
JMH2	JMHK	高	6	619C＞T，Arg207Trp
JMH3	JMHL	高	6	620G＞A，Arg207Gln
JMH4	JMHG	高	11	1379G＞A，Arg460His
JMH5	JMHM	高	11	1381C＞T，Arg461Cys
JMH6	JMHQ	高	9	1040G＞T，Arg347Leu

*高頻度

抗JMHを用いたimmunoblot法および免疫沈降法により，JMH活性は分子量76,000の糖蛋白に存在することが示唆された[73]．また，PNH血球およびphospholipase Cを作用させた赤血球にJMH抗原が存在しないことから，JMH抗原を担う蛋白はGPIアンカー型の構造を有していると予測された[74]．後に，JMH蛋白がGPIアンカー型構造をもつCD108であることが明らかにされた[75]．1999年に山田らは，免疫沈降法により分離したCD108糖蛋白の部分アミノ酸配列をもとに，白血病T細胞由来cDNAライブラリーから1978 bpの読み枠をもつクローンを得た[76]．この*CD108*遺伝子は前年にクローニングされていたセマフォリン（semaphorin）ファミリーに属する*SEMA7A*遺伝子と同一であることが判明した[77]．CD108は656のアミノ酸残基からなり，44アミノ酸残基のシグナルペプチドと19アミノ酸残基のGPIアンカーモチーフを含む．細胞外領域には，4カ所のN結合型糖鎖修飾部位と6カ所のミリスチン酸修飾部位を有する438アミノ酸残基のsemaドメインと，1カ所のN結合型糖鎖修飾部位をもつ86アミノ酸残基からなるC2タイプの免疫グロブリン様ドメインが存在する[76,77] 図III-67．また，semaドメインには特徴的な19個のシステイン残基が存在する．*SEMA7A*遺伝子は第15染色体の長腕（15q22.3-q23）にあり，9 kbにわたって14個のエキソンよりなる[52,77]．

JMH－（JMH:－1）では*SEMA7A*遺伝子のコード領域およびプロモーター領域に変異は認められていない．また，JMH－の網状赤血球には完全長の*SEMA7A*転写産物が存在することから，転写後に

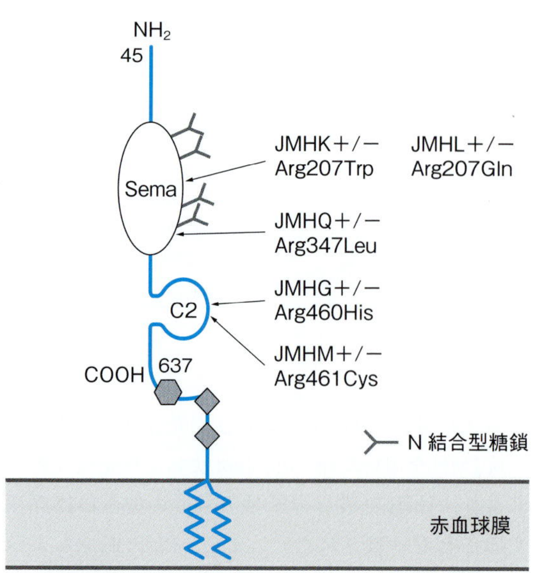

図III-67 セマフォリン 7A と JMH 血液型抗原

SEMA7A の発現が抑制されると考えられる[52]．一方，JMH バリアントには一塩基置換があり，sema ドメインにアミノ酸置換を認める 表 III-75，図 III-67．JMH バリアントの個体が保有する抗 JMH はいずれも JMH－血球と反応しないが，JMH バリアント血球と JMH バリアントの個体が保有する抗 JMH との反応はさまざまなパターンを示す[52,53] 表 III-76．JMH－血球の Sema7A は欠損しているが，JMH バリアントでは Sema7A の発現はほぼ正常である．

セマフォリンファミリーは分泌性因子および膜結合型として存在し，神経伸長に関して誘引物質としても反発物質としても働く誘導活性をもつ分子として知られている．神経細胞を構成している軸索の経路決定，分枝化，受容体認識の反発あるいは抑制物質として作用し，神経伸長を制御する[78]．セマフォリンの主たる受容体はプレキシン（plexin）およびニューロピリン（neuropilin）とよばれる分子群が知られている．セマフォリンの活性は，神経のみならず，免疫調節，癌の転移浸潤・転移，骨代謝，血管形成，網膜恒常性維持など多彩である[79]．高濃度の *SEMA7A* mRNA が胎盤，精巣，脾臓に認められている[77]．Sema7A（CD108）は特に活性リンパ球に発現し，細胞膜上のインテグリンとの結合に必須である Arg-Gly-Asp（RGD）配列（267～269 番目）をもつ．Sema7A は活性化 T 細胞に発現するエフェクター分子で，$\alpha_1\beta_1$インテグリンを介してマクロファージを活性化することで，局所での炎症反応の誘導に関与している[80]．さらに腸管上皮細胞の基底膜側に発現する Sema7A が，腸管粘膜固有層のマクロファージの $\alpha_V\beta_1$インテグリンと相互作用することで抑制性免疫反応に寄与することが明らかにされている[81]．赤血球での Sema7A の機能については明らかにされていないが，Sema7A は熱帯熱マラリア原虫のトロンボスポンジン関連接着蛋白質（thrombospondin-related anonymous protein: TRAP）の受容体であることが示唆されている[82]．TRAP と赤血球受容体とが相互作用することで，マラリア原虫のアクチン・ミオシンモーターが駆動し赤血球へ侵入していくと考えられている．

4 Er 抗原

Er 抗原は ISBT のコレクション collection（208）

表III-76 JMH 関連抗体と JMH バリアント血球の反応

表現型	抗体						由来
	JMH	JMHK	JMHL	JMHG	JMHM	JMHQ	
JMH－（JMH:－1）	0	0	0	0	0	0	
JMHK－（JMH:－2）	+	0	0	+	+	NT	日本
JMHL－（JMH:－3）	+	0	0	+	+	NT	カナダ，ドイツ
JMHG－（JMH:－4）	+	+	+	0	+	NT	アメリカ
JMHM－（JMH:－5）	+	+	+	0	0	NT	ポーランド
JMHQ－（JMH:－6）	+	NT	NT	NT	NT	0	カナダ先住民

NT: not tested

に分類されており，Er^a(ER1)，Er^b(ER2)，Er3(ER3) の3種類の抗原が属している．

1982年にDanielsらは，Ros（Rosebush），Min，Rodなどと異なった名称でよばれていた高頻度抗原に対する抗体が類似の特異性をもつことを明らかにし，抗Er^aと命名した[83]．ただし，当初から使用する抗Er^aによってはEr(a－) 血球に対する反応性に少し違いのあることが観察されていた．直木らはEr(a－) の日本人家系について報告し，この中で発端者と同胞2名のEr(a－) 血球は5例の抗Er^aと反応しなかったが，別の3例の抗Er^aに反応したことを記載している[84]．発端者には妊娠歴と輸血歴があり，血清には同胞の血球を含む検査したEr(a－) 血球のすべてと反応しない抗Er^aを保有していた．なお，これまで未同定の高頻度抗原に対する抗体の中には，Er(a－) 血球との反応が弱いものもあり，現在Er^a抗原と考えられているものは，同一の抗原ではない可能性がある．一方の抗Er^aとされている抗体にも，わずかに特異性の異なるものが存在すると考えられている．こうした問題はあるが，抗Er^aによる白人血球63,762例，日本人血球13,512例のスクリーニングでEr(a－) の追加例はみつかっていない[83-86]．なお，Er(a－) は，日本人の1家系，メキシコ人の1家系を除いてヨーロッパ系民族にのみ検出されている[87-89]．

Er^aの対立形質である低頻度抗原と反応する抗Er^bについては，1988年にHamiltonが第1例目を報告して以来，2例が知られているだけである[90,91]．2例ともに妊娠歴はあるが輸血歴はない．両者のEr(b＋) 児血球は抗Er^bで強く感作されていたが，溶血の所見は認められなかった．Er(b＋) は白人血球605例中4例（0.66%）である[90]．2003年，白人男性に抗Er^abと考えられる抗体を保有するEr(a－b－) 型が報告され，抗Er^abは抗Er3と命名された[92]．Er(a－b－) は2例が知られているのみで，この白人男性の抗Er3は自己の血球とは反応陰性であったが，別のEr（a－b－）血球とは陽性であった[90,92]．

臍帯血球のEr^a抗原は充分に発達している．また，Er^a抗原はficin，papain，trypsin，α-chymotrypsin，pronase，sialidase，DTT，AETに影響を受けない．一方，EDTA-glycine-HClなどの低pH溶液（pH 2.0）で処理することにより，その活性を失う[93]．抗Er^aは輸血あるいは妊娠により作られる免疫抗体で，輸血および妊娠に対する臨床的意義は認められていない[83,85]．

●文　献

1）Morel PA, Hamilton HB. Ok^a: an erythrocytic antigen of high frequency. Vox Sang. 1979; 36: 182-5.
2）古沢　彰，笠原正子，久住静子，他．Ok(a－) の1家系について．血液事業．1982; 5: 408-9.
3）荒木美世子，松尾美千栄，吉山里美，他．Ok(a－) の1例．血液事業．1987; 10: 55-7.
4）渡辺聖司，豊田千嘉子，渡辺芳文，他．Ok(a－) の1家系．日輸血会誌．1989; 35: 466-7.
5）直木恭子，内山英一，石居昭夫，他．Ok(a－) の4家系と抗原スクリーニングについて．血液事業．1989; 12: 214-6.
6）丸山裕幸，玉木啓子，瀬下秀幸，他．献血者より検出したOk(a－) の一家系，衛生検査．1990; 39: 391.
7）中山憲一，加来真由美，千田園子，他．抗Ok^a抗体の1症例．医学検査．1998; 47: 636.
8）椿　優子．献血者から見い出されたOk^a抗原陰性者について，千葉臨技．1999; 75: 133.
9）西本奈津美，須佐　梢，村島英子，他．抗Ok^a抗体保有者に解凍赤血球を準備し手術に臨んだ1症例．日本輸血細胞治療学会誌．2007; 53: 247.
10）坊池義浩，稲葉洋行，浜中泰光，他．韓国人女性に初めて見いだしたOk(a－) 型の1例．血液事業．1989; 12: 558-9.
11）菊地正輝，大町由美，松田悦子，他．抗Ok^a抗体の特異性を示した自己抗体の1例．血液事業．1983; 6: 636.
12）Karamatic Crew V, Daniels G, Poole J. A new variant in the Ok blood group system. Transfus Med. 2003; 13: 32.
13）Karamatic Crew V, Thomas R, Gillen B, et al. A novel variant in the Ok blood group system. Transfus Med. 2006; 16: 41.
14）Spring FA, Homes CH, Simpson KL, et al. The Ok^a blood group antigen is a marker for the M6 leukocyte activation antigen, the human homolog of OX-47 antigen, basigin and neurothelin, an immunoglobulin superfamily molecule that is widely expressed in human cells and tissues. Eur J Immunol. 1997; 27: 891-7.
15）Williams BP, Daniels GL, Pym B, et al. Biochemical and genetic analysis of the Ok^a blood group antigen. Immunogenetics. 1988; 27-322-9.

16) Mattes MJ, Cairncross JG, Old LJ, et al. Monoclonal antibodies to three widely distributed human cell surface antigens. Hybridoma. 1983; 2: 253-64.

17) Kasinrerk W, Fiebiger E, Stefanová I, et al. Human leukocyte activation antigen M6, a member of the Ig superfamily, is the species homologue of rat OX-47, mouse basigin, and chicken HT7 molecule. J Immunol. 1992; 149: 847-54.

18) 豊田智津, 篠崎久美子, 鈴木由美, 他. ヒトモノクローナル抗 Ok[a]抗体の作製と Ok(a－) 遺伝子解析. 日輸血会誌. 2000; 46: 177.

19) Tian MH, Halverson GR. Characterization of three novel monoclonal anti-Ok[a]. Immunohematology. 2009; 25: 174-8.

20) Guo H, Majmudar G, Jensen TC, et al. Characterization of the gene for human EMMPRIN, a tumor cell surface inducer of matrix metalloproteinases. Gene. 1998; 220: 99-108.

21) Miyauchi T, Masuzawa Y, Muramatsu T. The basigin group of the immunoglobulin superfamily: complete conservation of a segment in and around transmembrane domains of human and mouse basigin and chicken HT7 antigen. J Biochem. 1991; 110: 770-4.

22) Biswas C, Zhang Y, DeCastro R, et al. The human tumor cell-derived collagenase stimulatory factor (renamed EMMPRIN) is a member of the immunoglobulin superfamily. Cancer Res. 1995; 55: 434-9.

23) Reid ME, Lomas-Francis C, Olsson ML. In: Blood group antigen 3rd ed, FactsBook. London; Eelsevier. 2012. p.577-83.

24) Bony Y, Gane F, Bailly P, et al. Time-course expression of polypeptides carrying blood group antigens during human erythroid differentiation. Br J Haematol. 1999; 107: 263-74.

25) Muramatsu T. Basigin (CD147), a multifunctional transmembrane glycoprotein with various binding partners. J Biochem. 2016; 159: 481-90.

26) Grass GD, Toole BP. How, with whom and when: an overview of CD147-madiated regulatory networks influencing matrix metalloprotease activity. Biosci Rep. 2016; 36: 1-16.

27) Halestrap AP, Price NT. The proton-linked monocarboxylate transporter (MCT) family: structure, function, and regulation. Biochem J. 1991; 343: 281-99.

28) Wilson MC, Meredith D, Fox JEM, et al. Basigin (CD147) is the target for organomercurial inhibition of monocarboxylate transporter isoform 1 and 4. J Biol Chem. 2005; 280: 27213-21.

29) Coste I, Gauchat JF, Wilson A, et al. Unavailability of CD147 leads to selective erythrocyte trapping in the spleen. Blood. 2001; 97: 3984-8.

30) Baum J, Chen L, Healer J, et al. Reticulocyte-binding protein homologue 5—an essential adhesion involved in invasion of human erythrocytes by *Plasmodium falciparum*. Int J Parasitol. 2009; 39: 371-80.

31) Crosnier C, Bustamante LY, Bartholdson SJ, et al. Basigin is a receptor essential for erythrocyte invasion by *Plasmodium falciparum*. Nature. 2011; 480: 534-8.

32) Wright KE, Hjerrid KA, Bartlett J, et al. Structure of malaria invasion protein RH5 with erythrocyte basigin and blocking antibodies. Nature. 2014; 515: 427-30.

33) Bernard SC, Simpson N, Maissa N, et al. Pathogenic *Neisseria meningitides* utilizes CD147 for vascular colonization. Nat Med. 2014; 20: 725-31.

34) Daniels GL, Tippett R, Palmer DK, et al. MER2: a red cell polymorphism defined by monoclonal antibodies. Vox Sang. 1987; 52: 107-10.

35) Daniels G. In: Human blood groups. 3rd ed. Oxford: Wiley-Blackwell; 2013. p.461-8

36) Daniels GL, Levene C, Berrebi A, et al. Human alloantibodies detecting a red cell antigen apparently identical to MER2. Vox Sang. 1988; 55: 161-4.

37) Verhoeven G, Schaap RC, Champagne K, et al. The first allo-anti MER2 found in a healthy female blood donor. Vox Sang. 1998; 74: 1439.

38) Karamatic Crew V, Burton N, Kagan A, et al. CD151, the first member of the tetraspanin (TM4) superfamily detected assembly of human basement membranes in kidney and skin. Blood. 2004; 104: 2217-23.

39) Karamatic Crew V, Poole J, Long S, et al. Two MER2-negative indivisuals with the same novel CD151 mutation and evidence for clinical significance of anti-MER2. Transfusion. 2008; 48: 1912-6.

40) Karamatic Crew V, Poole J, Bullock T, et al. A new case and a novel molecular background in a MER2-negative (RAPH:-1) individual with anti-MER2. Vox Sang. 2012; 103: 210-11.

41) Whittock NY, McLean WHI. Genomic organization, amplification, fine mapping, and intragenic polymorphisms of the human hemidesmosomal tetraspanin CD151 gene. Biochem Biophys Res Commun. 2001; 281: 425-30.

42) Hasegawa H, Kishimoto K, Yanagisawa K, et al. Assignment of SFA-1 (PETA-3), a member of the transmembrane 4 superfamily, to human chromosome 11p15.5 by fluorescence in situ hybridization. Genomics. 1997; 40: 193-6.

43) Fitter S, Tetaz TJ, Berndt MC, et al. Molecular clon-

ing of cDNA encoding a novel platelet-endothelial call tetraspan antigen, PETA-3. Blood. 1995; 86: 1348-55.

44) Walko G, Castanon MJ, Wiche G. Molecular architecture and function of the hemidesmosome. Cell Tissue Res. 2015; 360: 529-44.

45) Stipp C. Laminin-binding integrins and their tetraspanin partners as potential antimetastatic targets. Expert Rev Mol Med. 2010; 18: e3.

46) Sachs N, Claessen N, Aten J, et al. Blood pressure influences end-stage renal disease of *Cd151* knockout mice. J Clin Invest. 2012; 122: 348-58.

47) Detchokul S, Williams ED, Parker MW, et al. Tetraspanins as regulators of the tumour microenvironment: implications for metastasis and therapeutic strategies. Br J Pharmacol. 2014; 171: 5462-90.

48) Sadej R, Grudowska A, Turczyk L, et al. CD151 in cancer progression and metastasis: a complex scenario. Lab Invest. 2014; 94: 41-51.

49) Sabo B, Moulds J, McCreary J. Anti-JMH: another high titer-low avidity antibody against a high frequency antigen. Transfusion. 1978; 18: 387.

50) Kollmar M, South SR, Tregellas WM. Evidence of a genetic mechanism for the production of the JMH negative phenotype. Transfusion. 1981; 21: 612.

51) Mudad R, Rao N, Issitt PD, et al. JMH variants: serologic, clinical, and biochemical analysis in two cases. Transfusion. 1995; 35: 925-30.

52) Seltsam A, Stringens S, Levene C, et al. The molecular diversity of Sema7A, the semaphorin that carries the JMH blood group antigens. Transfusion. 2007; 47: 133-46.

53) Richard M, St-Laurent J, Perreault J, et al. A new *SEMA7A* variant found in native Americans with alloantibody. Vox Sang. 2011; 100: 322-6.

54) 東まり子. 高齢者に見い出された抗JMH抗体のわが国における第1例. 臨床病理. 1985; 33: 1129.

55) Baldwin ML, Ness PM, Barrasso C, et al. In vivo studies of the long term ^{61}Cr red cell survival of serologically incompatible red cell units. Transfusion. 1985; 25: 34-8.

56) Pope J, Lubenko A, Lai WYY. A survey of the IgG subclasses of antibodies to high frequency red cell antigens. Transfus Med. 1991; 1: 58.

57) Geisland J, Corgan M, Hillard B. An example of anti-JMH with characteristics of a clinically significant antibody. Immunohematology. 1990; 6: 9-11.

58) Whitsett CI, Moulds M, Pierce JA, et al. Anti-JMH identified in serum and in eluate from red cells of a JMH-negative man. Transfusion. 1983; 23: 344-5.

59) Tregellas WM, Pierce SR, Hardman JT, et al. Anti-JMH: IgG subclass composition and clinical significance. Transfusion. 1980; 20: 628.

60) 榎本隆行, 木村和代, 石島あや子, 他. 抗JMH抗体保有患者への輸血例について. 日輸血会誌. 1993; 39: 405.

61) 熊本　誠, 押川秀次, 金丸善彦, 他. 抗JMH抗体保有患者における不適合輸血例. 日輸血会誌. 1993; 39: 677-8.

62) 波多野寛治, 高橋俊二, 佐藤伸二, 他. 抗JMH抗体保有患者に対する不適合輸血例. 日輸血会誌. 1993; 39: 1084.

63) 川本律子, 河合健志, 米田孝司, 他. 抗JMH抗体保有患者への輸血の影響. 医学検査. 1997; 46: 634.

64) 平山美津江, 浅見育子, 棚沢敬志, 他. JMH抗体を保有した卵巣癌患者における輸血の経過. 日輸血会誌. 2000; 46: 252.

65) 樋本由香里, 細川美佐子, 多田一美, 他. JMH抗体を検出, 輸血の経過を観察した1症例. 日輸血会誌. 2000; 46: 578.

66) 斉藤市弘, 宮森由美子, 宮沢陽子, 他. 抗JMH抗体を有したアミロイドーシスの1例. 衛生検査. 1989; 38: 579.

67) 長谷川恵美, 湯本千夏, 榎本新一, 他. 抗JMHを産生した患者に継続的に不適合輸血を実施した一症例. 日本輸血細胞治療学会誌. 2006; 52: 229.

68) Hadley A, Wilkes A, Poole J, et al. A chemiluminescence test for predicting the outcome of transfusing incompatible blood. Transfus Med. 1999; 19: 337-42.

69) Hoppe B, Pastucha I, Seltsman A, et al. Acute hemolytic transfusion reactions due to weak antibodies that in vitro did not seem to be clinically significant. Vos Sang. 2002; 82: 207-10.

70) Daniels GL, Knowles RW. A monoclonal antibody to the high frequency red cell antigen JMH. J Immunogenet. 1982; 9: 57-9.

71) Daniels GL, Knowles RW. Further analysis of the monoclonal antibody H8 demonstrating a JMH related specificity. J Immunogenet. 1983; 10: 257-8.

72) Seltsman A, Agaylan A, Grueger D, et al. Rapid detection of JMH antibodies with recombinant Sema7A (CD108) protein and the particle gel immunoassay. Transfusion. 2008; 48: 1151-5.

73) Bobolis KA, Moulds JJ, Telen MJ. Isolation of the JMH antigen on a novel phosphatidylinositol-linked human membrane protein. Blood. 1992; 79: 1574-81.

74) Telen MJ, Rosse WF, Parker CJ, et al. Evidence that several high-frequency human blood group antigens reside on phosphatidylinositol-linked erythrocyte membrane proteins. Blood. 1990; 75: 1404-7.

75) Mudad R, Rao N, Angelisova FJ, et al. Evidence that

CDw108 membrane protein bears the JMH blood group antigen. Transfusion. 1995; 35: 566–70.

76) Yamada A, Kubo K, Takeshita T, et al. Molecular cloning of a glycosylphosphatidylinositol-anchored molecule CDw108. J Immunol. 1999; 162: 4094–100.

77) Lange C, Liehr T, Goen M, et al. New eukaryotic semaphorins with close homology to semaphorins of DNA viruses. Genomics. 1998; 51: 340–50.

78) Tamagnone L, Comoglio PM. Signaling by semaphorin receptors: cell guidance and beyond. Trends Cell Biol. 2000; 10; 377–83.

79) Kumanogoh, A, Kikutani H. Immunological functions of the neuropilins and plexins as receptors for semaphorins. Nat Rev Immunol. 2013; 13: 802–14.

80) Suzuki K, Okuno T, Yamamoto M, et al. Semaphorin 7A initiates T-cell-mediated inflammatory responses through alpha1beta1 integrin. Nature. 2007; 446: 680–4.

81) 伊藤大介，野島　聡，熊ノ郷淳．免疫調節機構におけるセマフォリンファミリーの役割．日本臨床免疫学会会誌．2014; 37: 1-10.

82) Bartholdson SJ, Bustamante LY, Crosnier C, et al. Semaphorin-7A is an erythrocyte receptor for *P. falciparum* merozoite-specific TRAP homolog, MTRAP. PLoS Pathog. 2012; 8: e1003031.

83) Daniels GL, Judd WJ, Moore BPL, et al. A 'new' high frequency antigen Er^a. Transfusion. 1982; 22: 189–93.

84) Naoki K, Okuma S, Uchiyama E, et al. Er (a-) red cell phenotype in Japan. Transfusion. 1991; 31: 572–3.

85) Thompson HW, Skradski KJ, Thoreson JR, et al. Survival of Er(a+) red cells in a patient with allo-anti-Er^a. Transfusion. 1985; 25: 140–1.

86) Gale SA, Rowe GF, Northfield FE. Application of a microtitre plate antiglobulin technique to determine the incidence of donors lacking high frequency antigens. Vox Sang. 1988; 54: 172–3.

87) Lylloff K, Georgsen J, Grunnet N, et al. On the inheritance of the Er^a red cell antigen. Transfusion. 1987; 27: 118.

88) Rowe GE. On the inheritance of Er and the frequency of Er^a. Transfusion. 1988; 28: 87–8.

89) Long W, Steinmetz CL, Aranda LI, et al. The first reported example of anti-Er^a in a patient of Mexican descent. Vox Sang. 2010; 99: 333–4.

90) Hamilton JR, Beattie KM, Walker RH, et al. Er^b, an allele to Er^a, and evidence for a third allele, Er. Transfusion. 1988; 28: 268–71.

91) Cordoba R, Poole J, Marais I, et al. The second example of anti-Er^b in a woman during her third pregnancy. Blood Transfus. 2013; 11: 454–5.

92) Arriaga E, Mueller K, Rodberg K, et al. A new antigen of the Er collection. Vox Sang. 2003; 84: 137–9.

93) Liew YW, Uchikawa M. Loss of Er^a antigen in very low pH buffers. Transfusion. 1987; 27: 442–3.

Ⅲ-A-22 ▶ JR 血液型，LAN 血液型

1 JR 血液型

Jr^a抗原は高頻度抗原として知られている．2012年に，ABC 輸送体（ATP-binding cassette transporter）ファミリーに属する ABCG2 が Jr^a抗原を担うことが明らかにされ，Jr^a抗原（JR1）は JR 血液型として 32 番目の血液型システム（ISBT032）に組み入れられた．JR 血液型に属する抗原は Jr^a（JR1）のみである．Jr(a−) 型では ABCG2 蛋白が欠損しており，Jr(a−) 型のヒトが産生する抗 Jr^aは，我が国で最も頻繁に検出される高頻度抗原に対する同種抗体である．関東甲信越ブロック血液センターでの患者依頼検体でも，同定された高頻度抗原に対する同種抗体の 50%強を占める．

a．Jr^a抗原と抗 Jr^a

1970 年，Stroup と Macllroy は，未同定の高頻度抗原に対する同種抗体 5 例と，抗体保有者の赤血球が互いに適合することを報告し，抗原を Jr^aと命名した[1)]．Jr の名称は Junior に由来するとされているが，Rcid らは発端者の 1 人であった Rose Jacobs に由来するとしている[2,3)]．1974 年までに，Stroup らは 18 例の抗 Jr^aを同定したが，そのうち 7 例は日本人であった[4)]．

Jr(a−) は，他民族とくらべて日本人に検出される割合が多い．日本人の Jr(a−) 頻度については多数例の調査がなされており，それらをまとめると約 0.065%（102/157,757）で，Jr(a−) は約 1,500 人に 1 人と推定される[5-13)]．また，埼玉，群馬，栃木，新潟，長野の献血者 333,406 名を対象とした Jr(a−) 調査では 203 名が Jr(a−)であった(0.055〜0.068%，平均 0.061%)[14)]．なお，アメリカ人 9,545 名を対象にした調査では Jr(a−) は検出されていない[15)]．散発的に北ヨーロッパ系白人，アラブ系民族，ヨーロッパ・ジプシー，ベトナム人，韓国人などに，抗 Jr^aの存在をきっかけとして Jr(a−) がみつかっている[16-20)]．なお，赤血球 Jr^a抗原の発現が弱い個体の存在も知られており，使用する抗 Jr^aによっては Jr(a−) と誤判定されやすい[21-24)]．また，*Jr^a/Jr* のヘテロ接合型の血球は Jr^a抗原の発現量が少ない[25-28)]．一方，赤血球 Jr^a抗原の発現量が増加する場合もある（*ABCG2* のエキソン 1 内に −18,633C>T の 1 塩基置換）[29)]．臍帯血球の Jr^a抗原の発現量は成人血球にくらべてやや多い傾向にある[30)]．Jr^a抗原は ficin，papain，trypsin，α-chymotrypsin，pronase，sialidase，AET，DTT に影響を受けない．なお，ヒト由来モノクローナル抗 Jr^aが作製されている[7,31)]．

抗 Jr^aは輸血または妊娠による免疫刺激で産生するが，輸血よりも妊娠によるものが多い[32-35)]．輸血歴のない初妊婦にも，妊娠中に抗 Jr^aが産生されることが特徴である[28,33,36-40)]．荻山らの報告によると，医療機関からの依頼検査で同定された抗 Jr^a 152 例のうち女性患者は 143 例（94%）で，108 例は妊娠歴のみで輸血歴はなく，初妊娠が 13 例であった[33)]．抗 Jr^aの免疫グロブリンクラスはほとんどが IgG で，サブクラスは IgG1 が多く，時に IgG3 も認める[19,28,36-38,41)]．抗 Jr^aをもつ母親から生まれた児血球の直接抗 globulin 試験が陽性となる症例は多いものの，高ビリルビン血症を発症して交換輸血が必要となることはない．抗体価の高低にかかわらず，ほとんどの症例は無治療か光線療法で対処できている[6,28,32,36-48)]．一方，明らかな溶血所見はみられないが，高度の貧血（胎児水腫を含む）を呈する重篤な症例が報告されている[27,30,49-59)]．こうした症例では，抗 Kell や抗 Gerbich で報告されている造血組織での赤血球生成抑制による機序で発症すると推測されている[30,60,61)]．

抗 Jr^a保有患者への不適合輸血により，重篤な溶血性輸血反応を引き起こした症例は報告されていない．悪寒，発熱，ビリルビン値の上昇など軽度から中程度の即時型または遅延型溶血性輸血反応を認めた症例，および^{51}Cr 標識 Jr(a+) 血球を用いた寿命試験の結果，50%の血球が 80 分で破壊された中程度の寿命短縮を認めた症例などが報告されている[17,18,62-68)]．一方，不適合輸血で何ら臨床上問題がみ

られなかった症例も知られている[69-78]．一例をあげると，抗 Jr^{a}をもつ女性患者に緊急で Jr(a＋) 血液 3 単位（1 単位 450 mL）を輸血したが，即時型あるいは遅延型の溶血性輸血反応は認められなかった．この患者では，輸血前に 32 倍であった抗 Jr^{a}の抗体価は輸血後 20 日に 2,048 倍まで急激に上昇したが血球破壊の徴候はみられず，35 日目には抗体価は 64 倍に減少していた[69]．抗 Jr^{a}による単球貪食試験では，使用した 20 例いずれも陰性，別の報告では 14 例中 4 例が陽性であった[79,80]．抗 Jr^{a}を保有する患者への輸血については，個別に臨床的意義を予測することは困難であるため，できる限り Jr(a－) 血液を準備すべきであろう．しかしながら，Jr(a－) は稀な血液型であるため，緊急時や大量の血液が必要とされる場合に Jr(a－) 血液を確保できないか，あるいは確保できるまでに時間を要する場合もあり得る．こうした場合，輸血に対する医学的な緊急度および臨床判断にしたがって．Jr(a＋) 血液の輸血も考慮すべきであろう．

b．ABC 輸送体（ATP-binding cassette トランスポーター）

ABC 輸送体は，細菌から酵母，植物，哺乳類に至る広い生物種に存在し，物質輸送に係わる一群の蛋白質で，多様な生理的役割を担っている．現在までに 250 余りの ABC 輸送体が同定されており，ヒトでは 48 種類が知られている．ABC 輸送体は，ゲノム構造，ドメインの位置関係，蛋白質のアミノ酸配列相同性に基づいて ABCA から ABCG まで 7 つのサブファミリーに分類されている．1 機能分子あたり 6 回から 11 回の細胞膜貫通領域（transmembrane domain: TMD）を 2 つ，細胞内の N 末端領域にはよく保存された ATP 結合部位のある ATP 結合ドメイン（nucleotide-binding domain: NBD）を 2 つ保有する（完全輸送体，full transporter）．TMD 1 個と NBD 1 個を保有するものは半輸送体（half transporter）とよばれており，2 量体として機能する．

NBD には，ATP 結合と加水分解に関与する Walker A と Walker B モチーフとよばれるアミノ酸配列があり，ABC signature とよばれる ABC 輸送体に特徴的なモチーフ（LSGGQ）が Walker A と Walker B の間に存在する．アミノ酸配列のよく似た ATP 結合領域がちょうどカセットのようにポリペプチド鎖中に挿入されていることから，ATP-binding cassette の頭文字をとって ABC と名付けられた．

ATP の加水分解は物質輸送に必要なエネルギーを輸送体分子に与え，基質の結合とともに輸送体分子のコンフォメーション変化が起こり，基質を排出する．生体膜では，多様な物質（イオン，糖，アミノ酸，ペプチド，蛋白質，リン脂質，毒素，疎水性薬物など）を輸送する[81,82]．

c．JR 血液型と ABCG2

2012 年，パリとカナダのグループはそれぞれ別々に Jr^{a}抗原と ABCG2 の関係を明らかにした．パリグループは主に免疫化学的手法により，カナダグループは DNA マイクロアレイを用い homozygote mapping とよばれる手法で，ABCG2 が Jr^{a}抗原を担うことを発見した[83,84]．

パリグループは，北海道ブロック血液センターの宮崎らが作製したヒトモノクローナル抗 Jr^{a}を用いた免疫沈降法で，ヒト赤血球よりもはるかに強い反応性を示したネコ赤血球から Jr^{a}活性をもつ蛋白質を分離した（ヒト赤血球を用いた同様の実験は成功しなかった）[83]．分離された蛋白質を質量分析することで，ヒト ABCG2 のネコオーソログ（ortholog）として同定された．K562 細胞（ABCG2 を発現していない）に ABCG2 を発現させ，ABCG2 および Jr^{a}抗原の発現を認めた．さらに ABCG2 発現細胞（K562）をモノクローナル抗 Jr^{a}で免疫沈降することで，ABCG2 が Jr^{a}抗原を担うことを証明した[83]．

カナダグループは，Jr(a－) 由来のゲノム DNA6 例について SNP 解析（Affymetrix GeneChip Human Mapping 250 K NspI アレイ）を行い，第 4 番染色体の長腕（4q22）に 397,000 bp の重複している領域が存在することを確認した[84]．この領域には 4 つの候補遺伝子（*MEPE*，*SPP1*，*PKD2*，*ABCG2*）があり，そのうち赤血球に発現しているのは *ABCG2* のみであった．Jr(a－)の *ABCG2* を解析した結果，3 種類のナンセンス変異（376C>T，736C>T，706C>T）が存在し，Jr^{a}と ABCG2 の関係が明らかにされた．

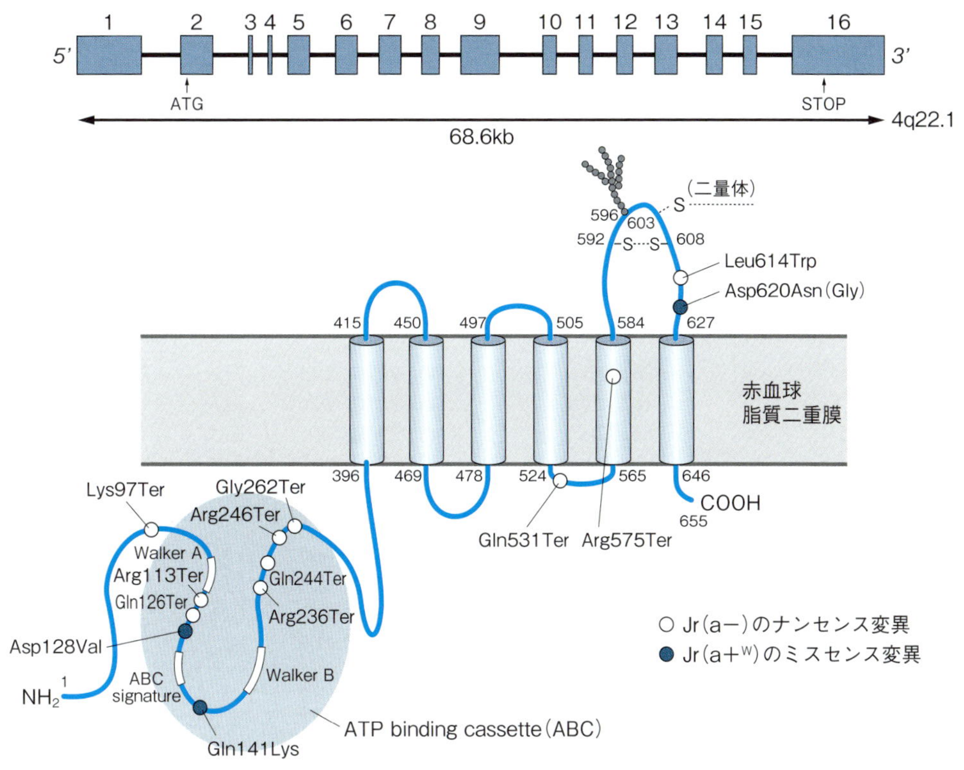

図Ⅲ-68 *ABCG2* 遺伝子と ABCG2 蛋白

ABCG2はABC輸送体ファミリーに属し，サブファミリーのG（ABCG）として2番目に発見されたことから2の数字が付いている．*ABCG2*遺伝子は4番染色体の長腕（4q22.1）に存在し，68.6 kbの長さで，16のエキソンからなる（翻訳開始部位; エキソン2，翻訳終止部位; エキソン16）．分子量は72.6 kDaで，655残基のアミノ酸で構成され，ABC輸送体の特徴であるATP結合領域のあるNBDとTMDからなる構造をもつ．ABCG2は，NBD（アミノ酸残基1から396）とTMD（アミノ酸残基397から655）を1つずつ保有する半輸送体で，6回膜を貫通し，第3番目の細胞外ループ上（Asp596）に1個のN結合型糖鎖をもつ糖蛋白質である 図Ⅲ-68．赤血球などの細胞では，第3細胞外ループのCys603間で形成されるS-S結合を介した2量体（または2量体と2量体が会合した4量体）の機能分子として存在する[82,85]．

*ABCG2*はアントラサイクリン耐性の乳癌細胞株，ミトキサントロン耐性の大腸癌細胞株，ヒト胎盤cDNAライブラリーからクローニングされた[86-88]．生体異物や薬物の細胞内から細胞外，また体外あるいは組織外に有害物質や薬物の排出に関与することで生体の防衛システムを構築する膜蛋白質であると考えられている．とくに，癌細胞で過剰発現し，抗癌剤を排出することで癌細胞に多剤耐性を与えるとして広く研究されている[89,90]．

生体内では，脳，胎盤，消化管上皮，肝臓など，多くの組織の頂端膜に発現し，物質の排出を担っており，とくに胎盤，脳毛細血管で高発現がみられる[89,91,92]．主な機能として，1）肝臓では胆汁中に，腎臓では尿中への排出を促進，2）腸管の管腔側に発現し消化管吸収を抑制，3）乳腺では母親から胎児への栄養物質の運搬のための経路とされているが，有害物質の曝露リスクを高めてしまうリスクもある，4）脳毛細血管内皮細胞に発現し，脳から生体異物を除去する役割，いわゆる脳血管関門としての機能，5）胎盤や精巣でのバリア機能，6）葉酸やポルフィリンの恒常性（ホメオスタシス）の維持，7）毒性物

表Ⅲ-77　Jr(a−) の *ABCG2* 遺伝子変異

塩基置換	エキソン	アミノ酸置換	ISBT	由来	文献
2T>C	2	Met1Thr	*ABCG2*01N.24*	日本人	100
187_197del	2	Ile63fs	*ABCG2*01N.07*	白人	83
34G>A, 244_245insC	2, 3	Val12Met, Thr82fs	*ABCG2*01N.13*	白人	137
263+1G>A	イントロン 3	スプライシング異常	*ABCG2*01N.17*	日本人	22
289A>T	4	Lys97Ter	*ABCG2*01N.18*	日本人	22
337C>T	4	Arg113Ter	*ABCG2*01N.04*	白人, 日本人	100, 137
376C>T	4	Gln126Ter	*ABCG2*01N.01*	白人, 日本人, 韓国	21, 22, 23, 83, 84, 100
420_421insA	5	Gln141fs	*ABCG2*01N.15*	白人	143
439C>T	5	Arg147Trp	*ABCG2*01N.26*	白人	144
542_543insA	6	Phe182fs	*ABCG2*01N.08*	白人	83
565_566delG	6	Gly189fs	*ABCG2*01N.19*	日本人	22
706C>T	7	Arg236Ter	*ABCG2*01N.02.01*	白人, 日本人, ジプシー, 北アフリカ	21, 22, 23, 83, 84, 137
34G>A, 706C>T	2, 7	Val12Met, Arg236Ter	*ABCG2*01N.02.02*	白人	84
730C>T	7	Gln244Ter	*ABCG2*01N.09*	白人	83
736C>T	7	Arg246Ter	*ABCG2*01N.03*	白人	23, 83, 84
784G>T	7	Gly262Ter	*ABCG2*01N.05*	白人	21, 137
791_792delTT	7	Leu264fs	*ABCG2*01N.10*	ジプシー, カリブ	83
875_878dupACTT	8	Phe293fs	*ABCG2*01N.11*	カリブ	83
986_987delTA	9	Ile329fs	*ABCG2*01N.16*	白人	143
1017_1019delCTC	9	Ser340del	*ABCG2*01N.14*	白人	21
1111_1112delAC	9	Thr371fs	*ABCG2*01N.12*	パキスタン	83
1515delC	13	Ala506fs	*ABCG2*01N.20*	日本人	22, 100
34G>A, 1591C>T	2, 13	Val12Met, Gln531Ter	*ABCG2*01N.06*	白人	137
1723C>T	14	Arg575Ter	*ABCG2*01N.21*	日本人	22
1789_1790insT	15	Ala597fs	*ABCG2*01N.22*	日本人	22
1822T>C	16	Cys608Arg		日本人	22
1820+1G>A	イントロン 15	スプライシング異常		日本人	22
1841T>G	16	Leu614Trp		日本人	22
Promoter,Ex.1 del (27-kb)		蛋白なし	*ABCG2*01N.23*	日本人	138

質およびその代謝物質に対する細胞の防御，8) 造血幹細胞の未分化性の維持，など多様な面をもっている[93-96]．最近になって，高容量の尿酸排出機能をもち，その機能低下が痛風や高尿酸血症のリスクを上昇させることが報告されている[91,97,98]．とくに，ABCG2 の機能低下によって起こる小腸での腎外尿酸排泄の低下が，痛風の原因となる高尿酸血症をもたらす一般的な機構であると示唆されている[99]．しかし，ABCG2 が欠損した Jr(a−) 妊婦では血清中の尿酸レベルは有意な上昇がみられていない[83]．また，Jr(a−) 個体の血漿ポルフィリン濃度は非常に低く，赤血球内では上昇がみられた[83]．

■ d．Jr(a−)，Jr(a+ʷ) と *ABCG2* 遺伝子

パリおよびカナダグループは，合わせて Jr(a−) 型 24 例の *ABCG2* 遺伝子を解析し，10 種類の *ABCG2-null* アリルを同定した．この中に，日本人と韓国人が含まれており，376 番目の塩基が C から T に置換し（376C>T），126 番目のアミノ酸（Gln）をコードするコドンが終止コドン（Gln126Ter）となったナンセンス変異を有する *ABCG2-null* アリルが同定された[83,84]．日本人の Jr(a−) 型 362 例の

JCOPY 498-01913

表III-78 Jr(a+ʷ) の *ABCG2* 遺伝子変異

塩基置換	エキソン	アミノ酸置換	ISBTのアリル名	由来	文献
383A>T	5	Asp128Val		日本人	22
421C>T	5	Gln141Lys	*ABCG2*01W.01*	日本人，白人	21, 22
1858G>A	16	Asp620Asn	*ABCG2*01W.02*	白人	21
1859G>A	16	Asp620Gly		日本人	22

*ABCG2*遺伝子について解析した結果では，Gln126Terとなるナンセンス変異376 Tのホモ接合（376 T/T）が273例（75%），ヘテロ接合（376C/T）が84例（23%）である[24]．ヘテロ接合（376C/T）84例のうち，17例が1515delC，18例が1723C>T(Arg575Ter)との複合ヘテロ接合であった[24]．日本人Jr(a−)85例についての別の調査でもナンセンス変異376 Tのホモ接合（376 T/T）が90%以上を占めている[100]．Jr(a−）の原因となる他の*ABCG2*変異は表III-77を参照されたい．

*ABCG2*遺伝子にはおよそ1,300の同義置換や非同義置換のSNPが存在する．アミノ酸置換を伴うSNPの存在も知られており，この中にはABCG2蛋白の発現が減少したJr(a+ʷ)とよばれるものもある表III-78．日本人では12番目のアミノ酸であるValがMetに置換した34 G>T（Val12Met），141番目のアミノ酸であるGlnがLysに置換した421C>A（Gln141Lys），そして前述したGln126Ter(*ABCG2-null*）の検出頻度が高く，Val12Metが19.2%（白人7%，黒人12%），Gln141Lysが31.9%（白人19%，黒人4%），Gln126Terが2.8%（白人0%，黒人0%）であると報告されている[101]．モノクローナル抗Jrᵃを用いたフローサイトメトリーで赤血球Jrᵃ抗原の発現レベルを検討した結果，Val12MetはJrᵃ抗原の発現レベルにほとんど影響しない．一方，Gln141Lysは，Jrᵃ抗原の発現レベルは野生型とのヘテロ接合では約75%，ホモ接合は約50%である（野生型のJrᵃ抗原発現レベルを100%とする）．*ABCG2-null*であるGln126Terと野生型のヘテロ接合では，Jrᵃ抗原の発現レベルは約50%，Gln126TerとGln141Lysのヘテロ接合では約25%である．なお，Gln126Terのホモ接合160例には，Gln141Lysは1例も検出されないことから，Gln126TerとGln141Lysは同一ハプロタイプ上にはなく，アリルとして独立していると推定される[101]．

抗JrᵃとJr(a＋)赤血球の凝集反応は，HTLA(high titer low avidity）抗体様の凝集パターンを示す．抗Jrᵃ抗体価が100倍以上であっても凝集塊は不安定で脆く，Rh血液型抗原と抗体による凝集のような強固な凝集塊はみられない．赤血球1個あたりのJrᵃ抗原数については明らかにされていないが，抗原数はさほど多くないと推定される．とくにGln126Ter/Gln141Lysのヘテロ接合を有する赤血球では，使用する抗Jrᵃによっては陰性と誤判定される可能性が高いと考えられる．Jr(a−）型の確認には，十分な強さをもつ抗Jrᵃ血清またはモノクローナル抗Jrᵃを使用すべきであろう[21,27,28]．

e．抗Jrᵃと妊娠

胎盤は栄養膜により形成された絨毛と，絨毛に接する母体の脱落膜からなる円盤状の構造をしている．胎児とともに成長し，妊娠4カ月末（妊娠15週）には基本的構造が完成するとされる．絨毛には多数の毛細血管があり，代謝物質交換やガス交換の主要部位となっている．絨毛間腔内は母体血で満たされており，絨毛表面と母体血は直に接していることになる．栄養膜合胞体の母体側に面した絨毛表面には多数のひだ状の微絨毛がある．ここには様々な物質を輸送するトランスポーターが発現しており，母体のIgGを胎児側に渡すために必要な胎児型Fcレセプター（FcRn）も含まれる[102]．

絨毛表面側の栄養膜合胞体層，その内側の栄養膜細胞層，基底膜，血管内皮細胞からなる厚みは胎盤関門（胎盤膜）ともよばれている．母体血と胎児血は，胎盤関門を通過しなければならないため，普通の状態ではこれらが直接混じり合うことはない．

胎児側から母体側への流入物としては，主に3種類ある．まずは胎児血液で，分娩時，流産時などには，胎盤構築自体が多少ダメージを受け，胎盤関門の一部が破壊されて，胎児血液が直接母体血へ流れ込むことになる（経胎盤出血）．ただ，妊婦によっては，ごく少量の胎児血液が妊娠経過中を通して母体へ流れ込むこともあるといわれる．経胎盤出血の頻度は妊娠初期 3%，中期 12%，後期 45%，分娩直後 64%といわれている．胎盤早期剝離や前置胎盤手術などでは比較的大量の胎児血液が母体に流れ込む場合もある．Rh 不適合妊娠ではこの機序によって母親が免疫され抗体を産生する[103]．

次に，多核である栄養膜合胞体の一部がアポトーシスを起こし，エンドヌクレアーゼによって断片化された胎盤由来 DNA（〜200 bp 程度）が妊娠 7 週目頃から母体血中に流入することが知られている[104]．この胎盤由来の断片化 DNA は，たとえば Rh 陰性妊婦血漿を用いた非侵襲的な胎児 Rh 型の判定に応用されている[105]．

最後に，合胞体栄養膜の一部は常に再構築しており，老化した微絨毛は脱落し，微小粒子（<500 nm）として母体血中に流入するとされている．この微小粒子が母体のリンパ節や脾臓に到達し，母親の免疫システムに作用する可能性がある[102]．Jr^a抗原を担う ABCG2 は絨毛表面の微絨毛に高発現している[106]．したがって，胎児が Jr^a抗原陽性であれば，Jr(a−) 型の母親は妊娠期間中たえず免疫される機会をもつことになり，初妊婦でも妊娠中期から抗 Jr^aを産生する可能性があると推測される．この現象とよく似たものに，血小板抗原の HPA-1a が知られており，HPA-1a を担う GPⅢa は微絨毛に発現している．HPA-1a 陰性の人が産生する抗 HPA-1a の多くは抗 Jr^aと同様，ほとんどが輸血患者ではなく妊婦に検出され，初妊婦でも高い抗 HPA-1a 保有率を有することが報告されている[107]．

2 LAN 血液型

Lan 抗原は高頻度抗原として知られている．2012 年に，ABC 輸送体（ATP-binding cassette transporter）ファミリーに属する ABCB6 が Lan 抗原を担うことが明らかにされ，Lan 抗原（LAN1）は LAN 血液型として 33 番目の血液型システム（ISBT033）に組み入れられた．LAN 血液型に属する抗原は Lan（LAN1）の 1 種類のみである．Lan−型では ABCB6 蛋白が欠損している．日本人での Lan−の頻度は，50,000 人に 1 人である．

a．Lan 抗原と抗 Lan

1961 年，Hart らは発熱と悪寒を伴った即時型溶血性輸血反応を発症した患者血清に新たな高頻度抗原に対する抗体を検出した．この抗体に対応する抗原は発端者である Mr. Langereis（オランダ人）から Lan と命名された[108]．発端者の兄弟の 1 人も Lan−であった．抗 Gn^a，抗 So とよばれていた高頻度抗原に対する抗体も，抗 Lan と同じ特異性をもつことが判明した[109,110]．抗 Lan を用いて 4,000 名のオランダ人献血者，さらにアメリカ，ヨーロッパの白人 35,645 名を対象に調べたが，Lan−は 2 名のみであった（20,000 人に 1 人）[109-114]．南アフリカ黒人での 6,000 名を対象にした調査では，4 名の Lan−が検出されている（1,500 人に 1 人）[115]．大久保らは，抗 Lan を保有した 3 例の Lan−型の日本人を見いだし，日本人献血者の血球 15,000 例について検査したが，Lan−は 1 例も検出されなかった[116]．後に，モノクローナル抗 Lan を用いて日本人献血者 713,384 名をスクリーニングした結果，14 名が Lan−であった[117]．この調査から日本人での Lan−の頻度は 50,000 人に 1 人であることが明らかとなった．抗 Lan との反応が弱い $Lan+^w$型の存在も知られている．$Lan+^w$型はさほど強くない抗 Lan 血清を使用した場合，誤って Lan−と判定される恐れがある[118]．臍帯血球の Lan 抗原は充分に発達しており，発現量は成人血球とくらべて少し多い傾向にある．Lan 抗原は papain，ficin，trypsin，α-chymotrypsin，pronase，sialidase，AET，DTT，EDTA/Glycine acid に影響を受けない．

抗 Lan は輸血や妊娠による免疫抗体で，抗 globulin 法で反応する[108-113,119]．IgG サブクラスは IgG1 と IgG3 の共存例が最も多くみられる[120]．なお，自然抗体のものはみつかっていない．抗 Lan による重篤な新生児溶血性疾患の報告例はない．児血球の直接抗 globulin 試験は陽性となるが，無治療か光線療法

表III-79　Lan−の *ABCB6* 遺伝子変異

塩基置換	エキソン	アミノ酸置換	ISBT アリル名	由来	文献
1A>C	1	Met1Leu	*ABCB6*01N.28*	白人	23
20A>G, 403C>A	1	Tyr7Cys, Arg135Ser	*ABCB6*01N.23*	日本人	128
85_87delTTC	1	Phe29del	*ABCB6*01N.14*	白人	139
197_198insG	1	Ala66fs	*ABCB6*01N.01*	白人	127
296_301insG	1	Ala101fs	*ABCB6*01N.18*	日本人	128
376delG	1	Val126fs	*ABCB6*01N.15*	アフリカ人	140
459delC	1	Leu154fs	*ABCB6*01N.16*	日本人	128
574C>T	2	Arg192Trp	*ABCB6*01N.13*	北アフリカ人	23, 139-141
717G>A	3	Gln239Ter	*ABCB6*01N.02*	白人	127
718C>T	3	Arg240Ter	*ABCB6*01N.19*	日本人	128
827G>A	3	Arg276Glu	*ABCB6*01N.29*	白人	23, 141
881_884delCTGA	4	Thr294fs	*ABCB6*01N.25*	日本人	128
953_956delGTGG	4	Gly318fs	*ABCB6*01N.03*	白人	127
IV3-2A>G	イントロン 3	スプライス異常	*ABCB6*01N.20*	日本人	128
1199_1210del	6	Ile400_Try404del insAsn	*ABCB6*01N.21*	日本人	128
IV4-1G>A	イントロン 4	スプライス異常	*ABCB6*01N.30*	白人	23
1236G>A	6	Trp412Ter	*ABCB6*01N.11*	アフリカ人	140
1533_1543dup	9	Leu515fs	*ABCB6*01N.04*	白人	127
1558_1559insT	9	Val520fs	*ABCB6*01N.12*		140
1617delG	10	Gly539fs	*ABCB6*01N.26*	日本人	128
1690_1691delAT	11	Met564fs	*ABCB6*01N.06*	白人，日本人	127, 128
1709_1710delAG	11	Glu570fs	*ABCB6*01N.05*	白人	127
1825G>A	13	Val609Met	*ABCB6*01N.31*	白人	23
1867del insAACAGGTGA	14	Gly623fs	*ABCB6*01N.07*	白人	23, 127
1912C>T	14	Arg638Cys	*ABCB6*01N.32*	白人	23
1942C>T	14	Arg648Ter	*ABCB6*01N.08*	白人	23, 127
1985_1986delTC	15	Leu662fs	*ABCB6*01N.09*	白人	127, 140
2155C>T	16	Glu719Ter	*ABCB6*01N.33*	白人	23
IVS16+1G>A	イントロン 16	スプライス異常	*ABCB6*01N.17*	日本人	128
IVS16+2T>G	イントロン 16	スプライス異常	*ABCB6*01N.10*	白人	127
IVS17+1G>A	イントロン 17	スプライス異常	*ABCB6*01N.35*	白人	23
2383_2385delCTC	18	Leu795del	*ABCB6*01N.22*	日本人	128

で対処できている[112,113,119]．抗 Lan の輸血に対する臨床的意義については，第 1 例目を除いて不適合輸血の症例がないため，はっきりしていない．^{51}Cr 標識血球を用いた生体内での寿命試験や単球による機能試験の結果からは，臨床的意義のあることが認められている[121-123]．わが国でも，大久保らの報告を含めて少なくとも 5 例の抗 Lan が知られており，輸血を必要とした症例では Lan−の血液が準備された[116,124,125]．なお，軽度の自己免疫性溶血性疾患の患者に抗 Lan の特異性をもつ自己抗体が報告されており，この患者血球の Lan 抗原は通常より弱い反応を示した[126]．

b．Lan 抗原と ABCB6

Helias らは，近畿ブロック血液センターの高橋らが作製したヒトモノクローナル抗Lanを用いた免疫沈降法で，ヒト赤血球から 80 kDa の蛋白質を分離した[127]．質量分析によって，分離された蛋白質は ABC 輸送体サブファミリーの ABCB6 であることが判明した[127]．11 例の Lan−について *ABCB6* 遺伝子を解析した結果，10 種類の *ABCB6null* アリルが同定された[127] 表III-79．日本人の Lan− 28 例の解析からは 10 種類の *ABCB6null* アリルが同定されている．なかでも，1 塩基欠損（459delC）の *ABCB6 null* アリルのホモ接合が 10 例で最も多い[128]．その他の Lan−の原因となる *ABCB6null* アリルについては，

表III-80　Lan+^{w}の *ABCB6* 遺伝子変異

塩基置換	エキソン	アミノ酸置換	ISBTアリル名	由来	文献
317A>G	1	Tyr106Cys	*ABCB6*01W.05*	日本人	142
403C>A, 575G>A	1	Arg135Ser	*ABCB6*01W.07*	日本人	142
575G>A	2	Arg192Gln		白人	141
826C>T	3	Arg276Trp	*ABCB6*01W.01*	白人	139-141
1028G>A	5	Arg343Gln	*ABCB6*01W.02*	アフリカ	140
1762G>A	12	Gly588Ser	*ABCB6*01W.03*	白人	23, 139-141
1766G>A	12	Arg589His		白人	141
IVS9+1G>A	イントロン9	スプライス異常		白人	141
2206G>C	16	Ala736Pro	*ABCB6*01W.06*	日本人	142
2216G>A	16	Arg739His	*ABCB6*01W.04*	ヒスパニック	140

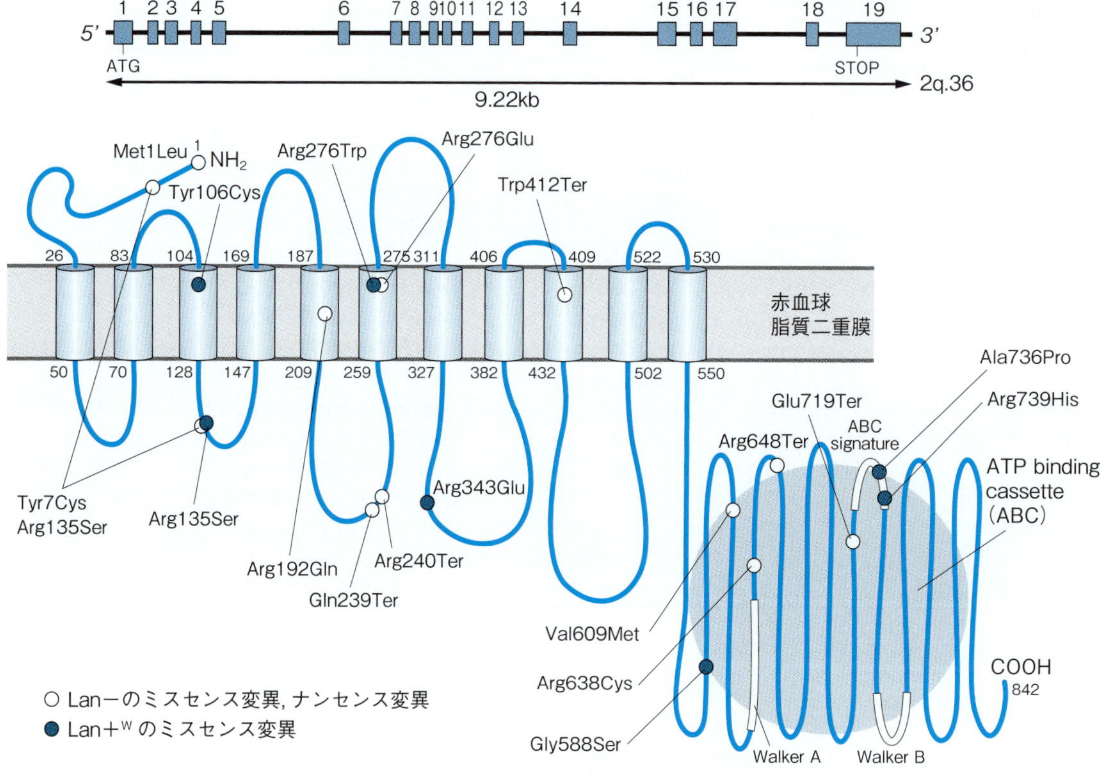

図III-69　*ABCB6* 遺伝子構造と ABCB6 蛋白

表III-79 を参照されたい. Lan抗原発現の減少 (Lan+^{w}) に関与する *ABCB6* 遺伝子についても報告されており, 表III-80 に示した. Lan+^{w}に関与する *ABCB6* と *ABCB6null* がヘテロ接合 (Lan+^{w}/−) の場合, 強い抗Lanを使用しないとLan−と誤って判定される恐れがある.

ABCB6は, 酵母ミトコンドリアのABC輸送体であるAtm1pのヒトオーソログとして同定された[129]. *ABCB6* 遺伝子は2番染色体の長腕 (2q36) に位置し, 9.2 kbの長さで, 19のエキソンからなる (翻訳開始部位; エキソン1, 翻訳終止部位; エキソン19) 図III-69. 分子量は80 kDaで, 842残基のアミノ酸で構成され, ABC輸送体の特徴であるATP結合領域のあるNBDと膜貫通領域TMDからなる構造をもつ. ABCB6は, TMD (アミノ酸残基1から549) とNBD (アミノ酸残基555から842) を1つずつ保有する半輸送体で，11 回膜を貫通し，細胞では2量体の機能分子として存在する 図III-69[23,130,131]．

ABCB6の組織分布は広範囲にわたり，とくに心臓，骨格筋，皮膚に多い[129,132]．ABCB6はポルフィリン輸送体として知られ，ヘム合成過程でミトコンドリアへのコプロポルフィリノーゲンの輸送に関与していることから，赤血球生成に重要な役割を担っていると考えられている[129,131]．赤血球膜でのABCB6の役割については明らかされていないが，Lan－個体の血漿中ポルフィリン濃度が低いことから，赤血球からのポルフィリンの排出に関与していると推定されている[127]．現在まで報告されているLan－個体はみな，見かけ上は健康である．ABCB6の欠損に対しては，別のポルフィリン輸送体でもある前述したJR血液型のABCG2（細胞外へポルフィリンを排出）が機能を代償しているのかもしれない[127]．一方，ABCB6のアミノ酸置換を伴うミスセンス変異が，機能獲得変異（gain-of-function mutations）として稀な遺伝性疾患の患者にみつかっている．虹彩欠損，脈絡膜欠損，視神経欠損などの眼先天異常[133]，遺伝性汎発性色素異常症[132]，家族性偽性高カリウム血症[134-136]と*ABCB6*遺伝子変異との関連が報告されている．家族性偽性高カリウム血症では，Arg276Trp，Arg375Gln，Arg375Trp，Val454Ala，Arg723Glnの*ABCB6*変異がヘテロ接合または複合ヘテロ接合で検出されている．こうした変異を有する個体の赤血球外へのK^+の漏出は温度依存性で，室温保存にくらべ4℃保存で急速に増加する[135,136]．赤血球製剤中のK^+の増加は，とくに新生児への輸血では留意する必要があろう．

●文　献

1) Stroup M, MacIlroy M. Jr. Five examples of an antibody defining an antigen of high frequency in the Caucasian population. Prog 23rd Ann Mtg Am Ass Blood Banks. 1970; 86.
2) Castilho L, Reid ME. A review of the JR blood group system. Immunohematology. 2013; 29: 63-8.
3) Reid ME. Emily Cooley lecture 2012: Emily Cooley and techniques that have been applied to characterize DO and JR blood groups. Transfusion. 2013; 53: 1876-83.
4) Race RR, Sanger R. In: Blood groups in man' 6th ed. Oxford: Blackwell; 1975.
5) Yamaguchi H, Okubo Y, Seno T, et al. A rare phenotype blood Jr(a－) occurring in two successive generations of a Japanese family. Proc Jpn Acad. 1976; 52: 521-3.
6) Nakajima H, Ito K. An example of anti-Jr[a] causing hemolytic disease of the newborn and frequency of Jr[a] antigen in the Japanese population. Vox Sang. 1978; 135: 265-7.
7) Miyazaki T, Kwon KW, Yamamoto K, et al. A human monoclonal antibody to high-frequency red cell antigen Jr[a]. Vox Sang. 1994; 66: 51-4.
8) 水井正明，井上省三，宗像寿子．日本人の稀な血液型の表現型Jr(a－)および広島県におけるJr(a－)頻度について．血液事業．1980; 3: 249-50.
9) 片岡　章．Jr(a－)の三元家系．血液事業．1980; 3: 250-1.
10) 直木恭子，串田珠子，尾野清美，他．過去5年間に検出された稀な血液型Di(a＋b－)・Fy(a－b＋)・Jr(a－)・SSについて．血液事業．1981; 4: 189-92.
11) 都築陽子，内山久美子，松野幸恵，他．当センターにおける稀な血液型の確保状況について．血液事業．1983; 6: 263-4.
12) 円満字豊，川上裕子．当血液センターで見出した稀な血液型Jr(a－)及びSS型．日輸血会誌．1984; 30: 147.
13) 生田　満，阿部　浩，阿部泰文，他．青森県内のJr(a－)について．日輸血会誌．1990; 36: 125.
14) 松田充俊，岡崎晃士，神戸孝裕，他．Jr(a－)型献血者の検出頻度と抗Jr[a]保有率について．日本輸血細胞治療学会誌．2010; 56: 220.
15) Daniels G. In: Human blood groups' 3rd ed. Oxford: Blackwell; 2013. p.487-92.
16) Tritchler JE. An example of anti-Jr[a]. Transfusion. 1977; 17: 177-8.
17) Kendall AG. Clinical importance of the rare erythrocyte antibody anti-Jr[a]. Transfusion. 1976; 16: 646-7.
18) Pisacka M, Prosicka M, Kralova M, et al. Six cases of anti-Jr[a] antibody detected in one year: a probable relation with gipsy ethnic minority from central Slovakia. Vox Sang. 2000; 78: 146.
19) Levene C, Sela R, Dvilansky A, et al. The Jr(a－) phenotype and anti-Jr[a] in two Beduin Arab women in Israel. Transfusion. 1986; 26: 119-20.
20) Kim H, Park MJ, Sung TJ, et al. Hemolytic disease of the newborn associated with anti-Jr[a] alloimmunization in a twin pregnancy: the first case report in Korea. Korean J Lab Med. 2010; 30: 511-5.
21) Hue-Roye K, Zelenski T, Cohaugh A, et al. The JR blood group system: identification of alleles that alter

expression. Transfusion. 2013; 53: 2710-4.

22) Tobita R, Kaito S, Osabe T, et al. Genetic analysis of the Jr(a−) in Japanese people. Vox Sang. 2013; 105: 230.

23) Haer-Wigman L, Soussan AA, Ligthart P, et al. Molecular analysis of immunized Jr(a−) or Lan− patients and validation of a high-throughput genotyping assay to screen blood donors for Jr(a−) and Lan− phenotype. Transfusion. 2014; 54: 1836-46.

24) 荻山佳子, 伊藤正一, 入野美千代, 他. Jr(a−) 型およびJr(a+ʷ)型の遺伝子変異と血清学的反応性に関する検討. 日本輸血細胞治療学会誌. 2016; 62: 311.

25) 矢部隆一, 貞松美由紀, 清水 弘, 他. Jr[a]血液型抗原の解析. 日輸血会誌. 2001; 47: 276.

26) Kasza I, Varady G, Andrikovics H, et al. Expression levels of the ABCG2 multidrug transporter in human erythrocytes correspond to pharmacologically relevant genetic variations. PLoS One. 2012; 7: e4823.

27) Endo Y, Ito S, Ogiyama Y. Suspected anemia caused by maternal anti-Jr[a] antibodies: a case report. Biomark Res. 2015; 3: 23.

28) 荻山佳子, 伊藤正一, 高橋美都保, 他. 妊婦女性が保有する抗Jr[a]の性状と児への影響について. 日本輸血細胞治療学会誌. 2015; 61: 278.

29) 長部隆弘, 海透紗弥佳, 伊佐和美, 他. ABCG2 遺伝子変異による赤血球Jr[a]抗原量の増加. 日本輸血細胞治療学会誌. 2016; 62: 310.

30) Fujita S, Kashiwagi H, Tomimatsu T, et al. Expression levels of ABCG2 on cord red blood cells and study of fetal anemia associated with anti-Jr[a]. Transfusion. 2016; 56: 1171-81.

31) Daniels G. Section4: antibodies to other blood group antigens. Coordinators report. Transfus Clin Biol. 2002; 9: 75-80.

32) 宮本真基子, 小田 晃, 釜田生子, 他. 抗 Jr[a]の血清学的性状についての解析. 日本輸血細胞治療学会誌. 2014; 60: 277.

33) 荻山佳子, 伊藤正一, 高橋美都保, 他. 初回妊娠中に抗Jr[a]が検出された妊婦の抗体保有症例. 日本輸血細胞治療学会誌. 2014; 60: 322.

34) Takeshita A, Watanabe H, Fijihara H, et al. Collaborative study of irregular erythrocyte antibodies in Japan: results from the Japanese study group of allo-immunity and antigen diversity in Asian populations. Transf Apher Sci. 2010; 43: 3-8.

35) 橘川寿子, 川畑絹代, 安田広康, 他. Jr[a]抗原陽性赤血球輸血を行った抗体を保有していない Jr[a]抗原陰性患者. 日本輸血細胞治療学会誌. 2011; 57: 160-3.

36) Toy P, Reid M, Lewis T, et al Does anti-Jr[a] cause hemolytic disease of the newborn? Vox Sang. 1981: 41: 40-4.

37) Bacon J, Sherrin D, Wright RG. Case report: anti-Jr[a]. Transfusion. 1986: 26: 543-4.

38) 浮田昌彦, 渡辺幸子, 渡辺文江, 他. Jr[a]不適合妊娠における抗 Jr[a]抗体の胎児・新生児への影響. 日輸血会誌. 1988; 34: 636-41.

39) 山本磨知子, 山口千鶴, 猪股真喜子, 他. 妊婦健診で遭遇した抗 Jr[a]抗体の一例. 日本輸血細胞治療学会誌. 2010; 56: 262.

40) 高橋道範, 筒井自子, 川合ひろみ. 不規則抗体保有情報の共有により迅速に製剤を準備しえた抗 Jr[a]保有妊婦の一例. 日本輸血細胞治療学会誌. 2013; 59: 332.

41) 東谷孝德, 川野洋之, 塚本美津子, 他. 抗 Jr[a]抗体を産生した妊婦の 1 例. 日輸血会誌. 1986; 32: 64-6.

42) Orrick LR, Golde SH. Jr[a] mediated hemolytic disease of the newborn infant. Am J Obstet Gynecol. 1980; 137: 135-6.

43) 長谷川厚子, 高柳尹立. 抗 Jr[a]抗体の一例. 日輸血会誌. 1986; 32: 247.

44) 浮田昌彦, 渡辺裟予, 尾脇文江. Jr[a]血液型不適合妊娠の 1 症例. 日輸血会誌. 1993; 39: 502.

45) 原 邦雄, 友竹照枝. 妊娠後期において抗 Jr[a]抗体が認められた 2 症例, 日輸血会誌. 1995; 41: 643-4.

46) 鈴木宏昌, 大木浩子, 今井厚子, 他. Jr[a]血液型不適合妊娠の 2 姉妹例. 日輸血会誌. 2000; 46: 189.

47) 山本浩子, 伊藤道博, 長谷川浩子, 他. Jr[a]抗体保有妊婦の抗体価の変化と胎児への影響. 日輸血会誌. 2000; 46: 252.

48) 尾坂竜也, 功刀早沙, 村中彩子, 他. 抗 Jr[a]抗体保有妊婦の 3 症例に関する後方視的解析. 日本輸血細胞治療学会誌. 2015; 61: 278.

49) 前田美和, 西田幸世, 辻内智美, 他. 低力価 Jr[a]抗体を有する母親から出生した胎児水腫の 1 例: その慢性溶血性貧血像と左心低形成合併についての考察を加えて. 日輸血会誌. 1994; 40: 95-100.

50) Sawada H, Nagata I, Makio A, et al. A case report of a neonate with hydrops fetalis suspected to be due to anti-Jr[a]. Acta Neonatol Jpn. 1999; 35: 819.

51) 川上裕一, 松田秀雄, 高橋宏典, 他. 胎児輸血により新生児期の血漿交換を回避できた抗 Jr[a]抗体陽性血液型不適合妊娠の 1 症例. 日本産科婦人科学会関東連合地方部会会報. 2002; 39: 179.

52) Ishihara Y, Miyata S, Chiba Y, et al. Successful treatment of extremely severe fetal anemia due to anti-Jr[a] alloimmunization. Fetal Diagn Ther. 2006; 21: 269-71.

53) Peyrard T, Pham B-N, Arnaud I, et al. Obstetric significance of anti-Jr[a]: study of 20 pregnancy outcome showing three cases of severe hemolytic disease of fetus and newborn. Transfusion. 2008; 48: 14A.

54) Peyrard T, Pham B-N, Arnaud I, et al. Fetal hemolytic disease of the newborn associated with anti-Jr[a]. Transfusion. 2008; 48: 1906-11.

55) Arriaga F, Gomez I, Linares MD, et al. Fetal hemolytic disease of the fetus and newborn possibly due to anti-Jr[a]. Transfusion. 2009; 49: 813.

56) Masumoto A, Masuyama H, Sumida Y, et al. Successful management of anti-Jr[a] alloimmunization in pregnancy: a case report. Gynecol Obstet Invest. 2010; 69: 81-3.

57) Sasamoto N, Tomimatsu T, Nagamine K, et al. Fetal and neonatal anemia associated with anti-Jr[a]: a case report showing a poorly hemolytic mechanism. J Obstet Gynecol Res. 2011; 37: 1132-6.

58) 矢原 健，稲岡千佳子，安井昌博．胎児輸血を必要とした抗Jr[a]抗体陽性の妊婦症例．日本輸血細胞治療学会誌．2011; 57: 344.

59) Aikou K, Kuramoto A, Matsuura H, et al. Intrauterine fetal blood transfusion for severe fetal anemia with anti-Jr[a]: a case report. J Fukuoka Coll Obstet Gynecol. 2013; 37: 8-11.

60) Vaughan JI, Warwick R, Letsky E, et al. Erythropoietic suppression in fetal anemia because of Kell alloimmunization. Am J Obstet Gynecol. 1994; 171: 247-52.

61) Arndt PA, Garratty G, Daniels G, et al. Late onset neonatal anemia due to maternal anti-Ge: possible association with destruction of erythroid progenitors Transfus Med. 2005; 15: 125-32.

62) 関野みち子，大久保康人，瀬尾たい子．抗Jr[a]抗体によると考えられる輸血副作用の一例．血液事業．1979; 2: 273-4.

63) 吉田久博，万木紀美子，伊藤和彦．抗Jr[a]抗体による遅発性輸血反応の1症例．日輸血会誌．1991; 37: 528-30.

64) 森本 誠，富永 毅．抗Jr[a]抗体による急性輸血反応の見られた1症例．日輸血会誌．1992; 38: 224.

65) Jowitt S, Powell H, Shwe KH, et al. Transfusion reaction due to anti-Jr[a]. Transfus Med. 1994; 4: 49.

66) Kwon MY, Su L, Arndt PA, et al. Clinical significance of anti-Jr[a]: report of two cases and review of the literature. Transfusion. 2004; 44: 197-201.

67) Yuan S, Armour R, Reid A, et al. Case report: massive post-partum transfusion of Jr(a+) red cells in the presence of anti-Jr[a]. Immunohematology. 2005; 21: 97-101.

68) 秋山 淳，安藤 俊．抗Jr[a]抗体保有者への不適合輸血により溶血性副作用を起こした一症例．日輸血会誌．2006; 52: 305.

69) Bacon J, Sherrin D, Wright RG. Case report: anti-Jr[a]. Transfusion. 1986: 26: 543-4.

70) Azar PM, Kitagawa H, Fukunishi A, et al. Uneventful transfusion of Jr (a+) red cells in the presence of anti-Jr[a]: 抗Jr[a]保有患者へのJr (a+) 赤血球の平穏無事な輸血．日輸血会誌．1988; 34: 406-10.

71) 永野利恵，大江健二．抗Jr[a]を保有する2症例の検討．日輸血会誌．1989; 35: 212.

72) 江頭貞臣，松本浩二，久富政彦，他．Jr[a]不適合輸血の1例．血液事業．1989; 12: 585-8.

73) 山本定光，長谷川秀弥，石丸 健，他．生体部分肝移植術においてJr(a) 抗体保有患者にJr(a) 陽性血を投与したが副作用の発生を認めなかった1症例．血液事業．2000; 23: 467.

74) Kwon M, Ammeus M, Blackall D. A Japanese patient with a Jr[a] antibody: Apparent lack of clinical significance despite multiple incompatible transfusions. Transfusion. 2001; 41: 58S.

75) 関戸啓子，嘉成孝志，増田和子，他．抗Jr[a]保有者への不適合輸血．日本輸血細胞治療学会誌．2009; 55: 226.

76) 高杉淑子，岡崎奈央子，徳住美鈴，他．分娩時にJr[a]不適合輸血がおこなわれた1症例．日本輸血細胞治療学会誌．2012; 58: 765-9.

77) 神戸孝裕，桑原真美，小原久美，他．抗Jr[a]を保有する患者への不適合輸血が行われた3症例．日本輸血細胞治療学会誌．2013; 59: 325.

78) 岩崎康治．抗Jr[a]陽性患者への緊急ランダム輸血の一症例．日本輸血細胞治療学会誌．2016; 62: 373.

79) Ogasawara K, Matsuda T. Characterization of Jr[a] antibodies by monocyte phagocytosis assays and flow cytometry analysis. Acta Haematol Jpn. 1990; 53: 1131-7.

80) Arndt PA, Garratty G. A retrospective analysis of the value of monocyte monolayer assay results for predicting clinical significance of blood group alloantibodies. Transfusion. 2004; 44: 1273-81.

81) 相馬義郎．ABCトランスポーター．日薬理誌．2013; 141: 222-3.

82) Castilho L, Reid ME. A review of the JR blood group system. Immunohematology. 2013; 29: 63-8.

83) Saison C, Helias V, Ballif BA, et al. Null alleles of *ABCG2* encoding the breast cancer resistance protein define the new blood group system Junior. Nat Genet. 2012; 44: 174-7.

84) Zelinski T, Coghlan G, Liu XQ, et al. *ABCG2 null* alleles define the Jr(a−) blood group phenotype. Nat Genet. 2012; 44: 131-2.

85) Horsey AJ, Cox MH, Sarwat S, et al. The multidrug transporter ABCG2: still more questions than answers. Biochem Soc Trans. 2016; 44: 824-30.

86) Doyle LA, Yang W, Abruzzo LV, et al. A multidrug resistance transporter from human MCF-7 breast

cancer cells. Proc Natl Acad Sci USA. 1998; 95: 15665-70.
87) Miyake K, Mickley L, Litman T, et al. Molecular cloning of cDNA which are highly overexpressed in mitoxantrone-resistant cells: demonstration of homology to ABC transport genes. Cancer Res. 1999; 59: 8-13.
88) Allikmets R, Schriml LM, Hutchinson A, et al. A human placenta-specific ATP binding cassette gene (ABCP) on chromosome 4q22 that is involved in multidrug resistance. Cancer Res. 1998; 58: 5337-9.
89) Doyle L, Ross DD. Multidrug resistance mediated by the breast cancer resistance protein BCRP (ABCG2). Oncogene. 2003; 22: 73340-58.
90) Natarajan K, Xie Y, Baer MR, et al. Role of breast cancer resistance protein (BCRP/ABCG2) in cancer drug resistance. Biochem Pharmacol. 2012; 83: 1084-103.
91) Woodward OM, Kottgen A, Kottgen M. ABCG transporters and disease. FEBS J. 2011; 278: 3215-25.
92) Malieparrd M, Scheffer GL, Faneyte IF, et al. Subcellular localization and distribution of the breast cancer resistance protein transporter in normal human tissues. Cancer Res. 2001; 61: 3458-64.
93) Kusuhara H, Sugiyama Y. Active efflux across the blood-brain barrier: role of the solute carrier family. NeuroRx. 2005; 2: 73-85.
94) Tamura A, Masato W, Saito H, et al. Functional validation of the genetic polymorphism of human ATP-binding cassette (ABC) transporter ABCG2: identification of alleles that are defective in porphrin transport. Mol Pharmacol. 2006; 70: 287-96.
95) Krishnamurthy P, Xie T, Schuetz JD. The role of transporters in cellular heme and porphyrin homeostasis. Pharmacol Ther. 2007; 114: 345-58.
96) Huls M, Russel FG, Masereeuw R. The role of ATP binding cassette transporters in tissue defense and organ regeneration. J Pharmacol Wxp Ther. 2009; 328: 3-9.
97) Woodward OM, Kottgen A, Coresh J, et al. Identification of urate transporter, ABCG2, with a common functional polymorphism causing gout. Proc Natl Acad Sci USA. 2009; 106: 10338-42.
98) Matsuo H, Takada T, Ichida K, et al. Common defects of ABCG2, a high-capacity urate transporter, cause gout: a function-based genetic analysis in a Japanese population. Sci Transl Med. 2009; 1: 5ra11.
99) Ichida K, Matsuo H, Takada T, et al. Decreased extra-renal urate excretion is a common cause of hyperuricemia. Nat Commun. 2012; 3: 764.
100) Tanaka M, Kamada I, Takahashi J, et al. Defining the Jr(a−) phenotype in the Japanese population. Transfusion. 2014; 54: 412-7.
101) Maekawa K, Itoda M, Sai K, et al. Genetic variation and haplotype structure of the ABC transporter gene *ABCG2* in a Japanese population. Drug Metab Pharmacokinet. 2006; 21: 109-21.
102) Kumpel BM, Manoussaka MS. Placental immunology and maternal alloimmune responses. Vox Sang. 2012; 102: 2-12.
103) 船戸正久．新生児溶血性疾患の病態と治療．日輸血会誌．2002; 47: 837-44.
104) Huppertz B, Stieber P, Bodenmuller H, et al. Circulating nucleosomes in serum. Ann N Y Acad Sci. 2001; 945: 93-102.
105) Finning KM, Martin PG, Soothill PW, et al. Prediction of fetal D status from maternal plasma: introduction of a new noninvasive fetal *RHD* genotyping service. Transfusion. 2002; 42: 1079-85.
106) Ganapathy V, Prasad PD, Ganapathy ME, et al. Placental transporters relevant to drug distribution across the maternal-fetal interface. J Pharmacol Exp Ther. 2000; 294: 413-20.
107) Turner ML, Bessos H, Fagge T, et al. Prospective epidemiologic study of the outcome and cost-effectiveness of antenatal screening to detect neonatal alloimmune thrombocytopenia due to anti-HPA-1a. Transfusion. 2005; 45: 1945-56.
108) van der Hart M, Moes M, van der Veer M, et al. Ho and Lan: two new blood group antigens. Ⅷth Europ Cong Haematol, 1961.
109) Fox JA, Taswell HE. Anti-Gn[a], a new antibody reacting with a high-incidence erythrocytic antigen. Transfusion. 1969; 9: 265-9.
110) Frank S, Schmide RP, Baugh M. Three new antibodies to high-incidence antigenic determinants (anti-El, anti-Dp, and anti-So). Transfusion. 1970; 10: 254-7.
111) Grindon AJ, McGinniss MH, Issitt PD, et al. A second example of anti-Lan. Vox Sang. 1968; 15: 293-6.
112) Page PL. Hemolytic disease of the newborn due to anti-Lan. Transfusion. 1983; 23: 256-7.
113) Smith DS, Stratton E Johnson T, et al. Hemolytic disease of the newborn caused by anti-Lan antibody. Br Med J. 1969; 3; 90-2.
114) Gale SA, Rowe GR Northfield FE. Application of microtitre plate antiglobulin technique to determine the incidence of donors lacking high frequency antigens. Vox Sang. 1988; 54: 172-3.
115) Smart EA, Reddy V, Fogg P. Anti-Lan and the rare Lan-negative phenotype in South Africa. Vox Sang.

 JCOPY 498-01913

1998; 74: 1433.
116) Okubo Y, Yamaguchi H, Seno T, et al. The rare red cell phenotype Lan negative in Japanese. Transfusion. 1984; 24: 534-5.
117) 高橋英夫，平島瑞子，富永晴恵，他．ヒト由来抗 Lan モノクローナル抗体の作製．血液事業．2007; 29: 581-6.
118) Storry JR, Oyen R. Variation in Lan expression. Transfusion. 1999; 39: 109-10.
119) Shertz WT, Carty L, Wolford E. Hemolytic disease of the newborn caused by anti-Lan, anti-Jk[a], and anti-c. Transfusion. 1987; 27: 117.
120) Garratty G, Arndt, Nance SJ. IgG subclass of blood group alloantibodies to high frequency antigens. Transfusion. 1996; 36: 50S.
121) Judd WJ, Oberman HA, Silenieks A, et al. Clinical significance of anti-Lan. Transfusion. 1984; 24: 181.
122) Nance SJ, Arndt PA, Garratty G. Predicting the clinical significance of red cell alloantibodies using a monocyte monolayer assay. Transfusion. 1987; 27: 449-52.
123) Nance SJ, Arndt PA, Garratty G. The effect of fresh normal serum on monocyte monolayer assay reactivity. Transfusion. 1988; 28; 398-9.
124) 宇都宮佳代，後藤妙子，久保田典夫，他．抗 Lan 抗体の 1 症例．日輸血会誌．1998; 44: 657.
125) 金子芳春，飯泉明恵，坂入久美子，他．高頻度抗原の Lan 抗原欠損患者に認められた抗 Lan 抗体の一例．日輸血会誌．1999; 45: 632-5.
126) Dzik W, Blank J, Getman E, et al. Hemolytic anemia and RBC destruction due to auto anti-Lan. Transfusion. 1985; 25; 462.
127) Helias V, Saison C, Ballif BA, et al. ABCB6 is dispensable for erythropoiesis and specifies the new blood group system Langereis. Nat Genet. 2012; 44: 170-3.
128) Tanaka M, Yamamuro Y, Takahashi J, et al. Novel alleles of Lan− in Japanese populations. Transfusion. 2014; 54: 1438-9.
129) Mitsuhashi N, Miki T, Senbongi H, et al. MTABC3, a novel mitochondorial ATP-binding cassette protein involved in iron homeostasis. J Biol Chem. 2000; 275: 17536-40.
130) Tusnady GE, Sarkadi B, Simon I, et al. Membrane topology of human ABC proteins. FEBS let. 2005; 580: 1017-22.
131) Krishnamurthy PC, Du G, Fukuda Y, et al. Identification of a mammalian mitochondorial porphyrin transporter. Nature. 2006; 443: 586-9.
132) Zhang C, Li D, Zhang J, et al. Mutations in ABCB6 cause dyschromatosis universalis hereditarian. J Invest Dermatol. 2013; 133: 2221-8.
133) Wang L, He F, Bu J, et al. ABCB6 mutations cause ocular coloboma. Am J Hum Genet. 2012; 90: 40-8.
134) Andolfo I, Alper SL, Delaunay J, et al. Missense mutations in the ABCB6 transporter cause dominant familial pseudohyperkalemia. Am J Hematol. 2013; 88: 66-72.
135) Bawazir WM, Flatt JF, Wallis JP, et al. Familial pseudohyperkalemia in blood donors: a novel mutation with implications for transfusion practice. Transfusion. 2014; 54: 3043-50.
136) Andolfo I, Russo R, Manna F, et al. Functional characterization of novel ABCB6 mutations and their clinical implications in familial pseudohyperkalemia. Haematologica. 2016; 101: 909-17.
137) Hue-Roye K, Lomas-Francis C, Coghlan G, et al. The JR blood group system (ISBT 032): molecular characterization of three new null alleles. Transfusion. 2013; 53: 1575-9.
138) Ogasawara K, Osabe T, Suzuki Y, et al. A new *ABCG2 null* allele with a 27-kb deletion including the promoter region causing the Jr(a−) phenotype. Transfusion. 2015; 55: 1467-71.
139) Saison C, Helias V, Peyrard T, et al. The ABCB6 mutation p.Arg192Trp is a recessive mutation causing the Lan− blood type. Vox Sang. 2013; 104: 159-65.
140) Reid ME, Hue-Roye K, Huang A, et al. Alleles of the LAN blood group system: molecular and serologic investigations. Transfusion. 2014; 54: 398-404.
141) Koszarska M, Kucsma N, Kiss K, et al. Screening the expression of ABCB6 in erythrocytes reveals an unexpectedly high frequency of Lan mutations in healthy individuals. PLoS One. 2014; 9: e111590.
142) Yamamuro Y, Isa K, Ogasawara K, et al. The mutations of *ABCB6* gene in Japanese blood donors with weak expression of Lan antigen. Vox Sang. 2014; 107: 186.
143) Berardi P, Cote J, Vege S, et al. Two novel *ABCG2* alleles resulting in a Jr(a−) phenotype. Transfusion. 2017; 57: 2811-2.
144) Wieckhusen C, Rink G, Scharberg EA, et al. A new genetic background for the Jr(a−) blood group phenotype caused by the *ABCG2* 439T* allele encoding a p. Arg147Trp change. Transfusion. 2017; 57: 3063-4.

Ⅲ-A-23 ▶ Vel（VEL）血液型，Augustine（AUG）血液型

1 Vel 血液型

34番目の血液型系列（システム）であるVel血液型にはVel抗原のみが属している．

1952年，Sussmanらは10,000例中4例の血球と反応しない高頻度抗原に対する抗Velを報告した[1)]．発端者は女性で結腸癌の治療を受けていた．最初の輸血では，何ら問題はなかったが，3日後に再び輸血を受けた際には激しい溶血性輸血反応を呈した．この後，多数例の抗Velが検出され，Vel-について大規模な調査がヨーロッパの白人を中心に行われた．イギリス，スウェーデン，ノルウェー，フィンランド，フランス，アメリカ，オーストラリアでの調査結果をまとめると，Vel-の頻度は0.038%（95/251,170）で，およそ2,600人に1人と推定された[2)]．日本人についてはVel-の報告例はなく，頻度については明らかにされていない．なお，タイ人では，328例中4例にVel-がみつかっている[3)]．

Vel抗原の強さは，個体間で異なることが知られ，なかにはきわめて弱いものも存在する．また，臍帯血球のVel抗原は成人血球に比べ，その発現は弱い[4,5)]．Vel抗原はprotease，sialidase，DTT（またはAET）に影響を受けず，むしろficin，papain処理血球では反応が増強される．なお，Vel抗原はリンパ球，顆粒球，単球には検出されていない[6)]．

抗Velは輸血（稀に妊娠）により産生される免疫抗体で，自然抗体のものはみつかっていない．抗Velは免疫抗体であるにもかかわらず，IgMである場合が多く，食塩液法で反応し，新鮮血清であれば溶血反応を起こすものもある．抗Velは重篤な即時型溶血反応の原因抗体になることが知られている[1,7,8)]．ただし，弱い抗Vel保有患者（凝集の強さが1+）にVel+血液を輸血し，溶血性輸血反応を認めなかった症例も報告されている[2,9)]．一方，抗Velによる新生児溶血性疾患の報告例は少ない．これは，抗Velの免疫グロブリンクラスがIgMである場合が多く，また臍帯血球のVel抗原が未発達であることによるのかもしれない[10)]．なお，光線治療を要したIgG抗Velによる新生児溶血性疾患の報告がある[11,12)]．さらに，自己免疫性溶血性疾患に関与した自己抗体の抗Velについての報告がみられる[13,14)]．一方，生体内での溶血に関与しない抗Velの特異性をもつ自己抗体も稀に検出されている[15-17)]．

2013年，Vel抗原をコードする遺伝子は*small integral-membrane protein 1*（*SMIM1*）遺伝子であ

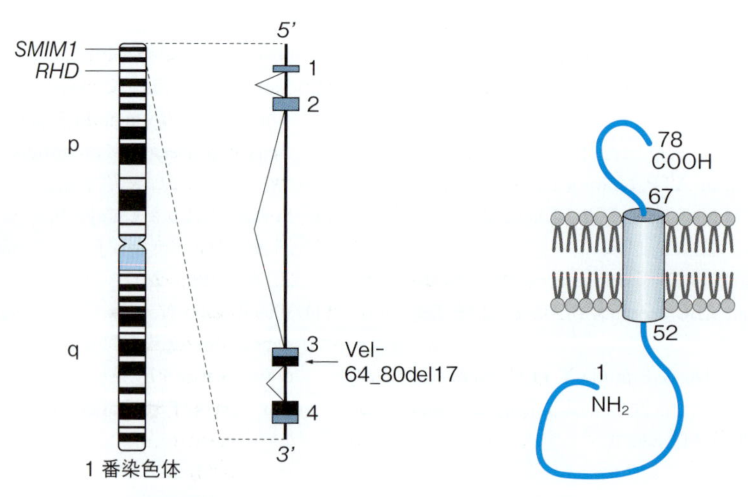

図Ⅲ-70 *SMIM1* 遺伝子とSM1M1 蛋白の模式図

ることが3カ所の施設によって別々に報告された[18-20]．SMIM1は，分子量が約18,000，78のアミノ酸残基からなる1回膜貫通型蛋白である図III-70．Kell蛋白と同様にN末端が細胞質側，C末端が細胞表面側にあるII型構造をもち，3〜12個のアミノ酸が細胞外に存在すると推定されている[21]．*SMIM1*遺伝子は，1番染色体短腕の*RHD*，*RHCE*遺伝子座に隣接したテロメア側（1p36.32）の位置にある．4個のエキソンからなり，コード領域はエキソン3とエキソン4にある．Zebrafishを用いたノックダウン実験によって，*SMIM1*は赤血球生成の制御に関与している可能性が指摘されている[20]．

Vel−では，*SMIM1*遺伝子のエキソン3に17塩基（AGCCTAGGGGCTGTGTC）の欠失があり（64_80del），フレームシフト変異（Ser22Glnfs）によって機能をもつSMIM1蛋白はつくられない．したがって，Vel−型血球には，Vel抗原を担うSMIM1分子そのものがまったく発現していない．Vel抗原の発現は，個体間で違いのあることが以前より知られていた．ヨーロッパ系白人の1.3%は抗Velとの反応が弱いVel+^{w}である．*SMIM1*のイントロン2には遺伝子発現の調節領域が存在し，AとGの2種類のアリルがVel抗原の発現量に影響していることが知られており，Gアリルにくらべて，AアリルのVel発現量は少ない[20,22]．Vel+^{w}の94%は，17塩基欠失遺伝子（*SMIM1*64_80del*）とイントロン2がAアリルの野生型とのヘテロ接合である[22]．数は少ないが，Vel+^{w}に関与するミスセンス変異としてエキソン4内に152T>A（Met51Lys）とc.152T>G（Met51Arg）が報告されている．

2 Augustine血液型

1967年にApplewhaiteらは，検査した6,600例の血球すべてと反応する抗At^{a}を黒人女性の血清に発見した[23]．発端者（Mrs. Augustine）の兄弟2人はそれぞれAt(a−)とAt(a+)であったことから，At^{a}抗原は遺伝形質であることが示唆された．At(a−)はアフリカ系アメリカ人16,450例中に1例のみ検出されている[24]．なお，抗At^{a}の検出例のほとんどは黒人である[25]．At^{a}抗原は，protease，sialidase，AET（またはDTT）で失活しない．臍帯血球のAt^{a}抗原は充分に発達している．抗At^{a}は免疫抗体で，主に抗globulin法で検出され，自然抗体のものは知られていない．抗At^{a}による即時型および遅発型の溶血性輸血反応の症例が報告されている[26,27]．さらに，in vitroでの機能試験の結果からも，臨床的意義があると判断されている[28-30]．一方，新生児溶血性疾患の原因抗体にはなり難いと考えられているが，軽度の新生児溶血性疾患の症例が報告されている[31,32]．

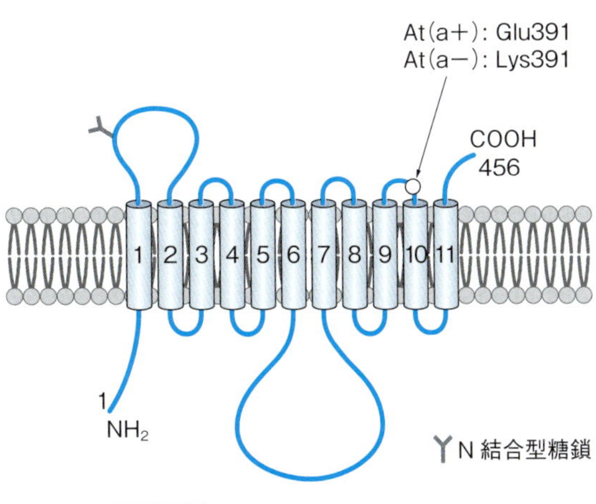

図III-71　ENT1とAUG血液型抗原

2015年，DanielsらはAt^{a}抗原を担う分子が拡散型ヌクレオシドトランスポーター1（equilibrative nucleoside transporter 1, ENT1: SLC29A1）であることを明らかにした[33]．ENT1はSLC29（solute carrier 29）ファミリーの一員で，プリンヌクレオシドおよびピリミジンヌクレオシドの細胞輸送を担うトランスポーターである[34]．分子量は55,000，456のアミノ酸残基からなる11回膜貫通型蛋白である図III-71．さまざまな組織に広く分布しているが，とくに赤血球膜での発現量が多い[35]．*SLC29A1*は，6番染色体の短腕（6p21.1）にあり，13個のエキソンからなる．

At(a−)型のフランス人女性が妊娠により検査したパネル血球のすべてと強く反応する抗体を産生した．しかし，この抗体はAt(a−)血球とも反応したことから，発端者はAt^{a}抗原を担う分子を欠損した

Augustine-nullの可能性が疑われた．発端者の抗At^aを用いたAt(a+)血球の免疫沈降物より得られたアミノ酸配列から，この沈降物は*SLC29A1*遺伝子がコードするENT1であることが推定された．発端者と同胞2名には，*SLC29A1*遺伝子のイントロン6の5'スプライス部位（+1）に1塩基置換G>C（589+1 G>C）がホモ接合で認められた．このスプライス変異によって，At^a抗原を担うENT1蛋白そのものが欠損していると考えられた．抗ENT1を用いたimmunoblottingで発端者と同胞の血球に陽性バンドは認められず，ENT1欠損が強く示唆された．一方，黒人由来のAt(a−)血球は抗ENT1と反応し，ENT1蛋白の発現が認められた．At(a−)5例の*SLC29A1*遺伝子には共通してエキソン12にG>Aのミスセンス変異（1171G>A）を認め，391番目のグルタミン酸がリジンに置換している(Glu391Lys)[33]．

Augustine-nullの発端者とその同胞いずれにも，関節周辺の複数個所に小さな石灰化が認められた．骨代謝の制御に関するENT1の役割は明確になっていないが，アデノシンの輸送に重要な役割を担っていることが示唆されている[36]．なお，アデノシン輸送そのものではないが，アデノシン経路に関わる他の遺伝子による石灰化障害への関与が報告されている[37]．

ISBTは，Augustine（AUG）血液型（036）として36番目の血液型系列に組み入れた[38]．AUG血液型に属する抗原は2種類で，AUG_{null}型が産生した抗体（抗AUG2）により確認される抗原（AUG2），黒人由来の抗At^a（抗AUG1）で確認される抗原（AUG1）である[38]．

●文　献

1) Sussman LN, Miller EB. Un nouveau facteur sanguine 'Vel'. Rev Hemat. 1952; 7: 368-71
2) Issitt PD, Anstee DJ. In: Applied blood group serology 4th ed. Durham: Montgomery Scientific Publications; 1998. p.801-24.
3) Chandanayingyong D, Sasaki TT, Greenwalt TJ. Blood groups of the Thais. Transfusion. 1967; 7: 269-76.
4) Sussman LN. Current status of the Vel blood group system. Transfusion. 1962; 2: 163-71.
5) Drachmann O, Lundsgaard A. Prenatal assessment of blood group antibodies against 'public' antigens; an example of anti-Ve (Vel) in pregnancy. Scand J Haematol. 1970; 7: 27-42.
6) Dunstan RA. Status of major red cell blood group antigens on neutrophils, lymphocytes and monocytes. Br J Haematol. 1986; 62: 301-9.
7) Levine J, White JA, Stamp M. Seven Ve^a (Vel) negative members in three generations of a family. Transfusion. 1961; i: 111-5.
8) Neppert J, Bartz L, Clasen C. Unsatisfactory detectionof an in vivo haemolytic anti-Vel by the gel test. Vox Sang. 1998; 75: 70-1.
9) Davey RJ, Procter JL. Elimination of a requirement for Vel-negative red blood cells and successful transfusion following chromium-51 survival study. Immunohematology. 1995; 11; 39-42.
10) Stiller R. J, Lardas O, De Regt R. Vel isoimmunisation in pregnancy. Am J Obst Gynaecol. 1990; 162: 1071-2.
11) Le Masne A, Vachée A, Horbey C, et al. Forme Sévère de maladie hémolytique néonatale par allo-immunisation anti-Vel. Arch Fr de Pédiatr. 1992; 149: 899-901.
12) Van Gammeren AJ, Overbeeke MA, Idema RN, et al. Hemolytic disease of the newborn because of rare anti-Vel. Transfus Med. 2008; 18: 197-8.
13) Becton DL, Kinney TR. An infant girl with severe autoimmune hemolytic anemia apparent anti-Vel specificity. Vox Sang. 1986; 51: 108-11.
14) Ferrer Z, Cornwall S, Berger R, et al. A third example of haemolytic auto-anti-Vel. Rev Franc Transfus Immuno-Hemat. 1984; 27: 639-44.
15) Herron R, Hyde RD, Hillier SJ. The second example of an anti-Vel autoantibody. Vox Sang. 1979; 36; 179-81.
16) Szaloky A, van der Hart M. An autoantibody anti-Vel. Vox Sang. 1971; 20; 376-7.
17) 常山初江，内川　誠，真野能陳，他．患者血清中に検出された抗Vel自己抗体．血液事業．1989; 12: 588.
18) Ballif BA, Helias V, Peyrard T, et al. Disruption of SMIM1 causes the Vel- blood type. EMBO Mol Med. 2013; 5: 751-61.
19) Storry JR, Joud M, Christophersen MK, et al. Homozygosity for a null allele of SMIM1 defines the Vel-negative blood group phenotype. Nat Genet. 2013; 45: 537-41.
20) Cvejic A, Haer-Wigman L, Stephens JC, et al. SMIM1 underlines the Vel blood group and influences red blood cell traits. Nat Genet. 2013; 45: 542-5.
21) Arnaud L, Kelley LP, Helias V, et al. SMIM1 is a type Ⅱ transmembrane phosphoprotein and displays the

Vel blood group antigen at its carboxyl-terminus. FEBS letters. 2015; 589: 3624-30.
22) Haer-Wigman L, Stegmann TC, Solati S, et al. Impact of genetic variation in the *SMIM1* gene on Vel expression levels. Transfusion. 2015; 55: 1457-66.
23) Applewhaite F, Ginsberg V, Gerena J, et al. A very frequent red cell antigen, At^a. Vox Sang. 1967; 13: 444-5.
24) Daniels GL. In: Human blood groups 3rd ed. Oxford: Wiley-Blackwell; 2013. p.500-4.
25) Gellerman MM, McCreary J, Yedinak E, et al. Six additional examples of anti-At^a. Transfusion. 1973; 13: 225-30.
26) Ramsey G, Sherman LA, Zimmer AM, et al. Clinical significance of anti-At^a. Vox Sang. 1995; 69: 135-7.
27) Cash K, Brown T, Sausais L, et al. Severe delayed hemolytic transfusion reaction secondary to anti-At^a. Transfusion. 1999; 39: 834-7.
28) Sweeney JD, Holme S, McCall L, et al. At(a−)phenotype: description of a family and reduced survival of At(a+) red cells in a proposita with anti-At^a. Transfusion. 1995; 35: 63-7.
29) Hadley A, Wilkes A, Poole J, et al. A chemiluminescence test for predicting the outcome of transfusing incompatible blood. Transfus Med. 1999; 9: 337-42
30) Arndt PA, Garratty G. A retrospective analysis of the value of monocyte monolayer assay results for predicting clinical significance of blood group alloantibodies. Transfusion. 2004; 44: 1273-81.
31) Culver PL, Brubaker DB, Sheldon RE, et al. Anti-At^a causing mild hemolytic disease of the newborn. Transfusion. 1987; 27: 468-70.
32) Mcbean R, Liew YW, Wilson B, et al. Genotyping confirms inheritance of the rare At(a−) type in a case of hemolytic disease of the newborn. J Path Clin Res. 2016; 2: 53-5.
33) Daniels G, Ballif BA, Helias V, et al. Lack of nucleoside transporter ENT1 result in the Augustine-null blood type and ectopic mineralization. Blood. 2015; 125: 3651-4.
34) Young JD, Yao SYM, Sun L, et al. human equilibrative nucleoside transporter (ENT) family of nucleoside and nucleobase transporter proteins. Xenobiotica. 2008; 38: 995-1021.
35) Griffiths M, Beaumont N, Sylvia YM, et al. Cloning of a human nucleotide transporter implicated in the cellular uptake of adenosine and chemotherapeutic drugs. Nat Med. 1997; 3: 89-93.
36) Mediero A, Cronstein BN. Adenosine and bone metabolism. Trends Endocrinol Metab. 2013; 24: 290-300.
37) St Hiaire C, Ziegler SG, Markello TC, et al. NT5E mutations and arterial calcifications. N Engl J Med. 2011; 364; 432-42.
38) Storry JR, Castilho L, Chen Q, et al. International society of blood transfusion working party on red cell immunogenetics and terminology: report of the Seoul and London meetings. ISBT Science Series. 2016; 11: 118-22.

Ⅲ-A-24 Emm 抗原，PEL 抗原，ABTI 抗原，MAM 抗原，Sd^{a}抗原（高頻度抗原: ISBT901 シリーズ），KANNO 抗原

ここでは，国際輸血学会（ISBT）の血液型分類の中で血液型システムおよびコレクションに属していない，抗原陽性の人が大多数で抗原陰性の人が少ない高頻度抗原(901 シリーズ)について扱う 表Ⅲ-81．また，ISBT のリストには掲載されていないが，わが国で検出例の多い KANNO 抗原について記載した．なお，AnWj 抗原については Indian 血液型を参照されたい．

表Ⅲ-81　高頻度抗原（ISBT901 シリーズ）

ISBT No.	血液型名	シンボル	抗原陰性頻度	発見年	文献
901008		Emm	0/730（イギリス）	1987	1
901009	Anton	AnWj		1982	Indian 血液型参照
901012	Sid	Sd^a	9%（白人）	1967	15，16
901014		PEL		1980	6
901015		ABTI	0/509（イスラエル）	1996	7
901016		MAM		1993	9

1 Emm 抗原(901008)

Daniels らは，高頻度抗原に対する抗 Emm を保有する 4 例の発端者について報告した[1]．Emm は発端者の 1 人である Emma に由来する．発端者 4 例はそれぞれフランス人，アメリカ白人，パキスタン人，フランス系カナダ人であった．フランス系カナダ人の兄弟も Emm−で，血清に抗 Emm をもっていた．この抗 Emm 5 例のうち 4 例は輸血歴のない男性であることから，自然抗体と考えられている．抗体の免疫グロブリンクラスは 1 例が IgM で，残りの 4 例は IgG であった．IgM 抗 Emm は低温での食塩液法で至適に反応し，IgG 抗 Emm は抗 globulin 法のみで反応した．さらに，輸血歴のない Emm−の男性 2 名に抗 Emm の追加例が報告されている[2]．Wagner らは，抗 Emm を保有する北アフリカ出身の 23 歳の妊婦について報告した[3]．彼女は初産婦で妊娠 2 カ月であったが，血清中の抗 Emm は間接抗 globulin 法のみで陽性となり，抗体価は 2 倍であった．生まれた児の直接抗 globulin 試験は陰性で，溶血の所見はみられなかった．なお，この患者の姉妹の 1 人も Emm−であったが，血清中に抗 Emm 保有の有無については不明である．

わが国でも，抗 Emm による急性溶血性輸血反応を発症した症例を伊達らが報告している[4]．この抗 Emm も自然抗体と考えられている．発端者の男性患者は，外傷により救急搬送され，緊急手術となった．患者は抗 Le^{a}と抗 Emm を保有しており，抗 Emm の抗体価は間接抗 globulin 法で 16 倍であった．手術後 Le(a−) の赤血球製剤 2 単位を輸血したところ，輸血後 30 分で血圧低下とヘモグロビン尿がみられ，即時型溶血性輸血反応が疑われた．さらに当日での 4 単位の追加輸血と 3 日目の 2 単位の輸血では，溶血性輸血反応はみられなかった．ところが，6 日目に 2 単位の輸血を実施したところ輸血開始後 2 時間 (30 mL の輸血) で嘔吐とヘモグロビン尿症，さらにヘモグロビン血症を認め，血管内溶血の症状を呈した．入院当初，患者の抗 Emm は食塩液法で陰性であったが，10 日目には食塩液法で自己対照以外は完全溶血を認めている．本症例により抗 Emm が血管内溶血を起こし得ることが初めて示された．

Emm 抗原は，protease，sialidase，AET（DTT）に影響を受けない．さらに，抗 Emm は PNH 血球と反応しないことから，Emm 抗原を担う分子は未確認の GPI アンカー型蛋白である可能性が示唆されている[2,5]．

2 PEL 抗原(901014)

輸血歴および妊娠歴のあるフランス系カナダ人女性 (Pelletier) の血清に, 高頻度抗原に対する抗 PEL が検出された[6]. 第2例目の抗 PEL も輸血歴および妊娠歴のあるフランス系カナダ人にみつかり, 発端者の同胞7名のうち3名が PEL−であった. 臍帯血球の PEL 抗原は充分に発達しているが, 新生児溶血性疾患の原因抗体となっていない. PEL 抗原は, protease, sialidase, AET で失活しない. さらに, 抗 PEL を保有する2例が追加された, この2例もフランス系カナダ人で輸血歴があった. しかしながら, この2例の抗体保有者の血球は第1例目と2例目の抗 PEL ときわめて弱く反応し, 吸着・解離試験によって PEL 類似抗原の存在が確認されている. この PEL 類似抗原をもつ人が保有した抗体を暫定的に抗 MTP とよんでいる[6]. 抗 PEL (抗 MTP) の臨床的意義についてはよくわかっていない.

3 ABTI 抗原(901015)

アラブ系イスラエル人家系の3名の女性に高頻度抗原に対する抗 ABTI が見いだされた[7]. 3名とも妊娠歴はあったが輸血歴はなく, 児に異常も認められていなかった. 同じ家系内に抗体を保有していない ABTI−型が3名みつかっている. イスラエル人およびアラブ人600名余りについて調査したが, みな ABTI+であった. ABTI 抗原は, protease, sialidase, AET で失活しない. 発端者の抗 ABTI は抗 globulin 法で検出され, IgG1 と IgG3 が共存していた. さらに, 抗 ABTI を保有するドイツ人女性2名が報告されている[8]. なお, 7例の Vel−血球のうち1例は抗 ABTI と陰性, 6例はいずれも抗 ABTI と弱い反応性を示し, ABTI−血球は Vel 抗原の発現が減少していた. このことから, Vel と ABTI には何らかの関連性があると思われる. しかし, ABTI−の *SMIM1* 遺伝子には何ら変異がみられていないため, ISBT は ABTI を VEL 血液型に組み入れていない.

4 MAM 抗原(901016)

Montgomery らは, 高頻度抗原 MAM が陰性で血清に抗 MAM を保有した2名の発端者について報告した[9]. 第1例目の発端者はアイルランド人とアメリカインディアンのチェロキー族の混血, 第2例目はアラブ人であった. 両者とも妊娠歴はあったが輸血歴はなかった. さらに2例の抗 MAM を保有する MAM−がみつかり, この発端者も妊娠歴はあったが輸血を受けていなかった[10,11]. 臍帯血球の MAM 抗原は充分に発達しており, protease, sialidase, AET に影響されない. 第2例目の発端者 (アラブ人) から生まれた児は重篤な新生児溶血性疾患を発症し, 子宮内輸血が施行された[9]. 単球を用いた in vitro での機能試験の結果からは, 抗 MAM には臨床的意義があると判定されている. なお, 第1例目の発端者の児に血小板減少がみられたが, これは発端者である母親血清に混在した抗 HPA-1a によると考えられている. MAM 抗原はリンパ球, 顆粒球, 単球, 血小板, さらに白血病細胞株, 線維芽細胞, 内皮細胞に認められたが上皮細胞には存在しない. 抗 MAM を用いた immunoblot 法で, 分子量 23,000〜80,000 の幅広いバンドと, さらに分子量 18,000 のバンドが検出されている[9]. また, N 結合糖鎖を切断する N-グリコシダーゼ F 処理による MAM 抗原の消失が報告されている[12].

5 Sd^a抗原(901012)と Cad 抗原

1964年に北浜らは, 抗B凝集素を含む抗カメ血球免疫ニワトリ血清と反応する A 型血球を見いだした, これを Wk (WAKATUKI)+型と命名し, ヒトとカメに B 型抗原以外の共通抗原があることを明らかにした[13,14]. Wk+型は後に発見された抗 Sd^aと強く反応し, Sd(a+) 血球は抗 Wk と反応することが判明した.

1967年に Macvie ら, および Renton らは, 交差試験で不適合であった症例の中から抗 Sd^aを見いだし, これと反応する血球を Sd(a+) 型とした[15,16].

Sd^a（Sid）の名称は，リスター研究所（ロンドン）の管理課長の名前（Sidney Smith）に由来する．彼の血球はリスター研究所の自家製パネル血球に使用されており，後に抗Sd^{a}とよばれることになる抗体と強く反応した．当初，白人でのSd(a+）の頻度は91％と考えられていた．その後，血球凝集反応でSd(a−）と判定された人のおよそ50％は，尿中にSd^{a}型物質を分泌していることがみいだされた[17]．したがって真のSd(a+）の頻度は約96％と推定されている，さらにSd(a+)個体のおよそ1％が血球にSd^{a}抗原を強く発現しており，これをSd(a++）と表記し，"super Sid" とよんでいる，なお，可溶性Sd^{a}型物質は唾液，血清，乳汁に検出され，胎便と尿には最も豊富に存在する[17]．また，モルモットの尿にも豊富に分泌されている[17]．ヒト組織では腎臓や消化管（胃，大腸）に認められる．腎臓では，遠位曲尿細管，集合管，近位尿細管上皮細胞の刷子縁に発現している[18]．胃癌，大腸癌では，Sd^{a}の発現が減少し，一方でシアリルLe^{a}やシアリルLe^{x}の発現が増加する[19]．

Sd^{a}抗原にはいくつかの特徴がみられる．第1に，同一個体でも血球によりSd^{a}抗原の発現量が異なるため，抗Sd^{a}による凝集はいわゆるmixed field agglutinationを示す[16]．典型的なmixed field agglutinationでは，一面を被う凝集していない血球に小さいがほぼ一定の大きさをもつ多数の凝集塊が混ざった状態を観察できる．血清/血球混合物(血球浮遊液の濃度は1％程度）を室温で反応させてからスライドグラス上に広げ，顕微鏡下で観察すると判別しやすい．抗Sd^{a}に凝集しない血球を分離し，再度抗Sd^{a}と反応させると，これらの血球の一部は凝集する．なお，血球間のSd^{a}抗原量の違いは赤血球の老化とは無関係であることが示されている[16,20]．第2に，Sd^{a}抗原の強さは個体間でかなりの違いがみられ，抗Sd^{a}との反応には，強陽性（4+），中間陽性(1+〜3+)，弱陽性（±），陰性（0）のものがある，ただし，強陽性といえどもmixed field agglutinationを示すことに変わりない．白人集団では1％が強陽性すなわちSd(a++)，80％が中程度，10％が凝集の有無をみきわめることが難しい弱陽性である．5％が血球Sd^{a}抗原は陰性であるが，尿中にSd^{a}抗原を証明できる．残りの4％が血球にも尿中にもSd^{a}抗原は検出されず，真のSd(a−）である．日本人でのSd^{a}抗原の頻度については調査されていない．第3として，妊婦の血球にSd(a−）が多いことが知られており，妊娠3カ月で25％，満期で36％がSd(a−）であることが報告されている[15,21,22]．ただし，これら妊婦の尿中にはSd^{a}抗原が証明されている[17]．最後に，臍帯血球のSd^{a}抗原は未発達でSd(a−）であるが，生後10週以降にSd(a+）となる[15,16,22]．これに対して，新生児の尿中には成人レベルを超えるSd^{a}型物質が存在する[17]．なお，Sd^{a}抗原はtrypsin，papain，AETに影響されない．

抗Sd^{a}は健常者の約1％に検出され，ほとんどがIgMであり，室温以下で活性をもつ冷式抗体である[15,16]．ただし，稀にはIgG抗Sd^{a}も報告されている[21,23]．抗Sd^{a}に臨床的意義は一般に認められていない[15,21,22,24]．輸血後にIgG抗Sd^{a}の抗体価上昇をみたものの臨床上問題がみられなかった症例[21]や，その一方でIgM抗Sd^{a}を保有する患者にSd(a++)血液を輸血して溶血性輸血反応を認めた症例などが報告されている[25,26]．抗Sd^{a}を保有する患者への輸血はSd(a−)血液を選択する必要はないが，Sd(a++)の輸血は避けるべきであろう．なお，新生児溶血性疾患の報告例はない．

1962年に生田らは，抗A1として用いられている*Dolichos biflorus*の抽出液と強く反応するO型血球を発見した[27]．同様の現象として1968年にCazalらは，B型と考えられるのに，*Dolichos biflorus*抽出液とも反応する血球を見いだし，これをCadと命名した[28]．この中で，Cad+血球はB型血清やAB型血清の大多数と反応し，汎血球凝集反応を示すようにみえることを報告した．しかし，こうした汎血球凝集性のCad+血球はきわめて稀である．瀬尾らによると，Cad+血球（*Dolichos*レクチンに対して2,048倍の被凝集価）で健常者血清2,500例をスクリーニングした結果，139例（5.6％）が陽性であった[29]．ほとんどは抗体価4倍以下であったが，なかには128倍のものも検出されている．Cad抗原は優性遺伝し，日本人および白人では比較的稀であるが，香港中国人およびタイ人では日本人のおよそ10倍の頻度でみつかっている表III-82[20,30-35]，Cad抗

JCOPY 498-01913

表Ⅲ-82 *Dolichos* レクチンによるCad＋の検出頻度

人種/民族	検出数	頻度（%）	文献
フランス	56/78,526	0.07	30
カナダ	3/ 3,616	0.08	20，31
日本	15/51,420	0.03	32
香港（中国系）	110/36,073	0.31	33
タイ	37/14,261	0.26	34，35

原の強さには個体差が認められ，*Dolichos biflorus* による凝集反応では凝集する血球の割合が異なる．たとえば，きわめて強いCad＋血球では凝集血球の割合が80％以上，弱いものでは50％以下である[36]．

Sd^{a}とCadは両者ともに抗原の本体は糖鎖である．尿中のTamm-Horsfall（T-H）糖蛋白（Uromodulin; ウロモジュリン）から非還元末端にβ-N-acetylgalactosamine（βGalNAc）をもつSd^{a}活性オリゴ糖（5糖鎖）の構造が報告されている **図Ⅲ-72** [37-39]．T-H糖蛋白は尿中で最も豊富に存在する分子量78,000の糖蛋白で，70％が蛋白，30％が糖鎖で構成されている[40]．T-H糖蛋白に5カ所あるN結合型糖鎖のうち，2カ所以上にSd^{a}活性糖鎖が存在すると推定されている[37]．一方，Cad＋血球からSd^{a}と同じく非還元末端にβGalNAcが付加したCad活性オリゴ糖（5糖鎖）の構造が報告されている **図Ⅲ-72** [41]．Cad活性オリゴ糖（O結合型糖鎖）はCad＋のGPA（glycophorin A）から分離されているが，Sd(a＋）やSd(a－）血球のGPAからは分離されていない[42]．なお，最初にCazalらが報告した汎血球凝集性のCad＋血球では，GPA1分子あたり約12個のCad活性オリゴ糖を認めるが，通常のCad＋では2～3個である．さらにCad＋血球からCad活性糖脂質が分離されている **図Ⅲ-72**．Cad活性糖脂質は，血球膜の主要なgangliosideであるsialosylparaglobosideに確認された[43,44]．

抗Sd^{a}がCad血球と強く反応することから，Sd(a＋＋）型とCad型は同じものであるとされた時期もあったが，Sd^{a}とCad抗原とが同一のものである確証は得られていない．両者は共通の末端3糖鎖を有しているため，血清学的には類似した反応を示すと考えられる **図Ⅲ-72**．Sd^{a}とCadが同一のものであると考えるなら，強力なCad血球は汎凝集性を示すことから，Sd(a＋）個体の多くが血清に抗Sd^{a}を保有していることになる．これに対して，CadとSd^{a}の特異性が異なっているとすれば，Sd(a＋）およびSd(a－）個体が抗Cadを保有していても矛盾はない．Sd^{a}およびCad活性糖鎖構造をみると，Sd^{a}活性糖鎖ではN結合型糖鎖，Cad活性糖鎖はO結合型糖鎖で，βGalNAcが付加する糖受容体としての糖鎖構造が少し異なっている．また，Sd(a＋）血球にはCad活性糖鎖は存在していない．さらに，Cad＋血球は，Cad活性糖鎖（GPA）とSd^{a}活性糖鎖（膜糖脂質）をもつ．こうしたことから，CadとSd^{a}は，ABO血液型のA_1とA_2に類似した関係にあるのかもしれない．

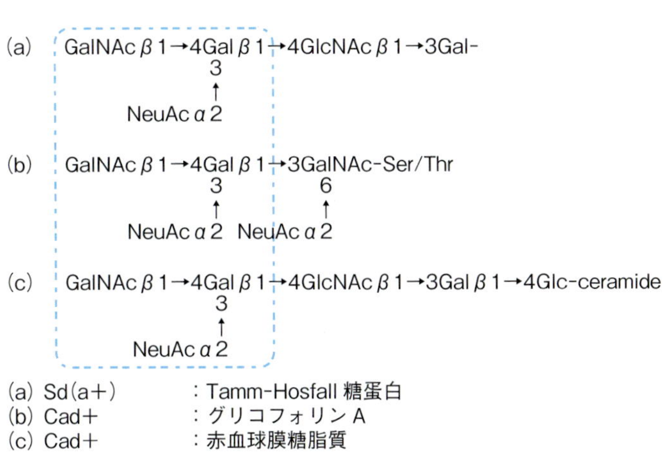

図Ⅲ-72 Sd(a＋)，Cad＋の糖鎖構造

2003年，2つの研究グループによって，Sd^{a}活性糖鎖の合成に関与するβ1,4-GalNAc transferaseⅡ(B4GALNT2)をコードする遺伝子がクローニングされた[45,46]．Sd^{a}遺伝子(*B4GALNT2*)は17番染色体長腕(17q23.1)に位置し，長さ36 kbで12のエキソン(エキソン1は1_Sと1_Lの2つある)で構成されている．エキソン1_Sを用いる短鎖型は506アミノ酸よりなり，細胞質ドメインは6アミノ酸である．一方，エキソン1_Lを用いる長鎖型は566アミノ酸よりなり，66アミノ酸の細胞質ドメインをもつ．両者ともにエキソン2以降は共通で酵素活性を有している．Sd(a−)の*B4GALNT2*遺伝子の変異が明らかにされていないため，ISBTでは新規の血液型として血液型システムに組み入れていない．

6 KANNO抗原

1991年，子宮筋腫摘出手術のため福島医大に入院した女性患者に既知の抗体に一致しない，新たな高頻度抗原に対する抗体が検出された．患者が保有する抗体は抗KANNO，対応する抗原はKANNO抗原と命名された．わが国で報告されている28例の抗KANNOの症例のうち，26例は女性で男性は2例のみである．女性のほとんどは妊娠歴があり，抗体産生には妊娠が深く関わっていることが推測される[47,48]．抗Jr^{a}も同様の傾向がみられている．関東甲信越ブロック血液センターでの医療機関からの依頼検査でも抗KANNOと同定された67例のうち，男性はわずか1例であった．さらに，抗KANNOは妊娠初期から検出され，妊娠の経過とともに抗体価が減少する傾向にある[47,48]．Cromer血液型でも同様の現象が報告されており，KANNO抗原は胎盤に発現しているのかもしれない．抗KANNO保有者6例について不適合輸血がなされたが，溶血性輸血反応は発症していない[48]．また，新生児溶血性疾患の報告例もない．このことから抗KANNOの臨床的意義はきわめて低いと考えられる．抗KANNOは日本国内でのみ検出されているが，海外でも抗KANNOを保有する36歳の妊婦(おそらく日本人)が報告されている[49]．

抗KANNOは間接抗globulin法でのみ検出され，抗体価が16倍以上あっても凝集は弱く，凝集塊も脆いため，とくに試験管法では判定が難しい場合がある．Protease (ficin, papain, trypsin, α-chymotrypsin, pronase)処理でKANNO抗原は消失するが，0.2MDTTやEDTA-GA (EDTA-glycine acid)処理には影響されない[47]．臍帯血球のKANNO抗原は充分に発現している．抗KANNOの性質上，血清学的にKANNO抗原陰性の頻度を調べることは難しいが，著者の施設で抗体価8倍の抗KANNOを用いて健常者2,260名を検査した結果，10名が陰性と判定された(約230人に1人)．しかし，真のKANNO-はもっと少ないかもしれない．

●文献

1) Daniels GL, Taliano V Klein MT, et al. Emm; a red cell antigen of very high frequency. Transfusion. 1987; 27: 319-21.
2) Reid ME, Oyen R, Sausais L, et al. Two additional examples of anti-Emm. Transfusion. 1998; 38; 101S.
3) Wagner MM, van Dunné FM, Kuipers I, et al. Anti-Emm in a pregnant patient- case report. Vox Sang. 2014; 106: 385-6.
4) 伊達英子，見山晋一，川尻なぎさ，他．高頻度抗原Emmに対する抗体保有により急性溶血性副作用を発症した本邦1症例．日本輸血細胞治療学会誌．2015; 61: 522-8.
5) Telen MJ, Rosse WF, Parker CJ, et al. Evidence that several high-frequency human blood group antigens reside on phosphatidylinositol-linked erythrocyte membrane proteins. Blood. 1990; 75: 1404-7.
6) Daniels GL, Simard H, Goldman M, et al. PEL, a 'new' high-frequency red cell surface antigen. Vox Sang. 1996; 70: 31-3.
7) Schechter Y, Chezar J, Levene C, et al. ABTI(901015), a new red cell antigen of high frequency. Transfusion. 1996; 36: 25S.
8) Banks J, Poole J, Das Gupta C, et al. Two new cases of anti-ABTI showing an association between ABTI and Vel. Vox Sang. 2004; 87: 38.
9) Montgomery WM Jr, Nance SJ, Donnelly SR, et al. MAM'- a 'new' high-incidence antigen found on multiple cell lines. Transfusion. 2000; 40: 1132-9.
10) Denomme GA, Fernandas BJ, Lauzon D, et al. First example of maternal-fetal incompatibility due to anti-MAM with an absence of thrombocytopenia.

Transfusion. 2000; 40: 28S.
11) Burgos A, Martinez V, Velliquette RW, et al. First report of anti-MAM in pregnancy without evidence of clinical HDFN or thrombocytopenia. Transfusion. 2012; 52: 26A.
12) Li W, Fernandes BJ, Denomme GA. MAM is an N-glycan linked carbohydrate antigen expressed on all blood cells. Transfusion. 2002; 42: 10S.
13) 北濱睦夫，早川善郎．Family antigen と思われる Wk 因子について．日法医誌．1964; 18: 201-2.
14) 北濱睦夫，萬場光一，玉木美地子，他．新血液型因子 Wk について．日輸血会誌．1977; 23: 7-14.
15) Macvie SI, Morton JA, Pickles MM. The reactions and inheritance of a new blood group antigen, Sd[a]. Vox Sang. 1967; 13: 485-92.
16) Renton PH, Howell PJ, Ikin EW, et al. Anti-Sd[a], a new blood group antibody. Vox Sang. 1967; 13: 493-501.
17) Morton JA, Pickles MM, Terry AM. The Sd[a] blood group antigen in tissues and body fluids. Vox Sang. 1970; 9: 472-82.
18) Morton JA, Pickles MM, Vanhegan RI. The Sd[a] antigen in the human kidney and colon. Immunol Invest. 1988; 17: 217-24.
19) 河村由紀．消化管のがん性変化に伴い消失する血液型抗原 Sd[a] 糖鎖．生化学．2008; 80: 425-9.
20) Race RR, Sanger R. In: Blood groups in man, 6th ed. Oxford: Blackwell; 1975.
21) Spitalnik S, Cox MT, Spennacdchio J, et al. The serology of Sd[a] effects of transfusion and pregnancy. Vox Sang. 1982; 42: 308-12.
22) Pickles MM, Morton JA. The Sd[a] blood group. In: Human blood groups, 5th Int Convoc Immunol. Buffalo NY. Basel: Karger. 1977. p.277-86.
23) Silvergleid AJ, Wells RF, Hafleigh EB, et al. Compatibility test using ^{51}Chromium-labeled red blood cells in crossmatch positive patients. Transfusion. 1978; 18: 8-14.
24) Colledge KI, Kaplan HS, Marsh WL. Massive transfusion of Sd(a+) blood to a recipient with anti-Sd[a], without clinical complication. Transfusion. 1973; 13: 340.
25) Peetermans ME, Cole-Dergent J. Haemolytic transfusion reaction due to anti-Sd[a]. Vox Sang. 1970; 18: 67-70.
26) Reznicek MJ, Cordle DG, Strauss RG. A hemolytic reaction implicating Sd[a] antibody missed by immediate spin crossmatch. Vox Sang. 1992; 62: 173-5.
27) 生田貞義，村上省三．*Dolichos biflorus* 侵出液の使川経験ことに同侵出液で陽性の反応を示す O 型血液について．日輸血会誌．1962; 9: 37-8.
28) Cazal P, Monis M, Caubel J, et al. Polyagglutinabilite hereditaire dominante: antigene prive (Cad) correspondent a un anticorps public et a une lectine de *Dolichos biflorus*. Rev Franc Transfus Immuno-Hemat. 1968; 11: 209-21.
29) 大久保康人．In: 血液型と輸血検査．第 2 版．東京: 医歯薬出版: 1997．p.101-3.
30) Gerbal A, Lopez M, Chassaigne M, et al. Lantigene Cad dans la population frangaise. Rev Franc Transfus Immuno-Hemat. 1976; 14: 415-29.
31) Lewis M, Kaita H, Chown B, et al. A family with the rare red cell antigens Wr[a] and 'super' Sd[a]. Vox Sang. 1973; 25: 336-40.
32) Yamaguchi H, Okubo Y, Ogawa Y, et al. Japanese families with group O and B red cells agglutinable by *Dolichos biflorus* extract. Vox Sang. 1973; 25: 361-9.
33) Mak KH, Leong S, Chan NK. Incidence of Cad antigen among Chinese donors in Hong Kong. 20th Congr Int Soc Blood Transfus. 1988: 303.
34) Springarm S, Chiewsilp P, Tubrod J. Cad receptor in Thai blood donors. Vox Sang. 1974; 26: 462-6.
35) Sringarm S, Chupungart C, Giles CM. The use of *Ulex europaeus* and *Dolichos biflorus* extracts in routine ABO grouping of blood donors in Thailand: some unexpected findings. Vox Sang. 1972; 23: 537-45.
36) Issitt PD, Anstee DJ. In: Applied blood group serology. 4th ed. Durham: Montogomery Scientific Publications; 1998. p.801-24.
37) Donald ASR, Yates AD, Soh CPC. A blood group Sd[a]-active pentasaccharide isolated from Tamm-Horsfall urinary glycoprotein. Biochem Biophis Res Commun. 1983; 115: 625-31.
38) Donald ASR, Feeney J. Oligosaccharides obtained from a blood group Sd(a+) Tamm-Horsfall glycoprotein. Biochem J. 1986; 236: 821-8.
39) Donald ASR, Soh CPC, Yates AD, et al. Structure, biosynthesis and genetics of the Sd[a] antigen. Biochem Soc Trans. 1987; 15: 606-8.
40) Kokot F, Dulawa J. Tamm-Horsfall protein updated. Nephron. 2000; 85: 97-102.
41) Blanchard D, Cartron JP, Fournet B, et al. Primary structure of the oligosaccharide determinant of blood group Cad specificity. J Boil Chem. 1983; 258: 7691-5.
42) Blanchard D, Capon C, Leroy Y, et al. Comparative study of glycphorin A derived O-glycans from human Cad, Sd(a+) and Sd(a−) erythrocytes. Biochem J. 1985: 232: 813-8.
43) Blanchard D, Piller I, Gillard B, et al. Identification of a novel ganglioside on erythrocytes with blood group Cad specificity. J Biol Chem. 1985; 260: 7813-6.

44) Gillard BK, Blanchard D, Bouhours JF, et al. Structure of a ganglioside with Cad blood group antigen activity. Biochemistry. 1988; 27: 4601-6.

45) Montiel MD, Krzewinski-Recchi MA, Delannoy P, et al. Molecular cloning, gene organization and expression of human UDP-GalNAc: Neu5Acα2-3Galβ-Rβ 1,4-N-acetylgalactosaminyltransferase responsible for the biosynthesis of the blood group Sd[a]/Cad antigen: evidence for an unusual extended cytoplasmic domain. Biochem J. 2003; 373: 369-79.

46) Presti LL, Cabuy E, Chricolo M, et al. Molecular cloning of the human β1,4 N-acetyl galactosaminyltransferase responsible for the biotynthesis of the Sd[a] histo-blood group antigen: the sequence predicts a very long cytoplasmic domain. J Biochem. 2003; 134: 675-82.

47) Kawabata K, Uchikawa M, Ohto H, et al. Anti-KANNO: a novel alloantibody against a red cell antigen of high frequency. Transfus Med Rev. 2014; 28: 23-8.

48) 川畑絹代, 安田広康, 土田秀明, 他. 高頻度抗原KANNOに対する同種抗体の血清学的性状と臨床的意義. 日本輸血細胞治療学会誌. 2011; 57: 478-83.

49) Bullock T, Folman C, van der Mark-Zoet J, et al. The first example of anti-KANNO found outside of Japan. Vox Sang. 2015; 109: 261.

JCOPY 498-01913

Ⅲ-A-25 低頻度抗原（ISBT700 シリーズ）

陰性の人が多くて陽性の人は稀にしか存在しない血液型抗原で，既知の血液型系列（血液型システム）やコレクション collections に属さないものを，ISBT では低頻度抗原 low frequency antigen（700 シリーズ）として分類している．700 シリーズに対する ISBT の基準は以下のとおりである．1) 抗原の頻度は 1% 未満である，2) 抗原は遺伝形質である，3) 既知の血液型系列やコレクションに属さない，4) 既知の低頻度抗原と特異性が異なる，5) 他施設で追試できるだけの血液量が確保してある．表Ⅲ-83 に抗原と頻度の一覧を示した．ここでは，日本人に発見されている Kg および ISBT リストに載っていない SHIN, SUMI, Bg についてのみ簡単に記載する．他の抗原については文献 1) を参照していただきたい．

低頻度抗原に対する抗体は以下にあげる事柄が発端となってみつかることが多い．1) 新生児溶血性疾患の原因抗体，2) 交差試験や抗体スクリーニングで陽性，3) 血液型判定に用いた抗血清による予期しない陽性反応，4) 低頻度抗原に対する抗体を 2 種類以上もつ血清を用いた血球のスクリーニングや確認検査．

低頻度抗原・抗体について精査する際，既知の低頻度抗原に対する抗体をもつ血清と陽性だからといって，直ちに特異性を決定してはならない．こうした血清は他の特異性をもつ低頻度抗原に対する抗体が混在している可能性を否定できない．このため，複数の特異血清との反応をみること，そして吸着・解離試験などで確認することが大切である．

1 Kg 抗原

市川らは，交換輸血を必要とした重篤な新生児溶血性疾患の原因抗体として抗 Kg を発見した[2]．罹患した児は第 3 子目で，以前に生まれた 2 人の子供と夫も Kg+ であった．抗 Kg の免疫グロブリンクラスは IgG で補体結合性はみられなかった．母親血清の抗 Kg 抗体価は 256 倍であった．日本人健常者 600 名の血球を対象に調査したが，Kg+ 血球は 1 例も検出されなかった．Kg 抗原は，papain，trypsin，bromelin に影響されない．また，Kg の対立形質の

表Ⅲ-83 低頻度抗原（ISBT700 シリーズ）

ISBT No.	抗原名	シンボル	抗原頻度（%）	発見年	文献
700002	Batty	By	0.01（英国）	1955	24，25
700003	Christiansen	Chr^a	0.2（デンマーク）	1955	26
700005	Biles	Bi	0/1,110（アメリカ）	1961	27
700006	Box	Bx^a	2/24,106（英国）	1961	28，29
700017	Torkildsen	To^a	0.02（ノルウェー）	1968	30
700018	Peters	Pt^a	0.01（英国）	1969	31，32
700019	Reid	Re^a	0.02（英国）	1971	33，34
700021	Jensen	Je^a	0/1,000（デンマーク）	1972	35
700028	Livesay	Li^a		1980	36
700039	Milne		0/2,643（ニュージーランド）	1984	37
700040	Rasmussen	RASM	0/9,541（アメリカ）	1986	38
700044		JFV	0/1,014（ドイツ）	1988	39
700045	Katagiri	Kg	0.19（131/68,395）（日本）	1989	2，3
700047	Jones	JONES	1/16,746（白人）	1989	40
700049		HJK		1990	41
700050		HOFM	0/926（オランダ）	1990	42
700054		REIT	0/4,086（カナダ）	1993	1

有無をみるため，Kg＋血球と高頻度抗原に対する抗体との反応や，抗 Kg と高頻度抗原を欠いた血球との反応を調べたが Kg の対立形質と考えられる抗体または血球は発見されなかった．

高橋らは，抗 Kg が原因で 2 世代にわたって新生児溶血性疾患を発症した症例を報告した[3,4]．児の母親は抗 Kg を保有しており，抗体価はブロメリン法 128 倍，間接抗 globulin 法で 1,024 倍，免疫グロブリンクラスは IgG1 と IgG3 であった．児の血球は Kg＋で，直接抗 globulin 試験は抗 IgG と陽性，抗 C3b と陰性であった．分娩後 5.5 時間で黄疸と貧血がみられ，交換輸血が実施された．児の父親は Kg＋で，生誕時に新生児溶血性疾患のため交換輸血の治療を受けていた．なお，父親を 37 年前に分娩した母親血清に抗 Kg は検出されなかった．さらに，抗 Kg を保有する罹患した児の母親のリンパ球（B 細胞）からモノクローナル抗 Kg を作製した[3]．この抗体を用いて，日本人健常者 68,395 人を対象にスクリーニングした結果，およそ 500 人に 1 人（131 人）が Kg＋であった．一方，Kg＋血球を用いて 57,147 人の血清を検査したが，1 例も抗 Kg は検出されていない．

2 SHIN 抗原

中島らは，輸血歴のない 55 歳の日本人男性に低頻度抗原に対する抗 SHIN を発見した[5]．抗 SHIN と反応した SHIN 陽性者の家系調査から，2 世代にわたって 10 例の SHIN 陽性者を確認した．抗 SHIN を用いて 3,000 例の健常者血球について調査した結果，1 例のみ SHIN＋血球が検出された，SHIN 抗原は trypsin，α-chymotrypsin，papain，ficin，bromelin で活性を失うが，AET では影響されない．抗 SHIN は室温以下の食塩液法で凝集したが，抗 globulin 法では検出できなかった．また，2-ME または DTT 処理血清では凝集反応が消失した．健常者血清 19,380 例，妊婦血清 800 例を SHIN＋血球でスクリーニングしたが，抗 SHIN は検出されていない．一方，患者血清では，1,662 例中 1 例に食塩液法（室温）で反応する抗 SHIN が存在した．抗 SHIN の臨床的意義については明らかにされていない．なお，抗 SHIN を保有した発端者血清には Diego 血液型に属する低頻度抗原に対する抗 Rb^a が混在していた．

3 SUMI 抗原

SUMI 抗原は，交差試験の主試験で不適合となったことから偶然に発見された[6]．抗 SUMI は食塩液法で反応し，室温で健常ヒト血清 523 例中 246 例（47％）と陽性，37℃では 523 例中 76 例（15％）が陽性であった．なお，臍帯血漿 100 例中に抗 SUMI は検出されていない．抗 SUMI を用いて，140,000 例の血球を検査したところ 6 例が SUMI＋で，およそ 23,000 人に 1 人の割合で SUMI 抗原が陽性であった．SUMI 抗原は protease，neuraminidase で抗原が消失するが，0.2MDTT，酸処理では影響されない．発端者の父親も SUMI＋であり，血清学的性状から遺伝性 polyagglutination が疑われたが，既知の Cad，NOR，FORS1 は否定された．最近，SUMI 抗原の発現は MN 糖蛋白であるグリコフォリン A での Thr12(31)Pro のアミノ酸置換に起因することが明らかにされた．

4 Bg 抗原

1959 年から 1963 年にかけて，相互の関係がはっきりしない低頻度抗原についての報告が多くみられた．これらは Ot，Ho，Bennett-Goodspeed，Sturgeon，Donna，Stobo などさまざまな名称でよばれていたが，反応の再現性に乏しく，また抗原の遺伝について明確にすることはできなかった．1967 年に Seaman は，AutoAnalyzer でこうした抗原と抗体との反応を調べ，抗原に Bg^a，Bg^b，Bg^c の名称を用いた[7]．そして，これらの抗原と反応する血清には 2 種類以上の抗体の混在例が多かったとしている．1969 年に Morton らは，Bg(a＋) 血球が HLA-B7 をもつ個体に多く見られることを報告した[8]．さらに 1971 年，Bg^b は HLA-B17，Bg^c は HLA-A28 に関係していることをみいだした[9]．A2 と A28 は交差反応性があることから，Bg(c＋) 血球は抗 HLA-A2 と反応することがある．この頃すでに，HLA抗原は成熟赤血球には認められないが，網状赤血球に存在することが示されていた[10]．赤血球分化が進むにつれて，赤血球系細胞表面のHLAの発現は減少し，成熟赤血球ではほぼ消失する[11]．したがって，赤血球に検出されるHLAは血漿にある可溶性のHLA分子が吸着したものではなく，赤血球分化過程での残片と考えられている．なお，HLAクラスⅠとⅡに対するマウス由来モノクローナル抗体によるフローサイトメトリーでは，HLA-A, -B, -Cは50％の血球に検出されるが，HLA-DRはまったく認められていない[12]．赤血球に存在するHLAコピー数は，40〜550/血球(中央値78)である[13]．ちなみにリンパ球のHLAコピー数は，100,000/T細胞，260,000/B細胞と推定されている[14]．赤血球表面に認められているHLA抗原のうち，HLA-A28とHLA-B7が一番強く発現し，次いでB8とB17であり，そしてA9/A10, B12/B15も検出されることがある[15,16]．赤血球のBg抗原はprotease，AET，DTTに影響されないが，クロロキンやEDTA-glycine-HCl溶液での処理により取り除くことができる[17,18]．

赤血球Bg抗原と白血球HLAとの関係は1：1に対応しているわけではない，まず第1に，HLA-B7, -B17, -A28個体の赤血球に必ずしもBg^a，Bg^b，Bg^c抗原が発現しているとは限らない．第2に，単一の特異性をもつ抗Bgが血清中に存在することは少ない．最後に，同一個体の血球に発現しているBg抗原量は一定ではない．たとえば検査したときはBg(a+）だが，数カ月後あるいは数年後にはBg(a−）となっている可能性があり，その逆の場合もまたあり得る．したがって，Bg関連の検査が難しいのは，1）赤血球のBg抗原の発現量には個体差がみられる，2) 同じ個体でも採取時期により発現量が異なる可能性がある，3）血清により抗Bgの強さに違いがある，などが関与しているからである．ここでBgタイピングの結果を表示している市販のパネル血球について考えてみたい．血清に検出された抗Bgの強さと血球Bg抗原の発現が充分であれば，表示されたパターンに従って凝集し，同定することはそれほど難しくない．しかし，表示されたパターンどおりに反応することはそう多くない．市販のパネル血球に表示してあるBgタイピング結果は強い抗Bgでしかも感度の高い方法で行われているか，または白血球HLAの結果がそのまま表示してある．通常の輸血検査で検出される抗Bgは，Bg+(またはHLA+)と表示された血球と反応しない場合が多くみられる．たとえば，強力な抗Bg^a血清を用いてBg(a+）と判定された血球10例について検査した場合，抗Bg^a血清によってはこれらの血球とまったく反応しないものもあれば，数例とのみ反応するものもある．抗Bgを保有する血清を検査する際，Bg抗原を強く発現している血球とだけ陽性となる場合が多いことを忘れてはならない．

なお，一般には抗Bgは溶血性輸血反応の原因抗体にならないと考えられている．しかし，即時型および遅発型溶血性輸血反応への関与が疑われる症例も報告されている[19-23]．Weitekampらの溶血性輸血反応症例では，抗HLA-A2, -A28，A2+B17，A2+A28+A9の抗体を保有していた[21]．患者は2週間にわたって14単位の輸血を受けており，6回輸血したうち，3回の輸血で溶血性輸血反応がみられた．ヘモグロビン尿を認め，輸血後のヘモグロビン値は輸血前と変わらず，ハプトグロビン値は<5 mg/dLであった．HLA-A2をもたない赤血球製剤を輸血したところ，溶血性輸血反応はみられなかった．別の患者では，ヘモグロビン尿を伴う遅延型溶血性輸血反応に続いて即時型溶血性輸血反応を認め，いずれもヘモグロビン尿を伴っていた[19]．血清には抗HLA-A2，A28，B7，B7（交差反応性）が検出され，HLAが適合する赤血球の輸血で副作用はみられなかったとしている．Takeuchiらも遅延型および即時型溶血性輸血反応の症例を報告し，とくに即時型溶血性輸血反応に抗HLA-A2が関与したことを示唆している[20]．成熟赤血球のHLA抗原数はきわめて少ないが，抗HLAは補体を活性化しやすい．強力な抗HLAを保有する患者に，HLA強発現の赤血球製剤が輸血された場合に溶血性輸血反応の原因となるのかもしれない．なお，抗Bgが原因となった新生児溶血性疾患は報告されていない．

●文　献

1) Daniels GL. In: Human blood groups, 3rd ed. Oxford: Wiley-Blackwell; 2013. p. 495-9.
2) Ichikawa Y, Sato C, McCreary J, et al. Kg, a new low-frequency red cell antigen responsible for hemolytic disease of the newborn. Vox Sang. 1989; 56: 98-100.
3) Takahashi J, Kubo S, Takahashi H, et al. A family of hemolytic disease of the newborn for two generations potentially due to anti-Kg. Vox Sang. 2006; 91: 148-9.
4) Kubo S, Takahashi J, Yoshizawa H, et al. Male newborn with anti-Kg antibody-induced hemolytic disease of the newborn. Pediatr Int. 2009; 51: 582-4.
5) Nakajima H, Satoh H, Komatsu F, et al. SHIN, a low frequency red cell antigen, found in two Japanese blood donors. Hum Hered. 1993; 43: 69-73.
6) 海透紗弥佳，鈴木由美，川畑実香，他．新たな遺伝性polyagglutination—低頻度抗原 SUMI の血清学的性状．日本輸血細胞治療学会誌．2015; 61: 364.
7) Seaman MJ, Benson R, Jones MN, et al. The reactions of the Bennett-Goodspeed group of antibodies tested with the autoanalyzer. Brit J Haemat. 1967; 13; 464-73.
8) Morton JA, Pickles MM, Sutton L. The correlation of the Bg^a blood group with the HLA-B7 leucocyte group: demonstration of antigenic sites on red cells and leucocytes. Vox Sang. 1969; 17: 536-47.
9) Morton JA, Pickles MM, Sutton L. Identification of further antigens on red cells and lymphocytes. Association of Bg^b with W17 and Bg^c with W28(Dal5, Ba). Vox Sang. 1971; 21: 141-53.
10) Harris R, Zervas JD. Reticulocyte HLA antigens. Nature. 1969; 221: 1062-63.
11) Daniels G, Green C. Expression of red cell surface antigens during erythropoiesis. Vox Sang. 2000; 78: 149-53.
12) Rivera R, Scornik JC. HLA antigens on red cells. Implications for achieving low HLA antigen content in blood transfusion. Transfusion. 1986; 26: 375-81.
13) Botto M, So AK, Giles CM, et al. HLA class I expression on erythrocytes and platelets from patients with systemic lupus erythematosus, reumatoid arthritis and from normal subjects. Br J Haematol. 1990; 75: 106-11.
14) Truco M, de Petris S, Garrotta G, et al. Quantitative analysis of cell surface HLA structures by monoclonal antibodies. Hum Immunol. 1980; 3: 233-43.
15) Nordhagen R. Association between HLA and red cell antigens. V. A further study of the nature and behaviour of the HLA antigens on red blood cells and their corresponding haemagglutinins. Vox Sang. 1978; 35: 49-57.
16) Nordhagen R. Association between HLA and red cell antigens. Ⅳ. Further studies of haemagglutinins in cytotoxic HLA antisera. Vox Sang. 1977; 32: 82-9.
17) Swanson JL, Sastamoinen R. Chloroquine stripping of HLA, B antigens from red cells. Transfusion. 1985; 25; 439-40.
18) Champagne K, Spruell P, Chen J, et al. EDTA/glycine-acid versus chloroquine diphosphate treatement for stripping Bg antigens from red cells. Immunohematology. 1999; 15: 66-8.
19) Benson K, Agosti SJ, Latoni-Benedetti GE, et al. Acute and delayed hemolytic transfusions secondary to HLA alloimmunization. Transfusion. 2003; 43: 753-7.
20) Takeuchi C, Ohto H, Miura S, et al. Delayed and acute hemolytic transfusions resulting from red cell antibodies and red cell-reactive HLA antibodies. Transfusion. 2005; 45: 1925-9.
21) Weitekamp LA, Johnson ST, Larson LB, et al. Severe, symptomatic hemolytic transfusion reactions secondary to strong HLA antibody directed toward A2 public and private epitope. Transfusion. 1993; 33: S209.
22) Han K-S, Hyun J, Kim D-C, et al. A case of delayed hemolytic reaction caused by anti-Bg^a antibody. Vox Sang. 2008; 95: 198-9.
23) Pisacka M, Bolckova HT, Matejkova E, et al. Anti-HLA-B7 reactive in column agglutination and eluted after absorption from RBCs. Vox Sang. 2012; 103: 201.
24) Simmons RT, Were SOM. A 'new' family blood group antigen and antibody (By) of rare occurrence. Med J Aust. 1955; ii: 55-9.
25) Cleghorn TE. The frequency of the Wr^a, By and M^g blood group antigens in blood donors in the south of England. Vox Sang. 1960; 5: 556-60.
26) Kissmeyer-Nielsen E. A new rare blood group antigen, Chr^a. Vox Sang.(old series) 1955; 5: 102-3.
27) Wadlington WB, Moore WH, Hartmann RC. Maternal sensitization due to Bi. A presumed 'new', private red cell antigen. Am J Dis Child. 1961; 101: 623-30.
28) Jenkins WJ, Marsh WL. Autoimmune haemolytic anemia. Lancet. 1961; ii: 16-8.
29) Contreras M, Lubenko A, Armitage S, et al. Frequency and inheritance of the Bx^a (Box) antigen. Vox Sang. 1980; 39: 225-8.
30) Kornstad L, Oyen R, Cleghorn TE. A new rare blood group antigen To^a (Torkildsen) and an unsolved factor Skjelbred. Vox Sang. 1968; 14: 363-8.
31) Pinder LB, Staveley JM, Douglas R, et al. Pt^a: a new

private antigen. Vox Sang. 1969; 17: 303-5.
32) Contreras M, Stebbing B, Armitage SE, et al. Further data on the Pt[a] antigen. Vox Sang. 1978; 35: 181-3.
33) Guevin RM, Taliano V, Fiset D, et al. L'antigene Reid, un nouvel antigene prive. Rev Franc Transfus. 1971; 14: 455-9.
34) Rowe GR, Bowell R. Two further examples of the low frequency antigen Re[a] (Reid). Vox Sang. 1985; 49: 400-2.
35) Skov F. A new rare blood group antigen, Je[a]. Vox Sang. 1972; 23: 461-3.
36) Riches RA, Laycock CM. A new low frequency antigen Li[a] (Livesey). Vox Sang. 1980; 38; 305-9.
37) Pinder LB, Farr DE, Woodfield DG. Milne, a new low frequency antigen. Vox Sang. 1984; 47: 290-2.
38) Brown A, Plantons M, Moore BPL, et al. RASM, a 'new' low-frequency blood group antigen. Vox Sang. 1986; 51: 133-5.
39) Kluge A, Roelcke D, Tanton E, et al. Two examples of a new low-frequency red cell antigen, JFV. Vox Sang. 1988; 55: 44-7.
40) Reid M, Fischer ML, Green C, et al. A private red cell antigen, Jones, causing haemolytic disease of the newborn. Vox Sang. 1989; 57: 77-80.
41) Rouse D, Weiner C, Williamson R. Immune hydrops fetalis attributable to anti-HJK. Obstet Gynecol. 1990; 76: 988-90.
42) Hoffmann JJML, Overbeeke MAM, Kaita H, et al. Anew, low-incidence red cell antigen (HOFM), associated with depressed C antigen. Vox Sang. 1990; 59; 240-3.

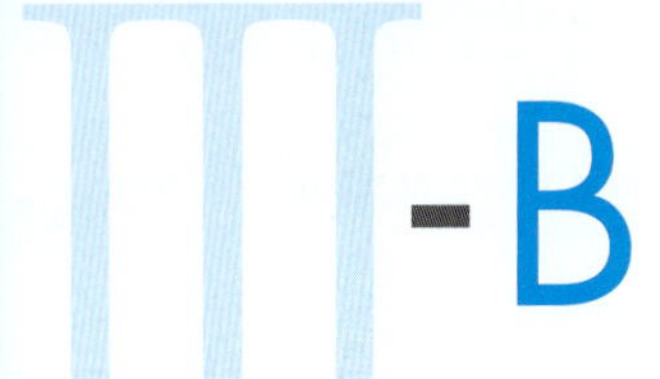

赤血球型に関する検査

Tests for red cell antigens and their antibodies

Author:
安田広康，内川　誠

はじめに

19世紀末は病原微生物の発見が相次いだ時代であり，微生物学界においては病原菌の種類を特定するために，感染を疑う患者血清と細菌による直接凝集反応が診断に役立っていた[1)].

1900年，ウィーン大学のKarl Landsteinerは，研究室の同僚の赤血球と血清をいろいろな組み合わせて混ぜ合わせると，赤血球を凝集する場合としない場合があることに着目し，A，B，O（当時はC）にあたる3型に分類できることを見いだした．1902年，De CastelloとSturliらによって第4の型であるAB型が追加され，ABO血液型が確立した．1940年，Landsteinerとその弟子Alexander Wienerは，アカゲザル赤血球で免疫したウサギ血清がニューヨーク市の白人の赤血球の約85%を凝集し，残りの約15%は凝集しないという結果から，Rh式血液型のD抗原を発見した．

このように，異なった個体の血清と赤血球浮遊液を互いに混合し，赤血球の凝集または溶血の有無を観察した結果から，免疫血液学が誕生した．そして，1世紀あまりが経過した今日でも，基本的には同じ凝集反応を用いて輸血用血液の適合性を保証している．もちろんこの間には，血液型の多様性と構造についての知見，標準化された血液型判定用試薬の使用，血液型検査や抗体検出法の改良と自動化などによって輸血に対する安全性は著しく向上した．こうした成果は，1世紀以上も前の細菌学者達によって解明された基本原理が土台となっている．

この章では血液型検査に必要な基本的な事柄および考え方を述べる．輸血に関する指針は，厚生労働省の「輸血療法の実施に関する指針」（改訂版）[2)]および日本輸血・細胞治療学会の「赤血球型（赤血球系）検査ガイドライン（改訂2版）」[3)]．具体的な方法については，一般財団法人 日本臨床検査技師会監修の『輸血・移植検査技術教本』[4)]，学会などで発行している『輸血のための検査マニュアル ver. 1.3.1』[5)]，検査試薬に添付されている使用説明書などを参照されたい．

●文　献

1) Issitt PD, Anstee DJ. The immune response, production of antibodies, antigen-antibody reactions. In: Applied blood group serology. 4th ed. Durham: Montgomery Scientific Publications; 1998.

2) 厚生労働省医薬食品局血液対策課．輸血療法実施に関する指針（改訂版）．平成17年9月（平成26年11月一部改訂）．
http://www.mhlw.go.jp/file/06-Seisakujouhou-11120000-Iyakushokuhinkyoku/0000065576.pdf

3) 日本輸血・細胞治療学会．In: 赤血球型（赤血球系）検査ガイドライン（改訂2版）．2016年10月．
http://yuketsu.jstmct.or.jp/wp-content/uploads/2016/10/5bc721e299263f6d44e2215cbdffbfaf.pdf

4) 日本臨床検査技師会監修．In: 輸血・移植検査技術教本．東京: 丸善出版; 2016.

5) 日本輸血・細胞治療学会輸血医学教育委員会，輸血検査技術講習委員会．輸血のための検査マニュアル ver. 1.3.1．2017年2月．日本輸血・細胞治療学会HP.
http://yuketsu.jstmct.or.jp/wp-content/uploads/2017/02/9e95505098a34391cfa7151af59b6e89.pdf

Ⅲ-B-1 血液型抗原と抗体 Blood group antigens and antibodies

1 赤血球抗原（red blood cell antigens）

a．赤血球膜

他の細胞膜と同じように，赤血球膜は蛋白と脂質からなる．膜総重量のおよそ半分を占める脂質の組成は，リン脂質（60%），コレステロール（30%），糖脂質(10%)である．膜の脂質はすべて両媒性で，量が最も多いリン脂質には，親水性の頭部と疎水性の炭化水素鎖（脂肪酸）の尾部がある．両媒性の脂質分子は，尾部を内側，親水性の頭部を外側にして，厚さ4～5 nmのほぼ切れ目のない二重層をつくっている[1]．この脂質二重層ではコリンを頭部にもつリン脂質は膜の外側に，1級アミノ基を頭部にもつリン脂質のほとんどは膜の内側に存在し，非対称構造をとっている．内側にあるホスファチジルセリンは負電荷をもつため，電荷分布も膜の内外でかなりの差がある．赤血球膜の糖脂質すなわちスフィンゴ糖脂質は，スフィンゴシンとよばれる長鎖塩基に脂肪酸がアミド結合したセラミドに糖鎖が結合したものである．スフィンゴ糖脂質は，脂質部分が膜に埋め込まれ糖鎖部分は外に露出したかたちで膜表面に存在し，ラクトシルセラミド（LacCer: Galβ1→4Glcβ1→Cer）を基本構造としてさらに糖鎖が伸張したさまざまな系列のものがある 表Ⅲ-84 ．ABH, Ii, P1抗原はネオラクト系列，Lewisはラクト系列，Pk，P抗原はグロボ系列を主な基本糖鎖構造としてもつ．スフィンゴ糖脂質は膜表層でただ雑然と並んでいるのではなく，コレステロールやGPIアンカー型蛋白とともに集合体（膜ドメイン）を形成していると推定されている．この集合体は，ラフト（raft, いかだ）構造ともよばれている[2]．

血液型抗原を担う分子の多くは，脂質二重層を構成する脂質と相互作用し，膜に埋もれている内在性膜蛋白（integral membrane protein）として存在する．最も単純な内在性膜蛋白では，ポリペプチド鎖は3つの領域からなる．つまり，疎水性の膜貫通領域1つと，膜の両側に1つずつ存在する親水性領域で，膜を1回だけ貫通する（1回貫通型膜蛋白）．1回貫通型膜蛋白のうち，N末端が膜の外側（小胞体では内腔側）に存在するものをⅠ型，反対にC末端が膜の外側に存在するものをⅡ型とよんでいる．また，ポリペプチド鎖が膜を何回も横断している複数回貫通型膜蛋白もあり，膜を貫通するαヘリックスが親水性ループでつながっている．血液型抗原はこれら膜蛋白表面に局在している．貫通膜蛋白の膜外側領域は糖鎖で修飾されていることが多く，結合糖鎖にABHやIi抗原を有するものもある．さらに，ホスファチジルイノシトールとオリゴ糖を介して膜に結合しているGPIアンカー型の膜蛋白にも一部の血液型抗原は存在している． 図Ⅲ-73 と 表Ⅲ-85 に血液型抗原を担う蛋白の基本構造と，こうした蛋白の膜表面に存在する血液型との関係を示した．さらに 表Ⅲ-86 には，これら血液型抗原を担う膜蛋白の

表Ⅲ-84 スフィンゴ糖脂質にみられる糖鎖系列

系列	基本糖鎖系列	基本糖脂質構造
ガラ系列	ガラクトース	Galβ→Cer
ヘマト系列	ラクトース	Galβ1→4Glcβ1→Cer
ガングリオ系列	ガングリオトリオース	GalNAcβ1→4Galβ1→4Glcβ1→Cer
	ガングリオテトラオース	Galβ1→3GalNAcβ1→4Galβ1→4Glcβ1→Cer
ラクト系列	ラクトテトラオース	Galβ1→3GlcNAcβ1→3Galβ1→4Glcβ1→Cer
ネオラクト系列	ネオラクトテトラオース	Galβ1→4GlcNAcβ1→3Galβ1→4Glcβ1→Cer
グロボ系列	グロボトリオース	Galα1→4Galβ1→4Glcβ1→Cer
	グロボテトラオース	GalNAcβ1→3Galα1→4Galβ1→4Glcβ1→Cer
イソグロボ系列	イソグロボトリオース	Galα1→3Galβ1→4Glcβ1→Cer

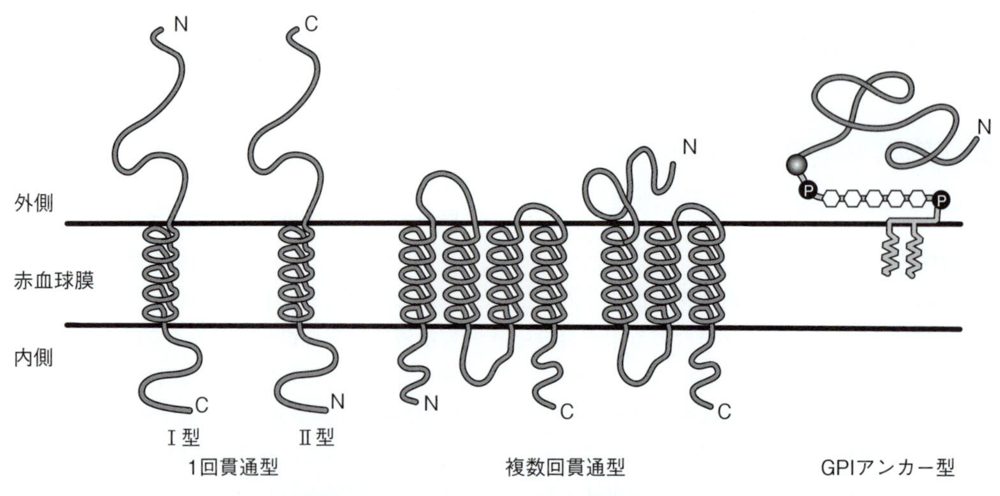

図Ⅲ-73 血液型抗原を担う赤血球膜蛋白の構造

表Ⅲ-85 赤血球膜蛋白と血液型抗原

1 回貫通型膜蛋白	
Ⅰ型: MNS, Gerbich, Lutheran, Cromer, LW, Indian, Knops, Xg, Scianna, Ok	
Ⅱ型: Kell	
GPI アンカー型蛋白	
Dombrock, Yt, JMH, Emm	
複数回貫通型膜蛋白	
Raph	(4 回)
Colton, Gill, Jr	(6 回)
Duffy	(7 回)
Kidd, Kx	(10 回)
Rh, RhAG	(12 回)
Diego	(14 回)

一部について，赤血球膜蛋白の機能と赤血球 1 個あたりの膜蛋白コピー数をまとめた[3,4].

b．抗原決定基

赤血球は多種類の異なる分子をもち，そしてそれぞれに異なる血液型抗原が存在し，免疫原となる．免疫応答を誘起する抗原は特徴的な分子構造をもち，特定の抗体が結合する抗原分子の部分を抗原決定基（antigenic determinant），またはエピトープ（epitope）とよんでいる．エピトープは，抗体の抗原結合部位（パラトープ）に相補的な最小限の領域で，蛋白や脂質に結合した糖鎖であれば，1〜7 個の糖，蛋白では 4〜6 個のアミノ酸残基が含まれる[1].

蛋白分子でエピトープになり得るのは，1 つはポリペプチドのアミノ酸 1 次配列（sequential または linear epitope），もう 1 つは分子の高次構造（conformational epitope）である．後者では，分子内 S-S 結合で高次構造が保持されていたり，折り畳み構造などによって蛋白分子上の離れた場所にあるアミノ酸残基が互いに接近し，1 つのエピトープを形成したりすることもある 図 Ⅲ-74．高次構造によるエピトープは，変性してしまうと抗体と結合できなくなる場合が多い[5].

c．赤血球前駆細胞の血液型抗原

すべての種類の血液細胞はたった 1 個の造血幹細胞から分化することがわかっているので，造血幹細胞は多能性幹細胞である．赤血球形成では，まず多能性幹細胞に赤芽球前駆細胞への運命づけが起こり，つぎに，最終的に分化して成熟赤血球となる．造血幹細胞から赤血球への増殖・分化は，造血細胞だけで進行できるわけではなく，造血幹細胞，赤芽球前駆細胞，分化した赤芽球に至るまで，造血細胞のおかれた微小環境が大きな影響を与える．骨髄では，造血細胞は間質細胞であるストローマ細胞（造血支持細胞）を造血の場として，増殖分化している．ストローマ細胞は造血因子を産生し，またプロテオグリカンなどの細胞外マトリックスが造血因子をトラップする．さらに接着分子を介してストローマ細

表Ⅲ-86　赤血球膜蛋白の機能と赤血球1個あたりの膜蛋白コピー数

膜蛋白	機能	コピー数/RBC（$\times 10^4$）	主な血液型抗原
Band 3（CD233），AE-1（anion exchanger-1）	陰イオン（HCO_3^-/Cl^-）交換体	100	Diego
RhD，C，c，E，e（CD240）	NH_3またはCO_2輸送体	10〜20	Rh
Rh 関連糖蛋白（CD241）	NH_3またはCO_2輸送体	10〜20	RhAG
UT-B（Urea transporter-B）	尿素輸送体	1.4	Kidd
アクアポリン1	水チャネル	12〜16	Colton
アクアポリン3	水チャネル グリセロールチャネル	2.5	Gill
Kell 糖蛋白（CD238）	エンドペプチダーゼ	0.4〜1.8	Kell
アセチルコリンエステラーゼ	酵素	0.3〜1	Yt
DARC（Duffy antigen receptor for chemokines, CD234）	ケモカイン受容体	1.0〜1.2	Duffy
GPA（glycophorin A, CD235a）	グリコカリックス（糖衣）	100	MN
GPB（glycophorin B, CD235b）	グリコカリックス（糖衣）	25	Ss，'N'
GPC（glycophorin C, CD236c）	膜骨格アンカー	13.5	Gerbich
GPD（glycophorin D, CD236d）	膜骨格アンカー	5	Gerbich
CD44	粘着受容体	0.5〜1.0	Indian
ICAM-4（intercellar adhesion molecule-4, CD242）	粘着受容体	0.3〜0.5	LW
Lutheran 糖蛋白（CD329）	粘着受容体	0.1〜0.4	Lutheran
DAF（decay-accelerating factor, CD55）	C3 転換酵素抑制	1.0〜2.0	Cromer
CR1（complement component receptor 1, CD35）	C3b/C4b レセプター	<0.1	Knops
RAPH（CD151）	インテグリンと複合体を形成する膜蛋白	<0.1	MER2

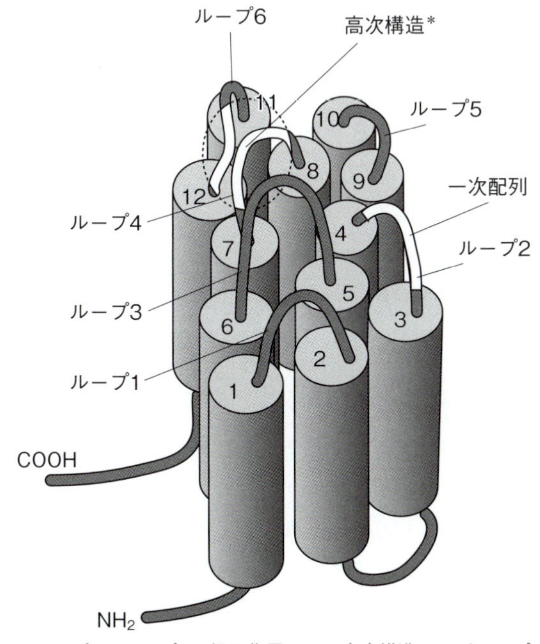

*: ループ4とループ6の相互作用による高次構造のエピトープ

図Ⅲ-74　アミノ酸1次配列と高次構造によるエピトープ

胞と造血細胞，また造血細胞同士の接着も造血の維持に必須であることが明らかにされている．赤血球系の細胞へと分化する赤血球前駆細胞は増殖が盛んな赤芽球バースト形成単位（burst forming unit-erythroid: BFU-E）を形成する．そして赤芽球コロニー形成単位（colony forming unit-erythroid: CFU-E）となり，前赤芽球から赤芽球へと分化する．多染性赤芽球の段階でヘモグロビンが出現し始め，正染性赤芽球の段階で核は除かれて網赤血球から成熟赤血球へと至る．造血組織には類洞（sinusoid）とよばれるスポンジのような構造があり，血管内皮により血管腔と仕切られている．類洞およびその近傍の血管内皮は基底膜を含めて血管腔へ開いた状態の窓（fenestration）があり，ここを通って赤血球は血管内へと運ばれると考えられている[6)]．

A，B抗原は赤血球分化過程のかなり早い段階から発現し始めるが，抗A，抗Bは赤芽球コロニー（CFU-E）や赤芽球バースト（BFU-E）の形成を阻害しないことが確認されている[7)]．近年，赤血球前

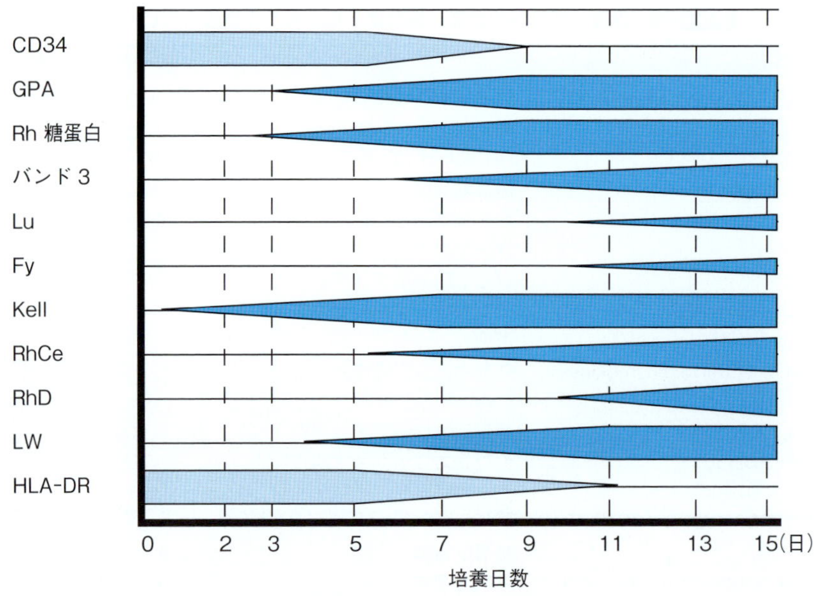

図III-75 **in vitro 培養系での血液型抗原の発現**（Mak JG, et al. Blood. 1999; 93: 4425-35[8]より一部改変）
線の太さは陽性細胞の百分率を示す（太い部分が 100%）

駆細胞の分化成熟過程でのさまざまな血液型抗原を担う蛋白の発現に関する知見が蓄積しつつある[8-10]．臍帯血あるいは末梢血由来の前駆細胞を用い，in vitro の培養系で時系列に血液型抗原の発現の有無が調べられている 図III-75．GPC，Kell，Rh 糖蛋白（RhAG），GPA，LW は，分化過程の早い段階から発現する．臍帯血から分離した CD34$^+$細胞の 84％に GPC が発現している．続いて Kell，Rh 糖蛋白，GPA，LW の順に発現し，赤血球形成または赤血球分化の初期段階で重要な役割を果たしている可能性が推定されている．母児間血液型不適合妊娠では母体が胎児赤血球を介して配偶者由来の同種抗原に対し免疫応答を起こし，産生された同種抗体が胎盤を通過して胎児や新生児の赤血球を破壊することで発症する．胎児・新生児溶血性疾患（hemolytic disease of the fetus and newborn: HDFN）のうち，抗 K や抗 Ge3（Gerbich 3）による HDFN ではこれらの抗体が赤芽球系前駆細胞に作用し，赤血球造血抑制の機序によって貧血を起こすと考えられており[11]抗 M も同様の機序によって HDFN を起こす可能性が示唆されている[12,13]．一方，Lutheran や Duffy はかなり遅れてから発現し，特に Lutheran は骨髄から末梢血管内への移行過程に関与することが示唆されている．

表III-87 に末梢血での血球成分（赤血球，リンパ球，単球，顆粒球，血小板）に存在する血液型抗原の分布について載せた[14-23]．これらのデータの多くは特異抗体を用いたフローサイトメトリーから得られたものである．

2 血液型抗体の性状 (characteristics of blood group antibodies)

■ a．免疫グロブリン[24]

血清蛋白を電気泳動すると，陽極側に移動するアルブミンとそれ以外のグロブリンに分けられる．さらに，グロブリンはアルブミンに近いほうからα，β，γの 3 種類に分かれる．抗体は，最も陰極側に移動するγグロブリンに属する蛋白で，免疫グロブリン（immunoglobulin）とよばれる．抗体というのは，結合する抗原のはっきりした免疫グロブリンのことを指すことが多い．ヒトの抗体には物理化学的

表III-87　血球成分における血液型抗原の発現

血液型抗原	血球成分				
	赤血球	リンパ球	単球	顆粒球	血小板
ABH	○	○*	—	—	○
Rh	○	—	—	—	—
Lewis	○*	○*	—	—	○*
M/N	○	—	—	—	—
P_1	○	○	○	○	
P^k	○†	○	○	○	○
Lu^b	○	—	—	—	—
Kell	○	—	—	—	—
Fy^a/Fy^b	○	—	—	—	—
Jk^a/Jk^b	○	—	—	—	—
Diego (Di^b)	○	—	—	—	—
Yt^a	○	—	—	—	
Sc1	○	—	—	—	
Ge	○	○**	—		—
Cromer	○	○	○	○	○
Knops	○	○	○	○	
Ok^a	○	○	○	○	
I	○	○	○	○	△
Vel	○	—	—	—	
MAM	○	○	○	○	○

○: 発現している，—: 発現していない，△: 他の血球に比べて発現量が少ない，空欄: データなし
*: 血漿由来，**: Tリンパ球のみ，†: P^k型

に異なる5つのクラスが存在し，これらには共通する2つの機能がある．つまり，抗原と相互作用する抗原結合ドメインと，補体活性化などの機能を担うエフェクタードメインをもっている．

1）基本構造 図III-76

抗体は4本のポリペプチド鎖を基本構成単位とし，2本の分子量約53,000の重鎖（H鎖，heavy chain）と，2本の分子量約23,000の軽鎖（L鎖，light chain）をもつ．1本のH鎖と1本のL鎖はS-S結合（disulfide bond）による共有結合と非共有結合の相互作用により結合している．同様にH鎖同士もS-S結合と非共有結合で互いに結合している．H鎖とL鎖のN末端が一緒になって抗原結合ドメインを形成している．そのため抗体は2価（bivalent）となり，抗原に対して2つの結合部位をもつことになる．抗体のクラスには，H鎖の違い（γ，μ，α，δ，ε鎖とよばれる）により，IgG，IgM，IgA，IgD，IgEがある．また，L鎖には異なる2種類のκとλ鎖があり，各抗体の構成単位にはいずれか一方のみが用いられ，両方を同時にもつことはない（たとえばIgGでは，$\gamma\gamma\kappa\kappa$または$\gamma\gamma\lambda\lambda$の構成単位をもつ）．IgGは単量体，IgMは5量体，IgAは単量体または2量体として存在する．抗体分子は糖鎖による修飾を受けており，IgGでは各H鎖の$C\gamma2$ドメインに短いが分枝構造をもつN結合型糖鎖（9個程度の糖）が修飾している．糖鎖はH鎖間で互いに向き合って位置しH鎖とH鎖との距離を一定に保つことに寄与していると考えられる．抗体に結合している糖鎖の正確な機能については明らかにされていないが，糖鎖を取り除くとエフェクター機能を失う場合が多い．

H鎖とL鎖は約110個のアミノ酸残基からなるドメイン構造を形成している．各ドメインは内部に1カ所の分子内S-S結合をもつ．H鎖には4または5つのドメインがあり，L鎖には2つのドメインがある．この構造様式は他の分子にもみられ，そのような分子は免疫グロブリンスーパーファミリーとよばれる．H鎖とL鎖のN末端ドメインのアミノ酸配列は各抗体で異なっているために，可変領域（variable region，V領域）とよばれ，抗原決定基との結合に関与するアミノ酸残基が含まれている．可変領域のうち抗原との結合に寄与しているのは，H鎖とL鎖のどちらにも存在する3つの小さなアミノ酸領域である．この合わせて6つの領域は，結合部位の構造が抗原に対して相補的であることから相補性決定領域（complementarity-determining region: CDR），または可変領域の中でも特に変異しやすいため，超可変領域（hypervariable region）ともよばれている 図III-77．各CDRは5～10個のアミノ酸からなり，それぞれがループをつくり，1カ所にまとまって抗原結合部位を形成していると予測されている[25]．可変領域の残りの部分は，フレームワークまたは骨格領域（framework region）とよばれH鎖とL鎖にそれぞれ4つある．抗原結合部位の多様性は，CDRの長さとアミノ酸配列のわずかな変化だけで生じる．

抗体の残りの部分は定常領域（constant region: C_HとC_L）で，IgGとIgAのH鎖には3つ，IgMのH鎖には4つある．なお，どの免疫グロブリンでもL鎖は1つのC_L領域をもつ．抗体分子には，柔軟で

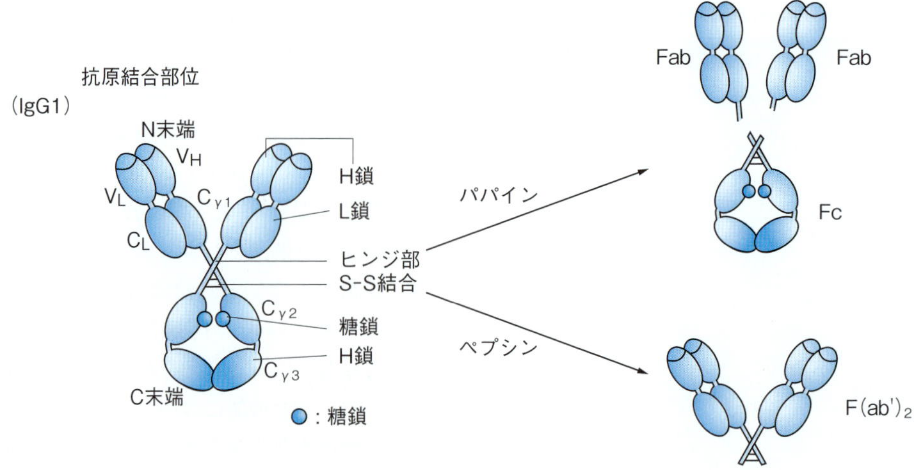

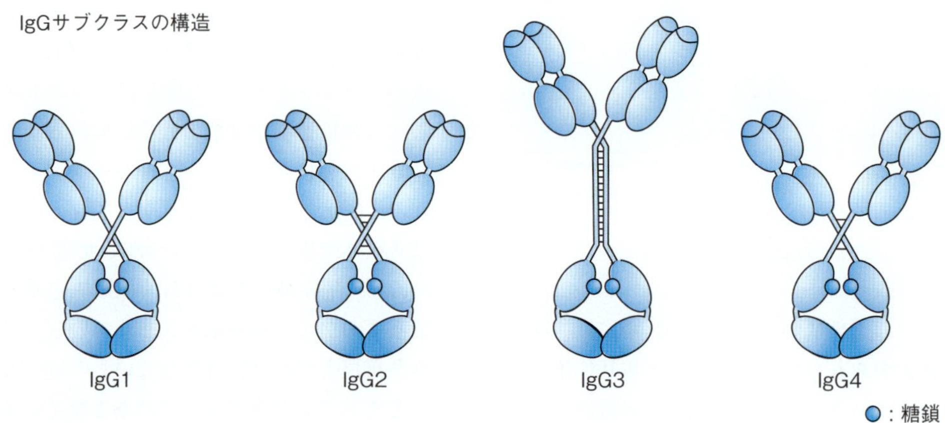

図Ⅲ-76　免疫グロブリンの基本構造と IgG（Klein HG, et al. In: Mollison's Blood Transfusion in Clinical Medicine. 12th ed. Willy Blackwell; 2014[1]より一部改変）

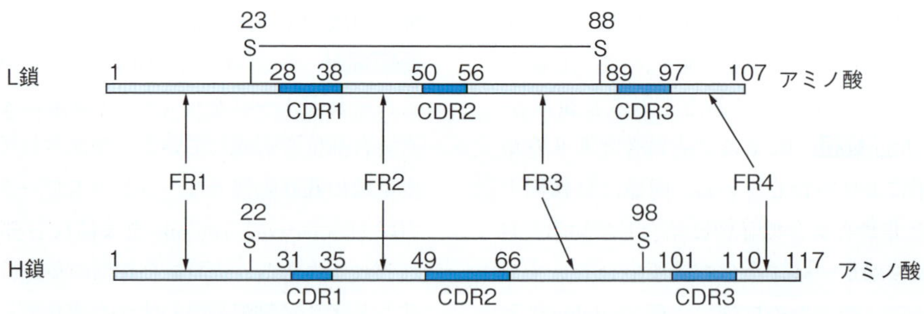

図Ⅲ-77　可変領域の相補性決定領域とフレームワーク領域（野田春彦，他訳．In: 分子細胞生物学．第3版．東京化学同人; 1997[25]より一部改変）
CDR: 相補性決定領域（超可変領域），FR: フレームワーク領域

表III-88 IgG サブクラスの物理的性状と機能

	IgG1	IgG2	IgG3	IgG4
血中濃度（mg/dL）	900	300	100	50
半減期（日）	21	20	7	21
補体活性化	++	+	+++	−
単球貪食能	+++	−	++	+
胎盤通過性	+++	+	++	++

（Parham P. エッセンシャル免疫学，第 2 版，笹月健彦（監訳），メディカル・サイエンス・インターナショナル．2010[25]より一部改変）

2 つの抗原結合ドメインの距離をある程度まで変化させることができるヒンジ（hinge，ちょうつがい）領域がある 図III-76．この領域のアミノ酸配列は，H 鎖同士を S-S 結合で結びつけるシステインと柔軟な領域によくみられるプロリンを多数含んでいる．IgG では $C\gamma_1$ と $C\gamma_2$ ドメイン間，IgM では $C\mu_2$ ドメインに存在する．ヒンジ領域は，プロテアーゼに対して最も作用を受けやすい場所で，パパインで 2 個の Fab 断片と 1 個の Fc 断片，ペプシンで 1 個の F(ab')$_2$ 断片ができる 図III-76．IgG1 と IgG3 の $C\gamma_2$ ドメインは，C1q および貪食細胞の Fcγ 受容体（Fcγ receptor）への結合部位をもつ．胎盤組織の Fcγ 受容体には $C\gamma_2$ と $C\gamma_3$ ドメインが結合する．なお，IgM の C1q 結合部位は $C\mu_3$ ドメインにある．

2）IgG 図III-76[1]

IgG は，血液中の免疫グロブリンのおよそ 75％を占め，二次免疫応答の際に大量に産生される．H 鎖定常領域のわずかな違いにより，IgG1，IgG2，IgG3，IgG4 の 4 つのサブクラスに分けられる．IgG3 の H 鎖間には 11 個の S-S 結合があり，他のサブクラスにくらべて長いヒンジ領域をもち，より柔軟性に優れている 図III-76．血液型抗原に対する同種抗体のうち，臨床的に意義のある抗体は，IgG1 や IgG3 である場合が多い．表III-88 に IgG サブクラスの物理的性状と機能について示す[26]．

また，IgG（すべてのサブクラス）は，胎盤を通して母体から胎児に移行することのできる唯一の免疫グロブリンである．母体 IgG は胎盤性 Fc 受容体（Fc receptor neonatal: FcRn）と酸性条件下で強く結合し，血液の pH（pH 7.4）では FcRn とほとんど結合できないことが明らかにされている[27]．IgG は，まずトロホブラストの外側合胞体層によって非特異的に取り込まれる（飲作用: pinocytosis）．小胞として取り込まれた IgG は，その酸性条件下で小胞に裏打ちされている FcRn に強く結合する．FcRn は，H 鎖の $C\gamma_2$ と $C\gamma_3$ ドメインの境界領域（Ile253，His310，His435）と相互作用する[28]．このとき，2 本の H 鎖と 2 つの FcRn が結合するため，FcRn は 2 量体を形成する．この 2 量体形成が IgG 輸送にきわめて重要であると推定されている．結合した IgG は，小胞中に取り込まれたまま細胞を横切り，基底膜に融合する．そこでの pH は中性であるため，IgG は解離して胎児の循環系に運びこまれる．これにより，胎児は母親より高濃度（IgG1 は約 1.8 倍）の IgG を獲得できるという[11]．

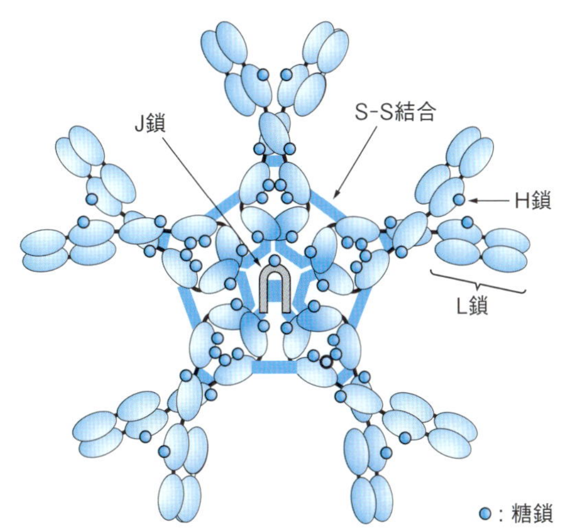

図III-78 IgM の構造（Klein HG, et al. In: Mollison's Blood Transfusion in Clinical Medicine. 12th ed. Willy Blackwell; 2014[1]より一部改変）

3）IgM 図III-78

IgM は，一次免疫応答の初期に血液中に分泌される主要な抗体である．IgM は抗体の基本構造単位が 5 個集まった 5 量体で，10 個の抗原結合部位をもち，血液中免疫グロブリンの約 10％を占める．IgM 分子は，5 個の基本構造単位が隣り合う C_H3 と C_H4 部位でそれぞれ 5 つの S-S 結合と 1 本の J 鎖（joining chain）とよばれるポリペプチド鎖で結ばれている．

IgM 分子の S-S 結合が dithiothreitol（DTT）や 2-mercaptoethanol（2-ME）によって切断されると，IgM 型抗体は変性または破壊され，抗原と結合できなくなる．IgM 分子に抗原が結合すると補体系の最初の成分（C1q）が結合し，補体系の活性化が起こる．

4）IgA[29]

IgA は，血液中免疫グロブリンの 15%を占め，単量体である．しかし，IgA は分泌液(唾液，呼吸器，腸など）の主要な抗体でもある．分泌液の IgA は J 鎖で結合して 2 量体として存在し，さらに分泌成分とよばれるポリペプチド鎖がある．分泌成分は，IgA が分泌液中の蛋白分解酵素で分解されないように保護していると考えられている．IgA は IgA1 と IgA2 の 2 つのサブクラスからなっている．血液中では IgA1 が IgA の 80～90%を占めるが，分泌液中では IgA1 と IgA2 の比率は 1 対 1 になっている．この 2 つのサブクラスの違いは，抗体のヒンジ領域で α2 鎖は α1 鎖にくらべて 13 個のアミノ酸配列が欠損している．IgA1 と IgA2 に対する Fcα レセプターをマクロファージはもっている．

b．新生児の免疫グロブリン産生 図Ⅲ-79

新生児血清に存在する IgG は，胎盤を通して移行した母親の IgG である．IgG の産生は生後 3～6 週で始まり，2 カ月で成人値のおよそ 20%，10～18 カ月で約 60%に達する[30]．IgM は胎盤を通過できず，臍帯血中の IgM 濃度は成人値の 5～10%である．生後 2～3 日で上昇し始め，2～3 カ月で成人値の 50%，9 カ月で 100%に達する[31]．なお，感染児では成人値を超える場合もある．IgA は臍帯血清に存在せず，生後 2 カ月までに成人値の 20%，5 歳までに約 50%に達する[30]．

c．自然抗体
(naturally occurring antibodies)

輸血領域で自然抗体といえば，輸血歴および妊娠歴がないにもかかわらず血清に検出される血液型抗原に対する抗体を指す．つまり，輸血赤血球または胎児赤血球による免疫刺激がなくとも産生される抗

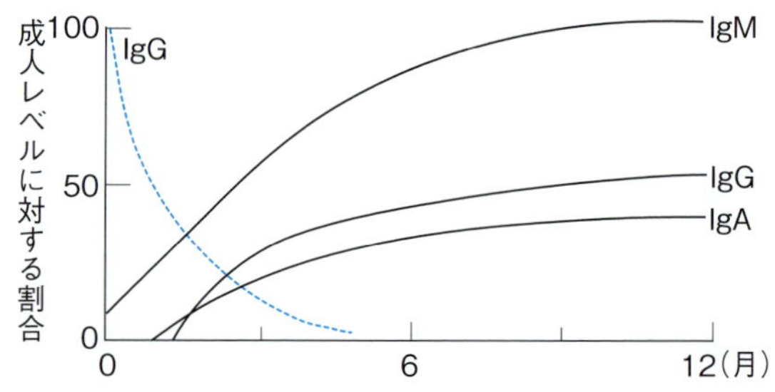

図Ⅲ-79　生後 12 カ月までの血清中 IgG，IgM，IgA の産生（Klein HG, et al. In: Mollison's Blood Transfusion in Clinical Medicine. 12th ed. Willy Blackwell; 2014[1]より一部改変）
点線は母親由来の IgG.

体のことである．Landsteiner は自然抗体の由来として 2 つの発生要因を考えた[32]．1 つは，微生物その他の抗原刺激によって産生された抗体，もう 1 つは特定の抗原刺激がなくても存在するとしか考えられない抗体である．

抗原刺激としては，まず常在菌叢として棲息する細菌が考えられた[33]．無菌状態で飼育した鶏のひなは，生後 60 日経過してもヒト B 型赤血球に対する凝集素（抗 B 様の特異性）を作らない．一方，ふつうの状態で飼育した場合には，30 日以内に抗 B 様の凝集素が出現する[34]．無菌状態で飼育した鶏のひなは，*Escherichia coli* O_{86}を経口投与されると速やかに抗 B 様の凝集素をつくり，ヒトでみられる自然抗体と同じく 37℃にくらべて 4℃で強く凝集した．さらに，死菌させた *Escherichia coli* O_{86}をヒトに経口あるいは吸入によって投与することでも，抗 B の抗体価が上昇した[35]．Oh，p，p^k型の個体が常に保有する抗 H，抗 PP1Pk，抗 P，さらに成人 i 型の抗 I，一部の個体にみられる抗 A_1，抗 HI，抗 Lewis，抗 P1 も細菌などによる抗原刺激の結果であるとされている．抗 K の中には K 類似抗原をもつ微生物感染により産生したと考えられる症例もある（Kell 血液型を参照）．抗 A，抗 B をはじめ，これら自然抗体は IgM が主体である．ただし，O 型個体はほとんどが IgM の他に IgG 抗 A，抗 B，抗 A,B をもっている．しかしながら，これら自然抗体の発生機序については仮説にとどまっており，いまだ不明な点が多い．なお，妊娠歴のある Oh，p，p^k型女性の抗 H，

JCOPY 498-01913

抗 PP1P^k，抗 P には IgG 抗体が含まれていることが多い．

これに対して，細菌などの抗原刺激によって産生されたとは考えにくい抗体例も稀に存在する．つまり，赤血球による免疫刺激がないとふつうは作られないと考えられている抗体である．たとえば，献血者 1,280,000 名を対象にした調査によって，輸血歴のない男性 75 名に抗 Rh（ほとんどは抗 E），97 名に抗 Fy^b，22 名に抗 Xg^{a}が検出されている[36]．なお，抗 Xg^{a}の保有者はすべて男性であった．また，健常者や，特に自己免疫性溶血性患者の血清には，明らかな抗原刺激がないにもかかわらず，抗 Wr^a，抗 Vw，抗 Mi^a，抗 St^{a}などの低頻度抗原に対する抗体が検出されることもある．こうした抗体の免疫グロブリンクラスは一様でなく，間接抗グロブリン試験で反応する IgG のものも多い[37]．

■ d．免疫抗体

免疫系は，体液性免疫（humoral immunity），細胞性免疫（cellular immunity）の 2 つに大別される．輸血では体液性免疫が主に問題となる．humor は液という意味で，体液中にある分子，つまり抗体の産生が関与する．抗体産生に関わる免疫応答には 2 つあり，1 つは B 細胞がはじめて抗原に出会うと，抗体（主に IgM）をゆっくりと作りはじめる一次免疫応答，もう 1 つは 2 度目に同じ抗原と出会うと，より速く強く応答して，主に IgG をつくる二次免疫応答である．体液性免疫のきっかけは，脾臓やリンパ節にある樹状細胞（dendritic cells）やマクロファージなどの抗原提示細胞（antigen presenting cells: APC）による抗原の非特異的な取り込みである．抗原はリソゾームで蛋白分解酵素などの作用を受け，断片化され処理される．抗原の断片は HLA クラスⅡ分子に結合して細胞表面に提示され，それをヘルパー T 細胞が認識する．提示された抗原と反応したヘルパー T 細胞は，同じ抗原で刺激される B 細胞を活性化し，特異抗体の合成を補助する．こうした働きは，主として T 細胞が作り出す複数のサイトカインによって媒介される．これらサイトカインの作用を受けた B 細胞は，抗体産生細胞（形質細胞）に分化・増殖する．活性化されなかった B 細胞は成熟して記憶細胞（memory cell）になる．記憶 B 細胞もナイーブ B 細胞と同様に B 細胞抗原受容体（B-cell antigen receptor: BCR）としての表面（膜型）免疫グロブリンを有しているが，特に記憶 B 細胞の BCR は抗原に対する親和性が高い．この高親和性 BCR をもつ記憶 B 細胞は最も効率よく抗原に結合するため，これらの B 細胞だけが二次免疫応答において効率よく刺激される．その結果，胚中心では抗原特異的ヘルパー T 細胞との相互作用により，高親和性の抗体を大量に産生できる形質細胞へ誘導される．T 細胞受容体がペプチドを認識するのに対して，BCR は抗原の高次構造を認識できる．一次免疫応答では，特に樹状細胞が抗原提示細胞の中心的な役割を担っている．二次免疫応答では，B 細胞も抗原ペプチドを表面に提示する．樹状細胞は抗原を無差別に分解するが，B 細胞はその表面受容体と結合する抗原だけを特異的に分解できる．その点で，親和性の高い抗原特異的な免疫グロブリンをもつ B 細胞は，優れた抗原提示細胞であるといえるかもしれない[38,39]．

1）血液型抗原に対する一次免疫応答と二次免疫応答

初回の輸血による免疫応答は比較的ゆっくりと進行し，輸血後 4 週間から数カ月間は特異抗体を産生しない場合が多い[40,41]．輸血歴，妊娠歴のない 12 名の D 陰性者に 1 mL の DcE/DcE 赤血球を輸注し，2 週おきに血清中抗 D の有無について調べた結果，4 名に抗 D が検出されている[42]．一番早く検出されたのは輸血後 4 週目で，4 名とも 10 週目までには血清中に抗 D が検出できた．また別の報告によると，22 名の D 陰性者に D 陽性の全血 500 mL を輸血した場合，輸血後 2～5 カ月以内に 22 名中 18 名（82%）に抗 D が産生されている[41]．輸血後 1 カ月では全例で循環中に D 陽性赤血球が存在し，抗 D は検出されていない．2 カ月で 9 名，3 カ月で 16 名，4 カ月で 17 名，5 カ月で 18 名に抗 D が検出されている．したがって，輸血による一次免疫応答については，輸血後 1～3 カ月の間に抗体の産生が始まり，それ以前またはそれ以後でも抗体が産生される可能性はかなり低いことになる．他では，小児の熱傷患者で輸血

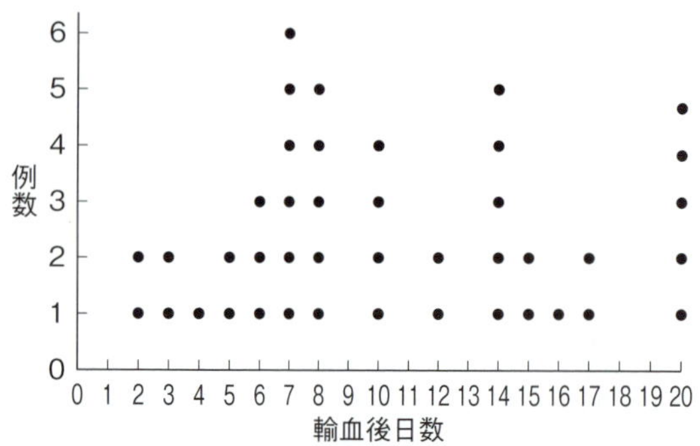

図III-80　遅延型溶血性輸血反応発症までの輸血後日数

後4週間たたないうちに抗K，抗E，抗Cが産生された症例[43)]，輸血後10日で抗Jk^{a}と抗P1を産生した7歳児[44)]，輸血後28日で抗E，抗Jk^a，抗P1が検出された58歳の男性患者などが報告されている．一次免疫応答で産生される抗体は，低濃度のIgMで一過性であると考えられている．しかし，血清学的にはIgG単独と考えられる症例も数多く知られており，いつでもIgMの抗体産生を伴うのか否かについては明確ではない[45)]．大量の血液が輸血された場合，輸注された赤血球は長期にわたり免疫原として血液循環中に存在することから，この間に一次免疫応答と二次免疫応答が起きてIgG抗体が産生されている可能性もある[46)]．これに対して，二次免疫応答では，主にIgGの抗体が48時間以内に作られ始め，6日程度でピークに達する場合が多い．この二次免疫応答の典型例は，遅延型溶血性副反応の原因として血清学的所見や臨床上の徴候などから知ることができる．なお，抗D，抗EなどRh抗原に対する二次免疫応答では，IgG抗体とともに生理食塩液法で凝集する抗体（おそらくIgM）を一過性に伴う場合が多い[47)]．わが国で報告された遅延型溶血性輸血反応42例について，輸血後の発症日数を図III-80に示した[48-83)]．わが国における二次免疫応答による遅延型溶血性輸血反応は欧米と同様，輸血後7〜14日目に発症例が多い．また，一次次免疫応答によると思われる遅延型溶血性輸血反応も3例報告されており[78,79,82)]，溶血所見はそれぞれ22，33，36日目に出現した．

輸血を受けた患者は，必ずしも抗体を作るわけではない．これには患者の遺伝的背景，輸血量や輸血回数，血液型抗原の免疫原性の違い，などが関与している．

3 血液型抗原と抗体の反応（reaction of blood group antigen and antibodies）

a．抗原抗体反応

1つの分子が別の分子と特異的に結合するということが，あらゆる生物学的反応の基礎となっている．たとえば，抗原と抗体，レクチンと糖鎖，リガンドとその受容体，酵素と基質，制御蛋白とDNAなどにみられる結合はみな特異性がある．こうした分子間の正確な相互作用は非共有結合（noncovalent bond）によるもので，以下にあげる2つの要因の組み合わせによって特異性が生じる[84)]．1）1つ1つの非共有結合は弱いので，分子同士の結合が起こるためには，多数カ所での結合が必要である．2）非共有結合はどんな種類のものでも短距離にだけ働くので，特定の原子団が密接に接触したときにのみ結合が起こる．この関係は厳密なものであり，アミノ酸や糖が1つ違っているだけでも，結合が起こらないことがある．水溶液中での非共有結合の強さは共有結合の1/30〜1/300であり，生理的温度での各原子の熱運動エネルギーをわずかに上まわる程度である．したがって，1個の非共有結合では，分子を引き離そうとする熱運動に抵抗できない．しかし，多数が共同すると分子相互に安定で特異的な結合が生じる．すなわち，結合数が少なければその結合は可逆的になり，生じた反応産物はすぐに引き離される．一方，結合数が多くなればそれだけ，分子間の結合は安定したものになる．特に抗原抗体結合反応の場合には，多数の非共有結合が合わさって，その結合はほとんど不可逆的になるくらい強くなり，この反応に特有な特異性をもたらす．非共有結合には，ファンデル・ワールス力（van der Waals force: 電子雲が引き合うことによる力），イオン結合（ionic bond: 互いに反対の電荷をもつ原子団の間で引き合う力），水素結合（hydrogen bond: 酸素や窒素原子の間に水素原子を通してできる力），疎水結合（hydrophobic bond: 疎水性のアミノ酸残基などが互いに接近して水分子を排除することで生じる力）の4種類

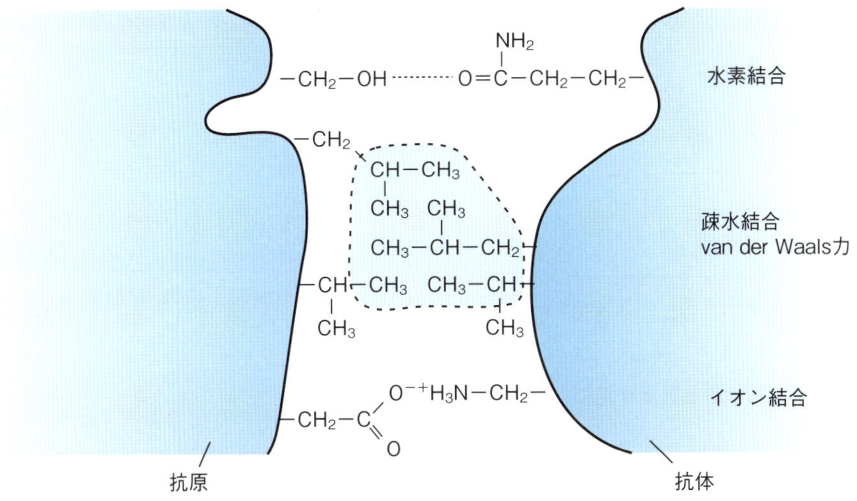

図III-81 非共有結合による抗原と抗体の結合（野田春彦，他訳．In: 分子細胞生物学．第4版．東京化学同人; 2001[85]より一部改変）

表III-89 非共有結合の様式とその結合力

結合様式	エネルギー（kJ/mol）*
ファンデル・ワールス力	4（1～20）
イオン結合	20（5～40）
水素結合	20（10～50）
疎水結合	<40

*参考: 水分子の平均的な運動エネルギー，2.6 kJ/mol
（Reverberi R, et al. Blood Transfus. 2007；5：227-40[86]より）

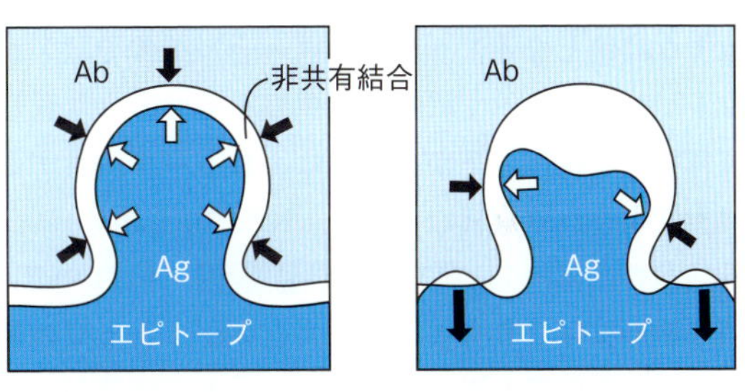

図III-82 抗原と抗体の結合（Blaney KD, et al. In: Basic & applied concepts of immunohematology. Mosby; 2000[87]より一部改変）

があり[85] 図III-81，結合力はファンデル・ワールス力が最も小さく，イオン結合と水素結合はほぼ同等であり，疎水結合が最も大ききと考えられている 表III-89.

赤血球膜上の抗原分子（エピトープ）と免疫グロブリン分子（パラトープ）の結合には分子レベルでの立体的相補性を必要とし，これら4種の非共有結合が同時に働いている．その際，ファンデル・ワールス力と疎水結合は水分子が存在しない比較的狭い分子間において，水素結合とイオン結合は水分子の存在する比較的広い分子間に作用すると考えられている[86].

抗原分子が抗体に充分に近づき，一部の原子団が抗体表面の相補的なくぼみにはめ込まれるようになったとき（鍵と鍵穴の関係にたとえられる），非共有結合は有効に働く[87] 図III-82.

抗原と対応する抗体との反応は，酵素と基質にみられる反応と同じく可逆的結合反応である．抗原決定基を1個もつ抗原(Ag)と単一の抗体の抗原結合部位(Ab)との反応は，次のように表される[88] 図III-83.

$$Ag + Ab \rightleftharpoons AgAb$$

AgAb 対 Ag と Ab の相対量は，相互作用の強さと混合物中の Ag と Ab の濃度に依存する．相互作用の強さは平衡定数 K_{eq} で表され，

$$K_{eq} = [AgAb]/[Ag][Ab]$$

$$K_{eq}[Ag] = [AgAb]/[Ab] \text{ または}$$

$$K_{eq}[Ab] = [AgAb]/[Ag]$$

である（[ ] は平衡時の各成分の濃度を示す）．K_{eq}（抗体親和性）が高ければ，それだけより多くの

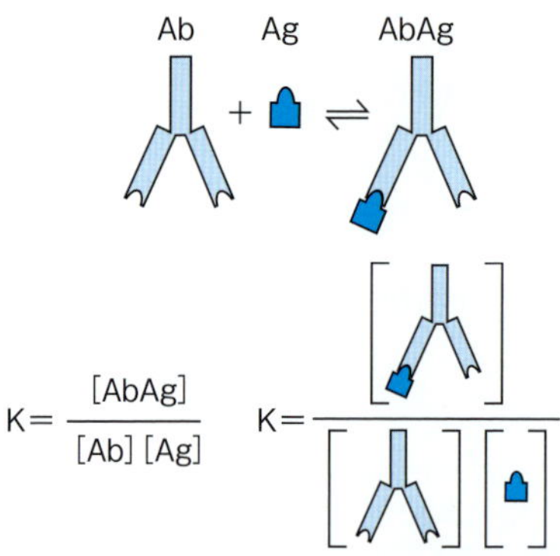

図III-83　抗原抗体反応と質量作用の法則

表III-90　各種同種抗体の K_{eq} 値

抗体	K_{eq}
抗D	2×10^7〜3×10^9
抗C	0.5×10^7
抗c	1.9〜5.6×10^7
抗E	4×10^8
抗e	2.5×10^8
抗K	6×10^9〜4.5×10^{10}

（Reverberi R, et al. Blood Transfus. 2007；5：227-40[86]より）

AgAbが生成する．K_{eq}は，抗原と抗体との結合に関与する数種類の弱い非共有結合の総和を表している．すなわち，結合力が強ければ強いほど，そのK_{eq}はより高値となる[86]．ポリクローナル抗体では，ある1つのエピトープに対する免疫応答で産生される抗体でも，抗体分子が異なればエピトープに対する親和性もそれぞれ異なる（K_{eq}: 10^6〜10^9 L/mol）[89]．各種同種抗体のK_{eq}値を示す 表III-90．抗DのK_{eq}値は他の抗体よりも変動幅が大きいが，表現型の違いにより赤血球1個あたりのDエピトープ数が異なるためと考えられている（*DCe/dce*: 9,900〜14,600, *DcE/DcE*: 15,800〜33,300）[90]．

抗体は，2価または多価であって1価ではない 図III-76，図III-78 参照．抗体には2つ以上の抗原結合部位があり，これらが赤血球上の抗原と結合し，赤血球同士を結びつけていることは，生理食塩液法などによる直接凝集反応で日常的に経験している．特にIgMでは，IgM分子個々のFabの親和性は低いが，分子自体が大きく，また多数の抗原結合部位（10価）を有しているため，血球を凝集させる能力に優れている．

抗原に対する抗体親和性は，抗体および抗原の混合液中のpHやイオン強度，さらに反応温度などに影響される[86,88]．ポリクローナル抗体の場合はpH 4〜9の範囲であまり影響を受けない．たとえば，ポリクローナル抗Dの結合定数はpH 6.5〜7で最高値を示すものの，pH 5.5〜8.5の範囲ではほとんど差は認められない[91]．ただし，モノクローナル抗Mや抗Nの中にはpHの変化で著しく影響されるものもある[92]．反応溶液のpHを6.5程度まで下げたほうが強く反応する抗Mや抗Iも知られている．

また，反応増強剤を添加しない血漿のイオン強度（0.9％NaCl溶液で0.15 mol/L）での抗原抗体反応において，イオン結合は血漿中のさまざまなイオンによって妨げられている[86]．LISS（low ionic strength solution）を添加し反応系のイオン強度を下げる（たとえば0.09 mol/L）と抗原と抗体の結合は促進され，一般的にRh，Kidd，Duffyなどの血液型に対する抗体の検出感度は増強される[93-95]．しかし，糖鎖抗原（ABHやLewis），Kell血液型抗原と抗体の反応はそれぞれ水素結合や疎水結合が主体であるため，ほとんど低イオン強度の影響を受けない．抗Kの検出には立体排除効果（steric exclusion effect）によって脱水作用を促進させるPEG（polyethylen glycol）法が有効である[86]．

反応温度は，抗体親和性と反応速度の2つに影響を及ぼす．低温にしたほうがより強く結合する抗体，たとえば抗Aや抗Iによる抗原・抗体反応は熱を放出する発熱反応（exothermic）であると考えられている．これに対して，抗原に抗体が結合する際に水分子が押し出されたり，抗原抗体反応物の構造変化が伴ったりするものは熱エネルギーを必要とし，吸熱反応（endothermic）とよばれる．温式抗体は一般にこの性質をもつとされている[96]．これら抗体の冷式および温式の性質は抗原分子の性状によっても左右され，糖鎖抗原では水素結合による発熱反応，蛋白抗原では疎水性相互作用による吸熱反応が主に関与している[97]．一方，抗原に結合する抗体の反応速度は，4℃にくらべて37℃のほうがはる

JCOPY 498-01913

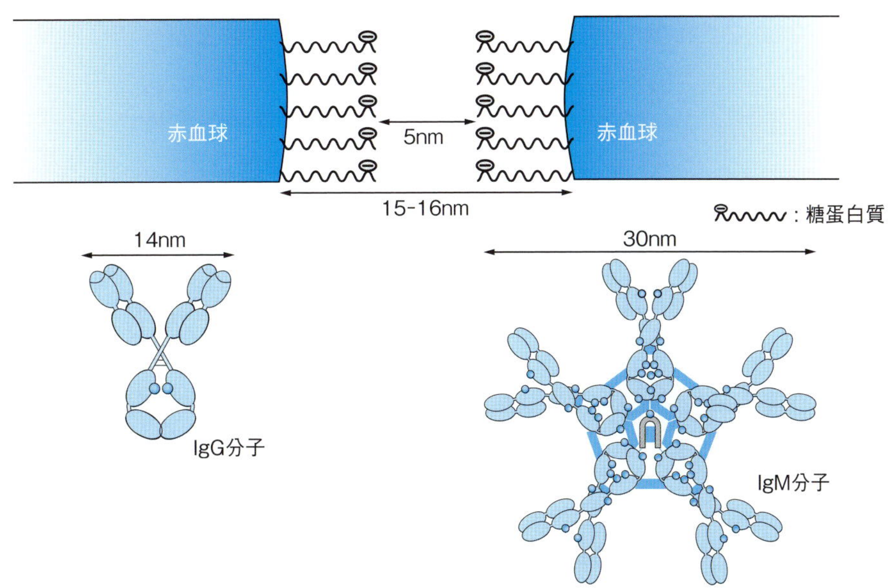

図Ⅲ-84　赤血球間の距離と IgG，IgM 分子の大きさ

かに速く進行する．抗 D を例にとると，37℃で反応させた方が4℃にくらべて20倍ほど速く結合することが知られている[90]．

抗原と抗体の相互作用については，リゾチームと抗リゾチームの Fab 断片を用いたリゾチーム-Fab 複合体の X 線構造解析によって詳しく調べられている．リゾチームに結合する前と結合している状態とで，Fab 断片の高次構造に変化はみられていない．抗体の CDR ループとリゾチーム間の接触領域は約 2×3 nm の面積にわたって広がっており，抗体の 6 つの CDR ループとリゾチームの 18〜27 番目と 116〜129 番目のアミノ酸とが相補的になっている（高次構造のエピトープ，図Ⅲ-74参照）．抗体の 17 個のアミノ酸残基（10 個が H 鎖，7 個が L 鎖）がリゾチームの16個のアミノ酸残基に接触しており，互いにぴったりと密着している．接触領域の中心には H 鎖の CDR3 ループがあり，他の CDR ループよりも強く接触領域の形成にかかわっている 図Ⅲ-77参照．リゾチームとの結合には，特に H 鎖 CDR3 の 4 個のアミノ酸残基が寄与しており，蛋白抗原の特異的な認識に重要であると考えられている[98,99]．

b．赤血球凝集反応

基本的には IgG（2 価）または IgM（多価）抗体が赤血球に結合し，赤血球同士を架橋することで赤血球凝集塊が形成される．IgM 分子の抗原結合部位間の最大距離は約 30 nm あるのに対して，IgG 分子では約 14 nm である[100,101] 図Ⅲ-84．赤血球と抗体分子の相対的な大きさの違いを比較してみると，赤血球の直径を 1 m とした場合には，IgM 分子の抗原結合部位間の距離は 4 mm，IgG では 1.5 mm である．血液型抗原を担う分子には赤血球膜から外側に突き出ているものや，赤血球膜にほぼ埋もれた状態のものなどがある．したがって，血液型抗原は膜表面（脂質二重層）からかなり離れて存在したり，ほぼ膜表面上に存在したりする[102] 図Ⅲ-85．

赤血球同士を架橋するためには，特定の抗体分子が 2 つの隣り合った赤血球のそれぞれに結合する必要がある．等張溶液中では，赤血球同士の反発する力（静電相互作用）と引き合う力（van der Waals 力）のバランスで赤血球間の距離を保っている．赤血球膜表面には糖蛋白（主に glycophorin A）側鎖のシアル酸の陰性荷電があり，赤血球同士は互いに静電相互作用（クーロン力）によって反発し合う．このシアル酸の陰性荷電が赤血球膜陰性荷電の実効電荷（net charge）となり，赤血球表面（界面）電位は −34 mV と測定されている[99] 図Ⅲ-86a．赤血球の中窪み円盤形（biconcave disk）の内彎曲面同

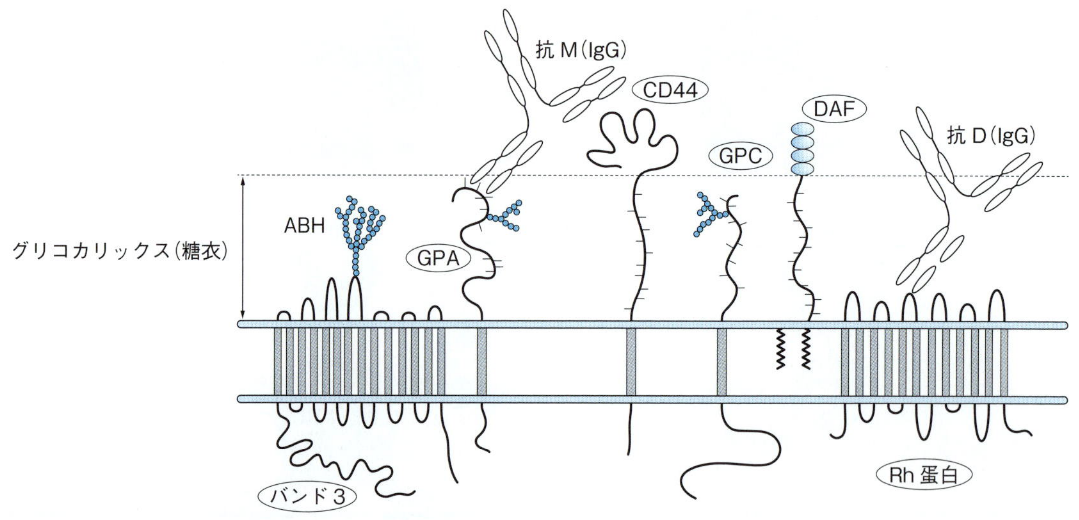

図III-85 IgG 抗体による直接凝集（食塩液法）の有無（Issitt PD, et al. In: Applied Blood Group Serology. 4th ed. Montgomery Scientific Publications, 1998[102]より一部改変）

士が接近すると，外彎曲面同士の接近とくらべて 10 倍ほど強い反発力を発揮する．したがって，内彎曲面同士にくらべて，外彎曲面同士の方が互いに接近しやすいことになる[100]．そのため，赤血球凝集反応は長軸方向に展開しやすく，ガラス板法では円盤状の凝集塊を形成する．

赤血球が生理食塩液や血漿に浮遊している場合には，赤血球の周囲に溶液中の反対符号の荷電をもつ Na^+（または K^+）が多く集まりイオン雲（イオン雰囲気）を形成する．イオン雲の密度は赤血球から離れればそれだけ減少する．このイオン雲が赤血球とともに移動すると，一緒に移動できる境界が生じ，これは「すべり面（slipping plane）」として知られている 図III-86b．電荷の密度は赤血球表面よりもイオン雲のほうが高い．したがって，赤血球同士の反発力は赤血球表面の荷電（電位）ではなく「すべり面」での電位が支配している．この「すべり面」の電位をゼータ（ζ）電位（zeta-potential）とよんでいる[103] 図III-86c．

赤血球間の距離はゼータ電位に比例する．浮遊液のイオン強度や誘電率を高くしたり，血球表面の荷電を少なくしたりすることで，ゼータ電位を減少させることができる（つまり赤血球間の距離を縮めることができる）．イオン強度を高くすると，その分だけ多数の陽イオンが赤血球の周囲に密集してイオン雲の電荷密度は高くなり，膜表面の陰性荷電は中和されやすくなる結果，ゼータ電位は減少する．逆に生理食塩液よりもイオン強度を低くするとゼータ電位は上昇し，赤血球間の距離は拡大することになる．したがって，低イオン強度のメディウム中では抗体と抗原の結合を促進するが，直接凝集反応には理論上マイナスの要因となり得る[104]．また，アルブミンは誘電率を高めてゼータ電位を減少させるが，IgM 分子による凝集反応を増強させるほどの効果はないと考えられており，その機序については明らかにされていない[105]．

生理食塩液に浮遊させた赤血球のゼータ電位は −18 mV であることから，隣り合った赤血球表面（膜脂質二重層）間は 15〜16 nm の距離を維持していると推定されている 図III-84．生理食塩液法で直接凝集反応が起こるためには，1 個の抗体分子の抗原結合部位がこの距離を超えて隣り合ったそれぞれの赤血球に結合して架橋しなければならない．この点で IgM 分子の抗原結合部位間の距離は最大で 30 nm あり，赤血球間をたやすく架橋できる．これは IgM 抗 D が生理食塩液法で D 陽性赤血球を強く凝集することからもうかがい知ることができる．一方，IgG 抗 D の場合には，D 抗原が脂質二重層から

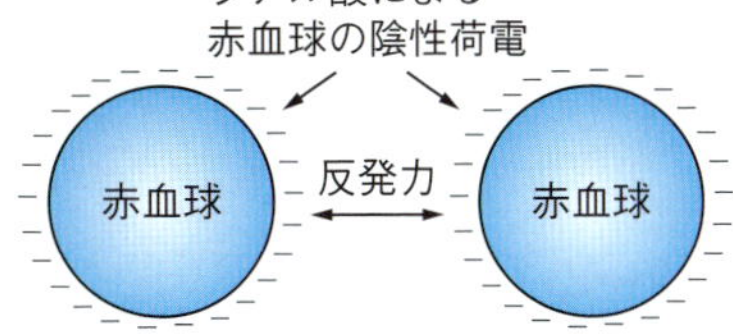

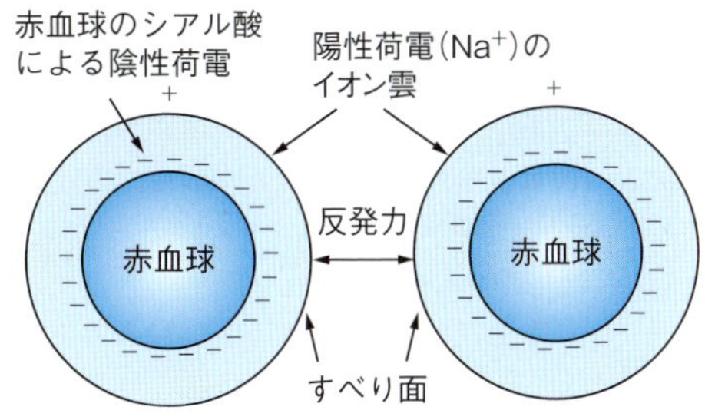

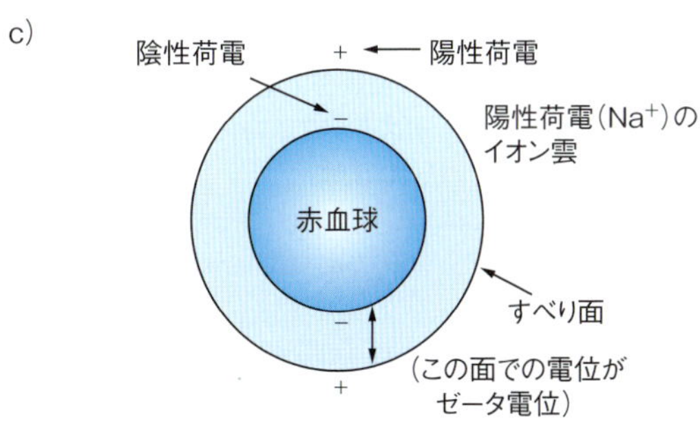

図III-86　赤血球間の反発力とイオン雲（界面二重層）
(Overfield J, et al. In: Transfusion Science. Reed Education and Professional Publications; 1999[104]より一部改変)

わずかに表面に露出しているループ上に存在していることからグリコカリックス（糖衣）に阻まれ，生理食塩液法による直接凝集反応を起こさない．つまり，抗原結合部位間の最大距離が 14 nm にすぎない IgG 分子では，赤血球に IgG 抗 D が結合しても，赤血球間を架橋できないと考えられている[101] 図III-84, 図III-85．

ところが，IgG 抗 A，IgG 抗 B，IgG 抗 M は生理食塩液法でも凝集を起こすことが知られている[1,106]．A・B 抗原はさまざまな膜蛋白や膜脂質に結合した糖鎖構造の末端部に局在し，M 抗原は glycophorin A（GPA）の N 末端に存在する．van Oss らは，IgG 抗体による赤血球の直接凝集反応の有無は，対応する抗原がどれだけ赤血球膜表面から離れているかによって決定されると考えた[100] 図III-85．たとえば，膜表面から突き出ている glycophorin A や一部の膜蛋白（たとえば Band 3）に結合した糖鎖の末端部は，赤血球間で約 5 nm の距離まで接近できると推定されている 図III-84, 図III-85．したがって，A・B・M 抗原に対する IgG 抗体は赤血球同士を架橋できると考えられている．なお，生理食塩液法で赤血球を凝集させるために必要な赤血球 1 個あたりの IgG 抗 A 分子数は約 7,000，IgM 分子は約 50 と推定されている[107]．ちなみに生理食塩液法で赤血球を凝集させるために必要な最小の血清濃度は，IgG 抗 A で 0.2 μg/mL，IgM 抗 A で 0.0012 μg/mL である．

一方，IgG 抗体による直接凝集反応に影響する要因として，赤血球 1 個あたりの抗原数が重要であるとする考えもあった．たとえば，A 抗原は赤血球 1 個あたり 2×10^6 コピーあるのに対して，D 抗原は 30,000 コピー程度である[108]．ポリクローナル IgG 抗 D の中には D-- 赤血球（ディー，ダッシュ，ダッシュと読む，赤血球 1 個あたり D 抗原は 100,000〜200,000copy）を直接凝集するものがあるとの報告から，IgG 抗 D による直接凝集反応には赤血球 1 個あたりの抗原コピー数が重要であるとする結論が出された．しかし，多数の強力な IgG モノクローナル抗 D で検討した限りでは，生理食塩液法で D-- 赤血球を明確に凝集するものはみつかっていない．これに対して，赤血球の CD44 は赤血球 1 個あたりに 5,000〜10,000 コピーしか存在していないにもかかわらず，IgG 抗 CD44 によって生理食塩液法で凝集する[109] 図III-85．こうしたことから，D-- 赤血球を凝集したポリクローナル抗 D には，IgM あるいは凝集した（aggregate）IgG 抗 D 分子が混在していた可能性が指摘されている．なお，赤血球 1 個あたりの抗原コピー数は赤血球間を架橋できる数を反映し，凝集そのものの強さに大きく影響していると考えられている．

酵素処理した赤血球は，IgG 抗体（主に抗 Rh）で直接凝集反応を示す．シアリダーゼ（ノイラミニダーゼともいう）処理またはプロテアーゼ処理した赤血球は，膜表面のゼータ電位を形成するシアル酸のカルボキシル基（-COO$^-$）の減少に伴い，IgG抗体により生理食塩液中で凝集できる程度まで互いに接近するからである．シアリダーゼ処理またはプロテアーゼ処理した赤血球膜表面のゼータ電位の減少はほぼ同じであるが，プロテアーゼ処理赤血球はシアリダーゼ処理赤血球にくらべて抗Dとはるかに強く凝集する．このことは，IgG抗Dの凝集反応に影響する要素が赤血球表面荷電だけではないことを示唆している[110,111]．Glycophorin A/Bには合わせて26個のO結合型糖鎖がクラスターを形成しており，赤血球膜シアル酸量の85％を占めている[112]．これらO結合型糖鎖（特にSer/Thrに結合したN-アセチルガラクトサミン）と隣り合ったペプチド（アミノ酸残基）との間で互いに作用し合う結果，glycophorin A/B分子は柔軟性を欠くと考えられている[113]．シアリダーゼ処理した赤血球のglycophorin A/Bは柔軟性を欠いたままであり，これが障害物となって，抗Dが結合できるD抗原部位が限定され，凝集は思ったほど強くならないと推測されている．これに対してプロテアーゼ処理赤血球では，glycophorin A/Bの糖鎖とともにペプチドも取り除かれ，障害物がない状態となる．この結果，D抗原に結合できる抗Dが増加し凝集反応も強くなると推定されている[102]．

通常，酵素法は不規則抗体同定において補助的に用いる．前述したように酵素処理した赤血球の間隔は狭くなり，とくにRh血液型抗原に対する抗体による凝集は抗Dのみならず酵素法でしばしば増強される．また，酵素感受性のある血液型抗原（MNS，DuffyやXg^aなど）は酵素処理によって変性または破壊を受ける．これらの血液型抗原に対する抗体は，未処理赤血球とは反応するが酵素処理赤血球とは反応しない．この性質を利用して，複数の不規則抗体の中から酵素感受性のある血液型抗原に対する抗体の共存を推定することができる．日常検査にはフィシン，パパインやブロメリンが用いられるが，中でも赤血球膜表面ゼータ電位に与える効果はフィシンが最も優れている 表III-91 ．

表III-91　赤血球膜表面ゼータ電位に与える酵素処理の効果

酵素	ゼータ電位（mV）	
	処理後	減少率（％）
シアリダーゼ（ノイラミニダーゼ）	−1.31	90.4
フィシン	−4.38	68.0
ブロメリン	−6.05	55.8
トリプシン	−7.28	46.8
キモトリプシン	−7.91	42.3
パパイン	−8.52	37.8
ディスパーゼ	−9.04	34.0

血漿のゼータ電位: −13.7 mV
（Fernandes HP, et al. Rev Bras Hematol Hemoter. 2011；33：297-301[114]より一部改変）

●文　献

1）Klein HG, Anstee DJ. Immunology of red cells. In: Mollison's Blood Transfusion in Clinical Medicine. 12th ed. Willy Blackell; 2014. p.53-117.
2）笠原浩二，佐内　豊．糖脂質と糖脂質ミクロドメイン．In: 谷口直之，編．ポストゲノム時代の糖鎖生物学がわかる．東京: 羊土社; 2002.
3）Anstee DJ. Minor red cell surface proteins associated with red cell dysfunction. Baillieres Clin Haematol. 1993; 6: 445-63.
4）Daniels G. Functions of red cell surface protein. Vox Sang. 2007; 93: 331-40.
5）上野川修一，監訳．In: 抗原．免疫学キーノート．東京: シュプリンガー; 2001.
6）西川伸一．造血系の組織構造．In: 西川伸一，本庶佑，編．免疫の科学．東京: 岩波書店; 1999.
7）Hershko C, Gale RP, Ho W, et al. ABH antigens and bone marrow transplantation. Br J Haematol. 1980; 44; 65-73.
8）Mak JG, Southcott, Tanner MJA, et al. The expression of human blood group antigens during erythropoiesis in a cell culture system. Blood. 1999; 93: 4425-35.
9）Bony V, Gane P, Bailly P, et al. Time-course expression of polypeptides carrying blood group antigens during human erythroid differentiation. Br J Haematol. 1999; 107: 263-74.
10）Daniels G, Green C. Expression of red cell surface antigens during erythropoiesis. Vox Sang. 2000; 78: 149-53.
11）Klein HG, Anstee DJ. Haemolytic disease of the fetus and the newborn. In: Mollison's Blood Transfusion in Clinical Medicine. 12th ed, Willy Blackell; 2014. p.499-

541.

12) Yasuda H, Ohto H, Nollet KE, et al. Hemolytic disease of the fetus and newborn with late-onset anemia due to anti-M: a case report and review of the Japanese literature. Transfus Med Rev. 2014; 28: 1-6.

13) Ishida A, Ohto H, Yasuda H, et al. Auti-M antibody induced prolonged anemia following hemolytic disease of the newborn due to erythropoietic suppression in 2 siblings. J Pediatr Hematol Oncol. 2015; 37: e375-7.

14) Dunstan RA. Status of major red cell blood group antigens on neutrophils, lymphocytes and monocytes. Br J Haematol. 1986; 62: 301-9.

15) Dunstan RA. The expression of ABH antigen during in vivo megakaryocyte maturation: origin of heterogeneity of antigen density. Br J Haematol. 1986; 62: 587-93.

16) Dunstan RA, Simpson MB, Rosse WF. Le^a blood group antigen on human platelet. Am J Clin Path. 1985; 83: 90-4.

17) Dunstan RA, Simpson MB, Rosse WF. Erythrocyte antigen on human platelets. Absense of Rh, Duffy, Kell, Kidd, and Lutheran antigens. Transfusion. 1984: 24: 243-6.

18) Gamberg CG, Jokinen M, Andersson LC. Expression of the major sialoglycoprotein on erythroid cells in human bone marrow. Blood. 1978; 52: 379-87.

19) Kasai K, Galton J, Terasaki PI, et al. Tissue distribution of the P^k antigen as determined by a monoclonal antibody. J Immunogenet. 1985; 12: 213-20.

20) Parsons SF, Judson PA, Spring FA, et al. Antibodies with specificities related to the Kell blood group system. Rev Franc Transfus Imuno-Hemat. 1988; 31: 401-5.

21) Gaidulis L, Branch DR, Lazar GS, et al. The red cell antigens A, B, D, U, Ge, Jk^3 and Yta are not detected on human granulocytes. Br J Haematol. 1985; 60: 659-68.

22) Le van Kim C, Colin Y, Mitjavila M, et al. Structure of the promoter region and tissue specificity of the human glycophorin C gene. J Biol Chem. 1989; 264: 20407-14.

23) Montgomery WM Jr, Nance SJ, Donnelly SF, et al. MAM: a new high-incidence antigen found on multiple cell lines. Transfusion. 2000; 40: 1132-9.

24) 矢田純一. 抗体についての基礎知識. In: 医系免疫学. 改訂 7 版. 東京: 中外医学社; 2001. p.13-37.

25) 野田春彦, 他訳. 免疫. In: 分子細胞生物学. 第 3 版. 東京: 東京化学同人; 1997.

26) 笹月健彦監訳. 第4章　抗体の構造とB細胞の多様性. In: エッセンシャル免疫学—第 2 版. 東京: メディカル・サイエンス・インターナショナル; 2010. p.90-118.

27) Ghetie V, Ward ES. FcRn, the MHC class-related receptor that is more than an IgG transporter. Immunol Today. 1997; 18: 592-8.

28) Kim JK, Firan M, Radu CG, et al. Mapping the site on human IgG for binding of the MHC class I-related receptor, FcRn. Eur J Immunol. 1999; 29: 2819-25.

29) 清野　宏. 粘膜免疫. In: 西川伸一, 本庶　佑, 編. 免疫の科学. 東京: 岩波書店; 1999.

30) Buckley RH, Dees SC, O'Fallon WM, et al. Serum immunoglobulins: 1. Level in normal children and in uncomplicated allergy. Pediatrics. 1968; 41: 600.

31) West CD, Hong R, Holland NH. Immunoglobulin levels from the newborn period to adulthood and in immunoglobulin deficiency states. J Clin Invest. 1962; 41: 2054.

32) Landsteiner K. In: The Specificity of Serological Reactions. Boston: Harvard Univ Press; 1946: p.132.

33) Wiener AS. Origin of naturally occurring hemagglutinins and hemolysins: a review. J Immunol. 1951; 66: 387.

34) Springer GF, Horton RE, Forbes M. Origin of anti-human blood group B agglutinins in white leghorn chicks. J Exp Med. 1959; 110: 221.

35) Springer GF, Horton RE. Blood group isoantibody stimulation in man by feeding blood group active bacteria. J Clin Invest. 1969; 48: 1280.

36) 矢部隆一, 相川光男, 貞松美由紀, 他. 不規則抗体を保有する献血者の解析. 血液事業. 2001; 24: 318.

37) Cleghorn TE. The frequency of the Wra, By and Mg blood group antigens in blood donors in the South of England. Vox Sang. 1960; 5: 556.

38) 鍔田武志. 免疫応答. In: 西川伸一, 本庶　佑, 編. 免疫の科学. 東京: 岩波書店; 1999.

39) 宮坂昌之, 定岡　恵. 10 適応免疫の動態, In: 笹月健彦監訳. Janeway's 免疫生物学(原書第 7 版), 東京: 南江堂; 2010, p.421-58.

40) Pollack W, Ascari WQ, Cripsen JF, et al. Studies on Rh prophylaxis: Ⅱ. Rh immune prophylaxis after transfusion with Rh-positive blood. Transfusion. 1971; 11: 340.

41) Gunson HH, Stratton F, Cooper DG. Primary immunization of Rh negative volunteers. BMJ. 1970; 1: 593.

42) Contreras M, Mollison PL. Failure to augment primary Rh immunization using small dose of passive IgG anti-Rh. Br J Haematol. 1981; 49: 371.

43) Bacon N, Patten E, Vincent J. Primary immune response to blood group antigens in burned children. Immunohematology. 1991; 7: 8-11.

44) Cox MT, Roberts M, LaJoie J, et al. An apparent primary immune response involving anti-Jk[a] and anti-P1 detected 10 days after transfusion. Transfusion. 1992; 32: 874.
45) Shirey RS, King KE. Alloimmunization to blood group antigens. In: Scientific Basis of Transfusion Medicine. 2nd ed. London: WB Saunders; 2000.
46) Urbaniak SJ. Alloimmunity to human red blood cell antigens. Vox Sang. 2002; 83: 293-7.
47) Holburn AM, Cleghorn TE, Hughes-Jones NC. Re-stimulation of anti-D in donors. Vox Sang. 1970; 19: 162.
48) 岡誠太郎，田村秀樹，湖城　均，他．輸血後７日目で発症した溶血発作の1症例．日輸血会誌．1984; 30: 149.
49) 村井順一郎，永宮トシ子，東海谷美代子，他．抗 Fy[a] による遅発性溶血性輸血反応の１例．日輸血会誌．1984; 30: 207.
50) 滝口智夫，百成富夫，寺岡弘平．輸血後ヘモグロビン尿を来たした2例について．日輸血会誌．1985; 31: 85.
51) 小島俊彦，広川　勲，石原八十士，他．遅発性溶血性輸血副作用を起こしたと考えられる２症例．日輸血会誌．1985; 31: 129-31.
52) 山内史朗，野崎英二，稲葉龍太郎，他．抗 Jk[b]抗体による溶血性輸血副作用２例について．日輸血会誌．1985; 31: 131-3.
53) 木山茂美，廣岡良隆，上野道雄，他．抗 RhE による遅発性溶血性副作用による急性腎不全を来たした１症例．日輸血会誌．1986; 32: 427.
54) 東谷孝徳，川野洋之，塚本美津子，他．輸血後に遅発性溶血反応を発現した4症例に見られたＴリンパ球サブセットの異常．日輸血会誌．1987; 33: 251-7.
55) 永峰啓丞，青地　寛，林　悟，他．抗Ｃ＋ｅ抗体による遅延型溶血性輸血副作用（DHTR）の１症例．日輸血会誌．1987; 33: 460-1.
56) 倉田義之，永峰啓丞，青地　寛，他．抗 Le[a] 抗体による遅発型溶血性輸血副作用の１例．日輸血会誌．1988; 34: 340-3.
57) 小林洋子，内田三千彦，中村　徹，他．術後に出現した抗Ｅによって遅発性溶血反応を呈した１症例．日輸血会誌．1988; 34: 370.
58) 堺　由里，川島博信，片渕はるみ，他．抗 Jk[a]＋Ｅ＋ｃ抗体による遅発性溶血性輸血副作用の１症例．日輸血会誌．1988; 34: 378.
59) 田中一人，秋元宏之，木村あさの，他．抗 Jk[a]抗体による遅発性溶血性輸血副作用．日輸血会誌．1988; 34: 497.
60) 渡会通宜，富樫直美，佐藤　律．遅発性溶血性輸血副作用の1症例．第 39 回東北臨床衛生検査学会抄録集．1988: 127.
61) 横田睦子，岩渕伸枝，山口富子，他．遅延型溶血副作用が観察された症例．第39回東北臨床衛生検査学会抄録集．1988; 128.
62) 吉田久博，万木紀美子，伊藤和彦．抗 Jr[a]抗体による遅発性輸血反応の1症例．日輸血会誌．1991; 37: 528-30.
63) 益満　薫，鈴木由美，蒲池正次，他．不規則性抗体陰性者に輸血後遅発性と見られる輸血反応を呈した１例．日輸血会誌．1993; 39: 457.
64) 澤部孝昭，宮　達彦，屋代　達，他．遅発性溶血性輸血副作用の検討―過去10年間の検討―．日輸血会誌．1993; 39: 974-8.
65) 進士　都，山雄久美，水野晴光．抗Ｃ＋ｅ抗体による遅延性溶血性貧血の一症例．日輸血会誌．1994; 40: 385.
66) 岩谷ユリ子，荒井千代子，佐藤裕二，他．遅発性溶血性副作用の１例．日輸血会誌．1995; 41: 637.
67) 大竹孝明，藤本佳範，長谷部千登美，他．輸血による遅発性溶血症がDICを誘発した左下顎歯肉腫瘍を伴う肝硬変症の１例．日輸血会誌．1995; 41: 637.
68) 重田勝義，川田典子，奥田　誠，他．末期肝不全患者に見られた遅発性溶血性輸血副作用様症状と同時に検出された抗 En[a]について．日輸血会誌．1996; 42: 289-93.
69) 広瀬優子，福徳雅章，竹下昌一，他．遅発性溶血症の１例．日輸血会誌．1996; 42: 307.
70) 山根和恵，桑島佳子，森尾有孝，他．複合同種抗体により遅発性溶血性輸血副作用を生じた１例．日輸血会誌．1996; 42: 315.
71) 山口富子，安田広康，佐藤久美子，他．複数の抗体（抗C，抗ｅ，抗 Jk[a]，抗 P1 抗体）により短期間に２回連続して発症した遅発性溶皿性輸血副作用．日輸血会誌．1997; 43: 896-900.
72) 鈴木由美，金子朋江，蒲池正次，他．抗Ｃ抗体が関与したと思われる遅発性溶血性副作用を発症した１例．日輸血会誌．1998; 44: 218.
73) 古川美津子，森口洋子，信田憲行，他．遅発性溶血性輸血副作用を認めた大動脈解離症例．日輸血会誌．1998; 44: 649.
74) 清川知子，押田眞知子，青地　寛，他．適合血の確保が困難であった抗Ｃ＋抗ｅ＋抗 Jk[a]＋抗 Fy[b]による遅発型溶血性輸血副作用の1例．日輸血会誌．1988; 44: 665.
75) 山根和恵，佐々木正照，小松桃子，他．抗 Jk[b]＋Ｅ抗体により発症したDHTRの１例―交差適合試験に関する検討―．日輸血会誌．2000; 46: 572.
76) 佐久間志津枝，深澤賀寿子，鈴木隆幸，他．抗 Di[a]，抗 Jk[b]，抗Ｅ抗体により３回の遅発性溶血性輸血副作用を呈した血友病Ｂと病院内輸血システムの改善．医学検査．2000; 49: 1198-201.
77) 山根和恵，森尾有孝，佐々木正照，他．抗 Jk[b]＋Ｅ抗体により発症した遅発性溶血性輸血副作用の１例．日輸血会誌．2001; 47: 654-8.
78) 石丸　健，天満智佳，藤原義一，他．一次免疫応答より惹起されたと考えられる遅発性溶血性輸血副作用の

JCOPY 498-01913

1 症例．日輸血会誌．2004; 50: 768-73.
79）猪股真喜子，鎌田千鶴，細川和子，他．抗 C＋抗 e 抗体による一次免疫応答により遅発性溶血性輸血副作用を呈した 1 例．黒石病院医誌 2007; 13: 77-81.
80）石田由香，土居　妙，清家　彩，他．抗 C＋e により遅発性溶血性輸血副作用を呈した 1 症例．愛媛県臨床検査技師会誌．2009; 28: 57-60.
81）種子由香里，高城恵子，田渕　亨，他．抗 Jk^bによる遅発性溶血性輸血副作用（DHTR）の一症例．赤穂市民病院誌．2012; 62-5.
82）田中秀憲，桑田　光，小野洋嗣，他．遅発性溶血性輸血副作用の 1 例．三田市民病院誌．2015; 26: 43-9.
83）荒木康晴，河津沙耶佳，月原麻美，他．早期診断が適切な治療に繋がった遅発性溶血性輸血副作用の 1 例．広島臨床検査．2015; 4: 43-7.
84）清水孝雄，工藤一郎，訳．化学，エネルギー，代謝．In: エリオット生化学・分子生物学，第 2 版．東京: 東京化学同人; 2001.
85）野田春彦，他訳．基礎となる化学的知識．In: 分子細胞生物学．第 4 版．東京: 東京化学同人; 2001.
86）Reverberi R, Reverberi L. Factors affecting the antigen-antibody reaction. Blood Transfus. 2007; 5: 227-40.
87）Blaney KD, Howard PR. Immunology. In: Basic & applied concepts of immunohematology. St Louis: Mosby; 2000.
88）Hughes-Jones NC. Nature of the reaction between antigen and antibody. Brit Med Bull. 1963; 19: 171.
89）Mason DW, Williams AF. The kinetics of antibody binding to membrane antigens in solution and at the cell surface. Biochem J. 1980; 187: 1-20.
90）Klein HG, Anstee DJ. The Rh blood group system (including LW and RHAG). In: Mollison's Blood Transfusion in Clinical Medicine. 12th ed, Willy Black-kell; 2014. p.167-213.
91）Hughes-Jones NC, Gardner B, Telford R, et al. The effect of pH and ionic strength on the reaction between anti-D and erythrocytes. Immunology. 1964; 7: 72.
92）Fraser RH, Munro AC, Williamson AR, et al. Mouse monoclonal anti-N. Ⅱ. Physicochemical characterization and assessment for routine blood grouping. J Immunogenet. 1982; 9: 303-9.
93）Hughes-Jones NC, Plley MJ, Telford R, et al. Optimal conditions for detecting blood group antibodies by the antiglobulin test. Vox Sang. 1964; 9: 385.
94）Elliot M, Bossom E, Dupny ME, et al. Effect of ionic strength on the serologic behaviour of red cell isoantibodies. Vox Sang. 1964; 9: 396.
95）Messeter L, Brodin T, Chester MA, et al. Mouse monoclonal antibodies with anti-A, anti-B and anti-A, B specificities; some superior to human polyclonal ABO reagents. Vox Sang. 1984; 46: 185-94.
96）Hughes-Jones NC, Gardner B, Telford R, et al. Studies on the reaction between the blood group antibody anti-D and erythrocytes. Biochem J. 1963; 88: 435.
97）Hughes-Jones NC. Red cell antigens, antibodies and their interaction. Clin Haemat. 1975; 4: 29.
98）Alzari PM, Lascombe MB, Poljak RJ. Three-dimensional structure of antibodies. Ann Rev Immunol. 1988; 6: 555-80.
99）Amit AG, Mariuzza RA, Phillips SE, et al. Three-dimensional structure of an antigen-antibody complex at 2.8 Å resolution. Science. 1986; 233: 747-53.
100）van Oss CJ, Absolom DR. Zeta potentials, van der Waals forces and hemagglutination. Vox Sang. 1983; 44: 183-90.
101）van Oss CJ. Immunological and physiological nature of antigen-antibody interactions. In: Garratty, editor. Immunobiology of transfusion medicine. New York: Marcel Dakker Inc; 1994.
102）Issitt PD, Anstee DJ. The immune response, production of antibodies, antigen-antibody reactions. In: Applied blood group serology. 4th ed. Durham: Montgomery Scientific Publications; 1998.
103）Pollack W, Hager HJ, Reckel R, et al. A study of the forces involved in the second stage of the hemagglutination. Transfusion. 1965; 5: 158.
104）Overfield J, Dawson MM, Hamer D. Haemagglutination and blood grouping methods. In: Transfusion Science. Read Education and Professional Publication; Scion Publishing Ltd; 1999.
105）van Oss CJ, Mohn JF, Cunningham RK. Influence of various physicochemical factors on hemagglutination. Vox Sang. 1978; 34: 351.
106）Smith ML, Beck ML. The immunoglobulin structure of human anti-M agglutinins. Transfusion. 1979; 19: 472-4.
107）Economidou J, Hughes-Jones NC, Gardner B, et al. The functional activities of IgG and IgM anti-A and anti-B. Immunology. 1967; 13: 227.
108）Hughes-Jones NC, Gardner B, Lincoln PJ. Observations of the number of available c, D, and E antigen sites on red cells. Vox Sang. 1971; 21: 210-6.
109）Anstee DJ, Gardner B, Spring FA, et al. New monoclonal antibodies in CD44 and CD58: their use to quantify CD44 and CD58 on normal human erythrocytes and to compare the distribution of CD44 and CD58 in human tissues. Immunology. 1991; 74: 197-205.
110）Steane EA, Greenwalt TJ. Erythrocyte agglutination.

Prog Clin Biol Res. 1980; 43: 171-88.

111) Stratton F, Rawlinson VI, Gunson HH, et al. The role of zeta potential in Rh agglutination. Vox Sang. 1973; 24: 273.

112) Anstee DJ. Blood group MNSs-active sialoglycoproteins of the human erythrocyte membrane. Prog Clin Biol Res. 1980; 43: 67-98.

113) Jentoft N. Why are proteins O-glycosylated? Trends Biochem Sci. 1990; 15: 291-4.

114) Fernandes HP, Cesar CL, Barjas-Castro Mde L. Electrical properties of the red blood cell membrane and immunohematological investigation. Rev Bras Hematol Hemoter. 2011; 33: 297-301.

Ⅲ-B-2 ▶ 不規則抗体検出法とその原理

Detection method of irregular antibody and the principle method

患者血漿（血清）中の不規則抗体は，市販のスクリーニング用赤血球試薬や同定用パネル赤血球試薬を用いて検出される．生理食塩液に浮遊されている赤血球試薬を患者血漿（血清）に加えてよく混和したのち，遠心し凝集の有無を観察する方法を生理食塩液法という．引き続き37℃で一定時間（30～60分）反応させた後，赤血球を生理食塩液で3～4回洗浄してから抗グロブリン試薬を加え，遠心して凝集の有無を観察する方法を反応増強剤無添加-間接抗グロブリン試験（indirect antiglobulin test: IAT）または生理食塩液-間接抗グロブリン試験（saline-IAT）という．IATの際，反応時間の短縮や一部の抗体の検出感度を向上させるため，低イオン強度（low ionic strength solution: LISS）溶液，ポリエチレングリコール（polyethylene glycol: PEG）溶液などの反応増強剤が用いられる．抗体が複数存在する場合，酵素法を組み合わせれば，それだけ抗体の検出と同定は確かなものとなる．その際，どの方法を選択するかは，検査結果に対する緊急度，抗体の性質などの他，解決すべき問題がどういう種類のものであるかに左右される．

同定された抗体が同種抗体または自己抗体かを判断する際，抗体特異性と同じ抗体試薬と患者赤血球を反応させ，当該抗原の有無を検査する．その結果，当該抗原が陰性であれば同種抗体，陽性であれば自己抗体と判断する．同定された抗体が同種抗体ならば，輸血する赤血球製剤は抗体特異性に対する抗原陰性血（以下，抗原陰性血）を選択する．

不規則抗体を検出・同定し，当該血液型抗原の有無を検査することは，血清学的に適合した輸血用血液を提供するための基本的な手段である．したがって，赤血球系検査には，患者および供血者について臨床的意義のある抗体を的確に検出・同定し，患者赤血球上または供血者赤血球上に対応する血液型抗原の有無を正しく判定するための技術と知識の習得が求められる．

1 検査結果の妥当性および対照の役割
(validity of results and role of the control)

検査法について検討する場合，検出感度がよければそれだけ検査として優れていると思ってしまう場合が多い．つまり，抗体の検出方法を比較した際，よりたくさんの特異抗体を検出できたということだけで，その検出方法の方が望ましいと考えがちである．しかし，試験管内での検出感度と生体内での反応とが必ずしも相関しているわけではない．臨床的に意義のない抗体（冷式抗体や非溶血性の自己抗体）をも検出すると，抗体の精査，適合する血液の検索などに相当の時間が費やされ，患者への輸血が大幅に遅れてしまうことになる[1]．試験管内での検査で検出される抗体の中には，輸血しても生体内で不適合赤血球を破壊せず，その後も抗体価の上昇を伴わないものも多い．つまり，即時型や遅発型溶血性輸血反応（delayed hemolytic transfusion reaction: DHTR），そして二次免疫応答による抗体産生も起こさない．したがって，抗体の特異性だけで抗体の臨床的意義が予測できるわけではない．RhやKiddなどの臨床的意義があるとされている抗体でも，すべてが生体内で赤血球を破壊するとは限らない[2,3]．生体内における赤血球破壊の起こりやすさには，抗体の特異性に加えIgGサブクラス，検出に用いた方法や反応温度などのさまざまな要因が関与している．

検査結果の妥当性の確認には，対照をおく必要がある．たとえば血液型判定用試薬で血液型抗原を検査する際は，被検赤血球に加えて陽性対照と陰性対照をたてる．この場合の陽性対照には対応する抗原がヘテロ接合体の赤血球を用いるのが望ましい．ヘテロ接合体の陽性対照赤血球が判定用抗体と反応する条件下においては，量的効果により抗原発現量が少ない被検赤血球でも抗体を適切に検出できることを保証する．また，場合によっては，被検赤血球についても，使用する判定用抗体の希釈液に近い蛋白濃度をもつ6％アルブミン液などを用い，陰性対照として検査する必要がある．

不規則抗体同定のためのパネル検査や不規則抗体保有患者や頻回輸血患者の交差適合試験を行う際には，陰性対照として自己対照も実施する．前述したように，検出された不規則抗体が同種抗体なのか，あるいは自己抗体なのかを鑑別するためである[4,5]．

竹下らによる大規模調査によれば，日本人患者の抗体保有率は約1.4%[6]で，輸血予定患者の約99%は不規則抗体スクリーニング/交差適合試験（IAT）が陰性である．実際の検査では被検血漿（血清）に抗体は検出されないが，自己対照のみ陽性となることがある．こうした症例の多くは，血漿中のIgG分子の非特異的な吸着や低温反応性抗体による補体の結合などによる反応であり，輸血の適否の判断に何も影響しない[7]．仮に赤血球抗原に対して活性をもつ自己抗体であったとしても，患者に溶血所見が認められなければ輸血には無害である．しかしながら，頻回に輸血を受けている患者が交差適合試験において自己対照のみ陽性となることがある．新たに産生された微量の同種抗体が輸血された赤血球と反応したためである．こうした局面はごく稀であるが，遅延型溶血性輸血反応の早期発見と増悪回避の目的から臨床的意義のある所見といえる．ただし，ほとんどの症例で新たに産生された同種抗体は不規則抗体スクリーニングを行うことで検出される[8]．

よって，抗体が検出された場合や患者体内に溶血所見を認める場合，それ以降の不規則抗体検査や交差適合試験においては自己対照が必要となる．また，自己対照は抗体同定時に高頻度抗原に対する同種抗体の有無を鑑別する際に最も有用であり，その同種抗体であれば陰性となる．なお，IATで陰性を呈した個々の試験管へは，精度管理の目的から市販または適切に調製されたIgG感作赤血球浮遊液が用いられる．遠心後，抗グロブリン試薬によるIgG感作赤血球の凝集が確認されれば，IATの妥当性が保証される[4,5]．

2 生理食塩液法（saline solution method）

生理食塩液に浮遊した赤血球と血漿（血清）を混和後，直ちに（通常，5分以内）遠心して凝集（または溶血）の有無を観察する方法をいう．欧米ではIS（immediate spin: わが国では直後判定，迅速判定，即時判定などとよばれる）という．この方法で凝集する抗体は，一部のIgG抗体を除いてIgM抗体である．通常，室温での反応時間を延長することにより（たとえば15～30分間），IgM抗体（冷式抗体）は検出されやすくなる．IgM抗Aまたは抗Bを検出する目的で，ABO血液型のウラ検査や不規則抗体を保有していない患者との簡略化した交差適合試験に用いられる．

冷式抗体には臨床的意義を認めないことから，用手法による不規則抗体検査で室温相での生理食塩液法を省略する施設がある．通常，輸血を要する患者ではABO血液型検査と一緒に不規則抗体スクリーニングがオーダーされる．その際，生理食塩液法を実施し陽性となれば，冷式抗体（寒冷凝集素も含む）や連銭形成などによるABOオモテ・ウラ不一致などの原因解明が容易になる．そのため，不規則抗体スクリーニングの再検査または抗体同定の際には，IATに先立って生理食塩液法を行う方法が推奨されている[5]．

反応増強剤を用いたIATでは，室温～37℃で凝集活性をもつIgM抗体によっても陽性になることがある．37℃生理食塩液法で凝集するIgM抗体の多くがPEG-IATでも検出される．つまり，37℃で凝集するIgM抗体の多くは，洗浄しても凝集したままの状態で残るため，それが抗グロブリン相まで持ち越されることがある[9]．友田らの多施設共同研究の結果によれば，生理食塩液法陽性，これに続く間接抗グロブリン試験（saline-IAT）陰性となった冷式抗体（抗P1，抗M，抗Le^a，抗Le^b）に臨床的意義はなく，これらの抗体を保有する患者へ対応抗原陽性の赤血球を輸血したが，急性溶血性輸血反応は起こさなかったという[10]．以上から，Saline-IATは冷式抗体の37℃反応性を鑑別する簡易法として有用である．しかし，不規則性抗体のIgMまたはIgGの鑑別には可能な限りDTT処理血漿（血清）を用いて確認するのが望ましい[11]．

3 抗グロブリン試験（antiglobulin test）

1945年，Coombs，Race[12]は赤血球に結合するものの生理食塩液法では凝集しない抗体（非凝集抗体: non-agglutinating antibody または不完全抗体: incomlete antibody）を検出できる方法を報告した．現行のクームス試験（抗グロブリン試験）のことである．なお，Coombs らの報告の前年には，Race らおよび Wiener らが非凝集性抗 D の存在について重要な報告をしている．Race ら[13]は非凝集抗体を不完全抗体（incomplete antibody）とよび，Wiener ら[14]は胎児・新生児溶血性疾患（hemolytic disease of the fetal and newborn: HDFN）の児赤血球についてブロッキング検査とよばれる方法で不完全抗体の存在を予測していた．

抗グロブリン試験について報告した後，Coombs は抗グロブリン試験の原理がすで Moreschi（1908年）によって発見されていたことを知った．Moreschi[15]は，ヤギにウサギ赤血球を免疫して作製した抗血清をウサギ赤血球と凝集しなくなるまで希釈した場合でも，反応させた後に赤血球を洗浄し，ウサギにヤギ血清を免疫した抗血清を加えると凝集がみられるようになることを観察していた．

抗グロブリン試験が再発見されてから，それまで不明であった溶血性輸血反応の原因となる IgG 抗体が検出されるようになり，それに伴って血液型，免疫性溶血性貧血，胎児・新生児溶血性疾患についての重要な知見がもたらされた．こうしたことから，抗グロブリン試験の実用化は ABO 血液型の発見に匹敵する意義をもつといえる．1957年に Dacie[16]は，抗グロブリン試験で陽性となる赤血球に IgG 以外の蛋白が結合している場合もあり，それが補体成分である可能性を指摘した．その後，赤血球に結合した主な補体成分は C3 および C4 であることが判明した．

抗グロブリンは，赤血球に結合した IgG 同種抗体，IgG 自己抗体，補体成分の検出を目的とした方法である．IgG 抗体および補体による赤血球感作は試験管内 in vitro でも生体内 in vivo でも起こりうる．抗グロブリン試験には目的に応じて2種類ある．1つは，試験管内での抗原抗体反応により赤血球に結合した IgG 抗体を検出するための間接抗グロブリン試験（indirect antiglobulin test: IAT），もう1つは生体内で起きた抗原抗体反応により赤血球に結合した IgG 抗体を検出するための直接抗グロブリン試験（direct antiglobulin test: DAT）である（Ⅲ-B-4 参照）．

抗グロブリン試験は以下にあげる検査に用いられる．1）血液型判定（IgG 型抗体による血液型抗原検査），2）不規則抗体スクリーニングと抗体同定，3）交差適合試験，4）溶血性貧血，胎児・新生児溶血性疾患，溶血性輸血反応の原因の特定，などである．

a．間接抗グロブリン試験の原理

非凝集抗体の主なものは IgG で，臨床的に最も重要である．抗原抗体反応によって結合する補体成分の C3b と C4b では，C3b の方が C4b とくらべて結合量が多い．また，4℃に保存した赤血球には非特異的に C3d と C4d が蓄積し，C4d の方が C3d にくらべて結合量が多い．したがって赤血球に結合した補体成分については C3 を検出する抗体の方が望ましいことになる[17]．

抗体分子や補体成分はそれぞれ γ，β グロブリンに属する．ヒトのグロブリン（IgG または C3）を動物（たとえばウサギ）に免疫することで抗 IgG または抗 C3 を作製する．またマウス由来モノクローナル抗体としても抗 IgG や抗 C3 が作製され，それぞれ市販されている．これら免疫抗体を抗グロブリン抗体とよぶ．抗 C3 には C3 の分解産物に対する抗 C3d と抗 C3c（C3b）がある．赤血球系検査に重要な抗グロブリン抗体は抗 IgG と抗 C3d である．市販されている多特異性抗グロブリン抗体には，抗 IgG と抗 C3d が含まれている．

間接抗グロブリン試験は以下の原理に基づいている 図 III-87．

37℃で抗原抗体反応をさせた後，赤血球と結合した抗体以外のフリー IgG を除去するため，十分量の生理食塩液で赤血球を洗浄する．次に，洗浄した赤血球に抗グロブリン抗体（抗 IgG/C3d）を加える．抗体（IgG）が結合した赤血球は抗グロブリン抗体によって架橋され，凝集反応として観察できる

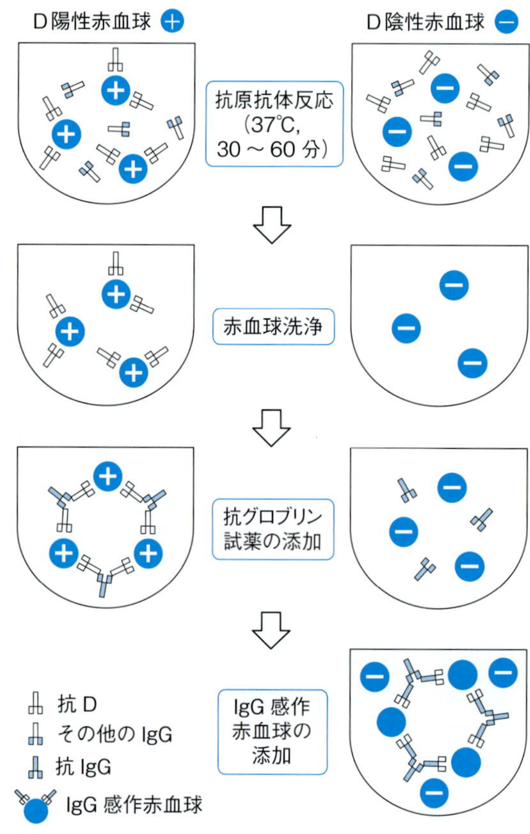

図III-87 間接抗グロブリン試験の原理

図III-88．赤血球に結合したIgG抗体（抗D）1分子に対して，抗IgGは最大6〜9分子結合できると推定されている[18,19]．赤血球に結合したIgG抗体と抗IgGとの結合反応は解離しやすいため，抗グロブリン試薬を加え遠心したら，速やかに凝集の有無を観察する．結果が陰性の場合には，前述したようにIgG感作赤血球と陽性になることを確認する 図III-87．これにより，抗IgG活性をもつ抗グロブリン抗体が適切に添加され，洗浄も十分であったことが保証される．IgG感作赤血球は，日常検査における抗グロブリン試験の精度管理試薬としてとても重要である[5]．また，機器が正常に作動していることを定期的に点検することもきわめて大切である[20]．ただし，IgG感作赤血球が凝集したからといって，被検血漿（血清）が適切に試験管に入れられていたかについてまで保証されているわけではない．

b．間接抗グロブリン試験における反応時間

抗IgGを用いたIATによって検出できる最少のIgG分子数は，100〜200 IgG分子/赤血球と推定されている[21-25]．つまり，赤血球1個あたり100〜200の抗体分子が結合していればw+〜1+の凝集が観察できることになる．IATで検出できるレベルまで最大限に抗体を結合させるためには，ある一定時間以上，試験管内で血漿（血清）と赤血球を反応させる必要がある．標準的な抗Dの例でみると，15分の反応時間では抗Dの40%，60分では87%，120分後で99%が結合する[4]．赤血球に結合する抗体量は血清対赤血球の比率にも大きく影響を受ける．Hughes-Jonesら[21]によれば，血清対赤血球の比率が1,000：1の場合に赤血球あたりの抗体の結合量は最大になる．この比率で実際に検査することは困難であるため，血清2〜4滴に3〜5%赤血球浮遊液1滴の割合で反応させる場合が多い．たとえば3%赤血球浮遊液を使用した場合の血清対赤血球の比率は，血清2滴でおよそ70：1，血清4滴で130：1となる．

赤血球浮遊液と対応する抗体を保有する血漿（血清）とを混和すると直ちに抗体は赤血球に結合し始める．一般には反応時間の経過とともに抗体の結合量は増加し，やがて平衡状態に達する[1] 図III-89．さらにそのまま反応を続けると抗体結合量の減少がみられるようになる．平衡状態に達したところで洗浄操作に入れば，最短の反応時間で最大限の感度が得られることになる．血液型判定抗体のように抗体の強さが一定であれば，反応時間を設定することはさほど困難ではない．しかし，患者が保有する個々の抗体では結合速度や結合力はさまざまであり，平衡状態まで達する反応時間も異なることから，理想的な反応時間を設定することは現実には不可能である[1]．したがって，反応時間を任意に設定せざるを得ない．生理食塩液の場合，標準的な反応時間は30〜60分である．

反応時間は，LISS，PEGを用いることで大幅に短縮できる．LISSの場合，10〜15分の反応時間で，生理食塩液/アルブミン法での30〜60分の反応時間に相当する検出感度が得られる．PEG法での反応時間は15分である．ただし，あらゆる弱い抗体を検出

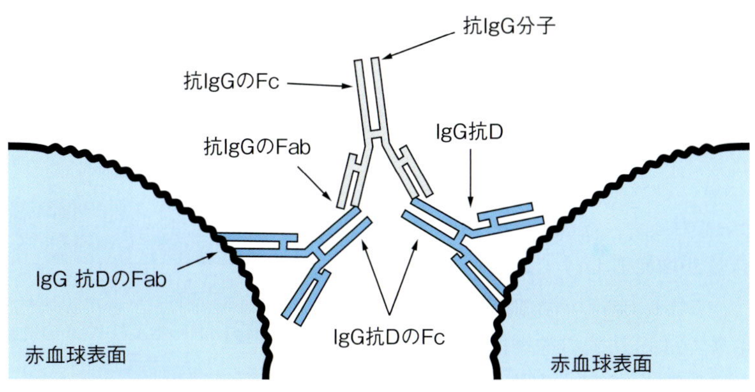

図III-88 IgG 抗 D と抗 IgG（抗グロブリン抗体）との反応

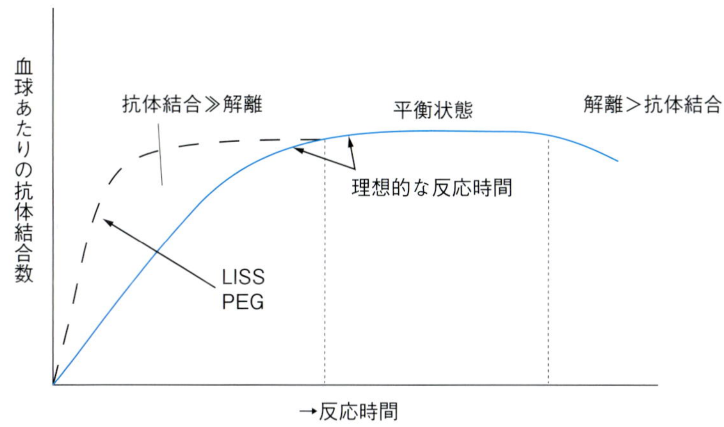

図III-89 **反応時間と抗原抗体反応**（Issitt PD, et al. In: Applied Blood Group Serology. 4th ed. Montgomery Scientific Publications; 1998[1]より一部改変）

できる単一の方法は今のところ存在しない．したがって，どの反応増強剤を用いるかは，施設の規模，担当者の技能，非特異反応の多少など総合的に考慮して決定すべきである．反応増強剤を使用する最大の利点は反応時間を短縮できることにある 図III-89 .

4 凝集反応の感度を上げる方法 (enhancement methods to agglutination)

■ a．低イオン強度溶液 (low ionic strength solution: LISS)

1964 年に Hughes-Jones ら[21]は，抗原と抗体の反応物のイオン強度を 0.03（通常血清のイオン強度は 0.15）にまで下げた場合，D 陽性赤血球に対する抗 D の結合は 1,000 倍ほど上昇することを示した．しかし，この条件では血清 IgG が凝集してしまうため補体が活性化され，特異抗体が存在していなくとも IgG と補体が非特異的に赤血球に結合してしまう欠点があった[26]．1974 年，Low と Messester は反応物の最終イオン強度を 0.09 にした場合，感度をそれほど落とさずに非特異的な血清蛋白の結合が抑えられることを見いだした[27]．すなわち，イオン強度 0.03 の低イオン強度溶液（LISS）で調製した赤血球浮遊液と血清とを等量ずつ混和することで，最終イオン強度を 0.09 にすることができる．LISS による抗体の検出感度および反応速度を発揮させるには，反応物の最終イオン強度が肝心である[28-33]．LISS 赤血球浮遊液または LISS 溶液の添加法であれ，血漿（血清），赤血球浮遊液，LISS溶液の各分量は試薬の添付文書に従う．最終イオン強度が0.09より高くなれば感度は減少し，より低い場合には非特異的な陽性反応が増えることに留意する．

LISSを用いる方法は，何も添加しない方法にくらべて感度がよいといわれるが，感度つまり赤血球への特異抗体の結合量が増えるわけではない．抗D，抗Fy^a，抗Jk^a（いずれもIgG）の赤血球に対する結合量を調べた結果，LISS法での標準的な反応時間である10分での結合量は，生理食塩液での反応時間60分での結合量とほぼ同じであった[34,35]．つまり，LISSを用いた場合，LISSを用いない反応系にくらべて抗体の結合速度は高まるが，結合する抗体量ははっきり認められるほど増加するわけではない．一方，IgGの抗Aや抗Le^b，そして酵素処理赤血球と抗Dとの反応ではLISS法による利点は認められていない[34,36]．また，Kell血液型抗原とその抗体の結合には疎水結合が主体となり，イオン結合はほとんど貢献しないという．そのため，抗K，抗k，抗Kp^a，抗Kp^{b}に対するLISS法の増強効果は低い[36]．

■ b．ポリエチレングリコール（polyethylene glycol: PEG）

1987年にNanceとGarratty[37]は，ポリエチレングリコール（PEG）が抗原抗体反応を促進し，20% PEG（分子量4,000）溶液を被検血清の2倍量用いることが最適であることを見いだした．ただし，PEGが添加されている状態で遠心すると非特異的な凝集がみられるため，血漿（血清）と赤血球を反応させた後はそのままIATの洗浄操作に移行する．既知の特異性をもつ抗体の弱陽性検体25例についてLISS-IATと比較した結果，64%がLISS-IATとくらべて強く反応し，28%が同程度，8%が弱い反応を示した．ただし，抗C3を含む抗グロブリン試薬を用いた場合には，偽陽性反応が増えることを示唆している．また，そのため，PEG-IATでは抗グロブリン試薬には単特異性抗IgG試薬が推奨されている[1]．PEGは抗Kの検出を高める唯一の反応増強剤である．LISS-IATにおけるKell血液型抗原の量的効果はRhやKiddの各抗原ほど明瞭でない[36]（図III-90）．

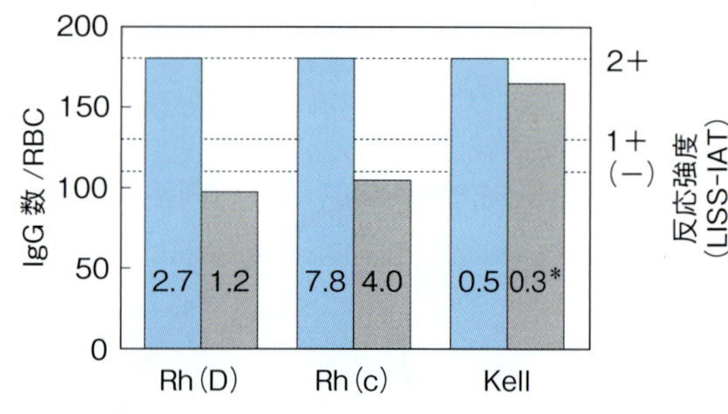

図III-90 RhおよびKellの抗原接合性と量的効果
ホモ接合体　ヘテロ接合体
*抗原決定基数×10^4
（Reverberi R, et al. Blood Transfus. 2007; 5: 227-240[36]を一部改変）

PEG法が発表されて以来，多数の施設で検討され，PEG-IATは反応増強剤の中で感度が最も高く，不規則抗体スクリーニングや不規則抗体の同定検査に有用であることが確かめられている[38-44]．なお，20%PEGは粘稠性をもち添加後の内容量もかなり増えるため，内容物を十分に混和してから反応させる必要がある．粘度を低くする目的でPEG濃度を15%にしても感度の低下は認められないようである[1]．

以下にPEGの原理について述べる．極性（親水）分子の周りには水分子が引きつけられる（水和: hydration）ことから，赤血球膜表面や血漿蛋白の親水性分子の周りには水分子が引き寄せられて水和水の殻を形成する．PEGはエチレングリコールの水溶性ポリマーであり，蛋白質分子表面の水和水が奪われると，抗原と抗体分子が互いに接近しやすくなる．この脱水作用により，相互に反応する機会が増加し，抗体が赤血球膜上の血液型抗原に結合しやすくなると考えられている[32,33]．これを，立体排除効果または立体排他現象（steric exclusion）という．なお，PEGは水和水を奪うのと同時に一部は可溶性蛋白に結合するため，血漿蛋白の分別沈殿によく用いられている．PEG 4,000の場合，最終濃度10～20%でIgGが沈殿してくる．

異常γグロブリンを有する多発性骨髄腫や高γグロブリン血症（≧3,000 mg/dL）の患者サンプルにPEG-IATを行うと，IgG感作赤血球による確認検査で偽陰性となる場合がある[45]．血漿蛋白の濃度が高いサンプルは白濁が生じやすく，自動洗浄遠心操

表III-92　間接抗グロブリン試験（IAT）における反応増強剤 LISS と PEG の相違点

	LISS-IAT	PEG-IAT
原理	溶液中のイオン強度を下げることによって，抗原抗体反応を促進する．	立体排除効果(脱水作用)による濃縮によって，抗原抗体反応を促進する．
反応条件	37℃，10〜15 分	37℃，15 分
洗浄回数	3 回	3〜4 回
特徴	・非特異的反応が少ない ・自動化に適している	・検出感度がきわめて高い ・冷式抗体を検出しにくい
注意点	イオン強度を一定にするため，LISS と血漿（血清）との混合比は常に 1：1 とする	・温式自己抗体による偽陽性 ・高γグロブリン血症で偽陰性

作時に試験管底にゲル状の蛋白沈殿物が形成されることがある．沈殿物中に残存する多量の IgG 分画によって，添加した抗グロブリン抗体は速やかに中和，消費されてしまう．したがって，このような症例では洗浄不良となり，たとえサンプル中に不規則抗体（IgG 抗体）が存在したとしても検出することができない．添加する PEG 量を標準的な方法の 1/2 量（つまり被検検体と同量）にすることで，検出感度を維持しつつこのような不具合が減少できる[45]．なお，高γグロブリン血症やクリオグロブリンなどの蛋白沈殿による抗グロブリン試験への悪影響（偽陰性）は，陰性を呈した試験管へ添加した IgG 感作赤血球が凝集しないことで検出できる[45]．

IAT における反応増強剤 LISS と PEG の相違点について，表III-92 に示す．

c．酵素（enzymes）

1947 年，Morton と Pickles[46]は蛋白分解酵素のトリプシン（trypsin: ブタの胃由来）で処理した D 陽性赤血球は非凝集性の抗 D で凝集することを示した．その後，いくつもの酵素が有効であることが示され，検査に利用されることになった．パパイン（papain: パパイヤ果実，1955 年）[46]，フィシン（ficin: イチジク果実，1957 年）[47]，ブロメリン（bromelin: パイナップル茎，1959 年）[43]，プロナーゼ（pronase: *Streptomyces griseus*，1977 年）[48]などである．このうち，チオール（システイン）プロテアーゼであるパパイン，フィシン，ブロメリンが広く使用されている．チオールプロテアーゼは活性中心にシステイン残基をもち，システインのチオール基が酸化されたり重金属イオンが結合したりすると酵素活性が失活しやすい．このため，これら酵素活性を最大限発揮させるには，還元剤としてのシステインや金属イオンのキレート剤として EDTA を添加する必要がある．ただし，標準的にはパパインのみ還元剤を添加（EDTA は必須ではない）[49]し，フィシンやブロメリンでは何も添加することなくそのまま使用されている．

酵素を用いた検査法には，1 段法（one-stage methods）と 2 段法（two-stage methods）の 2 種類ある．1 段法は血漿（血清），赤血球浮遊液，酵素溶液を一緒に混合し，酵素による赤血球処理と抗体との反応を同時に行う方法である．1 段法には主にブロメリンとパパインが用いられる．この方法では，添加した酵素により血漿中の免疫グロブリンが切断され凝集能が低下する可能性や，時に血漿（血清）に存在する酵素阻害物質によって酵素活性が低下することもある．なお，酵素 1 段法には以下にあげる 3 つの方法がある．1）血漿（血清），赤血球浮遊液，酵素溶液を同時に混和する，2）赤血球浮遊液と酵素溶液を混和し，数分間（3〜5 分）反応させてから血漿（血清）を加える，3）赤血球浮遊液と酵素溶液を混和し，数分間（3〜5 分）反応させてから酵素阻害剤を添加し，それから血漿（血清）を加える[50]．一方の酵素 2 段法では，酵素で赤血球を処理し，酵素処理赤血球を洗浄してから調製した赤血球浮遊液と血漿（血清）とを反応させ凝集の有無をみる方法で，1 段法での欠点を補うことができる．抗体の検出感度は，1 段法にくらべて 2 段法の方が優れている．

酵素法の特徴は，抗EなどRh関連抗原に対する抗体を感度よく検出できることにある．酵素で赤血球を前処理すると，D陽性赤血球に結合する抗D抗体量はほぼ2倍になる[36]．Masouredisらによる動力学的検討によれば，フィシンはD抗原と抗Dの反応平衡定数を上昇させるが，その効果は会合速度の増加によるものであり，解離率にはほとんど影響を及ぼさなかったという[50]．フィシン処理によってD抗原またはD抗原決定基が剝き出しになり，抗Dが結合しやすくなるためと考えられている[36]．また，抗P1，抗Le[a]，抗Le[b]，抗I，抗H（HI）などの冷式抗体との反応を増強し，場合によっては溶血がみられる．一方，ブロメリン，パパイン，フィシンによって，Fy[a]，Fy[b]，M，N，S，s，Xg[a]，JMH，Ge，Ch，Rg，Prなどの抗原は活性を失う．酵素法により感度がよくなる血液型抗原と逆に抗原が失活される血液型抗原が存在することは，特に複数の抗体が混在する場合の抗体同定に利点として利用できる．しかし，不規則抗体スクリーニングに用いる場合には，不具合な点がある．Rhなど一部の抗体の検出には優れているが，他の臨床的に意義のある抗体を検出できない．さらに，冷式抗体との反応を強めてしまうこと，また酵素法でのみ反応する臨床的には無害の自己抗体を検出しすぎてしまうことである（第V章　輸血反応を参照）．酵素法でのみ反応する自己抗体の中には，使用した酵素特有の非特異反応も存在する．たとえばブロメリン非特異反応では，ブロメリン法で自己赤血球をはじめとして検査した赤血球はすべて陽性となるが，生理食塩液法，IAT，他の酵素法（フィシン，パパインなど）では反応しない．こうした酵素非特異反応を起こす抗体に臨床的意義はない[51]．

さらに，酵素法のみで検出される抗Eなど特異抗体の臨床的意義については，Issittら[52]の報告がある．輸血を受けた患者血清10,000例についての後ろ向き研究（retrospective study）よると，酵素法で陽性，LISS-IATで陰性の特異抗体を保有していた35例の患者のうち19例が不適合輸血を受けていた．その患者19例中，1例のみに遅延型溶血を認め，残りの18例では溶血も二次免疫応答もみられていない．この19例のうち抗Eが17例，抗eと抗cがそれぞれ1例ずつで，遅延型溶血の原因となった抗体は抗cであった．これらの抗体はいずれも酵素法のみで検出され，遅延型溶血を認めなかった抗体の大半は自然抗体であったと考えられている．一方，酵素法は一次または二次免疫応答に関わらず，Rh抗原に免疫され初期に出現する抗体を感度よく検出できることから，頻回輸血患者では酵素法の有用性を認める意見もある．

酵素法は標準化することが難しいが，これにはいくつかの要因がある[53]．1つには，ブロメリン，パパイン，フィシン溶液の調製に用いられる粗製の酵素粉末には複数の蛋白分解酵素が混在している．2番目は，従来，酵素溶液は％濃度で調製されているが，酵素粉末の重量あたりの酵素活性単位はメーカーおよびロット間で実際には異なっている場合が多く，同じ％濃度で調製しても酵素溶液中の酵素活性は同一とならない．最後に，赤血球に対する酵素の作用は，反応液のpH，イオン強度，処理時間，処理温度などに大きく影響を受ける．したがって，ロットが異なる酵素粉末で酵素溶液を調製する際には，酵素の濃度や処理時間などを検定し，最適な条件を決定する必要がある．なお，調製した酵素溶液は小分けにして－20℃以下に凍結保存することで，6カ月までは酵素活性の低下はみられない[4]．

5 カラム凝集法 (column agglutination method: CAT)

a．ゲル法

1990年にLapierre[54]は，デキストランゲル（Sephadex G100，Sephadex G200）およびデキストラン–アクリルアミドゲル（Sephacryl S200）を充塡したマイクロチューブを用いた検査法を開発した．生理食塩液法で凝集する抗体を検出するニュートラルゲル，抗グロブリン試験に用いる抗グロブリン抗体を含んだゲル，血液型判定に用いる特異抗体を含んだゲルなどが利用できる．マイクロチューブは口径の広い反応槽（reaction chamber）とゲルが充塡された細長いカラム槽からなる図III-91．1枚のプラスチックカードに6〜8個のマイクロチューブが備えつけられている．指定された濃度と量の赤血球浮遊

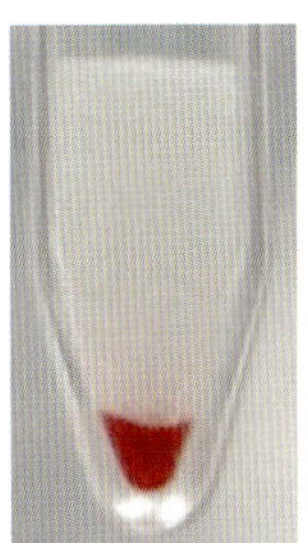
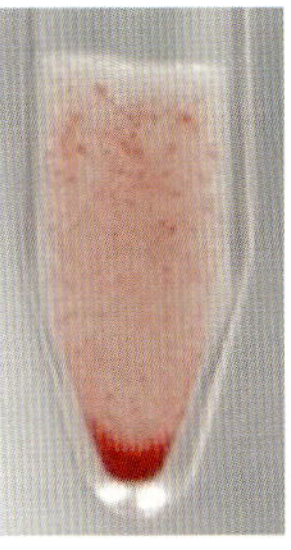
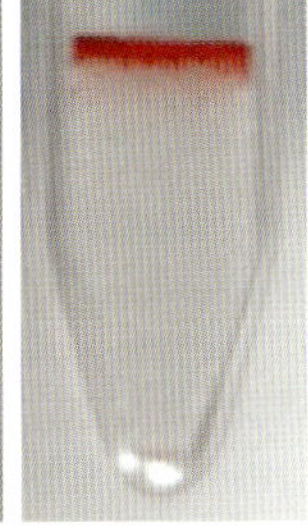

非凝集赤血球
（陰性）

凝集赤血球
（陽性）

凝集赤血球
（強陽性）

図III-91 カラム凝集法による凝集反応

液または赤血球浮遊液/血漿（血清）を反応槽に正確に分注する．恒温器などで反応させた後，カード専用の遠心機で遠心する．ゲル粒子は篩（ふるい）効果またはフィルター効果を有しており，凝集した赤血球は凝集塊の大きさに応じてゲルの上層部から中間層にかけて残る．一方，凝集しなかった赤血球はマイクロチューブの底に集まる図III-91．さらに，抗グロブリン試験カードでは，遠心している間に赤血球と血漿（血清）の比重差によって互いに分離され，遊液する抗体は血漿中に留まり，抗体と結合した赤血球のみがゲル層に入り込むため，試験管法に必須であった洗浄操作を省略できる．この原理を比重勾配分離法とよぶ．抗グロブリン抗体は抗体感作赤血球と反応し，生じた凝集塊はその大きさに応じてゲル層内に補えられる．

ゲル法は試験管法と比べて，以下に示す特徴がある．1)試験管法では管底に沈んだ赤血球をていねいに再浮遊させなければならず，ある程度の訓練が必要であり，また個人差もあった．しかし，この作業がいらないため，初心者でも再現性よく判定できる．2)抗グロブリン試験を行う際に必須である洗浄操作が不用であり，洗浄時間の節約と洗浄液による汚染の可能性を減少できる．3)凝集像が長時間安定であるため，検査終了後に他の人が見直すこともできる．4)複写機やデジタルカメラで簡単に判定結果を記録に残せる．5) 洗浄操作が不用なため，試験管法にくらべて結合力の弱い同種抗体や自己抗体を検出しやすい可能性がある．6)全自動システムや半自動システムを利用できる．

b．ガラスビーズ法

1993年，Reisら[55]はゲルの代わりにガラスビーズを充塡したマイクロカラムを用いたカラム凝集法(column agglutination methods: CAT)を報告した．ゲル法とほぼ同じ原理と特徴をもち，酵素法など汎用性の高いニュートラルカセット，抗グロブリン試験に用いる抗グロブリン抗体を含んだクームスカセット，血液型判定に用いる特異抗体を含んだ抗A，抗B，抗Dカセットなどが用意されている．この方法も全自動システムや半自動システムに広く活用されている．

6 固相法（solid phase method）

固相免疫測定法は，抗原，抗体，抗グロブリン抗体のいずれかを不溶性粒子，ポリスチレン試験管壁，マイクロプレートのwellなどに吸着させたものを用い，抗原または抗体を分離・測定するために応用されてきた．たとえば，抗A，抗B，抗Dをそれぞれマイクロプレートのwell内面に吸着または結合させたものを調製する．wellに被検赤血球浮遊液を加えて反応させ，遠心後に判定する．陽性であればwell内面に一様に赤血球が結合し，陰性であればwell底面の中央部に赤血球がスポット状に集まる．

抗体検査には赤血球膜をwell底面に固定し，赤血球を指示赤血球として抗体結合の有無を観察する方法が開発された．1972年に十字ら[56]は，抗グロブリン抗体を結合させたヒツジ赤血球を固相指示試薬として用い，血小板抗原と抗体の検出に用いた．試験管あるいはスライドガラスに固定した血小板に血清を反応させた後，指示赤血球を加えて指示赤血球の結合の有無で判定した．この方法は柴田ら[57]によって改良され，血小板抗原/抗体の検出に実用化されるに至っている．赤血球抗原と抗体の反応系については1976年にRosenfieldら[58]がプラスチック試験管壁に赤血球を単層に付着させ，抗体の検出に用いたのが最初である．1980年代にPlappら[59]は，マイクロプレートのwellに赤血球を付着させて固相とし，血清と反応させてから洗浄し，抗ヒトIgG結合赤血球を指示赤血球として加え，遠心して指示赤血

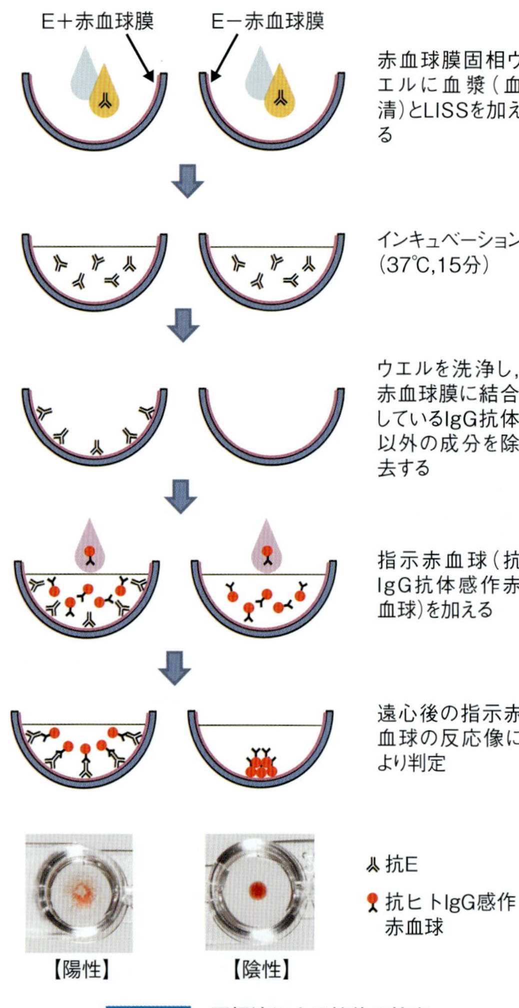

E+赤血球膜
E−赤血球膜
赤血球膜固相ウエルに血漿(血清)とLISSを加える
インキュベーション(37℃,15分)
ウエルを洗浄し，赤血球膜に結合しているIgG抗体以外の成分を除去する
指示赤血球(抗IgG抗体感作赤血球)を加える
遠心後の指示赤血球の反応像により判定
抗E
抗ヒトIgG感作赤血球
【陽性】
【陰性】

図III-92 固相法による抗体の検出

球の結合パターンで判定する方法を実用化した．現在では赤血球そのものではなく，赤血球膜を well に結合させ乾燥させたものが抗体検出用，抗体同定用として市販されている 図III-92．この方法は IgG 型抗体を感度よく検出し，臨床的意義の低い IgM 型抗体を検出しないという利点をもつ[60]．また試験管法での凝集塊を再浮遊させる操作がないため，ゲル法と同様に操作と判定を標準化しやすく，洗浄や凝集像の判定などは自動化されている．また血液型検査，不規則抗体検査，交差適合試験に対応できる全自動機器も開発され，カラム凝集法と同様，実用化されている．

●文　献

1) Issitt PD, Anstee DJ. Principles of serological methods. In: Applied Blood Group Serology. 4th ed. Durham: Montgomery Scientific Publications; 1998.
2) 櫻木美基子，清川知子，細川美香，他．輸血後不規則抗体陽性化症例の臨床経過についての検討．日本輸血細胞治療学会誌．2013; 59: 579-85.
3) 安田広康，菊地正美，奥津美穂，他．PEG-IAT と酵素法によっても検出不可能であった抗 Jk^{a}による遅発性血清学的輸血反応．日本輸血細胞治療学会誌．2008; 54: 244.
4) Mollison PL, Engelfriet CP, Contreras M. Detection of the reaction between red cell antigens and antibodies. In: Blood transfusion in clinical medicine. 10th ed. Oxford: Blackwell Scientific Publications; 1997.
5) 日本輸血・細胞治療学会輸血医学教育委員会，輸血検査技術講習委員会．「輸血のための検査マニュアル ver. 1.3」2016 年 3 月，日本輸血・細胞治療学会 HP http: //yuketsu.jstmct.or.jp/wp-content/uploads/2016/02/9d8aedd853270259b887cb15a4be300a.pdf, 2016.
6) Takeshita A, Watanabe H, Fijihara H, et al. Collaborative study of irregular erythrocyte antibodies in Japan: results from the Japanese study group of alloimmunity and antigen diversity in Asian populations. Transfus Apher Sci. 2010; 43: 3-8.
7) Kaplan HS, Garratty G. Predictive value of direct antiglobulin test results. Diagnostic Med. 1985; 8: 29-33.
8) Judd WJ, Barnes BA, Steiner EA, et al. The evaluation of a positive direct antiglobulin test (autocontrol) in pretransfusion testing revisited. Transfusion. 1986; 26: 220-4.
9) Alkhashan AA, Comba MR, Issitt PD. Detection of 37℃ agglutinins by polyethylene glycol (PEG)-IAT. Transfusion. 1997; 37: 28.
10) 友田　豊，東谷孝徳，遠藤輝夫，他．冷式抗体保有患者への対応抗原陽性赤血球製剤輸血―多施設共同研究による冷式抗体の臨床的意義の評価．日本輸血細胞治療学会誌．2013; 59: 733-9.
11) 日髙陽子．5.2 抗体価測定．In: 一般社団法人　日本臨床衛生検査技師会監修．輸血・移植検査教本．東京: 丸善出版; 2016; p.77-9.
12) Coombs RRA, Mourant AE, Race RR. A new test for the detection of weak and 'incomplete' Rh agglutinins. Br J Exp Path. 1945; 26: 255.
13) Race RR. An incomplete antibody in human serum. Nature. 1944; 153: 771.
14) Wiener AS. A new test (blocking test) for Rh sensitization. Proc Soc Exp Biol (NY). 1944; 56: 173.
15) Moreschi C. Neue Tatsachen ber die Blutkrperchen

Agglutinationen. Zbl Bakt. 1908; 46: 49, 456.
16) Dacie JV, Crookston JH, Christenson WN. 'Incomplete' cold antibodies: role of complement in sensitization to antiglobulin serum by potentially haemolytic antibodies. Br J Haematol. 1957; 3: 77.
17) Garratty G, Petz LD. The significance of red cell bound complement components in development of standards and quality assurance for the anti-complement components of antiglobulin sera. Transfusion. 1976; 16: 297.
18) Costea N, Schwartz R, Constantoulakis M, et al. The use of radioactive antiglobulin for the detection of erythrocyte sensitization. Blood. 1962; 20: 214.
19) Rochna E, Huhges-Jones NC. The use of purified 125I-labelled anti-γglobulin in the determination of the number of D antigen sites on red cells of different phenotypes. Vox Sang. 1965; 10: 675.
20) Voak D, Downie DM, Moore BPL, et al. Quality control of anti-human globulin tests: use of replicate tests to improve performance. Biotest Bulletin. 1986; 1: 41-52.
21) Hughes-Jones NC, Polley MJ, Telford R, et al. Optimal conditions for detecting blood group antibodies by the antiglobulin test. Vox Sang. 1964; 9: 385.
22) Gilliland BC, Baxter E, Evans RS. Red-cell antibodies in acquired hemolytic anemia with negative antiglobulin serum tests. N Engl J Med. 1971; 285: 252-6.
23) Romano EL, Hughes-Jones NC, Mollison PL. Direct antiglobulin reaction in ABO-haemolytic disease of newborn. Br Med J. 1973; 1: 524-6.
24) Burkart P, Rosenfield RE, Hsu TC, et al. Instrumented PVP-augmented antiglobulin tests. Ⅰ. Detection of allogeneic antibodies coating otherwise normal erythrocytes. Vox Sang. 1974; 26: 289-304.
25) Stratton F, Rawlinson VI, Merry AH, et al. Positive direct antiglobulin test in normal individuals. Ⅱ. Clin Lab Haematol. 1983; 5: 17-21.
26) Elliot M, Bossom E, Dupny ME, et al. Effect of ionic strength on the serologic behaviour of red cell isoantibodies. Vox Sang. 1964; 9: 396.
27) Low B, Messeter L. Antiglobulin test in low-ionic strength salt solution for rapid antibody screening and cross-matching. Vox Sang. 1974; 26: 53-61.
28) Moore HC, Mollison PL. Use of a low-ionic-strength medium in manual tests for antibody detection. Transfusion. 1976; 16: 291-6.
29) Langley JW, McMahan M, Smith N. A nine-month transfusion service experience with low-ionic-strength saline solution (LISS). Am J Clin Pathol. 1980; 73: 99-103.
30) Wicker B, Wallas CH. A comparison of a low ionic strength saline medium with routine methods for antibody detection. Transfusion. 1976; 16: 469-72.
31) Rock G, Baxter A, Charron M, et al. LISS-an effective way to increase blood utilization. Transfusion. 1978; 18: 228-32.
32) Lown JA, Barr AL, Davis RE. Use of low ionic strength saline for crossmatching and antibody screening. J Clin Pathol. 1979; 32: 1019-24.
33) Fitzsimmons JM, Morel PA. The effects of red blood cell suspending media on hemagglutination and the antiglobulin test. Transfusion. 1979; 19: 81-5.
34) Leikola J, Perkins HA. Red cell antibodies and low ionic strength: a study with enzyme-linked antiglobulin test. Transfusion. 1980; 20: 224-8.
35) Leikola J, Perkins HA. Enzyme-linked antiglobulin test: an accurate and simple method to quantify red cell antibodies. Transfusion. 1980; 20: 138-44.
36) Reverberi R, Reverberi L. Factors affecting the antigen-antibody reaction. Blood Transfus. 2007; 5: 227-40.
37) Nance SJ, Garratty G. A new potentiator of red blood cell antigen-antibody reactions. Am J Clin Pathol. 1987; 87: 633-5.
38) Wenz B, Apuzzo J. Polyethylene glycol improves the indirect antiglobulin test. Transfusion. 1989; 29: 218-20.
39) Slater JL, Griswold DJ, Wojtyniak LS, et al. Evaluation of the polyethylene glycol-indirect antiglobulin test for routine compatibility testing. Transfusion. 1989; 29: 686-8.
40) de Man AJ, Overbeeke MA. Evaluation of the polyethylene glycol antiglobulin test for detection of red blood cell antibodies. Vox Sang. 1990; 58: 207-10.
41) Wenz B, Apuzzo J, Shah DP. Evaluation of the polyethylene glycol-potentiated indirect antiglobulin test. Transfusion. 1990; 30: 318-21.
42) Shirey RS, Boyd JS, Ness PM. Polyrthylene glycol versus low ionic strength solution in pretransfusion testing: a blinded comparison study. Transfusion. 1994; 34: 368-70.
43) 大久保進，宮本厚子，石田萌子，他．抗グロブリン試験 polyrthylene glycol（PEG）法の基礎的検討と抗赤血球自己抗体保有者における臨床的意義．日輸血会誌．1994; 40: 427-33.
44) 山口富子，安田広康，佐藤久美子，他．不規則抗体スクリーニングにおけるポリエチレングリコール間接抗グロブリン試験の評価: プロスペクティブ研究．日輸血会誌．1999; 45: 462-65.
45) 渡部和也，竹内千華子，横田睦子，他．ポリエチレングリコール間接抗グロブリン試験（PEG-IAT）における高グロブリン血症による赤血球凝集 false negative 現象．日輸血会誌．2002; 48: 342-9.

46）Morton JA, Pickles MM. Use of trypsin in the detection of incomplete anti-Rh antibodies. Nature (Lond). 1947; 159: 779.

47）Löw B. A practical method using papain and incomplete Rh-antibodies in routine Rh blood grouping. Vox Sang. 1955; 26: 53.

48）Haber G, Rosenfield RE. In: PH Andreson, papers in dedication of his 60th birthday. Copenhagen: Munksgaard; 1957.

49）Ogasawara K, Mazda T. Differences in substrate specificities for cysteine proteinases used in blood group serology, and the use of bromelain in a two phase inhibitor technique. Vox Sang. 1989; 57: 72-6.

50）Masouredis SP, Dupuy ME, Elliot M. Reaction of I^{131} anti-Rh_0（D）with enzyme treated red cells. Transfusion. 1962; 2: 363-74.

51）大橋　恒，石丸　健，天満智佳，他．不規則抗体スクリーニングにおける酵素法の意義．日本輸血細胞治療学会誌．2010; 56: 709-15.

52）Issitt PD, Combs MR, Bredehoeft SJ, et al. Lack of clinical significance of "enzyme-only" red cell alloantibodies. Transfusion. 1993; 33: 284-93.

53）Scott ML, Voak D, Phillips PK, et al. Review of the problems involved in using enzymes in blood group serology. Provision of freeze-dried ICSH/ISBT protease enzyme and anti-D reference standards. Vox Sang. 1994; 67: 89-99.

54）Lapierre Y, Rigal D, Adam J, et al. The gel test: a new way to detect red cell antigen-antibody reactions. Transfusion. 1990; 30: 109-13.

55）Reis KJ, Chachowski R, Cupido A, et al. Column agglutination technology; the antiglobulin test. Transfusion. 1993; 33: 639.

56）Juji T, Kano K, Milgrom F. Mixed agglutination with platelets. Int Arch Allergy. 1972; 42: 474.

57）Shibata Y, Juji T, Nishizawa Y, et al. Detection of platelet antibodies by a newly developed mixed agglutination with platelets. Vox Sang. 1981; 41: 25-31.

58）Rosenfield RE, Kochwa S, Kaczera Z. Solid-phase serology for the study of human erythrocytic antigen-antibody reactions. In: Program and Abstracts of the Proceedings of the 15th Congress of the International Society for Blood Transfusion, Paris, 1976.

59）Plapp FV, Sinor LT, Rachel JM. The evolution of pretransfusion testing: from agglutination to solid-phase red cell adherence tests. Crit Rev Clin Lab Sci. 1989; 27: 179.

60）Ono T, Ohto H, Yasuda H, et al. Comparative study of two automated pre-transfusion testing systems (microplate and gel column methods) with standard tube technique. Int J Blood Transfus Immunohematol. 2017; 7: 15-25.

Ⅲ-B-3 輸血前検査 Pretransfusion testing

1 ABO/RhD 血液型検査 (tests for ABO/RhD blood groups)

ABO 血液型検査が他の血液型検査と異なる点は2つある．1つは，輸血の臨床で一番重要な血液型であること，もう1つは血漿（血清）に存在する抗Aまたは抗Bの有無でABO血液型が予測できることである．標準的なABO型検査では，抗Aおよび抗B判定用試薬を用いて赤血球のAまたはB抗原を調べるオモテ検査と，A_1型赤血球およびB型赤血球を用いて血漿（血清）中の抗Aまたは抗Bを調べるウラ検査の双方を行う 図Ⅲ-93 [1,2]．その際，ABO血液型はオモテ検査とウラ検査の結果が一致する場合に判定できる[1] 表Ⅲ-93．両者の結果が一致しない場合を，ABO血液型検査，オモテ・ウラ不一致（以下，ABOオモテ・ウラ不一致）とよぶ．その場合は判定を保留し，その原因を精査する（後述）．新生児では母親由来の移行抗体があることや，特に生後4カ月未満の乳児では血清中の抗Aおよび抗Bの産生が不十分であることから，しばしばABOオモテ・ウラ不一致を起こす．そのため，生後4カ月未満の児においては，必ずしもウラ検査を実施しなくても

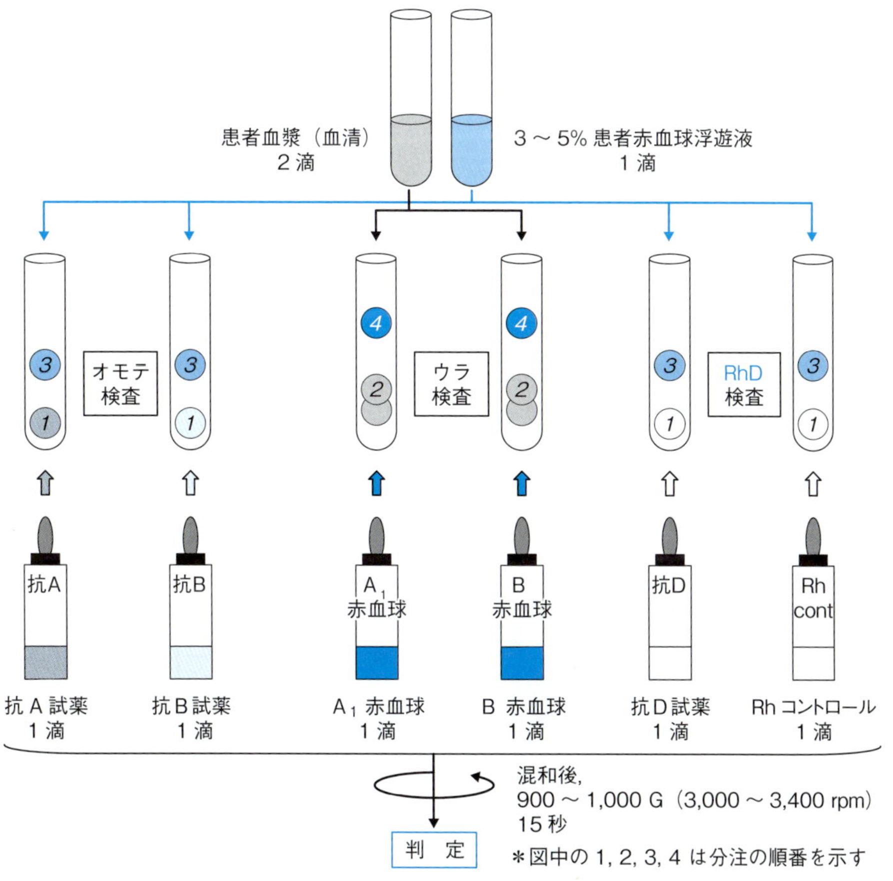

図Ⅲ-93 ABO/RhD 血液型検査の手順

日本輸血・細胞治療学会検査技師推進小委員会: 輸血のための検査マニュアル ver. 1.3. http: //yuketsu.jstmct.or.jp/wp-content/uploads/2016/02/9d8aedd853270259b887cb15a4be300a.pdf

表III-93 **ABO 血液型判定表**（日本輸血・細胞治療学会輸血医学教育委員会，輸血検査技術講習委員会．輸血のための検査マニュアル ver. 1.3.1．2017[1]より）

オモテ検査			ウラ検査			判定
抗 A	抗 B	結果	A_1 赤血球	B 赤血球	結果	
+	0	A 型	0	+	A 型	A 型
0	+	B 型	+	0	B 型	B 型
0	0	O 型	+	+	O 型	O 型
+	+	AB 型	0	0	AB 型	AB 型

表III-94 **RhD 血液型判定表**（日本輸血・細胞治療学会輸血医学教育委員会，輸血検査技術講習委員会．輸血のための検査マニュアル ver. 1.3.1．2017[1]より）

直後判定			D 陰性確認試験		
抗 D 試薬	Rh コントロール	判 定	抗 D 試薬	Rh コントロール	判 定
+	0	D 陽性	不要		
0	0	判定保留※1	0	0	D 陰性
			+	0	weak D
+	+	判定保留※2			

※1 判定を確定するためには，引き続き「D 陰性確認試験」を行う．
※2 寒冷凝集素や温式自己抗体による非特異的反応などを考慮する．

よいとされている[2]．

Rh 血液型の D 抗原は，ABO 血液型につぐ重要な血液型である．D 陰性患者はふつう抗 D を保有していないため，交差適合試験の段階で型判定の誤りや検体の取り間違えに気づくことはほとんどない．抗 D 判定用試薬は従来のポリクローナル高濃度蛋白試薬に替って，現在では IgM 型のヒト由来モノクローナル抗体が主流となっている．モノクローナル抗 D 試薬に用いられている希釈液は低濃度蛋白（6～12%）であるため，高濃度蛋白試薬の欠点であった非特異凝集が起こりにくい．Rh コントロールが陰性で，抗 D による直接凝集反応が陽性（凝集の強さが 1+ 以上）であれば D 陽性と判定する 表III-94．直接凝集反応が陰性の場合は，直ちに RhD 陰性とせず判定を保留する．D 抗原の変異型（weak D や partial D）でも陰性となるからである．その際は，D 陰性確認試験 図III-94 が陰性であれば RhD 陰性，陽性であれば暫定的に weak D と判定する．ただし，患者が直ちに輸血を要する場合は，必ずしも D 陰性

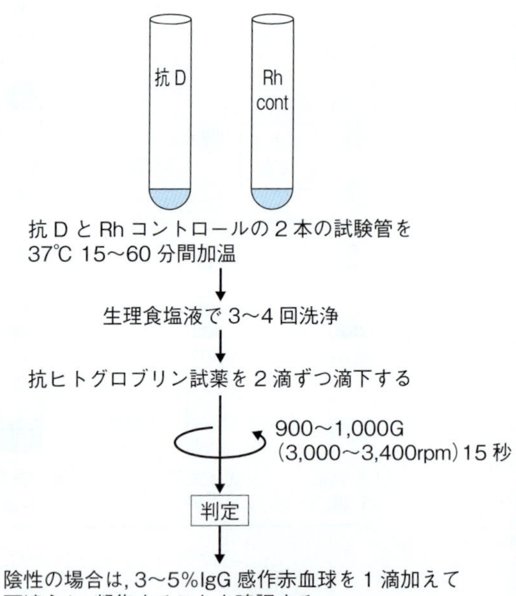
抗 D
Rh cont
抗 D と Rh コントロールの 2 本の試験管を 37℃ 15～60 分間加温
生理食塩液で 3～4 回洗浄
抗ヒトグロブリン試薬を 2 滴ずつ滴下する
900～1,000G (3,000～3,400rpm) 15 秒
判定
陰性の場合は，3～5%IgG 感作赤血球を 1 滴加えて再遠心し，凝集することを確認する

図III-94 **D 陰性確認試験**

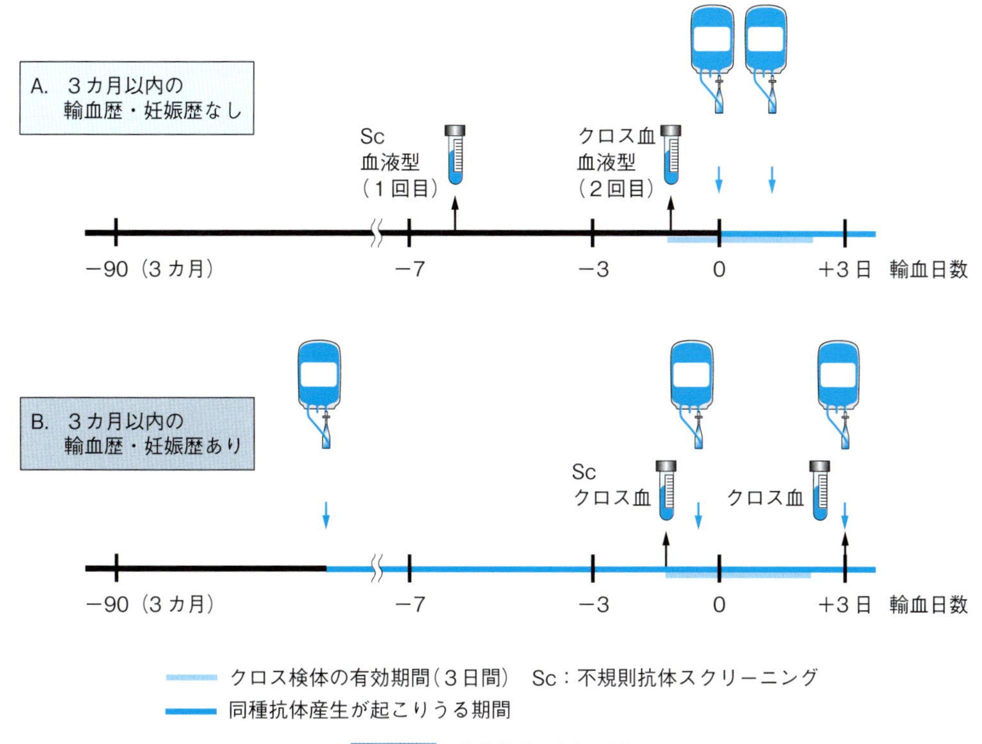

図Ⅲ-95 患者検体の採取時期

第 63 回日本輸血・細胞治療学会記録集．p20，2015[3)]より，一部改変

確認試験を行わなくてもよく，速やかに RhD 陰性の血液を輸血することが薦められている．D 陰性確認試験を行う場合には，抗 D と併行して市販の Rh コントロール試薬や自家製の 6% アルブミン液などを必ず対照において検査することがきわめて大切である．特に患者赤血球は直接抗グロブリン試験（DAT）が陽性になる場合が多く，前述した陰性対照を置かないと D 陰性を D 陽性（weak D）と誤判定する可能性が高くなるからである．市販されているモノクローナル抗体由来の抗 D 判定用試薬は，① IgM モノクローナル抗 D 単独，②IgG モノクローナル抗 D 単独，③IgM モノクローナル抗 D＋IgG モノクローナル抗 D，④IgM モノクローナル抗 D＋IgG ポリクローナル抗 D の 4 種類である．この中で特に IgM 抗 D＋IgG 抗 D のブレンド試薬を用いて判定する場合，使用説明書の反応時間を厳守しなければならない．反応時間を延長すれば，それだけ IgM 抗 D が反応する D エピトープは IgG 抗 D によってブロックされやすくなり，IgM 抗 D による直接凝集反応が弱くなってしまう恐れがある．現在入手できる IgM モノクローナル抗 D には partial D のカテゴリーⅥとは反応しないものが用いられている．一方，IgG モノクローナル抗 D はメーカーによってカテゴリーⅥの赤血球と反応するものと反応しないものがある（weak D および partial D の詳細についてはⅢ-A-3．Rh 血液型を参照）．

ABO および RhD 血液型では事務的過誤や検査過誤が常に起こり得ることから，輸血を要する患者の ABO 血液型検査では，同一患者および同一検体の二重チェックが求められている 図Ⅲ-95A[2,3)]．つまり，同一患者から異なる時点で採取された 2 検体による二重チェックと，同一検体について異なる 2 人の検査者またはひとりの検査者と全自動輸血検査装置でそれぞれ独立に二重チェックが必要となる．また，輸血患者の血液型は異なる時点で採取された 2 検体の結果が一致した場合に確定することができる[2)]．通常，赤血球製剤の輸血は同型が一般的である．血液型を一度しか検査していない患者への輸血

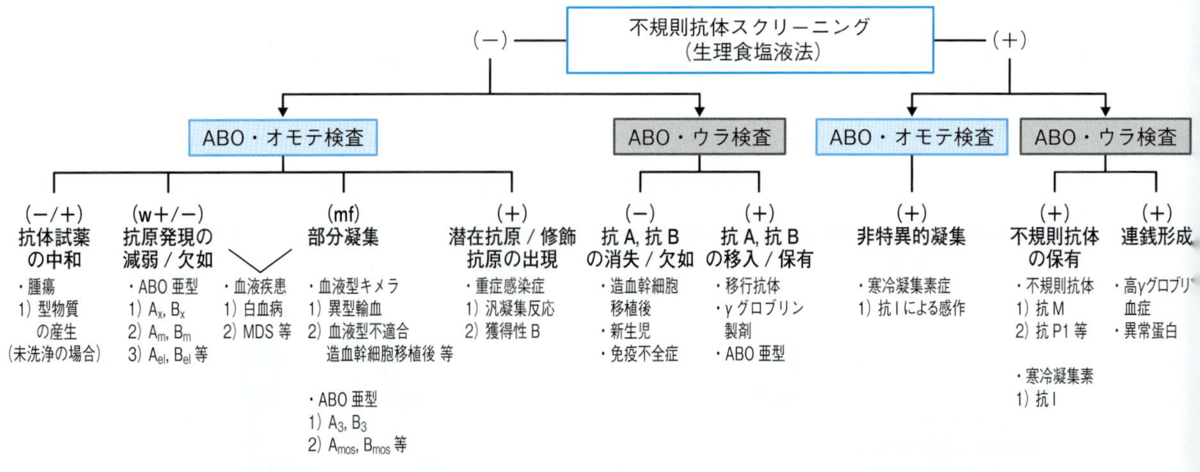

図Ⅲ-96 ABO 血液型（オモテ・ウラ）検査に影響を与える典型的な亜型や病態
—不規則抗体スクリーニング（生理食塩液法）の結果に基づくオモテ・ウラ不一致の原因鑑別—

では，採血時の患者取り違えや検査時の検体取り違えなどによる異型不適合輸血を起こすリスクがある．医療機関の責任者は輸血療法委員会などの審議機関を設け，同一患者および同一検体の二重チェックを実施する体制を構築して，人的過誤の防止に日頃から努めることが大切である．現在，多くの施設ではコンピュータによる輸血部門システムを導入し，用手法のみならず自動輸血検査機器で得られた血液型などの検査結果は患者ごとにファイル形式で輸血部門システム内に登録し，不規則抗体の検査結果や輸血された血液製剤の情報と共に保管・管理している．これにより，患者 ID を入力することで血液型などの輸血関連データが簡便に検索・収集できる．患者認証システム（携帯端末で患者番号バーコードと血液製剤バーコードを読み取り，輸血部門システム内の患者情報と照合）との連携によりベッドサイドで患者認証が可能となり，輸血時の安全性も飛躍的に向上している．

a．ABO オモテ・ウラ不一致を起こす原因とその対処法

ABO オモテ・ウラ不一致は，検体取り違え，判定や記録の誤り，試薬の劣化や検体の細菌汚染など事務的や技術的な原因のほか，ABO 亜型や不規則抗体の存在など様々な病態で起こす．そのため，ABO オモテ・ウラ不一致が観察されたら，まず技術的・事務的過誤がないか確認する．検体取り違えは採血時や検査時に起こしやすい．必要な場合は，患者から新たに採取した検体を用いて再検査する．

技術的・事務的誤りが否定された場合，ABO 亜型や病態に基づく原因が考えられる．疾患名や検査データなどの患者情報を収集し，病態をよく把握する 図Ⅲ-96．以下に，ABO オモテ・ウラ不一致の対処法について概説する[1,4,5]．

1）赤血球側の原因がオモテ検査に影響を与える場合

a）抗原発現の減弱/欠如

亜型や白血病，MDS などの血液疾患では，糖転移酵素活性の低下により赤血球膜上に発現する A・B・H 型物質の量が減少することがある[6]．

これには，ABO プロモーター領域の DNA メチル化が関与しているという．骨髄性造血器悪性腫瘍患者における DNA メチル化は，ABO 抗原の発現減弱が認められた 11 名中 8 名に認められたのに対し，ABO 抗原の発現減弱が認められなかった 10 名ではわずか 2 名であった[7]．

b）部分凝集

典型的な A_3, B_3では部分凝集を起こす．また，白血病，MDS などの血液疾患では赤血球の一部に抗原発現量の低下が認められ，部分凝集を起こすことがある[7]．異型輸血や血液型不適合造血幹細胞移植

後などで，臨床経過においてドナー赤血球と患者赤血球が混在している状況下では，部分凝集を認めることがある（血液型キメラ）.

まず，疾患名，症状，輸血や移植の有無などの患者情報を入手する．臨床状況から血液型キメラの可能性が高い場合は，混在する赤血球の血液型を分別凝集法によって鑑別する．分別凝集法は，抗Aまたは抗B試薬下で凝集しなかった赤血球を集め，十分洗浄した後，もう一方の抗体試薬と反応させた結果から，部分凝集の原因である非凝集赤血球の血液型を判定する簡易法である．フローサイトメトリー法を用いると，赤血球膜上の抗原の有無だけでなく，発現されている抗原量に応じた詳細な解析ができる[5].

c）潜在抗原/修飾抗原の出現

汎凝集反応とは，細菌汚染検体の赤血球や感染症患者の赤血球が血液型とは無関係に凝集する現象をいう．すなわち，微生物の出す酵素が赤血球に作用して潜在する抗原（T抗原など）を活性化し，成人ヒト血漿（血清）に存在する抗Tと反応して非特異的凝集を起こす[6,8]．獲得性Bは，微生物が出すdeacetylaseによってA抗原（GalNac）からアセチル基が外れ，B様抗原（galactosamine）に変化した後天性の抗原である．抗B血清（ポリクローナル抗体）はこの抗原と反応し，偽陽性を呈することが知られている[6,9].

抗Bモノクローナル抗体の中には獲得性B抗原と反応するものがあり，それと反応しないよう調製して市販されている[6]．しかし，何らかの原因で反応条件が変化する場合も考えられ，獲得性Bが疑われる場合は日常検査とは異なるメーカーの試薬を用いて再検査する.

d）抗体試薬の中和

未洗浄の赤血球浮遊液を用いると，卵巣腫瘍や印環細胞癌などの腫瘍が産生する型物質によって判定用試薬中の抗A，抗Bが中和され，オモテ検査の凝集が減弱または消失することがある[10].

赤血球浮遊液は，通常患者赤血球1滴を生理食塩液で1回洗浄し，3～5%になるよう再浮遊したものである．しかし，高力価のAまたはB型物質の産生が疑われる症例においては，洗浄回数を3回に増やして作製した患者赤血球浮遊液で再検査する．ただし，カラム凝集法は測定原理的に型物質の影響は受けにくい[10].

e）非特異的凝集

寒冷凝集素症の患者検体は，室温で自然凝集を起こす．患者赤血球に感作した大量の寒冷凝集素（抗Iなど）が，血液型とは無関係に非特異的凝集を起こし，オモテ検査の判定をきわめて困難にすることがある.

そのような症例では，血液の温度が採血時から血漿分離まで37℃以下にならないよう，採血管を保温し搬送および遠心する工夫が求められる．また，患者赤血球浮遊液の作製においては，非特異的凝集が消失するまで患者赤血球を37℃温生理食塩液で洗浄し作製する.

2）血漿（血清）の原因が主にウラ検査に影響を与える場合

a）抗A，抗Bの消失/欠如

免疫不全症や造血幹細胞移植後においては，抗Aや抗Bの産生が消失または欠如し，ウラ検査で検出されないことがある．また，胎児や新生児は自然抗体の抗Aおよび抗Bを産生していないため，通常ウラ検査は陰性となる.

この場合は，疾患名，移植歴や年齢などの患者情報を入手することが重要となる.

b）抗A，抗Bの移入/保有または不規則抗体の保有

ウラ検査で予期せぬ凝集を認め，不規則抗体スクリーニング（生理食塩液法: Sal法）が陰性の場合は，亜型で検出される抗A_1，抗B，抗Hや抗HI，あるいは移行抗体や受動抗体，すなわち母親由来やγグロブリン製剤由来の抗A_1または抗Bを疑う．なお，移行抗体や受動抗体の抗Aや抗Bはいずれも IgG型であるが，ウラ検査の生理食塩液相でも検出されることがある．ウラ検査の生理食塩液相が陰性であっても，ABO血液型母児間不適合妊娠による IgG型抗A，抗Bが疑われる場合は，引き続き反応増強剤無添加-IAT（37℃，60分）を実施する[1].

ウラ検査で予期せぬ凝集が認められ，不規則抗体スクリーニングのSal法が陽性の場合は，抗Mや抗Le^aなどの冷式抗体が考えられる．不規則抗体を同定し，抗原陰性赤血球でウラ検査を再検査する．寒冷凝集素（抗I）はウラ検査用赤血球（成人赤血球）のI抗原と反応して非特異的凝集を起こす[11]．ウラ検査および不規則抗体スクリーニングには，患者赤血球と血漿（血清）を4℃で1時間または一晩反応させ，寒冷凝集素を吸着除去したものを用いる．

c）連銭形成

連銭形成は，高γグロブリン血症や蛋白異常のある場合，ウラ検査で弱い凝集反応を認めることがある．凝集赤血球を顕微鏡下で観察すると，貨幣を積み重ねたような像が観察される．その際，顕微鏡下で生理食塩液を1滴滴下すると，連銭像は消失する．なお，抗体による凝集は不変であることで，両者を鑑別できる．

2 不規則抗体スクリーニング（antibody screening）

a．不規則抗体スクリーニングの重要性

輸血患者について輸血前に同種抗体の有無を調べておくことは，輸血後に不規則抗体が検出された場合，その特異性の同定や対応する抗原陰性血の準備に時間的な余裕をもって対処できるため，とても大切である．また，不規則抗体スクリーニングではC，c，E，e，Jk^a，Jk^b，Fy^a，Fy^b，Sやsの臨床的意義の高い抗原については，必ずホモ接合型の赤血球を使用しなければならない[2]．こうした抗原に対する抗体は，ヘテロ接合型の赤血球と比べてホモ接合型赤血球の方と強く反応することがわかっている[11]これを，量的効果という，量的効果は，これらの抗原に対する弱い抗体を見逃さないためにもきわめて重要である．E，c，Jk^a，Jk^b抗原などについてホモ接合型の赤血球で検査するには，1種類の赤血球では不可能なことから，ふつう2〜3種類の赤血球を組み合わせて使用する．患者の不規則抗体を検査する場合，こうした不規則抗体スクリーニング用赤血球をプールして用いることは，弱い凝集がさらに判定しづらくなるため禁じられている[2]．ただし，供血者の場合には，臨床的意義があり，かつ抗体価も高い抗体が問題となるため，プールした赤血球を用いてスクリーニングしても差し支えない[12,13]．

b．適切な患者検体を用いることの重要性

ABO異型不適合輸血による輸血過誤では，血管内溶血によって腎不全やDICを起こし，しばしば急性の致死的転帰をとる．しかしながら，ABO同型の適合血を輸血したにもかかわらず，輸血後に遅延型溶血性輸血反応（DHTR: delayed hemolytic transfusion reaction）を発症することがある．過去の輸血や妊娠などによって同種抗原に感作された患者が，輸血で再び同じ赤血球抗原の刺激を受けると，二次免疫応答によって同種抗体が急速に産生され，輸血後1〜2週目をピークに発症することがある[12,13] 図III-80．軽度から重度のDHTRに関与する不規則抗体の多くはKidd血液型やRh血液型の各抗原に対する抗体である．検出された抗体の消長を長期間観察したShonewilleら[14]の検討によれば，抗Jk^aの33%，抗Jk^bの60%は比較的速やかに抗体価が低下し，1〜3カ月後に検出されなくなる．また，抗Cの25%，抗Eの42%，抗cの32%はそれぞれ6，7，8カ月後に検出されなくなるという．この結果から，同種抗体の中には新たな抗原刺激がなくなると速やかに消失するものがあることを示唆している．

2014年，日本輸血・細胞治療学会は『赤血球型検査（赤血球系検査）ガイドライン（改定2版）』[2]を策定し，「輸血あるいは妊娠による免疫から抗体産生までの期間については予測できないため，不規則抗体スクリーニングや交差適合試験用検体（クロス検体）は過去の輸血歴や妊娠歴を考慮して採血されなければならない」と，あらためて注意喚起している．具体的には，過去3カ月以内に輸血歴あるいは妊娠歴のある患者では，輸血予定日に先立つ3日以内を目安に検査用検体を提出する必要がある．とくに，連日にわたり輸血を受けている患者ではDHTRを予防するため，少なくとも3日ごとに提出された検体で検査する（ただし，この検査とは交差適合試験を意味するものであって，必ずしも不規則抗体スクリーニングの実施を意味するものではない）．しかし，輸血歴や妊娠歴のない患者では，輸血前検査の検体は輸血に先立つ7日以内に採取され，4℃で保管したものであれば使用できる．患者検体採取のタイミングについては，図III-95Bに示す[3]．過去3カ月以内に輸血歴あるいは妊娠歴のある患者におい

て，輸血に先立つ3日以内に採取した検体が求められる理由は，前述したようにこれらの患者がいつ抗体産生するか予測できないからである．中でも，頻回に輸血を受けている患者は新たな同種抗原に暴露される機会が多くなるため，DHTRを発症するリスクが高い．

また，改定ガイドラインでは「輸血を実施した場合はDHTRの原因究明に備え，検査に用いた検体は輸血後感染症対策の保管血漿（血清）とは別に，輸血施行日から少なくとも1週間は4℃に保管しておくこと．また，赤血球製剤のセグメントチューブも少なくとも2週間（14日）程度を目安に，同様に4℃で保管すること」を求めている．DHTR発症が輸血後1～2週目であることを考慮すれば図III-80，患者検体は提出日から2週間（14日間）程度，4℃保冷庫内に保管しておく理由が理解できよう．また，DHTRの原因究明にはドナー赤血球の血液型抗原を検査し，DHTRの原因となった抗体に対する当該抗原の有無の確認が必須となる．そのため，輸血した赤血球製剤のセグメントも可能なかぎり2週間（14日間）を目安に4℃で保管しておくことが望ましい．

1）冷式抗体

不規則抗体スクリーニングが導入された当初は，数種類の方法を用い，抗体の臨床的意義の有無にかかわらず，可能性のある抗体をなるべく多く検出することを目的としていた．しかし，不規則抗体スクリーニングは臨床的意義のある抗体を検出し，冷式抗体など輸血に無害である抗体をなるべく検出しない方向へと目的が変わってきた．

37℃での検査で反応しないA1，HI，H，I，Le^a，Le^b，P1，M，N抗原などに対する抗体は，対応抗原陽性の赤血球が輸血されても，臨床的には無害といわれている[15-25]．ただし，このような特異性をもつ抗体がすべて臨床的に無害であるというわけではなく，抗体が37℃の反応相で対応抗原陽性の赤血球に結合するかどうかが臨床的には重要となる．たとえば，37℃で反応する抗Mが検出された患者には，M陰性の赤血球を輸血する必要がある[2]．一方，抗Mが37℃で反応しない場合には，M陰性の血液を必要とせず，在庫血の中から無作為に選んだ赤血球製剤を輸血しても，溶血や赤血球寿命の短縮もみられない．

室温で血清と赤血球を混和し，遠心後にIS法で凝集がみられた場合，引き続き37℃で反応させたとしても，室温での凝集のもち越しによりIAT法でも陽性となってしまうことがある．こうした問題を避けて抗体の37℃反応性の有無を正確にみるためには，別々に37℃に温めておいた血漿（血清）と赤血球浮遊液を混和し，そのまま45～60分反応させた後，遠心操作を行わないで凝集の有無を確認する．検査本数が2本以上ある場合には，試験管を1本ずつ37℃の恒温槽から取り出して凝集の有無を観察し，反応物の温度が低下しないように速やかに判定する．遠心せざるを得ない場合，遠心操作により反応物の温度が低下してしまうことは避けられない．この場合には，遠心後直ちに試験管を37℃の恒温槽に移し，それから凝集の有無をみる．37℃で反応させた後，抗グロブリン試験に移行するとき，あらかじめ37℃に温めておいた洗浄用の生理食塩液でまず1～2回洗浄してから通常の洗浄操作を行う．なお，その際抗グロブリン試薬は37℃に温める必要はない．抗HI，抗H，抗Iなどの冷式抗体は反応温度が下がると赤血球に結合し，溶血までには至らないが補体を活性化し，赤血球に補体成分（iC3b）を結合する場合がある．37℃に温めても抗体は解離するが補体成分は赤血球に結合したまま残ってしまい，多特異性抗グロブリン試薬を用いると陽性となるが，抗グロブリン試薬に抗補体を含まない抗IgG試薬を用いることで，こうした偽陽性反応は避けることができる．

ここで，37℃で反応しない冷式抗体が無害であることを示すIssittら[13]の検証について述べる．総患者数428,500名に合計1,500,000単位の赤血球製剤または全血製剤が輸血された．患者1人あたり平均3.5単位の輸血が行われたことになる．不規則抗体スクリーニングおよび交差適合試験における反応温度は37℃のみで，室温での反応は一切省略した．患者の冷式抗体の検出率を1%と仮定すると，4,285名の患者が冷式抗体を保有していたことになる．患者1名あたり3.5単位の輸血を受けていることから，この4,285名の患者群は約15,000単位の血液を輸血されたことになる．A_1，Le^a，Le^b，P1，M，Nなどの抗原頻度から推定すると約60％（9,000単位）が同種冷式抗体と不適合であったと推定される．したがって，同種冷式抗体を保有する患者に9,000単位の抗原陽性血液が輸血されたはずであるが，1例も即時型または遅延型の溶血反応を認められなかった．わが国でも，友田らによる多施設共同研究の結果から同様の結論が得られている[26]（Ⅲ-B-2-2参照）．

2）不規則抗体スクリーニングの検査法

不規則抗体スクリーニングに用いる方法は，臨床的意義のある抗体をほぼもれなく検出できる感度および特異性が求められる．この2点を満たす唯一の検査法は，現在のところ間接抗グロブリン試験（IAT）にほかならない[2]．平成28（2016）年度の日本臨床衛生検査技師会精度管理調査によれば，医療機関においてIATに採用されている方法ではカラム凝集法（60％）が最も多く，次いで試験管法（34％）となり，両法が同率（49％）であった平成25（2013）年を境にカラム凝集法が試験管法を上回った[27]．固相法の感度はカラム凝集法に比べて高く，試験管法（PEG-IAT）との比較においても特にRh抗原に対する抗体との反応性では優っている[28,29]．しかし，高感度ゆえに非特異反応の頻度がカラム凝集法よりもやや高いという報告がある[29]．

本邦における反応増強剤は，前述したようにカラム凝集法の普及によりLISSが最も多く，試験管法ではLISSより感度がやや高いPEGが採用されている[27]．日本輸血・細胞治療学会は『輸血のための検査マニュアル ver. 1.3.1』[1]や『赤血球型（赤血球系）検査ガイドライン（改定2版）』の中で，反応増強剤にLISSとPEGの使用を推奨している[2]．図III-97に不規則抗体スクリーニングの手順を示す．アルブミン法は，偽陽性反応や非特異的反応の頻度が低いといった利点を有しているが，①感度の点でLISS-IATよりAlb-IATがわずかに劣ること[30,31]，②試薬の粘性が高いため滴下量が一定になりにくく，施設間や検査者によって結果に差異が生じやすいことなどが，推奨しなかった理由である[32]．本邦において長年にわたり反応増強剤の主流であった重合ウシアルブミンは，平成28（2016）年時点でその普及率は5％に減少した．

酵素法は，Duffy抗原に対する抗体など臨床的意義のある一部の抗体を検出できない．また，臨床的意義のない冷式抗体や自己抗体を多く検出してしまうなどの欠点がある．しかし，酵素法はRh抗原に対する抗体を感度よく検出できる利点があり，IATが陽性化する前にこれらの初期抗体（IgM型）や低力価の抗体（IgG型）をしばしば検出する[33]．また，酵素感受性のある抗原（Duffy，MNSなど）に対する抗体とRh抗原に対する抗体とが共存し，間接抗グロブリン試験（IAT）における反応パターンを複雑にしている場合，酵素法では反応パターンがRh抗原に対する抗体のみに単純化される表III-95．この特徴を活かし，IATで複数抗体が疑われる場合，問題解決の第一選択として酵素法を併用するとよい．酵素法は抗体同定の補助的手段として用いるのが効果的といえる[1,2]．

反応増強剤を用いないIAT（37℃，60分インキュベート）を反応増強剤無添加-IATまたは生理食塩液-IAT（Sal-IAT）とよぶ[2]．言うまでもなく，Sal-IATでは反応増強剤による非特異的反応は理論的に生じない．そのため，IgM型抗体による37℃反応相への干渉を最小限に抑えることができることから，Sal-IATはIgG型の抗Le^aや抗Mを検出するための簡易検査法として用いられている[2]．

以上から，不規則抗体スクリーニングには臨床的に意義のある37℃反応性の抗体を検出できるIATが必須となっている．一方，Salは臨床的意義のない冷式抗体を検出しやすいため，省略してもよいという考えがある．しかし，反応増強剤を用いたIATでは一部の冷式抗体が偽陽性反応を起こすことがあるため，あらかじめSal法でその有無を確認しておくことは，引き続き実施するIATの結果の解釈に有用となる[34]．また，ABO血液型と一緒に不規則抗体スクリーニングを行う場合も，Sal法も実施するのが望ましい．本項で前述した冷式抗体はABOウラ検査に干渉し，しばしばABOオモテ・ウラ不一致の原因となるからである図III-96．したがって，Sal法で冷式抗体による干渉を事前に検知できれば，問題解決のための対応がスムーズとなり，準備血の遅延による輸血や手術の延期などのトラブルを回避

JCOPY 498-01913

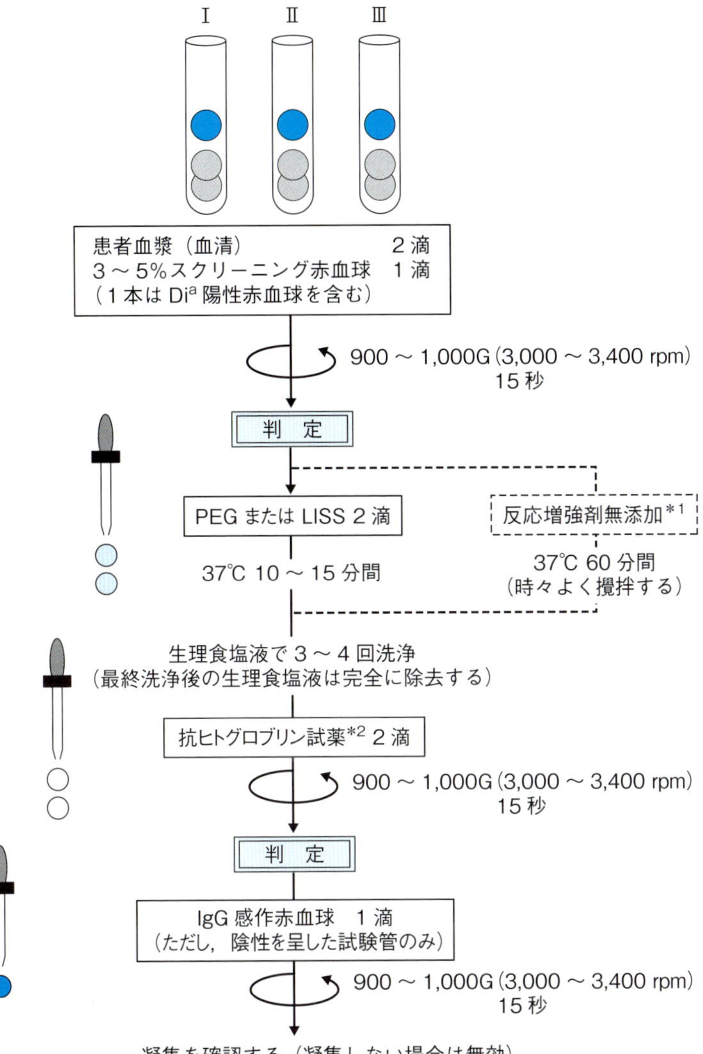

PEG：polyethylene glycol，LISS：low ionic strength solution

＊1：低温反応性の抗体によって，生理食塩液法のみならず反応増強剤-間接抗グロブリン試験でも陽性となることがある．その場合には，反応増強剤無添加-間接抗グロブリン試験を試みる．

＊2：PEG-IAT では抗 IgG 試薬を用いる．

図Ⅲ-97　不規則抗体スクリーニングの手順

日本輸血・細胞治療学会検査技師推進小委員会: 輸血のための検査マニュアル ver. 1.3. http: //yuketsu.jstmct.or.jp/wp-content/uploads/2016/02/9d8aedd853270259b887cb15a4be300a.pdf[1)]

できる．

3）可能性の高い抗体と否定できない抗体

わが国の医療機関における不規則抗体の特異性別検出率は，竹下らによる多施設共同研究によって明らかになった[35)]．29 の医療機関における 248,785 名の患者から得られたデータ解析の結果を表Ⅲ-96 に示す．検出された不規則抗体のうち単一抗体は87.4％であり，検出率の高かった特異性は抗 E（26.5％）と抗 Le^{a}（25.7％）であった．一方，複数抗体の検出率

表Ⅲ-95 抗体同定用パネル赤血球との反応

	Rh-hr					Kidd		Duffy		Kell		Lewis		MNS				P	Test Results			
Cell No.	D	C	E	c	e	Jk^a	Jk^b	Fy^a	Fy^b	K	k	Le^a	Le^b	S	s	M	N	P_1	Sal	IAT	IgG-RBC	Enz
1	+	+	0	0	+	+	+	+	0	0	+	0	+	+	+	+	0	+	0	0	+	0
2	+	+	0	0	+	+	0	+	0	0	+	0	+	0	+	+	+	+	0	0	+	0
3	+	0	+	+	0	0	+	0	+	0	+	0	+	0	+	+	0	+	0	3+		3+
4	+	0	0	+	+	+	+	+	0	0	+	0	0	+	+	0	+	+	0	0	+	0
5	0	+	0	+	+	+	0	0	+	+	+	+	0	0	+	+	0	0	0	2+		0
6	0	0	+	+	+	0	+	+	0	+	+	+	0	0	+	+	+	+	0	1+		2+
7	0	0	0	+	+	+	+	0	+	0	+	0	+	0	+	0	+	+	0	2+		0
8	0	0	0	+	+	+	+	+	+	0	+	0	0	+	0	+	0	+	0	1+		0
9	0	0	0	+	+	+	+	0	0	+	+	+	0	0	+	+	+	0	0	0	+	0
10	0	0	0	+	+	+	0	+	0	0	+	0	+	0	+	0	+	+	0	0	+	0
11	+	+	0	0	+	0	+	0	+	0	+	0	0	+	0	+	0	+	0	2+		0
Auto			0				0		0					+					0	0	+	0

Sal: 生理食塩液法，IAT: 間接抗グロブリン試験，Enz: 酵素法，IgG-RBC: IgG 感作赤血球

表Ⅲ-96 不規則抗体の特異性別検出率

(Takeshita A, et al. Transfus Apher Sci. 2010; 43: 3-8[35] より)

単一抗体	%
抗 E	26.5
抗 Le^a	25.7
抗 P1	10.6
抗 M	6.2
抗 Fy^b	3.7
抗 Di^a	3.3
抗 Le^b	3.0
抗 D	1.6
抗 Jk^a	1.4
抗 S	0.9
抗 C	0.9
抗 Jr^a	0.8
抗 e	0.5
抗 A	0.5
抗 c	0.4
抗 K	0.4
抗 Xg^a	0.3
抗 Jk^b	0.3
抗 I	0.2
抗 N	0.2
計	87.4

複数抗体	%
抗 E+c	4.1
抗 C+e	1.3
抗 Le^a+Le^b	1.3
抗 P1+Le^a	0.4
抗 E+Le^a	0.4
抗 E+Di^a	0.4
抗 E+Jk^a	0.3
抗 C+E	0.2
抗 E+U	0.2
抗 D+C	0.2
計	8.8
他の単一/複数抗体	3.8
合計	100.0

は8.8%で，中でも抗E+cが4.1%と高かった．

このように，わが国における単一抗体の検出率は約90%と高く，中でも抗Eと抗Le^aがその半数を占めていた．両抗体の特異性は，共にパネル赤血球抗原表の反応パターンから容易に推定することができる．また，その他の特異性であっても単一抗体であれば，陽性の反応パターンと一致するものを抗原表の特異性の中から見つけ出すことは，さほど難しくはない．そのため，抗体同定においては過渡的手段として，まず陽性反応を呈した赤血球の反応パターンから‘可能性の高い抗体’を推定する．ただし，引き続き抗体同定に進む場合には‘可能性の高い抗体’の推定を省略できる．次に，陰性反応を呈した赤血球で量的効果を考慮しながら，後述するルールにしたがって消去法を行う．抗原表上，最終的に消去されずに残った特異性はすべて‘否定できない抗体’（後述）とする．ただし，当面の輸血では稀な特異性については考慮しなくてもよい[1,2]．

4）消去法

消去法は，陰性反応を呈したパネル赤血球をもとにその赤血球が発現する主要抗原に対する抗体を1つずつ除外し，‘否定できない抗体’の特異性を推定する方法である．消去法では患者の保有する臨床的意義の高い同種抗体を誤って除外してしまうことがないよう，細心の注意を払いながら実施する．

JCOPY 498-01913

表III-97 不規則抗体スクリーニング赤血球との反応

Cell No.	Rh-hr					Kell		Duffy		Kidd		Lewis		Xg	MNS				P	Diego		Test Results		
	D (×)	C (×)	E	c (×)	e (×)	K (×)	k (×)	Fy^a (×)	Fy^b (×)	Jk^a	Jk^b (×)	Le^a (×)	Le^b (×)	Xg^a (×)	M (×)	N (×)	S (×)	s	P_1 (×)	Di^a (×)	Di^b (×)	Sal	IAT	IgG-RBC
I	+ (×)	+ (×)	0	0	+ (×)	+ (×)	+ (×)	0	+ (×)	0	+ (×)	0	+ (×)	+ (×)	0	+ (×)	+ (×)	+ (/)	0	0	+ (×)	0	0	+
II	+	0	+	+	0	0	+	+	+	+	0	0	0	+	+	+	0	+	+	0	+	0	2+	
III	0	0	0	+ (×)	+ (×)	0	+ (×)	+ (×)	0	+ (/)	+ (×)	+ (×)	0	+ (×)	+ (×)	0	+ (×)	0	+ (×)	+ (×)	+ (×)	0	0	+

否定できない抗体: 抗E，抗 Jk^a，抗s，Sal: 生理食塩液法，IAT: 間接抗グロブリン試験，IgG-RBC: IgG感作赤血球

消去法による‘否定できない抗体’の推定は，輸血を前提とした場合，原則としてIATの結果を用いて行う．ただし，オモテ・ウラ不一致の原因を検索する場合や，低温反応性抗体がIATの反応に影響する場合においては，Sal法での消去法が有益なことがある．

Rh，Kidd，Duffy，MNSの各血液型抗原に対する抗体については量的効果を考慮する．一方，Lewis血液型やP1，Xg^aなどの抗原に対する抗体は量的効果を考慮しなくてもよい．なお，KellとDiego抗原の量的効果はRh，Kidd，Duffy，MNSほど明瞭ではないため，欧米では量的効果のある抗原として扱っていない．また，Di(a+b-) 赤血球は稀であるため，ほとんどの市販Sc赤血球試薬には含まれておらず，Di(a+b+) 赤血球が陰性の場合でも，低力価の抗 Di^a が存在する可能性を考慮し，Di(a−) 血の適応とする機会が少なからずあった．そのため，日本輸血・細胞治療学会は，Diego，Kellに対する抗体についてはヘテロ接合体のDi(a+b+) やK+k+赤血球であっても，暫定的に消去できるルールを設けた[1)]．

市販されている不規則抗体のスクリーニング赤血球は3～4種類，パネル赤血球は11～16種類の赤血球浮遊液がセットになっている．それぞれの赤血球はおよそ20種類の血液型抗原の有無が検査してあり，抗原表には血液型抗原ごとに陽性であれば“+”，陰性であれば“0”と表記されている．

消去法は以下のルールに従って実施する．実際には，抗原表に記載してある赤血球抗原の‘+’の上に『×』（除外）または『/』（保留）を表記する 表III-97[1)]．

(1) 量的効果のあるホモ接合体の抗原や量的効果を考慮しなくてよい抗原には『×』を付記する．
(2) 量的効果のあるヘテロ接合体の抗原には『/』を付記する．
(3) 最終的に『×』が1つ以上あった抗原についてのみ，その抗体を除外する意味で，抗原表の抗原名に『×』を付記する（無印や『/』のみの抗原はそのままにし，抗体特異性の候補として考える）．

3 不規則抗体の同定 (antibody identification)

a．抗体同定検査におけるポイントと対処法

1）冷式抗体と37℃反応性抗体の鑑別

冷式抗体による凝集反応は，比較的低い温度（4℃や20℃）で増強し，37℃で減弱または消失する．抗P1，抗 Le^b または Le^{bH}，抗 Le^a，抗M，抗Iなど糖鎖抗原に対する抗体が多く，通常免疫グロブリンクラスはIgMで，Sal法でしばしば検出される．一方，37℃反応性抗体は主としてIATで検出される 表III-98．冷式抗体と37℃反応性抗体の鑑別には，前述したように反応増強剤無添加-IAT（37℃・60分）が簡易法として用いられるが，厳密にIgMとIgGを区別するには患者血漿（血漿）をDTT（dithiothreitol）や2-ME（mercaptoethanol）で処理し，IgM成分を変性または破壊したのち，未処理患者血漿（血清）との反応性を比較するのが望ましい．

2）単一抗体と複数抗体の鑑別

パネル検査終了後，‘可能性の高い抗体’を推定するため，抗原表の中から陽性反応を呈した赤血球の反応パターンと一致する単一特異性を探す．その

表III-98　抗体同定用パネル赤血球との反応

	Rh-hr					Kidd		Duffy		Kell		Lewis		MNS				P	Test Results		
Cell No.	D	C	E	c	e	Jk^a	Jk^b	Fy^a	Fy^b	K	k	Le^a	Le^b	S	s	M	N	P_1	Sal	IAT	IgG-RBC
1	+	+	0	0	+	+	+	+	0	0	+	0	+	+	+	+	0	+	3+	0	+
2	+	+	0	0	+	+	0	+	0	0	+	0	+	0	+	+	+	+	1+	0	+
3	+	0	+	+	0	0	+	0	+	0	+	0	+	0	+	+	0	+	3+	3+	
4	+	0	0	+	+	+	+	+	0	0	+	0	0	+	+	0	+	+	0	0	+
5	0	+	0	+	+	+	0	0	+	+	+	+	0	0	+	+	0	0	3+	0	+
6	0	0	+	+	+	0	+	+	0	+	+	+	0	0	+	+	+	+	1+	2+	
7	0	0	0	+	+	+	+	0	+	0	+	0	+	0	+	0	+	+	0	0	+
8	0	0	0	+	+	+	+	+	+	0	+	0	0	+	0	+	0	+	3+	0	+
9	0	0	0	+	+	+	+	0	0	+	+	+	0	0	+	+	+	0	1+	0	+
10	0	0	0	+	+	+	0	+	0	0	+	0	+	0	+	0	+	+	0	0	+
11	+	+	0	0	+	0	+	0	+	0	+	0	0	+	0	+	0	+	3+	0	+
Auto			0													0			0	0	+

Sal: 生理食塩液法，IAT: 間接抗グロブリン試験，IgG-RBC: IgG 感作赤血球
可能性の高い抗体: 抗 M（Sal 法），抗 E（IAT）
否定できない抗体: なし

際，陽性反応が Sal 法と IAT など異なる検査法で得られた場合も，同様にそれぞれの検査法で得られた反応パターンと一致する特異性を抗原表の中から探す．例えば 表III-98 の場合，'可能性の高い抗体' は抗 M（Sal）と抗 E（PEG-IAT）の複数となる．

'可能性の高い抗体' の推定が容易でない場合は，'否定できない抗体' の推定を先行してもよい．反応パターンが抗原表のいずれの特異性とも一致しない場合や，同一検査法で予期せぬ反応の強弱がある場合は，低力価の抗体や力価の異なる複数の抗体が存在していることが多い 表III-95．一般的に，赤血球上にある 2 種類の赤血球抗原にそれぞれに対応する抗体が結合すると，凝集は個々の抗体による反応よりも増強されることが多い（表III-95，Cell No. 3）．中でも，量的効果がある Rh，Kidd，Duffy や MNS 抗原に対する抗体と思われる凝集反応において，個々の量的効果と異なる反応の強弱を認めるときは，推定した抗体のほかに別の抗体も共存している可能性が高い．また，低力価抗体による反応は高力価の単一抗体の反応に隠されてしまうことがある．抗体同定においては，たとえ特異性が 1 つに見える場合であっても，複数の抗体が存在する可能性を常に念頭に置いてあたらなければならない．

3）自己抗体と同種抗体の鑑別

日常検査においては，型特異性を有する自己抗体が検出されることがある．しかし，その多くは非溶血性の臨床的意義のないものであり，同種抗体との鑑別が必要となる．検出された不規則抗体が自己抗体または同種抗体のいずれかを鑑別するには，推定した抗体と同じ特異性の抗体試薬を用いて，患者赤血球に当該抗原の有無を検査しなければならない．当該抗原が検出されれば自己抗体であり，検出されなければ同種抗体といえる．ただし，患者赤血球上の当該抗原の有無による両者の鑑別は，直近に輸血歴がないことが前提条件となる．輸血赤血球が残存していると，当該抗原が陽性となるため，同種抗体を自己抗体と誤って判定する可能性がある．

また，ABO・RhD 以外の血液型抗原の検査は，複数の考慮すべき特異性の中から同種抗体を絞り込む際に有効である．すなわち，複数の抗体特異性に対する抗原の有無を検索し，患者赤血球に当該抗原が検出されれば，対応する同種抗体の存在は否定できるからである．

4）自己抗体と共存する同種抗体の検出

自己抗体の汎反応に隠蔽された同種抗体を検出するためには，輸血前の患者赤血球で自己抗体を吸着除去しなければならない．患者血清（血漿）中の温式自己抗体や寒冷凝集素は，ZZAPまたはグリシン-HCl/EDTAで処理した患者赤血球でそれぞれ37℃または4℃で吸着・除去する．その後，吸着上清を用いて不規則抗体スクリーニングし，同種抗体の有無を確認する．高力価の寒冷凝集素のため吸着除去がきわめて困難な場合は，患者血清（血漿）を2-MEやDTT処理して寒冷凝集素を破壊した後，不規則抗体スクリーニングを実施する（III-B-4．直接抗グロブリン試験を参照）．

b．抗体同定までの手順

'可能性の高い抗体'は，パネル赤血球との反応態度から推定する．特に反応パターンは抗体の特異性を表すため，抗体同定においては最も重要な情報である．まずパネル検査で得られた反応パターンと一致する抗原表の特異性パターンを探し，反応パターンと一致する特異性をもつ抗体を'可能性の高い抗体'とする．もし，反応パターンと一致する特異性が容易に見つからない場合は，'可能性の高い抗体'の推定を保留し，消去法により'否定できない抗体'を推定する．

消去法による'否定できない抗体'の推定では，輸血を前提とした場合，原則として間接抗グロブリン試験の結果を用いて行う．ただし，オモテ・ウラ不一致の原因を検索する場合や，低温反応性抗体が間接抗グロブリン試験の反応に影響する場合は，生理食塩液法での消去法が有益な場合がある．消去法により除外できない特異性が複数残ったら，抗体が複数存在する可能性がある．そのような場合は，追加試験（反応条件の変更，反応性の単純化や酵素または化学処理赤血球との反応性の確認）や追加パネル（推定した複数抗体に対する抗原を1つもつパネル赤血球で精査）により精査し，複数あった考慮すべき特異性を絞り込む[36] 図III-98．

1）追加試験

a）反応条件の変更: 検体の増量や反応増強剤の変更

低力価の同種抗体は反応が弱く，パネル検査で一致する反応パターンとして検出できないことがある．検体量が十分あれば2滴から4滴へ増量，反応増強剤も検体量に合わせて増量し，間接抗グロブリン試験を実施する．

また，抗体の特異性によっては反応増強剤をLISSより感度の高いPEGに変更してみるのもよい．Rh，KiddやKell抗原に対する抗体はPEG-IATで検出されやすい．

b）反応性の単純化

① 酵素の併用

酵素感受性のある抗原（DuffyやMNSなど）に対する抗体が複数抗体として共存している場合，酵素法を補助的に用いることでこれらの抗原に対する抗体の存在を明らかにできる．また，Rh抗原に対する低力価の抗体による反応も増強される 表III-95．

② 可溶性抗原による抗体の中和

Lewis，P1，Iなどの抗原に対する抗体が共存すると，臨床的意義の高い抗体の反応を隠蔽してしまうことがある．しかし，これらの可溶性抗原や吸着抗原を用いてそれぞれの抗体を中和または除去できれば，隠蔽されていた同種抗体の特異性が明らかとなる．

③ 吸着解離試験

パネル赤血球のすべてと反応しているが，赤血球によって明確に強弱がみられる場合は，複数の抗体が混在しているのか，または高頻度抗原に対する抗体が存在するのかをすぐには判別できないこともある．この場合，まず患者赤血球と主な血液型が一致する赤血球と患者血漿（血清）との反応をみる．反応が陰性であれば主な血液型抗原に対する複数の抗体が混在している可能性が高い．一方，反応陽性であれば，高頻度抗原に対する単一抗体が存在するかまたは別の抗体も混在していると推定できる．次に，患者血漿（血清）と一番強く反応する赤血球および一番弱く反応する赤血球で別々に吸着する．吸着上清または解離液に抗体がそれぞれ分離同定できることがある．また，それぞれの吸着上清から抗体

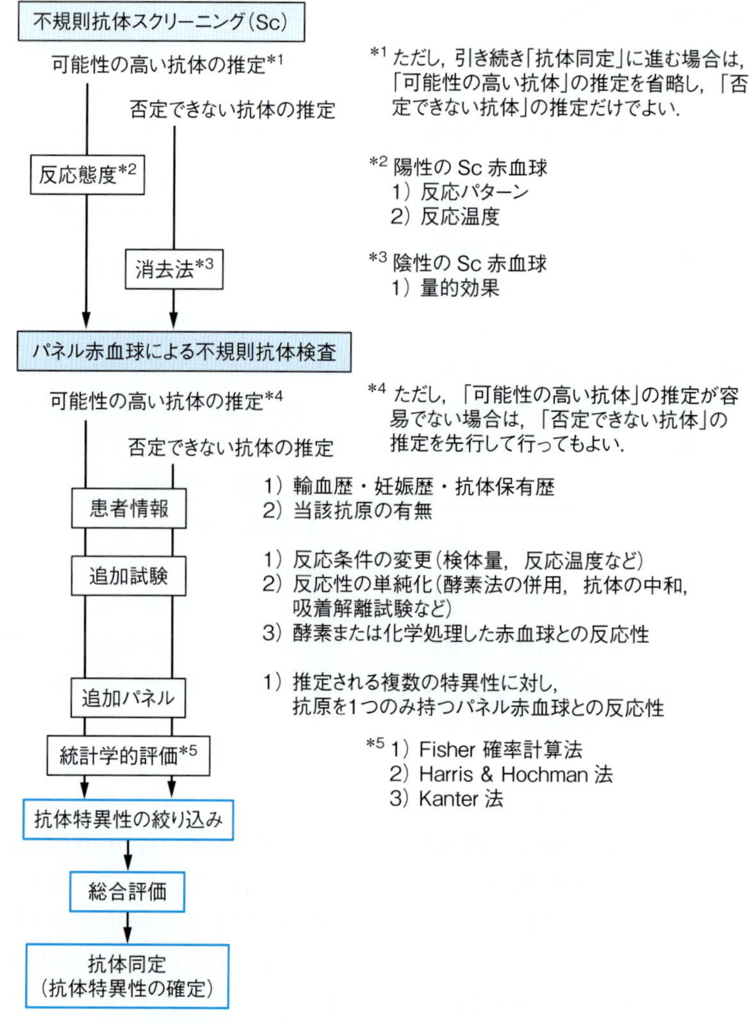

図III-98 不規則抗体陽性から抗体同定までの手順

日本輸血・細胞治療学会検査技師推進小委員会: 輸血のための検査マニュアル ver. 1.3 http: //yuketsu.jstmct.or.jp/wp-content/uploads/2016/02/9d8aedd853270259b887cb15a4be300a.pdf[1]より

活性が認められなくなれば,保有している抗体は単一抗体である可能性が高い.

c) 酵素または化学処理した赤血球との反応性

血液型(抗原)は分子構造の違いによって,ficin, trypsin, pronase などの蛋白分解酵素,0.2 M DTT (dithiothreitol),AET (2-aminoethyl-isothiouronium bromide) や酸性溶液の処理で,抗原性が失活するものや,臍帯赤血球での抗原発現がきわめて弱いものなどがある 表III-99.JMH (John Milton Hagen) は酵素と DTT または AET に感受性があるが,酸には抵抗性である.Chido (Ch)/Roger (Rg) や KANNO は酵素感受性があるが,DTT や酸には抵抗性である.Jr^aは酵素,DTT および酸に抵抗性がある.また,HLA-class I (Bg^aなど) は,クロロキン処理で失活する.

このように,パネル赤血球をあらかじめ薬剤で処理した後,患者血漿(血清)と反応させることによって,主な高頻度抗原に対する抗体を鑑別することができる.

2) 追加パネルによる精査

推定した‘可能性の高い抗体’が臨床的意義の高

表III-99 Ficin, DTT, 酸処理赤血球および臍帯赤血球の血液型抗原性

処理赤血球			臍帯赤血球	血液型抗原
Ficin	DTT	酸†		
—	○	○	○	Fy^a/Fy^b, M/N, S/s, Ge2/Ge4
—	—	○	○	Indian, JMH
—	○	○	—	Ch/Rg, Xg*, KANNO
—	—	○	—	Yt^a
○	—	—	○	Kell
○	—	○	○	Cromer, Se, LW
○	—	○	—	Knops, Dombrock, AnWj, MER2
○	○	—	○	Er^a, Bg**
○	○	○	—	I, Sd^a, Lewis, P1, Lu^a/Lu^b, Vel, (A, B, H)
○	○	○	○	Rh, Kidd, Fy3, Diego, Co, Ge3 At^a, Cs^a, Emm, Jr^a, Lan, Ok^a, PEL

—: 抗原活性の低下／消失, ○: 影響なし/成人赤血球と同レベル
*: 臍帯赤血球で発現量低下を認める場合がある, **: 低頻度抗原 (ある種の HLA)
†: グリシン-塩酸/EDTA

い同種抗体であれば適合血（抗原陰性血）の選択が必要となる．抗体が複数考えられる場合には推定した特異性に対する抗原を1つもつパネル赤血球を用いて，各々の抗体特異性を鑑別する．また，‘否定できない抗体’が複数ある場合も，可能な限り同様に対処し，抗体特異性を絞り込むのが望ましい．

3）統計学的評価

パネル赤血球を用いた同定検査で‘可能性の高い抗体’および“否定できない抗体”として推定した抗体は，統計学的評価をして確定するのが望ましい．通常，その評価には Fisher's exact method (Fisher 法) が用いられる[37]．本法の特徴は，真の特異性とは異なる抗体として偶然に誤同定することがないよう，真の陽性反応（A）および真の陰性反応（D）の確率に加え，偽陽性反応（B）または偽陰性反応（C）の確率についても考慮している点にある．統計学的に有意な p 値 ($p<0.05$) を得るには，少なくとも3種の対応抗原陽性赤血球が陽性で，かつ3種の対応抗原陰性赤血球が陰性を呈する結果を必要とする 図III-99．

Harris & Hochman 法[38]は特異性確認のパネル赤血球数をできるだけ少なくするため，偽陽性または偽陰性反応の可能性を無視し，結果の評価がより現実的な変法を考案した．すなわち，特定の特異性のみを考慮する限定的な条件下において，対応抗原陽性と対応抗原陰性の赤血球での反応はそれぞれ真の陽性および陰性反応であると考え，ある抗原の陽性反応数（A）と陰性反応数（D）の頻度（A/A＋D, B/A＋D）をそれぞれ A 乗および D 乗じた積を p 値とした．これにより，2種の対応抗原陽性赤血球が陽性で，3種の対応抗原陰性赤血球が陰性を呈する場合の p 値は 0.035 となり（対応抗原陽性と陰性がそれぞれ3種，2種でも同じ確率），Harris & Hochman の p 値は Fisher よりも少ないパネル赤血球数で有意性が得られるようになった 表III-100．

Kanter 法[39]は，Harris & Hochman の式に各種血液型の抗原頻度（f）を当てはめることによって，パネルというきわめて限定的な集団ではなく，民族という普遍的な集団について血液型抗原ごとに許容できる p 値を求めるよう提唱した．すなわち，Kanter 法による p 値は Harris & Hochman の式の A/A＋D と D/A＋D の代わりに，それぞれ f と 1-f を代入し，$f^A(1-f)^D$ として求められる．

そこで，Kanter 法の式に日本人の各種血液型抗原の頻度[40]を代入し，実際に主要抗原の p 値を算出

反応	パネル赤血球 抗原(+)	抗原(−)	Total
陽性	A	B	A+B
陰性	C	D	C+D
Total	A+C	B+D	N

A：抗原(+)赤血球に認められた陽性反応の数
B：抗原(−)赤血球に認められた陽性反応の数
C：抗原(+)赤血球に認められた陽性反応の数
D：抗原(−)赤血球に認められた陽性反応の数
N：パネル赤血球の総数

Fisher 確率計算法 $p = \dfrac{(A+B)! \times (C+D)! \times (A+C)! \times (B+D)!}{N! \times A! \times B! \times C! \times D!}$

Harris & Hochman 法 $p = \left[\dfrac{A}{A+D}\right]^{A} \times \left[\dfrac{D}{A+D}\right]^{D}$

Kanter 法 $p = f^{A}(1-f)^{D}$ f：抗原頻度

図III-99 統計学的評価法

表III-100 Fisher, Harris & Hochman, Kanter 法による p 値とパネル赤血球数の関係

計算法と p 値			陽性/陰性を呈した対応抗原陽性/陰性のパネル赤血球数 1/1	2/2	3/2	2/3	3/3
Fisher 確率計算法			0.5	0.167	0.100	0.100	0.050
Harris & Hochman 法			0.25	0.063	0.035	0.035	0.016
Kanter 法	f*	1-f	$f(1-f)$	$f^2(1-f)^2$	$f^3(1-f)^2$	$f^2(1-f)^3$	$f^3(1-f)^3$
抗原名 D	0.995	0.005	0.005	<0.001	<0.001	<0.001	<0.001
C	0.891	0.109	0.097	0.009	0.008	0.001	0.001
c	0.560	0.440	0.246	0.061	0.034	0.027	0.015
E	0.494	0.506	0.250	0.062	0.031	0.032	0.016
e	0.914	0.086	0.079	0.006	0.006	0.001	0.000
Jk^a	0.728	0.272	0.198	0.039	0.029	0.011	0.008
Jk^b	0.776	0.224	0.174	0.030	0.023	0.007	0.005
Fy^a	0.989	0.011	0.011	<0.001	<0.001	<0.001	<0.001
Fy^b	0.196	0.804	0.158	0.025	0.005	0.020	0.004
Di^a	0.092	0.908	0.084	0.007	0.001	0.006	0.001
Di^b	0.998	0.002	0.002	<0.001	<0.001	<0.001	<0.001
M	0.777	0.223	0.173	0.030	0.023	0.007	0.005
N	0.719	0.281	0.202	0.041	0.029	0.011	0.008
S	0.113	0.887	0.100	0.010	0.001	0.009	0.001
s	0.995	0.005	0.005	<0.001	<0.001	<0.001	<0.001
Le^a	0.170	0.830	0.141	0.020	0.003	0.017	0.003
Le^b	0.730	0.270	0.197	0.039	0.028	0.010	0.008
P1	0.353	0.647	0.228	0.052	0.018	0.034	0.012

*日本人に対する抗原頻度.『不規則抗体鑑別のポイントと抗体同定検査の進め方』[36]より

した表III-100. この結果は, Kanter らの結果[39]と概ね一致した. すなわち, 少なくとも2種の対応抗原陽性の赤血球が陽性で, 2種の対応抗原陰性赤血球が陰性を呈すれば, ほとんどの主要抗原の p 値は 0.05 未満となることがわかった. ただし, 抗 c, 抗 E と抗 P1 の p 値はそれぞれ 0.061, 0.062, 0.051 と算出されたが, Kanter らはパネル検査における p 値 0.06 は 0.05 に近似し, 抗体同定においては全く支障ないと考えている. 因みに, Kanter 法による統計学的評価は英国輸血学会ガイドライン[41]でも推奨され

表III-101　抗体同定用パネル赤血球との反応

	Rh-hr					Kidd		Duffy		Kell		Lewis		MNS				P	Test Results		
Cell No.	D	C	E	c	e	Jk^a	Jk^b	Fy^a	Fy^b	K	k	Le^a	Le^b	S	s	M	N	P_1	Sal	IAT	IgG-RBC
1	+	+	0	0	+	+	+	+	0	0	+	0	+	+	+	+	0	+	0	w+	
2	+	+	0	0	+	+	0	0	0	0	+	0	+	0	+	+	+	+	0	1+	
3	+	0	+	+	0	0	+	0	+	0	+	0	+	0	+	+	0	+	0	0	+
4	+	0	0	+	+	+	+	+	0	0	+	0	0	+	+	0	+	+	0	0	+
5	0	+	0	+	+	+	0	0	+	+	+	+	0	0	+	+	0	0	0	1+	
6	0	0	+	+	+	0	+	+	0	+	+	+	0	0	+	+	+	+	0	0	+
7	0	0	0	+	+	+	+	0	+	0	+	0	+	0	+	0	+	+	0	w+	+
8	0	0	0	+	+	+	+	+	+	0	+	0	0	+	0	+	0	+	0	w+	
9	0	0	0	+	+	+	+	0	0	+	+	+	0	0	+	+	+	0	0	w+	
10	0	0	0	+	+	+	0	+	0	0	+	0	+	0	+	0	+	+	0	1+	
11	+	+	0	0	+	0	+	0	+	0	+	0	0	+	0	+	0	+	0	0	+
Auto		0			0	0													0	0	

否定できない抗体: 抗 Jk^a，Sal: 生理食塩液法，IAT: 間接抗グロブリン試験，IgG-RBC: IgG 感作赤血球
統計学的評価: Fisher 確率計算法: $p=0.024$，Harris & Hochman 法: $p=0.016$，Kanter 法: $p=0.008$

ており，日常的に抗体同定において活用されている．

以上から，パネル赤血球に限りがある施設においては，Fisher 法の代替として Harris & Hochman 法や Kanter 法を用いて評価することができる 図III-98．その際，量的効果のある Rh，Kidd，Duffy，MNS 血液型抗原に対する抗体は，必ずホモ接合体の当該抗原陽性赤血球を用いて統計学的評価をする．なぜなら，Harris & Hochman 法，Kanter 法は Fisher 法とは異なり，偽陽性反応や偽陰性反応は想定していないからである．そのため，Harris & Hochman 法および Kanter 法による統計学的評価は日常検査において検査試薬，検査機器や器材の精度管理が万全に行われている施設に限られるべきである．精度管理に不安のある施設は Fisher 法で評価するのが望ましい．

実際に Fisher 法，Harris & Hochman 法，Kanter 法で統計学的評価してみよう．あるパネル検査で，Jk^{a}と近似するがいずれの特異性とも一致しない反応パターン得られたとする 表III-101．消去法を実施すると Jk^{a}の特異性だけが残り，否定できない抗体は抗 Jk^{a}となる．

以上の結果から抗 Jk^{a}を同定するためのポイントは，少なくとも 3 種の Jk（a+b−）赤血球がすべて陽性，3 種の Jk（a−b+）赤血球がすべて陰性であったことである．これらの結果は，前述した Fisher 法，Harris & Hochman 法，Kanter 法のすべてにおいて，有意性（$p<0.05$）もって抗 Jk^{a}と同定できる条件を満たす．このように，抗体価が低く典型的な反応パターンにならない場合であっても，統計学的評価を行うことで信頼性を確かめながら同定することができる 表III-100．輸血に際しては，Jk（a−）の抗原陰性血を選択する．

4 交差適合試験 (crossmatch test)

交差適合試験は，受血者および供血者間の ABO およびそれ以外の血液型との適合性を確認するための方法である．現在では，交差適合試験に先立って不規則抗体スクリーニングを行い，臨床的意義がある不規則性の同種抗体を検出しておくことが，輸血前検査の標準的な手法となっている[1,2]．

■ a．交差適合試験の検査法

交差適合試験は，患者血漿（血清）と供血者赤血球との組み合わせからなる主試験と，供血者血漿と

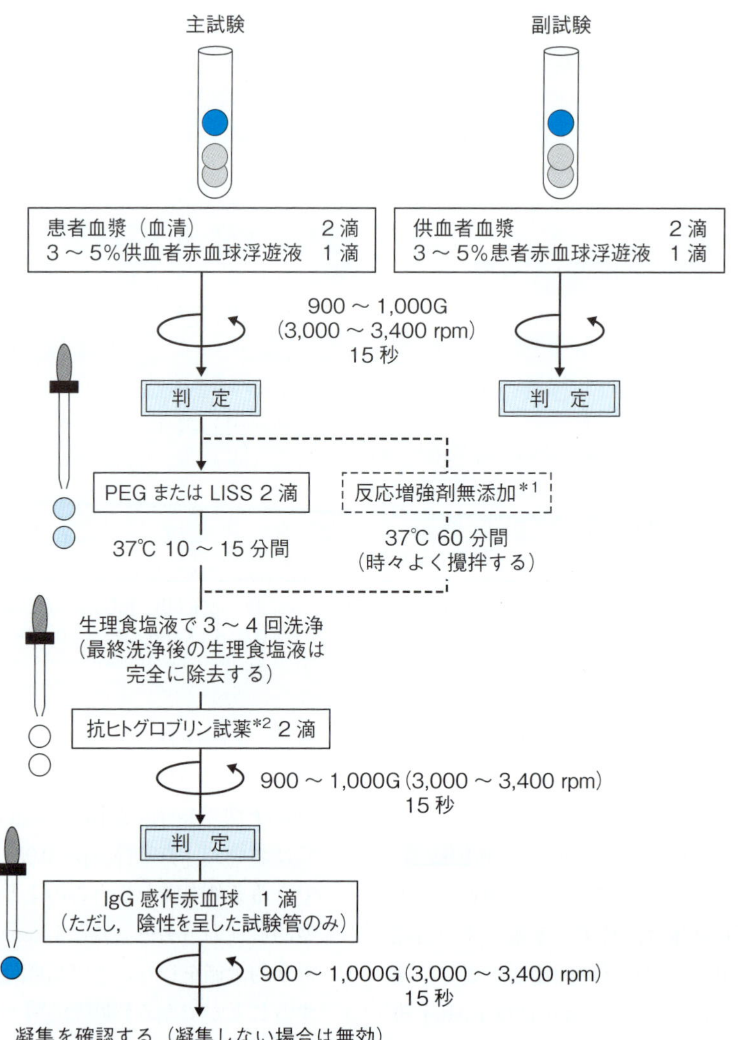

PEG：polyethylene glycol，LISS：low ionic strength solution

*1：低温反応性の抗体によって，生理食塩液法のみならず反応増強剤-間接抗グロブリン試験でも陽性となることがある．その場合には，反応増強剤無添加-間接抗グロブリン試験を試みる．

*2：PEG-IAT では抗 IgG 試薬を用いる．

注：検査に用いた患者血液とセグメントチューブは一定期間保管して，副作用発生時の調査に備える．

図Ⅲ-100 交差適合試験の手順

・日本輸血・細胞治療学会検査技師推進小委員会: 輸血のための検査マニュアル ver. 1.3.1. http://yuketsu.jstmct.or.jp/wp-content/uploads/2016/02/9d8aedd853270259b887cb15a4be300a.pdf[1)]

患者赤血球との組み合わせからなる副試験からなる．患者が保有する抗体による不適合を検出する主試験の方が，供血者の抗体による不適合を検出する副試験よりはるかに重要である．なぜなら，溶血性輸血反応を起こしうる抗体価の高い37℃反応性の抗体を含む血液は，血液センターから供給される輸血用製剤の中から除かれているからである．したがって，間接抗グロブリン試験を含む交差適合試験は主試験のみ実施し，副試験は省略できる．しかし，患者とドナー間のABO血液型の適合性を確認できるため，患者血液型のダブルチェックを実施していない施設ではSal法による主試験と副試験も実施するのが望ましい[1]．ただし，患者血液型が異なる時点で採血した検体で2回以上確認している施設は，Sal法による副試験も省略できる[1]．なお，交差適合試験の手順については図III-100に示す[2]．

不規則抗体スクリーニングが陰性であれば，Sal法による交差適合試験のみでよいが，以下に述べる患者については適当な時期に採血した検体を用いて，必ずIATを含む交差適合試験（主試験）を行う必要がある[42]．

①臨床的意義のある同種抗体を保有または保有したことがある患者
②母親由来のIgG型同種抗体を保有していると思われる胎児または新生児（ABO血液型が適合すれば，母親検体と代用できる）
③ABOまたはRh血液型不一致の造血幹細胞移植後または臓器移植後の患者
④不規則抗体検査で同定不能である患者
⑤採血量不足などの理由により，不規則抗体スクリーニングが実施できなかった患者

また，交差適合試験に用いる検体は，連日にわたって輸血を受けている患者では，少なくとも3日目ごとに採血した検体で実施する．また，過去3カ月以内に輸血あるいは妊娠歴のある患者でも，輸血予定日に先立つ3日以内を目安に採血した検体で実施する[1,2] 図III-94.

さらに，自己対照の有無については，Ⅲ-B-2「1. 検査結果の妥当性および対照の役割」の項を参照されたい．

■ b．タイプ＆スクリーン(T＆S)

欧米では1960年代に入ってから不規則抗体スクリーニングが導入された．1964年にGrove-Ramussen[43]は37,961件についての検討から，患者が保有した不規則抗体の99.6%が不規則抗体スクリーニングによって検出されることを報告した．そして，注意深く不規則抗体スクリーニングを行い，これが陰性であれば，IATによる交差適合試験を行う必要がないという結論に達した．この報告から13年後の1976年には，輸血検査に新しい考えが提唱された[44,45]．輸血する可能性が低い症例には，あらかじめ患者のABO型とRh血液型（Type，T），そして不規則抗体スクリーニング（Screen，S）を実施しておく．原則として，特定の患者のために交差適合試験済の血液製剤を準備せず，輸血が必要になった場合のみ生理食塩液法（IS法）による簡略化した交差適合試験を行い出庫する[46,47]．これが，いわゆるタイプ＆スクリーン（T＆S）のアプローチである．ただし，「a. 交差適合試験の検査法」の項で述べた①～⑤の患者は，T＆Sの適応とはならない[48]．

もちろん簡略化した交差適合試験による安全性は，一定レベルの検査技能，試薬・機器の精度管理，コンピュータを利用した患者と輸血用血液の情報管理によって担保されるであろう．また，稀にIATで検出される低頻度抗原に対する抗体による不適合は，簡略化した適合検査では防止できないことに留意すべきである．しかし，IS法による交差適合試験を行っていても，患者検体の取り違え，判定結果の記録ミス，間違った患者への輸血など，事務的エラーによるABO不適合の輸血事故は起きている．つまり，血清学的検査だけでは，これらエラーを防止できなかったのである．こうした背景もあり，簡略化した交差適合試験の代わりとなるコンピュータクロスマッチへと体制は移りつつある[48-51]．

■ c．コンピュータクロスマッチ

コンピュータクロスマッチとは，輸血部門システム内の検査履歴情報および血液製剤情報をもとに，患者と血液製剤の血液型をコンピュータ上で照合し，型違いの有無を交差適合試験に代わって確認する方法をいう．これにより，血液製剤を事前準備する必要がなくなったばかりでなく，安全性を確保しながら血液製剤をより速やかに出庫できるようになった．

コンピュータクロスマッチは，あらかじめABO, RhD血液型検査と不規則抗体スクリーニングを実施し，臨床的に問題となる不規則抗体が検出されない患者が対象となる．また，コンピュータクロスマッチを運用する際には，下記の条件をすべて満たすことが求められている[2]．

①結果の不一致や輸血用血液製剤の誤りを警告でき

ること．

②患者の血液型が2回以上異なる時点で採血された検体により，確認されていること．

③赤血球製剤の血液型が再確認されていること．

d．結果の解釈と交差適合試験陽性時への対応

原則として，IAT による主試験の結果が陰性の場合のみを適合とする[2)]．抗体輸血前の不規則抗体スクリーニングが陰性にもかかわらず，交差適合試験の IS 法の段階で陽性の場合は，まず ABO 血液型について記録などを再確認する．ABO 血液型に不明瞭な点があれば，必ず再度検体の提出を求めたり，新しい輸血用血液のセグメントに変えたりして検査をやり直す．ABO 血液型に不適合がなく冷式抗体や寒冷凝集素または連銭形成が疑われた場合には，37℃で温めておいた患者血漿（血清）と供血者の赤血球浮遊液を用いて，生理食塩液法の判定を省略して IAT に移行する．

不規則抗体陽性患者の交差適合試験においては，遅延型溶血性輸血反応（delayed hemolytic transfusion reaction：DHTR）を早期発見する目的から，必ず自己対照を立てて主試験を行う．輸血歴や妊娠歴があり3カ月以内に輸血を受けた患者で IAT によ

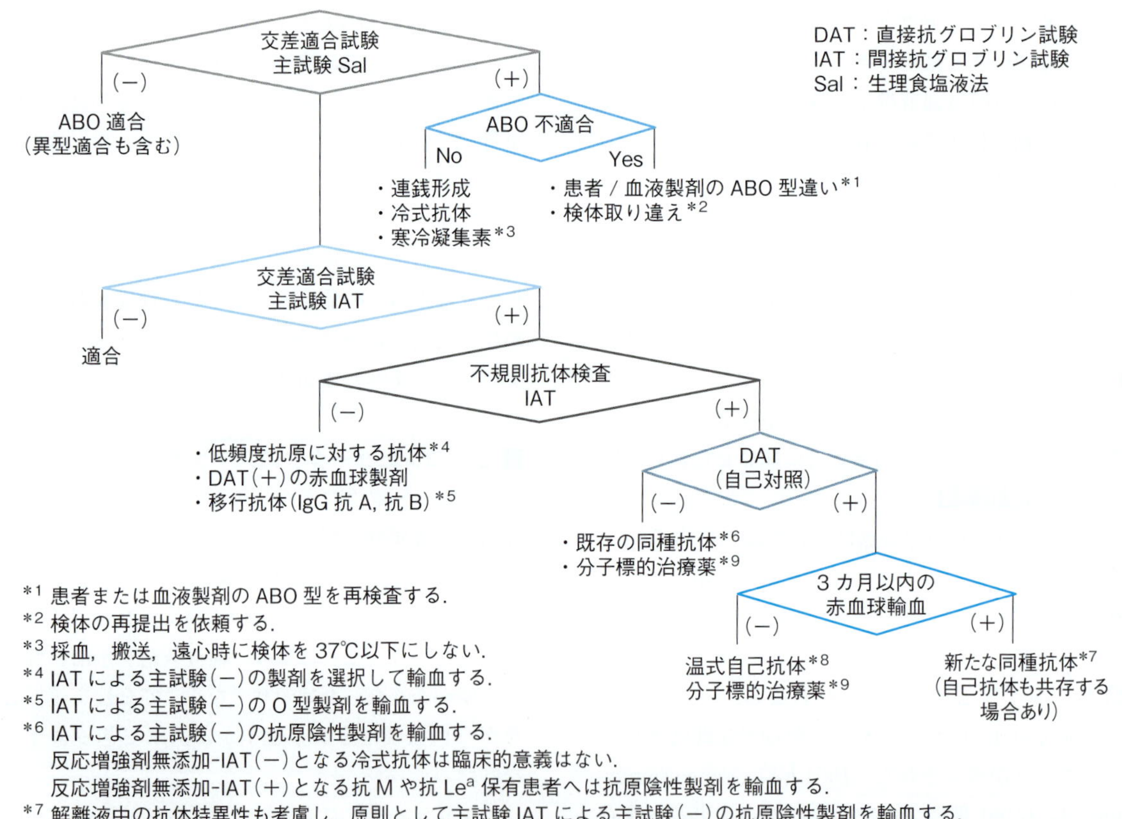

*1 患者または血液製剤の ABO 型を再検査する．

*2 検体の再提出を依頼する．

*3 採血，搬送，遠心時に検体を 37℃以下にしない．

*4 IAT による主試験(−)の製剤を選択して輸血する．

*5 IAT による主試験(−)の O 型製剤を輸血する．

*6 IAT による主試験(−)の抗原陰性製剤を輸血する．
反応増強剤無添加-IAT(−)となる冷式抗体は臨床的意義はない．
反応増強剤無添加-IAT(+)となる抗 M や抗 Le^a 保有患者へは抗原陰性製剤を輸血する．

*7 解離液中の抗体特異性も考慮し，原則として主試験 IAT による主試験(−)の抗原陰性製剤を輸血する．
ただし，温式自己抗体が共存する場合は，輸血前の患者赤血球吸着上清 or 少なくとも Rh と Kidd 血液型が患者と一致した同種赤血球吸着上清で不規則抗体検査や 交差適合試験を実施する．

*8 温式自己抗体を患者赤血球で吸着除去し，同種抗体の存在が否定できた場合．原則として，吸着上清を用いた IAT による主試験(−)の製剤を選択して輸血する．

*9 赤血球膜上に発現されている膜蛋白と結合する分子標的治療薬(抗 CD38: Daratumumab など)．抗 CD38 の場合，DAT は陰性または陽性．ドナーやパネル赤血球を DTT 処理してから検査に用いる．

図Ⅲ-101　交差適合試験が陽性となる原因とその対処法

日本輸血・細胞治療学会ホームページ: http: //yuketsu.jstmct.or.jp/transfusion_of_qa2/を一部改変

る主試験が陽性の場合は，DHTR を疑い，不規則抗体スクリーニングを行う．DHTR では輸血赤血球が新たに産生された IgG 型抗体で感作され，自己対照のみが陽性になることがある[12,13]（Ⅲ-B-2-1．検査結果の妥当性および対照の役割を参照）．また，量的効果を示す血液型（Rh，Kidd，Duffy，MNS）抗原に対する抗体と供血者赤血球の当該抗原がヘテロ接合体の組合せにおいて，抗体価が検出限界以下に低下していると，適合検査をすり抜けて DHTR を起こすことがある[52]．ただし，IAT の反応増強剤に PEG を用いることで，ヘテロ接合体の組合せでも低力価の同種抗体をある程度検出できる[53]．それゆえ，交差適合試験は感度の高い PEG 法で，輸血予定日に先立つ 3 日以内を目安に採血した検体を用いて実施するのが望ましい．

なお，交差適合試験が陽性となる原因とその対処法については図Ⅲ-101 に示す．

e．輸血用血液製剤の選択

臨床的意義の高い Rh（抗 D，抗 E，抗 c，抗 C，抗 e など），Kidd（抗 Jk^{a}，抗 Jk^{b}など），Duffy（抗 Fy^{a}，抗 Fy^{b}，抗 Fy3 など），Diego（抗 Di^{a}，抗 Di^{b}），Kell（抗 K など）などの血液型抗原に対する抗体や抗 S，抗 s は，よく IAT で検出される．これらの抗体を保有する患者へは，原則として抗原陰性血を選択する．また，過去にこれらの同種抗体を保有したことがある患者においても，遅延型溶血性輸血反応を予防するため，できる限り抗原陰性血を選択する．抗 Jr^{a}など稀な血液型に対する抗体と思われる場合は，最寄りの血液センターへ相談し，可能な限り適合血の入手に努める．しかし，時間的猶予がない場合は交差適合試験で比較的弱い反応の製剤を選択する．なお，臨床的意義のある同種抗体を保有する患者へ赤血球製剤を輸血する際は，たとえ抗原陰性血であっても必ず IAT による交差適合試験（主試験）を実施し，適合性を確認する．特に抗体保有歴のある患者は，新たな同種抗体を産生し，DHTR を起こすリスクが高いからである[54]．

また，不規則抗体検査の再検査で反応増強剤無添加-IAT で陽性となった抗 M や抗 Le^{a}については，主試験は反応増強剤無添加-IAT でそれぞれの抗原陰性血を選択し実施する[2,26]．

輸血に際しては，比較的反応の弱い製剤を選択して輸血しなければならないことがある．しかし，在庫血の中から抗原陰性血を容易に準備できるのであれば，たとえ反応増強剤無添加-IAT などで適合性を確認できた製剤であっても，安全性の面から抗原陽性血の輸血は可能な限り控えるのが望ましい．2015 年，日本赤十字社は不規則抗体保有または保有歴のある輸血患者への迅速な対応を目的として，医療機関内在庫の赤血球製剤の抗原情報をインターネット経由で検索できるシステムを構築し，本システムの有効活用を推進している[55]．

一方，Sal 法や酵素法のみで検出される抗体は臨床的意義が低いので[26,56]，通常は抗原陰性血の適応とはならない．例えば，抗 P1，抗 N，抗 Le^{b}（ほとんど抗 Le^{bH}），抗 Xg^{a}や高頻度抗原（JMH，Knops，Cost，Chido/Rodgers など）に対する抗体は臨床的意義がないため，これらの抗体がたとえ抗体スクリーニングの IAT で検出されても，抗原陰性血の適応とはならない[2]．

●文　献

1) 日本輸血・細胞治療学会輸血医学教育委員会，輸血検査技術講習委員会．輸血のための検査マニュアル ver. 1.3.1．2017.
http://yuketsu.jstmct.or.jp/wp-content/uploads/2017/02/9e95505098a34391cfa7151af59b6e89.pdf
2) 日本輸血・細胞治療学会．「赤血球型（赤血球系）検査ガイドライン（改定 2 版）．2016．日本輸血・細胞治療学会 HP
http://yuketsu.jstmct.or.jp/wp-content/uploads/2016/10/5bc721e299263f6d44e2215cbdffbfaf.pdf
3) 安田広康，奥田　誠．赤血球抗体の臨床的意義・患者検体について．第 63 回日本輸血・細胞治療学会記録集．2015; 20.
4) 丸山美津子．第 5.1 章 亜型検査の進め方．In: 日本臨床衛生検査技師会ー輸血・移植検査技術教本．2016; p.68-76.
5) 李　悦子．第 10.1 章 ABO 血液型．In: 日本臨床衛生検査技師会ー輸血・移植検査技術教本．2016; p.152-66.
6) 遠山　博，柴田洋一，前田平生，他．Ⅲ．血液型とその検査．In: 輸血学，第 3 版．東京: 中外医学社; 2004. p.376-427.
7) Bianco-Miotto T, Hussey DJ, Dat TK, et al. DNA methylation of the ABO promoter underlies loss of

ABO alleic expression in a significant proportion of leukemic patients. Mol Cancer Ther. 2007; 6: 51-60.

8) 鈴木敏洋, 地引利昭, 阿部克昭, 他. 肺炎球菌性肺炎・膿胸に伴い汎凝集反応を呈した1例. 小児科臨床. 2016; 69: 379-85.

9) 上藤哲郎, 吉村　裕. 獲得性Bの1症例. 臨床麻酔. 1991; 15: 929-30.

10) 高杉淑子, 筒井真人, 徳住美鈴, 他. ABO血液型オモテ・ウラ試験に不一致を認めた卵巣腫瘍の1例. 医学検査. 2010: 59: 62-4.

11) 高崎美苗, 小野　智, 奥津美穂, 他. 混合型（冷式と温式）自己免疫性溶血性貧血が疑われた患者への同種赤血球輸血. 医学検査. 2010; 59: 799-803.

12) Mollison PL, Engelfriet CP, Contreras M. Detection of the reaction between red cell antigens and antibodies. In: Blood transfusion in clinical medicine. 10th ed. Oxford: Blackwell Scientific Publications; 1997.

13) Issitt PD, Anstee DJ. Antibody detection and identification and compatibility testing. In: Applied blood group serology. 4th ed. Durham: Montgomery Scientific Publications; 1998.

14) Shonewille H, Haak HL, van Zijl AM. RBC antibody persistence. Transfusion. 2000; 40: 1127-31.

15) Cutbush M, Mollison PL. Relation between characteristics of blood group antibodies in vitro and associated patterns of red cell destruction on vivo. Br J Haemat. 1958; 4: 115.

16) Mollison PL. Blood group antibodies and red cell destruction. Br Med J. 1959; 2: 1035.

17) Mollison PL. Blood group antibodies and red cell destruction. Br Med J. 1959; 2: 1123.

18) Mollison PL. Factors determining the relative clinical importance of different blood group antibodies. Br Med Bull. 1959; 15: 92.

19) Mollison PL. Further studies on the removal of incompatible red cells from the circulation. Acta Haematol. 1959; 10: 495.

20) Mollison PL, Johnson CA, Prior DM. Dose-dependent destruction of A1 cells by anti-A1. Vox Sang. 1978; 35: 149-53.

21) Morel PA, Garratty G, Perkins HA. Clinically significant and insignificant antibodies in blood transfusion. Am J Med Technol. 1978; 44: 122-9.

22) Cronin CA, Pohl BA, Miller WV. Crossmatch compatible blood for patients with anti-P1. Transfusion. 1978; 18: 728-30.

23) Waheed A, Kennedy MS, Gerhan S, et al. Transfusion significance of Lewis system antibodies. Success in transfusion with crossmatch-compatible blood. Am J Clin Pathol. 1981; 76: 294-8.

24) 濱田貴子, 加藤真奈美, 木島嘉子, 他. 冷式抗体保有患者への輸血用血液の選択時に冷式抗体を無視することの当否. 日輸血会誌. 1998; 44: 27-32.

25) 岡山桂子, 大久保進, 須藤妙子, 他. 低温性抗体保有患者への輸血について. 日輸血会誌. 1990; 36: 593-7.

26) 友田　豊, 東谷孝徳, 遠藤輝夫, 他. 冷式抗体保有患者への対応抗原陽性赤血球製剤輸血—多施設共同研究による冷式抗体の臨床的意義の評価. 日本輸血細胞治療学会誌. 2013; 59: 733-9.

27) 平成27年（2015年）度日本臨床衛生検査技師会精度管理調査報告書

28) 小野貴子, 曳地理絵, 川畑絹代, 他. 自動輸血検査機器（固相法およびゲルカラム凝集法）と用手法による不規則抗体検査の比較評価（第一報）. 日本輸血細胞治療学会誌. 2014; 60: 416.

29) 小野貴子, 川畑絹代, 小野　智, 他. 用手法と自動輸血検査機器（固相法）による不規則抗体スクリーニング検査の比較（第二報）. 日本輸血細胞治療学会誌. 2015; 60: 617-8.

30) 奥津美穂, 斎藤俊一, 小野　智, 他. ポリエチレングリコールとアルブミンを用いた間接抗グロブリン法の比較　抗体検出頻度, 抗体特異性, 遅発性溶血性輸血副作用発生率の検討. 日本輸血細胞治療学会誌. 2007; 53: 463-6.

31) 安田広康, 奥津美穂, 川畑絹代, 他. 輸血検査の現状と課題: 不規則抗体検査—遅発性溶血性輸血副作用の削減をめざして. 血液事業. 2012; 35: 244-6.

32) 輸血・細胞治療学会参考資料: 輸血のための検査マニュアル疑義解釈 ver. 1.3. 2016, p.8-9. http: //yuketsu.jstmct.or.jp/wp-content/uploads/2016/02/d7d1c3bf4a057bbd897a8648a6635b4c.pdf

33) 石丸　健, 天満智佳, 藤原義一, 他. 一次免疫応答より惹起されたと考えられる遅発性溶血性輸血副作用の1症例. 日輸血会誌. 2004; 50: 768-73.

34) 輸血・細胞治療学会参考資料: 輸血のための検査マニュアル疑義解釈 ver. 1.3. 2016, p.11. http: //yuketsu.jstmct.or.jp/wp-content/uploads/2016/02/d7d1c3bf4a057bbd897a8648a6635b4c.pdf

35) Takeshita A, Watanabe H, Fijihara H, et al. Collaborative study of irregular erythrocyte antibodies in Japan: results from the Japanese study group of allo-immunity and antigen diversity in Asian populations. Transfus Apher Sci. 2010; 43: 3-8.

36) 安田広康. 不規則抗体鑑別のポイントと抗体同定検査の進め方. In: Medical Technology 増刊　今日から役立つ輸血検査業務ハンドブック. 東京: 医歯薬出版; 2011, p.1405-11.

37) Eckrich RJ. Use of a personal computer to determine the statistical validity of antibody identification by Fisher's exact method. Immunohematology. 1988; 4:

34-7.
38) Harris RE, Hochman HG: Revised P values in testing blood group antibodies. Transfuson. 1986; 26: 494-9.
39) Kanter MH, Poole G, Garratty G. Misinterpretation and misapplication of p values in antibody identification: the lack of value of a p value. Transfusion. 1997; 37: 816-22.
40) 小林信昌．第 1 章総論．In: 日本臨床衛生検査技師会―輸血・移植検査技術教本．2016; p.1-6.
41) Working Party of the British Committee for Standards in Haematology Blood Transfusion Task Force. Guidelines for compatibility procedures in blood transfusion laboratories. Transfusion Medicine. 2004; 14: 59-73.
42) Guidelines for pre-transfusion compatibility proceduresin blood transfusion laboratories. Transfusion Medicine. 2013; 23: 17-8.
43) Grove-Rasmussen M. Routine compatibility testing: Standards of the AABB as applied to compatibility tests. Transfusion. 1964; 4: 200-5.
44) Mintz PD, Nordine RB, Henry JB, et al. Expected hemotherapy in elective surgery. NY State J Med. 1976; 76: 532-7.
45) Friedman BA, Pberman HA, Chadwick AR, et al. The maximum surgical blood order schedule and surgical blood use in the United States. Transfusion. 1976; 16: 380-7.
46) Boral LI, Henry JB. The type and screen: A safe alternative and supplement in selected surgical procedures. Transfusion. 1977; 17: 163-8.
47) Boral LI, Hill SS, Apollon CJ, et al. The type and antibody screen, revisited. Am J Clin Pathol. 1979; 71: 578-81.
48) Klein HG, Anstee DJ. Blood grouping techniques. In: Mollison's Blood Transfusion in Clinical Medicine. 12th ed. Willy Blackell; 2014. p.303-55.
49) Judd JW. Are there better ways than the crossmatch to demonstrate ABO incompatibility? Transfusion. 1991; 31: 192-4.
50) Tilzer L, Beck ML. Blood bank of the future. Transfusion. 1989; 29: 830.
51) Laparc GF. Electronic crossmatch: Transfusion service's new frontier. Lab Med. 1994; 25: 781-3.
52) Riccardi D, Giovanetti AM, Parravicini A, et al. Risk of ABO and non-ABO incompatibility by using type and screen and electronic crossmatch. Transfusion. 1990; 31: 60.
53) 菱沼智子，伊藤正一，荻山佳子，他．赤血球抗体とホモ・ヘテロ接合型抗原血球との反応性について．日本輸血細胞治療学会誌．2015; 61: 2015.
54) Yasuda H, Ohto H, Yamaguchi O, et al. Three episodes of delayed hemolytic transfusion reactions due to multiple red cell antibodies, anti-Di^a, anti-Jk^b and anti-E. Transfus Sci. 2000; 23: 107-12.
55) 日本赤十字社: 輸血情報 1511-145.
http: //www.jrc.or.jp/mr/news/pdf/1511-145%E3%80%90%E6%A0%A1%E4%BA%86%E3%80%91.pdf（2015 年現在）
56) 大橋　恒，石丸　健，天満智佳，他．不規則抗体スクリーニングにおける酵素法の意義．日本輸血細胞治療学会誌．2010; 56: 709-15.

Ⅲ-B-4 直接抗グロブリン試験 Direct antiglobulin test（DAT）

直接抗グロブリン試験（DAT: direct antiglobulin test）は，患者に溶血性貧血（あるいは溶血の所見）が認められ，原因として免疫性すなわち抗原抗体反応によることが疑われるとき，赤血球に結合している免疫グロブリンや補体成分の有無を証明するための最も有効な検査法である．溶血所見のある母集団におけるDATの感度は98%，特異度は93%と，その診断的価値は高い[1]．しかし，DATは健常者[1-6]においても陽性となることがあり，臨床的に溶血の所見がない患者群についてDATを施行しても得られる利点は少なく，その意義はきわめて低い[7]．つまり，DAT陽性の患者のごく一部が免疫性の溶血に関与しているにすぎず，したがってDATは，原則として温式自己抗体（以下，自己抗体）による自己免疫性溶血性貧血（autoimmune hemolytic anemia: AIHA），同種抗体による溶血性輸血反応（hemolytic transfusion reaction: HTR）や新生児溶血性疾患（hemolytic disease of the fetus and newborn: HDFN），冷式自己抗体である寒冷凝集素による寒冷凝集素病（cold agglutination disease: CAD）または寒冷凝集素症（cold agglutination syndorome: CAS）やDonath-Landsteiner抗体（二相性溶血素）による発作性寒冷ヘモグロビン尿症（paroxysmal cold hemoglobinuria: PCH）などの診断において，患者赤血球膜に結合したIgG型抗体や活性化した補体を検出することによって，免疫性溶血を証明する時のみ適用すべきである．

通常，試験管法によるDATは多特異性抗グロブリン試薬（抗IgGと抗補体成分を含む）を用いて検査し，その後陽性を呈した検体について，引き続き単特異性抗IgGと抗補体の各試薬を用いて，特異性を決定する 図Ⅲ-102．直接抗グロブリン試験陽性を呈する病態とその反応性[8,9]について，表Ⅲ-102に示す．しかし，AIHAの約10%はDATが陰性となる．IgA-AIHAでは抗IgA試薬の使用でのみ陽性となる．また，低親和性自己抗体によるDAT陰性AIHAを疑う場合，DATは試験管法と一緒にカラム凝集法も行う[10,11]．その際，DAT陰性AIHAでは試験管法陰性，カラム凝集法陽性となる．カラム凝集法は，試験管法よりも検出感度が高く[11]，洗浄操作を必要としない．低親和性自己抗体は，患者赤血球との結合が緩く，試験管法の洗浄操

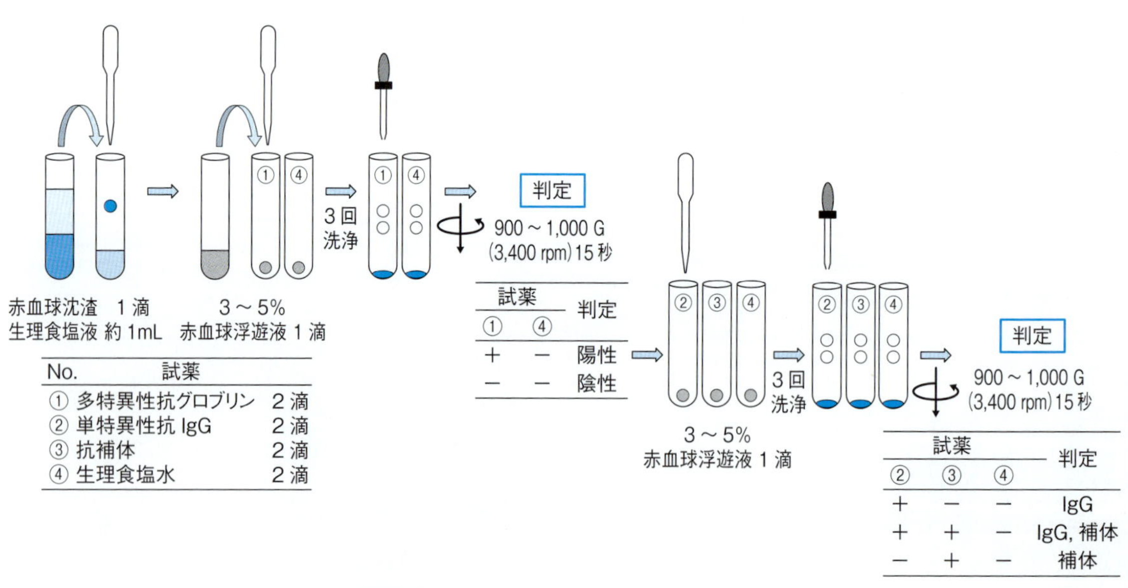

No.	試薬	
①	多特異性抗グロブリン	2滴
②	単特異性抗 IgG	2滴
③	抗補体	2滴
④	生理食塩水	2滴

試薬 ①	試薬 ④	判定
＋	－	陽性
－	－	陰性

試薬 ②	試薬 ③	試薬 ④	判定
＋	－	－	IgG
＋	＋	－	IgG, 補体
－	＋	－	補体

図Ⅲ-102 直接抗グロブリン試験（DAT）の方法

表III-102　直接抗グロブリン試験陽性を呈する病態とその反応性

疾患		DAT*1（単特異性）		抗体解離液	抗体特異性（血漿/解離液）
		IgG	C3		
自己免疫性溶血性貧血		＋	＋/－	IgG	汎反応性: 約 2/3 Rh など: 約 1/3
遅延型溶血性輸血反応		＋	－	IgG	Rh，Kidd，Duffy が多い
胎児・新生児溶血性疾患		＋	－	IgG	Rh が多い
パッセンジャーリンパ球症候群		＋	－	IgG	
寒冷凝集素症		－	＋	－	I が多い
夜間寒冷ヘモグロビン尿症		－	＋	－	P（Donath-Landsteiner 抗体，二相性溶血素）
DIIHA*2	ペニシリン型	＋	－	－	患者血清/解離液とペニシリン感作赤血球による反応
	免疫複合体型	－	＋	－	患者血清/解離液＋薬剤＋補体と指示赤血球による反応
	自己抗体型	＋	－	IgG	Rh（mimicking 特異性）など

*1直接抗グロブリン試験，*2薬剤起因性免疫性溶血性貧血

表III-103　患者の直接抗グロブリン試験陽性頻度

		頻度（%）	文献
Bohnen, et al	(1968)	1.0	13
Lau, et al	(1975)	0.9	14
Worlledge	(1978)	8.0	15
Freedman	(1979)	7.0	16
Petz	(1980)	8.0	17
Judd	(1980)	15.0	18
Chaplin	(1981)	8.0	19
Huh	(1985)	3.5	21
Toy	(1985)	0.7	22
Judd	(1986)	5.5	20

作（3 回洗浄）の際に解離されやすいと考えられている[12]．

1 直接抗グロブリン試験陽性 (the positive direct antiglobulin test)

1960 年代後半から 1970 年代にかけて入院患者について行われた調査によると，DAT の陽性率は平均 7～8％である[13-19]．その後，1980 年代半ば以降に行われた報告では陽性率（平均 3.2％）は低くなっている[20-22] 表III-103．この陽性率が異なる主な要因は，多特異性抗グロブリン抗体に含まれる抗 C3d の活性の違いによると考えられている．抗 C3d による偽陽性反応をさけるため，現在市販されている多特異性抗グロブリン試薬に含まれる抗 C3d は，意図的にその活性を低く抑えてある．DAT 陽性赤血球の 55～68％が IgG 陽性である[19,20]．

表III-104　直接抗グロブリン試験が陽性となる主な原因

- 免疫性溶血性貧血
  - 自己免疫性溶血性貧血，薬剤性溶血性貧血，溶血性輸血反応，胎児・新生児溶血性貧血
- 血液疾患
  - 骨髄異形成症候群，リンパ増殖性疾患，胸腺腫を伴う赤芽球癆
- 移植
  - ABO，RhD などの血液型不適合の骨髄移植/腎移植（passenger lymphocyte syndrome）
- 長期にわたる頻回輸血患者
  - 透析患者，鎌状赤血球性貧血
- ABO，不規則抗体不適合血漿の輸血
- 免疫グロブリン製剤
- 免疫異常のある患者
  - 免疫グロブリン産生異常，SLE，AIDS
- 腫瘍
- 薬剤（抗生剤など）

厚生労働省難治性疾患政策研究事業 特発性造血障害に関する調査研究班．自己免疫性溶血性貧血 診療の参考ガイド（平成 26 年度改訂版）[10]．

さまざまな要因によって，DAT は陽性となる[1,8,10,13,14,23-39] 表III-104．大事なのは，直接抗グロブリン試験陽性あるいは自己抗体の存在は，必ずしも赤血球寿命の短縮を意味しているわけではない．患者の DAT が陽性の場合，溶血の臨床所見や 3 カ月以内の輸血歴や妊娠歴の有無について確認する．免疫性溶血の臨床所見を認めず，輸血歴も妊娠歴も

なければ，DATの結果は無視することができる．ただし，3カ月以内に輸血歴や妊娠歴のある患者では，新たに産生された同種抗体が輸血赤血球と結合し，DATが陽性となることがある．溶血を伴う場合を遅延型溶血性輸血反応（delayed hemolytic transfusion reaction: DHTR），溶血を伴わない場合を遅延型血清学的輸血反応（delayed serological transfusion reaction: DSTR）またはalloimmunizationとよぶ．通常，DHTRは輸血後3〜14日に発症し図III-80，発熱などの症状とその他の溶血を示す検査所見，すなわちHbの低下，LDHや間接ビリルビンの上昇，DATおよび交差適合試験の陽転が1つ以上認められる[40]．しかしながら，こうした症例では，赤血球に結合した抗体と同じ抗体が血漿からも検出され，DATのみならず不規則抗体スクリーニングも陽性になる場合が多い[17,19,41,42]．

通常，溶血の原因となる抗体は患者赤血球と結合し，DAT（抗IgG）が陽性となる．そのため，原因抗体の同定には抗体解離試験が有効である．抗体解離試験によって原因抗体を同定することは，輸血に用いる適合血を選択する上で大変重要となる．また，稀ではあるがDATが陰性で免疫性溶血の臨床所見を認めることがあり[19]，その場合も患者赤血球の抗体解離試験を実施するのが望ましい．抗体解離試験では抗体の濃縮効果が期待できるため，血漿中に検出できなかった原因抗体を効果的に検出できることがある[43]．たとえば，抗体解離液から検出された同種抗体が抗Eであれば，在庫血または赤十字血液センターからE陰性の赤血球液を準備する．近年，日本赤十字社は不規則抗体保有または保有歴のある輸血患者への迅速な対応を目的として，医療機関内在庫の赤血球製剤の抗原情報をインターネット経由で検索できるシステムを構築した．この「赤血球抗原検索システム」によって，わが国において抗原陰性血の適応となっている主な11抗原（C，c，E，e，Fy^b，Jk^a，Jk^b，Di^a，M，S，Le^a）の情報を速やかに検索することが可能となった．これらの抗原情報は赤血球製剤の7〜9割に付加されており，在庫血の中から抗原陰性血を確保するための一助として，安全な輸血が実施可能な医療機関において活用されている[44]．

非溶血性の自己抗体そのものは，自己赤血球および輸血赤血球の両者ともに寿命が短縮する証拠は得られておらず，無害である[1,7]．自己抗体保有患者においては，血漿中に混在する同種抗体の有無が問題となる．同種抗体の検出には，血漿中の自己抗体を安全かつ効率よく吸着除去する必要がある．3カ月以内に輸血歴がなく十分な赤血球が入手できる患者では，自己抗体の吸着に患者（自己）赤血球を用いることができる．しかし，症例によって異なるものの患者赤血球には自己抗体が豊富に結合していることが多く，通常その状態のまま自己抗体の吸着には使用できないことが多い．そのためには，ZZAP法やグリシン-塩酸/EDTA法によって患者赤血球に結合している自己抗体をできるだけ解離し，その赤血球を用いて血漿中の自己抗体を吸着する．引き続き，その上清で不規則抗体スクリーニングや交差適合試験を行う[45,46]図III-103．

しかし，3カ月以内に赤血球輸血歴のある患者の赤血球は自己抗体の吸着に向かない．輸血患者の血液には自己赤血球以外に供血者赤血球も含まれているため，検出すべき同種抗体も自己抗体と一緒に吸着，除去してしまうリスクがあるためである．この場合は，患者と同型またはO型で主要抗原（D，C，c，E，e，Jk^a，Jk^b，Fy^a，Fy^b，Di^a，Di^b，K，S，s）が一致または適合，または近似する数種の同種赤血球を未処理のまま，あるいはRhフェノタイプがD+C+c−E−e+またはD+C−c+E+e−で，KiddがJk(a−b+)またはJk(a+b−)のいずれかである2種類の同種赤血球をZZAP処理し，自己抗体の吸着に用いる[45-48]図III-104．この場合のZZAP処理の目的は，Kell，Duffy，MNSの各血液型抗原を変性・破壊し，これらの抗原に対する同種抗体を吸着除去することなく検出するためである．ZZAP処理した赤血球は，Kell，Duffy，MNSの各抗原が陰性化していることをそれぞれの抗体試薬で確認したのち，吸着に用いることに留意する[46]．

2 自己免疫性溶血性貧血 (autoimmune hemolytic anemia: AIHA)

溶血性貧血の所見を認め，DATが抗IgGで陽性

JCOPY 498-01913

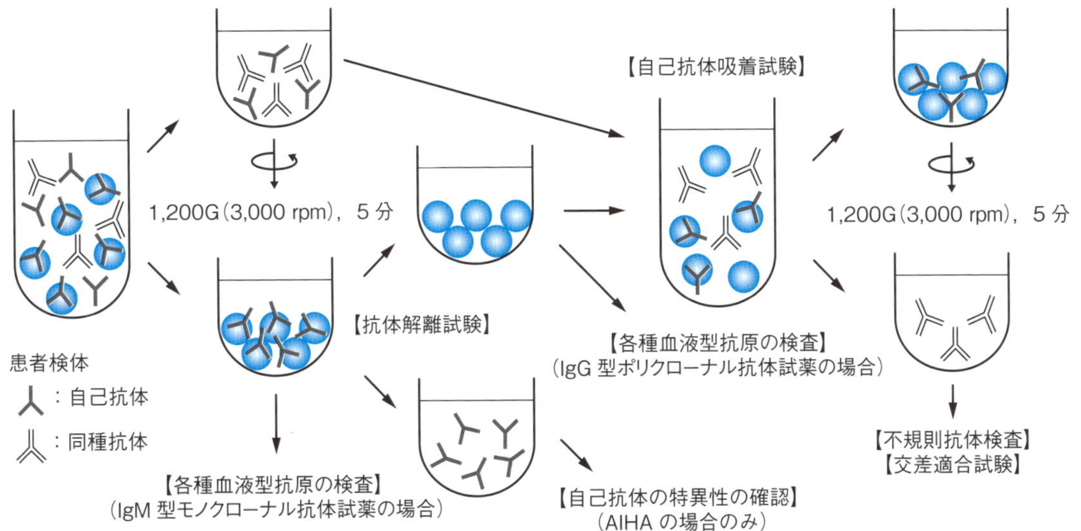

図III-103 自己赤血球による温式自己抗体(IgG)の吸着除去法

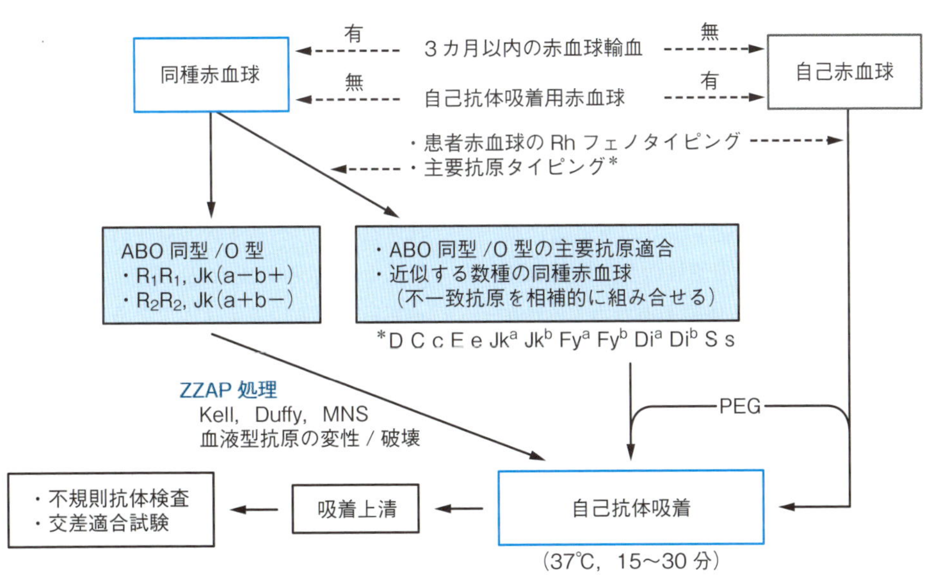

図III-104 温式自己抗体吸着のための赤血球の選択

であればAIHAと診断できる. AIHAでは多くの場合, 患者赤血球からの解離液は赤血球に対する抗体活性をもち, 50%以上は血漿中にも間接抗グロブリン試験で自己抗体が検出される.

溶血が急速に進行している患者が輸血を必要とする場合は少なくない. こうした患者に輸血する際, 以下にあげる2つのリスクについて考えなければならない[8,16,49-51].

①被検血漿に強い自己抗体が存在すると, 抗体同定検査や交差適合試験は困難になることが多い. さらに自己抗体をもつ患者血漿に同種抗体が混在すると, 同種抗体による溶血性輸血反応の危険性が高まる. なぜなら, 通常輸血された供血者赤血球の寿命は通常自己抗体よりも同種抗体の方が短縮して, 同種抗体に対する抗原陰性血を輸血する意義は大きいと考えられてい

る[8,9,52]．しかしながら，AIHAの自己抗体は抗体価が高く強陽性(4＋)となり，しばしば同種抗体の反応は自己抗体の汎反応性に隠されてしまうため，その存在を確実に証明したり，または否定したりすることは困難となる[53]．このため，同種抗体による溶血性輸血反応のリスクは高まることになる．

②自己抗体そのものによっても，輸血された供血者赤血球の寿命は短縮する．したがって，こうした患者への輸血はある程度の危険を伴うものであり，輸血はできるだけ避け，それに代わる治療（副腎皮質ステロイド，脾摘，リツキシマブ，免疫抑制剤など）を優先すべきである[10]．

しかしながら，AIHAの患者への輸血は決して禁忌ではない．急激な貧血の亢進により全身状態が悪化し，生命に危険が及ぶようであれば，むしろ積極的に輸血を考慮する[1,8]．輸血量は症状を改善するに足る必要最小限とし，若い健常者で溶血の進行が緩徐であれば，Hb値を4 g/dL以上に，50歳以上では6 g/dL以上に保つように輸血する[10]．輸血施行中は患者の経過を観察する．血漿中の抗体が自己抗体のみであれば，同種抗体の場合と異なり，交差適合試験で強陽性の不適合であっても急性の溶血性輸血反応がみられることはきわめて稀である[1,8,49,54]．一般的に自己抗体による輸血赤血球は同種抗体に比べ，緩やかに破壊されると考えられている[8,9,52]．しかし，輸血を実施するにあたり，AIHAの患者（特に輸血歴）では同種抗体の検出率が10〜40%（平均32%: 209同種抗体/647血清）と高く[55]，同種抗体の混在の有無を確認することは特に重要である[1,5,8,56-60]．なお，共著者の自験例では，同種抗体の混在率は10%程度（中国人では11.3%[61]）であり，同種抗体による危険度は欧米と比べて少し低いのかもしれない．血漿に強い自己抗体が存在する場合，同種抗体の混在の有無を確認するためには，前述したように自己抗体を吸着操作で取り除いてから再検査し，同種抗体の有無を確認する必要がある[46]．結果が出るまでには4〜6時間を要する[60,62-65]．自施設で検査できなければ高度検査機関に相談する．臨床的意義のある同種抗体の混在が確認できれば，抗原陰性血を輸血する．検査する時間的な余裕がない場合，患者のABO型とRh型のD抗原を一致させることに加えて，Rhフェノタイプを市販の各種Rh血液型判定用試薬（IgM型モノクローナル抗体）で検査し，原則としてRhフェノタイプが一致する赤血球液を選択して輸血する[66]．つまり，患者のRhフェノタイプがD＋C＋c－E－e＋であれば，供血者赤血球も同じD＋C＋c－E－e＋を選択する．なお，患者のRhフェノタイプがD＋C＋c＋E＋e＋の場合は，供血者赤血球はD＋C＋c＋E＋e＋以外に，D＋C＋c－E－e＋やD＋C－c＋E＋e－も適合する．このように，患者Rhフェノタイプと一致または適合する赤血球液を適切に選択することにより，同種抗体による急性または遅延型溶血性反応や輸血後の同種抗体産生のリスクを軽減することができる **表III-104**[67]．

AIHAにおける溶血反応の主体は，すべてのパネル赤血球とほぼ同じ強さで反応する汎反応性（pan-reactive）の自己抗体である．しかし，時に相対特異性（relative specificity）または型特異性を示す自己抗体も混在することがある．型特異性を示す抗e自己抗体は，凝集反応ではe－赤血球よりもe＋赤血球とよく反応する．このように，凝集反応で認められる型特異性の多くは，見かけ上，同種抗体のように振る舞う“mimicking（偽の，類似の）特異性”を示す自己抗体による反応である．しかし同種抗体との重要な鑑別点として，mimicking特異性を示す自己抗体は吸着反応においてe＋赤血球のみならずe－赤血球でも吸着される性質を有している点である[8,9]．Mimicking特異性を示す抗e自己抗体はAIHAにおいてRh特異性の中で最もよく検出され，輸血されたe－赤血球の生体内寿命は患者自身の赤血球に比べて長いとする報告がある[1]．しかし，e－赤血球と比べe＋赤血球と1〜2管差程度強く反応するようなmimicking抗e自己抗体をもつ患者に，e－赤血球を輸血した場合の効果については疑問視するむきも少なくない[8,9]．また，このmimicking特異性を示す抗e自己抗体と適合するe－赤血球は，患者にないE抗原をホモ接合体としてもつため，輸血後にしばしば抗E同種抗体の産生をもたらすことがある[68]．以上から，汎反応性とmimicking特異性を示す自己抗体をもつ患者へは，当面の輸血ではmimicking特異性を無視し，原則として患者Rhフェノ

JCOPY 498-01913

表III-105　自己抗体陽性者のための輸血赤血球の選択

患者				輸血赤血球		
溶血所見	同種抗体	Rh 抗原/表現型	自己抗体の特異性	通常	輸血効果なし	
無 （非 AIHA）	無	考慮しない	考慮しない	不要		新たな同種抗体に対する抗原陰性血
	有: 抗 E	E−		E−		
有 （AIHA）	無	（例） D+C+c−E−e+	無 （汎反応性のみ）	D+C+c−E−e+		
	有: 抗 E			D+C+c−E−e+		
	無		有 （汎反応性＋抗 e）	D+C+c−E−e+	E+e−	
	有: 抗 E			D+C+c−E−e+		

【輸血赤血球を選択する上での優先順位】
① 同種抗体の有無　⇒　溶血性輸血副作用の防止
② Rh 表現型の一致/適合　⇒　AIHA 患者の同種抗体産生防止
③ 自己抗体の特異性　⇒　AIHA 患者の輸血効果

表III-106　自己抗体吸着試験による mimicking 特異性と real 特異性の鑑別法（抗 e 特異性を示す自己抗体の場合）

患者 Rh 表現型	不規則抗体検査				自己抗体吸着試験					判定
	パネル赤血球と血漿（血清）の反応性				吸着赤血球の表現型[*3]	パネル赤血球と各吸着上清[*3]との反応性				
	R_1R_1	R_2R_2	rr	結果		R_1R_1	R_2R_2	rr	結果	
（例） R_1R_1/R_1R_2	4+	4+	4+	汎反応性 （型特異性なし）	R_1R_1	0	0	0	陰性	汎反応性を示す自己抗体
					R_2R_2	0	0	0		
					rr	0	0	0		
	4+	2+	4+	汎反応性 （型特異性あり[*1]）	R_1R_1	0	0	0	陰性	mimicking 特異性を示す抗 e 自己抗体
					R_2R_2	0	0	0		
					rr	0	0	0		
	4+	4+	4+	汎反応性 （型特異性不定[*2]）	R_1R_1	0	0	0	陽性 （型特異性あり）	real 特異性を示す抗 e 自己抗体
					R_2R_2	4+	0	4+		
					rr	0	0	0		

R_1R_1: D+C+c−E−e+，R_1R_2: D+C+c+E+e+，R_2R_2 : D+C−c+E+e−，rr : D−C−c+E−e+
*1 反応強度で 2 グレード（ex.4+と 2+，3+と 1+，2+と w+）以上異なる相対特異性を認める場合，型特異性を疑う（検体希釈後も含む）
*2 必ずしも型特異性が認められるとは限らない（抗体価: 汎反応性＞型特異性）.
*3 患者血漿（血清）を Rh 表現型の異なる 3 種類の赤血球で吸着し，それぞれから得られた上清

タイプと一致，または適合する赤血球を輸血する 表 III-105[68].

しかし，Rh フェノタイプ一致または適合した赤血球で輸血効果が得られない場合，溶血の主体は汎反応性の自己抗体ではなく，“real（真の）特異性”を示す自己抗体である可能性が高い．Real 特異性とは，吸着反応において同種抗体様の型特異性を示す自己抗体であり，mimicking 特異性とは異なり臨床的意義がある．Real 特異性を示す抗 e 自己抗体は，吸着試験において e−赤血球で吸着されず上清に残存する，いわゆる同種抗体様の反応態度を示す．この種の自己抗体をもつ患者には抗原陰性血が有効であることから，e−赤血球を選択し輸血する 表III-105．特に，溶血性の抗 D 自己抗体は real 特異性である可能性が高く[9]，また D の対立遺伝子は存在せず抗体産生の心配がないため，重症貧血を呈する D 陽性患者へは初回より D 陰性血を選択し輸血するのが望ましい[69]．さらに，同種抗体と特異性をもつ自己抗体が混在している場合には，同種抗体に対する不適合赤血球の方が，重大な溶血反応を引き起こす危険

度が高いので，同種抗体に対応する抗原陰性血の選択を優先させる．たとえば，同種抗体の特異性が抗E，自己抗体が抗 e の特異性を示した症例では，E－e＋の血液を選択し輸血する．E－e－すなわちD--血液はきわめて稀であることから，同種抗体の抗 Rh17 (Hr_0)を産生した患者に限定して使用すべきである．

一般的に，mimicking 特異性は Rh 蛋白抗原との結合において親和性の低い自己抗体である．一方，real 特異性は親和性の高い自己抗体であると考えられている[9]．抗原と抗体の親和性成熟（affinity maturation）は，成熟 B 細胞内で IgG 抗体の Fab 可変部領域遺伝子の再編成をもたらす体細胞高頻度突然変異（somatic hypermutation）で説明できる[9,70,71]．つまり，抗原との親和性成熟を伴った IgG 抗体は，赤血球膜上の抗原との結合力が増大する．汎反応性または real 特異性を示す自己抗体，すなわち高親和性 IgG 自己抗体の結合によってオプソニン化された赤血球はマクロファージの Fcγ レセプターによって認識されやすくなり，溶血性貧血は貪食能の亢進によって重症化すると考えられている[72]．一方，溶血反応の重症度にはマクロファージによる貪食のみならず，NK 細胞による ADCC（antibody-dependent cellular cytotoxicity）も関与している可能性が示唆されている．IgG-Fc 領域のフコシル化の減少は NK 細胞上の FcγRⅢa との親和性を亢進させる．つまり，高親和性 IgG 型抗 D で感作された赤血球は，NK 細胞が関与する ADCC によって溶血が増強されるという[73]．その際，IgG サブクラスの中でも IgG_1 および IgG_3 の Fc 領域におけるフコシル化の減少が重要であると考えられている[74]．なお，Rh 特異性を示す自己抗体の mimicking 特異性と real 特異性の鑑別法については，表 III-106 に示す．

●文　献

1) Kaplan HS, Garratty G. Predictive value of direct antiglobulin test results. Diagnostic Med. 1985; 8: 29-32.
2) Mollison PL, Engelfriet CP, Contreras M. Red cell antibodies against self antigens, bound antigens and induced antigens. In: Blood Transfusion in Clinical Medicine, 10th ed. Oxford: Blackwell Scientific Publications; 1997.
3) Gorst DW, Rawlinson VI, Merry AH, et al. Positive direct antiglobulin test in normal individuals. Vox Sang. 1980; 38: 99-105.
4) Habibi B, Muller A, Lelong F, et al. Antoimmunisation erythrocytaire dans la population normale. 63 observations. Nouv. Presse Med. 1980; 9: 3253-7.
5) Allan J, Garratty G. Positive direct antiglobulin tests in normal blood donors. 16th Congr Int Soc Blood Transfus, Montreal, 1980; p.150.
6) Morel PA, Berger MO, Frank BA. A simple method for the detection of allo-antibody in the presence of warm autoantibody. Transfusion. 1978; 18: 388.
7) Shulman IA, Petz LD. Red cell compatibility testing: clinical significance and laboratory methods. In: Petz LD, Swisher SN, Kleinman S, et al, editors. Clinical practise of transfusion medicine. 3rd ed. New York: Churchill Livingstone; 1996.
8) Petz LD. Blood transfusion in acquired hemolytic anemias. In: Petz LD, Swisher SN, Kleinman S, et al, editors. Clinical Practise of Transfusion Medicine. 3rd ed. New York: Churchill Livingstone; 1996: p.469-99.
9) Issitt PD, Anstee DJ. WAIHA. In: Applied Blood Group Serology. 4th ed. Durham: Montgomery Scientific Publications; 1998: p.939-93.
10) 厚生労働省難治性疾患政策研究事業 特発性造血障害に関する調査研究班．自己免疫性溶血性貧血 診療の参考ガイド（平成 26 年度改訂版）．
11) 菅野直子．第3.6章 直接抗グロブリン試験．In: 日本臨床衛生検査技師会―輸血・移植検査技術教本．2016. p.53-6.
12) 亀崎豊美．Coombs 陰性自己免疫性溶血性貧血．臨床検査．2014; 58: 319-325.
13) Bohnen RF, Ultmann JE, Gorman JG, et al. The direct Coombs test: Its clinical significance. Ann Intern Med. 1968; 68: 19-32.
14) Lau P, Haesler WE, Wurzel HA. Positive direct antiglobulin reaction in a patient population. Am J Clin Pathol. 1975; 65: 368-75.
15) Worlledge SM. The interpretation of a positive direct antiglobulin test. Br J Haematol. 1978; 39: 157-62.
16) Freedman J. False positive antiglobulin tests in healthy subjects and in hospital patients. J Clin Pathol. 1979; 32: 1014-8.
17) Petz LD, Garratty G. In: Acquired immune hemolytic anemias. New York: Churchill Livingstone; 1980.
18) Judd WJ, Butch SH, Oberman HA, et al. The evaluation of a positive direct antiglobulin test in pretransfusion testing. Transfusion. 1980; 20: 17-23.
19) Chaplin H, Nasongkla M, Montoe MC. Quantitation of red blood cell-bound C3d in normal and random hospitalized patients. Br J Haematol. 1981; 38: 69-78.

20) Judd WJ, Barnes BA, Steiner EA, et al. The evaluation of a positive direct antiglobulin test (autocontrol) in pretransfusion testing revisited. Transfusion. 1986; 26: 220-4.
21) Huh YO, Lichtiger B. Evaluation of a positive autologous control in pretransfusion testing. Am J Clin Pathol. 1985; 84: 632-6.
22) Toy PTCY, Chin CA, Reid ME, et al. Factors associated with positive direct antiglobulin tests in pretransfusion testing: a case-control study. Vox Sang. 1985; 49: 215-20.
23) Lasky LC, Rose RR, Polesky HF. Incidence of antibody formation and positive direct antiglobulin tests in a multitransfused hemodialysis population. Transfusion. 1984; 24: 198-200.
24) Garratty G. The significance of IgG on the red cell surface. Trans Med Rev. 1987; 1: 47-57.
25) Malasit P, Mahasorn W, Mongkolsapaya J, et al. Presence of immunoglobulins, C3 and cytolytic C5b-9 complement components on the surface of erythrocytes from patients with β-thalassaemia/HbE disease. Br J Haematol. 1997; 96: 507-13.
26) Chinprasertsuk S, Wanachiwanawin W, Pattanapanysat K, et al. Relation of haemolytic anaemia and erythrocyte-bound IgG in α- and β-thalassaemic syndromes. Eur J Haematol. 1997; 58: 86-91.
27) Comenzo RL, Malachowski ME, Berkman EM. Clinical correlation of positive direct antiglobulin tests in patients with sickle cell disease. Immunohematology. 1992; 8: 13-6.
28) Garratty G. Problems associated with passively transfused blood group alloantibodies. Am J Clin Pathol. 1998; 109: 769-77.
29) Toy PTCY, Reid M, Burns M. Positive direct antiglobulin test associated with hyperglobulinemia in acquired immunodeficiency syndrome (AIDS). Am J Hematol. 1985; 19: 145-50.
30) Heddle NM, Kelton JG, Turchyn KL, et al. Hypergammaglobulinemia can be associated with a positive direct antiglobulin tests, a nonreactive eluate, and no evidence of hemolysis. Transfusion. 1988; 28: 29-33.
31) Dalal BI, Collins SY, Burnie K, et al. Positive direct antiglobulin tests in myeloma patients. Am J Clin Pathol. 1991; 96: 496-9.
32) Mongan ES, Leddy JP, Atwater EC, et al. Direct antiglobulin (Coombs) reactions in patients with connective tissue disease. Arthritis Rheumatism. 1967; 10: 502-8.
33) Arnett FC, Reveille JD, Alarcon GS, et al. Predictive value of the direct antiglobulin test in autoimmune disease. Transfusion. 1998; 38: 45.
34) Zon LI, Arkin C, Groopman JE. Haematologic manifestations of the human immune deficiency virus (HIV). Br J Haematol. 1987; 66: 251-6.
35) Bordin JO, Kerbauy J, Souza-Pinto JC, et al. Quantitation of red cell-bound IgG by an enzyme-linked antiglobulin test in human immunodeficiency virus-infected persons. Transfusion. 1992; 32: 426-9.
36) De Angelis V, Biasinutto C, Pradella P, et al. Clinical significance of positive direct antiglobulin tests with HIV infection. Infection. 1994; 22: 32-5.
37) Facer CA, Bray RS, Brown J. Direct Coombs antiglobulin reactions in Gambian children with Plasmodium falciparum malalia. I. Incidence and class specificity. Clin Exp Immunol. 1979; 35: 119-27.
38) Abdalla S, Weatherall DJ. The direct antiglobulin test in P. falciparum malaria. Br J Haematol. 1982; 51: 415-25.
39) Merry AH, Looareesuwan S, Phillips RE, et al. Evidence against immune haemolysis in P. falciparum malalia in Thailand. Br J Haematol. 1986; 64: 187-94.
40) SHOT report 2011: 14. Hemolytic Transfusion Reactions (HTR) and Alloimmunization. 2012; p.100-109.
41) Perkins JT, Arruza M, Fong K, et al. The relative utility of the autologous control and the antiglobulin phase of the crossmatch. Transfusion. 1990: 30: 503-7.
42) Domen RE, Grattan J. Efficacy of performing red cell antibody elutions in patients with a positive direct antiglobulin test. Vox Sang. 1986; 51: 324-6.
43) 岸野光司．第5.3章 抗体解離試験．In: 日本臨床衛生検査技師会―輸血・移植検査技術教本．2016．p.80-91.
44) 日本赤十字社．輸血情報 1511-145: 不規則抗体の臨床的意義と抗原陰性血の選択について．
http: //www.jrc.or.jp/mr/news/pdf/1511-145%E3%80%90%E6%A0%A1%E4%BA%86%E3%80%91.pdf (2015年現在)
45) 安田広康，奥津美穂，川畑絹代，他．自己抗体と同種抗体を保有する患者への赤血球輸血: 主要な同種抗原を適合させた赤血球の選択と輸血効果の検討．日本輸血細胞治療学会誌．2007; 53: 613-8.
46) 安田広康，大戸　斉．温式自己抗体を保有する患者のための不規則抗体検査と赤血球輸血．検査と技術．2008; 36: 1413-9.
47) 安田広康，川畑絹代，小野　智，他．抗原既知同種赤血球を用いた自己抗体PEG吸着法による同種抗体の検出．日本輸血細胞治療学会誌．2016; 62: 366.
48) Lagar RH. The positive direct antiglobulin test and immune-mediated hemolysis. In: Technical Manual, 18th ed. AABB; 2014. p.425-51.
49) Sokol RJ, Hewitt S, Booker DJ, et al. Patients with red

cell autoantibodies, selection of blood for transfusion. Clin Lab Haematol. 1988; 10: 257-64.

50) Petz LD. Blood transfusion in hemolytic anemias. Immunohematology. 1999; 15: 15-23.

51) Garratty G, Petz LD. Transfusing patients with autoimmune hemolytic anemia. Lancet. 1993; 341: 1220.

52) Klein HG, Anstee DJ. Red cell incompatibility. In: Mollison's Blood Transfusion in Clinical Medicine. 12th ed. Willy Blackell; 2014. p.411-57.

53) 石丸　健. 第10.6章 直接抗グロブリン試験. In: 日本臨床衛生検査技師会—輸血・移植検査技術教本. 2016. p.178-84.

54) Salama A, Berghofer H, Muller-Eckhardt C. Red blood cell transfusion in warm-type autoimmune hemolytic anemia. Lancet. 1992; 340: 1515-7.

55) Wallhermfechtel MA, Pohl B, Chaplin H. Alloimmunization in patients with warm autoantibodies; a retrospective study employing 3 donor alloabsorptions to aid in antibody detection. Transfusion. 1984; 24: 482-5.

56) Issitt PD, Coombs MR, Bumgarnar DJ, et al. Studies of antibodies in the sera of patients who have made red cell autoantibodies. Transfusion. 1996; 36: 481-6.

57) Branch DR, Petz LD. A new reagent (ZZAP) having multiple applications in immunohematology. Am J Clin Pathol. 1982; 78: 161-67.

58) Laine ML, Beattie KM. Frequency of alloantibodies accompanying autoantibodies. Transfusion. 1985; 25: 545-46.

59) James P, Rowe GP, Tozzo GG. Elucidation of alloantibodies in autoimmune haemolytic anaemia. Vox Sang. 1988; 54: 167-71.

60) Leger RM, Garratty G. Evaluation of methods for detecting alloantibodies underlying warm autoantibodies. Transfusion. 1999; 39: 11-6.

61) So CC, Wong KF, Yu PH, et al. Alloimmunization in Chinese with warm autoimmune haemolytic anemia-Incidence and characteristics. Transfus Med. 2000; 10: 141-3.

62) Laine EP, Leger RM, Arndt PA, et al. In vitro studies of the impact of transfusion on the detection of alloantibodies after autoadsorption. Transfusion. 2000; 40: 1384-7.

63) Garratty G, Petz LD. Approaches to selecting blood for transfusion to patients with autoimmune hemolytic anemia. Transfusion. 2002; 42: 1390-2.

64) Petz LD. "Least incompatible" units for transfusion in autoimmune hemolytic anemia: should we eliminate this meaningless term? A commentary for clinicians and transfusion medicine professionals. Transfusion. 2003; 43: 1503-7.

65) Petz LD. A physician's guide to transfusion in autoimmune haemolytic anemia. Br J Haematol. 2004; 124: 712-6.

66)「赤血球型（赤血球系）検査ガイドライン（改定2版）」2016. 日本輸血・細胞治療学会 HP http://yuketsu.jstmct.or.jp/wp-content/uploads/2016/10/5bc721e299263f6d44e2215cbdffbfaf.pdf

67) Shirey RS, Boyd JS, Pawani AV, et al. Prophylactically antigen-matched donor blood for patients with warm autoantibodies: an algorithm for transfusion management. Transfusion. 2002; 42: 1435-41.

68) Habibi B. Autoimmne hemolytic anemia in children. Am J Med. 1978; 56: 61.

69) Minakawa K, Ohto H, Yasuda H, et al. Efficacy of D-red blood cell transfusion and rituximab therapy in auto immune hemolytic anemia with anti-D and panreactive autoantibodies arising after hematopoietic stem cell transplant. Transfusion. 2018; 58: 1606-10.

70) 笹月健彦監訳. リンパ球抗原レセプターの形成. In: Janeway's免疫生物学　原書第7版. 東京: 南江堂; 2010. p.143-80.

71) Reverberi R, Reverberi L. Factors affecting the antigen-antibody reaction. Blood Transfus. 2007; 5: 227240.

72) Azeredo da Silveira S, Kikuchi S, Fossati-Jimack L, et al. Complement activation selectively potentiates the pathogenicity of the IgG2b and IgG3 isotypes of a high affinity anti-erythrocyte autoantibody. J Exp Med. 2002; 195: 665-72.

73) Kapur R, Della Valle L, Sonneveld A, et al. Low anti-RhD IgG-Fe-fucosylation in pregnancy: a new variable predicting severity in hemolytic disease of the fetus and newborn. Br J Haematol. 2014; 166: 936-45.

74) Bruggeman CW, Pekkers G, Bentlage AH, et al. J Immunol. 2017; 199: 204-11.

III-C HLA 抗原と検査法，臨床応用

Human leukocyte antigens（HLA），its tests and clinical application of HLA

Author:
柏瀬貢一，平田蘭子，前田平生

はじめに

HLA 抗原は，1954 年に J. Dausset が輸血患者血清中に抗白血球凝集抗体を発見したのが始まりである．その後，経産婦血清中にも同様の抗白血球抗体が見いだされ，これらの抗血清によって同定・確立された．現在，HLA 抗原は，HLA-A・B・C 抗原などからなるクラスⅠ抗原と HLA-DR・DQ・DP 抗原などからなるクラスⅡ抗原に大別され，前者はほとんどの有核細胞，血小板上に表現され，後者は B 細胞，単球，活性化 T 細胞など限られた細胞上に発現されている．また，この抗原系は，それぞれの HLA 座ごとに著しい多型性が認められ，かつ移植，輸血などの同種免疫反応において非常に強い免疫原性を示すことが知られている．すなわち，臓器移植においては拒絶反応の標的抗原となり，輸血，妊娠などではしばしばこれに対して抗体が産生される．したがって，HLA 検査は，臓器・造血幹細胞移植，血小板などの輸血においてドナー/レシピエント間の適合性を判定するうえで必須の検査となっている．また HLA 抗原は，ある種の自己免疫疾患と強い相関を示し，各種疾患の発症機序や腫瘍免疫においても重要な役割をはたしており，これらについて概説する．

1 HLA 研究の歴史

a．白血球アロ抗原の発見

1950 年代の初期に，白血球を凝集する抗体が，Dausset ら（1954）[1)]をはじめとして西ヨーロッパ各国の輸血学者によって発見された．これらの抗体は，輸血後の患者血清中に発見されたものであるが，同種抗原すなわち白血球型に対する抗体であることの証明は不十分であった．これらが同種白血球抗原に対する抗体であることを証明するには，①その抗体が産生者自身の白血球とは反応しないで，他の人の白血球と反応すること，②一卵性双生児では両者ともに全く同じように反応し，多くの二卵性双生児では異なった反応を示すこと，③類似した反応を示す抗血清が複数存在することなどであった．これらの証明は，Dausset ら（1958）[2)]，Payne（1958）[3)]，van Rood ら（1958）[4)]によって 1950 年代の後半になされ，はじめて白血球型の存在が確認された．フランスのパリ大学付属病院の一つである Hopital St Louis の血液病研究所で，J. Dausset らは当時知られていた ABO，Rh，その他の血液型以外の同種抗原の存在を追及していた．彼らは，抗体のソースとして頻回輸血患者血清を用い，その内のあるものは，正常者の血小板や白血球（顆粒球）を凝集することを見いだした．1958 年，こうして集められた 27 人の輸血後血清をランダムに 20 人の白血球と反応さ

せ，うち7血清が同じ反応パターンを示すことを観察した．さらに，この7人の抗体産生者の白血球はいずれも自身の抗体とは反応せず，その他の6人の抗体とも反応しないことを確認した．すなわち，この7人の患者は，これらの抗体が反応するアロ抗原“MAC”陰性者であること，さらに“MAC”陽性者から陰性者へ繰り返し輸血することにより抗MAC抗体が産生されることを確かめ，白血球アロ抗原MACの存在を証明した．抗MAC抗体はランダムなフランス人ドナーの60%に反応した．現在のHLA-A2抗原である．

■ b．HLA クラスⅠ抗原系の確立

妊産婦血清の利用　1950年代後半には，アメリカのRose Payne（1957）[3]およびオランダのvan Rood（1958）[4]はそれぞれ独立に妊娠によっても同様に抗白血球アロ抗体を産生することを見いだした．輸血の場合は，ランダムなドナーが免疫原となり，多種のアロ抗原に曝され，一般的に多特異的（multi-specific）な抗体が産生されるが，妊娠の場合は，胎児が受け継いだ父親由来のアロ抗原でのみ免疫されるので比較的単特異的（mono-specific）な抗体が産生される．この発見は，振り返ってみれば，HLA抗原の著しい多型性を考えると，その検出に妊産婦血清を用いたことは最適な抗体のソースを示したといえよう．

統計学的方法　白血球抗原は，赤血球抗原に比べて非常に複雑であるため，多数の白血球パネルに対する抗白血球抗体の反応は全く同一であるものはほとんどなく，非常に類似していると考えられるにすぎなかった．そこで，抗体の反応性の類似性を検討するために，相関性の指標として統計学的な方法であるχ^2検定がvan Roodらによって導入された．この方法により，類似の反応性を示す血清のグループ分けと，対立遺伝子産物を見出す可能性のある血清を選別することが可能になった．van Roodら（1963）[5]はこの方法により4a，4b（現在のBw4，Bw6）を報告した 図Ⅲ-105．

Micro lymphocytotoxicity test　1964年にTerasakiが開発したmicro lymphocytotoxicity testは，再現性のよさと1 mLの抗血清で1,000検体の検査が行える微量化により，それまで行われていた白血球凝集反応（高力価の抗血清を大量必要）に比較して著しい進歩をもたらした[6]．この方法は，その後の国際ワークショップにおいて多くの研究室により採用され，また1970年代にはNIH標準法として，全米の移植センターに抗血清と共に配られ，各検査センター間のHLA検査結果を十分な信頼度で比較することが可能になった．

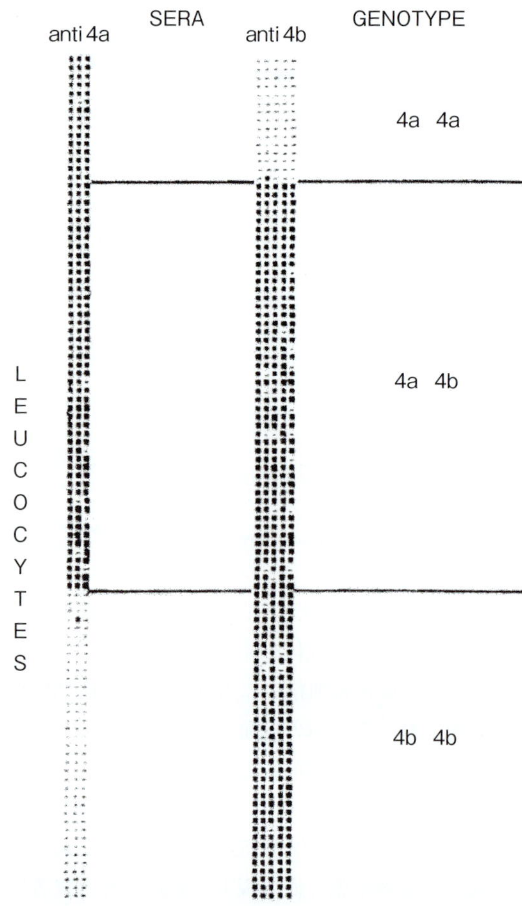

図Ⅲ-105　抗4a（Bw4），4b（Bw6）抗体の反応パターン　▪陽性，▫陰性

（van Rood JJ, et al. Leucocyte grouping. A method and its application. J Clin Invest 1963; 42: 1382-90[5]より）

■ c．国際組織適合性ワークショップ

HLA抗原系は，研究の初期段階では各国の研究者が独自に発見して，命名したものが多く，各々の抗原の特異性を比較検討することが必要になり，

表Ⅲ-107 国際組織適合性ワークショップと主たる研究成果

1950s	白血球同種抗体の検索	
1958	輸血後血清による Mac（HLA-A2）抗原の同定	Dausset
1962	妊産婦血清による LA（HLA-A）抗原の同定	Payne
1963	妊婦血清による 4a4b（HLA-B）抗原の同定	van Rood
	MLR の発見	Bain et al.
1964	第 1 回国際組織適合性ワークショップ（International Histocompatibility Workshop & Conference: IHWC）	Amos
	One-way MLR 法の確立	笠倉，Lowenstein，Bach
1965	第 2 回国際組織適合性ワークショップ	van Rood
	2 segregant series hypothesis	Ivanyi，Dausset
	micro-lymphocytotoxicity 法の確立	Terasaki
1967	第 3 回国際組織適合性ワークショップ	Ceppellini
	HLA の命名（WHO 命名委員会）	
	HLA-A・B の haplotype の決定と遺伝子モデルの確立	
	LD 抗原および D 座の仮説	Bach，Amos
1970	第 4 回国際組織適合性ワークショップ	Terasaki
1972	第 5 回国際組織適合性ワークショップ	Dausset
1975	第 6 回国際組織適合性ワークショップ	Kissmeyer-Nielsen
	C 座抗原の公認	
	D 座抗原の公認	
1977	第 7 回国際組織適合性ワークショップ	Bodmer
	DR 抗原の公認	
1980	第 8 回国際組織適合性ワークショップ	Terasaki
	クラスⅡ抗原分子の単離と多型性解析	
	クラスⅠ遺伝子の cDNA クローニング	
1984	第 9 回国際組織適合性ワークショップ	Albert
	DQ・DP 抗原の公認	
	クラスⅡ遺伝子の cDNA クローニング	
1987	第 10 回国際組織適合性ワークショップ	Dupont
	Southern blot-RFLP 法による DNA typing	
1991	第 11 回国際組織適合性ワークショップ	Tsuji，Aizawa，Sasazuki
	PCR-SSO 法による DNA typing	
1996	第 12 回国際組織適合性ワークショップ	Charron
	PCR 法による DNA typing	
2002	第 13 回国際組織適合性ワークショップ	Hansen
2004	第 14 回国際組織適合性ワークショップ（IHIW）*	McCluskey
2008	第 15 回国際組織適合性ワークショップ	Gerbase-DeLima，de Moraes
2012	第 16 回国際組織適合性ワークショップ	Middleton，Marsh
2017	第 17 回国際組織適合性ワークショップ	Fernandez-Vina

＊2004 より International HLA and Immunogenetics Workshop（IHIW）に改称された．

1964 年から 2〜3 年ごとに International Histocompatibility Workshop（国際組織適合性ワークショップ）が開催されている．このワークショップの目的は，全世界の数百の研究室が参加し，共通の方法と同一の抗血清（または，HLA-D 抗原の homozygous typing cell や DNA プローブ）を用いて，それらの特異性を比較検討し，検証された抗原に関しては WHO 命名委員会で公認し，統一した名称を与えることである．また，初期の段階では，Levine の Rh 型発見とその後の Wiener との永年にわたる命名法にまつわる無意味なごたごたと確執の愚を避け，その反省から国際ワークショップが開催されたとも言われている．表Ⅲ-107 に各国際ワークショップの主なテーマと HLA 研究の進展について示す．第 14

回より International Histocompatibility Workshop は，International Histocompatibility and Immunogenetics Workshop に改称された．

■ d．HLA クラスⅡ抗原の発見と血清学的検出

1964年カナダのBainらは，2人の非血縁のドナーから得た白血球を混合して培養すると，5〜6日後にリンパ球由来の巨大な幼弱芽球が出現することを観察した[7]．彼女らはこのリンパ球の反応を mixed lymphocyte reaction（MLR）と名づけ，組織適合性検査として有用かつ重要な反応であることを提唱した．やや遅れて，Bach と Hirschhorn（1964）[8]も MLR を発見し，MLR が2人の個体間の組織適合性の度合いを反映していると述べている．その後，MLR の一方のリンパ球を放射線照射したり，マイトマイシンC処理をするなどして one way MLR 法が確立された[9]．1975年には，刺激抗原を支配する座位のホモ接合体細胞（homozygous typing cells: HTC）を刺激細胞として用い，MLR タイピング法が開発され，HLA 遺伝子領域内の D 座によって規定される HLA-D 抗原が命名された．1984年の第9回国際組織適合性ワークショップにおいて HLA-Dw1〜Dw19まで19種類の抗原が公認されている．

この間，D 座抗原の血清学的同定が試みられ，①MLR 刺激細胞に結合して MLR を阻止する抗体を利用する，②B 細胞に反応して T 細胞に反応しない同種抗体を利用する，③スクリーニングされた抗クラスⅠ抗体をプールした血小板（クラスⅠ抗原が発現している）で吸収し，B 細胞と反応させる，などの方法により1977年の第7回国際組織適合性ワークショップにおいて，7種の DR（D-related）抗原が血清学的に同定された．さらに，DR 抗原以外の B 細胞同種抗原の存在が示唆され，1984年には DQ 抗原が公認された[10-12]．また，細胞学的方法〔secondary MLR あるいは primed lymphocytes typing（PLT）〕により同定される DP 抗原（当初は secondary B antigen ということで SB 抗原とよばれていた）が公認された[13]．

■ e．クラスⅡ抗原分子の同定と遺伝子の検出

1980年頃より，マウスモノクローナル抗体あるいは抗クラスⅡ同種抗体を利用して，クラスⅡ抗原分子を蛋白レベルで分析できるようになった．これは，O'Farrell により開発された二次元電気泳動法により，それまで血清学的方法によってのみ決定された HLA-DR 抗原は，抗血清（後にモノクローナル抗体）による免疫沈降と二次元ゲル上の特異スポットとしてはじめて蛋白レベルでとらえられるようになった[14-16]．抗 DR モノクローナル抗体で免疫沈降された HLA-DR 抗原分子の二次元ゲルパターンを図Ⅲ-106に示す．α鎖は，pH 5，分子量33,000〜34,000のあたりに heterogenous なスポットとして

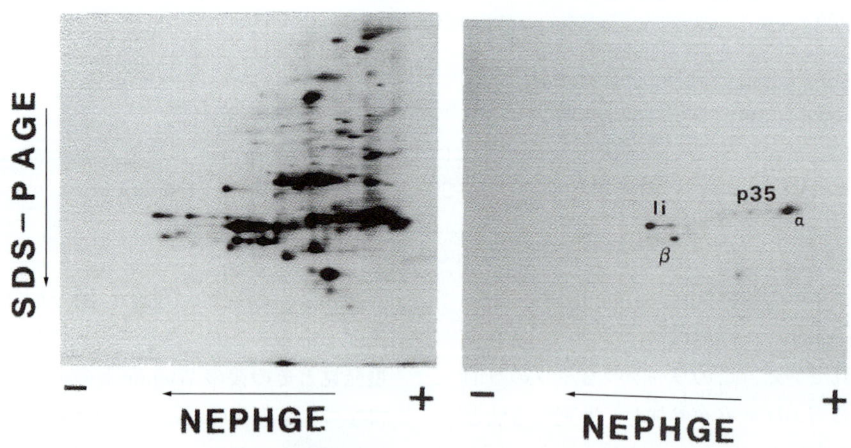

図Ⅲ-106　二次元電気泳導図

左: ^{35}S-メチオニンで標識された Lentile Lectin 結合細胞膜蛋白の泳導パターン．右: 上記蛋白抗原を抗 DR モノクローナル抗体で免疫沈降後の泳導パターン．（＋）酸性側，（−）塩基性側

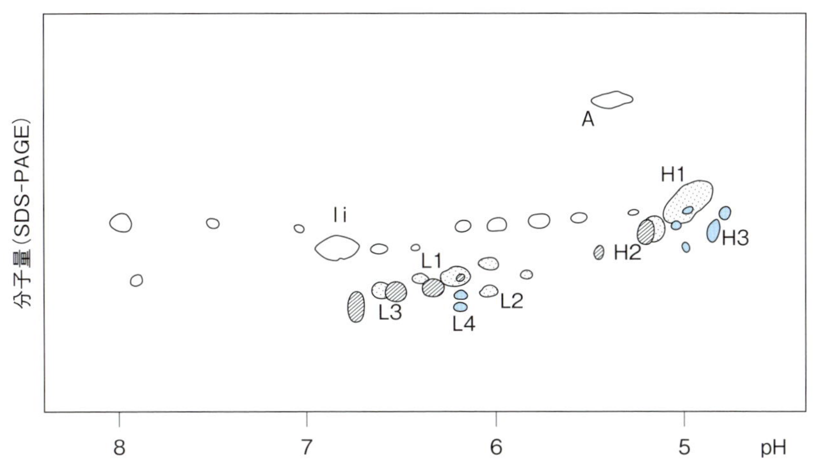

図Ⅲ-107　HLA クラスⅡ分子の二次元ゲル電気泳導パターン

H1L1: DR 分子，H1L2: DR51〜DR53 分子，H2L2: DQ 分子，H3L4: DP 分子

認められる．一方，β鎖は pH 6〜8，分子量 27,000〜29,000 のあたりに一連の 4 個のスポットとして認められる．糖鎖生成の過程で分子量が塩基性側から徐々に大きくなり，シアル酸の含量に従いスポットは酸性側に移動する．これらのスポットは，塩基側より 0，1，2，3 のシアル酸を有している．したがって，β鎖のポリペプチド自体の等電点は，最も塩基側の pH に相当する．pH 7，分子量 31,000 のポリペプチドは不変鎖（Ii 鎖）とよばれ，すべての DR アリルと共に免疫沈降されるが，多型性は認められず，DR アリル間のスポットを比較する際の内的な pH マーカーとして利用された．後にこの不変鎖は，クラスⅡ分子の細胞質内での安定化と移動において重要な役割をはたしていることが示されている．

その結果，①DR 抗原の多型性はβ鎖にあり，血清学的に同一の抗原，たとえば DR4 抗原とタイプされていても，二次元ゲル上でいくつかの多型が認められ，それらは HTC 細胞で同定される HLA-D 特異性とよく相関すること，②DR 抗原は，DR1，DR8 ハプロタイプを除いて 2 種類存在すること，③DQ，DP 抗原は DR 抗原とはそれぞれ別のα鎖，β鎖からなる抗原であることが確認され，クラスⅡ抗原は 4 種類存在することが明らかにされた[17,18]

図Ⅲ-107．また，こうして分離・精製された抗原分子からアミノ酸配列が決定され，さらにそれに対応する塩基配列を利用してクラスⅡ遺伝子が解明されるようになった．

f．DNA タイピング

1980 年代になり，まずクラスⅠ分子の cDNA[19]，続いて，DR，DQ，DP 分子のα鎖，β鎖 cDNA が次々とクローニングされ，これらの cDNA をプローブとして遺伝子解析が行われた[20-27]．各種細胞から染色体 DNA を抽出，精製し，その一部を各種制限酵素により切断後，アガロースゲル電気泳動法を行う．泳動後，DNA をニトロセルロースまたはナイロンフィルターに転写（ブロッティング）し，前述の各種プローブを ^{32}P で標識し，ハイブリダイゼーションをし，洗浄後オートラジオグラフィーによりバンドを検出する方法である．これらの制限酵素により一応の分類は可能になったが，制限酵素部位は必ずしも発現されたエキソン（exon）抗原分子の多型を検出するとは限らず，むしろ非発現部位（イントロン: intron）の多型を検出する方法であった．さらに，DR，DQ，DP 領域には複数のα鎖，β鎖遺伝子があり，確実に発現されている遺伝子をタイピングをすることは困難であり，一部でオリゴヌクレオチドを利用して発現遺伝子を特定する試みが行われたが，一般的な方法にはならなかった[28]．その後，特定の遺伝子領域を試験管内で増幅する方法 polymerase chain reaction（PCR）法が開発され，発現された抗原分子の遺伝子多型をオリゴヌクレオチド

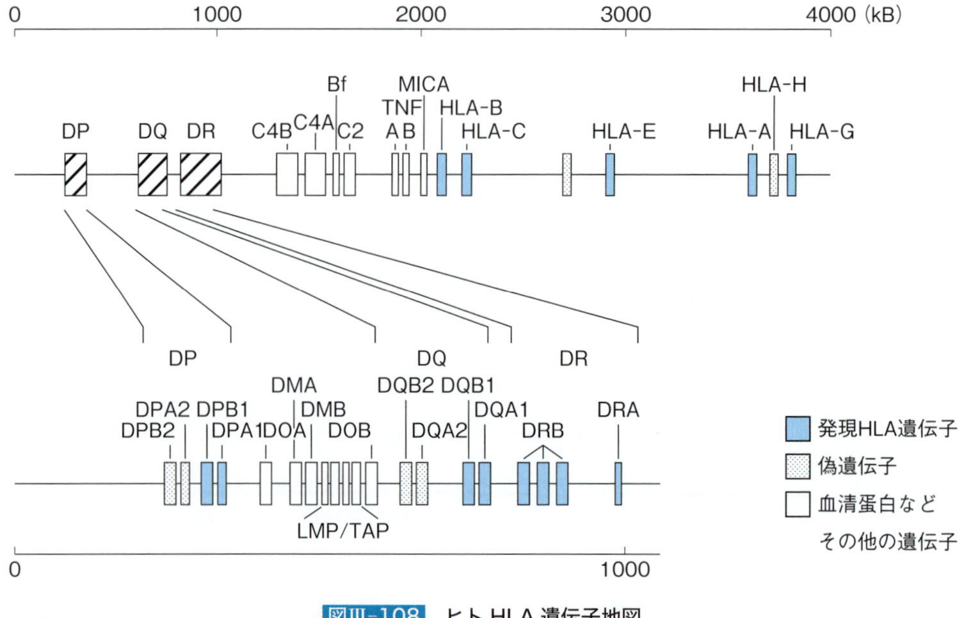

図Ⅲ-108 ヒト HLA 遺伝子地図

をプローブとして直接検出することが可能になった[29,30]．これについては，以下の検査法の稿を参照されたい．

2 HLA 抗原の遺伝子と構造

HLA はヒトで最も多型に富む機能遺伝子の 1 つであり，うち現在で最も多くの多型が確認されている HLA-B では，血清学的に区別可能なアロ抗原は 50 種類以上，遺伝子型（アリル）では 3,000 種類以上のタイプが確認されている．さらに HLA は進化の過程で遺伝子重複の結果生じたと考えられる複数の遺伝子（HLA-A，HLA-B，HLA-C など，それぞれ HLA 座＝locus とよばれる）がコードしており，またそれぞれが父母由来の一対ずつあるため，個人がもつそれらの組み合わせの可能性は膨大なものになる．

HLA をコードする遺伝子は第 6 染色体の短腕上（6p21.3）に位置し，関連する遺伝子群を含む領域は約 4 Mbp に及ぶ．ヒトゲノム中においても，最大級の遺伝子密度と多型性を示す領域であり，120 個以上の機能遺伝子と 90 個程度の偽遺伝子（pseudogene）が存在する 図Ⅲ-108．

HLA は大きく分けて，クラスⅠとクラスⅡに分類され，前者は細胞内因性の抗原を提示して T 細胞による細胞性免疫を調節し，後者は細胞外因性の抗原を提示して B 細胞による液性免疫を調節する機能をもつ．クラスⅠ分子のうち「古典的クラスⅠ分子」とよばれる HLA-A，HLA-B，HLA-C は，神経などの一部を除くほぼ全ての有核細胞と血小板上に発現している．一方で，クラスⅡ分子のうち「古典的クラスⅡ分子」とよばれる HLA-DP，HLA-DQ，HLA-DR は樹状細胞や B 細胞など，一部の免疫細胞に発現する．

a．HLA 遺伝子領域

クラスⅠ領域には，古典的 HLA 遺伝子 *HLA-A*，*HLA-B*，*HLA-C* に加えて，*HLA-E*，*HLA-F*，*HLA-G*，*HLA-H*，*HLA-J*，*HLA-K*，*HLA-L* 遺伝子も含んでいる．これらのクラスⅠ遺伝子の中には，機能をもたない蛋白を発現するものや，全く蛋白を発現しない遺伝子もいくつか認められる．この内，蛋白を発現しない遺伝子は偽遺伝子とよばれ，進化の最終形であるといわれている．*HLA-G* は，胎盤の栄養膜に発現しており，胎児の母体免疫寛容

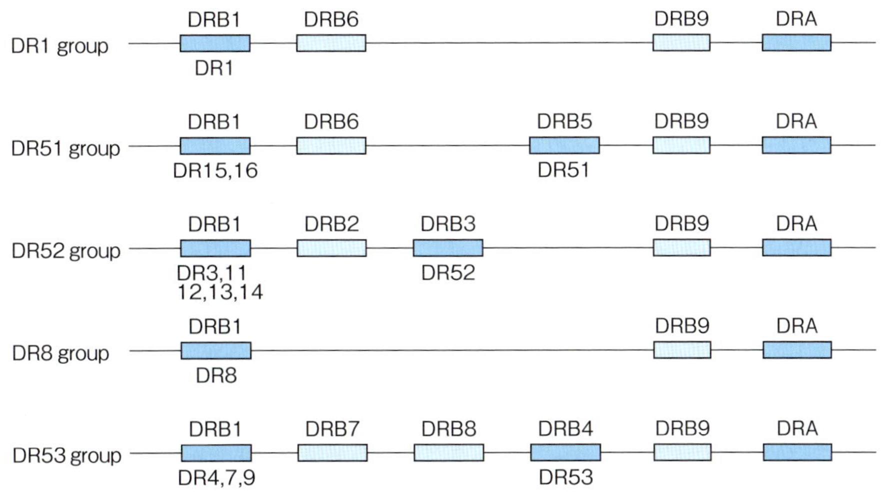

図III-109 DR 領域の遺伝子構成

に関与している可能性がある．*HLA-H* は，当初クラスⅠの偽遺伝子として，WHO 命名委員会により命名されていたが，この遺伝子の 2 カ所のミスセンス変異が遺伝性ヘモクロマトーシスと関連していることが明らかになり，現在では，*HFE* 遺伝子とよばれている．

HLA クラスⅡ領域の遺伝子構造はより複雑である．クラスⅡ分子は，2 種類の異なる鎖，α鎖，β鎖からなり，これをコードする遺伝子座は複数存在する．また，異なるハプロタイプでは，遺伝子と偽遺伝子の数も異なっている．*HLA-DRA* 遺伝子と *DRB1* 遺伝子によってコードされる蛋白は，HLA-DR1 から HLA-DR18 の抗原を構成する．*DRA* 遺伝子と *DRB3* 遺伝子の産物は HLA-DR52 を発現し，*DRA* 遺伝子と *DRB4* 遺伝子は，HLA-DR53 を発現し，*DRA* 遺伝子と *DRB5* 遺伝子は HLA-DR51 を発現する 図III-109．HLA-DQ1 から DQ9 抗原は，DQ 遺伝子群の *DQA1* と *DQB1* 遺伝子にコードされる蛋白分子に発現されている．その他の DQ 遺伝子群は，偽遺伝子と考えられている．同様の構造は HLA-DP 遺伝子群にも認められる．

クラスⅠとクラスⅡ遺伝子領域の間にある遺伝子領域は，クラスⅢ領域とよばれ，4 つの補体遺伝子を含んでいる．このうち，*C4A* と *C4B* は，C4 分子のアロタイプをコードしている．*C4A* 遺伝子は，Rodgers 抗原を，*C4B* は Chido 抗原を，それぞれコードし，産物である補体成分は赤血球に吸収されている．その他に，C2，TNF にも多型性が認められる．

b．クラスⅠ・Ⅱ分子

1）クラスⅠ抗原

クラスⅠ分子は，分子量 43,000 の糖蛋白質（α鎖: α1，α2，α3 の 3 個のドメインがある）と分子量 12,000 の蛋白質 β_2 ミクログロブリン（β2M）が非共有結合により会合し，さらに α1，α2 ドメインで形成される溝の部分に細胞内で生成されたペプチド断片（7〜15 アミノ酸）を内包して細胞膜上に発現される．α鎖は MHC 領域により規定され，その多型性は α1，α2 ドメインにかたまって存在する．この多型性により，ペプチドが結合する溝の構造が変わり，各クラスⅠ抗原により結合できるペプチドの種類が異なってくる．通常溝の部分は，6 個のポケットとよばれる空間（A〜F）を形成し，それぞれのアリルによりポケットの大きさ，荷電などが異なる．特に，B・F ポケットが重要である[31] 図III-110．クラスⅠ分子・ペプチドは，$CD8^+$T 細胞に認識される．また，細胞内ペプチドを断片化するプロテアーゼ蛋白（LMP2，LMP7），それを粗面小胞体に搬送するペプチドトランスポーター遺伝子（TAP1，TAP2）もヒト HLA 領域に存在する．

2）クラスⅡ抗原

クラスⅡ分子は，分子量 33,000〜34,000 の α 鎖（α1，α2 の 2 個のドメインがある）と分子量 27,000〜29,000 の β 鎖（β1，β2 の 2 個のドメインがある）とが非共有結合で会合し，粗面小胞体内ではさらに第 3 の分子，不変鎖（Ii）が結合している．小胞体から細胞膜上に移動中に，Ii 鎖が取り除かれ，代わりに細胞外から取り込まれたペプチド断片を α1，β1 で形成する溝の部分に結合して，細胞膜上に発現する．この働きをする DM 分子も HLA 領域に存在する図Ⅲ-111．クラスⅡ分子の多型性は主として β 鎖にあるが，DQ 分子は α 鎖にも多型性がある．クラスⅠ分子と同様に，クラスⅡ分子も溝を形成し，その多型性により結合できるペプチドの種類が異なる．溝の構造はクラスⅠ分子と異なり，溝の両端は開放されており，結合できるペプチドの長さ（12〜25 アミノ酸）はクラスⅠに比べて長くなる．クラスⅡ分子・ペプチドは，$CD4^{+}$T 細胞に認識される．

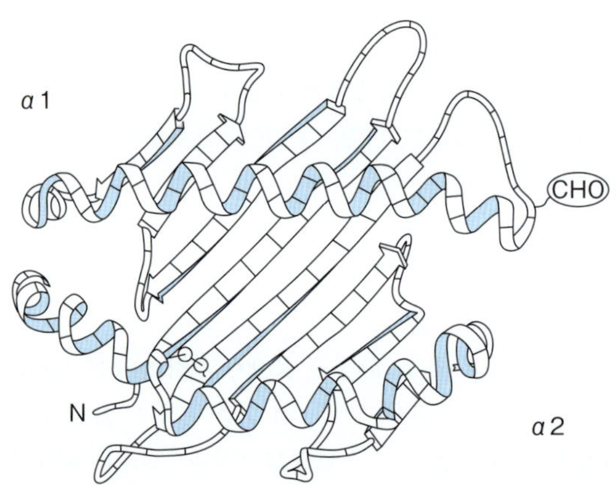

図Ⅲ-110　HLA クラスⅠ分子の α1，α2 ドメイン部分を上から見た構造

3 HLA 抗原の機能

HLA 抗原の機能は，抗原蛋白由来のペプチドを $CD4^{+}$T 細胞に提示し，それを活性化することにより，B 細胞の抗体産生あるいは細胞傷害性 T 細胞の分化・成熟を補助することである．

a．T 細胞レセプターの選択

胸線内のクラスⅠ，クラスⅡ分子は，それぞれ細胞内，細胞外の自己ペプチドを溝のなかに収容して，細胞膜上に存在し，T 細胞レセプターの選択をする．自己 HLA と強く反応する T 細胞は除去され（negative selection），また全く反応しない T 細胞は死滅する．これらの中間の親和性のある T 細胞レセプターをもった細胞のみが末梢に移行し（positive selection），自己とは異なった HLA またはペプチドを発現している抗原提示細胞を認識し，免疫応答が開始される．こうして，自己 HLA に対する寛容性

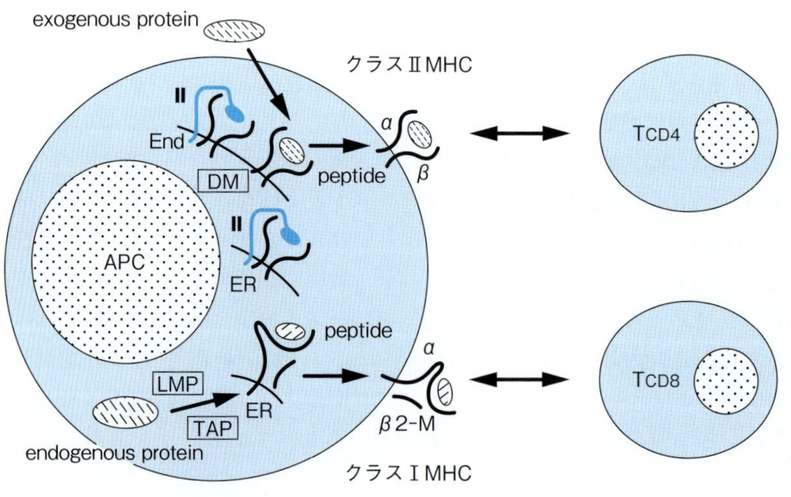

図Ⅲ-111　HLA クラスⅠ，クラスⅡ分子の発現

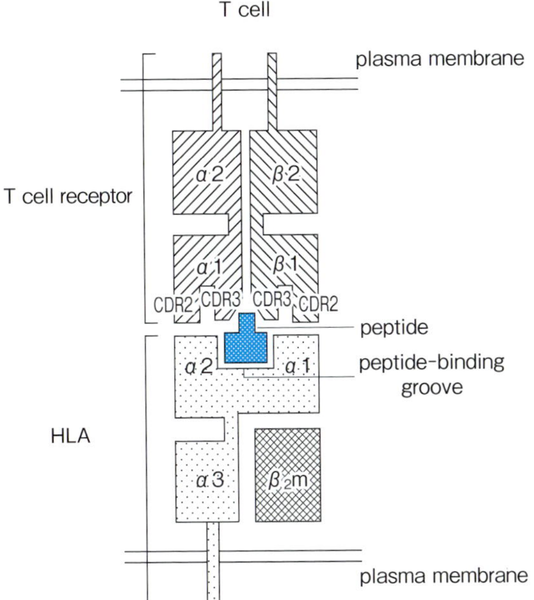

図III-112　HLA-ペプチド-T細胞レセプターの相互反応
（Klein J, Sato A. N Engl J Med. 2000; 343: 708 より改変）

および外来性抗原を内包した自己HLA（altered self）に対する反応性が獲得される．

■ b．外来性抗原の提示

抗原提示細胞により取り込まれた外来性抗原（ペプチド）は，選択された末梢血 CD4$^+$ヘルパー T 細胞により認識される．一方，細胞内で合成されたペプチドは，クラス I 分子に取り込まれ，CD8$^+$細胞により認識される．こうして，クラス I α1・α2・ペプチドあるいはクラス II α1・β1・ペプチドは，これらと親和性のある T 細胞レセプター（TCR）を有する CD8$^+$あるいは CD4$^+$T 細胞と反応する．特にこれらの特異性を決定するのは，TCRα 鎖，β 鎖のうちペプチドと結合する CDR3（complementarity-determining regions）部位であると考えられている 図III-112．その他の CDR1，CDR2 は HLA 分子の比較的保存された部位に結合する．

■ c．T 細胞免疫応答

その後の免疫応答の仕方は，認識した T 細胞が Th1 型または Th2 型いずれに分化するかにより異なる．クラス II 分子のうち DR，DQ，DP 分子はそれぞれ構造が異なっており，結合する分子も異なる．したがって，抗原提示細胞におけるペプチドが結合したクラス II 分子の種類により，抗原提示細胞が産生するサイトカインの種類が異なり，ヘルパー T 細胞の分化に影響を与えるかもしれない．こうして，Th1 型に分化すればマクロファージ，細胞傷害性 T 細胞を活性化し，細胞性免疫を賦活する．また，Th2 型に分化すれば B 細胞を活性化し，抗体産生を助長し，逆に Th1 型の細胞性免疫が抑制される．近年，特定抗原が提示されることにより，免疫調整型の T 細胞（Treg）が誘導されるとの報告もある[32]．こうして，抗原（ペプチド）ならびに抗原提示細胞の種類，抗原提示分子，抗原提示の場所により，その後の免疫応答の在り方が異なってくる．

4 HLA 抗原の分類と頻度

■ a．HLA 抗原・アリルの命名・表記法

HLA 抗原は各々の座のあとに数字で抗原名が示される．命名と表記法は 1968 年に発足した Nomenclature for Factors of the HLA System（WHO HLA 命名委員会）[33]によって国際的に定められている．血清学レベルのタイピング法で決定される HLA 抗原の表記は，A24，B52，DR15 のように 2 桁で表される．抗原名は，遺伝子座ごとに数字で 1 番から順番に命名されるが，HLA-A 座と B 座では発見された経緯から，同じ番号は付けられていない．また補体と区別するため，抗原型表記のときは C 座のみ「Cw」と w を付加する 表III-108．

DNA を用いた HLA タイピングで区別された対立遺伝子（アリル）を遺伝子型もしくはアリル名とよび，区別できないアリルが存在する場合の表記法は，日本組織適合性学会の HLA 標準化委員会によって表記法が定められている．HLA-A 遺伝子座の場合，A2 抗原のアリルとして，HLA-A*02:01，HLA-A*02:06，HLA-A*02:07 など数多く存在する．

1）アリル型の表記方法

表記の 図III-113 において，第 1 区域は，関連す

表III-108　HLA 特異性（抗原）（1996）

A	B		C	D	DR	DQ	DP
A1	B5	B51（5）	Cw1	Dw1	DR1	DQ1	DPw1
A2	B7	B5102	Cw2	Dw2	DR103	DQ2	DPw2
A203	B703	B5103	Cw3	Dw3	DR2	DQ3	DPw3
A210	B8	B52（5）	Cw4	Dw4	DR3	DQ4	DPw4
A3	B12	B53	Cw5	Dw5	DR4	DQ5（1）	DPw5
A9	B13	B54（22）	Cw6	Dw6	DR5	DQ6（1）	DPw6
A10	B14	B55（22）	Cw7	Dw7	DR6	DQ7（3）	
A11	B15	B56（22）	Cw8	Dw8	DR7	DQ8（3）	
A19	B16	B57（17）	Cw9（w3）	Dw9	DR8	DQ9（3）	
A23（9）	B17	B58（17）	Cw10（w3）	Dw10	DR9		
A24（9）	B18	B59		Dw11（w7）	DR10		
A2403	B21	B60（40）		Dw12	DR11（5）		
A25（10）	B22	B61（40）		Dw13	DR12（5）		
A26（10）	B27	B62（15）		Dw14	DR13（6）		
A28	B2708	B63（15）		Dw15	DR14（6）		
A29（19）	B35	B64（14）		Dw16	DR1403		
A30（19）	B37	B65（14）		Dw17（w7）	DR1404		
A31（19）	B38（16）	B67		Dw18（w6）	DR15（2）		
A32（19）	B39（16）	B70		Dw19（w6）	DR16（2）		
A33（19）	B3901	B71（70）		Dw20	DR17（3）		
A34（10）	B3902	B72（70）		Dw21	DR18（3）		
A36	B40	B73		Dw22			
A43	B4005	B75（15）		Dw23	DR51		
A66（10）	B41	B76（15）					
A68（28）	B42	B77（15）		Dw24	DR52		
A69（28）	B44（12）	B78		Dw25			
A74（19）	B45（12）	B81		Dw26	DR53		
A80	B46						
	B47	Bw4					
	B48	Bw6					
	B49（21）						
	B50（21）						

（Charron D. HLA vol. 1, Paris: EDK; 1997; 521 より）

HLA-A*02:101:01:02N

① ② ③ ④ ⑤ ⑥ ⑦ ⑧ ⑨ ⑩ ⑪ ⑫

① 接頭辞. HLA 遺伝子であることを示す
② 接頭辞と遺伝子座を区切るハイフン
③ 遺伝子座
④ 遺伝子座と抗原名(数字)とを区切るアスタリスク
⑤ 第一区域
⑥, ⑧, ⑩ コロンで各区域を分ける
⑦ 第二区域
⑨ 第三区域
⑪ 第四区域
⑫ 接尾語

図III-113　アリル型の表記方法

る血清学的 HLA 型あるいはアリルグループによりアリルを判定する領域を表す. 第 2 区域は, 同一の血清学的 HLA 型あるいはアリルグループ内でアミノ酸変異を伴うアリルを判別する領域を表す. 第 3 区域は, アミノ酸変異を伴わない塩基置換が認められるアリルを判別する領域を表す. 第 4 区域は, HLA 分子をコードする遺伝子領域外での塩基置換を伴うアリルを判別する領域を表す.

末尾の英字で, 発現に関わるものとタイピング結果に関わるものを表すことがある. 発現に関わるものとして, N (Null: 遺伝子は存在するが, HLA 分子が完全な状態で合成されないアリル), L (Low: 細

JCOPY 498-01913

表III-109 HLAアリル数（2015年7月）

クラスI	アリル数	クラスII	アリル数	DRB	アリル数
A	3,192	DRA	7	DRB1	1,764
B	3,977	DRB	1,868	DRB2	1
C	2,740	DQA1	54	DRB3	59
		DQB1	807	DRB4	16
		DPA1	40	DRB5	21
		DPB1	550	DRB6	3
				DRB7	2
				DRB8	1
				DRB9	1

胞表面のHLA分子が著しく少ないアリル），S（Secreted: 発現しているHLA分子が可溶性の分泌分子として存在するアリル），Q（Questionable: 実際に細胞表面にHLA分子が発現されているか明確ではないが，これまでに変異によって正常な発現ができないことが確認されたことがあるアリル），C（Cytoplasm: 細胞表面には発現せず，細胞質内にのみ遺伝子産物が存在するアリル），A（Aberrant: 蛋白質が表現されるか疑問があるアリル）があげられる．

タイピング結果に関わる末尾の英字としては，PとGがあげられる．これらはペプチドを収容するドメインをコードする領域内（HLAクラスIはexon 2と3，クラスIIはexon 2）のアミノ酸配列が同一グループであればPを，または塩基配列が同一であればGとして，最も小さい番号のHLAアリルに付記して表す．

WHO HLA命名委員会によりA座は25種類の抗原，3,192のアリル，B座は53種類の抗原，3,977のアリル，C座は10種類の抗原，2,740のアリルが公認報告されている（2015年7月現在）表III-109．

b．日本人のHLA抗原・アリル頻度

HLAクラスII遺伝子群（*DRB1*，*DQA1*，*DQB1*，*DPA1*，*DPB1*など）は，変異が集中する部分が主として第2エクソンに限局するため，その領域のみを解析することによりアリルを決定することが可能であった．しかし，クラスI遺伝子群（*A*，*B*，*C*など）は，変異が第2・第3エクソンにわたって存在し，また，各座間の塩基配列の相同性が高いためにプライマーの設定が困難なことなどの理由により，アリルの決定が遅れていた．しかし，1990年代になって，クラスI遺伝子についても解析が可能になり，日本人の主なアリルが決定されるようになった[34-36]．

1）A・B・C座

現在までに，遺伝子頻度0.1%以上の日本人のアリルとして*A*座で16，*B*座で34，*C*座で16種類が確認されている．特に，C座については，血清学的方法によっては，ブランクが30%もあったが，これも複数のアリルと対応することが確認された．その他，DNAタイピングにより，これまで単一のHLA抗原と考えられていた抗原が複数のアリルから構成されることが明らかになった．

*A*座では，A2は，遺伝子頻度で25%前後を示す高頻度抗原であったが，DNA解析により主として3種類のアリル，A*02:01（11.2%），A*02:06（9.4%），A*02:07（3.3%）が存在する．やはり高頻度抗原であるA24は，ほとんどはA*24:02（36.2%）であり，ごく稀にA*24:20も存在する．A26も，複数のアリル，A*26:01（7.6%），A*26:02（1.8%），A*26:03（2.5%）からなる．A11，A30，A31，A33は，それぞれA*11:01，A*30:01，A*31:01，A*33:03が対応する．

*B*座では，血清学的に単一な抗原が，複数のアリルからなっていたのは，B61である．B61は，遺伝子頻度10%前後だが，B*40:02（7.8%），B*40:06（4.8%）に2分された．B39が，B*39:01（3.4%），B*39:02（0.3%），B*39:04（0.2%）からなっていた．その他のB座抗原とアリルとの対応は表III-110を参照していただきたい．

*C*座抗原は，抗原量も少なく，従来の血清学的方法ではブランクが多くを占め，また，Cw8などは検出も困難であった．DNAタイピングの結果，Cw8に相当するアリルが2種類あり，C*08:01（7.4%），C*08:03（1.5%）とかなりの頻度で存在する．一方，従来から，B51，B52，B44などに連鎖する*C*座抗原はブランクであったが，それぞれC*14:02（6.8%），C*12:02（10.9%），C*14:03（6.4%）であることが判明した．

表Ⅲ-110　日本人集団のHLA DNA型と抗原型（アリル頻度0.1%以上）

DNA型	頻度（%）	抗原名	DNA型	頻度（%）	抗原名	DNA型	頻度（%）	抗原名
A*01:01	0.4	A1	B*07:02	5.4	B7	DRB1*01:01	5.6	DR1
A*02:01	11.2	A2	B*13:01	1.2	B13	DRB1*03:01	0.1	DR17（3）
A*02:06	9.4	A2	B*13:02	0.3	B13	DRB1*04:01	1.0	DR4
A*02:07	3.3	A2	B*15:01	8.0	B62（15）	DRB1*04:03	3.1	DR4
A*02:10	0.4	A210	B*15:07	0.6	B62（15）	DRB1*04:04	0.2	DR4
A*03:01	0.4	A3	B*15:11	0.9	B75（15）	DRB1*04:05	13.4	DR4
A*11:01	8.9	A11	B*15:18	1.6	B71（70）	DRB1*04:06	3.3	DR4
A*11:02	0.2	A11	B*15:27	0.1	B62（15）	DRB1*04:07	0.5	DR4
A*24:02	36.2	A24（9）	B*27:04	0.2	B27	DRB1*04:10	2.1	DR4
A*24:20	0.8	A24（9）	B*35:01	8.4	B35	DRB1*07:01	0.4	DR7
A*26:01	7.6	A26（10）	B*37:01	0.5	B37	DRB1*08:02	4.3	DR8
A*26:02	1.8	A26（10）	B*38:02	0.3	B38（16）	DRB1*08:03	7.9	DR8
A*26:03	2.5	A26（10）	B*39:01	3.4	B3901	DRB1*09:01	14.5	DR9
A*30:01	0.2	A30（19）	B*39:02	0.3	B3902	DRB1*10:01	0.5	DR10
A*31:01	8.6	A31（19）	B*39:04	0.2	B39（16）	DRB1*11:01	2.5	DR11（5）
A*33:03	7.4	A33（19）	B*40:01	5.5	B60（40）	DRB1*12:01	3.7	DR12（5）
			B*40:02	7.8	B61（40）	DRB1*12:02	1.7	DR12（5）
DNA型	頻度（%）	抗原名	B*40:03	0.4	B61（40）	DRB1*13:01	0.6	DR13（6）
C*01:02	17.3	Cw1	B*40:06	4.8	B61（40）	DRB1*13:02	6.4	DR13（6）
C*01:03	0.3	Cw1	B*44:02	0.4	B44（12）	DRB1*14:01/54	3.5	DR14（6）
C*03:02	0.7	Cw10（w3）	B*44:03	6.7	B44（12）	DRB1*14:03	2.1	DR14（6）
C*03:03	14.0	Cw9（w3）	B*46:01	4.5	B46	DRB1*14:05	1.6	DR14（6）
C*03:04	12.1	Cw10（w3）	B*48:01	2.9	B48	DRB1*14:06	0.1	DR14（6）
C*04:01	4.3	Cw4	B*51:01	8.7	B51（5）	DRB1*14:07	3.5	DR14（6）
C*05:01	0.4	Cw5	B*51:02	0.2	B5102	DRB1*15:01	7.9	DR15（2）
C*06:02	0.8	Cw6	B*52:01	11.0	B52（5）	DRB1*15:02	10.3	DR15（2）
C*07:02	12.7	Cw7	B*54:01	7.6	B54（22）	DRB1*16:02	0.8	DR16（2）
C*07:04	1.0	Cw7	B*55:02	2.5	B55（22）			
C*08:01	7.4	Cw8	B*55:04	0.2	B55（22）			
C*08:03	1.5	Cw8	B*56:01	0.9	B56（22）			
C*12:02	10.9	—	B*56:03	0.2	B22			
C*14:02	6.8	—	B*58:01	0.7	B58（17）			
C*14:03	6.4	—	B*59:01	2.0	B59			
C*15:02	3.1	—	B*67:01	1.1	B67			

造血幹細胞移植情報サービス．統計資料 37）より改変

2）DR座

*DR*座抗原は，血清学的にはDR1〜DR18までがこれまで公認されているが，DR1，DR3，DR11，DR7，DR9，DR10は，ほぼ1種類のアリルに対応し，それぞれ，DRB1*01:01（5.6%），*03:01（0.1），*11:01（2.5%），*07:01（0.4%），*09:01（14.5%），*10:01（0.5%）であった．

上記以外のDR抗原は，複数のアリルが対応することがすでに明らかにされている．この内，3種類以上のアリルからなっているのはDR4，DR14である．DR4は，頻度の高い順に，DRB1*04:05(13.4%)，*04:06（3.3%），*04:03（3.1%），*04:10（2.1%），*04:07（0.5%），*04:01（1.0%），*04:04（0.2%）からなり，DR14は，DRB1*14:01/54（3.5%），*14:03（2.1%），*14:05（1.6%），*14:06（0.1%）など多くのアリルからなっている．その他，DR8は，DRB1*08:03（7.9%），*08:02（4.3%），DR15は，DRB1*15:01（7.9%），*15:02（10.3%），DR12は，DRB1*12:01（3.7%），*12:02（1.7%），またDR13は，大部分はDRB1*13:02（6.4%）で一部*13:01（0.6%）と，主

表III-111　各人種および日本人の頻度上位5つのハプロタイプ

European American					
	A	C	B	DRB1	頻度(%)
1	A*01:01	C*07:01	B*08:01	DRB1*03:01	7.4
2	A*03:01	C*07:02	B*07:02	DRB1*15:01	3.6
3	A*02:01	C*05:01	B*44:02	DRB1*04:01	2.6
4	A*02:01	C*07:02	B*07:02	DRB1*15:01	2.3
5	A*29:02	C*16:01	B*44:03	DRB1*07:01	1.8

Asian/Pacific Islander					
	A	C	B	DRB1	頻度(%)
1	A*33:03	C*03:02	B*58:01	DRB1*03:01	2.3
2	A*02:07	C*01:02	B*46:01	DRB1*09:01	1.6
3	A*30:01	C*06:02	B*13:02	DRB1*07:01	1.5
4	A*33:03	C*07:01	B*44:03	DRB1*07:01	1.5
5	A*33:03	C*03:02	B*58:01	DRB1*13:02	1.4

Africa American					
	A	C	B	DRB1	頻度(%)
1	A*30:01	C*17:01	B*42:01	DRB1*03:02	1.5
2	A*01:01	C*07:01	B*08:01	DRB1*03:01	1.2
3	A*68:01	C*06:02	B*58:02	DRB1*12:01	0.8
4	A*03:01	C*07:02	B*07:02	DRB1*15:01	0.7
5	A*36:01	C*04:01	B*53:01	DRB1*11:01	0.7

Hispanic					
	A	C	B	DRB1	頻度(%)
1	A*29:02	C*16:01	B*44:03	DRB1*07:01	1.6
2	A*01:01	C*07:01	B*08:01	DRB1*03:01	1.6
3	A*03:01	C*07:02	B*07:02	DRB1*15:01	1.3
4	A*30:02	C*05:01	B*18:01	DRB1*03:01	0.8
5	A*33:01	C*08:02	B*14:02	DRB1*01:02	0.8

High-resolution HLA alleles and haplotypes in the United States population.
https://bioinformatics.bethematchclinical.org/HLA-Resources/Allele-Codes/Hum Immunol. 2008 Feb; 69 (2): 141 より改変

日　本					
	A	C	B	DRB1	頻度(%)
1	A*24:02	C*12:02	B*52:01	DRB1*15:02	8.2
2	A*33:03	C*14:03	B*44:03	DRB1*13:02	4.5
3	A*24:02	C*07:02	B*07:02	DRB1*01:01	3.6
4	A*24:02	C*01:02	B*54:01	DRB1*04:05	2.5
5	A*02:07	C*01:02	B*46:01	DRB1*08:03	1.7

骨髄バンク統計資料より

として2種類のアリルから構成されていた．表III-110に日本人で遺伝子頻度0.1%以上のアリル一覧と対応する抗原名を示す[37]．

3）A・B・C・DRB1ハプロタイプ

それぞれの親から引き継いだ1対の遺伝子座をハプロタイプとよぶ．ハプロタイプは1つの染色体上にコードされているため，組み換えが起こらない限り保存されて子孫に遺伝する．このため，それぞれの遺伝子座の組み合わせに連鎖が生じ，ある遺伝子座のアリルは他の遺伝子座の特定のアリルと組み合わせで存在する確率が高くなる．これによってHLA抗原には連鎖不平衡が生じるため，ハプロタイプの頻度は人種などの遺伝的集団によって大きく異なる[38,39]．その一部について表III-111に示す．

5 HLA検査法

a．血清学的検査法

HLA-A・B・C・DR・DQ抗原は，HLA抗原に対する妊産婦血清，あるいはマウスモノクローナル抗体を用いてリンパ球細胞傷害試験（lymphocyte cytotoxicity test: LCT）により決定される．その他，HTC（homozygous typing cell）細胞を刺激細胞とした一次混合リンパ球反応（MLR）によりD抗原が，二次MLR反応によりDP抗原が決定される．

1）試薬の調製

a）抗HLA血清

抗HLA血清としては，輸血，妊娠などにより同種免疫された患者あるいは妊産婦血清が用いられる．マウスにヒトリンパ球を免疫して作成されたモノクローナル抗体も用いられる．輸血は不特定多数のドナーにより免疫されるため，抗体は複数のHLA抗原と反応することが多く，タイピング試薬としては適当でない．妊娠が専ら胎児による限られた免疫原であることから主に経産婦血清が抗HLA検査試薬として用いられている．筆者らの施設では，分娩時出血を回収し，抗HLA抗体の有無をスクリーニングし，HLAタイピング試薬として利用していたが，DNAタイピングの普及により現在は行っていない．通常，妊産婦の約10〜20%はなんらかの抗HLA抗体を産生する．血清中の抗体の特異性を決定するためには，常時50名ほどのHLAが既知のパネルリンパ球を必要とする．抗A・B・C抗体はそのまま使用し，抗DR抗体は血小板などにより抗ABC抗体を吸収した後で使用する．

b）タイピングトレイ

HLA抗原に反応する抗血清を60穴または72穴のテラサキプレートの凹みにそれぞれ1 μLずつマイクロディスペンサーで分注する．通常1つの特異性に対して最低2種類の抗血清を用いる．分注後，乾燥を防ぐためその上に流動パラフィンまたはミネラルオイルをのせる．使用時まで，−40〜−80℃の冷凍庫で保存する．

c）Ficoll-Conray液

ヘパリン加末梢血全血から比重遠心法により末梢血単核球（リンパ球，単球）を分離するのに用いる．

d）McCoy's 5a medium

T・B細胞分離の過程および分離されたT・B細胞あるいは末梢血単核球を検査直前まで保存するために用いる．Hepes緩衝液でpH 7.2に調製し，5%ウシ胎児血清（FCS）加McCoy液として使用する．

e）トロンビン溶液

比重遠心法により分離された単核球分画から混入血小板，単球，顆粒球を除去するために用いる．

f）ナイロンウールカラム

T・B細胞の分離に用いる．ナイロンウールを市販の飲料用ストローに充填して用いる．

g）ウサギ補体

抗血清・リンパ球の抗原・抗体反応後の補体依存性リンパ球傷害反応に用いる．ウサギ血清を用いるが，補体を失活させないために試験管に必要量（1〜2 mL）を分注し，使用時まで−80℃下で保存する．ヒトリンパ球，とくにB細胞に細胞傷害性がないことおよび4倍程度の補体価があることを確認する．

h）エオジン色素

リンパ球傷害性の有無をエオジン色素の細胞内浸入により判定する．5%水溶液を調製する．

i）中性ホルマリン溶液

エオジン染色後の反応を停止し，固定するために用いる．ホルマリン液をNaOHでpH 7に調製する．

2）末梢血単核球の分離

①HLA-A・B・C抗原検査にはヘパリン（1,000 unit/mL）1 mLに対して末梢血10 mLを採血する．採血後なるべく早く分離する．採血後24時間以上経過すると血液中の多核白血球が凝集塊を形成し，分離が困難になる．

②血液をプラスチック製中試験管（〜10 mL）に移し，中型遠心機で1,800 rpmで10分間遠心する．

③上清のplatelet rich plasma（PRP）を捨て，buffy coat層を約1 mL採取し，等量の生食液とよく混和する．

④別の試験管に比重1.078に調製されたFicoll-Conray液2〜3 mLを用意し，この上に上記のよく混和されたbuffy coat層を静かに重層する．

⑤同中型遠心機で2,000 rpm，20分間遠心する．

⑥上層は生食層，中間層はFicoll-Conray層，下層は赤血球と多核白血球からなる層に分離される．リンパ球を含む単核球と血小板は上層と中間層の境界面に白く輪状に浮遊する．この中間

JCOPY 498-01913

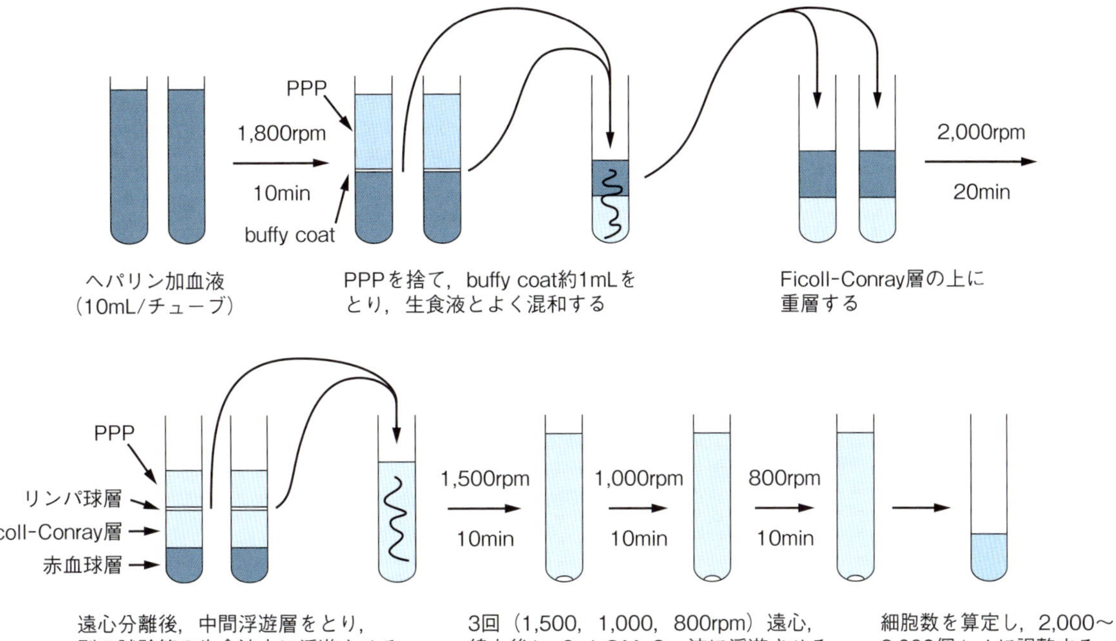
PPP
1,800rpm
10min
buffy coat
2,000rpm
20min
ヘパリン加血液
（10mL/チューブ）
PPPを捨て，buffy coat約1mLを
とり，生食液とよく混和する
Ficoll-Conray層の上に
重層する
PPP
リンパ球層
Ficoll-Conray層
赤血球層
1,500rpm
10min
1,000rpm
10min
800rpm
10min
遠心分離後，中間浮遊層をとり，
別の試験管の生食液中に浮遊させる
3回（1,500，1,000，800rpm）遠心，
線上後1～2mLのMcCoy液に浮遊させる
細胞数を算定し，2,000～
3,000個/μLに調整する

図III-114 比重遠心法による末梢血単核球の分離

浮遊層を採取し，別の試験管の生食液中に浮遊させる．

⑦遠心後上清を完全に捨て，5% FCS 加 McCoy 液 2 mL を加え，リンパ球数をカウントする．

⑧リンパ球数を 2,000～3,000 個/μL に調整し，4℃にて保存する．この分離過程を 図III-114 に示す．

3）T・B 細胞の分離

HLA-DR・DQ 抗原は，B 細胞のみに表現されているので，単核球分画から B 細胞を分離する．ナイロンウールカラム法により，安定して B 細胞を分離することが可能になり，DR，DQ 抗原のタイピング精度が向上した[40]．

a）ナイロンウールカラム法

①単核球を FCS 加 McCoy 液を用いて分離する（①～⑥まで）．

②数回の遠心後，McCoy 液に単核球を浮遊し，1 mL 用の Fisher tube に移す．

③卓上マイクロ遠心機で 1,000 rpm，1 分間遠心し，上清を捨てる．この操作により，過剰の血小板が取り除かれる．

④ペレットを壊さないように McCoy 液 1 mL を加える．これにトロンビン溶液 1 滴を加え，直ちに，パスツールピペットでよくペレットをほぐし，蓋をして凝集塊が見えるまで転倒，混和する．通常 10～20 秒で凝集塊が観察される．

⑤マイクロ遠心機で 1,000 rpm，1～2 秒間遠心（フラッシュ）する．これにより，大部分の血小板，単球が取り除かれる．

⑥上清（リンパ球浮遊層）を別の Fisher tube に移す．

⑦1,000 rpm，1 分間遠心後，上清を捨て，同一検体が複数あれば 0.5 mL McCoy 液で 1 本の Fisher tube にまとめる．

⑧37℃保存したナイロンウールカラムに 0.5 mL リンパ球浮遊液を流し込み，カラムを横にして，ナイロンウールの上部を McCoy 液で満たして栓をする 図III-115．

⑨37℃，30 分間恒温槽でインキュベートする．B 細胞（単球）は，ナイロンウールに付着する．

⑩試験管の上にカラムを立てて，37℃に加温され

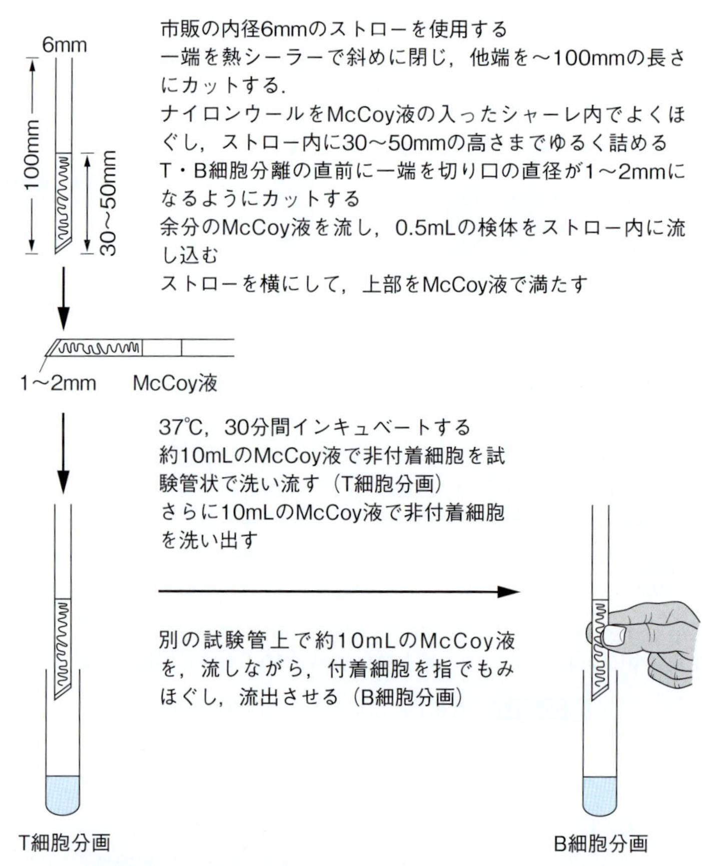

6mm
100mm
30～50mm
市販の内径6mmのストローを使用する
一端を熱シーラーで斜めに閉じ，他端を～100mmの長さにカットする．
ナイロンウールをMcCoy液の入ったシャーレ内でよくほぐし，ストロー内に30～50mmの高さまでゆるく詰める
T・B細胞分離の直前に一端を切り口の直径が1～2mmになるようにカットする
余分のMcCoy液を流し，0.5mLの検体をストロー内に流し込む
ストローを横にして，上部をMcCoy液で満たす
1～2mm
McCoy液
37℃，30分間インキュベートする
約10mLのMcCoy液で非付着細胞を試験管状で洗い流す（T細胞分画）
さらに10mLのMcCoy液で非付着細胞を洗い出す
別の試験管上で約10mLのMcCoy液を，流しながら，付着細胞を指でもみほぐし，流出させる（B細胞分画）
T細胞分画
B細胞分画

図Ⅲ-115 ナイロンウールカラム法によるT・B細胞の分離

た McCoy 液を約 10 mL 流す．流出した非付着細胞（T 細胞）を回収する．さらに，McCoy 液 10 mL を流して残存 T 細胞を洗い流す．

⑪カラムを別の試験管に移し，37℃加温 McCoy 液を流しながら，カラムを軽くもみほぐす．付着細胞（B 細胞）が流出してくるので回収する．

⑫T・B 細胞浮遊液を中型遠心機で 1,200 rpm，10 分間遠心する．

⑬T 細胞は 2 mL，B 細胞は 0.5 mL の McCoy 液に浮遊し，細胞数をカウントし，2,000～3,000/μL に調製する．

⑭T：B 細胞数の比率が 4：1 以下であれば，B 細胞分画に T 細胞が混入している可能性があり，さらに T 細胞を除去する．0.5 mL B 細胞浮遊液を直径 2.5 cm のプラスチックシャーレ内で 37℃，30 分間インキュベートし，非付着細胞を捨て，付着細胞をピペッティングにより回収する．この操作により B 細胞の純度は 80％以上になる．

b）磁気ビーズ法

免疫磁気ビーズ法による細胞分離には，特定の細胞表面抗原マーカーに対するモノクローナル抗体被覆マグネティックビーズを細胞浮遊液に加えて反応させ，標的細胞に結合したビーズを磁気装置で分離する正の選択方法と，目的とする標的細胞以外の細胞をビーズに結合させて，ビーズに未結合の細胞を分離する負の選択方法がある．全血液から直接 T・B リンパ球を分離する方法があるが，比重遠心法で単核球を分離してから，T・B リンパ球を分離すれば，負の選択により intact な T・B 細胞の分離が可能になる[41]．

4）リンパ球細胞傷害試験
(lymphocyte cytotoxicity test: LCT)

リンパ球膜の HLA 抗原と抗体を反応させた後，ウサギ由来の補体を加え，細胞傷害性をみる試験である 図III-116.

テラサキトレイウエル

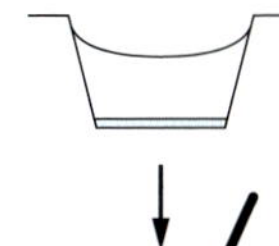

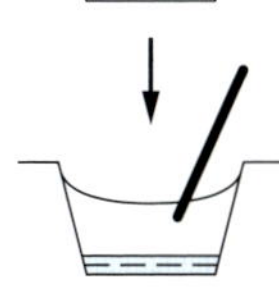

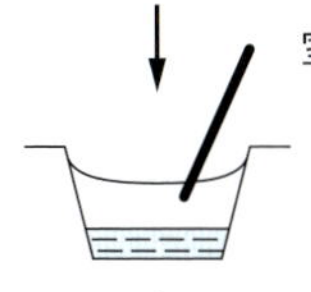

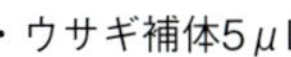

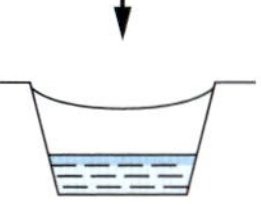

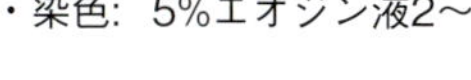

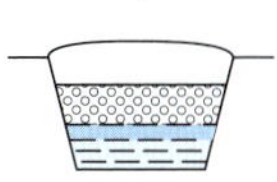

・固定: 中性ホルマリン8〜10 μL
室温20〜30分

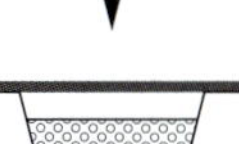

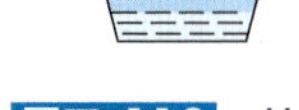

・カバーグラスをのせる
・位相差顕微鏡により判定する

図III-116 リンパ球細胞傷害試験による HLA タイピング
( ) 内は B 細胞タイピング

a）HLA-A・B・C タイピング

①2,000〜3,000/μL に調製した単核球あるいは T 細胞分画を，37℃恒温槽でインキュベートする.

②マイクロシリンジを使用してディスペンサーで各穴に 1 μL ずつ分注する．マイクロシリンジの先を抗血清につけないで，宙に浮かした状態で噴射するように分注する.

③室温で 30 分間インキュベートする.

④ウサギ補体を冷凍庫（−70℃）より取り出し，補体を暖めないよう氷水中に置く．250 μL 用マイクロシリンジディスペンサーで各穴に 5 μL ずつ抗血清，細胞浮遊液には触れないように分注する.

⑤室温で 60 分間インキュベート後エオジン液を 2〜3 μL ずつ分注する.

⑥中性ホルマリン溶液を同じく〜10 μL を分注する．⑥，⑦に関しては，6 連ジェットピペットが市販されている.

⑦位相差顕微鏡で観察できるように，トレイにカバーグラスを乗せ，細胞が沈むまで静置する．翌日観察する場合は，乾燥を防ぐため湿気のある容器に入れて保存する.

b）HLA-DR，DQ タイピング

HLA-A・B・C タイピングとほぼ同様であるが，異なっているのは，①細胞分画，②抗血清との反応時間，③補体の種類および反応時間，温度である.

①2,000〜3,000/μL に調整された B 細胞分画を冷蔵庫より取り出し，37℃恒温槽でインキュベートする.

②50 μL 用マイクロディスペンサーで各穴に 1 μL ずつ分注する.

③37℃で 60 分間インキュベートする.

④ウサギ補体（B 細胞用）を冷凍庫（−70℃）より取り出し，氷水中に置く．250 mL 用マイクロディスペンサーで各穴に 5 μL ずつ分注する.

⑤室温で 120 分間インキュベート後，エオジン液を 6 連ジェットピペットを用いて 2〜3 μL ずつ分注する.

⑥中性ホルマリン溶液を同じく〜10 μL 分注する.

⑦トレイにガラス板を乗せる.

5）判定

リンパ球の生死を位相差顕微鏡により観察する.

①タイピングトレイを位相差顕微鏡対立，接眼レンズともに 10 倍（100 倍拡大）で観察する.

②生細胞は，エオジン液が細胞内に浸入しないために透明で光って観察される．一方，死細胞はエオジン液が細胞内に浸入し，細胞も膨化するために，黒くかつやや大きく観察される.

③陰性および陽性コントロールを観察し，陰性コントロールの死細胞が 10%以下（多くても 20%

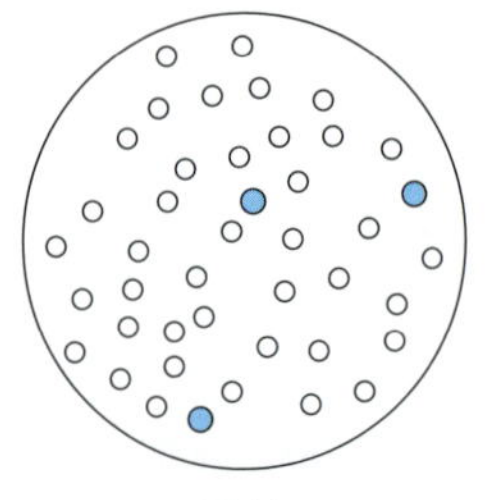

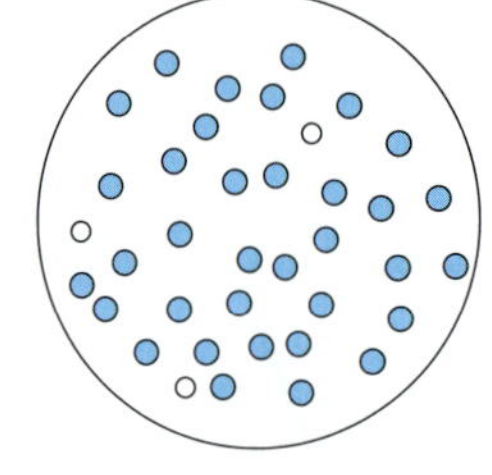

		陰性	判定
死細胞	<10%	1	陰性
	<20%	2	偽陰性
	>40%	4	偽陽性
	<80%	6	陽性
	>80%	8	強陽性

図Ⅲ-117　リンパ球細胞傷害試験の判定

以下），および陽性コントロールの死細胞が80％以上であることを確認する．B細胞分画の純度が80％以下であると陽性，陰性の判定が困難になる．

④各ウエルの死細胞の割合を図Ⅲ-117に示すごとくスコア化する．スコア4以上を陽性と判定する．

血清学的なHLAタイピングは，①試薬がヒト由来の抗血清であるために量的に制限があること，②したがって，常に同一特異性の抗血清を再生産しなければならないこと，③抗原の微細な変異に対しては，抗体が産生されにくいこと，などの理由でタイピングの普遍性に関して疑問をもつ研究者も多い．しかし，本法は，簡便で，抗血清を標準化することによりかなりの普遍性をもつこと，何よりも，血清学的に同定されるHLA特異性は，同種間でよく認識された特異性であることから，移植，輸血などの同種免疫の領域においては今後とも活用されるべきである．

■ b．混合リンパ球反応 (mixed lymphocyte reaction)

HLA-D座抗原の異なる2人のリンパ球を混合して培養すると，自分が保有していないD座抗原に対してT細胞が反応して分裂増殖する．自分と全く同じD座抗原に対してはこのようなT細胞の反応は起こらない．分裂増殖の程度は，培養の最終段階で培養液中に^{3}Hサイミジンを加え，リンパ球への取り込み量で定量する．AとBという2種類のリンパ球を混合して培養すると，AのBに対する反応と，BのAに対する反応が重なって定量されるので，一般には，一方のリンパ球をマイトマイシン処理か，X線照射して分裂増殖能を抑制した条件で混合培養を行う．

HLA-D座抗原を決定するために，D座抗原がホモ接合体である人のリンパ球（HTC: homozygous typing cell）をマイトマイシン処理（あるいはX線照射）したものを，検査すべき人のリンパ球と混合して，5～7日間培養後^{3}Hサイミジンを加え，リンパ球への取り込み量で測定する．測定値を対照実験の値で補正して結果を判定する．例えば，Dw1のHTCと混合培養して，サイミジンの取り込み量の多いリンパ球は，Dw1抗原を非自己と認識した．いいかえれば，そのリンパ球はDw1抗原を保有していないと判定する．逆にサイミジンの取り込み量の少ないリンパ球はDw1抗原陽性と判定される．

混合リンパ球培養法（mixed lymphocyte culture: MLC）を行った後で，そのままリンパ球の培養を続けると，第一次反応のあと，幼若化したリンパ球は再び正常の形に戻る．このようなリンパ球に第一次反応のときと同じ抗原をもつリンパ球（マイトマイシン処理）を加えると，リンパ球は第二次反応を呈し，再び幼若化が起こる．この反応を利用して同定されたのがHLA-DP抗原であり，その方法をprimed lymphocyte test（PLT）とよぶ．これらの検査法の原理の概略を図Ⅲ-118に示す．

これらの検査法は，いずれも特定の細胞（HTC細胞，PLT細胞）の保存が必要であり，また結果判定まで，時間（D座で約7日間，DP座で約3日間）が必要であることから，現在ではHLA検査法としては使われていない．しかし，同種免疫反応のin vitroでの検出法としては，現在でも重要な検査法であり，拒絶反応あるいはGVH反応の標的抗原の決定のために利用されている．

■ c．HLAアリル（対立遺伝子）タイピング

HLA型を明らかにすることをHLAタイピングと

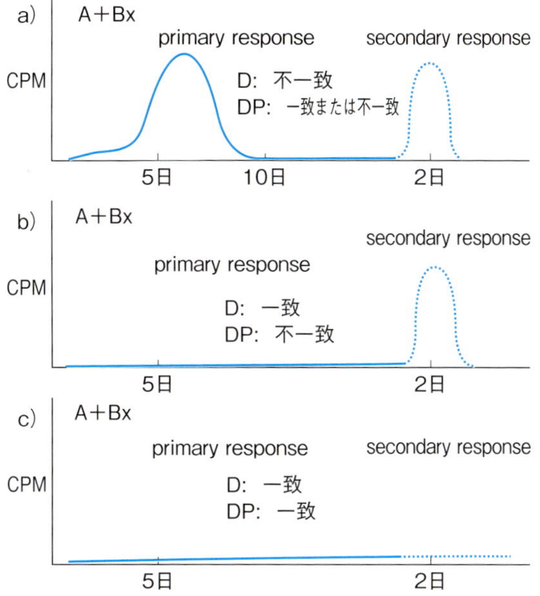

図III-118 MLC と PLT の反応パターン

D 抗原が異なる A，B 2 人のリンパ球を混合培養すると，a) のように A のリンパ球は幼弱化を示し，5〜7 日に ^{3}H サイミジンの取り込みが最高になる．D 抗原が一致した組み合わせでは，b)，c) のように幼弱化は認められない．しかし，培養したリンパ球に再び B のリンパ球を加えると，2，3 日で幼弱化が起こる場合 (b) がある．これは D 抗原以外の抗原である DP 抗原が刺激となるためである．c) のように D も DP も一致している場合には，再刺激しても A リンパ球の幼弱化は認められない（Bx: マイトマイシン処理リンパ球）．

いう．従来は細胞膜上の抗原を血清学的手法で調べていたが，現在では DNA を用いて遺伝子配列上の多型・変異を検出し判別する方法が主流である．

多型が特に認められているのはペプチドを収容するドメインをコードする，HLA クラス I では exon 2 と 3，クラス II では exon 2[42,43]が DNA タイピングの対象となる．また，臨床的意義が大きい HLA クラス I の A・B・C 座とクラス II の DR・DQ・DP 座のタイピングが広く実施されている．

1）検体と DNA の抽出

検体は，抗凝固剤加血液（CPD，ACD または EDTA）が用いられる．健常人では全血から直接抽出するが，白血球数が少ない場合は全血を遠心して得られたバフィー層から DNA を抽出するのが一般的である．

DNA 抽出では，細胞膜や蛋白質を可溶化してゲノム DNA を溶液中に遊離させたのち，DNA のみを回収する．DNA 回収は，エタノールなどの有機溶媒への溶解度の差を利用する方法，多孔質フィルターや磁性ビーズを用いる方法などがあり，各種原理を応用した抽出用試薬キットが販売されている．

HLA-A，-B，-C，-DR の 4 ローカスのタイピングに，HLA1 座あたり，PCR-rSSO 法では 10〜50 ng，PCR-SBT 法では 40〜80 ng 程度の DNA 量を用いる．最も古典的な DNA 抽出手順を図 III-119に示す．

2）DNA 増幅（polymerase chain reaction: PCR）

精密な温度制御の下，変性，アニーリング，伸長反応の 3 段階を繰り返す PCR 装置を用いる．工程は，1) 二本鎖 DNA を熱により一本鎖に変性，2) 目的配列に相補的なプライマーのアニーリング，3) DNA ポリメラーゼによる DNA の伸長反応，の 3 つからなる．各工程の温度，時間は使用する試薬やプライマーの種類によって異なる．

3）DNA タイピング法の種類

a）PCR-SSP 法 (PCR-sequence specific primer)

塩基配列特異的プライマーを用いて PCR 後，電気泳動により DNA バンドの出現の有無を解析して遺伝子型を決定する．検査の所要時間が少なく，緊急を要するタイピングに適している．

b）PCR-RFLP 法（PCR-restriction fragment length polymorphism）

PCR で増幅した産物を制限酵素で処理し，電気泳動にてフラグメントの大きさを解析して遺伝子型を決定する．制限酵素の切断が不十分な場合は誤判定をする危険性があるが，特殊機器が不要で制限酵素の選定のみで，タイピングが可能である．過去にはキット化・市販もされていたが，アリルの判別は制限酵素の配列認識に依存するため，多数のアリルが存在する HLA 遺伝子のタイピングには性能に限界があり，現在はほとんど用いられていない．

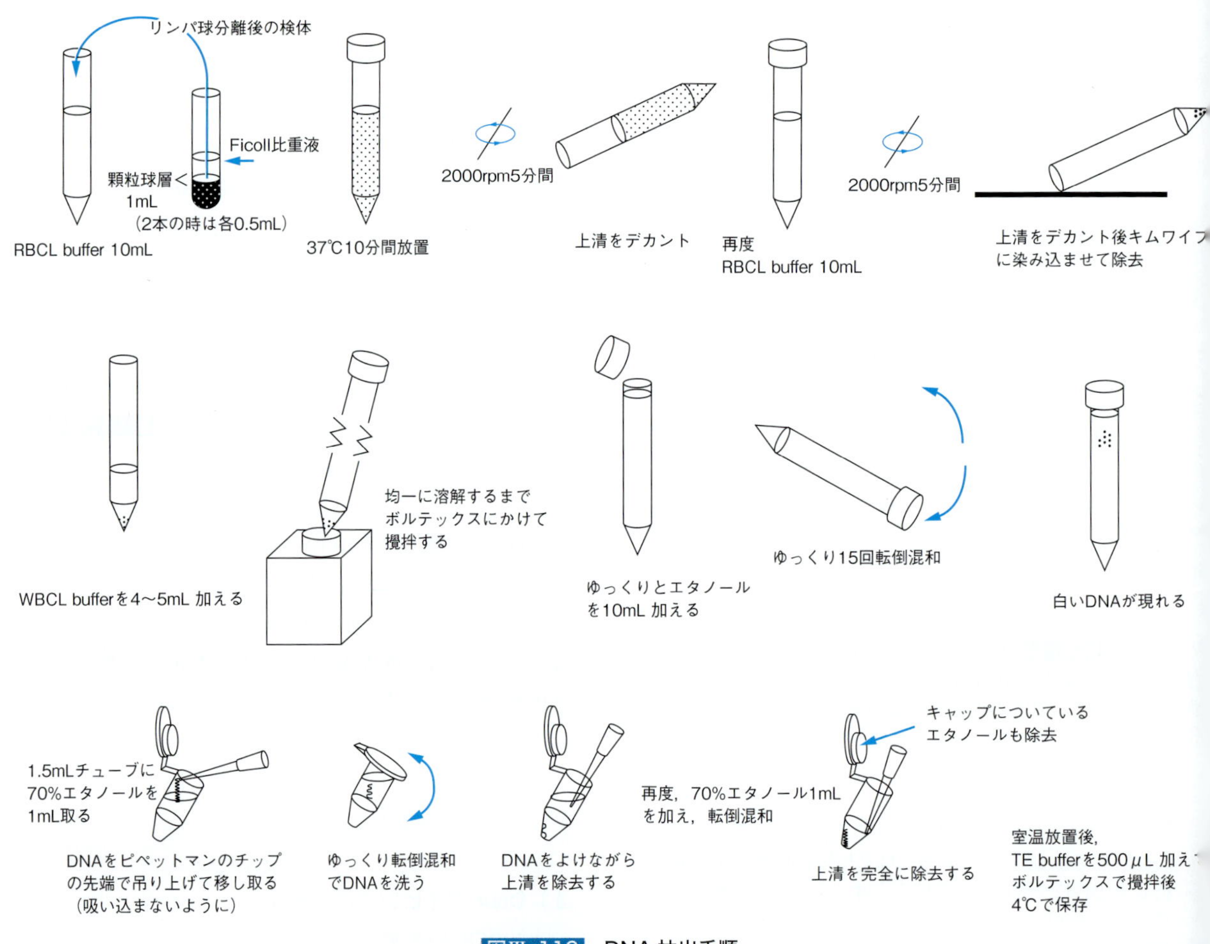
リンパ球分離後の検体
Ficoll比重液
顆粒球層<
1mL
(2本の時は各0.5mL)
RBCL buffer 10mL
37℃10分間放置
2000rpm5分間
上清をデカント
再度
RBCL buffer 10mL
2000rpm5分間
上清をデカント後キムワイプ
に染み込ませて除去
WBCL bufferを4〜5mL 加える
均一に溶解するまで
ボルテックスにかけて
攪拌する
ゆっくりとエタノール
を10mL 加える
ゆっくり15回転倒混和
白いDNAが現れる
1.5mLチューブに
70%エタノールを
1mL取る
DNAをピペットマンのチップ
の先端で吊り上げて移し取る
(吸い込まないように)
ゆっくり転倒混和
でDNAを洗う
DNAをよけながら
上清を除去する
再度，70%エタノール1mL
を加え，転倒混和
キャップについている
エタノールも除去
上清を完全に除去する
室温放置後,
TE bufferを500μL 加え
ボルテックスで攪拌後
4℃で保存

図III-119 DNA抽出手順

c）PCR-SSCP法（PCR-single strand conformation polymorphism）

PCR産物を一本鎖DNAに変性させ，適切な塩濃度および温度条件下におくと，塩基配列に依存して高次構造を示すことを利用し，ポリアクリルアミドゲルでの電気泳動にて標準DNAと比較解析して遺伝子型を決定する．一塩基の置換も識別できるため，血清学的HLA型が判定されている検体の追加検査として用いられたが，判定にはリファレンスとなるコントロール試料が必要なためRFLP法と同様にアリル数が増大した現在ではほとんど用いられていない．

d）PCR-SSO法（PCR-sequence specific oligonucleotide）

PCR産物と特異的プローブとの反応の組み合わせにより，遺伝子型を決定する．PCR産物を膜などに固定して標識プローブを反応させるSSO法と，プローブを膜やビーズなどの固相面に固定した後，標識PCR産物を反応させるreverse SSO法がある．蛍光ビーズに修飾プローブを固定しLuminex® 法によってタイピングするキットが複数販売されている．多数検体処理が可能で，現在の主流となっている．

e）PCR-SBT法（PCR-sequence based typing）

PCR産物のシークエンスプライマーを設定した領域について直接塩基配列を読み取り，遺伝子型を決定する．検査工程は他法に比べ長いが，塩基配列を直接決定するため未知の遺伝子変異の検出が可能である．

JCOPY 498-01913

f）次世代シークエンサー（NGS: next generation sequencer）

NGSのシークエンシング原理は機器によって各々異なるが，基本的には，プロモータ，エクソン，イントロン領域を含むHLA遺伝子全体を増幅することにより，HLA遺伝子全配列を決定する．最近開発されているNGSは，一分子由来の遺伝子を増幅し，増幅産物について同時並列的にGb単位でデータが取得できる．このため，PCR-SBT法などが解析対象としているエクソン以外の領域にあり得る多型や変異も判別可能で，ambiguityのない完全なHLAタイピングが理論上判別可能となる．

PCR-SBT法で用いられるジデオキシ法（サンガー法）によるキャピラリーシークエンシングも精度は高いが，解析数の処理能力に限界がある．これに対してNGSは，検査工程が複雑で長く，1検体あたりのコストも現時点では高価であるものの，単位時間当たりの塩基配列決定量が大きく，1回に解析できるサンプル数が多い．

d．HLA抗体検査

HLA抗体は，1950年代にJ Dausset，R PayneやJJ van Roodらによって経産婦における白血球凝集素（leukoaggulutinin）として発見された[2-4]．ABO血液型における抗Aや抗Bのように恒常的に産生される抗体ではなく，非自己のHLA抗原に感作されて起こる免疫応答の結果，産生される同種（アロ）抗体である．妊娠や輸血，移植，稀には感染[44,45]に伴ってHLA抗原に交差反応を示す抗体の産生が認められる．初回3.5%，2回目10.5%，3回目15.6%の経産婦でHLA抗体が陽性[46]であると報告されている．

1）交差抗原

通常，抗原と抗体は鍵と鍵穴の関係にあり，抗原感作により特定の抗原決定基に対して抗体が産生されるのに対し，HLA抗体は複数のHLA抗原と交差反応を示すことがある．これは，HLA型において共通の抗原決定基を有するHLAグループが存在するためで，交差反応性は交差反応性グループ（cross reactive group，以下CREG）に分類される．例えば，5CREGに分類されるB51はB52と強い交差反応性を示す抗原であり，B51抗原に対する抗体が産生された場合，B52抗原にも交差反応を示す可能性が高い図III-120（交差反応性）．

2）血小板輸血不応

HLA抗体は，血小板輸血不応（platelet transfusion refractoriness，以下PTR）の原因の一つにあげられる．合併症などのない場合には，血小板輸血後約1時間のCCI（corrected count increment，補正血小板増加数）は，7,500/μL以上，24時間後で4,500/μL以上である．

PTRは，血小板輸血後約1時間，または約24時間後の血小板数の増加が2回以上にわたってほとんど認められない場合をいう．PTR患者においてHLA抗体が陽性の場合，HLA適合血小板が適応となる．HLA適合血小板は，必ずしも患者のHLA型と完全に一致しなくても，患者が保有するHLA抗体に反応しないHLA抗原を許容抗原とすることがある．前述したHLA抗体の交差反応性を考慮し，CREGから設定されることが多い．HLA一致製剤と許容抗原を含む製剤の輸血効果に有意な差は認めないという報告もある[47]．

また，HLA抗体は非溶血性輸血反応（発熱，TRALI，アナフィラキシー）への関与がいわれている．発熱を呈した患者の45%程度にHLA抗体が検出されており，TRALI（transfusion-related acute lung injury，輸血関連急性肺障害）[48,49]を呈した場合の40%程度，アナフィラキシーの場合[50]では25%弱の輸血用製剤中にHLA抗体を認めたと報告されている．TRALIの原因のひとつであるHLA抗体は妊娠などにより産生されることが多いため，全血400 mL献血由来の新鮮凍結ヒト血漿は男性由来の優先製造を2011年から開始した．

新生児同種免疫性血小板減少症（neonatal alloimmune thrombocytopenia: NAIT）では妊娠により母体で産生，移行した血小板特異抗原（human platelet antigen: HPA）への抗体が原因となることが多いが，HLA抗体が原因と疑われる症例の報告[51]もある（血小板抗原の項も参照のこと）．

HLA-A 交差抗原

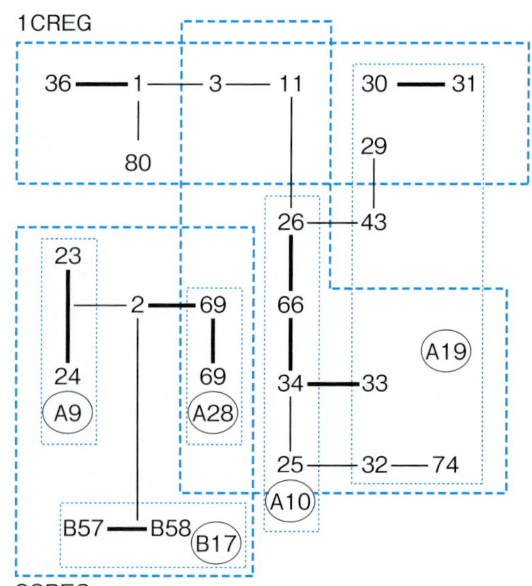

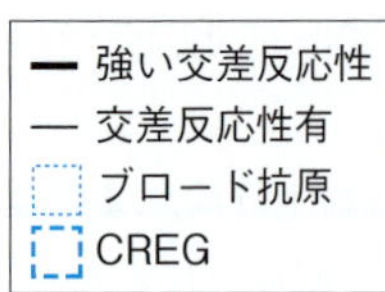

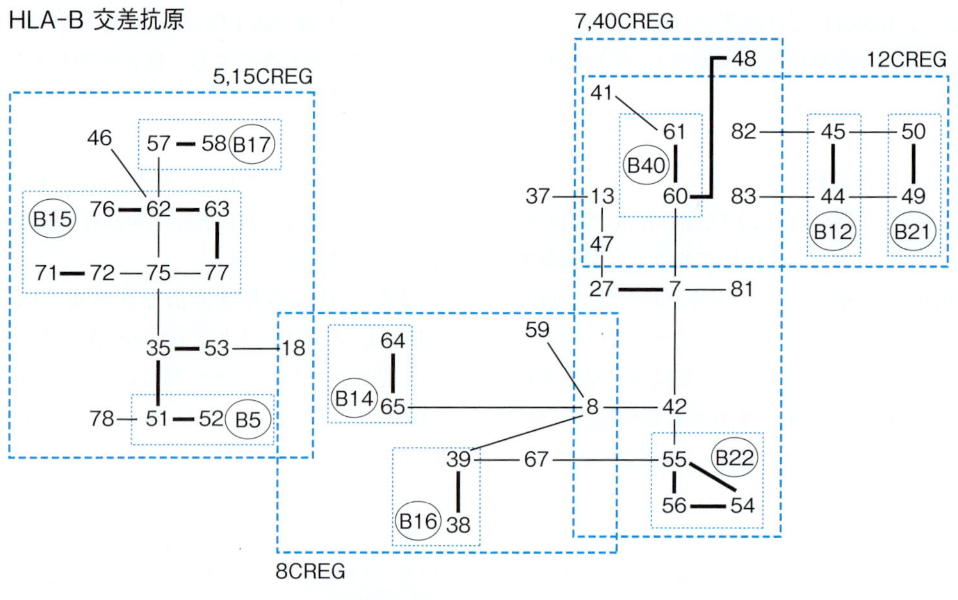

図Ⅲ-120 交差反応性グループ

3）HLA 抗体検査法の種類

a）LCT 法（lymphocyte cytotoxicity test）

1960 年代，P. Terasaki によって考案された[6]．リンパ球と被検血清を反応後，補体依存性抗体による細胞傷害をエオジン染色で検出する．補体依存性の抗体を検出することから CDC 法（complement dependent cytotoxicity）ともよばれる．抗ヒトグロブリンを加えたより感度の高い AHG-LCT 法が後に考案された[52]．

b）MPHA 法
(mixed passive hemagglutination test)

プレートに固相した血小板と被検血清を反応後，抗ヒト IgG 抗体をもつ指示血球で抗体の有無を検査する．

JCOPY 498-01913

c）FCM 法（flow cytometry）

リンパ球を用いる LIFT（lymphocyte immunofluorescence test），血小板を用いる PSIFT（platelet suspension immunofluorescence test）がある．全血から分離した生細胞を被検血清と反応後，蛍光標識された anti-human IgG で標識し，フローサイトメトリで蛍光強度を測定する．コントロールと被検検体の蛍光強度から ratio を算出することで，抗体の有無と抗体の強さを評価する．PSIFT の場合，HPA に対する抗体も検出できる．

精製した HLA 抗原を固相した蛍光ビーズキットが市販されており，細胞が用意できない施設でも FCM 法による検査が可能である．

d）Luminex® 法

前述した HLA タイピングの PCR-SSO 法の内，現在主流となっている Luminex® 法を用いて HLA 抗体の検査も可能である．原理は，あらかじめ HLA 精製抗原を Luminex® ビーズ上に固定し，被検血清と反応させ，抗原抗体複合物の反応量を蛍光標識された2次抗体により検出する．用途により精製 HLA 抗原試薬は以下の3つに分けられる[53]．

① スクリーニング用（パネル細胞型）

培養細胞から濃縮・精製した HLA 抗原を，複数パネル分まとめて Luminex® ビーズ上に固相化し，1回の反応で HLA クラスⅠおよびクラスⅡに対する抗体が検出可能という特徴をもつ．スクリーニングに特化された試薬で抗体の特異性の同定はできないが安価である．

② 確認試験用（パネル細胞型）

パネルとなる複数の培養細胞から濃縮・精製した HLA 抗原をそれぞれ異なる Luminex® ビーズ上に固相化し，1回の反応で HLA クラスⅠおよびクラスⅡに対する抗体特異性を同定する試薬である．明確に特異性が決定できない場合もあるが，HLA 適合血小板のドナー選択のための許容抗原の確認などに用いられている．

③ 確認試験用（単一抗原型）

遺伝子工学的手法により単一の HLA 抗原のみを発現する培養細胞から濃縮・精製した HLA 抗原を，それぞれ異なる Luminex® ビーズ上に固相化し，1回の反応で HLA クラスⅠあるいはクラスⅡに対する抗体特異性を決定する試薬である．それぞれの Luminex® ビーズ上には1種類の HLA 抗原のみが固相化されているので，抗体の特異性を容易に決定可能である．しかし，インタクトな HLA 抗原に対する反応とは異なる（非 HLA 非アロ抗体）結果が得られる場合があり注意が必要である．

HLA 抗体の検査結果は，パネル反応性抗体（%PRA: panel reactive antibody）または抗体特異性で表される．フローサイトメトリーを用いた場合は，蛍光値によって相対的な抗体の強さも評価される．

6 HLA と臨床応用

a．輸血

1）非溶血性発熱反応

HLA 抗原は，強い免疫原性を有し，白血球を含む血液の輸血により抗 HLA 抗体が産生される．抗 HLA 抗体を有する患者に，赤血球や血小板輸血が行われると輸血血液中の白血球と抗 HLA 抗体が反応して発熱を主とする非溶血性輸血反応が起きる．これらの発熱反応の予防のためには，白血球除去フィルターを用いて輸血血液中の白血球を除去する．これについては第Ⅴ章 輸血反応の非溶血性発熱反応の項を参照されたい．

2）血小板輸血不応症

頻回の輸血を受けた患者には抗 HLA 抗体が産生される．抗 HLA 抗体を有する患者に血小板輸血をすると，血小板表面に発現している HLA クラスⅠ抗原は抗 HLA 抗体と反応して血液中から除去されて，予期した血小板輸血の効果をあげることができない．この状態を血小板輸血不応（refractory）とよぶ．このような患者には，患者がもつ抗 HLA 抗体と反応しない血小板を選ばなければならない．それには，2つの方法がある．①患者の HLA 型と同一の HLA 型をもつ供血者から血小板を提供してもらう．患者自身の HLA 抗原に対して抗体を産生することはない．②抗 HLA 抗体の特異性を調べて，抗体と反応しないと考えられる供血者からの血小板を輸血する．いずれの方法によっても，HLAタイピングが行われた血小板ドナーが必要である．現在，日赤血液センターでは，各センター数千人規模の血小板ドナーが登録されており，必要とする患者のHLAに適合した「HLA適合血小板」が供給されている．

適合すべきクラスI抗原の種類としては，産生抗体の特異性がHLA-A・B抗原に対するものが大部分であることから，A・B抗原を適合すれば十分で，C抗原の適合は必要ないとされてきた．しかし，一部の症例では，抗HLA-C抗体による血小板輸血不応症が報告され，C座抗原への抗体検査とC座既知ドナー登録が必要である[54]．

また，抗HLA抗体の産生を予防するために，白血球除去製剤が有効である．輸血による抗HLA抗体の産生頻度は，①血液製剤の種類，②混入白血球数，③輸血回数，④患者の疾患，病態，治療法，などにより異なる．血液疾患のうち再生不良性貧血では約9割に，白血病などでは，約3〜5割で抗HLA抗体が産生されるといわれていた．白血球除去フィルターを使用して混入白血球数を減少した血液製剤輸血群は，通常の輸血群と較べると，抗体産生率は概ね約半数になる．抗体産生が零にならないのは，①白血球除去の失敗，②女性では妊娠などですでに感作されている，③間接経路でのHLA抗原に対する抗体産生（ドナー血小板上HLA抗原が患者抗原提示細胞により抗原提示される），などがあげられている．また，④HLA抗体の項で述べたように，近年ではより高感度の抗体測定法により，抗体検出の感度が上昇したため，HLA適合血小板の供給数は減少していない．血小板輸血不応症については血小板の項も参照されたい．

3）輸血関連急性肺障害（transfusion-related acute lung injury: TRALI）

稀ではあるが輸血により非心原性の肺浮腫が起きることがある．輸血血液中の抗HLA抗体，抗白血球抗体が関与していると推定されている．詳しくは第V章 輸血反応を参照のこと．

4）輸血後GVHD

輸血血液中にはリンパ球が含まれており，供血者⟶患者方向にHLA抗原が適合になることがある．典型的には，患者の2つのHLAハプロタイプのうち，その1ハプロタイプを供血者がホモ接合体で保有している場合である．一方向適合の組み合わせで輸血が行われると，供血者リンパ球は患者から排除されずに患者体内に存続し，逆に供血者リンパ球は，共有していない患者のHLA抗原を標的にして細胞，組織の破壊が起こる．2方向性の混合リンパ球培養反応が患者生体内で起こっていると考えればよい．詳しくは輸血後GVHDの項を参照のこと．

■ b．移植

移植抗原を認識するのはT細胞である．T細胞は胸腺内において自己MHC＋ペプチドと強く反応するT細胞レセプターをもつものは除去され（negative selection: 自己寛容），また全く反応しないT細胞は死滅する．その中間の親和性をもったT細胞が選択的に成熟する（positive selection: 自己MHC拘束性）．こうして，T細胞は外来ペプチドを自己MHCと一緒に認識できるよう用意されている．同種MHC抗原はこれらのT細胞と交差反応するために，反応するT細胞クローンの数も多く，強い免疫反応が惹起される（直接刺激経路）．その他に，移植された同種MHC抗原は，他の外来性抗原と同様に宿主の抗原提示細胞（antigen presenting cell: APC）により提示される経路がある（間接刺激経路）．また，移植片・宿主間でMHCが同じ場合は，MHC以外の同種抗原（minor-H抗原）がT細胞により認識される．これらの拒絶反応には以下のような種類がある．

1）拒絶反応

a）超急性拒絶反応（hyperacute rejection）

移植後24時間以内に起こる．ドナー抗原に対する既存HLA抗体，抗赤血球抗体，異種抗体などが関与する．とくに，高力価の抗HLAクラスI抗体が存在するときには，血流再開後数分で移植腎が拒絶されることが知られている．補体の活性化と凝固能の亢進により，毛細血管が閉塞するためと考えられ

JCOPY 498-01913

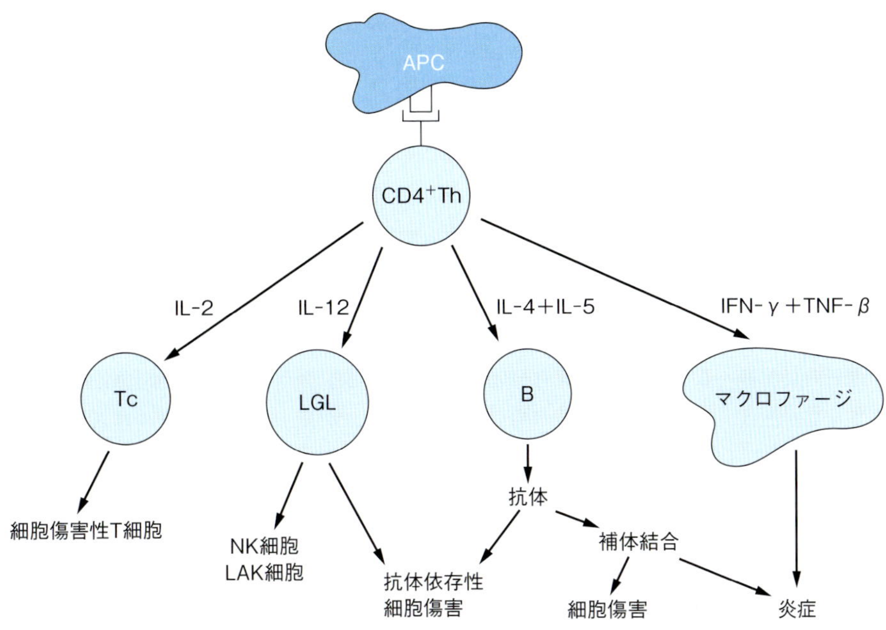

図Ⅲ-121　拒絶反応

ている．現在では，これを予防するためにドナーリンパ球とレシピエント血清との間でダイレクトクロスマッチ（direct cross-match）試験が実施されている．

b）促進性急性拒絶反応
（accelerated acute rejection）

移植後1週間以内に発症する．ドナーHLA抗原に対する低力価の抗体もしくは記憶T細胞によると考えられている．

c）急性拒絶反応（acute rejection）

移植後1週間～3カ月で発症する．ドナー抗原に感作されていない通常の腎移植で起こる拒絶反応で，抗体による反応に比べて発現時期が遅く，拒絶時には移植腎に著明な単核球細胞浸潤が認められ，細胞性免疫が関与する．拒絶反応の初期段階の特異的免疫反応は，①認識相，②感作相，③奏効相に分けられる 図Ⅲ-121．

① 認識相（recognition phase）

移植された臓器内の抗原提示細胞（antigen presenting cell: APC）が，レシピエントのリンパ節，脾臓に遊走し，そこでドナーHLA抗原はT細胞に認識される．さらに，免疫反応が進行するためには，HLA抗原が認識される（第1のシグナル）だけでは不十分で，副刺激分子による第2のシグナルが必要である．これらの副刺激分子を発現しているのがマクロファージ，樹状細胞，B細胞などのAPCである．効率のよい抗原提示のためには，APC・T細胞上の各種接着分子も重要な働きをする．

② 感作相（sentitization phase）

HLAクラスⅡ抗原を認識するT細胞は，$CD4^+$ヘルパーT細胞であり，両シグナルの刺激により自己活性化因子であるIL-2をはじめ，IFN-γ，IL-4，TNFなどの様々なサイトカインを分泌し，その機能を発揮する．$CD4^+$T細胞は，産生するサイトカインによって2つの亜分画に分けられる．Th1細胞は，IL-2，IFN-γ，リンフォトキシンなどを産生し，マクロファージの活性化，細胞傷害性T細胞（CTL），NK細胞の増殖，分化を促し，細胞性免疫に関与する．Th2細胞は，IL-4，IL-5，IL-6，IL-10などを産生し，抗原で感作されたB細胞の増殖・分化を促し，各種抗体を産生させて，液性免疫に関与する．両分画の細胞は互いの機能を抑制する．IL-3，GM-CSFなどは両者が産生する．

③ 奏効相（effector phase）

（a）細胞傷害性T細胞（CTL）

急性拒絶反応を起こす中心的細胞であり，

CD8$^+$T 細胞である．ドナー HLA クラスⅠ抗原特異的に標的細胞に接触して溶解する．Th1 細胞により分泌された IL-2，活性化されたマクロファージにより分泌される IL-12 により，CTL 前駆細胞は，CTL へと増殖，分化し，標的細胞に接触してパーフォリン/グランザイムを放出して標的細胞を破壊する．

(b) マクロファージ/単球

Th1 細胞は，IFN-γ，マクロファージ遊走阻止因子（MIF）など様々なサイトカインを分泌して，マクロファージ/単球を拒絶反応の場に集中させ，かつ活性化する．活性化マクロファージからの活性酸素，腫瘍壊死因子（TNF）は組織を非特異的に傷害する．

(c) NK 細胞

NK 細胞は，CTL 細胞と同様に IL-2，IL-12 により活性化され，細胞傷害能を有する細胞であるが，T 細胞マーカーをもたず，傷害能は非特異的である．拒絶反応における役割は副次的なものと考えられる．

(d) B 細胞

細胞表面免疫グロブリン（sIg）により，HLA 抗原と結合し，Th2 細胞により分泌される IL-4，IL-5，IL-6 などにより，抗体産生細胞に分化し，抗 HLA 抗体を産生する．抗体は以下の 2 通りの機序で組織を傷害する．

（i）補体依存性細胞傷害: HLA 抗原と抗体の結合により免疫複合体が形成され，そこに補体成分が C1 から C9 まで次々と結合することにより細胞膜が溶解される．また，補体の活性化は肥満細胞，白血球にも作用して細胞傷害を増強する．

（ii）K 細胞による傷害: IgG 抗体が標的抗原に反応した後，その IgG の Fc 部分に対するレセプターをもつ K 細胞が結合することにより細胞傷害をきたす機序で，抗体依存性細胞介在性細胞傷害（antibody dependent cellular cytotoxicity: ADCC）とよばれる．

d）慢性拒絶反応（chronic rejection）

2〜3 カ月以降に発症する．血管内皮細胞の増殖とそれによる血管狭窄・閉塞が主たる病態で，その機序は多くが不明であるが，移植後に産生される de novo 抗 HLA 抗体の関与が疑われている．

2）移植成績と HLA

a）腎移植

腎移植においては，古く生体腎移植の時より，1) HLA-identical 一致同胞間の移植は，1 haplotype identical の親子や同胞間の移植に較べて生着率は有意によいことが示されてきた．その後，2) ドナーに対する抗クラスⅠ抗体が超急性拒絶反応を引き起こすことから，ダイレクトクロスマッチ陰性が移植の条件とされてきた．3) シクロスポリン以前の免疫抑制剤の使用下では，移植前の輸血量に比例して移植生着率がよく，輸血が急性期の免疫抑制効果を発揮することが示され，とくに生体腎移植では，ドナー特異的輸血（donor-specific transfusion: DST）が行われ，HLA-identical 同胞間の移植に匹敵する成績をおさめている．しかし，4) 1980 年代になり，シクロスポリンなどの免疫抑制剤の開発により，生体・死体腎移植を問わず，短期の生着率は飛躍的に向上した．

Terasaki ら[55]は，1965〜1974 年（前期）と 1987〜1995 年（後期）に移植された，①HLA-identical 同胞間移植，②親子間移植，③初回死体腎移植のそれぞれ 1 年，5 年，10 年生着率を報告している．1 年生着率は，それぞれ前期: 83.2%，72.5%，49.1%，後期: 95.5%，90.7%，82.0% であり，いずれのカテゴリーの移植においても生着率は飛躍的に向上していた．しかし，その向上の程度は，HLA 適合度あるいは臓器の質（生体か，死体かなど）が悪い順に，①12.3%，②18.2%，③32.9% と生着率が上昇している．このうち，①と②の差，5.9% は，免疫抑制剤の HLA 不適合に対する貢献度と考えられる．HLA 抗原も含めた免疫抑制剤の効果およびその他全体の患者管理の改善によると考えられる②の 18.2% の約 1/3 を占めていた．しかし，もっと大きい生着率の向上をみたのは，死体腎移植（③32.9%）においてであり，この差は，免疫抑制剤の影響というより，むしろ，HLA も含めた臓器配分の適正化，移植臓器の質や患者管理の改善などによるものであると考えられる．その証拠に，5 年生着率は，前期: ①73.4%，

JCOPY 498-01913

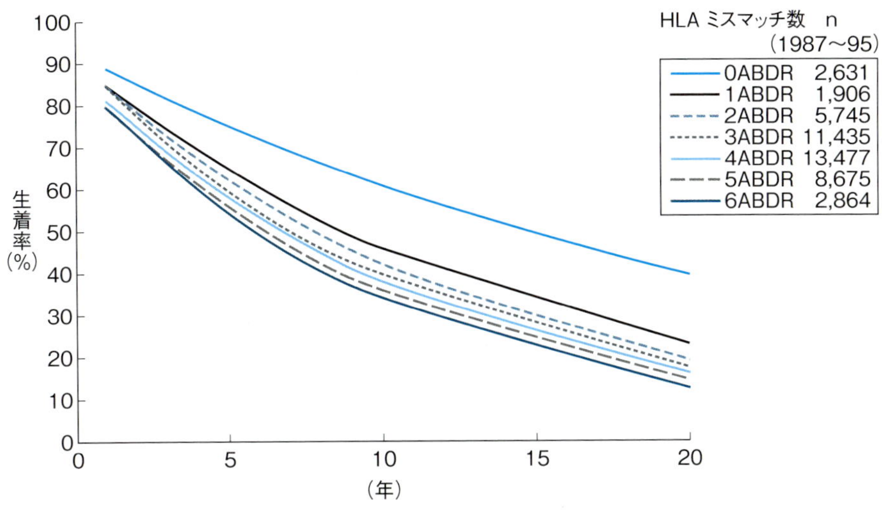

図III-122　献腎移植におけるHLAミスマッチ数と生着率

(Terasaki PI, et al. Twenty-year follow-up on the effect of HLA matching on kidney transplant survival and predicition of future twenty-year survival. Transplant Proc 1996; 28: 114-5[55]より)

②55.2%，③31.4%，後期: ①85.7%，②71.9%，③59.6%であり，これを1年生着後の生着率に換算すると，それぞれ前期: ①88.2%（21.8年），②76.1%（12.6年），③64.0%（8.2年），後期: ①89.7%（25.7年），②79.3%（12.0年），③72.7%（8.9年）（half life; year）となり，両期間で生着率（half life）ともに大差はなく，特に生体移植おいては，明らかにHLA適合度に応じておよそ2倍half lifeの延長が認められた．死体腎移植においては，両期間においてHLA検査の精度に違いがあり，容易に比較はできないが，HLA-DRタイピングが導入された後期について検討すると，ABDR 0 mismatch（MM）は，5年生着率74.6%，half life 16.5年から，MM数が増すごとに低下し，6 MMでは，5年生着率54.5%，half life 7.4年となり，明らかにHLA適合度に応じて長期生着率はよかった．

これらの結果を想定して，全米臓器提供ネットワーク(UNOS: United Network of Organ Sharing)においては，①HLA-A・B・DR 6 antigen-match（1987.10〜1990.7），②phenotype-match（1990.8〜1995.2），さらに③zero-mismatch（MM）（1995.3〜1996.12）という3通りのHLA matching criteriaによってレシピエントの選択をしてきた．Hataら(1998)[56]は，3期間においてshareされた移植数は，第1時代は，わずか2.5%であったのが，phenotype-matchの時代には，6.7%になり，0 MMの期間になると15.5%の腎臓が全米でshareされるようになったことを報告している．この間，shareされた移植群で，臓器の冷阻血時間（cold ischemic time）は長く，かつレシピエントの再移植率，抗体感作率ともに高いにもかかわらず，1年生着率は，それぞれ84.0%，89.2%，87.8%（全期では，87.5%）と良好であり，全期を通じてshareされずに地方で移植された生着率81.5%に比較して有意に良好であった．因みに全期間を通じての5年生着率は，それぞれ69.5%（n=5,120），58.7%（n=58,207）と約10%の有意差($p<0.001$)が認められた．Morrisら(1999)[57]も同様に英国における1986〜1993年に英国で行われた約6,000例の死体腎移植について，HLA matchingを基にしたレシピエント選択基準を検証し，HLA-A・B・DR 0 MM移植は，他の移植に較べて1年生着率で約8%，5年生着率で約10%優位であることを報告した．HLA適合度に準じた生着率の向上を図III-122に示す．

その後，米国においては，HLA適合度を合わせて，生着率の向上をはかるよりも，むしろ移植機会の平等性を優先し，地域性，待機期間，若年者，特に小児を優遇することにより，レシピエントの人種差にも配慮する配分基準をとるようになった.

こうして，移植生着の一番良かったHLA-A・B・DR抗原0 MMの移植比率は，2002年には11.5%であったが，2012年には7.5%まで低下するとともに，移植時のcPRA 0は，58.5%から48.6%まで低下し，cPRA 20〜80%，80〜100%は，それぞれ10.1%，7.8%から19.1%，17.9%まで増加した[58].

一方，この間にも毎年数%の臓器が廃絶され，その主な原因として，ドナー特異的なHLA抗体が想定されるようになった．この時期には，精製HLA抗原を固相化した抗HLA抗体の検出法（SPA）が実用化され，移植前検査として，CDC法による交差試験（CDCXM）に加えて，より高感度のフローサイトメトリーなどを利用した間接法によるクロスマッチ（FCXM）も実施できるようになった．移植前後のHLA抗体の産生と拒絶反応，移植生着との関係について検討されるようになった.

Mohanら[59]は，CDCXMおよびFCXM陰性の腎移植において，単一抗原ビーズ（SAB）法によるドナー特異抗体（donor specific antibody: DSA）の有無が拒絶反応，腎生着に与える影響をメタ解析した．6報告における145名のDSA陽性例は，974例のDSA陰性例に比べて，拒絶反応は約2倍，移植廃絶率は約1.8倍に増加していた．個別の報告でも，Kimballら（2011）[60]はDSA陽性例の2/3では，1年以内に抗体が消失し，3年生存率でも95%と陰性例に遜色がないが，残りの1/3では，徐々に機能が廃絶し，生着率も67%まで低下すると報告した．Marfoら（2014）[61]は高力価のDSA（MFI>5,000 for HLA-A・B・DR; MFI>10,000 for DQ）陽性例を移植から除外すると，拒絶反応，廃絶率ともに差がないと報告した．しかし，Vladら（2009）[62]は，SPAあるいはFCXMは，拒絶反応の増加を予測することはできるが，移植後に免疫抑制剤の増量など適切に対応することにより，生着率に影響を及ぼさないことから，高感度の方法で移植希望者の移植機会を奪うことがあってはならないと述べている.

さらに，移植前感作抗体（PRA）とは別に移植後抗体（de novo DSA）も5年以内に15〜25%で産生され，10年生着率は40%減少する．その要因に，HLA適合度，とくにHLA-DR・DQのミスマッチ移植が指摘されている[63].

また，Opelzら（2013）[64]は，HLA不適合は，拒絶反応の増加を伴い，それに対して免疫抑制剤の増量があることなどから，生着率の低下のみならず，機能を維持したまま他疾患（感染症，心血管系，癌など）での死亡率が有意に上昇していることを報告しており，長期生着，生存を念頭においた，臓器配分の最適なHLA適合度の優先性について検討が行われている[65,66].

2014年現在，国内における腎移植希望登録者は，12,000人ほどであり，腎臓移植は，脳死下移植で60件，心停止下移植は40件ほどで，移植待機期間は，平均14年である．移植前リンパ球交差試験としてCDCおよびFCXMが実施されているが，今後はSPAを含めた抗体検査を実施し，生着率との関係を検討するべきである[67].

b）心移植

心移植においては，冷阻血時間（4〜6時間），臓器の大きさ，少ない移植希望者登録の問題があり，HLA適合性に基づいた臓器配分の方針はとられてこなかった．したがって，腎移植のように，HLA zero-mismatchの移植例はほとんどなく，解析の対象とすることはできなかった．しかし，心移植においては，拒絶反応による移植心の脱落はそのまま患者の死亡を意味することから，心移植におけるHLA適合性に関する報告がされるようになった.

Taylorら（1997）[68]は，1983〜1994年の間に英国の1施設で行われた初回心移植例のうちHLAデータがあった477例を対象にして，HLA適合性と1，3，5年生着率との関連を検討した．HLA適合移植例数が少ないので，0〜2 mismatch（MM）群（31例）と3〜6 mismatch群（446例）とで比較した．1年生着率は0〜2 MM群では94%と良好であったのに対して，3〜6 MM群では82%であった．この傾向は3年生着（83% vs 76%），5年生着（75% vs 68%）まで維持されていた．しかし，HLA座毎に検討すると，B座については，5年生着率は0 MM（81%）に対して1〜2 MM（68%）と優位であったが，A座については逆に，0 MM（55%）に対して1〜2 MM（71%）と実に16%もの低い生着率であった．著者らは，急性と慢性拒絶反応におけるHLA

JCOPY 498-01913

適合性の役割が異なることを推定し，心移植においてはHLA適合性を基にした選択基準の採用は，なお検討の余地があるとした．

Sheldonら（1999）[69]も同様に261例の心移植におけるHLA適合性と生着率の関係を検討した．1年生着率では，HLA-A，B 4 MM群（68例）では69%であるのに対して，0〜3 MM群（193例）では82%と高い生着率であった．HLA-DR抗原に関して，1年間生着した182例について検討すると，7年生着率で，DR 2 MM群（91例）は70%に対して，0〜1 MM群（91例）では83%であった．また，これらの182例についての1年間の拒絶反応の回数を検討すると，HLA-A・B抗原のMM数とは関連が認められなかったが，DR抗原のMM数とは有意の相関（0 MM: 1.2回，1 MM: 2.7回，2 MM: 3.8回）があり，かつ拒絶反応の回数と7年生着率（0〜4回: 85%，5回以上: 66%）との相関も認めた．著者らは，レシピエント選択には，HLA 6 MMは避け，可能な限りDR適合者を選択すべきと述べている．

一方，移植希望者のPRAの有無と拒絶反応，移植成績との関連が検討されている．心移植においても基本的には補体依存性細胞傷害試験（complement dependent cytotoxicity: CDC）によるダイレクトクロスマッチが行われ，陰性を条件に移植されている．しかし，これらの移植においても急性拒絶反応が少なからず認められることから，近年HLAクラスⅠあるいはクラスⅡ抗原をビーズに付着させて，flow cytometryにより患者血清中の抗クラスⅠとクラスⅡ抗体を検出する方法（flow PRA）が用いられる．この方法は，従来のCDCによるPRA検出に較べて，感度ならびに特異性に優れている．Tamburら（2000）[70]は，219名の心移植患者の移植前血清をretrospectiveにCDCならびにflow cytometryにより前感作抗体を測定し，拒絶反応との関係を検討した．219例中12例（5.5%）で，10%以上のCDC-PRAが陽性であった．残りのCDC-PRA陰性の207例の内，72例（34.8%）でflow PRAが陽性であった．その内訳は，抗クラスⅠ 34例，クラスⅡ 7例，クラスⅠ＋Ⅱ 31例であった．生検により確認された拒絶反応との関係では，flow PRA陰性例（65例）では，1年無拒絶反応生着率92%に対して，陽性例（29例）ではわずか35%であり，陽性例で生着率は有意に（$p<0.001$）悪かった．この傾向は，全体の拒絶反応との関係でも同様で，flow PRA陰性例（135例）の内，拒絶反応を認めたのは70例（52%）あったが，PRA陽性72例では，54例（75%）に認められ，flow PRA陽性者で有意に高頻度に拒絶反応が認められた（$p<0.0002$）．これらの抗体は，直接ドナーに対する抗体であるものは少なかったが，拒絶反応は移植片の脱落につながるので，PRAならびにdirect crossmatchは，より感度の高い方法，例えばflow cytometryにより行い，その陽性者はhigh risk群として移植後の免疫抑制剤の使用などに配慮すべきであるとしている．

現在，国内における心臓移植は，CDCXMが陰性症例に対して，年間40〜50例程度実施されているが，5年および10年生存率は，それぞれ90.7%，88.4%であり，国際移植学会の10年生存率53%に比較して，有意に良好であるので，今後とも，抗体産生と拒絶反応との関係について注視していくべきである[71]．

c）肝移植

肝移植については，HLA適合性と移植成績との間に明確な関係が示されていないため，通常，ABO血液型とドナー，レシピエントの体重のmatchingにより行われ，国内においてはdirect crossmatchも参考に行われているだけである．

Francavillaら[72]は，1991年から1996年の間に行われた初回小児肝移植（生体を除く）138例についてHLA適合性について検討した．全体での1年および5年生着率は，それぞれ73.2%，70.3%であった．HLA MM数と生着率の関係を各ローカス別でみると，HLA-A・DQ座では，差は認められなかったが，HLA-B座において1 MM群（50例）と2 MM群（78例）においてそれぞれ1年生着率は66%，78%，5年生着率は62%，76%とMM数が多くなるにつれて生着率がよくなる傾向があった．これは，DR locusについても同様であり，1 MM群（57例）と2 MM群（77例）においてそれぞれ1年生着率は67%，78%，5年生着率は63%，75%であった．また，拒絶反応との関係については，HLA-A 1 MMでは，71%が移植後1年間に拒絶反応を示したのに対して，2 MM 群では，52％にすぎなかった（p＜0.03）．結果として，HLA 適合性と拒絶反応あるいは生着率との関係は，むしろ逆相関の関係になっていた．一方，ABO 血液型については，同型もしくは適合の関係で移植が行われているが，ABO 同型移植（120 例）では，5 年生着率が 81％であるのに対して，異型適合移植（18 例）では，50％と有意に（p＜0.003）低下していた．いずれにしろ，死体肝移植では，移植までの期間が限られており（12 時間），また，レシピエントプールが小さく，腎移植のように 0 MM の臓器配分は現実的でない．HLA 適合性については，生体肝移植において更なる分析をすべきであろう．

肝移植においては，以前より抗体による拒絶反応には比較的抵抗性があるとして，クロスマッチ陽性でも移植が行われてきた．そこで，Charco ら（1996）[73]は，243 例の肝移植症例について retrospective に IgG 前感作抗体およびクロスマッチ結果と生着率との関係を検討した．243 例の内，20 例（8.2％）でクロスマッチ陽性で移植が行われ，女性で有意に多く，また PRA 抗体の平均陽性率は 43.3％で陰性者の 2.7％に比べて有意に高かった．また，拒絶反応による脱落例は，陽性者で 8 例（40％）であり，陰性者の 1 例（0.4％）に比べて有意に高かった．その他，残りの 5 例では，数回の拒絶反応を引き起こし，2 例で慢性拒絶反応を示した．特に，陽性例が多かった女性（16 例）では，9 例が脱落し，1 年生着および生存率は 56％，43％であり，クロスマッチ陰性者（68 例）の 82％，78％に比べて有意に悪かった．著者らは，PRA 陽性者はクロスマッチ陽性になる確率が高いので，クロスマッチ結果が陰性を確認してから移植を行うべきことを提唱している．

肝移植と HLA 適合性についてはメタ分析も行われ，HLA-A・B・DR 座全体での 0〜2 MM vs 3〜6 MM 間，および各座での 0 MM vs 1〜2 MM 間において，1 年および 5 年生存率に関して，いずれも有意差がないことが報告されている[74]．国内の肝移植においては，HLA 適合性ならびにリンパ球交差試験も選定基準に入っていない．

d）造血幹細胞移植

造血幹細胞移植は白血病や多発性骨髄腫の血液疾患に治癒をもたらす治療法である．薬剤治療に抵抗性の自己免疫性疾患である全身性エリテマトーデスや全身性強皮症などに対しても実施されることもある．造血幹細胞移植は，患者自身の造血幹細胞を用いた自家（己）移植と HLA 型が適合もしくは近似した血縁者または非血縁者由来の造血幹細胞を使用する同種移植がある．移植する細胞によって骨髄移植，末梢血幹細胞移植，さい帯血移植の 3 種類に分類される．

骨髄移植は 1957 年に初めて米国で行われ，1973 年には世界初の非血縁者間の骨髄移植が行われた．日本では 1973 年に血縁者間の骨髄移植が初めて行われ，1993 年に本邦初の非血縁者間骨髄移植が実施された．現在では，骨髄移植は本邦では毎年約 1,300 例[75]に実施されている．

さい帯血移植は 1988 年に初めてフランスで行われ，国内では 1997 年に神奈川さい帯血バンクを通して本邦初のさい帯血移植が行われた．1999 年には日本さい帯血バンクネットワークが発足し，「移植に用いる造血幹細胞の適切な提供の推進に関する法律」に基づき，2014 年 4 月からは日本赤十字社がその業務を引き継いだ．近年，さい帯血移植は増加傾向にあり，2011 年頃から毎年約 1,200 例[75]の移植が実施されるようになっている．

① GVH 方向不適合と HVG 方向不適合の影響

患者（レシピエント）が有している HLA 型のうち，ドナーが有していないものを GVH 方向（graft vs host）の不適合という．逆に，ドナーが有している HLA 型のうち，レシピエントが有していないものを HVG 方向（host vs graft）の不適合とよぶ．

図 III-123 では，B*07:02 や DRB1*01:01 は GVH 方向不適合であり GVHD のリスク要因となるのに対し，A*11:01 は HVG 方向不適合であり生着不全（拒絶）を起こし得る．

② 同種移植における HLA 適合

同種移植においては，HLA-A・B・C・DRB1 の 4 座 8 抗原が重要となる．

非血縁者間骨髄移植において，HLA の A 座，B 座，C 座および DPB1 座のアリルレベルでの不適合があると，GVHD の発症率が増え，また C 座，DPB1 座のアリルレベルでの不適合があると GVL 効果が

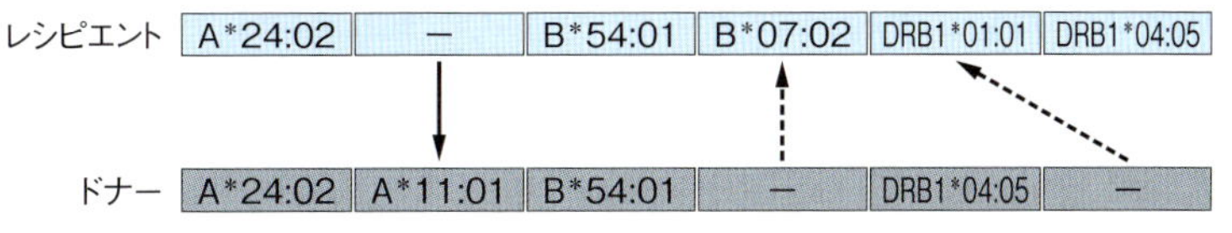

図III-123　GVH 方向と HVG 方向不適合

あると報告[76]されている．

さい帯血移植においては，患者が保有するドナー（さい帯血）HLA 抗原に反応する HLA 抗体（DSA）の存在下で生着率が有意に低下することから[77]，患者とさい帯血の HLA 型が完全適合ではない場合，患者の HLA 抗体検査を行い，DSA を避けることが重要である．また，さい帯血移植においては，組織適合性抗原だけではなく移植細胞数，CD34 陽性細胞の数も重要である[78,79]．

③ **KIR リガンド不適合の意義**

NK 細胞受容体の 1 つである KIR リガンド，KIR2DL は HLA-C の特定のアミノ酸と結合して NK 細胞の活性化を抑制している．80 番目のアミノ酸がアスパラギンの場合（Cw1，Cw7，Cw8，Cw9，Cw10，Cw12，Cw14，Cw16）は C1 group として，80 番目のアミノ酸がリジンの場合（Cw2，Cw4，Cw5，Cw6，Cw15，Cw17）は C2 group に分類される．患者とドナーの KIR2DL の GVHD 方向不適合により急性 GVHD の頻度や拒絶を増加させることが報告されている[80]．

c．疾患との相関

1）HLA 抗原の特徴

HLA 抗原は，以下に示すような特徴がある．

① **複合遺伝子群**（multi-gene family）

遺伝子重複によって生じた複数の相同な遺伝子群が一染色体上に密に連鎖している．

② **遺伝的多型性**（genetic polymorphism）

それぞれの遺伝子が他に類をみない高度の多型性を示し，抗原頻度，対立遺伝子（アリル）頻度が人種間で異なる．

③ **連鎖不平衡**（linkage disquilibrium）

あるアリルと別の遺伝子座のアリルの組み合わせの頻度が，各アリル頻度の積（連鎖平衡状態）から乖離した状態をいう．

1 つの染色体上で連鎖する 2 つの遺伝子座，例えば，*HLA-B*，*DRB1* 座の B*52:01，DRB1*15:02 アリルを例にとって考えると，日本人集団では，B*52:01 の遺伝子頻度は 0.110，DRB1*15:02 のそれは 0.103 であるから，両アリルが独立して遺伝すると仮定すると，予想される HLA-B*52:01-DRB1*15:02 ハプロタイプ頻度は，両アリルの遺伝子頻度の積 $0.110 \times 0.103 = 0.0113$ となる．しかし，実際に観察される頻度は，0.0879 であり，予測値の約 8 倍の頻度で観察される．

④ **ハプロタイプ**（haplotype）

1 染色体上に連鎖する一連の遺伝子の組み合わせをハプロタイプとよび，やはり人種差が認められる．

⑤ **乗換え（交叉）**（crossing-over）

生殖に関わる細胞が減数分裂によって配偶子（精子または卵子）を形成する際に，相同染色体の染色分体の間で，その一部を交換する．この現象を乗換え（crossing-over）といい，父に由来する染色体と母に由来する染色体が部分交換され，新しい遺伝子の組み合わせ（ハプロタイプ）が子孫に受け継がれていく．この乗換えの頻度は，遺伝子座間の物理的な距離と関係する．例えば，*HLA-A*，*HLA-B*，*HLA-DR* 座は互いに近接しており，*A* 座と *B* 座間の乗換え率は 0.8%，*B* 座と *DR* 座間では 0.5% であるが，何世代にもわたって遺伝されれば，強く連鎖した 2 つの遺伝子座のアリルでもやがて連鎖平衡に達し，その集団のそれぞれのアリル頻度に従ったハプロタイプ頻度になるはずである．正と負の連鎖不平衡があるのは，ある種のハプロタイプが，他より選択的に有利であることを示しているのかもしれない．

これらの特徴を理解して，HLA タイピングの検査結果を解釈する．日本人に特徴的なHLAハプロタイプは 表III-111 に示した．

2）疾患との相関

ある疾患発症を支配する遺伝子の存在は，多くの疾患で確かめられてきた．それらの多くは，比較的単純な遺伝形式によるもので，家族内で発症状況を調べることにより可能であった．しかし，大部分の疾患は，単一の遺伝子により支配されるものではなく，環境因子も含めて多くの因子により影響を受ける．これらの疾患の場合，家系調査のみでは解析が困難であり，疾患の発症に必要なすべての因子がそろっている患者群の集団調査が必要になる．患者群と正常対照群の間で遺伝的マーカーを比較することにより，疾患との相関を証明することが可能になる．HLA抗原と疾患との相関は，患者群と正常対照群のHLA抗原頻度を比較する．もし，特定の抗原頻度が両群間で有意の差が認められれば，その疾患はその抗原と相関すると定義される．その検定法は，表III-112 に示すように2×2表を作成し，相関の強さは相対危険率(relative risk: R. R.)で表され，その相関の統計学的有意差は2×2表を利用したχ^2値からp値を求めて判定される．通常，p値に検索したHLA抗原数を乗じた補正p値（corrected P: Pc）が0.05以下のとき有意と判定される．

3）相関のメカニズム

強直性脊椎炎とHLA-B27との相関が報告[81]されて以来，数多くの疾患のHLAが検索されてきた 表III-113．しかし，その相関のメカニズムに関しては多くが不明であり，現在以下に示すような機序が考えられている．

a）分子模倣説

これは，HLA抗原と外来性抗原（例えばウイルス）との間で，類似の抗原決定基があり，この外来性抗原に対する免疫応答が自己HLA分子にも影響を及ぼし，疾患を発症する，という考え方である．事実，HLA-B27抗原とサルモネラ菌体成分との交差反応性や，EBウイルスとHLA-DR4抗原の類似性が報告されている．

表III-112 HLAと疾患の相関の検定法

	HLA抗原 +	HLA抗原 −	
患者	a	b	a+b
対照	c	d	c+d
	a+c	b+d	a+b+c+d

$$相対危険度（R. R.）=\frac{a/b}{c/d}=\frac{ad}{bc}$$

$$\chi^2値=\frac{(a+b+c+d)(ad-bc)^2}{(a+b)(c+d)(a+c)(b+d)}$$

b）免疫応答説

免疫応答の強弱を決定するのに，いくつもの段階が考えられる．まず，ある特定の抗原ペプチドに対して免疫応答するには，その抗原ペプチドがHLA分子に結合する必要がある．結合できなければ，抗原提示ができない．この際，各HLA分子によりそのペプチドと結合する親和性が異なることが充分に考えられる．次に，異なるHLA抗原を有する個体により，胸腺で選択を受けるT細胞レパートリが異なっているはずである．そこで，HLA・抗原ペプチド・T細胞レセプターの親和性，あるいは親和性のあるレセプターを有するT細胞サブセットが異なるかもしれない．現在までいくつかの疾患において，引き金となる抗原ペプチドのソースが明らかにされている．慢性関節リウマチにおけるタイプIIコラーゲン，タイプI糖尿病におけるグルタミン酸脱炭酸酵素（glutamic acid decarboxylase），多発性硬化症におけるミエリン基底蛋白，重症筋無力症におけるアセチルコリンレセプター，Graves病におけるTSHレセプターなどである．また，尋常性天疱瘡（pemphigus vulgaris）は，desmoglein-3（Dsg3）に対する自己抗体が証明される皮膚の自己免疫疾患で，ユダヤ人に多くみられ，HLA-DRB1*04:02と強い相関を示す．Linら（1997）[82]は，本疾患患者において，Dsg3の3領域のペプチドの少なくとも1つに患者のT細胞が反応し，そのT細胞（$CD4^+$T細胞）はTh2-likeのサイトカインを産生することを示した．しかも，これらの反応は，DR分子に拘束され，DQ，DPでないことを示した．こうして，蛋白由来のペプチドが相関するHLAアリルに結合し，その他のHLAアリルには結合しないこと，さらにHLA

表III-113　HLA と相関する主な疾患

疾患	人種	HLA	相対危険率
ナルコレプシー	日本人	DR2，DQ6（100%）	753
	白人	DR2，DQ6（100%）	130
強直性脊椎炎	日本人	B27（85%）	208
	白人	B27（89%）	87
インスリン自己免疫症候群	日本人	DR4（100%）	72
突発性ヘモクロマトーシス	白人	A3（76%）	8.2
Reiter 症候群	白人	B27（70%）	25
Behçet 病	日本人	B51（58%）	5.4
小児重症筋無力症	日本人	DR13/DR9	37
		DR9	16
		DR13	7.1
び漫性汎細気管支炎	日本人	B54（63%）	13
原田病	日本人	DR4（88%）	14
尋常性乾癬	日本人	Cw6/Cw7	11
	白人	Cw6	4.8
大動脈炎症候群	日本人	B52	5.5
		DR2	10
慢性関節リウマチ	日本人	DR4	2.8
	白人	DR4	3.9
インスリン依存性糖尿病	日本人	DR4	3.8
	白人	DR3	3.3
		DR4	6.4
IgA 腎症	日本人	DR4	3.9
	白人	DR4	4.0
膜性腎症	日本人	DR2	6.5
	白人	DR3	3.6

アリル・ペプチド特異的に T 細胞が反応し，IgG 自己抗体を産生して自己免疫疾患が発症するという分子的なモデルを提供している．

HLA と薬剤感受性に関する報告が増えている．抗てんかん薬のカルバマゼピン（B*15:02，台湾人，タイ人，B*15:11，A*31:01，日本人），アロプリノール（B*58:01，台湾人，白人，日本人）と重症薬疹の関連が報告されている[83]．いずれも相対危険率は相当高く，処方時の HLA 事前検査が必要とされているという．機序としては，これらの薬剤が直接関連 HLA 分子に結合し，T 細胞に認識され，細胞傷害を発症していることが推定されている．

c）連鎖不平衡説

相関する HLA アリルの近傍に真の疾患感受性遺伝子がある．これは，ある特定の HLA アリルの近傍で突然変異が生じたが，その後の何世代にもわたる継代の過程でも，そのアリルと疾患遺伝子の間で乗換えがほとんど起こらず，現在までセットにして受け継がれている．

ナルコレプシーと HLA-DQ6 との完全相関などはこの説が考えられる．ナルコレプシーは，1983 年に十字ら[84]により初めて HLA-DR2 との相関がほぼ 100％であることが報告され，その後，さらに HLA との相関は，DR2 と連鎖不平衡にある DQ6 が第一義的であることが示された．疾患の発症機序との関連については，睡眠調節をつかさどる脳下垂体外側部に存在する神経ペプチド hypocretin（orexin）のノックアウトマウスやそのレセプターである Hcrtr2 が破壊されたイヌのモデルで，ヒトのナルコレプシーと類似の症状を示すことが報告された[85,86]．ナルコレプシーの発症にhypocretinシステムが強く関与することを示唆している．ヒトにおいては，患者の脳組織あるいは脊髄液中のhypocretin濃度が測定され，低下していることが確認されている[87]が，その発症機序ならびにHLA-DQ6との関連についての解明は今後の課題である．

ヘモクロマトーシスについても，以前より白人集団でHLA-A3との相関が報告され，後にこれは，HLA class I様遺伝子として発見された*HLA-H*(遺伝性ヘモクロマトーシスとの関連が見出されてからは，*HFE*と改称）との連鎖不平衡による相関であることが判明した．

d）HLA分子の欠如

HLA抗原がリンパ球細胞膜上に発現されない稀な症候群はbare lymphocyte syndrome（BLS）とよばれ，通常複合免疫不全の症状を呈する．発現不全のHLA抗原の種類により，クラスI欠損症(type I）とクラスII欠損症（typeII・III）に大きく2群に分けられる．最初の報告は，クラスI欠損症であった[88]が，その後クラスII欠損症が多く報告されてきた．

まず，クラスI欠損症はHLA遺伝子そのものには欠損，欠陥はなく，その発現を制御する遺伝子異常である．筆者らが報告したtype I-BLSを含めてTAP（transporter associated antigen processing）遺伝子の異常による例が報告されている[89,90]．TAP遺伝子は，*TAP1*と*TAP2*とからなり，細胞内では，粗面小胞体に発現して，細胞内ペプチドを小胞体内に輸送する役割をしている．

クラスII抗原の発現は転写レベルで制御されており，クラスII抗原をコードするクラスII遺伝子（α鎖: *DRA*，*DQA1*，*DPA1*）（β鎖: *DRB1*，*DRB3*，*DRB4*，*DRB5*，*DQB1*，*DPB1*）の上流にその発現を制御するプロモーター領域があることが知られている．この領域はクラスII遺伝子座間で互いに相同性があり，その特定領域（X box，Y boxなど）に転写因子が結合することにより，クラスII抗原全体が共同して発現されると考えられる．クラスII-BLSの相補実験から少なくとも3種類の転写因子の欠損があることが明かにされている[91]．そのうちの1つは，上述のX box結合蛋白の欠損グループであり，他の1つはX boxを含めプロモーター領域の結合蛋白は正常であるが，それらを補助する転写因子（CIITA）に欠陥がある．CIITAは，クラスII抗原が発現されるためには必須の転写因子であり，また，クラスII抗原の発現を誘導するIFN-γの標的遺伝子である．

臨床症状は，乳幼児期からの反復する感染症，とくに肺炎，難治性下痢である．平均生後4.5カ月で発症する．その他，カンジダ症，CMVなどのウイルス感染症を併発する．予後は非常に悪く平均4歳で死亡する．検査所見としては，B細胞，単球におけるクラスII抗原の欠損，クラスI抗原の減少，$CD4^+$T細胞の減少，抗原に対するT細胞増殖反応の消失，血清免疫グロブリン値（IgG，IgM，IgA）の低下，種々のワクチン，細菌抗原に対する抗体産生の欠如があげられる．

治療としては，HLA一致または1ハプロタイプ一致の家族をドナーとした骨髄移植が行われている．約40%で免疫機能が回復し生存している．残りの60%は骨髄移植後にウイルス感染症その他の原因で死亡している．その他，出生前にBLSの診断が行われ，胎児肝細胞移植が行われた例もある．本邦でのクラスII-BLSの報告例はない．

■ d．癌免疫への応用

腫瘍に特異的に発現されたペプチドが，悪性黒色腫，上皮性腫瘍などで同定されている．これらのペプチドは，HLAクラスI分子拘束性に患者T細胞により認識される．これらのペプチドをin vivoで直接免疫したり，あるいは採取した末梢血単核球や造血幹細胞より調製した樹状細胞とin vitroで共培養し，それらを患者に戻して抗腫瘍免疫効果を期待する方法である．前立腺癌特異的抗原（prostate specific membrane antigen: PSMA）あるいはMAGE-3，tyrosinase，gp100，Melan-A/MART1などのメラノーマ関連抗原をパルスした樹状細胞療法の臨床試験が行われている[92,93]．

白血病に対する骨髄移植において時にみられるgraft versus leukemia（GVL）効果を期待して，骨髄非破壊的同種造血幹細胞移植（ミニ移植）が固形腫瘍患者にも試みられている．Childsら（2000）[94]

は，転移性腎癌を対象に，HLA 一致の同胞からの末梢血幹細胞移植を行った．移植を行った19例中9例は，移植後287〜831日生存しており，10例で転移腫瘍の縮小がみられた．内3例は完全寛解，7例は部分寛解であった．これら病勢の軽快がみられたのは，シクロスポリン投与を中止し，ドナーT細胞の完全キメラが確認された時期に一致した．このことは，移植されたドナーT細胞による抗腫瘍効果によると考えられた．

また，これまで報告された76種類の腫瘍抗原の有用性についてアメリカがん研究所で9項目について評価を行い，日本で開発されたWT1が第1位にランクされた．杉山ら[95]によるとWT1蛋白は，白血病やほとんどすべての種類の固形癌で発現する汎腫瘍抗原であり，これまで700例以上のAML，CML，その他の血液悪性疾患，進行性膵癌，婦人科癌，その他種々の固形癌患者にWT1ペプチドワクチンが投与され，これまでいずれの癌種でも約80%で有効性を示しており，死亡などの重篤な副作用もないとされている．今後，これらの臨床的有用性を増強する工夫に期待される．

●文　献

1) Dausset J. Leuko-agglutinins. Ⅳ. Leuko-agglutinins and blood transfusion. Vox Sang. 1954; 4: 190-8.

2) Dausset J. Iso-leuco-anticorps. Acta Haematol. 1958; 20: 156-66.

3) Payne R, Rolfs MR. Fetomaternal leukocyte incompatibility. J Clin Invest. 1958; 37: 1756-63.

4) Van Rood JJ, Eernisse JG, van Leeuwen A. Leucocyte antibodies in sera of pregnant women. Nature. 1958; 181: 1735-6.

5) Van Rood JJ, van Leeuwen. Leucocyte grouping. A method and its application. J Clin Invest. 1963; 42: 1382-90.

6) Terasaki PI, McClelland JD. Microdroplet assay of human serum cytotoxins. Nature. 1964; 204: 998-1000.

7) Bain B, Vas MR, Lowenstein L. The development of large immature mononuclear cells in mixed leukocyte cultures. Blood. 1964; 23: 108-16.

8) Bach F, Hirschhorn K. Lymphocyte interaction: a potential histocompatibility test in vitro. Science. 1964; 143: 813-4.

9) Bach FH, Voynow NK. One-way stimulation in mixed leukocyte cultures. Science. 1966; 153: 545-7.

10) Tosi R, Tanigaki N, Centis D, et al. Immunologic dissection of human Ia molecules. J Exp Med. 1978; 148: 1592-611.

11) Shackelford DA, Mann DL, van Rood JJ, et al. Human B-cell alloantigens DC1, MT1, and LB12 are identical to each other but distinct from the HLA-DR antigens. Proc Natl Acad Sci USA. 1981; 78: 4566-70.

12) Maeda H, Juji T. A new B-cell alloantigen, TB21, coded for in the HLA-D/DR region. Tissue Antigens. 1982; 20: 327-34.

13) Shaw S, Johnson AH, Shearer. Evidence for a new segregant series of B cell antigens that are encoded in the HLA-D region and that stimulate scondary allogeneic proliferative and cytotoxic responses. J Exp Med. 1980; 152: 565-80.

14) O'Farrell PH. High resolution two-dimensional electrophoresis of proteins. J Biol Chem. 1975; 250: 4007-21.

15) O'Farrell PZ, Goodman HM, O'Farrell PH. High resolution two-dimensional electrophoresis of basic as well as acidic proteins. Cell. 1977; 12: 1133-42.

16) Jones PP. Analysis of H-2 and Ia molecules by two-dimesional gel electrophoresis. J Exp Med. 1977; 146: 1261-79.

17) Maeda H, Hirata R, Okuyama M, et al. Two-dimensional gel analysis of a second family of class Ⅱ molecules by polymorphic HLA-DR4, 5 and w9 monoclonal antibodies. J Immunol. 1984; 132: 2478-84.

18) Maeda H, Hirata R. Separation of four class Ⅱ molecules from HLA-DR2 and DRw6 homozygous cell lines. Immunogenetics. 1984; 20: 639-47.

19) Sood AK, Pereira D, Weissman SM. Isolation and partial nucleotide sequence of a cDNA clone for human histocompatibility antigen HLA-B by use of an oligodeoxynucleotide primer. Proc Natl Acad Sci USA. 1981; 78: 616-20.

20) Auffray C, Korman AJ, Roux-Dosseto M, et al. cDNA clone for the heavy chain of the human B cell alloantigen DC1: Strong sequence homology to the HLA-DR heavy chain. Proc Natl Acad Sci USA. 1982; 79: 6337-41.

21) Lee JS, Trowsdale J, Travers PJ, et al. Sequence of an HLA-DR a-chain cDNA clone and intron-exon organization of the corresponding gene. Nature. 1982; 299: 750-2.

22) Long EO, Wake CT, Strubin M, et al. Isolation of distinct cDNA clones encoding HLA-DR b chains by use of an expression assay. Proc Natl Acad Sci USA. 1982; 79: 7465-9.

23) Larhammar D, Schenning L, Gustafsson K, et al.

Coplete amino acid sequence of an HLA-DR antigen-like b-chain as predicted from nucleotide sequence: Similalities with immunoglobulins and HLA-A, B, and C antigens. Proc Natl Acad Sci USA. 1982; 79: 3687-91.

24) Roux-Dosseto M, Auffray C, Lillie JW, et al. Genetic mapping of a human class II antigen b-chain gene cDNA clone to the SB region of the HLA complex. Proc Natl Acad Sci USA. 1983; 80: 6036-40.

25) Cohen D, Gall IL, Marcadet A, et al. Clusters of HLA class II b restriction fragments describe allelic series. Proc Natl Acad Sci USA. 1984; 81: 7870-4.

26) Font M-P, Gebuhrer L, betuel H, et al. HLA-DR2, DR5, and DRw6 associated Dw subtypes correlate with HLA-DRb and DQb restriction fragment length polymorphisms. Proc Natl Acad Sci USA. 1986; 83: 3361-5.

27) Rollini P, Mach B, Gorsky J. Linkage map of three HLA-DR b-chain genes: Evidence of duplication event. Proc Natl Acad Sci USA. 1985; 82: 7197-201.

28) Angelini G, de Preval C, Gorsky J, et al. High-resolution analysis of the human HLA-DR polymorphism by hybridization with sequence-specifici oligonucleotide probes. Proc Natl Acad Sci USA. 1986; 83: 4489-93.

29) Saiki RK, Bugawan TL, Horn GT, et al. Analysis of enzymatically amplified b-globin and HLA-DQa DNA with allele-specific oligonucleotide probes. Nature. 1986; 324: 163-6.

30) Saiki RK, Gelfand DH, Stoffel S, et al. Primer-directed enzymatic amplification of DNA with a thermostable DNA polymerase. Science. 1988; 239: 487-91.

31) Bjorkman PJ, Sper MA, Samraoui B, et al. Structure of the human class I histocompatibility antigen, HLA-A2. Nature. 1987; 329: 506-12.

32) Cousens L, Najafian N, Martin WD, et al. Tregitope: Immunomodulation powerhouse. Hum Immunol. 2014; 75: 1139-46.

33) Bodmer JG, Marsh SGE, Albert ED, et al. Nomenclature for factors of the HLA system, 1996. Tissue Antigens. 1997; 49: 297-321.

34) Hashimoto M, Kinoshita T, Yamasaki M, et al. Gene frequencies and haplotypic associations within the HLA region in 916 unrelated Japanese individuals. Tissue Antigens. 1994; 44: 166-73.

35) Tokunaga K, Ishikawa K, Ogawa A, et al. Sequence-based association analysis of HLA class I and II alleles in Japanese supports conservation of common haplotypes. Immunogenetics. 1997; 46: 199-205.

36) 前田平生，平田蘭子，徳永勝士．HLA-DNA タイピングと日本人の HLA．移植．1999; 34: 55-64.

37) 造血幹細胞移植情報サービス．統計資料．http://www.bmdc.jrc.or.jp/generalpublic/statistics.html

38) Ellis JM, Henson V, Slack R, et al. Frequencies of HLA-A2 alleles in five U.S. population groups. Predominance of A*02011 and identification of HLA-A*0231. Hum Immunol. 2000; 61: 334-40.

39) Cao K, Hollenbach J, Shi X, et al. Analysis of the frequencies of HLA-A, B, and C alleles and haplotypes in the five major ethnic groups of the United States reveals high levels of diversity in these loci and contrasting distribution patterns in these populations. Hum Immunol. 2001; 62: 1009-30.

40) Danilovs J, Terasaki PI, Park MS, et al. B lymphocyte isolation by thrombin-nylon wool. In: Terasaki PI (editor). Histocompatibility Testing 1980. Los Angeles: UCLA press; 1980. p.287-88.

41) Hackett JA, Hensel NF. Immunomagnetic isolation of lymphocyte subsets using monoclonal antibody-coated beads. In: Hahn AB, Land GA, Strothman RM, editors. ASHI Laboratory Manual, 4th ed, American Society for Histocompatibility and Immunogenetics, Lenexa, I. A. 5. 2000.

42) Cereb N, Maye C, Lee Y, et al. Locus-specific amplification of HLA class I genes from genomic DNA: locus-specific sequences in the first and third introns of HLA-A, -B, and-C alleles. Tissue Antigens. 1995; 45: 1-11.

43) Koller BH, Orr HT. Cloning and complete sequence of an HLA-A2 gene: analysis of two HLA-A alleles at the nucleotide level. J Immunol. 1985; 134: 2727-33.

44) Cavender D, Ziff M. Anti-HLA-B27 antibodies in sera from patients with gram-negative bacterial infections. Arthiritis Rheum. 1986; 29: 352-7.

45) Baskar PV, Collins GD, Dorsey-Cooper BA, et al. Serum antibodies to HIV-1 are produced post-measles virus infection: evidence for cross-reactivity with HLA. Clin Exp Immunol. 1998; 111: 251-6.

46) 榎本隆行，丸岡尚子，花垣澄雄，他．妊娠による血小板反応性抗体（HLA 抗体と human platelet antigens 抗体）の産生: 妊娠回数及び週齢と抗体陽性率の解析．日輸血会誌. 2000; 46: 467-73.

47) 能勢義介．HLA 適合血小板の HLA，血小板交差試験と臨床効果 日輸血会誌．1989; 35: 694-8.

48) Densmore TL, Goodnough LT, Ali S, et al. Prevalence of HLA sensitization in female apheresis donors. Transfusion. 1999; 39: 103-6.

49) Triulzi DJ, Kleinman S, Kakaiya RM, et al. The effect of previous pregnancy and transfusion on HLA alloimmunization in blood donors: implications for a

transfusion-related acute lung injury risk reduction strategy. Transfusion. 2009; 49: 1825-35.

50) 日本赤十字社医薬品情報．2011 年 7 月輸血情報 1107-128.

51) Moncharmont P, Dubois V, Obegi C, et al. HLA antibodies and neonatal alloimmune thrombocytopenia. Acta Haematol. 2004; 111: 215-20.

52) Johnson AH, Rossen RD, Butler WT. Detection of alloantibodies using a sensitive antiglobulin microcytotoxicity test: identification of low levels of preformed antibodies in accelerated allograft rejection. Tissue Antigens. 1972; 2: 215-26.

53) 日本組織適合性学会．造血幹細胞移植における抗HLA抗体検査に関する指針．2015.
http: //jshi.umin.ac.jp/standarization/2015zouketsu-shishin.pdf

54) Saito S, Ota S, Seshimo H, et al. Platelet transfusion refractoriness caused by a mismatch in HLA-C antigens. Transfusion. 2002; 42: 302-8.

55) Terasaki PI, Cho Y, Takemoto M, et al. Twenty-year follow-up on the effect of HLA matching on kidney transplant survival and predicition of future twenty-year survival. Transplant Proc. 1996; 28: 1144-45.

56) Hata Y, Cecka JM, Takemoto S, et al. Effects of changes in the criteria for nationally shared kidney transplants for HLA-matched patients. Transplantation. 1998; 65: 208-12.

57) Morris PJ, Johnson RJ, Fuggle SV, et al. Analysis of factors that affect outcome of primary cadaveric renal transplantation in the UK. Lancet. 1999; 354: 1147-52.

58) OPTN & SRTR Annual Data Report 2012.
http: //optn.transplant.hrsa.gov/converge/data/annualReport.asp

59) Mohan S, Palanisamy A, Tsapepas D, et al. Donor-specific antibodies adversely affect kidney allograft outcomes. J Am Soc Nephrol. 2012; 23: 2061-71.

60) Kimball PM, Baker MA, Wagner MB, et al. Surveillance of alloantibodies after transplantation identifies the risk of chronic rejection. Kidney Int. 2011; 79: 1131-7.

61) Marfo K1, Ajaimy M, Colovai A, et al. Pretransplant immunologic risk assessment of kidney transplant recipients with donor-specific anti-human leukocyte antigen antibodies. Transplantation. 2014; 98: 1082-8.

62) Vlad G, Ho EK, Vasilescu ER, et al. Relevance of different antibody detection methods for the prediction of antibody- mediated rejection and deceased- donor kidney allograft survival. Hum Immunol. 2009; 70: 589-94.

63) Wiebe C, Pochinco D, Blydt-Hansen TD, et al. Class II HLA epitope matching-A strategy to minimize de novo donor-specific antibody development and improve outcomes. Am J Transplant. 2013; 13: 3114-22.

64) Opelz G, Döhler B. Association of HLA mismatch with death with a functioning graft after kidney transplantation: a collaborative transplant study report. Am J Transplant. 2012; 12: 3031-8.

65) Doxiadis II, de Fijter JW, Mallat MJ, et al. Simpler and equitable allocation of kidneys from postmortem donors primarily based on full HLA-DR compatibility. Transplantation. 2007; 83: 1207-13.

66) Broeders N, Racapé J, Hamade A, et al. A new HLA allocation procedure of kidneys from deceased donors in the current era of immunosuppression. Transplant Proc. 2015; 47: 267-74.

67) Tait BD1, Susal C, Gebel HM, et al. Consensus guidelines on the testing and clinical management issues associated with HLA and non-HLA antibodies in transplantation. Transplantation. 2013; 95: 19-47.

68) Taylor CJ, Smith SI, Sharples LD, et al. Human leukocyte antigen compatibility in heart transplantation: evidence for a differential role of HLA matching on short- and medium-term patient survival. Transplantation. 1997; 63: 1346-51.

69) Sheldon S, Yonan NA, Aziz TN, et al. The influence of histocompatibility on graft rejection and graft survival within a single center population of heart transplant recipients. Transplantation. 1999; 68: 515-9.

70) Tambur AR, Bray RA, Takemoto SK, et al. Flow cytometric detection of HLA-specific antibodies as a predictor of heart allograft rejection. Transplantation. 2000; 70: 1055-9.

71) 日本心臓移植研究会．心臓移植の現状 20140731 現在.
http: //www.jsht.jp/registry/japan/

72) Francavilla R, Hadzic N, Underhill J, et al. Role of HLA compatibility in pediatric liver transplantation. Transplantation. 1998; 66: 53-8.

73) Charco R, vargas V, Balsells J, et al. Influence of anti-HLA antibodies and positive T-lymphocytotoxic crossmatch on suvival and graft rejection in human liver transplantation. J Hepatol. 1996; 24: 452-9.

74) Lan X, Zhang MM, Pu CL, et al. Impact of human leukocyte antigen mismatching on outcomes of liver transplantation: a meta-analysis. World J Gastroenterol. 2010; 16: 3457-64.

75) 造血幹細胞移植情報サービス．日本造血細胞移植データセンター統計資料．2016.

76) Morishima Y, Kashiwase K, Matsuo K, et al. Biological

significance of HLA locus matching in unrelated donor bone marrow transplantation. Blood. 2015; 125: 1189–97.

77) Takanashi M, Atsuta Y, Fujiwara K, et al. The impact of anti-HLA antibodies on unrelated cord blood transplantations. Blood. 2010; 116: 2839–46.

78) Wagner JE, Barker JN, DeFor TE, et al. Transplantation of unrelated donor umbilical cord blood in 102 patients with malignant and nonmalignant diseases: influence of CD34 cell dose and HLA disparity on treatment-related mortality and survival. Blood. 2002; 100: 1611–8.

79) Page KM, Zhang L, Mendizabal A, et al. Total colony-forming units are a strong, independent predictor of neutrophil and platelet engraftment after unrelated umbilical cord blood transplantation: a single-center analysis of 435 cord blood transplants. Biol Blood Marrow Transplant. 2011; 17: 1362–74.

80) Morishima Y, Yabe T, Matsuo M, et al. Effects of HLA allele and killer immunoglobulin-like receptor ligand matching on clinical outcome in leukemia patients undergoing transplantation with T-cell-replete marrow from an unrelated donor. Biol Blood Marrow Transplant. 2007; 13: 315–28.

81) Schlosstein L, Terasaki PI, Bluestone R, et al. High association of an HLA antigen, W27, with ankylosing spondylitis. N Engl J Med. 1973; 288: 704–5.

82) Lin MS, Swartz SJ, Lopez A, et al. Development and characterization of desmoglein-3 specific T cells from patients with pemphigus vulgaris. J Clin Inevest. 1997; 99: 31–40.

83) 鹿庭なほ子．薬物による皮膚有害事象とHLAマーカー．医学のあゆみ．2014; 251: 306–10.

84) Juji T, Satake M, Honda Y, et al. HLA antigens in Japanese patients with narcolepsy. Tissue Antigens. 1984; 24: 316–9.

85) Lin L, Faraco J, Li R, et al. The sleep disorder canine narcolepsy is caused by a mutation in the hypocretin (orexin) receptor 2 gene. Cell. 1999; 98: 365–76.

86) Chemelli RM, Willie JT, Sinton CM, et al. Narcolepsy in orexin knockout mice: molecular genetics of sleep regulation. Cell. 1999; 98: 437–51.

87) Peyron C, Faraco J, Rogers W, et al. A mutation in a case of early onset narcolepsy and a generalized absence of hypocretin peptides in human narcoleptic brains. Nature Med. 2000; 6: 991–7.

88) Touraine JL, Betuel H, Souillet G, et al. Combined immunodeficiencie disease associated with absence of cell-surface HLA-A and-B antigens. J Pediatr. 1978; 93: 47–51.

89) Maeda H, Hirata R, Chen RF, et al. Defective expression of HLA class I antigens: A case of the bare lymphocyte without immunodeficiencies. Immunogenetics. 1985; 21: 549–58.

90) De la Salle H, Zimmer J, Fricker D, et al. HLA class I deficiencies due to mutations in subunits 1 of the peptide transporter TAP1. J Clin Invest. 1999; 103: R9–R13.

91) Steimle V, Siegrist CA, Morret A, et al. Regulation of MHC class II expression by Interferon-r mediated by the transactive gene CIITA. Science. 1994; 265: 106–9.

92) Lodge PA, Jones LA, Bader RA, st al. Dendritic cell based immunotherapy of prostate cancer: immune monitoring of a phse II clinical trial. Cancer Res. 2000; 60: 829–33.

93) Banchereau J, Palucka AK, Dhodapkar M, et al. Clinical and immunologic responses to CD34+progenitor-derived dendritic cells in patients with stage IV melanoma. Cancer Res. 2001; 61: 6451–8.

94) Childs R, Chernoff A, Contentin N, et al. Regression of metastatic renal-cell carcinoma after nonmyeloablative allogeneic peripheral-blood stem-cell transplantation. N Engl J Med. 2000; 343: 750–8.

95) 杉山治夫．WT1ペプチドがんワクチン．医学のあゆみ．2013; 244: 760–6.

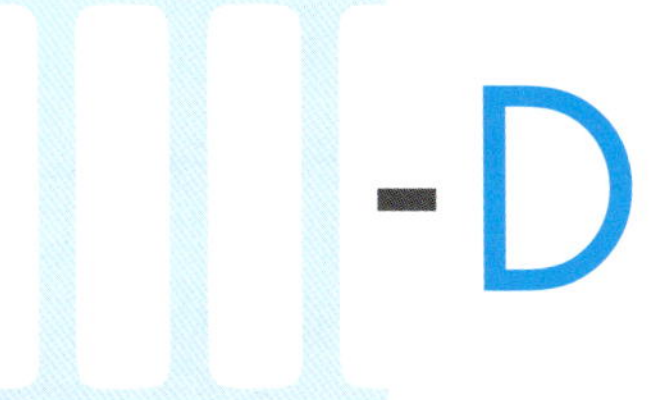

血小板型（HPA）と検査法
—血小板輸血，副反応（NAIT を含む）—
Human platelet antigens（HPA） and the identification methods

Author:
松橋美佳，岡崎　仁

1 血小板型（ヒト血小板特異抗原，human platelet antigens: HPA）とは

血小板は止血過程において中心的な役割を担い，血小板減少は止血障害や出血のリスクに関与する．フィブリノーゲンレセプターであるインテグリンα ⅡβⅢ〔glycoprotein（GP）Ⅱb/Ⅲa〕，フォンヴィレブランド因子レセプター（GPⅠb-Ⅴ-Ⅸ）やコラーゲンレセプター$\alpha2\beta1$（GPⅠa/Ⅱa）など様々なレセプターが血小板上に発現しており，止血機能や血栓作用に重要な役割をはたしている．これらの GP 上には，ヒト血小板特異抗原（human platelet antigen: HPA），HLA クラスⅠ抗原や血液型の ABH 抗原，Lewis 抗原，P 抗原などが発現している．頻回の輸血や妊娠，稀に移植によって血小板に対する同種抗体（抗 HPA 抗体，抗 HLA 抗体など）が産生されると，血小板が破壊され，血小板減少症が生ずることがある．血小板に対する同種抗体が関与する臨床的に重要な病態として，新生児血小板減少症（neonatal alloimmune thrombocytopenia: NAIT），血小板輸血不応（platelet transfusion refractoriness: PTR），輸血後紫斑病（post-transfusion purpura: PTP）などが報告されている．

a．血小板上に存在する抗原

1）ABH 抗原

血小板上の ABH 抗原は血漿から吸着しているものと血小板糖蛋白（glycoprotein: GP）に結合している糖成分に発現しているものとがある．GPⅠb，GPⅡa，GPⅡb，GPⅣ，GPⅤ，CD109 および PECAM-1（platelet endothelial cell adhesion molecule, CD31）上に発現することが確認されているが，大多数が GPⅡb と PECAM-1 上に発現している[1]．血小板膜上の ABH 抗原の発現量は非常に少ないため，一般的に ABO 不適合血小板輸血の影響を受けないと考えられているが，これまで ABO 不適合血小板輸血により，輸血効果が得られなかったとする例がしばしば報告されている[2-4]．これは，血小板表面上の ABO 抗原の発現量には個人差がみられ，A 抗原，B 抗原の発現が非常に高い high expresser とよばれる人が約 4〜7% 存在することによるものと考えられている[1,4]．そのため，わが国では，患者と同型の血小板を輸血することを原則としているが，同型の血小板製剤の入手が困難な場合や，その他の因子（例えば HLA や HPA 抗原）を適合させる必要がある場合は，ABO 型不適合の血小板を輸血せざるを得ないこともある．

2）HLA 抗原

組織適合抗原である HLA にはクラスⅠ抗原とクラスⅡ抗原があるが，クラスⅠ抗原は，白血球をはじめ，ほとんど全ての有核細胞に発現しており，血小板上にも発現する．血小板膜表面上には主に HLA-A，-B 抗原が発現しており，C 抗原の発現は弱いとされる．クラスII抗原は，通常は発現していないがγ-インターフェロンなどのサイトカインで刺激するとDR抗原が発現するようになる．血小板上のHLAクラスI抗原は，ABH抗原と同様に血漿から吸着されたものと考えられていたが，血小板にはHLAクラスI抗原をコードするm-RNAがあり，クラスI抗原を産生することが証明されている[5]．血小板1個につき平均20,000分子のHLAクラスI抗原が発現するが，HLA-B8やHLA-B12などいくつかの抗原は個人によって発現量が異なる[6]．血小板輸血効果が得られない血小板輸血不応の最大の原因は抗HLA抗体である（後述）．

3）HPA抗原（human platelet antigens: HPA, ヒト血小板特異抗原，血小板型）

1959年，van LoghemらによるZw^{a}型の発見に始まり，1961年，van der WeerdtらによるKo型の発見により血小板にも固有の血液型（血小板型）があることがわかった[7,8]．Zw型およびKo型の発見以降，約20年間，血小板型の解析は進展がなかったが，1980年以降これまでの血小板凝集試験や血小板補体結合反応に代わり，高感度な検査方法が開発されるに伴って母児血小板型不適合による新生児血小板減少症症例から新しい血小板型が続々と発見されてきた．血小板型は，血小板型の発見者が主として発端者にちなんで命名していたが，異なる場所で同じ抗原が発見されるなどして混乱が生じ始めた．そこで，1990年に国際輸血学会（International Society of Blood Transfusion: ISBT）の血小板ワークショップを中心に血小板型の統一が行われ，HPA（human platelet antigen）という統一名称が用いられるようになった[9]．HPAは発見順に番号がふられ，頻度の高い方がa型，低い方がb型と命名されている．対立する抗原に対する抗体が検出されていないHPA型は，例えばHPA-6bwのように抗原名の後ろにw（workshopで確認したことを意味する）が付されている．表III-114に現在まで確認されているHPAを示す．現在まで，35個のHPA抗原が確認されているが，HPA-1から-5およびHPA-15は2つの対立抗原より成る[10]．それ以外のHPA型は，低頻度抗原のbを規定する抗体は発見されているが，高頻度抗原aに対する抗体は発見されておらず，それらが抗原性を有するか否かは解明されていない．HPAの抗原性の違いは血小板膜糖蛋白の1塩基置換（single nucleotide polymorphism: SNP）により生じるアミノ酸置換によってもたらされるが，HPA-14bwのみはGPIIIaのアミノ酸（Lys611）が1つ欠如することにより生じる[10,11]．それぞれのHPAは，GPIIb, GPIIIa，GPIbα，GPIbβ，GPIa，CD109から成る6つの異なる糖蛋白上に存在するが，GPIIIa上に多くのHPAが存在する図III-124．HPAの遺伝子頻度を表III-115に示すが，日本人と欧米人ではHPA-1やHPA-4の頻度に大きな違いを認めるなどHPAの頻度には人種や民族差があり，臨床的意義も異なる．HPAの遺伝的特徴，アリル頻度，局在蛋白などについての最新情報はImmuno Polymorphism Database（IPD-HPA，http://www.ebi.ac.uk/ipd/hpa/）にて確認できる．当初，血小板型は，血小板に特異的に発現する抗原系と考えられていたが，その一部は血管内皮細胞や，リンパ球などその他の細胞にも共通して発現していることが現在では確認されている表III-116．

b．主な血小板型

1）HPA-1（Zw/Pl^A）

1959年，van Loghemらにより輸血後紫斑病症例で凝集法によりZw^{a}抗原（HPA-1a）が発見された[7]．また，1961年にShulmanらにより同様に輸血後紫斑病症例で補体結合反応によりPl^{A1}抗原が見つけられたが[12]，後に抗血清の交換が行われ，Zw^{a}抗原とPl^{A1}抗原が同一のものであることが判明した．さらに，1963年にはvan der WeerdtらによりZw^{a}抗原の対立抗原であるZw^{b}抗原（HPA-1b）が見いだされた[13]．白人ではHPA-1a抗原が最も重要な抗原であり，抗HPA-1a抗体がNAITやPTPの最大の原因抗体である．HPA-1bはHPA-1aと比較すると抗原性が弱く，臨床的意義は比較的低いとされる．HPA-1a抗原に対する免疫応答はHLA-DRB3*0101（DR52a）と強く関連する．すなわち，HLA-DRB3*0101を保有する人が抗HPA-1a抗体産生のhigh responderであることが報告されており，本抗体の90%以上がHLA-DRB3*0101を有する女性によっ

JCOPY 498-01913

表Ⅲ-114　血小板型 (human platelet antigen: HPA)

抗原系	抗原名	旧抗原名	CD	糖蛋白	遺伝子	塩基置換	アミノ酸置換
HPA-1	HPA-1a	Zw^{a}, Pl^{A1}	CD61	GPⅢa	ITGB3	T176	Leu33
	HPA-1b	Zw^{b}, Pl^{A2}				C176	Pro33
HPA-2	HPA-2a	Ko^{b}	CD42b	GPⅠbα	GP1BA	C482	Thr145
	HPA-2b	Ko^{a}, Sib^{a}				T482	Met145
HPA-3	HPA-3a	Bak^{a}, Lek^{a}	CD41	GPⅡb	ITGA2B	T2621	Ile843
	HPA-3b	Bak^{b}				G2621	Ser843
HPA-4	HPA-4a	Yuk^{b}, Pen^{a}	CD61	GPⅢa	ITGB3	G506	Arg143
	HPA-4b	Yuk^{a}, Pen^{b}				A506	Gln143
HPA-5	HPA-5a	Br^{b}, Zav^{b}	CD49b	GPⅠa	ITGA2	G1600	Glu505
	HPA-5b	Br^{a}, Zav^{b}, Hc^{a}				A1600	Lys505
HPA-15	HPA-15a	Gov^{b}	CD109	CD109	CD109	C2108	Ser703
	HPA-15b	Gov^{a}				A2108	Tyr703
	HPA-6bw	Ca^{a}, Tu^{a}	CD61	GPⅢa	ITGB3	1544G>A	Arg489Gln
	HPA-7bw	Mo^{a}	CD61	GPⅢa	ITGB3	1279C>G	Pro407Ala
	HPA-8bw	Sr^{a}	CD61	GPⅢa	ITGB3	1297C>T	Pro407Ser
	HPA-9bw	Max^{a}	CD41	GPⅡb	ITGA2B	2602G>A	Val837Met
	HPA-10bw	La^{a}	CD61	GPⅢa	ITGB3	263G>A	Arg62Gln
	HPA-11bw	Gro^{a}	CD61	GPⅢa	ITGB3	1976G>A	Arg633His
	HPA-12bw	Iy^{a}	CD42c	GPⅠbβ	GP1BB	119G>A	Gly15Glu
	HPA-13bw	Sit^{a}	CD49b	GPⅠa	ITGA2	2483C>T	Thr799Met
	HPA-14bw	Oe^{a}	CD61	GPⅢa	ITGB3	Del1909-1911	Lys611del
	HPA-16bw	Duv^{a}	CD61	GPⅢa	ITGB3	497C>T	Thr140Ile
	HPA-17bw	Va^{a}	CD61	GPⅢa	ITGB3	622C>T	Thr195Met
	HPA-18bw	Cab^{a}	CD49b	GPⅠa	ITGA2	2235G>T	Glu716His
	HPA-19bw	Sta	CD61	GPⅢa	ITGB3	487A>C	Lys137Gln
	HPA-20bw	Kno	CD41	GPⅡb	ITGA2B	1949C>T	Thr619Met
	HPA-21bw	Nos	CD61	GPⅢa	ITGB3	1960G>A	Glu628Lys
	HPA-22bw	Sey	CD41	GPⅡb	ITGA2B	584A>C	Lys164Thr
	HPA-23bw	Hug	CD61	GPⅢa	ITGB3	1942C>T	Arg622Trp
	HPA-24bw	Cab2^{a+}	CD41	GPⅡb	ITGA2B	1508G>A	Ser472Asn
	HPA-25bw	Swi^{a}	CD49b	GPⅠa	ITGA2	3347C>T	Thr1087Met
	HPA-26bw	Sec^{a}	CD61	GPⅢa	ITGB3	1818G>T	Lys580Asn
	HPA-27bw	Cab^{3a+}	CD41	GPⅡb	ITGA2B	2614C>A	Leu841Met
	HPA-28bw	War	CD41	GPⅡb	ITGA2B	2311C>G	Val740Leu
	HPA-29bw	Kha^{b}	CD61	GPⅢa	ITGB3	98C>T	Thr7Met

て産生される[14,15]．これは，HPA-1の抗原性の差異は33番目のアミノ酸置換（HPA-1a: Leu33，HPA-1b: Pro33）によって生じるが，Leu33を含むGPⅢaペプチドがHLA-DRB3*0101のペプチド結合溝に対して高親和性を有することによる[16,17]．一方で，Pro33を含むGPⅢaペプチドはHLA-DRB3*0101ペプチド結合溝への親和性が低く，HPA-1bに対する免疫応答とHLA型との関連性は見いだされていない．このメカニズムが，抗HPA-1b抗体の産生が抗HPA-1a抗体産生に比して少ない理由であるとされている．さらに近年では，抗HPA-1a抗体産生がHLA-DRB4*0101とも関連することが報告されて

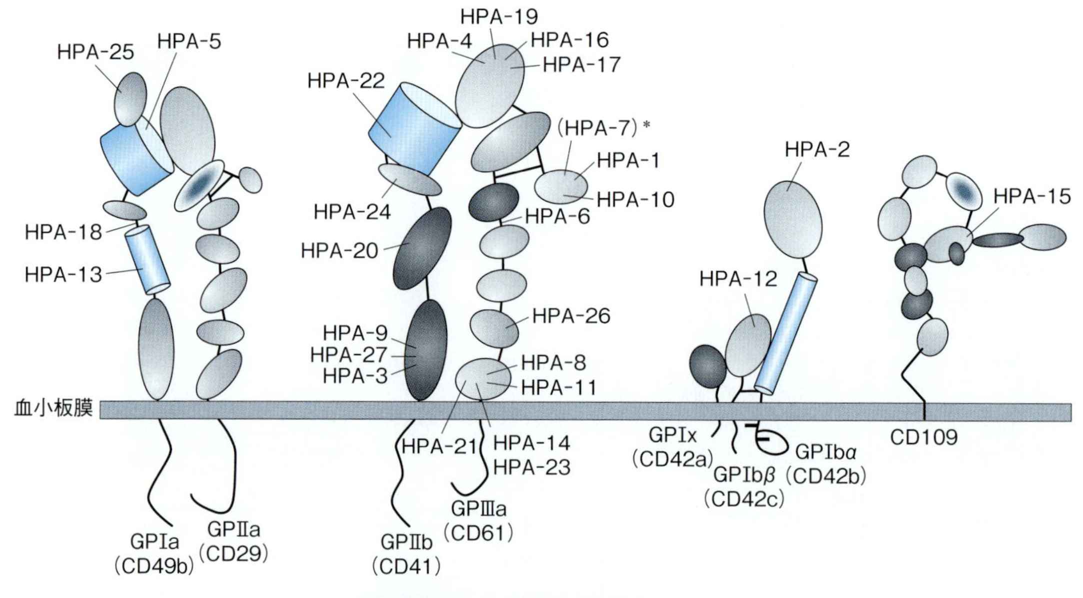

図Ⅲ-124　血小板膜状の糖蛋白と HPA

表Ⅲ-115　HPA 遺伝子頻度

	HPA													
	1a	1b	2a	2b	3a	3b	4a	4b	5a	5b	6a	6b	15a	15b
日本	0.988	0.020	0.900	0.100	0.718	0.282	0.989	0.011	0.973	0.027	0.973	0.027	0.551	0.449
インドネシア	0.970	0.030	0.940	0.060	0.520	0.480	0.950	0.050	0.970	0.030	0.950	0.050	0.510	0.490
韓国	0.988	0.012	0.923	0.077	0.555	0.445	0.990	0.010	0.978	0.022	0.980	0.020	—	—
タイ	0.985	0.015	0.952	0.048	0.560	0.440	1.000	0.000	0.968	0.032	0.986	0.014	0.491	0.509
台湾	0.995	0.045	0.965	0.035	0.558	0.442	0.997	0.025	0.985	0.015	0.978	0.022	0.537	0.463
中国（漢民族）	0.994	0.006	0.951	0.049	0.597	0.406	0.955	0.005	0.986	0.014	0.986	0.014	0.532	0.468
中国（広東）	0.995	0.005	0.963	0.037	0.543	0.457	0.995	0.005	0.990	0.010	0.970	0.030	0.403	0.597
イギリス	0.844	0.160	0.925	0.075	0.627	0.373	1.000	0.000	0.914	0.086	1.000	0.000	0.524	0.476
ドイツ	0.798	0.202	0.908	0.092	0.567	0.432	1.000	0.000	0.916	0.084	—	—	0.517	0.483
トルコ	0.863	0.137	0.868	0.133	0.607	0.393	0.996	0.004	0.893	0.107	—	—	0.474	0.256
チュニジア	0.780	0.220	0.860	0.140	0.750	0.250	1.000	0.000	0.800	0.200	1.000	0.000	0.510	0.490

いる[18]．本邦ではその抗原頻度から本抗原に対する臨床的意義は低く，HPA-1b/b 型は両親ともが白人の混血である 1 名のみにしか見いだされていない．しかし，最近では，抗 HPA-1a 抗体による NAIT 症例（母親が欧米人）が報告されており，国際化が進むにつれて本邦においても抗 HPA-1a 抗体が検出される頻度が増えてくる可能性がある．

2．HPA-2（Ko/Sib）

1962 年，オランダの van der Weerdt らによって

表Ⅲ-116　HPA の局在と発現

	CD	抗原	発現
GPⅠa/Ⅱa	CD49b/CD29	HPA-5	血小板，単球，リンパ球，NK 細胞
GPⅠb/Ⅸ	CD42b/CD42a	HPA-2	血小板，巨核球，血管内皮細胞
GPⅡb/Ⅲa	CD41/61	HPA-1, -3*, -4, -6	血小板，巨核球，血管内皮細胞
GPⅣ	CD36	Nak^a	血小板，巨核球，赤血球，血管内皮細胞
	CD109	HPA-15	血小板，血管内皮細胞
MHC Class Ⅰ		HLA Class Ⅰ	血小板，好中球，リンパ球，血管内皮細胞

*HPA-3 の発現は血小板のみに限定されている.

輸血患者で凝集法により Ko^a抗原（HPA-2b）が見いだされ，1965 年，同じく van der Weerdt らによりその対立抗原の Ko^b抗原（HPA-2a）が発見された[8,19]．この際，検出された抗体はすべて IgM 性の抗体であった．約25年近く本抗原に対する抗体検出の報告はみられず，臨床的意義が不明のまま経過したが，1987 年，佐治らは抗 HLA 抗体を産生したために HLA 適合血小板を輸血したにも拘らず，輸血効果が得られなかった患者血清から IgG 性の抗 Sib^a 抗体を検出した[20]．抗 Sib^a抗体が抗 Ko^a抗体と同一のものであることが van der Weerdt らにより確認され，その後，抗 HPA-2b 抗体は血小板輸血不応患者から次々に検出された．検出された抗体のほとんどが IgG 性であった．抗 HPA-2a 抗体についても発見以降報告がなかったが，1991 年，荒木らは HLA 適合血小板輸血に不応を示す患者血清から検出した[21]．抗 HPA-2b 抗体は，免疫学的な血小板輸血不応患者から抗 HLA 抗体に次いで多く検出され，臨床的に重要であると考えられるが，近年，抗 HPA-2b 抗体の検出率の低下がみられる．この現象は，血小板製剤の保存前白血球除去が開始された時期以降と一致することから白血球除去（抗原提示細胞の除去）により HPA-2 抗原に対する免疫応答が抑制される可能性があることが示唆される[22]．抗 HPA-2 抗体による新生児血小板減少症の報告例は稀である．

3）HPA-3（Bak/Lek）

1980 年に von dem Borne らは新生児血小板減少症症例において Bak^a抗原（HPA-3a）を発見した[23]．1984 年にはフランスの Bizard らにより輸血後紫斑病症例より Lek^a抗原が見いだされたが[24]，後に Bak^a抗原と Lek^a抗原は同一のものであると判明した．対立抗原である Bak^b抗原（HPA-3b）は，Kickler らによって 1988 年に輸血後紫斑病症例において発見された[25]．その後，1989 年，McGrath らにより抗 Bak^b抗体（HPA-3b）による新生児血小板減少症例が初めて報告された[26]．HPA-3 抗原が存在する GPⅡb は，他の組織や細胞に発現することなく血小板のみに局在するため，抗 HPA-3 抗体による新生児血小板減少症は重篤化しやすいと考えられている．欧米と比較して，わが国では新生児血小板減少症において抗 HPA-3a 抗体の検出率が高く，さらに脳内出血を認める例も多い[27]．また，脳内出血を伴う抗 HPA-3b 抗体による新生児血小板減少症も 1 例報告されている[28]．このように抗 HPA-3 抗体による新生児血小板減少症は脳内出血を伴うなど重症化しやすく，原因となる抗体を確実に検出し，診断および予防につなげることが重要である．しかし，抗 HPA-3 抗体には異質性があることが報告されている[29]．HPA-3 の抗原エピトープは血小板の保存や可溶化剤，固定液などの処理により一部の抗原性が失われる場合がある．これまでも可溶化剤や固定液を使用しない検査法を用いたインタクト血小板でのみ検出可能であった抗 HPA-3 抗体が存在することが報告されており[28,30]，その他の HPA 型に対する抗体の検出に比べて抗 HPA-3 抗体の検出は難しいと考えられている．

4）HPA-4（Pen/Yuk）

1985 年，Friedman らは姉弟で脳内出血を伴う重篤な新生児血小板減少症を発症した症例において Pen 抗原（HPA-4a）を発見した[31]．1986 年，柴田らは，本邦において新生児血小板減少症患児の母親血清中に患児の血小板と反応性を示す抗血小板抗体を検出し，その抗体が認識する Yuk^a抗原（HPA-4b）とその対立抗原の Yuk^b抗原（HPA-4a）を MPHA（mixed passive hamagglutination）法により発見した[32,33]．本症例により，本邦でも新生児血小板減少症が起こりうることが初めて確認された．その後，抗血清の交換をして Pen 抗原と Yuk^{b}抗原が同一のものであることが判明した．血小板型の名称統一の際，Yuk 抗原は HPA-4 に改名されたが，Yuk^{a}は低頻度抗原であったため，HPA-4b となり，高頻度抗原である Yuk^{b}が HPA-4a となった．本邦では，約 2% が HPA-4b 抗原陽性者であるが，白人では HPA-4b陽性者はほとんど存在せず，HPA-4抗原系は日本人にとって最も重要な抗原系である．本邦では抗 HPA-4b 抗体による新生児血小板減少症が最も多く報告されている[27]．森田らおよび永尾らは，抗 HPA-4b 抗体を保有する人は本邦で約 9%と最も頻度の高い HLA-A24-B52-DR2 ハプロタイプを有する人が優位に多いことを報告している[34,35]．すなわち，HLA-A24-B52-DR2 のハプロタイプを保有する人が抗 HPA-4b 抗体産生の high responder であることがわかった．また，海外では抗 HPA-4a 抗体による輸血後紫斑病症例が 1 例報告されているが[36]，これまで本邦での報告はない．

5）HPA-5（Br/Zav）

1988 年，ドイツの Kiefel らは新生児血小板減少症例より Br^{a}抗原（HPA-5b）を報告した．さらに 1989 年，同じく Kiefel らによって輸血患者からその対立抗原である Br^{b}抗原（HPA-5a）が見いだされた[37,38]．その他の HPA 抗原と比較して HPA-5 抗原の発現量は非常に低く，血小板 1 個当たり 1,000〜2,000 分子程度（ホモ接合で 2000 分子，ヘテロ接合で 1000 分子）しか発現していない．そのため，従来用いられてきた血小板蛍光抗体法では検出することが困難であり，Kiefel らによって開発された MAIPA（monoclonal antibody immobilization of platelet antigens）法という新たに開発された方法を用いることにより抗 HPA-5 抗体は検出された[39]．この方法は，非常に検出感度が高く，また抗 HPA 抗体と抗 HLA 抗体の鑑別が容易であるなど特異性に優れている（後述）．また，同時期に Smith らにより Zav^a/Zav^{b}抗原系が発見されたが Br^a/Br^{b}抗原系と同一であることがわかり，さらに Virgil L. Woods らにより検出された Hc^a 抗原は Br^{a}抗原（HPA-5b）と同一であることが判明した[40,41]．欧米では抗 HPA-1a 抗体に次いで抗 HPA-5b 抗体が新生児血小板減少症症例において検出されており，日本においても抗 HPA-4b 抗体に次いで検出されている．しかし，HPA-5 抗原の発現量が低いため，抗 HPA-5a および抗 HPA-5b 抗体による新生児血小板減少症は重症化しにくいと考えられている．抗 HPA-5b 抗体の産生に関しては，HLA-DRw6 と強い相関があることが報告されている[42]．

6）HPA-6bw（Ca^a/Tu^a）

1993 年にカナダの McFarland らにより Ca 抗原，フィンランドの Kekomaki らにより Tu 抗原が新生児血小板減少症症例において発見された[43,44]．後に同一の抗原であることがわかり HPA-6bw と統一化されたが，対立抗原に対する抗体が検出されていないため w が付されている．本邦では，HPA-6bw 抗原陽性の頻度は約 3%であり，本邦においても本抗体による新生児血小板減少症症例が報告されている[27]．また，血小板輸血不応症例との関連が報告されており[45]，本邦において重要な抗原のひとつであると考えられる．

7）HPA-7bw（Mo^a）

1993 年，オランダの Kujipers らは新生児血小板減少症症例より Mo^{a}抗原（HPA-7bw）を発見した[46]．HPA-7bw 抗原は血小板膜上の GPⅢa 上に発現しており，1297 番目の遺伝子変異（1297C>G）から生じる 407 番目のアミノ酸変異（407proline/alanine）によりもたらされる．2010 年，高らは新生児血小板減少症症例より HPA-7bw の新たなアリルを発見した[47]．新規アリルは 1297 番目の遺伝子変異が G ではなく T（1297C>T）となっており，407 番目のアミノ酸はアラニンの代わりにセリン（407 proline/seine）となっている．この新たな 1297C>T アリルを保有する日本人の頻度は約 0.15%であり，今後も新生児血小板減少症の原因抗体として検出されるであろうと考えられる．

8）HPA-15（Gov）

1990 年にカナダの Kelton らによる輸血患者血清

JCOPY 498-01913

の解析によりGov^{a}/Gov^{b}抗原（HPA-15a/b抗原）が発見され，本抗原に対する抗体が血小板輸血不応および輸血後紫斑病に関与することが報告された[48]．また，1997年，Bordinらは新生児血小板減少症2例より抗HPA-15a抗体と抗HPA-15b抗体をそれぞれ検出した[49]．その内，1症例において，初回妊娠で児は脳内出血など重篤な症状を呈し，出生後すぐに死亡した．次の妊娠で臍帯血検査により血小板数の低下が認められ，子宮内輸血を行ったが，胎児は子宮内で死亡したことを報告しており，抗HPA-15抗体が重篤なNAIT発症の原因となることを示している．HPA-15抗原はCD109上に存在するが，血小板上のCD109は発現量が低く，個人差がみられる．また，低温状態においてCD109は血小板膜から容易に遊離するため，血清学的検査においては適切な血小板（発現量が十分かつ新鮮な血小板）を用いて抗体検査を実施しなければ偽陰性を生じる可能性がある．日本では抽出抗原MPHA法が広く用いられているが，血小板抽出抗原中には十分にHPA-15抗原が抽出されず，抗HPA-15抗体を検出することが困難であることが示されている[50]．2010年，松橋らはこれまでMPHA法で原因抗体が検出されなかったNAIT症例からMAIPA法を用いて抗HPA-15b抗体を検出した[51]．2014年には，本邦における血小板輸血不応との関連についても確認されている[52]．

9）HPA-21bw（Nos）

2010年，アメリカのPetersonらによりNAIT症例からNos抗原（HPA-21bw）が発見された[53]．本邦では，2012年に高らがNAIT 2症例より抗HPA-21bw抗体の検出を報告した[54]．Petersonらはランダムドナー100名の解析にてアメリカではHPA-21bw陽性者が1人もいなかったことを報告している．本邦では献血者944名の解析からHPA-21bwの遺伝子頻度が0.53%であることを報告しており，その頻度からNAITの発症要因となる可能性が高く，本邦において重要な抗原のひとつであると考えられる．

10）その他のHPA型

その他のHPA型はすべて，白人での母児間HPA型不適合によるNAIT症例から発見された低頻度抗原またはprivate抗原であり，その多くがGPⅡb/Ⅲ上に存在するHPA抗原に対する抗体である[55]．これらの抗原に対する抗体産生の割合は全体のほんの一部を占めるに過ぎないが，今後もさらに新たな低頻度抗原が同定されていくであろうと考えられている．

11）Nak^{a}

1989年，池田らによる血小板輸血不応患者の解析によりNak^{a}抗原が発見された[56]．抗Nak^{a}抗体を保有する患者においてHLA適合血小板を輸血しても不応を示し，Nak^{a}型陰性の血小板が必要であった．この抗原は血小板膜上のGPⅣ（CD36）上に存在している．Nak^{a}抗原陰性の人ではGPⅣ（CD36）が欠如しており，Nak^{a}抗原はアロ抗原ではなく，イソ抗原である．この抗原は血液細胞では血小板および単球に発現していて，血小板と単球の両方にGPⅣ（CD36）を発現していないⅠ型欠損者（TypeⅠ）と血小板のみにGPⅣ（CD36）の発現のないⅡ型欠損者（TypeⅡ）の2種類に分類される．Ⅰ型欠損者が抗Nak^{a}抗体を産生すると考えられている．Nak^{a}陰性者の割合は，アジア人やAfrican Americanでは比較的多く，白人ではきわめて稀である．日本人におけるⅠ型欠損者の頻度は0.54%，Ⅱ型欠損者は4.0%である[57]．CD36の機能は多様性に富んでいると考えられているが，GPⅡb/Ⅲa欠損者（Glanzmann血小板無力症）やGPⅠb/IX欠損者（Bernard-Soulier症候群）と異なり，CD36欠損者では健常者と比較して特に著しい異常が認められない．また，CD36は血液細胞以外の他の組織にも多く発現しているにも関わらず，抗Nak^{a}抗体が他の組織に大きな障害を与えずに血小板減少のみを引き起こすことは興味深い[58]．わが国では，新生児血小板減少症において本抗体の検出率は高く，欧米諸国と比してより重要な抗原であるといえる[27]．

2 HPAの臨床的意義

a. 新生児血小板減少症（neonatal alloimmune thrombocytopenia: NAIT）

1）病態と発生頻度

母児間のRhD型やABO型などの赤血球型不適合により新生児溶血性疾患（hemolytic disease of the newborn: HDN）が起こることはよく知られている．NAITはこれと同様の機序で，妊娠中に胎児が保有する父親由来の不適合HPA型に対して母親が抗体を産生し，その抗体が胎盤を通過し，胎児へ移行することにより児の血小板を破壊する病態である．NAITはRhD不適合妊娠によるHDNと異なり，しばしば第1子から生じる．白人では，1,000〜2,000分娩に1回の頻度で生じるものとされる[58]．血小板減少症は血小板数が15万/μL以下を示す場合と定義されており，血小板数が3万〜5万/μL以下に低下する場合に臨床症状がみられる．通常，児の血小板減少は軽症であり，無症状に経過するか，皮膚・粘膜の点状出血や紫斑が認められるなどであるが，重篤な場合には穿孔脳症，水頭症，脳内出血などを引き起こす．日本では脳内出血を認める症例は比較的少ないとされるが，白人では，症状がみられる児の約10〜20%が脳内出血を生じ，その内，約20%に神経学的後遺症が残り，約10%が死に至るとされている[59,60]．脳内出血の約50〜75%が出生前に子宮内で生じる．分娩後の最大の出血リスクは生後96時間以内にあるとされる．無治療の場合，通常，生後2〜3週間以内に血小板減少が回復する[58,61]．血小板数が低値のまま長期間（数カ月程度）持続する場合があるが，その原因については解明されていない．

2）診断

第1子においてNAITが疑われる場合，確定診断をするための検査には時間を要することから血小板数と出血傾向などの臨床症状から初期診断および治療がなされる．出生時または出生後数時間での児の皮膚や粘膜の点状出血や紫斑などからその発症の可能性が推測されるが，表III-117に示すような細菌感染やウイルス感染，DICなどその他の原因による

表III-117 新生児における同種免疫以外による血小板減少症の要因（鑑別診断）

感染 トキソプラズマ，HIV，梅毒，グラム陰性桿菌など
凝固異常 DIC，血栓症
周産期低酸素障害
母体の状態 ITP，SLEなど
代謝性疾患 プロピオン酸血症，メチルマロン酸血症
トリソミー13，18，21
未熟児
血管奇形
骨髄浸潤
遺伝性血小板減少症

DIC: disseminated intravascular coagulation
HIV: human immunodeficiency virus
ITP: idiopathic thrombocytopenic purpura
SLE: systemic lupus erythematosus

血小板減少症を除外する必要がある[61]．確定診断は，①母親血清中の抗HPA抗体の検索，②両親および児のHPA型の決定，③母親血清と父親（児）血小板による血小板交差適合試験により行う．母親血清中から抗HPA抗体が検出され，対応するHPA型不適合が母児間で確認される場合，NAITと診断される．血小板交差適合試験は，児の血小板を用いて実施することが望ましいが血小板数が低下しており，検査に十分な血小板数の確保ができないため，父親血小板で代用することが多い．交差適合試験は低頻度抗原や新たな抗原などに対する抗体を検出するために必須の検査と考えられる．NAITの症状が軽度であったとしても，次回以降の妊娠のために検査を実施し，原因抗体を確定することが重要である．

3）原因抗体

a）抗HPA抗体

前述の通り，人種によってHPAの頻度は異なり，NAITにおいて検出される抗体の特異性も異なる．欧米では，原因抗体のほとんどが抗HPA-1a抗体である．本邦では，抗HPA-4b抗体によるNAITの報告が最も多い．表III-118にNAIT症例で検出され

表III-118 NAIT症例で検出された抗HPA抗体の特異性—日本，ドイツ，イギリスの比較

抗体特異性	日本 (1998-2005)	ドイツ	イギリス (1998-2005)
	症例数（%）	症例数（%）	症例数（%）
HPA-1a	0（0）	106（89.8）	150（75.0）
HPA-1a＋-5b	0（0）	1（0.8）	5（2.5）
HPA-1b	0（0）	1（0.8）	1（0.5）
HPA-3a	9（8.1）	1（0.8）	2（1.0）
HPA-3b	1（0.9）	0（0）	0（0）
HPA-4a	3（2.7）	0（0）	0（0）
HPA-4b	15（13.5）	0（0）	0（0）
HPA-5a	2（1.8）	0（0）	1（0.5）
HPA-5b	1（0.9）	9（7.6）	31（15.5）
HPA-6bw	3（2.7）	0（0）	0（0）
HPA-15b	0（0）	0（0）	8（4.0）
Nak^a	8（1.7）	0（0）	0（0）
陰性/その他	74（66.7）	230（66.1）	948（82.6）

た抗HPA抗体の特異性について日本と諸外国の比較を示す．

b）抗HLA抗体

これまで，抗HLA抗体が原因と考えられるNAIT症例がしばしば報告されている[62-64]．しかし，胎盤に発現しているHLA抗原により抗HLA抗体が吸収されるため，胎児循環中への抗HLA抗体の移行が阻害されること，また，経産婦の約17～40%が抗HLA抗体を保有し[65,66]，その母親から日常的に血小板数の正常な児が生まれることなどの理由から抗HLA抗体がNAITの原因抗体であるかについては未だコンセンサスが得られていない．抗HLA抗体の力価や血小板上に強く発現するHLA抗原の特異性などがNAIT発症やその重篤度に関与する可能性が考えられているが，さらなる調査が必要である．

c）抗A，抗B抗体

A抗原，B抗原の発現が非常に高いhigh expresserの胎児が母親とABO不適合がみられる場合，血小板減少症を発症する危険性があると考えられており，1家系2症例のABO不適合によるNAITについて報告されている[67]．本症例では，第1子および第2子のB抗原の発現量が高く，母親はO型で力価の高いIgG性の抗B抗体を保有していた．母親血清中の血小板反応性抗体は抗B抗体をB型赤血球で吸収した後に陰性化し，A_2型であった第3子はNAITを発症しなかった．また，わが国で抗A抗体によるNAIT症例が報告されている[68,69]．父親血小板および児における血小板上の発現量は正常であったが，母親血清中に高力価（4,096倍）のIgG性抗A抗体が検出された．

4）出生前診断・管理

前児がNAITを発症した場合，次回妊娠においてHPA型不適合児の80%以上がNAITを発症し，前児より重篤になりやすいと考えられている．また，脳内出血を認めるNAITを発症した兄弟がいる場合，次の妊娠においてさらに重篤化する危険性が高いことが示されている[58,61]．それゆえ，現在の妊娠においてその危険性を評価することが重要であり，以下の3つのステップについて考慮される．第一に，以前の妊娠の際に同定された抗HPA抗体に対応するHPA抗原を胎児が保有する可能性を評価するために父親のHPAタイピングを行う．父親のHPA型がホモタイプであれば，全ての胎児はヘテロとなり，母親とHPA型不適合となる．父親がヘテロであれば，胎児が母親とHPA不適合となる確率は50%となり，NAITの発症リスクを確認するため，羊水または絨毛膜を用いて胎児のHPAタイピングを行う場合がある．妊娠18～20週から羊水細胞を用いてゲノタイピングが可能となる．羊水穿刺に伴う胎児喪失率（流産や死産）は0.1～0.3%程度である．絨毛膜絨毛を用いる場合，羊水細胞を用いるよりも早い時期（8～10週程度）にゲノタイピングが実施可能となる．胎児喪失率は，1～2%程度であるとされる．第二に，脳内出血のリスクを減らすために胎児血小板減少症の程度を評価する．最も直接的な方法は胎児採血により胎児の血小板数をカウントすることであるが，胎児死亡やその他の合併症につながるなど危険が大きい．胎児採血による胎児死亡のリスクは，約1～3%といわれている．その他の合併症としては，胎児徐脈，前期破水，早産，出血（臍帯，胎盤），絨毛羊膜炎などがみられる[70]．第三に，胎児に血小板減少が認められる場合，それを改善するために出生前治療を行い，出生前後の出血傾向を低下させる．胎児血小板輸血は通常，胎児の血小板数が50,000/μL以下の場合に実施し，30,000/μL以上に血小板数を維持する．しかし，胎児輸血は胎児採血と同様に危険性が高く，慎重な判断が必要とされる．出生前診断およびその管理において羊水検査や胎児採血，胎児輸血など侵襲的な方法が実施されているが，前述の通り胎児死亡や合併症が生じる可能性があるため最小限に控える必要がある．そこで，近年，欧米では，出生前診断およびその管理において非侵襲的な評価法を用いることが試みられており，母親血漿または血清中のcell-free胎児DNAを用いてreal time PCR法により胎児のHPA genotypingを行う方法が報告されている[71,72]．さらに治療前および妊娠28週以前での母親血清中の抗HPA-1a抗体の力価が胎児の状態や治療効果を予測することが示されている[73]．

5）出生後管理

NAITは第1子から発症することが多く，多くの場合，出生前に診断することはできない．また，NAITの発症が疑われる胎児（妊娠中の児）に対する管理は未だ完全に確立されておらず，最も効果的な治療法は出生後すぐに適合血小板を輸血することであるとされている．NAITの発症が疑われる場合，迅速に血小板数を測定する．重篤な血小板減少や出血傾向がみられる場合には，出生後24時間以内に血小板を輸血する．GVHDの発症を予防するため，放射線照射を行う．輸血後は，血小板数を測定して厳密な経過観察を行うことが必須である．輸血以外の治療として免疫グロブリン（intravenous immunoglobulin: IVIG）投与，ステロイド投与などの方法があるが，その対応は国によっても異なり，軽症例ではIVIGのみを使用することが多い[74]．ほとんどの国において，治療開始基準を血小板数30,000/μL以下としている．さらに，画像診断によるフォローアップは，脳内出血の有無の確認に重要である．脳内出血が認められない場合，一般的に予後良好であり，徐々に血小板数の回復がみられる．

b．血小板輸血不応（platelet transfusion refractoriness: PTR）

血小板を輸血しても期待される患者の血小板数の増加が得られない状態を血小板輸血不応（platelet transfusion refractoriness: PTR）という．実際には，血小板輸血1時間後の補正血小板増加数（corrected count increment: CCI）が7,500/μL未満の場合，または，血小板回収率が期待値の20％以下が2回以上続いた場合と定義される[75-78]．PTRは，非免疫学的機序による原因と免疫学的機序によるものとに大別されるが，非免疫学的要因として，出血，DIC，感染症，脾腫などがあげられる．非免疫学的機序によるPTRが生じた場合にはその原因因子を取り除くことに努める．特に合併症が認められないにもかかわらず期待する輸血効果が得られない場合，免疫学的機序による不応を疑い，早急に抗血小板抗体検査を実施し，抗体の有無を確認する．免疫学的機序によるPTRの頻度は全てのPTR例の約50％程度と推定される．その原因の約90％を抗HLA抗体が占めており，約10％が抗HPA抗体による[79,80]．抗HLA抗体の産生は，血液製剤中に含まれる白血球が原因とされており，かつてはベッドサイドでの白血球除去フィルターの使用によりその除去が行われていた．しかし，現在，日本赤十字社血液センターより供給される血液製剤はすべて保存前白血球除去されたものとなり，白血球除去フィルターの使用は不要である．血小板輸血効果の評価は，血小板輸血後約1時間または翌朝か24時間後の補正血小板増加数（corrected count increment: CCI）により判定する．CCIは表III-119に示される数式により算出する．通常，合併症などがない場合，血小板輸血後1時間のCCIが7,500/μL以上，あるいは血小板輸血後の翌朝または24時間後のCCIが4,500/μL以上のときに血小板輸血が有効であるとされる．CCIが低下している患者では，輸血後1時間後のCCIを求めることが不応機序の鑑別に有用とされる表III-120．実際に血小板輸血不応が確認された患者の場合，抗HLA抗体が原因の場合はHLA適合血小板を，抗HPA抗体が原因の場合，HPA同型の血小板を輸血することによって血小板輸血効果の改善が期待できる．HLA適合血小板およびHPA適合血

表III-119 補正血小板増加数（corrected count increment: CCI）の計算式

$$\text{CCI}（/\mu\text{L}）= \frac{\text{輸血血小板増加数}（/\mu\text{L}）\times \text{体表面積}（\text{m}^2）}{\text{輸血血小板総数}（\times 10^{11}）}$$

$$\text{体表面積}（\text{m}^2）= \frac{\text{身長}^{0.725} \times \text{体重}^{0.425} \times 71.8}{10.000}$$

＊血小板輸血 1 時間後の CCI は 7,500/μL 以上，24 時間後の CCI は 4,500/μL 以上を血小板輸血有効とする．

表III-120 CCI による血小板輸血不応の鑑別

CCI		不応の機序	原因と病態
24 時間値	1 時間値		
低下	著しく低下	免疫学的機序	抗 HLA 抗体 抗 HPA 抗体 自己抗体
低下	ほぼ正常	非免疫学的機序	出血・発熱 感染症・脾腫 DIC・薬剤など

小板は，HLA および HPA 型が患者と一致しているか，または交差適合試験陰性を示す．日本赤十字社血液センターでは，かつて AHG-LCT 法を用いて交差適合試験の陰性を確認して HLA 適合血小板を供給していたが，現在はより感度の高い ICFA 法（後述）が交差適合試験の標準法として用いられている．HLA 適合血小板は，赤十字血液センターが成分献血登録者より採取し，供給してくれるシステムが確立している．HPA 適合血小板についても，成分献血登録者の HLA 型の登録と同様のシステムで HPA の登録もあわせて実施している．本邦においては，ABO 血液型同型の血小板輸血を原則としている．しかし，HLA または HPA 適合血小板などその他の因子を適合させる必要があり，ABO 血液型同型血の入手が困難な場合には，HLA，HPA の適合を優先させ，ABO 血液型不適合製剤の投与をやむを得ないことがある．但し，血小板製剤中の抗 A，抗 B 抗体価が高い場合は，輸血後の注意深い観察が必要である．一方で，患者の抗 A，抗 B 抗体価がきわめて高い場合には，血小板輸血が無効となる場合があるので留意する．

c．輸血後紫斑病 (post-transfusion purpura: PTP)

過去に妊娠歴または輸血歴のある患者で細胞成分を含む血液製剤の輸血後7日から10日後頃に著明な血小板減少と出血傾向（粘膜出血，血尿，消化管出血，全身多発性出血斑など）をきたす副作用である．これは過去の妊娠や輸血によって患者側にあらかじめ抗 HPA 抗体が産生されていて，患者に対応する抗原陽性血小板が輸血されると発症するものである．わが国での報告例はない．欧米では，50,000～100,000 輸血に 1 回の頻度で発症するとされているが[81]，Shtalrid らはしばしば診断がついていないケースが存在し，24,000 輸血に 1 回の頻度で発症する可能性を示している[82]．約 90％が HPA-1b/b 型の患者が保有する抗 HPA-1a 抗体により発症するが，抗 HPA-1b，-3a，-3b，-4a，-5a，-5b 抗体などによる PTP も報告されている．中高年の経産婦女性に多く発症するが，輸血により産生した抗 HPA 抗体により男性が PTP を発症した例もある．PTP は，患者血漿中の抗 HPA 抗体に対して輸血された抗原陽性の血小板のみが破壊されるだけではなく，非特異的に患者自身の抗原陰性血小板も巻き込まれ破壊される．このメカニズムについて，①血小板に対する自己抗体が産生される，②免疫複合体が自己血小板に吸着し，血小板を破壊する，③あるいは一時的に pan-reactive な血小板反応性抗体が産生されるなどと考えられているが未だ完全に解明されていない．臨床経過は重篤な経過をたどり，死亡率は 10～20％とされている．治療法としては，IVIG 大量療法が第一選択として用いられ，ステロイドの併用は有効であることが多い．また，抗体除去のために血漿交換が行われることもある．一般的に輸血は症状を悪化させる．対応抗原陰性血小板の輸血は生命を脅かすような出血のある急性期においてのみ一時的に血小板数を増加させるために有効であるとされている．

d．血栓性疾患

近年，欧米諸国において HPA-1b 発現が心筋梗塞や血栓症などの発症に関連する危険因子であると報告され，注目されるようになった[83]．しかし，その後は関連性について両論の報告があり[84,85]，コンセンサスは得られていないが，日本人においては，HPA-1b 抗原陽性者が少ないため，臨床的意義は低い．また，Gonzalez-Conejero らは，HPA-2b 発現が冠動脈性心疾患および脳血管疾患発症の危険因子であると報告している[86)]．その一方で，HPA-3 の発現は，冠動脈疾患，心筋梗塞，ステント血栓症や狭窄などとは関連しないとされている[87,88)]．HPA 抗原が血栓性疾患のリスクファクターである可能性が指摘されているが，その関連性について完全に解明するためには，さらなる大規模な調査が必要である．

■ e．移植成績への関与

骨髄移植後の生存率は，ドナーとレシピエントの HLA クラスⅠ抗原やクラスⅡ抗原の適合度により大きく左右される．しかし，HLA クラスⅠ抗原やクラスⅡ抗原を適合させても移植成績に違いを認め，これにはマイナー組織適合性抗原が関与している可能性が考えられる．十字らは，マイナー組織適合性抗原の候補として HPA 抗原をあげ，HLA-A，B，C，DR 抗原適合の 715 例の移植で，HPA-5 不適合群では生存率が低下することを示し，その内，HLA-A*24:02-B*52:01 のハプロタイプを有する患者グループで最も有意に移植成績が不良であったと報告している[89)]．しかし，HPA-5 不適合と GVHD の発生率に関連性はみられず，GVHD を発症するマイナー組織適合性抗原不適合移植患者においてしばしばみられる生存率の低下は HPA-5 不適合移植による生存率低下とは異なるメカニズムによって生じることが示唆される．また，Kekomaki らは腎臓移植において HPA 不適合および患者が保有する HPA 抗体が移植成績に影響を与えるかを調査するために，166 例の死体腎移植についてドナーとレシピエントの HPA 不適合およびレシピエントの抗 HPA 抗体を検索し，HPA-5b 抗原が腎臓移植において急性血管性拒絶反応の発症に関与するマイナー組織適合性抗原であると報告している[90)]．しかし，ほとんどの患者において抗 HPA 抗体は検出されず，抗 HPA 抗体と腎臓移植の成績との関連性は確認されなかった．

3 血小板抗原・抗体検出方法

HPA 抗原検査は，古くは血清学的方法により行われてきたが HPA の遺伝子レベルでの解明が進み，ゲノタイピングが可能となった．従来から行われてきた血清学的方法は，検査に必要とされる血小板や適切な抗血清の確保が困難であることや検査に時間を費やすこと，また DNA タイピングの新しい技術が次々に発展してきたことにより，近年では HPA 型を確定するには DNA 検査が主流となっている．現在，血清学的検査は主に抗血小板抗体検出のために用いられる．

■ a．血清学的検査法

血小板表面上のレセプターやリガンドによる相互作用は，遠心操作によって血小板の非特異的凝集を引き起こす．そのため，抗赤血球抗体の検出において標準的な試験管凝集反応を使用することができない．さらに，検査に用いる血小板を全血から分離する操作により血小板表面の免疫グロブリンレベルが上昇し，検査感度と特異度の低下を招く．それゆえ，比較的容易に実施可能な赤血球抗原・抗体検査と比較して，血小板抗原・抗体検査は労力と時間を要するものであった．これまで様々な抗血小板抗体検査法の開発および改良がなされてきた 表 III-121[91)]．

第 1 世代

非特異凝集などによる血小板の扱いにくさにより血小板凝集能試験，補体結合試験，血小板第 3 因子（PF-3）放出試験，セロトニン放出試験など血小板の機能特性に基づいた方法が用いられていた．これらの方法は血小板と被検血清を混合後，血小板活性化能を測定する．しかし，血小板を活性化する抗体が存在する一方で，活性化しない抗体も存在するため検出感度が低く，現在ではヘパリン起因性血小板減少症（heparin induced thrombocytopenia: HIT）以外の免疫性血小板減少症の診断のためには使用されていない．

第 2 世代

第 1 世代の後，より感度の高い immunofluorescence test，radioimmunoassay，ELISA，SPRA

JCOPY 498-01913

表Ⅲ-121　抗血小板抗体検査法の発展

世代	原理	アッセイ
Ⅰ	Platelet function endpoint	血小板凝集能 補体結合テスト 血小板第三因子（PF-3）放出試験 セロトニン放出試験
Ⅱ	Measurement of PAIgG and PBIgG	Radioimmunoassay Immunofluorescence test 固相検査法（MPHA, SPRCA） ELISA
Ⅲ	Use of platelet glycoproteins as targets	Immunobead assay Monoclonal Antibody Immobilization of Platelet Antigens（MAIPA） MACE
Ⅳ	—	蛍光ビーズ法（ICFA, PAKLX） HPA 発現細胞株を利用した方法

(solid-phase RBC adherence)，MPHA などの PAIgG（platelet-associated IgG）または PBIgG（platelet-binding IgG）を測定する方法が用いられるようになった．

第 3 世代

1980 年代に GP 特異的なモノクローナル抗体が作製されて MAIPA や MACE（modified antigen-capture ELISA）のような antigen capture 法が用いられるようになった．これにより血小板膜蛋白の同定が可能となった．

第 4 世代

近年，ポリスチレンビーズに結合された精製血小板 GP を用いた処理能力の高い方法が開発されている．さらに，HPA 遺伝子を導入して HPA 抗原を強制発現した細胞が開発された．種々の方法に応用可能であり，次世代の検査法として期待される．

1）MPHA 法(mixed passive hemagglutination, 混合受身赤血球凝集法)

柴田らによって 1981 年に開発されて以来，本邦で広く用いられている方法である[92]．検出原理を 図Ⅲ-125 に示す．マイクロタイタープレートの U 底（ラウンドボトム）ウェルにインタクト血小板または血小板抽出抗原を固相し，被検血清を感作する．洗浄後，抗ヒト IgG を感作した固定ヒツジ赤血球（指示血球）を反応させる．被検血清中に抗体（ヒト IgG）が存在する場合，血小板に結合した抗体（ヒト IgG）が指示血球上の抗ヒト IgG 抗体と反応する結果，指示血球が U 底ウェルに落ちることなく拡散した像を示す（陽性反応）．抗体（ヒト IgG）が存在しない場合，指示血球は全て U 底ウェルの中心に落下し，ボタン状の像が確認される（陰性反応）．固定ヒツジ赤血球（指示血球）に抗 IgM 抗体を感作することにより IgM 性の抗体検出が可能となる．固定ヒツジ赤血球による反応像形成は自然沈降に基づき通常 6 時間以上かかるが，指示血球として代りに抗ヒト IgG をコートした磁性（マグネット）粒子を用いた M（magnetic)-MPHA 法が近年用いられている 図Ⅲ-126，図Ⅲ-127．M-MPHA 法では反応像形成を磁性板上で行い，磁力により指示血球の反応像の形成を行う．そのため，磁性粒子の添加後，非常に短時間（数分）で反応像を確認することができる 表Ⅲ-122．前述の通り，血小板上には HPA 抗原の他に HLA 抗原が存在するため，MPHA 法で陽性となった場合にどちらの抗原に対する抗体かを鑑別することが困難である．しかし，血小板上の抗原をクロロキン溶液または酸（pH 3.0）で処理することにより HLA 抗原の β_2 ミクログロブリンを減弱させることができる[93-95]．HLA 抗原を減弱させることにより抗 HLA 抗体と抗 HPA 抗体を鑑別することが可能となる．このため，検査を実施する場合には，クロロキン処理していない（未処理の）ウェルとクロロキン処理したものとを併用して検査することが望ましい．ただし，血小板上の HLA 抗原を完全に減弱させることは困難であるため，高力価の抗 HLA 抗体が存在する場合には反応性が残ることがあり，抗 HLA 抗体と抗 HPA 抗体を完全に鑑別することは難しい．さらにクロロキンおよび酸処理により HPA-15 抗原など一部の HPA において抗原性が失われることも念頭においておく必要がある[50]．MPHA 法における結果の解釈および MPHA 凝集像の判定基準を 図Ⅲ-128，図Ⅲ-129 に示す．自施設において血小板固相プレートを作製することが可能

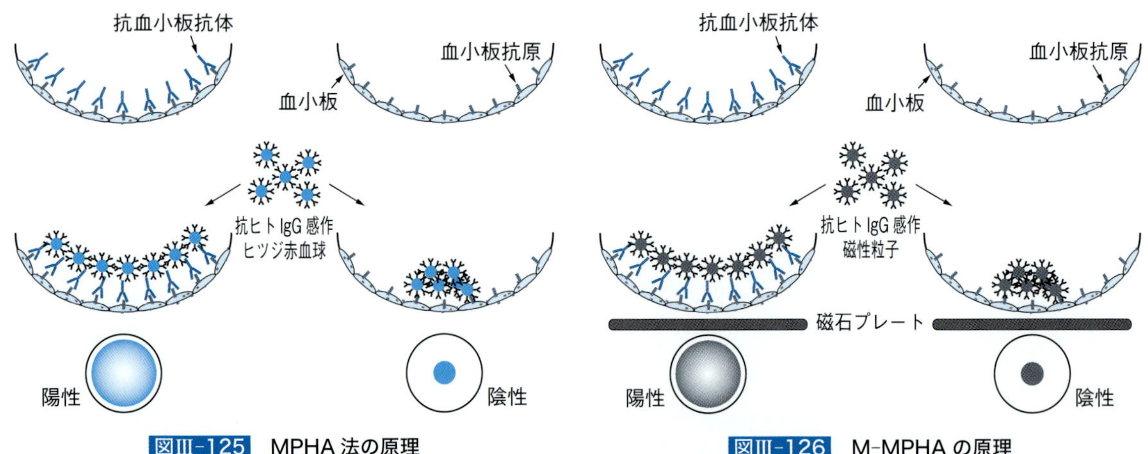

図Ⅲ-125 MPHA 法の原理

図Ⅲ-126 M-MPHA の原理

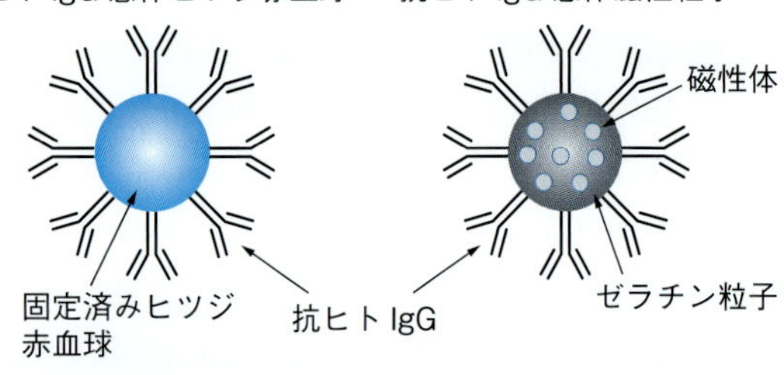

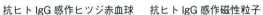

図Ⅲ-127 指示血球の比較（MPHA, M-MPHA）

表Ⅲ-122 MPHA と M-MPHA の比較

	MPHA	M- MPHA
血清感作時間, 温度	室温, 120 分間	37℃, 30 分間
指示血球/粒子	抗ヒト IgG 感作ヒツジ赤血球	抗ヒト IgG 感作磁性粒子
指示血球/粒子反応方法	自然沈降	磁性板の磁力による引っ張り
指示血球/粒子反応時間	6 時間以上（通常, overnight）	3 分間

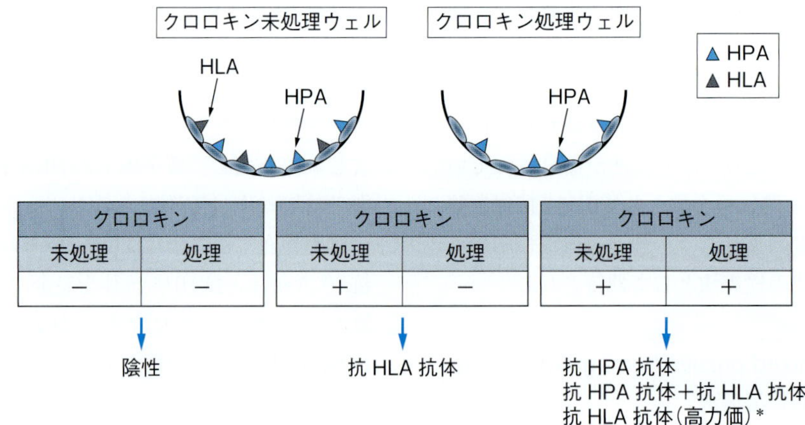

*高力価の抗 HLA 抗体が被検血清中に存在する場合, クロロキン処理で完全に減弱できなかった HLA 抗原と反応する.

図Ⅲ-128 MPHA 法の結果の解釈

JCOPY 498-01913

判定		基準
陽性	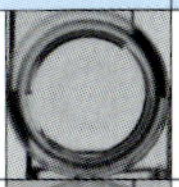 ++	指示血球がウェルの底面全体に凝集し，一様な広がりが見られる.
	+	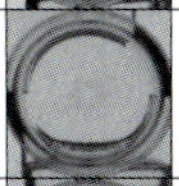 ウェルの底面中心に大きく薄く，わずかに指示血球の凝集が見られる.
陰性	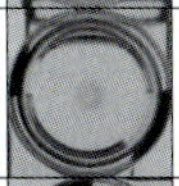 ±	指示血球の凝集がリング状に見られるが，その周辺に血球の分散が見られる.
	−	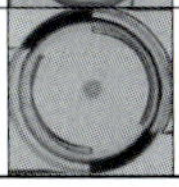 ウェルの底面中心にすべての指示血球が集まり，ボタン状の凝集像が見られる.

図III-129 MPHA 凝集像の判定基準

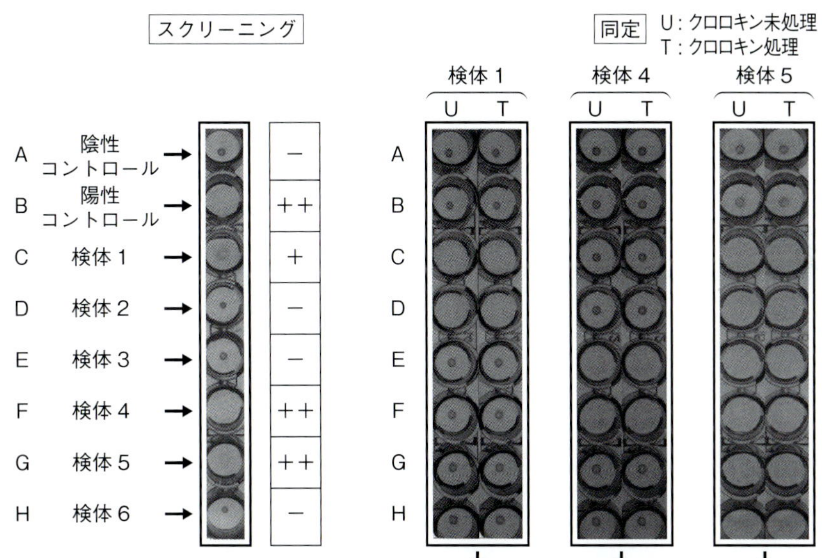

Anti-HPA・MPHA・パネル(同定キットの抗原表)

	HPA-1		HPA-2		HPA-3		HPA-4		HPA-5		HPA-6		Nakª	HLA					
	a	b	a	b	a	b	a	b	a	b	a	b		A		B		Cw	
A	+	0	0	+	+	0	+	0	+	0	+	0	0	24	−	7	44	5	7
B	+	0	+	+	0	+	+	0	+	0	+	0	0	2	31	51	60	10	15
C	+	0	+	0	+	0	+	+	+	0	+	0	+	24	−	60	62	4	−
D	+	0	+	0	0	+	+	+	+	0	+	0	+	11	24	46	51	1	15
E	+	0	+	0	+	0	+	0	0	+	+	0	+	24	26	54	61	1	8
F	+	0	+	0	0	+	+	0	+	+	+	0	+	24	−	7	13	7	10
G	+	0	+	0	+	0	+	0	+	0	+	+	+	26	33	44	61	10	14
H	+	0	+	0	+	+	+	0	+	0	+	+	+	11	24	7	60	7	−

写真左のスクリーニングキットで陽性となった検体 1, 4, 5 を写真右の同定キットで検査すると, 検体 1 は抗 HPA-4b 抗体, 検体 4 は抗 HPA-5b 抗体, 検体 6 は抗 Nakª 抗体とそれぞれ同定できる.

図III-130 Anti-PLT・MPHA・スクリーンと Anti-HPA・MPHA・パネルによる抗 HPA 抗体のスクリーニングと同定

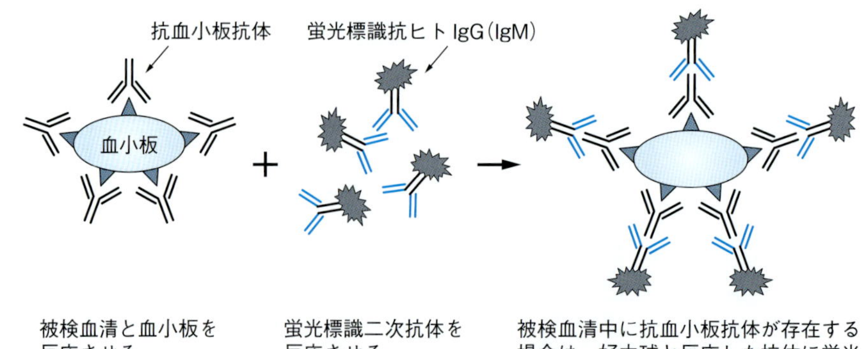

図III-131 PIFTの原理

であるが，作製には技術を必要とする．スクリーニングおよび同定のためのキット（anti-PLT・MPHA・スクリーンとanti-HPA・MPHA・パネル，ベックマンコールター社）が市販されている 図III-130.

2）PIFT法(platelet immuno-fluorescense test, 血小板蛍光抗体法)

インタクト血小板と被検血清を感作させた後，二次抗体として蛍光標識抗ヒトIgG抗体を反応させ蛍光強度を測定する方法である．当初は，蛍光顕微鏡を用いて蛍光強度の測定を目視により行っていたが，個人により判定基準が異なるなど客観性に乏しく，近年ではフローサイトメトリー法に替わっている．蛍光顕微鏡を用いた方法と異なり，測定結果を蛍光強度として数値で表すことができるため，客観性に優れた判定結果が得られる．フローサイトメトリー法は，インタクト血小板を用いる方法の中で広く用いられる方法の一つであり検出感度が高い．血小板と被検血清を感作後，結合していない抗体や非特異的反応を示す抗体を洗浄する．次に，二次抗体として蛍光標識抗ヒトIgG抗体を遮光下で反応させ，洗浄後，その特異蛍光をフローサイトメーターにより測定し，mean（平均値）またはMFI（median fluorescence intensity）値を求める．結果は被検血清と陰性コントロールの蛍光強度の比により求められる．異なる蛍光を標識した二次抗体（抗ヒトIgM抗体）を用いることにより同時に抗IgM抗体を測定することが可能である．抗ヒトIgG抗体を標識するために，FITC（fluorescein isothiocyanate）が広く使用されている．一方，抗ヒトIgM抗体を標識するためにPE（phycoerythrin）が用いられることが多い．MPHA法と同様に血小板をクロロキンまたは酸で処理することにより抗HPA抗体と抗HLA抗体の鑑別が可能となるが，高力価の抗HLA抗体が存在する場合，両者を完全に鑑別することは困難である．検出原理と検出例を 図III-131, 図III-132 に示す.

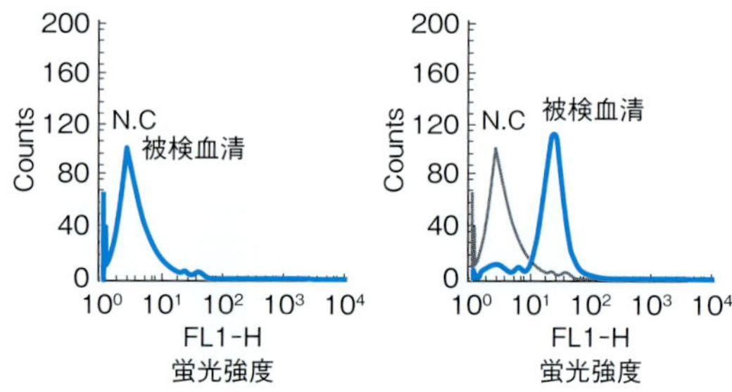

図III-132 PIFTによる抗HPA-3a抗体の測定

3）MAIPA（monoclonal antibody immobilization of platelet antigens)

1987年にドイツのKiefelらによって報告されて以来，ヨーロッパを中心に広く用いられている．血小板糖蛋白に対するモノクローナル抗体で抗原を捕捉するantigen capture法を利用した方法である[39]．最初に血小板と被検血清を感作後，洗浄し，血小板

JCOPY 498-01913

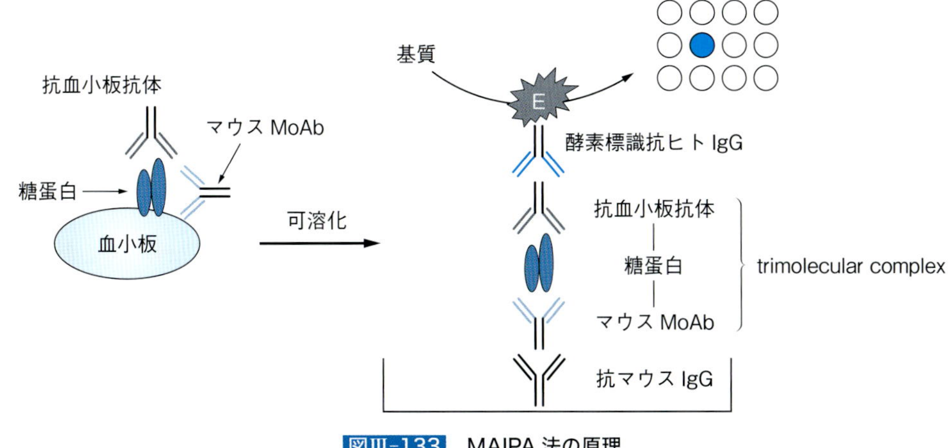

図III-133 MAIPA 法の原理

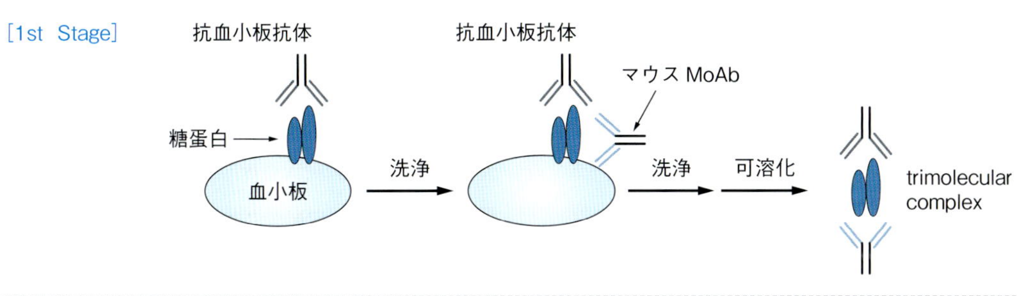

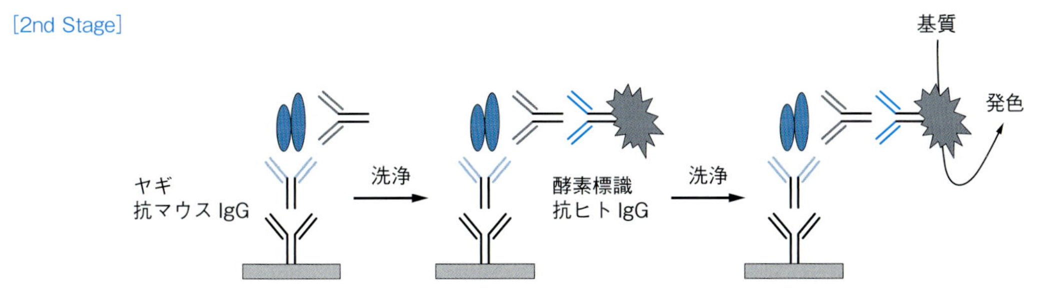

図III-134 MAIPA 法の手順

膜糖蛋白特異的なマウスモノクローナル抗体と反応させる．被検血清中に抗血小板抗体（ヒト IgG）が存在する場合，抗血小板抗体（ヒト IgG)-血小板膜糖蛋白-マウスモノクローナル抗体から成るトリプレットが形成される．血小板を可溶化剤で可溶化し，あらかじめ抗マウス IgG 抗体を固相してあるプレートに反応させると，抗マウス IgG 抗体-マウスモノクローナル抗体-血小板膜糖蛋白-抗血小板抗体（ヒト IgG）の複合体となり，抗血小板抗体は酵素標識抗ヒト IgG を用いた ELISA 系で検出される．酵素標識抗ヒト IgM 抗体を用いることにより IgM 型の抗血小板抗体を検出することができる．検出原理，手順および反応パターンを 図III-133 〜 図III-135 に示す．膜蛋白特異的に抗体を検出することが可能であり，複合抗体の検出や抗 HPA 抗体と抗 HLA 抗体の識別に優れる 図 III-136．MAIPA 法により低頻度抗原や新たな HPA 抗原が発見されている[96]．また，HPA-5 抗原や HPA-15 抗原のような発現量の低い抗原に対する抗体の検出にも優れるとされる．しかし，ヒト抗体とマウスモノクローナル抗体が結合部位の競合を生じるような近接したあるいは同じエピトープと反応する場合，偽陰性を生じることが

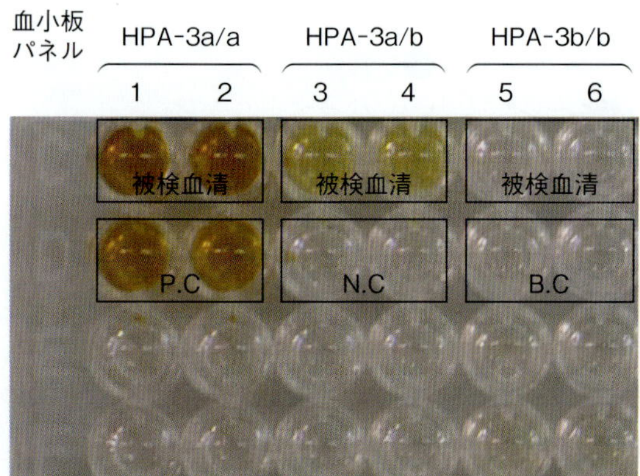

被検血清は抗 HPA-3a 抗体を含有する. HPA-3a/a(ホモタイプ)血小板(1, 2)と強く反応し, HPA-3a/b(ヘテロタイプ)血小板(3,4)とは弱く反応している. 対応抗原陰性の HPA-3b/b 血小板とは反応しない.
P.C: Positive control
N.C: Negative control
B.C: Buffer control

図Ⅲ-135 MAIPA 法の反応パターン

表Ⅲ-123 MAIPA 法に用いるマウス MoAb の種類

抗原	糖蛋白	モノクローナル抗体	
		補足抗原	クローン
HPA-2	GPⅠb/Ⅸ	GPⅠbα	AK2, SZ2
HPA-1, 3, 4, 6	GPⅡb/Ⅲa	GPⅡb/Ⅲa	Gi5, AP2, CLB-thromb/7
HPA-1, 3, 4, 6	GPⅡb/Ⅲa	GPⅡb/Ⅲa, GPⅡb	P2, SZ22
HPA-1, 3, 4, 6	GPⅡb/Ⅲa	GPⅡb/Ⅲa, GPⅢa	SZ21, AP3, CLB-thromb/1, Y-2/51
HPA-5	GPⅠa/Ⅱa	GPⅠa	Gi9
HPA-15	CD109	CD109	W7C5, TEA2/16,
Nak^{a}	GPⅣ	GPⅣ	FA6-152
HLA クラスⅠ		B_2-ミクログロブリン	W6/32

ある. 偽陰性を防ぐためには, 同じ GP であっても異なるエピトープを認識するマウスモノクローナル抗体を選択することが重要であり, 場合によっては数種のクローンを用いる必要性が生じる 表Ⅲ-123[97]. オリジナルの MAIPA 法が報告されて以来, 各施設においてプロトコルや試薬などの変更がなされ, 報告されているプロトコルには様々なバリエーションが存在する. それゆえ, 施設間で検出感度に差異が生じている現状があるため, 検査法の標準化が望まれる[98-100]. その他, MAIPA 法に類似した方法として ACE (antigen- capture ELISA) や MACE などがある 図Ⅲ-137, 図Ⅲ-138[101,102]. MAIPA 法がヨーロッパで広く用いられている一方で, ACE や MACE はアメリカで用いられることが多い. この原理を利用したキットとして PAKPlus (イムコア社) が販売されているが, 本キットですべての HPA 抗原に対する抗体を検出することはできない.

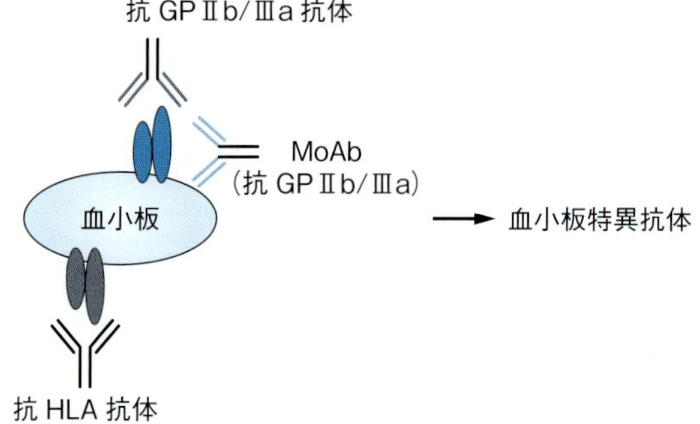

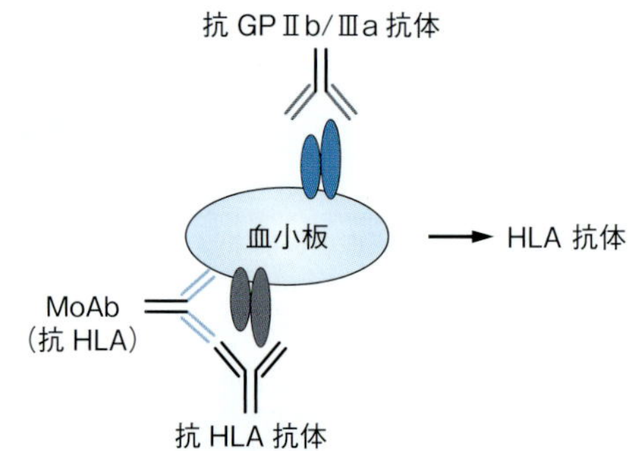

図Ⅲ-136 MAIPA 法による抗 HPA 抗体と抗 HLA 抗体の識別

4) ICFA 法 (immune-complex capture fluorescence analysis)

2009 年, 藤原らにより迅速, 簡便かつ高感度である新たな抗血小板抗体検査法が開発された. これは, Luminex 社の xMAP® テクノロジーに antigen capture 法を応用した方法であり, ICFA (immune-complex capture fluorescence analysis) 法とよばれる. 血小板と被検血清を反応させ, 血清中に血小板

JCOPY 498-01913

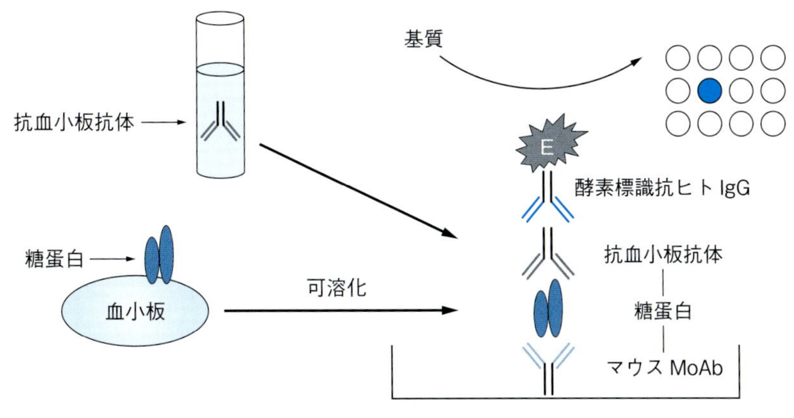

図III-137　ACE 法の原理

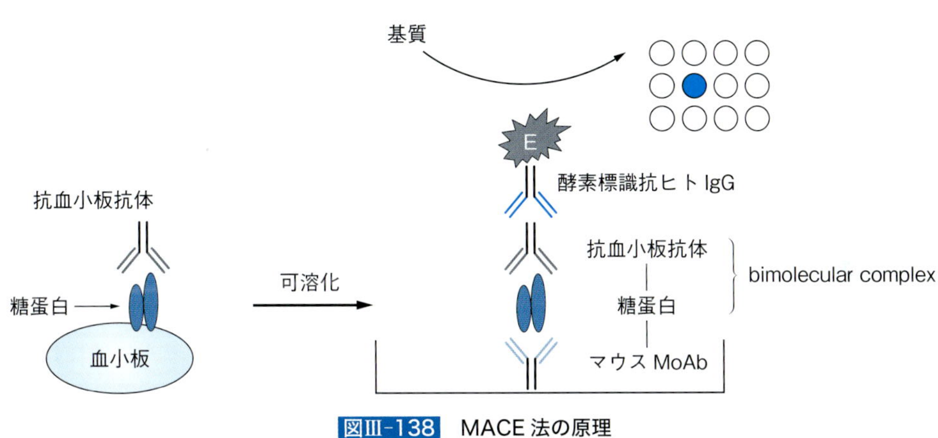

図III-138　MACE 法の原理

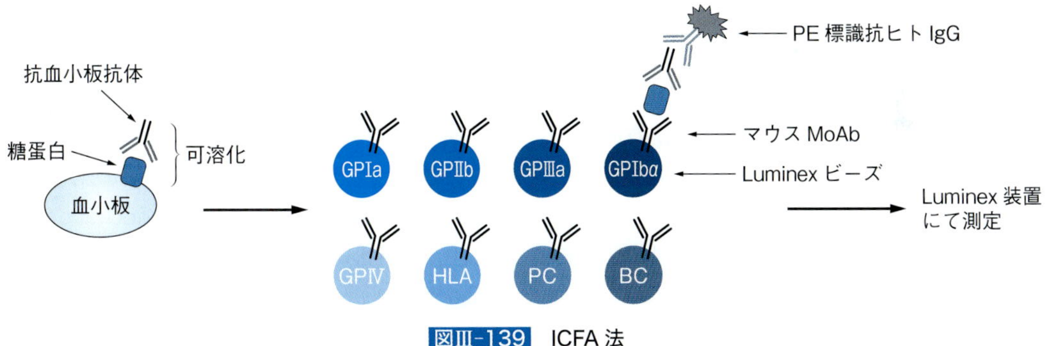

図III-139　ICFA 法

と反応する抗血小板抗体（抗 HPA 抗体，抗 HLA 抗体）が存在すれば血小板上の HPA 抗原または HLA 抗原と結合する．血小板を可溶化し，血小板膜蛋白や HLA クラス I 分子に特異的なモノクローナル抗体を結合させた Luminex マイクロビーズを加えて反応させる．PE 標識抗ヒト IgG を二次抗体として反応させた後，Luminex 装置を用いて測定する．マイクロビーズは蛍光色素で色分けされている．また，糖蛋白-抗血小板抗体の複合体が結合したマイクロビーズからは PE の結合による蛍光シグナルが得られる．蛍光ビーズの種類（色分け）と抗血小板抗体の結合による蛍光を識別して同時に検出することにより抗HPA抗体および抗HLA抗体の有無を検出する 図III-139．多種類の免疫複合体を同時に検出することが可能である．検出感度はMPHA法と同程度以上であることが報告されている[103]．また，検査時に用いる血小板や被検血清の使用量が少なくてすむといった利点を有するが，antigen capture法に基づく方法であり偽陰性を防止するためには適切なモノクローナル抗体の選択が重要となる．

5）PAKLX（イムコア社）

Luminex社のxMAP® テクノロジーを用いて抗HPA抗体および抗HLA抗体を検出するキットである．精製された血小板GP膜蛋白やHLAクラスⅠ分子を固定化したLuminex蛍光ビーズに被検血清を反応させた後，PE標識抗ヒトIgG抗体を添加し，反応後，ビーズの蛍光強度をLuminex装置で検出する．各ビーズの蛍光強度を3種類の陰性コントロールビーズの蛍光強度と比較し，結合した抗体のビーズが陽性か陰性かを測定する．PAKLXとMAIPA法の比較検討においては同程度の検出感度を示し，良好な相関を示すことがわかっている[104]．検査毎に血小板を準備する必要がなく，被検血清の使用量が少なくてすむといった利点を有する一方で，低力価，低活性の抗体は検出できない場合がある．また，自己抗体の検出における使用は保証されていない．

6）HPA発現パネル細胞株を利用した検出方法

ドイツのKrollらは，Chinese hamster ovary cell lines（CHO cells）にHPA遺伝子を導入して低頻度HPA抗原を発現させた細胞を開発した．MAIPA法にてその有用性が確認されたが，保存期間が経過するにつれ，HPAの発現レベルが低下することが確認された[105]．この問題を改良すべく，林らはレトロウイルス発現系を用いてHPA抗原を長期間，安定的に発現するHP-cellを開発した．HLA，HNAおよびHPA抗原を発現しないK562細胞を親細胞株としており，正常ヒト血清との反応性についても低バックグラウンドを示す．これまで，HPA-1a，-1b，-2a，-2b，-3b，-4b，-5b，-6b，-7b，-7variant，-12a，-13b，-15a，-15b，-18b，-21b，CD36を発現した細胞株が作製されている[106-110]．本細胞を用いれば検査毎に血小板パネルを準備する必要がなく，さらに，被検血清中の抗HLA抗体の存在により目的とする抗HPA抗体検出が困難となることもない．これらの細胞を用いて，MAIPA法をはじめ，MACE，flowcytometry法，ICFA法など様々な方法で抗体検出が可能である．

b．DNA検査法

HPAのDNA解析については，Newmanらによって HPA-1a/aおよびHPA-1b/bの血小板のmRNAをcDNAに逆転写後，これをPCRで増幅し，塩基配列が初めて調べられた[111]．以後，次々と各HPAの遺伝子レベルでの解明が進むとともにPCR法を利用した様々なDNAタイピングの技術が発展してきた．DNAタイピングは，抗血清を使用することなく確実にHPA型を同定することが可能である．しかし，目的とするHPA polymorphismの近傍に未知のpolymorphismが存在する場合，プライマーが適切にアニーリングせずに偽陰性を生じることがある．また，サイレントアリルによりDNAタイピングと血清学的検査において結果の相違がみられた例が報告されており，注意が必要である[112-114]．ゲノムDNAは白血球から分離されることが多いが，あらゆる組織から抽出することができる．出生前診断では，羊水中の羊水細胞，絨毛膜絨毛からDNAを分離する．また，母親血漿中の細胞外遊離DNA（cell-free DNA）もDNAタイピングに使用できる．

1）PCR-SSP（PCR-sequence specific primers）

アリル特異的なプライマーを用いて，ある特定の配列をもつDNA部位だけをPCR法で増幅する方法である．例えば，a型とb型とで塩基配列の異なる部位にプライマーを設定し，PCRを行う．a型に特異的なプライマーはa型のみを，一方，b型特異的プライマーはb型のみをそれぞれ増幅する．PCRによりDNAを増幅した後，アガロースゲル電気泳動し，DNAバンドの有無を確認する 図III-140，図III-141．どちらのプライマーで増幅されたかを検出することによりアリルを判定することができ

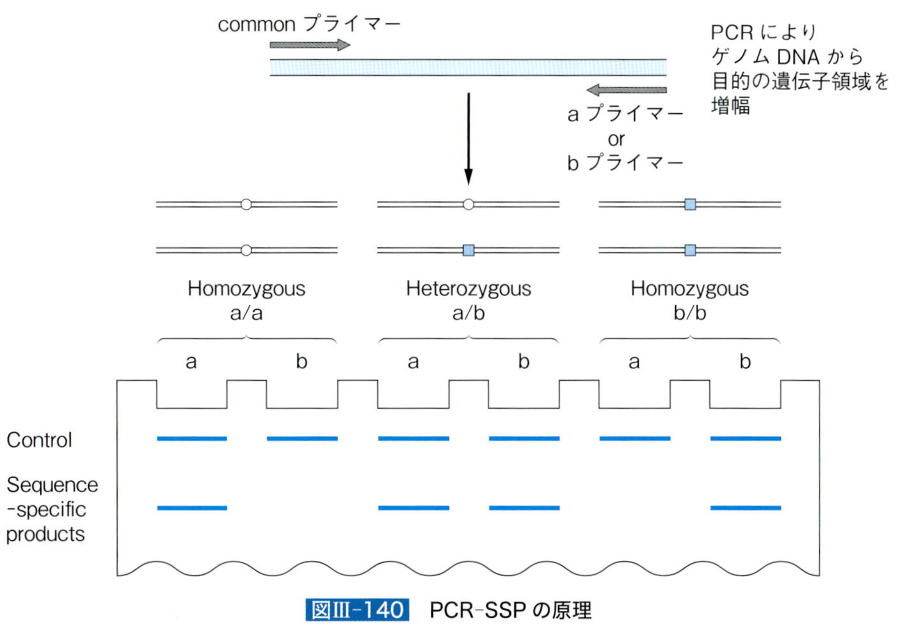

図Ⅲ-140　PCR-SSP の原理

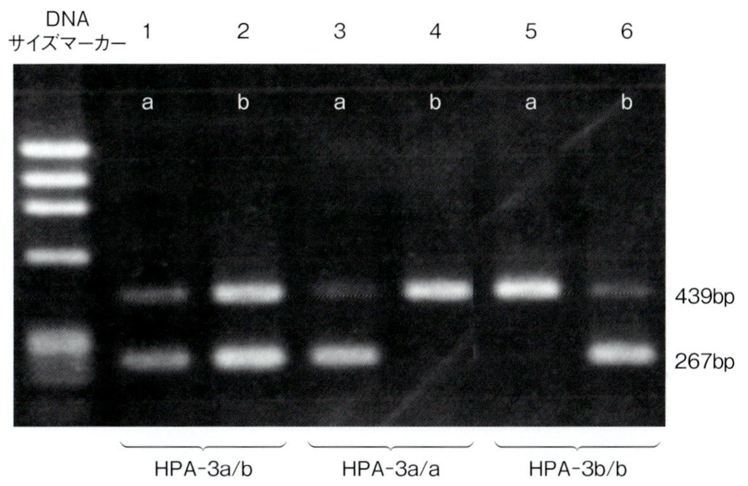

図Ⅲ-141　PCR-SSP による HPA-3 アリルの検出

a は HPA-3a アリル，b は HPA-3b アリルの増幅反応を示す．267 bp のバンドの有無により HPA-3 のアリルが決定される．レーン 1，2 は HPA-3a/b ドナー，3，4 は HPA-3a/a ドナー，5，6 は HPA-3b/b ドナーのサンプルである．ヒト成長ホルモン（439 bp）が内部コントロールとして用いられている．

る．適切なプライマー設計，反応試薬およびアニーリング温度，時間などの条件設定が必要であるが，一度設定条件が決定すれば安価で，非常に簡単に実施可能である．

2）PCR-RFLP（PCR-restriction fragment length polymorphism analysis）

PCR-RFLP 法は，特定の塩基配列を認識して DNA を切断する制限酵素を用いる方法である．PCR により増幅された DNA を制限酵素と反応させた後，電気泳動を行い，DNA 断片の長さによって

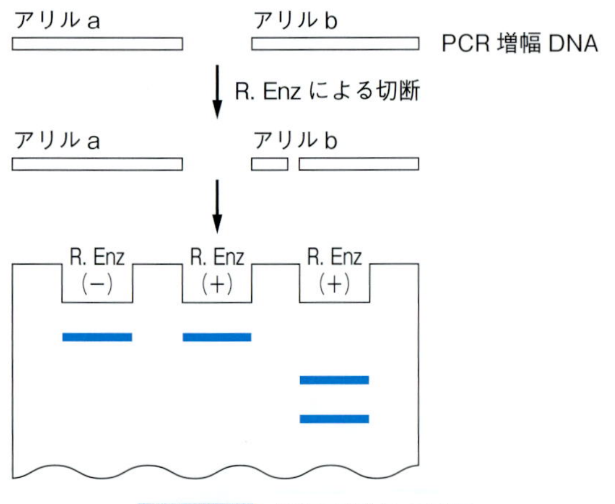

図III-142　PCR-RFLP の原理

アリルを判定する．すなわち，制限酵素により切断されたDNAは，電気泳動後，低分子の断片として検出される．それに対し，切断されないDNAはそのままの大きさで検出され，この泳動パターンによりアリルを決定する 図III-142．本法は簡便な操作で，かつ1塩基の違いを正確に識別できることから，感度および再現性に優れる方法のひとつとして広く利用されている．制限酵素の活性低下を防止するため試薬の温度管理やバッファーの塩濃度に留意する必要がある．

3）PCR-SSCP（PCR-single strand conformation polymorphism）法

PCR 増幅された 2 本鎖 DNA 断片や変性条件下にある 1 本鎖 DNA をポリアクリルアミドゲルなどのゲル電気泳動で分離した場合，その移動度は DNA 分子の大きさに比例する．一方，1 本鎖 DNA を非変性剤条件下で泳動した場合，分子内相互作用により折り畳まれ，その配列に特徴的な高次構造を形成し，その構造の差違によりゲル電気泳動の移動度が変化する 図III-143．すなわち，PCR-SSCP 法では PCR 増幅した 2 本鎖 DNA を熱やアルカリなどで 1 本鎖に変性させた後，変性剤を含まないポリアクリルアミドゲルにて電気泳動する．ゲル中で 1 本鎖 DNA は塩基配列の差違に応じて立体構造が変化して移動度が異なることを利用してタイピングする．この方法の染色には 1 本鎖 DNA が染色可能な銀染色が用いられる．電気泳動の温度，電流，時間，緩

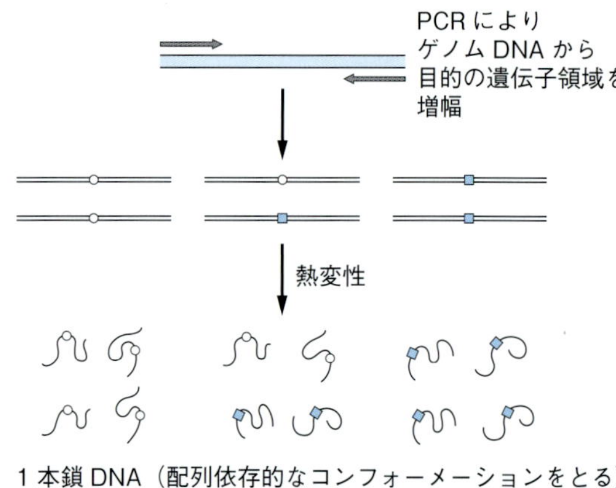

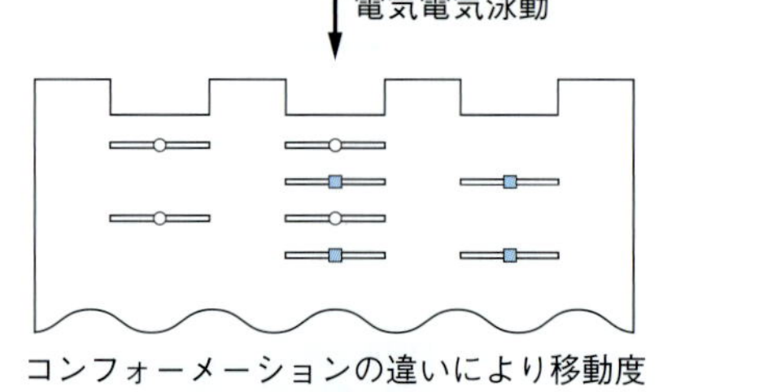

図III-143　PCR-SSCP の原理

衝液濃度などでバンドパターンが異なるので，綿密な条件設定が必要であるが，安価で，非常に簡単に実施可能である．

4）PCR-SSO（PCR-sequence specific oligonucleotide probe）法

PCR-SSO は熱またはアルカリ処理により増幅 DNA を 1 本鎖に変性し，メンブレンフィルターやマイクロプレートなどに固定する．多型部分に相補的な RI またはジゴキシゲニン標識オリゴヌクレオチドプローブを反応させ，増幅 DNA と結合するか否かをオートラジオグラフィーや酵素活性の検出により確認しアリルを判定する方法である．RI の使用による使用施設の制約や DNA のフィルターへの固定作業やプローブ結合後のフィルター洗浄操作など煩雑な手技が求められる．これに対して，操作の簡便化を目的として逆にプローブをあらかじめメンブレンフィルターやマイクロプレートに固定し，PCR 産物をハイブリダイズするリバース SSO（r-SSO）法による検査法が開発された．一般的に r-SSO 法は

JCOPY 498-01913

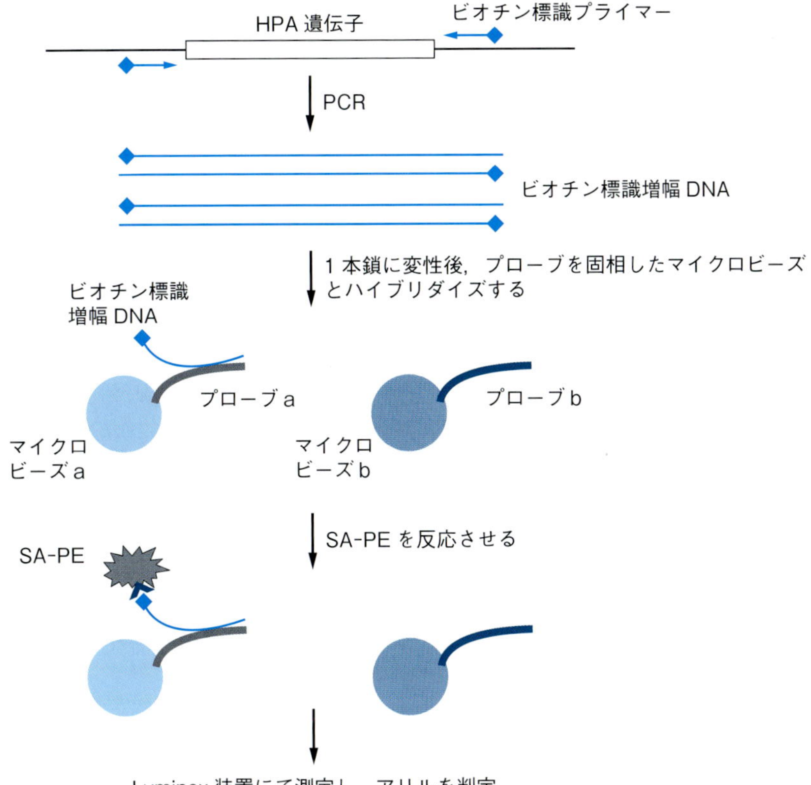

図III-144　PCR-rSSO

大量検体処理に不向きとされているが，近年，r-SSO 法を応用し，Luminex により蛍光ビーズを用いてタイピングする迅速かつ大量検体処理が可能な方法がキット化されている．この方法は，100 種類の色調を示すポリスチレンビーズと 2 種類の検出用レーザー（ビーズ表面の蛍光物質の色調とビーズ表面に標識された PE の蛍光強度を検出）を有する専用装置（Luminex 装置）を使用する．5' 末端をビオチン標識したプライマーで目的とする遺伝子領域を増幅し，表面にプローブを固相したビーズとハイブリダイズする．プローブは各 HPA アリルに特異的な配列となっており，増幅 DNA はその HPA タイプに対応したプローブと結合する．PE 標識ストレプトアビジン（Streptavidin-PE: SA-PE）を反応させた後，Luminex 社の xMAP® テクノロジーを用いてアリルを判定する 図III-144．本法は Luminex 装置を必要とし，試薬も高価であるが，簡便に実施可能であるためわが国で広く用いられている方法である．

5）5'-nuclease assay（TaqMan プローブ法）

PCR 増幅領域内に配列特異的なプローブ（TaqMan プローブ）を PCR 産物の検出に用いる方法である．TaqMan プローブ上には，レポーターとクエンチャー（励起エネルギー吸収剤）の 2 つの蛍光物質が近接して標識されている．TaqMan プローブは PCR のアニーリングステップで鋳型 DNA に特異的にハイブリダイズするが，この状態では近傍のクエンチャーによりレポーターからの蛍光は抑制されている．次に，Taq ポリメラーゼによる PCR の伸長反応ステップの際に Taq DNA ポリメラーゼのもつ 5'→3' エキソヌクレアーゼ活性により鋳型にハイブリダイズした TaqMan プローブが加水分解され，レポーターとクエンチャーが分離する．その結果，レポーターがプローブから遊離し，クエンチャーによる抑制（クエンチング効果または消光効果）が解除されて蛍光が発せられる 図III-145．PCR 産物の量に比例してレポーター色素の蛍光強

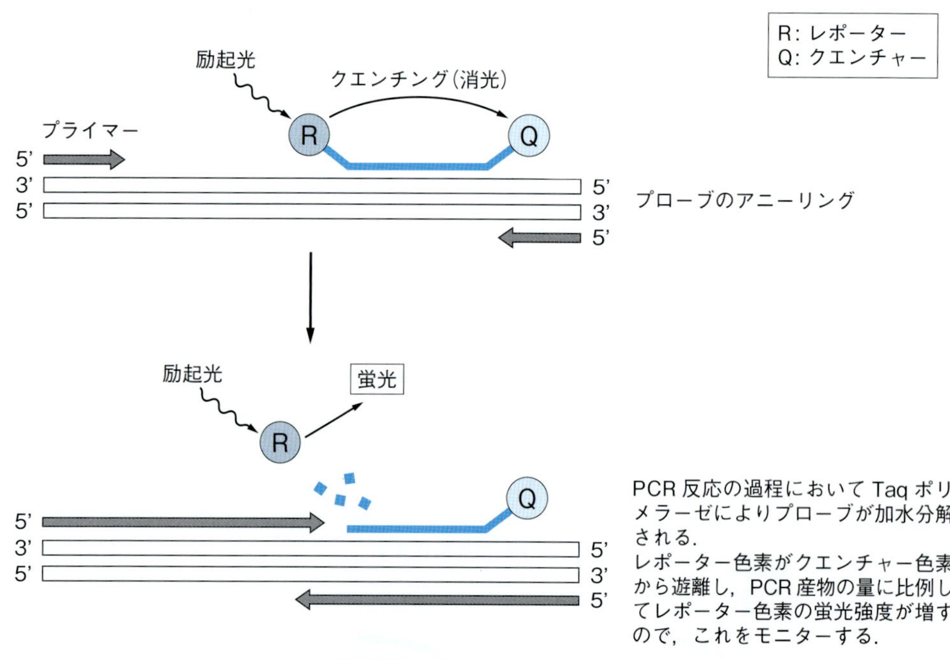

図III-145 TaqMan PCR の原理

度が増すので，これをモニターする．プローブのレポーター色素は VIC，FAM，TET などがあり選択可能である．2 種類のレポーターを標識したアリル特異的プローブを用いてそれぞれの蛍光シグナルを検出し，PCR 産物量を測定することによりアリルを判定する．

●文　献

1) Curtis BR, Edwards JT, Hessner MJ, et al. Blood group A and B antigens are strongly expressed on platelets of some individuals. Blood. 2000; 96: 1574-81.
2) Brand A, Sintnicolaas K, Claas FH, et al. ABH antibodies causing platelet transfusion refractoriness. Transfusion. 1986; 26: 463-6.
3) Skogen B, Rossebø Hansen B, Husebekk A, et al. Minimal expression of blood group A antigen on thrombocytes from A_2 individuals. Transfusion. 1988; 28: 456-9.
4) Ogasawara K, Ueki J, Takenaka M, et al. Study on the expression of ABH antigens on platelets. Blood. 1993; 82: 993-9.
5) Santoso S, Kalb R, Kiefel V, et al. The presence of messenger RNA for HLA class I in human platelets and its capability for protein biosynthesis. Br J Haematol. 1993; 84: 451-6.
6) Schiffer CA, O'Connell B, Lee EJ. Platelet transfusion therapy for alloimmunized patients: selective mismatching for HLA B12, an antigen with variable expression on platelets. Blood. 1989; 74: 1172-6.
7) Van Loghem Jj J, Dorfmeijer H, Van Hart M, et al. Serological and genetical studies on a platelet antigen (Zw). Vox Sang. 1959; 4: 161-9.
8) van der Weerdt CM, van de Wiel-Dorfmeyer H, Engelfreit CP, et al. A new platelet antigen. Proc 8th Congr Europ Soc Haemat. 1962: 379.
9) Metcalfe P, Watkins NA, Ouwehand WH, et al. Nomenclature of human platelet antigens. Vox Sang. 2003; 85: 240-5.
10) Curtis BR, McFarland JG. Human platelet antigens-2013. Vox Sang. 2014; 106: 93-102.
11) Santoso S. Human platelet alloantigens. Transfus Apher Sci. 2003; 28: 227-36.
12) Shulman NR, Aster RH, Leitner A, et al. Immunoreactions Involving Platelets. V. Post-Transfusion Purpura Due to a Complement-Fixing Antibody against a Genetically Controlled Platelet Antigen. A Proposed Mechanism for Thrombocytopenia and Its Relevance in "Autoimmunity". J Clin Invest. 1961; 40: 1597-620.
13) van der Weerdt CM, Veenhoven-Vonriesz LE, Nijenhuis LE, et al. The Zw Blood Group System in

Platelets. Vox Sang. 1963; 8: 513-30.
14) Valentin N, Vergracht A, Bignon JD, et al. HLA-DRw52a is involved in alloimmunization against PL-A1 antigen. Hum Immunol. 1990; 27: 73-9.
15) L'Abbé D, Tremblay L, Filion M, et al. Alloimmunization to platelet antigen HPA-1a (PI[A1]) is strongly associated with both HLA-DRB3*0101 and HLA-DQB1*0201. Hum Immunol. 1992; 34: 107-14.
16) Maslanka K, Yassai M, Gorski J. Molecular identification of T cells that respond in a primary bulk culture to a peptide derived from a platelet glycoprotein implicated in neonatal alloimmune thrombocytopenia. J Clin Invest. 1996; 98: 1802-8.
17) Rayment R, Kooij TW, Zhang W, et al. Evidence for the specificity for platelet HPA-1a alloepitope and the presenting HLA-DR52a of diverse antigen-specific helper T cell clones from alloimmunized mothers. J Immunol. 2009; 183: 677-86.
18) Loewenthal R, Rosenberg N, Kalt R, et al. Compound heterozygosity of HLA-DRB3*01:01 and HLA-DRB4*01:01 as a potential predictor of fetal neonatal alloimmune thrombocytopenia. Transfusion. 2013; 53: 344-52.
19) van der Weerdt CM. Platelet antigens and isoimmunization. Doctoral Thesis University of Amsterdam. 1965.
20) Saji H, Maruya E, Fujii H, et al. New platelet antigen, Sib[a], involved in platelet transfusion refractoriness in a Japanese man. Vox Sang. 1989; 56: 283-7.
21) 荒木延夫，成瀬妙子，坊池義浩，他．本邦第一例の抗HPA-2aの検出と性状及びHPA-2抗原系頻度．日輸血会誌．1991; 37: 811-6.
22) 丸屋悦子，佐治博夫．Sib[a]（HPA-2b）抗原の臨床的意義．In: 髙橋孝喜，他編．血小板/顆粒球抗原・抗体検査標準マニュアル．東京: 医歯薬出版; 2009. p.102-5.
23) von dem Borne AE, von Riesz E, Verheugt FW, et al. Bak[a], a new platelet-specific antigen involved in neonatal allo-immune thrombocytopenia. Vox Sang. 1980; 39: 113-20.
24) Boizard B, Wautier JL. Lek[a], a new platelet antigen absent in Glanzmann's thrombasthenia. Vox Sang. 1984; 46: 47-54.
25) Kickler TS, Herman JH, Furihata K, et al. Identification of Bak[b], a new platelet-specific antigen associated with posttransfusion purpura. Blood. 1988; 71: 894-8.
26) McGrath K, Minchinton R, Cunningham I, et al. Platelet anti-Bak[b] antibody associated with neonatal alloimmune thrombocytopenia. Vox Sang. 1989; 57: 182-4.
27) 森田庄治，井上　進，花垣澄雄，他．新生児同種免疫性血小板減少症（NAIT）の抗体分析　1985～2005. 日本輸血細胞治療学会誌．2006; 52: 678-83.
28) Kataoka S, Kobayashi H, Chiba K, et al. Neonatal alloimmune thrombocytopenia due to an antibody against a labile component of human platelet antigen-3b (Bak[b]). Transfus Med. 2004; 14: 419-23.
29) Socher I, Zwingel C, Santoso S, et al. Heterogeneity of HPA-3 alloantibodies: consequences for the diagnosis of alloimmune thrombocytopenic syndromes. Transfusion. 2008; 48: 463-72.
30) Lin M, Shieh SH, Liang DC, et al. Neonatal alloimmune thrombocytopenia in Taiwan due to an antibody against a labile component of HPA-3a (Bak[a]). Vox Sang. 1995; 69: 336-40.
31) Friedman JM, Aster RH. Neonatal alloimmune thrombocytopenic purpura and congenital porencephaly in two siblings associated with a "new" maternal antiplatelet antibody. Blood. 1985; 65: 1412-5.
32) Shibata Y, Matsuda I, Miyaji T, et al. Yuk[a], a new platelet antigen involved in two cases of neonatal alloimmune thrombocytopenia. Vox Sang. 1986; 50: 177-80.
33) Shibata Y, Miyaji T, Ichikawa Y, et al. A new platelet antigen system, Yuk[a]/Yuk[b]. Vox Sang. 1986; 51: 334-6.
34) 永尾暢夫，谷上純子，安原佳津江，他．患者及び献血者に見いだした血小板抗体の特異性，特にHPA-4b抗原の免疫とHLA-DR2（A24-Bw52-Cw-DR2）抗原の相関性について．日輸血会誌．1991; 37: 32-9.
35) 森田庄治，愛敬千絵，石島あや子，他．経産婦献血者8万人からスクリーニングされた抗血小板同種抗体について．日輸血会誌．1991; 37: 40-3.
36) Simon TL, Collins J, Kunicki TJ, et al. Posttransfusion purpura associated with alloantibody specific for the platelet antigen, Pen (a). Am J Hematol. 1988; 29: 38-40.
37) Kiefel V, Santoso S, Katzmann B, et al. A new platelet-specific alloantigen Br[a]. Report of 4 cases with neonatal alloimmune thrombocytopenia. Vox Sang. 1988; 54: 101-6.
38) Kiefel V, Santoso S, Katzmann B, et al. The Br[a]/Br[b] alloantigen system on human platelets. Blood. 1989; 73: 2219-23.
39) Kiefel V, Santoso S, Weisheit M, et al. Monoclonal antibody-specific immobilization of platelet antigens (MAIPA): a new tool for the identification of platelet-reactive antibodies. Blood. 1987; 70: 1722-6.
40) Woods VL, Pischel KD, Avery ED, et al. Antigenic

polymorphism of human very late activation protein-2 (platelet glycoprotein I a-II a). Platelet alloantigen Hca. J Clin Invest. 1989; 83: 978-85.

41) Smith JW, Kelton JG, Horsewood P, et al. Platelet specific alloantigens on the platelet glycoprotein I a/II a complex. Br J Haematol. 1989; 72: 534-8.

42) Mueller-Eckhardt C, Kiefel V, Kroll H, et al. HLA-DRw6, a new immune response marker for immunization against the platelet alloantigen Br[a]. Vox Sang. 1989; 57: 90-1.

43) McFarland JG, Blanchette V, Collins J, et al. Neonatal alloimmune thrombocytopenia due to a new platelet-specific alloantibody. Blood. 1993; 81: 3318-23.

44) Kekomäki R, Jouhikainen T, Ollikainen J, et al. A new platelet alloantigen, Tu[a], on glycoprotein III a associated with neonatal alloimmune thrombocytopenia in two families. Br J Haematol. 1993; 83: 306-10.

45) 岩本通子，市村和子，内田和人，他．抗 HPA-6b 抗体が血小板輸血不応状態に関与したと考えられる症例．日輸血会誌．2003; 49: 439-43.

46) Kuijpers RW, Simsek S, Faber NM, et al. Single point mutation in human glycoprotein III a is associated with a new platelet-specific alloantigen (Mo) involved in neonatal alloimmune thrombocytopenia. Blood. 1993; 81: 70-6.

47) Koh Y, Taniue A, Ishii H, et al. Neonatal alloimmune thrombocytopenia caused by an antibody specific for a newly identified allele of human platelet antigen-7. Transfusion. 2010; 50: 1276-84.

48) Kelton JG, Smith JW, Horsewood P, et al. Gov[a/b] alloantigen system on human platelets. Blood. 1990; 75: 2172-6.

49) Bordin JO, Kelton JG, Warner MN, et al. Maternal immunization to Gov system alloantigens on human platelets. Transfusion. 1997; 37: 823-8.

50) 松橋美佳，津野寛和，川端みちる，他．MPHA 法による抗 HPA-15 (Gov) 抗体の検出．日本輸血細胞治療学会誌．2008; 54: 262.

51) Matsuhashi M, Tsuno NH, Kawabata M, et al. The first case of alloantibody against human platelet antigen-15b in Japan: possible alloimmunization by a hydatidiform mole. Transfusion. 2010; 50: 1126-30.

52) Matsuhashi M, Tsuno NH, Sone S, et al. The role of alloantibodies against human platelet antigen-15 in multiply platelet transfused patients. Transfusion. 2014; 54: 1093-9.

53) Peterson JA, Gitter ML, Kanack A, et al. New low-frequency platelet glycoprotein polymorphisms associated with neonatal alloimmune thrombocytopenia. Transfusion. 2010; 50: 324-33.

54) Koh Y, Ishii H, Amakishi E, et al. The first two cases of neonatal alloimmune thrombocytopenia associated with the low-frequency platelet antigen HPA-21bw (Nos) in Japan. Transfusion. 2012; 52: 1468-75.

55) Peterson JA, Gitter M, Bougie DW, et al. Low-frequency human platelet antigens as triggers for neonatal alloimmune thrombocytopenia. Transfusion. 2014; 54: 1286-93.

56) Ikeda H, Mitani T, Ohnuma M, et al. A new platelet-specific antigen, Nak[a], involved in the refractoriness of HLA-matched platelet transfusion. Vox Sang. 1989; 57: 213-7.

57) Ogata T, Ohto H, Yasuda H, et al. CD36 (Nak[a]) sensitization with platelet-transfusion refractoriness in a liver transplant recipient. Transplantation. 2005; 79: 620.

58) Peterson JA, McFarland JG, Curtis BR, et al. Neonatal alloimmune thrombocytopenia: pathogenesis, diagnosis and management. Br J Haematol. 2013; 161: 3-14.

59) Mueller-Eckhardt C, Kiefel V, Grubert A, et al. 348 cases of suspected neonatal alloimmune thrombocytopenia. Lancet. 1989; 1: 363-6.

60) Bussel J, Kaplan C, McFarland J. Recommendations for the evaluation and treatment of neonatal autoimmune and alloimmune thrombocytopenia. The Working Party on Neonatal Immune Thrombocytopenia of the Neonatal Hemostasis Subcommittee of the Scientific and Standardization Committee of the ISTH. Thromb Haemost. 1991; 65: 631-4.

61) Risson DC, Davies MW, Williams BA. Review of neonatal alloimmune thrombocytopenia. J Paediatr Child Health. 2012; 48: 816-22.

62) Grainger JD, Morrell G, Yates J, et al. Neonatal alloimmune thrombocytopenia with significant HLA antibodies. Arch Dis Child Fetal Neonatal Ed. 2002; 86: F200-1.

63) Thude H, Schorner U, Helfricht C, et al. Neonatal alloimmune thrombocytopenia caused by human leucocyte antigen-B27 antibody. Transfus Med. 2006; 16: 143-9.

64) Starcevic M, Tomicic M, Malenica M, et al. Neonatal alloimmune thrombocytopenia caused by anti-HLA-A24 alloantibodies. Acta Paediatr. 2010; 99: 630-2.

65) Skacel PO, Stacey TE, Tidmarsh CE, et al. Maternal alloimmunization to HLA, platelet and granulocyte-specific antigens during pregnancy: its influence on cord blood granulocyte and platelet counts. Br J

Haematol. 1989; 71: 119-23.
66) 柴田洋一. 輸血医学の現状と展望 血小板型. 日輸血会誌. 1993; 39: 204-11.
67) Curtis BR, Fick A, Lochowicz AJ, et al. Neonatal alloimmune thrombocytopenia associated with maternal-fetal incompatibility for blood group B. Transfusion. 2008; 48: 358-64.
68) Kato S, Sugiura T, Ueda H, et al. Massive intracranial hemorrhage caused by neonatal alloimmune thrombocytopenia associated with anti-group A antibody. J Perinatal. 2013; 33: 79-82.
69) Ueda H, Sugiura T, Katano K, et al. Perinatal management of neonatal alloimmune thrombocytopenia associated with anti-group A antibody. Transfus Med. 2015; 25: 42-6.
70) Porcelijn L, Van den Akker ES, Oepkes D. Fetal thrombocytopenia. Semin Fetal Neonatal Med. 2008; 13: 223-30.
71) Scheffer PG, Ait Soussan A, Verhagen OJ, et al. Noninvasive fetal genotyping of human platelet antigen-1a. BJOG. 2011; 118: 1392-5.
72) Le Toriellec E, Chenet C, Kaplan C. Safe fetal platelet genotyping: new developments. Transfusion. 2013; 53: 1755-62.
73) Bertrand G, Drame M, Martageix C, et al. Prediction of the fetal status in noninvasive management of alloimmune thrombocytopenia. Blood. 2011; 117: 3209-13.
74) Kanhai HH, Porcelijn L, Engelfriet CP, et al. Management of alloimmune thrombocytopenia. Vox Sang. 2007; 93: 370-85.
75) Friedberg RC, Mintz PD. Causes of refractoriness to platelet transfusion. Curr Opin Hematol. 1995; 2: 493-8.
76) Kekomaki R. Use of HLA- and HPA--matched platelets in alloimmunized patients. Vox Sang. 1998; 74 Suppl 2: 359-63.
77) 高本 滋. 血小板輸血. In: 池田久實, 霜山龍志. 輸血学—理論と展望. 北海道: 北海道大学図書刊行会; 2000. p.134-43.
78) Hod E, Schwartz J. Platelet transfusion refractoriness. Br J Haematol. 2008; 142: 348-60.
79) Rebulla P. A mini-review on platelet refractoriness. Haematologica. 2005; 90: 247-53.
80) Pavenski K, Freedman J, Semple JW. HLA alloimmunization against platelet transfusions: pathophysiology, significance, prevention and management. Tissue Antigens. 2012; 79: 237-45.
81) Padhi P, Parihar GS, Stepp J, et al. Post-transfusion purpura: a rare and life-threatening aetiology of thrombocytopenia. BMJ Case Rep. 2013; doi: 10.1136/bcr-2013-008860.
82) Shtalrid M, Shvidel L, Vorst E, et al. Post-transfusion purpura: a challenging diagnosis. Isr Med Assoc J. 2006; 8: 672-4.
83) Weiss EJ, Bray PF, Tayback M, et al. A polymorphism of a platelet glycoprotein receptor as an inherited risk factor for coronary thrombosis. N Engl J Med. 1996; 334: 1090-4.
84) Zhu MM, Weedon J, Clark LT. Meta-analysis of the association of platelet glycoprotein Ⅲa $Pl^{A1/A2}$ polymorphism with myocardial infarction. Am J Cardiol. 2000; 86: 1000-5, A8.
85) Di Castelnuovo A, de Gaetano G, Donati MB, et al. Platelet glycoprotein receptor Ⅲa polymorphism PL^{A1}/PL^{A2} and coronary risk: a meta-analysis. Thromb Haemost. 2001; 85: 626-33.
86) Gonzalez-Conejero R, Lozano ML, Rivera J, et al. Polymorphisms of platelet membrane glycoprotein Ib associated with arterial thrombotic disease. Blood. 1998; 92: 2771-6.
87) Bottiger C, Kastrati A, Koch W, et al. HPA-1 and HPA-3 polymorphisms of the platelet fibrinogen receptor and coronary artery disease and myocardial infarction. Thromb Haemost. 2000; 83: 559-62.
88) Kroll H, Fechter A, Gardemann A. The role of the glycoprotein Ⅱb fibrinogen receptor subunit T2622G gene polymorphism (HPA-3) on coronary artery disease and acute myocardial infarction. Thromb Haemost. 2001; 85: 182-3.
89) Juji T, Watanabe Y, Ishikawa Y, et al. Human platelet alloantigen (HPA)-5a/b mismatch decreases disease-free survival in unrelated bone marrow transplantation. Tissue Antigens. 1999; 54: 229-34.
90) Kekomäki S, Kyllönen L, Salmela K, et al. Platelet-specific alloantigens in cadaveric renal transplantation. A prospective study. Effect of HPA-5b mismatch in acute vascular rejection of renal allografts. Tissue Antigens. 2001; 57: 154-7.
91) Warner M, Kelton JG. Laboratory investigation of immune thrombocytopenia. J Clin Pathol. 1997; 50: 5-12.
92) Shibata Y, Juji T, Nishizawa Y, et al. Detection of platelet antibodies by a newly developed mixed agglutination with platelets. Vox Sang. 1981; 41: 25-31.
93) Langenscheidt F, Kiefel V, Santoso S, et al. Quantitation of platelet antigens after chloroquine treatment. Eur J Haematol. 1989; 42: 186-92.
94) Kurata Y, Oshida M, Take H, et al. New approach to

eliminate HLA class I antigens from platelet surface without cell damage: acid treatment at pH 3.0. Vox Sang. 1989; 57: 199-204.

95) Srivastava A, Pearson H, Bryant J, et al. Acidified chloroquine treatment for the removal of class I HLA antigens. Vox Sang. 1993; 65: 146-50.

96) Kiefel V. The MAIPA assay and its applications in immunohaematology. Transfus Med. 1992; 2: 181-8.

97) Morel-Kopp MC, Daviet L, McGregor J, et al. Drawbacks of the MAIPA technique in characterising human antiplatelet antibodies. Blood Coagul Fibrinolysis. 1996; 7: 144-6.

98) Metcalfe P, Allen D, Chapman J, et al. Interlaboratory variation in the detection of clinically significant alloantibodies against human platelet alloantigens. Br J Haematol. 1997; 97: 204-7.

99) Allen D, Ouwehand WH, de Haas M, et al. Interlaboratory variation in the detection of HPA-specific alloantibodies and in molecular HPA typing. Vox Sang. 2007; 93: 316-24.

100) Campbell K, Rishi K, Howkins G, et al. A modified rapid monoclonal antibody-specific immobilization of platelet antigen assay for the detection of human platelet antigen (HPA) antibodies: a multicentre evaluation. Vox Sang. 2007; 93: 289-97.

101) Furihata K, Nugent DJ, Bissonette A, et al. On the association of the platelet-specific alloantigen, Pena, with glycoprotein Ⅲa. Evidence for heterogeneity of glycoprotein Ⅲa. J Clin Invest. 1987; 80: 1624-30.

102) Menitove JE, Pereira J, Hoffman R, et al. Cyclic thrombocytopenia of apparent autoimmune etiology. Blood. 1989; 73: 1561-9.

103) Fujiwara K, Shimano K, Tanaka H, et al. Application of bead array technology to simultaneous detection of human leucocyte antigen and human platelet antigen antibodies. Vox Sang. 2009; 96: 244-51.

104) Porcelijn L, Huiskes E, Comijs-van Osselen I, et al. A new bead-based human platelet antigen antibodies detection assay versus the monoclonal antibody immobilization of platelet antigens assay. Transfusion. 2014; 54: 1486-92.

105) Kroll H, Yates J, Santoso S. Immunization against a low-frequency human platelet alloantigen in fetal alloimmune thrombocytopenia is not a single event: characterization by the combined use of reference DNA and novel allele-specific cell lines expressing recombinant antigens. Transfusion. 2005; 45: 353-8.

106) Hayashi T, Yasui K, Matsuyama N, et al. Establishment of a novel method for detecting Nak antibodies by using a panel cell line. Transfusion. 2009; 49: 390-2.

107) Hayashi T, Amakishi E, Matsuyama N, et al. Detection of antibodies against human platelet antigens 15a and 15b by using a cell line panel. Br J Haematol. 2010; 151: 402-4.

108) Hayashi T, Amakishi E, Inoue M, et al. Establishment of a cell line panel for the detection of antibodies against human platelet antigen 4b. Int J Hematol. 2011; 93: 170-5.

109) Hayashi T, Amakishi E, Matsuyama N, et al. Detection of anti-human platelet antibodies against integrin alpha2beta1 using cell lines. Blood Transfus. 2014; 12 Suppl 1: s273-80.

110) Hayashi T, Hirayama F. Advances in alloimmune thrombocytopenia: perspectives on current concepts of human platelet antigens, antibody detection strategies, and genotyping. Blood Transfus. 2015; 13: 380-90.

111) Newman PJ, Derbes RS, Aster RH. The human platelet alloantigens, Pl^{A1} and Pl^{A2}, are associated with a leucine33/proline33 amino acid polymorphism in membrane glycoprotein Ⅲa, and are distinguishable by DNA typing. J Clin Invest. 1989; 83: 1778-81.

112) Morel-Kopp MC, Clemenceau S, Aurousseau MH, et al. Human platelet alloantigen typing: PCR analysis is not a substitute for serological methods. Transfus Med. 1994; 4: 9-14.

113) Skogen B, Wang R, McFarland JG, et al. A dinucleotide deletion in exon 4 of the Pl^{A2} allelic form of glycoprotein Ⅲa: implications for the correlation of serologic versus genotypic analysis of human platelet alloantigens. Blood. 1996; 88: 3831-6.

114) Bertrand G, Kaplan C, Kennel A, et al. New mutation in the beta 3-integrin (GPⅢa) gene inducing HPA-1 genotyping discrepancies. Transfusion. 2010; 50: 1589-91.

III-E 顆粒球型と検査法

Human neutrophil antigens (HNA) and the identification methods

Author:
松橋美佳，岡崎　仁

1 HNA 抗原 (human neutrophil antigens)，好中球（顆粒球）抗原

1960 年，アメリカの Lalezari らにより母子間同種免疫による新生児好中球減少症（neonatal alloimmune neutropenia: NAN）症例から顆粒球抗原 NA1 が発見されて以来，NA2，NB1，NC1，ND1 など好中球特異的な抗原が報告されてきた[1-3]．また，1964 年にはオランダの van Rood らにより好中球の他にリンパ球や血小板にも存在する 5b 抗原が報告された[4]．さらに，1982 年に Decary らにより，好中球のみでなく，リンパ球，単球上にも発現する Ond 抗原，1986 年には Kline らにより，好中球，リンパ球，単球に発現する Mart 抗原が報告された[5,6]．顆粒球抗原が発見された当初は，好中球特異的（neutrospecific）であることを示すために NA1，NA2，NB1 のように接頭語として N という文字が使用されていたが，後に NA2 と NC1 抗原が同一のものであることが証明され，また，顆粒球以外にも幅広く分布した様々な抗原が発見されるなど必ずしもこの命名にそぐわない抗原がでてきた．そこで，1998 年に ISBT の顆粒球ワーキングパーティー（granulocyte antigen working party: GAWP）が中心となり，顆粒球抗原型の統一化がはかられ，新しい分類命名法（nomenclature）が提唱された[7]．顆粒球抗原は全て HNA（human neutrophil antigen）に統一され，抗原が発現する糖蛋白（glycoprotein）によって数字を付けることが決められた（例: HNA-1，HNA-2 など）．さらに同じ糖蛋白上に異なる抗原型が存在する場合，それぞれを報告（発見）された順にアルファベットで表記すること（例: HNA-1a，HNA-1b，HNA-1c など）などが決定された．しかし，以後も新たな抗原や既に報告されている遺伝子の新規アリルなどが発見され，2016 年に分類命名法はアップデートされた表 III-124[8]．現在，HNA 抗原は HNA-1 から 5 までの 5 つの抗原系から成る．

a．HNA-1

HNA-1 抗原系は，第 1 番染色体長腕に位置する *FCGR3B* 遺伝子によりコードされる低親和性 IgG Fc レセプター分子である Fcγ receptor Ⅲb（FcγR Ⅲb）上に存在し，好中球特異的に発現される．好中球表面での FcγRⅢb は，膜貫通ドメインをもたずグリコシルホスファチジルイノシトール（glycosylphosphatidylinositol: GPI）により膜に結合している．HNA-1 は，3 つの対立遺伝子（*FCGR3B*01*，*FCGR3B*02*，*FCGR3B*03*）によりコードされる HNA-1a，-1b，-1c，-1d の 4 つの抗原が報告されている[9,10]．*FCGR3B*01* 遺伝子は，*FCGR3B*02* 遺伝子と 5 塩基（ポジション: 108，114，194，244，316）の置換がみられ，4 アミノ酸（ポジション: 36，65，82，106）置換を生じる．それに対して *FCGR3B*02* 遺伝子と *FCGR3B*03* 遺伝子の差異は，1 塩基置換（233C>A）による 1 アミノ酸置換（Ala78Arg）

表III-124　顆粒球型（human neutrophil antigen: HNA）

アリル		塩基置換*						アミノ酸置換						HNA 抗原		局在糖蛋白
FCGR3B＊01		108G	114C	194A	233C	244G	316G	36Arg	38Leu	65Asn	78Ala	82Asp	106Val	HNA-1a		FcgRIIIb, CD16
FCGR3B＊02		108C	114T	194G	233C	244A	316A	36Ser	38Leu	65Ser	78Ala	82Asn	106Ile	HNA-1b	HNA-1d	
FCGR3B＊03		108C	114T	194G	233A	244A	316A	36Ser	38Leu	65Ser	78Asp	82Asn	106Ile	HNA-1c	HNA-1b	
FCGR3B＊04	*FCGR3B＊01 316G>A*	108G	114C	194A	233C	244G	316A	36Arg	38Leu	65Asn	78Ala	82Asp	106Ile	HNA-1a		
FCGR3B＊05	*FCGR3B＊02 244A>G*	108C	114T	194G	233C	244G	316A	36Ser	38Leu	65Ser	78Ala	82Asp	106Ile	HNA-1b$_{var.}$		
FCGR3B＊null	*FCGR3B gene deletion*	—						—						HNA-1null		—
CD177		CD177 の対立遺伝子変異は抗原型をコードしない												HNA-2		CD177
														HNA-2null		—
SLC44A2＊01		451C	455G					151Leu	152Arg					HNA-3a		CTL2
SLC44A2＊02		451C	455A					151Leu	152Gln					HNA-3b		
SLC44A2＊03	*SLC44A2＊01 451C>T*	451T	455G					151Phe	152Arg					HNA-3a$_{var.}$		
ITGAM＊01		230G						Arg61						HNA-4a		CD11b
ITGAM＊02		230A						His61						HNA-4b		
ITGAL＊01		2372G						Arg766						HNA-5a		CD11a
ITGAL＊02		2372C						Thr766						HNA-5bw		

*ATG 翻訳開始点からカウントしている

表III-125 HNA 遺伝子頻度

	HNA										
	1a	1b	1c	2 (Positive)	2 (Negative)	3a	3b	4a	4b	5a	5b
日本	0.623	0.377	0.000	0.987	0.013	0.654	0.346	1.000	0.000	0.840	0.160
中国（広州）	0.667	0.333	0.000	1.000	0.000	0.738	0.262	0.996	0.004	0.854	0.146
韓国	NT	NT	0.000	0.620	0.380	NT	NT	0.986	0.041	0.959	0.041
台湾	0.680	0.309	NT	0.992	0.008	NT	NT	NT	NT	0.646	0.354
アメリカ	0.370	0.630	0.000	0.970	0.030	0.770	0.230	NT	NT	NT	NT
ドイツ	0.373	0.627	0.025	NT	NT	0.792	0.207	0.903	0.097	0.659	0.341

により生じる．アジア人ではHNA-1a抗原の頻度が高く，一方，白人ではHNA-1b抗原の頻度が高い 表III-125[11,12]．HNA-1c陽性者はAfrican Blacksで30%，白人では5%であるが，これまで日本人に陽性者は見つかっていない．HNA-1c陽性者の中には3つの*FCGR3B*遺伝子を保有する人が存在することが報告されている[13]．これは，*FCGR3B*01*と*FCGR3B*03*との遺伝子重複によるためであると考えられているが，African BlacksのHNA-1c陽性者と比較して白人での陽性者において多い．これらの人では，FcγRⅢbの高発現がみられる[14]．また，上記の対立遺伝子以外に*FCGR3B*遺伝子座を欠失することにより好中球上にFcγRⅢbをもたないHNA-1 null型（HNA-1欠損型）が存在することが報告されている．欧米での頻度は0.1%から1%と推定されており[15,16]，わが国における頻度も同程度と考えられている[17]．HNA-1 null型の人は，易感染性などの臨床症状は認めない．抗HNA-1抗体は，NAN，自己免疫性好中球減少症，TRALIの発症に関与する．

■ b．HNA-2

HNA-2抗原は好中球および好中球前駆体上でのみ発現しており，CD177上に存在する．CD177は，FcγRⅢbと同様にGPIアンカー型膜蛋白である．HNA-2はかつてHNA-2aと表記されていたが，対立抗原は存在しないためHNA-2と改められた．HNA-2が発現している好中球の割合には個人差が見られる．すなわち，生体内でHNA-2が発現している好中球と発現していない好中球の2つの集団が存在し，HNA-2陽性細胞の割合が全体の5%以上の人をHNA-2陽性者という．また，すべての好中球にHNA-2を発現しないHNA-2null型が存在する．HNA-2の発現量は男性より女性で高い．また，真性多血症患者や妊娠で陽性細胞の割合が高くなり，細胞増殖と関連性があると考えられている．また，慢性骨髄性白血病や発作性夜間血色素尿症患者においてHNA-2発現量の低下がみられる[18-20]．CD177の発現に関与する遺伝子の変異（42G>C，134A>T，156G>A，793A>C，1084G>A，1333G>A）はHNA-2の表現型をコードしない．そのため，HNA-2のタイピングはDNAタイピングにより決定することはできず[21]，モノクローナル抗体または既知の抗HNA-2抗体陽性血清を用いて血清学的方法により決定する．抗HNA-2抗体は，NAN，自己免疫性好中球減少症，TRALIの発症に関与する．

■ c．HNA-3

HNA-3は，第19番染色体短腕に位置する*SLC44A2*遺伝子にコードされる膜貫通蛋白であるcholine-transporter-like protein 2（CTL-2）上に存在し，好中球以外にリンパ球，血小板，内皮細胞，腎臓，脾臓および胎盤細胞上に発現している．この蛋白質は内耳内のコリン輸送に関与し，内耳支持細胞上で発現することもわかっている．抗HNA-3a抗体は，同種免疫性新生児好中球減少症，発熱性輸血反応やTRALIの原因抗体になる．抗HNA-1抗体や抗HNA-2抗体によってもTRALIが生じることが報告されているが，特に抗HNA-3a抗体は人工呼吸器を必要とする例や，さらには致死に至る例など重篤なTRALIの発症に関与することが知られている[22]．HNA-3抗原系は，HNA-3a，-3bの2つの抗原が報告されており，両者はSLC44A2遺伝子の1塩基置換（461G>A）により規定され，1アミノ酸が置換（HNA-3a: Arg154，HPA-3b: Gln: 154）することにより生じる．また，457番目の1塩基置換（457C>T）によるHNA-3aバリアントの存在が報告されているが，これまで日本人には見つかっていない[23]．日本人の遺伝子頻度は，HNA-3a: 0.654，HNA-3b: 0.468で，HNA-3bの頻度は諸外国より高い[12]．日本においてHNA-3b/bの頻度が高い（11%）ことは輸血や妊娠などによりHNA-3a抗原に感作され，抗体が産生される機会が多いことを意味している．2011年4月以来，日本赤十字社から供給される全血400 mL献血由来のFFPの99%以上は男性ドナー由来のものとなっているが，血漿成分を輸血する際にはTRALIの発症を防止するため，女性ドナーを除外するといった十分な考慮が必要と考えられる．

■ d．HNA-4

HNA-4は，第16番染色体短腕に位置する*ITGAM*遺伝子にコードされるαM（CD11b）インテグリンサブユニット上に存在する．αMはβ2サブユニット（CD18）とヘテロダイマーを形成し（CD11b/CD18; Mac-1），β2インテグリンファミリーの一員として細胞表面に存在している[24]．好中球以外に単球，リンパ球に発現している．HNA-4a抗原とHNA-4b抗原の差異は*ITGAM*遺伝子の1塩基置換（230G>A）により規定され，1アミノ酸置換（HNA-4a: Arg77，HPA-4b: His: 77）により生じる．日本人の遺伝子頻度は，HNA-4a: 1.00，HNA-4b: 0.00と報告されており，諸外国と異なり日本人でのHNA-4b陽性者は見つかっていない[12]．抗HNA-4a抗体は，新生児免疫同種性好中球減少症（NAN）の発症に関与する[25]．2016年に，抗HNA-4b抗体によるNAN症例が2つのグループによりほぼ同時期に報告された[26,27]．

■ e．HNA-5

HNA-5は，第16番染色体短腕に位置する*ITGAL*遺伝子にコードされるαL（CD11a）インテグリンサブユニット上に存在する．αMと同様，αLはβ2サブユニット（CD18）とヘテロダイマーを形成し（CD11a/CD18;LFA-1），β2インテグリンファミリーの一員として存在する[24]．好中球以外には，単球，リンパ球上で発現している．HNA-5a抗原とHNA-5b抗原は，*ITGAL*遺伝子の1塩基置換（2372G>C）により規定され，1アミノ酸置換（HNA-5a: Arg791，HPA-5b: Thr: 791）により生じる．日本人の遺伝子頻度は，HNA-5a: 0.840，HNA-5b: 0.160と報告されている．HNA-5b遺伝子頻度は白人より低頻度である．これまでNAN症例から抗HNA-5a抗体の検出が報告されているが[28]，HNA-5bに対する抗体は検出されておらずHNA-5bの抗原性については未だ確認されていない．

2 HNAの臨床的意義

■ a．同種抗体が関与する疾患 表III-126

1）新生児免疫性好中球減少症（neonatal alloimmune neutropenia: NAN）

新生児溶血性疾患や新生児血小板減少症と同様の機序で母児間のHNA型不適合により発症する．初回妊娠から生じる．HNA-1a，-1b，-2抗体によるものがほとんどであるが，HNA-1c，-3a，-4a，-4b，-5a抗体によるものも報告されている 表III-127．ドイツのBuxらによると1,000出生に1の頻度で発症するといわれる[29]．好中球減少症は胎児で臨床症状を呈することはないとされているが，羊膜嚢が細菌感染を防御する役割をはたすためと考えられている．臨床経過は様々であるが，典型例では新生児の好中球数は500/μL以下となり，臍炎や皮膚感染，呼吸器感染などがしばしばみられる．肺炎や髄膜炎のような重症感染症は稀である．好中球減少は通常，治療しなくても3～28週（平均11週）以内に回復するが，好中球数の回復が遅い場合には抗生剤やG-CSFを投与する．

JCOPY 498-01913

表Ⅲ-126　顆粒球抗体が関与する病態

同種免疫疾患	自己免疫疾患
・同種免疫性新生児好中球減少症（NAN） ・輸血関連急性肺障害（TRALI） ・顆粒球輸血不応 ・骨髄移植後同種免疫性好中球減少症 ・非溶血性発熱輸血反応	・原発性自己免疫性好中球減少症（AIN） ・二次性自己免疫性好中球減少症（SAIN） ・薬剤惹起性免疫性好中球減少症 ・骨髄移植後自己免疫性好中球減少症

NAN: neonatal alloimmune neutropenia
TRALI: transfusion related acute lung injury
AIN: primary autoimmune neutropenia
SAIN: secondary autoimmune neutropenia

表Ⅲ-127　顆粒球抗体の特異性と関与する病態

抗体特異性	病態
HNA-1	NAN, AIN, TRALI
HNA-2	NAN, AIN, TRALI 薬剤惹起性免疫性好中球減少症
HNA-3a	NAN, TRALI
HNA-3b	Not known
HNA-4a	NAN
HNA-4b	NAN
HNA-5a	NAN

2）TRALI（transfusion related acute lung injury: 輸血関連急性肺障害）

輸血後数時間以内に非心原性の急激な肺水腫による呼吸障害や低酸素血症として発症する重篤な輸血有害事象である．血液製剤中の抗白血球抗体（抗HLA抗体，抗HNA抗体）と患者白血球の抗原抗体反応により補体が活性化され，肺における白血球の停滞および活性化（凝集）と毛細血管の透過の亢進が起こると推測されており，その病態は急性肺障害（acute lung injury: ALI）に類似する．多くの場合は輸血用血液製剤中に抗白血球抗体が検出される．患者血清中に検出される場合もあるが，わが国ではすでに全ての血液製剤において保存前白血球除去が実施されているため，現在では患者血清中の抗白血球抗体が発症に関与する可能性は低い．原因抗体として抗HLAクラスⅠ抗体およびクラスⅡ抗体の重要性が指摘されている．また，抗HNA-1a, -1b, -2, -3a抗体はTRALI症例での検出が報告されているが，白血球凝集素である抗HNA-3a抗体によるTRALIは重篤化しやすく，死亡率が高い．確立された予防法はないが，患者に抗白血球抗体が検出される時は白血球を除去した製剤を用いる．わが国では，抗白血球抗体が検出されTRALIの原因となった可能性が考えられる献血者血液は，血漿を含む輸血用血液としては供給しないなどの対策が取られている．抗白血球抗体が関与する免疫学的TRALIの多くは，経産婦由来の輸血用血液が原因であるとされており，英国では男性ドナー由来血漿製剤の優先的使用（経産婦由来凍結血漿を使用しない）によりTRALIの発生率が減少したことが報告されている[30]．

b．自己抗体が関与する疾患 表Ⅲ-126

1）原発性自己免疫性好中球減少症

好中球抗原に対する自己抗体が産生され，末梢での好中球破壊が亢進されることにより発症する．好中球抗原に対する自己抗体の産生機序は不明である．好中球減少に伴う易感染性を認め，皮膚感染，呼吸器感染，尿路感染，中耳炎などを繰り返すことが特徴である．好中球の著明な減少（500/μL以下）が認められるにもかかわらず，致死的な合併症は稀である．生後3カ月から30カ月の頃に診断されることが多く，5歳頃までに抗体消失とともに自然治癒する．10万児に1人の割合で発症し，男児より女児の方が多い．成人での発症はきわめて稀である．検出される抗顆粒球抗体の特異性はほとんどが抗HNA-1a抗体であるが，抗HNA-1b抗体による症例も報告されている[31]．

2）二次性自己免疫性好中球減少症

自己免疫疾患（関節リウマチ，SLE，シェーグレン症候群，橋本病や原発性胆汁性肝硬変），自己免疫性血液疾患（自己免疫性血小板減少症，自己免疫性溶血性貧血，エバンス症候群），悪性血液疾患（白血病，ホジキン病）やHIV感染などに合併して発症する．通常，成人に発症し，感染は伴わない．抗顆粒球抗体非検出例がほとんどであるが，抗体が検出される場合，その特異性のほとんどが抗CD16（FcγRⅢb）抗体である．原発性胆汁性肝硬変患者で抗HNA-1a抗体検出例の報告もある[31]．

3 HNA 抗原・抗体検査法

HPA 型の検査と同様，従来，HNA 型の検査は血清学的方法により行われてきたが，HNA の分子遺伝学的基礎に基づき HNA 型における DNA タイピングの新しい技術が発展してきた．近年では，一部の HNA 型（HNA-2）を除いて HNA 型の決定には主に DNA 検査が用いられ，血清学的方法は主に抗体検査に用いられる．

■ a．血清学的検査法

1950 年代より顆粒球抗原に対する抗体が関与する病態が報告されるようになって以来，抗顆粒球抗体を検出するための検査方法の開発および改良などが行われてきた．古典的な抗顆粒球抗体検出方法では，インタクト顆粒球を必要とするが，顆粒球の寿命は短く，検査毎に新鮮な顆粒球を準備する必要がある．また，検査には純度の高い顆粒球を必要とし，検査方法によって検出感度が異なることが知られている．さらに，顆粒球表面上に多くの Fc レセプターが発現することなどから非特異反応が起こりやすいなどの問題をはらんでいる．近年，これらの問題を解決すべく，新たな検査技術が開発されている．

1）古典的方法

a）GIFT（granulocyte immunofluorescence test, 顆粒球蛍光抗体法）

原理については PIFT に準ずるが，好中球表面上には Fc レセプターが高密度に存在するため非特異反応が起こりやすい．好中球を 1%パラホルムアルデヒドで固定し，Fc を切断した F（ab）$_2$フラグメントを使用した二次抗体を用いることで非特異反応を抑制することができる．HNA-2 陽性者は DNA タイピングにより決定することができないため，モノクローナル抗体または既知の抗 HNA-2 抗体陽性血清を用いた GIFT 法により HNA-2 陽性者と陰性者とを決定するが，前述のように HNA-2 を発現している好中球と発現していない好中球の 2 つの集団が存在する．そのため，陽性細胞と陰性細胞集団の割合によりヒストグラムが 2 峰性を示すことがある

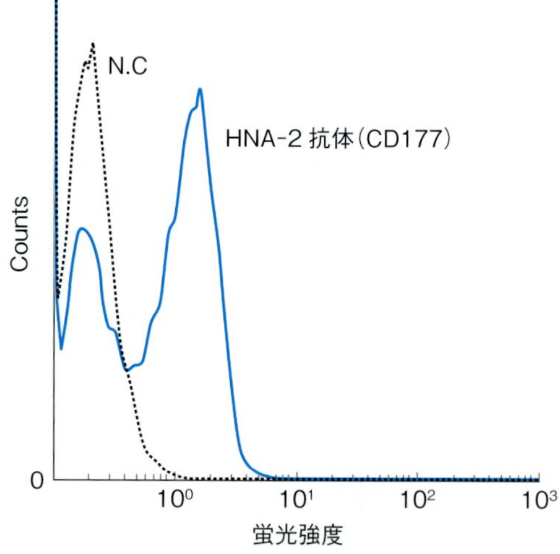

図Ⅲ-146 GIFT 法による HNA-2 型の決定
好中球にモノクローナル抗体を反応させた後，蛍光標識二次抗体で染色し，フローサイトメーターで測定した．HNA-2 を発現している好中球と発現していない好中球の 2 つの集団が存在するため，ヒストグラムが二峰性を示している．

図 III-146．

b）MAIGA（monoclonal antibody immobilization of granulocyte antigens）

原理については MAIPA 法に準ずる．好中球の表面には ABH 抗原は発現していないため，検査に用いるドナー好中球の ABO 型を考慮する必要はない．しかし，HLA クラス I 抗原が発現しているため，好中球に対する抗体が陽性の場合，抗 HLA 抗体と抗 HNA 抗体の鑑別が必要となる．被検血清中の抗 HLA 抗体をプール血小板で吸収することにより両者を鑑別する方法が用いられるが，力価が高い場合や広範囲特異性を示す抗 HLA 抗体が被検血清中に存在する場合，完全に抗 HLA 抗体を吸収することはできない．MAIGA 法を用いることで，両者の抗体を鑑別することが可能となる．MAIPA 法と同様に，偽陰性を防止するためには適切なモノクローナル抗体の選択が重要となる 表 III-128．

c）GAT（granulocyte agglutination test, 顆粒球凝集法）

1960 年代初頭，Lalezari らにより開発された好中球の活性化および凝集反応に基づく方法である．簡便であるが，当初は顆粒球や血清を多量に使用する

JCOPY 498-01913

表III-128 MAIGA 法に用いるマウス MoAb の種類

Antigen	Antigen Location		Clone
	CD	Glycoprotein	
HNA-1a, 1b, 1c	16	FcγRIIIb	3G8
HNA-1a, 1b, 1c	16	FcγRIIIb	LNK16
HNA-1a, 1b, 1c	16	FcγRIIIb	238.7
HNA-1a, 1b, 1c	16	FcγRIIIb	DJ130C
HNA-1a	16	FcγRIIIb	TAG1
HNA-1b	16	FcγRIIIb	TAG2
HNA-2	177	58-64 kDa/CD177	MEM166
HNA-2	177	58-64 kDa/CD177	TAG4
	18	β_2-integrin	IB4
	18	β_2-integrin	7E4
HNA-5a	11a	LFA-1	TB133
HNA-4a, 4b	11b	MAC-1	Bear-1
		HLA Class I	W6/32

方法であったため，現在ではマイクロトレイを使用する微量凝集法が一般的に行われている．マイクロトレイのウェル内で顆粒球と被検血清を混合し，37℃で約2時間反応させる．被検血清中に抗体が存在する場合は，HNA抗原に抗体が結合する．抗体結合により活性化した顆粒球は，FcγRを介して結合し，凝集塊を形成する 図III-147 ．この凝集像を倒立位相差顕微鏡で観察し，凝集塊の割合により抗体の強さ（グレード）を決定する 表III-129 ， 図III-148 ．GAT法を用いて，HNA-1～5に対するすべての抗体の検出が可能とされる．GIFT法は検出感度の高い方法ではあるが，白血球凝集素である抗HNA-3a抗体などの検出はGIFT法よりもGAT法が優れている[32]．抗HNA-3a抗体は，重篤なTRALIの発症に関与することからGAT法の重要性が認識されている．

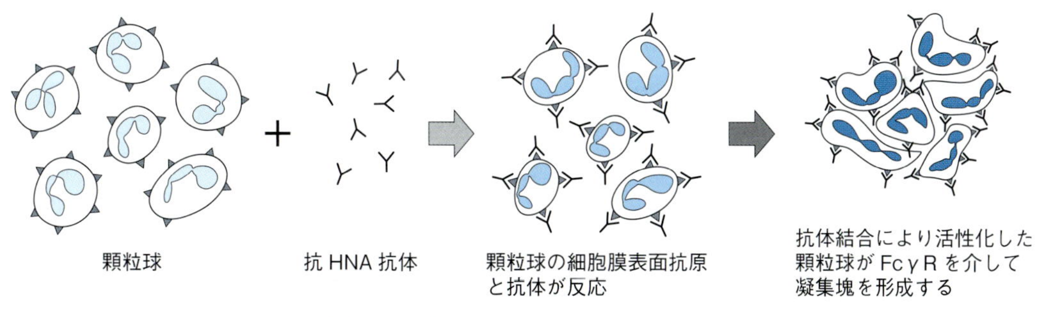
顆粒球
抗 HNA 抗体
顆粒球の細胞膜表面抗原と抗体が反応
抗体結合により活性化した顆粒球が FcγR を介して凝集塊を形成する

図III-147 顆粒球凝集法（GAT）の原理

表III-129 顆粒球凝集法（GAT）の判定

凝集率（%）	判定グレード
0	0
24	1+
25～49	2+
50～89	3+
>90	4+

	a	b	c
好中球パネル	HNA-3b/b	HNA-3a/b	HNA-3a/a
凝集像			
凝集率(%)	0	50～89	>90
判定グレード	0	3+	4+

図III-148 GAT 法による抗 HNA-3a 抗体の検出

好中球パネルと被検血清（抗 HNA-3a 抗体陽性血清）を混合し，37℃で約 2 時間反応させた．

a： 凝集塊はみられない　b： 凝集塊が全体のうち約 70%みられる

c： 凝集塊が全体の 100%を占める

2）近年の検査法

上述したように，古典的な抗顆粒球抗体検出方法では顆粒球の鮮度や純度などが検査結果に影響を与えるなど問題点が残されている．それゆえに，近年，これらの問題を解決すべく新たな検査材料および検査技術が開発され，応用されている．

a）HNA 発現パネル細胞株

1999 年，ドイツの Bux らにより HNA 遺伝子導入細胞を利用した flowcytometry 法による抗 HNA-1a，-1b，-1c 抗体の検出について報告された．バックグラウンドが高く，非特異反応がみられる場合があり，本細胞を用いた検出方法が完全に構築されているとはいえなかった[33]．2007，2008 年に保井らにより HNA-1a，-1b，-1c，-2，-4a，-4b，-5a および 5b 抗原を安定的に発現する KY-cell が開発された．HLA および HNA 抗原を発現しない K562 細胞を親細胞株としており，正常ヒト血清との反応性に低バックグラウンドを示す．Flowcytometry 法を用いたインタクト顆粒球と KY-cells との比較では良好な相関を示している[34]．さらに，2012 年には，ドイツおよびイギリスのグループがHEK293細胞を親細胞株とする HNA-3a，-3b 抗原発現細胞を開発した．低バックグラウンドを示し，GAT 法および GIFT 法を用いて比較した結果，良好な相関が得られている[35]．HNA を安定的に発現した細胞は，インタクト顆粒球の代替として利用可能であり，様々な方法への応用が期待される．

b）リコンビナント HNA（recombinant HNA: rHNA）

HNA-1a, -1b および HNA-2 について可溶性リコンビナント HNA（recombinant HNA: rHNA）が開発され，ELISA 法に応用されている．rHNA を用いた ELISA 法と MAIGA 法とを比較した結果，MAIGA 法より高感度であることが示されている[36,37]．本法では，好中球プロテナーゼ 3（proteinase 3: PR3）に対する自己抗体と抗 HNA 抗体の識別が可能である．現在使用されているその他の血清学的方法では両者を識別することはできない．上記以外の HNA 型についても開発が望まれるが，HNA-3 のように複数回膜貫通蛋白である抗原構造を有する場合，その作製が容易ではないと考えられている．

c）synthetic allelic epitopes

HNA-3a，-3b の allelic short linear および cyclic peptide（環状ペプチド）が合成され，ELISA 法に応用されている．しかし，本法ではすべての抗 HNA-3a 抗体を検出することはできず，さらなる検証および改良が必要である[38,39]．

d）LABScreen Multi

Luminex 法に基づいた抗 HNA 抗体検出キットが米国のワンラムダ社より販売されている．HNA-1a，-1b，-1c，-2，-3a，-3b，-4a，-5a，-5b の精製抗原がマイクロビーズにコーティングされており，それらに対する抗体が検出可能である．しかし，古典的方法と比較したところ，一部で結果の相違がみられ，さらなる検証および改良が望まれる[40]．

■ b．近年の検査法の問題点

多くの新たな方法が開発され，その有用性を確認するための検証が行われてきている．しかし，検証に用いられた血清数やその特異性が限られており，新たな方法を確実に検証するためには，さらなる調査が必要である．さらに，インタクト顆粒球を使用しない方法においては，新たな HNA 抗原に対する抗体や稀な抗体，インタクト顆粒球の抗原構造を認識する抗体などの検出を見逃す可能性があることに留意する．

●文　献

1) Lalezari P, Nussbaum M, Gelman S, et al. Neonatal neutropenia due to maternal isoimmunization. Blood. 1960; 15: 236-43.
2) Lalezari P, Murphy GB, Allen FH, Jr. NB1, a new neutrophil-specific antigen involved in the pathogenesis of neonatal neutropenia. J Clin Invest. 1971; 50: 1108-15.
3) Boxer LA, Yokoyama M, Lalezari P. Isoimmune neonatal neutropenia. J Pediatr. 1972; 80: 783-7.
4) Van Leeuwen A, Eernisse JG, Van Rood JJ. A New Leucocyte Group with Two Alleles: Leucocyte Group Five. Vox Sang. 1964; 9: 431-46.
5) Decary F, Verheugt FW, van Helden-Henningheim L, et al. Recognition of a non-HLA-ABC antigen present on B and T lymphocytes and monocytes only detectable with the indirect immunofluorescence test. Vox Sang. 1979; 36: 150-8.

6) Kline WE, Press C, Clay M, et al. Three sera defining a new granulocyte-monocyte-T-lymphocyte antigen. Vox Sang. 1986; 50: 181-6.
7) Bux J. Nomenclature of granulocyte alloantigens. ISBT Working Party on Platelet and Granulocyte Serology, Granulocyte Antigen Working Party. International Society of Blood Transfusion. Transfusion. 1999; 39: 662-3.
8) Flesch BK, Curtis BR, de Haas M, et al. Update on the nomenclature of human neutrophil antigens and alleles. Transfusion. 2016; 56: 1477-9.
9) Bux J. Human neutrophil alloantigens. Vox Sang. 2008; 94: 277-85.
10) Reil A, Sachs UJ, Siahanidou T, et al. HNA-1d: a new human neutrophil antigen located on Fcγ receptor Ⅲb associated with neonatal immune neutropenia. Transfusion. 2013; 53: 2145-51.
11) Xia W, Bayat B, Sachs U, et al. The frequencies of human neutrophil alloantigens in the Chinese Han population of Guangzhou. Transfusion. 2011; 51: 1271-7.
12) Matsuhashi M, Tsuno NH, Kawabata M, et al. The frequencies of human neutrophil alloantigens among the Japanese population. Tissue Antigens. 2012; 80: 336-40.
13) Steffensen R, Gulen T, Varming K, et al. Fc gamma RⅢB polymorphism: evidence that NA1/NA2 and SH are located in two closely linked loci and that the SH allele is linked to the NA1 allele in the Danish population. Transfusion. 1999; 39: 593-8.
14) Koene HR, Kleijer M, Roos D, et al. Fc gamma RⅢB gene duplication: evidence for presence and expression of three distinct Fc gamma RⅢB genes in NA (1+, 2+) SH (+) individuals. Blood. 1998; 91: 673-9.
15) Fromont P, Bettaieb A, Skouri H, et al. Frequency of the polymorphonuclear neutrophil Fc gamma receptor Ⅲ deficiency in the French population and its involvement in the development of neonatal alloimmune neutropenia. Blood. 1992; 79: 2131-4.
16) Muniz-Diaz E, Madoz P, de la Calle Martin O, et al. The polymorphonuclear neutrophil Fc gamma RⅢb deficiency is more frequent than hitherto assumed. Blood. 1995; 86: 3999.
17) Ohto H, Matsuo Y. Neutrophil-specific antigens and gene frequencies in Japanese. Transfusion. 1989; 29: 654.
18) Taniguchi K, Kobayashi M, Harada H, et al. Human neutrophil antigen-2a expression on neutrophils from healthy adults in western Japan. Transfusion. 2002; 42: 651-7.
19) Wolff J, Brendel C, Fink L, et al. Lack of NB1 GP (CD177/HNA-2a) gene transcription in NB1 GP-neutrophils from NB1 GP-expressing individuals and association of low expression with NB1 gene polymorphisms. Blood. 2003; 102: 731-3.
20) Sachs UJ, Andrei-Selmer CL, Maniar A, et al. The neutrophil-specific antigen CD177 is a counter-receptor for platelet endothelial cell adhesion molecule-1 (CD31). J Biol Chem. 2007; 282: 23603-12.
21) Moritz E, Chiba AK, Kimura EY, et al. Molecular studies reveal that A134T, G156A and G1333A SNPs in the CD177 gene are associated with atypical expression of human neutrophil antigen-2. Vox Sang. 2010; 98: 160-6.
22) Davoren A, Curtis BR, Shulman IA, et al. TRALI due to granulocyte-agglutinating human neutrophil antigen-3a (5b) alloantibodies in donor plasma: a report of 2 fatalities. Transfusion. 2003; 43: 641-5.
23) Matsuhashi M, Tsuno NH, Ikeda T, et al. The frequencies of SLC44A2 alleles among the Japanese population. Tissue Antigens. 2013; 81: 227-8.
24) Simsek S, van der Schoot CE, Daams M, et al. Molecular characterization of antigenic polymorphisms (Ond(a) and Mart(a)) of the beta 2 family recognized by human leukocyte alloantisera. Blood. 1996; 88: 1350-8.
25) Fung YL, Pitcher LA, Willett JE, et al. Alloimmune neonatal neutropenia linked to anti-HNA-4a. Transfus Med. 2003; 13: 49-52.
26) Curtis BR, Roman AS, Sullivan MJ, et al. Two cases of maternal alloimmunization against human neutrophil alloantigen-4b, one causing severe alloimmune neonatal neutropenia. Transfusion. 2016; 56: 101-6.
27) Mraz GA, Crighton GL, Christie DJ. Antibodies to human neutrophil antigen HNA-4b implicated in a case of neonatal alloimmune neutropenia. Transfusion. 2016; 56: 1161-5.
28) Porcelijn L, Abbink F, Terraneo L, et al. Neonatal alloimmune neutropenia due to immunoglobulin G antibodies against human neutrophil antigen-5a. Transfusion. 2011; 51: 574-7.
29) Bux J, Jung KD, Kauth T, et al. Serological and clinical aspects of granulocyte antibodies leading to alloimmune neonatal neutropenia. Transfus Med. 1992; 2: 143-9.
30) Serious Hazards of Transfusion (SHOT), annual report 2008; https: //www.shotuk.org/wp-content/uploads/2010/03/SHOT-Report-2008.pdf
31) 小林正夫，川口浩史．自己免疫性好中球減少症．日内会誌．2014; 103: 1639-44.

32) Bierling P, Bux J, Curtis B, et al. Recommendations of the ISBT Working Party on Granulocyte Immunobiology for leucocyte antibody screening in the investigation and prevention of antibody-mediated transfusion-related acute lung injury. Vox Sang. 2009; 96: 266-9.

33) Bux J, Kissel K, Hofmann C, et al. The use of allele-specific recombinant Fc gamma receptor Ⅲb antigens for the detection of granulocyte antibodies. Blood. 1999; 93: 357-62.

34) Lopez GH, Dean MM, Yasui K, et al. A standardized immunofluorescence test method with human neutrophil antigen-expressing cell lines to enhance antibody detection. Vox Sang. 2012; 102: 171-4.

35) Bayat B, Tjahjono Y, Werth S, et al. Implication of transfected cell lines for the detection of alloantibodies against human neutrophil antigen-3. Transfusion. 2012; 52: 613-21.

36) Bayat B, Werth S, Sachs UJ, et al. A novel enzyme-linked immunosorbent assay method for the detection of human neutrophil antigen-2a antibodies. Transfusion. 2009; 49: 1819-24.

37) Werth S, Bayat B, Tjahjono Y, et al. Rapid enzyme-linked immunosorbent assay for the detection of antibodies against human neutrophil antigens-1a, -1b, and-1c. Transfusion. 2013; 53: 193-201.

38) Berthold T, Wesche J, Kuhnert K, et al. Epitope mapping of antibodies directed against the human neutrophil alloantigen 3a. Transfusion. 2011; 51: 2160-7.

39) Kanack AJ, Peterson JA, Sullivan MJ, et al. Full-length recombinant choline transporter-like protein 2 containing arginine 154 reconstitutes the epitope recognized by HNA-3a antibodies. Transfusion. 2012; 52: 1112-6.

40) Fromont P, Prié N, Simon P, et al. Granulocyte antibody screening: evaluation of a bead-based assay in comparison with classical methods. Transfusion. 2010; 50: 2643-8.

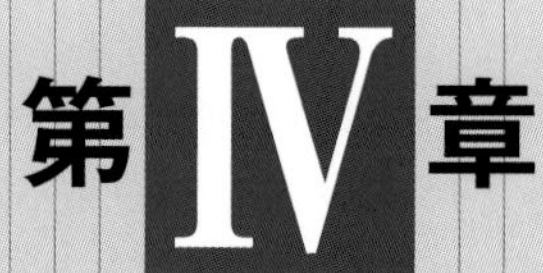

新生児溶血性疾患と母児免疫

Hemolytic diseases of the fetus and newborn, and maternofetal inmmune reaction

〈大戸　斉〉

はじめに

母児間赤血球型不適合による胎児・新生児溶血性疾患（hemolytic disease of the fetus and newborn due to blood group incompatibility between mother and infant: HDFN）は，胎児赤血球抗原と反応する母親抗体（IgG）が，胎盤を通過して，児赤血球と抗原抗体反応を起こし，児赤血球の寿命が短縮，溶血を起こす疾患である．母児間血液型不適合妊娠とは母親は保持しない父親由来の抗原が胎児赤血球に存在し，それによって母体が同種免疫反応を起こした場合をいう．

母児間不適合妊娠によるHDFNは理論上，多くの血液型に発生しうるが，実際にはRh，ABO血液型によるものが大部分である．かといって，他の血液型によるものでも，重症化することもあり，あなどってはいけない．

〈発端と歴史〉

母児間血液型不適合によるHDFN病態解明は，Rh血液型の発見とともに始まった．1939年，LevineとStetson[1]は，2度目の妊娠で死産した婦人（O型）に夫（O型）の血液を輸血したところ強い溶血反応を呈した症例について検討した．婦人の血清中に80％のO型の人の赤血球を凝集する未知の抗体を発見した．この抗体は父から児に遺伝した未知の血液型に対して産生された同種免疫抗体と推定された．

1940年，LandsteinerとWiener[2]はアカゲザル*Macacus rhesus*の血液でウサギを免疫して得られたウサギ血清中に，85％の白人の赤血球を凝集する抗体をみいだした．この血液型因子は*rhesus*の頭文字をとってRh因子と名付けられ，この抗血清で凝集する赤血球をもつ人をRh陽性，凝集しない赤血球をもつ人をRh陰性と分類した．

Wienerはこの2つの報告を検討し，Levineらが発見した血液型因子はRh因子と同一であることを示した．さらに，1941年，Levine[3]は，HDFNに罹患した母児を検討し，母親はRh陰性で血清中にRh抗体を保有すること，児はRh陽性であることを認め，母児Rh不適合によってHDFNが起きていることを証明した．

1 母児間免疫における母児間輸血現象 (fetomaternal microtransfusion)

a．胎児由来細胞の母体血中への流入 (transplacental hemorrhage: TPH)

母体における同種免疫反応は，母親には存在しないが父親から遺伝した抗原を保有する胎児血液が胎盤を通過して，母体血中に流入することに原因する．胎児血液が母体血中に流入する現象は経胎盤出血（transplacental hemorrhage: TPH）や母児間輸血（fetomaternal transfusion）とよばれ，比較的稀な現象と思われてきた．しかし，胎盤は生理学的に完全な障壁ではなく，妊娠・分娩の過程で，全例の正常妊婦末梢血液中に胎児由来DNAが検出される[4]．

では，どの程度の血液が児から母体中に移行するのであろうか．Bowman[5]によれば，75％の妊婦に経胎盤出血が発生し，そのうち60％は出血量0.1 mL以下であるが，1％は5 mLを超え，0.25％は30 mLを超える．また，妊娠週数がすすむにつれて，その頻度と量は増加し，妊娠2カ月では5〜15％に0.1 mL以下の経胎盤出血が発生し，妊娠後期では45％にみられる．

我々の観察[4]では胎児由来細胞（赤血球だけとは限らない）DNAは妊娠初期ではごく微量検出されるだけだが，妊娠週数がすすむにつれて頻度と量が増加し，妊娠後期には94％の妊婦に検出される図IV-1．分娩期にはピークに達し，分娩後急速に減少する．また胎児由来DNAは細胞フリーの状態でも細胞由来DNAと同等量以上存在している．これらのDNAの動態から推定して，1回の妊娠・分娩で平均約10 mLの胎児血液が母体に流入していると計算される．

b．大量経胎盤出血が母と児に与える影響

このように少量のTPHは正常の妊娠・分娩でも特別な原因なしに発生しており，生理的な現象である．TPHは自然流産，人工流産の際にも発生している．腹部打撲や産科的手技（外回転術，経腹壁羊水穿刺，骨盤位分娩，帝王切開術，胎盤用手剝離など）に際しては経胎盤出血の量が増加する．

JCOPY 498-01913

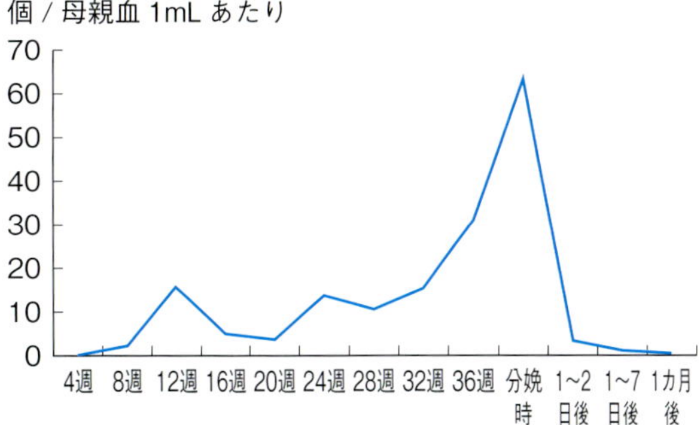

図IV-1 正常妊娠における胎児と胎盤由来細胞数の推移
（文献 4 より作図）

赤血球量 25 mL 以上(全血で 50 mL 以上)の TPH があった場合，大量 TPH といわれ，約 1,000 回の妊娠で 1 回程度発生する．50 mL の出血は胎児の循環血液量 390 mL (胎児に 270 mL＋胎盤に 120 mL) の 13%に相当する．大量 TPH は外傷，胎盤早期剝離，前置胎盤，胎盤絨毛癌に続発することもあるが，原因不明の場合も多い．大量 TPH が分娩間際に発生すると新生児には仮死分娩，出血性ショック（ヘモグロビン値は組織間液移動による代償が間に合わず，正常に近い）がみられ，それ以前に発生していれば貧血，胎児水腫が合併してもおかしくない．

2 母体の免疫反応

a．赤血球抗原の免疫原性

抗原が宿主に免疫反応や抗体産生を促す能力を免疫原性というが，大部分の赤血球同種抗原の免疫原性は高いものではない．ABH 抗原の免疫原性は非常に高い．また，自然抗体を保有することも珍しくない．P_1や Lewis のような抗原も輸血や妊娠がなくても自然界や食物に存在する抗原に反応して抗体産生を惹起しうるので免疫原性は高い．しかし，臨床的意義は低い．これらの抗原は多糖類で T 細胞のヘルパー機能の補助なしでも B 細胞を直接活性化できるためと説明される[6]．白人においては抗体産生率，抗原陽性血輸血率から抗体産生を促しやすい抗原の免疫原性は $D > K > E > Fy^a > Jk^a$ と計算されている[7]．

b．RhD 陰性者における免疫実験

RhD 陰性者における RhD 免疫実験はかつて多く実施された．約 200 mL（全血 450 mL）の輸血を 1 回実施すると RhD 陰性者の約 80%に 2〜5 カ月後に抗体が産生される[8]．抗体を産生しなかった 20%は non-responder とよばれる．少量（1 mL の赤血球）によって抗 D を獲得するのは 1 回注射（primary immunization）で 30%，2 回注射で 51%と低くなる[9]．1 回の免疫で D 抗原の感作は生じていても，検出レベルに達していない可能性もある．Primary immunization に必要な最少量は 0.03 mL といわれる[10]．免疫感作はされていても抗体が検出レベルに達していない人ではブーストがかかると 3 週間で抗体産生は最大レベルに達する．

c．初回妊娠分娩による抗体産生

初回妊娠で妊娠中に免疫感作を生じる頻度は高くない．RhD 陰性妊婦が D 陽性児を妊娠した場合に分娩までに抗 D を産生する率は間接抗グロブリン法で 1%弱 (0.9%)[11]である．検査に酵素法を併用すると IgM も感度よく検出できるので 1.2%と報告されている[12]．しかも，産生される場合，妊娠 36 週以降が 50%を占め，これを含めて分娩時にはじめて検出される率は 60%である．

TPH は分娩時に最大に達するので，むしろ分娩後の抗体産生が問題である．Woodrow ら[13]は ABO 適合の RhD 陽性児を分娩した 2,000 人の RhD 陰性初回妊娠女性を 6 カ月追跡し，真の抗 D 産生率は 8.2%と計算した 表IV-1．同様に Eklund ら[14]は 4.3%，Jorgensen ら[15]は 9.0%と報告している．

d．第 2 回妊娠における抗体産生

2 回目以降の妊娠ではじめて産生される抗体と，先の妊娠・分娩で初感作を受け，2 回目以降の妊娠でブーストされたものと厳密には鑑別は困難である．だが，妊娠初期に観察される抗体は前回の妊娠が契機となって産生された抗体で，妊娠後期数週と分娩後にはじめて検出された抗体は今回の妊娠が原因と考えられる[16]．Woodrow ら[13]は 2 回目の妊娠で，新たに約 9%の RhD 陰性女性に抗 D 出現を観察した．初回妊娠とほぼ同率の抗体獲得率である．

表Ⅳ-1　初回妊娠の分娩より 6 カ月後の D 抗体産生率（児は ABO 適合，D 陽性）

	分娩後に母体中に検出された胎児赤血球量（スコア）							
	0	1	2	3～4	5～10	11～39	40＋	計
例数	880	411	187	153	150	144	75	2000
D 抗体検出率(%)	3.3	3.5	9.3	16.2	20.3	21.7	22.2	8.2
D 抗体保有者数	29.0	14.4	17.4	24.8	30.5	31.2	16.7	164

Woodrow（1970）による，Score 5 は胎児血液 0.2 mL に相当する

表Ⅳ-2　RhD 陰性女性における D 抗体がはじめて検出された妊娠回数

報告者	妊娠回数						
	1	2	3	4	5	6	7≦
Nevanlinna	0.8%	53.3%	27.6%	11.4%	4.1%	1.6%	1.2%
Knox	1.7%	42.6%	28.4%	13.2%	8.0%	3.6%	2.5%
Zoutendyk	2.8%	43.6%	33.0%	12.8%	3.8%	2.2%	1.8%

e．流産による抗体産生

人工流産によって RhD 陰性女性に抗 D が出現する率は 1.5％程度[17]（次回妊娠の 3 カ月までに）である．しかし，D 陰性白人母親の胎児の 60％はやはり，D 陰性と推定されるので D 陽性児人工流産による感作率はおよそ 2.3％である．一方，自然流産では TPH の量が大変少ないと推測され，RhD primary alloimmunization はほとんど起きていない[17]と考えられている．

f．妊娠回数と抗体産生率

表Ⅳ-2 にはじめて抗体が検出された妊娠回数をまとめた．抗体産生者の約半数は 2 回目までの妊娠で抗体を獲得している．

g．RhD 以外の抗体産生

日本人には RhD 陰性者が 0.5％と頻度が低いことに加えて，1973 年から導入された RhD 免疫グロブリンの普及により抗 D 産生妊婦は著しく減少している．日本における妊婦の冷式抗体を除く不規則抗体保有率は 1.1％（89/8,251 例）である[18] 表Ⅳ-3．臨床的に意義のある抗体のうち Rh 関連抗体が半数以上を占める．

h．IgG のサブクラスと生理的活性

IgG は 4 つのサブクラス（IgG 1，IgG 2，IgG 3，IgG 4）に分けられ，生理的活性には大きな差異がある 表Ⅳ-4．赤血球抗体のサブクラスが異なると抗体価同様にその作用に大きな違いが生ずる．一般に抗 D や抗 E は IgG 1 と IgG 3（IgG 1>IgG 3）が多く[19,20]，これは免疫機会が妊娠でも，輸血でも同様である．JMH のように臨床的意義が低い抗体は IgG 4 が多く，抗 A，抗 B は IgG 1 と IgG 2 が多い．

IgG は胎盤で胎児 Fc レセプター（neonatal Fc receptor: FcRn）を介して，母親から能動輸送されて胎児に移動するが，サブクラスによって輸送スピードに差がある．IgG 1 が最も運搬されやすく，臍帯血の IgG 1 濃度は母親と同等以上となっている．一方，IgG 3 の輸送スピードは遅く，母体水準を超えない．IgG 1 は IgG 3 よりも，補体活性化能，単球被貪食能が低いので，IgG 1 による溶血はより温和なものになる．それゆえに抗 D 抗体価が高力価であっても IgG 1 単独ならば新生児の溶血，黄疸は軽微にとどまる．Rh 系抗体による赤血球破壊は単球系細胞の貪食によるが，IgG 3 が貪食に必要な抗体付着数は 150～640/血球と IgG 1 の 1,230～4,020/血球の 1/10 で充分であることに加えて，IgG 3 の hinge 部分が長いので単球周辺に赤血球を付着させやすい構造になっていることが最大の理由である．

表Ⅳ-3　妊産婦に検出される不規則抗体と新生児の転帰

（稲岡千佳子，他．日本輸血細胞治療学会誌．2013; 59: 486-91[18]）

（2003.2〜2011.7）総妊婦数　8,251 名

妊婦数		うち新生児が要治療	うち輸血/交換輸血症例
Rh 系	47 名	15/49（30.6%）	7 例
抗 D	8	5/ 8（62.5%）	3 例
抗 D+C	2	2/ 2（100%）	
抗 E	21	2/20（10.0%）	1 例
抗 E+c	9	4/11（36.4%）	2 例
抗 C+e	5	2/ 5（40.0%）	1 例
抗 C	1	0/ 2	
抗 c	1	0/ 1	
Non-Rh	34 名	6/34（17.6%）	3 例
抗 M	17	1/17（5.8%）	1 例
抗 S	2	0/ 2	
抗 Jr^a	10	3/10	2 例
抗 Fy^b	3	0/ 3	
抗 K	1	1/ 1	
抗 Di^a	1	1/ 1	
特異性同定不可	8 名	0/ 8	0 例
計	89 名	21/91（25.3%）	10 例

表Ⅳ-4　IgG サブクラスの生理活性特徴

	IgG 1	IgG 2	IgG 3	IgG 4
血中濃度（IgG に占める割合）	60〜80%	14〜25%	4〜8%	2〜6%
半減期	21〜22 日	21〜22 日	5〜16 日	21〜22 日
補体活性化	有（普通）	有（弱い）	最強	無
単球付着能	有	無	最強	無
胎盤通過性	最大	普通	普通	普通

3　母体の免疫感作に影響する因子

■ a．経胎盤出血（TPH）の量

TPH はごく微量も含めると全ての妊娠・分娩で発生しているが，その移行量によって，母親の免疫感作率には大きく差が生じる．Woodrow ら[13]は分娩時の胎児赤血球検出量と母体抗体産生率はよく相関することをみいだしている 表Ⅳ-1．すなわち，胎児赤血球量が母体血中に 1 mL 以上検出されると母親の抗 D 抗体産生率は 20%以上に（26/123）達する．逆に 0.4 mL 以下では感作率は 5.5%（31/752）にとどまる．

■ b．母児間 ABO 不適合による RhD 感作への影響

母児間に RhD 不適合とともに ABO 不適合もあると母親の抗 D 抗体産生は抑制される．ABO 適合の場合の抗 D 抗体産生率は 8%（61/760）であったのに対し，不適合の場合は 1%（2/208）にすぎなかった[21]．

■ c．胎児の性と Rh 型の影響

RhD 感作は女児よりも男児妊娠に発生しやすいという．抗体産生が観察された胎児の男女比は 1.44〜1.74 である．

R_2r（DcE/dce）の Rh 型の胎児を妊娠すると R_1r

表IV-5　Manitobaにおける妊婦不規則抗体の時代的変遷 (Bowman JM. Transf Med Rev. 1990; 4: 191-207[25])**: RhIgGと輸血治療の影響**

期間	抗D抗体による			非抗D抗体による		
	保有数/年	HDN/年	死亡/年	保有数/年	HDN/年	死亡/年
1962.11.1〜1967.10.31	194	149.0	20.0 (13%)	14	10	0.4 (4%)
1967.11.1〜1972.10.31	141	89.0	6.0 (6.7%)	44	8	0.2 (2.5%)
1972.11.1〜1977.10.31	69	37.0	1.2 (3.2%)	57	10	0.2 (2.0%)
1977.11.1〜1982.10.31	33	15.4	0.6 (3.9%)	87	15	—
1982.11.1〜1988.10.31	28	12.5	0.7 (5.4%)	88	17	—

(DCe/dce) のRhD陽性児よりも抗体を獲得しやすく，重症化しやすい傾向がある．これはR_2rのD抗原基数が1赤血球当たり，14,000〜16,000とR_1r(9,900〜14,600)よりも多いためと推測されている[22]．

■ d．祖母のRh型 (non-inherited maternal antigen: NIMA)の影響

RhD陰性女性の母（胎児の祖母）がRhD陽性の場合，女性（母親）がまだ胎児として子宮内や分娩時に理論上，祖母の血液に曝されている．その結果，当時未熟だった母親の免疫機構は遺伝しなかった母親抗原（NIMA，この場合はRhD抗原）に対し，免疫寛容となり，一生抗体を産生しないという仮説[23]がある．Low responderを説明する一つの考え方である．

また逆に，NIMAに対し，感作が成立し祖母血球D抗原を認識するクローンが出生早期に形成され，その後の自然抗体，RhDグロブリン予防無効の原因になるという考え方[24] (grandmother theory, grandmother effect) もある．おそらく，どちらかが正しいということではなく，個体によって異なる反応が起きているのだろう．

■ e．輸血の影響

RhDグロブリンの普及によって，D不適合妊娠による胎児水腫，重症新生児溶血性疾患は減少してきた．しかし，妊娠期までに受けた輸血を契機とする抗体形成が問題となってきた 表IV-5 [25]．

4 母親から胎児への抗体移行 図IV-2

■ a．母親からの経胎盤的能動輸送

子宮内感染がなければ，胎児自身が産生する免疫グロブリンはきわめて少ない．妊娠20〜22週から母体からIgGだけが能動的に経胎盤的に輸送されるが，IgA，IgM，IgD，IgEは輸送されない．胎盤にはIgG H鎖のFc部分に対する特異的レセプター

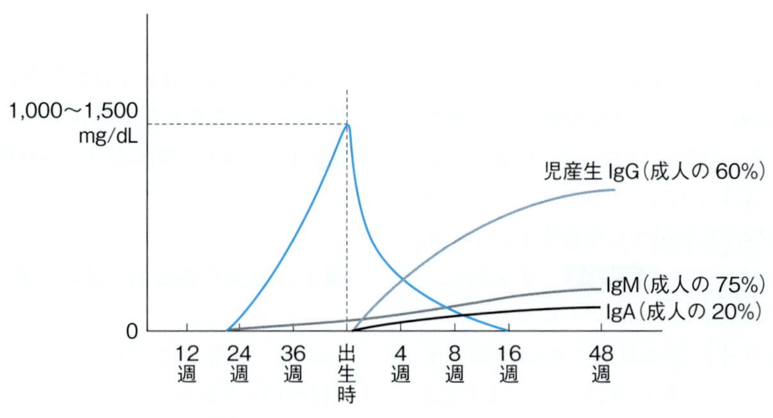

図IV-2　胎児と新生児の免疫グロブリン濃度

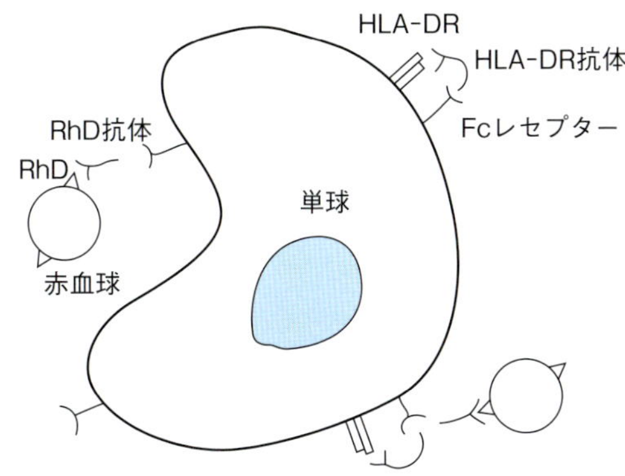

図IV-3 HLA-クラスII抗体による感作血球の貪食抑制

(FcRn) が存在するためである．IgG の能動的輸送のゆえに満期出生時に児の IgG 濃度は母体濃度よりも 5～10%高くなっている．早期産児は母体から経胎盤的に受け取る IgG 量は少なくなる．もし，臍帯血中の IgM や IgA 濃度が上昇していれば，それは子宮内で病原体などの抗原（稀に母親抗原に対し）に曝されて，児自身が産生したものと考えられる．

b．抗 HLA-クラスII抗体による溶血の軽減 図IV-3

母体の RhD 抗体価が高力価でも児の溶血は温和であることがある．IgG サブクラスに IgG 3 が参画していない場合の他にも，胎児赤血球が貪食から免れる場合がある．

母親の HLA-クラス I 抗体は胎盤組織で吸着されるので，胎盤通過しないが，HLA-DR 抗体は胎盤を通過して胎児単球膜上の HLA-クラスII抗原と結合する．さらに，その HLA-クラスII抗体の Fc 部分は単球上の Fc レセプターに抗 D と競合して付着して，抗体が結合した赤血球の貪食を減じ，結果として溶血を抑制する[26]．

5 新生児溶血性疾患の病態

a．機序

母児間の不適合による同種免疫学的児の赤血球破壊，すなわち溶血が主病因であるが，それによってもたらされる病態には大きな幅がある．単なる直接抗グロブリン試験（DAT）陽性にとどまって，溶血を呈さない場合から，黄疸が急激に出現し，新生児核黄疸に進展するものまである．最重症溶血の場合は貧血が強く出現し，子宮内死亡にいたる．基本的には一つの機序で発症する病態だが，進展度によって，異なる名称でよばれる．また，この疾患は溶血による貧血を代償するために，赤血球造血が盛んになり，末梢血中にも赤芽球が増加していることから，胎児赤芽球症（erythroblastosis fetalis）ともよばれる．

1）新生児溶血性貧血（hemolytic anemia of the newborn）

貧血が主症状で，高ビリルビン血症には至らない場合である．

2）新生児重症黄疸（icterus gravis neonatorum）

溶血の結果生じる間接ビリルビンは妊娠中は胎盤を経由して，母親の肝臓で処理されているが，出生後は新生児のビリルビンのグルクロン酸抱合能が低いために間接ビリルビンが蓄積されやすい．重症黄疸が出生後24時間以内に出現した場合，新生児早発黄疸とよび，核黄疸に進展したり，死亡することもあるので早期の治療が必要となる．

3）核黄疸（kernicterus）

溶血の結果，新生児肝のビリルビン抱合能をこえて上昇した間接ビリルビンを処理できなくなる．アルブミンのビリルビン結合能も飽和してしまい，アルブミンと結合していない遊離（アンバウンド）ビリルビンは神経脂質バリアーを通過して，脳神経に重い障害をきたす．脳黒質，海馬回，第VIII神経核にビリルビンの黄染をもたらし，核黄疸（kernicterus）とよばれる．発症すると，筋緊張の低下，傾眠傾向，哺乳力の低下がみられ，その後，痙性（spasticity）傾向が出現し，後痙弓張（opisthotonus）まで進展すると無呼吸発作も合併する．多く（90%）は死亡していた．生存者は永久的後遺症を残し，難聴，痙性アテトーシスがみられる．原発性の精神遅滞は伴わないことも多い．

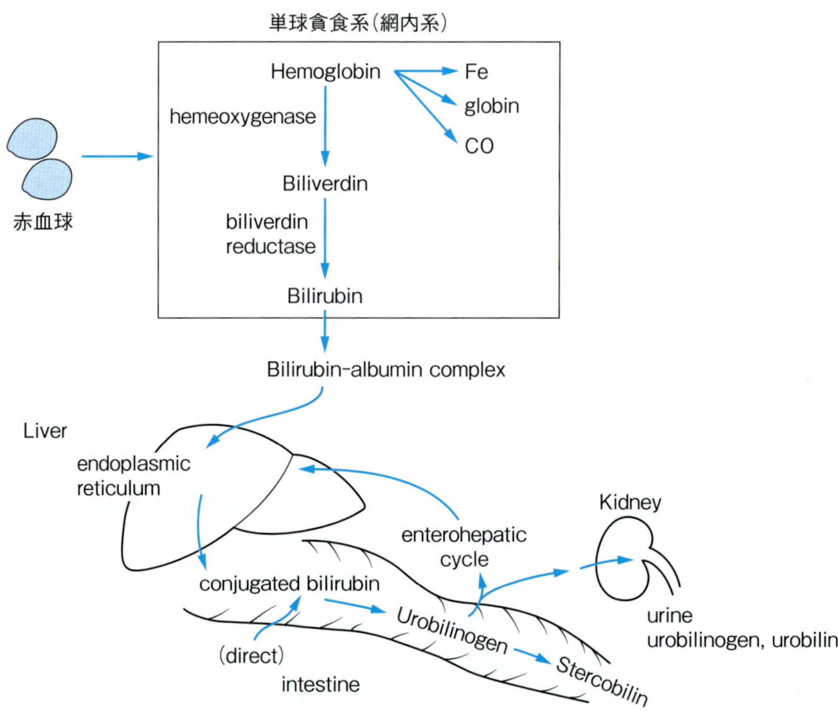

図Ⅳ-4　ビリルビンの合成と代謝

4）胎児水腫（hydrops fetalis）

HDFN の最も重篤な病態で，無治療だと RhD 不適合妊娠の 20〜25%がこの状態にいたる．溶血は重症で，胎児肝での髄外造血は大変亢進している．造血による肝門脈圧の上昇と高度の貧血によって肝障害が生じて，アルブミン合成も傷害される．全身浮腫，胸腹水，肝腫大，心嚢水腫にまでいたるので，胎児水腫とよばれる．治療がなされなければ子宮内で，あるいは生後まもなく死亡する．

■ b．ビリルビンの合成と代謝 図Ⅳ-4

生体内でビリルビンは強力な抗酸化作用を有すが，正常値を超えると毒性を表す．アルブミンと結合したビリルビンはラジカルスカベンジャーとしても働く．

胎生児期に形成されたヘモグロビンFからなる新生児赤血球は破壊されるので，ビリルビン産生は成人と比して体重当たり 2.5 倍となっている．これは胎児赤血球の寿命は成人赤血球（120 日）と較べて，70〜90 日と短いことに起因する．単球貪食系で破壊された赤血球から放出されたヘモグロビンはグロビンとヘムに分解される．ヘム（鉄-プロトポルフィリンⅨ）は oxygenase によって開放され，ビリベルジンを経て，最終的にビリルビンに代謝される．1 g のヘモグロビンは 35 mg のビリルビンに相当する．単球貪食系から血中に放出された非抱合型（間接）ビリルビンはすぐにアルブミンと結合する．さらに ligandin（Y 蛋白 glutathione s-transferase）の助けを借りて肝細胞に運搬される．肝細胞に取り込まれる直前にアルブミンと離散する．しかし，非抱合型（間接）ビリルビンが水溶性となって胆道系に分泌されるには極性をもたなければならない．bilirubin UDP-glucuronosyl transferase（UGT 1A1）は uridine diphosphate glucuronic acid（UDPGA）から 1 分子のビリルビンに 1 分子のグルクロン酸（glucuronic acid）を結合させて，水溶性のビリルビン（bilirubin monoglucuronide）を形成する．なお，成人ではグルクロン酸が 2 分子結合した bilirubin diglucuronide を形成している．新生児の glucuronosyl transferase 活性は満期産児で成人の 1%，妊娠

30週児ではわずか0.1%と低く，新生児特に低出生体重児では高ビリルビン血症を発症しやすい下地を有している．

満期産の正常新生児（出生体重2,500 g以上）では黄疸は2〜4日目に出現し，7日目以降に消失する．最高ビリルビン値は2〜15 mg/dL（平均7 mg）である．2,500 g未満の低出生体重児では血清ビリルビン上昇がより持続する．最高値は15 mg/dL以下であることが多いが，誘因なく15〜20 mg/dLに達することがある．

6 血液型不適合妊娠の管理

a．RhD不適合

日本人を含むアジア人では母体がRhD陰性の場合，Rh遺伝子頻度から胎児はRhD陽性のことがほとんど（90%以上）で，RhD不適合妊娠として管理するのがよい．欧米で普及しつつある母体血を用いた胎児由来cell-free DNAによる胎児RhDは日本では臨床には広がっていない[4]．

RhD陰性妊婦には妊娠初期（20週頃）に必ず不規則抗体検査を行い，抗Dの有無を調べる．抗Dが陰性の場合，妊娠28週と分娩前（36週）にも再検査を行うことが勧められる．抗Dが検出されたら，抗体価を間接グロブリン試験(間接クームス法)にて，評価する．抗体価が8倍以下の場合は，24週未満では4週毎に，妊娠後期（24週以降）には2週毎に抗体価を測定する．18週以降は超音波により，中大脳動脈収縮期最大速度（middle cerebral artery peak systolic velocity: MCA-PSV）測定を開始する[27]．

最近の米国Society for Maternal-Fetal Medicineガイドラインでは，まずMCA-PSVを胎児貧血の診断と管理に主要な検査法と位置づけている[28]．

Weak Dが受血者となる場合にはRhD陰性赤血球を輸血する基本は確立している．緊急時にRhD陽性赤血球（＋血小板）を輸血するとweak D者の0.15〜5.1%に抗Dを産生する[29]．抗D産生者の多くはpartial Dと推測されるが，自己抗Dの可能性も残る．欠損部位に対する抗体を保有するpartial D女性より生まれた新生児溶血性疾患も報告がある[30,31]．しかし，partial Dが既知の妊孕可能女性へのRhIgの感作予防投与について意見は一致していない．

b．RhD以外の血液型不適合妊娠 表IV-6

全ての妊婦にABO型，RhD，不規則抗体スクリーニングを妊娠前期（〜15週）に実施する．さらに，妊娠後期にも不規則抗体スクリーニングを行う．不規則抗体が同定されたら，配偶者（胎児の父親)が抗体と対応する抗原を有しているかを調べる．配偶者の対応抗原がホモ接合体か，ヘテロ接合体かにより，胎児のHDFN発症のリスクは異なる．RhD抗原は通常検査で接合体のホモ，ヘテロは区別できない．

抗ヒトRh免疫グロブリン（RhIG）により，抗D以外の抗体によるHDFNの予知と治療は相対的に重要となっている．わが国では抗EによるHDFNの報告が最も多い．胎児水腫を伴い，胎児輸血や新生児交換輸血を必要とすることもあるが，抗体保有者数に占める割合は多くはない．抗Eを保有すると，しばしば抗cも共存する．白人では抗cは重症化しやすいが，日本人では軽症であることが多い．抗C，抗C^{w}，抗eによるHDFNはないか，あっても温和である．

抗Kは多くは輸血によって産生されるが，妊娠で産生された場合，初回妊娠であっても母児不適合妊娠の可能性が高く，重症HDFNに備える．

日本で報告されたHDFNの54症例についてまとめた[32] 表IV-7．Rh系血液型不適合妊娠によるHDFN 30例と半数を超え，Rh以外では抗Diegoが8例と多い．極東アジア人系人種にはDiego型は重要で，特に抗Di^{b}はしばしば重篤なHDFNを起こす．抗Di^{b}関連HDFNの27例を解析したところ，抗体価が64倍以上では新生児に重症な症状をきたし，交換輸血などが必要となった[33]．

一般に抗Jr^{a}や抗Mは輸血では臨床的意義が低いと認識されている．しかし，日本の調査で2007年までに抗Mにより9例，抗Jr^{a}により6例でHDFNを発症し，約半数で胎児水腫か，Hb 6 g/dL以下の重症貧血を起こしていた．抗Mは通常はIgM抗体であるため，以前は重要視されていなかった．しかし，

表IV-6 日本人HDFNに関与しうる不規則抗体と関与しない不規則抗体

抗原-抗体系	重要	可能性高い	可能性低い	関与しない
Rh系	D，Rh17（D--が産生）	E（稀に重症）G（D+Cに混在）	C，c（白人では重要），C^w，e	
Kell系	K，Ku，k Js^b	Kp^a, Kp^b Js^a		
Diego系	Di^b	Di^a		
MNS系	U	M（時に重篤）	S，s	N
Duffy系	Fy^a		Fy^b	
Kidd系	Jk^a		Jk^b	
Jr		Jr^a（日本人では時に重篤）		
P系	PP_1P^k			P_1
Lewis系				Le^a，Le^b
Lutheran系				Lu^a，Lu^b
Xg				Xg^a
JMH				JMH
Kanno				Kanno
HLA抗体				Bg^a，Bg^b，Bg^c

小量でもIgG成分が含まれると，胎盤を通過して，低力価抗体でも発生早期から発現される胎児赤血球M抗原を標的にして造血を強く抑制する場合がある[34]．新生児赤血球の直接グロブリン試験は陰性や弱陽性に留まることが多い．

日本人によく検出される抗Jr^aは輸血ではほぼ無害な抗体と分類されているが，高力価の場合，HDFNを発症することがあるので，注意が必要である．胎児赤血球のJr^a抗原は小児や成人より多く，かつ個人差が大きいため，重症度に差が生じると推定される[35]．

稀な血液型p型が産生する抗PP_1P^kによるHDFNには無症状から流産まで臨床像に大きく幅がある．

やはり，稀な血液型D--型が産生するnon-D (Rh17) によるHDFNでは妊娠回数が増すほど重症化し，胎児水腫も稀ではない．

抗Xg^a，抗P_1，抗Le^a，抗Le^bによるHDFNの報告は全くないか，ごく稀である．

表IV-7 母児不適合妊娠（胎児水腫，またはhemoglobin 10 g/dL未満）に関与した母親不規則抗体報告の集計（1990-2007年）（安田広康，他．わかりやすい周産期・新生児の輸血治療．メジカルビュー社; 2009．p.128-32[32]）

Rh系抗体		non-Rh抗体	
抗E	10例	抗M	9例
抗D	5例	抗Jr^a	6例
抗c	1例	抗Di^a	2例
抗rh17（Hr0）	1例	抗Di^b	4例
抗D+c	7例	抗Jk^a	1例
抗D+c+抗B	1例	抗Jk^b	1例
抗D+Jk^a	1例	抗Di^a+M	1例
抗E+c	3例	抗Di^a+E	1例
計	29例	計	25例

c．超音波検査と羊水検査による管理 図IV-5

抗体価が抗Dでは16倍以上，または一般的に抗体価が上昇してくる場合は，MCA-PSV測定にてモニターする[36]．中等度以上の胎児貧血では全例MCA-PSVが1.50 MoM以上を呈し，感度100%，false positive率12%，陰性予測率100%といわれる[27] 図IV-6．1.50 MoM以上であれば，胎児貧血と水腫を想定して管理する．MCA-PSVの感度と特異性は羊水検査より優っているが，計測には熟練が必要で，計測アングルの問題，左右のMCAで差が出ることもあること，妊娠34週以降ではfalse positive

JCOPY 498-01913

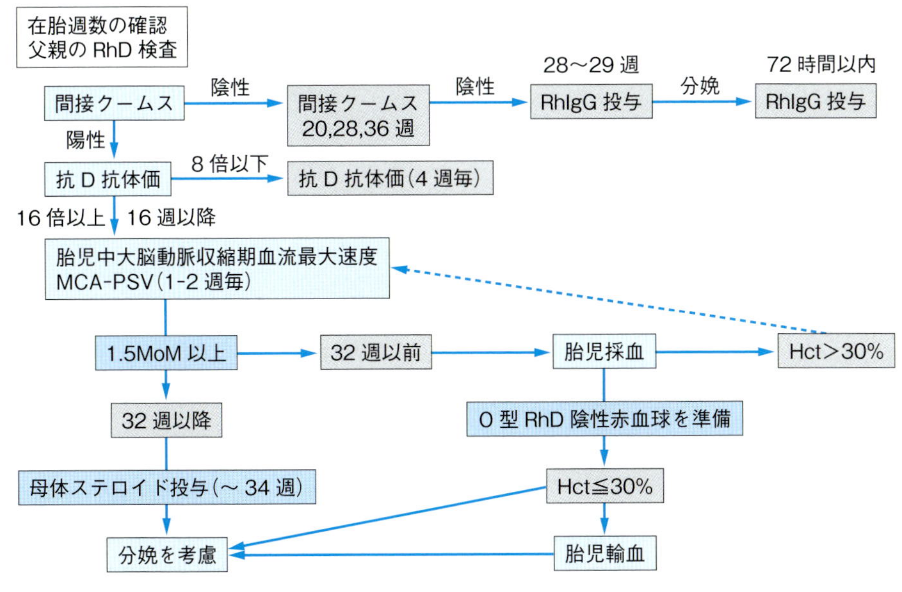

図IV-5 Rh 不適合妊娠管理（藤森敬也，他．わかりやすい周産期・新生児の輸血治療．メジカルビュー社; 2009．p.133-7[36]）

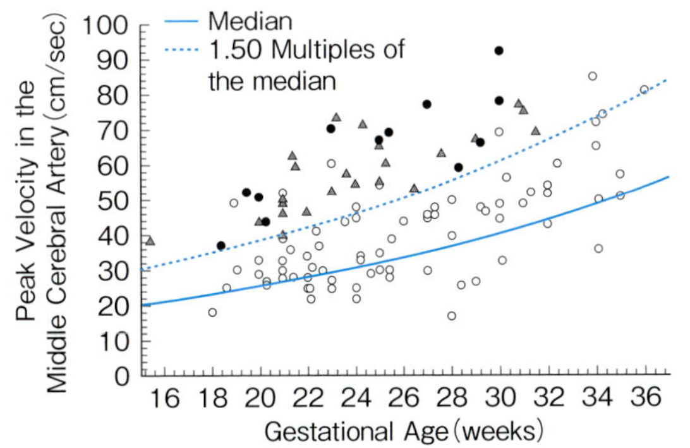

図IV-6 胎児中大脳動脈最高流速（MCA-PSV）計測による胎児貧血の予測（Mari G, et al. N Engl J Med. 2000; 342: 9-14[27]）

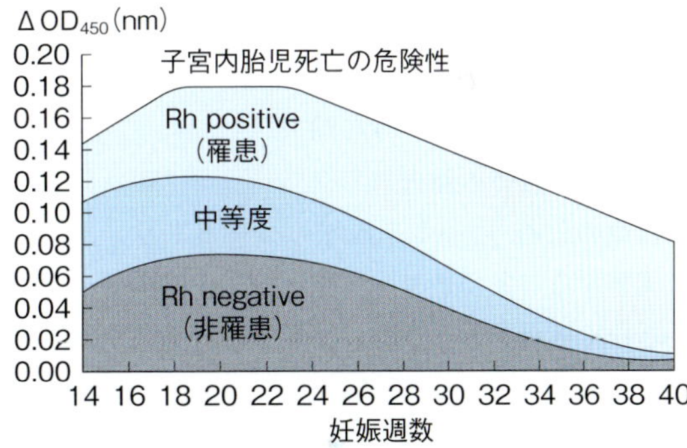

図IV-7 羊水 ΔOD_{450} 測定による胎児貧血の予測（Queenan の基準）（Queenan JT, et al. Am J Obstet Gynecol. 1993; 168: 1370-6[37]）

となることもある[36]．

したがって，MCA-PSV で胎児貧血のスクリーニングとモニターを行い，1.5 MoM 以上や，計測困難例では羊水による ΔOD_{450} を計測し，Queenan のカーブ[37]を用いて胎児溶血の重症度を評価，治療方針の参考にする 図IV-7 ．

d．高ビリルビン血症の治療

出生後は新生児を直接診断することにより，必要な対策が立てられる．新生児の高ビリルビン血症は間接ビリルビンが神経毒性を惹起しうるレベルに上昇しないように血中から除去する．

1）光線療法

光線の照射によって非水溶性の状態で存在する間接ビリルビン（ZZ ビリルビン）が立体異性体（ZE, EZ ビリルビン）や構造異性体（EZ サイクロビリルビン）に変化することにより，水溶性となって容易に胆汁と尿に排泄され，結果的に間接ビリルビンが減少する．

460〜490 nm 波長の青緑色光が光線療法に最も適している．

光線療法の合併症を防ぐために以下に注意する．1）不感蒸泄が増えるので，輸液量を増やす．2）照射面を広げるために裸にして保育器に収容するが，性腺への影響を防ぐためパッチなどで遮蔽する．3）光照射による輻射熱で発熱したり，輸血血液が溶血することがある．4)網膜障害を予防するため眼を遮蔽する．5）リバウンド現象があるので，中止後も24時間はビリルビン濃度をモニターする．

表Ⅳ-8　血清アンバウンドビリルビン（UB）濃度による治療選択基準

光線療法基準			
	UB 値（μg/dL）		
出生体重	＜24 時間	＜48 時間	≧48 時間
＜1,500 g	0.2	0.3	0.4
1,500〜2,499 g	0.3	0.4	0.5
≧2,500 g	0.4	0.5	0.6
交換輸血基準			
出生体重	UB 値（μg/dL）		
＜1,500 g	0.8		
≧1,500 g	1.0		

2）交換輸血（exchange transfusion）

a）交換輸血の目的

交換輸血によって，血清ビリルビンを確実にかつ即効性に除去できるので，新生児には次の目的で行われる．

①血清ビリルビンの除去: 血管外にもビリルビンは存在しているので交換輸血後に再上昇（リバウンド現象）がみられることがある．そのときは再度の交換輸血が必要となる．
②抗体が結合した赤血球の除去
③母体由来抗体の除去
④貧血の改善: 用いる赤血球のヘマトクリット値を調整することにより，循環血液量を増加させることなく貧血を改善させ，循環系への負担を小さくできる．
⑤アンバウンドビリルビンの組織からの移動: 特にアルブミンを併用したとき

b）交換輸血の基準

血清ビリルビン（アンバウンド）値，児の体重，ビリルビンの上昇速度などによって決定される 表Ⅳ-8．治療の適応決定にあたっては随伴症状，核黄疸のリスクを総合的に評価する．

c）血液の選択と輸血量

使用する血液はRhD不適合の場合，D陰性赤血球で児と同型，またはO型のなるべく新鮮な血液を用いる．現在では新鮮血や全血は入手不可能なので，児と同型，またはAB型の新鮮凍結血漿と合わせた合成血を用いる．濃厚赤血球にはマニトールが含まれていて，循環負荷がかかる可能性があるので，血液センターで調整してもらうか，遠心して上清を捨てて自家調整してもよい．ABO不適合妊娠では合成血（O型赤血球＋AB型血漿），他の血液型不適合妊娠では対応抗原陰性赤血球を用いる．ただし，適合血手配が間に合わない事態では対応抗原陽性血を用いての交換輸血もやむを得ない．この場合は，リバウンド現象が発生しやすく，繰り返しての交換輸血が必要となりやすい．輸血後GVHDを予防するため，必ず放射線照射して用いる．

抗凝固剤のクエン酸による低カルシウム血症を予防するために血液100 mL当たり1 mLの8.5％グルコン酸カルシウムを静注してもよい．ただし，輸血血液が凝固してしまうので，必ず輸血ラインとは別ルートで使用する．

交換輸血量として，一般には児の循環血液量の2倍（160〜200 mL/kg）が用いられ，この量で児の全血液量の85〜90％が置換される．

d）交換輸血の合併症

①血小板減少症
②低カルシウム血症，低マグネシウム血症，低血糖
③高カリウム血による不整脈，心停止，カリウム除去フィルター，緩徐な輸血
④急性腸管壊死
⑤アシドーシス（呼吸性，代謝性），遅れて代謝性アルカローシス（クエン酸が代謝された際）
⑥輸血後移植片対宿主病: 必ず放射線照射血の使用
⑦臍帯静脈・門脈の穿孔
⑧輸血による他の合併症，副作用，感染症など

7 抗D免疫グロブリン投与による免疫感作の予防

a．歴史

Clarke[38]，Finnら[39]は母子間ABO不適合ではD抗原感作が低いことから，“RhD陰性の母親に抗Dを投与して母体血中に移行した胎児赤血球を破壊すれば，抗原性を発揮できず，D抗原免疫感作が予防できる”という考えに達した．

Pollackら[40]はRhD陽性血10 mLを静注後，抗D IgG 300～1,200 μgを投与し，300 μgで抗体産生防止効果を明らかにした．さらに，Pollackら[41]は抗D IgGを267 μgと一定にして，静注するRhD陽性赤血球を変化させると，13 mL以下には感作予防に有効であることを示した．

英国Medical Research Council[42]の成績では輸血歴のない初産婦を4群に分け，抗D IgG 20，50，100，200 μgを分娩後36時間以内に筋注して，抗体投与量が少ないと感作予防に失敗する例があること，経胎盤出血量が多いと抗Dを産生しやすくなるとの結果を得た．

b．抗RhD免疫グロブリン(RhIgG)の投与法

20 μgのRhIgGは1 mLのD陽性赤血球（全血で2 mL）を中和し，初回感作を予防する効果をもつ．RhIgGは初感作は予防できるが，いったん抗体産生を開始したら，二次的上昇を抑制する効果はなく，無効である．

D抗体を保有していないRhD陰性母親にRhIgG 250 μg（日本）～300 μg（欧米）をRhD陽性児分娩後72時間以内に筋注する．RhIgGは分娩直前，または直後に母親の抗D抗体が陰性であること，胎児血（臍帯血）の直接抗グロブリン試験が陰性であることを確認する．しかし，迷う場合は投与するのがよい．流産したRhD陰性女性，RhD陽性血を輸血された妊娠能力のある女性も投与の対象となる．

妊娠中の感作を予防する目的で，妊娠28週の時点で，抗Dを保有していないことを確認してRhIgGを投与する．投与された抗Dの一部は胎児にも移行するが，児に溶血などの障害を与えることはない．

c．RhIgGの作用機序

RhIgGの投与によって，RhD不適合HDNの発生率はD陰性女性の抗D産生率を96％減少させる．しかし，RhIgGの作用機序は解明されていない．抗体がD陽性血球に結合して，網内系（単球貪食細胞系）にて排除されるという単純なものでは説明しきれない．現在考えられている仮説[43]を紹介する．

1）赤血球破壊と排除の促進

抗Dが結合した赤血球の脾での破壊速度は抗体の結合数に関連している．感作赤血球は単球貪食細胞系で破壊されるが，単球の感作赤血球の付着・貪食によるT細胞への抗原提示能は低いので，primary responseを惹起するのに不充分で抗体産生が不可能になるという考えである．最重要である．

2）B細胞レセプター（複数）のcross linkによる抑制

B細胞の抗原レセプターである膜上IgG（B cell receptor: BCR）とIgGのFc部分のレセプターRcγRⅡbの共凝集が起きると，抑制シグナルがB細胞のアポトーシスに導く[44]というものである．ちなみにBCR単独に抗原が付着すればB細胞は活性化される．理論上100 μgのRhIgGはD陽性血球抗原決定基数の20％に結合し，この量で充分免疫抑制がかかるが，それはアナジー（一過性の抑制）か，寛容（永久的抑制）かは不明である．

3）抗イディオタイプ抗体

ヒト由来RhIgG製剤中に含まれていると考えられている抗イディオタイプ抗体によって抑制効果がもたらされるという仮説である．

4）抗原被覆

RhIgG投与でD抗原決定基の一部がマスクされるだけであるので，この説では説明しきれない．

5）T細胞と抗原提示細胞の役割

抗D保有者からRhペプチドに反応する活性化T細胞が同定される[45]が，抗D抑制者ではT細胞の関与は解明されていない．

血清学的に weak D と判定される場合には RhIgG 投与の適応はない．だが，partial D の一部（RHD*DAR）は抗体産生の可能性があり，RhIgG の適応とする立場がある[46]．

ヒト由来 polyclonal RhIgG は資源に限界があり，感染症などのリスクを避けるため，ヒト単クローン RhIgG や組換え RhIgG は 20 種以上が研究されてきたが，未だ通常の polyclonal RhIgG に比較して，RhD 感作予防効果が劣り，市場には出回っていない．糖鎖構造の差が効果を左右していると推測されている[47]．

8 ABO 血液型不適合新生児溶血性疾患（ABO hemolytic disease of the fetus and newborn: ABO-HDFN）

a．ABO-HDFN の病態

ABO 血液型不適合による HDFN は日本人の新生児溶血性疾患の約 65％を占める[48]が，ほとんどは軽症例である．しかし，中には重症例があり，核黄疸，胎児水腫，脳出血をきたす場合もあるので，注意が必要である[49]．

b．ABO-HDFN における溶血の機序と検査所見

ABO-HDFN を実際に起こしうるのは，母親が O 型で児が A 型か，B 型に限られる．O 型の個体は免疫の機会がなくても IgG 性の抗 A，抗 B を保有する．胎盤を介して胎児に移行した IgG 抗体は，児赤血球の A，B 抗原と結合し，その感作赤血球は児自身の単球貪食系で破壊される．この ABO-HDFN の溶血機序の考えに基づき，母体血と臍帯血の IgG 抗 A，抗 B 抗体価の測定，臍帯血（または児）赤血球の直接抗グロブリン試験および抗体解離試験などの血清学的検査が実施されてきた．しかし，いずれの方法を用いても満足すべき結果は得られていない．その理由として，①A や B 抗原は赤血球以外の体液や組織にも存在するので，児に移行した抗体がこれらにより中和されてしまう，②新生児赤血球上の A，B 抗原決定基数は成人に比し，大変少ない 表Ⅳ-9[50]，③IgG 抗体の中でも単球やマクロファージに結合性を有するのは IgG 1 と IgG 3 であり，その上これらの機能は一様ではないなど，種々の要因があげられている．

表Ⅳ-9 赤血球 1 個当たりの A, B, H 抗原数（×10^6） （Mollison PL, et al. Blood Transfusion in Clinical Medicine. 10th ed. Blackwell Science; 1997. p.115-50[50]）

A 抗原	
A1 成人	0.81～1.17
A1 新生児	0.25～0.37
A2 成人	0.24～0.29
A2 新生児	0.14
B 抗原	
B 成人	0.75
B 新生児	0.2～0.32
H 抗原	
O 成人	1.7
O 新生児	0.325

さらに，新生児赤血球 A，B 抗原の密度が低いこと，抗原の糖鎖構造が不完全であることに加えて，補体の活性が低いことが影響して，本来抗 A，抗 B 抗体は補体結合性であるが，ABO-HDN では血管内溶血は起きず，血管外溶血によっている[51]と考えられている．

9 妊娠による白血球抗体の産生

同種免疫性新生児血小板減少症（neonatal alloimmune thrombocytopenia: NAIT）は主に血小板型 human platelet antigens（HPA）の母児間不適合が原因で引き起こされるが，白血球型 human leukocyte antigens（HLA）が関与する場合もある．HLA 型は免疫学的に非自己を識別する最も重要なマーカーなので，妊娠すると免疫反応が惹起されやすい．

a．妊娠による HLA 抗体の産生 表Ⅳ-10[52]

一般に妊娠経験者の HLA 抗体保有率は 2.6％と報告されている[53]．妊娠週数と妊娠回数から分析した報告[52]がある．初回妊娠であっても，妊娠初期から抗体陽性者（3％）を認め，妊娠の進行に伴い陽性率

表IV-10　妊娠週数と妊娠回数によるHLA抗体産生率（榎本隆行，他．日輪血会誌．2000; 46: 467-73[52]）

妊娠回数	妊娠週数	抗体陽性率
1	1～ 9	3.1%
	10～19	2.7%
	20～29	8.3%
	30～	14.5%
2	1～ 9	6.8%
	10～19	11.0%
	20～29	14.6%
	30～	17.7%
3	1～ 9	8.0%
	10～19	16.2%
	20～29	25.5%
	30～	17.9%
≧4	1～ 9	5.8%
	10～19	9.4%
	20～29	15.8%
	30～	16.6%

は上昇していく．初回妊娠後期には陽性率は15％近くまで達する．次回の妊娠までに検出レベル以下に低下する女性が多く，2回目の妊娠初期では6.8％になっている．これらの観察から，妊娠中にHLA抗原に対し，多くの女性が免疫感作を起こしているが，分娩後検出レベルまで抗体濃度を維持している割合は5～6分の1程度である．しかし，免疫記憶そのものが消えたわけではないので，妊娠経験女性は輸血などを受けると白血球除去血液を用いても，同種免疫反応を容易に起こし，血小板輸血不応状態になりやすい．

●文　献

1）Levine P, Stetson R. An unusual case of intra-group agglutination. J Am Med Assoc. 1939; 113: 126-7.

2）Landsteiner K, Wiener AS. An agglutinable factor in human blood recognizable by immune sera for Rhesus blood. Proc Soc Exp Biol Med. 1940; 43: 223.

3）Levine P, Katzin EM. Pathogenesis of erythroblastosis fetalis-absence of the Rh factor from saliva. Proc Soc Exp Biol Med. 1941; 48: 126-9.

4）Ariga H, Ohto H, Busch MP, et al. Kinetics of fetal cellular and cell-free DNA in maternal circulation in pregnancy and after delivery. Transfusion. 2001; 41: 1524-30.

5）Bowman JM, Rollock JM, Penson LE. Fetomaternal transplacental hemorrhage during pregnancy and after delivery. Vox Sang. 1986; 51: 117-21.

6）Pruzanski W, Shumak K. Biologic activity of cold-reacting antibodies. N Engl J Med. 1977; 297: 583-9.

7）Case J. The immune response. In: Dawson RB, editor. Blood Bank immunology: A Technical Workshop. Washington DC: American Association Blood Banks; 1977. p.87-96.

8）Pollack W, Ascari WQ, Crispen JF, et al. Studies on Rh prophylaxis. Ⅱ: Rh immune prophylaxis after transfusion with Rh-positive blood. Transfusion. 1971; 11: 340-4.

9）Shirey RS, Ness PM. Alloimmunization to blood group antigens. In: Anderson KC, Ness PM, editors. Scientific Basis of Transfusion Medicine. Philadelphia: WB Saunders; 1994. p.507-16.

10）Jakobowicz R, Williams L, Silberman F. Immunization of Rh negative volunteers by repeated injections of very small amounts of Rh positive blood. Vox Sang. 1972; 23: 376-81.

11）Tovey LAD, Townley A, Stevenson BJ, et al. The Yorkshire antenatal anti-D immunoglobulin trial in primigravidae. Lancet. 1983; ii: 244-6.

12）Bowman JM, Chown B, Lewis M, et al. Rh isoimmunization during pregnancy: antenatal prophylaxis. Canad Med Assoc J. 1978; 118: 623-7.

13）Woodrow JC. Rh Immunization and its Prevention. In: Series Haematologica. vol 3. Copenhagen: Munksgaard; 1970. p.3.

14）Eklund J, Nevanlinna HR. Rh prevention: a report and analysis of a national programme. J Med Genet. 1973; 10: 1-7.

15）Jorgensen J. Foeto-maternal blodning. 1. Detection and quantitation using the acid-elution technique. Dan Med Bull. 1976; 23: 77-81.

16）Haemolytic Disease of the fetus and the newborn. In: Mollison PL, Engelfriet CP, Contreras M, editors. Blood Transfusion in Clinical Medicine. 10th ed. Blackwell Science; 1997. p.390-424.

17）Simonorits I, Timar I, Bajtai G. Rate of Rh immunization after induced abortion. Vox Sang. 1980; 38: 161-4.

18）稲岡千佳子，矢原　健，安井昌博．当センターにおける不規則抗体陽性妊婦と出生児溶血性疾患についての考察．日本輸血細胞治療学会誌．2013; 59: 486-91.

19）Eklund J, Jouppila P, Seppala IJT. IgG subclasses of anti-Rh（D）and haemolytic disease of the newborn. Vox Sang. 1988; 55: 51-2.

20）Zupanska B, Thompson E, Brojer E, et al. Phagocytosis of erythrocytes sensitized with known amounts of IgG1 and IgG3 anti-Rh antibodies. Vox Sang. 1987; 53: 96-101.

21) Woodrow JC, Donohoe WT. Rh-immunization by pregnancy: result of a survey and their relevance to prophylactic therapy. Brit Med J. 1968; 4: 139-44.

22) Rochna E, Hughes-Jones NC. The use of purified ^{125}I-labeled anti-γ globulin in the determination of the number of D antigen sites on red cells of different phenotypes. Vox Sang. 1965; 10: 675-86.

23) Claas FH, Gijbels Y, van der Velden-de Munck J, et al. Induction of B cell unresposiveness to noninherited maternal HLA antigens during fetal life. Science. 1988; 241: 1815-7.

24) Scott JR, Beer AE. Immunologic risks to fetus from maternal to fetal transfer of erythrocytes, in Proceeding Synposium on Rh antibody Mediated Immunosuppression. Ortho research Institute, Rarritan, NJ, 1976.

25) Bowman JM. Treatment options for the fetus with alloimmune hemolytic disease. Transf Med Rev. 1990; 4: 191-207.

26) Dooren MC, Kuijpers RWAM, Joekes EC, et al. Protection against immune haemolytic disease of newborn infants by maternal monocyte-reactive IgG alloantibodies (anti-HLA-DR). Lancet. 1992; 339: 1067-70.

27) Mari G, the Collaborative Group for Doppler Assessment of the Blood Velocity in Anemic Fetuses. Noninvasive diagnosis by Doppler ultrasonography of fetal anemia due to maternal red-cell alloimmunization. N Engl J Med. 2000; 342: 9-14.

28) Mari G, Norton ME, Stone J, et al. Society for Maternal-Fetal Medicine (SMFM) Clinical Guideline #8: The fetus at risk for anemia-diagnosis and management. Am J Obstet Gynecol. 2015; 212: 697-710.

29) Yazer MH, Brunken PA, Bakdash S, et al. Low incidence of D alloimmunization among patients with serologic weak D phenotype after D+ transfusion. Transfusion. 2016; 56: 2502-9.

30) Jakobsen MA, Nielsen C, Sprogoe U. A case of high-titer anti-D hemolytic disease of the newborn in which late onset and mild course is associated with D variant, RhD-CE (9)-D. Transfusion. 2014; 54: 2463-7.

31) Quantock KM, Lopez GH, Hyland CA, et al. Anti-D in a mother, hemizygous for the variant *RHD*DNB* gene, associated with hemolytic disease of the fetus and newborn. Transfusion. 2017; 57: 1938-43.

32) 安田広康，大戸　斉．赤血球不規則抗体検査．In: 大戸　斉，大久保光夫，編　わかりやすい周産期・新生児の輸血治療．東京: メジカルビュー社; 2009. p.128-32.

33) Mochizuki K, Ohto H, Hirai S, et al. Hemolytic disease of the newborn due to anti-Di[b]: a case study and review of the literature. Transfusion. 2006; 46: 454-60.

34) Yasuda H, Ohto H, Nollet KE, et al. Hemolytic diseased of the fetus and newborn with late-onset anemia due to anti-M: A case report and review of the Japanese literature. Transfus Med Rev. 2014; 28: 1-6.

35) Fujita S, Kashiwagi H, Tomimatsu T, et al. Expression levels of ABCG2 on cord red blood cells and study of fetal anemia associated with anti-Jr[a]. Transfusion. 2016; 56: 1171-81.

36) 藤森敬也，佐藤　章．RhD因子陰性妊婦の管理．In: 大戸　斉，大久保光夫，編．わかりやすい周産期・新生児の輸血治療．東京: メジカルビュー社; 2009. p.133-7.

37) Queenan JT, Tomai TP, Ural SH, et al. Deviation in amniotic fluid optical density at a wavelength of 450 nm in Rh-immunized pregnancies from 14 to 40 weeks' gestation: A proposal for clinical management. Am J Obstet Gynecol. 1993; 168: 1370-6.

38) Clarke CA, Finn R, McConnell RB, et al. The protection afforded by ABO incompatibility against erythroblastosis due to rhesus anti-D. Int Arch Allerg Appl Immunol. 1958; 13: 380.

39) Finn R. in Report of the Liverpool Medical Institute. Lancet. 1960; i: 526.

40) Pollack W, Singher HO, Gorman JG, et al. The prevention of isoimmunization to the Rh factor by passive immunization with Rho(D)immune globulin(human). New York: Scientific Exhibit, American Association of Blood Banks; 1967.

41) Pollack W, Ascari WQ, Kochesky RJ, et al. Studies on Rh prophylaxis. I. Relationship between doses of anti-Rh and size of antigenic stimulus. Transfusion. 1971; 11: 333-9.

42) M. R. C. Working Party. Controlled trial of various anti-D dosages in suppression of Rh sensitization following pregnancy. Br Med J. 1974; 13: 75-80.

43) Kumpel NM, Elson CJ. Mechanism of anti-Rh-D mediated immune suppression-a paradox awaiting resolution. TRENDS Immunol. 2001; 22: 26-31.

44) Anderson CC, Sinclair NR. FcR-mediated inhibition of cell activation and other forms of coinhibition. Crit Rev Immunol. 1998; 18: 525-44.

45) Stott L-M, Barker RN, Urbaniak SJ. Identification of alloreactive T-cell epitopes on the Rhesus D protein. Blood. 2000; 96: 4011-9.

46) Haspel RL, Westhoff CM. How do I manage Rh typing

in obstetric patients? Transfusion. 2015; 55: 470-1.

47) Kumpel BM. Lessons learnt from many years of experience using anti-D in humans for prevention of RhD immunization and haemolytic disease of the fetus and newborn. Clin Exp Immunol. 2008; 154: 1-5.

48) 宮崎澄雄，古賀広幸，赤塚順一．小児溶血性貧血の全国調査成績．日小血会誌．1992; 6: 437-40.

49) Kato S, Sugiura T, Ueda H, et al. Massive intracranial hemorrhage caused by neonatal thrombocytopenia associated with anti-group A antibody. J Perinatol. 2013; 33: 79-82.

50) Mollison PL, Engelfriet CP, Contreras M, editors. ABO, Lewis, and P groups and Ii antigens. In: Blood Transfusion in Clinical Medicine. 10th ed. Oxford: Blackwell Science; 1997. p.115-50.

51) Brouwers HAA, Overbeeke MAM, Huiskes E, et al. Complement is not activated in ABO-hemolytic disease of the newborn. Br J Haematol. 1988; 68: 363-6.

52) 榎本隆行，丸岡尚子，花垣澄雄，他．妊娠による血小板反応性抗体（HLA 抗体と human platelet antigens 抗体）の産生: 妊娠回数及び週齢と抗体陽性率の解析．日輸血会誌．2000; 46: 467-73.

53) 森田庄治，愛敬千絵，石島あや子，他．経産婦献血者 8 万人からスクリーニングされた抗血小板同種抗体について．日輸血会誌．1991; 37: 40-3.

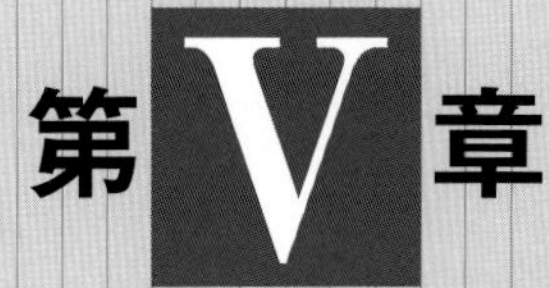

輸血反応

Blood transfusion reactions

V-A 溶血性輸血反応
Hemolytic transfusion reaction

Author:
川畑絹代，大戸　斉，前田平生，遠山　博

1 溶血性反応の定義と種類

溶血性輸血反応とは，輸血赤血球破壊が増加する症状の総称である．原因が抗原抗体反応による免疫学的溶血反応と，加熱，冷却，フィルターなどによる，非免疫学的溶血がある．輸血中から輸血後24時間以内に発生する急性溶血性輸血反応（acute hemolytic transfusion reaction: AHTR）と輸血後24時間以降に発生する遅延型溶血性輸血反応（delayed hemolytic transfusion reaction: DHTR）に分類される．最も重篤なAHTRはABO不適合輸血による血管内溶血であり，その他の血液型不適合輸血では多くが血管外溶血によるDHTRを発症する．

2 溶血性反応の病態生理と生体の防御機転

a．ヘモグロビン血症（hemoglobinemia）

血管内で赤血球が破壊されるとヘモグロビン（Hb）が血漿中に放出される．ABO式不適合輸血が存在するときには，この変化が迅速・高度にあらわれ，不適合輸血量の少ないときで輸血赤血球の約90％が，大量であるときには50％位が流血中で破壊される．300 mL位の不適合輸血で15分後に血漿Hbは300 mg/dLに達し，30分以降になると1,000 mg/dL以上にも達することがある．その位になると，患者の血清は肉眼的に真紅となる．

b．ヘモグロビン尿（hemoglobinuria）と腎障害（renal failure）

血漿中の遊離Hbが25 mg/dL位に達すると，微量が尿中に排泄される．血漿Hbが150 mg/dLを超えると明らかにあらわれる．Hbは分子量が約68,000であるが，腎より排泄され得る[1,2]．血漿Hbが尿中に排泄される速度は，腎を灌流する速度にもよるが，腎尿細管におけるHb再吸収の機構によっても影響を受ける．糸球体濾過量の約1/3量のHbが尿細管から再吸収されるが[3]，状態によって一概にはいえない．

不適合輸血による血管内溶血によって特徴的な腎障害が起こり，致命的となり得るが，Hb血症の程度と必ずしも比例しない．腎障害には，①腎に対するHbの毒性，②腎循環に対する妨害の諸原因，③fibrinに富む凝血塊の腎血管，尿細管の閉塞という因子が関与するものと考えられていた．

血漿Hbが腎機能に対しては案外に害が少ないという古典的な考え方もあった．Bakerら[4]はウサギにHb液を静注した実験で，尿が酸性であると腎障害が起こるが，アルカリ性であれば腎は防御され得るとした．

脱水が腎障害の形成に重要な役割をはたすとの説もあった．しかしMullerら[5]はイヌの実験で2,000 mg/dLに血漿Hbが上昇するように不適合輸血を施

JCOPY 498-01913

行した．ただちに尿の排泄が障害されたが，水分投与はあまり腎障害の程度に関係しなかった．しかしBaker ら[6]はHbの毒性の証拠を得た．動物に高度のHb 血症をつくり，腎尿細管上皮の壊死を証明し，その原因を尿細管の Hb 再吸収の過負荷によるものと推測した．

その後の考え方では，①Hb そのものは腎細胞に対する主犯ではない．その証拠に結晶化された人工Hbが，近来人工血液として臨床に用いられようとしている．②溶血による stroma, DIC によるフィブリンなどの尿細管の閉塞，③補体活性物質の腎に対する影響，④ショックによる腎に対する低酸素症によるダメージなどによる．いずれにしろ，複合的な要因が重なって腎障害が発生すると考えられる．

c．ヘモジデリン尿（hemosiderinuria）

これは溶血性反応としてただちにあらわれるものではない．むしろ後遺症ともいうべきものである．遊離 Hb が糸球体を濾過するとき，若干が腎尿細管により再吸収される．放出された鉄がヘモジデリンとして蓄積され，慢性化すれば遊離のヘモジデリンや iron-laden cell が尿中に排泄される．Crosby ら[7]は血漿 Hb 濃度が 25 mg/dL を超えるとあらわれると述べた．

d．血漿諸成分による遊離ヘモグロビンの排除（clearance）

1）ハプトグロビン（haptoglobin）

流血中において赤血球が破壊されて増加した遊離 Hb に対しいくつかの成分が結合して体外に排泄するように作用する．

Hb の peroxidase 活性に関与する物質が血漿中に存在することが Polonovoski ら[8]によって確かめられて，haptoglobin（Hp）と命名された．Hp は α_2-globulin に属する mucoprotein の一種である．分子は長い楕円球形を呈し，分子量は170,000位である．

Smithies[9]は電気泳動像によって Hp を3型に分類した．これが Hp1 と Hp2 との1対の対立遺伝子であることを認めて次のごとく命名した[10]．

<表現型>	<因子型>
Hp1-1	Hp1/Hp1
Hp2-1	Hp2/Hp1
Hp2-2	Hp2/Hp2

Hp は，Hb と選択的に結合して Hp-Hb complex を形成する．中西[11]によれば Hp の1分子は HbO_2の2分子と結合し，Hp $(HbO_2)_2$の形をとるが，稀には分子量約 85,000 と小さい Hp の1分子が HbO_2の1分子と結合し，$HpHbO_2$の形をとるものもある．

Hp は血漿 100 mL につき 100 mg 位の Hb と結合する[12,13]．それゆえ，この水準を超えない Hb 量であれば血漿中に遊離していても，Hp との複合体をつくったまま循環する．

Hp-Hb 複合体は細網内皮系に容易に取り込まれる[14]．その中でも主として肝において除去される．Hb の量が少なければ20分も要しない．しかし Laurell らによれば，100 mL の血漿に対して 13 mg の Hb がある毎に1時間ずつを要するという．つまり血漿 100 mL について 39 mg の Hb があれば，除去に3時間を要するということであろう．大城ら[15]によれば Hp-Hb 複合体は肝実質細胞内で，heme-α-methenyl oxygenase, biliverdin reductase などによって bilirubin まで代謝される．

以上の機構によって不適合輸血などによる溶血性反応が生体内で起これば，血漿中の Hp が減少する．Speiser[16]は60例の輸血事故のうち29例に輸血後の Hp を定量し得た．その結果 Hp がほとんどなくなったものを含めて減少したものが16例，減少しなかったものが13例であった．

大城ら[15]は9例の臨床例（不適合輸血・熱傷・大量輸血・透析などで溶血性変化を起こしたもの）に対して，ヒト血漿 Hp を静注して効果をおさめたと報告した．Hp 製剤はヒト血漿より Cohn の ethanol 分画法で得られた分画 IV を精製したものである．

症　例[15]

不適合輸血に Hp 血漿を輸注した例である．31歳，男．1975 年，全麻下に骨髄炎に対する腐骨除去術を施行した．入院時血液型はA型と判定されていた．術中，A 型血 200 mL を輸血したところショック状態となり，昇圧剤・steroid・輸液で回復した．血液型を再検したところ O 型と判明，術後O型血800 mLを輸血して全身状態改善につとめた．利尿剤の投与にかかわらず3時間以上も無尿となった．

そこで，Hp血漿200 mL（4000単位）を輸注中より赤褐色様の排尿があり，30分後には黄色透明尿22 mLを得，以後は尿量も増加，時間尿100～200 mLを維持した．尿HbはHp投与によって90 mg/dLから10 mg/dLに激減し，血清Hbも296 mg/dLより徐々に減少した．他の8例も含めHpは1日平均200～400 mLを投与した．

2）メトヘムアルブミン（methemalbumin）

HbはHpと結合するが，その能力を超えると遊離Hbが血漿中を循環する．しかし生体は，さらに第2段階の防衛力をもっている．Hbから分離されたヘムhemeはalbuminと結合してmethemalbuminをつくる[17]．急性溶血性変化の際にHpが血漿中にほとんどなくなると，methemalbuminがあらわれる[18]．MethemalbuminはSchummの試験（methemalbuminの還元により625 nmでの吸光度の減衰を測定する方法）で陽性となり，究極的にはこの成分は細網内皮系に取り込まれるものと考えられる．

3）ヘモペキシン（hemopexin）

Nealeら[19]は，hemeはalbuminのみならずβ-globulinの一部にも結合することを記載し，この成分をヘモペキシン（hemopexin）と命名した．血漿中にHbがあると，まずHpと結合し，Hpが減少した後にはじめてhemopexinが減少する．1分子のhemopexinは1分子のhemeと結合する．血漿中に高濃度のhemeが存在すればhemopexinはなくなる[20]．Heme-hemopexin結合体があると血漿のSchumm試験は陽性となる．しかしRosenら[21]によるとhemopexin-heme結合体は肝などに取り込まれるためかなり急速になくなり，Schumm試験陽性となるのは，methemalbuminによるものであるとしている．

3 溶血反応に補体の及ぼす影響

不適合輸血の症状発現において補体（complement）が大きな役割をはたす．補体は血清蛋白の一種で，抗体の存在下に赤血球を溶血させ，また患者をショックに陥らせる物質を活性化する．

歴史的にみれば，Buchner（1889）が新鮮血清中に細菌の破壊に必要な因子（alexin）を発見した．この因子は後に補体（complement）と命名された．Bordet（1896）は赤血球の溶血に補体，さらに抗体が必要であることを実証した．平常では補体成分は活性のない状態にあるが，ある条件を与えれば補体としての機能を発揮する．これを活性化（complement activation）という．

補体は活性化されると，①補体性kinin，②ウイルス中和反応，③免疫粘着反応，④食作用の亢進，⑤anaphylatoxin，⑥白血球遊走因子，⑦血液凝固の促進，⑧細胞との炎症反応，⑨膜障害などの作用がある．本項では溶血性輸血反応に関連が深い，①のkininの発生，⑤anaphylatoxinの発生，⑨赤血球の膜障害について述べ，他は略記にとどめる．

■ a．補体系の活性

補体系は，第1～第9成分（C1～C9）のほかに多くの因子が関与する[22]．

赤血球の表面に存在する抗原基が対応する抗体と結合すると抗体のFc部分に変化が起きて，C1が図V-1のごとく活性化されて$\overline{C1}$となると，$\overline{C1}$は酵素的な働きをすることになる．抗体の中で補体と結合作用のあるものはIgMとIgGの2つに限られ，IgA・IgD・IgEは，古典経路（classical pathway）においては補体を活性化しない．

補体系は9つの蛋白成分と，複数のinhibitorをもっている．

（1）C1

C1は3つの蛋白質subcomponent（C1q・C1r・C1s）からなり，Ca^{2+}で結びつけられる[23,24]．C1qはコラーゲン様の蛋白で，terminal subunitとしてIgGやIgMのFc部分と反応する．この段階は補体活性化の認知（recognition）にあたる．これがC1r,

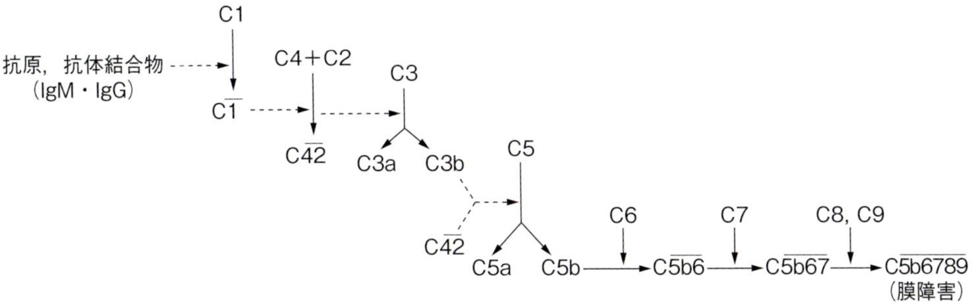

補体性kinin	C4, C2
anaphylatoxin	C3a, C5a
膜障害membrane change	C8, C8＋C9

図V-1　補体の連鎖反応 complement cascade

つづいてC1sの活性化を引き起こし，活性型C1sはMg^{2+}の存在において，蛋白分解酵素esteraseとしてC4やC2に作用するC1の活性化（activation）が開始される．

（2）C4

次にC4が活性型C1sの作用で分子量の小さいC4aと大きいC4bに分解する．C4は3本のポリペプタイド鎖よりなり，一番長いα鎖の一部がC1sにより切断されてC4aとなり，残りの大部分はC4bとなる．C4bは免疫globulinや細胞膜面に結合する．

（3）C2

C2もC4と別に活性型C1sの作用によって，C2aとC2bに分かれ，C2aはC4bに結合して膜に付着し，$\overline{\mathrm{C4b2a}}$複合体をつくる，一種の酵素C3 convertaseとして作用し，C3を分子量10,000と小さいC3aとC3bに分解活性化する．

C3は以降C9まで活性化されるのであるが，C1，C4，C2→C3以下の誘導路は古くからよく知られ，classical pathwayといわれる．

C3→C9まで活性化されるには，抗原，抗体反応→C1→(C4/C2)→C3→C9という誘導路，すなわち，①classical pathwayがあるのみと考えられてきたが，これらと別系の因子がC3に作用しても，C3→C9の反応が進行し得る．

それは，②alternative pathway系である．properdin・initiating factor（IF）・D因子・B因子などが次々にあげられ，そのほか，③コブラ毒因子（CoF），④trypsinやplasminなどの蛋白分解酵素などもあげられる．その他に⑤lectin pathway系も存在する．以上については溶血性輸血反応との関連が薄いので省略する．

（4）C3

第3成分C3は$\overline{\mathrm{C4b2a}}$の作用を受けて，C3aおよびC3bという2つのフラグメントに分解される．小さいフラグメントのC3aは液相に放出され，血管収縮物質（vasoconstrictor）として作用し，また肥満細胞（mast cell）からhistamineを遊離させる能力を有し，また白血球遊走因子としても働く．histamineは血管の透過性を亢進し，平滑筋を収縮させるなど，C3aはanaphylatoxin Iとしても作用する．

大きいフラグメントのC3bはそれ以降の補体成分と反応し得るほか，食細胞の食作用を亢進させる能力を示す．細胞膜面上のC3bレセプターと反応して赤血球の免疫粘着反応（immune adherence）を起こす作用もある．C3bはC3b inactivatorの作用を受けるとC3cとC3dとに分解する．C3b＋C3bINA→C3c＋C3dで，C3cは血漿中に放出されるが，C3dは膜に残る．以上，多くのC3機能を述べたが，不適合輸血の溶血の機構に戻れば，C3bは$\overline{\mathrm{C4b2a}}$とともに$\overline{\mathrm{C4b2a3b}}$となり，C5 convertaseとしてC5に作用してこれを活性化する．

（5）C5

C5は活性化されて分子量の小さいC5aと大きいC5bに分割される．C5bは赤血球膜上にとどまり，最後の酵素となる．C5a は液相に放出され，C3a と同様血管収縮物質として作用し，輸血副反応の原因となる．C5a は anaphylatoxin Ⅱと命名されている．

（6）C6

膜上の C5b は引きよせるように C6 と反応して $\overline{\mathrm{C5b6}}$ 複合体をつくる．

（7）C7

$\overline{\mathrm{C5b6}}$ 複合体に C7 が加わると，$\overline{\mathrm{C5b67}}$ 複合体ができる．$\overline{\mathrm{C5b67}}$ 複合体は細胞膜に結合しやすい．

（8）C8

$\overline{\mathrm{C5b67}}$ に対して C8 が反応すると，細胞膜の障害が起こり始める．

（9）C9

最後に C9 が反応することによって $\overline{\mathrm{C5b6789}}$ が生じ，細胞膜が破壊されて溶血が起こる．$\overline{\mathrm{C5b6789}}$ の分子量は約 100 万にも達する．$\overline{\mathrm{C89}}$ は溶血物質 lytic agent であり，最終的には赤血球膜に微小な穴を作るが，次の 2 種の機構による．

①水や電解質に対し透過性が高まり，赤血球は浸透圧による溶血（osmotic lysis）を起こす．

②Hb その他が直接穴から漏出する．膜の穴が 3.25 nm より小さければ，上記の osmotic lysis に主に頼り，大きければ Hb が漏出する[25]．

分子量約 2 万の dextran の添加により溶血がブロックされるが，その分子の直径は 3.2 nm で，Hb の膠質浸透圧をおさえると説明される．

電顕下で補体作用による赤血球膜の穴を観察すると，ヒト補体では 10.3 nm の穴になり，モルモット補体では径 8.8 nm の穴になるとした．不適合輸血による溶血でも，発作性夜間ヘモグロビン尿症（PNH）でも穴の大きさは変りなく，1 赤血球の穴の数は，平均 1.73 個であった．

表V-1 は各補体成分の性状である．

表V-1　各補体成分の性状（Garratty G. "Complement, its chemical & biological characteristics" 1975, Dade Division American Hospital Supply Corporation[22]）

補体成分	分子量	電気泳動移動度	血清中の濃度（μg/mL）
C1q	400,000	γ_2	200
C1r	168,000	β	
C1s	79,000	α_2	120
C4	200,000	β_1	400
C2	117,000	β_2	30
C3	180,000	β_1	1,250
C5	185,000	β_1	75
C6	125,000	β_2	60
C7	120,000	β_2	60
C8	150,000	γ_1	15
C9	79,000	α	trace

b．血液型抗体と補体

1）補体結合 IgM 抗体

補体結合 IgM 抗体として一般的なものとしては，抗 A，抗 B，抗 A_1，抗 HI，抗 P_1，抗 Le^a，抗 Le^b などであり，多くは自然抗体として産生される．このなかで，抗 A，抗 B は in vitro，in vivo で強力な溶血を引き起こす．抗 Lewis 抗体は in vitro でゆるやかな溶血を起こすかもしれないが，in vivo での血管内溶血を引き起こすことは稀である．抗 A_1，抗 HI，抗 P_1 が in vitro で溶血を起こすことはほとんどなく，稀な例として C3 の段階まで補体を活性し，37℃で活性化した場合，in vivo で少量の赤血球を溶血させる．

2）補体結合性 IgG 抗体

ある種の IgG 抗体，例えば抗 A，抗 B，抗 K，抗 Fy^a，抗 Yt^a は時に補体と結合する．抗 Kidd 抗体を含む血清は通常補体結合性をもつが，補体結合性を有すのは IgM の抗 Kidd 抗体で IgG は関係していないとする報告がある[26]．抗 Rh 抗体は補体結合性をもつことがある．

4　不適合輸血（ABO その他）の頻度と原因

1）血液型不適合輸血・有害事象の頻度

1950～60 年代の不適合輸血の頻度については，遠山が 1960 年，1973 年の 2 回にわたり欧米の各国の代表的な血液センターに資料を提供してもらった．それによると，調査対象数は，2 万～50 万件の輸血で，不適合輸血は 0.01％から 0.18％の頻度で発生していた．このうち，ABO 不適合輸血は，0.007％（約 13,000 回に 1 回）から 0.1％（1,000 回に 1 回）に発

JCOPY 498-01913

表V-2　輸血有害事象の死亡例

原因	例数
A．事務的な誤り clerical errors	
血液検体の取り違え	7
検査室における取り違え	9
患者の取り違え	30
血液を加温器から出すときの取り違え	1
B．検査室における誤り	
血液型誤判	4
抗体の見落し	4
C．いろいろの原因	
加温器による血液の過熱	1
アナフィラキシー	4
緊急輸血における抗体無視	5
遅発性輸血反応	3
移植片対宿主反応	1
呼吸不全症候群	4
グラム陰性菌エンドトキシン症	2
不定型 DIC	2
総　計	77

Myhre（1980）: JAMA, 244（12）: 1333-5, 米国 FDA に対する報告（1976 年 4 月 3 日～1979 年 6 月 9 日）

生していた．当時の不適合輸血の頻度は，ウィーン大学の Speiser が詳しく報告している．1948～1970 年に起こった不適合輸血は，約 500,000 件中 60 件（0.0125%）であった．ABO 血液型が 47 例（0.009%）で，12 例（0.002%）が死亡し，その他 13 例（Rh11，Kell1，Duffy1）であった．また，原因をみると 60 件中，technical error 19，血液ビン・パイロット管などの取り違いなどの clerical error 13，不明 28 と分析している．また，Mayo Clinic の Pineda ら[27]によると急性溶血性反応の発生率は，1964～1973 年では 1/12,000 本であったが，1974～1977 年では 1/21,000 本に減少していた[28]．

1975 年米国 FDA は受血者および供血者の致命的な有害事象を報告することを義務付けた．1976 年 4 月～1979 年 12 月までに 113 例が FDA に報告された[29]．この期間，総計約 3,700 万単位の輸血により 0.00023%の率で輸血による死亡が発生した．3 例の供血者が plasmapheresis，leukapheresis によって死亡し，33 例は肝炎で死亡した．残りの 77 例が輸血有害事象である 表V-2．このうち 47 例が clerical errors に属するものであった．そのうち患者の取り違えが 30 例にも達していた．

表V-3　輸血関連死亡報告例（355 例: 1976～1985）（SazamaK. Transfusion. 1990; 30: 583-90[31] より）

原因 1	例数	原因 2	例数
急性溶血反応	158	非 A 非 B 型肝炎	42
遅発性溶血反応	26	B 型肝炎	26
急性肺浮腫	31	献血関連	12
細菌汚染	26	AIDS	3
アナフィラキシー	8	輸血と無関係	15
加温器による溶血	5	不明	1
非脱グリセリン	1		
GVHD	1		
小計 1	256	小計 2	99

この頃に米国の血液銀行や輸血部の Good Manufacturing Practice をつくるための Bureau of Biologics（BOB）で 1976 年より 1978 年にかけて資料が集められた[30]．この期間に輸血によって 70 人が死亡し，その内 44 人が急性溶血反応，2 人が遅発性溶血反応，5 人は急性呼吸不全症，2 人が細菌汚染血輸血，1 人が GVHD，10 人が肝炎による死亡で，6 人は輸血が死因ではなかった．44 人の急性溶血反応の中の 38 例は ABO 不適合によるものであり，誤りの原因の解明できた 37 例中実に 33 例が clerical errors によるものであった．

Sazama は，1976 年から 1985 年までの 10 年間に FDA に報告された 355 例の輸血関連死亡症例についてまとめた[31]．原因の分類 表V-3 では，急性溶血反応 158 例，非 A 非 B 型肝炎 42 例，急性肺障害 31 例，B 型肝炎 26 例，細菌汚染血 26 例，遅発性溶血反応 26 例，無関連 15 例，献血関連 12 例，アナフィラキシー 8 例，AIDS 3 例，その他 8 例である．輸血とは無関係な 15 例，肝炎，AIDS などの感染症関連，献血関連の事例を除外し，残りの 256 例について検討したところ，131 例（51%）が，ABO 不適合による急性溶血反応によるものであった．ABO 不適合死亡例の 85%（106 例）は，O 型患者であり，O 型以外の他の血液型（とくに A 型 80 例）の輸血が原因で死亡していた．ABO 血液型以外の血液型不適合による死亡は，急性溶血（9 例），遅発性溶血（26 例）であった．発生頻度については，米国では，

10年間に約1億単位の血液が1患者あたり平均3.5単位輸血されたと仮定すると3,000万人の患者に輸血されたことになる．このうち，少なくとも約半数は赤血球輸血であるとすると，1,500万件の輸血が行われたと推定でき，ABO不適合による死亡例は，10万件の輸血に対して0.5〜1件（0.0008%）発生し，ABO以外の血液型不適合による死亡例は，10万件の輸血に対して0.2件（0.0002%）程度の発生頻度となる．

さらに，158例の急性溶血反応例についてエラーの発生要因について分析した．約半数49%（77例）は，病棟や手術室での患者の間違えが原因であった．直接的な原因は，患者ならびに血液型確認の不実行にある．しかし，その根底には，輸血実施時に患者確認をするマニュアルの未整備，患者確認について臨床医やナースの認識不足，教育担当者の不在があげられ，事務的エラーと一括されてきたが，実は，管理システムのエラーとも言うべきものであった．

その後，1994年にはフランス，1996年には英国で，輸血有害事象の報告，監視システムが導入された．フランスでは，法的に整備された報告義務制度で，全ての輸血有害事象が集められる．イギリスでは，輸血重大事象（serious hazards of transfusion: SHOT）について自発的に報告するシステムである．患者確認エラーが関与して間違った血液が患者に輸血された全例の報告を求めている．1996年11月から2000年4月までの3年間に，618件の報告があり，そのうち「間違い輸血」の報告が335件（54.2%）を占めていた[32]．他には，急性輸血反応（24時間以内）89件（14.4%），遅発性輸血反応（24時間以降）82件（13.3%），輸血関連急性肺障害（TRALI）43件（7%），輸血後紫斑病32件（5.2%），輸血感染症19件（3%），輸血後GVHD 11件（1.8%），未分類7件（1.1%）である．間違い輸血335件のうち97件はABO不適合輸血であった．うち4例が死亡，29例は重症の急性反応が認められた．

日本輸血学会でも，2000年と2005年に，ABO不適合輸血について全国アンケート調査を実施した．2000年は全国300床以上の777病院を対象とし，575病院から回答があり，うち115病院から1995〜1999年の5年間における166件の異型輸血が報告された[33]．間違えた製剤は，赤血球製剤が95件，血漿が71件であった．このうち，赤血球majorミスマッチが51件（30.7%）あり，原疾患が原因の可能性のあるケースも含んではいるものの，9名が死亡の転帰であった．エラーの発生要因としては，バッグの取り違え71件，患者の取り違え19件で全体の54%を占めていた．

2005年は300床以下の施設を含む1,355病院を対象とし，2000〜2004年の5年間に発生したABO不適合輸血の解析を行った[34]．1,355病院中829病院から回答があり，60件の異型輸血が報告された．原因となった製剤は，赤血球製剤が31件，血漿が19件，血小板8件であった．赤血球majorミスマッチは22件（37.9%）でその件数は減少しているが，8名の死亡報告があり，2000年の調査とほとんど変わっていなかった．この調査によるABO不適合輸血の発生は約1：200,000，死亡頻度は1：3,000,000であり，それぞれ英国のSHOTの報告の1/2に相当した．エラーの発生要因は，2000年の調査に比較し，輸血実施時の患者・製剤の照合間違いの報告は大幅に減少したが，27件と最も多く，全体の45%を占めていた．特に赤血球majorミスマッチ例の22件に限ると14件が患者・製剤の照合間違いで，輸血直前の照合確認が最重要であることがわかる．報告件数は少ないが，血液型検体採血時の患者間違いもABO不適合輸血に直結する重要な問題である．検体採血時の間違いは，2000回の採血あたり1回発生すると報告されている[35]．対策としては，輸血療法の実施指針（改定版）[36]に示されているとおり「同一患者の異なる時点の2検体で」血液型検査を実施するダブルチェックが重要と考えられる図V-2．病棟や手術室での患者と血液型の確認ミスがそのほとんどの原因を占めており，検査室でのtechnical errorは少ない．

不適合輸血の頻度は赤血球製剤10〜20万単位に少なくとも1回の割合でABO不適合輸血が発生し，さらに10〜100万単位に1回は死亡事故につながっていると考えられる．

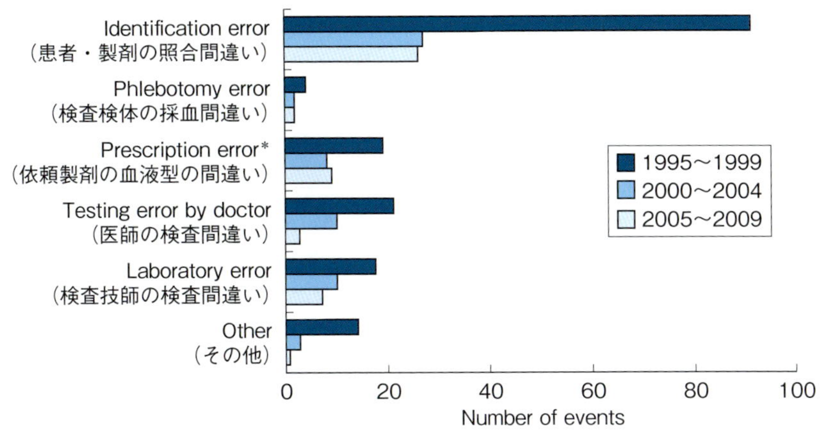

図V-2 **ABO 不適合輸血の主な原因**（日本輸血・細胞治療学会　輸血療法委員会.「安全な輸血療法ガイド」. 厚生労働省科学研究 医薬品・医療機器等レギュレトリーサイエンス総合研究事業, 2012[37]）
日本輸血・細胞治療学会輸血業務の総合アンケート調査より
Main causes of ABO-incompatible blood transfusion
*Prescription error: Blood components orders of incorrect ABO blood group.
National Surveys of ABO-incompatible Blood Transfusion in Japan

5 不適合輸血の症状と経過

a．急性溶血反応によるもの

主として血管内溶血を起こす不適合輸血のうち腎障害を起こして不良の転帰をとるものは，ABO 不適合輸血が群を抜いて多い．尿量は 1 日あたり 200 mL 位から 20 mL 程度（乏尿），さらには完全な無尿になってしまうこともある．尿量が少ないのに尿比重が高くならないのも特色である．BUN，K^+，水分などが患者体内に蓄積して尿毒症症状が亢進する．このようになると，頭痛・悪心・嘔吐・食思不振・血圧上昇・全身違和感などが起こり，意識障害・狂躁状態・発作なども出て，意識不明となり，心不全・肺水腫・脳浮腫その他によって死亡することもある．

腎機能が回復すれば，排尿が再開して危機を脱する．その時期は不適合輸血後5～7日目頃が多いので回復利尿といわれる．突然で大量であることもある．それまで患者の状態を悪化させないように透析を含む全身管理を行う．

1）急性期の症状

不適合輸血（主として血管内溶血）では，熱感，不快感，全身異和感，胸部圧迫感（しめつけられるような痛み）・胸痛・背部痛，発熱，悪寒・戦慄，悪心・嘔吐，呼吸困難などが起こり，血圧が下降し，ショック症状に移行することがある．しかし不適合輸血の初期または重篤でない場合には，血圧が一過性に著しく上昇することも往々にして観察される．血圧上昇現象は血管作動物質に起因する．

しかし，多くの場合まず現れる症候は，輸血血管に沿っての熱感・顔の潮紅・胸痛・背部痛・腰痛などである．この胸の絞めつけられるような痛みは，胸部の細小血管および細小気管支が histamine 様物質の遊離や C3a，C5a などの血管作動物質によって収縮または拡張を起こすためであると考えられる．溶血性反応をヒツジに実験的に起こさせると肺動脈圧の上昇も証明される[38]．溶血反応が起こると，補体が活性化されて polypeptide の遊離を起こし，これが多くの細胞と相互に作用する．たとえば肥満細胞（mast cell）と作用して histamine その他の血管作動物質（vaso-active substance）を遊離させ，循環に大きな影響を与えるものと考えられる．前記の C3a，C5a も大きく関与している．

全身麻酔下ではこれらの症状がわかりにくい．しかし，熟練した外科医・麻酔医は麻酔や手術操作の面より説明しにくい血圧下降や出血傾向などから，不適合輸血を早期に発見することがある．先に述べたショック機構のほか，大切な病態生理は不適合輸血による播種性血管内凝固（disseminated intravascular coagulation: DIC）の形成であって，出血傾向の発現は主にこれによる．また補体の活性化が凝固の引き金となる[39]．Thromboplastin が遊離して，fibrin が析出して低 fibrinogen 血症をきたし，さらに血小板・第Ⅴ因子・第XIII因子なども減少する．Fibrin 血栓が至るところに沈着する．肺動脈に凝集塊が部分的につまることも胸痛の原因となる[40]．このような状態で不適合輸血当日，死亡するものを早期死（rapid death）という．

2）慢性期の症状

不適合輸血の大部分は，数時間後には安定してくるものである．腎障害を残すことなしに治癒する例もあるが，腎障害を併発すると，血色素尿・無尿・乏尿を呈してしだいに尿毒症に移行する．腎障害には，①腎に対する Hb の毒性（過剰の遊離 Hb は糸球体を通過し，尿細管上皮細胞にとりこまれた後，heme と globin に分解され，heme が急性尿細管壊死を起こすという説），②ショックによる腎循環の低下に原因する腎細胞の障害，③fibrin や赤血球膜 stroma による腎細小血管や尿細管の閉塞，④活性化された補体成分の腎組織に対する障害などが関係する．この中で①は関連が薄いと考えられている．

3）急性溶血反応の検査

免疫性の急性溶血反応が疑われたら，まず，患者氏名・ラベル・輸血製剤・検査検体の照合を行い，輸血された製剤が本当に当該患者用であったのかを確認する．次に，患者検体，輸血製剤の血液型を再検査する．輸血前および輸血後の患者検体と輸血製剤との交差適合試験，直接抗グロブリン試験，不規則抗体検査を実施し，不適合輸血の有無を確認する．ABO 不適合輸血では，早期であれば直接抗グロブリン試験は陽性を示すが，数時間後には赤血球が全て破壊され，陰性化することもある．そして，生化学的検査データにより，溶血の程度，腎機能，DIC 所見を評価する．溶血所見として，Hb 血症，Hb 値の低下，LDH，ビリルビン，GOT の上昇，Hb 尿などが認められる．

b．遅発性溶血反応によるもの

主として血管外溶血の起こる場合（Rh，Kell，Duffy その他の不適合輸血）は，肝・脾などの網内系の食細胞が抗体で結合された感作赤血球を貪食して，高度の貧血が起こり Hb が処理・除去されるため，血中の bilirubin が急上昇して黄疸が起こることが往々にしてある．この黄疸は肝細胞の高度障害によるわけではないので，劇症肝炎のような転帰をとることは考えにくい．そのため黄疸にあまり気をとられることなく，治療の最重点を腎機能の維持・改善におくことが望ましい．

1）遅延型溶血性輸血反応（delayed hemolytic transfusion reaction: DHTR）

多くは二次免疫応答による．機序には型不適合赤血球が輸注されても，受血者血清中の抗体量が急速に輸血赤血球を破壊するには少なすぎるときと過去の輸血や妊娠で産生された抗体が検出感度以下になっているときがある．輸血が“免疫応答”を刺激して輸血後数日たってから，抗体濃度の急速な上昇が起こり，輸注されて患者循環内にある赤血球が急速に破壊される現象である．Lutheran 型や U 型によることもある[41,42]．

症例 1 [43]

47 歳女性．A 型，RhD 陰性で，輸血歴はないが 2 回の妊娠歴あり．直接抗グロブリン試験陰性，間接抗グロブリン試験・酵素処理血球法で患者血清には抗 D は陰性．血管外科手術で大量の輸血が必要となり，RhD 陽性血を輸血することになった．手術中に 6 単位の A 型，RhD（＋）型の血液が輸血されたが副反応はなかった．輸血後 5 日たって蒼白となり，Hb 濃度が低下して直接抗グロブリン試験が強陽性となり，血清に抗 D が検出された．患者は当時 spherocytosis を起こしていた

JCOPY 498-01913

が，その後 reticulocytosis が著明となり，自然に貧血を回復した．

本反応の特色は，患者赤血球の直接抗グロブリン試験が陽性化することと，腎機能の障害は著明でないことである．本邦では D 陰性の頻度が低いので，大手術・大出血によって D 陰性血が払底した場合，D 陰性で抗 D が証明されない患者に対して D（＋）血を輸血してもよいかという問題がある．このような時，D（＋）血を輸血するのは救命上やむを得ないが，遅発性溶血反応が起こる可能性も認識して対処しなければならない．

本反応は抗体で感作された輸血赤血球が，網内系食細胞（phagocyte）に一斉に貪食され急速に貧血と黄疸をあらわす，血管外溶血（extravascular hemolysis）を起こすので，死亡することはなく予後は良好であると考えられてきた．しかし血管内溶血（intravascular hemolysis）に似た症状を後になって起こし，死亡する稀な症例もある．

症例 2 [44)]

72 歳白人男性．十二指腸潰瘍大出血にて緊急入院，20 年前にも大出血を起こし 5 単位の輸血をしている．血液型は O，RhD（＋）で Hb 6.9 g/dL であった．

生理食塩液法，アルブミン法，間接抗グロブリン試験，酵素法にて不規則抗体を検出せず．交差試験に適合した 7 単位の血液を輸血して，開腹手術を施行したが，直後には輸血副反応はなかった．

6 日後に症状（発熱，チアノーゼ，呼吸困難，高度貧血，黄疸など）が出現し，Hb 7 g/dL，血漿 Hb 90 mg/dL，尿 Hb（卄），直接抗グロブリン試験（＋）となった．その翌日，解凍赤血球 3 単位を輸血したが，Hb 4.8 g/dL，無尿，出血傾向をあらわし，次いで意識障害，血圧下降を起こして死亡した．

患者から最後に採った赤血球から感作している抗体をエーテル法で解離・同定すると，抗 c（64 倍）と抗 E（16 倍）が証明され，生理食塩液法（2＋），アルブミン法（2＋），酵素法（2＋），間接抗グロブリン試験（3＋）で強く反応した．輸血した 7 単位の血液中，c（＋）は 7 単位，E（＋）は 3 単位であった．

完璧と思われる検査をしても，溶血反応は完全には防止し得ない．Sazama は，26 例の遅発性溶血反応による死亡例を報告している **表 V-4** [31)]．抗 c，抗 E，抗 Jk^a，抗 Fy^a，抗 K またはこれらの複数抗体が関与していた．

表 V-4　遅発性溶血反応による死亡例（26 例）（Sazama K. Transfusion. 1990; 30: 583-90[31)]）

抗体特異性	例数	死亡までの日数
Anti-c	3	7～8
Anti-c＋E	1	6
Anti-c＋Fy^a	1	16
Anti-c＋E＋Fy^a	1	9
Anti-c＋E＋Jk^a	1	9
Anti-c＋E＋Jk^a＋K	1	9
Anti-c＋E＋Jk^a＋M	1	5
Anti-c＋E＋Jk^b＋K＋Fy3＋s	1	?
Anti-E	1	6
Anti-E＋Jk^a	1	9
Anti-E＋Kp^a	1	?
Anti-c＋Fy^a	1	?
Anti-c＋Jk^b	1	10～15
Anti-c＋e＋K＋M＋(?S)	1	?
Anti-Fy^a	1	?
Anti-Fy^a＋Jk^a	1	7
Anti-K	2	10～11
Anti-K＋Fy^a＋Jk^a	1	10
Anti-K＋Fy^b＋Jk^b	1	11
Anti-K＋Jk^a＋N＋s＋(Le^a)	1	?
Anti-U	1	8
Anti-Chido	1	?
Anti-HTLA	1	?

2）遅延型溶血性輸血反応の検査

輸血前後の患者検体について直接抗グロブリン試験，不規則抗体検査，輸血した製剤との交差適合試験を行う．典型的な反応としては，すべての検査とも輸血前が陰性，輸血後検体では陽性となる．患者赤血球の解離液と輸血後患者血漿（血清）中の不規則抗体を同定し原因抗体の特異性を確認する．輸血赤血球製剤の，対応抗原の有無を検査する．生化学的検査データにより，溶血の程度を確認する．溶血所見としては，Hb 値やハプトグロビン値の低下，LDH・間接ビリルビンの上昇などが認められる．

6 不適合輸血の発症機序

溶血反応の発症機序については，様々なサイトカインの発見とその作用機序から，このサイトカインが溶血性有害事象において重要な役割をはたしている[45,46]．

■ a．サイトカインの役割

サイトカインは，炎症反応，免疫反応において細胞間の相互作用を仲介する物質であり，それぞれの反応を修飾している．溶血反応についても，敗血症とサイトカインの関連が明らかにされ，かつ溶血と敗血性ショックの症状の類似性から溶血性とサイトカインの関連について検討された．

Davenport[47-49]らは，ABO不適合輸血のin vitro実験を行った．O型新鮮全血に，A型もしくはB型赤血球を加えたところ，血漿中TNFは2時間後に最高値に達し，24時間後には正常値まで戻った．TNFは多くの生物学的機能を有するサイトカインで，とくにグラム陰性菌が産生するエンドトキシンに反応して単球，マクロファージによって産生され，敗血症などで，発熱，低血圧，血管透過性亢進の原因となる．IL-8，MCP-1（monocyte chemoattractant protein-1）の血漿中濃度も，徐々に上昇し，24時間後でも高値であった．IL-8は，好中球走化因子，活性化因子であり，MCP-1は，同様の作用を単球に対して有する．両者ともに，IL-1，TNF，エンドトキシンに反応して，単球，マクロファージにより産生される．これらの実験から，ABO不適合輸血では，まずTNFの産生が起こり，その後，IL-8，MCP-1などのケモカインが産生され，好中球，単球のリクルートが生じると考えられる．しかも，この実験系で，血漿を非働化すると，サイトカインの上昇を認めないことから，単球，マクロファージなどの貪食細胞の作用の発現に補体の関与が重要であると考えられる．

Bulterら[50]は，体外循環手術炎症反応を検討していたが，誤って100 mLのABO不適合輸血が行われた症例に遭遇した．その患者のみに，正常の14倍にTNF濃度が上昇し，24時間後にも有意に高値であった．上記のin vitroでの成績を裏づけるものである．

RhD不適合輸血モデルでは，抗Dで感作した赤血球と末梢血単核球を混合して上清中の各種サイトカイン濃度を測定した[51]．IL-8，MCP-1，IL-1，IL-1ra（receptor antagonist）は，6時間ころより上昇し，24時間後でも高値を保った．TNFは6時間後にかろうじて有意な上昇を認めたが，24時間後には前値に戻った．IL-1も炎症性サイトカインの1種で，TNF同様に広範囲の生物学的活性を有している．特に，好中球，内皮細胞，リンパ球を活性化し，かつ，TNF，IL-6，IL-8などのサイトカインの産生を誘導する．しかし，この系では，IL-1raも同時に産生されており，IL-1の作用を調節している可能性がある．このことから，急性と遅発性溶血反応の違いは，1）補体活性の程度，2）TNFの早期産生，と密接に関連している可能性が考えられる．

■ b．DIC（播種性血管内凝固症候群）

溶血性輸血反応においてDICもよくみられる重要な合併症である．白血球，内皮細胞，さらにサイトカインが関与する．血栓形成において，外因経路での，第Ⅶ因子-組織因子が組織傷害の後，第Ⅹ因子の第一の活性化因子であると考えられている．こうして，組織因子発現，凝固亢進，血栓形成がDIC発症に関与している．

TNFを健康者に投与すると共通経路の凝固が亢進するという．この際，内因性経路に亢進はみられないことから，外因経路が亢進していると推定される．その他，TNFは単球に反応して，thromboplastinの合成と発現を促す．これらは，組織因子の発現の増強によると考えられている．

IL-1，TNFは共に内皮細胞に作用し，組織因子の発現を増強し，thrombomodulinの発現を減少させる．Thrombomodulinは流血中のthrombinと結合し，protein Cを活性化する．Protein Cは一旦活性化されると，活性化第Ⅴ・第Ⅷ因子を不活化し，抗凝固に働く．こうして，ある種のサイトカインは，thrombomodulin，protein Cの活性を押さえることにより，凝固亢進に作用している．この経路の重要性は，敗血性ショックにおいて認められ，溶血性輸血反応において証明されているものではないが，両者の臨床症状，サイトカイン産生パターンの類似性から，溶血反応におけるDIC発症も同様の機序によることが推定される．

ABO不適合の系で，溶解した白血球を加えると，凝固亢進効果が認められ，その効果は，外因系に働くthromboplastin様物質の放出によると考えられる[45]．また，血漿を非働化すると効果が消失することことから，この作用には補体の活性化が必要であり，不適合血球に付着した補体と白血球接着分子CD11/CD18の相互作用を想定している．さらに，臍帯血内皮細胞にABO不適合の系の血漿を加えると，1）血漿中TNF依存性にIL-8，MCP-1の産生増加，2）thromboplastin，白血球接着分子のmRNA発現の増加，3）凝固能の亢進，が認められた．

c．急性腎不全

急性腎不全の発症機序については，内皮細胞や人工赤血球の研究から知見が見いだされている．

血管内皮細胞は，様々な刺激により血管平滑筋の緊張性を制御する．その中で，内皮由来の弛緩因子やendothelinは生理学的に重要である．一酸化窒素（NO: nitric oxide）は，内皮由来の弛緩因子の1種であり，細胞内のL-arginineから合成され，血管平滑筋のcGMPを増加させ，血管拡張性に作用する．一方，endothelinは，強力な血管収縮作用があり，生体内で最も強力な血管収縮物質であると考えられている．腎臓内では，血管抵抗性，すなわち血管透過性は，かなりの部分血管拡張性と血管収縮性因子のバランスによって調整されている．

血管組織からendothelinは，thrombin，bradykinin，epinephrine，IL-1の刺激により放出される．したがって，溶血反応の後，腎血管内皮細胞がこれらの物質に曝され，endothelinを産生することにより，局所の血管収縮が起こり，間質の虚血さらに急性腎不全に進展すると想定される．

議論のあったfree Hbによる直接的腎毒性の問題についても明らかになってきている．人工血液の研究で，生理食塩液浮遊Hb溶液を輸注すると，しばしば血圧の上昇を認める．これは，自然のHbでも，架橋されたHbでも同様であった．しかも，血圧の顕著な上昇を認めた症例では，有意な，時に致命的な心拍出量の低下を認めた．

Hbによる血管収縮作用は，一部にはNOとの作用が関係していると考えられる．Free Hbは，NOと強く結合し，その生物活性を消失させることが知られている．すなわち，血流中のfree Hbは，血管内皮細胞の周辺に拡散し，そこで産生されたNOと結合することにより，NOによる血管拡張作用を阻害し，結果的に局所の血管収縮をもたらす．このHbの作用は，溶血反応における血圧上昇，胸痛，その他の症状の発症機序と考えられ，大量のfree Hbの放出は，腎内での血管収縮，ついで虚血の原因となり，急性腎不全を招来するかもしれない．

溶血反応における腎不全の発症は，多くの因子が複雑に絡み合って起こる．ショック，DIC，腎組織への拡散の減少，fibrin沈着などによる反応が腎虚血をもたらす最も重要な因子であるが，大量のfree Hbあるいは様々な血管作動物質も二次的に重要な役割をはたしている可能性がある．

d．呼吸不全

溶血反応で呼吸障害についてはあまり論じられていない．しかし，重症の溶血では，低酸素血症・高二酸化炭素血症を認めることがある．

循環系をモニターしている患者に10〜20 mLのABO不適合輸血が行われた．輸血と同時に，肺血管抵抗と肺動脈圧が上昇するとともに心拍出量が減少し，全身血圧は反射的に頻脈，全身血管抵抗の増加により維持された．不適合輸血を中止後，これらの変化はすべてもとの状態に戻った．この変化の原因として，以下のことが考えられる．不適合血が血管内に入ると，補体依存性に溶血が起こり，血液中にHbが放出される．このfree Hbは，肺血管床に拡散し，血管内皮細胞由来のNOと結合するが，血管収縮に傾く．さらに，他の血管収縮物質も作用して，血管収縮作用が増強されるものと考えられる．

TNFは，その好中球刺激とスーパーオキサイド産生作用において，敗血症で併発するARDS（急性肺障害）に関与していると考えられており，同様に溶血反応においても，TNFが急性肺障害に関与していると推定される．事実，不適合輸血後の血液中

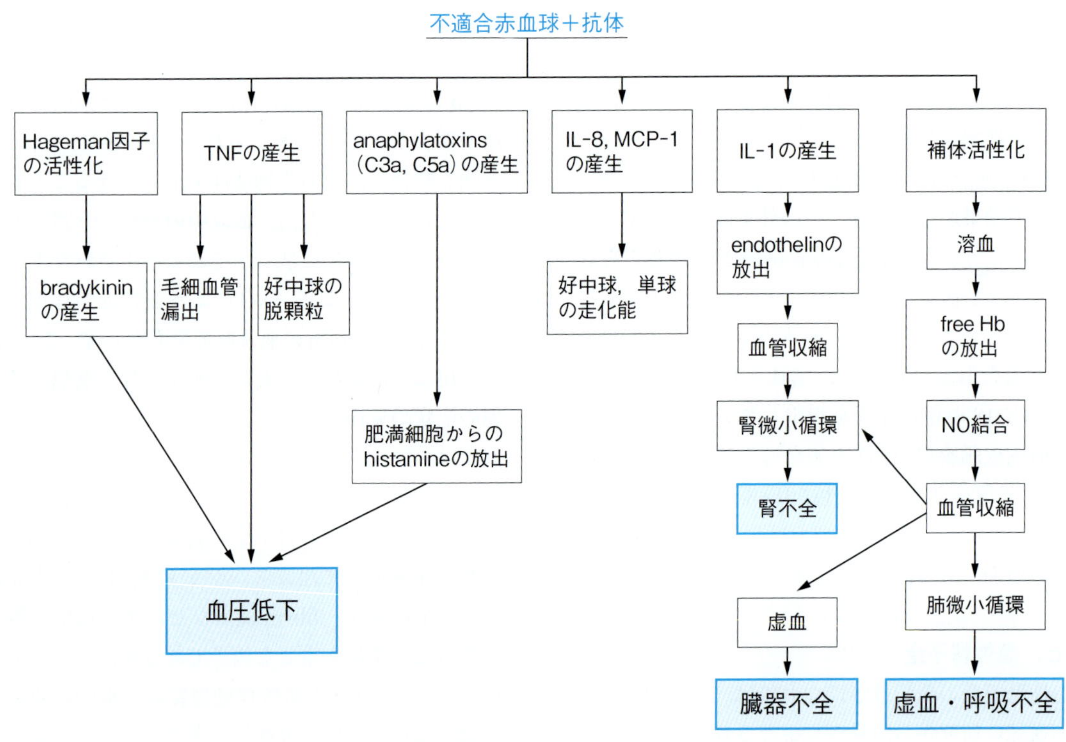

図V-3　不適合輸血後の炎症反応，血行動態の機序（Capon SM, et al. Transfusion. 1995; 35: 513-20[46]より改変）

には，好中球エラスターゼが顕著に上昇している．この他に，肺血管内皮細胞は，白血球接着分子の発現を増強し，また，IL-8あるいはMCP-1の産生を促し，さらに好中球などに反応して，組織障害を増強することが考えられる．以上の発症機序を図V-3に示す．

重症溶血反応でみられる肺障害は，抗白血球抗体を介した輸血関連急性肺障害（TRALI: transfusion related acute lung injury）の機序とも共通すると考えられる．

7 不適合輸血に対する処置

a．直後の処置

ただちに不適合輸血を中止し，適合血輸血に切り換える．この際の患者の血液型の確認検査が難しいことがある．それは輸血した赤血球が混在しているからである．オモテ，ウラの再検査を施行するべきである．輸血前の患者血液が残っていれば，それを再検査する．3時間以内であれば，5,000 mL位の同型血で交換輸血を施行するとよいが，現実にはなかなか難しい．

久保ら[52]は不適合輸血によって溶血反応を起こした症例に低体温下全血液交換法（total body wash-out法）を施行した．全麻下に体外循環を開始し，食道温を30℃まで下降させ，この時点で5℃に冷却したラクテックを動脈ラインより体内に注入，同時に静脈ラインより脱血せしめ注入冷ラクテック総量13,000 mLで患者血Ht値を0.9%とほぼ完全に不適合血を稀釈・排除した．次いで適合新鮮血を注入，加温して食道温36.4℃で体外循環を中止した．新鮮血は11,600 mLを使用した．これより先，Seagerら[53]が3,000 mLの不適合輸血後外傷部より異常出血が続いている症例において，人工心肺に接続し低体温，体外循環下にて高度血液稀釈（Ht値3%）状態にした後に適合輸血を行い，加温して救命した．

一般ショックの治療と共通点も多く，血圧の維持に努める．腎流血量を保って腎障害の発生を可及的に防止する目的も含まれる．Barryら[54]は100 mLの20% mannitolを5分で点滴し，acidosisに対し45 mEq位の重曹をこれに続いて輸注する．患者に対する水分投与が適当となるように5%ブドウ糖を引き続いて点滴する．尿量が100 mL/時以下が続くときは，mannitolが反復投与されるが，催尿がない場合にさらに大量のmannitolを追加することはかえって危険である．かかるときは尿細管壊死が疑われる．また利尿剤furosemide 100 mg程度を静注するのもよい．尿の量と性状をモニターする．1 mL/kg/hrを保つ．腎障害は尿が酸性である方が起こりやすく，アルカリ性である方が防御されやすいことを念頭におく．

不適合輸血によって起こされる諸症状は一種の防御反応であるので，麻酔によって軽減される．そのためmorphine類その他の鎮静剤も症状の軽減に有効であることもある．時により全麻，気管内挿管人工呼吸をも行う．また出血傾向がDICによって起こるときはheparinが適応である．heparinは初回2,500〜5,000単位として総量20,000単位を投与する．イヌの実験で溶血性反応によるショックの発現が，輸血前のheparin投与で部分的に予防される[55]．そのほか強心剤・副腎皮質ホルモンも投与し，とくにacidosisをなくすため，血液のpHを測定しつつ，乳酸ナトリウム液や重曹液を充分に投与する．

いずれにしても，どの段階で交換輸血のような積極的な治療を開始するかは異論があるが，患者の全身状態および患者血液中に残存している不適合血液の量などを参考にして決める．そのためには，残存不適合血液量を推定できる検査サポートも重要である．

■ b．乏尿期の処置

急性期を切り抜けると小康を得るが，安心してはならない．その後も大切である．乏尿期に，排泄量を大きく上回る水分を輸注しないことがきわめて大切である．

無尿の患者でも，毎日成人男子で500〜700 mLの水分を不感蒸泄量（肺より呼気として，皮膚より汗として，また大便）として排出するので，液の摂取はこの量に限られるようにしたい．すなわち不感蒸泄量＋尿量以上はなるべく水を与えないことが治療の中心となる．Lattimer[56]は，乏尿のある症例33例のうち1日につき2,000 mL以下の水分投与におさえた群には死亡例がなかったのに対し，3,500 mL以上与えた群では75%が死亡したとしている．水過剰によって，肺や脳その他に浮腫をきたし死亡したものと考える．

血清K^+の増加は心停止をきたし，急死の原因となり得る．また蛋白質崩壊の諸産物の異常増加は血中尿素窒素BUNの上昇となる．そのため食餌の蛋白質を減らして蛋白質異化作用を抑制する．カロリーに富んだ食物を与える．K^+，Na^+も可及的に輸液投与しないようにする．

したがって糖の大量投与が望ましい．CVPを測定しながら中心静脈に挿入したカテーテルより50%糖を1日600 mL位点滴投与するのが有効である．この際は血糖を測定し，必要があればinsulinで調節する．副腎皮質ホルモン投与は継続するが，mannitolの使用は大量にならない方がよい．Furosemideは連日使用して差し支えない．溶血によって貧血がひどいときには，型適合赤血球をゆっくり輸血してHbを8〜10 g/dL程度に維持するようにする．毎日BUN・血清K^+・血清bicarbonateを測定し，心電図をとって経過を観察する．

以上の努力にもかかわらず体内に老廃成分が蓄積する場合は，人工透析を施行する．体外透析としては人工腎臓，体内透析としては腹膜灌流がある．Mollisonは，次のような場合に透析の適応としている．

①乏，無尿で頭痛・悪心・嘔吐・意識障害・発作などの出現してきたとき
②BUNが200 mg/dL以上になったとき
③血清K^+が7 mEq/L以上になったとき
④血清bicarbonateが12 mEq/L以下になったとき
⑤心電図でK^+血症からQRS幅の拡大を伴った心室内ブロックがあらわれたとき

とくにBUNが1日につき30 mg/dL以上の大幅上昇を示す症例は予後が悪い．しかし不適合輸血で透析を施行した症例でも，必ずしも効果の上がらな

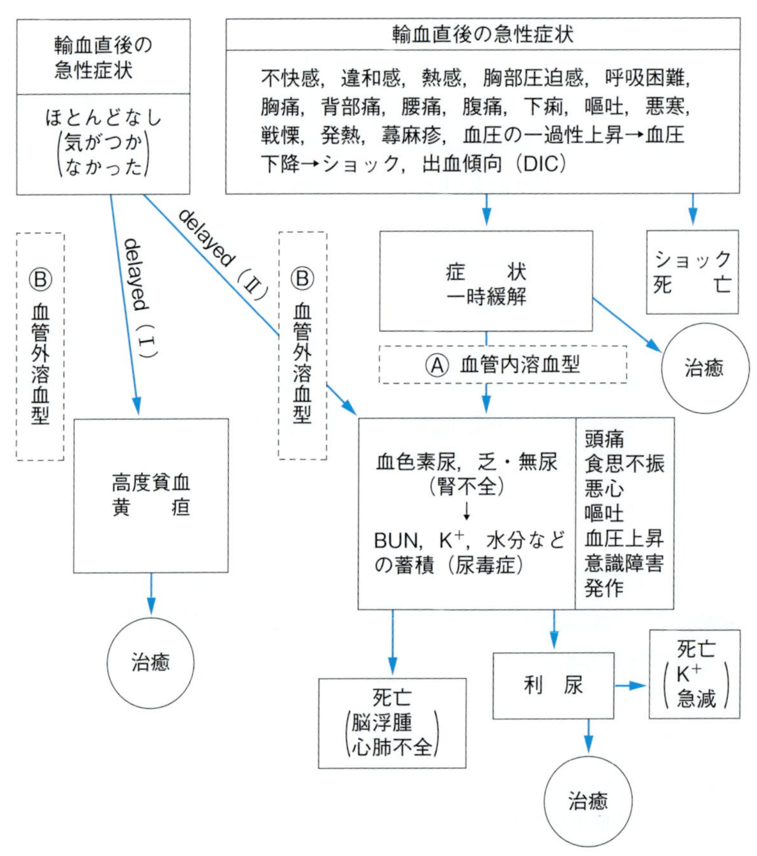

図Ⅴ-4　赤血球不適合輸血の症状，経過，予後（遠山）

い症例も少なくなく，なお今後治療法に考察・検討を加えなければならない．

■ c．利尿期の処置

尿毒症によって死亡する症例も多いが，利尿がつけば回復は有望になってくる．利尿は比較的早く回復利尿とよばれ，7日目頃までにあらわれることが多い．しかし注意しなければならないことは，利尿後電解質が急速に減少することである．利尿がついた後の約48時間は電解質の異常な不足をきたす危険がある．とくにK^+の急速低下によって心停止をきたすこともある．

1974年の本邦の症例で，不適合輸血で尿毒症を起こし，利尿がついた後の急性電解質減少に対応できず，死亡した症例があった．利尿期は1日に2回以上血清電解質測定と心電図検査を施行し，必要があれば電解質を補充しなければならない．以上の経過と処置を図Ⅴ-4に示す．

8 ABO血液型不適合輸血

以上，溶血性反応とくに不適合輸血について総論的に述べたが，これよりABO不適合輸血にしぼって論ずる．

■ a．ABO不適合輸血の予後

ABO不適合輸血は致死的になる可能性を常にもっている．遠山は1958年から1974年にかけて内外のABO不適合輸血の発表例，見聞した症例を合計してその死亡率を算出した表Ⅴ-5．

(1) 計251例中死亡は45例（17.9%）であるが，学会などで発表された例が多いので，実際よりも救命例の割合が多いかもしれない．

表V-5 ABO 不適合輸血の死亡率 遠山の集計（1974 年），（ ）は死亡例

供血者→受血者	不適合輸血量（mL）						計	死亡率（%）
	～100	～200	～500	～1000	1000<	不 明		
A→O	24（2）	15（4）	21（6）	5（1）	6（2）	21（7）	92（22）	23.9
B→O	14	9	5（2）	1（1）	1	4（1）	34（4）	11.8
AB→O	5	2（1）	2（1）	1（1）		4	14（3）	21.4
B→A	14	8	6	4（1）	1（1）	3	36（2）	5.6
AB→A	1（1）	4	3（1）	3	1（1）	9（1）	21（4）	19.1
A→B	13（1）	8	7（2）	2（2）	3	5（3）	38（8）	21.1
AB→B	1	1（1）	4（1）	3	3	4	16（2）	12.5
計	72（4）	47（6）	48（13）	19（6）	15（4）	50（12）	251（45）	17.9
死亡率（%）	5.6	12.8	27.1	31.6	26.7	24.0	17.9	

表V-6 オーストリア（ウィーン）における不適合輸血の症例（1948 年より 1970 年までの 500,000 件の輸血中 60 件の不適合輸血あり，約 1/8,000）

ABO 式					その他	
受血者		供血者	数	死亡例	受血者の抗体	数
O	←	A	20	6	抗 D	7
O	←	B	3	1	抗 C	1
O	←	AB	4		抗 C+e	1
A	←	B	3		抗 c	2
A	←	AB	8	1	抗 K	1
B	←	A	5	3	抗 Fy^a	1
B	←	AB	2			
*A	←	O & A	2	1		
計			47 (1/10,000)	12		13 (1/40,000)

*minor mismatch　　Speiser P による（オーストリア，ウイーン大学）

(2) A→O 型の輸血例が最も多く，死亡率も 23.9%と最も高い．また個々の症例をみても A→O に重篤なものが多い．

(3) 不適合輸血量が 200 mL 以下とくに 100 mL 以下であれば死亡率がやや低い．しかし 100 mL 以下の不適合輸血 72 例中 4 例（5.6%）が死亡しているので，量のみが決定因子ではない．また逆に 6,000 mL に及ぶ超大量不適合輸血でも救命された例もある．すなわち不適合輸血が大量に及ぶということは，反応が弱くて中々気がつかなかったことが多い．

また表V-6 は，オーストリアの Speiser が 1948 年から 1970 年までにウィーン地区で施行した 500,000 件の輸血で，判明した不適合輸血は 60 件（0.012%）であったという．やはり A→O は例数も多く，死亡例も多い．また A→B も予後が悪いような成績が出ている．ABO 不適合輸血では 47 例中の 12 例（25.5%）が死亡している．

b．O 型全血輸血による有害事象

図V-5 に類似した模式図がよく掲載されている．すなわち同型血同士のほか，図の──►のごとくなら他の血液型の人に対し輸血してもよいと．中でも O 型の人は万能供血者（universal donor）として何型にも輸血してもよいとされていた．今日では緊急時のような特殊な状況を除いては，同型血以外の全血を輸血することはしない．村上ら[57]はこの問題を次のように整理した．

O 型血液は他の血液型の患者に輸血しても多くは問題はないが，時にはかなりの有害反応を起こし，O 型供血者は危険な万能供血者（dangerous univer-

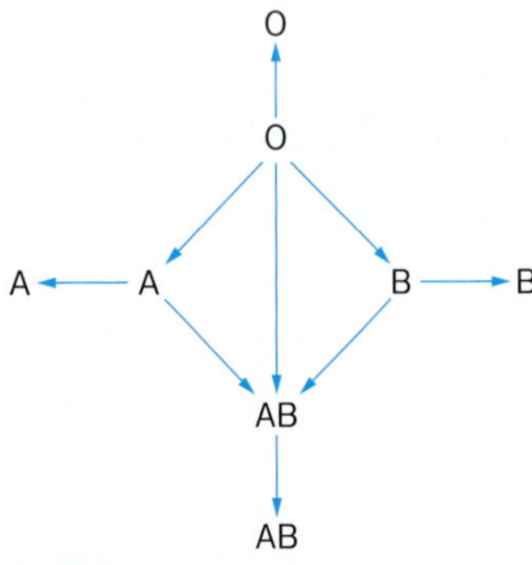

図V-5　ABO血液型と適合性

sal donor）と呼称した．

IgG性抗Aが重要である．すなわち危険なのは，一定以上のIgG抗体をもつO型の人と考えられる．この場合，抗Aの方が抗Bよりも問題となる．

この理論は，O型の患者に誤ってA型赤血球を輸血した場合は，あらゆる不適合輸血の中で予後が最悪である理論的根拠となる．

Mullerら[58]もO型，4,404人の供血者（O，A，B型）のIgG性抗A・抗Bの頻度を調べた．O型1,952例中に113例（5.8%）が，IgG性抗Aまたは抗Bさらにまたは抗A+Bをもっていた．対してA型1,996例の血清からIgG性抗Bはわずか8例（0.4%），B型456例中，IgG性抗Aは5例（1.1%）にすぎなかった．

現在供給されている赤血球製剤中の血漿成分は少ないため，緊急時にABO血液型が未確定の状況ではO型赤血球の輸血が推奨されている．

c．O型血小板の輸血

緊急時ではABO血液型同型血小板製剤の入手が困難で，やむを得ず異型血小板製剤を使用しなければならない場合がある．しかしO型血小板では血漿中の抗A，抗B抗体価が高いことがある．O型以外の患者へ抗体価が高いO型血小板製剤の輸血は避けるべきである．O型血小板製剤輸血による溶血反応報告は多く，特に新生児，小児では危険性が高い．

表V-7　東大輸血部で検出したA_2亜型の頻度（1958～1961年）　（*Dolichos biflorus* 液使用による）

	検査数	A_1	A_2	A_2%
A型	3,575	3,570	5	0.14%
AB型	942	926	16	1.70%
計	4,517	4,496	21	0.47%

症　例

Sapatnekarら[59]により報告された．2歳女児，体重12 kg，A型RhD（+）で髄芽細胞腫の治療のための化学療法とradiation therapyを受けた．Hb 12 g/dL，Ht 32.3%，血小板数11,000/μLでO型RhD（+）の白血球除去，照射済みアフェレーシス血小板製剤145 mLを輸血した．輸血後30分以内に蒼白，嘔吐，血圧低下，体温低下，心拍数上昇，呼吸数増加のショック状態に陥った．重篤な血管内溶血の症状であり，HbレベルやHtの測定もできなかった．2単位のO型赤血球製剤の輸血後に測定したHbは8.1 g/dL，Htは20.2%であった．患児の尿は暗赤色で，3日以上にわたり尿から遊離Hbが検出された．その後症状は回復し，7日後に退院した．

d．ABO亜型（A_1，A_2）による輸血反応

従来A_2型の人にA_1型の血液を輸血してもよいと考えられてきた．稀な例として，抗A_1による有害事象が報告されている[60,61]．

〔付〕日本人のA_1，A_2について

日本人は白人と異なりA_2，A_2Bなどの亜型は頻度が低く，1955年頃まではA_2は日本人にはないと考えられていた．ところがBirdが植物性凝集素*Dolichos biflorus*種子の抽出液に強力な抗A_1の存在することを発見してからA_2頻度の調査が可能となった．

遠山[62]は，供血者4,517人のA_2型を調査した表V-7．A_2型は0.14%，A_2B型はこれよりはるかに多く1.70%であった．Won（1960）が第8回国際輸血学会（東京）で述べたところによると，韓国人のA_2はA型2,579例中4例（0.15%），A_2BはAB型815例中7例（0.85%）であった．日本人と似た頻度

である．本邦で抗 A_1 による輸血溶血反応のはっきりした報告例はまだない．

9 ABO 血液型以外の血液型による不適合輸血

患者の ABO 血液型と RhD 抗原については輸血前に必ず検査するが，その他の血液型についてはルーチンには調べない．交差適合試験の前に血漿（血清）の抗赤血球不規則抗体のスクリーニングを行い，陽性の場合，同定して抗原陰性適合血を輸血するのが一般的である．この際，37℃で反応する抗体を検出できる間接抗グロブリン試験を行い，かつ，スクリーニング赤血球に Jk，Fy，S などのホモ接合体を含んでいれば，交差適合試験において間接抗グロブリン試験は省略しても，不適合輸血の防止に 99.99%有効である[63-65]．現在では，ABO 以外の血液型不適合輸血の防止のための手段として，いくつかの方法を用いて交差適合試験により抗体を検出する方法から，事前に確実に不規則抗体を検出し，抗体があれば同定し，抗原陰性血を準備し，なければ ABO，RhD 同型の血液を準備するという，タイプ&スクリーン方式に重点がおかれている．さらに，患者の血液型が 2 回以上の検査で確認されていて，赤血球製剤の血液型が再確認されていれば，血清学的な交差適合試験を行わずに，コンピュータークロスマッチで出庫する方法も用いられている．

9-1. 不規則抗体スクリーニングと抗体の特異性

〔日本人〕

1968 年から 1984 年に至る 17 年間に東大病院輸血部において，計 96,692 人（患者 36,972 人，妊婦 24,402 人・供血者 35,318 人）の血清を用いて不規則抗体（同種抗体および自己抗体）を Ortho 社のスクリーニング用パネル赤血球を標的として生理食塩液法・ficin 処理血球法・間接抗グロブリン試験を併用してスクリーニングした．被検血液の自己赤血球を対照として使用した．不規則抗体が検出された血清についてはこれらを同定用のパネル赤血球を用いて同定した 表V-8．

同種抗体陽性は患者の 1.28%，妊婦の 1.32%，供血者の 0.15%で，大学病院患者は 78 人に 1 人位の割合で抗体を保有していた．妊婦は患者に匹敵する頻度で同種抗体をもっていたが，献血者には少なかった．

一方，自己抗体は患者の 1.88%，妊婦の 0.67%，供血者の 0.37%で，患者に高率に検出された．

次に検出された計 842 例の不規則同種抗体の種類を 図V-6 にあらわした．抗 Rh 抗体が計 355 例で全体の約 42%にあたり，最も大切な抗 D が 71 例，抗 E が 204 例，抗 E＋抗 c が 41 例であった．Rh 式の他の抗体が 39 例あった．

抗 Lewis 抗体の総数は 391 例で全体の約 46%であった．内訳は抗 Le^a 254 例，抗 Le^b 80 例，抗 Le^a＋抗 Le^b 57 例を占めた．抗 Rh 抗体と抗 Lewis 抗体の

表V-8 東京大学附属病院における患者，妊婦，供血者の血清中に検出された不規則同種抗体および自己抗体（1968～1984）

抗　体	例　数			
	患　者 36,972	妊　婦 24,402	供血者 35,318	計 96,692
同種抗体 alloantibodies	473 {男 212 / 女 261} (1.28%)	322 (1.32%)	53 (0.15%)	848 (0.88%)
自己抗体 autoantibodies	696 (1.88%)	163 (0.67%)	129 (0.37%)	988 (1.02%)
計	1,169 (3.16%)	485 (1.99%)	182 (0.52%)	1,836 (1.90%)

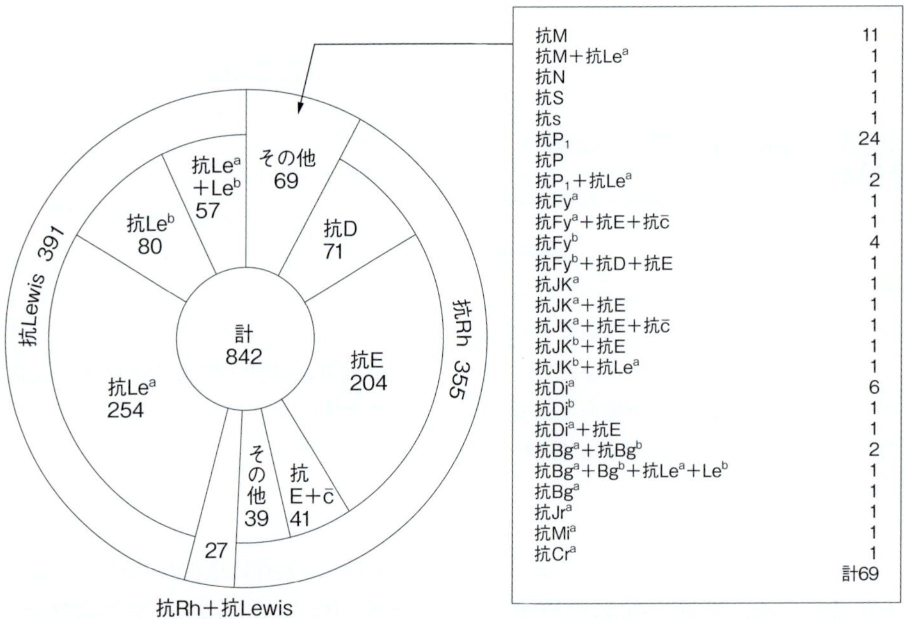

図V-6　東京大学附属病院における患者，妊婦，供血者の血清中の抗赤血球不規則同種抗体の検出，同定（1968〜1984）

両方を保持しているものが27例あった．

69例のその他の血液型に対する抗体の内訳を右側に表示した．抗P$_1$ 25例，抗M 12例，抗Di^a 7例，抗Fy^b 5例が多かった．抗Rhと抗Lewisを合わせると784例（93％）に達し，それ以外は7％にとどまった．

1981年までの集計で，抗Dは患者29,370人中16例（0.05％），妊婦20,216人中57例（0.28％）と妊婦の方が高率である．これは輸血前にABO血液型とD抗原を検査してD陰性患者にはD陰性血を輸血することが定着していたといえよう．これに対して抗Eは，患者では145例（0.49％）を示すのに対して，妊婦では34例（0.17％）と少なく，抗Dと逆転している．輸血をする際，E陰性の患者にE陰性血を輸血することは行われていないが，それはE抗原の抗原性（antigenic potency）がD抗原と比較して弱いからである．しかしそれでもE抗原の抗原性はかなりあり，日本人では抗E産生の頻度は高く，抗E＋抗cと合わせて，本邦の輸血で最も重要な存在となっている．

〔白人と日本人以外のアジア人〕

次に外国における抗赤血球不規則抗体の種類と頻度を，外国血液センターの成績（遠山に対する私信）の一部をあげる．

1）van Loghem JJ（Centraal Laboratorium van de Bloedtransfusiedienst van het Nederlandsche Roode Kruis, Amsterdam）

1973年，オランダ各地より送られてきた血液23,350件をABOとRh血液型に関して再チェックすると，234件（約1％）が誤っていたという．またオランダの諸病院でこの間に起こった224件の輸血反応の原因を調査したところ30例にのみ抗赤血球抗体を検出し得た．またこの研究所では1969, 1970年の2年間に87例の不規則抗体を同定している 表V-9．抗Kell 12例，抗Fy^a 9例など日本人の抗体構成と大差がある．

2）Gazal P（Centre de Transfusion Sanguine, Institut d'Hematologie, Montpellier）

フランス南部の血液センターで1970年よりの3年間に約143,000件の患者血液を調べ，218例（0.15％）に不規則抗体を検出した．抗D 71，抗D＋抗C 25，抗C 6，抗E 24，抗E＋抗c 10，抗c 6，抗e 1などがあった． 表V-10 のようにその他抗Le^a 5，抗Le^b 7，抗K 8，抗M 10，抗P 9などがある．

表V-9　輸血副反応後に明らかにされた抗赤血球抗体

抗赤血球抗体	件数（1969年）	件数（1970年）
抗D	7	9
抗E	8	6
抗e	2	0
抗C	1	0
抗c	1	2
抗D+C	1	3
抗D+C+E	1	1
抗K	9	3
抗Fy^a	6	3
抗Jk^a	1	1
抗Lu^a	1	0
抗M	1	1
抗Vel	1	0
抗D+S	0	1
抗E+c	2	5
抗E+K	1	0
抗E+Jk^a	1	0
抗E+Fy^a	3	0
抗C+K	1	0
抗Jk^a+Fy^a	1	0
抗Jk^b+Fy^a	0	1
抗M+S	1	0
抗M+Fy^a	0	1
計	50	37

（van Loghem JJ: Centraal Laboratorium van de Bloedtransfusiedienst van het Nederlandsche Roode Kruis, Amsterdam.）

3）竹下らはアジアの研究者たちと共同研究を行い，アジアにおける赤血球不規則抗体の陽性率や種類について報告した[66] 図V-7．全体的には抗Eの占める割合が26.1％であった．抗Dは韓国，中国，マレーシアに高頻度に検出され，続いて，タイ，香港，日本の順であった．抗Le^aは，マレーシア，日本，シンガポール，韓国での検出割合が比較的高かった．香港，タイでは検出される不規則抗体の半分近くが抗Mi^aであり，他のアジアの国とは大きく異なっている．

9-2．輸血有害反応に関与する不規則抗体

日本輸血・細胞治療学会では2014年に赤血球型検査（赤血球系検査）ガイドラインを改訂し，赤血球抗体の臨床的意義を考慮した輸血用赤血球血液製剤の選択の必要性について示している[67] 表V-11．抗Mや検出頻度の高い抗Le^aについては，37℃での反応性を重視し，間接抗グロブリン試験における反応性によって，抗原陰性血の必要性が異なっている．

表V-10　1970，1971，1972年における143,120人の患者の不規則抗体

抗　体	数	抗　体	数
抗D	71	抗Le^a	5
抗D+C	25	抗Le^b	7
抗D+C+E	2	抗K	8
抗D+E	1	抗Jk^a	1
抗C	6	抗Fy^a	4
抗E	24	抗M	10
抗c	6	抗N	1
抗e	1	抗P	9
抗E+c	10	抗P+A	1
抗E+Le^a	1	抗A	2
抗E+K	1	抗H	17
抗E+Lu^a	1	抗H+I	1
抗E+H	1	抗i	1
抗c+H	1	計	218

自己抗体　冷式: 104，温式 66
（Cazal P: Centre de Tranfusion Sanguine, Institut d'Hématologie, Montpellier, France.）

■ a．Lewis血液型による溶血反応

症例1

33歳男性．1965年に他院での開腹手術の際に輸血を受けていた．1967年に回腸，結腸切除，回腸横行結腸吻合術を施行した．手術開始後約1時間して，出血量が多くなったので輸血を開始した．15分位たって血圧が急に下降した．ただちに輸血を中止し輸液に戻したところ，まもなく血圧が上昇回復した．患者の血液と輸血血液について再検した．患者はA型，DCe/DCeであったが輸血したA型血液の赤血球を間接抗グロブリン試験による交差適合試験を施行すると陽性に出たが，bromelin法では陰性であった．不規則抗体検査で，抗Le^aであることが判明した．

この患者は術後高度の蕁麻疹・嘔吐をあらわし，失血は1,300 mLに及んだが，代用血漿・乳

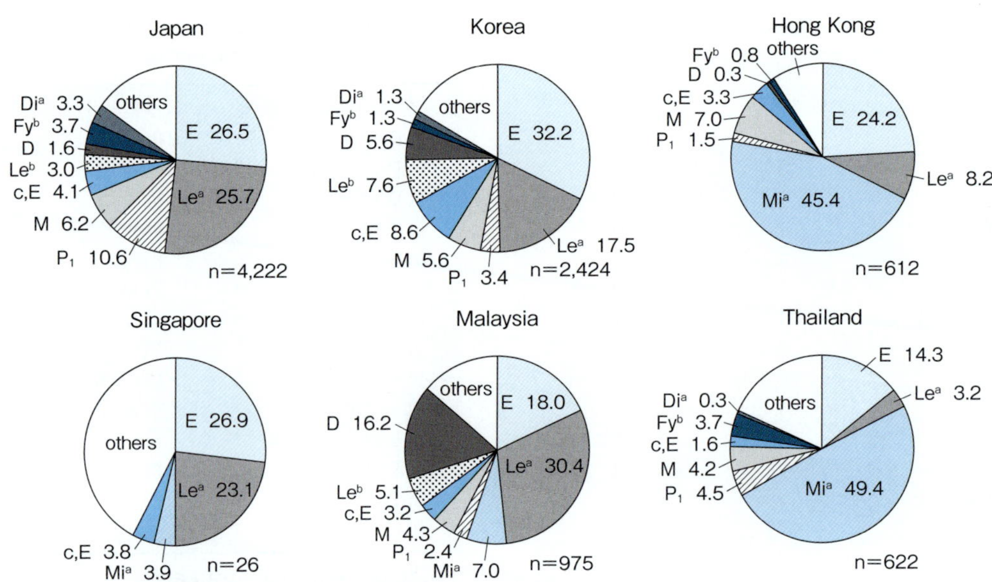

図V-7 Ratio of irregular antibodies to erythrocyte in each country
（竹下明裕，他．日本輸血細胞治療学会誌．2014; 60: 435-41[66]より）

表V-11 不規則抗体の血液型特異性と輸血用血液製剤の選択

抗体の特異性	臨床的意義	輸血用血液製剤（赤血球製剤）の選択
Rh	あり	抗原陰性
Duffy	あり	抗原陰性
Kidd	あり	抗原陰性
Diego	あり	抗原陰性
S，s	あり	抗原陰性
Kell	あり	抗原陰性
M（間接抗グロブリン試験＊陽性）	あり	抗原陰性
M（間接抗グロブリン試験＊陰性）	なし	選択の必要なし
Le^a（間接抗グロブリン試験＊陽性）	あり	抗原陰性
Le^a（間接抗グロブリン試験＊陰性）	なし	選択の必要なし
P1，N，Le^b	なし	選択の必要なし
Xg^a	なし	選択の必要なし
高頻度抗原に対する抗体		
JMH，Knops，Cost，Chido/Rodgers	なし	選択の必要なし
Jr^a	あり	抗原陰性が望ましい
その他高頻度または低頻度抗原に対する抗体	特異性，症例により異なる	輸血認定医，輸血認定技師または専門機関に相談

＊反応増強剤無添加-間接抗グロブリン試験（37℃，60 分）
〔日本輸血細胞治療学会誌．赤血球型検査（赤血球系検査）ガイドライン（改訂 1 版）2014; 60: 会告Ⅶ．巻末 13[67]より〕

酸加リンゲル液などの輸注で血圧を維持することができた．血尿・乏尿もなく，予後は比較的良好であった．

東大輸血部では，1967 年はまだ間接抗グロブリン試験を含めた不規則抗体スクリーニングを全例にはやっておらず，交差適合試験には bromelin 法を使用していた．Bromelin 法陰性で，間接抗グロブリン試験のみ陽性を示す抗 Le^{a}に，Bromelin

法が無力であった．この症例は教訓を残した．

抗 Lewis 抗体の実際の臨床的意義については議論がある．Mollison[68]，Kaczmarski ら[69]，Zmijewski ら[70]は危険な抗体として扱っているが，Oberman ら[64]は抗 Lewis 抗体に臨床的な意義を認めていない．また Giblett[71]は抗 Le^aのごく少数例は重篤な溶血反応を起こすとしている．

Reid[72]は，37℃で反応する抗 Le^aは，生体内で溶血反応を起こし得るので，Le（a−）の適合血を選択して，輸血するべきである．だが，抗 Le^bは，時に 37℃で反応する抗体はあるが，生体内で溶血反応は起こさず，Le（b−）赤血球製剤を選択する必要はない，としている．先にあげた日本輸血・細胞治療学会の赤血球型ガイドラインでも同様の対応を推奨している．

■ b．PIPK および Globoside 血液型による溶血反応

1）P_2型について

〔抗 P1 による輸血副作用〕

抗 P1 は赤血球に P1 抗原を欠いているもの，主として P_2型に検出される．低温で反応し，自然抗体も多く，臨床的意義がはっきりしない．すなわち抗体スクリーニングや交差適合試験で反応があっても多くはあまり気にしなくてもよい．しかし 37℃で反応する抗 P1 のあるものは稀に溶血性反応の原因となり得る．抗 P1 による遅延性溶血性反応は Kissmeyer-Nielsen ら[73]によって報告されている．抗 P1 をもっている患者に対して，交差適合試験で合格する血液なら，必ずしも P1（−）血を供給する必要はない[74]．次の症例は，抗 P1 がルーチンの輸血前の抗体スクリーニングで検出されず，P1（＋）輸血後に遅発性溶血反応を起こした稀な報告である．

症 例

抗 P1 によるもの: Chandeysson ら[75]によって報告された．67 歳白人女性，1948 年乳癌手術以来輸血を反復し，転移の治療として右肺全摘を施行．その際の大出血で術中，術後 48 時間以内に 87 単位の全血・赤血球を輸血した．第 2 日目に発熱，Hb 血症・Hb 尿・乏尿が起こったが，そのときの直接抗グロブリン試験および抗体スクリーニングは陰性であった．第 8 日目になって IgM の抗 P1 抗体が検出された．この抗 P1 は 22℃より 37℃まで反応した．

Arndt ら[76]は，37℃で反応する抗 P1 を見逃し，即時型の血管内溶血を起こした 1 例を報告している．

2）p 型について

(1) 富田ら[77]が「抗 Tj^a抗体の不適合輸血例」を報告した．40 歳男性，A 型血を簡便な交差試験後，約 50 mL 注入した頃より悪寒で輸血を中止した．翌日また 50 mL ほど輸血してみたが，同様の反応があって中止した．精検によって p〔Tj（a−）〕と判明した．抗 $P1PP^k$血清は，この患者赤血球には反応しなかった．適合血は 1 例もみつからず，すべての赤血球は患者血清中で溶血した．血清を非働化（56℃ 30 分）すると強い凝集（生理食塩液法で 32 倍，bromelin 法で 256 倍）を呈した．3 カ月後も適合血がみつけられず，無輸血で胆石症手術を施行した．

(2) また河瀬ら[78]も献血例を報告した．パネル赤血球および任意の同型赤血球 300 例を 5〜37℃でこの血清に加えるとすべて溶血し，血清を非働化するとすべての赤血球を凝集した．この献血者は p〔Tj（a−）〕型で，血清中の抗体は抗 $P1PP^k$であった．

3）$P_1{}^k$型について

横田ら[79]は $P_1{}^k$の献血者例を報告した．39 歳男性，抗体スクリーニングで発見された．この血清は生理食塩液法・酵素処理血球法・間接抗グロブリン試験の 3 法で，$P_1{}^k$型 1 例，$P_2{}^k$型 2 例，p 型 2 例の 5 種の赤血球および自己赤血球は凝集せず，P_1型 9 例，P_2型 5 例，計 14 の赤血球を溶血し，血清を非働化すると強く凝集した．この血清中の抗 P は生理食塩液法で 32 倍，bromelin 法 256 倍，間接抗グロブリン試験 1,024 倍であった．

本例は $P_1{}^k$としては本邦第 1 例である．P^k型は 1959 年 Matson ら[80]が発見したきわめて稀な血液型である．

4）$P_2{}^k$型について

古川ら[81]はP^k型の家族を報告した．49歳男性．献血者の血清は同型の全ての赤血球を溶血し，非働化すると凝集した．その赤血球は抗P1ブタ血清および抗Pヒト血清（P^K型血液血清）と反応しないが，抗Tj^a血清（抗$P1PP^k$）および，これをP_1赤血球で吸着した抗P^k血清とは反応した．またこの血清はP_1，P_2赤血球を凝集し，p赤血球は凝集しない．10℃における凝集素価は未処理赤血球ではP_1赤血球16倍，P_2赤血球8倍，papain処理赤血球ではそれぞれ1,024倍，512倍であった．

p型，$P_1{}^k$型，$P_2{}^k$型の人に普通の赤血球を輸血すれば溶血を起こすので，一致の赤血球を輸血しなければならない．このような血液はきわめて稀であるので，平時に登録しておく．日本赤十字社によると2015年時点で本邦ではp〔Tj（a－）〕型は25人が，P^k型は3人が登録されている．

c．Rh血液型による溶血反応

Rh血液型の中には5つの基本的な抗原（C，D，E，c，e）があり，他にも多くの変種がある．

Rh血液型の中のある抗原（たとえばD）をもたない人（陰性）が，その抗原をもつ血液（陽性）の輸血を受けたり，また陰性の女性が陽性の児を妊娠すると，血清中にその抗原に対する抗体を生ずることがある．そこにその抗原陽性の赤血球を輸血すると，受血者体内で溶血性反応を起こすことになる．しかし先に述べた基本的5抗原についてみても，抗体のできやすい抗原とできにくい抗原があることはよく知られている．これには人種の差によってもかなりの違いがある．

免疫原性が最も強いのは，D抗原である．Rh血液型は，密に連鎖した*RHD*，*RHCE*遺伝子に支配されており，D（－）の多くは，*RHD*遺伝子欠損のホモ接合体である．Jonesら[82]は22人のD（－）のボランティアに10週間ごとにD（＋）血を注射したところ，9カ月以内に18人に抗Dを生じたが，生じなかった4人にはさらに9カ月同じ操作をくり返し，結局抗Dは生じなかった．

これに対してRhの他の因子は抗体の産生傾向が格段に低いので，抗体をもたない人には型を合わせた赤血球を輸血する必要はない．C（－）の人にC（＋）血の輸血をくり返しても抗Cは単独の抗体としてなかなかできにくい．抗Cは，ほとんどが抗D＋抗Cの形で産生される．すなわち，D（＋）C（－）の人はC（＋）血の輸血を受けても抗Cは産生されにくい．JonesはD（＋）の32人に3週ごとに1～1年半，抗C，抗Eをつくるための注射を続けたが，1人も抗体はできなかったという．しかし日本人は抗Eは産生されやすい．

また，Wiener[83]は19人のDCe/DCeすなわちc（－）に，ce/ceすなわちc（＋）の血液の注射をくり返したが抗cはできなかった．しかしJonesらは9人のボランティアに10カ月間c（＋）の血を輸血し続けて2人に抗cを生じた．抗eもできにくいものとされているが，van Logehemらは3人のDcE/DcEにe（＋）血を毎週0.5 mLずつ輸血して抗eを産生させた．

Rh血液型不適合輸血では，患者血清中のIgG抗体によって感作された不適合赤血球が，脾・肝臓などの網内系に取り込まれて血管外溶血を起こし血清ビリルビンの上昇をきたす．抗Rh抗体による溶血はABO不適合よりも一般に弱く，出現も一般に遅いが，速やかに症状があらわれる症例もある．

症例1　抗Dによるもの

1959年遠山らが経験した教訓に富む症例である．29歳男性，A型．1年前股関節術を施行した．この際の輸血では輸血合併症は全くなかった．再手術の際，輸血を開始したところ，図V-8のごとく，輸血前120～80 mmHgの血圧が数分で60 mmHg位に急落し，1,600 mLの急速輸血を施行したが状態は改善せず，臀筋を開いたのみの手術部位より大量の出血が起こって1,200 mLに達した．創を閉じて救命された．当時は交差適合試験は一部にしか施行されておらず，不規則抗体スクリーニングはまだなされていなかった．

東大輸血部にて5本のA型血と試験管による生理食塩液法の交差試験を施行すると，全例主試験で微弱な凝集反応を認めた．間接抗グロブリン試験にすると凝集が強陽性（平均抗体価1,024倍）

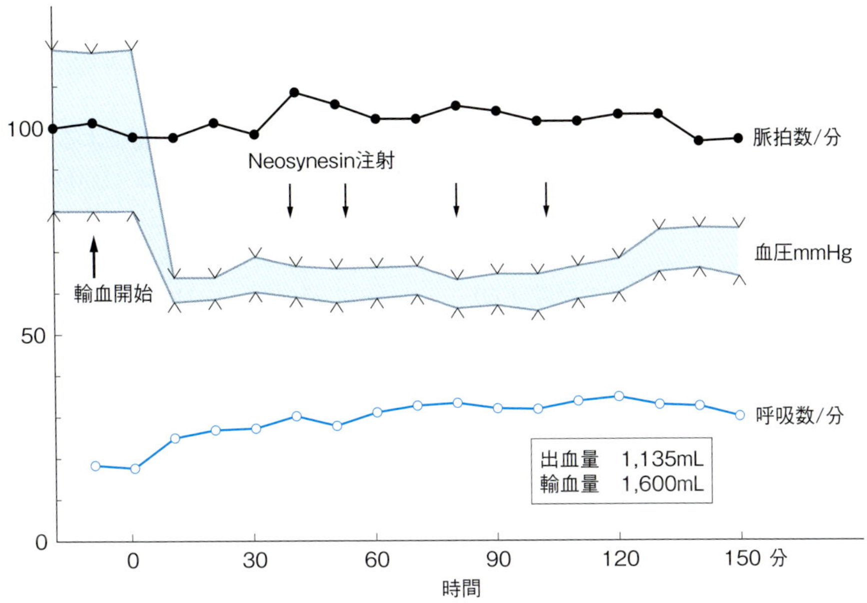

図V-8　Rh 陰性（cde/cde）で抗 D を有している患者に，RhD 陽性血を輸血した手術経過

を示し，IgG 抗体の存在が確実となった．Rh 血液型は，Rh 陰性 ce/ce で患者血清は D（－）赤血球はすべて凝集せず，抗 D が輸血有害反応の原因であることがわかった．溶血反応は迅速・強烈で補体活性化を伴ったものと考える．

この患者は重篤な症状は残さず，20 日目に手術をやりなおした．Rh 陰性（ce/ce）血 2,000 mL を輸血しながら，不都合なく股関節術を施行し得た．出血量は 2,280 mL であった．

この例は 1 年前の第 1 回の輸血によって，強力な抗 D を生じ，2 回目の輸血で抗 D による溶血性反応が起き，出血傾向は DIC によるものであろう．

症例 2　抗 E＋抗 c によるもの

富田ら[84)]によって報告された．24 歳女性，1968 年 O 型 600 mL の輸血を受けた．3 年後，溶血性貧血を発症し摘脾術を受けることになった．生理食塩液法による交差適合試験で適合と判定された計 2,200 mL を 11 回にわたり輸血したところ，半数例に悪寒・発熱，血色素尿の出現，血清 bilirubin の上昇がみられた．患者は O，N，P_1 DCCee，Le（a－），抗体（抗 E＋抗 c）を保有していた．抗体価は生理食塩液法（37℃）8～32 倍，ficin 法（37℃）256～512 倍であった．そこで O，DCCee 血を確保し，術前 1,800 mL，術中 1,000 mL を輸血し摘脾を終了した．有害反応は全くなかった．

抗 E は輸血によって産生されることが多く，本邦では抗 D に次いで重要である．日本人では E（－）は約 50%，E（＋）が 50%位であるのでランダムに輸血すれば半分位が E 陽性血となる．抗 E と抗 c が一緒にあらわれることが多い．

症例 3　抗 e によるもの

古屋ら[85)]によって 1976 年に報告された．56 歳女性，B 型，DcE/DcE 型．妊娠 5 回，流・死産の既往はない．1959 年子宮癌で子宮全摘術，1965 年と 1968 年に腸閉塞で開腹術，1969 年，瘻孔閉鎖術の既往はあるが，これら 4 回の手術の際の輸血量と回数は不明である．しかし，輸血をすると必ず一過性の悪寒・戦慄を認めた．とくに 4 回目の手術の際，術中・術後に計 600 mL の輸血を受け，術後 5 日目に黄疸が出現し 3 日間で消失した．

1974年，瘻孔閉鎖のため開腹手術をした．術中bromelin法による交差適合試験で適合した血液600 mLを輸血したが，有害反応は認めなかった．術後4日目，前と同じ日に同方法で交差適合試験を行い適合した保存血200 mL輸血したところ，約1時間後に悪寒・戦慄が起こり，翌朝に黄疸が出現した．

GOT・GPTは正常であったが，黄疸指数は60位まで上昇した．貧血改善のため輸血を予定したところ，交差適合試験で10～20本に1本の割合でしか適合血液がなく，間接抗グロブリン試験は強陽性で，患者血清中に抗eが検出された．抗体価は初回輸血後25日目で，生理食塩液法（37℃）128倍，albumin法512倍，bromelin法1,024倍，間接抗グロブリン試験1,024倍と高値を示した．72日目では生理食塩液法1倍，albumin法4倍，bromelin法32倍，間接抗グロブリン試験16倍まで下がった．

黄疸出現後，患者は全身倦怠・食欲不振を訴え弛張熱が持続したが，術後12日目にステロイドを使用したところ解熱し，その後黄疸も消失した．これは術中の輸血でsecondary responseとして免疫抗体を産生したのであろう．

症例4　抗Rh17，D--/D--によるもの

国行ら[86]によって報告された．38歳女性，O型．胃癌手術に先立って200 mLを輸血したところ，悪寒・呼吸困難・嘔気・血圧下降（60～20 mmHg）を起こし，乏尿傾向が出現した．輸血後第4・第5両日は無尿となったが，6日目に排尿200 mLあり，7日目に回復利尿がついて1,000 mLを越えて軽快した．

この患者赤血球はRh式のC^w（－），C（－），c（－），D（＋），E（－），e（－）で，アメリカのLevineの元に送られD--/D--型であることが確認された．この血清に対しては肉親の2名（いずれもD--/D--）を除きO型血液がすべて凝集した．

D--/D--の人にはD--/D--赤血球を輸血しなければならないが，きわめて稀である．日本赤十字社によると，D--/D--型は本邦では2015年時点で約100例が登録されている．

d．Lutheran血液型による溶血反応

Lutheran血液型抗原は，Lutheran糖蛋白質上に発現されており，Lu（a＋b－），Lu（a－b＋），Lu（a－b－）に分けられる．その他，Lu3，Lu4，Lu5，Lu6，Lu7，Lu8，Lu11，Lu12，Lu13，Lu16，Lu17，Lu20，Lu21，LURCの高頻度抗原とLu9，Lu14の低頻度抗原がある．

症　例　抗Lu^a＋抗Lu^bによるもの

Myhreら[41]により報告された．43歳の日本人男性．慢性胃炎により，高度貧血で2単位の赤血球を輸血した．間接抗グロブリン試験による交差適合試験は適合でHtが30%に上昇した．出血もないのに2週間後Htが19%まで低下し，血清は患者自身の赤血球を除くあらゆる赤血球に対して凝集した．赤血球は，A_2，R_1R_2であったが抗Lu1（Lu^a），抗Lu2（Lu^b），抗Lu3（Lu^aLu^b）に反応せずLu（a－b－）であることが判明した．血清はあらゆるLu（a＋b－）およびLu（a－b＋）赤血球は凝集するが，3種のLu（a－b－）の赤血球のみは凝集しなかった．さらに患者血清をLu（a＋b－），次いでLu（a－b＋）赤血球で吸着すると，もうLu（a＋b＋）赤血球を加えても凝集現象が認められなくなった．

Chownら[87]によると，カナダの白人1,456人を調べて，Lu（a＋b－）2人，Lu（a＋b＋）99人，Lu（a－b＋）1,355人でLu（a－b－）は1人もいなかった．Darnboroughら[88]の報告ではイギリス人18,069人中Lu（a－b－）はたった1人であった．

患者の家系調査で妹にLu（a－b－）1人を発見したが，AB型であるので供血者になれなかった．その後，彼は上部消化管出血でHt 16%となり再び入院したがアメリカ赤十字の稀な血液型のファイルから4単位のLu（a－b－）血を探し輸血したが，副反応は全くなかった．また1単位の患者自己血をその前に冷凍保存してあった．

本症例のような遅延型溶血性輸血反応（delayed hemolytic transfusion reaction）はすでに述べた．不適合赤血球が輸注されると，受血者血清中に抗体がまだないか，あるいは輸血赤血球を破壊するには少なすぎるとき，輸血が免疫応答を刺激して，輸血数日後に抗体力価が急速に上昇し，赤血球が急速に破壊されるのである．本例は第 1 回の輸血前は直接抗グロブリン試験が陰性であったが，輸血後に直接抗グロブリン試験が陽性化してきた．

Lutheran 式血液型に関する実際の輸血反応（抗 Lu^a または抗 Lu^b）の報告は本邦ではまだないようである．外国でも多くはない．輸血前の不規則抗体スクリーニングで発見されることも少ない．

e．Kell 血液型による溶血反応

Kell 血液型抗原は，Kell 糖蛋白質に発現されており，これまで多くの抗原が解明されている．K(K1, Kell)，k（K2, Cellano)，Kp^a(K3, Penny)，Kp^b(K4, Rautenberg)，Js^a(K6, Sutter)，Js^b(K7, Matthews) 抗原は抗原性が強く，溶血性反応を起こす危険性が高いので，抗原陰性血を輸血する．

1）抗 K について

抗 K は，急性あるいは遅発性溶血反応を起こし，致死的になることもある．Sazama[31]の報告では，急性溶血反応による死亡例としては，ABO 不適合輸血についで 2 番目に多く，抗 K 単独で 5 例報告されている．その他，遅発性溶血反応でも，抗 K 単独で 2 例，その他の抗体と複合例で 6 例報告されている．幸いなことに日本人では，K（+）は約 0.02% であり，抗 K による溶血性輸血反応の報告はない．

Kell 血液型をイギリス人で調べると，約 9% が K（+）であり，残り 91% が K（−）である．前者は KK（8.8%）および Kk（0.2%）からなり，後者はすべて kk である．ブラジルのインディオでは K（+）が多くて 23% にものぼるが，東洋では K（+）はほとんどない．

抗 K は通常 IgG 抗体であって間接抗グロブリン試験によってよく検出される．抗 K は稀に自然抗体もあり，Morgan ら[90]は 2 例を報告している．Kornstad ら[91]は，K（−）の人が K（+）の血液を輸血されると，1/10 位は抗 K を産生するとした．したがって抗 K は白人の間では多い．Croucher[92]は 46,000 人の患者のうち，63 人に抗 K を検出している．日本人はほとんど 100% kk すなわち K（−）であるため，輸血にあたって Kell 血液型を考慮に入れる必要がない．しかし日本人に外国人の血液を輸血すれば話は別となり，また日本人の混血が進めば Kell 血液型不適合による溶血性輸血反応も登場してくるかも知れない．

症 例　抗 K によるもの

アメリカの Zettner[89]の報告による．65 歳男性黒人，B 型で RhD 陰性．糖尿病による左足の潰瘍．Ht 26%，2 単位の術前輸血施行．その翌日 3 単位目の輸血をして，手術が終了し，血液が全部入った頃，患者は激しい悪寒・戦慄，104°F（40℃）に発熱，脈拍は 130/分に増加した．輸血反応が疑われたが，溶血ははっきりしなかった．入院時血液の直接抗グロブリン試験は陰性であった．

輸血後直接抗グロブリン試験が陽性化した．3 人の供血者の不規則抗体を調べると，3 番目の供血者血清中に強力な抗 K が検出された．その抗体価は間接抗グロブリン試験で 2,048 倍，trypsin-間接抗グロブリン試験で 2,048 倍，生理食塩液法で 2 倍，trypsin 法および papain 法では陰性であった．Kell 血液型は，第 2 の供血者のみが K（+）で，患者および第 1，第 3 の供血者は K（−）であった．患者には mannitol 液が静注された．患者は血尿を排出し，黄疸を起こした．尿量はかなり多く，毎日 1,200～2,200 mL あった．1 週間以上たって直接抗グロブリン試験は陰性化し，患者から K 陽性赤血球も消え，輸血後 11 日目に左足を切断したが，8 単位の K（−）血を輸血して有害反応なく治癒した．

以上のような稀な不適合輸血を供血者間不適合輸血（inter-donor incompatibility）という．これをみても供血者の不規則抗体のスクリーニングを施行して，不規則抗体保有者は供血源から除くべきであるという根拠が理解できる．

2）抗 k について

稀な抗体である．Levine ら[93]により第 1 例が報告された．新生児溶血性疾患児の母の血清からである．KK の人の 1/500 位に産生され得るという．

3）抗 Kp^a，抗 Kp^b，抗 Js^a，抗 Js^{b}について

いずれも稀である．

症　例　抗 Js^a（抗 K6）によるもの

K6（Js^a）抗原は白人では 0.1%より少ないが，黒人では 19%が陽性である．この抗体は一般に IgG であって，他の抗体とともに発見されるが，Taddie ら[94]は単独で遅発性溶血反応を起こした第 1 例を報告した．

42 歳の白人女性 B 型 RhD(＋)．（輸血歴なし，4 回妊娠して 2 児分娩，2 流産）が十二指腸潰瘍の出血で 3 単位の赤血球を副反応なく輸血が完了した．23 日たって，自己免疫性溶血性貧血で入院した．Ht 25%，網状赤血球 16%，著明な球状赤血球で血清ビリルビンが 2.1 mg/dL であった．その 5 日前の検査では，Ht 30%，網状赤血球 1%，その形態も正常であった．

血清に LISS 浮遊パネル赤血球を加えて間接抗グロブリン試験を行うと，1 種の赤血球とのみ弱く反応した．反応増強剤として 30%ウシ albumin 液を加えて混合し，37℃，30 分間加温した．その結果 Js（a＋）の赤血球のみが反応（＋）であった．患者赤血球の直接抗グロブリン試験は（−）であったが，Rubin ether 法でこの赤血球より得た抗体解離液も Js (a＋) 赤血球のみと反応した．

患者は K1（K）（＋），K2（k）（−），K3（Kp^a）（−），K4（Kp^b）（＋），K6（Js^a）（−），K7（Js^b）（＋）で，抗体は抗 Js^{a}であった．3 人の供血者のうちの 1 人（黒人）K6（＋），K7（＋）が原因であった．

本例は Js（a−）の白人がたまたま Js（a＋）の血液を輸血されて抗 Js^{a}を産生し，弱い遅発性溶血性反応を実際に起こした稀な例である．

Donovan ら[95]は抗 Js^{a}による新生児溶血性疾患の 1 例を報告した．

■ f．Duffy 血液型による溶血反応

Duffy 抗原は，Duffy 糖蛋白質に発現され，Duffy（a＋b−），Duffy（a−b＋），Duffy（a−b−）に分けられる．抗 Fy^a，抗 Fy^{b}は稀な抗体ではなく，遅発性の溶血反応を引き起こす．パパイン，フィシンなどの酵素により破壊され，間接抗グロブリン試験により検出される．

Duffy 血液型は，Cutbush ら[97]によって発見され，イギリスでは Fy（a＋b−）17%，Fy（a＋b＋）49%，Fy (a−b＋) 34%位である．黒人では Fy (a−b−）が 68%もある．

興味のあることは，Fy（a−b−）の人の赤血球膜を三日熱マラリア原虫が通過できないということである．Miller ら[98]は，アフリカの黒人ですべての住民が Fy（a−b−）である地区は三日熱マラリアは存在しないという観察を報告した．

抗 Fy^{a}は抗 K よりは産生されにくく，その頻度は 1/10 位にすぎない．抗 Fy^{a}の自然抗体もあり得るが，Fy（a−）の人が Fy（a＋）抗原で免疫されて起こるものが大部分である．抗 Fy^{a}は IgG 抗体で，間接抗グロブリン試験のみで検出されることが多い．しばしば補体と結合するので被検血清は新しくなければならない．Duffy 抗原は，Morton[99]，Judson ら[100]によって，蛋白分解酵素によって破壊されやすいことが証明された．したがって抗 Duffy 抗体の検出には bromelin などは用いることができない．新生児溶血性疾患の原因ともなり得るが，溶血性輸血反応の原因となることも多い．

抗 Fy^{b}は抗 Fy^{a}よりは一般的に稀であるという．しかし本邦ではかなり多い．抗 Fy^{a}による激しい輸血反応については，Freiesleben ら[101]，Badakere ら[102]，抗 Fy^{b}による輸血反応については Badakere ら[103]が症例を報告している．

症　例　抗 Fy^{a}によるもの

アメリカの Hutcheson ら[96]の報告である．36 歳男性．O 型，RhD（＋）．1951 年十二指腸潰瘍からの出血で 10 単位の輸血を施行した．胃切除術の際 500 mL の O 型，RhD 陽性血を輸血した．交差適合試験は，trypsin 処理血球法で主試験に異

JCOPY 498-01913

常はなかった．輸血終了後間もなく全身の悪寒・戦慄が起こり，濃褐色～黒色の Hb 尿を出した．1 日後黄疸が現われた．血圧・Hb・尿量・肝機能に著変はなかった．溶血性輸血反応として検査を実施した．患者の術前血清に輸血血液赤血球を加えて主試験を再施行，生理食塩液法および trypsin 処理血球法では凝集は認められなかったが，間接抗グロブリン試験では著明な凝集を示した．

抗グロブリン試験のみで検出できる抗体なので，Kell，Duffyの抗体を疑った．患者はKell(－)，Duffy（－）で，供血者血液はすべて Kell（－）で Duffy は（＋）であった．パネル赤血球に対し，間接抗グロブリン試験で，Duffy（－）赤血球は凝集せず，Duffy（＋）赤血球は強く凝集した．抗体価は 64 倍であった．この抗体は抗 Fy^a であることが確認された．

g．Kidd 血液型による溶血反応

Kidd 抗原は，Kidd 糖蛋白質に発現され，Jk^a，Jk^b，Jk3 が知られている．また，抗 Kidd 抗体は，最も危険な免疫抗体であり，急性・遅発性溶血反応を引き起こす．補体結合性であることが多く，間接抗グロブリン（抗補体＋抗 IgG）試験でよく検出される．抗体は消退しやすく，抗体スクリーニング時に検出感度以下に低下することがある．

抗 Jk^a は，しばしばヘモグロビン尿を伴う激しい溶血性輸血反応を起こす[104]．抗 Jk^b は抗 Jk^a より稀で，しかも他の免疫抗体を伴うことも多い[105]．

抗 Jk^a，抗 Jk^b は通常 IgG 抗体であるが，IgM もある．Polley ら[106]が 15 例の抗 Jk^a を調べたところ，12 例が IgG，2 例が IgM，1 例が両者の混合であった．抗 Jk^a，抗 Jk^b は間接抗グロブリン試験によって検出される．そして，補体結合性をもつ場合が多いので，もし被検血清が新鮮でない場合は新鮮正常血清を incubation の段階で添加し，抗補体を含んだ抗グロブリン試薬を使用することで抗体を検出できる場合もある．

抗 Kidd 抗体の弱いものを検出するには，検査に使用する赤血球を ficin や trypsin で処理してから間接抗グロブリン試験を施行するのがよい．稀に IgM 性の抗 Jk^a が生理食塩液法で検出される場合もある．

症例　抗 Jk^a による溶血反応

イタリアの Villa ら[107]の報告である．73 歳女性，妊娠歴 2 回，輸血歴はなし．肝硬変で貧血があった．Hb は 7.5 g/dL，Ht 23%で赤血球輸血の依頼があった．AB 型 RhD（＋）でカラム凝集法による不規則抗体は陰性であったため，タイプ＆スクリーンにより赤血球製剤 1 単位（約 170 mL の赤血球含有）を輸血した（Day 0）．輸血後の Hb は 8.4 g/dL であった．Day 19 に Hb 7.2 g/dL で 2 単位の赤血球が依頼された．この時点でも不規則抗体スクリーニング陰性で交差適合試験を省いた赤血球製剤 1 単位の輸血開始 2 時間半後に悪寒，腰部痛，暗赤色尿の反応があり，輸血を中止した．輸血前後での体温，血圧には大きな変化はなかった．暗赤色尿は 24 時間持続した．

輸血後に採取した血漿は暗赤色で，遊離 Hb が輸血前の 18.0 mg/dL から 260 mg/dL に上昇した．これらの症状から急性溶血性輸血反応（AHTR）と診断した．

輸血前後の患者検体の精査を行った．カラム凝集法，solid-phase IAT（固相法），erythrocytes magnetized technology（EMT），試験管法による PEG-IAT，ficin-IAT を実施した．固相法と EMT で，最初の輸血後 14 日の検体に抗 Jk^a が検出されたが，他の方法では陰性であった．直接抗グロブリン試験は陰性であったが，Day 19 の輸血後赤血球の解離液から固相法のみで抗 Jk^a が検出された．カラム凝集法による IAT では Day 21 の検体で初めて抗 Jk^a が検出された．その後患者は回復し，輸血の必要はなかった．

抗 Jk^a はゲルカラム法で検出できずに Jk^a 抗原陽性赤血球輸血後に輸血溶血反応を起こす症例が稀ではない[108]．小野ら[109]も固相法，ゲルカラム凝集法と試験管法による PEG-間接抗グロブリン試験の 3 法における不規則抗体の検出感度を比較し，固相法，PEG-間接抗グロブリン試験で検出可能な抗 Jk^a が，ゲルカラム凝集法で検出できない場合もあることを報告している．溶血性輸血反応が疑われる場合，検査方法による抗体検出感度の違いも考慮する必要がある．

■ h. Diego 血液型による溶血反応

Diego 抗原は，Band 3 蛋白に発現されており，Di^a，Di^b，Wr^a抗原が知られている．Di^a抗原は，アジア人，北南アメリカン先住民の一部でみられる．抗体は，間接抗グロブリン試験で検出される．

症例 1　抗 Di^aによるもの

遠山の自験例である．70 歳男性 A 型．再生不良性貧血で数十回の輸血歴があったが，著明な輸血有害反応はなかった．血小板は 10,000/μL 以下であった．A 型新鮮血 2 本を 1976 年 5 時間かけてゆっくり輸血した．患者血清はあらかじめパネル赤血球を用い，生理食塩液法・ficin 法・間接抗グロブリン試験 3 法を用いて不規則抗体はないと判定していた．Bromelin 法の交差適合試験で主・副試験とも適合していた．ところが輸血終了直後悪寒・発熱（39℃）あり，強い背部痛・腹痛を訴え，血圧は 150 mmHg に上昇し，頻脈・血尿を出し始め，また身体に点々と小出血斑をあらわした．

不規則抗体スクリーニングでは陰性ではあったが，症状は溶血性反応であると思われたので，交差適合試検を間接抗グロブリン試験で施行すると，先に輸血した血液は凝集（－），後から輸血した方は（3＋）と出た．患者血清はパネル赤血球 10 種と間接抗グロブリン試験で，全例凝集（－）であった．パネル赤血球に入ってない抗原に対する抗体，すなわち抗 Di^aを疑い，A 型赤血球多種を患者血清に加えて間接抗グロブリン試験を施行すると，大多数は凝集陰性であった．中嶋八良氏に依頼して，次の結果を得た．患者血清は 5 種の Di（a＋b＋）の赤血球を間接抗グロブリン試験で強く凝集し，9 種の Di（a－b＋）の赤血球とは全く凝集しなかった．血液型は A_1，MNss，P_1，Le(a－b＋)，DCe/DCe，Fy（a＋b－），Jk（a＋b＋），Di（a－b＋），Xg（a＋）であった．抗体価は間接抗グロブリン試験で 64 倍であった．

この患者は輸血の翌日より乏尿が持続し，BUN，K^+などが上昇し始めた．患者は入院時すでに病状が悪く〔脈拍 90/分，心房細動，Hb 8.1 g/dL，赤血球数 224×10^4/μL，白血球数 1,800/μL，GOT 65，GPT 157〕，溶血反応によりさらに悪化した．輸血後 6 日目，尿毒症のため第 2 回目の腹膜灌流中，心停止を起こして死亡した．

Di^a抗原の存在を推測させる抗 Di^aは Layrisse ら[110]によって新生児溶血性疾患の児の血清から発見された．その家族はベネズエラ人と白人の混血であった．その後 Levine ら[111]は，1,000 人の白人はすべて Di（a－）であったが，南米のある種のアメリカ先住民の 36％は Di（a＋）で，Layrisse ら[112]は中国人や日本人では 5～15％が Di（a＋）であると報告した．

抗 Di^bの最初の 2 例は Thompson ら[113]によって発見された．抗 Di^a，抗 Di^bとも間接抗グロブリン試験で検出され，補体結合性はない．

この症例は大きな教訓をもっている．それはアメリカのパネル赤血球（白人・黒人）はすべて Di（a－）であるので，間接抗グロブリン試験をスクリーニングで行っても抗 Di^aは検出できない．ところが日本人では Di（a＋）の人が 10％程度いるため，その血液を抗 Di^aを保有する患者に輸血すれば激しい溶血反応が起こり得る．

症例 2

本邦の第 1 例は山口ら[114]によって報告された．23 歳男性．交通外傷で O 型血輸血をくり返して計 4,000 mL に及んだ．3 年 6 カ月後にさらに手術を必要とすることになり，患者血清に対して間接抗グロブリン試験の交差適合試験を施行したところ，7 本中 2 本が主試験で陽性と出た．パネル赤血球ではすべて陰性であった．O 型赤血球 40 例中 6 例に凝集を認め，そのうち 5 例が Di（a＋）であったので，抗 Di^aと考えた．この抗体は生理食塩液法・albumin 法・bromelin 法では検出できず，間接抗グロブリン試験でのみ反応を呈し，抗体価は 8 倍であった．この抗体は Sanger によっても抗 Di^aであることが確認された．

患者が抗 Di^aを保有していても，パネル赤血球試薬に Di（a＋）の赤血球が組み込まれていないと，不規則抗体陰性の結果が出てしまう．上記症例が報告され，遠山らのアピールによって Di^a 抗原を含んだパネル赤血球が米国より供給されるようになった．米国より輸入されている不規則抗体スクリーニング用の赤血球試薬は白人および黒人由来のものであるため，本来 Di^a 抗原は組み込まれていない．Ortho 社は日本人向けの検査のためアメリカ先住民由来の Di（a＋）の特別な赤血球試薬を別に添えてきた．現在ではスクリーニング用パネル赤血球試薬中に Di（a＋）の赤血球が組み込まれているものもある．

i．Xg 血液型による溶血反応

1）抗 Xg^a によるもの

Xg^a 抗原は，Xg^a 糖蛋白質に発現されており，X 染色体に支配されている．Xg^a 抗原の免疫原性は弱く，抗体は弱い．溶血性反応を起こさない．抗体は，通常 IgG で，間接抗グロブリン試験により検出される．

抗 Xg^a は Mann ら[115]により発見され，Yokoyama ら[116]は妊婦の自己抗 Xg^a の 1 例を報告した．中嶋ら[117]によれば，Xg^a 抗原の日本人における頻度は，男の 69.4%，女の 88.8% である．Issit ら[118]によれば，抗 Xg^a は補体と結合するが，体外では溶血反応は起こさないという．

症　例

Azar と佐治らが報告した[119]．輸血歴のない 46 歳日本人男性が食道静脈瘤吐血で 1,200 mL の輸血をうけた．転医して 3 回計 600 mL の輸血を追加した〔A 型，RhD（＋）で交差試験は bromelin 法で適合〕．初回，2 回目の輸血後に蕁麻疹が現れ，体温が 36℃より 37.1℃に上昇した．3 回目は症状なく，Ht は 27.5%に上昇した．次の手術にそなえ 10 人の供血予定者と間接抗グロブリン試験で交差試験をしたところ，適合 2，不適合 8 であった．患者の直接抗グロブリン試験が陽性であった．患者血清中に抗グロブリン試験でのみ弱く反応する抗 Xg^a（力価 8 倍）が同定された．40 単位の赤血球製剤から適合血 13 単位を選出し，輸血したが副反応はなかった．

j．MNS 血液型による溶血反応

MNS 血液型には 49 の抗原が属しており，U 抗原は MNS 血液型に属する高頻度抗原の一つである．

抗 U は Wiener ら[121]によってはじめて報告された抗体で，抗 U 血清に対して，New York の 1,100 人の白人赤血球はすべて凝集したが，989 人の黒人中 12 人の赤血球は凝集せず，黒人には少数の U（－）がいることが判明した．

症　例　**抗 U によるもの**

Meltz[120]により報告されたニューヨーク市の症例である．30 歳の黒人女性で 1 回妊娠，1 児がある．十二指腸潰瘍あり，下血．Ht 32%となり 3 単位の血液を輸血，その前の交差適合試験は主，副試験とも適合．5 日後に退院したが，Ht は 38% であった．まもなく発熱と疲労感が出て，退院 12 時間後ふたたび入院．その 2 日後，嘔吐・高熱，および尿量が減少し，200 mL の血尿を出した．潰瘍よりの出血はないのに，Ht は 26%に落ち，BUN は 94 mg/dL に上昇した．水分を制限し，mannitol・furosemide を投与し，4 日間は無尿状態に陥ったが，BUN は 116 mg/dL を最高とし，8 日目頃より利尿期に入った．遅延型溶血性輸血反応による急性腎尿細管壊死と診断された．24 日後に退院した．

＜検査成績＞　患者の輸血前血清と 3 種の供血者赤血球を用いて交差適合試験を施行したが異常はなかった．患者の 2 度目の入院時の血液で検査すると，3 人の供血者赤血球はすべて間接抗グロブリン試験で 4＋を示した，21 種のパネル赤血球を用いて抗体の同定を行ったところ，ただ 1 種（U－）の赤血球を除いてすべてのパネル赤血球を患者血清が凝集した．患者は A_1，Dce，Le（a－b－），Fy（a－b－），U（－）であった．さらに 8 種の U（－）赤血球のうち Le^b 抗原を保有する 4 種とは凝集したので，抗 U＋抗 Le^b が同定された．

k．Miltenberger 血液型による溶血反応

タイプ＆スクリーンが拡がってきて，交差適合試験をしていない輸血を受ける患者が増えてくる．と

ころが抗体スクリーニングに使用される一般の試薬パネル赤血球には欠けている多種類の低頻度抗原（low-frequency red blood cell antigens）が存在している．Uncross-matched blood を輸血する場合の危険性も忘れてはならない．

症例　抗 Vw＋抗 Miªによるもの

Molthan[122]によって報告された．57 歳白人男性が貧血（Hb 6.4 g/dL，Ht 26％）と衰弱で入院してきた．20 年前に十二指腸潰瘍で胃亜全摘術を施行．この際輸血され，以来 20 年間に 2 回出血で入院している．

1 単位ずつの赤血球濃厚液を輸血されたが，問題はなかった．翌々日 3 番目の赤血球濃厚液を輸血したところ 30 分後に悪心・嘔吐を訴えた．40 分かけて輸血を終了したが，ふたたび悪心・嘔吐，悪寒が起こった．体温は 39.7℃に上昇，下肢や関節に激しい疼痛が起こり，体温 40.3℃となり黄疸・呼吸困難が現れた．翌日ショック状態に陥り，無尿が続き呼吸困難となった．輸血後 47 時間で死亡した．剖検で胃内容の大量気道吸入，径 3.5 cm に及ぶ吻合部潰瘍，穿孔による局所的腹膜炎，腎炎などが認められた．

3 番目の低頻度抗原不適合の血液輸血による溶血反応に起因する死亡と判定された．3 番目の輸血赤血球と患者血清で交差適合試験を行うと生理食塩液法および albumin 法で陽性を示した．患者は A_1，RhD（＋）で市販の 10 種類の不規則抗体同定用のパネル赤血球と患者血清との反応はすべて陰性であった．

問題の輸血血液は A，RhD（＋）; Verweyst（＋），Miltenberger（Mi^a）（＋）で，患者血清は生理食塩液法（室温）で凝集反応＋4（score 12），アルブミン法（37℃加温）で＋4（score 12），間接抗グロブリン試験で凝集＋1（score 3）であった．

患者の血清中の抗体は，抗 Vw＋抗 Mi^aであり，供血者の Vw（＋），Mi（a＋）〔class I〕を含み，計 3 例の class I 赤血球と強く反応した．0.15 M の 2-mercaptoethanol を用いる不活化試験により，抗 Mi^aの方は 80％が IgM で 20％が IgG であったのに対し，抗 Vw の方は 100％が IgM 抗体であったという．

l．Dombrock（Holley）血液型による溶血反応

この血液型は，Schmidt ら[124]の報告にさかのぼる．15 歳の輸血歴がない黒人の分娩後女性血清中に高頻度抗原に対する 37℃で反応する同種抗体が存在したが，最初の児は溶血性疾患はなく，第二児は直接抗グロブリン試験（＋）であった．その報告者は，この抗体を抗 Holley と命名した．Moulds ら[125]，Swanson ら[126]もこの抗体にあたる 2 例を報告し，Holley 抗原は Gregory 抗原と関連性のあるものとした．

現在，Holly 抗原は Hy 抗原，Gregory 抗原は Gy^a抗原の抗原名で Dombrock 血液型に加えられている．

症例　抗 Holley によるもの

Beattie ら[123]が報告した．46 歳の黒人男性．消化管出血で貧血・低血圧で入院．これまで多数単位の輸血を実施し，問題はなかった．今回は間接抗グロブリン試験であらゆる輸血用血液血球を凝集したが，直接抗グロブリン試験は（−）であった．

患者の Hb は 2.9 g/dL まで落ち，やむを得ず凝集の最も少ない O 型，RhD（＋）血の 2 単位を 2 時間かけて輸血したが，直後の溶血性反応は認めなかった．Hb は 7 g/dL まで上昇したが，24 時間で 4 g/dL に減少し，直接抗グロブリン試験は（＋）となった．患者の妹より Holley（−）の血液を採って 1 単位輸血したところ 7.5 g/dL に Hb が上昇し，しかもこのレベルが維持された．

最初の輸血の 8 時間後に血漿 Hb は 16.8 mg/dL，24 時間後に 25 mg/dL に達し，haptoglobin は 20 mg/dL 以下に減少した．腎機能は当初 4 日間は障害され，BUN は 30 mg/dL に達した．

m．HLA 抗体（抗 Bg^a，抗 Bg^c）による溶血反応

HLA 抗体は通常，赤血球溶血には関与しないと考えられているが，高力価の HLA 抗体による溶血性輸血反応が惹起されることもある[127]．

症 例

77 歳女性，輸血前の不規則抗体は陰性．2 単位の赤血球輸血 12 日後に血色素尿，間接ビリルビン上昇（4.7 mg/dL），LDH 上昇（879 IU/L），Hb 値低下（6.8 g/dL）を認め，遅発性溶血性反応と診断した．患者血漿から，抗 E，抗 c，抗 Jk^aと同定不能の赤血球抗体を検出した．

初回輸血 19 日後，22 日後に交差適合試験陰性の DCCee，Jk（a−）の赤血球製剤を輸血したが第 22 日の輸血開始 4 時間後に発熱症状が現れ，その後，間接ビリルビン上昇（4.3 mg/dL），LDH 上昇（680 IU/dL），血色素尿を認めた．第 15 日，第 21 日の患者血清から HLA-A2（Bg^c），HLA-B7（Bg^a）と強く反応する広範囲性の HLA 抗体が検出された．第 22 日に輸血された赤血球ドナーは HLA-A2 を保有し，患者の HLA 抗体により Bg^c発現赤血球の溶血を起こしたものと考えられた．

この症例は，原因が明らかでない溶血性輸血反応に遭遇した場合，HLA 抗体の関与も想定すべきことを示している．

10 自己抗体（自己凝集素・自己溶血素）を保有する患者に対する輸血

a．正常に存在する自己抗体，障害を与えない自己抗体（harmless autoantibody）

1）寒冷自己凝集素（cold auto-agglutinin）

多くの血清は 0℃で赤血球を凝集する．冷却生理食塩液で赤血球を 2％に浮遊させて加えると，16〜32 倍位の寒冷凝集素価を示すことがある．加温で消え，20℃位ではもう起こらない．多くは抗 I の特異性を示す．

2）不完全寒冷抗体（incomplete cold antibody）

Dacie[128]はヒト血清にヒト血球を加えて 0〜4℃に 2 時間おき，温かい生理食塩液で洗っても抗体が解離せず，直接抗グロブリン試験で陽性となることがあると報告した．ただし血清が新鮮で補体がなければならず，pH は 8.0 でなければならないとした．血清を 56℃，30 分非働化してからではこの現象は起こらない．この抗体は，non-γ-globulin 型に属する．抗凝固剤が血清に添加されると，この反応は起こりにくくなるが，抗補体性によるものであろう．

Crawford ら[129]によると，正常の不完全寒冷抗体は抗 H と関連性をもっており，その血清は O 型赤血球を A，B 型赤血球よりも強く凝集するが，H 抗原を欠く O_h型赤血球とは反応しない．分泌型のヒト唾液の H 物質で抑制される．Rosenfield ら[130]は H 抗原と I 抗原の両方をもつ赤血球とのみ反応する抗体を抗 HI とした．抗 HI は抗 H と同様，O 型の赤血球と最も強く反応し，A_1B 赤血球との反応が最も弱い．

b．有害自己抗体，障害を与える自己抗体（harmful autoantibdy）

正常には見いだされない自己抗体があって，輸血前の交差適合試験のとき，自己赤血球を含めてあらゆる赤血球を凝集したり，溶血させる．いろいろな疾病や異常状態で起こるが，代表的なものは後天性自己免疫性溶血性貧血である．異常な自己抗体で赤血球が破壊され，貧血に陥るものであるが，冷式抗体と温式抗体の区別がある．

1）冷式自己抗体（cold autoantibody）

2℃で 500〜100,000 倍位の強力な自己凝集素をもつ例もある．この種の抗体をもつものは温式のそれよりは少ない．白血病・リンパ肉腫・mycoplasma 肺炎などにみられる．室温では正常赤血球を往々にして溶血させるが，37℃に温めるともう起こさない．他の赤血球と間接抗グロブリン試験ではほとんど強陽性を示すが，non-γ-globulin 型抗体の態度をとる．強い冷式自己抗体をもっている人の多くは直接抗グロブリン試験は陽性である．Cold hemagglutinin disease（CHAD）では，本抗体により①自己免疫性溶血性貧血（AIHA），②寒冷血管障害（acrocyanosis）が起こる．抗体価は 10^6倍以上に達することがあり，thermal range は 31℃位が多い．本抗体の特異性は，IgM で，①抗 I，抗 i; ②抗 Pr（Sp); ③抗 Gd; ④抗 Sa; ⑤抗 Lud，抗 FI; ⑥抗 Sd^x; ⑦抗 P などが分類される．本抗体は 30〜37℃では一般に赤血球を凝集しないが，補体（C4c，C4d，C3c，C3d など）を添加すれば凝集する．

2）Donath-Landsteiner 抗体

発作性寒冷ヘモグロビン尿症（paroxysmal cold hemoglobinuria: PCH）の患者血清中の IgG 性自己抗体である．この疾患はかつては梅毒によるものと考えられていたが，Dacie らによって否定された．直接抗グロブリン試験は陽性となるが，通常 IgG は赤血球から離れ，抗 C3 の特異性を示す．

抗体はしばしば抗 P の特異性を認める．低温で赤血球と結合するが，感作された赤血球が 37℃に温められるまで溶血を起こさないことから，2 相性溶血素と称される．

<方法> 被検血清を 2 本の試験管に分けて 37℃に加温．1 本はそのまま，他の 1 本は氷冷し 0℃，30 分冷却して抗体を感作させ，37℃の温槽に返すと補体が働いて溶血する．反応の至適 pH は 7.0～8.0 である．

3）温式自己抗体（warm autoantibody）

後天性溶血性貧血患者に多いが，病因の不明なもの，悪性腫瘍にもみられる．患者赤血球は抗体でコートされ，37℃でもよく反応する．生理食塩液に浮遊させた赤血球でも凝集するが，正常赤血球に酵素処理を加えると，強い凝集反応を示す．pH を少し下げると反応は強化される．

自己免疫性溶血性貧血 AIHA を起こしている症例の 80％以上に harmful warm autoantibody が検出される．ほとんどが直接抗グロブリン試験陽性である．特異性としては①IgG 抗体のみ: DAT（＋）例の 18～36％，②IgG＋補体: 約 50％である．Systemic lupus erythematosus（SLE）症例はほとんどがこのタイプである．③補体のみ: 10％位で，C3d，C4d が認められる．④IgA: 50～100 例に 1 例位の割合で存在し，抗 e の特異性をもつ IgA 自己抗体の報告もある[131]．⑤IgM＋補体: IgA と同程度の頻度で約 1％に認められる．⑥IgG＋IgM: 数例の報告がある．また，薬剤の投与は往々にして本抗体を産生する．a) α-methyldopa: 服用者の 15～20％が DAT（＋）となり，その 1％が自己免疫性溶血性貧血 AIHA に移行するが，本剤が regulatory T 細胞を抑制するためと考えられる．b) penicillin: 大量使用された患者の 3％位が一過性に DAT（＋）となるが，AIHA になる者はきわめて少ない．温式自己抗体の IgG サブクラスでは，IgG1 単独の場合が 7 割を占めている．また温式自己抗体は抗 Rh の特異性を示す場合も多く．Rh_{null}赤血球と反応しない抗体がよくある．

Weiner ら[132]は DCe/DCe の 1 人に抗 e 特異性をもつ抗体を認めた．また Dacie ら[133]は DCe/ce の 1 患者に抗 C＋抗 e の抗体を認めて報告した．それゆえ DcE/DcE の赤血球とは反応しなかったという．したがってこのような患者は non-specific と specific の両方の抗体をもっているものと考えられる．Specific の抗体は Crowley ら[134]によれば Rh 血液型の抗体，抗 D，抗 c，抗 e などが多いという．その他に Kidd 血液型の抗 Jk^a，Wright 血液型の抗 Wr^b，MNS 血液型の抗 U などの特異性も報告されている．

温式自己抗体は，感作の至適温度が 37℃で，56℃，30 分の加熱も反応抑制力に乏しく，これらの赤血球は直接抗グロブリン試験陽性で，この抗体は γ-globulin 型抗体である．

汎反応性自己抗体と抗 D 特異性を示す自己抗体陽性患者において，D 陽性赤血球では輸血効果があがらない場合，D 陰性赤血球の輸血によりヘモグロビン上昇が得られることがある[135]．

以上のような自己抗体を保有している患者に輸血しなければならないときは，自己抗体と共存する同種抗体の有無を確認することが重要である．方法としては，患者血漿（血清）中の自己抗体を自己赤血球，または抗原既知の同種赤血球で吸着除去した後，上清を用いて抗体スクリーニングを実施する．AIHA の患者は一般に免疫能が亢進しており，輸血後に同種抗体を産生しやすい．そのため，日本輸血・細胞治療学会による赤血球型検査（赤血球系検査）ガイドラインでは，遅発性溶血性輸血反応（DHTR）を回避するため，免疫原性が比較的高い Rh 血液型抗原（C，c，E，e）については，患者と一致する赤血球製剤を選択することが望ましいとしている[67]．

11 免疫血液学的検査で問題のある患者に対する輸血

「免疫血液学的に問題のある患者に対する輸血」と

JCOPY 498-01913

は，患者に特別な抗赤血球同種抗体があって適合する血液がみつからない場合，また実際に溶血性輸血反応が起こっているのに，従来の普通の検出法では抗体が検出・発見し得ないような場合も含まれる．

患者血清中の不規則抗体スクリーニングおよび同定を施行している．その結果，凝集反応や異常な非特異反応などが検出されて，抗体や非特異反応の同定につとめるが，一部には解明できないものがある．そのような検体はより上級の病院輸血部や日赤血液センターなどに送り，大部分に解答が出される．時には海外の施設に送られて，鑑定され得ることもあるし，それでも同定不能なこともある．

a．高頻度抗原（high frequent antigen）に対する抗体

ほとんどすべての人が保有する赤血球型抗原をもたない人が，それら抗原に対する抗体を産生すると，輸血できる適合血液が入手できない．これらのうち Bombay 型，Rh_{null}，D--/D--，p などは稀な血液型として登録されて，輸血を受けることになるので緊急でなければ比較的容易である．

しかし，その高頻度抗原がいかなるものであるかがわからないことが往々にしてある．すなわち ABO 同型の血液の赤血球を数多く調べても適合するものがなく，困り果てることになる．

1）抗 Cromer によるもの

症　例

遠山，内川らの報告である[136)]．27 歳男性．腸管内蛋白喪失症で凍結血漿の頻回輸注を受けていた．不規則同種抗体は，生理食塩液法・ficin 法・間接抗グロブリン試験のいずれでも赤血球を強く凝集し，対照の自己赤血球はまったく凝集しなかった．この抗体はすべての赤血球と反応し，高頻度抗原に対する抗体を疑った．

①この赤血球は B，DCcEe，MNss，P_1，Lu（a−b＋），K−k＋，Le（a−b＋），Jk（a−b＋），Fy（a＋b−），Di（a−b＋），Xg（a＋）で特記すべきことはなかった．英国 MRC Blood Group Unit（Daniels 博士）にて下記の結論を得た．

②次の高頻度諸抗原の中に陰性のものはなかった．U，PP1P^k，Rh17，Rh29，LW，Lu^b，Lu3，Lu15，k，Kp^b，Ku，Js^b，KL，K11，K12，K13，K18，Fy3，Jk3，Co^a，At^a，Ch，Cs^a，El，En^a，Er^a，Ge1，2，3，Vel，Gy^a，Di^b，Hy，I，I^T，i，In^b，Jr^a，Kn^a，Lan，Ok^a，Rg，Sc1，Wr^b，Yk^a，Yt^aの 46 因子である．

③またこの赤血球には低頻度抗原に対する抗体をもっている諸抗血清に反応する抗原は見いだせなかった．それらの低頻度抗原は，D^S，Far，He，Hil，Hut，M1，Mg，Mt^a，Mur，M^V，Ny^a，Raddon，Ri^a，Sj，St^a，Su1，Tm，Vr，Vw，P^k，Be^a，C^W，C^X，Evans，E^W，Go^a，R^N，Rh33，Tar，V，VS，Lu9，Lu14，Kp^a，Kp^c，Js^a，Ul^a，Wk^a，Co^b，An^a，Bg^a，Bg^b，Bp^a，Bx^a，By，Rl^a，Sc2，Sd^a，Sk^a，Sw^a，To^a，Tr^a，Wb，Wr^a，Wu，Yt^b，Zt^a，Di^a，Ga^a，Gf，Good，Hey，Je^a，Ls^a，Mit，Mo^a，Pt^a，Rd，Re^aの 69 因子であった．

④本抗体は Cromer 血液型に関連することがわかった．

表 V-12 のように日本人 M. I. さらに不特定多数のヒト赤血球を対照として凝集反応の組み合わせを検査してみると，a）普通人の対照赤血球は 8 つの血清ですべて強く凝集した．b）M. I. 赤血球は他の 7 つの Cromer 関連抗体によってまったく凝集しなかった．c）逆に M. I. 血清は他のすべての Cromer 関連抗原陰性の 4 種の赤血球を凝集した．d）Daniels ら[137)]によって表 V-13 のように Cromer 第 1・第 2・第 3 因子の 3 抗原因子が設定され，それらの抗体もわかってきた．一般人は上段のようにこれら 3 因子を所有しているが，G. T. 血液は赤血球に第 3 因子を欠いて，逆に抗 Cr3 をもち，B. P. 血液は赤血球に Cr 第 2・第 3 因子を欠いて，抗 Cr2＋抗 Cr3 を血清中にもち，Cr（a−）と総称される 5 種の血液は赤血球に Cr 第 1・第 2 因子を欠き，血清中に抗 Cr1＋抗 Cr2 をもっていた．M. I. 赤血球は以上に対して赤血球に Cr 第 1，第 2，第 3 因子のすべてを欠き，逆に血清中に抗 Cr1＋抗 Cr2＋抗 Cr3 をもっていると考えられた．

⑤Cr 因子陰性の人はきわめて稀である．M. I. 赤血球が B 型であるので B 型，O 型供血者 5,927

表V-12 いくつかのCr（a−）および関連表現型血液同士の赤血球抗原，血清抗体間の凝集反応

血清 / 血球		anti-Cr^a							
		Cro.	Bry.	Y. T.	Wee.	B. P.	K. T. O.	G. T.	M. I.※
Cr（a−）	Bry.	−	−	−	−		+	+	+
	J. B.	−		−	−			+	+
	Wee.		−		−			+	+
B. P.		+	+		+	−	−	−	+
※M. I.		−	−	−	−	−	−	−	−
Controls		+	+	+	+	+	+	+	+

空欄: 検査せず　※ 日本人症例．B. P. と K. T. O: Sabo より，G. T.：Lawson より，Cro: Gelb と Hatcher より，Bry: Giles と Bird より，Wee: Worlledg より

表V-13 Cr（a−）および関連表現型の人から採取した血液の赤血球抗原と抗体

血液検査	提供者	表現型	存在する抗体
Random population		Cr: 1，2，3，	none
G. T.	Lawson	C_1: 1，2，−3，	anti-Cr3
B. P.	Sabo	Cr: 1，−2，−3，	anti-Cr2，3
Cr（a−）	Gelb & Hatcher	Cr: −1，±2，3，	anti-Cr1，(2)
※M. I.	Tohyama	Cr: −1，−2，−3，	anti-Cr1，(2)，3

人の赤血球をM. I. 血清に食塩液，マイクロ法で加えたところ，すべて凝集強陽性であった．

⑥父（B型），母（B型），姉（B型），姉（O型）の4人の赤血球をM. I. 血清に加えると，他の対照赤血球と同様に強く凝集し，またこれら4人の家族の血清中に不規則抗体はなかった．

この症例についての考察

M. I. は回盲部の腫瘤を原因とする血漿蛋白喪失症を腸切除で根治させた後もこの抗体に変化はなく，病気に関連した一時的な現象ではないと考えられた．M. I. 血清はあらゆる赤血球を生理食塩液法・酵素法で強く凝集し，間接抗グロブリン試験では polyspecific，抗 IgG，抗 C3，抗 C4 各血清でいずれもよく反応した．

Cromer complex は McCormick ら[138]が出産前の黒人 Cromer 夫人の血清中に発見し，その抗体に対する抗原は高頻度抗原であることを明確にして仮に抗 Go^{b}と命名し，その対立因子の Go^{a}は低頻度抗原である．1975年の AABB において，Stroup と McCreary[139]が4人の黒人（S. M., B. P., G. T., K. T. O.）の血液型が Go^{a}と関連性のあることを解明して，Go^{a}抗原を Cromer（a）と改名が認められ，以来 Cromer complex と記載されている．

Cromer 血液型抗原は public antigen であるが，民族的頻度，遺伝関係についてはわかっていなかった．M. I. は null type が明確にされた世界第1例である．

現在，Cromer 血液型抗原は，decay accelerating factor（DAF，CD55）に発現していることが知られている．

2）抗 Jr^{a}によるもの

抗 Jr^{a}は，高頻度抗原に対する抗体である．一般的に IgG 抗体であり，抗グロブリン試験により検出される．本邦では，時にこの抗体の産生が認められ，溶血性反応を起こす可能性があるため，Jr（a−）血を輸血する必要がある．Jr（a−）は，稀な血液型として登録されている．

症 例

Kwon ら[140]は2名の抗 Jr^{a}保有日本人患者の Jr^{a}不適合輸血について報告した．

症例1は69歳男性で抗Kと抗Jr^{a}保有．消化管出血のためJr（a＋），K−赤血球を4単位輸血し溶血反応はなかった．症例2は抗Jr^{a}保有45歳女性，初回Jr（a＋）赤血球2単位輸血後は溶血所見を認めなかった．しかし1週間後に1単位のJr(a＋)赤血球を輸血した6時間後，発熱とLDHの上昇を認め，急性溶血反応が疑われた．抗Jr^{a}抗体価は2症例とも32倍であったが，単球貪食試験（monocyte monolayer assay: MMA）が症例1では3.3%であったのに対し，症例2では24.5%であり，MMAは抗Jr^{a}の臨床的意義を予測する上で有効な手段であるとした．

3）その他の高頻度抗原に対する抗体

抗JMHはJMH抗原が後天的に減弱または陰性化した高齢者で検出されることが多い．IgGサブクラスほとんどがIgG4であり，溶血性輸血反応は起こさない．

抗KANNOは，妊娠歴のある女性に検出されることが多い．高力価低親和性を示し，これまで不適合輸血による溶血性輸血反応や胎児・新生児溶血性疾患の報告はない[141]．

■ b．低頻度抗原（low frequent antigen）に対する抗体

赤血球抗原の中にはその頻度が非常に低いものもある．これは民族的に大いに異なっている．不規則同種抗体スクリーニングパネル赤血球に問題の低頻度抗原が組み込まれていないと，抗体が患者や供血者血清中に存在しているにもかかわらず検出されないことになる．

1）Diego血液型について

抗Diego抗体は間接抗グロブリン試験で検出される．Di^{a}抗原は白人・黒人の中では稀で低頻度抗原に属するが，日本人では約10%がDi(a＋)であり，低頻度抗原ではない．本邦では輸血に際して大多数のDi（a−）の人々が輸血を受けると約10%いるDi（a＋）赤血球で免疫され，往々にして抗Di^{a}を産生する．間接抗グロブリン試験を含む不規則抗体スクリーニングをしても，白人や黒人由来の輸入パネル赤血球では検出できない．Di^{a}抗原の組み込まれたパネル赤血球が日本では必要となる．

現在，日本で入手可能なpanel赤血球はすべてDi^{b}が陽性で，Di^{b}抗体を同定することは困難である．大塚はDi^{b}陰性血球もpanel赤血球に含むよう要請している[142]．

症　例

症例は61歳男性．大動脈解離で緊急手術（Day 0）が必要となった．B型，CCDee．Di（a＋b−）は後に判明．40年前に頭部外傷で輸血歴あり．不規則抗体スクリーニングで自己血球とは反応しないが，全てのパネル血球と間接グロブリン法で強く（3＋）反応した．抗E（32倍）は術後に同定できたが，もう一つ同定不明の抗体（後に抗Di^b，抗体価128倍と判明）が存在した．抗E適合赤血球11単位と不適合赤血球11単位，20単位のFFPが輸血された．輸血した全ての赤血球はDi^{b}抗原陽性と判明した．単球貪食assayで抗Eと抗Di^{b}は共に強く反応した．透析と血漿交換は無効でDay 8に高カリウム血症で死亡した[142]．

同様に食道破裂で夜間緊急手術のため不適合（抗Di^{b}保有は既同定）となるDi^{b}陽性赤血球（術中には4単位）を輸血して緊急手術に臨み，重症溶血のため8日後に死亡した症例（43歳男性，Di（a＋b−））が報告されている[143]．

2）Miltenberger血液型について

臨床的な重要性は比較的薄いが，Miltenberger抗原群は日本人では低頻度抗原である．内川らが抗Vw（Verweyst），抗Mur（Murrell），抗Mi^a（Miltenberger），抗Hil（Hill），抗Hut（Hutchinson），抗Anekなど6種の抗血清でクラスを分類した．28,281人のO型供血者を調べて19人（0.07%）の陽性者を検出した．そのうちクラスⅡ 7人，クラスⅢ 1人，クラスⅤ 10人，クラスⅥ 1人であった[144]．これら抗体保有者はきわめて稀に，抗体スクリーニングで陰性であっても交差適合試験で陽性になる可能性がある．

■ c．複数抗体（multiple antibodies）保有例

不規則同種抗体を複数あわせもっているときは，個々の抗体を分析確認していかなければならない．よく遭遇するのは抗 Le^a＋抗 Le^b や抗 E＋抗 c である．抗 E，抗 c，抗 Jk^b，抗 M を併有していた 1 症例をあげる．

症　例

秋林ら[145]によって報告された．28 歳男性．白血病にて計 1,200 mL の全血輸血を受けた．再入院時に抗 E と抗 Jk^b が検出された．①抗 E は生理食塩液法 8 倍，albumin 法 32 倍，間接抗グロブリン試験 256 倍であった．②抗 Jk^b は間接抗グロブリン試験 2 倍，ficin-間接抗グロブリン試験 256 倍であった．このほかにも不規則同種抗体の存在が疑われた．

患者血清中の抗体を E（−），Jk（b−），MN 赤血球で吸着して，これらの赤血球から抗体を RUBIN 法（赤血球に等量の生理食塩液を加え，2 倍量の ethyl-ether を加え，栓をして 1 分倒立．37℃30 分加温．10 分間強遠沈して 3 層に分離する．下層が抗体を含む Hb 層で，これを採集して残存 ether を蒸発させる）にて解離液をとり，③ 32 倍の抗体価をもつ抗 M を同定した．

さらに E（−），Jk（b−），M（−）の赤血球の中に患者血清と反応する赤血球があった．抗 c を同定した．④抗 c は albumin 法で 4 倍，間接抗グロブリン試験で 8 倍の抗体価をもっていた．患者は O，DCCee，NNss，Le（a−b＋），Jk（a＋b−），Fy（a＋b＋），Di（a−b＋），Lu（a−b＋）で，輸血によって 4 種の不規則抗体を産生した．

これをみると，同種抗体を同定しても安心してしまってはならない．また不規則抗体スクリーニングの間隔もなるべく短い方がよいことも充分に理解できる．

■ d．微弱な抗体（weak antibody）

普通の抗体スクリーニングや交差適合試験で陰性の結果を得ながら，実際には溶血反応が起こる例もある．

症　例

微弱な抗 C＋抗 e が推定された例である．52 歳の女性で，3 妊 3 分娩歴あり．多発性骨髄腫で 12 年前胆囊摘出に際して輸血を受けた（量は不明）．

①赤血球濃厚液を 1 単位ずつ 3 日間連続して輸血し，約 14 日後から血色素尿が出現した．②溶血のために入院．白血球除去洗浄赤血球 1 単位を輸血したが，溶血性反応はなかった．③腰痛にて入院し，赤血球濃厚液を 2 単位ずつ 3 日間連続輸血され，約 7 日後，血色素尿が出現した．赤血球数 $350 \times 10^4/\mu L$ が $170 \times 10^4/\mu L$ 位に減少した．④白血球除去洗浄赤血球の輸血により赤血球数が，$170 \times 10^4/\mu L$ から $190 \times 10^4/\mu L$，Hb が 5.5 g/dL より 7.0 g/dL に上昇した．この時には，輸血直後に血色素尿が観察された．その翌日には血色素尿は消失し，その後は症状がなかった．⑤翌年，白血球除去洗浄赤血球 2 単位が輸血されたが，その直後に血色素尿を出した．⑥多発性骨髄腫は，⑤の輸血前に診断され predonine，endoxan などを使用中であった．

東大病院輸血部にて検査した．血液型は，B，DccEE，P1（−），MNss，Le（a−b＋），Lu（a−b＋），Fy（a＋b−），Jk（a＋b＋），Kp（a−b＋），Js（a−b＋），Di（a−b＋），Co（b−），Xg（a＋），Cr（＋），Yt（a＋），Ok（a＋），Tj（a＋），Wr（a−）であった．

①患者赤血球の直接抗グロブリン試験（−），②抗体スクリーニングでは，ⅰ）生理食塩液法（22℃，37℃），ⅱ）ficin 法，ⅲ）polybrene 法，ⅳ）間接抗グロブリン試験，ⅴ）ficin-間接抗グロブリン試験，すべて陰性であった．③そこで同上のパネル赤血球を使用して下記の特別の抗体スクリーニングを施行した．

a）酸性法: 被検血清に加酸（血清 1 容量に対し 1/10 容量の 0.2 N の HCl を加える）し，pH 6.5 位に下げる．①生理食塩液法，②ficin 法，③間接抗グロブリン試験で 3 法とも陰性であった．

b）多量血清使用法: 被検血清 10 滴に対して 3%パネル赤血球浮遊液 1 滴を添加する．①生理食塩液法，②ficin 法，③間接抗グロブリン試験も

JCOPY 498-01913

すべて陰性であった.

c）グロブリン血清希釈法: 抗グロブリン血清を1：2, 1：4, 1：8, 1：16に希釈して使用する.

以上の強化法（enhancement techniques）を応用したが, 抗体を検出し得なかった. しかし臨床的には明らかに溶血性輸血反応が認められたわけである.

そこで抗Rhの微弱な抗体で検査では検出しにくいものではないかと仮定した. 患者はDccEEであってC因子およびe因子が陰性である. 抗C＋抗eではないかと考えて, C（－）およびe（－）の血液を選出して輸血したところ溶血性輸血反応は起こらなかった. この血液はDcE/DcE（日本人では約9%）, cE/cE（約0.1%）の2種類である.

[Enhancement techniques]

抗体が当然存在すると思われるのに, 通常の方法では検出し得ないときに試みられる[146].

a）酵素法: 抗Rh, 抗Kidd抗体の場合は, 酵素による反応の強化が期待できる. また酵素はFy^a, Fy^b, M, N抗原などを失活させ得ることも同定に役立つことがある.

b）Incubation temperatureの変化: 抗M, 抗N, 抗P1, 抗Le^a, 抗Le^bなどは室温やそれ以下の温度でより強い反応を示し, 22℃以下でのみ特異性が認められる場合がある. 低温で反応をみるときは自己対照をたて, 抗Iや他の冷式自己抗体の影響を確認することが重要である.

c）Incubation timeの延長: 抗体によっては反応時間を60分に延長することが非常に有効なことがある.

d）赤血球に対する血清の比の増加（increased ratio of serum to cells）: 試験管に被検血清を5〜10滴入れ, 2〜5%血球浮遊液を1滴加える. よく混和し37℃, 60分間加温し, この間も4〜5回試験管を振ってよく混和する. 遠心して上清の血清を捨て, 間接抗グロブリン試験に移行するときは4回以上生食液で洗浄する.

この手技においてはLISSの添加は無益である. それは大量の血清は抗原-抗体環境におけるイオン強度（ionic strength）が不可避的に増加するからである.

e）pHの変更（alteration of pH）: 抗Mの中にはpHを6.5に下げることでより強い反応を示すものがある. 抗Mが疑われるが, homozygous MM赤血球とのみ反応している場合, 酸性にすることでheterozygous MN赤血球とも反応が認められることがある. この場合, 非特異凝集に対する対照として, M陰性の赤血球との反応を確認することが重要である. 0.1 NのHCl 1容に9容の血清を加えることによって, 血清のpHを6.5に下げることができる.

f）微量IgG成分の検出: 抗MなどIgM成分とIgG成分の鑑別が臨床的に重要な抗体が検出された場合, 一般的に, 血漿（血清）を等量の0.01 M DTTで処理することでIgM成分の影響をなくし, IgG成分の反応性を確認する方法が行われる. しかし等量法では検体が希釈され微量のIgG成分の検出が困難である. 血漿9容：0.05 M DTT 1容で処理することで検体希釈の影響を最小にし, 微量のIgG成分を検出することが可能である[147].

■ e. その他の諸問題

他にもいくつかの問題点をあげておく.

1）Bromelin汎凝集反応

Bromelin法は簡単で日本では汎用されてきたが, 自己対照を含めて, あらゆる赤血球を強く凝集することがある. 生理食塩液法, 間接抗グロブリン試験ではすべて陰性となる. 血清の中にbromelin dependent panagglutininがあるために起こる非特異反応である.

2）連銭形成（rouleaux formation）

生理食塩液法において肉眼的には凝集のようにもみえるが, 顕微鏡でみると, 赤血球が硬貨を重ねたようにはりついたものである. 血清の膠質状態の変調によるもので, 多発性骨髄腫, 肝硬変症の患者など, またdextranなどの血漿増量剤を大量に輸注したときに起こりやすい.

3）汎凝集反応（polyagglutinability）

検体血液が細菌汚染されていたり，ウイルスや細菌の感染を受けている患者では赤血球が血液型と無関係に凝集することがある．この現象は微生物の出す酵素が赤血球に作用して潜在する抗原を活性化して成人ヒト血清中に存在している抗 T と反応して凝集が起こると説明されている．

なお，このほか ABO 血液型の亜型・変異型もある．また稀な血液型，たとえば O_h，D--/D--，Rh_{null}，p，P^k などが保有する広範囲反応性抗体も問題となる．

12 その他免疫学的機序によらない溶血反応

1）加熱された血液の輸血

赤血球は 41～50℃位に熱せられると，赤血球膜が損傷を受けて溶血する傾向が出る．Karle[148] のウサギの実験によれば，赤血球を 41.5℃に 8 時間保存したのち輸血すると，その赤血球の 20%は最初の 1 時間以内に体内で破壊され，4 時間半後には 40%が破壊されるという．Harris ら[149] によれば，赤血球を 49.6℃で 15 分加温して輸血すると，翌日は生存輸血赤血球が 10%にすぎなくなるという．

輸血，特に大量輸血に際して血液を 37℃に温めることがある．この際は体温を超えないように厳重に管理する必要がある．

2）過冷された血液の輸血

赤血球が－3℃以下に冷却されて凍結した血液を融解すると，赤血球は溶血する．冷蔵庫が過冷した血液を輸血すれば溶血の原因となり得る．したがって，冷蔵庫の温度記録装置や警報装置を完備しておくことが大切である．

3）細い注射針やフィルターを通して加圧して輸血した場合

Mollison によれば，生後 1 カ月の児に対して 55 mL の赤血球濃厚浮遊液が 24 ゲージの注射針を通して頭皮の静脈よりかなりの圧をかけて輸血された．1 時間後に児は血色素尿を呈し，血漿の Hb 濃度は 40 mg/dL 位に上昇し，輸血赤血球の 70%位は破壊されていることがわかった．

血液は細い針を通して無理な圧をかけて注入すると溶血してしまう．保存血が 24 ゲージの注射針を通して約 0.3 mL/秒を越える速度で注入されると，輸血赤血球が破壊されやすくなる．これに対して 22 ゲージの針を用いれば，注射の速度が約 1.5 mL/秒を越えるまで溶血はほとんどないという．

市販のステンレススチールで織られた微細孔フィルター（micropore filter）を通して濾過された全血を輸血された 2 人の児が突然 Hb 尿を起こし，1 児は死亡したことを Schmidt ら[150] が報告している．

症例 1

生後 30 週の男児．腸閉塞で再手術の際，63 mL の 17 日保存の CPD-adenine 血を 18 μm のステンレススチールフィルターに接続した 20 mL の注射器の手による加圧で，15 分間で 15，8，20，20 mL ずつ小分けして 4 個のフィルターを使用した．麻酔覚醒・抜管後 5 分で激しい呼吸障害が起こり，体温が 39℃に上昇し尿が鮮紅色となった．術後 19 時間で死亡した．

症例 2

生後 14 月，8.6 kg の男児の大腸手術に 130 mL の 12 日保存血を同様な方法で 50 mL の注射器を使用し，2 時間で 40，20，10，20，20，20 mL に小分けし，6 つのフィルターを用いて用手注入した．45 分後に鮮紅の血色素尿を出したが，4 時間で回復し，救命され得た．

4）細菌汚染血の輸血

ある種の細菌で汚染された血液も著しく溶血する．

●文　献

1）Ottenberg R, Fox CL. Rate of removal of hemoglobin from the circulation and its renal threshold in human beings. Am J Physiol. 1938; 123: 516–25.

2）Gilligan DR, Altschule MD, Katersky EM. Studies of

hemoglobinemia and hemoglobinuria produced in man by intravenous injection of hemoglobin solution. J Clin Invest. 1941; 20: 169-76.
3) Lowenstein J, Faulstick DA, Yiengst MG, et al. The glomerular clearance and renal transport of hemoglobin in adult males. J Clin Invest. 1961; 40: 1172-7.
4) Baker SL, Dodds EC. Obstruction of the renal tubules during the excretion of haemoglobin. Br J Exp Path. 1925; 6: 247-60.
5) Mueller CB, Mason AD. The pathogenesis of acute renal failure following incompatible blood transfusion. Am J Clin Path. 1956; 26: 705-20.
6) Baker SB, De C, Dawes RLF. Experimental haemoglobinuric nephrosis. J Path Bact. 1964; 87: 49-56.
7) Crosby WH, Dameshek W. The significance of hemoglobinuria and associated hemosiderinuria, with particular reference to various types of hemolytic anemia. J Lab Clin Med. 1951; 38: 829-41.
8) Polonovski M, Jayle MF. Sur la preparation d'une nouvelle fraction des proteines plasmatiques, l'haptoglobine. CR Acad Sci.(Paris) 1940; 211: 517.
9) Smithies O. Zone electrophoresis in starch gels. Biochem J. 1955; 61: 629-41.
10) Smithies O, Ford Walker N. Genetic control of some serum proteins in normal humans. Nature. 1955; 176: 1265-6.
11) 中西　敬. 澱粉 gel 中の電気泳動法による Haptoglobin 型の研究. 日輸血会誌. 1959; 6: 110-22.
12) Laurell CB, Nyman M. Studies on the serum haptoglobin level in hemoglobinemia and its influence on renal excretion of hemoglobin. Blood. 1957; 12: 493-506.
13) Lathem W. The renal excretion of hemoglobin. Regulatory mechanisms and the differential excretion of free and protein-bound hemoglobin. J Clin Invest. 1959; 38: 652-58.
14) Murray RK, Connell GE, Pert JM. The role of haptoglobin in the clearance and distribution of extracorpuscular hemoglobin. Blood. 1961; 17: 45-53.
15) 大城　孟, 吉岡敏治, 鵜飼　卓. ハプトグロビン投与による溶血性腎障害の防止(その3). 最新医学. 1975; 30: 2238-46.
16) Spetser P. Irrtumer mit folgen Untersuchungszahl (1948 bis 1970): 500,000 Transfusionsz- wischenfalle. SPEISER より遠山に対する私信.
17) Fairley NH. Methaemalbumin. Part I. Clinical aspects. Part II. Its synthesis, chemical behaviour and experimental production in man and animals. Quart J Med. 1941; 10: 95-114.
18) Nyman M, Gydell K, Nosslin B. Haptoglobin und Erythrokinetik. Clin Chim Acta. 1959; 4: 82-7.
19) Neale FC, Aber GM, Northam BE. The demonstration of intravascular haemolysis by means of serum paper electrophoresis and modification of Schumm's reaction. J Clin Path. 1958; II: 206-19.
20) Muller-Eberhard HJ. Chemistry and reaction mechanisms of complement, in Advance. Immunol. 1968; 8: I.
21) Rosen H, Sears DA. Spectral properties of hemopexin-heme: the schumm test. J Lab Clin Med. 1969; 74: 941-5.
22) Garratty G."Complement, its chemical & biological characteristics" 1975, Dade Division American Hospital Supply Corporation.
23) Lepow IH, Naff GB, Todd EW, et al. Chromatographic resolution of the first component of human complement into, three activities. J Exp Med. 1963; 117: 983-1008.
24) Naff GB, Pensky J, Lepow IH. The macromolecular nature of the first component of human complement. J Exp Med. 1964; 119: 593-613.
25) Sears DA, Weed RI, Swisher SN. Differences in the mechanism of in vitro immune hemolysis related to antibody specificity. J Clin Invest. 1964; 43: 975-85.
26) Yates J, howell P, Overfield J. IgG Kidd antibodies are unlikely to fix complement. Transfusion Med. 1996; 6 (Suppl. 2): 29.
27) Pineda AA, Taswell HF, Brzica SM Jr. Hemolytic tranfusion reaction. Recent experience in a large blood bank. Mayo Clin Proc. 1978; 53: 378-90.
28) Moore SB, Taswell HF, Pineda AA. Delayed Hemolytic transfusion reactions. Am J Clin Pathol. 1980; 74: 94-7.
29) Myhre BA. Fatalities from blood transfusion. JAMA. 1980; 244: 1333-5.
30) Honig CL, Bove JR. Transfusion-associated fatalities: Review of Bureau of Biologics reports 1976～1978. Transfusion. 1980; 20: 653-61.
31) Sazama K. Reports of 355 transfusion-associated deaths: 1976 through 1985. Transfusion. 1990; 30: 583-90.
32) Williamson L, Cohen H, Love E, et al. The serious hazards of transfusion (SHOT) initiative: The UK approach to haemovigilance. Vox Sang. 2000; 78: 291-5.
33) 柴田洋一, 稲葉頌一, 内川　誠, 他. ABO 型不適合輸血実態調査の結果報告. 日輸血会誌. 2000; 46: 545-64.
34) 藤井康彦, 松崎道男, 宮田茂樹, 他. ABO 型不適合輸血の発生原因による解析. 日本輸血細胞治療学会誌．2007; 53: 374-82.
35）Dzik WH, Murphy MH, Andreu G, et al. An international study of the performance of sample collection from patients. Vox Sang. 2003; 85: 40-7.
36）厚生労働省．輸血療法の実施に関する指針（改定版）および血液製剤の使用指針，2014.
37）日本輸血・細胞治療学会　輸血療法委員会.「安全な輸血療法ガイド」．厚生労働省科学研究 医薬品・医療機器等レギュレトリーサイエンス総合研究事業，2012.
38）Halmagyi DFJ, Starzecki B, McRae J, et al. The lung as the main target organ in the acute phase of transfusion reaction in sheep. J Surg Res. 1963; 3: 418.
39）Zimmerman TS, Muller-Eberhard HJ. Blood coagulation initiation by a complement-mediated pathway. J Exp Med. 1971; 134: 1601-7.
40）Mackay M, Maycock W D'a, Silk E, et al. Studies on fibrinogen fractions isolated from human plasma by precipitation with cold ether. Ⅰ. plasma kinin formation by the activation of contained plasminogen. Br J Haematol. 1965; Ⅱ: 563-75.
41）Myhre B, Thompson M, Anson C, et al. A further example of the recessive Lu（a－b－）phenotype. Vox Sang. 1975; 29: 66-8.
42）Meltz DJ, Bertles JF, David DS, et al. Delayed haemolytic transfusion reaction with renal failure. Lancet. 1971; 1348-49.
43）Mollison PL. In: Blood Transfusion in Clinical Medicine.　5th ed. London: Blackwell; 1972.
44）Hillman NM. Fatal delayed hemolytic transfusion reaction do to anti-c＋E. Transfusion. 1979; 19: 548-51.
45）Davenport RD, Kunkel SL. Cytokine roles in hemolytic and nonhemolytic transfusion reactions. Transf Med Rev. 1994; 8: 157-68.
46）Capon SM, Goldfinger D. Acute hemolytic transfusion reaction, a paradigm of the systemic inflammatory response: new insights into pathophysiology and treatment. Transfusion. 1995; 35: 513-20.
47）Davenport RD, Streiter RM, Kunkel SL. Red cell ABO incompatibility and production of tumor necrosis factor-alpha. Br J Haematol. 1991; 78: 540-4.
48）Davenport RD, Streiter RM, Standiford TJ, et al. Interleukin-8 production in red cell incompatibility. Blood. 1990; 76: 2439-42.
49）Davenport RD, Burdick M, Streiter RM, et al. Monocyte chemoattractant proein production in red cell imcompatibility. Transfusion. 1994; 34: 16-9.
50）Butler J, Parker D, Pillai R, et al. Systemic release of neutrophil elastase and tumor necrosis factor alpha following ABO incompatible blood transfusion. Br J Haematol. 1991; 79: 525-6.
51）Davenport RD, Burdick M, Moore SA. Cytokine production in IgG-mediated red cell incompatibility. Transfusion. 1993; 33: 19-4.
52）久保琢自，呉屋朝幸，大谷五良: 赤血球型不適合輸血の症状と治療法．外科 Mook. 1980; No. 13: 13-22.
53）Seager OA, Nesmith MA, Begelman KA, et al. Massive acute hemodilution for incompatible blood reaction. JAMA. 1974; 229: 790-2.
54）Barry KG, Crosby WH. The prevention and treatment of renal failure following transfusion reactions. Transfusion. 1963; 3: 34-6.
55）McKay DC. Disseminated intravascular coagulation. In: An intermediary mechanism of disease. New York: Harper & Row; 1965.
56）Lattimer JK. A plan for the management of anuria. J Urol. 1945; 54: 312-7.
57）都築正男，村上省三．危険な万能給血者．最新医学. 1956; 11: 2577-85.
58）Muller M, Garretta M, Gener J. Detection of immune anti-A and anti-B alloantibodies with Groupamatic system. Vox Sang. 1975; 29: 464-8.
59）Sapatnekar S, Sharma G, Downes KA, et al. Acute hemolytic transfusion reaction in a pediatric patient following transfusion of apheresis platelets. J Clin Apher. 2005; 20: 225-9.
60）Lundberg WB, McGinniss MH. Hemolytic transfusion reaction due to anti-A1. Transfusion. 1975; 15: 1-9.
61）Jakobowicz R, Simmons RT, Carew JP. Group A blood incompatibility due to the development of apparent anti-A1 antibodies in a patient of subgroup A2. Vox Sang. 1961; 6: 320-7.
62）Tohyama H, Kitahama K, Kosuge Y, et al. Studies on subgroups of “A” in Japan with an extract of Dolichos biflorus, The 1st. Asian Congress of Blood Transfusion. at Hakone, Japan, August 26～28, 1963.
63）Boral LI, Henry JB. The type and screen: a safe alternative and supplement in selected surgical procedures. Transfusion. 1977; 17: 163-8.
64）Oberman HA, Barnes BA, Friedman BA. The risk of abbreviating the major crossmatch in urgent of massive transfusion. Transfusion. 1978; 18: 137-41.
65）Garraty G. Abbreviated pretransfusion testing. Transfusion. 1986; 26: 217-9.
66）竹下明裕，渡邊弘子，万木紀美子，他．アジアにおける赤血球不規則抗体研究　進捗状況と国内調査結果．日本輸血細胞治療学会誌．2014; 60: 435-41.

JCOPY 498-01913

67）日本輸血・細胞治療学会:「赤血球型検査（赤血球系検査）ガイドライン（改訂1版）」. 日本輸血細胞治療学会誌. 2014; 60: 会告Ⅶ, 巻末13.

68）Mollison PL. In: Blood Transfusion in Clinical Medicine. 6th ed. Oxford, London, Edinburgh, Melbourne: Blackwell Scientific Publication; 1979.

69）Kaczmarski G, Wilson J. Blood group immunology. In: Theoretical and practical cencepts. Miami, Florida: Dade Reagents; 1976. p.76.

70）Zmijewski C. In: Immunohematology. 3rd ed. New York: Appleton-Century-Crofts; 1978. p.104.

71）Giblett ER. Blood group alloantibodies: Anassessment of some laboratory practice. Transfusion. 1977; 17: 229.

72）Reid ME, Oyen R, Marsh WL. Summary of the clinical significance of blood group alloantibodies. Seminars of Haematol. 2000; 37: 197-216.

73）Kissmeyer-Nielsen F, Kristoffersen K. The anti-P factor as the cause of reaction to blood transfusion. Ugesk Laeger. 1955; 117: 745.

74）Cronin CA, Pohl BA, Miller WV. Crossmatch compatible blood for patients with anti-P1. Transfusion. 1978; 18: 728.

75）Chandeysson PL, Flye MW, Simpkins SM, et al. Delayed hemolytic transfusion reaction caused by anti-P1 antibody. Transfusion. 1981; 21: 77-82.

76）Arndt PA, Garratty G, Marfoe RA, et al. An acute hemolytic transfusion reaction caused by an anti-P1 that reacted at 37 degrees C. Transfusion. 1998; 38: 373-7.

77）富田功一, 中嶋八良. 不適合輸血に関係があると思われる抗P-抗Tja系抗体の1例. 日輸血会誌. 1972; 19: 33-40.

78）河瀬正晴, 原　功, 望月憲椎. p（Tja-Negative）型の一家系について. 第20回日本輸血学会総会学会演説抄録. p28, 1972.

79）横田利治, 大野弘太郎, 沢井久子, 他. Pk1型の1例について. 第21回日本輸血学会総会学会演説抄録. p.2, 1973.

80）Matson GA, Swanson J, Noades J, et al. A 'new' antigen and antibody belonging to the P blood group system. Am J Hum Genet. 1959; Ⅱ: 26.

81）古川　研, 岸紘一郎. Pk型の家族例と血球抗原の性状. 第22回日本輸血学会総会学会演説抄録. p.28, 1974.

82）Jones AR, Diamond LK, Allen FH Jr. A decade of progress in the Rh blood group system. N Engl J Med. 1954; 250: 283-8.

83）Wiener AS. Further observations on isosensitization to the Rh factor. Proc Soc Exp Biol.（N. Y.）1949; 70: 576-8.

84）富田功一, 新本　稔, 井内浩子, 他. Rh不適合輸血に関係ある抗E, 抗c抗体産生の2例について. 広島医学. 1972; 25: 724-9.

85）古屋聖児, 宮本慎一, 熊本悦明. Rh式不適合輸血（抗e抗体）による溶血性黄疸の1例. 臨床血液. 1976; 17: 1302-8.

86）国行昌頼, 高原信子. 血液型上特異な2例の血液に就て. 血液と輸血. 1958; 4: 206-8.

87）Chown B, Lewis M, Kaita H. The Lutheran blood groups in two Caucasian population samples. Vox Sang. 1966; 11: 108-10.

88）Darnborough J, Firth R, Giles Carolyn M, et al. A 'new' antibody anti-LuaLub and two further examples of the genotype Lu（a－b－）. Nature.（London）1963; 198: 796.

89）Zettner A, Bove JR. Hemolytic transfusion reaction due to inter-donor incompatibility. Transfusion. 1963; 3: 48-51.

90）Morgan P, Bossom EL. 'Naturally occuring' anti-Kell（K1）-two examples. Transfusion. 1963; 3: 397-8.

91）Kornstad L, Heisto H. The frequency of formation of Kell antibodies in recipients of Kell-positive blood. ed, Proc 6th Congr europ Soc Haemat; Copenhagen: 1957. p.754.

92）Croucher BEE. The detection of blood-group antibodies in a routine blood transfusion service, Thesis submitted for Fellowship of the Institute of Medical Laboratory Technology; London: 1966.

93）Levine P, Backer M, Wigod M, et al. A new human hereditary blood property（cellano）present in 99.8% of all bloods. Science. 1949; 109: 464-6.

94）Taddie SJ, Barrasso C, Ness PM. A delayed transfusion reaction caused by anti-K6. Transfusion. 1982; 22: 68-9.

95）Donovan LM, Tripp KL, Zuckerman JE, et al. Hemolytic disease of the newborn due to anti-Jsa. Transfusion 1973; 13: 153.

96）Hutcheson JB, Haber JM, Kelliner A. A hazard of repeated blood transfusions, Hemolytic reaction due to antibodies to the Duhffy（Fya）factor. JAMA. 1952; 149: 274-5.

97）Cutbush M, Mollison PL, Parkin DM. A new human blood group. Nature.（Lond）1950; 165: 188-9.

98）Miller LH, Mason SJ, Clyde DF, et al. The resistance factor to Plasmodium vivax in Blacks: The Duffy blood group genotype, FyFy. N Engl J Med. 1976; 295: 302-4.

99）Morton JA. Some observations on the action of blood-group antibodies on red cell treated with pro-

teolytic enzymes. Brit J Haemat. 1962; 8: 139.
100) Judson PA, Anstee DJ. Comparative effect of trypsin and chymotrypsin on blood group antigens. Med Lab Sciences. 1977; 34: 1.
101) Freiesleben E. Fatal hemolytic transfusion reaction due to anti-Fya (Duffy) Acta path. Microbiol Scand. 1951; 29: 283-6.
102) Badakere SS, Bhatia HM. A fatal transfusion reaction due to anti-Duffy (Fya). Indian J Med Sci. 1970; 24: 562-4.
103) Badakere SS, Bhatia HM, Sharma RS, et al. Anti-Fyb (Duffy) as a cause of transfusion reaction. Indian J Med Sci. 1970; 24: 565-7.
104) Kronenberg H, Kooptzoff O, Walsh RJ. Haemolytic transfusion reaction due to anti-Kidd. Aust ann Med. 1958; 7: 34-5.
105) Plaut G, Ikin EW, Mourant AE, et al. A new blood-group antibody, anti-Jkb. Nature.(Lond) 1953; 171: 431.
106) Polley MJ, Mollison PL, Soothill JF. The role of 19S gamma globulin blood group antibodies in the antiglobulin reaction. Brit J Haemat 1962; 8: 149-62.
107) Villa MA, Moulds M, Coluccio EB, et all. An acute haemolytic transfusion reaction due to anti-Jk[a]. Blood Transfus. 2007; 5: 102-6.
108) Kay B, Poisson JL, Tuma CW, et al. Anti-Jk[a] that are detected by solid-phase red blood cell adherence but missed by gel testing can cause hemolytic transfusion reactions. Transfusion. 2016: 56; 2973-9.
109) Ono T, Ohto H, Yasuda H, et al. Comparative study of two automated pre-transfusion testing systems (microplate and gel column methods) with standard tube technique. Int J Blood Transfus Immunohematol. 2017; 7: 15-25.
110) Layrisse M, Arends T, Dominguez SR. Nuevo grupo sanguineo encontrado en descendientes de Indios. Acta Medica Venezolana. 1955; 3: 132-8.
111) Levine P, Robinson EA, Layrisse M, et al. The Diego blood factor. Nature.(Lond) 1956; 177: 40-1.
112) Layrisse M, Arends T. The Diego blood factor in chinese and Japanese. Nature.(Lond) 1956; 177: 1083-4.
113) Thompson PR, Childers DM, Hatcher DE. Anti-Dib: first and second examples. Vox Sang. 1967; 13: 314-8.
114) 山口英夫，松本剛志，大久保康人，他．輸血によって産生したと考えられる抗Di[a]の1例について．第23回日本輸血学会演説抄録 p3～4，1973.
115) Mann GD, Cahan A, Gelb AG. A sex-linked blood group. Lancet. 1962; i: 8-10.
116) Yokoyama M, Eith DT, Bowman M. The first example of autoanti-Xga. Vox Sang. 1967; 12: 138-9.
117) Nakajima H, Murata S, Seno T. Three additional examples of anti-Xga and Xg blood groups among the Japanese. Transfusion. 1979; 19: 480-1.
118) Issitt PD, Issitt CH. In: Applied Blood Group Serology. 2nd ed. Oxford: Spectra Biologicals; 1977. p.208.
119) Azar PM, Saji H, Yamanaka R, et al. Anti-Xga suspected of causing a transfusion reaction. Transfusion. 1982; 22: 340-1.
120) Meltz DJ, Bertles JF, David DS, et al. Delayed haemolytic transfusion reaction with renal failure. Lancet. 1971; 2: 1348-9.
121) Wiener AS, Unger LJ, Gordon EB. Fatal hemolytic transfusion reaction caused by sensitization to a new blood factor U. JAMA. 1953; 153: 1444-6.
122) Molthan L. Intravascular hemolytic transfusion reaction due to anti-Vw + Mia with fatal outcome. Vox Sang. 1981; 40: 105-8.
123) Beattie KM, Castillo S. A case report of a hemolytic transfusion reaction caused by anti-Holley. Transfusion. 1975; 15: 476-80.
124) Schmidt RP, Frank S, Baugh M. New antibodies to high incidence antigenic determinants (anti-So, anti-El, anti-Hy & anti-Dp). Transfusion. 1967; 7: 386 (abstract).
125) Moulds JJ, Ellisor SS, Reid ME, et al. Association of Holley-Gregory blood group system. Transfusion. 1973; 13: 363 (abstract).
126) Swanson JM, Zweber M, Polesky HF. A new public antigenic determinant Gya (Gregory). Transfusion. 1967; 7: 304.
127) Takeuchi C, Ohto H, Miura S, et al. Delayed and acute hemolytic transfusion reactions resulting from red cell antibodies and red cell-reactive HLA antibodies. Transfusion. 2005; 45: 1925-9.
128) Dacie JV. Occurrences in normal human sera of 'incomplete' forms of 'cold' autoantibodies. Nature. 1950; 166: 36.
129) Crawford H, Cutbush M, Mollison PL. Specificity of incomplete cold antibody in human serum. Lancet. 1953; i: 566-7.
130) Rosenfield RE, Schroeder R, Ballard R, et al. Erythrocyte antigenic determinants characteristic of H, I in the presence of H [IH], or in the absence of i [H (-i)]. Vox Sang. 1964; 9: 415.
131) Stratton F, Rawlinson VI, Chapman SA, et al. Acquired hemolytic anemia associated with IgA anti-e. Transfusion. 1972; 12: 157.
132) Weiner W, Batter DA, Cleghorn EE, et al. Serologic

findings in a case of hemolytic anemia. Brit Med J. 1953; ii: 125-8.

133) Dacie JV, Cutbush M. Specificity of auto-antibodies in acquired haemolytic anaemia. J Clin Path. 1954; 7: 18-21.

134) Crowley LV, Bouroncle BA. Studies on the specificity of auto-antibodies in acquired hemolytic anemia. Blood. 1956; 11: 700-8.

135) Minakawa K, Ohto H, Yasuda H, et al. Efficacy of D-red blood cell transfusion and rituximab therapy in autoimmune hemolytic anemia with anti-D and pan-reactive autoantibodies arising after hematopoietic stem cell transplant. Transfusion. 2018; (in press).

136) 遠山　博，内川　誠，Daniels GL，他．Cromer 式血液型 1，2，3 因子陰性血液型の世界第 1 例について．第 29 回日本輸血学会総会抄録集，金沢市，1981 年 6 月 11 日．

137) Daniels GL, Tohyama H, Uchikawa M. A possible null phenotype in the Cromer blood group complex. Transfusion. 1982; 22: 362-3.

138) McCormick EE, et al. A new antibody apparently defining an allele of Goa. Abstract 18th Ann Meeting AABB Miami 1965.

139) Stroup M, McCreary J. Cra, another high frequency blood group factor. Transfusion. 1975; 15: 522.

140) Kwon MY, Su L, Arndt PA, et al. Clinical significance of anti-Jr[a]: report of two cases and review of the literature. Transfusion. 2004; 44: 197-201.

141) Kawabata K, Uchikawa M, Ohto H, et al. Anti-KANNO: A novel alloantibody against a red cell antigen of high frequency. Transfus Med Rev. 2014; 28: 23-8.

142) Hatano Y, Otsuka S, Chousa M, et al. Fatal delayed hemolytic transfusion reaction associated with anti-Dib and anti-E. Transfus Apher Sci. 2012; 47: 263-8.

143) 遠藤　剛，鈴木哲也，斉木佳克，他．著明な高ビリルビン血症を伴い死亡した Di[b]（不適合輸血の 1 症例）．福島県医師会報．1991; 53: 1129-33.

144) 内川　誠，遠山　博，佐藤周平，他．抗 Mia 抗体に関する研究．第 30 回日本輸血学会総会抄録集，p.38 於東京，1982 年 5 月 20 日．

145) 秋林　建，平嶋恵子，大滝幸哉，他．輸血により 4 種の赤血球抗体を産生した慢性骨髄性白血病症例．第 28 回日本輸血学会総会抄録集，於東京，1980 年 6 月 19 日．

146) American Association of Blood Banks. In: "Technical Manual, 17th ed", 2011. p.473-7.

147) Yasuda H, Ohto H, Nollet KE, et al. Hemolytic disease of the fetus and newborn with late-onset anemia due to anti-M: A case report and review of the Japanese literature. Transfus Med Rev. 2014; 28: 1-6.

148) Karle H. Destruction of erythrocytes during experimental fever, Quantitative aspects. Br J Haematol. 1969; 16: 409-19.

149) Harris IM, McAlister JM, Prankerd TAJ. The relationship of abnormal red cells to the normal spleen. Clin Sci. 1957; 16: 223-30.

150) Schmidt WF, Kim HC, Schwartz E. RBC destruction caused by a micropore blood filter. JAMA. 1982; 248: 1629-32.

V-B 非溶血性輸血反応

Non-hemolytic transfusion reaction

Author:
岡崎　仁

はじめに

輸血感染症に対する対策はここ20〜30年の間に格段に進歩したが，非溶血性反応に対する対策は輸血後GVHDなど一部の致死的な有害事象を除いては未だ発展途上である．

輸血製剤の製造，保管，運搬方法などの適正化により，過誤や逸脱による有害な事象は減少傾向にあるはずだが，防ぎきれない免疫学的副反応や輸血の使用方法によると思われる有害事象は決して減少傾向にあるとはいえない．

近年では輸血による有害事象（adverse event）をヘモビジランス，患者中心の輸血療法（patient blood management）の観点から，副反応（adverse reaction）と医療事故（incident）の両面からとらえ，両方の要素がある事象をも含め，輸血を受ける患者の安全性を中心におくという考え方が主流になってきている 図V-9 [1]．特に欧州先進国のヘモビジランスでは，輸血に関するニアミス（near miss）なども報告に加えるようになってきており，輸血医療全体の安全性は輸血製剤の安全性だけでは達成しえないとの認識が高まってきたことを反映したものと考えられる．

日本ではここ数十年，輸血感染症対策が輸血の最大の課題であり，製造業者である日赤がヘモビジランスの主体となっている現状もあり，医療安全よりは製剤の安全性に重きをおいてきた経緯がある[2]．医療現場においては，医療安全を担っている部署が輸血のみを対象としているわけではなく，また匿名かつ罰則なしの報告システムが文化的に未成熟のため，輸血に関連する部署のかなりの努力がないと輸血に関するニアミスなどの掘り出しをマニュアルの改善，システムの改善につなげにくい．ゼロリスクはあり得ないという危機管理の原則を肝に銘じて輸血の安全性を常に追求していく姿勢こそが重要である．

この項では溶血性反応，感染以外の輸血副反応/有害事象について，日本の輸血療法においての問題

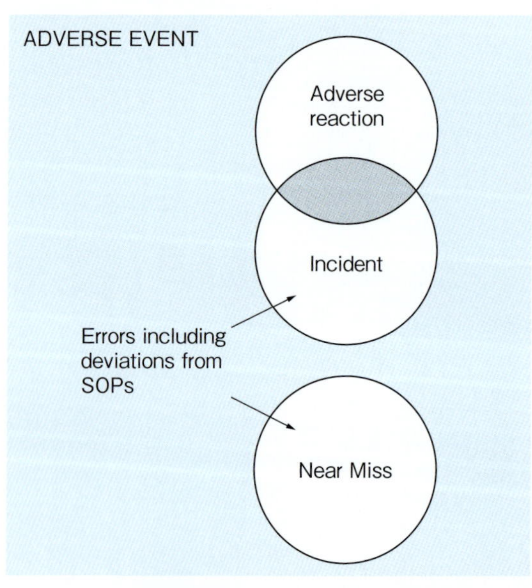

図V-9　輸血による有害事象

点を中心に，できるだけ現状に沿った視点で概説する．一部歴史的に重要と思われるものは記載したが，現在の輸血療法における製剤の品質，検査の精度の向上などを考えると，過去の報告の中には現在の基準と照らし合わせて不明確なものもあるため割愛した部分もある．詳細については輸血学改訂第3版を参照いただきたい．

1 非溶血性発熱反応 (febrile non-hemolytic transfusion reaction: FNHTR)

FNHTR (febrile non-hemolytic transfusion reaction) と称される輸血による発熱を伴う副反応の総称である．輸血後の発熱の定義としては，国際輸血学会 (International Society of Blood Transfusion: ISBT) のヘモビジランス部会の定義した 表V-14 の基準による[3]．FNHTR とアレルギー性副反応は輸血の副反応としてよくみられる病態であるが，原因がすべて明らかになっているわけではない．歴史的には1950年代から白血球凝集素とよばれる抗白血球抗体(抗HLA抗体や抗HNA抗体など)がFNHTRの原因とされており，輸血血液中の白血球が患者の抗体に反応し発熱反応を引き起こすというものである[4]．逆に白血球凝集素が存在する血液を輸注することにより受血者に発熱反応を引き起こすことも実験的に検討（これはもしかしたらTRALIの一部の反応をみていた可能性はある）されてきた．しかし，抗原抗体反応では説明できない場合もあるため，主に常温で保存される血小板製剤 (PC) の血漿中に保存とともに増加する bioreactive substances (proinflammatory cytokines) である IL-1β, IL-6, TNFα が血小板製剤で起こるFNHTRの原因であるというモデルも提唱されている[5]．Heddle らはPC中のIL-1β, IL-6 濃度がFNHTRの発症と相関することを示し[6]，さらに輸血直前に血漿除去したPCと保存後に白血球除去した製剤を比較し，輸血直前の血漿除去がより効果的であること，製剤中のIL-6がFNHTRのリスクと関連していることを示した[7]．RBC の保存条件である4℃ではIL-8以外のサイトカイン (IL-1, IL-2, IL-6, TNFα) は低い濃度でしか検出されないが，保存前白血球除去によりほぼ

表V-14 非溶血性発熱反応（FNHTR）（ISBT working party on haemovigilance, 2013[3]より改変）

以下の1つ以上があった時にFNHTRとする
- 38℃以上の発熱もしくは輸血前と比べて1℃以上の上昇（口腔内検温または同等の検温）
- 悪寒/寒気
  頭痛と嘔気を伴うこともある．
  溶血性副作用，細菌による製剤の汚染，基礎疾患などを原因としないもので，輸血中もしくは4時間以内に起こるものとする．
  FNHTRは発熱を伴わないこともある（発熱がない寒気や悪寒の場合）

国際的な比較をする際には，以下のような最も重篤な場合のみFNHTRとして報告する
- 悪寒/寒気を伴う39℃以上の発熱もしくは輸血前と比べて2℃以上の上昇（口腔内検温または同等の検温）

除去されることが示されている[8]．

保存前白血球除去はもともとCMVの感染の予防目的や，HLA抗体産生に伴う血小板不応状態の予防などの目的に限定的に使用されていたが，2001年頃，変異型クロイツフェルト-ヤコブ病 (vCJD) の予防措置という名目ですべての製剤に導入され始めた[9]．しかし，プリオンが白血球分画のみに存在するという根拠は薄弱であった．保存前白血球除去に伴う効果として，抗白血球抗体に反応する血液製剤中の白血球の数を減少させること，さらに，保存前に除去することにより保存期間中に放出されるサイトカインを減少させるという，2つのFNHTRの原因を抑えることができると期待された（詳細はII-C 血液製剤の種類と製法・保存法，V-C 輸血による免疫修飾の項参照)．

保存前白血球除去を行っていない時期のFNHTRの頻度は赤血球製剤で1%程度，血小板製剤で18〜23%とされていた[10]．白血球除去されていない製剤と除去された製剤のRCTはほとんどない．特殊な患者集団での randomized control trial (RCT) の結果として，急性白血病の寛解導入化学療法の患者を対象としたTRAP studyはFNHTRの比較だけの研究ではないが，FNHTRを含む重症副反応の頻度に白血球除去の影響はなかったとしている[11]．白血球除去導入の前後での比較をした後方視的観察研究があり，Yazer らのカナダでの研究，Paglino らのコネ

表V-15　FNHTRの頻度（白除前と白除後）

		Non-leukoreduced	Leukoreduced
Dzik ら	RBC, Plt	0.77%	0.22%
		Before（prUR）	After（poUR）
Yazer ら	RBC Plt	0.33% 0.45%	0.19% 0.11%
		Selective LR	Universal pre-storage LR
Paglino ら	RBC Plt	0.34% 2.18%	0.18% 0.15%
		non-leukoreduced	After leukoreduction
King ら	RBC	0.37%	0.19%

チカット州の病院での研究，Kingらのメリーランド州のJohns Hopkins病院での研究があり，結果は表V-15に示す[12-14]．Dzikらのマサチューセッツ総合病院でのRCTの研究ではp＝0.06と有意差は出ていないが白血球除去後にFNHTRは減少傾向にあり[15]，その他の観察研究ではいずれも有意差をもって減少している．これらの結果からは保存前白除のFNHTRに対する予防効果はほぼ証明されたと思われる．

保存前白除によりFNHTRは減少したが，すべて抑えられているわけではない．血漿の除去のための洗浄や置換などの予防措置は血小板製剤に関しては，Heddleらの研究によりその効果が明らかにされている[16]．日本でも2016年9月より洗浄血小板製剤が製剤として供給されており，その効果について検討する必要がある．

前投薬については保険上認められていない．現在あまり効果に関するエビデンスがない状態で臨床的に通常用いられているアセトアミノフェンの前投与については，KennedyらのRCTの研究により白血球除去とともに行うことにより発熱性の副反応を軽減できる可能性が示されている[17]．

表V-16　主な血清蛋白質の多型

haptoglobin型　$HP^{1-1,2-1,2-2}$	Alkaliphosphatase型
γ-globulin型　*Gm, Am, Km*	C2型
transferrin型　*B, C, D*	C3型
Gc-globulin型　$Gc^{1-1,2-1,2-2}$	C4型
β-lipoprotein型　*Ag, Lp, Ld*	C6型
Albumin型	BF型
α_1-antitrypsin型	α_2-HS糖蛋白型
α_1-acid glycoprotein型	FXIII型
α_2-macroglobulin型	Plasminogen型
Ceruloplasmin型	Lipoprotein型
Cholinesterase型	

2 アレルギー性輸血反応（allergic transfusion reaction）

a．血清型

赤血球や白血球に型があるように，血漿中に存在する蛋白質にも型があることが古くから知られている．血清型とよばれているが，この血清型の違いにより自身とは違う型の蛋白質がアロ抗原として輸血されたり，特定の蛋白質欠損者に頻回の輸血などにより繰り返し抗原刺激が行われたりすることによりアレルギー性反応を起こしている可能性が検討されている．法医学などの分野で血清型，酵素型などの血漿中に存在する蛋白質の遺伝的多型は詳細に検討されており，その多型について主なものを表V-16に示す．アレルギー反応の中でも全身の複数臓器に症状が惹起される場合をアナフィラキシー（anaphylaxis）とよび，血圧低下や意識障害を伴う場合にはアナフィラキシーショックとよんでいるが，このような生命に危機を及ぼすような反応と関連がある血清型は限られている．血清型の詳細については，輸血学改訂第3版もしくは法医学などの教科書を参照されたい．血清学的な多型が重篤な輸血副反応に関連したという報告は稀であり，輸血に関連するアレルギー性反応を起こす患者の血清蛋白質欠損についてのみ言及する．ISBTのアレルギー性副反応の定義を表V-17に示す．

b．ハプトグロビン（haptoglobin）

1955年にSmithiesがハプトグロビン（haptoglobin: Hp）に3つの表現型があることを電気泳動で見

表V-17 Allergic Reaction (ISBT working party on haemovigilance. 2013[3]より改変)

アレルギー性の副作用は皮膚粘膜の徴候のみを呈することがある ・瘙痒感を伴う麻疹様発疹 ・蕁麻疹 ・限局性血管性浮腫 ・口唇，舌，口蓋垂の浮腫 ・眼窩周囲の瘙痒感，紅斑，浮腫 ・結膜の浮腫 輸血中もしくは4時間以内に起こるものとする．このような状態の場合は患者の生命に早急の危険性はないことが多く，抗ヒスタミン剤やステロイドなどの治療に反応することが多い．このような反応は多くのヘモビジランスシステムの中で軽微なアレルギー性副作用とよばれている． このタイプのアレルギー性副作用は分類のためにグレード1（非重篤）とされる． アレルギー性副作用はアナフィラキシー様反応のように呼吸器系および/もしくは循環器系の症状を呈することがある．皮膚粘膜症状に加えて気道の障害や昇圧剤を必要とする（または筋緊張低下や失神を伴う）重篤な低血圧がある場合はアナフィラキシーとよぶ．呼吸器系の兆候とは，喉の絞扼感・嚥下障害・発声困難・嗄声・喘鳴などの喉頭の障害，または呼吸困難・咳嗽・喘鳴/気管攣縮・低酸素血症などの肺の障害を指す．このような反応は輸血中もしくは輸血後すぐに起きる． このタイプのアレルギー性副作用はその経過と結果により，グレード2（重篤）・グレード3（生命を脅かす）・グレード4（死亡）と分類される． アレルギー性の副作用は古典的には抗原と以前より存在する抗体の相互作用の結果である．肥満細胞由来のトリプターゼ値の上昇はアレルギー性副作用の診断を支持する．IgA欠損および/もしくは患者のIgA抗体は重篤なアレルギー性の反応を伴うが，多くの原因の中の稀な原因の1つにすぎない（ハプトグロビンの欠損と患者のハプトグロビン抗体についても同様: 訳者追加註）．

いだした[18]．Hpの多型の輸血アレルギーとの関係で重要なのは，Hpの欠損者（無Hp血症: 通常は無症状）に頻回に輸血を行った際にアナフィラキシーを起こすという現象である．Hpの欠損に関する遺伝子的な背景は2000年にKodaらにより明らかにされ，Hp遺伝子を含む約28 kbの欠損のホモ接合であることが見いだされた[19]．Hp欠損の遺伝子頻度は人種差があり，白人や黒人にはほぼ見いだされないが，日本人で0.015で，欠損者の頻度は約4,000人に1人であり，韓国人で0.025，中国人では0.030の頻度で見いだされる．また，タイ人でも0.015の頻度で見いだされることも判明しており，アジア系の民族にはある程度の頻度でHpの欠損者が分布している可能性がある[20]．Shimadaらは約8年間に非溶血性輸血反応を起こした4,138症例中367例の急性のアナフィラキシーを起こした症例を解析し，7症例のHp欠損患者（いずれもHp^{del}のホモ）を見いだした．これらの症例ではすべてHpに対するIgG抗体およびIgE抗体が検出されている[21]．2014年のIwamotoらの報告では，Hpに対するIgE抗体が検査で見いだされない症例でも好塩基球上のCD203cの発現強度の増強を利用したアレルギー検査においては，アナフィラキシーを起こした患者の好塩基球が精製Hpによって活性化されたという報告があり，Hpに対するIgE抗体が血清中に検出されない場合でも，好塩基球（または肥満細胞）上には受容体に結合して存在しているIgEが存在する可能性がある[22]．日本でのHp欠損者の非溶血性輸血反応の報告は1992年から2011年までに27例あり，そのうち18例がHpを含む製剤の輸血によりアナフィラキシーを発症している．献血者を対象としたHp欠損者のスクリーニングでは1：3,239の頻度で検出され，Hp抗体の保有率は非常に低く，検査した76名のHp欠損者のうちHp抗体陽性者は1名だけであった．この献血者の感作の経緯についてははっきりしていない[23]．

c．IgA

1968年にVyasの最初の報告以来，IgA欠損者における輸血によるアナフィラキシーはこれまで多く報告されてきている[24,25]．IgAは血漿中に通常110〜410 mg/dLで存在する．しかし稀に，検査では測定できないほど低濃度(日赤の基準では3 μg/dL以下)である場合があり，このようなヒトはIgA欠損者とされる．日本の診断基準では4歳以上で7 mg/dL以下の場合を選択的IgA欠損症と定義しているが，2/3の患者は無症状で，易感染性を呈する患者もいる．欠損者の頻度は欧米人では1,000人に1人ほど，日本人では10,000～20,000人に1人ほどと人種・地域によって異なり，遺伝的なバックグラウンドの違いが示唆されている．IgAが欠損する原因は，IgAの定常領域遺伝子の欠失によるものやIgAの発現に関わる他の物質によるものなどが考えられている．IgA欠損者ではIgAに対する抗体が産生されていることがあり，この抗体と輸血用血液製剤中のIgAによる抗原抗体反応が副反応の発症に関わると考えられている．Vyasらが1969年に抗IgA抗体の2種類の血清学的特異性について報告しており，IgA欠損者から見いだされるclass specificな抗IgA抗体と，正常IgA濃度の人から検出されるlimited specificityの抗IgA抗体である[26]．前者はすべてのサブクラスのIgAに反応し，重篤なアレルギー症状と関連するが，後者は比較的軽度のアレルギー症状を呈するとされている．IgEクラスの抗IgA抗体が検出された報告は非常に限られており，いずれも低ガンマグロブリン血症の患者でIVIG治療によりアナフィラキシーを起こしている[27]．選択的IgA欠損でアナフィラキシーを起こした患者ではIgEクラスの抗IgA抗体はこれまで検出されていない．一方，IgGクラスの抗IgA抗体は見つかっており，このような症例の場合は，Ⅲ型アレルギー反応により免疫複合体が急激に形成され，古典的補体活性経路を通じて産生されたC3a，C5aなどのアナフィラトキシンによる肥満細胞の脱顆粒などがアレルギー/アナフィラキシーを誘発すると推定されている．日本において，IgA欠損者のドナープールを構築するための研究より，2009～2010年の1年間に献血者をスクリーニングし，IgA欠損（3 μg/dL以下）と判定された実人数は733,802人中72名であった．そのうち，抗IgA抗体は17名（23.6%）に認められており，抗体価を調べたところ，抗IgA抗体を有したIgA欠損のアナフィラキシー症例と比べると，献血者は100～3,200倍だったのに対し，アナフィラキシー患者では12,800倍と高値を示していた．欠損者における抗IgA抗体保有の頻度は，Vyas，Holt，Sandlerらの報告でも約15から30%でありほぼ同等であった[23]．

■ d．その他のアレルギー性反応

補体C9は1,000人に1人と高頻度の遺伝子欠失が知られる血漿蛋白質である．輸血アレルギー発症患者が補体C9欠損者で，補体C9に対するIgG抗体を保有していた症例がある[28]．

抗血漿蛋白質抗体が関わる症例としては他にも，受血者が補体C4（Chido/Rodgers血液型の項参照）やHLAクラスⅠに対する同種抗体を産生していた症例もあるが[29-31]，同種抗体の産生確率に比べて報告件数は著しく少なく，本当に副反応の原因であるのか，受血者が偶然抗体をもっていただけなのかはわからない．血友病患者で凝固因子，特にFⅨの補充に伴うアナフィラキシーの報告はFⅧによるアナフィラキシーよりも頻度的に多い（患者数は血友病Aが血友病Bの4倍程度であるが）[32-34]．また，VWFに対するIgG抗体が検出された補体系が関与したと思われるアナフィラキシーの報告例もある[35]．

アレルゲンが関与したと考えられるアレルギー/アナフィラキシー症例の報告もある．輸血用血液製剤には献血血液由来の薬物や食物のアレルゲン，あるいは血液バッグの殺菌に使用されるアレルゲンが混入している可能性がある．薬物ではペニシリン[36]，食物ではピーナッツ[37]，殺菌剤ではホルムアルデヒドやエチレンオキシド，メチレンブルーに関する症例報告がある[38-40]．また，献血者の食物アレルギーの原因となる特異的IgE抗体が，受血者血液中のアレルゲンと反応してアナフィラキシーが発生したとする報告もある[41]．

献血者が無症状のIgEミエローマの患者で，血液中にIgEの2量体を有していた輸血によるアナフィラキシーの症例や，献血者が抗IgE抗体を血液中に有していた輸血によるアナフィラキシーの症例も報告され[42,43]，原因の特定には個々の症例の詳細な解析が必要であるものの，一般化されていないのが現状である．

抗原抗体反応を介さない輸血アレルギーも推測さ

表V-18 輸血アレルギー・アナフィラキシーの原因

症例報告があるもの
抗血漿蛋白抗体（IgA，Hp，補体 C9，FVⅢ，FIX，VWF）
特異的 IgE 抗体（ペニシリン，ピーナッツ，ホルムアルデヒド，エチレンオキサイド，メチレンブルー）
献血者の特異的 IgE 抗体（魚，豆）
症例報告はあるが，抗体が産生される頻度に比べ件数が少ないもの
抗血漿蛋白同種抗体（補体 C4，HLA 抗原）
症例報告はないが可能性のあるもの
上記以外の抗血漿蛋白質同種抗体
輸血血液製剤中の PAF
輸血血液製剤中のアナフィラトキシン
輸血製剤中のヒスタミン

れている[44]．血小板製剤は 20～24℃と比較的高温で，かつ振盪しながら保存しなければならない．そのため，血小板は保存中にも活性化し，血小板活性化因子（PAF）を放出する．献血者個人の特徴などで PAF の産生量が多い場合，その製剤を輸血された受血者の肥満細胞は活性化を惹起される可能性がある．また，振盪によって補体系が活性化しアナフィラトキシンが産生されることも考えられる．また，何らかの要因でヒスタミン含量の高い輸血用血液製剤が存在すれば，細胞を介さずに直接アレルギー/アナフィラキシーを発生させ得る．しかし，現在までにこれらが原因と考えられる症例は報告されていない．

以上のように，輸血によるアレルギー/アナフィラキシー発症の原因として多くの物質が考えられている 表V-18．一方で，原因が特定される症例は稀で，ほとんどの症例は原因不明のままである．

■ e．アレルギー性輸血反応の診断

蕁麻疹や瘙痒感を伴い，輸血開始直後より呼吸障害をきたす場合はアレルギー/アナフィラキシーの可能性が高い．他に呼吸障害をきたす病態としては，輸血関連循環過負荷（TACO: transfusion-associated circulatory overload），輸血関連急性肺障害（TRALI: transfusion-related acute lung injury），受血者の原疾患による症状などを鑑別しなくてはならない．表V-19 に輸血副反応の鑑別表をあげる．輸血後にやや遅れて発症する場合は，TACO，TRALI の鑑別のため胸部 X 線撮影などが必要になる．他に血液型不適合による急性溶血反応，汚染された血液の輸血による敗血症，受血者の原疾患によるものなどを鑑別する．

■ f．アレルギー性輸血反応の治療と予防

軽度のアレルギーに関しては抗ヒスタミン剤の投与やステロイドの投与を行うことが多いが，重篤なアレルギー/アナフィラキシーの治療は，通常のアナフィラキシーに対するものと同様である．2014 年に日本アレルギー学会からアナフィラキシーガイドラインが刊行されている[45]．また，PMDA（医薬品医療機器総合機構）からも重篤副作用疾患別対応マニュアル（アナフィラキシー）が出されている[46]．予防法として，輸血の 30 分から 60 分前に抗ヒスタミン薬やステロイド剤の使用が行われることが多いが，効果についてははっきりとしたエビデンスはない．副反応を頻回発症している受血者に対しては，赤血球製剤か血小板製剤を輸血する場合は血漿成分を除くための洗浄を行うことが推奨される．IgA またはハプトグロビンの欠損者に対して血漿製剤を輸血する際は，それぞれの蛋白質を欠損している献血者から調製した血漿製剤を確保するために，日赤の血液センターへ問い合わせることを考える．

表V-19　輸血副反応の診断項目表

輸血副反応の診断項目表

患者名:　　　　　　　　　　　　　患者 ID:

項目	患者症状								
1）発熱			▒		▒		■	■	■
2）悪寒・戦慄							▒	▒	
3）熱感・ほてり									
4）瘙痒感・かゆみ		▒							
5）発赤・顔面紅潮		▒			▒				
6）発疹・蕁麻疹		▒			▒				
7）呼吸困難		▒	■	▒			▒	▒	▒
8）嘔気・嘔吐							▒	▒	▒
9）胸痛・腹痛・腰背部痛					▒		▒	▒	
10）頭痛・頭重感									
11）血圧低下		■	▒				▒	▒	▒
12）血圧上昇				▒					▒
13）動悸・頻脈				▒			▒	▒	▒
14）血管痛							▒		
15）意識障害		▒							▒
16）赤褐色尿（血色素尿）							▒	▒	
17）その他						▒ [出血斑]			
診断名（疑い）		アレルギー反応（重症）	TRALI	輸血関連循環過負荷（TACO）	輸血後GVHD	輸血後紫斑病（PTP）	急性溶血性	遅延性溶血性	細菌感染症
発症時間の目安（輸血開始後）		24 時間以内	6 時間以内	6 時間以内	1〜6 週間	5〜12 日	24 時間以内	1〜28 日以内	4 時間以内
検査項目		トリプターゼ	抗白血球抗体				(A) を参照	(A) を参照	(B) を参照

■: 必須項目，▒: 随伴項目

検査項目（参照）

(A)	Hb 値（低下: ≧2 g/dL），LDH（上昇: ≧1.5 倍）
	ハプトグロビン値（低下），間接ビリルビン（上昇: ≧1.5 倍）
	直接グロブリン試験（陽性），交差適合試験（陽性）
(B)	血液培養（陽性）

3 輸血関連急性肺障害 (transfusion-related acute lung injury: TRALI)

TRALI は ARDS (acute respiratory distress syndrome) の概念に含まれる非心原性肺水腫である．診断基準 表V-20 上は輸血中もしくは輸血後 6 時間以内に発症する，急性の呼吸障害である[47]．また，輸血以外の ARDS の危険因子が併存する状態の患者に起こった場合には，possible TRALI（輸血で起きたのか，もともとの危険因子で起きたのかわからない）という呼称を用いることになっている．

TRALIの原因の一つとして考えられているのは，輸血製剤中に含まれる抗白血球抗体（抗HLA抗体，抗HNA抗体）である．輸血血液に含まれる抗体のもつ特異性と合致したHLA抗原もしくはHNA抗原をもつ受血者に肺毛細血管内皮細胞の透過性亢進をきたし，肺障害を引き起こす．もう一つの原因は，保存血液中に蓄積される活性脂質などの物質が何らかの基礎疾患をもつ受血者に輸注されることにより肺障害を生じるというものである．現在，この2種類のTRALI発症機序が提唱されている．前者に関しては動物モデルも作成され，臨床的にも輸血血液中の抗体の関与はほぼ間違いない．後者に関しては動物モデルも作成されているものの[48-50]，臨床的には関係があるとするもの[51,52]と，関係ないとするもの[53,54]と相反する結果があり，結論は出ていない．

図V-10にTRALIの発症機序のモデルをシェーマとして示す．

ARDSの定義は2012年に改訂され（Berlin definitions of ARDS）mild/moderate/severeの3段階に分ける分類が提唱されている[55]．この中ではALIという呼称が用いられていないが，TRALIは現在のところ慣用的に使用されている．Lung injuryは通常肺傷害もしくは肺損傷と訳されるが，薬剤性肺障害などと同様に障害の文字を用いることになっている[56]．

a．輸血とARDSの臨床研究

輸血以外の原因で起こるARDSについては，発症のトリガーとなる状態が基礎疾患として存在するものの，発症のきっかけははっきりしていない．それに対してTRALIは輸血という明確なトリガーがあ

表V-20 Recommended criteria for TRALI and possible TRALI

1．TRALI criteria
- a．ALI
  - i．Acute onset
  - ii．Hypoxemia
    - Research setting:
      - $PaO_2/FiO_2 \leqq 300$ or $SpO_2 < 90\%$ on room air
    - Nonresearch setting:
      - $PaO_2/FiO_2 \leqq 300$ or $SpO_2 < 90\%$ on room air or other clinical evidence of hypoxemia
  - iii．Bilateral infiltrates on frontal chest radiograph
  - iv．No evidence of left atrial hypertension（i. e., circulatory overload）
- b．No preexisting ALI before transfusion
- c．During or within 6 hr of transfusion
- d．No temporal relationship to an alternative risk factor for ALI

2．Possible TRALI
- a．ALI
- b．No preexisting ALI before transfusion
- c．During or within 6 hr of transfusion
- d．A clear temporal relationship to an alternative risk factor for ALI*

*risk factors for ALI

Direct lung injury	Indirect lung injury
Aspiration	Severe sepsis
Pneumonia	Shock
Toxic inhalation	Multiple trauma
Lung contusion	Burn injury
Near drowning	Acute pancreatitis
	Cardiopulmonary bypass
	Drug overdose

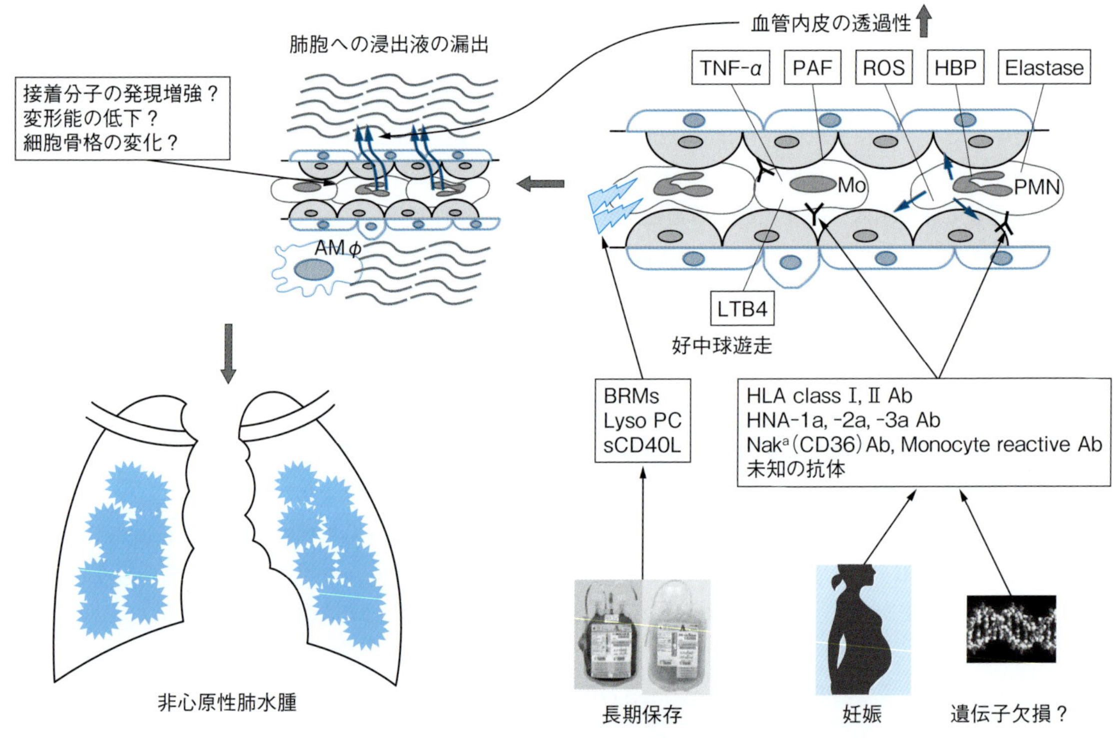

図Ⅴ-10　TRALI の発症機序

り，通常の ARDS より予後が比較的良好とされている．しかし，死亡例も少なからずあり，米国 FDA の統計では輸血関連死亡の中では第 1 位である[57]．

敗血症関連の ARDS と関連しない ARDS について解析した報告では，敗血症関連の ARDS は予後が悪いとされている．この報告では ARDS 586 例中，敗血症関連の ARDS は約 9 割を占める．それ以外の原因で起きている ARDS は約 1 割であり，そのうち 56%が multiple transfusion によるものであり，輸血と関連する ARDS は全体の 5%程度に過ぎない[58]．ARDS を研究する立場からは輸血が原因となる肺障害は稀であるという認識であるが，輸血の副反応という観点からは，死亡例も出ている医原性の可能性のある有害事象に関して対策は必要である．

ARDS の危険因子を解析した報告では，24 時間以内に 15 単位以上の赤血球製剤の輸血を受けた患者で，輸血以外の危険因子がない場合は 36.4%に ARDS が発症しており，これは敗血症による ARDS の発症率 41.2%に次いで多いものであった[59]．また，赤血球輸血のトリガー値について検討された TRICC 試験において，制限的な輸血群において 7.7%の患者に ARDS が発症したのに対し，非制限的な輸血群では 11.4%に ARDS が発症しており，有意ではないが増加がみられることが報告された[60]．TRALI の原因として抗白血球抗体が問題視されるようになって以来，これらの赤血球輸血に注目した研究から，赤血球製剤だけではなく血漿成分を多く含む製剤についての解析も行われるようになった．重症患者を対象にして輸血の量，種類，保存期間などを考慮に入れた詳しい解析を行った後方視的研究において，人工呼吸器装着後 48 時間以内に輸血を受けた患者 181 人のうち ALI を発症した 60 人の患者と，発症しなかった患者を比較し ALI の危険因子を解析したところ，血小板減少と FFP の投与が危険因子として抽出された[61]．さらに 901 人の重症患者を対象として輸血後 6 時間以内に ALI を起こした 74 人の患者と，輸血を受けたが ALI を起こさなかった他の条件を一致させたコントロール群 74 人の患者との比較を行った前方視的研究では，敗血症と慢性アルコール中毒が ALI の危険因子として抽出された．さらに女性由来の血漿製剤の使用，女性ドナーの妊娠回数，好中球抗体またはHLA class Ⅱ抗体陽性の製剤の数，lysoPC（lysophosphatidylcholine）の製剤中の濃度が，ALIの発症の危険因子として抽出された[52]．この結果は，日本で行われた外科疾患患者における男性由来の血漿製剤と男女混合の血漿製剤との前方視的比較研究において，男性由来製剤における肺障害発生の減少が認められたことと合致する結果であった[62]．

心臓手術患者を対象にした後方視的コホート研究において，輸血の有無，肺障害の有無で患者を4群（109人ずつ）に分けて解析を行った研究がある．輸血をせずに肺障害を発症した患者と比べ，輸血後に肺障害を発症した患者（TRALI群）では，多変量解析の結果，敗血症とAPACHE Ⅱ score高値がTRALI発症の有意な因子として抽出され，肺炎は逆に負の予測因子であった．また，TRALI群の患者では，輸血を受けずに肺障害を発症した患者や輸血を受けて肺障害を発症しなかった患者に比べ，人工呼吸器装着期間が有意に長く，90日後の生存率も有意に低かった[63]．心肺バイパスを施行した心臓患者でのTRALIの前方視的コホート研究では，688人中16人にTRALIが発症し，多変量解析の結果，患者の危険因子としては高年齢と心肺バイパスの継続時間が有意な因子として抽出され，輸血の危険因子としてはTRALI発症と関連する血液製剤の中のHLA/HNA抗体の存在のみが有意な危険因子として抽出された[53]．

上記のような限られた患者群での研究ではなく，輸血を受けた一般の患者群を対象にしてTRALIの発症頻度と危険因子を調べるための大規模な前方視的研究も行われている．研究期間中にTRALI対策としての男性由来血漿の優先製造の措置が取られたため，TRALI発症頻度の変化について知ることができ，措置以前は10,000輸血あたり2.54，措置以後は0.81と減少していた．また，患者側の危険因子は，高IL-8血症，肝臓手術，慢性アルコール中毒，ショック，人工呼吸器装着中の高い気道内圧，習慣的喫煙，正のfluid balanceが抽出され，輸血の危険因子としては，血漿もしくは全血の輸血，高力価のHLA class Ⅱ抗体を含む製剤の投与量，顆粒球免疫蛍光抗体法で陽性のHNA抗体を含む製剤の投与量であった[54]．このように，臨床研究で患者側および製剤側のTRALI発症の危険因子が見いだされてきたことにより，TRALI予防措置を決定する上での方針や，今後の輸血療法の指針にも影響を及ぼす可能性がある．さらに，この研究から派生したpossible TRALIに関する症例対象研究において，possible TRALIとされる症例では輸血の関与がかなり小さいことがわかり，輸血以外の要因によりARDSを発症した患者が同時に輸血を受けていた可能性が高いことが考えられ，possible TRALIの呼称を考え直す必要が出てきている[64]．

■ b．TRALI病態解明

TRALIの発症仮説としては，ARDSと同様，two-hitモデルが提唱されており，何らかの患者の疾患がfirst hit（肺への白血球のsequestrationを伴うようなもの）となり，second hitとして，免疫学的刺激としては血液製剤中の抗白血球抗体もしくは非免疫学的刺激として長期に保存した赤血球製剤もしくは血小板製剤中の活性脂質（lyso PCなど）が考えられており[65]，TRALI病態解明のため動物モデルが作成されている．

盲腸結紮穿孔による腹膜炎・敗血症後のARDSモデルや，エンドトキシンの投与によるARDSの動物モデルは以前より作成されており，治療法の探索などに用いられてきた．TRALIの発症機序を解明し，治療法の開発を探る目的で，観察研究や症例報告で原因の一つと考えられている抗白血球抗体，および長期保存血の上清を用いた動物モデルが作成されている．齧歯類の肺を取り出し抗HNA抗体，抗HLA class Ⅱ抗体を灌流するex vivoのモデル[66-68]，齧歯類に抗HLA class Ⅰモノクローナル抗体を投与するin vivoのモデル[69]，ミニブタを用いた抗SLA class Ⅰ抗体（ブタのMHC class Ⅰ抗体）を用いた大動物モデル[70]，長期保存の赤血球製剤もしくは血小板製剤の上清をエンドトキシンによるプライミング後に投与するTRALIのモデル（齧歯類，羊）[48-50]，Ratに出血性ショックを起こさせて，輸血を行う外傷出血モデル[71]などが主なものである．モデル動物から得られる知見は限界があるが，今後のこれらのモデル動物を用いたTRALIの病態の解明，治療の進歩が期待される．

マウスを用いたTRALI発症機序の研究では，HLA class Ⅰ抗体が内皮細胞に結合してFc部分で好中球に結合するモデルが提唱されており，血小板の重要性も強調されていた[72,73]．HLA class Ⅰ抗体が単球に作用してTRALIを引き起こすというモデルや，HLA class Ⅰ抗体が内皮細胞に作用し補体系の活性化・単球の活性化・活性酸素（ROS）産生を伴ってTRALIを引き起こすモデル[74]も提唱されている．HNA-3a抗体が血管内皮のCTL2に直接結合しROSを介して透過性亢進を促すことや，好中球の変形能を低下させ，CD11bの活性化を介した接着を促進するとの報告もなされている．TRALIを起こす好中球抗体として注目されているHNA-3a抗体が直接肺の血管内皮細胞を傷害し，好中球はその作用を増強しているという報告がなされた．この機序にはROSが必須であることも報告されている[75]．

c．TRALI予防対策

現時点では抗白血球抗体を原因とすると考えらえるTRALIに絞って予防対策が立てられており，保存期間の長い赤血球製剤・血小板製剤の中に蓄積する生理活性物質に起因するとされるTRALIに対する対策は導入されていない[76]．日本においては，2004年半ばよりTRALIに関係した抗白血球抗体陽性のドナー血液は，その後は輸血用には用いないこととしており，毎年約20人前後の献血者に対して安全確保措置がとられている．図Ⅴ-11に日本におけるTRALIの発生数の推移を示す．

海外において女性の血漿を排除することで血漿製剤由来のTRALIの減少につながっているという事実[77]からも，少なくとも血漿製剤によるTRALIは，妊娠により女性血液中につくられた抗白血球抗体[78]が原因となっていることはまず間違いない．その事実を鑑み，男性由来血漿の優先使用を日本でも400 mL全血採血から製造するFFPを中心に実施しており，現在99%以上が男性由来となっている．血漿以外の製剤についてのTRALI予防に関して，疫学的に効果があると認められた対策は現時点ではまだない．HLA抗体のスクリーニングは欧米の一部で行われている方法であるが[79]，HLA抗体のスクリーニングのカットオフ値の設定などの統一した基準があるわけではなく，様々なカットオフ値を設定した場合の献血者の減少について予測が行われている[80-82]．

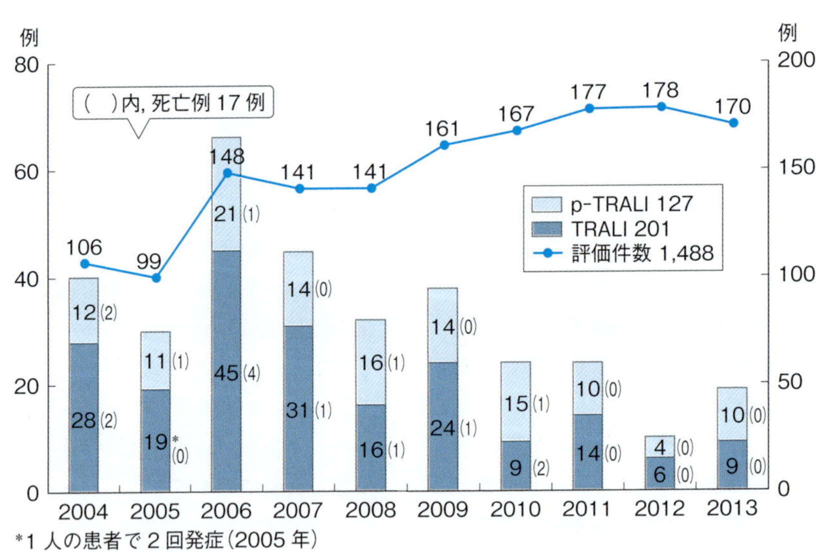

図Ⅴ-11　日本におけるTRALI，possible TRALIの発生件数の推移
TRALI and possible TRALI（2004-2013）
（日本赤十字社血液事業本部安全管理課から資料提供）

抗体の強さとTRALI発症の関連性について，高感度ビーズ法を用いた方法ではなく，ELISAを用いた方法でもある程度の抗体スクリーニングに役立つ可能性について報告された[83]．カナダからの報告では，患者のHLAに特異的なHLA抗体はTRALIの危険因子であり，特異性が合致した時には抗体の強さがTRALI発症の危険因子となることが示された[84]．HLA抗体に比較して検出頻度が低い既知のHNA抗体をスクリーニングしている地域もあり，スクリーニングすべきなのか，HLA/HNA抗体以外の白血球に反応する抗体も視野に入れてスクリーニングを考えていくべきなのかは，今後の検討課題である[85,86]．現在，血漿製剤からの女性の排除という方策に関しては一定の効果がみられているが，TRALIの根絶には至っていない．今後，血小板製剤や赤血球製剤で起こっているTRALIに対する対策として，HLA抗体のスクリーニングなども必要になってくるであろう[87,88]．

4 輸血関連循環過負荷（transfution-associated circulatory overload: TACO）

呼吸器症状を呈する輸血合併症として，注目されている有害事象の一つとして輸血関連循環過負荷（transfusion-associated circulatory overload: TACO）がある．輸血の負荷が心不全を起こすことはよく知られた事実であるが，この有害事象は医療過誤との境が非常にあいまいなため，ヘモビジランスがしっかりと行われている国であってもほとんど報告されずに見過ごされてきた．臨床症状・経過がTRALIと類似しているため，副作用報告でTRALI疑いとされる症例が多くなっているが，その中にTRALIよりTACOと考えられるものが多く含まれている．輸血療法の指針通りに輸血を行っていても，患者の状態によっては心原性肺水腫をきたす可能性もあり，輸血を行う前の患者の心機能，腎機能，呼吸機能などの評価の重要性を再認識する必要がある．患者の高齢化が進み潜在的な心不全状態の受血者が増えるにつれて，より一層の注意が必要な有害事象である．

■ a．TACOの報告数と診断基準

輸血による循環過負荷は以前より知られた問題であるが，TRALIとの鑑別が重要と考えられるようになってきている．米国医薬食品局（FDA）によると，2013年度において，TACOはTRALIに次ぐ輸血関連死亡の原因となっている[57]．フランスは1994年から欧州では初めてヘモビジランスを確立させたヘモビジランス先進国であるが，輸血関連の死亡のうち1994～2009年の16年間でTACOの報告症例は68例にも達しており，一番の原因とされている[89]．カナダのケベック州におけるケベックヘモビジランスシステムからの報告では，2000年から2007年の8年間で約14,000件の副作用報告があり，そのうち4.5%（626例）がTACOであり，死亡率も2.1%（13例）あった．ケベック州のデータでは男女比は4：6とやや女性に多く，70歳以上が64%，60歳代が19%と高齢者に多い合併症ではあるが，輸血を受ける患者の年齢を反映している可能性もある．しかし，若年者でも発症しており，どの年代の患者においても起きうる有害事象である点も注意しなければならない[90]．英国のヘモビジランスシステムであるSHOT（serious hazards of transfusion）においては，2007年以前はTACOという分類での有害事象は収集していなかったが，2008年より輸血の有害事象として収集を始め，2013年の報告書では年間96例，うち死亡例12例との報告があり，年々報告数は増加傾向にある（2007年3例，2008年18例，2009年34例，2010年40例，2011年71例，2012年82例，2013年96例）[91]．

基本的病態は心不全であるので，症状としては呼吸困難，頻脈，血圧上昇，頸静脈怒張，起坐呼吸，下腿の浮腫などが認められ，心音ではS3，肺ではラ音，胸部X線上では心拡大と肺野の浸潤影が認められる．したがって，輸血による心不全に特徴的なものがあるわけではない．しかし，患者が高齢化していることを考えると，潜在的な心不全，たとえば拡張不全（heat failure with preserved ejection fraction: HFpEF）を主体とした心不全なども視野に入れ，輸血療法のあり方を考え直さなくてはいけない．ISBTのヘモビジランス部会で暫定的に定めたTACOの定義（現在改訂作業中）および米国のバイ

表V-21 TACOの診断基準（ISBT，米国バイオビジランス NHSN）（文献3および92より改変）

ISBT working party
TACOは以下の5項目中4項目によって特徴づけられる．
・急性呼吸不全
・頻拍
・血圧上昇
・胸部正面X線写真による肺水腫の出現もしくは悪化
・正の輸液バランス
これらが輸血中もしくは輸血後6時間以内に起こる．
BNP値の上昇はTACOを支持する．

NHSN Biovigilance Component protocol
輸血中もしくは輸血の中止後6時間以内に，以下の6項目のうち3項目以上の発症もしくは悪化がある場合をTACOとする．
・急性呼吸不全（呼吸困難，起坐呼吸，咳嗽）
・BNPの上昇
・中心静脈圧（CVP）の上昇
・左心不全の証拠
・正の輸液バランスの証拠
・X線上の肺水腫

オビジランスのTACOの基準を表V-21に示す[3,92]．

日本でもこの世界的なヘモビジランスの流れの中で，日赤では今まで製剤に問題がある副反応を主に収集してきたが，TACOのように輸血療法自体の問題による有害事象も収集するようになった．TACOと思われる症例がTRALIとしてあまりにも多く報告されるようになり，上記のISBTの診断基準に基づき，2006年から2012年までの日赤に報告された呼吸不全を呈した症例の中からTACOと診断された症例を抽出してみると，最近では年間およそ50例の症例がTACOと診断されている．TRALIの症例が年間約20例としてもその倍以上の症例がTACOである可能性があり，いかに多くの症例がいままで報告されずに処理されてきたかがよくわかる．

単なる輸血や輸液の入れすぎとして，医療過誤との区別があいまいであることも影響してなのか，臨床的にはTACOはこれまで研究としてもあまり取り上げられることはなかった．1996年にPopovskyらが整形外科疾患の患者で，初めてTACOという言葉を提唱し，TACOを起こした患者では，集中治療を必要とすることが多くさらに入院期間も長引くという結果を報告している[93]．UCSFのFinlayらは，呼吸状態が悪化した患者のデータから，報告されていないTRALIを検出するためのコンピュータプログラムを開発し，計6,888回の輸血を受けた820人の患者を検討した．その結果，TRALIは7例見つかり，そのうち2例しか報告されていなかったが，その中でTACOは10例も検出されたとの報告がある[94]．Mayo ClinicのRanaらの報告では，ICUに入室するような重症患者で合計8,902回の輸血を受けた1,351人の患者の後方視的研究において25人がTACOと診断され，輸血回数1回あたりのTACOの頻度は1：356であったという報告がなされている[95]．さらに，前方視的な研究においても，TACOは長期的な生存率には影響はしないが，ICU入室期間，入院期間の延長に影響すると報告されている[96]．また，同じICUにおいて輸血を受けた患者集団901人中51人の患者（6%）がTACOを発症し，心疾患などの危険因子を合致させたコントロールの患者群に比べ，正の輸液バランス，血漿投与量の多さ，血液製剤投与量の速さがTACO発症群で有意に高い値を示した．また，TACO発症群を無作為に選んだコントロール群と比較したところ，多変量解析で左心機能低下と抗凝固剤拮抗のためのFFP投与が危険因子として抽出された[97]．この研究は，赤血球製剤がTACOの主要な原因であると考えられていた従来の考えに一石を投じた研究として評価される．血漿製剤の投与によるTACOの発生頻度を，血漿製剤が適正に使用された患者を対象にして後方視的に調べたところ，2003〜2010年の間で1,566人に1人の割合でTACOを発症していた．さらに，前方視的に1カ月の間に272単位の血漿製剤が投与された84人の患者において4人の患者（4.8%）でTACOを発症していた．これらはすべて血液センターへの報告はなく，受動的な報告における頻度とactive surveillanceでの頻度の差異が明らかになり，TACOの認識を医師に伝えることの重要性が明らかにされた[98]．

Patient blood managementの概念が普及する以前の米国においては血液製剤の使用量は日本に比べてかなり多かった可能性があるので，日本でこれほど多くのTACOが起きていないのではと考えていた．だが，日本で行われた輸血後に呼吸機能の低下

JCOPY 498-01913

が認められた術後の患者の前方視的検討から，82例中possible TRALIが5例認められたのと同時にTACOも7例認められた[62]．日赤の最近のTACO症例数の増加傾向も考え合わせると，しっかりと調査を行えばかなり多くのTACOが報告されずに見逃されている可能性がある．

b．TACOの診断・鑑別のための検査 BNP/NT-pro BNPの有用性

心不全の生化学的指標として，以前よりB-type natriuretic peptide（BNP），N-terminal pro-BNP（NT-pro BNP）が使用されてきて，心不全のマーカーとしての有用性ははっきりとしている．TACOを起こした患者の群では，通常に輸血を受け症状がない群と比較すると，BNP/NT-pro BNPの上昇が認められることが報告されている[99,100]．80人の集中治療室（ICU）に入室したARDSと心原性肺水腫（cardiogenic pulmonary edema: CPE）の患者においてBNPを測定し，BNPが200 pg/mL以下であるとARDS診断の特異度が91%，1,200 pg/mL以上であるとCPEの診断の特異度が92%という報告もある．この報告ではBNPと肺動脈楔入圧（pulmonary artery wedge pressure: PAWP）はあまりよい相関を示してはいない[101]．一方，Mayo Clinicからの報告では，115人のICU入室患者においてTACO，possible TRALI，TRALIの患者に関してBNP，NT-pro BNPの輸血前後での測定を行い，輸血後のBNP，NT-pro BNPはTRALI群においてTACO群より有意に低かったが，輸血前の値でもTACO群で高い傾向にあり，前後での比では有意な差は出ていない．この結果からBNP，NT-pro BNPの測定はTRALIとTACOの鑑別における有用性は限定的であるとの結論を出している[102]が，実際は臨床的に厳格にTRALIとTACOを分けることの難しさを表している可能性もある．

TACOをタイムリーに診断し治療するための有用な指標に関して何が重要なのかに関する研究がなされている．BostonのBaystate病院で2005～2008年までにTACOを発症した患者のバイタルサインなどを評価して，輸血中および輸血直後における有用な指標について調査したところ，血圧のモニタリングが重要であることが示唆された．また，TACO発症患者において何らかの炎症の指標と考えられる体温の上昇も認められている[103]．このことはBlumbergらにより報告された，保存前白血球除去によりTACOの発生が抑えられたという結果と一緒に考えあわせると[104]，TACO発症に何らかの免疫学的な効果（immunomodulatory effect）が関与している可能性を示唆しており，今後さらに検証が必要になってくる．

日本においても，日赤に報告される副作用報告の中に，輸血療法の指針に基づいた適切と思われる輸血を行ったにもかかわらず，心不全を発症した症例もあるので，その原因についても今後様々な観点から探っていかなければならない．TACOの診断においては，ベッドサイドでの患者の継続的なモニターも重要であり，早期発見・早期治療により重症化を防げる可能性がある．検査としては，胸部X線（図V-12にTACO/心不全の胸部X線像の特徴をシェーマで示す），心電図，心エコー，もし測定できるような状況であれば，中心静脈圧，PAWP，インアウトバランス，BNP/NT-pro BNPなどを参考にして，TRALIなど他の呼吸困難を呈する副作用，および原疾患の悪化や併存するその他の合併症との鑑別を行いながら，総合的に診断する．

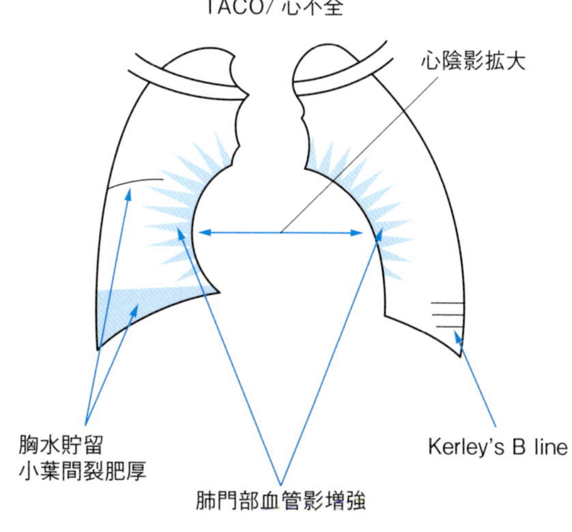

図V-12　TACOの胸部X線像の特徴（筆者作成）

c．TACOの予防について

TACOはどの年齢層の患者にも発生するが，高齢者に比較的多い．赤血球輸血がその原因となっていることが多いが，血漿製剤の関与も指摘されている[98]．元来，赤血球液は，新鮮凍結血漿，アルブミン製剤などと違い，蛋白含量が少ないため，膠質浸透圧を維持できないので循環血漿量を保つのには役にたたず，逆に心不全の患者においても安全に赤血球成分を補充できるともいわれていたが，活動性の出血がない患者で，大量に早く輸血をすることは必ずしも安全とは言い難い．すなわち，循環血漿量の増加に対する代償機構が個人により異なり，腎機能障害の患者などでは特に低下していること，また，血液の粘度の上昇により心拍出量の低下が起こりうることなどによると考えられる．

赤血球製剤の投与量に関しては，輸血療法の実施に関する指針・血液製剤の使用指針にあるとおりであるが，ヘモグロビン（Hb）値のみを指標として投与を決定するのではなく，循環血漿量の増加による見かけのHbの低下を見逃すことなく，過剰輸血に注意して輸血を行うべきである．

赤血球製剤の投与速度に関しては，添付文書上，成人の場合は，通常，最初の10～15分間は1分間に1 mL程度で行い，その後は1分間に5 mL程度で行うこととされており，AABBのテクニカルマニュアルでも最初の15分間は1分間に1～2 mL，その後は1分間に4 mLとしているが，その科学的根拠については薄弱である[105]．心機能，呼吸機能，腎機能が低下している患者や，重症の貧血の患者，衰弱の激しい患者では，1時間あたり1 mL/kg（体重）を超えない速度で輸血するべきとされている[105]．

小児においては，うっ血性心不全が認められない低出生体重児の場合，通常，1～2 mL/kg（体重）/時間の速度を目安とすること，さらに腎機能，心機能などの未発達な低出生体重児，新生児への輸血は患者の状態を観察しながら慎重に行うこととされている．高齢者に関しても，添付文書に一般に高齢者では生理機能が低下しているので，患者の状態を観察しながら慎重に輸血することとの記載はある．

輸血に際しては，1）輸血治療の必要性についての的確な評価および輸血前の患者の循環負荷の把握，2）TACOの危険性が高い高齢者や小児，基礎疾患として心機能・腎機能低下がある患者において医師および看護師に対する注意喚起，3）輸血の速度と量に関する適切な手順の整備，4）1単位ごとの輸血の必要性，または短期間における複数単位の輸血の回避，5）輸血前の利尿剤の投与の判断，などを考慮し，輸血中の患者の状態の観察を怠らないことが重要である[106]．

5 Transfusion associated dyspnea（TAD）

輸血後に起こる呼吸障害は近年問題となってきているが，TRALIやTACOの診断基準と合わない呼吸障害も当然ありうるので，分類としてTADというカテゴリーを作っておくことは重要である．後になって振り返った時に原因がはっきりする場合もないとはいえない．ただし，このような分類はゴミ箱的分類になる可能性があるので，必ずしもすべての呼吸障害例をこの分類におさめるのは得策ではなく，できる限り原因を追究し，本当に輸血による副作用なのかどうかをはっきりと見極めておく必要がある．

TADとして分類する呼吸障害は輸血後24時間以内に起こったものとし，TRALI，TACO，アレルギー性副作用のどの分類にも属さない副作用である．呼吸障害を主徴とし，その原因が原疾患やその他の原因により説明できない場合にTADと分類する．

6 輸血後GVHD（post-transfusion graft versus host disease）

1955年に霜田により術後紅皮症の報告がなされた[107]．このような外科手術患者に起きる高熱，全身性紅斑，白血球減少を主徴とする致死的合併症の原因は不明であったが，1984年の青木らのpost-transfusion graft versus host disease（PT-GVHD）の報告をきっかけに精力的にその研究がなされ，その機序が解明された[108]．海外での初期の報告が免疫不全児での発症であったこともあり[109]，TA-GVHD

JCOPY 498-01913

は免疫不全の患者に発症する輸血後の致死的合併症とされていたが，日本人においては免疫正常者にも起こることが多数報告された[110,111]．日本人において海外と比べ多発していたPT-GVHD〔日本以外ではtransfusion associated（TA）-GVHDと記すことが多い〕は，輸血血液中の供血者リンパ球が受血者の組織を攻撃する病態で，受血者の免疫状態にかかわらず治療抵抗性であり，ほぼ100%の致死率であった．日本においては2000年以降，FFPを除く輸血血液製剤への放射線照射がPT-GVHD予防法として確立し，それ以後の日赤血におけるPT-GVHD例は報告されていない．

典型的なPT-GVHD症例は，輸血後8〜10日で発症するとされ，症状としては発熱，紅斑，肝機能障害，下痢，骨髄低形成，白血球減少，汎血球減少により感染や出血DICを引き起こし，多臓器不全で1カ月以内に死に至る．

診断は類似の症状を呈する敗血症や薬剤アレルギーなどの疾患を除外し，臨床像と皮膚生検の表皮細胞の角化異常，好酸球性壊死，satellite cell necrosis，表皮への単核球浸潤が認められるものの，TA-GVHDに特徴的というわけではないため，キメリズムの証明をmicro-satellite法[112]で行い，さらにHLAのタイピングを供血者と受血者で行うことも重要である．輸血前の患者の血液を入手することが困難な場合が多いので，患者の爪からDNAを採取する方法もとられている[113]．

免疫正常者でPT-GVHDの原因の多くは供血者がHLAのホモ接合であり，受血者が共通のハプロタイプのHLAを共有するヘテロ接合である（一方向適合: 供血者のリンパ球が受血者から非自己とみなされず拒絶されない）場合であるが[114-117]，受血者に何らかの免疫異常があるときは必ずしもそうとは限らない．日本ではPT-GVHDの危険因子として，心臓手術患者，癌患者，血縁者からの供血もしくは新鮮血，男性などがあるとされていた[110,118]．日本では非血縁者間で一方向適合となる計算上のリスクは1：874であるのに対し（もちろんこの確率でPT-GVHDが発症していたわけではないが），カナダの白人では1：1,664，アメリカの白人では1：7,174，フランスでは1：16,835のように人種や民族によりリスクは異なるものの，日本人よりはリスクが低い傾向にあり，日本が隔絶された島国でHLAの均質性が保たれていた可能性がある．血縁者からの輸血ではこのリスクはさらに高まる[119]．現在の海外のガイドラインでは，受血者側の危険因子として，免疫状態が未熟である胎児/新生児/未熟児など，先天性の免疫不全，特にT細胞の機能不全等々があり，患者の病態に即した照射血使用の推奨度合いが詳細に記されている[120]．

2015年のPT-GVHDのシステマティックレビューでは患者側の免疫状態などの因子と製剤側の因子のどちらが相対的に重要であるのかを検討し，半数近くの患者は現在のガイドラインで照射が必要とされていなかったと解析しており，今後の海外でのガイドラインの改訂につながる可能性を示唆している[121]．

治療に関しては有効とされるものは存在しないため，予防が重要となる．予防法としてわが国では血液製剤への15〜50 Gyの放射線照射が推奨されている（BCSHのガイドラインでは25〜50 Gy）．赤十字から供給される血液製剤だけではなく，例は少ないかもしれないが，院内採血がもし行われるような場合でも輸血前に放射線照射を行う必要がある．白血球除去フィルターを使用した血液ではPT-GVHDのリスクは減少するがゼロにはならない．白血球除去後の血液製剤でもPT-GVHDの発症が報告されている[110]．

日本ではFFPを除く血液製剤はすべて照射されており，好ましくない作用として，高カリウム血症，赤血球の変形能の低下などが示唆されているが[122,123]，1999年以降の日本におけるヘモビジランスの中で，照射に関係すると思われる副反応の増加の報告はない[124]．病原体不活化/低減化技術が病原体のみならず，白血球をも不活化し，放射線照射にとって替われるかに関しては，倫理的観点から臨床治験は行えないので，実際に病原体低減/不活化技術を使用している地域のヘモビジランスシステムに頼るしかない[125]．

7 その他の非溶血性輸血反応 (non-hemolytic transfusion reaction)

■ a．血小板不応

血小板輸血不応状態についてはⅢ-D 血小板型の項を参照されたい．

■ b．輸血後紫斑病 (post-transfusion purpura: PTP)

輸血後紫斑病は主に欧米諸国でみられ，日本ではほとんどみられない．輸血歴や妊娠歴のある患者で血小板特異的な抗体保有者が，輸血後5日から12日程度で重篤な血小板減少に伴う紫斑を呈する病態である．1959年にvan LoghemらがZwa抗体として記述し[126]，のちに原因であることが判明した．また，Shulmanらが1961年に輸血後紫斑病の患者で検出したPlA1抗体も同じものであることがわかり[127]，現在ではHPA-1a抗体と名づけられている[128]．HPA-1a以外にもHPA-1b，HPA-2b，HPA-3a，HPA-3b，HPA-4a，HPA-5b，Naka抗体が原因となっていることが報告されている[129-134]．治療は抗原陰性の血小板輸血に加え[135,136]，大量IVIG療法が功を奏すとされている[137]（詳細はⅢ-D血小板型の項を参照）．

■ c．低血圧性輸血反応（hypotensive reaction）

ISBTのヘモビジランス部会の定義 表Ⅴ-22 では低血圧性副反応は輸血中もしくは終了後1時間以内に収縮期血圧が30 mmHg以上下がり，収縮期血圧が80 mmHg以下となる場合とされている．ほとんどの場合，輸血開始直後（数分以内）に起こり，輸血中止もしくは支持療法により速やかに反応する．この反応はACE阻害薬を服用中の患者により起きやすいとされている．血圧低下が唯一の症状であるが，時に顔面紅潮や消化器症状を伴うこともある．ほかの血圧低下をきたす副作用，特にアレルギー性反応は鑑別しなければならない．患者の原疾患で血圧低下の原因になる可能性のある場合も鑑別の必要がある．

過去に，陰性荷電の白血球除去フィルターが血小板輸血の際にベッドサイドで使用されていた時，血管を拡張し，血圧を降下させるブラジキニンの産生が原因となりACE活性の低下している受血者に低血圧性の反応をもたらしたものである[138,139]．陰性に荷電した異物面と接触すると凝固系第Ⅻ因子は活性化Ⅻ因子となる．活性化Ⅻ因子はプレカリクレインをカリクレインに変化させ，高分子キニノーゲンが分解されブラジキニンが産生される．ブラジキニンは血漿中に存在するキニナーゼにより速やかに分解されるが，キニナーゼⅡとアンギオテンシン変換酵素（ACE）は同じ物質であるため，ACEの活性の低下がブラジキニンの血漿中での半減期の延長につながる[140]．

表Ⅴ-22 Hypotensive reaction（血圧低下性反応）
(ISBT working party on haemovigilance, 2013[3]より改変)

この反応は輸血中もしくは輸血終了後1時間以内の，30 mmHg以上の収縮期血圧の低下と80 mmHgにより規定される． ほとんどの場合，輸血直後（数分以内）に反応が起きる．この反応は輸血中止と対症療法により速やかに回復する．この種の反応はACE阻害剤を服用中の患者に多く発症するようである．血圧低下が通常唯一の症状であるが，顔面紅潮や胃腸症状を伴うこともある． 他のすべての血圧低下を伴う種類の副作用（特にアレルギー性の副作用など）は除外されなければならない．患者の基礎疾患も血圧低下の原因となる可能性があり，除外しなくてはならない．

高カリウム血症をきたすリスクの高い患者で用いられているカリウム吸着フィルターで血圧低下をきたした5症例の報告があり，機序に関する詳細は検討されていないが，今後検討が必要である[141,142]．

血圧低下性反応は，TRALIやアナフィラキシーショックの一部分症状とし出現する場合もあり，それらの事象の原因検索が必要となる．

■ d．高カリウム血症（hyperkalemia）

ISBTのヘモビジランス部会の定義では輸血に関連する高カリウム血症は輸血後1時間以内に血清カリウム値が5 mmol/Lを超える場合，もしくは前値より1.5 mmol/L以上の上昇をきたした場合とされている．

赤血球もしくは全血製剤中のカリウム値は保存の長さとともに上昇するが，日本では血漿製剤を除く輸血製剤はTA-GVHD予防のために放射線照射が

JCOPY 498-01913

行われているため，さらにカリウム値が上昇する傾向にある．日本赤十字社のホームページによると，採血後14日のIr-RBC-LR-2の上清中のカリウム総量は6 mEq程度であり，通常の輸血ではほとんど問題とならない．低出生体重児や腎不全患者，熱傷や外傷などの急速に組織の挫滅を伴う病態，大量輸血などのハイリスク患者では，カリウム濃度の急速な上昇により心停止などを起こすことがあるとされている．海外でも輸血後の高カリウム血症による心停止の症例などに関しては多くの報告があり，リスクのある患者への赤血球輸血の際には注意が必要である[143]．

日本でも赤血球輸血による高カリウム血症は数例報告されており[144-148]，リスクの高い患者にはカリウム吸着フィルターの適応（2012年4月に保険収載）も考慮する必要がある[142,149,150]．

e．輸血後鉄過剰症 (transfusional iron overload)

ISBTのヘモビジランス部会の定義では繰り返し赤血球輸血が行われている症例では臓器障害の有無にかかわらず，フェリチンの値が1,000 μg/L以上の

表V-23 輸血後鉄過剰症の診療ガイド（骨子およびフローチャート）

—輸血後鉄過剰症の診療ガイド（骨子）—

対象患者	様々な原因による骨髄不全で輸血依存となり，かつ1年以上の余命が期待できる例
輸血後鉄過剰症診断基準	・総赤血球輸血量20単位（小児の場合，ヒト赤血球濃厚液50 mL/体重kg）以上 および ・血清フェリチン値500 ng/mL以上
鉄キレート療法開始基準	輸血後鉄過剰症において，下記の1と2を考慮して鉄キレート療法を開始する． 1．総赤血球輸血量40単位（小児の場合，ヒト赤血球濃厚液100 mL/体重kg）以上 2．連続する2回の測定で（2カ月間以上にわたって）血清フェリチン値>1,000 ng/mL
鉄キレート療法開始基準の解説	下記のような場合は，鉄キレート療法の開始にあたり，総輸血量および血清フェリチン値の両方を考慮し，総合的に判断する． —慢性的な出血や溶血を伴う場合 —現在輸血を受けていない場合（造血幹細胞移植，薬物療法などが奏効した例） —輸血とは無関係に血清フェリチン値が慢性的に高値を示す合併症がある場合 （例えば，スティル病，血球貪食症候群，悪性腫瘍など） なお，鉄キレ一療法は，余命1年以上が期待できない患者に対しては推奨されない．
維持基準	・鉄キレート剤により，血清フェリチン値を500～1,000 ng/mLに維持する．

—輸血後鉄過剰症の診療ガイド(フローチャート)—

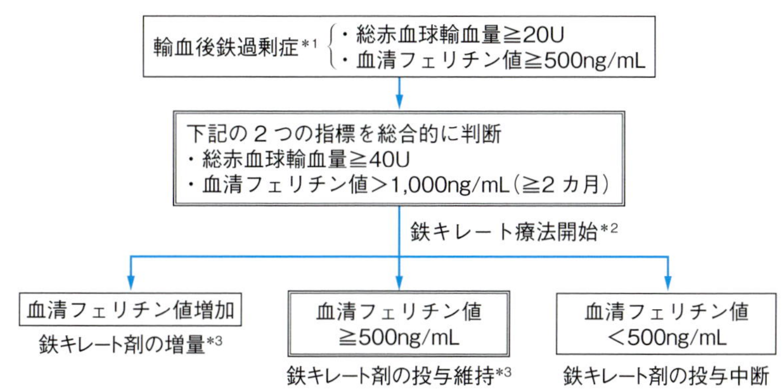

*1：赤血球輸血依存状態(≧2単位/月の赤血球輸血を6カ月以上継続)にあり，1年以上の余命が期待できる例．
*2：鉄の体内蓄積量の指標として，少なくとも3カ月に1回血清フェリチン値を測定すること．
*3：鉄キレート剤の使用中は，腎機能・肝機能・感覚器に有害事象が出現する可能性があるため，腎機能検査・肝機能検査を定期的に，視力検査・聴力検査を毎年実施すること．

場合に輸血による鉄過剰症と定義している．1Lの血液はおよそ500 mgの鉄を含むが，ヒトの鉄代謝における1日の最大の排泄量は1 mgとされている．赤血球輸血1単位（全血200 mL由来）中には約100 mgの鉄が含まれていることになる．鉄キレート剤としてメシル酸デフェロキサミン（注射製剤）に加えデフェラシロクス（経口剤）が開発されたことで鉄キレート療法の実施が容易になったことより，2008年に輸血後鉄過剰症の診療ガイドが出されており，表V-23にガイドの骨子を示す[151]．

■ f．その他の輸血反応（因果関係のはっきりとした証明はない）

1）TRAGI（輸血関連腸傷害）

Transfusion related acute gut injury（TRAGI）もしくはtransfusion associated necrotizing enterocolitis（TANEC）は赤血球輸血後の壊死性腸炎と分類される疾患であるが，通常のNECが31週程度の児に起きるのに対し，より未熟な児で貧血と動脈管化依存症の既往がある児に12時間以内の赤血球輸血がなされているときに起きるとされている[152]．病態が赤血球輸血に関連するものではなく，貧血に関連するものであるとの見解もあり[153]，今後さらに因果関係について検討される必要があるが，注意を払うべき病態と考えられている．

2）PRES/RPLS（可逆性後頭葉白質脳症）

Posterior reversible encephalopathy syndrome/Reversible posterior leukoencephalopathy syndromeは頭痛，混迷，痙攣，皮質盲と画像上梗塞を伴わない皮質下の浮腫を呈する症候群であり，1995年にHincheyらにより初めて報告された疾患群である[154]．貧血のある患者に赤血球輸血後2～17日で発症し，急激な血液量の増大と血管内皮の機能障害が原因として推定されているが，はっきりとしたことは不明である[155-162]．

■ g．輸血製剤中に混入する可能性のある有害物質

可塑剤DEHP〔di（2-ethylhexyl）phthalate〕は輸血用プラスチックバッグの可塑剤として使用されているが，2002年に米国FDAよりDHEPを可塑剤として含む医療器具に関する通知が発出され，ヒトへの被害は報告されていないものの，動物実験レベルでは男性生殖機能に影響を及ぼす可能性について言及されている[163]．これを受けて厚労省からも2002年に医薬品・医療用具等安全性情報No. 182として「ポリ塩化ビニル製医療用具の使用について」注意喚起がされている．ポリ塩化ビニル製医療用具は輸血バッグに限って用いられているわけではないが，継続的に輸血を受ける患者や大量輸血を受ける患者においては留意しておかなくてはいけない．

●文　献

1）de Vries R. In: Hemovigilance: A quality tool for the blood transfusion chain. West Sussex, UK: Wiley-Blackwell; 2012. p.5-11.

2）Haemovigilance by JRCS 2013, 2015. http://www.jrc.or.jp/mr/english/pdf/JRCS_Haemovigilance_2013_en.pdf

3）ISBT working party on haemovigilance. Proposed Standard Definitions for Surveillance of Non Infectious Adverse Transfusion Reactions. 2013.

4）Payne R. The association of febrile transfusion reactions with leuko-agglutinins. Vox Sang. 1957; 2: 233-41.

5）Muylle L, Joos M, Wouters E, et al. Increased tumor necrosis factor alpha（TNF alpha）, interleukin 1, and interleukin 6（IL-6）levels in the plasma of stored platelet concentrates: relationship between TNF alpha and IL-6 levels and febrile transfusion reactions. Transfusion. 1993; 33: 195-9.

6）Heddle NM, Klama L, Singer J, et al. The role of the plasma from platelet concentrates in transfusion reactions. N Engl J Med. 1994; 331: 625-8.

7）Heddle NM, Klama L, Meyer R, et al. A randomized controlled trial comparing plasma removal with white cell reduction to prevent reactions to platelets. Transfusion. 1999; 39: 231-8.

8）Shanwell A, Kristiansson M, Remberger M, et al. Generation of cytokines in red cell concentrates during storage is prevented by prestorage white cell reduction. Transfusion. 1997; 37: 678-84.

9）Bilgin YM, van de Watering LM, Brand A. Clinical effects of leucoreduction of blood transfusions. Neth J Med. 2011; 69: 441-50.

10）Heddle NM, Klama LN, Griffith L, et al. A prospective study to identify the risk factors associated with acute reactions to platelet and red cell transfusions. Transfusion. 1993; 33: 794-7.

11) The Trial to Reduce Alloimmunization to Platelets Study Group. Leukocyte reduction and ultraviolet B irradiation of platelets to prevent alloimmunization and refractoriness to platelet transfusions. N Engl J Med. 1997; 337: 1861-9.

12) King KE, Shirey RS, Thoman SK, et al. Universal leukoreduction decreases the incidence of febrile nonhemolytic transfusion reactions to RBCs. Transfusion. 2004; 44: 25-9.

13) Paglino JC, Pomper GJ, Fisch GS, et al. Reduction of febrile but not allergic reactions to RBCs and platelets after conversion to universal prestorage leukoreduction. Transfusion. 2004; 44: 16-24.

14) Yazer MH, Podlosky L, Clarke G, et al. The effect of prestorage WBC reduction on the rates of febrile nonhemolytic transfusion reactions to platelet concentrates and RBC. Transfusion. 2004; 44: 10-5.

15) Dzik WH, Anderson JK, O'Neill EM, et al. A prospective, randomized clinical trial of universal WBC reduction. Transfusion. 2002; 42: 1114-22.

16) Heddle NM, Blajchman MA, Meyer RM, et al. A randomized controlled trial comparing the frequency of acute reactions to plasma-removed platelets and prestorage WBC-reduced platelets. Transfusion. 2002; 42: 556-66.

17) Kennedy LD, Case LD, Hurd DD, et al. A prospective, randomized, double-blind controlled trial of acetaminophen and diphenhydramine pretransfusion medication versus placebo for the prevention of transfusion reactions. Transfusion. 2008; 48: 2285-91.

18) Smithies O. Zone electrophoresis in starch gels: group variations in the serum proteins of normal human adults. Biochem J. 1955; 61: 629-41.

19) Koda Y, Watanabe Y, Soejima M, et al. Simple PCR detection of haptoglobin gene deletion in anhaptoglobinemic patients with antihaptoglobin antibody that causes anaphylactic transfusion reactions. Blood. 2000; 95: 1138-43.

20) Shimada E, Odagiri M, Chaiwong K, et al. Detection of Hpdel among Thais, a deleted allele of the haptoglobin gene that causes congenital haptoglobin deficiency. Transfusion. 2007; 47: 2315-21.

21) Shimada E, Tadokoro K, Watanabe Y, et al. Anaphylactic transfusion reactions in haptoglobin-deficient patients with IgE and IgG haptoglobin antibodies. Transfusion. 2002; 42: 766-73.

22) Iwamoto S, Yonekawa T, Azuma E, et al. Anaphylactic transfusion reaction in homozygous haptoglobin deficiency detected by CD203c expression on basophils. Pediatr Blood Cancer. 2014; 61: 1160-1.

23) 下山田高茂，渡辺嘉久，嶋田英子，他．IgA・ハプトグロビン欠損ドナープール構築のための欠損確認検査　血液事業. 2012; 34: 579-87.

24) Sandler SG, Mallory D, Malamut D, Eckrich R. IgA anaphylactic transfusion reactions. Transfus Med Rev. 1995; 9: 1-8.

25) Vyas GN, Perkins HA, Fudenberg HH. Anaphylactoid transfusion reactions associated with anti-IgA. Lancet. 1968; 2: 312-5.

26) Vyas GN, Holmdahl L, Perkins HA, Fudenberg HH. Serologic specificity of human anti-IgA and its significance in transfusion. Blood. 1969; 34: 573-81.

27) Burks AW, Sampson HA, Buckley RH. Anaphylactic reactions after gamma globulin administration in patients with hypogammaglobulinemia. Detection of IgE antibodies to IgA. N Engl J Med. 1986; 314: 560-4.

28) Inaba S, Okochi K, Fukada K, et al. The occurrence of precipitating antibodies in transfused Japanese patients with hereditary ninth component of complement deficiency and frequency of C9 deficiency. Transfusion. 1987; 27: 475-7.

29) Take H, Tamura J, Sawamura M, et al. Severe anaphylactic transfusion reaction associated with HLA-incompatible platelets. Br J Haematol. 1993; 83: 673-4.

30) Westhoff CM, Sipherd BD, Wylie DE, et al. Severe anaphylactic reactions following transfusions of platelets to a patient with anti-Ch. Transfusion. 1992; 32: 576-9.

31) Lambin P, Le Pennec PY, Hauptmann G, et al. Adverse transfusion reactions associated with a precipitating anti-C4 antibody of anti-Rodgers specificity. Vox Sang. 1984; 47: 242-9.

32) Warrier I, Ewenstein BM, Koerper MA, et al. Factor IX inhibitors and anaphylaxis in hemophilia B. J Pediatr Hematol Oncol. 1997; 19: 23-7.

33) Chitlur M, Warrier I, Rajpurkar M, et al. Inhibitors in factor IX deficiency a report of the ISTH-SSC international FIX inhibitor registry (1997-2006). Haemophilia. 2009; 15: 1027-31.

34) Helmer RE, 3rd, Alperin JB, Yunginger JW, et al. Anaphylactic reactions following infusion of factor VIII in a patient with classic hemophilia. Am J Med. 1980; 69: 953-7.

35) Bergamaschini L, Mannucci PM, Federici AB, et al. Posttransfusion anaphylactic reactions in a patient with severe von Willebrand disease: role of comple-

ment and alloantibodies to von Willebrand factor. J Lab Clin Med. 1995; 125: 348-55.

36) Michel J, Sharon R. Non-haemolytic adverse reaction after transfusion of a blood unit containing penicillin. Br Med J. 1980; 280: 152-3.

37) Jacobsen RC, Gratton MC. A case of unrecognized prehospital anaphylactic shock. Prehosp Emerg Care. 2011; 15: 61-6.

38) Nubret K, Delhoume M, Orsel I, et al. Anaphylactic shock to fresh-frozen plasma inactivated with methylene blue. Transfusion. 2011; 51: 125-8.

39) Poothullil J, Shimizu A, Day RP, et al. Anaphylaxis from the product(s) of ethylene oxide gas. Ann Intern Med. 1975; 82: 58-60.

40) Maurice F, Rivory JP, Larsson PH, et al. Anaphylactic shock caused by formaldehyde in a patient undergoing long-term hemodialysis. J Allergy Clin Immunol. 1986; 77: 594-7.

41) Routledge RC, De Kretser DM, Wadsworth LD. Severe anaphylaxis due to passive sensitisation by donor blood. Br Med J. 1976; 1: 434.

42) Abe T, Matsumoto C, Shimada E, et al. Immunoglobulin E oligomers identified in blood components activate mast cells: relevance to anaphylactic transfusion reaction. Transfusion. 2011; 51: 2327-36.

43) Abe T, Shimada E, Takanashi M, et al. Antibody against immunoglobulin E contained in blood components as causative factor for anaphylactic transfusion reactions. Transfusion. 2014; 54: 1953-60.

44) Vamvakas E. In: Allergic and Anaphylactic Reactions. 3rd ed. Bethesda: AABB Press; 2007. p.105-56.

45) 一般社団法人日本アレルギー学会: アナフィラキシーガイドライン, 2014.
http://anaphylaxis-guideline.jp/pdf/anaphylaxis_guideline.PDF

46) 厚生労働省: 重篤副作用疾患別対応マニュアル アナフィラキシー, 2008.
http://www.info.pnda.go.jp/juutoku/file/jfm0803003.pdf

47) Kleinman S, Caulfield T, Chan P, et al. Toward an understanding of transfusion-related acute lung injury: statement of a consensus panel. Transfusion. 2004; 44: 1774-89.

48) Tung JP, Fung YL, Nataatmadja M, et al. A novel in vivo ovine model of transfusion-related acute lung injury (TRALI). Vox Sang. 2010; 100: 219-30.

49) Silliman CC, Voelkel NF, Allard JD, et al. Plasma and lipids from stored packed red blood cells cause acute lung injury in an animal model. J Clin Invest. 1998; 101: 1458-67.

50) Silliman CC, Bjornsen AJ, Wyman TH, et al. Plasma and lipids from stored platelets cause acute lung injury in an animal model. Transfusion. 2003; 43: 633-40.

51) Silliman CC, Paterson AJ, Dickey WO, et al. The association of biologically active lipids with the development of transfusion-related acute lung injury: a retrospective study. Transfusion. 1997; 37: 719-26.

52) Gajic O, Rana R, Winters JL, et al. Transfusion-related acute lung injury in the critically ill: prospective nested case-control study. Am J Respir Crit Care Med. 2007; 176: 886-91.

53) Vlaar AP, Hofstra JJ, Determann RM, et al. The incidence, risk factors, and outcome of transfusion-related acute lung injury in a cohort of cardiac surgery patients: a prospective nested case-control study. Blood. 2011; 117: 4218-25.

54) Toy P, Gajic O, Bacchetti P, et al. Transfusion-related acute lung injury: incidence and risk factors. Blood. 2012; 119: 1757-67.

55) Ranieri VM, Rubenfeld GD, Thompson BT, et al. Acute respiratory distress syndrome: the Berlin Definition. JAMA. 2012; 307: 2526-33.

56) ALI/ARDS guideline 2nd ed: The Japanese Respiratory Society, 2010.

57) Fatalities Reported to FDA Following Blood Collection and Transfusion: Annual Summary for Fiscal Year 2013. 2014.
https://www.fda.gov/BiologicsBloodVaccines/SafetyAvailability/ReportaProblem/TransfusionDonationFatalities/ucm391574.htm

58) Sheu CC, Gong MN, Zhai R, et al. Clinical characteristics and outcomes of sepsis-related vs non-sepsis-related ARDS. Chest. 2010; 138: 559-67.

59) Hudson LD, Milberg JA, Anardi D, et al. Clinical risks for development of the acute respiratory distress syndrome. Am J Respir Crit Care Med. 1995; 151 (2 Pt 1): 293-301.

60) Hebert PC, Wells G, Blajchman MA, et al. A multicenter, randomized, controlled clinical trial of transfusion requirements in critical care. Transfusion Requirements in Critical Care Investigators, Canadian Critical Care Trials Group. N Engl J Med. 1999; 340: 409-17.

61) Gajic O, Rana R, Mendez JL, et al. Acute lung injury after blood transfusion in mechanically ventilated patients. Transfusion. 2004; 44: 1468-74.

62) Nakazawa H, Ohnishi H, Okazaki H, et al. Impact of fresh-frozen plasma from male-only donors versus

JCOPY 498-01913

mixed-sex donors on postoperative respiratory function in surgical patients: a prospective case-controlled study. Transfusion. 2009; 49: 2434-41.
63) Vlaar AP, Binnekade JM, Prins D, et al. Risk factors and outcome of transfusion-related acute lung injury in the critically ill: a nested case-control study. Crit Care Med. 2010; 38: 771-8.
64) Toy P, Bacchetti P, Grimes B, et al. Recipient clinical risk factors predominate in possible transfusion-related acute lung injury. Transfusion. 2015; 55: 947-52.
65) Bux J, Sachs UJ. The pathogenesis of transfusion-related acute lung injury (TRALI). Br J Haematol. 2007; 136: 788-99.
66) Seeger W, Schneider U, Kreusler B, et al. Reproduction of transfusion-related acute lung injury in an ex vivo lung model. Blood. 1990; 76: 1438-44.
67) Sachs UJ, Hattar K, Weissmann N, et al. Antibody-induced neutrophil activation as a trigger for transfusion-related acute lung injury in an ex vivo rat lung model. Blood. 2006; 107: 1217-9.
68) Sachs UJ, Wasel W, Bayat B, et al. Mechanism of transfusion-related acute lung injury induced by HLA class II antibodies. Blood. 2011; 117: 669-77.
69) Looney MR, Su X, Van Ziffle JA, et al. Neutrophils and their Fc gamma receptors are essential in a mouse model of transfusion-related acute lung injury. J Clin Invest. 2006; 116: 1615-23.
70) Okazaki H, Ishikawa O, Iijima T, et al. Novel swine model of transfusion-related acute lung injury. Transfusion. 2014; 54: 3097-107.
71) Nicholson SE, Johnson RA, Craig T, et al. Transfusion-related acute lung injury in a rat model of trauma-hemorrhage. J Trauma. 2011; 70: 466-71.
72) Looney MR, Nguyen JX, Hu Y, et al. Platelet depletion and aspirin treatment protect mice in a two-event model of transfusion-related acute lung injury. J Clin Invest. 2009; 119: 3450-61.
73) Looney MR, Matthay MA. Animal models of transfusion-related acute lung injury. Crit Care Med. 2006; 34 (5 Suppl): S132-6.
74) Strait RT, Hicks W, Barasa N, et al. MHC class I-specific antibody binding to nonhematopoietic cells drives complement activation to induce transfusion-related acute lung injury in mice. J Exp Med. 2011; 208: 2525-44.
75) Bayat B, Tjahjono Y, Sydykov A, et al. Anti-human neutrophil antigen-3a induced transfusion-related acute lung injury in mice by direct disturbance of lung endothelial cells. Arterioscler Thromb Vasc Biol. 2013; 33: 2538-48.
76) Reesink HW, Lee J, Keller A, et al. Measures to prevent transfusion-related acute lung injury (TRALI). Vox Sang. 2012; 103: 231-59.
77) Schmickl CN, Mastrobuoni S, Filippidis FT, et al. Male-predominant plasma transfusion strategy for preventing transfusion-related acute lung injury: a systematic review. Crit Care Med. 2015; 43: 205-25.
78) Triulzi DJ, Kleinman S, Kakaiya RM, et al. The effect of previous pregnancy and transfusion on HLA alloimmunization in blood donors: implications for a transfusion-related acute lung injury risk reduction strategy. Transfusion. 2009; 49: 1825-35.
79) Kleinman S, Grossman B, Kopko P. A national survey of transfusion-related acute lung injury risk reduction policies for platelets and plasma in the United States. Transfusion. 2010; 50: 1312-21.
80) Powers A, Stowell CP, Dzik WH, et al. Testing only donors with a prior history of pregnancy or transfusion is a logical and cost-effective transfusion-related acute lung injury prevention strategy. Transfusion. 2008; 48: 2549-58.
81) Makar RS, Saidman SL, Stowell CP, et al. Analysis of cutoffs for screening sensitized blood donors for HLA alloantibodies using a cytometric microbead assay. Transfusion. 2011; 51: 166-74.
82) Carrick DM, Norris PJ, Endres RO, et al. Establishing assay cutoffs for HLA antibody screening of apheresis donors. Transfusion. 2011; 51: 2092-101.
83) Hashimoto S, Nakajima F, Kamada H, et al. Relationship of donor HLA antibody strength to the development of transfusion-related acute lung injury. Transfusion. 2010; 50: 2582-91.
84) Saw CL, Hannach B, Petrazsko T, et al. Blood donors implicated in transfusion-related acute lung injury with patient-specific HLA antibodies are more broadly sensitized to HLA antigens compared to other blood donors. Transfusion. 2013; 53: 518-25.
85) Gottschall JL, Triulzi DJ, Curtis B, et al. The frequency and specificity of human neutrophil antigen antibodies in a blood donor population. Transfusion. 2011; 51: 820-7.
86) Reil A, Keller-Stanislawski B, Gunay S, et al. Specificities of leucocyte alloantibodies in transfusion-related acute lung injury and results of leucocyte antibody screening of blood donors. Vox Sang. 2008; 95: 313-7.
87) Weber LL, Roberts LD, Sweeney JD. Residual plasma in red blood cells and transfusion-related acute lung injury. Transfusion. 2014; 54: 2425-30.

88) De Clippel D, Baeten M, Torfs A, et al. Screening for HLA antibodies in plateletpheresis donors with a history of transfusion or pregnancy. Transfusion. 2014; 54: 3036-42.
89) Renaudier P. In: The French Haemovigilance Network: From the blood scandal to epidemiologic surveillance of the transfusion chain. West Sussex. UK: Wiley-Blackwell; 2012.
90) Robillard P, Karl Itaj N, Chapdelaine A. Transfusion-associated circulatory overload (TACO): The new leading cause of transfusion-associated fatalities reported to the Quebec hemovigilance system. Blood Transfus. 2010; 8 Suppl. 1: s32.
91) http://www.shotuk.org/wp-content/uploads/74280-SHOT-2014-Annual-Report-V12-WEB.pdf
92) National Healthcare Safety Network Biovigilance Component Hemovigilance Module Surveillance Protocol: Division of Healthcare Quality Promotion National Center for Emerging and Zoonotic Infectious Diseases Centers for Disease Control and Prevention Atlanta, GA, USA, 2014.
93) Popovsky MA, Audet AM, Andrzejewski C, Jr. Transfusion-associated circulatory overload in orthopedic surgery patients: a multi-institutional study. Immunohematology. 1996; 12: 87-9.
94) Finlay HE, Cassorla L, Feiner J, et al. Designing and testing a computer-based screening system for transfusion-related acute lung injury. Am J Clin Pathol. 2005; 124: 1-9.
95) Rana R, Fernandez-Perez ER, Khan SA, et al. Transfusion-related acute lung injury and pulmonary edema in critically ill patients: a retrospective study. Transfusion. 2006; 46: 1478-83.
96) Li G, Kojicic M, Reriani MK, et al. Long-term survival and quality of life after transfusion associated pulmonary edema in critically ill medical patients. Chest. 2010; 137: 783-9.
97) Li G, Rachmale S, Kojicic M, et al. Incidence and transfusion risk factors for transfusion-associated circulatory overload among medical intensive care unit patients. Transfusion. 2011; 51: 338-43.
98) Narick C, Triulzi DJ, Yazer MH. Transfusion-associated circulatory overload after plasma transfusion. Transfusion. 2012; 52: 160-5.
99) Zhou L, Giacherio D, Cooling L, et al. Use of B-natriuretic peptide as a diagnostic marker in the differential diagnosis of transfusion-associated circulatory overload. Transfusion. 2005; 45: 1056-63.
100) Tobian AA, Sokoll LJ, Tisch DJ, et al. N-terminal pro-brain natriuretic peptide is a useful diagnostic marker for transfusion-associated circulatory overload. Transfusion. 2008; 48: 1143-50.
101) Karmpaliotis D, Kirtane AJ, Ruisi CP, et al. Diagnostic and prognostic utility of brain natriuretic Peptide in subjects admitted to the ICU with hypoxic respiratory failure due to noncardiogenic and cardiogenic pulmonary edema. Chest. 2007; 131: 964-71.
102) Li G, Daniels CE, Kojicic M, et al. The accuracy of natriuretic peptides (brain natriuretic peptide and N-terminal pro-brain natriuretic) in the differentiation between transfusion-related acute lung injury and transfusion-related circulatory overload in the critically ill. Transfusion. 2009; 49: 13-20.
103) Andrzejewski C, Jr., Popovsky MA, Stec TC, et al. Hemotherapy bedside biovigilance involving vital sign values and characteristics of patients with suspected transfusion reactions associated with fluid challenges: can some cases of transfusion-associated circulatory overload have proinflammatory aspects? Transfusion. 2012; 52: 2310-20.
104) Blumberg N, Heal JM, Gettings KF, et al. An association between decreased cardiopulmonary complications (transfusion-related acute lung injury and transfusion-associated circulatory overload) and implementation of universal leukoreduction of blood transfusions. Transfusion. 2010; 50: 2738-44.
105) AABB Technical Manual 18th ed. Bethesda, 2014.
106) Andrzejewski C, Jr., Casey MA, Popovsky MA. How we view and approach transfusion-associated circulatory overload: pathogenesis, diagnosis, management, mitigation, and prevention. Transfusion. 2013; 53: 3037-47.
107) 霜田俊丸. 術後紅皮症について. 外科. 1955; 17: 487-92.
108) 青木泰子, 中村治雄, 榊原　謙. 腹部大動脈瘤手術後の輸血による移植片対宿主反応が疑われた高齢者の1例. 日内会誌. 1984; 73: 1209-16.
109) Hathaway WE, Githens JH, Blackburn WR, et al. Aplastic anemia, histiocytosis and erythrodermia in immunologically deficient children. Probable human runt disease. N Engl J Med. 1965; 273: 953-8.
110) Ohto H, Anderson KC. Survey of transfusion-associated graft-versus-host disease in immunocompetent recipients. Transfus Med Rev. 1996; 10: 31-43.
111) Juji T, Takahashi K, Shibata Y, et al. Post-transfusion graft-versus-host disease in immunocompetent patients after cardiac surgery in Japan. N Engl J Med. 1989; 321: 56.
112) Wang L, Juji T, Tokunaga K, et al. Brief report: polymorphic microsatellite markers for the diagnosis of

JCOPY 498-01913

graft-versus-host disease. N Engl J Med. 1994; 330: 398-401.
113) Uchida S, Wang L, Yahagi Y, et al. Utility of fingernail DNA for evaluation of chimerism after bone marrow transplantation and for diagnostic testing for transfusion-associated graft-versus-host disease. Blood. 1996; 87: 4015-6.
114) Thaler M, Shamiss A, Orgad S, et al. The role of blood from HLA-homozygous donors in fatal transfusion-associated graft-versus-host disease after open-heart surgery. N Engl J Med. 1989; 321: 25-8.
115) Otsuka S, Kunieda K, Hirose M, et al. Fatal erythroderma (suspected graft-versus-host disease) after cholecystectomy. Retrospective analysis. Transfusion. 1989; 29: 544-8.
116) Ito K, Yoshida H, Yanagibashi K, et al. Change of HLA phenotype in postoperative erythroderma. Lancet. 1988; 1: 413-4.
117) Sakakibara T, Juji T. Post-transfusion graft-versus-host disease after open heart surgery. Lancet. 1986; 2: 1099.
118) Takahashi K, Juji T, Miyamoto M, et al. Analysis of risk factors for post-transfusion graft-versus-host disease in Japan. Japanese Red Cross PT-GVHD Study Group. Lancet. 1994; 343: 700-2.
119) Ohto H, Yasuda H, Noguchi M, et al. Risk of transfusion-associated graft-versus-host disease as a result of directed donations from relatives. Transfusion. 1992; 32: 691-3.
120) Treleaven J, Gennery A, Marsh J, et al. Guidelines on the use of irradiated blood components prepared by the British Committee for Standards in Haematology blood transfusion task force. Br J Haematol. 2011; 152: 35-51.
121) Kopolovic I, Ostro J, Tsubota H, et al. A systematic review of transfusion-associated graft-versus-host disease. Blood. 2015; 126: 406-14.
122) Win N, Logan RW, Cameron A. Post-irradiation plasma potassium and intra-uterine transfusion. Vox Sang. 1997; 73: 56-7.
123) Cicha I, Suzuki Y, Tateishi N, et al. Gamma-ray-irradiated red blood cells stored in mannitol-adenine-phosphate medium: rheological evaluation and susceptibility to oxidative stress. Vox Sang. 2000; 79: 75-82.
124) Uchida S, Tadokoro K, Takahashi M, et al. Analysis of 66 patients definitive with transfusion-associated graft-versus-host disease and the effect of universal irradiation of blood. Transfus Med. 2013; 23: 416-22.
125) Fast LD, Nevola M, Tavares J, et al. Treatment of whole blood with riboflavin plus ultraviolet light, an alternative to gamma irradiation in the prevention of transfusion-associated graft-versus-host disease? Transfusion. 2013; 53: 373-81.
126) Van Loghem Jj J, Dorfmeijer H, Van Hart M, et al. Serological and genetical studies on a platelet antigen (Zw). Vox Sang. 1959; 4: 161-9.
127) Shulman NR, Aster RH, Leitner A, et al. Immunoreactions involving platelets. V. Post-transfusion purpura due to a complement-fixing antibody against a genetically controlled platelet antigen. A proposed mechanism for thrombocytopenia and its relevance in "Autoimmunity". J Clin Invest. 1961; 40: 1597-620.
128) Curtis BR, McFarland JG. Human platelet antigens-2013. Vox Sang. 2014; 106: 93-102.
129) Christie DJ, Pulkrabek S, Putnam JL, et al. Posttransfusion purpura due to an alloantibody reactive with glycoprotein Ia/IIa (anti-HPA-5b). Blood. 1991; 77: 2785-9.
130) Walker WS, Yap PL, Kilpatrick DC, et al. Post-transfusion purpura following open heart surgery: management by high dose intravenous immunoglobulin infusion. Blut. 1988; 57: 323-5.
131) Anolik JH, Blumberg N, Snider J, et al. Posttransfusion purpura secondary to an alloantibody reactive with HPA-5a (Br (b)). Transfusion. 2001; 41: 633-6.
132) Lucas GF, Pittman SJ, Davies S, et al. Post-transfusion purpura (PTP) associated with anti-HPA-1a, anti-HPA-2b and anti-HPA-3a antibodies. Transfus Med. 1997; 7: 295-9.
133) Simon TL, Collins J, Kunicki TJ, et al. Posttransfusion purpura associated with alloantibody specific for the platelet antigen, Pen (a). Am J Hematol. 1988; 29: 38-40.
134) Bierling P, Godeau B, Fromont P, et al. Posttransfusion purpura-like syndrome associated with CD36 (Naka) isoimmunization. Transfusion. 1995; 35: 777-82.
135) Win N, Peterkin MA, Watson WH. The therapeutic value of HPA-1a-negative platelet transfusion in post-transfusion purpura complicated by life-threatening haemorrhage. Vox Sang. 1995; 69: 138-9.
136) Brecher ME, Moore SB, Letendre L. Posttransfusion purpura: the therapeutic value of PlA1-negative platelets. Transfusion. 1990; 30: 433-5.
137) Mueller-Eckhardt C, Kiefel V. High-dose IgG for post-transfusion purpura-revisited. Blut. 1988; 57: 163-7.
138) Shiba M, Tadokoro K, Sawanobori M, et al. Activation of the contact system by filtration of platelet

concentrates with a negatively charged white cell-removal filter and measurement of venous blood bradykinin level in patients who received filtered platelets. Transfusion. 1997; 37: 457-62.

139）Shimizu T, Uchigiri C, Mizuno S, et al. Adsorption of anaphylatoxins and platelet-specific proteins by filtration of platelet concentrates with a polyester leukocyte reduction filter. Vox Sang. 1994; 66: 161-5.

140）柴　雅之，田所憲治．白血球除去フィルターによるブラジキニン産生の病因的意義．日輸血会誌．1998; 44: 384-8.

141）平石　舞，大黒　倫，飛田　俊，他．赤血球輸血用カリウム吸着フィルター使用中に高度の低血圧をきたした 5 症例．日本臨床麻酔学会誌．2007; 27: 684-8.

142）稲葉頌一．赤血球輸血用カリウム吸着フィルター．臨床麻酔．2004; 28: 1691-4.

143）Vraets A, Lin Y, Callum JL. Transfusion-associated hyperkalemia. Transfus Med Rev. 2011; 25: 184-96.

144）楠本　剛，生野　慎，比嘉　和，他．輸血後に高カリウム血症をきたした腎機能障害の 1 症例．日本臨床麻酔学会誌．2007; 27: 517-20.

145）広川慶裕．濃厚赤血球急速輸血後の高カリウム血症による心停止．麻酔と蘇生．1989; 25: 169-71.

146）福井　明，横田　喜，青木　正，他．放射線照射血液輸血後に高カリウム血症をきたした一例．日本臨床麻酔学会誌．1998; 18: 732-4.

147）深田智子．放射線照射赤血球 MAP 血輸血により高カリウム血症をきたした 1 例．臨床麻酔．1998; 22: 231-2.

148）宮澤　一，太田　助，小嶋　由，他．放射線照射濃厚赤血球の輸血後に高カリウム血症により心停止をきたした 2 症例．日本臨床麻酔学会誌．1998; 18: 724-8.

149）Inaba S, Nibu K, Takano H, et al. Potassium-adsorption filter for RBC transfusion: a phase III clinical trial. Transfusion. 2000; 40: 1469-74.

150）大谷慎一．Laboratory Practice＜輸血＞輸血におけるカリウム吸着フィルターの意義．検査と技術．2014; 42: 584-7.

151）小澤敬也．輸血後鉄過剰症のガイド: 厚生労働科学研究費補助金難治性疾患克服研究事業 特発性造血障害に関する調査研究（平成 20 年度）2008.

152）Blau J, Calo JM, Dozor D, et al. Transfusion-related acute gut injury: necrotizing enterocolitis in very low birth weight neonates after packed red blood cell transfusion. J Pediatr. 2011; 158: 403-9.

153）Patel RM, Knezevic A, Shenvi N, et al. Association of red blood cell transfusion, anemia, and necrotizing enterocolitis in very low-birth-weight infants. JAMA. 2016; 315: 889-97.

154）Hinchey J, Chaves C, Appignani B, et al. A reversible posterior leukoencephalopathy syndrome. N Engl J Med. 1996; 334: 494-500.

155）山田義人．大量輸血後に白質脳症を呈した 1 例．日救急医会関東誌．2001; 22: 276-7.

156）小野政徳．大量輸血を伴う術後に発症した RPLS（reversible posterior leukoencephalopathy syndrome）の 1 例．日本産婦人科学会東京地方部会会誌．2002; 51: 286-90.

157）Sato Y, Hirose M, Inoue Y, et al. Reversible posterior leukoencephalopathy syndrome after blood transfusion in a patient with end-stage renal disease. Clin Exp Nephrol. 2011; 15: 942-7.

158）Huang YC, Tsai PL, Yeh JH, et al. Reversible posterior leukoencephalopathy syndrome caused by blood transfusion: a case report. Acta Neurol Taiwan. 2008; 17: 258-62.

159）Kawano H, Suga T, Terasaki T, et al.[Posterior encephalopathy syndrome in two patients after cancer surgery with transfusion]. Rinsho Shinkeigaku. 2004; 44: 427-31.

160）Heo K, Park S, Lee JY, et al. Post-transfusion posterior leukoencephalopathy with cytotoxic and vasogenic edema precipitated by vasospasm. Cerebrovasc Dis. 2003; 15: 230-3.

161）Boughammoura A, Touze E, Oppenheim C, et al. Reversible angiopathy and encephalopathy after blood transfusion. J Neurol. 2003; 250: 116-8.

162）松島　理，高橋　育，保前　英．貧血補正によって発症した posterior reversible encephalopathy syndrome の 1 例．臨床神経学．2012; 52: 147-51.

163）FDA Public Health Notification: PVC Devices Containing the Plasticizer DEHP 2002.

V-C 輸血による免疫修飾

Transfusion-related immunomodulation (TRIM)

Author:
前田平生

はじめに

輸血は本来，血液中の赤血球，血小板，凝固因子などの成分の機能や量が低下したときにその成分を補う目的で行われる．しかし，輸血される他人の血液には様々な同種抗原が存在し，これらに対して抗体産生などの免疫反応が発生する．その結果は，免疫学的機序による輸血反応として認識されてきた．

抗体を保有する患者に，対応抗原陽性の血液を輸血すると，溶血性あるいはアレルギー，アナフィラキシーなどの非溶血性輸血反応を起こす．また，通常は拒絶されるべき血液中のリンパ球が拒絶されずに，反対に宿主を攻撃するような移植片対宿主病（graft-versus-host disease: GVHD）も発症する．このように，輸血というのは有害反応を起こさなければ，血液成分の補充という効果が得られるが，患者の体内にどのような変化が起こっているのだろうか．

ここでは，輸血反応としては認識されない微妙な，しかし，確実に起こっている生体内の変化が移植，妊娠，癌手術などの臨床成績にどのような影響を及ぼしているかについて述べる．

1 同種免疫とは（alloimmune reaction）

免疫反応が起こるためには，自己以外の抗原が抗原提示細胞（antigen presenting cell: APC）により処理をされ，ヘルパーT（Th）細胞に認識されなければならない．このとき，抗原はHLA抗原と一緒に提示される．さらに，抗原が有効に提示されるためには，その他にLFA-1，ICAM-1などの接着分子，B7，CD28のような第2のシグナルを発する共刺激分子が必要になる[1]．こうして，免疫反応の第一歩はこれら接着分子，MHC抗原，共刺激分子などを発現したAPCの存在が必須である．

抗原提示細胞の観点からみると，同種免疫反応には2種類の免疫刺激経路が存在するといわれている 図V-13．第1は，ドナー由来の抗原提示細胞がドナーのHLA抗原を介してレシピエントのヘルパーT（Th）細胞を直接刺激する経路である．この反応は，in vitroではMLR（混合リンパ球培養反応）としてよく知られており，in vivoでは臓器の拒絶反応に相当し，その標的抗原はドナーHLA抗原になる．一方の間接経路は分解されたドナーHLA抗原，またはHLA抗原以外の同種抗原の提示で，輸注された抗原はレシピエントの抗原提示細胞により分解，断片化（processing）され，レシピエントのTh細胞に提示される．

直接経路による免疫応答としては，同種の抗原提示細胞上のHLA抗原と同種または自己のペプチドがレシピエントのT細胞に抗原提示される．これによって$CD4^{+}$Th細胞が活性化され，IL-2が産生される．このIL-2などのサイトカインの刺激により同種HLA抗原を認識する$CD8^{+}$T細胞が活性化され，細胞傷害性T細胞となって同種の細胞を排除する．

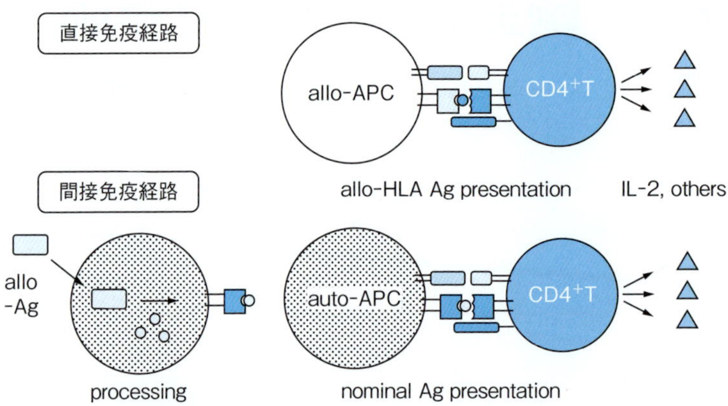

図V-13　同種抗原提示における直接経路と間接経路
直接経路においてはドナーHLA抗原と同種抗原が直接レシピエントT細胞に認識される．一方，その他の同種抗原は，レシピエント抗原提示細胞のレシピエントHLAによりレシピエントT細胞に提示される．

一方，間接経路では，同種抗原がレシピエントの抗原提示細胞により取り込まれ，分解，断片化された後，レシピエントのHLA抗原と一緒にTh細胞に提示される．このTh細胞は活性化され，サイトカインを産生する．抗原と反応する免疫グロブリンをもつB細胞を活性化し，さらにプラズマ細胞まで分化させ，抗体産生を誘導する．細菌，ウイルスなどの外来抗原に対する免疫応答も同種免疫の間接経路と同じ仕組みで行われる．

この2経路によって同種抗原に対する特異的免疫反応が起こるが，T細胞による反応の大きさとしては，直接経路がHLA抗原の違いと抗原ペプチドの違いの両方をみるのに対して，間接経路は抗原ペプチドの違いだけをみるので，反応自体は直接経路の方が10〜100倍大きな反応となる．

2 腎移植（kidney transplant）

輸血による免疫修飾という用語は，以前は免疫抑制という意味で使用されていた．はじめて，輸血による免疫抑制が臨床的な効果をもたらしたと注目されたのは，腎移植においてである．

Opelzら[2]は，死体腎移植前の輸血歴によって移植成績が異なるか検討した．輸血群では，とくに大量輸血群では無輸血群に比べて有意に腎生着率が高く，輸血がレシピエントが他人の臓器を拒絶する免疫反応を抑制するためと解釈された．同じ頃，移植前に移植ドナーの血液を輸血することにより高い生着率が得られる可能性も報告されている[3]．

当時の腎移植の1年生着率は50%前後と不本意な成績であった．そこに，輸血が第3の免疫抑制効果を示すことが示唆されたのである．Opelzら[4]のデータ 図V-14 では，移植前に輸血なし群では1年生着率は約41%であり，濃厚赤血球の輸血単位数が多くなるほど生着率は向上し，20単位以上では75%となり，30%以上の良好な生着率が認められた．血液製剤別でみると，濃厚赤血球，全血は効果が認められたが，解凍赤血球では効果が認められなかった．これらより，免疫抑制効果は白血球によりもたらされたことが示唆された．しかも，これらの群間では，HLA適合性，性別，妊娠歴，移植施設，移植時期ではいずれも有意差がなく，唯一輸血群で生着率が良かった．

次に，移植前に腎ドナー予定者からの輸血をするdonor-specific transfusion（DST）の成績を紹介する．対象はHLA one-haplotype identicalの血縁者間生体腎移植である．対照として腎移植で最適の組み合わせと考えられているHLA identicalの兄弟間移植がおかれている[5]．DSTを実施した1-haplotype identicalの移植は，HLA identicalの成績（7年生着率約85%）に匹敵するのに較べて，DSTを施

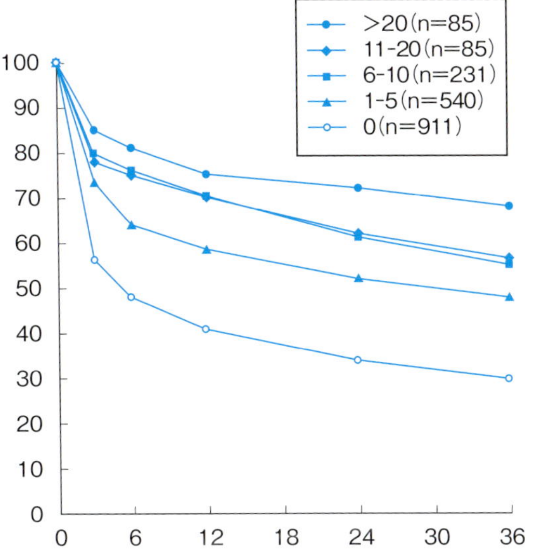

図V-14　移植前の輸血と腎移植生着率 (Opelz G, et al. Transplantation. 1980; 29: 153-8[4]より)

移植前の輸血量が多いほど腎移植生着率が向上している．

行しなかったHLA 1-haplotype identicalの群では60%と20～30%の生着率の差が観察された．2群間で他の背景因子に差がなく，生着率の差20数%はDSTによる効果と考えられた．他にも，同様の成績が報告されているが[6]，1980年代に免疫抑制剤シクロスポリンが使用されるようになり，DSTの臨床的意義は小さくなったが，輸血による免疫抑制の事実は今なお有効である．

■ a．免疫抑制機序

このDSTの免疫抑制の機序に関して，以下に掲げるような説が唱えられている．

まず，clonal deletion説は，拒絶に関与するようなT細胞が中枢性，すなわち胸腺内で除去されるという説である．輸血の血液中に含まれている細胞が胸腺に生着して，T細胞のレパトワを選択できるかはなはだ疑問である．しかし，移植後に移植臓器から継続的に細胞が供給されれば，この説に相当することが起こるかも知れない．

2番目のclonal anergy説は，輸血血液中の細胞がHLAを通した抗原刺激のみで，共刺激分子による第2のシグナルがないとその抗原を認識するT細胞はanergy，すなわち麻痺状態になるといわれている．このように，B7，CD28の共刺激分子を介した第2のシグナルが入らないと，HLA抗原を認識するT細胞はanergyとなり，IL-2RならびにIL-2産生などがうまく働かなくなるといわれている[7]．

3番目のsuppressor細胞の誘導ということもいわれている．これは，同種HLA抗原の刺激により，キラーT細胞などのeffector細胞を抑制する$CD4^+$ T細胞が誘導されるというものである．しかし，サプレッサーT（Ts）細胞の性状ならびに抑制機序については不明である．

第4に，近年明らかになった制御性T細胞（Treg）との関わりも考えられる[8]．

詳細な機序はともあれ，輸血によって以下に示すような現象が起きることがわかってきた．図V-15は，第3者ドナーから400 mLの輸血を受けた後，経時的に細胞傷害性T細胞（CTL）前駆細胞数を測定したものである[9]．ドナーとレシピエント間でDR抗原，B抗原が一つも共有されていないとドナーに対するCTL前駆細胞数は変動がなかった．しかし，DR・B抗原がそれぞれ少なくとも一つ共有されていると，ドナーに対するCTL前駆細胞は4～16週後にはほとんど検出できなくなった．しかし，第3者に対するCTL前駆細胞数は輸血前と同程度であり，ドナーHLA抗原に特異的であることが示されている．これは1 haplotype一致のDSTにおける免疫抑制を反映しているものと考えられる[10]．また，ランダムドナー輸血においてもドナーの一部は移植ドナーとHLA抗原を共有している可能性があり，同様の現象が起こっているかも知れない．

問題は，なぜドナーとレシピエントがHLA抗原を共有しているとCTL前駆細胞のようなeffector細胞の誘導を抑制するかであるが，van Rood，Classらは以下の仮説を立てている図V-16[11]．すなわち，輸血によって共有クラスII抗原を介してドナー由来のアロ抗原がレシピエント$CD4^+$T細胞に抗原提示される．一方，輸血あるいは移植臓器に特異的なレシピエントCTL前駆細胞が活性化されるときにクラスII抗原陽性となり，ドナー由来のアロ抗原を捕捉する．$CD4^+$T細胞はこのように活性化したT細胞を認識し，何らかの形で抑制効果を示すとい

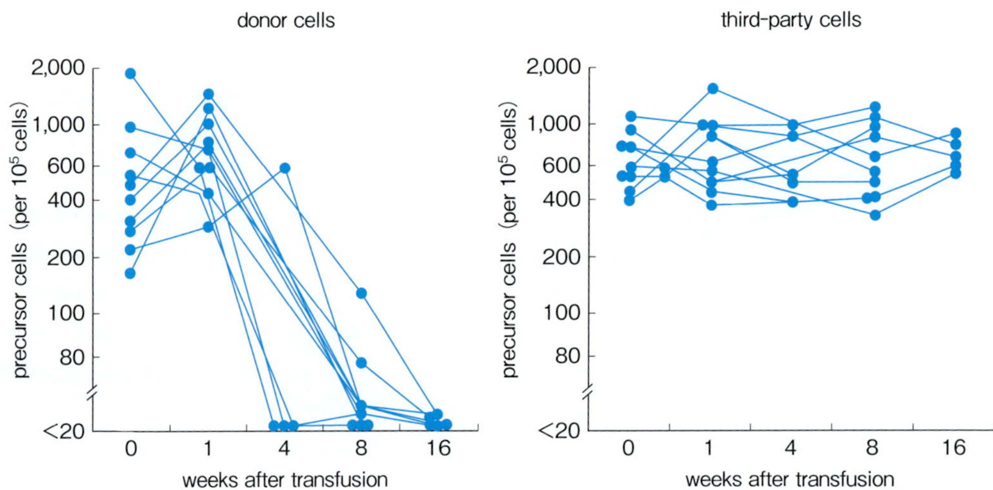

図V-15　輸血と細胞傷害性T細胞の数（van Twuyver E, et al. N Engl J Med. 1991; 325: 1210-3[9]より）
HLA-B, -DR 抗原が共有しているドナーから 400 mL の輸血を受けた後の，ドナーに対する細胞傷害性 T 細胞数（左）と第 3 者に対する細胞傷害性 T 細胞数（右）.

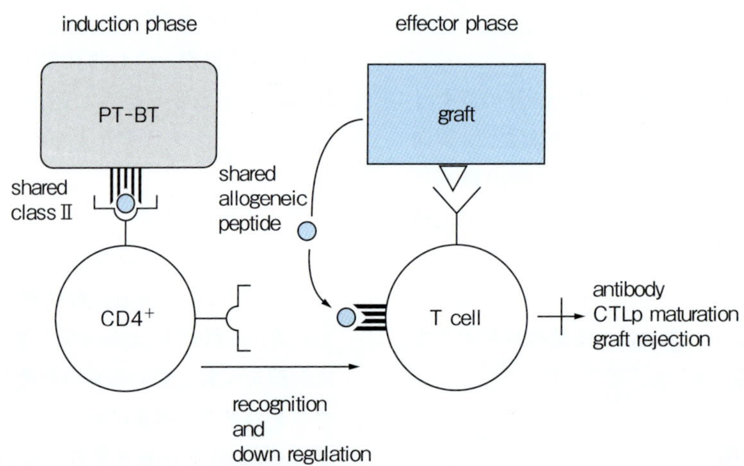

図V-16　HLA-DR 抗原共有性と免疫抑制の機序（van Rood JJ, et al. Science. 1990; 248: 1388-93[11]より）
PT-BT: 移植前輸血.

うもので，先ほど述べた機序のうちsuppressor細胞の誘導という機序になるかと思われる.

上記の免疫抑制は，Tregの観点からも検討されている．Tregは，胸腺で自己MHCにより教育され，末梢の自己ペプチドに対する過剰な反応を制御するtTregと末梢での非自己ペプチドに反応するpTregの大きく2つの系統があるとされている[12]．HLA-DR一致のDSTによる免疫抑制は，ドナー抗原提示細胞（APC）によるレシピエントTregの活性化とレシピエントAPCによるドナーTregの活性化の2つの経路が想定される．前者の場合は，上述のTsがTregに相当するが，ドナーAPC，提示されるペプチド，誘導されたTregの性状ならびに抑制の機序については不明である[8]．通常ドナーアロ抗原は，レシピエントAPCにより補足され，レシピエントクラスⅡ＋アロペプチドとしてレシピエントT細胞に提示され，エフェクター細胞まで誘導される（間接経路）．その一方で，共有クラスⅡ＋アロペプチドは，ドナーT細胞にとっては，自己ペプチドであり，胸腺で微妙に選択されながら末梢で維持されてきた．この細胞群こそ，自己反応に抑制的なTregであり，輸血・移植のような特殊な環境下で活性化され，同様の細胞を増殖させる．更に，抑制的なサイトカイン(IL-10，TGF-βなど)を介して，共有クラスⅡ＋アロペプチドに反応するレシピエント由来のヘルパーT細胞の反応を抑制あるいは競合することにより，免疫制御することも考えられる[13]．今後，ヒトにおけるFoxp 3+CD4+細胞(Treg) の免疫制御における役割の解明と細胞療法への展開が期待される．

3 習慣性流産 (recurrent spontaneous abortion)

移植免疫は，標的抗原が割合明確で，その解析は行いやすいが，生殖免疫の分野においても輸血あるいは類似の方法が実際に臨床応用されている[14]．

まず，妊娠においては，胎児の半分の遺伝子は父親由来であり，いわばsemi-allograftともいうべき現象である．したがって，胎児は本来拒絶されるべきものであるが，正常妊娠では拒絶されずに満期まで生着しており，特別な抑制機序が働いているはずである．

免疫学的に拒絶に関与するeffector細胞は，通常CTLであり，その標的抗原はHLA分子であると考えられている．しかし，母児間を隔てる胎盤には標的となるいわゆる古典的なHLAクラスⅠ抗原(HLA-A・B・C抗原)は発現していない．したがって，CTLの系が働くのは考えにくく，実際に妊娠初期には，母体末梢血中に胎児に対するCTL活性は認められない[15]．また，HLA-G抗原という非古典的なHLAクラスⅠ抗原が発現されているが，多型性に乏しく標的抗原となることは考えにくい．

他の機序としてNK細胞，マクロファージによるキラー細胞活性が考えられる．NK細胞はクラスⅠ抗原が発現されていない細胞を効率よく傷害するといわれており，この点，HLA-G分子の抗NK活性としての機能は不明であるが，本来は胎盤組織はNK細胞の格好の標的になる組織であるといえる．したがって，正常妊娠では，胎盤という局所環境においてNK細胞の働きを抑える環境があるものと推定される．習慣流産は，その抑制機序が破綻したために発症すると考えられる．

このような習慣流産患者に対して，第3者あるいは夫リンパ球の輸血または免疫療法が行われてきた 表Ⅴ-24．最初の対照試験では，夫リンパ球免疫群は成功率77%で，対照の妻リンパ球免疫群では26%であり，有意差があった[16]．しかし，いくつかの追試が行われた．平均すると夫リンパ球免疫群で約70%，妻自身のリンパ球免疫群で約50%の成功率である[17]．

全体的に解析したところ，以下に示すような結論

表Ⅴ-24 習慣流産におけるリンパ球免疫療法

Investigators	Paternal	3rd party	Maternal
Talor and Faulk	—	3/4 (75.0%)	—
Mowbray et al	17/22 (77.3%)	—	10/27 (37.0%)
McIntyre et al	—	23/26 (88.5%)	—
Mowbray et al	24/30 (80.0%)	—	—
Reznikoff et al	29/34 (85.3%)	—	—
Smith et al	43/74 (58.1%)	—	—
Takakuwa et al	28/35 (80.0%)	—	—
Carp et al	64/89 (71.9%)	—	—
Cauchi et al	13/21 (61.9%)	—	—
Ho et al	31/39 (79.5%)	8/11 (72.7%)	32/49 (65.3%)
Unander	—	243/263 (92.4%)	—
Gatenby et al	13/19 (68.4%)	—	9/19 (47.4%)
Total	262/363 (72.2%)	277/304 (91.1%)	51/95 (53.7%)

が導きだされた[18]．既に現夫との間に生児があったり，夫HLA抗原に対する抗体が既に存在した場合は成績は良く，また抗HLA抗体の陽転化も予後良好因子であった．また，悪化因子としては，高齢者，5回以上の流産歴，自己抗体陽性者であった．これらの背景を補正すると，夫リンパ球免疫群で8〜10%の差で成功率が上がっていた．したがって，11人の患者に免疫して1人の生児を得る．しかし，免疫療法により利益を得る患者を絞るのは難しい．

免疫療法の効果判定をみる検査法の多くはHLA抗原に対する反応であり，夫婦間のHLA抗原の共有率により多くが左右される．そこで，比較的非特異的で習慣流産の発症機序にも関与すると考えられるNK活性について述べる．

青木らは，習慣流産の患者に対して免疫療法を行わないで，単にNK活性を測定し，追跡した[19]．患者群のNK活性は平均39%で，対照群の29%に較べて高い活性を示した．患者群の妊娠継続率をみたところ，高NK活性群では71%が流産し，正常NK活性群では20%のみ流産し，高いNK活性を示す患者では流産しやすいことが示唆された．患者では，一部の免疫療法によってNK活性が低下する傾向があった[20]．

初期の比較対照試験では，有意な治療効果がないとされていたが，患者の選択基準，免疫方法・時期，および免疫パラメータを厳密に適応すれば，70〜80%で生児が得られるとの報告もあり，さらなる臨床治験の積み重ねが必要である．機序としては，遮断抗体の産生，Th1，NK活性の抑制などが考えられている[21]．近年では，習慣流産における制御性T細胞（Treg）についても検討され，患者では健常者に較べてTregが減少していること，夫リンパ球免疫により妊娠の継続とTregおよびその関連サイトカインであるIL-10，TGF-βの増加が報告されている[22]．

a．NK活性，リンパ球サブセット，サイトカインの変動

輸血によってNK活性はどのような影響を受けるのだろうか．手術時の輸血とその後のNK活性の成績が出ている図V-17[23]．まず手術によって術後1週間はNK活性が低下するが，4週後ではだいたい前値まで回復している．しかし，輸血を受けた患者群では，NK活性は低下したまま回復しないようである．白血球除去赤血球を受けた群をみると，無輸血群と同様に一旦低下したNK活性は4週後には前値まで回復している．こうして，輸血によるNK活性の低下は少なくとも術後4週間は持続し，その原因となる成分は白血球，とくに単核球であることが示唆される．

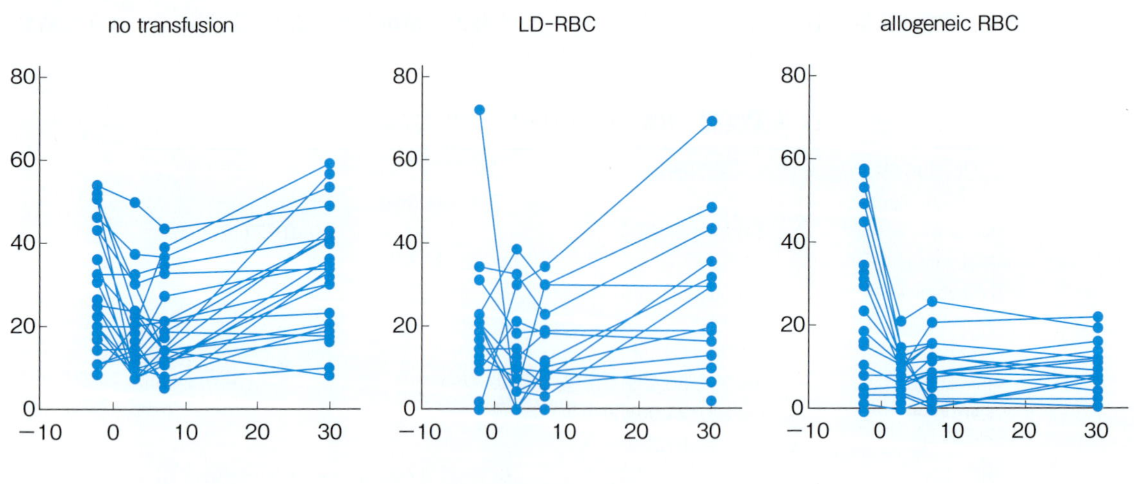

図V-17　**輸血によるNK活性の変動**（Jensen LS, et al. Br J Surg. 1992; 79: 513-6[23]より）
LD-RBC; 白血球除去赤血球.

鎌状赤血球貧血（sickle cell anemia），血友病の患者での輸血歴の有無によるリンパ球サブセット，NK 活性が報告されている．T4/T8 比は血友病，輸血歴ありの SCA で対照ならびに輸血なしの SCA に比較して低下していた．SCA において，輸血群は輸血なしの SCA に比較して NK 活性が有意に低下していた[24]．患者背景にいくぶんかの相異はあるが，輸血を受けていると NK 活性が低下するという仮説を支持するものである．

一方，これらの免疫担当細胞の活性化，増殖，分化には，さまざまなサイトカインが関与していることが知られている．$CD4^+$Th 細胞には，IL-2 や INF-γ を産生する Th1 細胞と IL-4，IL-5，IL-6，IL-10 を産生する Th2 細胞がある．Th1 細胞は，遅延型過敏症として知られる細胞性免疫に関与し，Th2 細胞は B 細胞からの抗体の産生を促し，液性免疫の成立に関与する．未感作のナイーブ T 細胞（Th0）から，Th1，Th2 への分化のバランスは，その時存在する IL-12 または IL-4 に依存し，Th1 または Th2 が産生するサイトカインはそれぞれの細胞への分化を促進し，他方への分化を抑制する[25]．これは NK 細胞の分化についても同様であり，Th1 型のサイトカイン，TNF-α，IL-12，IFN-γ，IL-2 などにより NK 細胞は活性化され，分裂，増殖する．

無輸血群，同種血輸血群，自己血輸血群においてこれらのサイトカインの値が報告されている[26]．同種血輸血群と非同種血輸血群での IL-10，IL-4 の単核球の分泌能を見ると，同種血輸血群で IL-4，IL-10 の分泌能が高い傾向が認められている．一方，自己血輸血群と無輸血群での血漿 IL-2，IL-10 濃度が測定されているが，自己血群では，IL-10 の濃度は抑制され，IL-2 濃度は亢進していた．例数は少ないが，同種血輸血では Th2 型の液性免疫へ，また自己血では逆に Th1 型の細胞性免疫への分化を促進するように思われる．

これまでの免疫修飾についてまとめてみると，特異的免疫に関しては，HLA 1- haplotype 一致の輸血の場合は，非共有 HLA 抗原に対する CTL 前駆細胞が消失するようであり，非特異的な免疫修飾に関しては，免疫バランスとしては Th1 型の細胞性免疫を抑制し，むしろ Th2 型の液性免疫を促進することにより，Th1 型の細胞性免疫を抑える方向に働くようである．

4 癌再発率と生存率 (malignancy recurrence)

■ a．これまでの研究（後方視的研究）

Burrows と Tartter[27]は，はじめて輸血と結腸癌手術患者の予後との関係について報告した．1976 年から 1981 年までに結腸・直腸癌で根治手術を受けた患者を検討した．輸血患者（58 名），無輸血患者（65 名）のうち，術後 6 カ月以降での両群の 5 年無病生存率は輸血群で 51%，無輸血群で 84% であった 図V-18．この差は，ステージ，発生部位，術後治療の種類により層別に解析しても依然有意であった．その後，結腸癌，乳癌，肺癌，頭頸部癌，前立腺癌，胃癌など多くの癌種について輸血の有無と予後との関係について検討された．多くの報告では，輸血群は無輸血群に較べると有意に生存率が悪いことが報告されている[28] 表V-25．しかし，輸血群と無輸血群では，当然患者背景に差があり，輸血を必要とする群では，術前の貧血などの全身状態が悪く，手術も複雑で長時間にわたる可能性も高い．また，統計的に処理をするには多くの複雑な因子（根治手術，輸血症例，再発例の割合や手術に関わる外科医の数や質，あるいは施設での術後管理法など）

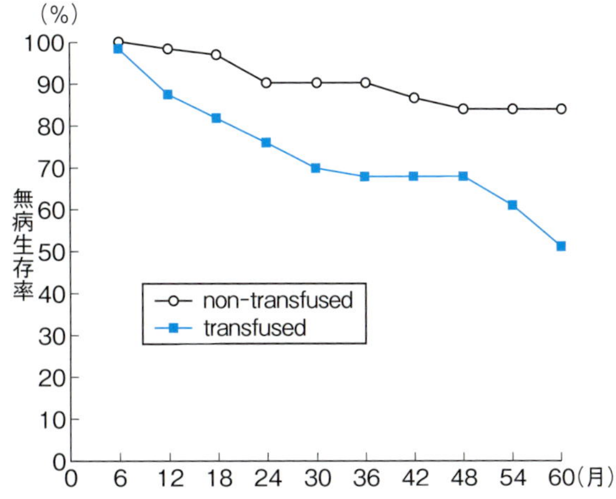

図V-18 **輸血の有無と結腸癌手術患者の予後（後方視的研究）**（Burrows L, et al. Lancet. 1982; ii: 662[27]より）

表V-25 同種血輸血と無病生存率(Blumberg N, et al. Transf Med Rev 4: 24-35, 1990[28]より)

Author	n	% Transfused (%)	5-Year Recurrence-Free Survival	
			Transfused	Non-Transfused
Burrows	295	60	51	65*
Blumberg	197	65	48	92*
Parrott	517	72	40	63*
Creasy	68	49	28	53*
Frankish	174	59	74	70
Wirsching	435	69	59	78*
Hermanek	598	87	50 (FFP)	88*
Mecklin	520	68	66	81
Beynon	519	55	54	74
Wobbes	270	68	58	78*

*有意差あり

が絡んでいる．生存率の差は，輸血の効果によるのか，あるいは患者に輸血を行わなければならない背景因子の差によるのか区別ができない．したがって，同種血輸血が免疫抑制を引き起こし，癌の再発を助長するという仮説を実証するためには，同じ癌種で，輸血を必要とする患者群のみを対象にして，免疫抑制の原因成分と考えられる同種白血球を含むか，含まないかの2群にランダムに割り当てる prospective randomized controlled study が必要になった．

■ b．前方視的対照研究

Busch ら[29]は，多施設で prospective に 475 名の結腸・直腸癌患者をランダムに同種血輸血群と自己血輸血群に分け，両群間で生存率を検討した 図V-19．4年無病生存率は，同種血群（236名）で67%，自己血群（239名）で62%であり，両群間で有意差はなかった．また，根治手術を行った423名の患者の4年無病生存率について検討すると，143名の無輸血患者は73%〔この内，同種血群94名（75%），自己血群49名（69%）〕であり，280名の輸血患者は59%〔この内，同種血群136名（56%），自己血群102名（62%），両方42名（66%）〕であり，輸血群では無輸血群に較べて有意に生存率が低下していた．しかし，同種血，自己血輸血群間では有意差が認められなかった．この結果は，これまでの retrospective な観察報告の結果を支持するものであるが，同種血輸血の予後に対する影響は，自己血輸血と同程度であり，原因結果の関係ではないことを示している．むしろ，輸血を必要とする患者の背景因子が予後と関係しているという結論である．

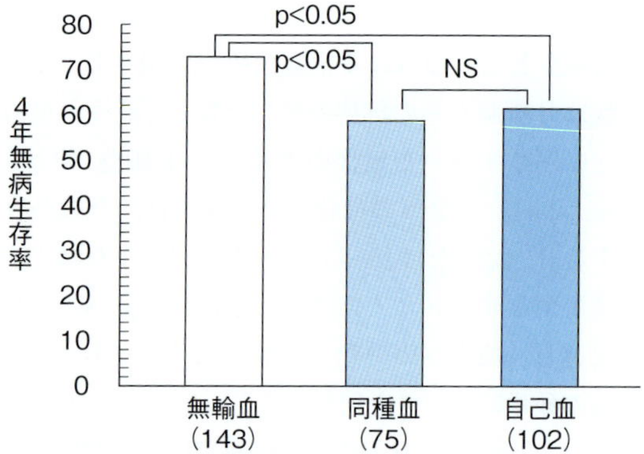

図V-19 輸血の有無と結腸癌手術患者の予後（前方視的研究）(Busch ORC, et al. N Engl J Med. 1993; 328: 1372-76[29]より)
同種血輸血，自己血輸血，無輸血患者の無病生存率．

Heiss ら[30]は，1施設での結果を検討している．120名の結腸・直腸癌患者を対象に，ランダムに自己血群（2単位の術前貯血）と同種血群に振り分け，根治手術を実施した48名の自己血群患者と52名の同種血群患者の癌再発率，2年無病生存率を検討した．両群間での2年再発率は，同種血群で32%，自己血群で18%と同種血群で高い傾向が認められた．さらに，自己血採血を2単位行ったことから，2単位以下の同種血輸血例，自己血輸血例を比較した．その結果，4年生存率で約25%の差で，自己血群は同種血輸血群に較べて有意に生存率が良いことが示された．輸血が2単位以下の比較的軽症の癌患者群では手術などの侵襲が少なく，同種血輸血による免疫抑制効果が発揮されるのかもしれない．しかし，一方自己血輸血患者では術前Hbが低く，結果として術中早期に，比較的軽症の患者に自己血輸血が行われた可能性があり，同種血，自己血輸血群間での生存率の差を過大評価するべきでないとの考えもある．

さらにHoubiersら[31]は，1987年から1990年にかけて，オランダの16施設と共同で1,108名の患者を対象にして対照試験を実施した．この内，697名が結腸・直腸癌の根治手術が可能な患者で，フィルターによる白血球除去（LD）群（337名）と標準的な濃厚赤血球（PC）群（360名）に振り分けて，3年後の生存率，無病生存率，再発率，術後感染症を検討したが，いずれも有意差は認めなかった．しかし，両群で輸血を受けた446名の患者群（LD群215名，PC群231名）では，輸血を受けなかった251名の患者群（LD群122名，PC群129名）に比較して，3年生存率（69% vs 81%）は有意に低く，術後感染症の発生率（39% vs 24%）は有意に高かったが，癌再発率（30% vs 26%）には有意差がなかった．特に，無輸血（251例），3単位以下（248例），それ以上（198例）の輸血量に分けて検討すると，癌関連死亡率は，13.1%，19.0%，17.6%と有意差は認めなかった．癌再発と関連のない死亡については，5.2%，5.2%，16.2%と輸血量に比例して高かった．また，非癌関連死の死因として術後感染症は，無輸血群，3単位以下群では8%であるのに，4単位以上の輸血群では31%と増加していた．これらの事実から著者らは，1）輸血は患者の生存率の低下と関連しているが，2）癌の再発によるものではなく，3）術後感染症などの非癌関連死亡と関係している．したがって，4）同種白血球による癌再発に対する免疫抑制効果は認められない，と結論している．すなわち，4単位以上の輸血を必要とする患者は，全身状態あるいは病態が重症であり，術式の種類も含めて手術の侵襲が大きく，したがって輸血量も多くなり，致命的な術後感染症の発生率が高くなるため非癌関連の死亡率が高くなる，としている．

その後，結腸・直腸癌の予後に関しては，濃赤群と白除群の間で症例を増やして，オランダ，デンマークで追跡試験が行われている．van de Wateringら[32]は，濃赤群と白除群との間で5年生存率（63.6% vs 65.3%），再発率（27.8% vs 27.9%），いずれも有意差がないことを示している．しかし，いずれの輸血群であれ，無輸血群との比較では，有意に生存率（59.6% vs 72.9%）が低下していた．同様に，Jensenら[33]は，結腸・直腸癌において，濃赤群（142名）と白除群（118名）の間で，7年生存率は，それぞれ45%（59名），41%（46名）であり，両群間に差がなかったが，無輸血群（329名）の59%（189名）に比べると有意に低下していた．このことは，癌の再発に製剤中の白血球は免疫抑制に関与しないことを意味し，白血球以外の血液成分が再発とは関連のない免疫修飾効果を発揮し生存率に影響を与えている，もしくは，輸血を必要とする患者の病態（侵襲の大きい直腸手術など）が癌再発に関連し，生存率が低下することが考えられる．

5 術後創感染症 (post-surgical wound infection)

術後創感染症に関しては，癌の再発と同様にこれまでretrospectiveあるいはprospectiveな臨床研究が報告されている[17]．対象疾患（消化管疾患，整形外科，婦人科など），対照群の輸血の種類（無輸血，自己血，白血球除去赤血球），参加施設の数，感染症の種類などが違うにもかかわらず，多くの研究で同種濃厚赤血球輸血により術後創感染症の頻度が増加するという報告がされている．

Jensenら[23]は，はじめて結腸・直腸患者を対象にして，輸血と創感染症に関するprospectiveな比較対照試験の結果を報告した．デンマークの2施設で197名の患者が試験に参加した．そのうち104名に輸血が行われたが，48名は白血球除去フィルターを使用した白血球除去全血（白除群）が輸血され，56名は標準的な全血（全血群）が輸血された．術後創感染のうち膿瘍，敗血症は全血群で23%に発生したが，この頻度は白除群の2%，無輸血群の2%に較べて有意に増加していた．また，本報告では術後30日までNK活性を測定し，無輸血群，白除群ではNK活性は術後1週間で有意に低下するが，30日後では術前値まで回復するのに対して，全血群では術後30日目でも低下したままであることを報告した．すなわち，同種白血球を含む全血輸血は，結腸・直腸手術患者において術後創感染，敗血症の発生頻度が高くなり，その原因としてNK活性などの抑制をあげている．Jensenら[34]はその後さらに症例数を589名に増やし，また使用する血液をバッフィーコートを除去した濃厚赤血球（濃赤群）とそれから白血球を除去した白血球除去濃厚赤血球（白除濃赤群）との間で比較試験を実施した．対象は結腸・直腸疾患（主として癌）の根治手術患者であり，142名の濃赤群では，術後創感染，腹腔内膿瘍，敗血症などが18.3%の頻度で発生し，白除濃赤群の0%，無輸血群の0.6%に較べて有意に高いことを確認した．

Heissら[35]も，1施設での結腸・直腸癌の根治手術症例について，術後感染症の発生率を自己血輸血群（62例）と同種血輸血群（58例）との間で比較検討をした．術後感染症（創部感染，肺炎，敗血症など）の発生頻度は，自己血輸血群では7例（12%），同種血輸血群では17例（27%）であり，同種血輸血群で有意に高かった．また，その発生頻度は，輸血量と比例し，3単位以上の同種血輸血群では，14例中7例と約半数に術後感染が認められた．

一方，Buschら，Houbiersらは，前述の結腸・直腸癌の根治手術症例を対象にした多施設共同研究において術後感染症についても調査した．Buschら[29]の報告では，術後感染の発生頻度は，自己血群では27%，同種血群では25%と差はないと報告した．Houbiersら[36]の比較対照試験は，対象は結腸・直腸癌患者で，比較血液製剤は，白除濃厚赤血球とし，手術関連感染症に限定すれば，その発生頻度は，濃赤群（231例），白除濃赤群（215例），無輸血群（251例）で，それぞれ36%，42%，24%と両輸血群間では有意差がないが，無輸血群との比較では有意差が認められた．また，4単位以上の輸血群では，濃赤群，白除群を問わず，非癌関連の死亡率は有意に高く，とりわけ致命的な感染症の発生頻度は31%と有意に高かった．Houbiersらは，術後感染症に対する輸血免疫抑制効果は，同種白血球よりも赤血球それ自体であり，マクロファージなどの貪食細胞に作用し，細菌などの貪食を抑制する可能性をあげている．

癌患者を対象としたHoubiersらの多施設研究とJensenら，Heissらの成績は相反する．多施設研究では，施設間格差があり，またデータ収集に関してもエラーが発生しやすく，効果の程度が小さい場合は，これらの影響で効果を検出するのは困難になる．特に術後感染症のように，①疾患の部位と進展度，②全身状態と合併症の有無，③術式と術者の技量，④手術室の管理状況，⑤感染予防法など，患者背景，施設，術者により大きく影響される．実際，消化器手術の術後感染症の頻度について0〜65%と大きな格差があるという報告もある．VamvakasとBlajchman[37]によれば，患者を2群に振り分けて，感染率の差が10%改善されることを検出するためには，全体の感染率を20%，輸血率を50%とすると，20,000人の患者を試験対象としなければならないという．

そこで，Blumbergら[38]は，これまでの比較対照試験で，実際に輸血された患者（割り当てられた患者全体ではなく）の感染率を再検討した．それによると，1,456名の濃赤群では482名（33%）が術後感染症を発生したのに比べて，1,637名の白血球除去（白除）群では380名（23%）が感染症を発生したことから，白血球除去により約10%の感染症が減少することが示された表V-26．

a．免疫抑制に関与する血液成分

これまでの研究で同種血輸血による免疫修飾は，主として癌患者を対象にして実施されてきた．しかも，免疫抑制を起こす血液成分として同種白血球を想定して，自己血対同種血，あるいは白血球除去赤血球対通常の同種赤血球輸血群での比較研究を行ってきた．結果として，研究デザインの違いにより異なる結果が出ている．一方，輸血による免疫抑制効果があるとして，その原因成分は白血球であるならば，1）白血球そのものか，2）あるいは保存中の白血球の産生あるいは分解産物か，3）両方であるのか，については不明である．これまでの研究では，1）の場合を想定して，同種白血球を含む，あるいは含まない血液を2群に振り分けて検討した．そこで，

表Ⅴ-26　輸血（濃厚赤血球・白血球除去赤血球）と術後感染症（Blumberg N, et al. Transfusion. 2007; 47: 573-81[38]より）

Author（year）	Type of Surgery	Total No. of Patients	No. of Patients with BT	No. of PC	No of PC with INF	PC-INF (%)	No. of LD	No of LD with INF	LD-INF (%)
Jensen（1992）	Colorectal	197	104	56	14	25%	48	2	4%
Houbiers（1994）	Colorectal	697	446	231	83	36%	215	90	42%
Jensen（1996）	Colorectal	589	260	142	73	51%	118	12	10%
Tartar（1998）	Colorectal	221	59	34	15	44%	25	4	16%
Titlestad（2001）	Colorectal	279	112	64	29	45%	48	18	38%
	subtotal	1983	981	527	214	41%	454	126	28%
van de Watering（1998）	Cardiac	914	866	303	71	23%	563	100	18%
Wallis（2002）	Cardiac	393	337	163	33	20%	174	22	13%
Bilgin（2004）	Cardiac	472	430	216	73	34%	214	52	24%
	subtotal	1779	1633	682	177	26%	951	174	18%
	Total	3762	2614	1209	391	32%	1405	300	21%

表Ⅴ-27　心臓外科手術における白血球除去赤血球輸血と術後感染症・予後（van de Watering LMG, et al. Circulation. 1998; 97: 562-8[39]より）

	Total	Non-Filtered	Pre-Filtered	Post-Filtered	
No. of patients	861	302	280	279	
Patients with infections	171（19.9%）	71（23.5%）	50（17.9%）	50（17.9%）	p=0.06
No. of patients（>3 blood transfusion）	508	175	164	169	
Patients with infections	130（25.6%）	55（31.4%）	39（23.8%）	36（21.3%）	p=0.04
No. of patients	914	306	305	303	
Mortality（<2 mo）	45（4.9%）	24（7.8%）	11（3.6%）	10（3.3%）	p=0.015
Cardiac	33	14	10	9	p=0.53
Non-cardiac	12	10	1	1	p=0.001
MOF	9	7	1	1	
Anastomotic dehiscence	3	3	0	0	

van de Watering ら[39]は，心臓外科手術患者において，1）通常の濃厚赤血球群（306例），2）保存前白除群（305例），3）保存後白除群（303例）に無作為に振り分け，術後感染症の発生率を検討した．その結果，実際に輸血を受け，周術期での死亡例を除いた861例の術後感染症の発生率は，濃赤群で71例（23.5%），保存前白除群50例（17.9%），保存後白除群50例（17.9%）であり，統計学的には p=0.06 と有意差は認めなかった．しかし，3単位以上の輸血群（508例）で，濃赤群と保存前後を問わず白除群全体とで比較すると，濃赤群は，白除群に比較して術後感染率が有意に高値であった（p=0.04）表Ⅴ-27．これらの成績から，保存初期に白血球により産生される histamine，serotonin，elastase，acid phosphatase や単核球により産生される炎症性サイトカイン（IL-1，TNF-α，IL-6 など）は，いずれもフィルターでは除去できず，その原因物質であるとは考えにくい．一方，白血球，血小板，フィブリノーゲンなどで構成される微小凝集塊は，保存前白除では生成されないし，保存後白除によっても除去され，通常の濃赤にのみ混入しており，免疫抑制の原因物質であることは除外できない，としている．

本研究では，術後60日以内の死亡についても検討している．対象者全体の死亡率は45例（4.9%）であったが，濃赤群では，24例（7.8%）で，保存前白除群の11例（3.6%），保存後白除群の10例（3.3%）に較べて有意に高かった．その死亡原因は，心筋梗塞，心不全などの心関連は，3群間で有意差はなかったが，非心関連死亡（多臓器不全など）については，濃赤群で有意に高かった（p=0.001）．特に，

4単位以上の輸血症例においては，濃赤群では176例中22例(12.5%)，白除群では335例中7例(5.1%)であった．心臓血管手術では人工心肺により既に白血球，血小板，凝固，補体系が活性化されており，さらにある一定量以上の白血球が輸血されると局所的な炎症がさらに多臓器不全にまで進展する可能性があり，大量輸血患者では白血球除去血の使用が推奨される．

その後，Bilgin ら[40]は，2つの心臓血管外科領域の比較対照試験[39,41]を合わせて検討し，術後感染症のみならず短期的な死亡率(術後60日または90日)について報告した．濃赤群（543名）と白除群（542名）での術後感染症の発生率（34% vs 24%）は濃赤群で有意に高く，しかも短期の死亡率（9.4% vs 5.4%）は，感染者（5.5% vs 2.2%）において，非感染者（多くは心合併症による）の死亡率（4.0% vs 3.1%）と比較して，濃赤群で有意に高かった．その傾向は，多臓器不全(MOF)を合併した感染者(3.7% vs 1.3%)，および4単位以上の輸血群（9.2% vs 3.5%）においてとくに顕著であった．これらのことから，心臓血管外科手術においては，上述の結腸手術とは異なり人工心肺などが使用され，すでに白血球，血小板，その他凝固，補体系が活性化されており，そこに一定量以上の白血球が輸血されると，さらに炎症反応が増悪し，感染症を伴うMOFを発症して短期予後が悪化することが推定されている．

また，Bilgin ら[42]は，両群間での炎症反応の差をみるために，346名の患者の，術前，術後，ICU入室時，1日目，2日目のIL-6，IL-10，IL-12の血中濃度を測定した．3単位以下の輸血群（164名）では，ICU入室時に，両群間でいずれのサイトカイン濃度に有意差は認めなかったが，4単位以上の輸血群（182名）の解析では，濃赤群（84名）で白除群(98名）に較べて，IL-6の有意な上昇（152 pg/mL vs 96 pg/mL　$p=0.02$）を認めた．また，術後感染症（84名），多臓器不全（62名）の合併症群では，それぞれIL-6，IL-12が濃赤群において有意に高かった．多変量解析の結果，高濃度のIL-6は多臓器不全と入院死亡，高濃度のIL-10は入院死亡との関連を認めた．これらのことから，高単位の濃赤血(1単位あたり0.7×10^9の白血球含）の輸血は，白除血(1単位あたり0.15×10^6の白血球)の輸血に較べて，術後のサイトカインバランスがIL-6，IL-10など向炎症サイトカインの産生に傾き，そのことが感染症，多臓器不全などを引き起こし，ひいては予後に関係しているのではないかと推定している．

しかし，2000年前後にカナダ，ヨーロッパで導入された保存前白血球除去は，その後の白除導入前後での比較調査によって，導入後，重症患者（心臓手術，股関節手術，ICU適応症例など）の入院死亡率は有意に低下し，また，発熱の頻度，抗生剤の使用率も有意に低下したと報告され[43]，現在では，日本も含めて多くの先進国で取り入れられていることから，前方視的な比較対照試験を実施することは困難である．

■ b．赤血球保存傷害(red cell storage lesion)

赤血球製剤は保存期間中に赤血球自体と上清中に様々な変化を引き起こす．実際の赤血球輸血は，国，地域によっても異なるが，平均16～21日保存の血液が輸血され，最も長期なのは，保存期限の42日まで使用される．したがって，これら製剤の保存期間が比較的新しい（短い）もしくは古い（長い）製剤の輸血により，患者の予後，入院期間，感染症・臓器障害の発生率など臨床的指標に影響があるのではないかと考えられてきた．

Lelubre ら（2013）[44]の総説によれば，1983年から2012年までの間に，血液保存期間と予後などの臨床的指標との関連の論文が，約4,000本認められた．その内，試験方法，評価項目など検証に耐える55論文が最終的に検証された．まず，この55論文のうち，26（47%）の研究では，古い血液の使用は，何らかの臨床指標との間に負の相関があるとの報告であるが，残りの29（53%）ではそれが認められなかった．しかし，これらの研究は，対象患者（心血管手術，ICU患者，外傷など），研究方法（観察研究，比較対照研究など），使用した製剤の性状（濃厚赤血球，白除血），保存期間（7日，14日，21日，28日など），解析の対象（輸血量，保存期間の平均値，中央値など），そして評価項目（死亡率，感染症など）もそれぞれ異なっており，基本的にメタ分析になじまない．特に，血液製剤の性状に関しては，白除血でなければ，白血球の影響なのか，赤血球自体の影響なのか判別できない．そこで，観察研究のうち白除血のみを使用した10報告(3外傷，2 ICU，3心血管外科，その他2）をみると，外傷においては，古い製剤は短期予後を悪くしているが，輸血量が多い場合に限るとの成績もある．これに対して，van de Watering[45]は，そもそも，外傷などでは，通常5単位以上の輸血が行われ，そのような大量輸血例では，より古い血液が輸血される傾向にあり，輸血量と保存期間を分離して解析することは困難であるとしている．また，相関が示されているのは，全て北米からの報告であり，製剤の製造方法，血液の使用状況，製剤バッグの性状などが異なっており，地域に限定された問題ではないかと指摘している．心臓関連の事例においても，欧州の2報告は相関を認めないが，カナダの1報告では，古い血液は予後を悪化させている．

そこで，Lacroix ら[46]は，ICU 患者を対象に，7日以内の白除血（新鮮群: 平均6.1日）と通常の白除血（標準群: 平均22.0日）を無作為に投与する国際共同研究（カナダ16，イギリス20，フランス10，オランダ7，ベルギー1施設）を実施した．その結果，90日死亡は，新鮮群448名/1,211名（37.0%），標準群430名/1,219名（35.3%）であり，実際に輸血を受けた患者群で比較しても，新鮮群423/1,153（36.7%），標準群398/1,163（34.2%）といずれも1～2%の違いであり，統計学的に有意差を認めなかった．また，その他の指標(主疾患，呼吸器装着期間，血行動態，透析，入院期間，輸血副反応など）についても両群間で有意差は認めなかった．以上のことから，ICU 患者においては，新鮮血のみを輸血することに臨床的な有益性はないと結論している．

おわりに

輸血は，本来の輸血の目的である血液成分の補充以外に，患者に対して様々な免疫学的な修飾をもたらしている．もし，免疫修飾が患者の予後に利益をもたらすものがあれば，輸血は補充療法以外に新たな効能をもつことになる．その内の一つは，移植と習慣流産におけるドナー血輸血あるいは夫リンパ球免疫である．その他の免疫修飾は，あったとしても，白血球を除去することにより，その効果を除去することができる．保存前白血球除去が導入された現在，一般的な輸血においては，白血球もしくはその産物による免疫抑制効果を考慮する必要はなくなった．むしろ，必要とする成分のみを輸血する本来の成分輸血に近づいたものと考える．しかし，赤血球自体あるいは血漿の免疫修飾効果については不明な点も多く，必要最小限の輸血を心がけることは言うまでもない．

●文　献

1) Guinan EC, Gribben JG, Boussiotis VA, et al. Pivotal role of the B7: CD28 pathway in transplantation torelance and tumor immunity. Blood. 1994; 84: 3261-82.
2) Opelz G, Sengar DPS, Mickey MR, et al. Effect of blood transfusions on subsequent kidney transplants. Transplant Proc. 1973; 5: 253-9.
3) Newton WT, Anderson CB. Planned immunization of renal allograft recipients. Surgery. 1973; 74: 430.
4) Opelz G, Terasaki PI. Dominant effect of transplantation on kidney graft survival. Transplantation. 1980; 29: 153-8.
5) Anderson CB, Jenderisak, MD, Flye MW, et al. Concomitant immunosuppression and donor-specific transfusions prior to renal transplantation. Transplant Proc. 1989; 21: 1828-31.
6) Salvatierra O, Vincenti F, Amend W, et al. Deliberate donor-specific blood transfusions prior to living related renal transplantation. Ann Surg. 1980; 192: 543-52.
7) Schwartz RH. A cell culture model for T lymphocyte clonal anergy. Science. 1990; 248: 1349-56.
8) Waanders MM, Roelen DL, Brand A, et al. The putative mechanism of the immunomodulating effect of HLA-DR shared allogeneic blood transfusions on the alloimmune response. Transfus Med Rev. 2005; 19: 281-7.
9) van Twuyver E, Mooijaart RJD, ten Berge IJM, et al. Pretransplantation blood transfusion revisited. N Engl J Med. 1991; 325: 1210-3.
10) Hadly G, Anderson C, Mohanakumar T. Selective loss of functional antidonor cytolytic T precursors following donor-specific blood transfusions in long-term renal allograft recipients. Transplant. 1992; 54: 333-7.
11) van Rood JJ, Claas FHJ. The influence of allogeneic cells on the human T and B cell repertoire. Science. 1990; 248: 1388-93.

12) Khor B. Regulatory T cells: Central concepts from ontogeny to therapy. Transfus Med Rev. 2017; 31: 36-44.
13) Gregoriussen AMM, Bohr HG. A novel model on DST-induced transplantation tolerance by the transfer of self-specific donor tTregs to a haplotype-matched organ recipient. Front Immunol. 2017 Feb 21; 8: 9. doi: 10.3389/fimmu.2017.00009. eCollection 2017.
14) Taylor C, Faulk WP. Prevention of recurrent abortion with leukocyte transfusions. Lancet. 1981; ii: 68-9.
15) Sargent IL, Wilkins T, Redman CWG. Maternal immune responses to the fetus in early pregnancy and recurrent miscarriage. Lancet. 1988; ii: 1099-104.
16) Mowbray JF, Gibbings C, Liddell H, et al. Controlled trial of treatment of recurrent spontaneous abortion by immunization with paternal cells. Lancet. 1985; 1: 941-3.
17) Bordin JO, Heddle NM, Blajchman MA, et al. Biologic effects of leukocytes present in transfused cellular blood products. Blood. 1994; 84: 1703-21.
18) The recurrent miscarriage immunotherapy trialists group: Worldwide collaborative observational study and meta-analysis on allogeneic leukocyte immunotherapy for recurrent spontaneous abortion. Am J Reprod Immunol. 1994; 32: 55-72.
19) Aoki K, Kajiura S, Matsumoto Y, et al. Preconceptional natural-killer-cell activity as a predictor of miscarriage. Lancet. 1995; 345: 1340-2.
20) Higuchi K, Aoki K, Kimbara T, et al. Suppression of natural killer cell activity by monocytes following immunotherapy for recurrent spontaneous aborters. Am J Reprod Immunol. 1995; 33: 221-7.
21) Nonaka T, Takakuwa K, Ooki I, et al. Results of immunotherapy for patients with unexplained primary recurrent abortions--prospective non-randomized cohort study. Am J Reprod Immunol. 2007; 58: 530-6.
22) Wu L, Luo LH, Zhang YX, et al. Alteration of Th17 and Treg cells in patients with unexplained recurrent spontaneous abortion before and after lymphocyte immunization therapy. Reproductive Biology and Endocrinology. 2014, 12: 74.
23) Jensen LS, Andersen AJ, Christiansen PM, et al. Postoperative infection and natural killer cell function in patients undergoing elective colorectal surgery. Br J Surg. 1992; 79: 513-6.
24) Kaplan J, Sarnaik S, Gitlin J, et al. Diminished helper/suppressor lymphocyte ratios and natural killer activity in recipients of repeated blood transfusion. Blood. 1984; 64: 308-10.
25) Bottomly K. A functional dichotomy in CD4+T lymphocytes. Immunol Today. 1988; 9: 268-73.
26) Kirkley SA, Cowles J, Pellegrini VD, et al. Cytokine secretion after allogeneic or autologous blood transfusion. Lancet. 1995; 345: 527.
27) Burrows L, Tartter P. Effect of blood transfusions on colonic malignancy recurrence rate. Lancet. 1982; ii: 662.
28) Blumberg N, Triulzi DJ, Heal JM. Transfusion-induced immunomodulation and its clinical consequence. Transf Med Rev. 1990; 4: 24-35.
29) Busch ORC, Hop WCJ, van Papendrecht MAWH, et al. Blood transfusion and prognosis in colorectal cancer. N Engl J Med. 1993; 328: 1372-76.
30) Heiss MM, Mempel W, Delanoff C, et al. Blood transfusion-modulated tumor recrrence: first results of a randomized study of autologous versus allogeneic blood transfusion in colorectal cancer surgery. J Clin Oncol. 1994; 12: 1859-67.
31) Houbiers JGA, Brand A, van de Watering LMG, et al. Randomised controlled trial comparing transfusion of leuko-depleted or buffy-coat-depleted blood in surgery for colorectal cancer. Lancet. 1994; 344: 573-8.
32) van de Watering LM, Brand A, Houbiers JG, et al. Cancer Recurrence and Blood transfusion study group. Perioperative blood transfusions, with or without allogeneic leucocytes, relate to survival, not to cancer recurrence. Br J Surg. 2001; 88: 267-72.
33) Jensen LS, Puho E, Pedersen L, et al. Long-term survival after colorectal surgery associated with buffy-coat-poor and leucocyte-depleted blood transfusion: a follow-up study. Lancet. 2005; 365: 681-2.
34) Jensen LS, Kissmeyer-Nielsen P, Wolff B, et al. Randomised comparison of leukocyte-depleted versus buffy-coat-poor blood transfusion and complications after colorectal surgery. Lancet. 1996; 348: 841-5.
35) Heiss MM, Mempel W, Jauch KW, et al. Beneficial effect of autologous blood transfusion on infectious complications after colorectal cancer surgery. Lancet. 1993; 342: 1328-33.
36) Houbiers JG, van de Velde CJ, van de Watering LM, et al. Transfusion of red cells is associated with increased incidence of bacterial infection after colorectal surgery: a prospective study. Transfusion. 1997; 37: 126-34.
37) Vamvakas EC, Blajchman MA. Deleterious clinical effects of transfusion- associated immunomodulation: fact or fiction? Blood. 2001; 97: 1180-95.
38) Blumberg N, Zhao H, Wang H, et al. The intention-to-treat principle in clinical trials and meta- analyses of

JCOPY 498-01913

leukoreduced blood transfusions in surgical patients. Transfusion. 2007; 47: 573-81.

39) van de Watering LMG, Hermans J, Houbiers JGA, et al. Beneficial effects of leukocyte depletion of transfused blood on postoperative complications in patients undergoing cardiac surgery: a randomized clinical trial. Circulation. 1998; 97: 562-8.

40) Bilgin YM, van de Watering LM, Eijsman L, et al. Is increased mortality associated with post-operative infections after leukocytes containing red blood cell transfusions in cardiac surgery? An extended analysis. Transfus Med. 2007; 17: 304-11.

41) Bilgin YM, van de Watering LM, Eijsman MD, et al. Double-blind, randomized, trial on the effect of leukocyte-depleted erythrocyte transfusions in cardiac valve surgery. Circulation. 2004; 109: 2755-60.

42) Bilgin YM, van de Watering LM, Versteegh MI, et al. Effects of allogeneic leukocytes in blood transfusions during cardiac surgery on inflammatory mediators and postoperative complications. Crit Care Med. 2010; 38: 546-52.

43) Hébert PC, Fergusson D, Blajchman MA, et al. Leukoreduction Study Investigators. Clinical outcomes following institution of the Canadian universal leukoreduction program for red blood cell transfusions. JAMA. 2003; 289: 1941-9.

44) Lelubre C, Vincent JL. Relationship between red cell storage duration and outcomes in adults receiving red cell transfusions: a systematic review. Crit Care. 2013; 17: R66.

45) van de Watering L. Red cell storage and prognosis. Vox Sang. 2011; 100: 36-45.

46) Lacroix J, Hébert PC, Fergusson DA, et al. Age of transfused blood in critically ill adults. N Engl J Med. 2015; 372: 1410-8.

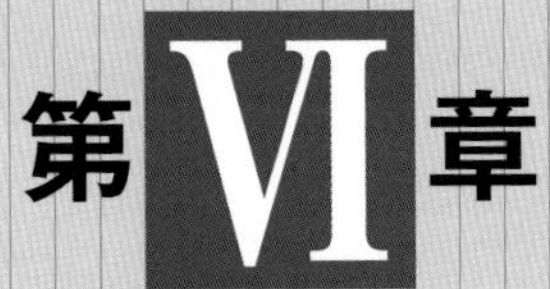

輸血感染症

Transfusion-transmitted infections

VI-A 輸血後肝炎

Post-transfusion hepatitis

Author:
佐竹正博

輸血後肝炎の歴史

ヒトの血液または体液を介した肝炎の伝播は，20世紀前半にワクチン接種による肝炎のアウトブレイクがいくつも報告されていた．輸血による肝炎の伝播は，ワクチンのように多くの人が同時に接種を受けて一定期間後に発症するような機会がないため，認識されるまでに時間がかかったが，1943年にアメリカのBeesonにより初めて報告された[1)]．日本で輸血による肝炎の記載は1952年といわれる．日本における肝炎ウイルスの研究の発展は，輸血後肝炎の撲滅の歴史そのものといってよい．1960年代初めには，輸血を受けた患者の半分以上が肝炎を発症したといわれる 図VI-1．しかも当時は，黄疸などの大まかな症状と簡便な検査によって肝炎を診断していたことから，今日の検査・診断法をもってすればさらに高い肝炎罹患率であったと想像される．この高い罹患率は，血液提供者にお金を払う売血に基づいた血液供給に由来することは，欧米の経験により既に明らかであった[2)]．しかしながら日本では，献血への移行による血液確保数の低下を恐れてなかなか移行は進まなかった．こうしているうち，1964年，当時のアメリカ駐日大使であったライシャワー氏が，東京で暴漢に襲われ重傷を負い，輸血を受けて肝炎を発症したことが大きな契機となって，同年献血への完全移行が閣議で決定された．その後は献血の推進が国民運動となり，また日本赤十字社血液センター（以下，血液センター）が血液事業を一括して担当することとなった．この間，採血された血液に対する具体的な肝炎ウイルス関連の検査は何も導入されなかったにもかかわらず，1970年の輸血後肝炎の発生は約1/3（16.2%）にまで減少した．結局，売血をして金銭を得る集団に肝炎ウイルスのキャリアが多かったことがわかる．これらの人々の間で蔓延していた覚せい剤の回し打ちなどが主な原因であったといわれている．

国内の輸血用血液は1974年に100%献血による体制が確立された．その間，1972年にHBs抗原検査が初めて導入されたが，その効果は比較的小さかった．すなわち，売血血液の輸血により蔓延していた輸血後肝炎はのちに判明するC型肝炎ウイルス（HCV）によるものが主であったと推定される．その後輸血後肝炎の発生は14%からなかなか減らなかったが，400 mL採血と成分採血の導入により，輸血を受ける患者の血液提供者への暴露数を減らしたことによって8.7%にまで減らすことができた[3)]．またALT値が61 U/L以上の血液を排除することにより，自覚症状のない慢性肝炎をもつ献血者からの血液を排除することも効果があったと考えられる．いわゆる非A非B肝炎は，1988年の米国Chiron社によるHCVの発見と，翌年のその検査法の開発[4,5)]によりその撲滅が可能となった．世界で最も早くHCV抗体検査を献血血液のスクリーニングに導入

JCOPY 498-01913

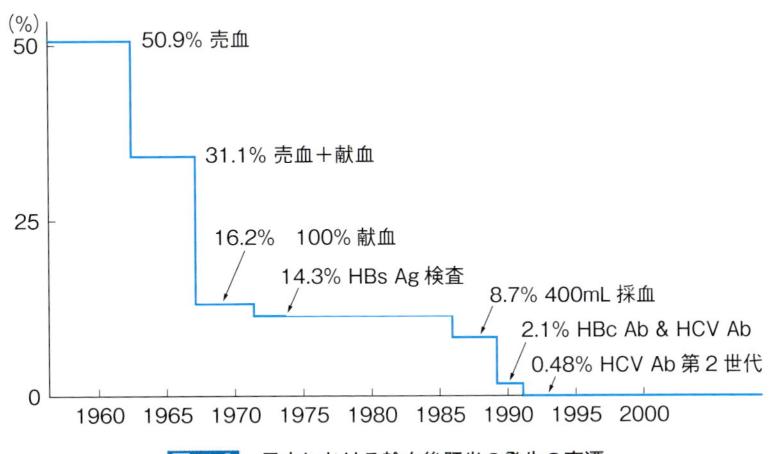

図VI-1　日本における輸血後肝炎の発生の変遷

したのは日本である（1989 年）．同年に B 型肝炎ウイルス（HBV）の低濃度キャリアからの血液によるHBV 感染を防ぐために，HBV コア抗体の検査が導入された．これらにより，ほとんどの輸血後 HBV，HCV 感染は防がれるようになった．その後，さらなる検査法の改良と，ウイルスそのものを検出する核酸増幅検査の導入により，輸血によるこれらの肝炎ウイルスの感染は今日きわめて稀になった．ALT の排除基準も 2016 年から 101 U/L 以上となった．

●文　献

1）Beeson PB. Jaundice occurring one to four months after transfusion of blood or plasma. Report of seven cases. JAMA. 1943; 121: 1332-4.
2）Grady GF, Chalmers TC. Risk of post-transfusion viral hepatitis. N Engl J Med. 1964; 271: 337-42.
3）片山　透．輸血後感染症に関する研究．厚生省血液研究事業研究報告集（平成 1〜7 年度研究報告集）1991-03.
4）Kuo G, Choo QL, Alter HJ, et al. An assay for circulating antibodies to a major etiologic virus of human non-A, non-B hepatitis. Science. 1989; 244: 362-4.
5）Alter HJ, Purcell RH, Shih JW, et al. Detection of antibody to hepatitis C virus in prospectively followed transfusion recipients with acute and chronic non-A, non-B hepatitis. N Engl J Med. 1989; 321: 1494-500.

Ⅵ-A-1 B 型肝炎，C 型肝炎

1 B 型肝炎（hepatitis B）

a．B 型肝炎ウイルス（hepatitis B virus: HBV）のウイルス学的特徴

HBV はエンベロープをもつ不完全 2 重鎖 DNA ウイルスで，ヘパドナウイルスに属する．現在確認されている肝炎ウイルスの中で唯一の DNA ウイルスである．ホストの RNA ポリメラーゼによって一度 RNA に変換されたものを鋳型として，HBV のもつ逆転写酵素により DNA が複製される複雑な過程を経る．このため，DNA ウイルスでありながら DNA 配列の変異率が非常に高い[1)]．また，短い DNA 鎖（約 3,200 kb）の読み取り開始部位を変えることによって，同一の DNA 部位から最終的に異なる蛋白が翻訳される巧妙な機構をもつ．

HBV の持続感染者（キャリア，HBs 抗原陽性者）は WHO 資料によれば全世界で 2 億 4 千万人おり，毎年 70 万人近くが HBV による肝障害または肝癌で死亡しているとされる（2016 年[2)]）．日本には少なくとも 90 万人[3)]，一般には 140 万人のキャリアがいるといわれている．HBV には現在 10 の遺伝子型（A～J）が知られており，世界で蔓延している地域が異なる[4)]．東アジアでは遺伝子型 C が圧倒的に多い．残りはほぼ遺伝子型 B であるが，日本で見つかる subgenotype は B1（ほぼ旧 Bj に相当）型，台湾のそれは B2（ほぼ旧 Ba に相当）型である．C 型と B2 型は重症の肝障害を起こしやすく，比較的若い年齢から肝癌に移行することが多い[5,6)]．ヨーロッパやインドでは遺伝子型 A と D がほぼ半々である．遺伝子型 D の起こす病態は A より重症で，慢性肝炎，肝硬変，肝不全に移行する率が高い[7)]．遺伝子型 A は重症に至ることは少ないが慢性化しやすいことが知られている[8)]．遺伝子型 E は中央・西アフリカに特異的で，遺伝子型 F は中南米で検出される．

b．HBV 感染の自然経過

欧米での HBV の感染は，主に麻薬注射の回し打ちによるものである．グループの中に HBV のキャリアがいれば，そのキャリアに使用した注射器具を再使用した人に感染が起こる．これに対しアジア地域での HBV の感染は，キャリア母親からの周産期感染（産道感染），小児期（3～5 歳まで）での水平感染，思春期以後キャリアとの性的交渉による水平感染が主な経路である．母親のウイルスレベルが高いと，児が経胎盤感染を受ける場合もある[9)]．

輸血感染のもととなる血液の由来を理解するには，HBV 感染の自然経過を理解する必要がある．ここでは，日本で最も多い HBV 感染の経過を述べる（遺伝子型 B と C）．

1）キャリアの経過

児が周産期に感染した場合，または 3～5 歳までに何らかの経路で感染を受けた場合には，被感染者は HBV を異物とみなすことができずキャリアとなる．すなわち，肝細胞はきわめて大量の HBV に感染しており，血中の HBV 濃度も高い．しかしながら細胞傷害性 T 細胞などの反応が全くないため肝障害が認められない（無症候性キャリア）．HBs 抗原は強陽性，HBe 抗原も陽性であるが，HBc 抗体や HBs 抗体は陰性である．このようなキャリアも思春期を過ぎるころから免疫反応が起こるようになり肝炎を発症する．この免疫学的排除により 90％の症例ではウイルス濃度が下がるが，HBs 抗原は陽性を持続する．液性免疫も賦活されて HBc 抗体が陽性となる．また HBe 抗原が消えて HBe 抗体が出現する（HBe セロコンバージョン）．これが起こると，通常肝障害はほとんどないか軽微なまま終わる．HBc 抗体は長い経過をたどって力価が下がっていく．40 歳以降の中高年の一部，特に HBs 抗原量の少ない例では HBs 抗原が消えて HBs 抗体が出現する．自然経過で HBs 抗原が消失する率は年率約 1％といわれる．思春期以降に肝炎を起こしたキャリアの 10％は，その後も肝炎を繰り返し起こし，そのたびに肝障害も少しずつ進行し慢性肝炎の状態となる．これらの症例では肝硬変や肝細胞癌が発症しやすくなる．

JCOPY 498-01913

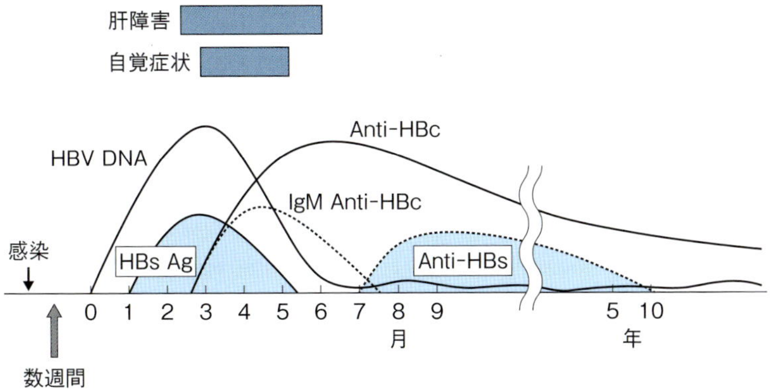

図VI-2 成人での急性B型肝炎の臨床経過

キャリアのほとんどは，中高年でHBs抗原が陰性化する例を除いてはHBs抗原が陽性なので，HBs抗原をスクリーニングすることでその血液を輸血用血液から排除することができる．HBs抗原が陰性化した例はHBc抗体でスクリーニングすることによって排除することができる．

2）成人での一過性肝炎

免疫系が確立されてからの成人でのHBVの水平感染は，ほとんどが一過性の急性肝炎を起こして治癒する 図VI-2．感染後数週間後から血中にHBVが出現し，ついでHBs抗原が末梢血中に検出されるようになる．免疫応答が開始されると，細胞傷害性T細胞による肝障害が出現しALT値が上昇し始める．同時に液性免疫も動員され，末梢血中ではまずIgM-HBc抗体が検出され，ついでIgG-HBc抗体が出現してくる．肝炎が治癒に向かいALTが下降し始めると，HBV量，HBs抗原とも減少を始める．数カ月後には両者とも検出不可能となり，HBs抗原はHBs抗体にセロコンバージョンする．その後，年数を経るに従ってHBc抗体とHBs抗体の抗体価は次第に低下してくる．一般にHBs抗体はHBc抗体よりも早く抗体価が下がり，HBc抗体のほうが最後まで陽性を維持する．

このような健康成人における急性HBV感染は，以前は完全に治癒するとされていたが，肝内には複製可能なcccDNA（covalently closed circular DNA）が終生残っていると考えられる．そして，他疾患の治療のための免疫抑制や化学療法を契機に再び増殖し，肝炎を起こす原因となる（de novo肝炎，HBV再活性化）．また，肝炎が完全に収まった時期の末梢血を詳しく検査すると，HBs抗原が陰性でありながらHBVそのものが検出されることがある．この状態をオカルトHBV感染（occult HBV infection: OBI）とよんでいる．

c．輸血用血液のHBVに関する検査法

詳しくは，検査法の章を参照のこと．

1）HBs抗原

HBVが宿主肝細胞に感染すると，複製可能なHBVゲノムを含むデーン粒子だけでなく，ゲノムを含まずHBs抗原が表面に並ぶ中空粒子・桿状粒子・小型球形粒子が産生される．後者はゲノムを含まないので感染性はないが，デーン粒子よりもはるかに多く産生されるため[10]，それを検出することによってHBVに感染していることを示すことができる．

HBVのエンベロープ蛋白には，large（L，preS1＋preS2＋S），middle（M，preS2＋S），small（S，Sのみ）の3種類がある．HBs抗原はそのS領域の血清型により，ayw，adw，ayr，adrの4つに分けられるが[11]，共通抗原決定基aが抗体による検査のターゲットやワクチンの材料となる．HBs抗原は担体に固定されたHBs抗体によって検出する．検査法として幾多の改良が施されてきたが，非特異反応の頻度は依然低くない．このため，確認検査として抑制試験が行われることがある．すなわち，精製され

たHBs抗原を反応系に加えてどれだけ反応が抑制されたかを見て真の陽性を同定するものである．HBs抗原検査は臨床的にも，また輸血用血液のHBVに関するスクリーニングにおいても最も基本的な検査法で，安価簡便な検査法から，最新の高感度の検査法まで多くの検査システムが市場に出ている．

HBs抗体のエピトープとなる部位に変異が起きてHBs抗体に結合しなくなると，HBs抗原が存在するにも拘らず検査結果は陰性となる．これがエスケープ変異体である[12]．この変異を起こすHBs抗原の塩基配列部位はa抗原領域の中でも比較的限られている．今日の多くのHBs抗原検査システムは，これらのエスケープ変異も検出できるように調整されている．

2）HBs抗体

HBs抗原に対する抗体で，中和抗体である．陽性であれば肝炎は治癒したとみなすことができる．陽性の血液はほとんど感染性がないが，低力価の場合は輸血されて稀に感染を起こす場合がある．経験上，100 mIU/mL以上のHBs抗体を含む血液の輸血でHBV感染を起こした例は世界でも報告がない[13]．ただし，HBs抗体の測定系はキット間の値の差が大きく，どれが最も臨床に相関した値を示すのか不明である．HBVワクチンはHBs抗原のみからできているので，これを接種して抗体ができる場合，HBs抗体は産生されるがHBc抗体は産生されない．また高感度のHBs抗原検査法を用いていると，ワクチン接種後数週間HBs抗原が陽性となる場合があるので注意が必要である．

3）HBc抗体

HBVのコア抗原に対する抗体である．コア抗原はHBVを構成する蛋白の中でも最も抗原性が強いと考えられる．そのため，HBV感染への液性免疫応答としては最も早く検出される．すなわち，細胞傷害性T細胞による肝細胞障害（急性肝炎）が起きるのとほぼ同じ時期にIgM-HBc抗体が検出され，続いてIgG型も検出されるようになる．そして一度HBVに感染した個体においては，臨床的には治癒したとされる場合でも，HBc抗体は抗体価が次第に低くなりながらもほぼ終生検出される．見方を変えればこれは，成人での一過性の急性肝炎が治癒してもHBVは肝細胞内に残っていることの表れであるといえる[14,15]．IgM-HBc抗体は，急性肝炎だけでなく慢性肝炎の場合にもしばしば陽性となる．ただしこの場合の抗体価は高いものではない．HBc抗体の測定系は，以前は非特異反応が多く悪名高かったが，現在は改善されている．

4）HBe抗原・抗体

HBe抗原は，HBV複製の特に盛んな時に検出される．すなわち無症候性キャリアの時期と急性肝炎の極期である．Precore遺伝子またはcore-promoter遺伝子の変異によりHBe抗原の産生が止まるとHBe抗体が検出されるようになる．多くの場合，HBe抗体へのセロコンバージョンはのちの良好な予後を予測させる．HBe抗原・抗体検出系は輸血用血液のスクリーニングにおいては特に大きな役割はない．

5）核酸増幅検査
（nucleic acid amplification testing: NAT）

HBVのゲノムをPCR（polymerase chain reaction）またはTMA（transcription-mediated amplification）などで増幅して検出する方法である．HBs抗原の出現よりも前にHBV感染を検知できる高感度の方法である．ただし，OBIの時期の血中ウイルス濃度は一般にきわめて低いので，OBIを対象とするにはとりわけ高感度のNATが必要である．NATは高度の機械設備と洗練された技術を要する高コストの検査法である．したがって，検体を1本毎に検査せずに，数本プール（5～100本程度）して行う場合が多い．当然それだけ感度は低くなるが，それでも一般的な血清学的手法に比べるとはるかに高い．日本の血液センターは1999年に，HBV，HCV，HIVに対するNATを500本プールサンプルで開始し，翌年50本プールに移行した[16,17]．

■ d．輸血HBV感染を起こす血液製剤について

HBVを感染させる可能性のある血液は，基本的

JCOPY 498-01913

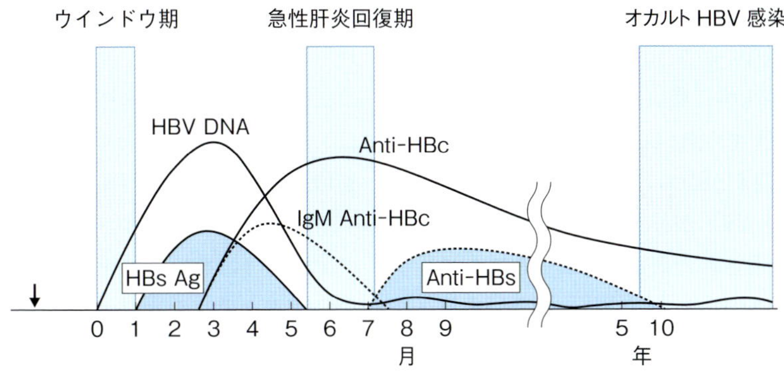

図VI-3　輸血後 B 型肝炎を起こしうる献血者の感染フェーズ

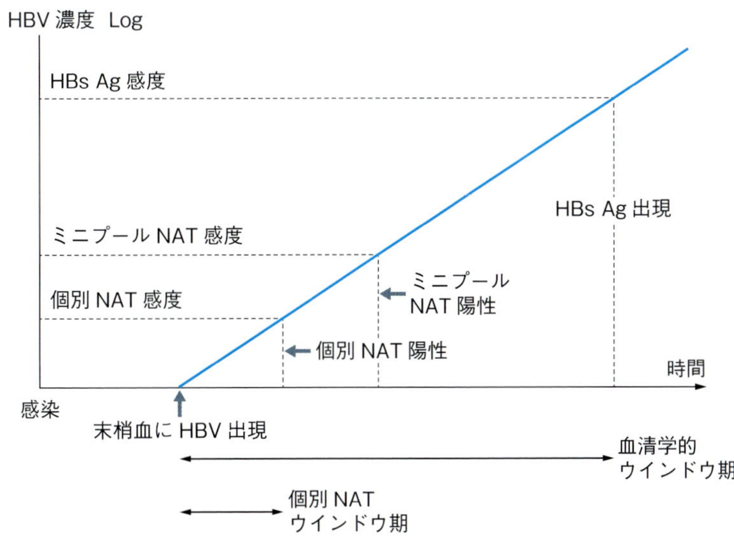

図VI-4　HBV 感染初期の血中のウイルスレベルと検査法

な検査法である HBs 抗原をスクリーニングしている場合，ほぼ3つのカテゴリーに分けられる図VI-3．1）感染最初期に末梢血に HBs 抗原が出現する前に HBV が陽性となる時期，2）急性肝炎の回復期に HBs 抗原が陰性化してから HBs 抗体が出現するまでの短い期間，3）OBI の期間．ここでは，HBs 抗原検査を行っていることを前提として記述する．HBs 抗原検査によってキャリアの血液は当然検出・排除される．

1）ウインドウ期の血液

成人において，感染の機会があってから末梢血中に HBV が表れるまでは 3〜4 週間かかり，この期間を暗黒期（eclipse period）とよぶ．HBV が現れてから血中の HBs 抗原が陽性となるまでの期間を血清学的ウインドウ期とよび，この時期に献血された血液に感染性がある[18]．この期間の長さは，HBV の血中濃度の上昇速度と HBs 抗原検査の感度に依存する図VI-4．HBV の末梢血中の倍加時間（濃度が 2 倍になるのに要する時間）は約 2.6 日といわれている[19,20]．これは HCV や HIV などと比べて非常に長い．すなわち，HBs 抗原検出の感度に至るまで時間が長くかかることを意味する．現行の高感度 CLEIA 法（chemiluminescence enzyme-immunoassay）の感度を 1,000 コピー/mL とし，輸血により感染を起こす最少 HBV 量を 10 コピー未満とすると[21,22]，赤血球濃厚液 1 袋に数コピーの HBV が混入した状態から CLEIA で HBs 抗原が検出されるまで，1 カ月以上の時間がかかることになる．すなわち，核酸増幅検査（NAT）が行われない場合は，このウインドウ期に献血された血液は HBV を感染させる可能性がある．感染性をもつ時期の長さは血液 1 バッグ中の血漿量に依存し，480 mL FFP などの大容量のものでは，より低濃度でも製剤中の HBV 総量は感染閾値に達するため，さらにこの期間が長くなる．

NAT を導入した場合，その感度に比例してウインドウ期（NAT ウインドウ期）は短くなり 図VI-4，最終的に輸血 HBV 感染も少なくなるはずである．日本の血液センターが NAT の感度を段階的に高めてきた結果が如実にそれを示している[23]．すなわち NAT は，1999 年に 500 本プールが最初に導入され，翌年 50 プールへ，2004 年に 20 プールへ，2008 年にプール数は 20 と変わらなかったが検体容量を増やすなどして感度は約 3 倍になり，さらに 2014 年に個別検体 NAT を導入した．この感度の上昇に伴ってウインドウ期に由来する血液の輸血による HBV 感染例は確実に減少してきた 図VI-5．すなわち，NAT の感度を上昇させればそれだけウインドウ期由来の血液による HBV 感染を防ぐことができる．現行の日本の血液センターの個別 NAT の感度は 5.2 コピー/mL であり，同様の原理による検査法としては，これ以上感度を上昇させるためには検体の容量を増やすしかないレベルにある（現行 500 μL）．

ウインドウ期に献血された血液すべてが感染を起こすわけではない．厚生労働省の定める「輸血感染症に関する遡及調査ガイドライン」に基づいて，後日ウイルスが含まれていることがわかった血液を輸血された事例を調べることによって，その血液の感染性を数値化することができる．この調査によると，凝集法（RPHA）で HBs 抗原が陰性とされ，50 本プール NAT も陰性とされて医療機関に出庫されたもののうち，のちに個別検体 NAT で HBV 陽性であることがわかった血液を輸血されたデータを集計すると，50％の患者で感染が証明された[24]．すなわち，このカテゴリーのウインドウ期の血液の感染性は 50％であった．これは，後述する OBI 由来血液の感染性（3％）に比べると 10 倍以上高い．HBV が混入していても，超高感度の現行個別 NAT で陰性となるほどの血液は，その製剤 1 バッグに含まれる HBV 量もきわめてわずかであり，その感染性は非常に低いと想像される．HBV 感染時の無症候期での献血の頻度が健康時のそれと同じであると仮定すると，現行の個別 NAT のウインドウ期には理論的

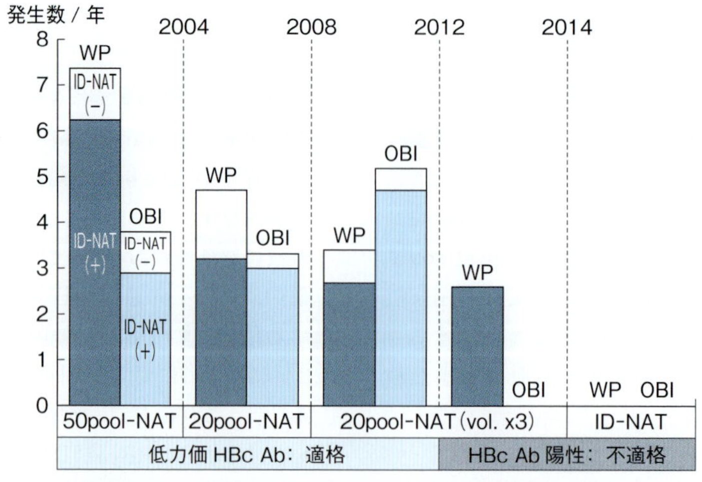

図VI-5 **NAT 感度上昇に伴う輸血 HBV 感染症例数の変遷**
WP: ウインドウ期血液，OBI: オカルト HBV 感染血液，ID-NAT: 個別 NAT

　JCOPY 498-01913

には年間40から50例のHBVの含まれる献血があり得ると計算される．しかしながら個別NATの導入後は，受動的ヘモビジランスの結果からみると，NATウィンドウ期の血液によるHBV感染の確定例はきわめて少ない．NATウインドウ期血液の感染性を明らかにするには長期の注意深い観察が必要である．

NAT陽性/HBs抗原陰性の献血血液は，その数カ月以内のHBV感染に由来することから，そのデータは現在のHBVの水平感染の様相を反映するものといえる．そのような献血者のHBVの遺伝子型を調べると，10～20％がかつて日本にはなかった遺伝子型Aである．一方，日本で現在報告されている急性B型肝炎は，地域によっても異なるが，半分以上は遺伝子型Aであり，頻度に大きな差がある．献血においては，外国由来のHBVの感染を受ける機会の少ない人が選択されている可能性があるが，詳しいことは不明である．そもそもなぜ遺伝子型Aの感染がBやCを凌駕して蔓延するようになったかも不明である．ウイルス血症の時期が長く水平感染を起こす機会が多いことも可能性として考えられる．

ウインドウ期での献血の頻度は，献血の問診での除外効率を考慮に入れない場合，その地域の献血人口のHBVの浸淫率，特に性行為による水平感染の感染元となるキャリアの率に大きく依存する．またそのキャリア率にはHBVワクチン接種の施行率が影響する．日本では2016年まではHBVのユニバーサルワクチン接種は行われておらず，青年・成人でHBVの新規感染が引き続いて起きている原因の一つとなっていると考えられている．一方，アメリカ合衆国ではもともとHBVの浸淫率が低いうえにさらにワクチン接種（遺伝子型A）が行われている．ここで献血血液にNATを施行し，少ないながらも陽性となった血液中のHBVの遺伝子型を調べると，ワクチンを接種していた献血者ではすべてA以外の型であったという[25]．これはHBVのユニバーサルワクチン接種が，ワクチンと異なる遺伝子型には効果がやや劣ることを示すが，同時に，遺伝子型Aのウインドウ期献血を効果的に防いでいることを間接的に証明している．

2）オカルトHBV感染者からの血液

オカルトHBV感染は，ウインドウ期を除いてHBs抗原陰性でありながら末梢血または肝内にHBVゲノムが証明される状態をいい，輸血用血液のドナーに関しては，HBs抗原陰性/HBc抗体陽性/HBV-NAT陽性のドナーがこれにあたる[26]．HBs抗体は陰性の場合も陽性の場合もある．このカテゴリーに入るのは，成人での急性肝炎が臨床的に完治したドナーが多くを占めるが，キャリアであったが長い年月ののちHBs抗原が消失した例も含まれる[27-29]．後者は中国や台湾で多くみられる．これらのHBs抗原陰性/HBc抗体陽性者においては，微量のHBVが肝細胞に潜伏していると考えられている．そして宿主の免疫の状態や全身状態，あるいはウイルスの変異などによってウイルスが一時的に増殖し，末梢血にウイルス血症としてあらわれることがある．これは，HBs抗原陰性/HBc抗体陽性の患者が，分子標的薬などの免疫抑制療法を受けた際に激烈なHBVの再増殖を起こし，放置すれば致死的な経過をたどるHBV再活性化を起こすことがあることからも推察される[30]．さらに，HCVを重感染している場合には，慢性C型肝炎から肝硬変，肝癌への進展はOBIの患者に多いとされており，OBIの状態が他疾患の病状の進展に何らかの悪影響をもたらす可能性も指摘されている．しかしこのようなことがなければ，OBIは臨床的にはほとんど問題はないとされている[31]．

HBs抗原陰性/HBc抗体陽性者の血液の一部に輸血によるHBV感染性があることは，Hoofnagleらによって1978年に最初に報告された[32]．1980年にはKatchakiらが，141人のHBs抗原陰性/HBc抗体陽性血液を輸血された患者のうち，3人がHBVに感染したことを報告した[33]．欧米では，非A非B肝炎の代理マーカーとして血液スクリーニングにHBc抗体検査が導入されたが，日本では1989年にHBV感染予防のために導入された．特に日本では，B型劇症肝炎はcore/pre core変異体の感染による可能性が高いとされたため，その頻度の高い感染既往者すなわちHBc抗体陽性者の排除が重要と考えられた．その際，HBc抗体陽性者は当時の献血者の10％以上を占めており，これをすべて不適格として排除する

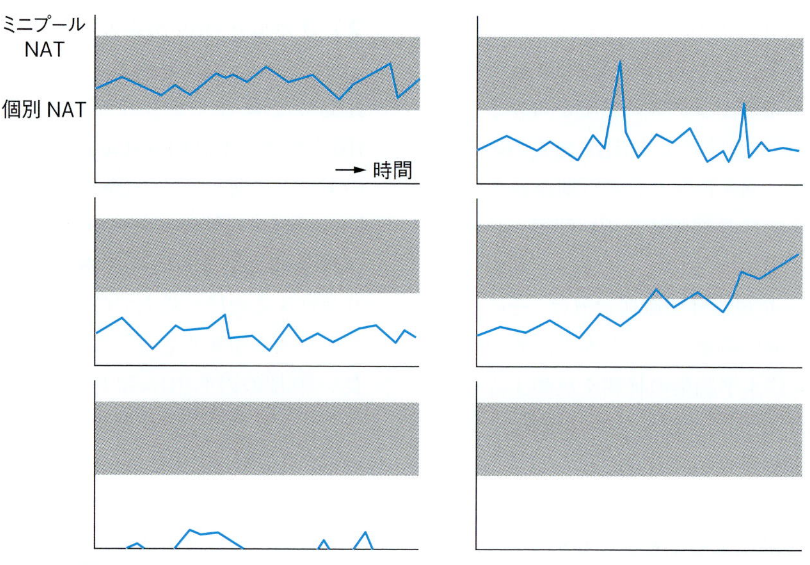

図VI-6 HBV 感染既往者の末梢血中の想定されるウイルスレベルの継時的変化

ことは不可能であった[34]．そのため血液センターでは，半定量法である凝集法を用いて，NAT 陽性が認められなかった 10^6力価以上の血液のみを排除した．この方策はそれなりに有効であったが，なお OBI 血液による感染が引き続いたため，1997 年に不適格の閾値を 2^5に引き下げた．

3）OBI 由来血液のスクリーニングについて

OBI 由来血液は一般に血中のウイルス濃度が非常に低い．このため，プール検体による NAT ではその一部しか検出できない[35]．このことは日本の血液センターでの NAT の感度の変遷による輸血感染例の推移にみることができる．すなわち，日本の NAT は前述のように 500 検体プールから 20 検体プールまで段階的に感度が上昇してきたが，その間 OBI 由来血液による HBV 輸血感染例は全く減少しなかった 図VI-5[23]．OBI 関連輸血 HBV 感染は，個別検体 NAT レベルの感度によるスクリーニングによってようやく目に見える効果を発揮するといえる．しかしながら，個別検体 NAT で陰性の OBI 由来血液も存在し，実際そのような血液による感染例も日本では報告されている．このような例は，頻回献血者であれば前後の献血血液で NAT 陽性の検体があれば，その精査によって明らかにすることができる．いずれにしても，個別検体 NAT のみによって完全に OBI 由来血液を排除することはできない．

HBs 抗原陰性/HBc 抗体陽性者の大部分はウイルス血症を示さないが，ウイルス血症を示す OBI の血中ウイルス動態は種々のパターンをとると考えられる 図VI-6．ルーチンの検査法で検出できるウイルス血症を間欠的に示す場合や，年齢とともにウイルス血症の頻度やレベルが高くなる場合[36]，検出感度以下のウイルス血症を持続的に呈する場合などがあり得る[37]．HBs 抗原陰性/HBc 抗体陽性者のどの個人がウイルス血症を顕すかを予測することは困難であるので，このカテゴリーに含まれる血液はすべてウイルスが含まれる可能性があり，感染性をもつと考えるべきであろう．したがって，OBI 由来血液による輸血感染を完全に防ぐためには，HBc 抗体陽性血液をすべて不適格にしなければならない．この方策は，わずかの感染を防ぐために多くの非感染性 HBc 陽性血液を不適格とするものであり，輸血用血液の在庫を逼迫させるリスクがある．供血者の HBc 抗体陽性率が 10%を超えるような地域では，この方策の導入はほとんど不可能であろう．日本では，HBc 陽性血液をすべて不合格としたときに新たに排除される献血者の割合が 1.31%となることが明らかとなった 2012 年に，HBc 抗体陽性者をすべて不適格とするアルゴリズムを導入した．

日本のOBIに対するスクリーニングアルゴリズムは世界でも例のない特別なものである．1989年に，HBc抗体とともにHBs抗体のスクリーニングも同時に組み入れ，HBs抗体価が100 mIU/mL以上の血液は感染を起こしていない欧米の記録を参考に[13]，安全域を見込んで200 mIU/mL以上のHBs抗体価をもつ血液はすべて適格とした．200 mIU/mL以下の場合には，HBc抗体価が低いものだけを適格とし（凝集法で2^5以下[34]，1997年に2^4以下，2008年にCLEIAでC. O. I. 12.0以下），高いものを不適格とした．これまで日本で，HBs抗体価が200 mIU/mL以上の血液が輸血されて肝炎が発症した例は1例もない[38]．2010年には，全HBc抗体陽性者は4.9% 261,000人，そのうちHBs抗体価200 mIU/mL以上が3.42% 181,000人，HBs抗体価が200未満でHBc抗体が低力価で適格としていた献血者が1.31% 69,000人であった．このデータをもって2012年にHBs抗体価200 mIU/mL以下の血液をすべて不適格とした．全国の血液の在庫には大きな混乱はみられなかった．この最後の措置によって，ようやくOBI由来血液による輸血HBV感染症をほぼなくすことができた．

個別検体NATの感度に達する前のウインドウ期の血液は，現行の検査法によっては捕捉することができない．病原因子低減化法以外では，問診によって感染リスクのある献血者を排除する以外に方法はない．献血受付の現場で献血者に対して行っている感染症に関する問診の骨子は以下のごとくであるが，これはHCV，HIVの場合にも当てはまる．

- ピアス，入れ墨をした場合は6カ月間献血ができない．
- 使用済みの注射針を誤って自分に刺した場合，6カ月間献血ができない．
- 肝炎ウイルスのキャリアと性的接触など親密な接触があった場合，6カ月間献血ができない．
- 不特定の異性または新たな異性との性的接触があった場合，6カ月間献血ができない（したがって，例えば新婚で性的接触を始めた場合も6カ月間献血ができない）．

4）輸血用血液製剤のHBV感染性について

遺伝子の変異などを起こしていないと思われる感染初期のHBVを用いた動物実験（チンパンジー）では，HBVは数コピーの静脈内投与で感染を起こすことが示されている[21,22]．しかしながら実際の輸血においては，HBV数千コピーが輸血とともに伝播されて，感染を起こす例も起こさない例もあった．この輸血における感染性の低さを説明するものとして，輸血を受ける患者がすでに免疫抗体をもっている，同時期に輸血される他の輸血製剤にHBV中和抗体が含まれている，複製能のない断片化されたHBVゲノムもNATが定量している，などの理由が考えられるがいずれも十分な説明とはなっていない[39]．メカニズムは不明であるが，採血された血液が血液センターで製剤化され保存される過程でHBVが何らかの修飾を受け，感染性を減ずる可能性も考えられる．

輸血とともに移行するウイルス量が多いほど感染・発症が多いことが予想されるが，2004年までの50検体プール時代の輸血感染HBV症例の分析ではその傾向はみられなかった[24]．しかしそれ以降の20検体プール時代の輸血HBV感染例98例の原因製剤を解析すると，血漿量の多い製剤ほど感染性が高いことが示されている．すなわち，赤血球製剤（血漿量は約20 mL）による感染44例では，個別検体NAT陰性例がわずか2例4%であったのに対し，FFPによる感染26例では陰性例が4例15%，血小板製剤による感染28例では陰性例は13例46%であった[23]．これらは，個別検体NAT陰性というきわめて低いHBV濃度の場合には，血漿量が増えれば感染を起こすことを示している．このことはさらに，個別検体NATが導入されれば，HBV感染が起きたとしても血漿量の多いFFPや血小板製剤の輸血に限られるだろうということを推定させる．

前述の遡及調査によりOBI由来血液の感染性が数値化された．すなわち，HBs抗原陰性，50検体プールNAT陰性/個別検体NAT陽性，HBc抗体力価2^1～2^4の血液を輸血された患者の3%にHBV感染が認められた[24]．同時期のウインドウ期の血液に比べると感染性は非常に低い．OBIにおいては，長期にわたる免疫系との戦いで複製能の低いクローンが選択された可能性などが考えられる．またこの時，感染を起こした血液と起こさなかった血液の総ウイルス量には有意差がなかった．OBI 血液の感染性についてはその後各国からデータが報告されたが，それらは3%以下から49%までの広い範囲に及んでいる[40-43]．これらの数値の大きな乖離は，それぞれの地域でのスクリーニングアルゴリズムの違いによるOBI の定義の違い，検査感度の違い，輸血感染の診断基準の違い，その地域に浸淫している HBV 遺伝子型の違いなどによると思われる．

5）その他の HBV 感染を起こす血液

急性肝炎の後期において，HBs 抗原が消え，HBV DNA も減少してきて HBs 抗体が出現するまでの数週間から数カ月の間，HBV が低濃度で存在していても NAT が陰性となることがあり得る（特にプール検体 NAT の場合）．献血者が肝炎の自覚症状がないと，この短い時期にも献血をするわずかのリスクがある．ただし，HBc 抗体はこの時期にはすでに陽性となっているので，HBc 抗体スクリーニングを導入している場合は，この献血は排除される．非常に小さな可能性ではあるが，日本でも HBc 抗体のカットオフを高く設定していた時期にそのような感染例がある．

前述のように，HBs 抗原エスケープ変異体は，対応しない HBs 抗体によるアッセイでは HBs 抗原陰性となる．その血液をそのまま輸血すれば感染が起こる．このような変異は，キャリア母親から出生した児にワクチンを接種した場合（ワクチンエスケープ変異体）や，HBs 抗体による積極的な治療を行った場合（特に今日では肝移植後の B 型肝炎再発防止のための抗 HBs 免疫グロブリン大量療法において），慢性 HBV 肝炎の場合などに特徴的に見いだされる．最も頻度の高い変異は，S 抗原 a 領域の 145 番目のアミノ酸がグリシンからアルギニンに変異したもの（G145R）[44,45]で，そのほか T126S，Q129H，M133L，D144A などが知られている．今日使用される抗原検出系はこれらの変異体をできるだけ逃さないように，ポリクローナル抗体，モノクローナル抗体を適切に混合して特異性が調整されている[46-48]．NAT を施行している場合はこれらの変異に関係なく HBV ゲノムが増幅されるので，たとえ血清学スクリーニングをすり抜けた場合でも検出することができる．

NAT によるスクリーニングの実績が積み重ねられてくると，従来の血清学的検査に対して再検討を必要とする事柄も出てくる．上記のエスケープ変異はその一つであるが，逆に，HBs 抗原強陽性/HBc 抗体陽性/NAT 陰性という検体も出てくる．この場合の HBs 抗原は中和試験でも陽性であり，真の陽性らしくみえる（ただし HBs 抗原中和試験にも非特異反応があることは知られている）．また HBc 抗体も陽性であり，感染があったようにみえる．HBs 抗原の産生がデーン粒子の複製に比してきわめて旺盛な HBV である可能性があるが，このような血液が感染性をもつかどうかが不明である．高感度 NAT の導入後は HBs 抗原のスクリーニングをやめてもいいのではないかとの議論は常にあるが，そのためにはこの問題を解決する必要がある．

e．輸血 HBV 感染の臨床経過

輸血による HBV 感染の臨床経過は，輸血以外の感染と本質的に変わりはない．ただし，今日感染の原因となった血液は，高感度の HBV スクリーニングで検出できなかったものなので，ウイルス濃度はきわめて低く，その分発症は遅くなる傾向がある．旧来の輸血後 B 型肝炎の，「輸血後 3 カ月以内の発症」との定義は当てはまらず，輸血後 6 カ月で発症する例もある．発症が遅いだけでなく，肝炎の程度も軽症である場合が多く，検査データのみで感染が判明する不顕性感染も多い傾向がある．

劇症型の急性 B 型肝炎は，輸血後肝炎の大きな問題であった．劇症 B 型肝炎は一般の急性 B 型肝炎の約 1%を占めるが，輸血後 B 型肝炎においてその頻度はむしろ高かった[49]．1980 年代の全国のウイルス性劇症肝炎 718 例中，168 例（23.4%）が輸血によるものであった[50]．1990 年のはじめに日本の研究者により，劇症型が HBV ゲノムの特に pre-core 領域または core-promotor 領域の変異体によるとの報告がなされた[51,52]．これらの変異は，ホストの体内で免疫系との相克を通して起こるものと考えられる．したがって献血者の場合この変異は，新規の感染者よりもHBc抗体陽性を持続したグループに多く見いだされる．以前日本では，一部のHBc抗体陽性の血液を輸血用血液として使用していたので，これらの変異体が含まれる頻度が高かった．1989年にHBc抗体のスクリーニングを導入した大きな理由は，輸血後HBV肝炎の中でも少なくとも劇症肝炎はなくそうとの意味合いが大きかった．実際HBc抗体とHBs抗体のコンビネーションスクリーニングの導入によって，輸血後劇症肝炎は少なくなったが[53]，根絶するにはHBc抗体陽性血液の全排除を待たなければならなかった．

OBI由来血液の輸血感染性はウインドウ期のそれよりも小さい．しかしながら，pre-core領域またはcore-promotor領域の変異にかかわらず，OBI由来の血液の輸血によるB型肝炎は，ウインドウ期由来血液の輸血によるものよりも，より少ない輸注総HBV量でより高いALT値の肝炎を起こす傾向がある[23]．

輸血を受ける患者は，輸血が必要となった当該疾患だけでなく，何らかの基礎疾患をもっていることが多い．特に血液疾患患者や臓器移植，化学療法を施行している患者は多かれ少なかれ免疫が抑制されている．このような患者がHBVに感染した場合には，感染HBVの排除が不十分でキャリア化する可能性が高いため，輸血後は十分なフォローが必要である．

HBVの遺伝子型別にみると，もともと日本にあった遺伝子型BやCの場合，慢性化する（HBs抗原が持続する）のは0.9%であるのに対し，今日急性B型肝炎の半分以上を占める遺伝子型Aの場合7.5%が持続感染に移行するという本邦のデータがある[54]．ウインドウ期にある遺伝子型Aの血液が輸血された場合には注意が必要である．

輸血HBV感染と診断を間違えやすいのがHBVの再活性化である[55,56]．HBVの感染既往のある患者が，化学療法や免疫抑制療法を受けた後に劇症の肝炎を発症するもので，致死率が高い．肝障害がわかってから抗ウイルス薬などで対処しても手遅れで，死亡する確率が高い．特に，抗CD20モノクローナル抗体（リツキシマブ）とステロイドを併用した場合や，造血幹細胞移植で強い免疫抑制下にあると発症するリスクが高い．また，HBc抗体/HBs抗体単独陽性のよりもHBs抗原が陽性の患者に，より発症しやすい[57]．リツキシマブは悪性リンパ腫などの治療に主に使用されるが，そのほかの血液疾患や自己免疫疾患などの治療に使用されるリツキシマブ以外の分子標的治療薬もHBVの再活性化を起こす．肝炎が発症する前に末梢血中のHBV DNAレベルが上昇する時期があり，そこで抗ウイルス治療を開始する必要がある．HBV再活性化を起こすリスクのある患者は治療の経過中に輸血を受けていることも多いので，輸血後B型肝炎との鑑別を迅速に行う．

■ f．遡及調査について

複数回献血者においてウイルスに関するマーカーが陽転した場合，前回の献血が当時のスクリーニングアルゴリズムでとらえきれなかったウインドウ期にあった可能性がある．また，ある血液製剤の輸血が原因で患者が輸血後感染症に罹患した場合，その製剤と原料を同じくした別の血液製剤は同じ感染症を起こすリスクがある．また，献血者が献血後ある疾患に罹患した場合，その前に献血した血液はその疾患を起こす病原因子を含んでいた可能性がある．このような場合，前回の，あるいは該当する献血血液の保管検体をより精度の高い方法で分析し，またその血液を輸血された他の患者について，感染の有無を調べることを遡及調査という．遡及調査は，輸血感染症を起こしたかもしれない輸血患者をできるだけ早く把握し治療につなげること，感染の拡大を防ぐこと，このような調査を積み重ねることによって，疫学上の重要な知見を得ること，またそれを血液スクリーニングの改善に役立てることを主な目的としている．

日本の現在の輸血医療においては，HBV，HCV，HIVについて遡及調査の手順が厚生労働省のガイドライン[58]として示されている．ここでは，陽転または陽性となった検査の時期，検査法の種類と感度などに基づいて，どの範囲の血液がリスクを有しているかを判断し，どの患者を調査すべきであるかが詳細に規定されており，血液センターや医療機関はそれに基づいて患者の再検や記録の確認を行っている．

2 C型肝炎（hepatitis C）

a．C型肝炎ウイルス（hepatitis C virus: HCV）について

HCVは1989年，Chiron社のChooらによって発見された[59,60]．それまで非A非B肝炎の原因ウイルスとしてどうしても本体が明らかにできなかったものである．HCVは1本鎖RNAウイルスでフラビウイルス科ヘパシウイルス属に属し，エンベロープをもつ．RNAウイルスの常として，また特にRNAポリメラーゼのエラー率が高いため遺伝子が変異しやすい．変異率はそのゲノムの領域によって大きく異なっており[61,62]，エンベロープ領域は最も変異率が高い．このため，エンベロープ蛋白を標的エピトープとする抗体の結合を逃れやすく，HCVへの中和抗体ができにくい大きな理由となっている．遺伝子型として少なくとも7つ（G1〜G7）が知られているが，G1，G2，G3のサブタイプとして1a，1b，2a，2b，2c，3a，3bなどがある．日本の医療機関で慢性C型肝炎の診断または治療を受けている患者群でみると，1bが約70%，2a，2bがそれぞれ20%，10%を占める．1aはきわめて稀である．アメリカ大陸ではG1が75%（1aが主），G2とG3がそれぞれ10%，ヨーロッパはG1が2/3，G3が1/4，アジアは半分近くがG1（東アジアでは1bが主）で，G2とG4が約20%ずつ，アフリカはG1，G2，G4が1/4ずつなどと報告されている[63]．遺伝子型により慢性感染の臨床像や治療への反応性が異なる．

WHOによれば全世界で1億3千万から1億5千万人がHCVに感染しているといわれている[64]．このうち毎年約50万人がHCVに関連した疾患で死亡している．日本には少なくとも80万人[3]，一般には約150万人の感染者がいるといわれている[65]．

b．HCVの感染経路

HCVの自然界の宿主はヒトのみである．HBVに比べれば感染性は低く通常，感染者の血液や体液が直接相手の血中や組織内へ入る場合に感染が起こる．出産などでの感染は稀でHCV感染妊婦からの母児感染率は10%未満で，ウイルスコピー数が10^6 copies/mL以上高いとリスクが高まる[66]．性交渉も稀だが感染のルートとなりうる[67]．主な感染経路は，HCVスクリーニングのされていなかった過去の輸血，ヒト血漿を原料とした分画製剤の投与，HCVキャリアを介した注射針・シリンジの誤使用，針刺し事故，麻薬注射，衛生的な手順が順守されていないピアスの穿刺・入れ墨・鍼治療，そのほかの観血的な民間療法などである．このことは，HCV感染予防対策のとられていない医療行為によってHCV感染が起こりやすいことを示唆する．実際，エジプトナイル流域は世界で最もHCVの浸淫率の高い地域として知られているが，これは土着の住血吸虫症対策として1960年代から国家的に行われた注射薬投与に際して，再利用器具の不完全な消毒などのためにHCVが伝播したためとされている[68]．今日，ディスポーザブル医療器具の普及によって医原性の肝炎ウイルス感染は減少したと考えられるが，その一方で，消毒の不完全な観血的医療器具の使用や，ガイドラインに違反した注射薬ボトルの扱いや医療器具の再使用が，医原性または院内の感染アウトブレイクを起こしている．

日本でのHCV感染は，過去の輸血や第二次大戦直後の覚せい剤注射によるものが多く，キャリアの多くは60歳代以上である．これに対し，米国のHCV感染者の多くは1940〜1965年代の生まれで，1980年代に麻薬注射を介して感染したと言われており[69]，日本よりも1世代あとの世代にキャリア数のピークがある．輸血用血液製剤については日本では，1989年にHCV抗体スクリーニングが血液センターに導入され，1999年からはNATも開始されて，今日では輸血によるHCV感染はきわめて稀なものとなっている．

HCVに感染すると70%はキャリアとなる．そのため，HBVの成人での感染がほとんどの場合急性肝炎を起こしたのち一応治癒するのに対し，HCVの場合はキャリアの数が蓄積する．そして様々な末梢血ウイルスレベルをもった慢性C型肝炎患者が医療機関内に滞在することになる．これがHCVが水平感染を起こしやすい母地を提供しているものと思われる．

JCOPY 498-01913

■ c．HCV 感染の経過とマーカーの動き

HCV に感染すると，急性肝炎症状を示す例は少なく，多くは無症候である．症状のある場合も A 型肝炎や B 型肝炎に比べるとずっと穏やかである．30％は治癒してウイルスを排除するが，70％はキャリアとして経過し緩徐に肝障害が進行する．その30％は約 20 年を経過して 60 歳以上になると肝硬変となり，種々の慢性重篤な症状を呈する．その一部が肝癌や食道静脈瘤の破裂などに至る．

HCV 感染に関するマーカーとしては，HCV 抗体，HCV RNA，HCV コア抗原が代表的なものである．詳しくは検査法の章を参考にされたい．感染 10～20 日後に末梢血中に HCV RNA が出現し始める[70)]図 VI-7．末梢血中に出てからの HCV の増加速度はきわめて速く，倍加時間は 6～11 時間と見積もられている[71,72)]．日本の血液センターの HCV NAT の感度は 0.9 IU/mL（2～3 コピー/mL）であるので，血液製剤 1 バッグに数コピー含まれる時点から NAT で検出できるまで 2，3 日しかかからない[73)]．すなわち，感染の起こる行為があってから約 1 カ月までの間のこの 2，3 日の期間に献血をした場合にのみ HCV の混入した血液製剤が生じうる（NAT ウインドウ期）．20 検体プール NAT でもこの期間が 1.5～2 日延びる程度なので，いずれにしてもウインドウ期は十分短く，HCV のウインドウ期血液はプール検体 NAT でも非常に効果的に防ぐことができる．海外においても HCV NAT 導入の効果は顕著であり，HCV に関して個別検体 NAT 導入の必要性はあまり聞かれない[74,75)]．

HCV 抗体が出現するのはやや遅く，感染してから 60～80 日後である[70,76)]．したがって NAT の導入前には輸血による HCV 感染は稀ではなかった．現行の HCV 抗体は十分な感度をもっているが特異性に関してはさらに改良の余地がある．低力価の場合は HCV RNA が検出されないことが多い．高力価の場合はほとんど HCV RNA が検出されるが，稀に RNA が完全に陰性の場合があり，特に患者の診断の場合には慎重な判断が必要である．HCV は前述のように特にエンベロープ蛋白の変異が起こりやすいため，産生された抗体からエスケープして持続感染を続ける．こうして抗体と抗原（ウイルス）が終生共存し続ける．

HCV コア抗原は，HCV の複製が盛んなときに末梢血に検出される抗原で，HCV RNA の代理マーカーとなるものである．NAT より感度は低いが定量性があり，末梢血中の HCV RNA 量と相関し，また慢性肝炎患者において肝内の HCV RNA や HCV コア抗原量ともよく相関する[77)]．より安価なので，抗ウイルス薬治療の効果を検証したり，肝炎の経過を観察するのに都合がよい[78)]．輸血後の HCV 感染の有無を調べる検査としても，日本の遡及調査ガイドラインで奨励されている．

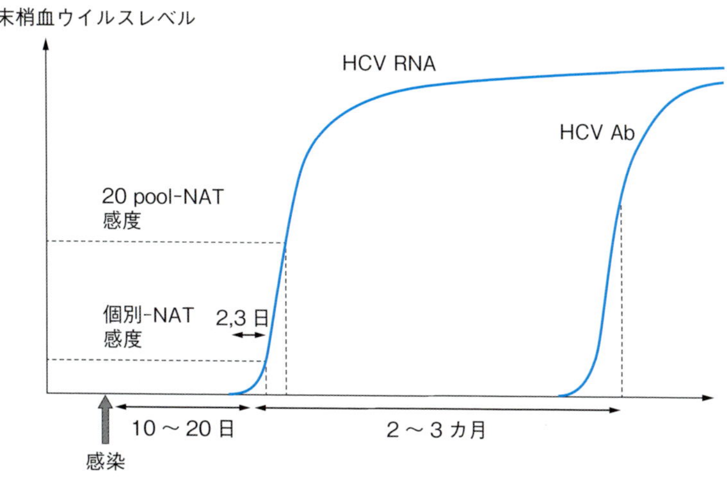

図VI-7　感染初期の末梢血中の HCV の増加曲線

■ d．輸血製剤によるHCVの感染性

HCVに感染してから末梢血中で急激にウイルス濃度が高くなるまでの2週間から1カ月の間に，低濃度ながら稀にウイルス血症が現れることが報告された[79,80]．このような血液が感染性をもつかどうかが議論されたが，注意深いチンパンジーへの接種実験から，感染性についてはほとんど無視してよいことが示されている[81]．この時期を過ぎて急速にウイルス濃度が高くなる時期の血液の感染性については，いくつかのチンパンジーの実験が行われ，わずか数十コピーで感染を成立させることがわかった[82,83]．一般にHCVの感染性はHBVに比べて低いとされているが，血中に直接侵入する経路ではどちらも非常に高い感染性をもつといえる．

HCV抗体価が低い場合にHCV RNAが検出されないことがあるが，これが完全にHCVを駆逐し治癒した状態なのか，NATの感度を上げれば微量のRNAが検出されるものなのかは不明である[70,84]．また，抗ウイルス剤による治療が奏効して6カ月以上HCV RNAが検出されない場合でも，その後間歇的に微量のHCV RNAが末梢血中に検出されることがあり[85,86]，このような血液が少なくともチンパンジーには感染を成立させることが示されている[87]．いずれにしても，血液センターではHCV抗体陽性の血液は基本的に感染性があるものとしてすべて不適格としており，またHCV感染の既往のある人は治療の結果にかかわらず採血不適としているので，血液製剤の安全性に関しては問題はない．HCV抗体は完全な中和能はもっていないが，部分的には感染を防御している[88,89]．しかしながら，抗体陽性血（NAT陰性血を含む）を輸血された107人の患者を調べると，88％が感染し，その中には抗体陽性NAT陰性の血液の輸血を受けた患者も含まれていたという報告もあり[90]，抗体陽性血は基本的に感染性があると見做すのが今のところは安全である．

■ e．日本での輸血によるHCV感染の実態

1999年に血液センターでHCV NATが開始されてから2015年末までに，確認された輸血HCV感染例は全部で7例である 表VI-1．1人の採血から2件の感染が起きた事例が1件あるので，原因となった採血は6本である．6例は2008年以前の20検体プールNAT時代に採血されたもので，感度が約3倍上昇した2008年の改良20検体プールNAT導入以降に確認された例は2009年採血血液による1例のみである．ウイルス濃度は，測定できたものでは1.2×10^2から6.8×10^3 copies/mLにわたっており，ミニプールNATでは捕まえきれなかったものである．海外においてもNAT導入後の輸血HCV感染が報告されているが，それらの例で輸血で移入されたHCVの総量は600～8,000コピーと推定されている[70]．

現在献血血液に用いられているHCV NATの感度はきわめて高いもので，感度以下の濃度の血液がすり抜けて輸血された場合でも，HBVの場合と同じようにそのウイルス総量は非常に低い．このような場合は感染の確認の時期を遅らせる必要が出てくるであろう．実際針刺し事故後のHCVウイルス血症が5，あるいは9カ月後にようやく確認された事例が報告されている[91]．

表VI-1　輸血によるHCV感染

献血者	採血日	献血血液コピー数（遺伝子型）	輸血血液製剤	輸血後検査	輸血患者
40代女性	2004/04	8.2×10^2 copies/mL（1b）	RCC	抗体陽転（15週後）	80代女性
20代女性	2003/11	6.8×10^3 copies/mL（2a）	FFP	抗体・RNA陽転（126週後）	30代女性
20代男性	2007/08	1.2×10^2 copies/mL（2a）	RCC	RNA（11日後），コア抗原（6週後）陽転	50代女性
30代男性	2007/02	検出感度未満（1b）	RCC	抗体・RNA陽転（9週後）	50代男性
30代女性	2006/11	4.4×10^3 IU/mL（2a）	RCC	抗体陽転（33週後）	50代女性
			FFP	抗体陽転（168週後）	70代男性
50代女性	2009/06	RNA濃度不明（1b）	RCC	抗体陽転（212週後）	90代女性

注目されるのは，毎年20から30例の輸血によるHCV感染疑いの報告が血液センターに寄せられることである．その中の一部は，輸血前から感染していたり，輸血後の検査が非特異反応であったりして感染が否定されているが，残りのすべての例において被疑製剤の保管検体は個別検体NATが陰性である．しかも上述のように感染性をもつウインドウ期の献血というものはきわめて稀にしか起こらない．しかし患者のHCV抗体またはHCV RNAが陰性から陽性に変わっていることは確認されているので，HCV感染が起きたことはほぼ間違いない．これらの状況は，検査や治療の経過中に何らかの観血的な施術において起きた医原性の感染を疑わせる．注意しなければならないのは，これらの例は輸血をされていたために輸血感染症を疑われて血液センターに報告されたものであり，輸血をされていない患者でも同様のことが起きている可能性があることである．個別検体NATが導入された日本においては，輸血によるHCV感染はきわめて起こりにくい状態にあり，海外においても，一般には輸血以外の医療行為がHCV感染の最大の原因として認識されている[92,93]．

■ f．献血者集団におけるHCV感染の実態

HCV RNAとHCV抗体の出現の時期をみれば，HCV抗体陰性/NAT陽性の献血者は，最長3カ月以内に感染の機会をもったことが推定される．したがってHBVの場合と同じように，このような献血者・血液のデータは，現在起きている新規感染の状況を示す疫学データとなる．血液センターで2000年から2009年までの10年間に5,174万あまりの検体についてHCVスクリーニングした結果，114検体がHCV抗体陰性/NAT陽性であったが，その頻度は年とともに減少傾向にあった．減少してきている理由としては，医療現場での感染防止手順の徹底，ディスポーザブル器具の普及，民間療法での感染防止手順の普及などにより実際に新規感染が減少している可能性，国のレベルで進められているHCV検診が普及して感染者が発掘され，献血者集団に含まれなくなった可能性，あるいは献血においてHCV感染リスク行為の有無が問診され，それがあった場合採血できないことが周知されてきたこと，などが考えられる．

また，HCV抗体陰性/NAT陽性献血者の平均年齢は，男性34歳，女性29歳であったが，その遺伝子型の分布をみると，1bが21.2%，2aが49.4%，2bが28.2%，日本ではきわめて稀な1aが1.2%であった．この分布は病院で何らかの治療・診断を受けているHCV感染患者の分布（1b: 70%，2a: 20%，2b: 10%）と大きく異なる[94]．これは過去20〜40年前と比べて感染するHCVの主な遺伝子型が1bから2aに実際に変わったためなのか，あるいは，1bによる臨床経過がより重症なので，高齢者で治療を受ける集団では1bの割合が多くなるのかは不明である．

今日，医療を介しての感染以外で新規のHCV感染の原因を知ることは困難であるといわれているが，これは献血者でも当てはまる．上記のような検査データを示した献血者には血液センター側から連絡がつきにくく，面談が施行できない場合が多い．その理由は不明である．

■ g．オカルトHCV感染について

2004年，肝機能が正常で血漿や血清にはHCV RNAが検出されないが肝生検検体からはHCV RNAが検出される例が発表された[95]．これらの患者は，初感染後肝炎が治癒した後の状態か，慢性C型肝炎が抗ウイルス薬によって治癒した後の長期経過後の状態のいずれかと思われる．一方別のスタディでは，HCV抗体が陰性にもかかわらず肝生検検体にHCV RNAがみつかり，肝機能異常を示している群が指摘された[96]．これらがオカルトHCV感染に関する最初の記載であるが，現在では一般にオカルトHCV感染とは，HCV抗体が陰性で血清（血漿）中にHCV RNAが検出されず，肝組織・末梢血単核球・血清（血漿）の超遠心沈査分画のいずれかにHCV RNAが見つかる状態を指す[97]．オカルトHCV感染（OCI）という病態の存在や，他の疾患との関連についてはまだ意見の一致を見ておらず，OCIそのものの自然経過もわかっていない．しかし，HCV抗体陰性の健常人の末梢血単核球にHCV-RNAが検出されるという報告があり[96,98,99]，そのRNAは複製可能なHCVの一部なのか，その血液に

は感染性があるのかなど，輸血医療の分野においても注意すべき問題を含んでいる．

●文　献

1) Orito E, Mizokami M, Ina Y, et al. Host-independent evolution and a genetic classification of the hepadnavirus family based on nucleotide sequences. Proc Natl Acad Sci U S A. 1989; 86: 7059-62.
2) WHO Media Centre, HBV fact sheets. http://www.who.int/mediacentre/factsheets/fs204/en/
3) Tanaka J, Koyama T, Mizui M, et al. Total numbers of undiagnosed carriers of hepatitis C and B viruses in Japan estimated by age- and area-specific prevalence on the national scale. Intervirology. 2011; 54: 185-95.
4) Tian Q, Jia J. Hepatitis B virus genotypes: epidemiological and clinical relevance in Asia. Hepatol Int. 2016; 10: 854-60.
5) Kao JH, Chen PJ, Lai MY, et al. Hepatitis B genotypes correlate with clinical outcomes in patients with chronic hepatitis B. Gastroenterology. 2000; 118: 554-9.
6) Orito E, Mizokami M. Differences of HBV genotypes and hepatocellular carcinoma in Asian countries. Hepatol Res. 2007; 37 (s1): S33-5.
7) Wai CT, Fontana RJ, Polson J, et al. Clinical outcome and virological characteristics of hepatitis B-related acute liver failure in the United States. J Viral Hepat. 2005; 12: 192-8.
8) Ito K, Yotsuyanagi H, Yatsuhashi H, et al. Risk factors for long-term persistence of serum hepatitis B surface antigen following acute hepatitis B virus infection in Japanese adults. Hepatology. 2014; 59: 89-97.
9) Zhang SL, Yue YF, Bai GQ, et al. Mechanism of intrauterine infection of hepatitis B virus. World J Gastroenterol. 2004; 10: 437-8.
10) Garcia T, Li J, Sureau C, et al. Drastic reduction in the production of subviral particles does not impair hepatitis B virus virion secretion. J Virol. 2009; 83: 11152-65.
11) Ohba K, Mizokami M, Ohno T, et al. Relationships between serotypes and genotypes of hepatitis B virus: genetic classification of HBV by use of surface genes. Virus Res. 1995; 39: 25-34.
12) Lazarevic I. Clinical implications of hepatitis B virus mutations: recent advances. World J Gastroenterol. 2014; 20: 7653-64.
13) Allain JP, Hewitt PE, Tedder RS, et al. Evidence that anti-HBc but not HBV DNA testing may prevent some HBV transmission by transfusion. Br J Haematol. 1999; 107: 186-95.
14) Seeff LB, Beebe GW, Hoofnagle JH, et al. A serologic follow-up of the 1942 epidemic of post-vaccination hepatitis in the United States Army. N Engl J Med. 1987; 316: 965-70.
15) Rehermann B, Ferrari C, Pasquinelli C, et al. The hepatitis B virus persists for decades after patients' recovery from acute viral hepatitis despite active maintenance of a cytotoxic T-lymphocyte response. Nat Med. 1996; 2: 1104-8.
16) Ohnuma H, Tanaka T, Yoshikawa A, et al. The first large-scale nucleic acid amplification testing (NAT) of donated blood using multiplex reagent for simultaneous detection of HBV, HCV, and HIV-1 and significance of NAT for HBV. Microbiol Immunol. 2001; 45: 667-72.
17) Mine H, Emura H, Miyamoto M, et al. High throughput screening of 16 million serologically negative blood donors for hepatitis B virus, hepatitis C virus and human immunodeficiency virus type-1 by nucleic acid amplification testing with specific and sensitive multiplex reagent in Japan. J Virol Methods. 2003; 112: 145-51.
18) Matsumoto C, Tadokoro K, Fujimura K, et al. Analysis of HBV infection after blood transfusion in Japan through investigation of a comprehensive donor specimen repository. Transfusion. 2001; 41: 878-84.
19) Busch MP, Glynn SA, Stramer SL, et al. A new strategy for estimating risks of transfusion-transmitted viral infections based on rates of detection of recently infected donors. Transfusion. 2005; 45: 254-64.
20) Yoshikawa A, Gotanda Y, Itabashi M, et al. HBV NAT positive [corrected] blood donors in the early and late stages of HBV infection: analyses of the window period and kinetics of HBV DNA. Vox Sang. 2005; 88: 77-86.
21) Komiya Y, Katayama K, Yugi H, et al. Minimum infectious dose of hepatitis B virus in chimpanzees and difference in the dynamics of viremia between genotype A and genotype C. Transfusion. 2008; 48: 286-94.
22) Hsia CC, Purcell RH, Farshid M, et al. Quantification of hepatitis B virus genomes and infectivity in human serum samples. Transfusion. 2006; 46: 1829-35.
23) Taira R, Satake M, Momose S, et al. Residual risk of transfusion-transmitted hepatitis B virus (HBV) infection caused by blood components derived from donors with occult HBV infection in Japan. Transfusion. 2013; 53: 1393-404.

JCOPY 498-01913

24) Satake M, Taira R, Yugi H, et al. Infectivity of blood components with low hepatitis B virus DNA levels identified in a lookback program. Transfusion. 2007; 47: 1197-205.
25) Stramer SL, Wend U, Candotti D, et al. Nucleic acid testing to detect HBV infection in blood donors. N Engl J Med. 2011; 364: 236-47.
26) Raimondo G, Allain JP, Brunetto MR, et al. Statements from the Taormina expert meeting on occult hepatitis B virus infection. J Hepatol. 2008; 49: 652-7.
27) Liaw YF, Sheen IS, Chen TJ, et al. Incidence, determinants and significance of delayed clearance of serum HBsAg in chronic hepatitis B virus infection: a prospective study. Hepatology. 1991; 13: 627-31.
28) Chu CM, Liaw YF. HBsAg seroclearance in asymptomatic carriers of high endemic areas: appreciably high rates during a long-term follow-up. Hepatology. 2007; 45: 1187-92.
29) Tseng TC, Liu CJ, Yang HC, et al. Determinants of spontaneous surface antigen loss in hepatitis B e antigen-negative patients with a low viral load. Hepatology. 2012; 55: 68-76.
30) Chamorro AJ, Casado JL, Bellido D, et al. Reactivation of hepatitis B in an HIV-infected patient with antibodies against hepatitis B core antigen as the only serological marker. Eur J Clin Microbiol Infect Dis. 2005; 24: 492-4.
31) Raimondo G, Navarra G, Mondello S, et al. Occult hepatitis B virus in liver tissue of individuals without hepatic disease. J Hepatol. 2008; 48: 743-6.
32) Hoofnagle JH, Seeff LB, Bales ZB, et al. Type B hepatitis after transfusion with blood containing antibody to hepatitis B core antigen. N Engl J Med. 1978; 298: 1379-83.
33) Katchaki JN, Siem TH, Brouwer R, et al. Detection and significance of anti-HBc in the blood bank; preliminary results of a controlled prospective study. J Virol Methods. 1980; 2: 119-25.
34) Iizuka H, Ohmura K, Ishijima A, et al. Correlation between anti-HBc titers and HBV DNA in blood units without detectable HBsAg. Vox Sang. 1992; 63: 107-11.
35) Sato S, Ohhashi W, Ihara H, et al. Comparison of the sensitivity of NAT using pooled donor samples for HBV and that of a serologic HBsAg assay. Transfusion. 2001; 41: 1107-13.
36) Inaba S, Ito A, Miyata Y, et al. Individual nucleic amplification technology does not prevent all hepatitis B virus transmission by blood transfusion. Transfusion. 2006; 46: 2028-9.
37) Dreier J, Kröger M, Diekmann J, et al. Low-level viraemia of hepatitis B virus in an anti-HBc- and anti-HBs-positive blood donor. Transfus Med. 2004; 14: 97-103.
38) Hollinger FB. Hepatitis B virus infection and transfusion medicine: science and the occult. Transfusion. 2008; 48: 1001-26.
39) Candotti D, Allain JP. Transfusion-transmitted hepatitis B virus infection. J Hepatol. 2009; 51: 798-809.
40) Yuen MF, Wong DK, Lee CK, et al. Transmissibility of hepatitis B virus (HBV) infection through blood transfusion from blood donors with occult HBV infection. Clin Infect Dis. 2011; 52: 624-32.
41) Wang JT, Lee CZ, Chen PJ, et al. Transfusion-transmitted HBV infection in an endemic area: the necessity of more sensitive screening for HBV carriers. Transfusion. 2002; 42: 1592-7.
42) Gerlich WH, Wagner FF, Chudy M, et al. HBsAg non-reactive HBV infection in blood donors: Transmission and pathogenicity. J Med Virol. 2007; 79 S1: S32-S36.
43) Allain JP, Mihaljevic I, Gonzalez-Fraile MI, et al. Infectivity of blood products from donors with occult hepatitis B virus infection. Transfusion. 2013; 53: 1405-15.
44) Zanetti AR, Tanzi E, Manzillo G, et al. Hepatitis B variant in Europe. Lancet. 1988; 2: 1132-3.
45) Fujii H, Moriyama K, Sakamoto N, et al. Gly145 to Arg substitution in HBs antigen of immune escape mutant of hepatitis B virus. Biochem Biophys Res Commun. 1992; 184: 1152-7.
46) Coleman PF, Chen YC, Mushahwar IK. Immunoassay detection of hepatitis B surface antigen mutants. J Med Virol. 1999; 59: 19-24.
47) La'ulu SL, Roberts WL. The analytic sensitivity and mutant detection capability of six hepatitis B surface antigen assays. Am J Clin Pathol. 2006; 125: 748-51.
48) Weber B. Genetic variability of the S gene of hepatitis B virus: clinical and diagnostic impact. J Clin Virol. 2005; 32: 102-12.
49) Kojima M, Shimizu M, Tsuchimochi T, et al. Post-transfusion fulminant hepatitis B associated with precore-defective HBV mutants. Vox Sang. 1991; 60: 34-9.
50) 高橋善弥太. 輸血後劇症肝炎とB型肝炎ウイルス. 日本医事新報. 1991; 3508: 28-30.
51) Kosaka Y, Takase K, Kojima M, et al. Fulminant hepatitis B: induction by hepatitis B virus mutants defective in the precore region and incapable of encoding e antigen. Gastroenterology. 1991; 100: 1087-94.
52) Sato S, Suzuki K, Akahane Y, et al. Hepatitis B virus

strains with mutations in the core promoter in patients with fulminant hepatitis. Ann Intern Med. 1995; 122: 241-8.
53) Japanese Red Cross Non-A, Non-B Hepatitis Research Group. Effect of screening for hepatitis C virus antibody and hepatitis B virus core antibody on incidence of posttransfusion hepatitis. Lancet. 1991; 338: 1040-1.
54) Ito K, Yotsuyanagi H, Yatsuhashi H, et al. Risk factors for long-term persistence of serum hepatitis B surface antigen following acute hepatitis B virus infection in Japanese adults. Hepatology. 2014; 59: 89-97.
55) Lok AS, Liang RH, Chiu EK, et al. Reactivation of hepatitis B virus replication in patients receiving cytotoxic therapy. Report of a prospective study. Gastroenterology. 1991; 100: 182-8.
56) Umemura T, Tanaka E, Kiyosawa K, et al. Mortality secondary to fulminant hepatic failure in patients with prior resolution of hepatitis B virus infection in Japan. Clin Infect Dis. 2008; 47: e52-6.
57) Kusumoto S, Tanaka Y, Mizokami M, et al. Reactivation of hepatitis B virus following systemic chemotherapy for malignant lymphoma. Int J Hematol. 2009; 90: 13-23.
58) 厚生労働省医薬・生活衛生局血液対策課: 血液製剤等に係る遡及調査ガイドライン. 東京　2005 年 (2018 年一部改正)
59) Kuo G, Choo QL, Alter HJ, et al. An assay for circulating antibodies to a major etiologic virus of human non-A, non-B hepatitis. Science. 1989; 244: 362-4.
60) Alter HJ, Purcell RH, Shih JW, et al. Detection of antibody to hepatitis C virus in prospectively followed transfusion recipients with acute and chronic non-A, non-B hepatitis. N Engl J Med. 1989; 321: 1494-500.
61) Martell M, Esteban JI, Quer J, et al. Hepatitis C virus (HCV) circulates as a population of different but closely related genomes: quasispecies nature of HCV genome distribution. J Virol. 1992; 66: 3225-9.
62) Pawlotsky JM. Hepatitis C virus population dynamics during infection. Curr Top Microbiol Immunol. 2006; 299: 261-84.
63) Petruzziello A, Marigliano S, Loquercio G, et al. Global epidemiology of hepatitis C virus infection: An update of the distribution and circulation of hepatitis C virus genotypes. World J Gastroenterol. 2016; 22: 7824-40.
64) WHO media center. HCV Fact Sheet 2016. http://www.who.int/mediacentre/factsheets/fs164/en/
65) 国立感染症研究所ウイルス第二部: 感染症情報 [C 型肝炎とは] http://www.nih.go.jp/niid/ja/encycropedia/392-encyclopedia/322-hepatitis-c-intro.html 2013.
66) Ohto H, Terazawa S, Sasaki N, et al. Transmission of hepatitis C virus from mothers to infants. N Engl J Med. 1994; 330: 744-50.
67) De Jesús-Caraballo J, Toro DH, Rodríguez-Pérez F, et al. Sexual activity as a risk factor for hepatitis C in Puerto Rico. Bol Asoc Med P R. 2008; 100: 15-20.
68) Frank C, Mohamed MK, Strickland GT, et al. The role of parenteral antischistosomal therapy in the spread of hepatitis C virus in Egypt. Lancet. 2000; 355: 887-91.
69) Klevens RM, Hu DJ, Jiles R, et al. Evolving epidemiology of hepatitis C virus in the United States. Clin Infect Dis. 2012; 55 Suppl 1: S3-9.
70) Kleinman SH, Lelie N, Busch MP. Infectivity of human immunodeficiency virus-1, hepatitis C virus, and hepatitis B virus and risk of transmission by transfusion. Transfusion. 2009; 49: 2454-89.
71) Nübling CM, Unger G, Chudy M, et al. Sensitivity of HCV core antigen and HCV RNA detection in the early infection phase. Transfusion. 2002; 42: 1037-45.
72) Tanaka J, Katayama K, Kumagai J, et al. Early dynamics of hepatitis C virus in the circulation of chimpanzees with experimental infection. Intervirology. 2005; 48: 120-3.
73) Glynn SA, Wright DJ, Kleinman SH, et al. Dynamics of viremia in early hepatitis C virus infection. Transfusion. 2005; 45: 994-1002.
74) Roth WK, Busch MP, Schuller A, et al. International survey on NAT testing of blood donations: expanding implementation and yield from 1999 to 2009. Vox Sang. 2012; 102: 82-90.
75) Selvarajah S, Busch MP. Transfusion transmission of HCV, a long but successful road map to safety. Antivir Ther. 2012; 17: 1423-9.
76) Courouсé AM, Le Marrec N, Girault A, et al. Anti-hepatitis C virus (anti-HCV) seroconversion in patients undergoing hemodialysis: comparison of second- and third-generation anti-HCV assays. Transfusion. 1994; 34: 790-5.
77) Descamps V, Op de Beeck A, Plassart C, et al. Strong correlation between liver and serum levels of hepatitis C virus core antigen and RNA in chronically infected patients. J Clin Microbiol. 2012; 50: 465-8.
78) Moscato GA, Giannelli G, Grandi B, et al. Quantitative determination of hepatitis C core antigen in therapy monitoring for chronic hepatitis C. Intervirology. 2011; 54: 61-5.
79) Glynn SA, Wright DJ, Kleinman SH, et al. Dynamics of viremia in early hepatitis C virus infection. Transfu-

JCOPY 498-01913

sion. 2005; 45: 994-1002.

80) Widell A, Busch M. Exposed or not exposed-that is the question: evidence for resolving and abortive hepatitis C virus infections in blood donors. Transfusion. 2009; 49: 1277-81.

81) Busch MP, Murthy KK, Kleinman SH, et al. Infectivity in chimpanzees (*Pan troglodytes*) of plasma collected before HCV RNA detectability by FDA-licensed assays: implications for transfusion safety and HCV infection outcomes. Blood. 2012; 119: 6326-34.

82) Shata MT, Tricoche N, Perkus M, et al. Exposure to low infective doses of HCV induces cellular immune responses without consistently detectable viremia or seroconversion in chimpanzees. Virology. 2003; 314: 601-16.

83) Katayama K, Kumagai J, Komiya Y, et al. Titration of hepatitis C virus in chimpanzees for determining the copy number required for transmission. Intervirology. 2004; 47: 57-64.

84) Bernardin F, Tobler L, Walsh I, et al. Clearance of hepatitis C virus RNA from the peripheral blood mononuclear cells of blood donors who spontaneously or therapeutically control their plasma viremia. Hepatology. 2008; 47: 1446-52.

85) Welker MW, Zeuzem S. Occult hepatitis C: how convincing are the current data? Hepatology. 2009; 49: 665-75.

86) Veerapu NS, Raghuraman S, Liang TJ, et al. Sporadic reappearance of minute amounts of hepatitis C virus RNA after successful therapy stimulates cellular immune responses. Gastroenterology. 2011; 140: 676-85. e1.

87) Veerapu NS, Park SH, Tully DC, et al. Trace amounts of sporadically reappearing HCV RNA can cause infection. J Clin Invest. 2014; 124: 3469-78.

88) Sanchez-Quijano A, Pineda JA, Lissen E, et al. Prevention of post-transfusion non-A, non-B hepatitis by non-specific immunoglobulin in heart surgery patients. Lancet. 1988; 1: 1245-9.

89) Piazza M, Sagliocca L, Tosone G, et al. Sexual transmission of the hepatitis C virus and efficacy of prophylaxis with intramuscular immune serum globulin. A randomized controlled trial. Arch Intern Med. 1997; 157: 1537-44.

90) Operskalski EA, Mosley JW, Tobler LH, et al. HCV viral load in anti-HCV-reactive donors and infectivity for their recipients. Transfusion. 2003; 43: 1433-41.

91) Gruener NH, Heeg M, Obermeier M, et al. Late appearance of hepatitis C virus RNA after needlestick injury: necessity for a more intensive follow-up. Infect Control Hosp Epidemiol. 2009; 30: 299-300.

92) Stępień M, Rosińska M. Hepatitis C outbreaks in Poland in 2003-2013. Medical procedures as a dominant route of HCV transmission. Przegl Epidemiol. 2015; 69: 465-72.

93) Fabrizi F, Messa P. Transmission of hepatitis C virus in dialysis units: a systematic review of reports on outbreaks. Int J Artif Organs. 2015; 38: 471-80.

94) Furui Y, Hoshi Y, Murata K, et al. Prevalence of amino acid mutation in hepatitis C virus core region among Japanese volunteer blood donors. J Med Virol. 2011; 83: 1924-9.

95) Pham TNQ, MacParland SA, Mulrooney PM, et al. Hepatitis C virus persistence after spontaneous or treatment-induced resolution of hepatitis C. J Virol. 2004; 78: 5867-74.

96) Castillo I, Pardo M, Bartolomé J, et al. Occult hepatitis C virus infection in patients in whom the etiology of persistently abnormal results of liver function tests is unknown. J Infect Dis. 2004; 189: 7-14.

97) Attar BM, Van Thiel D. A new twist to a chronic HCV infection: Occult hepatitis C. Gastroenterol Res Pract. 2015; 2015: 579147.

98) De Marco L, Gillio-Tos A, Fiano V, et al. Occult HCV infection: an unexpected finding in a population unselected for hepatic disease. PLoS One. 2009; 4: e8128.

99) Quiroga JA, Avellón A, Bartolomé J, et al. Detection of hepatitis C virus (HCV) core-specific antibody suggests occult HCV infection among blood donors. Transfusion. 2016; 56: 1883-90.

Ⅵ-A-2 ▶ E型肝炎，A型肝炎，その他

1 E型肝炎 (hepatitis E)

■ a．E型肝炎ウイルス (hepatitis E virus: HEV) について

HEVはへペウイルスに分類され，1重鎖RNAウイルスで，約7,200塩基よりなる．HEVは本来エンベロープをもたないウイルスであるが，血中や培養液中では宿主由来の脂質膜を被っている．このため，特異的抗体ができてもウイルス抗原に十分に結合することができず，これが抗体の中和活性の不完全さの原因となると考えられている[1-3]．

HEVの遺伝子型の主なものは4つである[4]．遺伝子型1は，アフリカ，南アジア，西アジアに広く分布し，主に汚染された水を大量に摂取することにより経口的に感染する．したがって洪水などの後に流行することがある．遺伝子型2は，メキシコやアフリカの一部に限局してみられる．1，2型ともヒトにのみ感染する．遺伝子型3は，ヨーロッパ全域，東アジア（中国や日本）などに分布する．遺伝子型3の自然界の宿主として，ブタ，イノシシ，野生のシカ，ウサギ，貝類などが知られている．これらの肉・内臓肉などを十分な加熱処理をしないで摂取することにより感染する[5]．したがって人獣共通感染症であり，多くは単発的に，時に家族内で発生する．遺伝子型4は中国や日本の北海道などで多く分離される．感染経路は3と同様である．インドなどでは遺伝子型1が妊婦に感染するとその死亡率は50～100%と報告されているが[6-9]，そのメカニズムは不明である．遺伝子型3や4の感染ではこの病態は報告されていない．

E型肝炎は，日本を含めた先進国では，発展途上国で経口感染した人が持ち帰った輸入感染症がほとんどを占めると考えられていた．しかしながら，ブタや多くの野生動物がHEVに感染していることが次第に明らかとなり，先進国でもそれらの肉を摂取することによってHEV感染が日常生活においてしばしば起こるものであることが認識されるようになった．一方，HEV感染が証明された患者においても，その過去の喫食歴や海外渡航歴を調べても，既知のどの感染経路も当てはまらない症例も少なくなく，HEV感染経路については，上記以外のものがあると考えられる．性交渉によるHEV感染の報告はまだない．

■ b．疫学

世界保健機関（WHO）によれば，1年間に全世界で2千万人が感染し，300万人が肝炎を発症し，5万人以上が死亡しているといわれる[10]．死亡率は0.5～4.0%などと報告されている．日本ではE型肝炎は四類感染症に分類され，2011年にIgAタイプのHEV抗体検査キットが国の認可を受けて，保険償還の対象となった．それ以後症例の報告数は増加しており，2015年には年間約200症例が厚労省に報告されている．日本の臨床観察からは，遺伝子型4による感染で重症例が多いといわれている[5]．

一方，IgG-HEV抗体陽性率をみると，先進国の間でも大きな違いがある．イギリス，オランダ，フランス，ドイツなどでは5～30%の範囲にあり[11-14]，同じフランスでも50%以上を示す地域がある．これらの大きな違いはブタ肉などの調理・食習慣の違いによるものと考えられている．日本の献血者の大規模調査によれば，IgG陽性率は3.4～5.3%であり，西日本で低く東日本（関東，東北，北海道）で高い[15]．どの地域においても加齢とともに陽性率が上昇しており，その増加率から年間の感染数を推定することができる．それによれば，日本では年間15万人が感染しているとされた[5]．報告される顕性感染が年間200例であることを考えると，HEVに感染しても発症するのはごく一部であり，ほとんどは不顕性感染に終わるといえる．HEVと同様に経口感染するA型肝炎ウイルス（HAV）では，その抗体の陽性率の年齢分布は高齢者で高く，そのカーブが調査年度を経るに従って右へシフト（高齢化）しており，典型的な出生コホート効果がみられるのに対し，HEV抗体陽性率の分布は，どの調査年度においても加齢

による上昇カーブは基本的に変わらない[16]．すなわち，HEV 感染はどの時代においても生涯における感染の動向は同じであることが推定される．また，女性よりも男性で陽性率が高い現象はどの国においてもみられ，単に男性が女性に比べて，飲食に際して HEV 汚染の可能性の高い食物を多く食べるためだけではないことが推察されている．また中国からは，通常に市販されている牛乳から HEV ゲノムが検出され，さらにそれらの経口摂取でサルが HEV に感染することが報告されている[17]．

ALT 値が 200 U/L 以上を示す献血者について全国的な調査を行うと，1,389 人中 15 人（1.1%）が HEV RNA 陽性であったが，北海道では ALT 値が 500 U/L 以上の献血者 41 人中 8 人（19.5%）が HEV RNA 陽性であった[18]．全体として北海道，東北，関東などの東日本で高い RNA，IgM，IgG 陽性率を示し，ブタ肉の消費量と関係があると考えられた．

c．E 型肝炎の臨床

E 型肝炎の一般的な経過を図 VI-8 に示す．潜伏期 4〜6 週間ののち他の急性肝炎と同様の症状を呈する．発症前にウイルス血症のみの時期がある．ウイルス血症は通常 1 カ月から 2 カ月続く．血中のウイルス濃度は最大で 10^7 コピー/mL レベルである．ほとんどの例が不顕性感染に終わると考えられているが，発症する場合はウイルス血症の時期の後半から ALT が上昇しはじめる．肝機能障害は 2〜3 週間続くが，障害の程度は通常軽度で自覚症状を伴わない場合が多い．通常そのまま治癒するが，時に重症化，劇症化する．日本において，肝炎が発症した場合の重症化の割合は約 15% と報告されている[5]．ALT のピークが 2 峰性を示すことが少なくない．IgM 抗体は 4〜6 週目から出現し，その後すぐに IgG 抗体が陽性となる．HEV の遺伝子型は複数あるが，血清型は 1 つである．抗 HEV-IgG 抗体の存在は HEV 感染の既往を示すが，IgG 抗体は HBs 抗体ほど長くは維持されないようである．また前述のように，HEV が脂質膜をまとった場合は，特異抗体が HEV の抗原エピトープに結合しずらいため IgG はウイルス中和能を発揮できないと考えられる．IgG 陽性の血液が輸血されて感染を起こす例[19,20]や，

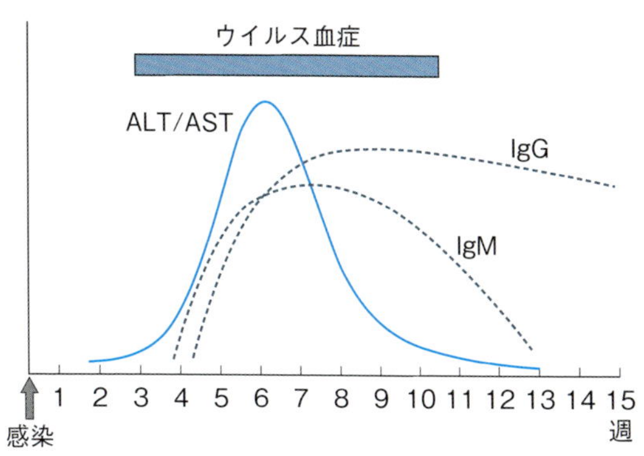

図VI-8　急性 E 型肝炎の臨床経過

IgG 陽性者が再感染を起こす例[20,21]が知られているが，上記のメカニズムが関係しているものと考えられる．肝障害が起きるメカニズムとしては，B 型肝炎と同様に，宿主の細胞傷害性 T 細胞による感染肝細胞の破壊が考えられている[22,23]．

急性 E 型肝炎はほぼ完全に治癒して慢性化しないと考えられていたが，2008 年 Kamar ら[24]が，臓器移植患者で高率に E 型肝炎が慢性化することを示したことから，医療上の大きな問題とされるようになった．慢性化例は，臓器移植例に限らず，造血幹細胞移植患者，悪性血液疾患で免疫抑制を受けている患者，HIV 患者などでも見いだされる[25]．これらの患者で E 型肝炎を発症した場合，慢性化率は 60% といわれる[26]．また，慢性肝炎から早期に非代償性肝硬変に進行することが示されている．慢性 E 型肝炎に対しては，免疫抑制を弱めるか，あるいは C 型肝炎の治療薬である RNA ポリメラーゼ阻害剤リバビリンの投与が効果的である．患者の状態により両者をうまく使い分けることが重要である[27]．リバビリンも，HEV 感染が判明し早期に投与すれば多くの場合 HEV を完全に駆逐することができる．一方，定期的な血漿ドナーの HEV と IgG の avidity の観察から，HEV は再感染する可能性も指摘されている[21]．

d．輸血による HEV 感染

輸血による HEV 感染が大きく注目されたのは，2002 年に北海道血液センターから報告された 1 例による[28]．心弁膜疾患の手術の際に行われた輸血に

よって肝炎が起きたと思われるが，輸血された製剤の保管検体を使って主なウイルスをすべて調べても全く原因がわからなかった．しかし最終的に 3.8×10^3 コピー/mL の HEV が含まれていることがわかった．その後，同じ北海道血液センターにおいて ALT が 200 U/L 以上の献血血液を HEV について調査中，HEV 陽性例が見いだされた．同じ献血者が 2 週間前にも献血していたので，その血液を調べたところ，それも HEV RNA 陽性であった．その血液に由来する PC を輸血された患者を調べたところ，HEV 肝炎を起こしていたことがわかった[29]．これらの 2 例は ALT 最高値がそれぞれ 1,665，673 U/L に達したが，肝炎は完治した．HEV の遺伝子型はともに 4 であった．なお後者の事例で，HEV 陽性であった献血者の家族内において感染が確認され，1 人が劇症肝炎で死亡し，5 人が HEV 抗体陽性であった．これは典型的な経口感染による家族内発生例であり，焼き肉レストランで食したブタレバー・内臓肉が原因であったと考えられている．

日本では，2000 年から 2015 年までの間に，輸血による HEV 感染が確認されたのは 20 名である[20]．積極的な免疫抑制を受けていた患者が 9 例，免疫抑制は受けていないが全身状態不良の患者が 8 名，その他が 3 例であった．このうち 18 例について，HEV のオープン・リーディングフレーム（ORF）1 と 2 において患者と輸血血液の間で塩基配列の一致が確認されている．遺伝子型 4 によるものが 3 例でいずれも北海道で献血された血液による．残りは遺伝子型 3 であった．このうち HEV に対する IgG 抗体が陽性である血液製剤が輸血感染を起こした事例が 2 例ある．感染を起こした血液製剤中の総 HEV ウイルス量の最低値は，31,000 IU であった．経過中の ALT の最高値が 1,000 を超えたものはわずかに 2 例で，全体に肝炎は軽度か中程度である（中央値 566 U/L，平均値 617 U/L）．輸血された総 HEV 量と最高 ALT 値に相関はない．免疫抑制を受けている患者が，非常に少ない HEV 量の輸血を受けたような場合は，発症まで 6 カ月以上かかる場合もある[30]．肝臓移植を受けた 2 例でウイルス血症が遷延したが，リバビリン治療にて完治した[31,32]．血液疾患患者 3 名で慢性化が確認され，そのうち 1 人（バーキットリンパ腫）は，HEV 感染の診断が遅れたためか，長期のリバビリン投与によっても HEV RNA は完全には陰性にならなかった[33]．遡及調査などによれば，NAT 陽性血液が輸血されて HEV 感染が起きたのは 10 例中 5 例，感染率は 50%であった．

各国から輸血による HEV 感染の事例が報告されるようになったが，もっとも整った体制下で輸血 HEV 感染の実態を分析したのは，2014 年に発表されたイギリス National Health Service の Hewitt らである[19]．彼らは献血血液を対象とする in house の NAT システムを立ち上げたが，それはリアルタイム NAT ではないため結果が出るまで数日の時日を要した．その間に多くの血液が出庫されたため，彼らは NAT 陽性の血液を輸血された患者の転帰を詳細に調べることができた．その結果，HEV NAT 陽性の血液を輸血された 43 人のうち 18 人が HEV に感染しており，HEV 感染率は 42%と計算された．肝機能障害は一般に軽度で，免疫抑制のある患者で肝障害が遷延する傾向があった．興味あることに，症状を呈したのは免疫抑制が軽度にあった 1 人のみであった．

e．献血血液の HEV スクリーニングについて

北海道で HEV 感染が多いこと，より重症になりやすい遺伝子型 4 が主に北海道にみられることから，2005 年より北海道血液センターにおいて，北海道内で献血された血液の HEV NAT スクリーニングが試行的に開始された．20 プールの in house NAT による感度は約 1,000 IU/mL であった．2014 年までのデータを総合すると，HEV RNA 陽性率は男女合わせて 0.012%で，男性が女性の約 2 倍，陽性者の平均年齢は 42 歳，遺伝子型は 3 が 92%，4 が 8%であった．2006 年には東京地方において 4 万 4 千検体を対象に HEV の NAT スクリーニングが試行的に行われたが，陽性者は 3 名（0.007%）と，北海道より低く，また重症型の遺伝子型 4 が見いだされなかったため，東京での NAT スクリーニングは見送られた（以上日本赤十字社内部データ）．

献血血液を HEV についてスクリーニングすべきかどうかについては，異なる複数の観点から総合的に判断する必要がある．1）HEV キャリアの頻度に

JCOPY 498-01913

ついては，ほぼデータは出揃っている．IgG 陽性率は男女間，地域間，年齢によって大きな違いがあるが，ほぼ3〜5%の間にある．NAT 陽性率は，現在ウイルスを保持していてその血液が輸血感染を起こす可能性のあるドナーの比率を意味し，2016 年の HEV 個別 NAT を用いた調査では，東京地方で約 0.07%，北海道で約 0.04%であった．これらは，HBs 抗原陽性率（0.06%）と同じレベルである．2) HEV ウイルス血症の血液を輸血されてどのくらいの頻度で患者に HEV が感染するか．イギリスの調査と日本での遡及調査の結果から 40〜50%と思われる．しかしこれはあくまでも感染率であり，その中には感染マーカーが陽転しただけで，無症状あるいは肝機能が基準値内のままの患者も含まれる．3)感染した患者に起こるＥ型肝炎は，臨床的に重要な疾患であるかどうか．ドナーでのウイルス血症の頻度を考えれば，これまできわめて多くの患者が HEV 陽性血液の輸血を受けてきたと思われる．それにもかかわらず肝炎として臨床的に問題とされたのはこの 15 年間に 20 例である．肝炎の程度は，一部に中等度のものがあるものの多くは軽度であり，15 例は一過性の感染ののち完治している．感染が遷延したのは，臓器移植患者が 2 例，重度の免疫抑制のかかった血液疾患患者が 3 例で，いずれも慢性化のリスクを特定できる疾患である．4)輸血以外の感染リスクについて．一般人は日常生活，特に食生活において HEV 感染のリスクにさらされている．ドナーのウイルス血症の頻度を下げるには，一般国民が HEV に感染する機会を少なくする国家的施策が重要である．その意味で2015年に，飲食店などでのブタの生レバー（肝臓）や生肉の提供を禁じる項目が食品衛生法規格基準に盛り込まれたことには大きな意義があり，その効果が期待される．5) 遷延したＥ型肝炎も，多くは免疫抑制を抑制するか，リバビリン投与により治癒が望める．

血液をスクリーニングするとすれば，抗体検査には意味がなく，必然的に NAT の導入となる．2018 年時点において北海道以外の血液センターには HEV NAT は導入されていない．

輸血 HEV 感染に対する安全対策としては，基本的に国民全体の HEV 感染防止のための施策は継続すべきである．その上で，感染防止の対象をどのカテゴリーの患者にするかによって対策は大きく異なり，大きく３つの考え方があろう．1) 免疫抑制を受けていない患者も，頻度は低いながらも一過性の肝炎は起こす場合があるので，献血血液全てについて NAT を施行する．2) 免疫抑制を受けていない患者のＥ型肝炎は稀で，しかも一過性に終わり慢性化しないので，免疫の抑制されている患者のみを対象とし，そのような患者へ使用される輸血製剤を NAT でスクリーニングする．3) 輸血による HEV 感染よりも通常の生活での HEV 感染のリスクのほうが高いので，輸血用血液製剤をスクリーニングすることには意味がない．欧米先進国はそれぞれの国の事情によってそれぞれの対策を立てようとしている．どのような方針で臨むにしても，慢性化するリスクのある患者は，HEV に感染していないかどうかを適切な時期に検査することが重要である．感染が判明すれば，免疫抑制を弱めるかリバビリンを投与して治癒させることが可能である．

一方今日，いくつかの病原因子低減化法が開発されているが，インターセプト® 処理した製剤で HEV 感染が起こった事例が報告されている[34]．ミラソル® 処理は HEV viral load を 2 または 3 log 以上不活化できるデータがある[35]が，その臨床的な意義はまだ不明である．

2 A 型肝炎 (hepatitis A)

a．A 型肝炎ウイルス (hepatitis A virus: HAV) について

HAV はＡ型肝炎の原因ウイルスで，ピコルナウイルスに属する．1 重鎖の約 7,500 塩基よりなるプラス鎖 RNA ウイルスで，エンベロープをもたない．世界で年間 140 万人が感染しているとされる（WHO 資料）．ヒトに感染するのは遺伝子型Ⅰ〜Ⅲの３つで，それぞれが２つの亜型に分かれる（ⅠA，ⅠB，ⅡA，ⅡB，ⅢA，ⅢB）[36]．日本で検出されるのは主に以前より存在していたⅠAであるが，海外由来と思われるⅢBが少数みつかる[37]．血清型は１種類である．熱，乾燥，酸などの物理化学的な諸条件に耐

性であり，不活化にはたとえば90℃以上で数分の加熱処理が必要である．感染すると非常に強い液性免疫が確立され，抗体陽性者は再感染をほぼ確実に免れることができる．

■ b．HAVの疫学

HAVは感染者の肝臓で増殖し，胆管系・腸管を経て糞便に排出される．それに汚染された食物あるいは汚染水をヒトが摂取することにより感染が拡がる(糞口感染)．汚染源の食物として多いのは2枚貝類，生鮮野菜果物などである．HAVの自然界の宿主はヒト（霊長類）のみであり，ヒトにおける糞口感染のサイクルによって維持されるので，汚染リスクの高い食物の摂取に注意し，適切な衛生手順によって糞便から口への持ち込みを遮断すれば，HAVはおのずと消滅していく．したがって，HAVの分布はその地域の衛生状態，特に水道の普及に深く関係する．

衛生状態の不良な低開発国では，小児期にほとんどが不顕性感染し，終生免疫をもつために思春期以降は感染せず，アウトブレイクは発生しない．衛生状態がある程度向上すると，小児期に感染しなかった人口が増えるが，糞口感染のサイクルは依然続いており，非感染者が大人になってから感染を受ける機会が増え，アウトブレイクが起こる．日本を含め衛生状態の良好な先進国では，HAVそのものが駆逐されており，感染する機会は少ない．ただし，ワクチンを接種していない限りHAV感染に対しては完全に無防備であり，暴露されると容易に感染しアウトブレイクが起こりうる．典型的なものが，1988年に上海で起きたもので，約30万人が罹患したといわれている[38)]．2003年には，アメリカのあるレストランで調理された春タマネギが原因で500人以上が感染した例が報告された[39)]．近年では，汚染した外来の食材などによってその流通先に小アウトブレイクが起こることが多い．たとえば，HAVに汚染された冷凍イチゴやザクロによる集団発生が欧米で報告されている．しばしば，発展途上国または衛生状態の悪い地域からの帰国者にA型肝炎が起こる．また感染した者の衛生手順が不良であると，その周囲に感染が広がる．男性同性愛者の間でのアウトブレイクも報告されている[40)]．オーラル・アナルセックスまたは手指による肛門接触が感染経路として疑われている．

日本でのHAV抗体陽性率は，1940年以前に生まれた人口では80%以上であるのに対し，1960年以降に生まれた人口ではほぼ0%である[41)]．ワクチンの接種なしにこのまま経過すると日本人はほぼすべて抗体陰性でHAV感受性のある国民となる．A型肝炎は日本では四類感染症に指定されており，毎年100〜200例の感染症例が報告されているが，最近は4年周期（2006年，2010年，2014年）で年間300〜400例の報告がある[42)]．アメリカでは毎年1,500例前後の感染症例が報告されている．

■ c．急性A型肝炎の経過

HAVの潜伏期は2週間から7週間と長い[43)]．他のウイルスによる急性肝炎よりも症状が強くまた急激に発症する傾向があり，発熱，全身倦怠感，食欲不振，嘔吐，右上腹部膨満感（肝腫大による），黄疸，褐色尿などを呈する．症状も強いが回復も早く，1〜2カ月で急速に回復する．劇症化の頻度は0.5%以下で，死亡する場合がある．ウイルスに直接の細胞傷害性はなく，肝障害は細胞傷害性免疫機構の働きによる．慢性化はせず，慢性肝炎，肝硬変，肝癌などへの移行はない．発症に男女差はない．小児では症状は軽度であるが，加齢に従って肝炎の症状が強くなり，高齢者では重症となりやすい．発症の1〜2週間前からウイルス血症と糞便への排泄が認められるが，発症後ウイルス血症は急速に消退する．末梢血中のウイルス濃度は比較的低く，$10^{3\text{-}5}$コピー/mLである．Gowlandらがまとめたところによると，輸血HAV感染を起こした輸血製剤の血液は，そのドナーが発症する前の6日から18日の間に採血されたものに限られるという[44)]．輸血によるHAVの感染例が少ない理由として，A型肝炎の発症そのものが少ないこと，感染者のウイルス血症の期間が短いこと，キャリアの状態がないことなどがあげられる．IgM抗体は感染後4週目ぐらいから出現し，IgG抗体は6週目ごろより検出されるようになる．高感度の核酸増幅検査を用いれば，HAVのゲノムそのものはALTのピークを過ぎてからも検出されることがあるが，その時期の血液の輸血によって感染が起きるかどうかは不明である[45]．また，血中に抗体とHAV RNAが同時に検出される期間があるが，これらの血液には感染性がないことが示されている[46]．

■ d．輸血によるHAV感染例

輸血によるHAV感染は，1983年にHollingerらによって報告されたものが因果関係を明らかにした最初のものであろう[47]．この事例では患者女児は輸血後31日目に黄疸を発症した．血液ドナーはその後劇症A型肝炎で死亡している．原因血液をチンパンジーに輸血するとA型肝炎が発症し，これにより因果関係が確立された．その後，1989年にアメリカで起きた，1人の潜伏期のドナーに由来する小分けRBC製剤で4人の小児と，同じ血液由来のPCを輸血された大人1人への感染の報告がある[48]．小児はいずれも無症状であったが，大人はALT上昇が認められた．また同様にアメリカで2003年，1人の潜伏期のドナーの血液に由来するRBCとFFPが輸血された患者がそれぞれHAVに感染した事例が報告された[49]．今日の分子生物学的手法と血清学的手法を用いて輸血によるHAVの感染が証明されたのは，2004年のGowlandらの報告が最初である[44]．そのほかにも少なからぬ数の症例が各国から報告されている[50,51]．日本では，IgG-HAV抗体が陽性の患者にHAV陽性血液製剤が輸血され，感染は確認されたものの肝障害などは発生しなかった例が2例報告されている[52,53]．

受血者がすでにHCVに感染して肝障害をもっている場合，HAVの重感染は劇症肝炎などの重篤な経過をたどることが示されている[54,55]．Gowlandらは，HAV抗体陽性の患者が，高濃度のHAVに汚染された血液を輸血された際，HAVが患者体内で一度増殖し，その後抗体価の上昇に伴って急速にウイルス濃度が減少する経過を観察している[44]．

■ e．輸血HAV感染の防御

輸血によるHAV感染は理論的には起こり得るが，その頻度が非常に低いため，現在においても献血血液のルーチンのスクリーニング対象にはなっていない．ほとんどの国ではドナーへの問診レベルでのリスク排除にとどまっている．日本の血液センターの献血問診マニュアルでは，A型肝炎に罹患した人は，治癒後6カ月たってから献血申し込みが可能となる．また，1カ月以内に家族にA型肝炎を発症した人がいる場合には，その人からは採血をしないことになっている．これらはすべてのドナーに対して行われる質問であるが，アウトブレイクが起きてその感染経路が比較的明らかで，かつ感染している可能性のある人を定義づけることが可能な場合は，そのリスクをもつ人に献血をしないよう勧める手順を追加することは，輸血の安全性を高めることになろう[56]．

HAVを血液検査によってスクリーニングする場合には，核酸増幅検査（nucleic acid amplification testing: NAT）のみが意味をもつ．一般のドナーでのHAVウイルス血症の頻度を実際に検討したのは，2002年アメリカの血漿ドナーを調査したWeimerらの報告ぐらいである[57]．95％検出限界250 geq/mLで1,200検体ミニプールに対してNATを試行した結果，最終的に2万人に1人の頻度であったという．この頻度は決して低くはないが，HAVの感染率は年とともに急激に下降しているので，NATの感度と合わせて今日の状況に当てはまるかどうかは不明である．HAVを他のスクリーニング項目（HCV，HIV，ヒトパルボウイルスB19など）と組み合わせてmultiplex testing reagentとして使用し，コストをある程度抑えつつNATを導入することも検討されている[58]．

HAVはエンベロープをもたないため，血漿分画製剤中のHBV，HCV，HIVの不活化に用いられるいわゆるS/D処理（solvent/detergent処理，界面活性剤・有機溶媒処理）が無効である．1990年前後の3年間に，S/D処理された第Ⅷ因子製剤を投与された血友病患者がHAVに感染した事例がヨーロッパの広い地域から報告され，症例数は98例にのぼった[59,60]．今日日本で使用されるすべての血漿分画製剤は，いくつもの製造工程においてHAVが不活化，または除去され，最終製品はHAVについて安全性が確認されたものとなっている．

3 D 型肝炎（hepatitis D）

D 型肝炎の病因であるデルタウイルス（delta virus, hepatitis D virus: HDV）は，1977 年に Rizzetto らにより，HBV キャリアの肝組織内の新しい抗原（HD 抗原）として記載されたのが発見の始まりである[61]．その後，チンパンジーに，この抗原が陽性の血液を接種する実験により，HBV をヘルパーウイルスとして感染するウイルスであることがわかった[62]．デルタウイルスは 1,700 の RNA ヌクレオチドからなる環状単鎖ウイルスである．きわめて少ない塩基数からわかるように非常に小さく，またポリメラーゼ配列をもっていないため，その複製には感染細胞の RNA ポリメラーゼを必要とする．ウイルスの塩基配列から酵素などの働きをする HD 抗原が産生される．この HD 蛋白とゲノム RNA とでヌクレオカプシドに相当するリボヌクレオ蛋白（RNP）を形成する．ここまでは HBV の何の関与もなく進むが，このままでは細胞から出ていくことができない．ここで，HBV のエンベロープが RNP を包むことによって細胞から放出されるようになる．放出されたウイルス粒子は HBV のエンベロープそのものをもっているので，HBV と同じように標的細胞（肝細胞）を認識しそれに感染することができる[63]．このように，デルタウイルスは HBV をヘルパーウイルスとして，HBV の存在下でのみ増殖することができる．このようなウイルスを欠損ウイルス，または衛星ウイルス（サテライトウイルス）とよぶ．

デルタウイルスは，HBV と同時に感染するか，または HBV のキャリアにのみ重感染する．HBV の治療をすることによってデルタウイルス感染も制御することができ，HBV が駆逐されればデルタウイルスも消滅する．HBV ワクチンによってデルタウイルスの感染防御も達成できる．デルタウイルスに感染すると一般に HBV のマーカーは低下するが，肝炎は重症化する．その程度は様々で，通常の B 型肝炎と特に変わらないものから，急速に肝不全に移行するものまである[64,65]．また，慢性 D 型肝炎は HBV 単独感染に比べて 3 倍の頻度で肝硬変に移行するといわれている[66]．デルタウイルス感染が肝細胞癌のリスク要因となるかどうかについては相反するデータがあり結論は出ていない．

デルタウイルスのキャリアは全世界で 1,500～2,000 万人いると推定されている．ヨーロッパを含め世界のどの地域でも認められるが，特に南アジア，中央アフリカ，トルコ，イタリア南部，ルーマニアなどから高い浸淫率が報告されている[67]．

デルタウイルスの感染経路は HBV のそれと同じである．性交渉，HBV キャリア家族との接触が大きなリスク要因で，欧米では麻薬静注者，刑務所入所者での感染も多い．日本からも多くの報告があるが，デルタウイルスの感染率は一般に高いものではなく，HBV キャリアの中での HD 抗体陽性率は 1.0～1.8％のレベルであり，このウイルスが日本の B 型肝炎の予後には大きく影響していないようである[68]．理論上，輸血による感染は十分に起こり得るが，多くの報告では輸血はデルタウイルス感染の明確なリスク要因とまではなっていない[69,70]．日本でも，日本赤十字社に寄せられた輸血感染報告の中で，デルタウイルス感染の疑いとして報告された例はこれまで 1 例もない．ただ，過去に稀に起きていた輸血に起因する劇症肝炎が，デルタウイルスの共感染によるものではなかったかどうかという疑問は残る．

4 その他の肝炎ウイルス

A 型から E 型までの肝炎ウイルスが発見され，またその検出法が確立され，ほとんどの肝炎，または輸血によると思われる肝炎がこれらの病原因子の感染で説明できるかに思われたが，急性肝炎の 10～20％についてはその病因はいまだ不明である．その原因ウイルスを探る努力は今日も精力的に続けられているが，これまで候補としてあげられたウイルスの多くについては，臨床的な意味を見いだすことが困難な状況が続いている．

■ a．GBV-C（G 型肝炎ウイルス，HGV）

このウイルスは，1995 年に 2 つの研究室からそれぞれ独立してGBV-C, HGV（G型肝炎ウイルス）として報告されたものであるが，現在ではそれらは同じものであることが確認されている．GBは，このウイルスが最初に分離されたとされる外科医のイニシャルに由来する．フラビウイルスに属するエンベロープをもつRNAウイルスであり，HCVと非常に近い関係にある．GVB-C RNAは広く世界のどの地域にも見いだされ，健康な献血者では0〜5%の頻度でみつかる[71,72]．日本人妊婦の1.1%にRNAが検出される[73]．感染後ウイルス血症は2年以内に消退するが，数十年続くこともある[74]．GBV-C感染既往の有無を調べるためには，そのエンベロープ蛋白に対する抗体（抗E2抗体）の検査が有用である．抗E2抗体は中和活性をもっており，セロコンバージョンすると共に血中からウイルスが消える．RNAは透析患者，血友病患者，麻薬常習者，HIV陽性者，HBVまたはHCV慢性肝炎患者などに3〜20%の頻度で検出され[71,75-77]，輸血をはじめとする血液・体液を介した感染が示唆される．実際多くの調査研究で，頻回に輸血を受ける集団でのGVB-C RNAまたは抗E2抗体の陽性率が高いことが示されており，輸血によってGVB-Cが感染することは明らかになっている[78]．

GVB-Cと病態との関連については，HCV慢性肝炎患者に重感染した場合はその病勢を強める，などの報告[79,80]もあるが，ほとんどの調査において，GVB-C陽性患者と陰性患者とで肝障害の程度には差を認めることができなかった．実際，GVB-Cはリンパ球に親和性をもってリンパ球内でよく複製されるが，肝細胞への親和性は低い．初めにHGVと名づけられたとおり，非A〜C型肝炎の原因ウイルスではないかとして多くの研究が行われたが，今日では，臨床的に問題となるような肝炎を起こすことはないというのがほぼ一致した見解である[81-83]．特徴的なことは，HIV患者が重感染した場合HIVの病勢を和らげ，また生存率を向上させることが知られており，そのメカニズムについて多くの研究がなされている[84,85]．肝炎との因果関係はほぼ否定されていることから，このウイルスをG型肝炎ウイルス（HGV）とよぶことは適切ではないであろう．

b．Torque teno virus（TTV）

TTVは1997年，日本の西澤らによって記載された，アネロウイルス属に属する環状DNAウイルスである[86]．病因となるウイルスが不明の輸血後肝炎の患者から検出され，患者のイニシャルをとってTTVと名づけられたが，欧米で一時transfusion-transmitted virusの略として紹介された時期がある．現在ではtorque teno virus（TTV）が正式の呼称となっている．TTVはDNA配列がきわめて多様で，数十の遺伝子型に分かれる．多様な遺伝子型のため，ウイルスDNAを検出する際にプライマーの設定によって検出率は劇的に変わり，データの解釈には注意が必要である[87]．G1・2・3のプライマーで検査すると，日本の健康成人の30%がTTV DNA陽性とされた[88]．遺伝子型にもよるが，TTVは生後より母乳をはじめとする環境からの感染が継続し，成人に至って高い感染率を示すようになる[89]．TTVは肝臓だけでなく，肺，骨髄，脾臓などにも高濃度に見いだされる[90]．

TTVの臨床的意義については多くの疫学的研究がなされたが，全体として健常人と肝障害患者の間に陽性率の差はなく，また肝障害をもつ患者で肝障害の程度とTTV DNA陽性/陰性との関連は見いだすことができなかった[91-93]．免疫抑制によってウイルス血症のレベルは著明に上昇するが，それでも肝炎を起こすことはなく，むしろ肝の炎症はTTVの複製を抑制するという[94]．今日では，TTVはわずかの関連の可能性は残しながらも，急性または慢性肝障害との関連，また肝細胞癌への進展との関連は少ないと考えられている．

c．SENウイルス（SENV）

SENVは肝障害をもつHIV感染者から分離されたウイルスで，1999年にイタリアから報告された[95]．ノンエンベロープの小型DNAウイルスで，TTVと同じくアネロウイルス属に属する．約10個の遺伝子型が報告されており，世界のどの地域でも普遍的に検出される．

日本人でのSENV DNAの陽性率は献血者集団で1.8〜10%という報告がある[96,97]．輸血による伝播に関しては，疫学的にもまた分子生物学的手法によっても証明されているが，輸血後肝炎の発症には関連しないこと[97,98]，少なくとも遺伝子型E・Dは健常人よりも慢性肝炎や肝細胞癌をもつ患者に高頻度に検出されるが，肝障害のレベルには関連しないこと[99,100]などが報告されてきた．その他の多くの疫学的研究も，SENVと肝炎発症・肝障害の進展との関連に関しては否定的である．

●文　献

1）Takahashi M, Tanaka T, Takahashi H, et al. Hepatitis E virus (HEV) strains in serum samples can replicate efficiently in cultured cells despite the coexistence of HEV antibodies: characterization of HEV virions in blood circulation. J Clin Microbiol. 2010; 48: 1112–25.

2）Huang SJ, Liu XH, Zhang J, et al. Protective immunity against HEV. Curr Opin Virol. 2014; 5: 1–6.

3）Yin X, Ambardekar C, Lu Y, et al. Distinct entry mechanisms for nonenveloped and quasi-enveloped hepatitis E viruses. J Virol. 2016; 90: 4232–42.

4）Okamoto H. Genetic variability and evolution of hepatitis E virus. Virus Res. 2007; 127: 216–28.

5）Takahashi M, Okamoto H. Features of hepatitis E virus infection in humans and animals in Japan. Hepatol Res. 2014; 44: 43–58.

6）Singh S, Mohanty A, Joshi YK, et al. Outcome of hepatitis E virus infection in Indian pregnant women admitted to a tertiary care hospital. Indian J Med Res. 2001; 113: 35–9.

7）Beniwal M, Kumar A, Kar P, et al. Prevalence and severity of acute viral hepatitis and fulminant hepatitis during pregnancy: a prospective study from north India. Indian J Med Microbiol. 2003; 21: 184–5.

8）Jilani N, Das BC, Husain SA, et al. Hepatitis E virus infection and fulminant hepatic failure during pregnancy. J Gastroenterol Hepatol. 2007; 22: 676–82.

9）Kumar A, Beniwal M, Kar P, et al. Hepatitis E in pregnancy. Int J Gynaecol Obstet. 2004; 85: 240–4.

10）WHO media centre. Fact sheet, Hepatitis E. http://www.who.int/mediacentre/factsheets/fs280/en/

11）Juhl D, Baylis SA, Blümel J, et al. Seroprevalence and incidence of hepatitis E virus infection in German blood donors. Transfusion. 2014; 54: 49–56.

12）Ijaz S, Vyse AJ, Morgan D, et al. Indigenous hepatitis E virus infection in England: more common than it seems. J Clin Virol. 2009; 44: 272–6.

13）Hogema BM, Molier M, Slot E, et al. Past and present of hepatitis E in the Netherlands. Transfusion. 2014; 54: 3092–6.

14）Mansuy JM, Gallian P, Dimeglio C, et al. A nationwide survey of hepatitis E viral infection in French blood donors. Hepatology. 2016; 63: 1145–54.

15）Takeda H, Matsubayashi K, Sakata H, et al. A nationwide survey for prevalence of hepatitis E virus antibody in qualified blood donors in Japan. Vox Sang. 2010; 99: 307–13.

16）Tanaka E, Matsumoto A, Takeda N, et al. Age-specific antibody to hepatitis E virus has remained constant during the past 20 years in Japan. J Viral Hepat. 2005; 12: 439–42.

17）Huang F, Li Y, Yu W, et al. Excretion of infectious hepatitis E virus into milk in cows imposes high risks of zoonosis. Hepatology. 2016; 64: 350–9.

18）Sakata H, Matsubayashi K, Takeda H, et al. A nationwide survey for hepatitis E virus prevalence in Japanese blood donors with elevated alanine aminotransferase. Transfusion. 2008; 48: 2568–76.

19）Hewitt PE, Ijaz S, Brailsford SR, et al. Hepatitis E virus in blood components: a prevalence and transmission study in southeast England. Lancet. 2014; 384: 1766–73.

20）Satake M, Matsubayashi K, Hoshi Y, et al. Unique clinical courses of transfusion-transmitted hepatitis E in patients with immunosuppression. Transfusion. 2017; 57: 280–8.

21）Baylis SA, Crossan C, Corman VM, et al. Unusual serological response to hepatitis E virus in plasma donors consistent with re-infection. Vox Sang. 2015; 109: 406–9.

22）Suneetha PV, Pischke S, Schlaphoff V, et al. Hepatitis E virus (HEV)-specific T-cell responses are associated with control of HEV infection. Hepatology. 2012; 55: 695–708.

23）Srivastava R, Aggarwal R, Jameel S, et al. Cellular immune responses in acute hepatitis E virus infection to the viral open reading frame 2 protein. Viral Immunol. 2007; 20: 56–65.

24）Kamar N, Selves J, Mansuy JM, et al. Hepatitis E virus and chronic hepatitis in organ-transplant recipients. N Engl J Med. 2008; 358: 811–7.

25）Kamar N, Abravanel F, Lhomme S, et al. Hepatitis E virus: chronic infection, extra-hepatic manifestations, and treatment. Clin Res Hepatol Gastroenterol. 2015; 39: 20–7.

26）Kamar N, Garrouste C, Haagsma EB, et al. Factors associated with chronic hepatitis in patients with hepatitis E virus infection who have received solid organ transplants. Gastroenterology. 2011; 140: 1481–9.

JCOPY 498-01913

27) Abbas Z, Afzal R. Hepatitis E: when to treat and how to treat. Antivir Ther. 2014; 19: 125–31.
28) Matsubayashi K, Nagaoka Y, Sakata H, et al. Transfusion-transmitted hepatitis E caused by apparently indigenous hepatitis E virus strain in Hokkaido, Japan. Transfusion. 2004; 44: 934–40.
29) Matsubayashi K, Kang JH, Sakata H, et al. A case of transfusion-transmitted hepatitis E caused by blood from a donor infected with hepatitis E virus via zoonotic food-borne route. Transfusion. 2008; 48: 1368–75.
30) Fuse K, Matsuyama Y, Moriyama M, et al. Late onset post-transfusion hepatitis E developing during chemotherapy for acute promyelocytic leukemia. Intern Med. 2015; 54: 657–61.
31) Tanaka T, Akamatsu N, Sakamoto Y, et al. Treatment with ribavirin for chronic hepatitis E following living donor liver transplantation: A case report. Hepatol Res. 2016; 46: 1058–9.
32) Kurihara T, Yoshizumi T, Itoh S, et al. Chronic hepatitis E virus infection after living donor liver transplantation via blood transfusion: a case report. Surg Case Rep. 2016; 2: 32.
33) Miyoshi M, Kakinuma S, Tanabe Y, et al. A case of chronic hepatitis E infection in a persistently immunosuppressed patient unable to be eliminated after ribavirin therapy. Intern Med. 2016; 55: 2811–7.
34) Hauser L, Roque-Afonso AM, Beylouné A, et al. Hepatitis E transmission by transfusion of Intercept blood system-treated plasma. Blood. 2014; 123: 796–7.
35) Owada T, Kaneko M, Matsumoto C, et al. Establishment of culture systems for Genotypes 3 and 4 hepatitis E virus（HEV）obtained from human blood and application of HEV inactivation using a pathogen reduction technology system. Transfusion. 2014; 54: 2820–7.
36) Vaughan G, Goncalves Rossi LM, Forbi JC, et al. Hepatitis A virus: host interactions, molecular epidemiology and evolution. Infect Genet Evol. 2014; 21: 227–43.
37) 国立感染症研究所．2010年春季に日本で多発したA型肝炎の分子疫学的解析．病原微生物検出情報．2010; 31: 287–9.
38) Halliday ML, Kang LY, Zhou TK, et al. An epidemic of hepatitis A attributable to the ingestion of raw clams in Shanghai, China. J Infect Dis. 1991; 164: 852–9.
39) Centers for Disease Control and Prevention（CDC）. Hepatitis A outbreak associated with green onions at a restaurant--Monaca, Pennsylvania, 2003. MMWR Morb Mortal Wkly Rep. 2003; 52: 1155–7.
40) Henning KJ, Bell E, Braun J, et al. A community-wide outbreak of hepatitis A: risk factors for infection among homosexual and bisexual men. Am J Med. 1995; 99: 132–6.
41) Kiyohara T, Sato T, Totsuka A, et al. Shifting seroepidemiology of hepatitis A in Japan, 1973–2003. Microbiol Immunol. 2007; 51: 185–91.
42) 国立感染症研究所．A型肝炎2010年～2014年11月現在．病原微生物検出情報．2015; 36: 1–2.
43) Stramer SL, Hollinger FB, Katz LM, et al. Hepatitis A virus. In: Stramer SL, et al. Editors. Emerging infectious disease agents and their potential threat to transfusion safety. Transfusion. 2009; 49（Suppl）: 87S.
44) Gowland P, Fontana S, Niederhauser C, et al. Molecular and serologic tracing of a transfusion-transmitted hepatitis A virus. Transfusion. 2004; 44: 1555–61.
45) Yotsuyanagi H, Iino S, Koike K, et al. Duration of viremia in human hepatitis A viral infection as determined by polymerase chain reaction. J Med Virol. 1993; 40: 35–8.
46) Bower WA, Nainan OV, Han X, et al. Duration of viremia in hepatitis A virus infection. J Infect Dis. 2000; 182: 12–7.
47) Hollinger FB, Khan NC, Oefinger PE, et al. Posttransfusion hepatitis type A. JAMA. 1983; 250: 2313–7.
48) Giacoia GP, Kasprisin DO. Transfusion-acquired hepatitis A. South Med J. 1989; 82: 1357–60.
49) Diwan AH, Stubbs JR, Carnahan GE. Transmission of hepatitis A via WBC-reduced RBCs and FFP from a single donation. Transfusion. 2003; 43: 536–40.
50) Nigro G, Del Grosso B. Transfusion acquired hepatitis A in a patient with B thalassaemia major. J Infect. 1990; 201: 75–6.
51) Lee KK, Vargo LR, Lê CT, et al. Transfusion-acquired hepatitis A outbreak from fresh frozen plasma in a neonatal intensive care unit. Pediatr Infect Dis J. 1992; 11: 122–3.
52) Ishikawa K, Sato S, Sugai S, et al. A case of posttransfusion hepatitis A. Gastroenterol Jpn. 1984; 19: 247–50.
53) 多原好江，前橋美智子，浅井隆善，他．献血後情報に基づく遡及調査により判明した輸血後HAV感染について．日本輸血細胞治療学会誌．2011; 57: 259.
54) Vento S, Garofano T, Renzini C, et al. Fulminant hepatitis associated with hepatitis A virus superinfection in patients with chronic hepatitis C. N Engl J Med. 1998; 338: 286–90.
55) da Silva SG, Leon LA, Alves G, et al. A rare case of transfusion transmission of hepatitis A virus to two

patients with haematological disease. Transfus Med Hemother. 2016; 43: 137-41.
56) Stramer LS, Markowitz AM. Updated criteria for donor deferral and blood component retrieval in known or suspected common source outbreaks of hepatitis A virus infection. American Association of Blood Banks. Association Bulletin #13-03. 2013.
57) Weimer T, Streichert S, Watson C, et al. Hepatitis A virus prevalence in plasma donations. J Med Virol. 2002; 67: 469-71.
58) Molenaar-de Backer MW, de Waal M, Sjerps MC, et al. Validation of new real-time polymerase chain reaction assays for detection of hepatitis A virus RNA and parvovirus B19 DNA. Transfusion. 2016; 56: 440-8.
59) Vermylen J, Peerlinck K. Review of the hepatitis A epidemics in hemophiliacs in Europe. Vox Sang. 1994; 67 Suppl 4: 8-11.
60) Mannucci PM, Gdovin S, Gringeri A, et al. Transmission of hepatitis A to patients with hemophilia by factorⅧ concentrates treated with organic solvent and detergent to inactivate viruses. Ann Intern Med. 1994; 120: 1-7.
61) Rizzetto M, Canese MG, Aricò S, et al. Immunofluorescence detection of new antigen-antibody system (delta/anti-delta) associated to hepatitis B virus in liver and in serum of HBsAg carriers. Gut. 1977; 18: 997-1003.
62) Rizzetto M, Canese MG, Gerin JL, et al. Transmission of the hepatitis B virus-associated delta antigen to chimpanzees. J Infect Dis. 1980; 141: 590-602.
63) Sureau C, Negro F. The hepatitis delta virus: Replication and pathogenesis. J Hepatol. 2016; 64 (1 Suppl): S102-16.
64) Smedile A, Farci P, Verme G, et al. Influence of delta infection on severity of hepatitis B. Lancet. 1982; 2: 945-7.
65) Rosina F, Saracco G, Rizzetto M. Risk of post-transfusion infection with the hepatitis delta virus. A multicenter study. N Engl J Med. 1985; 312: 1488-91.
66) Fattovich G, Boscaro S, Noventa F, et al. Influence of hepatitis delta virus infection on progression to cirrhosis in chronic hepatitis type B. J Infect Dis. 1987; 155: 931-5.
67) Gerin JL, Casey JL, Purcell RH. Hepatitis delta virus. In: Hollinger FB, Purcell RH, Gerin JL, et al. editors. Viral hepatitis. Philadelphia: Lippincott Williams & Wilkins; 2002. p.169-82.
68) Mitamura K. Epidemiology of HDV infection in Japan. Prog Clin Biol Res. 1991; 364: 81-7.
69) Stroffolini T, Ferrigno L, Cialdea L, et al. Incidence and risk factors of acute Delta hepatitis in Italy: results from a national surveillance system. J Hepatol. 1994; 21: 1123-6.
70) Amini N, Alavian SM, Kabir A, et al. Clinical features and seroepidemiology of anti-HDV antibody in patients with chronic hepatitis B virus infection in Iran: A meta-analysis. Hepat Mon. 2011; 11: 960-7.
71) Masuko K, Mitsui T, Iwano K, et al. Infection with hepatitis GB virus C in patients on maintenance hemodialysis. N Engl J Med. 1996; 334: 1485-90.
72) Schlueter V, Schmolke S, Stark K, et al. Reverse transcription-PCR detection of hepatitis G virus. J Clin Microbiol. 1996; 34: 2660-4.
73) Ohto H, Ujiie N, Sato A, et al. Mother-to-infant transmission of GB virus type C/HGV. Transfusion. 2000; 40: 725-30.
74) Alter HJ. G-pers creepers, where'd you get those papers? A reassessment of the literature on the hepatitis G virus. Transfusion. 1997; 37: 569-72.
75) López-Alcorocho JM, Barril G, Ortiz-Movilla N, et al. Prevalence of hepatitis B, hepatitis C, GB virus C/hepatitis G and TT viruses in predialysis and hemodialysis patients. J Med Virol. 2001; 63: 103-7.
76) Dawson GJ, Schlauder GG, Pilot-Matias TJ, et al. Prevalence studies of GB virus-C infection using reverse transcriptase-polymerase chain reaction. J Med Virol. 1996; 50: 97-103.
77) Kao JH, Chen PJ, Lai MY, et al. GB virus-C/hepatitis G virus infection in an area endemic for viral hepatitis, chronic liver disease, and liver cancer. Gastroenterology. 1997; 112: 1265-70.
78) Sentjens R, Basaras M, Simmonds P, et al. HGV/GB virus C transmission by blood components in patients undergoing open-heart surgery. Transfusion. 2003; 43: 1558-62.
79) Linnen J, Wages J Jr, Zhang-Keck ZY, et al. Molecular cloning and disease association of hepatitis G virus: a transfusion-transmissible agent. Science. 1996; 271: 505-8.
80) Saitoh H, Moriyama M, Matsumura H, et al. The clinical significance of GBV-C/HGV exposure in C-viral chronic liver disease and blood donors. Hepatol Res. 2002; 22: 288-96.
81) Alter HJ, Nakatsuji Y, Melpolder J, et al. The incidence of transfusion-associated hepatitis G virus infection and its relation to liver disease. N Engl J Med. 1997; 336: 747-54.
82) Muñoz SJ, Alter HJ, Nakatsuji Y, et al. The significance of hepatitis G virus in serum of patients with

JCOPY 498-01913

sporadic fulminant and subfulminant hepatitis of unknown etiology. Blood. 1999; 94: 1460-4.
83) Theodore D, Lemon SM. GB virus C, hepatitis G virus, or human orphan flavivirus? Hepatology. 1997; 25: 1285-6.
84) Mohr EL, Stapleton JT. GB virus type C interactions with HIV: the role of envelope glycoproteins. J Viral Hepat. 2009; 16: 757-68.
85) Vahidnia F, Petersen M, Stapleton JT, et al. Acquisition of GB virus type C and lower mortality in patients with advanced HIV disease. Clin Infect Dis. 2012; 55: 1012-9.
86) Nishizawa T, Okamoto H, Konishi K, et al. A novel DNA virus (TTV) associated with elevated transaminase levels in posttransfusion hepatitis of unknown etiology. Biochem Biophys Res Commun. 1997; 241: 92-7.
87) Naoumov NV. TT virus--highly prevalent, but still in search of a disease. J Hepatol. 2000; 33: 157-9.
88) Tanaka Y, Hayashi J, Ariyama I, et al. Seroepidemiology of TT virus infection and relationship between genotype and liver damage. Dig Dis Sci. 2000; 45: 2214-20.
89) Ohto H, Ujiie N, Takeuchi C, et al. TT virus infection during childhood. Transfusion. 2002; 42: 892-8.
90) Okamoto H, Nishizawa T, Takahashi M, et al. Heterogeneous distribution of TT virus of distinct genotypes in multiple tissues from infected humans. Virology. 2001; 288: 358-68.
91) Tuveri R, Jaffredo F, Lunel F, et al. Impact of TT virus infection in acute and chronic, viral- and non viral-related liver diseases. J Hepatol. 2000; 33: 121-7.
92) Nishiguchi S, Enomoto M, Shiomi S, et al. TT virus infection in patients with chronic liver disease of unknown etiology. J Med Virol. 2000; 62: 392-8.
93) Yoshida H, Kato N, Shiratori Y, et al. Poor association of TT virus viremia with hepatocellular carcinoma. Liver. 2000; 20: 247-52.
94) Béland K, Dore-Nguyen M, Gagne MJ, et al. Torque teno virus in children who underwent orthotopic liver transplantation: new insights about a common pathogen. J Infect Dis. 2014; 209: 247-54.
95) Primi D, Sortini A. Identification and characterization of SEN virus, a family of novel DNA viruses. Antiviral Ther. 2000; 5 (suppl 1): G. 7.(Abstract)
96) Shibata M, Wang RY, Yoshiba M, et al. The presence of a newly identified infectious agent (SEN virus) in patients with liver diseases and in blood donors in Japan. J Infect Dis. 2001; 184: 400-4.
97) Umemura T, Yeo AE, Sottini A, et al. SEN virus infection and its relation to transfusion-associated hepatitis. Hepatology. 2001; 33: 1303-11.
98) Mu SJ, Du J, Zhan LS, et al. Prevalence of a newly identified SEN virus in China. World J Gastroenterol. 2004; 10: 2402-5.
99) Kao JH, Chen W, Chen PJ, et al. Prevalence and implication of a newly identified infectious agent (SEN virus) in Taiwan. J Infect Dis. 2002; 185: 389-92.
100) Tangkijvanich P, Theamboonlers A, Sriponthong M, et al. SEN virus infection in patients with chronic liver disease and hepatocellular carcinoma in Thailand. J Gastroenterol. 2003; 38: 142-8.

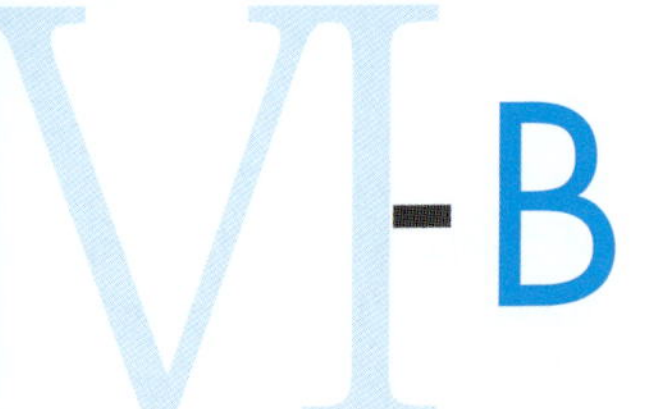

輸血による肝炎以外のウイルス感染症

Transfusion-associated viral infections other than hepatitis

Author:
佐藤博行

1 ヒト免疫不全ウイルス (human immunodeficiency virus: HIV)

HIV-1 (human immunodeficiency virus type 1, ヒト免疫不全ウイルス 1 型) は 1983 年, パスツール研究所の Luc Montagnier ら[1]によって発見されたレトロウイルスで当初 LAV (lymphadenopathy associated virus) と命名され, 2008 年, 彼はこの業績によってノーベル生理学・医学賞を授与された. このウイルスは後に HIV-1 と改称された. さらに彼は 1985 年に同じくエイズ患者より近縁の HIV-2 を分離した.

一般的なレトロウイルスの特徴は, 直径約 100 nm の球状ウイルスで脂質 2 重層からなるエンベロープに包まれ, ウイルス粒子のコア内部に逆転写酵素と 2 本の同一の RNA ゲノムをもつ. 細胞内に侵入したウイルスはウイルス RNA が逆転写されて 1 本鎖 DNA を経て環状 2 本鎖 DNA (染色体外プロウイルス) となり細胞の染色体 DNA に組み込まれてプロウイルスの状態となる. プロウイルスの特徴は両端に強力なプロモーターおよびエンハンサー活性を有する LTR (long terminal repeat) の構造をもち, 構造蛋白質を作る gag, 逆転写酵素などをコードする pol, エンベロープ蛋白をコードする env, その他のウイルス発現制御や感染細胞の増殖制御を担う遺伝子群からなっている. ウイルスは感染細胞から発芽するように放出され, 細胞融合活性をもっており, 実験的には多核合胞体形成能をもち, 定量に用いられることがある (syncytial induction assay). レトロウイルス科はスプマウイルス亜科, レンチウイルス亜科, オンコウイルス亜科, オルソレトロウイルス亜科の 4 つの亜科からなり, HIV-1, HIV-2, サル免疫不全ウイルス (SIV), ネコ免疫不全ウイルス (FIV) はいずれもレンチウイルス亜科に属する. 後述する HTLV-1 はオンコウイルス亜科に属する. ちなみに B 型肝炎ウイルスは DNA ウイルスであるが, 逆転写酵素によって RNA を経て DNA への複製過程が存在することからレトロイドともよばれ, エンテカビルやラミブジンなどの逆転写酵素阻害剤が奏効する. HIV-1 および 2 の起源は SIV とされているが, HIV-1 はチンパンジーの SIV と, HIV-2 は西アフリカに生息するマンガベイの SIV と相同性が高い. ヒトの間で感染が広がったのは 1920 年頃のコンゴであろうと推測されている. 初めてエイズと認定できる患者が報告されたのは 1981 年のロサンゼルス在住の MSM (men who have sex with men, 男性同性愛者) であった.

a. 疫学

WHO の報告によれば世界の 2014 年時点の HIV 陽性者は約 3,700 万人で 15 歳未満の子供はそのうちの 260 万人であった. 2014 年の新規感染者は約 200 万人で, AIDS 関連死亡者は約 120 万人であった 表 VI-2. UNAIDS (国連合同エイズ計画) のファ

JCOPY 498-01913

表VI-2　WHOから公開されている2014年のHIV感染者およびAIDS関連死亡者

Global summary of the AIDS epidemic 2014		
Number of people living with HIV in 2014	Total	36.9 million [34.3 million–41.4 million]
	Adults	34.3 million [31.8 million–38.5 million]
	Women	17.4 million [16.1 million–20.0 million]
	Children (<15 years)	2.6 million [2.4 million–2.8 million]
People newly infected with HIV in 2014	Total	2.0 million [1.9 million–2.2 million]
	Adults	1.8 million [1.7 million–2.0 million]
	Children (<15 years)	220,000 [190,000–260,000]
AIDS deaths in 2014	Total	1.2 million [980,000–1.6 million]
	Adults	1.0 million [890,000–1.3 million]
	Children (<15 years)	150,000 [140,000–170,000]

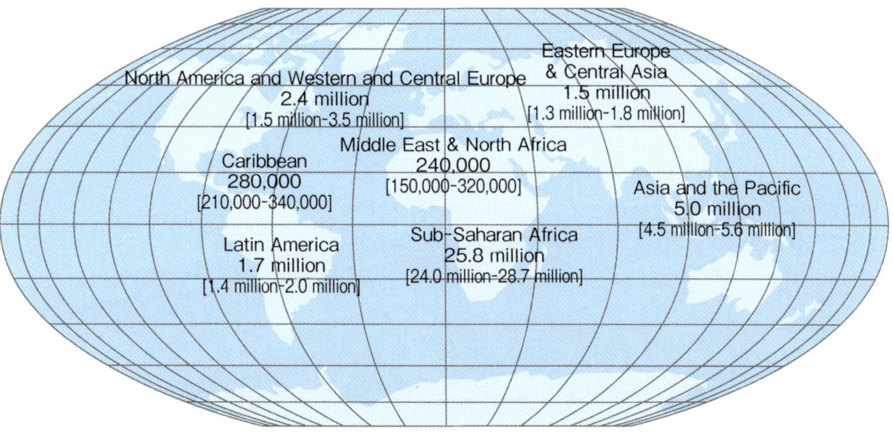

図VI-9　UNAIDSによる世界のデータ（2014） http://www.unaids.org/sites/default/files/media_asset/20150714_epi_core_en.pdf

クトシート[2)]によれば，新規感染者は2000年から35%減り，AIDS関連死亡者は2004年をピークに42%減少し，小児の新規感染者は2000年から58%減り，抗レトロウイルス剤の治療を受けている人は2010年に比し85%増加したが，未だ2,200万人が治療を必要としている．しかし，感染者の拡大は特にアジア，アフリカ地域の開発途上国において著しく，サハラ以南のアフリカには全世界の60%近くのエイズ患者がいるといわれ，近年では中国，インド，インドネシアにおいて急速に感染の拡大が生じて社会問題化している 図VI-9 ．一方，日本では，2014年には，新規感染者およびAIDS患者数は累計で2万4千人を突破した．この数年，新規感染者数は毎年1,500人前後であった 表VI-3 ，図VI-10 ～ 図VI-12 ．新規HIV感染者は東京，大阪，名古屋の3大都市を含む地域からの報告数が多数（約83%）を占めていた．同性間性的接触による感染が64.3%で，圧倒的にMSMが占めていた．年齢については，新規HIV感染報告数は20代が減少して，新規AIDS患者報告数は30代以上が多く，ここ3年で伸び率が高いのは50代以上であった[3)]．

ウイルスには12のサブタイプが知られている．サブタイプ分類は，ウイルスの起源，伝播，流行の成り立ちを探る上で重要な手掛かりとなる．近年，世界の様々な流行地に分布するHIV株の塩基配列情報が急速に蓄積し，新たなサブタイプやサブタイプ間の多様な組換え型ウイルスが数多く発見されている．3群に分類され，サブタイプA-D，F-H，J，K

表VI-3 平成 25（2013）年末における HIV 感染者および AIDS 患者の国籍別，性別，感染経路別累計

診断区分	感染経路	日本国籍				外国国籍				合計			
		男	女	計	%	男	女	計	%	男	女	計	%
HIV	異性間の性的接触	2,531	681	3,212	24.6%	390	820	1,210	44.0%	2,921	1,501	4,422	28.0%
	同性間の性的接触*[1]	8,395	4	8,399	64.3%	499	1	500	18.2%	8,894	5	8,899	56.3%
	静注薬物使用	36	2	38	0.3%	27	3	30	1.1%	63	5	68	0.4%
	母子感染	15	9	24	0.2%	5	8	13	0.5%	20	17	37	0.2%
	その他*[2]	263	38	301	2.3%	53	25	78	2.8%	316	63	379	2.4%
	不明	981	107	1,088	8.3%	383	536	919	33.4%	1,364	643	2,007	12.7%
	HIV 合計	12,221	841	13,062	100.0%	1,357	1,393	2,750	100.0%	13,578	2,234	15,812	100.0%
AIDS	異性間の性的接触	1,902	224	2,126	35.4%	278	210	488	41.0%	2,180	434	2,614	36.3%
	同性間の性的接触*[1]	2,567	3	2,570	42.7%	135	2	137	11.5%	2,702	5	2,707	37.6%
	静注薬物使用	22	3	25	0.4%	26	2	28	2.4%	48	5	53	0.7%
	母子感染	9	3	12	0.2%	1	4	5	0.4%	10	7	17	0.2%
	その他*[2]	159	22	181	3.0%	25	15	40	3.4%	184	37	221	3.1%
	不明	1,018	80	1,098	18.3%	346	147	493	41.4%	1,364	227	1,591	22.1%
	AIDS 合計*[3]	5,677	335	6,012	100.0%	811	380	1,191	100.0%	6,488	715	7,203	100.0%
凝固因子製剤による感染者*[4]		1,421	18	1,439		—	—	—		1,421	18	1,439	

*[1]両性間性的接触を含む.

*[2]輸血などに伴う感染例や推定される感染経路が複数ある例を含む.

*[3]平成 11 年 3 月 31 日までの病状変化によるエイズ患者報告数 154 件を含む.

*[4]「血液凝固異常症全国調査」による 2013 年 5 月 31 日現在の凝固因子製剤による感染者数.

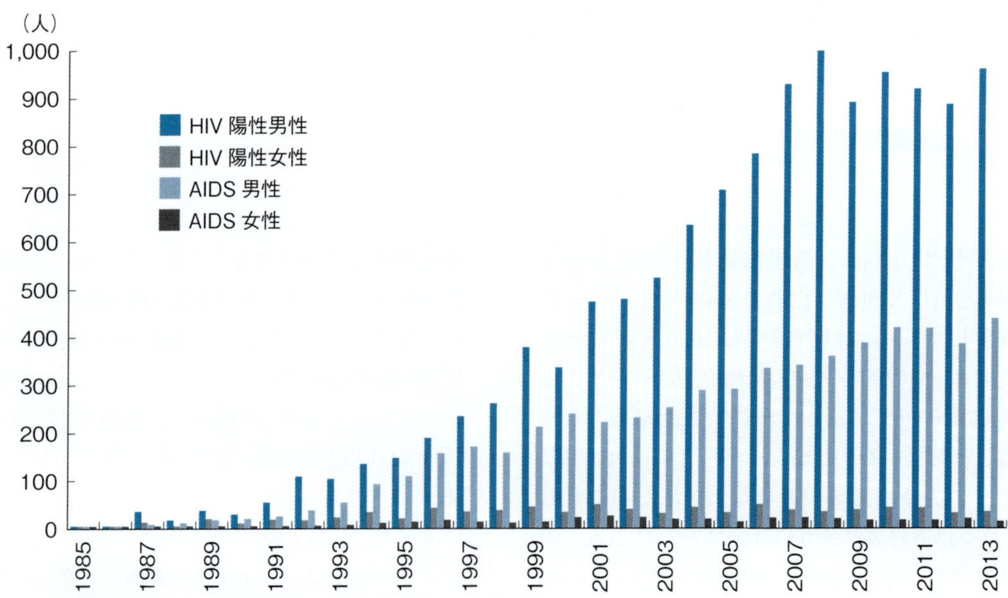

図VI-10 新規 HIV 感染者および AIDS*患者の年次推移（性別）（厚生労働省エイズ動向委員会報告より）

*初回報告時に AIDS と診断されたもので，既に HIV 感染者として報告されている症例が AIDS を発症するなど病状に変化を生じた場合は除く.

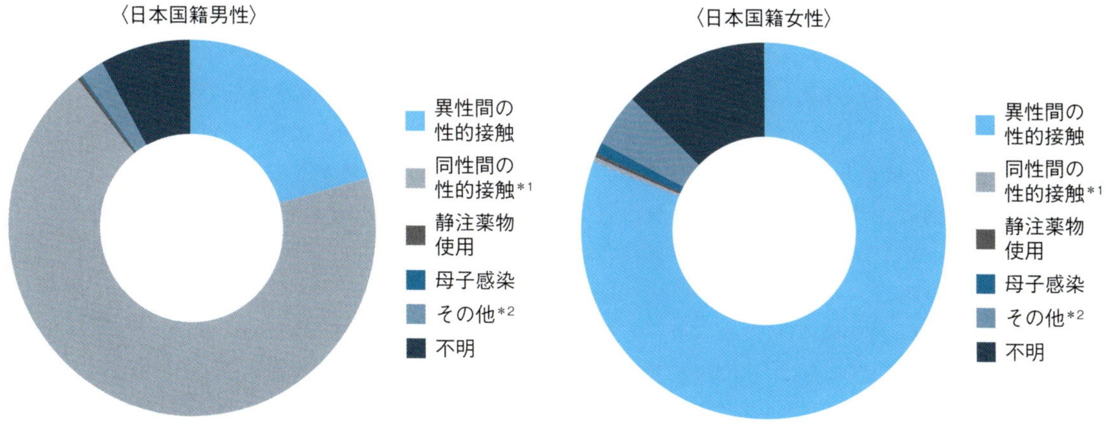

*1 両性間性的接触を含む.
*2 輸血などに伴う感染例や推定される感染経路が複数ある例を含む.
*3 平成 11 年 3 月 31 日までの病状変化によるエイズ患者報告数 154 件を含む.
*4「血液凝固異常症全国調査」による 2013 年 5 月 31 日現在の凝固因子製剤による感染者数.

図VI-11　HIV 陽性者における男女別感染原因（厚生労働省エイズ動向委員会報告より）

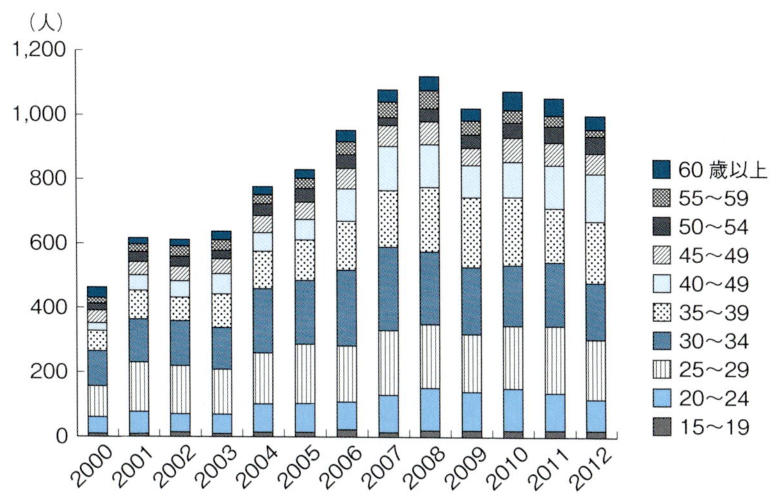

図VI-12　新規 HIV 感染者の年齢階級別年次推移（厚生労働省エイズ動向委員会報告より）

の 9 サブタイプを含むグループ M，グループ O，グループ N が報告されている．世界ではグループ M が半数を占め，日本では 9 割弱がグループ M の中のサブタイプ B である．特定のサブタイプが，地域的にあるいは同一地域においてもリスク集団ごとに遍在しているケースが，多くの例でみられる．HIV-1 サブタイプ B は，欧米における流行の最も主要なウイルス株であるが，世界的にみればサブタイプ C が過半数を占めている．わが国では，男性同性愛者や非加熱血液製剤の導入以前に不幸にして感染した血友病患者にみられるウイルスはほぼ例外なくサブタイプ B 感染者である．一方，HIV-1 が世界の各地に分布するのに対し，HIV-2 は主に西アフリカ地域に限局した流行を形成している．HIV-2 は HIV-1 に比べ，病原性や感染性が低く，このことが HIV-2 流行を限局的なものとする原因となっていると考えられている．HIV 抗体検査ではこれらすべてのサブタイプに対応していることが求められる．

■ b．ウイルスの性状

HIV は直径約 110 nm のレトロウイルスであり，粒子内部に約 9,500 塩基からなる 2 本の（＋）鎖 RNA，逆転写酵素やインテグラーゼなどのウイルス蛋白質を含むコア構造とそれを取り囲むエンベロープによって構成される 図Ⅵ-13．糖蛋白質 gp120 と gp41 がウイルス粒子エンベロープ内に存在し，標的細胞であるヘルパー T 細胞やマクロファージ表面に発現している CD4 レセプターとケモカインレセプター CCR5 または CXCR4 に結合して侵入する．CD4 と協同してウイルスの細胞内侵入を促進する補助因子（コレセプター）が CXCR4 と CCR5 である．CXCR4 をコレセプターとして利用するものを X4 ウイルス，CCR5 を利用するものを R5 ウイルス，両者を利用するものを R5-X4 ウイルスとする新たな分類法が提唱されている．それらは，ウイルスの細胞指向性に基づく分類による T 細胞株指向性，マクロファージ指向性，二重（T 細胞株とマクロファージ）指向性ウイルスにほぼ対応する．R5 ウイルスは，ヒトからヒトへの感染と感染個体内での持続感染の成立に関与する最も重要なウイルスと考えられ，X4 ウイルスや R5-X4 ウイルスは感染後期に出現し，急速な CD4 陽性 T 細胞数の低下の原因と考えられている．R5-X4 ウイルスは，細胞障害性の強いウイルスで，CCR5 と CXCR4 以外にも CCR3 や CCR2 など他のケモカイン受容体をもコレセプターとして利用する能力をもつ場合があり，発症期の中枢神経症状など多彩で重篤な臨床像と関係している可能性がある．HIV プロウイルスは，両端の LTR（long terminal repeat）に挟まれて gag，pol，env の 3 個の主要な構造遺伝子と vif，vpr，vpu あるいは vpx〔HIV-2 と SIVSM（simian immunodeficiency virus from sooty mangabey）がもつ〕，tat，rev，nef の 6 個の調節遺伝子から構成され，複雑で精妙な遺伝子発現調節機構によって制御されている．tat，rev は 2 つのエキソンからなる[4]．感染細胞におけるウイルスの増殖が盛んなことと逆転写酵素に所謂 proof reading 活性がないことが高頻度な変異ウイルスの発生の原因と思われる．

■ c．感染

HIV は通常の環境では非常に弱いウイルスであり，普通の日常生活をしている分には感染者と暮らしたとしてもまず感染することはない．感染源となりうるだけのウイルスの濃度をもっている体液は血液・精液・腟分泌液・母乳があげられる．感染しやすい部位は粘膜（腸粘膜，腟粘膜，口腔粘膜など）であるが，傷のない皮膚からは侵入することはな

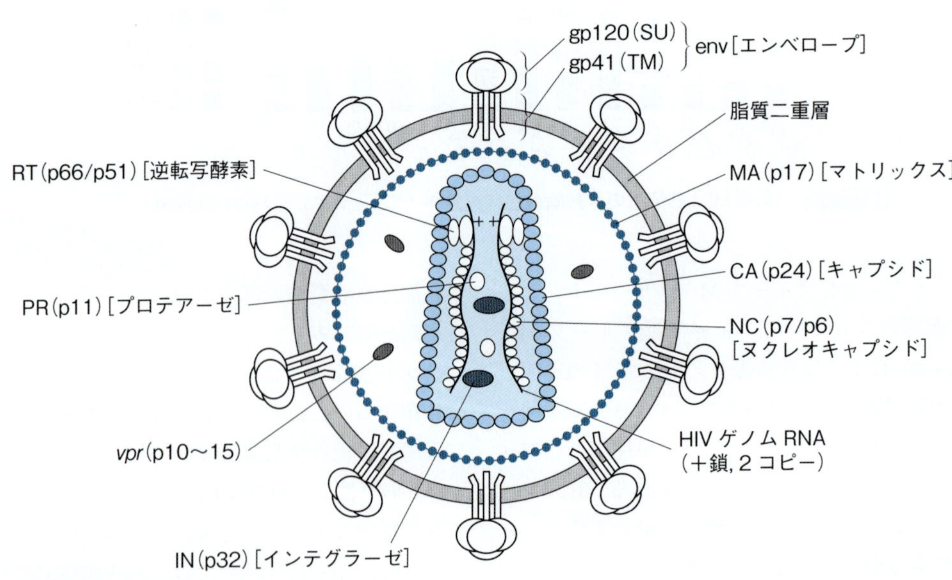

図Ⅵ-13 HIV の微細構造（模式図）（http://idsc.nih.go.jp/idwr/kansen/k00-g30/k00_22/k00_22.html）

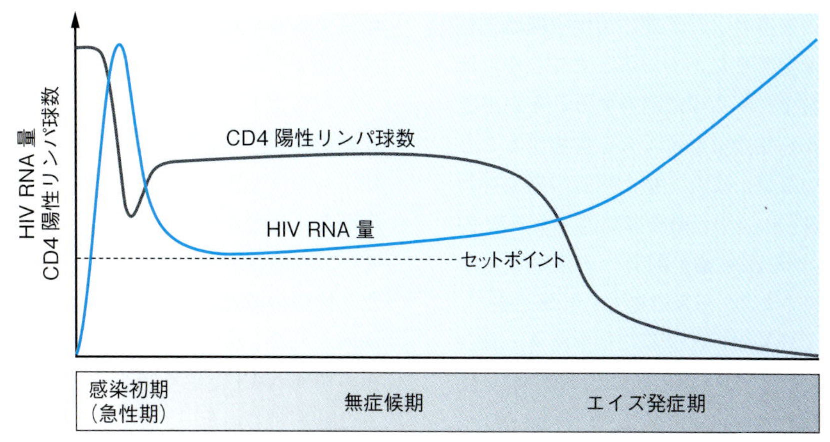

図VI-14 HIV 感染症の経過

い．感染経路は水平感染と垂直感染（母児感染）がある．水平感染は性的接触によるものと血液を介した感染経路が存在する．肛門性交では，腸の粘膜が1層であるため薄く，HIV が侵入しやすいため，膣性交よりも感染リスクが高いことが MSM に陽性者が多いことの理由としてあげられる．血液を介した感染は血液製剤を介した感染や臓器移植，麻薬覚せい剤の回し打ちなどがある．また，医療現場における針刺し事故などの医原性感染もある．垂直感染（母児感染）は経産道感染，経胎盤感染および母乳を介した感染が知られている．感染母体に複数の抗 HIV-1 薬を各人の症状・体質に合わせて組み合わせて投与する HAART 療法（highly active anti-retroviral therapy）を行ってウイルス量を下げて出産に臨むことも行われている．

感染後の経過を 図VI-14 に示す．感染初期（急性期）: HIV の感染した時の初期症状は，HIV 感染成立の 2〜3 週間後に HIV 血症はピークに達するが，発熱，リンパ節腫脹，咽頭痛，倦怠感など，風邪やインフルエンザの症状と同様で，症状から感染を判断することは不可能である．その後，発症までの長い期間は無症状で経過する．感染の可能性のある危険な行為の経験がある場合は，早めに保健所などでの検査を受けることが重要となる．初期症状は数日から 10 週間程度続き，多くの場合自然に軽快し，無症候期に入る．感染後の免疫応答（CTL 誘導や抗体産生）により，ピークに達していたウイルス量は 6〜8 カ月後にある一定のレベルまで減少し，定常状態（セットポイント）となる．その後，体内で HIV が盛んに増殖し，免疫担当細胞である CD4 陽性 T 細胞は徐々に減少する．5〜10 年の経過後，身体的に免疫低下症状，すなわち，エイズ関連症状（AIDS related complex: ARC）が現われる．全身倦怠感，体重の急激な減少，慢性的な下痢，易疲労感，帯状疱疹，発熱などが出現するようになり，医療機関を訪れ，HIV 感染が判明する可能性が高くなる．この期間は，HIV 感染症に特徴的な症状はほとんどないが，繰り返す帯状疱疹，ヘルペス，結核や口腔カンジダ，赤痢アメーバなどがきっかけとなって HIV 感染が判明することも少なくない．その後，エイズ発症期に至り，CD4 陽性 T 細胞は急激に減少し，200/mm^{3}以下になるとニューモシスチス肺炎などの日和見感染症を発症しやすくなり，さらに 50/mm^{3}を切るとサイトメガロウイルス感染症，非定型抗酸菌症，カポジ肉腫，悪性リンパ腫などの日和見感染症や悪性腫瘍を発症する．また，HIV 感染細胞が中枢神経系組織へ浸潤し，HIV 脳症を引き起こすこともある．ちなみに，カポジ肉腫は HHV-8（ヒトヘルペス 8 型，KSV，カポシ肉腫ウイルス）による血管内皮細胞由来の悪性腫瘍で，暗赤色調の平坦で小さな斑状皮膚病変で始まり，リンパ節病変，消化管や肺を中心とした内臓病変に至り死因となることも稀ではない．エイズ患者の 5〜10% に合併がみられ，MSM がほとんどである．

近年，治療法の進歩により早期に治療を開始すればウイルス量を測定感度以下まで落とすことが可能で，免疫状態の低下に至らずに経過することが可能になったが，体から完全にウイルスを排除することは未だ実現していない．また，宿主細胞の感染抑制因子の同定がされつつあり，感染抑制因子とHIVの相互作用が新たな抗HIV薬の開発への道がひらかれる可能性が期待される．早期診断し，早期治療が，本人にとってエイズ発症へと至ることを防ぎ，社会にとっても正しい病気の知識をもつことがHIV感染症の拡大を防ぐために重要である．

d．輸血による感染

日本においては，2013年までに5例の輸血によるHIV感染事例（うち2例は同一献血による感染事例）が発生した．日本赤十字社は，1999年に，抗体検査に加えて，新たに核酸増幅検査（NAT）を導入し，NAT検体のプール数を500本から始め，50本・20本プールを経て，2014年8月1日より，個別NATに変更した．HIV-1の検出感度は20本プール時の836 IU/mLから18.0 IU/mLへと向上した．また，血清学的検査においても，凝集法からCLEIA法（化学発光酵素免疫測定法）に変更し，それ以外にも献血受付時の本人確認の導入や問診強化，献血後情報コールバックシステムの導入や新鮮凍結血漿の貯留保管などの対策を導入することにより，輸血用血液に対する安全対策の強化に努めてきた．一方，検査法の感度が向上しても，感染を検知できない時期，すなわちウインドウ期（ウインドウピリオド）があり 図VI-15，通常，4週間後くらいから血液中でHIVに対する抗体が検出されるようになるため，感染から4週間以内に抗体検査を受けた場合は感染していても陰性となる可能性がある．2013年に発生した5例目の輸血による感染事例では個別NATで3法のうちの1法のみが陽性であった．すなわち，現在の個別NATシステムでもすり抜ける検体があることを示している．

ウインドウピリオドをゼロにすることはできないという事実は，検査目的の献血をしないためにも匿名により検査を受けることができる公的検査体制のさらなる充実が必要であると思われる．日本赤十字社は献血者に配布する“お願い！”のリーフレットの改訂も含め献血者に責任ある献血をお願いする活動を実施している．図VI-16は，献血者における10万人あたりのHIV陽性献血者数と国に報告された新規陽性者の推移を示したものである．HIV陽性献血者の中には，過去に陽性と判明している献血者や検査目的の献血者や全く自覚していない献血者が含まれていると思われるが，減少傾向にあるということは対策が徐々に浸透してきていることを窺わせる．

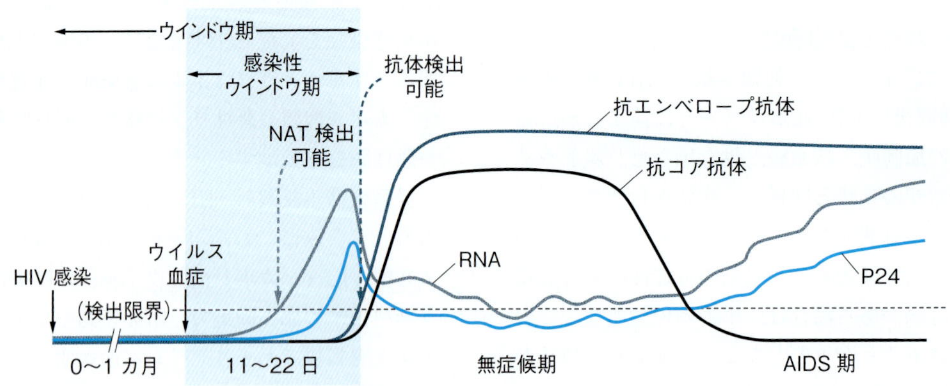

図VI-15 HIV感染とウイルスマーカー
（出典）「HIV検査・相談マップ: HIVまめ知識」（厚生労働省科学研究費エイズ対策研究事業ホームページ）より

JCOPY 498-01913

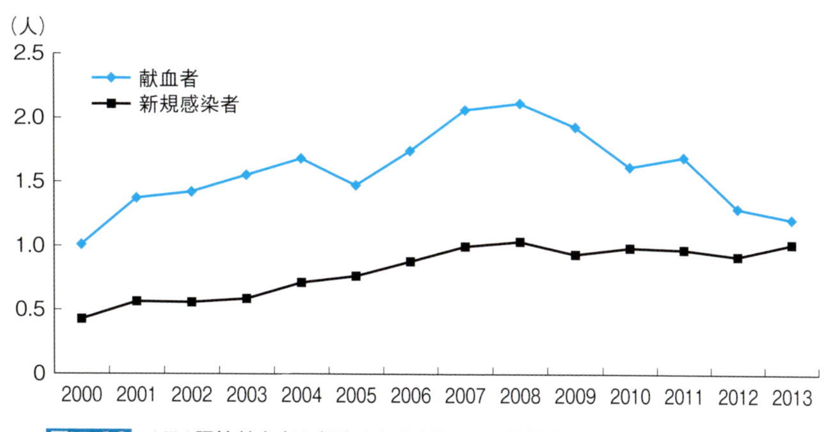

図VI-16 HIV 陽性献血者と報告された新規 HIV 陽性者の 10 万人あたりの推移

2 ヒト T 細胞白血病ウイルス 1 型 (human T-cell leukemia virus type 1: HTLV-1)

HTLV-1 は成人 T 細胞白血病(adult T-cell leukemia: ATL) や HTLV-1 関連脊髄症 (HTLV-1 associated myelopathy: HAM) および HTLV-1 ぶどう膜炎 (HTLV-1 uveitis: HU) の原因となるレトロウイルスである. 造腫瘍性があることからオンコウイルス亜科に分類されている. 1980 年 NIH の Gallo らによって cutaneous T-cell lymphoma から発見され[5], HTLV と命名された. 1981 年日沼らは ATL 患者の血清中に ATL 患者由来の株化細胞にのみ反応する抗体をみつけ, 抗原を ATLA と命名した. ウイルスを分離し ATLV と命名し, このウイルスと ATL の因果関係を明らかにした[6]. 塩基配列を決定した結果この 2 つのウイルスは同一のものであることがわかり, HTLV (後に HTLV-1) と命名された. このウイルスは HIV と異なり粒子形成は最小限であり, 細胞の中に身を潜め, 次の世代に感染を広げていく戦略をとっている. 近縁のウイルスに HTLV-2 があるが, 確定的な病原性は定まっていない.

ATL は, “成人” と名が示すように 50 歳を過ぎて発症することが多い. その典型例では末梢血に花びら様の異常リンパ球が出現し, 全身の各種臓器に浸潤する悪性の血液腫瘍であり, 1977 年に高月清らにより最初に報告された[7]. ATL は様々な病態から, 急性型, リンパ腫型, 慢性型, くすぶり型の 4 病型に分類されている. 高カルシウム血症や皮膚浸潤を伴うことが多いのも特徴である. ATL, とくに急性型とリンパ腫 ATL は血液腫瘍の中では予後不良の疾患であったが, 最近登場した CCR4 受容体阻害抗体薬 (モガムリズマブ, mogamulizumab) が奏効する患者は多い. HAM は, HTLV-1 感染者の一部に, 緩徐進行性で対称性の脊髄症で, 歩行障害や膀胱・直腸障害などの症状を呈する. 全国で約 3,000 名の患者がいると推定され, 患者の分布は西日本, 特に九州・四国, 沖縄に多く, ATL や HTLV-1 のキャリアの分布とほぼ一致してる. カリブ海諸国で報告されている熱帯性痙性不全対麻痺 (tropical spastic paraparesis: TSP) と同じ疾患とみなされ, TSP/HAM と記載されることもある[8]. HU は, 望月らにより報告され[9], HTLV-1 感染が原因で生じる眼内の炎症 (ぶどう膜炎) で, 女性が男性の約 2 倍で, 飛蚊症, 霧視, 眼の充血, 視力の低下などが両眼, あるいは片眼に急に生じて発病する. ステロイドなどによる治療反応性は良好だが再発も多い. HAM/TSP や HU の頻度は ATL の数分の 1 程度の発症率だと考えられている.

a. 疫学

本邦では HTLV-1 のキャリアは主に南西日本に偏在している. また本邦以外では, カリブ海沿岸, パプアニューギニア, 西アフリカなどの限られた地域に局在している[10] 図VI-17. 一方, 近縁の

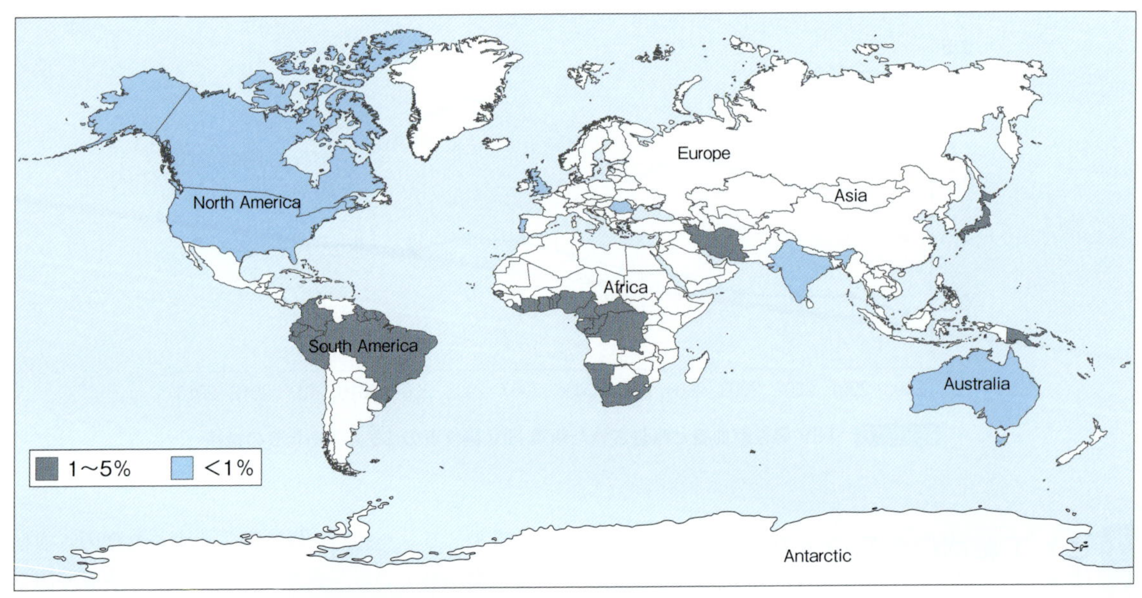

図VI-17　世界のHTLV-1集積地域の分布: 1〜5%　<1%
(Proietti FA, et al. Oncogene. 2005; 24: 6058-68[10]より一部改変)

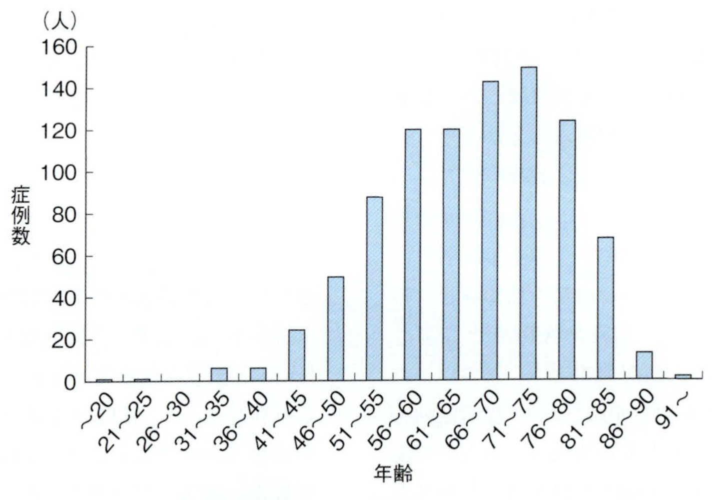

図VI-18　ATL患者の年齢分布

HTLV-2は北米や中南米の一部のカリブ海沿岸諸国やアフリカのピグミーにキャリアが見いだされ，HAM様の神経系疾患との関連が示唆されているが，HTLV-1と比べて病原性は弱いと考えられる．HTLV-2と特異的疾患の関連性はいまだに明らかになっていない．

厚生労働科学研究班が2006〜07年に初回献血者を対象としてHTLV-1抗体陽性者の全国調査を行った結果，今なお約108万人のキャリアが存在すると推定され，20年間に10%減少したが，人口の高齢化に伴いATL患者はむしろ増加傾向（年間約1,100人）にあることがわかった[11]．ATL患者は成人にのみ分布し，男/女比は患者数では約1.2，推定発生率では2.0と男性で高い．2009年の全国調査では，年齢分布のピークは70歳前後にあり，患者年齢の中央値は67歳であった 図VI-18．キャリアの全

JCOPY 498-01913

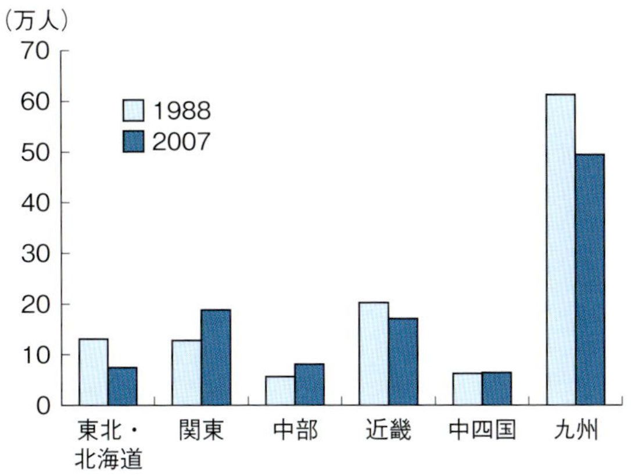

図VI-19　地域別キャリア数の推移
1988年と2006/7年の比較（0〜99歳）
〔佐竹正博. HTLV-1の感染実態について. 厚生労働科学研究「HTLV-1の診断法の標準化と発症リスクの解明に関する研究」（浜口班）分担研究より〕

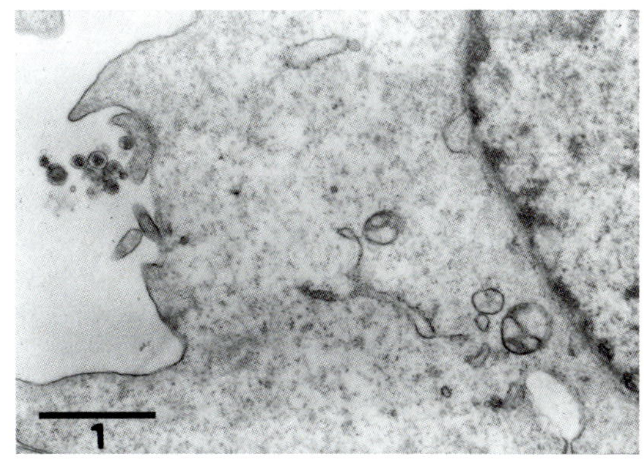

図VI-20　HTLV-1の電子顕微鏡写真
スケールは1μm

国分布は大都市圏への人口の移動に伴い，九州・沖縄は1988年約60.7万人で地域別50.9%を占めていたが，2007年ではそれぞれ49.3万人，41.4%と減少したが，関東では逆に12.8万人が19.1万人，10.8%が17.3%と増加していた．大阪や愛知でも同様な傾向が見られた．全国的なキャリアやATL患者への相談体制の充実が求められている[12)] 図VI-19 ．

HTLV-1の感染様式は水平感染と垂直感染がある．水平感染は性交渉感染と輸血などを介した感染がある．このウイルスによる感染力は強くなく，ウイルスそのものではなくて生きた細胞を介して感染するためである．男性から女性への感染に比べて女性から男性の感染は非常に少ない．10年間の夫婦間感染の調査において夫から妻へは60%の確率で，逆に，妻から夫へは0.4%であった．その他，血液製剤を介する感染や針刺し事故などの医原性感染がある．垂直感染は母乳を介した感染がほとんどである．授乳期間が長くなればなるほど感染率が高くなる傾向がある．授乳期間が3カ月未満の場合の感染率は非常に低く，逆に2年を超えると非常に高くなる傾向がある．母児感染が起きた同一個体から経時的に収集された血清を用いた調査によると，ほとんどの子どもの抗HTLV-1抗体は3歳までに陽転化していることが示唆された．母乳中のウイルスをもった生細胞が感染源となるので，人工栄養への転換や母乳を煮沸や凍結融解をすることで感染は防ぐことができる．その対策のためには出産前に母親の抗体検査が必須となる．多くのウイルスキャリアは母乳を介して感染し，一生ウイルスを持ち続ける．その中からATLが発症するが，生涯発症率は男性8.73%，女性5.14%である．平成23（2011）年3月にはHTLV-1母子感染予防対策保健指導マニュアル（改訂版）が厚生労働省から出されている[13)]．ATL発症に関わるリスク因子として末梢血リンパ球の高ウイルス量（感染細胞数）がATL発症への関与を示すデータが集積されつつある[14)]．

b．ウイルスと感染細胞の性状

レトロウイルス科オンコウイルス亜科に属するウイルスで，ウイルス粒子による感染はないと考えられている．直径約100 nmの球状ウイルスで，エンベロープに囲まれたコアは円形でCタイプレトロウイルスの特徴を備えている 図VI-20 ．ATL発症の危険因子としては高齢，ATLの家族歴があること，プロウイルスの多いことがあげられている．ウイルスキャリアの長期フォローアップの結果，ATL発症群では末梢血単核球100個あたり4.17〜28.58コピーであり，未発症群では4コピー以下であった．

ATL細胞は$CD4^+CD25^+$の活性化ヘルパーT細胞の表面マーカーをもち，90%以上の症例でCCR4陽性である．CCR4はTARC/CCL17とMDC/CCL22の2つのリガンドをもつケモカイン受容体であり，抗体産生やアレルギー反応に関与するTh2細

表VI-4　抗体陽性血液製剤の種類による sero-conversion

抗体陽性血液製剤と受血者の感染								
	輸血された抗体陽性血液製剤							
グループ	赤血球	全血	PC-a	PC-s	凍結血漿	受血者数	Sero-conversion	%
A	＋	−	−	−	−	106	74	69.8
B	−	＋	−	−	−	9	5	55.6
C	−	−	＋	−	−	9	9	100
D	−	−	−	＋	−	3	0	0
E	−	−	−	−	＋	54	1*	1.9

PC-a: アフェレーシス血小板，約 2×10^9 個のリンパ球を含む
PC-s: 200/400 mL の全血由来の血小板，約 1×10^7 個のリンパ球を含む
*: 輸血後 2 年経過して sero-conversion

胞，制御性 T 細胞（Treg），皮膚指向性メモリー/エフェクター T 細胞などでの選択的発現が知られている．そのため ATL での CCR4 発現は ATL がこれらの T 細胞サブセットに由来することを示唆し，また ATL での高頻度皮膚浸潤も説明している．染色体 DNA には HTLV-1 プロウイルスのモノクローナルな組み込みが証明される．プラス鎖には構造遺伝子である gag，pol，env に加えて p12，p13，p30，tax，rex がコードされ，ウイルスのマイナス鎖には HBZ（HTLV-1 bZIP factor）遺伝子がコードされている．HBZ は構造的に発現されており，HTLV-1 感染細胞の形質（メモリー/エフェクター，Foxp3，CCR4 など）を決定していることが明らかになり，増殖に関与していることが示されている[15,16]．Foxp3 は Treg の分化・機能発現・分化状態の維持全てにおいて必須の役割を担う転写因子で，その発現は免疫システムの負の制御において中心的な役割をもつ Treg 特異的であるため，Treg を同定する際のマーカー分子としても用いられる．ATL の免疫抑制状態を説明する手段になりうると思われる．次に CCR4 は ATL の腫瘍マーカー（90％以上陽性）としてとらえることも可能であり，CCR4 は ATL の診断・治療の新たな標的分子となる可能性が高い．そして事実，最近ヒト化抗 CCR4 単クローン抗体が国内で開発され，その ATL に対する臨床治験も開始されている[17]．

■ c．輸血を介する感染

1982 年大河内らの後方視的研究によりこのウイルスが輸血を介して感染することが明らかになった[18]．当時，血液製剤中の白血球は除去されておらず，抗体陽性の赤血球製剤や血小板製剤を輸血されると高率に受血者は抗体の陽転化がみられたが，生きた白血球が含まれていない新鮮凍結血漿を輸血された受血者には陽転化がみられなかった．表VI-4 に示すように抗体陽性の赤血球濃厚液（RCC）を輸血されると 69.8％に抗体の陽転化が起こった．血小板の輸血（アフェレーシスで採血されたものと全血由来の血小板）では，症例数が多くないが，前者では 9 人中 9 人に陽転化がみられたが，後者では 3 人の受血者で陽転化はみられなかった．この違いは血液製剤に含まれている生細胞（リンパ球）の差が考えられた．抗体陽性の血液製剤が輸注されて，受血者に抗体が検出されるまでの期間は間接蛍光抗体法（IFA）図VI-21 では 12 日から 30 日を要した．IgM 抗体の出現は一過性で，16 日から約 3 カ月まで持続した．IgG 抗体は IgM 抗体に遅れて出現し，その後持続した 表VI-5．さらに，ウエスタンブロットで抗体特異性を調べたのが 図VI-22 である．最も早期に出現する抗体はエンベロープ蛋白の gp46 に対する抗体で輸血後 12 日に出現していた．この抗体の陽転化が感染によるものなのか単なる HTLV-1 の抗原に暴露されたことによる免疫反応なのかを調べるために，抗体が陽転化した患者のリンパ球を増殖因子の存在下で培養し，クローニングをし，得られたクローンについて解析した．HTLV-1 のプロウイルスが患者の細胞に多クローン性にゲノム DNA 中にインテグレートされ，co-culture により，臍帯血リ

JCOPY 498-01913

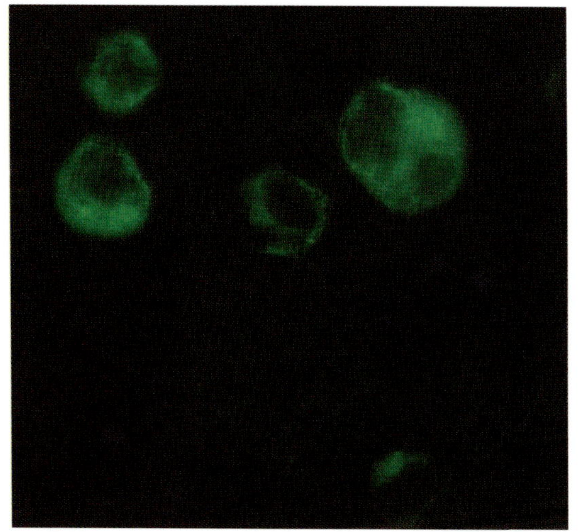

図VI-21　間接蛍光抗体法による HTLV-1 抗体の検出
（アセトン固定 ATL 細胞株 MT-1＋ATL 患者血清）

表VI-5　抗体の出現時期と持続期間

輸血後の抗体出現までの日数と持続期間（日）				
	陰性まで	IgM から	IgM まで	IgG から
Range	12-30	16-47	44-91	21-47
Mean	21	30	76	38
Median	21	28	76	36

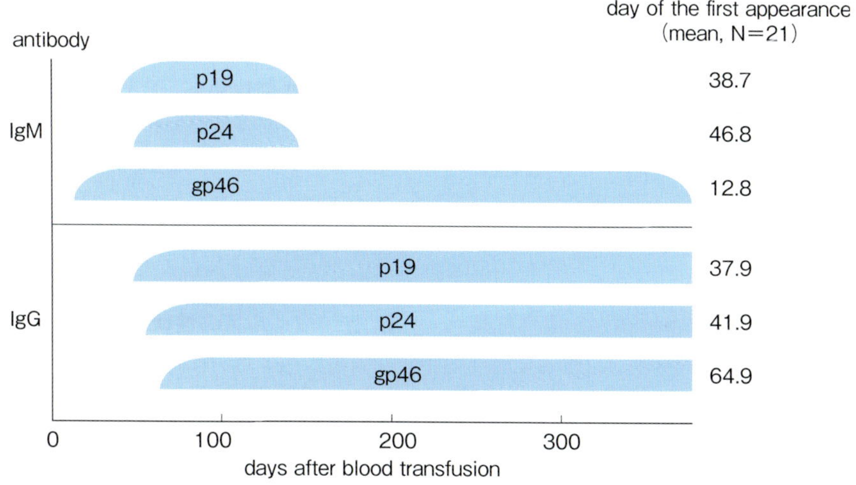

図VI-22　HTLV-1 の gag（p19, p24）および env（g46）に対する抗体の出現と経過

ンパ球への感染力があることが明らかになった[19,20]．すなわち，抗体の陽転化は感染の成立を意味していた．因みに図VI-20の電顕写真はこの分離されたクローン化細胞である．

輸血による感染を防ぐために，1986 年に IFA による抗体クリーニングが開始され，凝集法を経て 2008 年から CLEIA による検査が始まった．抗体スクリーニングの開始以来，輸血による感染は報告されていない．さらに，2004 年には成分献血由来血小板製剤，また 2006 年には成分献血由来血漿製剤，2007 年全血献血由来の保存前白血球除去が導入され，1 バッグに含まれる白血球数を 1×10^6 個以下になった．この保存前白血球除去の工程も HTLV-1 感染予防に寄与していると思われる．なお，GVHD 予防のために白血球を含む製剤に X 線照射をしているが，前述の co-culture による感染実験では 100 Gy の照射をしているにも拘らず感染が成立したことから考えると，X 線照射は感染予防には寄与していないと考えられる．

3 ヒトパルボウイルス B19 (human parvovirus B19)

ヒトパルボウイルス B19(以下 B19 ウイルス)は，パルボウイルス科パルボウイルス亜科エリスロウイルス属に属する．1975 年に Cossart[21] によりヒトの血清中にウイルス粒子が見つかり，初めて報告された．このウイルスに感染した小児の場合，約 10%は無症状で，60〜70%は伝染性紅斑の病型を示す．成人では必ずしも典型的な伝染性紅斑の病型を示さず不顕性感染も多い．慢性溶血性貧血の患者に感染すると，B19 ウイルスによる赤血球前駆細胞の破壊により aplastic crisis（急性赤芽球癆）を生じ，急激で重症の貧血を生じる．いわゆるハイリスクグループの患者すなわち，先天性または後天性の免疫不全症候群，抗癌剤や免疫抑制剤の投与によって免疫不全の状態にある患者（白血病，癌，臓器移植など）が感染すると，B19 ウイルスの排除がすみやかに行われないために，慢性赤芽球癆，骨髄系低形成を生じる．そのほかに，急性肝炎や心筋炎や心内膜炎による心不全を起こした例も報告されている 図VI-23．

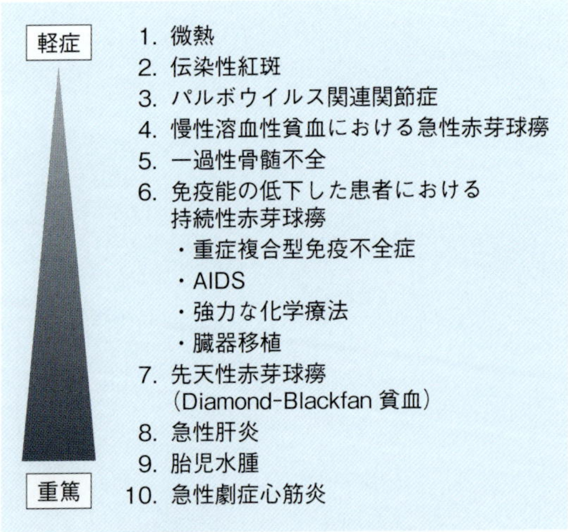

a．疫学

5〜7 年に一度大流行を起こす．このウイルスによる感染症の中で最も患者数が多いのが伝染性紅斑（erythema infectiosum）で，第 5 病（fifth disease）ともよばれ，頬に出現する蝶形紅斑を特徴とし，小児を中心にしてみられる流行性発疹性疾患である．両頬がリンゴのように赤くなることから，「リンゴ病」とよばれることもある．感染症発生動向調査でこのウイルスの流行状況を窺い知ることができる．年初から夏にかけて症例数が増加する季節性を示すことが多い．感染様式は水平感染と垂直感染がある．水平感染は飛沫感染である．一般的にエンベロープをもったウイルスは乾燥に強く，もっていないウイルスは乾燥に弱い傾向があるが，この B19 ウイルスにおいても空気感染はない．幼稚園や小学校の教室内や小児科病棟で感染が拡がる施設内感染の形態をとることも稀ではない．献血者における陽性例は，子供が学校で感染し，家庭内に持ち込まれて感染することが多い．B19 ウイルスによる感染症

軽症

1. 微熱
2. 伝染性紅斑
3. パルボウイルス関連関節症
4. 慢性溶血性貧血における急性赤芽球癆
5. 一過性骨髄不全
6. 免疫能の低下した患者における持続性赤芽球癆
   - 重症複合型免疫不全症
   - AIDS
   - 強力な化学療法
   - 臓器移植
7. 先天性赤芽球癆（Diamond-Blackfan 貧血）
8. 急性肝炎
9. 胎児水腫
10. 急性劇症心筋炎

重篤

図VI-23 B19 ウイルスの病原性

は，宿主によって軽症または無症状のものから重症のものまであり，水平感染の経路は飛沫感染の他には輸血や血漿分画製剤による感染もある．垂直感染による病態としては，胎児水腫がある．妊娠初期に感染した妊婦の胎盤を介して感染した胎児は貧血に陥り，心筋細胞への感染も伴って心不全状態となり，流産または死産の原因となるが奇形の発生はごく稀である．

b．ウイルスの性状

両端にヘアピン構造をもつ 5.6×10^3 塩基からなる 1 本鎖の DNA をもち，構造蛋白をコードする遺伝子と非構造蛋白をコードする遺伝子のわずか 2 つの遺伝子しかコードしていない最小のウイルスである．脂質 2 重層からなるエンベロープはなく正 20 面体のウイルスであり，直径 20〜25 nm で，加熱，酸，クロロホルム，界面活性剤に抵抗性を示す．すなわち，A 型肝炎ウイルスなどと同様に血漿分画製剤に用いられる SD（solvent-detergent）処理では不活化できない．B19 ウイルスの複製増殖は感染した細胞由来の遺伝子産物に強く依存する．主な感染細胞は赤芽球前駆細胞であり，核内に封入体を形成している像がみられる．CFU-E のコロニーアッセイを用いて B19 ウイルスおよび中和抗体の存在を調べることもできる[22]．ウイルスレセプターはグロボシド（血液型 P 抗原）である[23]．これを利用した B19

JCOPY 498-01913

ウイルスによる血球凝集反応（receptor mediated hemagglutination: RHA[24]）は抗原および抗体の存在を知る簡単な方法である．

■ c．臨床経過

B19 ウイルス感染症の臨床像と感染性の関係を図VI-24に示す．感染後 1～2 週間後には 1 mL あたり約 10^{10-11} 個に及ぶ大量のウイルス粒子が血中に出現し，微熱や感冒様症状などの前駆症状がみられることが多い．この時期の血液は非常に強い感染性をもっている．その後 IgM，少し遅れて IgG 抗体が出現し，血中のウイルス量は急速に減少するが微量の抗原抗体複合物として平均 1 年は存在する．感染後 10～20 日，抗体産生に伴って大量の抗原抗体複合物が生ずる．頬に蝶形の紅斑が出現し，続いて他の部位にも発疹が出現することがある．成人の場合，臨床症状は小児ほど定型的ではないことも多く，風疹との鑑別診断が必要なこともある．発熱，関節痛，頭痛や心膜炎，胸膜炎，糸球体腎炎など SLE に類似した症状を引き起こすこともある．これらの発疹は多くは 1 週間前後で消失する．ほとんどは合併症を起こすことなく自然に回復する．感染性は抗体出現以前のウイルス血症期にあり，中和抗体に被われたウイルスが存在する後期の血液の感染性はないと考えられている．紅斑が出現する時期は抗体価が上昇し，大量の抗原抗体複合物が血中に存在する時期と一致しており，人から人への感染性はもはや消失している．RHA の反応は抗体によって阻害を受けることから，抗原抗体複合物となったウイルスは検出しないが，RHA 陽性の血液は感染性があると考えられる．

次に，aplastic crisis（急性赤芽球癆）について述べる．先天性または後天性溶血性貧血患者では赤血球の消費亢進に伴って骨髄は erythroid hyperplasia の状態にあり，赤血球の半減期も大幅に短縮している．この状態に B19 ウイルスの初感染が起こると，赤芽球前駆細胞が破壊され，急激な貧血が引き起こされる．末梢血液学的検査で正球性正色素性貧血と網赤血球の減少を認め，骨髄での赤芽球の著減が観察される．残存する幼若赤芽球に B19 ウイルスの抗原性をもつ核内封入体がみられることもある．通常は急性発症で self-limited である．

また，免疫系から隔離された関節内に B19 ウイルスが長期間残り，慢性関節リウマチの活動時病変を有する関節滑膜組織において，B19 ウイルスが活性化され，TNFα，IL-6 らの炎症性サイトカイン産生を惹起することが示されたとの報告があり，慢性関節リウマチの原因の一部を担っている可能性が示唆されている[25]．

■ d．輸血とパルボウイルス

輸血や血漿分画製剤での感染を防ぐ目的で，日本

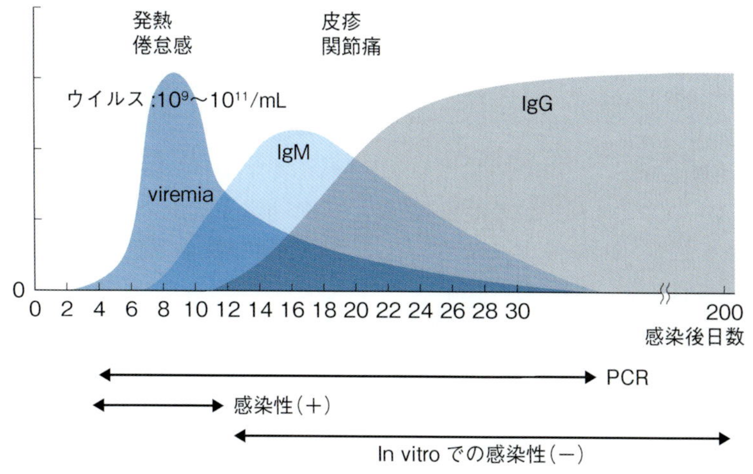

図VI-24　伝染性紅斑を含むパルボウイルス B19 感染症の臨床経過とウイルス血症

赤十字社ではRHA[26]による献血者スクリーニングが1997年から実施された．2008年からはCLEIA法（化学発光酵素免疫測定法）で検査されている．献血者における陽性の頻度は流行期には10万人あたり4～6人，非流行期では0.5～1人である．RHAで検査をされていた2003年から2008年までの間で5例の輸血感染例があり，CLEIAになってから2014年まで1例の輸血感染例がある．また，血漿分画製剤の製造において，このウイルスはエンベロープを有しないため，ウイルス不活化処理に用いられているエタノール処理やSD処理は無効である．厚生省薬務局発医薬品副作用情報によれば，「各種血漿分画製剤中にB19DNAがPCR法で検出されたとする文献が企業より報告されている．B19は他のウイルスに比べて加熱やフィルターなどによる不活化・除去が容易でないため，製剤中への混入の可能性を否定し得ないこと，またB19ウイルス感染症が一般的には予後良好であるものの，一部の患者に感染した場合には重篤な症状を招くこと」があり，血漿分画製剤の使用上の注意事項として，ことに妊婦，溶血性・失血性患者，免疫不全患者，免疫抑制状態の患者に対する使用にあたって注意を喚起している．ウイルスよりも小さいポアサイズのナノフィルター（15 nm）が開発され，導入されつつある．現在のところワクチンはなく，治療は対症療法のみである．免疫不全者における持続感染，溶血性貧血患者などではγ-グロブリン製剤の投与が有効なことがある．

4 ヒトサイトメガロウイルス (human cytomegalovirus)

サイトメガロウイルスはヘルペスウイルスに属するウイルスでエンベロープに包まれ，2.4×10^5塩基からなる2本鎖DNAをもち，世界中に広く浸淫している．感染経路としては，垂直感染，水平感染の両者があり，持続感染に至る．前者には子宮内感染，産道感染，および母乳を介した感染がある．抗体陽性の母親から生まれた児はかなりの率でウイルスをもち，子宮内感染を受けた子供の多くは無症候性であり，症候性のものは10%以下である．典型的な先天性CMV感染では巨細胞封入体症として古くから知られている．肝脾腫，黄疸，出血斑，小頭症，網脈絡膜炎，頭蓋内石灰化などの症状がある．産道感染は3.5～20%の児に起こり，間質性肺炎や肝脾腫がみられることがあり，特に未熟児の場合は重症になる．幼児期を過ぎてからの水平感染は，大部分不顕性感染であるが，サイトメガロウイルス単核症がみられることがある．これは伝染性単核症と異なり，頸部リンパ節腫脹を伴うことなしに発熱，肝障害，肝脾腫をきたす．サイトメガロウイルス単核症は初感染のみならず再感染や種々の刺激によるウイルスの再活性化のいずれでも発症するが，初感染では重症化する傾向が強い．

医原性感染として，輸血を介する感染がある．抗体陰性の小児特に低出生体重児や免疫能の低下した患者への輸血によるサイトメガロウイルス感染症は重症化（間質性肺炎，肝炎，網膜炎，全身感染症）することがある．抗体陰性の妊婦への輸血に際しても胎児へ上記のように垂直感染を起こす可能性があり，注意を要する．骨髄移植に際しては，間質性肺炎をきたし，致命的になる恐れがあるので骨髄のドナーおよびレシピエントが抗体陰性の場合は，輸血に際しても抗体陰性の供血者からの血液を選んで用いることが重要である．このウイルスの感染は，供血者のリンパ球，顆粒球，単球，マクロファージなどに潜伏感染したウイルスが輸血により患者に移行し（cell-associated），患者の体内でウイルスの活性化が起こり，感染が成立する．上記の細胞を多く含む血液製剤で感染のリスクが高く，大量の輸血も危険性が高くなる．また，輸血自体も患者に感染していたCMVの再活性化の刺激となり得る．輸血後1カ月以内に脾腫を伴う伝染性単核症様の症状がみられた場合はサイトメガロウイルス単核症を疑い，CMV抗原や抗体，ウイルスDNA，臨床材料の巨細胞封入体の検出を行う．白血球除去フィルターを通した血液は輸血を介したCMVの感染をほとんど防止できるが抗体陰性の血液の方がより安全性が高まる[27]．現在，日本赤十字社では抗体スクリーニングを行う態勢が整っており，医療機関の求めに応じて抗体陰性の血液が供給されている．また，同種臍帯血移植の場合は，サイトメガロウイルスのスクリーニングを行い陰性の臍帯血のみを供給している．

5 その他のウイルス

上記および肝炎ウイルス以外の，輸血によって感染するウイルスについて述べる．新興再興感染症に関するウイルスがあげられる．フラビウイルス科（family *Flaviviridae*）は，1本鎖のRNAウイルスで，直径40〜60 nmのエンベロープをもち，フラビウイルス属，ペスチウイルス属，ヘパシウイルス属の3属があり，フラビウイルス属の中には赤道をはさんだ熱帯地域に分布するデングウイルス，アフリカで発見され，オセアニア，北アメリカ，中東，中央アジア，ヨーロッパに広がっているウエストナイルウイルスや，中南米から南太平洋，アジア，北米への地理的拡大がみられ，妊婦が感染した場合，胎児に小頭症が多発するジカウイルス（Zika virus）など70種以上のウイルスが存在し，全世界で公衆衛生学的問題となる感染症を起こす病原体を多く含む．これらのウイルスはヒト以外の哺乳動物や鳥類が保有宿主となり蚊またはダニにより媒介される[28,29]．

■ a．デングウイルス（dengue virus: DENV）

デングウイルスには4つの型（1・2・3・4型）が存在する．蚊によって媒介されるvector-born virusである．蚊-ヒト-蚊が感染サイクルで，ヒトからヒトへの感染はない．森林地帯では猿と蚊との間で維持される．主な媒介蚊はネッタイシマカ（*Aedes aegypti*）とヒトスジシマカ（*Aedes albopictus*）で，ヒトスジシマカは日本にも生息するヤブカである．直径40〜50 nmの球形のウイルスで，主に単球/マクロファージ系細胞で増殖し血液中に放出される．デングウイルス感染症にはデング熱と重症型のデング出血熱（dengue hemorrhagic fever: DHF）の2つの病態がある．熱帯地方では年間5,000万〜1億人のデング熱患者が推定され，デング出血熱によって2万人以上が死亡している．デング熱は，感染後3ないし14日の潜伏期を経て，発熱，頭痛などの症状が3〜7日持続する．急性期に2から10日間のウイルス血症があり，重症型のデング出血熱はデング熱の症状に引き続き血漿漏出と出血傾向を主症状とする重篤な致死的病態を示すことがある．不安，興奮状態となり発汗がみられ，胸水や腹水が高率にみられる．肝臓は腫脹し，ALTやASTは上昇する．補体は活性化されC3は減少，C3a，C5aは上昇する．血小板は減少し100,000/mm^{3}以下となる．血液凝固時間は延長し，出血斑，鼻出血，消化管出血などが半分以下の症例で，また最も重篤な例ではdisseminated intravascular coagulation（DIC）もみられる．進行すると循環血液量の不足からショックになる．ショック症状は発熱が終わり平熱にもどりかけた時に起こることが特徴的である．デング出血熱は症状の重篤度によりグレート1から4の4段階に分けており，DHFグレート3と4はデングショック症候群（dengue shock syndrome: DSS）とよばれることもある．デング出血熱は適切な治療が行われないと死に至る疾患である[30)] 表VI-6．デング出血熱は小児に多く，2回目以降の感染でかつ異なる形のウイルス感染時に発症することが多い．抗体の存在とFcγレセプターが強く関与していると思われる．また，輸血や臓器移植，造血幹細胞移植によるデング熱やデング出血熱の発症も報告されている．日本においては2013年まではすべて輸入感染事例であったが，2014年8月に国内感染例が報告された．同年，10月31日まで160人が確認された．海外から帰国したと思われるウイルス保有者を吸血した蚊に刺されて第3者に伝播したものと思われる．2015年には感染事

表VI-6 デング出血熱の重篤度に基づく分類

（国立感染症研究所 HP: http://idsc.nih.go.jp/training/11kanri/99kurane.html[30)]から）

グレード1: 発熱と非特異的症状，出血傾向としてTourniquetテスト陽性のみ．
グレード2: グレード1に加えて自発的出血が存在．
グレード3: 頻脈，微弱な脈拍，脈圧の低下（20 mmHg未満）で代表される循環障害．
グレード4: ショック状態，血圧や脈圧測定不能

＊グレード3と4はデングショック症候群ともよばれる．

例の報告はない．初感染では，IgM抗体は発症後5日で約80%，発症後10日で約99%陽性となる，2〜3カ月持続する．発症後非常に早期ではIgM抗体が検出されない例もあるが，このような例ではPCRにより，デングウイルスを検出できる例が多いので，IgM-ELISA法とPCR法を組み合わせることにより，発症後の時期にかかわらず，デングウイルス初感染を実験室診断できる．地球温暖化に伴い，日本におけるヒトスジシマカの生息域は北上し続けており，2015年の段階でほぼ本州の北端まで到達したと思われる．

■ b．ウエストナイルウイルス (West Nile virus: WNV)

自然界では鳥類が保有宿主（増幅動物）であり，鶏と蚊の間で循環している．多種の蚊が媒介することが可能でありイエカが中心である．多くの脊椎動物に感染するがほとんどは不顕性感染である．ヒトおよび馬は終末宿主となる．1999年アメリカに初めて侵入し，現在は北米から中南米まで拡大している．ヒトが感染を受けた場合，潜伏期は3〜15日で，約80%は不顕性感染である．発症すると発熱，頭痛，筋肉痛，筋力低下，食欲不振などがみられる．約半数で皮膚に発疹がみられる．易疲労感や消化器症状などの軽度なものから髄膜炎や脳炎などの重篤な症例まである．重篤な症状を示すのは感染者の約1%で，主に高齢者が占める．感染経路は感染蚊による刺咬であるが輸血・臓器移植などでも感染する．発熱の2日前から発熱4日後まではウイルス血症がみられることがあるが，特異的IgM，中和抗体とも日本脳炎ウイルスと交叉するので，検査に当たっては注意を要する．人から人への直接の感染は輸血や臓器移植などを除けばないと考えられている．また垂直感染が存在し経胎盤または母乳からの感染経路が報告されている．日本での感染事例はまだ報告されていない．

■ c．チクングニアウイルス (CHIKV)[31]

チクングニア熱（Chikungunya fever）を起こすウイルスで，トガウイルス科アルファウイルス属に属し，直径70 nmのエンベロープを有するRNAウイルスである．このウイルスもネッタイシマカとヒトスジシマカが媒介する．発生地域はアフリカ，インド，最近ではカリブ海沿岸も患者が発生するようになっている．インド洋レユニオン島では，2005年の3月から2006年の3月までで24万人以上の患者が発生した．この流行では多くの重症例が発生し，死者237人が報告された．チクングニヤ熱は急性の発熱と関節痛と発疹が3主徴で，その他の症状としては，全身倦怠や頭痛，筋肉痛，リンパ節腫脹がある．また，出血傾向，結膜炎や悪心嘔吐をきたすことがある．また神経症状や劇症肝炎も報告されている．潜伏期は4〜7日で発熱は数日から1週間程度続く．ウイルス血症は臨床症状が出た日から7日間持続する．日本では輸入感染症の報告が毎年されている．

■ d．その他のウイルス[32]

エボラ出血熱（Ebola hemorrhagic fever）の原因となるエボラウイルス，ヘルペスウイルス8型（HHV-8，またはカポシ肉腫ウイルスKSV），Epstein-Barrウイルス（EBV），トリインフルエンザウイルス（avian influenza virus），SARSコロナウイルス（重症急性呼吸器症候群），MERSコロナウイルス（中東呼吸器症候群），SFTSV（重症熱性血小板減少症候群）等々．

●文　献

1) Barré-Sinoussi F, Chermann JC, Rey F, et al. Isolation of a T-lymphotropic retrovirus from a patient at risk for acquired immune deficiency syndrome (AIDS). Science. 1983; 220: 868-71.
2) UNAIDS FACT SHEET 2015　http://www.unaids.org/sites/default/files/media_asset/AIDS_by_the_numbers_2015_en.pdf
3) 厚生労働省エイズ動向委員会．平成25（2013）年エイズ発生動向年報．
4) 武部　豊．国立感染症研究所エイズ研究センター2002年第39週号　http://idsc.nih.go.jp/idwr/kansen/k02_g2/k02_39/k02_39.html
5) Poiesz BJ, Ruscetti FW, Gazdar AF, et al. Detection and isolation of type C retrovirus particles from fresh and cultured lymphocytes of a patient with cutaneous T-cell lymphoma. Proc Natl Acad Sci U S A. 1980; 77: 7415-9.

JCOPY 498-01913

6) Hinuma Y, Nagata K, Hanaoka M, et al. Adult T-cell leukemia: antigen in an ATL cell line and detection of antibodies to the antigen in human sera. Proc Natl Acad Sci U S A. 1981; 78: 6476-80.
7) Takatsuki K, Uchiyama T, Sagawa K, et al. Adult T cell leukemia in Japan. In: Seno S, Takaku F, Irino S, editors. Topics in Hematology. Amsterdam: Excerpta Medica; 1977. p.73-7.
8) Osame M, Usuku K, Izumo S, et al. HTLV-I associated myelopathy, a new clinical entity. Lancet. 1986; 8488: 1031-2.
9) Mochizuki M, Tajima K, Watanabe T, et al. Human T lymphotropic virus type 1 uveitis. Br J Ophthalmol. 1994; 78: 149-54.
10) Proietti FA, Bárbara A, Carneiro-Proietti F, et al. Global epidemiology of HTLV-I infection and associated diseases. Oncogene. 2005; 24: 6058-68.
11) HTLV-1 感染症の基礎知識-厚生労働省 http://www.mhlw.go.jp/bunya/kodomo/boshi-hoken16/dl/05_2.pdf
12) 佐竹正博．厚生労働科学研究「HTLV-1の診断法の標準化と発症リスクの解明に関する研究」（浜口班）分担研究．2012.
13) HTLV-1 母子感染予防対策保健指導マニュアル（改訂版）厚生労働省．2011.
14) Iwanaga M, Watanabe T, Utsunomiya A, et al. Human T-cell leukemia virus type I（HTLV-1）proviral load and disease progression in asymptomatic HTLV-1 carriers: a nationwide prospective study in Japan. Joint Study on Predisposing Factors of ATL Development investigators. Blood. 2010; 116: 1211-9.
15) Satou Y, Yasunaga J, Yoshida M, et al. HTLV-1 basic leucine zipper factor gene mRNA supportsproliferation of adult T cell leukemia cells. Proc Natl Acad Sci U S A. 2006; 103: 720-5.
16) 義江 修．ケモカイン受容体CCR4とHTLV-1感染，ATL発がん．ウイルス．2008; 58: 125-40.
17) Yamamoto K, Utsunomiya A, Tobinai K, et al. Phase I study of KW-0761, a defucosylated humanized anti-CCR4 antibody, in relapsed patients with adult T-cell leukemia-lymphoma and peripheral T-cell lymphoma. J Clin Oncol. 2010; 28: 1591-8.
18) Okochi K, Sato H, Hinuma Y. A retrospective study on transmission of adult T-cell leukemia virus by blood transfusion: seroconversion in recipients. Vox Sang. 1984; 46: 245-53.
19) Sato H, Okochi K. Transmission of human T-cell leukemia virus（HTLV-I）by blood transfusion: Demonstration of proviral DNA in recipients' blood lymphocytes. Int J Cancer. 1986; 37: 395-400.
20) Sato H, Okochi K. Transfusion transmitted infection of HTLV-I and its prevention. In: Yoshida M, Hinuma Y, Takatsuki K, editors. Monograph on Cancer Research, Advances in adult T-cell leukemia and HTLV-I research. Japan Scientific Societies Press, Tokyo and CRC press, Boca Raton Ann Arbor, London, Tokyo: 1992. p.151-62.
21) Cossart YE, Field AM, Cant B, et al. Parvovirus-like particles in human sera. Lancet. 1975; 1: 72-3.
22) Mortimer PP, Humphries RK, Moore JG, et al. A human parvovirus-like virus inhibits haematopoietic colony formation in vitro. Nature. 1983; 302: 426-9.
23) Brown KE, Anderson SM, Young NS. Erythrocyte P antigen: cellular receptor for B19 parvovirus. Science. 1993; 262: 114-7.
24) Sato H, Takakura F, Kojima E, et al. Screening of blood donors for human parvovirus B19. Lancet. 1995; 42: 1237-8.
25) Takahashi Y, Murai C, Shibata S, et al. Human parvovirus B19 as a causative agent for rheumatoid arthritis. Proc Natl Acad Sci USA. 1998; 95: 8227-732.
26) Wakamatu C, Takakura F, Goto N, et al. Screening of blood donors for human parvovirus B19 and characterization of the results. Vox Sang. 1999; 76: 14-21.
27) Bowden RA. Slichter SJ, Sayers M, et al. A comparison of filtered leukocyte-reduced and cytomegalovirus（CMV）seronegative blood products for the prevention of transfusion-associated CMV infection after marrow transplant. Blood. 1995; 86: 3599-603.
28) Mackenzie JS, Gubler DJ, Petersen LR. Emerging flaviviruses: the spread and resurgence of Japanese encephalitis, West Nile and dengue viruses. Nat Med. 2004; 10（12 Suppl）: S98-109.
29) 石川知弘，小西英二．フラビウイルス．ウイルス 2011; 61: 221-38.
30) 倉根一郎，デング熱，国立感染症研究所 HP: http://idsc.nih.go.jp/training/11kanri/99kurane.html
31) Schuffenecker I, Iteman I, ichault A, et al. Genome microevolution of Chikungunya viruses causing the Indian Ocean outbreak. PLoS Medicine. 2006; 7: 1058-70.
32) Glynn SA, Busch MP, Dodd RY, et al. Emerging infections agents and the nation's blood supply: responding to potential threats in the 21st century. Transfusion. 2013; 53: 438-54.

VI-C 輸血によるウイルス以外の感染症

Transfusion-transmitted infection other than viruses

Author:
佐竹正博，脇坂明美

1 マラリア（malaria）

a．マラリア原虫

マラリアの病原体は *Plasmodium* 属の原虫で，熱帯熱マラリア原虫（*P. falciparum*），三日熱マラリア原虫（*P. vivax*），卵形マラリア原虫（*P. ovale*），四日熱マラリア原虫（*P. malariae*），本来サルの病原体であったものがヒトに感染した *P. knowlesi* の5種がある．実際には熱帯熱マラリアと三日熱マラリアが多くの症例の原因である．媒介する蚊は，夕暮れから明け方にかけて活動するハマダラカ（*Anopheres*）で，雌の刺咬によってヒトからヒトへ感染する．ハマダラカは，デング熱などの媒介蚊であるヤブカ（*Aedes*）と違って，清浄な水のあるところで繁殖する．したがって，マラリア流行の広がりは，気候の温暖化だけでなく都市化の影響も強く受ける．

ハマダラカの唾液腺にいるマラリア原虫（スポロゾイト sporozoite）は，人を刺咬する際にヒト血中に入り速やかに肝細胞に達する．そこで無性生殖でメロゾイト（merozoite）となり盛んに増殖して肝細胞を破壊し血中に放出される．血中に出たメロゾイトは赤血球内で再び無性生殖で増殖し，あるレベルに達すると赤血球を破壊して放出され，それがまた他の赤血球に感染する．これを周期的に繰り返す．ヒト血中で雌・雄生殖体となったものをハマダラカが吸血した場合には，蚊の腸管内で有性生殖が行われてオーシスト（oocyst）となり，その中で増殖したスポロゾイトがまた唾液腺に集積する．こうしてヒト-蚊-ヒトの感染環が形成される．三日熱マラリア原虫と卵形マラリア原虫は，肝細胞内に何年も潜伏したのち発症することがある．

b．マラリアの疫学

マラリア感染のリスクを抱える地域は非常に広く，地球上の人口の約半分32億人がリスクのある地域に居住している．WHO によれば，2015年には世界で2億1,500万人がマラリアに感染し，このうち43万8千人がマラリアのため死亡したとされる[1]．感染者・死亡者ともサハラ以南のアフリカ地域が全体の約90%を占める．死亡者の70%は5歳以下の小児である．特にアフリカで感染者が多い要因の一つとして，アフリカの媒介蚊は寿命が長いため，原虫が体内で十分に増殖する時間があり，またヒト嗜好性が強いことがあげられている．流行地域においては，小児は初感染となり死亡率が高いが，大人は免疫ができていて死亡率が低い．一方，非流行地域では輸入感染が主となり，ほとんどの場合初感染なので大人でも子供でも同じように発症する．アフリカのマラリアは多くが熱帯熱マラリアで，死亡率も高い．アフリカ以外の国では三日熱マラリア感染が主であり，症状は熱帯熱マラリアよりは温和で，診断・治療の余裕がもてる．

日本でもかつては土着のマラリア感染が全国でみ

JCOPY 498-01913

られたが，1960年代初めに沖縄を最後に撲滅された．現代の日本では国内の発生はなく，すべて輸入感染例である．厚生労働省へのマラリア感染の報告では，2000年に154例のピークをみた後次第に減少し，2007年以降は毎年60例以下の報告数である．全体の半分近くを熱帯熱マラリアが占め，患者の渡航先は80％以上がアフリカ，約10％が東南アジアである．次に多いのが三日熱マラリアで約40％，その渡航先はアジア地域が半分以上で，次に多いのはオセアニア地域であった（国立感染症研究所感染症情報センター資料による）[2]．

■ c．マラリアの臨床と検査

前述のように日本の場合，マラリア患者が発生すればそれは初感染の輸入感染であり，年齢にかかわらず発症するリスクが高い．潜伏期は熱帯熱マラリアと三日熱マラリアの場合1週間から1カ月，四日熱マラリアの場合は数カ月までありうる．悪寒・戦慄を伴った発熱で発症し，熱発は四日熱マラリアで72時間ごと，三日熱・卵形マラリアで48時間ごとに起こる．熱帯熱マラリアでは不定の短い間隔で頻発する．発熱とともに多彩な症状を呈し，疲労感，頭痛，筋肉痛，背部痛，関節痛，チアノーゼ，悪心・嘔吐，下痢，腹痛，呼吸器症状，著明な脾腫などが出現する．三日熱マラリアでは，長期間明確な症状がなくくすぶる場合がある．初期にみられる検査所見としては，血小板減少，LDH上昇，貧血などがある．熱帯熱マラリアの場合はより重症であり，種々の脳症，ARDS，出血傾向，重症貧血，腎不全，血色素尿症などの合併症を生じ，早期に治療を開始しないと致命的となる．

原虫の存在を証明する検査法として今日でもゴールドスタンダードとされているのは，赤血球の塗抹標本の鏡検である．ギムザ染色，あるいはアクリジン・オレンジ染色にて観察するが，熟練を要するのと，感度が低い（50～500原虫/μL）のが問題である．一方，マラリア原虫の抗原（マラリア固有のLDHやhistidine-rich protein 2など）を検出する迅速診断キットがある．これらは，虫体成分に対する抗体を固定したイムノクロマトグラフィーで，迅速な診断が必要な熱帯熱マラリアと，その他の型のマラリアとを判別することができる．その感度は鏡検と同様，1μLあたり100感染赤血球レベルである．これに対し，PCR法ははるかに感度が高く100μLあたり～10原虫のレベルであり，先進国での最終確認検査として用いられる．しかし，マラリアは1～10原虫の伝播によって感染が成立するほど感染性が高く[3,4]，PCRの感度もまったく及ばない．

抗体検出法は，マラリア原虫がもつ特異的な抗原に対する抗体を検出するもので，幼少期から感染を繰り返して，きわめて低いレベルの原虫血症のキャリアの診断に特に有用である[5,6]．抗体を検出するEIAやELISAも開発されている．

■ d．輸血マラリアに対する対策の考え方

輸血マラリアのリスクの排除はすべての国の血液スクリーニングにおいて困難な問題を抱えている．先進国はマラリアの流行地域外にあるので，そこでの輸血マラリア対策は，輸入感染症対策，すなわちマラリア流行地域への渡航者や滞在者への対応となる．対応法には問診のみで有リスクドナーを排除する方法と，血液を実際に検査する方法の2つがある．問診のみによって輸血マラリアを厳密に防ごうとすれば，必然的に大勢の海外渡航者を排除しなければならなくなる．一方，全献血者に検査を施行すれば膨大な費用と，きわめて低い陽性率という問題が起きる．

マラリアの流行地域ではない先進国において，マラリアのリスクを抱える献血者には2つのグループがある．1つは，流行地域に数日から1，2年滞在して帰国する旅行者・短期滞在者である．この人たちがマラリアに感染した場合は初感染であり，症状は明らかで本人も記憶に残っており，問診でチェックすることができる．マラリアの診断がついている場合もある．実際に問診で排除しているのはほとんどがこのグループに属する人たちで，実はほとんどリスクはない．もう1つのグループは，流行地域で生まれ育ってから非流行国に入国した人たちである．これらの人々は幼少期からマラリアへの感染と軽快を繰り返してきた可能性が高く，基本的にマラリア原虫のキャリアである．彼らはある程度の免疫力を備えており，時に通常の検査では検出できない非常

に低いレベルの原虫血症を示すものの，ほとんど症状は出ない（semi-immune）[7,8]．問題は，日本やアメリカでは，流行地域に生まれ育っても，非流行地域に入国後最長で3年経過すれば献血できるようになることで，低濃度のキャリアは，マラリアの診断がついていない限り，また自覚症状がない限り献血ができることになる．実際，アメリカの輸血マラリア29例（1980～1999年）中28例は流行地域に生まれたドナーによるものであり，短期旅行者による輸血感染は1例のみであったという[8]．このsemi-immuneの人たちをどのように評価するかは，人権の問題とも絡んで複雑である．さらに，問診のみによる対策の抱える基本的な問題は，最もリスクの高い地域からの情報が最も少ないために，マラリア流行地域の評価も正確を期すことができないこと，またこれらの方策は，問診へのドナーの回答を100%信頼できるものとして立案されていることである．

日本やカナダ，米国は海外渡航歴を問診して，リスクのあるドナーを排除し血液検査は行っていない．アメリカの場合，輸血マラリアの30%が問診によっては回避できなかったという[9]．一方アメリカでは，マラリア流行地とされている地域（特にメキシコ）への渡航者を排除することによって多くのドナーを失っており[10]，渡航歴の制限の緩和が長らく叫ばれている．

イギリス，フランス，オーストラリアでは，流行地域への渡航歴のリスクの定義に当てはまるドナーに対して実際に抗体検査を実施している[11]．フランスでは，検査導入前は毎年3～5例の輸血マラリア感染が起きていたが，1986年の検査導入後は数年に1例の頻度になったという[12]．ただ，血液検査の対象は，問診において渡航歴からリスクありと判定されたドナーである．この点では，検査の有無にかかわらず，有リスクドナーの最初のスクリーニングがドナーの申告に依拠していることに変わりはない．検査が陰性となった人をドナーとして受け入れることができることに大きな利点がある．

マラリアの流行地域は輸血マラリアのリスクが高いにもかかわらず，不幸なことにほとんどが熱帯・亜熱帯の発展途上国であり，堅固な血液事業そのものが確立されていない．WHOは，流行地域であるサハラ以南のアフリカでも輸血血液のマラリアスクリーニングを推奨しているが，この方針は広くは受け入れられていない[13]．地域によっては50%を超える感染率があり，この方針をそのまま導入すると輸血用血液が払底しかねないこと，また住民の多くがすでに感染しており，たとえ輸血後に感染が証明されたとしても多くは既感染のマラリアのためであること，また彼らは免疫をある程度もっているので，感染血液を輸血されても重篤な状態には至らないこと[14]などがその理由である．実際，2010年のガーナでのスタディでは，マラリアPCRが陽性の血液を輸血された50人の中で，輸血によることが証明されたのは1人のみであったという[15]．

■ e．輸血によるマラリアの感染

日本では，輸血マラリア感染は1935年に最初の報告があり[16]，その後，太平洋戦争中とその後に多くの感染例が報告された．1991年を最後として，文献に記載されたものはこれまでに合計77例あり，そのうち熱帯熱マラリアは3例，死亡例は1例と集計されている[17]．多くは三日熱マラリアであった．直近の2例のうち，1985年の症例は，輸血された赤血球製剤のドナーの1人が1984年に来日したインド人で，インドではマラリア流行地域に居住していたことがわかっている．このドナーの状況以外に感染リスクが認められないため，当該献血血液が原因であったろうと推定された[18]．最後の1991年の症例は，血小板輸血によって熱帯熱マラリアに感染し，多臓器不全に至って死亡した症例である．輸血された製剤を直接検査することはできなかったが，該当するドナーの中に外国人が1人含まれていた[19]．血小板輸血によるマラリア感染は海外でも報告があるが，血小板製剤にわずかに含まれる赤血球が感染赤血球であったか，あるいはマラリア原虫が血小板に直接侵入する可能性が考えられる．

輸血による感染の場合の潜伏期は，ハマダラカによる自然感染後のそれよりも長い傾向がある．中央値と範囲で示すと，熱帯熱マラリアが16（8～36）日，三日熱マラリアが17（11～42）日，四日熱マラリアが48（8～90）日，そして卵形マラリアが24（19～30）日[20]という記録がある．

末梢血中に原虫が検出されうる期間は，熱帯熱マラリアは通常1年以下，三日熱マラリアと卵形マラリアは3〜4年であり，5年を経過したドナーには感染性がないのが普通である．しかし，これらには例外が数多くあり，暴露から感染を起こした献血までの最長の期間は，熱帯熱マラリアで13年間，三日熱マラリアで27年間，四日熱マラリアで44年間，卵形マラリアで7年間，などとなっており[20]，リスクのあるドナーを海外渡航歴のみで排除することの困難さがわかる．特に四日熱マラリアは感染状態が長期続くので注意が必要である．

2002年から2013年までの間に，米国では7例，フランスで3例，イギリスで1例の輸血マラリア感染が報告されている[21]．これらの感染例の原因血液のドナーはすべて西アフリカと関連する．11例のうち9例は熱帯熱マラリア，2例が四日熱マラリアであった．

輸血によるマラリア感染は一般に重症で死亡率は11%であり[20]，近年の全世界のマラリアの死亡率0.3%に比べてはるかに高い．特に脾摘を受けた患者では病勢が激しい[22]．近年，第5の種である *P. knowlesi* の感染が広がってきており，熱帯熱マラリアに劣らず重症マラリアを引き起こすことがわかってきた．*P. knowlesi* による輸血感染も報告されている[23]．

■ f．日本の輸血マラリア対策

日本では基本的に，マラリアに限らずすべての輸入感染症の輸血による伝播を防ぐために，渡航地域に関わらず海外から入国・帰国したドナーからは4週間献血を受け付けていない．日本での輸血マラリア感染対策は，ドナーに対するマラリアの既往と，海外渡航・滞在歴の問診のみによる．まずマラリアの既往歴のある人からは採血をしない．海外においては，治癒後一定期間経過後に検査をして問題がなければ採血を可としている国もあるが，日本では既往のある人からの採血は，マラリアが完全に治癒したとされていても行わない．海外渡航歴については，世界の各地域を，米国CDC（疾病コントロールセンター）のデータに基づき，［A地域］マラリアの発生が報告されていない地域，［B地域］マラリア感染リスクがvery low，low，moderate，no dataとされている地域，［特B地域］マラリア感染リスクがhighとされている地域，の3つに分け，その時期と期間によって採血の可否を決めている．B地域に1カ月を超えて滞在した場合や，滞在期間に関わらず郊外の農村部や森林地帯に出かけた場合は，入国後1年間は採血しない．特B地域へ入った場合は，期間・目的・場所に関わらず1年間採血不可．予防薬を服用した場合は滞在の有無にかかわらず服用終了後3カ月間採血不可．これは，実際に感染していても予防薬の効果によって症状が抑えられている場合があるためである．Bや特B地域に入って帰国後マラリアを思わせる症状があった場合は，マラリア感染が否定されるまで採血不可である．

献血者が献血後に，問診の際にマラリアに関する海外渡航歴について申告の間違いあるいは申告忘れなどを連絡してきた場合は，血液センターではその献血の保管検体を用いてマラリア感染の有無を確認している．2005年より開始し，以前は赤血球の塗抹標本の鏡検で判定していたが，現在は，4種の原虫に共通のプライマーを用いたPCR産物を鋳型として，種特異的なプライマー4つをセットにしたsecondary（nested）PCRを行っている．2012年までは年間200例ほどの対応事例があったが，最近は100例以下である．これまで，ドナーからの献血後情報に基づいて過去の献血保管検体を検査してマラリア感染を確認した事例はない．

2 シャーガス病（Chagas' disease）

シャーガス病の病原因子となるのは，原虫 *Trypanosoma cruzi*（クルーズトリパノソーマ，アメリカトリパノソーマ）である．シャーガス病は中南米の風土病で，一部の患者は慢性の経過ののちに心肥大や腸管の異常拡張などを起こして死に至る．

■ a．感染経路と疫学

シャーガス病は，1909年ブラジルの医師Carlos Ribeiro Justiniano Chagasによって発見された．メキシコ以南の中南米に土着の風土病で，現在600〜

700万人の感染者がおり[24]，毎年12,500人が死亡しているとされる[25]．病因となる *T. cruzi* の自然宿主は中南米に生息するイヌ，ネコ，アルマジロ，コウモリ，キツネなどである．これらの動物を吸血した昆虫サシガメ（triatomine bug，kissing bug）がヒトを吸血し，その咬傷が病原体を含んだサシガメの糞や尿によって汚染されることによって感染する．サシガメはやや大型の昆虫で，田舎の草むらや家屋の土壁などに潜んでおり，夜間に這い出してヒトを吸血する．また，これらの排泄物で汚染された果物(特産のアサイジュースなど)を摂取することによって経口感染する[26]．キャリアからの臓器の移植による感染も問題となっている[27]．*T. cruzi* はキャリア母親から児に垂直感染することがある[28]．シャーガス病は，ブラジル，ボリビアをはじめとする中南米の国々では以前から大きな医療問題となっており，過去20年の間，サシガメの撲滅政策，家屋の改良などが積極的に進められてきた．急速な都市化と相俟って現在では，感染者はほぼ中高年齢者コホートに限られるようになり，国によって違いはあるが，若い人々での新規感染は非常に少なくなっている．特に都市部での感染はほとんどみられなくなった．ただしボリビアでは現在でも人口の18〜20%がキャリアであるといわれている[25]．サシガメはカリブ海諸国では生息は確認されていない．アメリカ合衆国，カナダ[29]，ヨーロッパ（特にイタリアとスペイン），東アジアでも多くの感染症例が確認されるようになったが，これらのほとんどは，中南米で生まれた人やそこで成長した人が移住・移民先で感染が確認されたものである．アメリカ合衆国のメキシコ国境沿いの州にも感染サシガメが生息しており，近年，土着のシャーガス病患者がアメリカに存在することが確認されている[30,31]．中南米でのサシガメを介する感染が少なくなったのと呼応して，近年 *T. cruzi* の経口感染が大きな問題として浮上してきた．経口感染による急性感染はより重症で，心筋炎や髄膜炎などにより死亡率は33%に上るという[32,33]．

■ b．*T. cruzi* と病態

T. cruzi は心筋や腸管平滑筋の細胞内に寄生しているときは，無鞭毛体（amastigotes）を形成している．血液やリンパを栄養分とし，血中に存在するときは鞭毛をもつ形態となるが，宿主などの違いによってその形態が異なり，ヒト血中では tripomastigote となる．感染すると，1〜2週間の潜伏期ののち咬傷周囲が炎症を起こして腫脹し (Romaña sign)，急性発熱やリンパ節腫脹が1・2週間続く．輸血で感染する場合の潜伏期は30〜40日である[25]．一般に若年者や高齢者で症状が強く，急性期は約2カ月続く．急性期が過ぎると無症候期，さらに慢性期となり感染が終生続く．慢性のキャリアのうち約30%が10〜20年後に心伝導障害，不整脈，心肥大，心不全，アカラシア（食道噴門痙攣）や巨大結腸症などを併発して死亡する．診断に関しては，急性期には鏡検で確認できる高いレベルの原虫血症が認められる．慢性期には末梢血に原虫を見いだすことは困難なので，抗体検査が重要である．信頼できる ELISA などの方法を複数試みて最終診断とすべきである．特効薬である benznidazole を急性期に投与すれば治癒が望めるが，慢性期に入ってからは効果は少ない[34]．

■ c．*T. cruzi* と輸血

感染急性期には数週から数カ月間，また，無症候期や慢性期のキャリアでは間歇的に原虫血症が認められることがある．したがって，感染者の血液は輸血感染を起こすリスクを終生もつ．また原虫は，採血された全血血液中で少なくとも18日間生存可能である．血小板製剤中では少なくとも日本での有効期間中は生存している．保存前白血球除去は血液中の原虫濃度を下げることはできるがゼロにはならない．したがって，キャリアからの血液は血漿分画製剤を除いて，保存形態などに関わらず基本的に感染性をもつといえる[35]．ただし凍結解凍した血漿中ではほとんど死滅する．

シャーガス病の輸血による伝播は，1952年にすでに文献に記載がある[36]．2000年代初頭の10年間に中南米で300〜800例の輸血感染があったといわれる[37]．2000年代の初めまでにこれらの国の多くで血液スクリーニングが導入され，輸血感染のリスクは劇的に低下し，20万ユニットに1つのリスクまでになった[38]．最も導入の遅れていたメキシコでも，

JCOPY 498-01913

2012年にはスクリーニングカバー率が92%になった.

蚊媒介性アルボウイルス（チクングニア，デングウイルスなど）の場合，大勢の人がウイルス血症を維持したまま短時間に移動し，さらに移動先にベクターが存在することによって急速に世界に拡散する．しかしながら *T. cruzi* は中南米にのみ認められ，またベクターであるサシガメはやや大型の昆虫であり，中南米と北アメリカの一部にのみ分布する．そのため *T. cruzi* がデングウイルスやウェストナイルウイルスのように急速に全世界に拡散するということは起きない．土着地域外に起こりうる拡散の経路は，汚染された食物の輸出と，キャリアが移動先で血液のドナーとなり，その輸血を介して患者に *T. cruzi* の感染が起こることである[39]．キャリアが長期間の無症候の時期をもつので，彼らが血液のドナーとなる機会は少なくない.

アメリカ合衆国で，事後の検査で抗体陽性と判明した血液の遡及調査による血小板製剤の感染率は13.3%であった[40]．アメリカ合衆国，カナダ，スペインでそれぞれ8例，2例，5例の輸血感染例がある[40,41]．全例が中南米で出生したドナーの血液による．また，製剤名を確認できた例においては，すべてが血小板製剤の輸血で起きており，放射線照射や白血球除去は無効であった.

日本には20〜30万人の中南米からの長期滞在者または移民がいるといわれている．これらの人々も献血をする機会があるため，2013年1月から2015年10月にかけて愛知・岐阜・三重・静岡各県を皮切りに全国の血液センターで，関連のある献血者のリスクを評価した．この中で，中南米で生まれた，あるいは育った献血者が4,044人，母親が中南米で生まれた，あるいは育った献血者が720人，中南米諸国に通算4週間以上滞在した献血者が8,945人であった．3番目のカテゴリーに含まれるのはほぼすべて日本人の一時的渡航者であった．これらの中で同意を得た献血者10,846人の *T. cruzi* 抗体を検査したところ，3人が抗体陽性であった．いずれも中南米で生まれた，または育ったカテゴリーに属していた．このうち40歳代の男性1人がPCRも陽性であった．この献血者は過去11回の献血歴があったため，その輸血を受けた患者を調査したところ，生存していた5人のうち，4人は感染していないことが確認された．残りの1人については調査の同意が得られなかった．残りの2人の抗体陽性献血者は，PCRは陰性で初回献血であった.

また，シャーガス病は慢性の経過をとり，治療やアドバイスを受けるメリットもあることから，血液センターでの過去の献血者の遡及を行った．2002年4月から2011年3月までの献血者の中で，1980年以降中南米への渡航または中南米滞在歴のある献血者，また2011年4月から2012年10月までの献血者の中で，1年以内に中南米渡航・滞在歴のある人，または4年以内に1年以上中南米に滞在したことのある人をすべて抽出した．この中で血小板献血をした人が6,279人あり，4週間未満の滞在であることが確認できなかった人4,778人について献血時の保管検体を用いて *T. cruzi* 抗体を調べた．その結果，抗体陽性者は一人もいなかった．以上のように日本国内では2016年の時点で輸血による *T. cruzi* の感染は確認されていない.

■ d．輸血 *T. cruzi* 感染の防御

日本の血液センターでは，献血時の問診で，中南米で生まれた，あるいは育ったか，母親が中南米で生まれたか，さらに，中南米諸国に通算4週間以上滞在したかを聞いている．上記のいずれかに該当する場合は，血小板採血は行わず，全血または血漿の献血だけとし，血漿は血漿分画製剤用にのみ使用し，赤血球分画は製剤化しなかった．この製造制限は2012年から2016年まで行っていたが，2016年8月からは選択的に上記該当者について *T. cruzi* 抗体のスクリーニングを行っている．対象となるのは1年間に全国で1万人あまりである．抗体陰性の場合は，一般の献血者と全く同じように原料血液として扱っている.

同様の対策は，WHOの勧告により欧米の主要国においてとられている．一時的滞在者の滞在期間や，新たな中南米への滞在がなかった場合に前回のスクリーニング検査結果を採用するかどうかなどの点において各国の対策にわずかの違いがみられるが，骨子はほぼ同じである．スクリーニングの結果

は各国からすでに報告されている[42-45].

3 バベシア症（babesiosis）

■ a．バベシア原虫について

バベシア症は，赤血球に寄生する原虫バベシアによって引き起こされる，マラリアによく似た疾患である．バベシア原虫には100以上の種類があり，イヌをはじめとする哺乳類に広く感染するが，イヌで高頻度にみられるバベシア原虫はヒトには感染しない．ヒトに感染するバベシア原虫はごく一部であり，*Babesia microti*（おもに北米），*Babesia divergens*（おもにヨーロッパ），稀に *Babesia duncani*（北米西海岸）がある[46].

バベシア原虫はマダニとノネズミ（シロアシネズミ，北米の小型のハツカネズミ）の2つの宿主で生活環を作っている[47,48]．すなわち，感染マダニがノネズミを吸血する際に原虫（胞子虫体）がノネズミの血中に入る．ノネズミ赤血球中で無性増殖を繰り返すが，一部がオスとメスに分かれ（生殖体），それをマダニが吸血すると，マダニの腸内で接合して虫様体となり唾液腺に移って胞子虫体となる．このダニが吸血によってまたノネズミを感染させる．感染したマダニがヒトを噛んだときにヒトに感染する．シカなどの野生の動物は通常感染マダニの運搬体としてのみ働く．すなわちヒトが野生動物に接する際に，動物にとりついていた感染マダニがヒトに乗り移ることによりヒトへの感染の機会を多くしている．この感染経路は，ライム病の病因となるスピロヘータ *Borrelia burgdorferi* と似ていることから，バベシア症を疑った場合はライム病の可能性も常に考えなければならない．重感染した場合にはより重症となることが知られている[49]．バベシア症は感染ノネズミの分布に一致してアメリカ北東部のコネチカット，マサチューセッツ，ニュージャージー，ニューヨーク，ロードアイランドなどと，北方中西部（ミネソタ，ウィスコンシン）に多い．

感染ヒト赤血球を鏡検すると，マラリア感染に非常によく似た像が観察される．しかしこれは高レベルの原虫血症をもつ実際に症状のある患者でしか認められない．より感度の高い検査は，感染ハムスター赤血球を抗原とした間接蛍光抗体法であるが，種によって全く抗原性が異なることが問題である．全世界に分布している *Babesia microti* はほとんどが北米型であるが，日本では穂別型[50]，神戸型[51]という亜種があり北米型はごくわずかしか認められない．しかも北米型のヒト抗体はこれらに交差反応を示さないので，特に日本では抗体による検査系の確立が困難である．PCR法は確認検査法として有用であり，きわめて高感度である．

■ b．バベシア症の臨床と輸血による感染

健常人が感染した場合不顕性感染か温和な症状に終わることが多いが，発症する場合には1～6週間の潜伏期ののち，発熱，全身倦怠，頭痛，筋肉痛などの非特異的症状を呈するが，その後自然に治癒する．ただし，数カ月から数年にわたって原虫血症が繰り返されることがある[52]．重症例では，ARDS，溶血性貧血，血小板減少，DIC，多臓器不全などを起こして死亡することがある．免疫抑制患者，高齢者では重症化しやすく，また脾摘患者で特に死亡率が高い[53]．発症した場合の死亡率は5%といわれている[49]．クリンダマイシンなどの抗生物質が有効であるが，完治は困難である．

健常人であっても急性感染後も原虫血症が続き，数年後に再燃することがある[52]．ヒトはバベシア原虫の終末宿主であるが，無症状の原虫血症の人が血液のドナーになった場合輸血によるバベシア感染が起こる[47,53,54]．赤血球内のバベシア原虫は冷蔵保存下で次第に活動性・生存率が低下してくるが，35日間保存した赤血球製剤の輸血で感染した例がある[54]．輸血による感染の場合，潜伏期は通常1～9週間であるが，6カ月に及ぶ場合もある[47,53].

輸血によるバベシア感染の最初の確認例は，1980年にボストンから報告された例である[55]．アメリカでは1980年以降170例以上の輸血感染例が確認された[56]．ほとんどは赤血球輸血によるが，全血由来のプール血小板輸血によるものが少数例ある．成分採血血小板による例はない．放射線照射，白血球除去，凍結保存(赤血球)のいずれも感染を防御できない．患者の68%は50歳以上の成人であるが，幼児症例

JCOPY 498-01913

も11%を占める．死亡例も多く，2007年から2013年までの7年間に，アメリカ合衆国で赤血球輸血による感染症での死亡は13例あったが，そのうち12例がバベシア感染によるものであった．バベシア感染例での死亡率は18%とされた[56]．日本においては，1999年に神戸で輸血感染の第1例目が確認された[51]．出血性胃潰瘍で8人のドナーからの赤血球輸血を受けた男性が，約1カ月後から発熱と溶血性貧血を呈するようになった．溶血性貧血の精査のために行った末梢血の塗抹標本の鏡検で初めてバベシア症が疑われた．8人のドナーのうちの1人がバベシアPCRが陽性であった．患者はクリンダマイシン，キニーネをはじめとする抗生剤治療で軽快した．この例でみるように，バベシア症の診断は，発熱や溶血性貧血などの症状から赤血球の塗抹標本を観察し，マラリアを除外することから始まる．2016年の時点で，日本でのバベシア感染は輸血によるこの1例のみである．アメリカ以外での土着の原虫による輸血感染は，日本の他にドイツから1例報告されている[57]．カナダの例（2001年）は，ドナーがバベシア浸淫地域に旅行した際に感染したものである．

■ c．バベシア感染の防御

輸血によるバベシア感染を防ぐ方策として，献血時の問診とスクリーニング検査がある．アメリカの高浸淫地域で9万あまりの献血検体について抗体検査とPCR検査を並行して調べると，年間を通じて合計335例0.38%がいずれかが陽性，そのうちPCR陽性が67例あったが，9例は抗体陰性のウィンドウ期にあった[58]．このスクリーニングを経た血液の受血者ではバベシア感染がゼロであった一方，並行して出庫された非スクリーニング血液の受血者ではオッズ比8.6の危険率で感染が起きていた．この事実は，少なくともこの地域では輸血の安全性のためには，抗体と核酸増幅検査が必要であることを物語っている．2016年現在アメリカでは，未認可のスクリーニング試薬を用いて，血液センターの判断でスクリーニングを行っているところがある．浸淫地域がきわめて限定されている事実を前に，地域限定かアメリカ全土か，季節を限るか，どの方法を用いてスクリーニングをすべきか，についてコストを勘案しながら決定しなければならない困難さがある．日本では，ドナーへの問診項目に「バベシア症の既往」が入っており，その診断を受けた人は永久に献血ができないことになっている．

バベシアの浸淫地域では年齢にかかわらず小児期からバベシアに感染するリスクがある．ロードアイランドでの前向きコホート調査では，小児は大人に劣らずバベシアに感染するという（それぞれ12%，8%）[59]．アメリカでのバベシア感染は増加の傾向にあり，毎年2,000例近くの症例報告がある．人々の野外活動の増加，ベクターと媒介動物の地理的拡散，医療関係者の認識の向上，輸血感染に関しては，重症化しやすい高齢者が輸血を受ける主な患者となってきていることなどがその理由と思われる[54]．日本では，ダニ媒介感染症の頻度の高い地域での1985年のサンプルでの調査では，穂別型，神戸型，北米型を合わせて抗体陽性率が1.3%であった．このことは日本の一般健常人の中にも少なからぬ感染者が存在することを示し，その中で，一時的な免疫抑制状態となり原虫血症が再燃した状態の献血者が現れる可能性もゼロではない．日本でのバベシア症例は輸血感染による1例のみであるが，今後日本で輸血感染を含めたバベシア症の問題がどのような展開をするか注視する必要がある．なお，妊婦が妊娠初期に感染した場合の児への経胎盤感染も報告されている[60]．

4 トキソプラズマ症（toxoplasmosis）

■ a．トキソプラズマ原虫について

トキソプラズマは，哺乳類や鳥類に広く感染している細胞内寄生性の原虫（*Toxoplasma gondii*）である．ネコ科の動物を終宿主とし，その他のほぼすべての哺乳類を中間宿主とする．ネコ科の動物の腸管で有性生殖をして増殖し，その糞便で汚染された食物や水を中間宿主の動物が経口摂取して感染する．中間宿主の筋肉や脳組織などで無性生殖をして増殖し，ヒトがその肉を十分に加熱調理しないで摂取すると感染する．ネコは感染中間宿主（例えば感染したネズミ）の肉を摂取することにより感染する．感

染ネコもトキソプラズマを排泄するのは感染後の比較的短い期間だけである．

ヒツジ，ヤギ，ブタなどは高率（50〜90％）に感染しており，それらの生肉を食する習慣のある地域で特に感染率が高い．そのほか，ネコやイヌとの直接接触，土いじり（土中にも広く分布する），殺菌していないミルクや水の摂取，街中より郊外や田舎へ居住することなどが感染のリスク要因としてあげられている．東京のネコの感染率は5.6〜6.7％で，郊外のネコの方が感染率が高いという[61]．ヒトの感染率は，地域別ではブラジルから75％という報告があるほか，フランスやアフリカが高く，中国や台湾は非常に低い．アメリカ合衆国では6,000万人が感染していると推定されている（CDC報告）[62]．日本での妊婦の調査では，抗体陽性率は10.3％で，世界の中では低い方に属する．年齢が高くなるほど陽性率も高い傾向がある．妊娠中の初感染率は0.25％と報告されている[63]．先進国，発展途上国を問わず全世界で30％以上の人が感染しているといわれる[64]．

ほとんどすべての感染者は免疫反応により効果的にその病原性を抑えることができ，無症状で一生を過ごす．しかし高度の免疫抑制を受けた患者（臓器移植患者，HIV感染者，化学療法を受けた患者など）では，網脈絡膜炎，脳炎，脳膿瘍，心筋炎などを起こし，死に至る場合もある．また，母胎が初感染すると経胎盤感染を起こして胎児に感染し，先天性のトキソプラズマ症を発症することがある．先天感染の胎児を出産した女性が原虫血症を示すことがあり，特殊な例ではあるが出産後14カ月にわたって原虫血症を示した例が報告されている．

b．トキソプラズマと輸血

感染個体の血液は，輸血感染を起こさないかどうか当然疑問がもたれるが，抗体陽性者は終生免疫によってほぼすべて発症しないことから，健康なドナーが原虫血症をもつことはきわめて考えにくい．実際，台湾での1,783人の血液ドナーの調査では，IgG陽性率は9.3％であったが，特異的PCRはすべて陰性であった[65]．しかし理論的には，初感染から中和抗体ができるまでの比較的短い期間に原虫血症があり得，また急性感染でも80％は無症状といわれているので，このウィンドウ期の献血があり得る．実際，無症状のドナーにおいて原虫血症があることが示されている[66]．

血液にトキソプラズマをスパイクして5℃に保存すると50日間感染性を維持するといわれている．輸血によるトキソプラズマ感染はこれまで世界で数例の報告があるのみである[67-69]．1971年に，4人の白血病患者が白血球輸血を受けたのちにトキソプラズマ症を発症し，3人が死亡した事例がアメリカから報告されている[67,70]．トキソプラズマは白血球に寄生するので，特に白血球量の多い輸血で感染が起きたと考えられる．また白血球輸血を受けるような患者は，基礎に免疫抑制の状態があり全身状態も不良であったため，このような事態に至ったものと思われる．また，血小板輸血によってトキソプラズマ網脈絡膜炎を発症した例がある[71]．1979年には，心臓移植によってトキソプラズマに感染したと思われる2例が報告されている[72]．心臓はトキソプラズマの最も浸淫しやすい組織の一つである．このように理論的には輸血感染が危惧されるものの，事例の少なさや一般人での高い感染率などから，WHOも献血血液のスクリーニングは推奨していない．

5 リーシュマニア症（leishmaniasis）

a．リーシュマニア原虫と疾患

リーシュマニア症は，トリパノソーマに属する原虫 *Leishmania* が起こす皮膚・粘膜・内臓疾患で，人獣共通感染症である．この原虫を保菌する動物は主にイヌ，げっ歯類で[73]，メスのサシチョウバエ（sand fly）の刺咬によってこれらのリザーバーからヒトへと原虫が伝播される．リーシュマニア症は，中南米，南・中央アジア，中近東，東アフリカ，南欧などの熱帯・亜熱帯地域に広く認められる．

サシチョウバエもそのすべてが感染性をもつのではなく，ごく一部がその体内で *Leishmania* の感染性を維持できる[74]．ヒトが *Leishmania* に感染してもその80〜95％は無症候性である．残りの5〜20％が発症するが，*Leishmania* は20以上の亜種からなり，その違いによって病像が大きく異なる．*L.*

JCOPY 498-01913

infantum と *L. donovani* は内臓型の病状を現す（カラ・アザール病）．発熱，肝腫大，著明な脾腫，汎血球減少などを呈して，無治療のまま過ごすと死に至る．全世界で毎年 20〜40 万人が罹患しているとされ，2〜3 万人が死亡している[75]．ネパール，バングラデシュ，スーダン，ブラジルでの発症が全世界の 90％を占める．*L. tropica, L. aethiopica, L. major, L Mexicana, L. Viannia* などは皮膚型を発症し，これが最も多い病型で 1 年に 150 万人が新たに感染するという．ここでは，露出する皮膚部位，すなわち顔面，上下肢などに皮膚潰瘍や結節を形成し，終生のひどい瘢痕を残す．時に全身にび漫性に広がる．アフガニスタン，イラン，サウジアラビア，シリア，ブラジル，ペルーで全体の 90％を占める．*L.*（*Viannia*）*braziliensis* は粘膜皮膚型病変を起こす．この型は比較的稀で，皮膚とともに，鼻腔・口腔・咽頭の粘膜や軟骨を侵し，慢性の経過をたどって深い潰瘍と変形を残す．時に致死性となる．ボリビア，ブラジル，ペルーの 3 カ国で全体の 90％を占める．

リーシュマニア症は，基本的にイヌなどをリザーバーとする人獣共通感染症であるが，ベクターがいて感染が起こる環境下でヒトが密集する場合には，ヒト自身が有力なリザーバーとなる．すなわち中近東などで多くの市民や避難民が高い密度で集合すると，そこでリーシュマニア症のアウトブレイクが起こるリスクがある[76]．

リーシュマニア症の診断には，血球凝集法，ELISA，ウェスタンブロット，PCR などいくつもの方法が開発されてきているが，それらの感度や特異性は驚くほど異なっている[77]．1 つの検査法で診断することには大きな危険があり，旅行・居住歴，地理と環境条件，臨床症状などを勘案して総合的に判断する必要がある．

■ b．リーシュマニアと輸血

リーシュマニア症は昔からよく知られた疾患であるが，1990 年の湾岸戦争時にイラクに派遣された 9 人の米国兵士がリーシュマニアに感染したことから，この疾患に対する関心が高まったとともに，帰還兵士による献血血液の安全性が問題となった．

リーシュマニア原虫はヒト網内系に取り込まれる．末梢血中では単球内に貪食されているが，採血血液として体外に保存されている間に白血球が崩壊すると血漿中にフリーの形で遊出し，血漿も感染性を有するようになる[78]．原虫は，血液センターの保存条件下で，赤血球製剤中では 25 日間，全血では 30 日間，血小板製剤では 5 日間生存し，さらに感染性も有することが確かめられている[79]．凍結解凍した赤血球製剤も感染性を保持しているが，FFP は感染性を失う．

リーシュマニア症の潜伏期は通常 1 年未満であるが，時に数十年に及ぶ場合がある．この間，原虫血症が存在しうる．その末梢血レベルは通常 1 原虫/mL 未満であり，内臓型患者のレベル（最大 10^6 原虫/mL）よりはるかに低いが[80]，その血液の感染性を否定することはできない．このような無症候性キャリアの献血者集団における頻度が数多く調査されてきた．地中海に面するイタリア・スペイン・南フランス，さらにブラジルなどのデータを総合すると，頻度には 0〜36％の大きな開きがある[77]．同一調査でも検査法によって全く異なるデータが出ており，検査法の問題もあるが，このようなヨーロッパ地域においても無症候性キャリアが存在することは血液事業にとって脅威となる．

しかしながら，輸血によるリーシュマニア感染の報告例は全世界でこれまできわめてわずかで，1948 年から 2011 年までの調査で 11 例のみである[75]．浸淫地域での調査が不十分であることが主な理由であり，実際この 11 例はすべて非浸淫地域からのレポートである．11 例中 4 例において感染ドナーが同定された．それらドナーはすべて無症候性キャリアであった．報告数が少ないそのほかの理由としては，潜伏期の長さがまちまちであり昆虫の刺咬などが記憶され難いこと，軽い症状で終結することが多いこと，医療関係者の認識の不足，などが考えられ，輸血感染例が多数気づかれずにいる可能性が大きい．

信頼に足る検査法がないこと，輸血感染例がきわめて稀であることなどから，少なくとも先進国においては献血血液の積極的なスクリーニングは行われていない．WHO は，浸淫地域に一定期間滞在した人は，帰国後 1 年間の献血拒否と，過去にリーシュマニア症の診断を受けた人の永久献血不可を勧告している[81]．日本の血液センターでも，既往のある人は永久に献血ができないことになっている．また，検診医師へのマニュアルには，感染リスクのある地域として，インド，中近東，メキシコ，コロンビア，ベネズエラ，ブラジル，ペルー，パラグアイ，中国，ネパール，バングラデシュ，ロシア，地中海沿岸，エジプト，スーダンがあげられている．

一方，リーシュマニア原虫は末梢血で単球内に取り込まれていることから，採血後の白血球除去によって，きわめて効果的に原虫の濃度を下げることができる[82]．完全にゼロにできるかどうかは不明であるが，検査法が導入されていない状況では有効な安全対策である．

6 梅毒（syphilis）

■ a．梅毒の疫学

Treponema pallidum はらせん状の形をしたグラム陰性細菌（スピロヘータ）であり，梅毒（syphilis）の原因病原体である．本来旧世界には存在せず，15世紀末にコロンブスの一隊によって新世界アメリカ大陸からヨーロッパに持ち込まれたという説と，それ以前にアフリカから伝播していたという説がある．いずれにしても短時日のうちにヨーロッパ全域に広まり，大航海時代の波に乗ってインド，中国にも伝播し，日本では1512年に梅毒感染者に関する記載がある．その治療法の確立には，20世紀のペニシリンの発見を待たなければならなかった．

ペニシリンの普及以後梅毒の新規感染は劇的に減少した．しかしながら，1990年代から再び新規感染が増加してきている．これはHIVと同様の感染経路により，まず男性同性愛者の間で広まり，次いで男女を問わず全世界で増加したためと考えられている[83,84]．WHOの統計によれば，2008年には全世界で1,060万人の新規感染があったという[85]．日本においては，第二次世界大戦直後は全国で約22万人の患者が報告されていたが，その後急減し1960年代には1万人以下となった．2000年以降は毎年600〜800例の患者数で推移していたが，2012年から急増し2015年の報告患者数は2,500名を超えた[86]．ここでは早期顕性が65％を占めているが，血液センターで1年間に献血する延べ500万人の中には約5千人の梅毒抗体陽性者が同定されている．これらの人々はすべて無症状・無症候性であり，国へ報告されていない潜在的な感染者が多数存在していると推定される．

■ b．梅毒の臨床

梅毒の臨床経過は同一の病原体が起こすものとは考えられないほど多彩である．主に性交渉で感染し，感染後3週目ごろより陰部に無痛性の硬結や潰瘍，鼠径部のリンパ節腫脹が出現する（第1期）．3カ月ごろより全身のリンパ節腫脹と特徴的な紅斑（バラ疹）が出現する（第2期）．この第2期に高度の菌血症が認められる．これを過ぎると潜伏感染の時期に入り，感染性は低下する．しかし潜伏感染の時期の母胎からも胎児への感染が起こる可能性がある．1期，2期の症状をあまり自覚しないで上記のように献血に訪れ，偶然感染が判明することが多い．無治療の場合30％が晩期梅毒に移行するとされる．晩期梅毒では皮膚・筋・骨にゴム腫，さらに進行すると循環器・中枢神経症状を呈するが，晩期梅毒の症例をみることは現在ほとんどない．これは，一般の衛生環境や国民の栄養状態が改善したこと，多くの人が他疾患の治療などの際に抗生物質を投与される機会があること，*T. pallidum* そのものの病原性が低下してきたこと，などによると考えられている．*T. pallidum* にはいまだにペニシリン耐性は現れておらず，早期にペニシリン治療をすれば完治する．

菌血症は限られた時期にしか認められないので，梅毒の検査法は抗体検査が基本である．抗体検査は原理上大きく2つあり，*T. pallidum* による宿主の組織破壊で生じたフォスファチジルグリセロールに対する自己抗体を測定するSTS試験（ワッセルマン反応，RPRなど），*T. pallidum* 菌体成分そのものを抗原としたトレポネーマ抗原試験〔*T. pallidum* hemagglutination（TPHA），*T. pallidum* particle agglutination（TPPA）など〕がある．前者は感度が高くまた病勢をよく反映するので，治療効果の判定によく使われるが，原理上非特異反応が多い．後者は特異性が高いために確認試験として用いられるが，感染初期の感度が低く，また治癒後も陽性が続く．血液センターのスクリーニングでは *T. pallidum* 抗原に対する抗体を測定している．一度スクリーニング検査で陽性となった献血者の血液はその後の検査結果にかかわらず輸血には使用されない．

c．輸血による梅毒感染

輸血による梅毒感染は，1915 年に初めて記載され，1941 年までに 138 例の輸血感染症例が報告された[87]．日本での輸血による梅毒の感染は，1932 年の中野による報告が最初であるが[88]，1948 年の東大分院産婦人科における，子宮筋腫患者への輸血による感染がよく知られている．この例は裁判において，梅毒感染のリスクのある行為に関する供血者への問診が不十分であったことが認められている．輸血感染の多くは，感染の第1・2期に得られた血液による感染であったとされる[89,90]．

T. pallidum はヒトのみを宿主とし，ウサギの睾丸細胞以外では培養が不可能で，体外に出されると速やかに死滅する．物理化学的ストレスにも弱く，4℃に置かれると 72 時間以内に感染性をなくす．このため，採血後に72時間以上低温保存されたヒト血液は感染性がない．日本を含めた先進国では，全血採血由来の輸血用血液は，採血後通常 3 日以上は低温保存されるため，感染性がないとしてよい．梅毒の菌血症のレベルは個人差が大きく，また菌血症の持続期間も様々でしばしば短い．血清学的検査が行われている現在においても，感染後抗体が出現する前の菌血症の時期（ウィンドウ期）の血液の輸血，特に室温保存される血小板製剤の輸血による感染の理論的リスクが考えられる．しかしながら，1970 年代のオランダの感染例[91]を最後に，日本を含めて先進国においては輸血による梅毒感染例は皆無である．その理由としては，今日の *T. pallidum* の感染性が低くなってきたのか，血液製剤中で生存することが困難な株になってきたのか，または，今日輸血を受けるような患者は輸血後どこかの時点で抗生物質が投与されているために治癒するのか，詳しいことは不明である．

緊急輸血が必要で検査済みの血液が準備できなかった際に，未検査の新鮮血液を輸血する場面は今日でも臨床の現場で起こりうることである．スペインで 1970 年から 80 年代にかけて，検査が間に合わず，のちに梅毒検査陽性と判明した血液を輸血された 8 例の報告がある．2 名の患者は時間をおかず死亡したが，4 名は輸血前に予防的にペニシリンを投与され，残り 2 名は輸血と同時にペニシリンを投与されている[92]．今日においてもこのような処置が必要とされる可能性が全くないわけではない．

7 ライム病（Lyme disease）

ライム病は，スピロヘータの 1 つ *Borrelia burgdorferi*（広義）によって引き起こされる細菌感染症である[93]．欧米で最も発生頻度の高いダニ媒介性感染症であるが，病因が明らかにされたのは比較的最近の 1981 年のことである[94]．*B. burgdorferi* はノネズミなどの小型の野生哺乳動物が保菌しているが，これらの動物では病気を起こさない．しかしこれを吸血したマダニがヒトを刺咬して細菌を伝播すると病原因子となる．感染源となる種類は，アメリカでは *B. burgdorferi*（狭義）であるが，欧州や日本では *B. garinii*[95] と *B. afzelii*[96] が主である．媒介するマダニは日本ではシュルツェマダニで，北海道と長野県など冷涼な高地に広く分布し，北海道では平地でもみられる．アメリカではクロアシマダニ（*Ixodes scapularis*）が主なベクターで，北東部（コネチカットやニューヨーク）や中西部北方の州で高頻度にみられる．これらの地方で藪などを歩いたときにヒトにとりつき，皮膚を刺咬する．短時間のうちに除去すれば感染することは少ないが，痛みを伴わないので 48 時間以上刺咬したままにすると感染する恐れがある．アメリカ合衆国では2013年には疑い例を含めると約 36,000 例が報告されている[97]．日本では毎年 10 例前後の報告がある．

刺咬後30日以内に，70～80％の症例で刺咬部位に拡大していく特徴的な遊遥性紅斑がみられる．また，頭痛，筋肉痛，関節痛などを伴う場合もある．多くの例では特に治療をしなくてもそのまま消退するが，全身に播種すると髄膜炎，種々の神経症状，不整脈などを起こし，稀に死に至ることもある．北アメリカに浸淫する *B. burgdorferi* は病原性が強く上記の症状を示す場合があるが，欧州や日本で見つかる *B. garinii* や *B. afzelii* は病原性が低く，紅斑のレベルで留まることがほとんどである．治療には，テトラサイクリン，アモキシシリンなどが有効である．

理論的には，菌血症の時期の血液は輸血によって感染を起こす可能性があるが，輸血によるライム病の伝播の症例はこれまで報告がない．無症状の菌血症の時期の存在も知られていない[98]．したがってアメリカでも特に献血時の特異的な問診やスクリーニング検査は行われていない．

8 リケッチア症（rickettsiosis）

リケッチアは通常の細菌より一回り小さいグラム陰性細菌で，宿主の細胞内（細胞質内または核内）でのみ増殖する．多くは森林地帯や山麓，山野にいるダニによって媒介され，ヒトに感染した場合診断が遅れると重症化し死亡することもある．理論的には，菌血症の時期の献血血液によって輸血感染を起こしうるが，2016 年現在，日本ではそのような症例は確認されていない．

a．ヒト顆粒球アナプラズマ症(anaplasmosis)

以前はヒト顆粒球エーリキア症（Ehrichiosis）とよばれた．病原体はリケッチアのひとつ *Anaplasma phagocytophilum* で，ライム病やバベシア症と同様にマダニの刺咬によってヒトに感染する．自然界のリザーバーはシロアシネズミである．アメリカの北部の州に多く，ミネソタ州だけで年間 300 例余りの感染が報告されている．日本のマダニからもこのリケッチアが検出されており[99]，数例のヒトでの感染例が報告されている[100]．1～2 週間の潜伏期ののち，発熱，筋肉痛，頭痛，嘔吐，呼吸器症状などを呈し，肝機能障害，血小板減少，白血球減少，貧血などが認められる．ヒツジの実験では，この *A. phagocytophilum* は冷蔵保存された赤血球製剤中で少なくとも 13 日間生存し，輸血による感染を起こすことが示されている[101]．アメリカでは 2016 年までに輸血によると思われる感染例が 9 例報告されており，そのうち 6 例は保存前白血球除去製剤によるものであった[102]．このことは，このリケッチアが顆粒球に寄生するにもかかわらず，製剤の白血球除去が感染性を完全になくすことができないことを示す．

ヒト単球エーリキア症はこれらとよく似た症状・所見を呈する疾患で，単球に特異的に寄生する *E. chaffeensis* が病因菌である．日本ではまだ臨床例の報告はない．

b．ツツガムシ病

Orientia tsutsugamushi が起こすリケッチア症で，広く日本全域で患者の発生がみられ，近年は 500 例前後の症例が毎年報告される．ベクターはツツガムシの幼虫で，ツツガムシ自身が経卵性に子孫にリケッチアを伝播する．刺咬後 1～2 週間の潜伏期を経て，突然の発熱，頭痛，筋肉痛，全身のリンパ節腫脹・紅斑がみられ，特徴的なダニの刺し口と周囲の発疹が診断の手掛かりとなる．重症例では肺炎，脳髄膜炎，DIC，多臓器不全を起こして死亡することがある．テトラサイクリンが著効する．発症前の 1～3 日間菌血症の時期がある．したがって，理論的にはその時期の献血血液は感染性をもちうる．赤血球製剤へのスパイク実験で，少なくとも 10 日間冷蔵保存後もマウスへの感染性を有することが示されている[103]．一方，白血球除去を施すと細菌数を 5 log 減少させることができる[104]．これまで世界で輸血による感染例は確認されていないが，末梢血造血幹細胞移植によって感染した例が韓国から報告されている[105]．

c．Q 熱(コクシエラ症)〔Q fever(coxiellosis)〕

病因となるのは *Coxiella burnetii* で，広く全世界でみられる．この菌はヒト末梢血中では単球に特異的に感染する．芽胞を形成すると，乾燥・熱・光・酸などに非常に強い抵抗性を示す．ウシ，ヒツジ，ヤギ，種々のペットが保菌しており，それらの動物の間ではダニが菌を媒介するが，病気は起こさない．動物の排泄物・胎盤や乳汁に含まれた菌が環境

JCOPY 498-01913

物を汚染し，それらがエアロゾルとなって，または乾燥してチリとなってヒトの気道に入り，ヒトにおいてのみ病原性を示す．したがってこれらの動物を扱う職業の人が感染しやすく，アウトブレイクも起こる．ヒトでは，2〜5週間の潜伏期の後，高熱，頭痛，幻覚，下痢，呼吸器症状，肝炎などが出現する．高熱は1〜2週間続く．多くは自然に治癒するが，弁膜症などをもつ人では心内膜炎などを起こして慢性化し死亡することがある．テトラサイクリンが著効する．欧米では比較的よくみられる感染症であるが，日本では年に数十例の報告があるのみである．輸血による感染と骨髄移植による感染例がそれぞれ1例ずつ報告されている[106]．

2007年から2009年にかけてオランダで農場のヤギに関連したQ熱の大規模なアウトブレイクが発生し，3,500人以上の罹患者が出た．この際，最も頻度の高い地域の血液ドナーでは0.3%が *C. burnettii* のPCRが陽性であったという[107]．しかし遡及調査では輸血による感染例は見いだされず[108]，感染性を維持する慢性化した血液ドナーも見いだせなかったと報告されている[109]．

d．日本紅斑熱（Japanese spotted fever）

Rickettsia japonica を病原とするリケッチア症で，山林・野山に生息するマダニの刺咬によって感染する．マダニは経卵的に感染を受け継ぐが，リザーバー（げっ歯類やシカ）を刺咬することによっても感染する．刺咬後1週間以内に発熱，発疹，頭痛などツツガムシ病によく似た病状を呈する．病歴と刺し口を確認することが重要である．症状は一般に軽いが，重症化し死亡することもある．テトラサイクリンが著効する．関東以西の地域で冬以外のすべての季節で，年間数十名の報告例がある．輸血による感染例はまだ報告されていない．

9 フィラリア症（filariasis）

寄生虫であるフィラリア（糸状虫）には多くの種類があるが，ヒトに寄生するのは数種に限られる．バンクロフト糸状虫（*Wuchereria bancrofti*）は，リンパ系フィラリア症の原因の90%以上を占める．雌の成虫は長さが8〜10 cm，雄は約4 cmほどである．感染者の多くは無症状であるが，主に下肢のリンパ管に寄生するため，一部の感染者において長い年月の間にリンパ管を閉塞させて下肢や陰嚢のリンパ浮腫を生ずる(象皮病)．リンパ系フィラリアの感染者は，世界全体で1億2千万人いるといわれ，アフリカ，インド，東南アジア，オセアニア，中南米などに広く分布している．日本では九州や南西諸島をはじめとして全国に患者がみられたが，1970年代までに撲滅された．マレー糸状虫（*Brugia malayi*）は四肢のより遠位部位の象皮病の原因となり，インドやスリランカなどの南アジアにみられる．回旋糸状虫（*Onchocerca volvulus*）はサハラ以南のアフリカと中南米にみられ，皮下腫瘤を作るほかに失明の原因ともなる．ロア糸状虫（*Loa loa*）も皮下腫瘤の原因となり，また成虫が結膜下に侵入する特徴がある．感染者は西・中央アフリカに限られる．

フィラリアは一般に宿主特異性と組織特異性が高く，リンパ系フィラリアであるバンクロフト糸状虫とマレー糸状虫の成虫はヒトのリンパ組織に寄生する．回旋糸状虫は皮膚と眼組織に寄生する．ロア糸状虫は皮下組織や結膜に嗜好性がある．成虫の寄生部位が異なる以外はどのフィラリアもほぼ同じ生活環をもつ．ヒト体内に寄生した雌の成虫は多数のミクロフィラリアを産生する．ミクロフィラリアはベクターとなる蚊の活動する夜間に限ってヒト末梢血中に出現する．回旋糸状虫やロア糸状虫のベクターはハエの一種であり，そのハエの活動する昼間に末梢血中に現れる．ベクターはそれらの時間帯の感染宿主を刺咬することによって感染する．蚊などの体内に入ったミクロフィラリアはそこで幼虫となり口吻に集まって，次のヒトを刺咬することによってヒトに感染を伝播する．幼虫はヒトの体内で成虫となる．成虫が産生した膨大な数のミクロフィラリアはヒト末梢血中では最長で2年ぐらいまでしか生存できず，目立った臨床症状を呈さないうちに死滅する[110]．これを寄生虫の側からいえば，死滅しないうちにベクターに取り込まれて幼虫となり，次の宿主に乗り移らなければならない，ということになる．したがって，ベクターを介さない輸血などでの感染では，ミクロフィラリアだけが伝播し，それは成虫にはならず死滅するので，臨床的には大きな問題を起こさないとされている[111]．実際，ミクロフィラリア血症のドナーの血液を輸血された患者では全く問題が起きていない[112,113]．一方，ミクロフィラリアが血中に入ることによってアレルギー反応が起きることがある．症状は一般的な頭痛，発熱，発赤などの非特異的なものであり，全く無症状のことも多い．好酸球増多を認めることもある．サハラ以南のアフリカや中南米に広く分布する常在糸状虫（*Mansonella perstans*）の流行地域においては，輸血後に起こる副作用の一部分は，輸血で伝播されたそのミクロフィラリアに対するホストのアレルギー反応である可能性があるという[114]．

●文 献

1) World Health Organization. Media Centre; fact sheets, malaria.
http://www.who.int/mediacentre/factsheets/fs094/en/
2) 国立感染症研究所 感染症疫学センター
http://idsc.nih.go.jp/disease/malaria/2010week38.html
3) Seed CR, Kitchen A, Davis TM. The current status and potential role of laboratory testing to prevent transfusion-transmitted malaria. Transfus Med Rev. 2005; 19: 229-40.
4) Grande R, Petrini G, Silvani I, et al. Immunological testing for malaria and blood donor deferral: the experience of the Ca'Granda Polyclinic Hospital in Milan. Blood Transfus. 2011; 9: 162-6.
5) Kitchen AD, Lowe PH, Lalloo K, et al. Evaluation of a malarial antibody assay for use in the screening of blood and tissue products for clinical use. Vox Sang. 2004; 87: 150-5.
6) Shehata N, Kohli M, Detsky A. The cost-effectiveness of screening blood donors for malaria by PCR. Transfusion. 2004; 44: 217-28.
7) Schofield L, Mueller I. Clinical immunity to malaria. Curr Mol Med. 2006; 6: 205-21.
8) Kitchen AD, Chiodini PL. Malaria and blood transfusion. Vox Sang. 2006; 90: 77-84.
9) Holtzclaw A, Mrsic Z, Managbanag J, et al. Transfusion-transmitted malaria not preventable by current blood donor screening guidelines: a case report. Transfusion. 2016; 56: 2221-4.
10) Spencer B, Steele W, Custer B, et al. Risk for malaria in United States donors deferred for travel to malaria-endemic areas. Transfusion. 2009; 49: 2335-45.
11) Seed CR, Kee G, Wong T, et al. Assessing the safety and efficacy of a test-based, targeted donor screening strategy to minimize transfusion transmitted malaria. Vox Sang. 2010; 98: 182-92.
12) Garraud O, Assal A, Pelletier B, et al. Overview of revised measures to prevent malaria transmission by blood transfusion in France. Vox Sang. 2008; 95: 226-31.
13) Tagny CT, Mbanya D, Tapko JB, et al. Blood safety in Sub-Saharan Africa: a multi-factorial problem. Transfusion. 2008; 48: 1256-61.
14) International Forum; Which are the appropriate modifications of existing regulations designed to prevent the transmission of malaria by blood transfusion, in view of the increasing frequency of travel to endemic areas? Vox Sang. 1987; 52: 138-148.
15) Owusu-Ofori AK, Betson M, Parry CM, et al. Transfusion-transmitted malaria in Ghana. Clin Infect Dis. 2013; 56: 1735-41.
16) 酒井 潔．輸血時の注意補遺．児科診療．1935; 1: 620-3.
17) 大友弘士．原虫感染症と輸血による伝播．日輸血会誌．1999; 45: 703-5.
18) 矢野健一，中林敏夫，渡辺知明，他．日本熱帯医学会雑誌．1985; 13: 301-6.
19) 狩野繁之，鈴木 守．血小板により感染したと考えられる熱帯熱マラリアの1例．日本熱帯医学会雑誌．1994; 22: 193-8.
20) Mungai M, Tegtmeier G, Chamberland M, et al. Transfusion-transmitted malaria in the United States from 1963 through 1999. N Engl J Med. 2001; 344: 1973-8.
21) O'Brien SF, Delage G, Seed CR, et al. The epidemiology of imported malaria and transfusion policy in 5 nonendemic countries. Transfus Med Rev. 2015; 29: 162-71.
22) Demar M, Legrand E, Hommel D, et al. *Plasmodium falciparum* malaria in splenectomized patients: two case reports in French Guiana and a literature review. Am J Trop Med Hyg. 2004; 71: 290-3.
23) Bird EM, Parameswaran U, William T, et al. Transfusion-transmitted severe *Plasmodium knowlesi* malaria in a splenectomized patient with beta-thalassaemia major in Sabah, Malaysia: a case report. Malar J. 2016; 15: 357.
24) World Health Organization. Media Centre: Chagas Disease.

JCOPY 498-01913

http: //www.who.int/entity/mediacentre/factsheets/fs340/en/index.html
25) Angheben A, Boix L, Buonfrate D, et al. Chagas disease and transfusion medicine: a perspective from non-endemic countries. Blood Transfus. 2015; 13: 540-50.
26) Shikanai-Yasuda MA, Carvalho NB. Oral transmission of Chagas disease. Clin Infect Dis. 2012; 54: 845-52.
27) Chin-Hong PV, Schwartz BS, Bern C, et al. Screening and treatment of Chagas disease in organ transplant recipients in the United States: recommendations from the Chagas in transplant working group. Am J Transplant. 2011; 11: 672-80.
28) Carlier Y, Sosa-Estani S, Luquetti AO, et al. Congenital Chagas disease: an update. Mem Inst Oswaldo Cruz. 2015; 110: 363-8.
29) Hotez PJ, Dumonteil E, Betancourt Cravioto M, et al. An unfolding tragedy of Chagas disease in North America. PLoS Negl Trop Dis. 2013; 7: e2300.
30) Cantey PT, Stramer SL, Townsend RL, et al. The United States *Trypanosoma cruzi* Infection Study: evidence for vector-borne transmission of the parasite that causes Chagas disease among United States blood donors. Transfusion. 2012; 52: 1922-30.
31) Garcia MN, O'Day S, Fisher-Hoch S, et al. One Health interactions of Chagas disease vectors, canid hosts, and human residents along the Texas-Mexico border. PLoS Negl Trop Dis. 2016; 10: e0005074.
32) Filigheddu MT, Górgolas M, Ramos JM. Orally-transmitted Chagas disease. Med Clin (Barc). 2016. pii: S0025-7753 (16) 30572-3.
33) Robertson LJ, Devleesschauwer B, Alarcón de Noya B, et al. *Trypanosoma cruzi*: Time for international recognition as a foodborne parasite. PLoS Negl Trop Dis. 2016; 10: e0004656.
34) Pérez-Molina JA, Pérez-Ayala A, Moreno S, et al. Use of benznidazole to treat chronic Chagas'disease: a systematic review with a meta-analysis. J Antimicrob Chemother. 2009; 64: 1139-47.
35) Schmuñis GA. *Trypanosoma cruzi*, the etiologic agent of Chagas'disease: status in the blood supply in endemic and nonendemic countries. Transfusion. 1991; 31: 547-57.
36) Pedreira De Freitas JL, Amato Neto V, Sonntag R, et al. First tests on the accidental transmission of Chagas disease to man by blood transfusion. Rev Paul Med. 1952; 40: 36-40.
37) Wendel S. Transfusion-transmitted Chagas' disease. Curr Opin Hematol. 1998; 5: 406-11.
38) Schmunis GA, Cruz JR. Safety of the blood supply in Latin America. Clin Microbiol Rev. 2005; 18: 12-29.
39) Schmunis GA, Yadon ZE. Chagas disease: a Latin American health problem becoming a world health problem. Acta Trop. 2010; 115: 14-21.
40) Benjamin RJ, Stramer SL, Leiby DA, et al. *Trypanosoma cruzi* infection in North America and Spain: evidence in support of transfusion transmission. Transfusion. 2012; 52: 1913-21.
41) Kessler DA, Shi PA, Avecilla ST, et al. Results of lookback for Chagas disease since the inception of donor screening at New York Blood Center. Transfusion. 2013; 53: 1083-7.
42) O'Brien SF, Scalia V, Goldman M, et al. Selective testing for *Trypanosoma cruzi*: the first year after implementation at Canadian Blood Services. Transfusion. 2013; 53: 1706-13.
43) Slot E, Hogema BM, Molier M, et al. Risk factors and screening for *Trypanosoma cruzi* infection of Dutch blood donors. PLoS One. 2016; 11: e0151038.
44) Steele WR, Hewitt EH, Kaldun AM, et al. Donors deferred for self-reported Chagas disease history: does it reduce risk? Transfusion. 2014; 54: 2092-7.
45) Custer B, Agapova M, Bruhn R, et al. Epidemiologic and laboratory findings from 3 years of testing United States blood donors for *Trypanosoma cruzi*. Transfusion. 2012; 52: 1901-11.
46) Ord RL, Lobo CA. Human babesiosis: Pathogens, prevalence, diagnosis and treatment. Curr Clin Microbiol Rep. 2015; 2: 173-81.
47) Vannier EG, Diuk-Wasser MA, Ben Mamoun C, et al. Babesiosis. Infect Dis Clin North Am. 2015; 29: 357-70.
48) Center for Disease Control and Prevention. Babesiosis.
https: //www.cdc.gov/parasites/babesiosis/biology.html
49) Homer MJ, Aguilar-Delfin I, Telford SR 3rd, et al. Babesiosis. Clin Microbiol Rev. 2000; 13: 451-69.
50) Tsuji M, Wei Q, Zamoto A, et al. Human babesiosis in Japan: epizootiologic survey of rodent reservoir and isolation of new type of *Babesia microti*-like parasite. J Clin Microbiol. 2001; 39: 4316-22.
51) Saito-Ito A, Tsuji M, Wei Q, et al. Transfusion-acquired, autochthonous human babesiosis in Japan: isolation of *Babesia microti*-like parasites with hu-RBC-SCID mice. J Clin Microbiol. 2000; 38: 4511-6.
52) Krause PJ, Spielman A, Telford SR 3rd, et al. Persistent parasitemia after acute babesiosis. N Engl J Med. 1998; 339: 160-5.

53) Vannier E, Krause PJ. Human babesiosis. N Engl J Med. 2012; 366: 2397-407.

54) Leiby DA. Transfusion-transmitted *Babesia* spp.: bull's-eye on *Babesia microti*. Clin Microbiol Rev. 2011; 24: 14-28.

55) Jacoby GA, Hunt JV, Kosinski KS, et al. Treatment of transfusion-transmitted babesiosis by exchange transfusion. N Engl J Med. 1980; 303: 1098-100.

56) American Association of Blood Banks. Association Bulletin #14-05- Babesiosis-
www.aabb.org/.../bulletins/Documents/ab14-05.pdf

57) Hildebrandt A, Hunfeld KP, Baier M, et al. First confirmed autochthonous case of human *Babesia microti* infection in Europe. Eur J Clin Microbiol Infect Dis. 2007; 26: 595-601.

58) Moritz ED, Winton CS, Tonnetti L, et al. Screening for *Babesia microti* in the U. S. Blood Supply. N Engl J Med. 2016; 375: 2236-45.

59) Krause PJ, Telford SR 3rd, Pollack RJ, et al. Babesiosis: an underdiagnosed disease of children. Pediatrics. 1992; 89: 1045-8.

60) Joseph JT, Purtill K, Wong SJ, et al. Vertical transmission of *Babesia microti*, United States. Emerg Infect Dis. 2012; 18: 1318-21.

61) Oi M, Yoshikawa S, Maruyama S, et al. Comparison of *Toxoplasma gondii* seroprevalence in shelter cats and dogs during 1999-2001 and 2009-2011 in Tokyo, Japan. PLoS One. 2015; 10: e0135956.

62) Centers for disease control and prevention. Toxoplasmosis.
http: //www.cdc.gov/parasites/toxoplasmosis/gen_info/faqs.html

63) Sakikawa M, Noda S, Hanaoka M, et al. Anti-Toxoplasma antibody prevalence, primary infection rate, and risk factors in a study of toxoplasmosis in 4,466 pregnant women in Japan. Clin Vaccine Immunol. 2012; 19: 365-7.

64) Foroutan-Rad M, Majidiani H, Dalvand S, et al. Toxoplasmosis in blood donors: A systematic review and meta-analysis. Transfus Med Rev. 2016; 30: 116-22.

65) Chiang TY, Hsieh HH, Kuo MC, et al. Seroepidemiology of *Toxoplasma gondii* infection among healthy blood donors in Taiwan. PLoS One. 2012; 7: e48139.

66) Neto AV, Cotrim JX, Laus WC, et al. Note on the finding of *Toxoplasma gondii* in blood intended for transfusion. Rev Inst Med Trop S. Paulo. 1963; 5: 68-9.

67) Siegel SE, Lunde MN, Gelderman AH, et al. Transmission of toxoplasmosis by leukocyte transfusion. Blood. 1971; 37: 388-94.

68) Roth JA, Siegel SE, Levine AS, et al. Fatal recurrent toxoplasmosis in a patient initially infected via a leukocyte transfusion. Am J Clin Pathol. 1971; 56: 601-5.

69) Nelson JC, Kauffmann DJ, Ciavarella D, et al. Acquired toxoplasmic retinochoroiditis after platelet transfusions. Ann Ophthalmol. 1989; 21: 253-4.

70) Roth JA, Siegel SE, Levine AS, et al. Fatal recurrent toxoplasmosis in a patient initially infected via a leukocyte transfusion. Am J Clin Pathol. 1971; 56: 601-5.

71) Kauffmann DJ, Ciavarella D, Senisi WJ. Acquired toxoplasmic retinochoroiditis after platelet transfusions. Ann Ophthalmol. 1989; 21: 253-4.

72) Ryning FW, McLeod R, Maddox JC, et al. Probable transmission of *Toxoplasma gondii* by organ transplantation. Ann Intern Med. 1979; 90: 47-9.

73) Gramiccia M, Gradoni L. The current status of zoonotic leishmaniases and approaches to disease control. Int J Parasitol. 2005; 35: 1169-80.

74) Ready P. Sand fly evolution and its relationship to *Leishmania* transmission. Memorias do Instituto Oswaldo Cruz. 2000; 95: 589-90.

75) Mansueto P, Seidita A, Vitale G, et al. Transfusion transmitted leishmaniasis. What to do with blood donors from endemic areas? Travel Med Infect Dis. 2014; 12: 617-27.

76) World Health Organization. Leishmaniasis: Programmes.
http: //www. who. int/leishmaniasis/en/

77) Michel G, Pomares C, Ferrua B, et al. Importance of worldwide asymptomatic carriers of *Leishmania infantum* (*L. chagasi*) in human. Acta Trop. 2011; 119: 69-75.

78) de Souza EP, Pereira APE, Machado FC, et al. Occurrence of *Leishmania donovani* parasitemia in plasma of infected hamsters. Acta Trop. 2001; 80: 69-75.

79) Grogl M, Daugirda JL, Hoover DL, et al. Survivability and infectivity of viscerotropic *Leishmania tropica* from Operation Desert Storm participants in human blood products maintained under blood bank conditions. Am J Trop Med Hyg. 1993; 49: 308-15.

80) Mary C, Faraut F, Drogoul MP, et al. Reference values for *Leishmania infantum* parasitemia in different clinical presentations: quantitative polymerase chain reaction for therapeutic monitoring and patient follow-up. Am J Trop Med Hyg. 2006; 75: 858-63.

81) World Health Organization. Guidelines on assessing donor suitability for blood donation: TTI and donor risk assessment. 2012; 82-83.
http: //www.who.int/bloodsafety/publications/guide_selection_assessing_suitability.pdf

82) Cardo LJ, Salata J, Harman R, et al. Leukodepletion

JCOPY 498-01913

filters reduce *Leishmania* in blood products when used at collection or at the bedside. Transfusion. 2006; 46: 896-902.

83) Centers for Disease Control and Prevention (CDC) Sexually Transmitted Disease Surveillance 2012. Atlanta, GA: US Department of Health and Human Services, CDC; 2014.

84) Koedijk FD, van Benthem BH, Vrolings EM, et al. Increasing sexually transmitted infection rates in young men having sex with men in the Netherlands, 2006-2012. Emerg Themes Epidemiol. 2014; 11: 12.

85) World Health Organization. Baseline report on global sexually transmitted infection surveillance 2012. http: //apps.who.int/iris/bitstream/10665/85376/1/9789241505895_eng.pdf?ua=1

86) 国立感染症研究所. 注目すべき感染症; 梅毒. 感染症週報（IDWR）2016 年第 12 週. 2016; 18: 7-8.

87) De Schryver A, Meheus A. Syphilis and blood transfusion: a global perspective. Transfusion. 1990; 30: 844-7.

88) 中野　操. 輸血による梅毒感染に就て. 治療及処方. 1932; 13: 1265.

89) Gardella C, Marfin AA, Kahn RH, et al. Persons with early syphilis identified through blood or plasma donation screening in the United States. J Infect Dis. 2002; 185: 545-9.

90) Singh AE, Romanowski B. Syphilis: review with emphasis on clinical, epidemiologic, and some biologic features. Clin Microbiol Rev. 1999; 12: 187-209.

91) Seidl S. Syphilis screening in the 1990s. Transfusion. 1990; 30: 773-4.

92) Serrano J. Syphilis and blood transfusion. Sangre (Barc). 1991; 36: 211-5.

93) Tilly K, Rosa PA, Stewart PE, et al. Biology of infection with *Borrelia burgdorferi*. Infect Dis Clin North Am. 2008; 22: 217-34.

94) Burgdorfer W, Barbour AG, Hayes SF, et al. Lyme disease- a tick-borne spirochetosis? Science. 1982; 216: 1317-9.

95) Baranton G, Postic D, Saint Girons I, et al. Delineation of *Borrelia burgdorferi* sensu stricto, *Borrelia garinii* sp. nov., and group VS461 associated with Lyme borreliosis. Int J Syst Bacteriol. 1992; 42: 378-83.

96) Canica MM, Nato F, du Merle L, et al. Monoclonal antibodies for identification of *Borrelia afzelii* sp. nov. associated with late cutaneous manifestations of Lyme borreliosis. Scand J Infect Dis. 1993; 25: 441-8.

97) Mead PS. Epidemiology of Lyme disease. Infect Dis Clin North Am. 2015; 29: 187-210.

98) Stramer SL, Hollinger FB, Katz LM, et al. Hepatitis A virus. In: Stramer SL, et al. Editors. Emerging infectious disease agents and their potential threat to transfusion safety. Transfusion. 2009; 49 (Suppl): 87S.

99) Ohashi N, Inayoshi M, Kitamura K, et al. *Anaplasma phagocytophilum*-infected ticks, Japan. Emerg Infect Dis. 2005; 11: 1780-3.

100) Ohashi N, Gaowa, Wuritu, et al. Human granulocytic Anaplasmosis, Japan. Emerg Infect Dis. 2013; 19: 289-92.

101) McQuiston JH, Childs JE, Chamberland ME, et al. Transmission of tick-borne agents of disease by blood transfusion: a review of known and potential risks in the United States. Transfusion. 2000; 40: 274-84.

102) Shields K, Cumming M, Rios J, et al. Transfusion-associated *Anaplasma phagocytophilum* infection in a pregnant patient with thalassemia trait: a case report. Transfusion. 2015; 55: 719-25.

103) Casleton BG, Salata K, Dasch GA, et al. Recovery and viability of *Orientia tsutsugamushi* from packed red cells and the danger of acquiring scrub typhus from blood transfusion. Transfusion. 1998; 38: 680-9.

104) Mettille FC, Salata KF, Belanger KJ, et al. Reducing the risk of transfusion-transmitted rickettsial disease by WBC filtration, using *Orientia tsutsugamushiin* a model system. Transfusion. 2000; 40: 290-6.

105) Kang SJ, Park KH, Jung SI, et al. Scrub typhus induced by peripheral blood stem cell transplantation in the immunocompromised patient: diagnostic usefulness of nested polymerase chain reaction. Transfusion. 2010; 50: 467-70.

106) Stramer S, Hollinger FB, Katz LM, et al. Emerging infectious disease agents and their potential threat to transfusion safety; *Coxiella burnettii*. Transfusion. 2009; 49 Suppl: 172S.

107) Hogema BM, Slot E, Molier M, et al. *Coxiella burnetii* infection among blood donors during the 2009 Q-fever outbreak in The Netherlands. Transfusion. 2012; 52: 144-50.

108) van Kraaij MG, Slot E, Hogema BM, et al. Lookback procedures after postdonation notifications during a Q fever outbreak in the Netherlands. Transfusion. 2013; 53: 716-21.

109) Slot E, Hogema BM, Molier M, et al. Screening of blood donors for chronic *Coxiella burnetii* infection after large Q fever outbreaks. Transfusion. 2014; 54: 2867-70.

110) Shulman IA, Appleman MD. Transmission of parasitic and bacterial infections through blood transfusion within the U. S. Crit Rev Clin Lab Sci. 1991; 28: 447-

59.
111) Bregani ER. Filariasis due to blood transfusion. Blood Transfus. 2010; 8: 129.
112) Weller PF, Simon HB, Parkhurst BH, et al. Tourism-acquired *Mansonella ozzardi* microfilaremia in a regular blood donor. JAMA. 1978; 240: 858-9.
113) Bregani ER, Balzarini L, Ghiringhelli C, et al. Transfusional *Mansonella perstans* microfilariasis. Parassitologia. 2003; 45: 71-2.
114) Choudhury N, Murthy PK, Chatterjee RK, et al. Transmission of filarial infection through blood transfusion. Indian J Pathol Microbiol. 2003; 46: 367-70.

〈佐竹正博〉

10 プリオン病 (prion disease)

プリオン病は異常プリオン蛋白が原因となる感染性かつ進行性の致死的な一群の神経変性疾患である．今のところ有効な治療法はない．異常プリオン蛋白は蛋白粒子そのものが感染性をもつ粒子で，プリオン（prion）という単語はproteinaceous infectious particles（感染性をもつ蛋白質粒子）の頭字語proinを基に作られた．

正常型プリオン蛋白PrP^c（C＝cellular prion protein）は，ヒトでは第20染色体上の*PRNP*遺伝子にコードされる蛋白で，その生理学的機能は不明である[1]．PrP^cはαヘリックスに富み，蛋白分解酵素感受性であるが，何らかの原因で高次構造が変換し，βシートリッチで物理化学的にも蛋白分解酵素にも耐性な病原性を有する異常プリオンPrP^{Sc}（Sc＝Scrapie）となる．

ヒトを含む哺乳類において，このPrP^{Sc}が主に脳などの特定の組織に蓄積し，特徴的な海綿状の病理組織像を示すこと，PrP^{Sc}の蓄積した組織を他の個体に接種して病気を伝播しうることから伝染性海綿状脳症（transmissible spongiform encephalopathy: TSE）と称される．

血液製剤を介してのヒトプリオン病である変異型クロイツフェルト・ヤコブ病（Creutzfeldt-Jakob disease: CJD）の伝播が確認されたことから，種々の対策がとられており，現在の輸血による感染リスクはきわめて低いと考えられている．本稿ではこれらについて論を進める．

■ a．プリオン病とは

最初に発見されたプリオン病は1730年代の英国でヒツジに流行したスクレイピーである．Scrapeとは「こすりつける」と言う意味で，強いかゆみのためヒツジが体を物にこすりつける奇妙な行動から名づけられた．スクレイピーは英国で大流行して，獣医学的な大問題となり多くの獣医師の関心をよんだ．感染ヒツジの脳には異常プリオンが蓄積して神経細胞死を起す結果，脳にスポンジ（海綿状）のような空胞を作る特有な変化がみられること，健康ヒツジに感染ヒツジの脳ホモジネートを接種すると病気が伝播することが明らかとなり，一つの疾患単位として確立された．

1）ヒトのプリオン病

1920年代初め，2人のドイツ人神経学者Creutzfeldt[2]とJakob[3]が独立に中枢神経の変性疾患を報告した．当時はきわめて稀な奇病として，全く注目されなかった．1950年代に入り，パプア・ニューギニアのフォア族でクールーが大流行した．これに興味をもったガイジュセク博士はクールーとヒツジのスクレーピーとの病理組織学的類似性から患者の脳組織をチンパンジーへ接種して伝染性を確認した．Creutzfeldt-Jakob病はクールーと類似することから俄然注目を集めることになった．さらには牛のプリオン病である狂牛病（牛海綿状脳症，bovine spongiform encephalopathy: BSE）が食物を介してヒトに伝播されることがわかり，社会的にも大きな関心を集めている．

a）プリオン病の分類

プリオン病は発症機序や感染経路から表VI-7のように分類されている．

表VI-7　プリオン病の分類と日本における患者数

種	病名	略語	患者数*	割合
人	1. 孤発性 CJD	sCJD	1,999 例	77%
	2. 遺伝性 CJD			
	・家族性 CJD	fCJD	398 例	15%
	・Gerstmann-Straussler-Scheinker 症候群	GSS	99 例	4%
	・致死性家族性不眠症	FFI	4 例	0.15%
	3. 獲得性 CJD			
	・医原性 CJD	iCJD	86 例	3%
	・変異型 CJD	vCJD	1 例	0.04%
	・クールー		0 例	
	合計		2,596 例	
動物	羊スクレイピー			
	牛海綿状脳症	BSE		
	伝達性ミンク脳症	TME		
	慢性消耗性疾患	CWS		
	猫海綿状脳症	FSE		

*出典: http//prion.umin.jp/prion/survey.html [2016/8/30 11: 27: 57]

①孤発性 CJD

正常プリオンが何らかの原因で異常プリオンに変換されることによって起こり，年間 100 万人当たり 1〜2 人の発病がある．プリオン病の約 8 割は孤発性 CJD（sporadic CJD: sCJD）である．

②遺伝性 CJD

プリオン蛋白 PrP^c をコードする *PRNP* 遺伝子の変異を原因とするもの．日本におけるプリオン病の 2 割を占める．生殖細胞列での変異は優性遺伝し，家族性 CJD（familiar CJD: fCJD）とよばれる．遺伝性 CJD を引き起こす原因には点変異と挿入変異が知られているが，人種によって変異の頻度が異なり，日本においては V189I，M232R，E200K，P102L が大半である．fCJD の臨床症状は sCJD と類似するが，Gerstmann-Straussler-Scheinker 症候群，致死性家族性不眠症では *PRNP* 遺伝子には特異的な変異があり，症状，経過も独特である．

③獲得性 CJD

獲得性プリオン病は，プリオン病に感染しているヒトからヒトへ，あるいはプリオン病の動物からヒトへの感染（人獣共通感染症）によって起こる二次的プリオン病である．感染経路により次の 3 つが知られている．

表VI-8　医原性 CJD の内訳

医療行為	例数	内訳
成長ホルモン投与	226 例	フランス 119 例，英国 65 例，米国 29 例，他
硬膜移植	228 例	日本　149 例
ゴナドトロピン投与	2 例	
角膜移植	2 例	
手術器具や深部脳波電極を介しての伝播		世界 21 カ国で報告

(i) 医原性 CJD（iatrogenic CJD: iCJD）

iCJD は医療行為を介したヒトからヒトへの感染である．CJD 患者の角膜移植を受けたことによる発症例が 1974 年初めて報告された[4]．その後下垂体から抽出された成長ホルモンやゴナドトロピンの投与や硬膜移植によって多くの人が感染した[5]．異常プリオンに汚染された患者の体液や組織に触れた外科器具を介して感染が起こることも知られている．

本邦では硬膜移植による iCJD が問題となり，1996 年緊急に全国調査研究班が立ち上げられた．2015 年 9 月現在までのサーベイランスでは 2,596 例がプリオン病と判定された．日本における iCJD は全例が硬膜移植患者である[6]．1987 年にヒト乾燥硬膜移植による CJD 伝播が報告されるや米国は直ちにヒト乾燥硬膜の使用を禁止したのに対し，日本での措置は遅れた．このため各国に比較して日本の乾燥硬膜移植による iCJD は群を抜いて多く，薬害ヤコブ病といわれている 表 VI-8．

(ii) 変異型 CJD（variant CJD: vCJD）

vCJD は牛のプリオン病である BSE から食肉を介した種を超えてのヒトへの感染である．1996 年に英国で最初に確認され[7]，2000 年の 29 人をピークに 2016 年 8 月までに 12 カ国で 231 例発症した．2012 年以降 vCJD の発症数は年 1，2 名に激減している．国別では英国 178 例，フランス 27 例，英国滞在歴のある例が 7 例であ

表VI-9　各国のvCJDの発生数（2016年8月現在）

国名	発生数	備　考
イギリス	178	輸血による2次感染3例を含む
フランス	27	うち1名は英国滞在歴あり．肉牛の5%は英国産
スペイン	5	
アイルランド	4	うち2名は英国滞在歴あり
アメリカ	4	うち2名は英国滞在歴あり
オランダ	3	
イタリア	3	マフィアが英国産BSE牛を闇処分
ポルトガル	2	
カナダ	2	うち1名は英国滞在歴あり
日　本	1	英国滞在歴あり
サウジアラビア	1	
台湾	1	英国滞在歴あり
合計	231	

る表VI-9．英国に次いでフランスが多いのはフランスで消費される牛肉の5%は英国産であったためとされている表VI-9．

これまでの発症者のPrP 129番アミノ残基（コドン129）は，全員メチオニンのホモ接合（MM型）だったが，2016年にバリンとのヘテロ接合（MV型）が初めてみつかった．ヒト化マウスによる感染実験ではMM型のみならず，潜伏期は伸びるもMV型でも感染することが示されており[8)]，vCJD発症の第2波が始まるのではと懸念されている．

日本でも2005年にvCJDの国内発症例が確認された．出帰国記録による渡航歴からこの患者は1990年前半に，英国に24日間，フランスに3日間滞在したことが判明し，英国渡航中にBSEに暴露され，長い潜伏期間をおいて発症したと推定された．英国においては1989年11月に脳，脊髄，脾臓，胸腺，扁桃，腸を「特定危険部位」として，法的に食用目的の販売を禁止したが，後日「特定危険部位」に指定された頭部および脊柱は当時は禁止措置がとられていなかった．これを受け日本では，2005年6月1日より1980年から1996年の間に英国に1日以上滞在した人の献血が制限された．しかし2009年に新型インフルエンザが流行し，これによる血液不足が懸念されたため，2010年1月27日より通算1カ月以上の英国滞在に緩和された．

（iii）クールー

パプア・ニューギニアのフォア族でみられたヒトからヒトへのsCJD感染である．フォア族では古来より死者を弔う宗教的な風習として食人儀礼（cannibalistic rituals）がなされていた．20世紀初頭sCJDで亡くなった死者の脳が食人儀礼に供され，これを摂食した人がsCJDを発症して死亡し，次の食人儀礼に供された．これが次々と繰り返されクールーの流行となったと推定されている[9,10)]．1950年代中頃，委任統治していたオーストラリア政府が食人儀礼を禁止し，漸く発症数が激減した．しかし禁止以前に摂食した人による少数例の発症は長く続き，50年以上経た21世紀まで発症がみられ[11)]，総数で3,000人が亡くなった．最盛期にはクールーが死因の第1位となり，3万人の部族人口の2%がクールーで死亡した．この強い淘汰圧によりフォア族では*PRNP*遺伝子にクールー抵抗性をもつ特有の遺伝的変異を獲得した．ヒトおよび多くの脊椎動物ではPrP127番アミノ残基はグリシンであるが，フォア族の一部ではバリンとなっていた．この配列のホモおよびヘテロ接合ではクールーに耐性をもつことが実験的に確認された[12)]．

2）動物のプリオン病

ヒツジのスクレイピー，ウシのBSE，シカの慢性消耗症（CWD: chronic wasting diseases），ミンクの伝染性ミンク脳症，ネコ科動物の海綿状脳症が報告されている．

1986年に英国で初めて報告されたBSEはウシ飼料に感染ウシの脳や脊髄などを含む肉骨粉を用いたことで感染が拡大した．1992年の年間3万7千頭をピークに，2014年までに25カ国で19万頭以上（うち18万頭が英国）の感染牛が確認されている．この数字は症状の現れたウシに限られており，実際は200万頭を越えると推定されている．

BSEは草食性の牛に人が無理やり異常プリオンを含む肉骨粉を飼料として与え増幅させた人災であ

る．1979年以前の肉骨粉は，有機溶媒による脱脂⇒高熱蒸気による溶媒除去⇒100～140℃で約30分間の熱処理が施されていたが1980年のオイルショック以降は経費削減のために溶媒処理過程を省略し，効率アップのためバッチ法から連続法へ変更された．異常プリオンは乾熱には耐性で，不活化されないためにBSEが拡大したと考えられている．その意味ではBSEは二重の人災といえる．

プリオン病は同種間のみならず，種を超えた感染が知られており，疾患の理解と感染拡大の予防が必要となる．本邦ではCJDは五類感染症に指定されており，医師は診断後7日以内に保健所へ報告することが義務づけられている[13]．また，動物のプリオン病は家畜伝染病(法定伝染病)に指定されている[14]．

b．病因としてのプリオン蛋白質

1）プリオン病の感染率を左右する因子

①PrP^{Sc}量: 量が多いほど感染率が上がり，暴露から発症までの潜伏期が短くなる．

②感染ルート: カニクイザルを用いた感染実験では脳内接種が最も早く，ついで静脈注射，経口が最も遅く，潜伏期が長くなる[15]．

③*PRNP*遺伝子型: vCJDではMM型が圧倒的に多い．感受性のみならず，潜伏期間にも関係している．

④動物種の壁: ヒツジのスクレイピーはウシに感染しないが，ウシのBSEはネコとヒトに感染し，イヌ，トリ，ブタには感染しない．

2）プリオン蛋白質の臓器分布

WHOは，ヒトおよびウシ，ヒツジ，シカのプリオン病における異常プリオンの組織分布を感染実験および感度が最も優れているprotein misfolding cyclic amplification (PMCA) 法での調査結果を一覧表にまとめ発表している[16]．特にヒトについては移植による伝播が問題となるのでvCJDとsCJDを分けている．脳，脊髄，網膜，視神経，脊髄神経節，三叉神経節，下垂体，脳硬膜は高感染性臓器に，末梢神経，リンパ網内系（脾，リンパ節，扁桃，瞬膜，胸腺），消化器（空腸，回腸，盲腸，虫垂，直腸）が低感染性臓器，生殖器，筋・骨格系，体液・分泌液

表V-10 ヒトにおけるTSE感染性の組織分布（WHO 2010*）

	高感染性組織			
	vCJD		sCJD，他	
組織	感染性	PMCA	感染性	PMCA
脳	+	+	+	+
脊髄	+	+	+	+
網膜	NT	+	+	+
視神経	NT	+	+	NT
脊髄神経節	+	+	+	NT
三叉神経節	+	+	+	NT
下垂体	NT	+	+	+
脳硬膜	NT	(+)	+	−
	低感染性組織			
	vCJD		sCJD，他	
組織	感染性	PMCA	感染性	PMCA
末梢神経	+	+	(+)	+
自律神経節	NT	+	NT	(+)
脾	+	+	+	+
リンパ節	+	+	+	−
扁桃	+	+	NT	−
胸腺	NT	+	NT	−
食道	NT	−	NT	−
胃	NT	−	NT	−
十二指腸	NT	−	NT	−
空腸	NT	+	NT	−
回腸	NT	+	NT	−
虫垂	(−)	+	NT	−
盲腸	NT	+	NT	−
直腸	(+)	+	NT	
脳脊髄液	−	−	+	−
血液	+	?	−	?
唾液	NT	−	−	NT
乳汁	NT	NT	(−)	NT
小便	NT	−	−	−
大便	NT	NT	−	NT
胎盤	NT	−	(+)	−
卵巣	NT	−/+	NT	−
子宮	NT	−/+	NT	−
	非感染・検出不能組織			
生殖器	睾丸，副睾丸，前立腺，精嚢，精液，胎盤液，胎児，胚			
筋・骨格系	骨，腱			
その他	気管，甲状腺			
体液・分泌液	初乳，臍帯血，汗，涙，鼻汁，胆汁			

NT: not tested　NA: not applicable
* ヒトの成績のみを抜粋

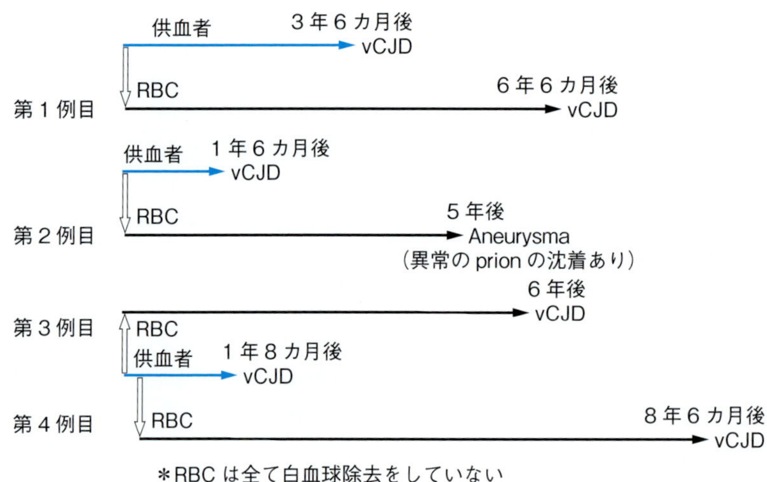

図VI-25 輸血による vCJD 感が染疑われた例

は非感染性臓器と考えられている 表 VI-10.

輸血が最も行われる移植医療であることから血液における感染性はきわめて重要で，vCJD 患者血液は感染性があるが sCJD では感染が確認されていない．これに従って後日 vCJD を発症した献血者の血液を原料とした血液製剤の回収は義務化されているが，sCJD では回収対象となっていない．またスクレイピー（ヒツジ）および CWD（シカ）では実験的に血液での感染性が確認され，動物種や病型によって違っている．なお，ヒツジでは胎盤にも感染性があり，胎盤や分娩血液の付着した草を食べたりすることでスクレイピーが広まったといわれる．

3）輸血を介した vCJD の伝播

英国では献血時に健康であったがその後 vCJD を発症した場合，当該献血者の血液を輸血された患者は追跡調査される．その結果 vCJD の潜伏期にあった 3 名の献血者の血液を輸血された患者 3 名が数年して vCJD を発症したことがわかり，輸血を介したヒトへの 2 次感染とされている[17-19]．うち第 3 例目と 4 例目は同一供血者から受血していた．また 1 名は輸血後動脈瘤破裂で亡くなったが剖検により脾臓に異常プリオン PrP^{Sc} が確認された．この患者のコドン 129 は MV 型で，発症に至らなかった可能性もある[20] 図 VI-25．現在でも vCJD 患者の献血血液にかかる追跡調査は続いている．

表V-11 血漿分画製剤のリスク分類

リスクレベル	分画製剤
高	第Ⅷ因子，第Ⅸ因子，antithrombin 単回投与
中等度	IVIG 数回投与，等張アルブミン大量投与
低	IMIG，高張アルブミン

4）血漿分画製剤を介した vCJD の伝播

1980〜2001 年の間に英国で製造された濃縮製剤で治療を受けた英国人凝固異常症患者は，一般英国人より vCJD の感染リスクが高いと通知された．神経病学的に無症状であったがリスクが高いとされた 17 例の血友病患者の剖検材料および生検材料について異常プリオン PrP^{Sc} の有無が検査された．その結果 1 例の剖検症例の脾臓が PrP^{Sc} 強陽性となった[21,22]．この脾臓は 73 歳の男性患者のもので，患者のコドン 129 は MV のヘテロ接合であった．彼は vCJD 感染供血者由来の血漿を含む原料血漿プールから製造された第Ⅷ因子濃縮製剤を 9,000 単位と vCJD 感染供血者の血漿が含まれているか否かが不明の第Ⅷ因子濃縮製剤 400,000 単位を投与されていた．他に輸血や外科処置，観血的内視鏡治療を数回受けていた．食事，手術，内視鏡処置など異常プリオンに暴露される相対的リスクを推定した結果，この患者の場合 vCJD 感染者の血漿が含まれているか否か不明の第Ⅷ因子濃縮製剤からの感染が最も可能性があると推定された．

 JCOPY 498-01913

しかし現在の血漿分画製剤は原料血漿に異常プリオンが混入する確率はきわめて低く，加えて製造工程で除去されることから，基本的には感染リスクは低い 表 VI-11 .

5）英国における vCJD 潜伏期にある患者数

vCJD は感染から長い潜伏期を経て発症する．一見正常にみえる献血者の中に，既に異常プリオンを蓄えた潜伏期の患者が含まれることが明らかにされ[23]，その数が重大な問題となった．そこで全国の医療機関に保存されていた病理組織を対象とした大がかりな調査が行われた．2004 年には 12,675 例の扁桃腺，虫垂切除材料に 3 例の異常プリオンが証明され，英国人一般集団における vCJD の潜伏期患者数は 100 万人当り 237 人と推定された[24]．DNA 解析のできた 3 例中 2 例の PRNP コドン 129 はバリンのホモ接合であった[25]．

その後 2013 年に，2000 年から 2012 年に摘出された標本が再調査され，32,441 例中 16 例に異常プリオンが見いだされた[26]．これらから英国人の 2,000 人に 1 人が，英国全土では 3 万人以上の潜伏期にある vCJD 患者がいる計算になった．このため英国人血漿を血漿分画製剤用原料には使用せず，米国より輸入して製造している．

英国では vCJD 感染の追跡調査が継続的に行われている[27]．このように BSE と vCJD の感染拡大は世界的に大きな経済的な損失と長期間にわたる感染対策を強いている．

■ c．現在実施されている感染防止対策

献血血液および血液製剤の安全性確保については，スクリーニングは未だなく，輸血のための献血制限と血漿分画製剤については製造工程における異常プリオン PrP^{Sc} の除去対策を実施している．

1）ハイリスク献血者の排除

ハイリスク献血者を排除するために問診による献血制限が行われている．献血時での問診は，1980 年以降 BSE 発生国別に指定された期間の滞在歴，輸血歴，移植歴，脳外科手術歴，CJD の家族歴を有する家系の方には献血制限を実施している．問診は実情に合わせて適宜改訂が行われている．

なお，2005 年に vCJD 1 例の国内発症例が確認されたことから，1980 から 1996 年の間の英国渡航者数をもとにした数理統計的な考察がなされ，日本で発病する vCJD 患者数は 0.06 名と，きわめて低いと予想されている．

2）スクリーニング

血液中の微量プリオンを事前に検査可能な新たなプリオン蛋白の微量検出技術（PMCA: protein misfolding cyclic amplification および RT-QuIC: real-time quaking induced conversion）が研究レベルではほぼ確立されているが，未だ実用化には至っていない．日常の検査業務に広く使われるためには多検体処理，堅牢性と経済性の面でさらなる改良が必要である．

3）保存前白血球除去

2008 年，血液製剤中に含まれる白血球が産生するサイトカインによる副作用防止とリンパ球に住むサイトメガロウイルスおよび HTLV-1 の感染防止を目的に保存前白血球除去フィルターが導入された．白血球除去フィルターはまた PrP^{Sc} 除去能が報告されており，プリオン病の伝播防止に一定の寄与があると思われる．実際，輸血による vCJD 感染者の 4 名はいずれも白血球除去を施していない赤血球製剤が輸血されていた．異常プリオン除去能（4 log 以上）と白血球除去能（4 log 以上）を合わせ持つフィルターが 2015 年日本で開発されたが，vCJD の終息に伴い，臨床に使用される場面はないままになっている[28]．

4）BSE 罹患牛の検査

英国をはじめ BSE 発生国への渡航歴から献血制限が行われている．2001 年に日本で BSE が発生し，感染リスクの低減・伝播を防止するための対策が必要となった．1996 年からウシ飼料での肉骨粉の使用が禁止され 2001 年から BSE 検査が始まった．2001 年全頭，2004 年から 21 カ月齢以上，2013 年から 48 カ月齢以上を対象とし，個体番号による全頭モニタリングによって陽性ウシおよび特定危険部位 SRM (specified risk materials; 頭部，脊髄，扁桃，回腸遠位部，脊柱）の除去と焼却処分（2001，2004年），解体処理での交差汚染の管理，原産国の指定などの複合的な対策が義務付けられている．このように病原プリオン蛋白を家畜飼料や食肉を介した食物の連鎖や消費から切り離す努力は成果を上げ，本邦では総計36頭の発生をみたが，2010年以降BSEの発生は確認されていない．

国際獣疫事務局（OIE）は専門委員会を組織して，各国のBSEのリスクステータスを審議・認定している．2015年5月，日本は無視できるBSEリスクの国として認定を受けた．

5）血液分画によるPrP^{Sc}の除去効果

血漿分画製剤は血漿中の機能蛋白を精製して作られる．異常プリオンを不活化することは蛋白製剤も同時に失活させることから困難である．しかし目的蛋白と物理化学性状を異にする場合，異常プリオンは精製工程で夾雑蛋白として除去されるようである[29-31]．しかし血漿中から十分な量の異常プリオンを取集できず，通常スパイク実験では感染動物の脳に蓄積されたホモジネート材料が使用される．これが血漿中における異常プリオンの様態と同じであるかについては懸念がある．

おわりに

プリオン病は元来自然界に存在した疾患である．きわめて稀な疾患であることから長い人類の歴史の中で人類にとって恐怖となることはなかった．しかしヒトの宗教的行為（クールー）や医療行為（薬害ヤコブ，成長ホルモン）そして経済的行為（BSE）によって異常プリオンが伝播の連鎖に組み込まれると人類の大きな恐怖へと変わる．潜伏期間が長いため気付いた時には深く潜行拡大しており，しかも一旦発症すると未だ致死的で全く治療法はないためである．BSEから伝播したvCJDは多くの研究で原因が突き止められ，その対策が奏効してほぼ終息したようである．またヒツジの実験により懸念された輸血によるプリオン病感染[32]も，実験動物として許されるヒトに最も近い霊長類であるリスザルでは伝播しなかったと最近報告された[33]．科学的知識がなかったフォア族ではクールーにより部族消滅の危機に瀕したが，私達はどうやらvCJDの爆発的拡大から免れたようである．科学の勝利というべきであろう．

●文　献

1）Robakis N, Devine-Gage EA, Jenkins EC. Localization of a human gene homologous to the PrP gene on the p arm of chromosome 20 and detection of PrP-related antigens in normal human brain. Biochem Biophys Res Commun. 1986; 140: 758-65.

2）Creutzfeldt HG. Uber eine eigenartige herdformige Erkrankung des Zentralnervensystems. Z Neurol U Psychiatr. 1920; 57: 1-18.

3）Jakob A. Uber eine eigenartige Erkrankung des Zentral-nervensystems mit bemerkenswertem anatomischem Befunde（spastische pseudosklerotische Encephalomyelopathie mit disseminierten Degenerationsherden）. Dtsch Z Nervenheilk. 1921; 70: 132-46.

4）Duffy P, Wolf J, Collins G, et al. Letter: Possible person-to-person transmission of Creutzfeldt-Jakob disease. N Engl J Med. 1974; 290: 692-3.

5）Will RG. Acquired prion disease: iatrogenic CJD, variant CJD, kuru. Br Med Bull. 2003; 66: 255-65.

6）プリオン病のサーベイランスと感染予防に関する調査研究班．特定疾患治療研究事業による臨床調査個人票等をもとにしたプリオン病のサーベイランス結果．2016年2月4日．http: //www.jichi.ac.jp/dph/prion/cjdresult9.pdf

7）Will RG, Ironside JW, Zeidler M. A new variant of Creutzfeldt-Jakob disease in the UK, Lancet. 1996; 347: 921-5.

8）Takeuchi A, Kobayashi A, Ironside JW. Characterization of variant Creutzfeldt-Jakob disease prions in prion protein-humanized mice carrying distinct codon 129 genotypes. J Biol Chem. 2013; 288: 21659-66.

9）Wadsworth JDF, Joiner S, Linehan JM. Kuru prions and sporadic Creutzfeldt-Jakob disease prions have equivalent transmission properties in transgenic and wild-type mice. PNAS. 2008; 105: 3885-90.

10）Brandner S, Whitfield J, Boone K, et al. Central and peripheral pathology of kuru: pathological analysis of a recent case and comparison with other forms of human prion disease. Phil Trans R Soc B. 2008; 363: 3755-63.

11）Collinge J, Whitfield J, McKintosh E. Kuru in the 21st century—an acquired human prion disease with very long incubation periods. Lancet. 2006; 367: 2068-74.

JCOPY 498-01913

12) Mead S, Whitfield J, Poulter M, et al. A novel protective prion protein variant that colocalizes with Kuru exposure. N Engl J Med. 2009; 361: 2056-65.
13) クロイツフェルト・ヤコブ病．感染症法に基づく医師及び獣医師の届出について．http: //www.mhlw.go.jp/bunya/kenkou/kekkaku-kansenshou11/01-05-05.html
14) 牛海綿状脳症に関する特定家畜伝染病防疫指針．平成27年4月1日．農林水産大臣 http: //www.maff.go.jp/j/syouan/douei/katiku_yobo/k_bousi/pdf/h270401_bseguide_w_note.pdf
15) Herzog C, Sales N, Etchegaray N, et al. Tissue distribution of bovine spongiform encephalopathy agent in primates after intravenous or oral infection. Lancet. 2004; 363: 422-8.
16) http: //www.who.int/bloodproducts/tablestissueinfectivity.pdf: WHO Tables on Tissue Infectivity Distribution in Transmissible Spongiform Encephalopathies (Updated 2010)
17) Stephen JW, Suvankar P, Durrenajaf S. Clinical presentation and pre-mortem diagnosis of variant Creutzfeldt-Jakob disease associated with blood transfusion: a case report, Lancet. 2006; 368: 2061-7.
18) Hewitt PE, Llewelyn CA, Mackenzie J, et al. Creutzfeldt-Jakob disease and blood transfusion: Results of the UK transfusion medicine epidemiological review study. Vox Sang. 2006; 91: 221-30.
19) Llewelyn CA, Hewitt PE, Knight RSG. Possible transmission of variant Creutzfeldt-Jakob disease by blood transfusion. Lancet. 2004; 363: 417-21.
20) Peden AH, Head MW, Diane LR, et al. Preclinical vCJD after blood transfusion in a PRNP codon 129 heterozygous patient. Lancet. 2004; 364: 527-9.
21) Peden A, McCardle L, Head MW, et al. Variant CJD infection in the spleen of a neurologically asymptomatic UK adult patient with haemophilia. Haemophilia. 2010; 16: 296-304.
22) Ward HJ, Mackenzie JM, Llewelyn CA, et al. Variant Creutzfeldt-Jakob disease and exposure to fractionated plasma products. Vox Sang. 2009; 97: 207-10.
23) Hilton DA, Fathers E, Edwards P, et al. Prion immunoreactivity in appendix before clinical onset of variant Creutzfeldt-Jakob disease. Lancet. 1998; 352: 703-4.
24) Hilton DA, Ghani AC, Conyers L, et al. Prevalence of lymphoreticular prion protein accumulation in UK tissue samples, J Pathol. 2004; 203: 733-9.
25) Ironside JW, Bishop MT, Connolly K. Variant Creutzfeldt-Jakob disease: prion protein genotype analysis of positive appendix tissue samples from a retrospective prevalence study. BMJ. 2006; 332: 1186-8.
26) Clewley JP, Kelly CM, Ironside JW, et al. Prevalence of disease related prion protein in anonymous tonsil specimens in Britain: cross sectional opportunistic survey BMJ. 2009; 338: b1442.
27) Gill ON, Spencer Y, Richard A. Prevalent abnormal prion protein in human appendixes after bovine spongiform encephalopathy epizootic: large scale survey. BMJ. 2013; 347: f5675.
28) Yokomizo T, Kai T, Miura M, et al. Development of a bifunctional filter for prion protein and leukoreduction of red blood cell components. Transfusion. 2015; 55: 330-6.
29) Heger A, Bailey A, Neisser-Svae A. Removal of prion infectivity by affinity ligand chromatography during OctaplasLG manufacturing results from animal bioassay studies. Vox Sang. 2012; 102: 294-301.
30) Yunoki M, Tanaka H, Urayama T, et al. Prion removal by nanofiltration under different experimental conditions. Biologicals. 2008; 36: 27-36.
31) Yunoki M, Tanaka H, Urayama T, et al. Infectious prion protein in the filtrate even after 15 nm filtration. Biologicals. 2010; 38: 311-3.
32) Houston F, McCutcheon S, Goldmann W, et al. Prion diseases are efficiently transmitted by blood transfusion in sheep. Blood. 2008; 112: 4739-45.
33) Ritchie DL, Gibson SV. Abee, CR: Blood transmission studies of prion infectivity in the squirrel monkey (Saimiri sciureus): the Baxter study. Transfusion. 2016; 56; 712-21.

〈脇坂明美〉

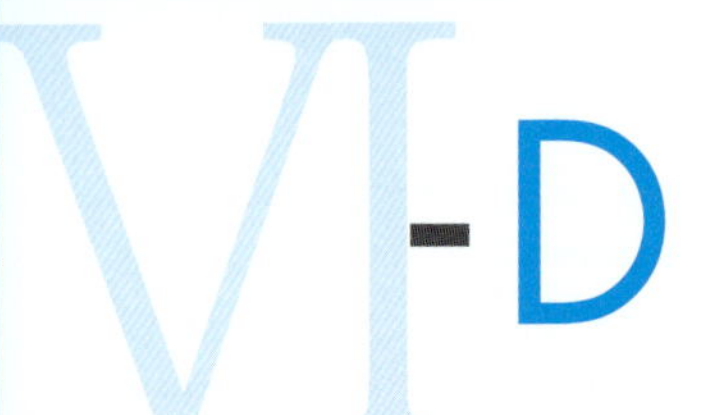

輸血感染症に関する検査法

Testing method for transfusion-transmissible disease

Author:
内田茂治

はじめに

わが国の輸血用血液は1960年代半ばまで，そのほとんどが売血血液により賄われていた．その売血時代には輸血を受けた患者の約半数が輸血後肝炎を発症していた[1)]．その後献血制度が確立された1969年には，輸血後肝炎がそれまでの1/3に減少したといわれている[1)]．1964年にBlumbergらによりオーストラリア原住民の血清から発見されたオーストラリア抗原[2-5)]が，肝炎との深い関連があることを1968年に大河内ら[6)]やPrince[7)]が報告し，これらのことがB型肝炎ウイルス（hepatitis B virus: HBV）発見の契機となった[8)]．一方，C型肝炎ウイルス（hepatitis C virus: HCV）はChooらにより，非A非B型肝炎患者からウイルスの遺伝子断片が分離され1989年に報告された[9)]．これにより，それまで非A非B型肝炎と診断されていた症例の9割以上，アルコール性肝障害と診断されていた症例の半数以上がHCVによる肝障害であったことが解明された．日本赤十字社では輸血用血液のスクリーニング検査に，HBVの外殻蛋白質を構成するHBs抗原検査を1972年に導入し，1989年末にはHCV抗体検査を導入した．これらの検査導入の効果として，輸血後肝炎の発生頻度は徐々に低下していった 図VI-26 ．1999年10月にHBV，HCVおよびヒト免疫不全ウイルス（human immunodeficiency virus-1: HIV-1）を対象とした核酸増幅検査（nucleic acid amplification testing: NAT）が導入され，輸血後肝炎の発生頻度はさらに低下した 図VI-26 ．導入当初は検体500本をプールしてNATを行っていたが，2000年2月から50本プールに，2004年8月からは20本プールに，さらに2014年8月には検体1本ずつを検査する個別NATを導入し，ウイルスの検出感度が高められた．

このように輸血用血液の安全性は飛躍的に高くなったが，感染極初期の超低ウイルス血症検体から確実にウイルスを検出することは難しく，輸血感染症のリスクがゼロとなったわけではない．輸血前後の感染症検査や輸血前検体の保存は重要で，輸血感染症の早期診断には厚生労働省の「血液製剤等に係る遡及調査ガイドライン」や，日本輸血・細胞治療学会の「輸血療法の実施に関する指針」の準拠が大切である．

1 輸血感染症を起こしうる病原体

輸血感染症を起こしうる病原体としては，ウイルス，細菌，原虫などが考えられる[10)]．ウイルス感染症としては，A型，B型，C型，D型，E型肝炎ウイルス，HIV-1/2，ヒトパルボウイルスB19(B19)，ヒトT細胞白血病ウイルス(human T cell leukemia virus-1: HTLV-1）などのほか，ウエストナイルウイルス（West Nile virus: WNV），デングウイルス（Dengue virus: DENV），チクングニアウイルス

JCOPY 498-01913

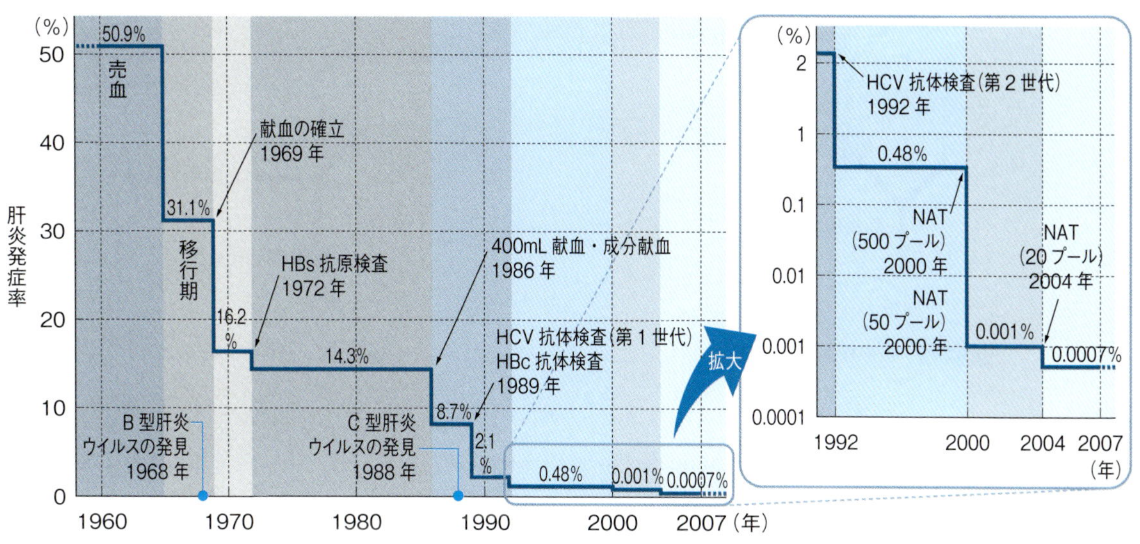

図VI-26　日本における輸血後肝炎発症率の推移（輸血情報　0811-116）

(Chikungunya virus: CHIKV）や，ジカウイルス（Zika virus: ZIKV）などの再興・新興感染症ウイルスもあげられる．細菌感染症としては黄色ブドウ球菌，エルシニアエンテロコリチカや梅毒トレポネーマなどが，原虫感染症としてはマラリア，シャーガス（*Trypanosoma cruzi*），アフリカトリパノソーマ，バベシアなどがあげられる．これらの病原体の中で輸血用血液のスクリーニング検査が実施されているものは，HBV，HCV，HIV-1/2，B19，HTLV-1，梅毒である．HTLV-1 と梅毒は抗体検査導入以降に輸血感染例は確認されていない．またD型肝炎ウイルスはヒトへの感染に HBV との共在が必須であるため，HBV に対する適正な検査を行えば輸血感染を防ぐことが可能である．検査を行っていない再興・新興感染症ウイルスに対しては，海外からの帰国後 4 週間の献血延期の対策を行っているが，2014 年には DENV の国内感染が確認されている．マラリアに対しても流行地への旅行は「原則として帰国後 1 年間」，1 年以上の長期滞在では「帰国後 3 年間」の献血延期を実施している．*T. cruzi* に対しては，①中南米諸国で生まれた，または育った，②母親または母方の祖母が，中南米諸国で生まれた，または育った，③中南米諸国に連続 4 週間以上滞在または居住したことがある，に該当する献血者には，対象国・地域を離れてから 6 カ月以上の献血延期と，抗体検査の実施を対策として行っている．また，これら原虫感染症の既往者には献血を辞退していただいている．

2 輸血感染症の血清学的検査

輸血感染症の血清学的検査は，大別して抗原検出検査と抗体検出検査とに分けられる．抗原検出検査はウイルスや原虫の蛋白質を直接検出するのに対し，抗体検出検査は体内に侵入した病原体に対する免疫反応によって産生された抗体を検出するものである．一般的な抗原測定法の原理は，抗原に特異的な抗体によるサンドイッチ法である 図VI-27．抗体は動物に精製抗原を免疫して得られたポリクローナル抗体やモノクローナル抗体が使用される．抗体測定法の原理は抗原測定法の逆で，抗原により検体中の抗体を挟み込んで検出する 図VI-28．抗原には病原体の精製抗原や遺伝子工学の手法によるリコンビナント抗原が使用される．

測定法を大別すると「凝集法」，「平板二重免疫拡散法（オクタロニー法: Ouchterlony）」，「イムノクロマト法(immuno chromatography assay: ICA)」，「ウエスタンブロット法(Western blotting: WB)」，「間接蛍光抗体法（indirect immunofluorescence:

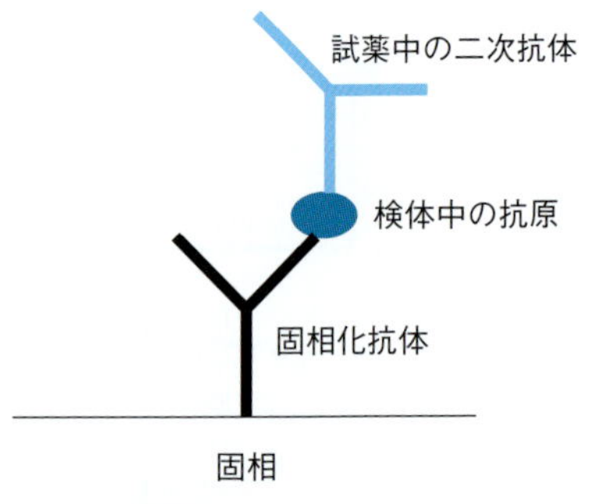

図VI-27　抗原検出法の原理

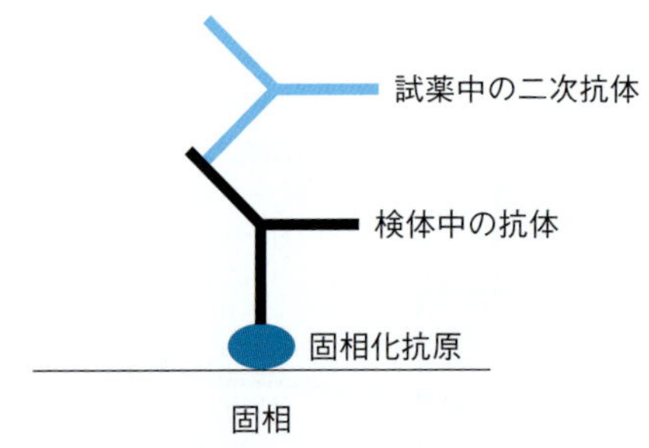

図VI-28　抗体検出法の原理

IIF)」,「酵素免疫測定法（enzyme immunoassay: EIA)/放射免疫測定法（radio immunoassay: RIA)/化学発光免疫測定法（chemiluminescent immunoassay: CLIA)/化学発光酵素免疫測定法（chemiluminescent enzyme immunoassay: CLEIA)/電気化学発光免疫測定法（electro chemiluminescent immunoassay: ECLIA)」などがある.

■ a．凝集法

赤血球（passive hemagglutination test: PHA), ゼラチン粒子（particle agglutination test: PA）やラテックス粒子（latex agglutination test: LA）などに抗体を感作・結合させ，抗原を検出する試薬や，抗原を感作・結合させて抗体を検出する試薬がある．どちらも抗原抗体反応を利用して感作赤血球・粒子を凝集させる検査法である．ヒト赤血球を用いる場合は抗A・抗Bとの反応を避けるためにO型血球を用いる．未感作血球・粒子を対照として試験を行い，未感作血球・粒子も凝集した場合は吸収試験を行い再検査する．またHBVのコア抗原に対する抗体（HBc抗体）の測定には，ヒトHBc抗体を感作した血球がHBc抗原と凝集を起こすことを応用し，検体に加えた一定量のHBc抗原が検体中のHBc抗体により中和され，凝集が阻止されることを利用した凝集阻止法（hemagglutination inhibition test: HI）により行う.

凝集法は簡便で特殊な機器を使用しなくても検査できる利点はあるが，抗原検出系における感度はイムノクロマト法やEIA法に比して低く，一般的なHBs抗原の検出感度は，CLIA/CLEIA/ECLIA法>EIA法>イムノクロマト法>凝集法の順であるといわれている[11].

■ b．平板二重免疫拡散法（オクタロニー法[12]: Ouchterlony）

抗体を含めた蛋白質の多くは寒天ゲル内を自由に拡散することができる．ゲル内を拡散中の抗体が抗原蛋白質を捕捉結合すると，寒天ゲル内で免疫沈降線を形成する．Blumbergらはこの方法で現在のHBs抗原であるオーストラリア抗原を発見している[3]．スライドグラス上に寒天ゲルを固まらせ，等間隔に小さな穴をあけ抗原液や抗体液または検体液

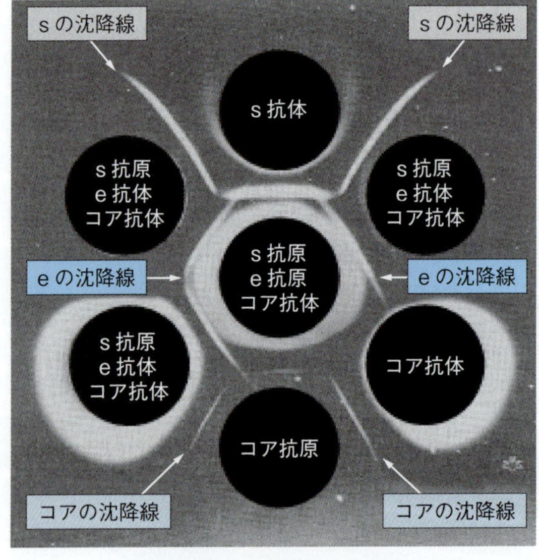

図VI-29　平板二重免疫拡散法
（今井光信先生 撮影; ご提供）

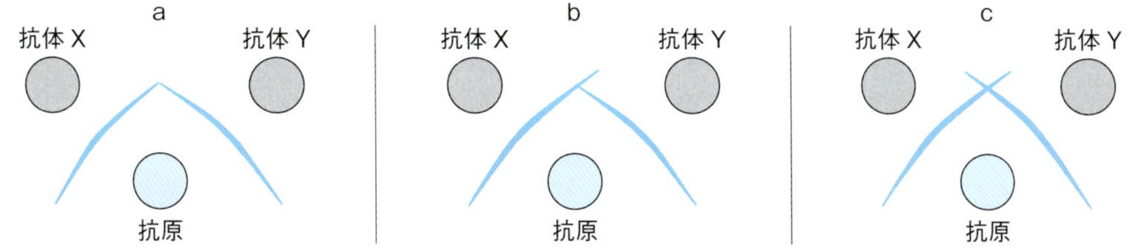

図VI-30　平板二重免疫拡散法による検体の特異性

を注入する．保湿箱内で一晩室温にて反応させ，下から光を当てて観察する 図VI-29．また，この方法は抗原や抗体の存在を検出するだけでなく，その検体のもつ特異性を明らかにすることができる 図VI-30．すなわち，図VI-30a のような沈降線を形成する場合は，「抗体Xと抗体Yは同一の抗原基を認識している」．図VI-30b の場合は「抗体Xと抗体Yは同一の抗原基を認識しているが，抗体Xには異なる抗原基を認識する抗体が含まれる」．図VI-30c の場合は「抗体Xと抗体Yは異なる抗原基を認識している」．

■ c．イムノクロマト法（immuno chromatography assay: ICA）

酵素免疫測定法を測定原理として，検体中の抗原や抗体を簡便かつ短時間で検出することができる検査法である．最近では病原体の抗原と抗体を同時に検出する試薬も販売されている．抗原検出法の原理は検体が試薬を溶解しながら，試薬中の標識抗体と結合した抗原抗体免疫複合体が，メンブレンフィルター上を毛細管現象によって移動する．さらにフィルター上に固定された抗原補足抗体と結合して，標識抗体-抗原-補足抗体を形成し，標識抗体の酵素活性や着色粒子により生じる呈色バンドを，目視により判定する方法である．一方，抗体検出法の原理も検体が試薬を溶解しながら，試薬中の標識抗原と結合してフィルター上を移動し，フィルター上に固定された抗体補足抗原と結合し，標識抗原-抗体-補足抗原を形成し，標識抗原の酵素活性や着色粒子により生じる呈色バンドを，目視により判定する方法である．

本法にはコントロールラインあるいはレファレンスラインとよばれる，検体，標識抗体や抗原，および基質などの展開や，酵素反応などが正常に行われたことを示すラインが出現する（試薬によっては正常に検査が行われると，ラインが消失するものもある）．このラインが出現（消失）しなかった場合は，検査が正常に行われなかった可能性があるため再検査を行う．

本法は，検出感度は他法と比較して若干劣るといわれてきたが，最近では金コロイド[13]や銀増幅技術[14]，蛍光標識試薬[15]を用いた方法で，高感度イムノクロマト法が開発されている．事前の試薬の調整や特別な装置が不要で，検査の反応時間も15分程度と短く操作法も簡便である．またキットの保管方法も簡便であるため（多くは室温保存），夜間の緊急検査や検査室のない診療所などで多く使用されている．ただし判定が目視であるため，個人差による判定誤差が生じる可能性がある．

■ d．ウエスタンブロット法（Western blotting: WB）

元来は蛋白質の混合物を分離能に優れた電気泳動により分離し，それをニトロセルロース膜などに転写して，酵素標識などをした特異抗体を用いて特定の蛋白質を検出する方法である．感染症検査では特定の抗原蛋白質を分離・転写して，それぞれの抗原に特異性の高い抗体を検出するのに用いられる．膜上の抗原に結合した検体中の抗体を，標識した抗ヒトIgG抗体で補足して検出する．標識には酵素や蛍光色素が用いられるが，ペルオキシダーゼやアルカリフォスファターゼなどの酵素が一般的である．電気泳動により分離された既知の各抗原に対する特異抗体を検出可能なため，通常HIV-1/2抗体やHTLV-1抗体の確認検査に用いられる．しかしながら，WB法では判定保留例が多く出現し，とくに

HTLV-1 抗体検査では，1 次検査陽性例の 10～20％に判定保留が発生するといわれている[16]．このような場合には後述する核酸増幅検査を行い，これが陽性であれば血清学的には判定保留であっても，総合的に陽性と判定する．

ウエスタンブロット法にも，検体や試薬の分注が正しく行われたかを確認することができる，コントロールバンドが含まれる試薬が販売されている．ニトロセルロース膜上に抗ヒト IgG 抗体がブロットされており，検体中の IgG 抗体を補足して発色する．このバンドが発色しない場合や薄い発色しか認められない場合は，検体や試薬の分注が適切に行われなかった可能性があるため再検査を行う．

e．間接蛍光抗体法（indirect immunofluorescence: IIF 法）

スライドグラス上に抗原・抗体・蛍光色素（fluorescein isothiocyanate: FITC）標識抗体の複合物を形成させ，FITC の蛍光を蛍光顕微鏡で観察する方法である．ウイルス感染細胞や原虫虫体をスライドグラス上に固定し，検体を添加して検体中の抗体を抗原に反応させる．洗浄後に FITC 標識抗ヒト抗体を添加して反応後，さらに洗浄して蛍光顕微鏡で観察する．ウイルス感染細胞であれば対象抗原の細胞内での局在を調べることが可能である．

本法では非特異反応が問題となることがある．ウイルス感染細胞を用いる場合は，ウイルス非感染細胞を陰性コントロールとして，並行検査あるいは両細胞を混合して検査を行う．細胞を混合して検査する場合は，ウイルス非感染細胞に対し感染細胞を 5～10％程度加えて固定する．ウイルス感染細胞が特異的に蛍光を発する場合は陽性，ウイルス非感染細胞も感染細胞と同様に蛍光を発する場合は非特異反応と判断する．

f．EIA/RIA/CLIA/CLEIA/ECLIA 法

抗体や抗原を固相に固定してサンドイッチ法や競合（拮抗）法などにより抗原や抗体を検出する検査法である．列挙した各検査法も標識物質などが異なるが，同様の原理により行われる．EIA 法は酵素を標識物質として，その酵素の基質の化学反応による発色を吸光度計により測定して検出・定量する検査法である．標識酵素にはペルオキシダーゼやアルカリフォスファターゼなどが用いられる．RIA 法は標識物質として放射性同位元素を用いて，微量物質の濃度を測定することが可能な検査法である．本法は検出感度が優れている反面，放射性同位元素を用いるため試薬の取り扱いや検査後の廃棄物の処理にも費用がかかり，また特殊施設が必要であるなどの理由から他の検査法にとって代わられている．CLIA 法は標識物質として化学発光性化合物であるアクリジニウムエステルを使用し，その化学発光量を測定する検査法である．CLEIA 法は EIA 法と同様に酵素を標識物質として用い，その酵素活性により化学発光基質が分解されて発する発光量を測定する検査法である．ECLIA 法は標識物質として水溶性の白金族であるルテニウムに，ビ・ピリジルが結合したルテニウム錯体を使用し，ルテニウム錯体を電気化学反応により発光させて検出する検査法である．

これらの測定法では，既知濃度の抗原や抗体を測定して得られた標準曲線から，未知検体の定量を行うことも可能である．また自動化された多検体測定装置が市販されており，規模の大きな医療機関や検査センターで使用されている．これらの機器では検体や試薬の採取・分注から，結果判定までの一連の工程が適正に管理されている．そのため非常に信頼性の高い判定結果を得ることができ，人的過誤の入り込む余地もきわめて少ないといえる．

g．血清学的検査の問題点

一般的に血清学的検査は一次スクリーニング検査として用いられる．スクリーニング検査で最も重要なことは，「偽陰性」を出してはならないことである．通常スクリーニング検査で「陰性」となった場合は「感染していない」と判断されるためである．現在市販されている検査試薬は十分な検出感度を有しており，「偽陰性」の出現する可能性はきわめて低いと考えられる．

一方，感染者を見逃すことなく非常に高い検出感度を有する検査であるため，非特異的な反応による「偽陽性」の出現が問題となる．したがってスクリーニング検査で陽性や保留となった場合には，WB 法

やIIF法，NATなどの他の検査法で確認する必要がある．病原体によっては，スクリーニング検査から確認検査までの手順が定められている．

また，感染から間もない時点では抗原や抗体が十分に産生されておらず，この時点でのスクリーニング検査「陰性」は，必ずしも「感染していない」ことを意味するものではない．このような場合は一定期間以上の間を空けて再検査を行うか，NATによる確認検査を行う必要がある．

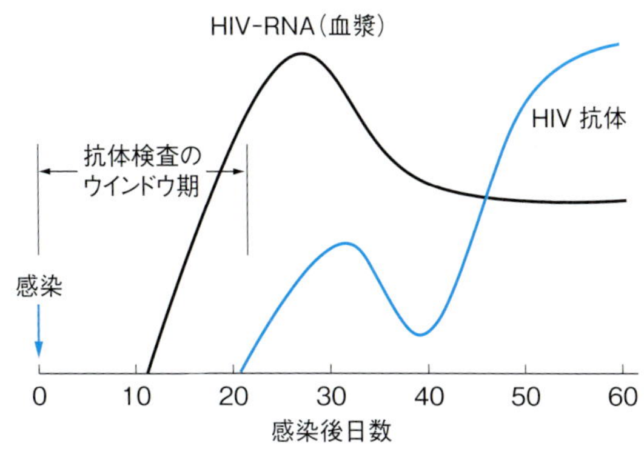

図VI-31　HIV感染のウインドウ期間

3 輸血感染症の核酸増幅検査

輸血感染症のNATは，目的とする病原体のもつ核酸の特定部位を，試験管内で人工的に複製して増幅し，病原体の存在をきわめて高感度・高特異的に検出可能とする検査法である．ウイルスなどに感染して抗体や抗原が検出されるまでの空白期間，いわゆるウインドウ期での病原体検出や，抗体・抗原検査での確認検査に用いられる．図VI-31にHIV感染での典型的な各マーカーの変動を示す．感染後平均11日目から血漿中にHIVの遺伝情報であるリボ核酸（ribonucleic acid: RNA）が検出され，感染初期抗体であるIgM抗体検出までに平均22日必要であるといわれている[17]．このようにNATを行うことにより，抗体検査のウインドウ期間を11日間短縮することが可能となる．この図の経過は直接血液中にウイルスが感染した場合のものであり，粘膜からの感染では30日程度経過が遅れると報告されている[17]．

代表的なNAT法としては，ポリメラーゼ連鎖反応法（polymerase chain reaction: PCR）[18]とTMA法（transcription mediated amplification: TMA）[19]とがある．この章では検体からの核酸の抽出，NAT法の原理，増幅産物の確認法などについて解説する．

a．核酸の抽出

試料から核酸を抽出する一般的な方法は，①プロテアーゼKを代表とする非特異的蛋白質分解酵素，界面活性剤，還元剤などにより試料中に含まれる蛋白質を分解，②フェノールによる残存蛋白質の変性不溶化，③エタノールやイソプロパノールで核酸を沈殿回収，の3工程で行う．図VI-32にデオキシリボ核酸（deoxyribonucleic acid: DNA）抽出の一般的な手順を示す．

まず，一連の操作を行い，DNAやRNAの試料溶液から，混在している蛋白質をはじめとする疎水性物質を除去する．蛋白質の多くは疎水性残基を内側に向け，親水性残基を外側に向けた構造をとって水に溶解している．蛋白質にフェノールを加えて混和すると，内側を向いていた疎水性残基が露出して立体構造が崩壊し変性する．変性した蛋白質は界面またはフェノール層へ移行するが，核酸にはフェノールと相互作用する疎水基がないので，そのまま水層に留まる．フェノールにクロロホルムを加えるのは，フェノールの疎水的性質を増強するためである．フェノールはわずかではあるが水に溶けるため，より疎水性の強いクロロホルムを加えて，分離した核酸溶液へのフェノールの混入を抑える．その後にクロロホルム抽出を行って，核酸水溶液から極力フェノールの除去を行う．核酸は極性をもつ高分子であり水に溶けるが，エタノールは水よりも極性が小さく，核酸水溶液にエタノールを加えると塩析により核酸は沈殿する．

RNAはDNAに比べて非常に不安定であり分解されやすいので，RNAの抽出には細心の注意を払う必要がある．室内のホコリや手指などから容易にRNA分解酵素が混入する可能性がある．RNA分解酵素はきわめて安定な蛋白質で，煮沸しても失活しない．したがって，RNAを取り扱う場合はジエチル

1. フェノール・クロロホルム溶液をDNA溶液に等量加え十分に震盪する
2. 遠心(10,000～15,000rpm, 5～15min)
3. 上清の水層と下層の有機層との界面に蛋白質を多く含む不溶物が析出
4. DNAは上清の水層に存在するので、水層部分を新しいチューブに移す
5. 不溶物が析出しなくなるまで1～4を繰り返す(通常2～3回)
6. 上清にクロロフォルムを加え十分に震盪後遠心する
7. 上清を回収してエタノール沈殿でDNAを得る

図VI-32 DNA抽出法

ピロカーボネート（DEPC）などの，RNA分解酵素阻害剤を使用する．

近年は種々の核酸抽出キットが販売されており，核酸がシリカへ吸着することを応用した，ブーム法[20]とよばれる技術を利用したものが多く，自動化された多検体処理装置も数多く市販されている．シリカビーズそのものや表面をシリカコーティングした磁性ビーズを用いることによって，前述のフェノール/クロロホルム法のように，煩雑な遠心分離工程が必要ないため短時間で抽出作業が行え，有機溶剤処理の問題も発生しない．これらのキットでは使用する試薬や器具がRNA分解酵素フリーとなっており，RNAも容易に抽出することができる．

またNATのキットによっては，磁性ビーズに目的の病原体核酸に相補的なDNAプローブを直接コーティングしたものや，相補的DNAプローブにビオチンを修飾し，表面をストレプトアビジン修飾した磁性ビーズとの組み合わせで，「磁性ビーズ-ストレプトアビジン-ビオチン-DNAプローブ-標的核酸」の複合体を形成させるものもある．

細菌の輸血感染が疑われる場合は，すべての細菌に存在し解析に適した長さと構造をもつ，16sリボソーマルRNA（rRNA）遺伝子を対象としてNATすることが多い[21,22]．この遺伝子には，進化によって菌種間で異なる配列と，ほとんどの菌種に共通する配列（保存領域）が存在する．ユニバーサルプライマーを用いてrRNA遺伝子をPCR増幅し，ダイレクトシークエンスにより塩基配列を決定して，データベースでの相同性から菌種を同定することができる．

ただし，ブドウ球菌，連鎖球菌や肺炎球菌などのグラム陽性細菌は，厚いペプチドグリカン層の細胞壁をもつため，通常の非特異的蛋白質分解酵素・界面活性剤などの処理ではDNAの抽出効率がきわめて悪い．したがって，rRNA遺伝子解析のためのDNA抽出には，物理的に細胞壁を破砕する，ビーズ法（bead-beating method）が一般的に用いられている[23]．リゾスタフィンのようなペプチドグリカン切断酵素により，数時間の前処理を行えば強固な細胞壁をもつ黄色ブドウ球菌からもDNA抽出は可能であるが，最適なペプチドグリカン切断酵素は菌種により異なり，臨床検体では菌種が不明であることが多く，酵素前処理によるDNA抽出は不向きである．ただし，ビーズ法は細胞壁だけでなくDNAそのものにも損傷を与えるため，長い領域の核酸増幅には酵素前処理などの穏やかな方法をとる必要がある．

b．PCR法の原理

PCR法の原理を図VI-33に示す．DNAは通常相補的なDNAが互いに結合した2本鎖DNAとして存在する図VI-33a．2本鎖DNAを高温にさらすと熱変性して1本鎖DNAとなる図VI-33b．この状態から徐々に冷却すると，再び相補的なDNAどう

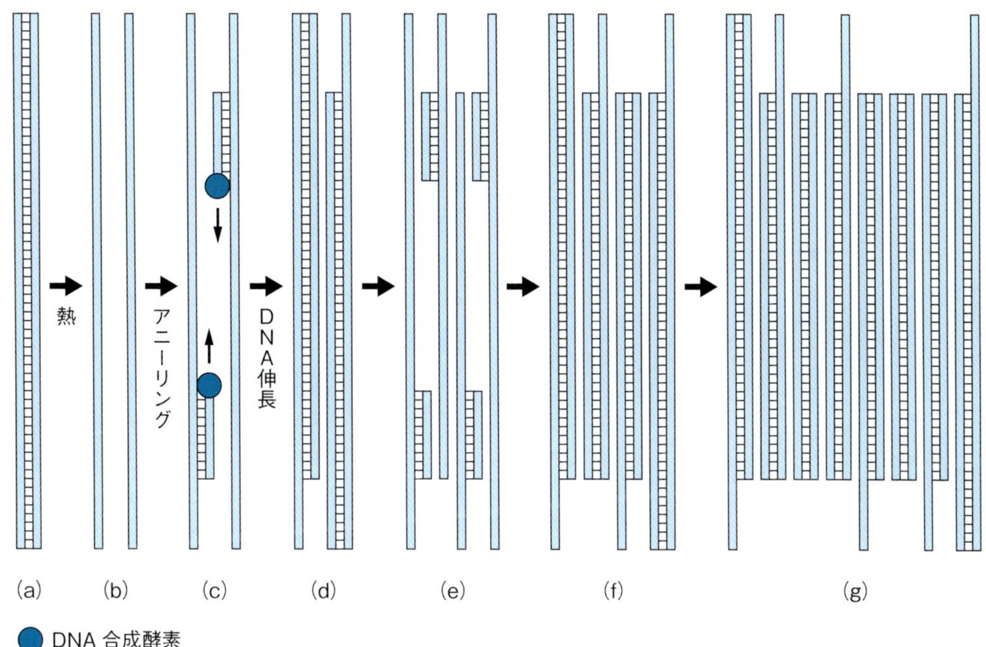

図VI-33 PCR 法の原理

しが結合して2本鎖DNAとなる（アニーリング）．このときプライマーとよばれる，目的のDNA領域に相補的な短鎖DNA（オリゴヌクレオチド，通常20塩基程度）が大量に存在すると，元のDNAにプライマーが優先的に結合する 図VI-33c ．このプライマー部分からDNA合成酵素の働きにより，5'→3'方向にDNAが伸長される 図VI-33d ．一般的には94℃でDNAを熱変性し，55〜60℃（プライマーの塩基配列により若干異なる）に冷却してプライマーを結合させ，72℃でDNA合成酵素によるDNA伸長を行う．この一過程で目的のDNA領域は元のDNAの倍に増幅される 図VI-33d, f, g ．この過程を30回繰り返せば目的のDNA領域は，原理的には2の30乗倍（約10億倍）に増幅されることになる．PCR法が開発された初期の頃は，熱によるDNA変性時にDNA合成酵素活性が失活してしまうため，一過程毎にDNA合成酵素を添加していたが，好熱菌由来の熱耐性DNA合成酵素が発売されてからは酵素の添加が必要なくなり，試薬を混合してサーマルサイクラーにセットするだけで増幅を行うことが可能となった．また，より高感度なPCR法としてnested PCR（2段階PCR）という方法がある．1次PCRを行った増幅産物を鋳型として，その増幅産物の内側に新たなプライマーをセットして2次PCRを行う方法である．病原体の核酸が微量しか含まれない検体からの高感度な増幅を行いたい場合や，検体中にプライマーと類似した配列が他にも存在して，バックグラウンドが高く出てしまうような場合に，特異性を高める目的で行われる．

目的とする病原体がリボ核酸（ribonucleic acid: RNA）をもつウイルスの場合は，逆転写酵素（reverse transcriptase: RT）を用いて1本鎖RNAを2本鎖DNAに変換後にPCRを行う 図VI-34 ．RTはRNAを鋳型としたDNA合成（RNA-dependent DNA polymerase）活性，DNA-RNA 2本鎖のRNA部分のみを切断除去するリボヌクレアーゼH（ribonuclease H: RNase H）活性と，DNAを鋳型としたDNA合成（DNA-dependent DNA polymerase）活性の3種類の酵素活性を有している．RNAに配列特異的プライマーや6から8塩基程度のランダムプライマーを作用させ，相補的DNAを合成させる 図VI-34a, b ．次いでRNase H活性によりRNAが取り除かれ，1本鎖の相補的DNAとなる 図VI-34c ．プライマー2からDNA合成が開始され

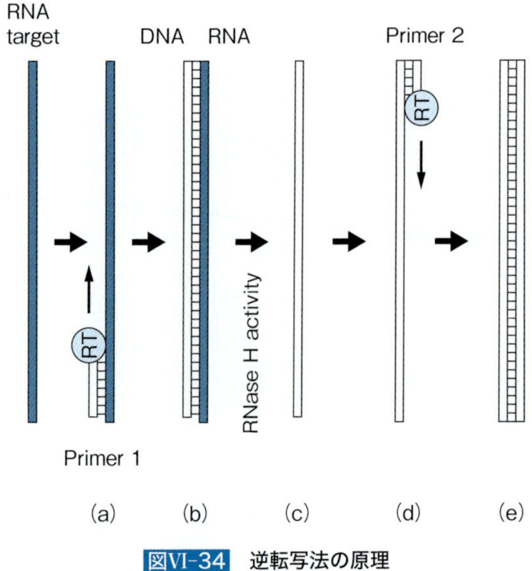

図VI-34　逆転写法の原理

2 本鎖 DNA が完成する 図 VI-34e.

■ c．TMA 法の原理

PCR 法が前述のように目的とする領域の DNA を増幅するのに対し，TMA 法は RT と DNA を鋳型とした RNA 合成酵素（DNA-dependent RNA polymerase）の 2 種類の酵素を用い，RNA 合成酵素の転写活性によって主に RNA を増幅する方法である 図 VI-35．1 本鎖 RNA から 2 本鎖 DNA を合成する過程は前述の 図 VI-34 と同様であるが，プライマー 1 の尾には RNA 合成酵素に転写開始を指示するプロモーター配列が加えられている 図 VI-35a．合成された 2 本鎖 DNA にはこのプロモーター配列が含まれているため 図 VI-35e，この部位から RNA 合成酵素により RNA が転写される．通常 1 本の 2 本鎖 DNA からは 100 から 1000 コピーの RNA が転写されるという 図 VI-35g．転写された RNA にはプライマー 2 が結合し 図 VI-35h，RT の RNA を鋳型とした DNA 合成活性により DNA-RNA 2 本鎖が合

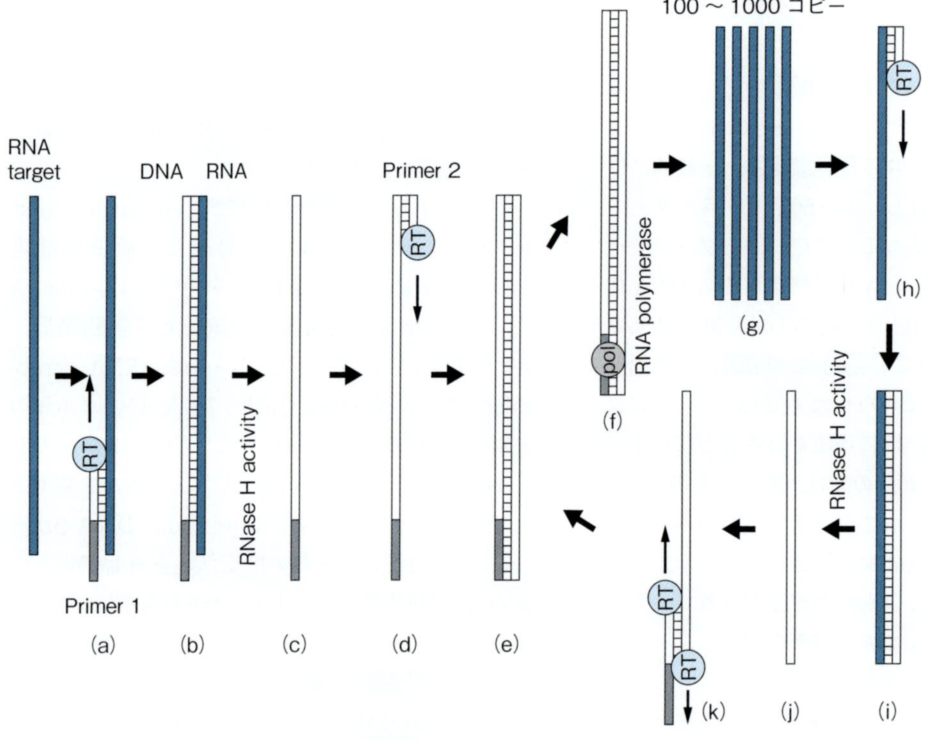

図VI-35　TMA 法の原理

成される 図VI-35i．次いでRNase H活性により1本鎖DNAとなり 図VI-35j，この1本鎖DNAにはプライマー1が結合し 図VI-35k，DNAを鋳型としたDNA合成活性によりRNA合成酵素の転写開始配列を含む2本鎖DNAとなる 図VI-35e．これ以降は（e）～（k）の循環が一定温度で進行する．この方法は増幅効率が非常に高く，1時間の反応で10の11乗倍の増幅が可能であるといわれている．

■ d．増幅産物の確認

目的の核酸が増幅されたかどうかを確認する方法として，一番簡易な方法は電気泳動法である．しかしこの方法は多数検体を処理するのには向かず，また増幅した核酸を試験管外で取り扱うため，コンタミネーションに注意が必要である．そのほか多数検体の処理が可能な定性・定量的な方法が数多く考案されており，その中から代表的な方法を紹介する．

1）電気泳動法

目的とする増幅産物が得られたかどうかを確認するために，寒天の主成分であるアガロースやアクリルアミドの重合体であるポリアクリルアミドゲルを使用した電気泳動を行う方法である．DNAやRNAは溶解するとリン酸残基によりマイナスの荷電をもつため，電気泳動を行うとプラス極方向に移動する．アガロースゲルやポリアクリルアミドゲルは網目構造をしており，その分子ふるい効果により長い核酸はゆっくりと，短い核酸は速く移動する．電気泳動後にゲルをエチジウムブロマイドなどの核酸染色溶液で染色を行う．染色されたゲルを紫外線トランスイルミネーターで紫外線を当てると，核酸は蛍光を発するので増幅が確認できる．DNAに結合するエチジウムブロマイド量は増幅されたDNA量に比例するので，蛍光の強さによりDNA量の推定が可能である．同時に電気泳動を行うDNAサイズマーカーにより増幅断片の大きさを確認することも可能である．

図VI-36 に電気泳動法による増幅産物の検出例を示す．HBVのS領域およびプレコア/コア領域のPCR増幅産物を3%アガロースゲルで電気泳動し，エチジウムブロマイド染色を行ったものである．S領域233 bpならびにプレコア/コア領域665 bpの増幅産物が，DNAサイズマーカーの相当する位置に確認できる．

電気泳動法は簡易・簡便な方法であるが，増幅後のサンプルを試験管外で取り扱うため，増幅された核酸による汚染の問題がある．前述のとおり増幅後のサンプル中には数億倍以上に増えた核酸が存在す

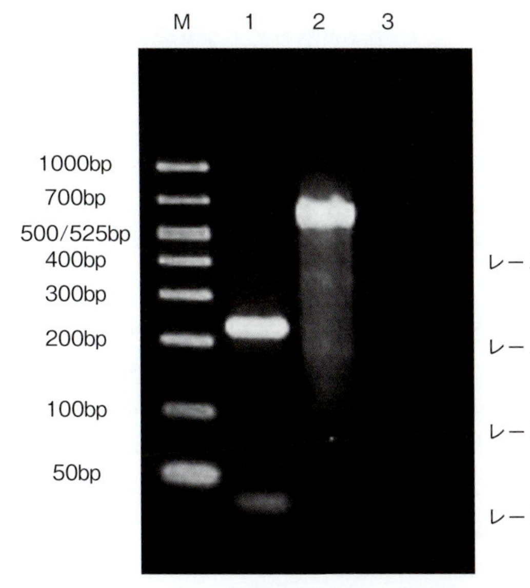

図VI-36 電気泳動法による増幅産物の検出

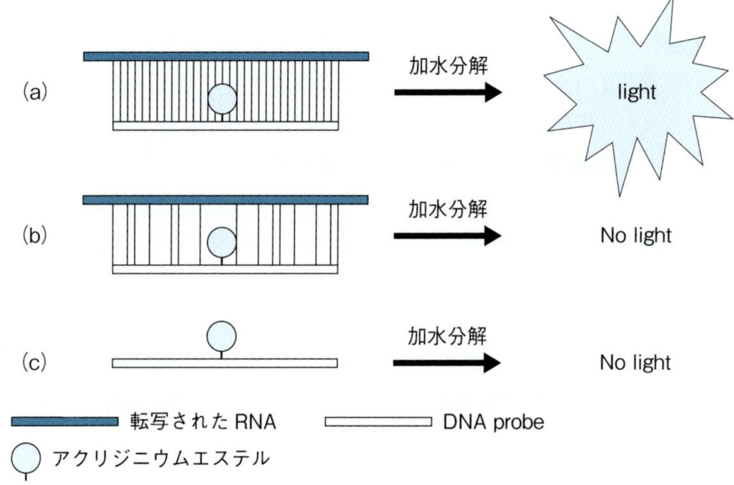

図VI-37　HPA 法の原理

るため，たとえ微量であっても試薬，容器，あるいは環境を汚染すると（コンタミネーション），偽陽性の原因となり得る．したがって，試薬や検体の調製を行う場所・器具と，増幅後のサンプルを取り扱う場所・器具とを明確に区分する必要がある．

核酸増幅産物の染色に用いるエチジウムブロマイドは，2本鎖DNAに強く結合してDNAの複写や転写を阻害するため，強い変異原性があるといわれている．したがって取り扱いには注意が必要で，直接皮膚に触れないよう使い捨て手袋などを使用する．エチジウムブロマイドの安全な代替品としてSYBR Green I，GelGreen，GelRedなどが販売されている．

2）Hybridization protection assay（HPA）法[24]

TMA法の定性試験に用いられている方法で 図VI-37，TMA反応終了後に転写されたRNAに相補的なアクリジニウムエステル標識DNAプローブ（増幅産物の配列に相補的な配列をもつオリゴヌクレオチド）を加え，RNAとハイブリダイゼーションさせる．十分な相補性をもったハイブリダイゼーションが行われると，プローブに標識されたアクリジニウムエステルは，RNA-DNAの二重らせんの内側に収まるよう設計されている．相補性が不十分なもの 図VI-37b や，ハイブリダイゼーションが形成されなかったもの 図VI-37c は，アルカリによる加水分解によりアクリジニウムエステルが失活する．一方，十分な相補性をもつハイブリッド 図VI-37a は，アクリジニウムエステルが二重らせんによって保護されるため，アルカリ条件でも加水分解されずに化学発光能を保持している．この化学発光の強度を測定して，RNAが増幅されたかどうかを確認することがでる．

3）インターカレーター法[25]

2本鎖DNAの塩基対の間に入り込んで，DNAと結合する物質をインターカレーター（intercalator）とよぶ．インターカレーター法はDNAに結合して蛍光を発するインターカレーターをPCR反応系に加える方法で，前述のSYBR Green Iが一般的に使用されている．SYBR Green Iは2本鎖DNAに特異的に結合し，励起光の照射により蛍光を発する．この蛍光強度をPCRのサイクルごとに測定することで，増幅産物の生成量をモニターすることができる．図VI-38 にインターカレーター法の原理を示す．インターカレーター法は増幅されたDNAの塩基配列に特異性がないため，目的の病原体ごとに専用のプローブを構築する必要がなく，多用性・費用削減の利点があるが，2本鎖DNAをすべて検出するため，検出特異性は後述するTaqManプローブ法やmolecular beacon法に劣る．

インターカレーター法や後述のTaqManプローブ法，molecular beacon法は，リアルタイムPCRと

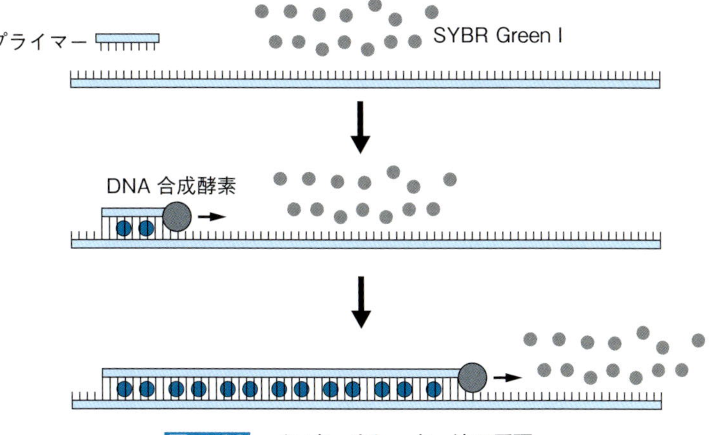

図VI-38　インターカレーター法の原理

して病原体の定量解析に威力を発揮する．Molecular beacon 法はリアルタイム TMA にも応用可能である．また，前述の電気泳動法のように増幅産物を試験管外に取り出して確認を行う必要がないので，迅速に結果を得ることができ，コンタミネーションのリスクも低い利点がある．

4）TaqMan プローブ法[26)]

TaqMan プローブ法は PCR 法によって増幅される DNA 配列に相補的なプローブ上に（通常 25〜30 bp），2 種類の蛍光色素を標識し（互いの蛍光色素が近接するため，蛍光共鳴により消光状態: クエンチング），DNA 合成酵素がもつ 5'→3' エキソヌクレアーゼ活性によりプローブが分解され，蛍光色素がプローブから遊離することでクエンチングから解除されて，蛍光を発することを原理とするリアルタイム PCR 法である．プローブの 5' 末端にリポーター色素を，3' 末端にクエンチャー色素を標識し PCR の反応系に加えると，プローブはアニーリング時に増幅部位の DNA に特異的にハイブリッドする 図 VI-39b．DNA 合成酵素は 5'→3' 方向に DNA を伸長しながら，併せもつ 5'→3' エキソヌクレアーゼ活性によりプローブを分解していく 図 VI-39c．リポーター色素がプローブから遊離してクエンチャー色素から離れるため，クエンチングから解除され蛍光を発する 図 VI-39d．この蛍光強度を PCR のサイクルごとに測定することで，インターカレーター法と同様に増幅産物の生成量をモニターする．PCR 反応が進行してプローブが分解されなければ蛍光は検出されないため，目的の感染因子塩基配列の有無と定量を行うことができる．

5）Molecular beacon 法[27)]

Molecular beacon 法は PCR 法にも TMA 法にも用いることのできるリアルタイム増幅検出法である．Molecular beacon は増幅される DNA や RNA に相補的な配列をもち，5' 末端にリポーター色素を 3' 末端にクエンチャー色素を標識した，ステムループ構造をとるオリゴヌクレオチドプローブである 図 VI-40．両末端部分に相補配列をもつため，遊離状態ではステムループ構造をとることにより，リポーター色素とクエンチャー色素が近接して消光状態となる 図 VI-40a．プローブが増幅された DNA や RNA に相補的な領域で特異的にハイブリダイズすると，ステムループ構造をとることができず，両蛍光色素間の距離が広がるために蛍光を発する 図 VI-40b．

■ e．リアルタイム PCR 法による定量測定の原理

PCR 法での検体の定量は従来エンドポイントを求める方法で行われてきた．検体を段階希釈して（通常 3〜5 倍ごと）PCR を行い，何倍希釈まで陽性となるのかを求め，その PCR の検出感度と希釈倍率から検体中の DNA 量を算出するものである．この方法では検体の段階希釈をいかに正確に行っても，

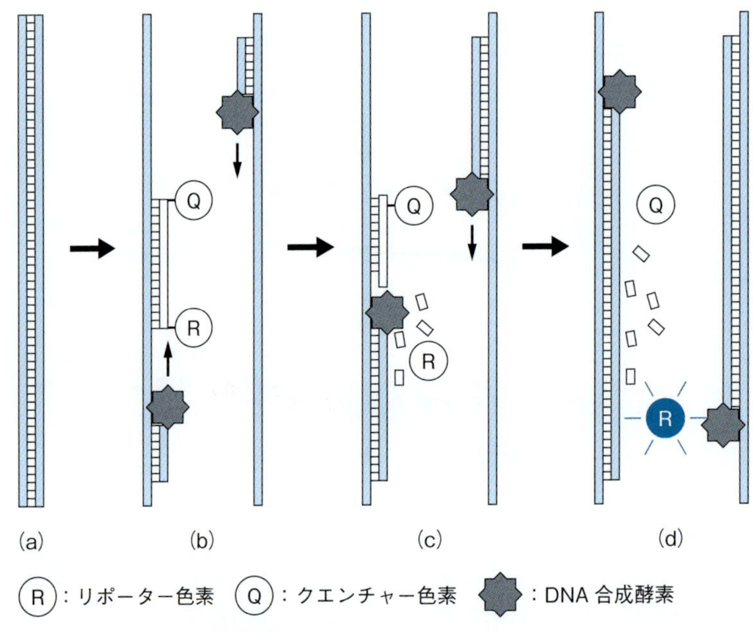

図VI-39　TaqMan プローブ法の原理

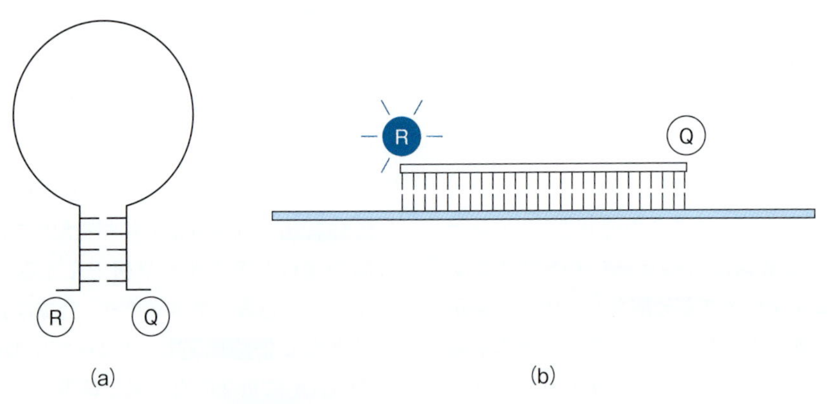

図VI-40　molecular beacon 法の原理

10 倍程度の誤差が生じてしまっていた.

PCR 法とインターカレーター法，TaqMan プローブ法や molecular beacon 法などのリアルタイム増幅検出法との組み合わせで，検体中の DNA 濃度を定量することが可能である．TMA 法と molecular beacon 法との組み合わせでも定量は可能であるが，現行では PCR-TaqMan プローブ法や PCR-molecular beacon 法が，検出感度の高さや測定レンジの広さから推奨されている[28]．リアルタイム PCR 法では 1 サイクルごとに増幅産物をモニタリングするため，PCR の指数関数的増幅域では，かなり正確に定量を行うことが可能である．PCR 法の原理の項で述べたように，PCR 法では 1 サイクルごとに 2^1，2^2，2^3……2^nと DNA が指数関数的に増幅されるが，実際にはシグモイド曲線を示す 図 VI-41a．検体中の DNA 量が多いほど増幅産物量は早く検出可能な量に達するため，既知量検体を段階希釈してリアルタイム PCR を行うと，検体中の DNA 量に応じて増幅曲線が等間隔に得られる 図 VI-41a．この増幅曲線の指数関数的増幅域に閾値（threshold）を設定し，

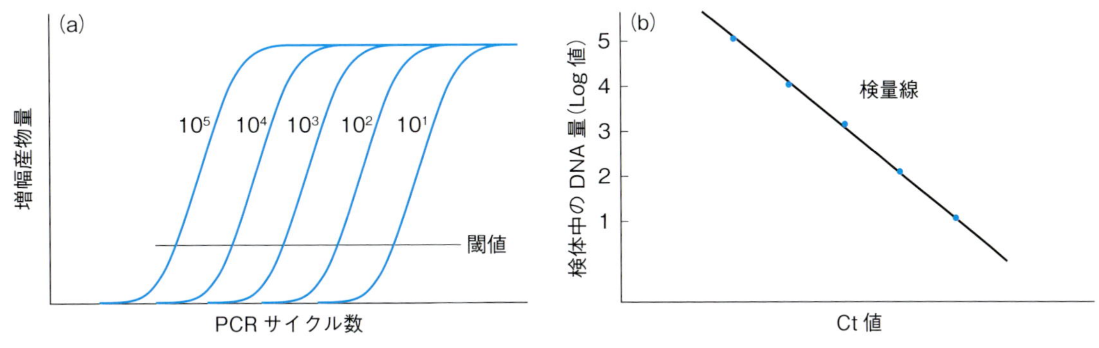

図VI-41　リアルタイム PCR 法による定量測定の原理

表VI-12　2010 年以降の輸血感染例数

年	HBV	HCV	HIV	HEV	HAV	B19	細菌
2010	11	2	0	0	1	0	0
2011	13	0	0	0	0	1	1（G 群溶血性レンサ球菌）
2012	6	0	0	4	0	0	1（A 群溶血性レンサ球菌）
2013	7	1	1	1	0	0	1（G 群溶血性レンサ球菌）
2014	2	0	0	4	0	0	0
2015	0	0	0	3	0	1	2（大腸菌，黄色ブドウ球菌）
2016*	1	0	0	3	0	0	1（シトロバクター・コセリ）

*2016 年 10 月まで

その閾値に達するときの PCR サイクル数(Ct 値)を求める．検体中の DNA 量を縦軸に，Ct 値を横軸にとると両者は図 VI-41b のような直線関係(検量線)になる．定量したい検体を同一条件でリアルタイム PCR を行い，Ct 値を算出すれば検量線からその検体中の DNA 量を求めることができる[29]．

f．核酸増幅検査の問題点

感度・特異性に優れた NAT にも問題点がないわけではない．血清学的検査と比較するとその頻度は非常に低いが，偽陽性が出現することがある．何らかの原因で蛍光や化学発光が生じてしまうためと考えられる．しかし NAT での「陽性」結果が偽陽性なのかどうかの判断は非常に困難である．対象となる病原体の濃度が非常に低い場合は，同一検体の NAT を複数回行うと，結果が「陽性」となる場合と「陰性」となる場合があるためである．

NAT の検出感度は通常 95%LOD（limit of detection）で表示される．この感度は 95%の確率で陽性となる病原体の最低濃度を表している．したがって，検体中に検出感度濃度の病原体が含まれていても，100 回 NAT を行うと 5 回くらいは陰性となる可能性がある．病原体濃度がより低い場合は，さらに陽性となる確率は低くなる．それゆえ NAT での「陰性」結果は真の陰性を意味するのではなく，「検出限界以下」と解釈するべきである．NAT 結果が偽陽性かどうかを判断するには，一定期間以上の間を空けて血清学的検査，NAT の再検査を行う必要がある．

おわりに

輸血用血液の安全性は非常に高くなってきている．表 VI-12 に 2010 年以降の年毎の輸血感染例数を示す．輸血 HBV 感染は 2010 年に 11 例（献血者は 9 名），2011 年 13 例，2012 年 6 例，2013 年に 7 例が確認されている．輸血 HCV 感染も 2010 年に 2 例（献血者は 1 名），2013 年にも 1 例が確認されている．また 2013 年には輸血 HIV 感染も確認されている．しかし，個別NATを導入した2014年8月以降の血液では，2016年にHBV感染が1例確認されているのみで，HCVやHIVの感染は確認されていない．このHBVの原因血は個別NATでも陰性の感染極初期の血液であった．

このように個別NAT導入後はHBVやHCV，HIVの輸血感染は減少したが，2011年10月に診断薬が保険収載されたHEVの輸血感染例が，毎年3～4例確認されている．また重篤化する可能性のある輸血細菌感染も毎年のように確認されている．

日本輸血・細胞治療学会の「輸血療法の実施に関する指針」や，厚生労働省の「血液製剤等に係る遡及調査ガイドライン」に準拠して適切な検査が望まれる．

●文　献

1) 片山　透．輸血後感染症に関する研究，厚生省血液研究事業．平成1～7年度研究報告集．

2) Blumberg BS. Polymorphisms of serum proteins and the development of isoprecipitins in transfused patients. Bull NY Acad Med. 1964; 40: 377.

3) Blumberg BS, Alter HJ, Visnich S. A new antigen in leukemia sera. JAMA. 1965; 191: 541-6.

4) Alter HJ, Blumberg BS. Further studies on a "new" human isoprecipitin system. Blood. 1966; 27: 197.

5) Blumberg BS, Gerstley BS, Hungerford DA, et al. Serum antigen (Australia antigen) in Down's syndrome, leukemia and hepatitis. Ann Intern Med. 1967; 66: 924.

6) Okochi K, Murakami S. Observations on Australia antigen in Japanese. Vox Sang. 1968; 15: 374-85.

7) Prince AM. An antigen detected in the blood during the incubation period of serum hepatitis. Proc Natl Acad Sci USA. 1968; 60: 814-21.

8) Dane DS, Cameron CH, Briggs M. Virus-like particles in serum of patients with Australian-antigen associated hepatitis. Lancet. 1970; 1: 695-8.

9) Choo QL, Kuo G, Weiner AJ, et al. Isolation of a cDNA clone derived from a blood-borne non-A, non-B viral hepatitis genome. Science. 1989; 244: 359-62.

10) 星　友二，内田茂治．輸血ウイルスおよび寄生虫感染症．In: 日本輸血・細胞治療学会，編．輸血副反応ガイド．Ver. 1.0．東京: 杏林社; 2014．p.75-7.

11) 水落利明．B型肝炎ウイルス感染の血清学的診断法―HBs抗原検査薬．Infectious Agents Surveillance Report．2006; 27: 221-2.

12) Ouchterlony O. In vitro method for testing the toxin-producing capacity of diphtheria. Acta Path Microbiol Scandinav. 1948; 25: 186-91.

13) 科学技術振興機構．金コロイドを用いた高感度体外診断薬キットの開発に成功―前立腺がんの早期発見に期待―．科学技術振興機構報．2010; 第758号.

14) 森　幹永，片田順一，知久浩之，他．銀増幅技術による高感度インフルエンザ診断薬の開発．Fujifilm research & development．2012; 57: 5-10.

15) 会澤英樹，西田昌貴，山中信光，他．Quartz Dotを用いた高感度蛍光イムノクロマト法の開発．古川電工時報．2011; 127: 1-6.

16) 齋藤　滋．HTLV-1母子感染予防対策医師向け手引き，厚生労働科学特別研究事業．平成21年度報告書.

17)「HIV検査・相談マップ: HIVまめ知識」厚生労働省科学研究費エイズ対策研究事業ホームページ.

18) Mullis KB, Faloona FA. Specific synthesis of DNA in vitro via a polymerase-catalyzed chain reaction. Methods Enzymol. 1985; 155: 335-50.

19) Giachetti C, Linnen JM, Kolk DP, et al. Highly sensitive multiplex assay for detection of human immunodeficiency virus type 1 and hepatitis C virus RNA. J Clin Microbio. 2002; 40: 2408-19.

20) Boom R, Sol CJ, Salimans MM, et al. Rapid and simple method for purification of nucleic acids. J Clin Microbiol. 1990; 28: 495-503.

21) Tang YW, Ellis NM, Hopkins MK, et al. Comparison of phenotypic and genotypic techniques for identification of unusual aerobic pathogenic gram-negative bacilli. J Clin Microbiol. 1998; 36: 3674-9.

22) Bosshard PP, Abels S, Zbinden R, et al. Ribosomal DNA sequencing for identification of aerobic gram-positive rods in the clinical laboratory (an 18-month evaluation). J Clin Microbiol. 2003; 41: 4134-40.

23) Rantakko-Jalava K, Jalava J. Optimal DNA isolation method for detection of bacteria in clinical specimens by broad-range PCR. J Clin Microbiol. 2002; 40: 4211-7.

24) Arnold L, Hammond PW, Wiese WA, et al. Assay formats involving acridinium-ester-labeled DNA probes. Clin Chem. 1989; 35: 1588-94.

25) Morrison TB, Weis JJ, Wittwer CT. Quantification of low-copy transcripts by continuous SYBR Green I monitoring during amplification. Bio Techniques. 1998; 24: 954-62.

26) Holland PM, Abramson RD, Watson R, et al. Detection of specific polymerase chain reaction product by utilizing the 5'----3'exonuclease activity of Thermus aquaticus DNA polymerase. Proc Natl Acad Sci USA.

JCOPY 498-01913

1991; 88: 7276-80.
27) Tyagi S, Kramer FR. Molecular beacons: probes that fluoresce upon hybridization. Nat Biotechnol. 1996; 14: 303-8.
28) B型肝炎治療ガイドライン（第2.2版）2016年5月. 日本肝臓学会.
29) Higuchi R, Fockler C, Dollinger G, et al. Kinetic PCR: Real time monitoring of DNA amplification reactions. Biotechnology. 1993; 11: 1026-30.

VI-E 細菌感染

Bacterial infection

Author:
佐竹正博

はじめに

細菌に汚染された血液製剤の輸血によって起きる細菌感染症は，近代的な輸血医療が開始された当初より低からぬ頻度で存在したと推定される．しかし，まだ安全性の確立されていない血液型の不適合や，輸血される患者の重篤な病態，その後は頻発する輸血後肝炎などに隠れて，輸血の合併症として注目されることは少なかった．また以前は，採血された血液を長期保存することは少なく，新鮮なうちに輸血に供したので，保存中に細菌が危険な濃度まで増殖することも少なかった．常温で保存されて細菌が増殖しやすい血小板製剤も今日ほど使用されていなかった．また今日ほど免疫抑制状態にある患者が多くなく，細菌に汚染された製剤を輸血されても発症せず，実際に敗血症に陥る患者が少なかった可能性もある．一方，献血者からの採血は，以前は洗浄した滅菌ガラス瓶を用いた開放系のシステムで行われていたが，1980 年 4 月までには全国的にビニールバッグを用いたクローズドシステムに変更された．データは存在しないが，これによって血液製剤の細菌汚染の頻度がかなり下がったはずである．その後，肝炎ウイルスなどの検査法の進歩に伴って輸血後肝炎が激減し，相対的に，頻度は低いものの重篤な合併症として輸血後細菌感染症が注目されるようになった．また，化学療法や移植医療の普及に伴って血小板製剤の輸血が増えたことも，輸血による細菌感染症の実際の増加につながっていると思われる．輸血による細菌感染症あるいは敗血症は，今日では輸血関連急性肺障害（TRALI）とともに，致死率の高い合併症として認識されている．輸血細菌感染症の克服の困難さは，採血血液に細菌が混入する経路を完全に遮断することが困難であることと，ウイルスと違って混入した細菌がごく微量であってもその後保存中に高い濃度にまで増殖しうることに起因する．

1 輸血細菌感染症の頻度

輸血を受けた患者が比較的速やかに敗血症様症状を示した時，これを輸血細菌感染症と確定するためには，血液製剤と当該患者の血液に同じ株の細菌が同定されることが必要である．特に，患者血中から検出された細菌と，輸血された血液製剤から検出された細菌について，パルスフィールド電気泳動法や細菌の塩基配列の比較によって相同性が確認されることが望ましい．

同定された菌種をみてそれが実際に感染症を起こしたか否かを判断する際には注意が必要である．一般の臨床においては，患者検体から検出された菌の種類，環境菌かどうか，その病原性の強さや数，また採取部位なども考慮して，その菌が病態の原因菌かどうかを最終的に判断する．しかしながら，血液製剤の汚染の場合は，それらの菌が大量に増殖した

JCOPY 498-01913

表VI-13 日本での輸血による細菌感染症（2000～2015）

採血後日数	症状発現時間	症状	転帰	医療機関培養結果	血液センター調査
赤血球製剤によるもの（採血日を1日目とする）					
不詳	開始1時間後	発熱，悪寒，白血球増多	回復	*Bacillus cereus*	*Bacillus cereus*
14日目	開始75分後	発熱，悪寒，低酸素血症	軽快	Negative	*Yersinia enterocolitica*
21日目	開始30分後	発熱，呼吸困難，血圧低下	軽快	Negative	*Yersinia enterocolitica*
血小板製剤によるもの（採血日を1日目とする）					
3日目2000	終了直後	嘔気，背部痛，ショック	死亡	*Streptococcus pneumoniae*	*Streptococcus pneumoniae*
3日目2006	終了145分後	発熱，悪寒，白血球減少	死亡	*Staphylococcus aureus*	*Staphylococcus aureus*
4日目2008	開始1時間後	発熱，悪寒，戦慄 血圧低下	軽快	*Staphylococcus aureus*	*Staphylococcus aureus*
4日目2008	開始40分後	血管痛，血圧低下 胸苦	軽快	*β-Streptococcus group G*	*Streptococcus dysgalactiae ssp. equisimilis*
4日目2009	開始10分後	悪寒，戦慄，発熱 血圧低下，呼吸苦	回復	*Serratia marcescens*	*Serratia marcescens*
3日目2009	開始20分後	悪寒，戦慄，喘鳴 血圧低下	回復	*Streptococcus agalactiae*	*Streptococcus agalactiae*
4日目2011	開始60分後	悪寒，発熱，血圧低下， 低酸素血症	回復	*Streptococcus dysgalactiae ssp. equisimilis*	*Streptococcus dysgalactiae ssp. equisimilis*
4日目2012	開始165分後	悪寒，戦慄，呼吸苦	回復	*Streptococcus pyogenes*	*Streptococcus pyogenes*
3日目2013	開始150分後	前胸部圧迫，悪寒，発熱	軽快	*Streptococcus equisimilis*	*Streptococcus equisimilis*
4日目2015	不明	発熱，心不全増悪	軽快	*Staphylococcus aureus*	*Staphylococcus aureus*

製剤が短時間に直接患者血中に入ることから，上記のような条件を考慮する余地は少ない．たとえば病原性の低い *Staphylococcus epidermidis* は一般の臨床においては感染症の原因菌とはなりにくいが，これが高濃度に増殖した血小板製剤が輸血されれば敗血症や死亡例が出る場合がある[1,2]．

全国の医療機関から日本赤十字社血液センターに報告される輸血細菌感染症の疑い例は，毎年30～50例を数える．そのうち，上記の条件を満たして輸血用血液の細菌汚染によることが確定されたのは，2000年から2015年までの16年間で合計13例である **表VI-13**．10例が血小板製剤（PC）の輸血によるもので，3例が赤血球製剤（RCC）によるものであった．この間の輸血細菌感染症による死亡例は2例のみで，いずれもPC輸血によるものであった．起炎菌は，*Streptococcus pneumoniae*[3]と *Staphylococcus aureus* であった．海外と比べると，これら日本の感染，死亡の頻度は非常に低い．例えば英国のSHOT（Serious Hazards of Transfusion）の報告では，1998年から2008年までの11年間に，36例（RCCによるもの6例，PCによるもの30例）の輸血細菌感染症があり，10例の死亡例が報告されている．米国では，PCの全品培養などの対策がとられる前の1995年から2004年までの10年間に，85例の輸血による敗血症死亡例があり，そのうち12例は *Klebsiella pneumoniae* によるものであったという[4]．その後2011年から2015年までの5年間には，大部分の血液センターでは全品培養によるスクリーニングが行われているにもかかわらず，13例のPC輸血による死亡例が報告されている **表VI-14**[5]．なお，アメリカの血液事業の規模は日本の約2倍である．ドイツでは，1998年から2011年までの14年間に5例の細菌感染による死亡例が報告されている[6]．

実際にPC輸血によってどのくらいの頻度で細菌感染症が起きているのかは不明である．臨床の現場において，軽症の場合，頻度の高い発熱性輸血反応と症状がよく似ていて気づかれないこと，また，重症であっても細菌感染症と認識されないためであろう[7]．医療機関内で一部を培養試験に供したのちPCを出庫した場合，のちに判明した培養結果と照合し

表VI-14　アメリカ合衆国で2011年から2015年の間に起きた輸血感染症による死亡例

http: //www.fda.gov/downloads/BiologicsBloodVaccines/SafetyAvailability/ReportaProblem/TransfusionDonationFatalities/UCM518148.pdf

Staphylococcus aureus	5
Babesia microti	3*
Serratia marcescens	2
Staphylococcus epidermidis	1
Coagulase-negative staphylococci	1
Klebsiella pneumoniae	1
Morganella morganii	1
Pseudomonas fluorescens	1*
Acinetobacter species	1
Enterococcus faecium	1*
West Nile virus	1
TOTAL	18

*RCC 輸血による死亡例

て同定した敗血症症例と比較すると，担当医が敗血症と認識したのはその1/10であったという[8]．今日においても医療関係者の中では，PC輸血による細菌感染のリスク認識は低い．

2 輸血用血液製剤の汚染源となる細菌とその頻度

赤血球製剤（RCC）は2～6℃に保存されるので細菌は一般に増殖しづらく，低温でも増殖しうるやや特殊な細菌(低温細菌とよばれる)のみが増殖する．ただそれらの菌も常温（15～30℃）になればより増殖しやすくなる．低温細菌は極地や高緯度地域，深海の環境から数多く検出されているが，輸血用血液製剤中に検出されるものは比較的限られており，*Yersinia enterocolitica*, *Listeria monocytogenes*, *Pseudomonas putida*, *Pseudomonas fluorescens*, *Serratia marcescens*, *Clostridium botulinum* などが汚染原因菌として報告されている．日本でもこれまで，*Yersinia enterocolitica* に汚染されたRCCの輸血により2例の敗血症症例が報告されている．これらは低温で増殖するものの増殖速度は比較的遅い．このため日本では，*Yersinia enterocolitica* が混入したRCCの輸血による敗血症を防ぐために，RCCの有効期限を21日としており，これは世界で最も短い有効期限である．

表VI-15　期限切れ血小板製剤の培養により同定された細菌（Satake M, et al. Transfusion. 2009; 49: 2152-7[9]による）

細菌の由来（推定）	初流血除去前 陽性率 0.17%（36/21,786）（1例は重複感染）	初流血除去後 陽性率 0.05%（11/21,783）
皮膚	*Propionibacterium acnes*（24） *Staphylococcus epidermidis*（4） *Staphylococcus spp.*（2） *Staphylococcus saccharolyticus*（1） *Gram*（+）*bacillus, non-spore*（1）	*Propionibacterium acnes*（7） *Staphylococcus epidermidis*（1）
一時的皮膚付着または血液	*Staphylococcus aureus*（2）	*Staphylococcus aureus*（1）
血液	*Streptococcus constellatus*（1） *Salmonella cholerаesuis*（1） *Eikenella corrodens*（1）	*Streptococcus dysgalactiae ssp. equisimilis*（1） *Escherichia coli*（1）

PCは20～24℃に保存されるのでほとんどの種類の細菌が増殖しうる．したがって，輸血による細菌汚染の問題はほとんどPCにかかわるものである．2005年から2007年にかけて日本のPCの細菌汚染の頻度が調査されている 表VI-15[9]．有効期限の切れた21,700あまりのPCを全自動培養細菌検出器（BacT/Alert）にて培養すると，36本0.17%が最終的に培養陽性であった．ただしその3分の2は，病原性がほとんどないといわれる *Propionibacterium acnes*，いわゆるニキビ菌によるもので，それを除いた細菌汚染の頻度は13例0.06%であった．その半分以上は皮膚常在のブドウ球菌属が占め，その他は，皮膚通過菌（一時付着菌）である *S. aureus* が2例，口腔由来と思われる細菌が2種類，腸管由来が1種類分離された．いわゆる初流血除去（ドナーからの採血の最初の20～30 mLを輸血用血液に含めない方法）を施行したのちの汚染率は0.05%（21,783例

中 11 例，1,980 本に 1 本)，*P. acnes* による汚染を除いた汚染率は 0.018%（21,783 例中 4 例，5,400 本に 1 本）となった[9]．欧米からは多くの報告があるが，総じて 1,500 本に 1 本の頻度であり，日本よりもやや高い[10]．

3 細菌が混入する経路

細菌が献血血液に混入する経路として大きく 4 つが考えられる．

a．皮膚からの混入

献血者の皮膚の消毒が不十分で，皮膚に付着していた菌が，穿刺針を通して採血血液に紛れ込む．この場合，*Staphylococcus* 属を中心とした皮膚の常在菌である場合と，*Staphylococcus aureus* のように一時的に皮膚に付着していた通過菌の場合とがある．これに関連した多くの事例が報告されている．アトピー性皮膚炎患者の炎症を起こしている皮膚には，高い頻度で高濃度の *Staphylococcus aureus* が検出される[11]．ノルウェーではアトピー性皮膚炎をもつドナーからは採血をしていない[12]．幼児のおむつを頻回に交換するドナーの皮膚に付着していた *Clostridium perfringens* が採血血液に混入し，その製剤を輸血された患者が死亡した例が報告されている[13]．

b．菌血症によるもの

菌血症の状態にある献血者から細菌が採血血液に混入することがある．献血者は問診などによって本来健康な人が選択されているが，健康人であっても一時的に菌血症の状態になることは日常起きている．たとえば，歯磨きの後は 20%以上の人が一時的に菌血症になり，抜歯後はそれが 60%に達するという[14]．献血の問診では，出血を伴う歯科治療後は 3 日間献血をお断りしている．*Yersinia enterocolitica*[15] や Salmonella 属の細菌[16] は，腸炎が消退した後も長期間菌血症の状態が続き，その状態で献血をすると製剤の汚染につながる．大腸癌との関連が知られている *Streptococcus bovis* が PC 中に検出されたために，ドナーを精査すると大腸癌が発見される場合がある[17]．あるドナーが献血した血小板製剤が，2 回にわたって BacT/Alert によって *E. coli* による汚染を検出されたが，このドナーは *E. coli* 菌血症を起こす大腸憩室炎を有していた[18]．

次のような例は，菌血症に由来するのか，一度ドナーの体外に出たものが採血部位の皮膚に付着したのかはよくわからない．*Serratia marcescens* は腸管や泌尿器由来の細菌で菌血症も起こしうるが，医療機関での院内感染菌として医療機関に出入りする人に付着する可能性がある．*Streptococcus pneumoniae*[3] や *Streptococcus dysgalactiae subspecies equisimilis*[19] などは基本的に上気道の細菌であるが，しばしば PC の汚染菌となる．爬虫類の 90%はサルモネラ菌を保有しているので，それを扱うドナーには注意すべきであるとの指摘がある[20]．最も高頻度に汚染を起こす細菌の 1 つである *Staphylococcus aureus* は，健康人の鼻腔やアトピー性皮膚炎患者の皮膚に高頻度に検出されるが，それらが採血部位に一時的に付着したのか，菌血症に由来するのかは不明である．

c．製剤のプロセスでの混入

製剤をクローズドシステムで調整している工程において細菌が混入することはほとんどあり得ない．洗浄製剤や解凍製剤，合成製剤などは，製造工程の中にラインの連結などの手順が入るが，これも無菌的接合装置を使用するため細菌が混入する可能性はほとんどない．採血用の資材や器具が細菌に汚染されている可能性も指摘されるが，厳重な品質管理のもとに工業的に生産され滅菌されている現代の医療器具が細菌に汚染されていることはほとんどない．

d．輸血実施の際の混入

製剤そのものは感染していなくても，その保管から実際の輸血に至る過程で外部から菌が混入する機会がある．医療機関で輸血を実施するに際しては，輸血ラインの組み立てなどの過程で無菌が保たれない機会は十分にあるが，ここで敗血症を起こすような量の大量の細菌が混入する可能性は少ない．ただ，FFP を融解中に温浴水槽中の水が製剤中に混入する危険は残っている．

ほとんどの細菌汚染の事例は上記 a. か b. のどちらかが原因であるが，*Staphylococcus epidermidis* などの典型例を除いて，どちらであるかを菌の種類から推定するのは困難であることが多い．

4 輸血による敗血症の臨床

採血された 1 バッグに混入する細菌の数は，SOP（standard operating procedure）に従った正しい採血が行われた場合 20〜60 cfu 以下であろうといわれている[21]．これらの細菌がすべて増殖するわけではない．血漿中の補体などの抗菌性をもつ生体防御機構によって少数の細菌は死滅することも多い．特にグラム陰性菌はそれらへの感受性が高い．これらの防御機構を免れた細菌が，製剤の保存中に最高 10^7〜10^8 cfu/mL の濃度にまで増殖する．さらに，細菌の増殖した血液製剤のすべてが臨床症状を起こすわけでもない．むしろごく一部のみが敗血症を起こすものと考えられている．それを規定する主な要素は，汚染した菌の種類，製剤中の菌量，患者の免疫機能を含めた全身状態，患者が抗生物質投与中であるかなどである．*Staphylococcus aureus* のような病原性の強い細菌はより重篤な症状を起こしやすいが，一般に，製剤中の菌濃度が 10^5 cfu/mL 以下では発症せず，10^6〜10^7 cfu/mL レベルになって初めて中等症以上の敗血症が起きるとされている[8]．ただしグラム陰性菌の場合はエンドトキシンを産生するため 10^5 cfu/mL 以下の濃度でも発症することがある．増殖速度の速い菌，たとえば *S. aureus*，*Bacillus cereus*，*Klebsiella pneumoniae* などは PC 中で急速に増殖するので，敗血症の原因菌となることが多い．

海外で供給されている PC の中には血漿の 60〜70% を PAS（血小板添加液）で置換した製剤があり，日本では洗浄血小板製剤がある．一般にこれら血漿濃度の低い PC 中では，グラム陽性菌の場合は細菌への栄養源が少なくなるため増殖が抑制され，グラム陰性菌の場合は抗菌物質が減るためにかえって増殖しやすくなる．血漿中の補体などの抗菌物質は主にグラム陰性菌に対して機能している．発症を左右する患者側の要因としては，白血球数の少ない患者はより発症しやすいことも報告されている[7]．

症状は，発熱性輸血反応をより重篤にしたもので一般的な敗血症と同じであるが，発症がより急激で重篤感が強い．輸血中から，または輸血後数時間以内に発熱，悪寒，戦慄，時に体幹の筋肉の激しい痛み，頻脈，血圧上昇（のちに下降）などがみられ，進行すればショックに移行し死に至る．外来で PC を輸血した場合には帰宅してから発症することもあるので注意を要する．海外では輸血による敗血症の診断基準を定めているところがあるが[22]，発熱性輸血反応との区別が困難であり日本では定められていない．細菌感染症が疑われた場合には，即座に輸血を中止し，血液培養のための血液サンプルを採取したのち，重点的な抗生物質療法を行う．混入している細菌種は広範囲にわたるが，日本では頻度としては PC の場合，*Streptococcus* 属が最も多く，次に *Staphylococcus aureus* で，グラム陰性菌は少ない 表VI-13．MRSA が原因菌となったことはまだない．これらに対して殺菌的なものを含めた広範な抗生物質療法が必要である．血液培養の結果が出ればそれに基づき適切な抗生物質に変更する．

輸血していた血液製剤は，患者の末梢血の逆流を防ぐために，患者への刺入部位からできるだけ離れた部分でラインを途絶させ，冷蔵庫に保管する．速やかに血液センターに感染疑い例として連絡し，確保した血液バッグを渡す．あるいは，確実な手技をもって医療機関内で細菌の検出を行う．血液センターでは現在，第三者公的機関に細菌の有無と菌種の同定を依頼している．可能であれば，患者の血液も同時に依頼し，パルスフィールド電気泳動，または遺伝子配列を決定して菌種が一致するかどうかの判定をする．

5 輸血による細菌感染を防ぐために

輸血による細菌感染を防ぐ方法として，主に 4 つの考え方がある．1）細菌を混入させない．2）細菌の混入した製剤を検出する．3）製剤中で細菌を増殖させない．4）混入した細菌を死滅させる．

JCOPY 498-01913

a．採取する血液に細菌を混入させない方策

献血現場の問診・検診においては，菌血症の疑われるドナーを可能な限り排除している．問診において献血を断っているのは次のような事例である．有熱の人，消化管内視鏡検査直後の人，3日以内に抜歯や歯石除去など出血を伴う歯科治療を受けた人，1カ月以内に発熱や粘血便を伴う激しい下痢をした人，口唇・鼻腔・口腔など粘膜を貫通するピアスをしている人，治癒していない創傷や熱傷のある人，化膿性疾患のある人，炎症性皮膚疾患が採血部位にある人など．これら問診に限界のあることは明らかであり，ドナーの血流由来の細菌の混入が最も解決困難な問題である．

前述した *Yersinia enterocolitica* などの細菌は血中では白血球に貪食された後も死滅せずに長期生存している．これがそのまま採血されて製剤の保存中に増殖することがある．現在日本のすべての輸血用血液製剤について保存前白血球除去が施されているが，この白血球除去によって白血球内に取り込まれている細菌も効率的に除去することができる．元来事例が少ないために *Y. entorecolitica* による感染例が少なくなったかどうかを統計学的に示すことはできないが，白血球除去が導入された2007年以降 *Y. enterocolitica* の感染例は起きていない．

ドナーの穿刺部位に付着する細菌が，血液とともに採血バッグに入るのを防ぐためには，皮膚の消毒を十分に行うことが必須である．世界で現在主に使用されている皮膚消毒薬は，ヨード系，クロルヘキシジン系，アルコール系である．ヨードチンキは消毒力が強いが，皮膚刺激性も強く広く用いることができない．ヨード系のポビドンヨードはスペクトラムが広く日本の血液センターが採用している．クロルヘキシジンは殺菌力が比較的長時間維持され，米国ではその2%アルコール溶液が使用されているが[23]，アレルギー反応を起こす頻度が高い．特に日本人にはクロルヘキシジンアレルギーの人が多いとされる．オランダではアルコールのみを使用している[24]．各血液センター・各国がそれぞれの評価に基づいて最適としたものを使用しており，どれが最も優れているということはできない．より重要なことは，確実な消毒の手技であり，特に消毒液を塗布後十分に殺菌のための時間をおくことが肝要である．

適切な皮膚消毒によっても，穿刺部位を完全に細菌フリーの状態にすることは困難な場合がある．特に皮膚付属器の毛嚢などの皮膚深部や，頻回の穿刺により内翻した表皮のトンネル部分の消毒は理論上も不可能である．このため，採血の最初に流れ出てくる血液15～30 mLを採血ラインの側副バッグにとりわけて皮膚に付着した細菌をそこに集め，本採血から区別する方法が考え出された（初流血除去）[24-26]．主な先進国でこの方法が取り入れられている．日本では27 mLを取り分けており，血小板採血については2006年から，全血採血については2007年からこの方法が導入された．取り分けた血液は検査用に有効に利用している．日本の血液センターでは，この方法によって細菌汚染率が約70%減少した表VI-15[9]．

b．細菌に汚染された製剤を検出する

採血血液に混入する細菌の量は20または60 cfu以下ときわめて微量であると考えられている[21]が，その後製剤の保存中に増殖する．一方，輸血によって臨床的に細菌感染症を起こすにはある程度の菌量が必要である．したがって，輸血直前の製剤中の細菌量がそのレベルより低ければ現実的には問題は起こらないといえる．この観点からいえば，医療機関で輸血直前に検査するとすれば，10^4 cfu/mL，できれば10^3 cfu/mL以上の細菌濃度の製剤を検出できればよい．一方血液センターにおいては，輸血までの数日間に危険な量まで増える可能性のある製剤を検出しなければならない．そのためには，増殖可能な細菌がわずかでも入った製剤を検出しなければならない．このように，検査をする時期（施設）によってその検査の意義は異なる．

1）血液センターが行うべき検査

上記の理由から超高感度の検査が求められる．現在多くの先進国で導入されているのが培養法である．PCから5～20 mLの血小板液サンプルを採取し，血液培養ボトルに5～10 mL注入し，自動培養装置（BacT/Alert® など）で培養するものである．培養開始後12～24時間後に陽性のシグナルの出な

いものを適格として医療機関に出庫する．理論上，サンプル容量（5〜20 mL）中に1〜10個ぐらいの細菌が混入していれば陽性となるので，現在でも最も高感度で標準的な検査法とされている．サンプル量はできるだけ多いほうがよく，また好気と嫌気の両培養ボトルを使用したほうが感度が高くなる．この方策においては，培養用のサンプルを採取するまでの時間をできるだけ長くとる必要がある．欧米でPC全品培養の導入後，偽陰性による少なからぬ感染事例が報告されたが，その主な原因は，採血血液中の初期菌濃度が低く，採取した培養用サンプル中に細菌が含まれなかったことである．特に増殖速度の遅い菌の場合にこの理屈が当てはまる．したがって，サンプルにも細菌が十分含まれるような濃度に達するように，サンプル採取まで十分長い時間（24時間以上）を置くことが推奨されている[27,28]．アメリカ合衆国では培養法の導入によって，敗血症症例，死亡症例ともその数を60〜80%減少させることができたとされる[29]．しかし，特に増殖速度の遅いグラム陽性菌による敗血症は防ぎ切れていないことが明らかになっている[29,30]．培養スクリーニングで陰性であったPCを，十分に時間をおいて再培養に供すると，さらに多くの陽性製剤が検出され，初回培養の感度は30〜40%であるとの評価がある[21,31]．培養法は，上記のようにサンプル採取までの時間と培養の時間を必要とするので，有効期間の短いPC製剤においては，供給体制との十分なすり合わせが必要であり，各国で様々な工夫がなされている．2016年の時点で，先進国で培養法を導入していないのは日本やフランス，ドイツなどである．

リアルタイム核酸増幅検査[32]方法も検討され，ドイツなどでは事業に取り入れられている[33]．この方法では，すべての細菌に共通の16SリボソームRNA（rRNA）をコードする16S rDNAをPCRで増幅・検出することによって細菌の有無を調べる．もう一つは，PCを汚染する代表的な細菌を選び，それらに特異的なプライマーのカクテルを用いてPCRを行うものである．PCRに用いるポリメラーゼなどの試薬が多くは細菌由来のものであり，試薬中の細菌由来DNAを増幅してしまうことが大きな障害となっており，様々な工夫がなされている．またPCRに供するPCサンプルの量が培養法に比べれば圧倒的に少なく，理論的には感度が低くなることは避けられない．

2）医療機関で行う検査

医療機関において輸血直前に製剤の外観を観察することは非常に重要である（外観確認）．PC中で細菌が増殖すると外観に種々の変化を呈するようになる．大凝集塊，粒状の小凝集塊，異常な色調（緑色，ピンク色など），色調の変化・混濁，スワーリング（PCを光にかざすと血小板の雲状の揺らぎが見える）の消失，ガスの発生，異常な臭気などである．スワーリングは細菌の増殖がなくとも消失することがあるが，その場合血小板機能も低下していることを示すので，いずれにしても輸血には使用できない．これらの変化が出るのは一般に菌濃度が10^7 cfu/mL以上になった場合であり，またこの濃度になっても何ら外観に変化を示さない場合も多い．したがって，外観確認は，これをもってすべての汚染製剤を検出できるものではなく，感染事例を減らそうという意義づけで行うものである．非常に簡便で短時間で行えるものであり，すべてのPCに対してできるだけ輸血に近い時点で必ず実施すべきである．外観確認とは異なるが，PCをPC用輸血フィルターを通して輸血を開始した際，フィルターが目詰まりを起こすことがある．保存前白血球除去が行われている現行のPCは白血球などによる小凝集塊はほとんど発生しない．したがってフィルターの目詰まりは増殖した細菌とフィブリンの凝集塊であることがある．このような場合は決して無理に輸血を続行せず，細菌汚染の可能性を考えた処置をしなければならない．

もう一つ，医療機関において簡便に細菌汚染製剤を同定する方法が考え出されている．Verax社のPGD（Pan Genera Detection）テクノロジーは，輸血前のPCの一滴をクロマトグラフィーキットで展開し，グラム陰性菌はその細胞壁のLPS（リポ多糖），グラム陽性菌はLTA（リポタイコ酸）との反応で菌の有無を判定するもので，約30分で終了する．感度は10^4 cfu/mL前後で，輸血直前の判定であれば臨床的には敗血症をほぼ回避できる．非特異反

JCOPY 498-01913

応が多い欠点はあるが，アメリカ合衆国では国の認可を受けて臨床に使用されている[30,34]．このほかにも，輸血直前の細菌汚染判定用のキットが開発されている．

c．製剤保存中に細菌を増殖させない

細菌感染症がRCC輸血ではほとんどなくPC輸血で多いのは，ひとえに製剤の保存中の温度の違いによる．PCは20〜24℃で保存されるため，混入した細菌が数日で高い濃度に達する．したがって，保存期間を短くすれば細菌濃度が危険なレベルに達する前に輸血を施行することができる．実際，輸血細菌感染症を起こすPCはほとんどが保存期間が3日以上(採血日を1日目とする)のものであり 表VI-13，海外でも全く同様のデータが出ている[35]．この観点から，日本のPCの有効期間は4日目の24時までと決められている．ドナーからのPCの採取時刻を考えると，有効期限は最長で85時間であり，世界で最も短い期限である[36]．この短い期間では培養法を導入することは不可能であるが，有効期間を短く設定することの効果が培養法に劣らないことは，日本の輸血細菌感染事例の頻度が培養法を導入した国よりも低いことからも明らかである．

PCを低温で保存することができればPCの細菌汚染の問題は一気に解決する．2003年，HoffmeisterらはPCにUDP-ガラクトースを加えることによって，低温保存の血小板が十分な輸血後生存率を維持することを示したが[37]，これがマウスでは成立するもののヒトには当てはまらないことがわかった．2016年，GetzらはPCの血漿を減らしてPAS(platelet additive solution）で置換すれば4℃で保存しても凝集が起こらず，良好な血小板機能を長期維持できることを示している[38]．

また，冷蔵または凍結した血小板は，末梢血中で長期生存して生理的機能を発揮することはできない一方，すでに活性化されているので，輸血直後に粘着凝集反応を惹起する．これを利用して，軍隊などでは冷凍血小板として実際に配備されている．これらPCの低温保存は大きな可能性をもっており，これからの研究開発が待たれる．

d．混入した細菌を死滅させる

病原因子低減化法を用いてPCを処理してから保存する方法で，PCの細菌に関する安全性を確立する最終的な方法と考えられている．血小板機能の量的質的な低下，供給体制からみた時間的制約，高いコストなどが問題となる．詳細は病原因子低減化法の項を参照のこと．

●文　献

1) Yomtovian RA, Palavecino EL, Dysktra AH, et al. Evolution of surveillance methods for detection of bacterial contamination of platelets in a university hospital, 1991 through 2004. Transfusion. 2006; 46: 719-30.

2) Kou Y, Pagotto F, Hannach B, et al. Fatal false-negative transfusion infection involving a buffy coat platelet pool contaminated with biofilm-positive *Staphylococcus epidermidis*: a case report. Transfusion. 2015; 55: 2384-9.

3) Katayama T, Kamiya M, Hoshina S, et al. Fatal septic shock and rhabdomyolysis following transfusion of platelet concentrates contaminated with *Streptococcus pneumoniae*. Rinsho Ketsueki. 2003; 44: 381-5.

4) http://www.accessdata.fda.gov/ScienceForums/forum06/B-64.htm

5) http://www.fda.gov/downloads/BiologicsBloodVaccines/SafetyAvailability/ReportaProblem/TransfusionDonationFatalities/UCM518148.pdf

6) Störmer M, Vollmer T. Bacteria Screening: Diagnostic methods for platelet. Current status and developments. Transfus Med Hemother. 2014; 41: 19-27.

7) Hong H, Xiao W, Lazarus HM, et al. Detection of septic transfusion reactions to platelet transfusions by active and passive surveillance. Blood. 2016; 127: 496-502.

8) Jacobs MR, Good CE, Lazarus HM, et al. Relationship between bacterial load, species virulence, and transfusion reaction with transfusion of bacterially contaminated platelets. Clin Infect Dis. 2008; 46: 1214-20.

9) Satake M, Mitani T, Oikawa S, et al. Frequency of bacterial contamination of platelet concentrates before and after introduction of diversion method in Japan. Transfusion. 2009; 49: 2152-7.

10) Kleinman S, Reed W, Stassinopoulos A. A patient-oriented risk-benefit analysis of pathogen-inactivated blood components: application to apheresis platelets in the United States. Transfusion. 2013; 53: 1603-18.

11) Powers CE, McShane DB, Gilligan PH, et al. Microbiome and pediatric atopic dermatitis. J Dermatol. 2015; 42: 1137-42.
12) Klausen SS, Hervig T, Seghatchian J, et al. Bacterial contamination of blood components: Norwegian strategies in identifying donors with higher risk of inducing septic transfusion reactions in recipients. Transfus Apher Sci. 2014; 51: 97-102.
13) McDonald CP, Hartley S, Orchard K, et al. Fatal *Clostridium perfringens* sepsis from a pooled platelet transfusion. Transfus Med. 1998; 8: 19-22.
14) Lockhart PB, Brennan MT, Sasser HC, et al. Bacteremia associated with toothbrushing and dental extraction. Circulation. 2008; 117: 3118-25.
15) Guinet F, Carniel E, Leclercq A. Transfusion-transmitted *Yersinia enterocolitica* sepsis. Clin Infect Dis. 2011; 53: 583-91.
16) Rhame FS, Root RK, MacLowry JD, et al. *Salmonella septicemia* from platelet transfusions. Study of an outbreak traced to a hematogenous carrier of *Salmonella cholerae*-suis. Ann Intern Med. 1973; 78: 633-41.
17) Lee CK, Chan HM, Ho PL, et al. Long-term clinical outcomes after *Streptococcus bovis* isolation in asymptomatic blood donors in Hong Kong. Transfusion. 2013; 53: 2207-10.
18) Ramirez-Arcos S, Alport T, Goldman M. Intermittent bacteremia detected in an asymptomatic apheresis platelet donor with repeat positive culture for *Escherichia coli*: a case report. Transfusion. 2015; 55: 2606-8.
19) Bay JO, Tournilhac O, Ducher E, et al. A near fatal septic transfusion reaction due to *Streptococcus dysgalactiae* subspecies equisimilis calls for novel safety measures. Vox Sang. 2009; 96: 271.
20) Jafari M, Forsberg J, Gilcher RO, et al. *Salmonella* sepsis caused by a platelet transfusion from a donor with a pet snake. N Engl J Med. 2002; 347: 1075-8.
21) Murphy WG, Foley M, Doherty C, et al. Screening platelet concentrates for bacterial contamination: low numbers of bacteria and slow growth in contaminated units mandate an alternative approach to product safety. Vox Sang. 2008; 95: 13-9.
22) AABB. Clinical recognition and investigation of suspected bacterial contamination of platelets. AABB Association Bulletin #14-04. http://www.aabb.org/programs/publications/bulletins/Documents/ab14-04.pdf.
23) Benjamin RJ, Dy B, Warren R, et al. Skin disinfection with a single-step 2% chlorhexidine swab is more effective than a two-step povidone-iodine method in preventing bacterial contamination of apheresis platelets. Transfusion. 2011; 51: 531-8.
24) de Korte D, Curvers J, de Kort WL, et al. Effects of skin disinfection method, deviation bag, and bacterial screening on clinical safety of platelet transfusions in the Netherlands. Transfusion. 2006; 46: 476-85.
25) Bruneau C, Perez P, Chassaigne M, et al. Efficacy of a new collection procedure for preventing bacterial contamination of whole-blood donations. Transfusion. 2001; 41: 74-81.
26) Wagner SJ, Robinette D, Friedman LI, et al. Diversion of initial blood flow to prevent whole-blood contamination by skin surface bacteria: an in vitro model. Transfusion. 2000; 40: 335-8.
27) Ezuki S, Kawabata K, Kanno T, et al. Culturebased bacterial detection systems for platelets: the effect of time prior to sampling and duration of incubation required for detection with aerobic culture. Transfusion. 2007; 47: 2044-9.
28) Montag T. Strategies of bacteria screening in cellular blood components. Clin Chem Lab Med. 2008; 46: 926-32.
29) Brecher ME, Blajchman MA, Yomtovian R, et al. Addressing the risk of bacterial contamination of platelets within the United States: a history to help illuminate the future. Transfusion. 2013; 53: 221-31.
30) Jacobs MR, Smith D, Heaton WA, et al. Detection of bacterial contamination in prestorage culture-negative apheresis platelets on day of issue with the Pan Genera Detection test. Transfusion. 2011; 51: 2573-82.
31) Pearce S, Rowe GP, Field SP. Screening of platelets for bacterial contamination at the Welsh Blood Service. Transfus Med. 2011; 21: 25-32.
32) Mohammadi T, Pietersz RN, Vandenbroucke-Grauls CM, et al. Detection of bacteria in platelet concentrates: comparison of broad-range real-time 16S rDNA polymerase chain reaction and automated culturing. Transfusion. 2005; 45: 731-6.
33) Sireis W, Rüster B, Daiss C, et al. Extension of platelet shelf life from 4 to 5 days by implementation of a new screening strategy in Germany. Vox Sang. 2011; 101: 191-9.
34) Vollmer T, Hinse D, Kleesiek K, et al. The Pan Genera Detection immunoassay: a novel point-of-issue method for detection of bacterial contamination in platelet concentrates. J Clin Microbiol. 2010; 48: 3475-81.
35) Morrow JF, Braine HG, Kickler TS, et al. Septic reactions to platelet transfusions. A persistent problem. JAMA. 1991; 266: 555-8.

 JCOPY 498-01913

36) Pietersz RN, Reesink HW, Panzer S, et al. Bacterial contamination in platelet concentrates. Vox Sang. 2014; 106: 256-83.
37) Hoffmeister KM, Josefsson EC, Isaac NA, et al. Glycosylation restores survival of chilled blood platelets. Science. 2003; 301: 1531-4.
38) Getz TM, Montgomery RK, Bynum JA, et al. Storage of platelets at 4℃ in platelet additive solutions prevents aggregate formation and preserves platelet functional responses. Transfusion. 2016; 56: 1320-8.

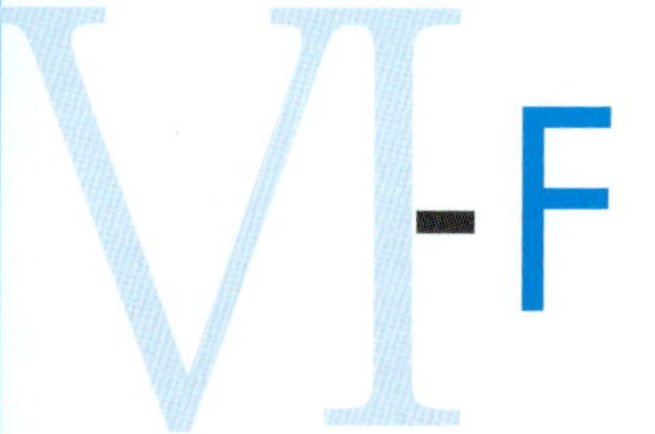

病原因子低減化

Pathogen reduction

Author:
佐竹正博

1 病原因子低減化の考えの起こり

輸血は現代の医療にとって必要不可欠な治療手段の一つであるが，一方で，ヒトが有する病原因子を感染させるリスクがあり，輸血感染症の克服は大きな課題であった．従来は，種々の手段を用いて，感染因子をもつ血液を輸血用血液に使用しないことに力がそそがれてきた．すなわち病原因子の検査・検出，感染リスクをもつドナーの問診による排除などである．詳細な血清学的検査や核酸増幅検査などの普及によって，大きな問題であったHBV，HCV，HIVの問題がほぼ片付いてくると，比較的頻度の少なかった，しかし臨床的には重大なその他のウイルス感染症や細菌感染症が次々と明るみに出て，それらに対する対策が必要となってきた．しかしながら，それらの一つ一つに対して検査系を立ち上げるには，多大の労力と時間，費用を要することは明らかである．

一方，HIVが人知れず一般人ひいては献血者の中に蔓延し，エイズの原因が判明したときには，すでに輸血による多くのHIV感染者を出していたことは，あらかじめ病原因子に対する何らかの対策を施した血液製剤を準備する必要性を痛感させた．また，新たな病原因子が同定されて，それに対する検査系を構築するにしても，実運用までは相応の時間を要し，それまで輸血感染を引き続かせることにもなる．

さらに開発途上国においては，今日の精密なスクリーニング検査システムを導入することは，費用，技術者の教育研修，電気水道などの安定した社会基盤などの点から，非常に困難な事情がある．そのような場合，比較的簡便な手技によって多くの病原因子を低減化できる方法があれば，それは比較的導入しやすいといえる．不幸なことに，多くの開発途上国は熱帯・亜熱帯に属し，欧米よりも多くの種類の病原因子が潜在している．

このようなことから，病原因子を一括して低減化できる方法が模索されてきた．なお，病原因子「低減化 reduction」は，以前「不活化 inactivation」と表現されていたが，多くの因子について完全に不活化することはできないことがわかり，「低減化」と呼称されるようになった．

2 血漿製剤

血漿製剤（新鮮凍結血漿，fresh frozen plasma: FFP）は凍結保存され，また解凍後も速やかに輸血されるので，たとえ細菌に汚染されていても危険な濃度まで増殖するリスクはきわめて少ない．したがって，その輸血による病原因子の伝播のリスクはほぼウイルスに限定される．FFPは細胞成分を含まないため，物理化学的な方法で血漿を処理することにより病原因子を低減化することが血小板製剤の場合よりは容易である．凝固因子の活性を維持するために，60℃のパスツリゼーション（低温殺菌）は不可能であるが，S/D処理，メチレンブルー，アモトサレン，リボフラビン処理などが行われる．後3者についてはこの章の最後に述べ，また血漿分画製剤の病原因子低減については血漿分画製剤の項で述べられる．ここではS/D処理について簡単に述べる．

S/D処理（solvent/detergent treatment，有機溶媒/界面活性剤処理）は，1985年ニューヨーク血液センターのHorowitzらによって開発された[1,2]．これは有機溶媒（1% tri-n-butyl phosphate）と界面活性剤（1% Triton X-100）で血漿を処理することによって，ウイルスのエンベロープを可溶化し，ウイルスの感染性をなくしてしまう方法である．加えた薬剤はオイルとレジンクロマトグラフィーで抽出除去する．HCV, HBV, HIVなどのエンベロープウイルスは短時間にほぼ完全に不活化することができる．これに対しHAVやヒトパルボウイルスB19などのノンエンベロープウイルスに対しては効果がない．血漿の大規模プールから工業的に生産された血漿製剤（Octapharma社製）は，ヨーロッパを中心に1990年代から長く輸血用に使用されてきた．S/D処理法はプロテインSなどの活性の低下を招きやすく，アメリカで製造されたS/D処理血漿が肝移植患者に輸血された際に，致死的な血栓症を連続して引き起こし，生産中止となった事例がある[3]．Octapharma社製品ではそれらの因子の低下は許容できる範囲にあり，FFPと同じ使用法によって肝移植などの際にも問題は起きていない[4,5]．むしろ大規模プールによる有害な抗体などの希釈[6]によってTRALIやアレルギー反応などの輸血反応が少ないとの報告がある[7]．2013年，少数のドナーからの血漿プールから製造されたS/D処理血漿（Octaplas）は米国FDAによって承認された．

3 細胞成分を含む製剤

赤血球製剤，血小板製剤には，生理作用を期待する細胞成分を含むため，上記のような物理化学的手段を直接適用することができない．しかしながら，これら赤血球や血小板は核をもたず，真の細胞ではない．血小板のミトコンドリア内の核酸を除いては，核酸の働きは血液製剤の生理作用に必要ではない．一方病原因子は，ホストの体内で増殖することによってはじめて病理作用を表す．すなわち核酸の複製と機能の発現が必須である．したがって，核酸を何らかの方法でその複製を抑制できれば，血球の生理作用を損なわず病原因子のみを低減化できると考えられる．実際，核酸に親和性をもつ物質は自然界に存在し，人工的にも合成が可能であり，それらの物質に核酸を傷害する機能を付加すれば病原因子のみの低減化が可能である．さらに，紫外線は核酸に傷害をもたらすことは昔より知られており，実際殺菌灯などに広く使用されている．したがって，これらの方法を単独で，あるいは組み合わせることによって効果的に病原因子のみを低減化することが可能になってきた．核酸親和性物質が紫外線感受性をもち，紫外線照射によって励起されて核酸傷害性をもたせる方法などは，非常に洗練された方法である．

4 トロント・コンセンサス・カンファレンス

低減化法の備えるべき基本的性能は，米国FDAによって2003年にすでに記載されている[8]．そこでは，広いスペクトラムをもつこと，本来の輸血成分の生理的機能を損なわないこと，患者に害がないこと，の3点が強調されている．その後，2007年3月トロントにおいて，カナダ血液サービス，ヘマケベックの主催により病原因子低減化に関するコンセンサス・カンファレンスが開かれた．ここでKleinらを中心に低減化に対する基本的な考え方がまとめられた．その主な内容は次のようなものである[9,10]．

1）病原因子が同定されてから対応するのではなく，リスクが予想される段階で手段を講ずるべきである．すなわち導入可能な低減化法ができ次第導入すべきである．

2）赤血球，血小板，血漿のすべての製剤に適用すべきである．可能な限り単一の方法が望ましい．

3）輸血されるすべての患者に適用すべきである．

4）低減化法が有する可能性のある毒性に鑑みて，適切なエンドポイントを設けた十分なパワーのある臨床比較試験が必須である．

5）確実なヘモビジランスシステムで市販後調査をしなければならない．

6）医療機関，当局を含めた関係者と綿密に情報を交換し，小規模の導入から開始し，次第に全国的な導入とする．

7）導入のための動機とは別に，低減化の導入によって廃止できる手順を考慮する．一部の問診項目，検査項目など（たとえばCMV抗体検査，梅毒血清学検査など）．

8）低減化製剤の投与を避けなければならない患者グループが特になければ，移行期を除いて非低減化製剤との共存は推奨できない．

9）低減化導入のコストは現在不明で，また導入による恩恵も計算することはできない．コストの評価のみによって導入の可否を決定してはならない．

5 技術的課題

技術的側面から望ましい条件や解決すべき問題などには次のようなものがある．

1）できるだけ広い範囲の病原因子を低減化できること．細菌，ウイルス，原虫などにおいて，特に輸血感染症として問題となる病原因子に対しては広く対応できることが望ましい．

2）低減化能はできるだけ高くなければならない．

しかしながら未知の病原因子に対応するのがこの技術の導入の目的であるという観点からは，導入した技術がその病原因子に対して有効かどうか実はわからない点が問題である．特に，その病原因子がどの程度の血中濃度となるのか不明であると，低減化法の能力がどれだけあればよいのか判断がつかない．例えばデングウイルスは今日世界中に広まって輸血による感染が危惧されているが，その感染者の血中濃度は10^9コピー/mLに達する．10^9コピー/mLのウイルスを低減化するのは現在開発されている方法では非常に困難である．ところが実は輸血によるデングウイルス感染はこれまで世界でも十指にも満たない．すなわちこのウイルスを低減化の対象とするかどうかも不明である．

3）低減化法が重大な副作用をもたらすものであってはならない．薬剤として当然のことであるが，開発された低減化法は核酸を修飾するものであるため，遺伝子変異原性が問題となりうる．該当する場合には十分な安全域が求められる．

4）輸血用血液製剤としての本来の機能が損なわれてはならない．すなわち，低減化処理によって赤血球・血小板・凝固因子の生理活性ができるだけ低下しないことが望ましいが，活性の低下を起こさない低減化法は現在のところ皆無である．新しい低減化法の臨床試験がこれまでいくつも遂行されてきたが，病原因子が現行の製剤に混入することがすでにきわめて稀なため，低減化の効果があったかどうかを疫学的に検証することがほとんど不可能である．したがって臨床試験のほとんどは，本来の輸血効果が保たれているかどうかを検証することをエンドポイントとしている．

5）新たな抗原を生成しないこと．低減化の物理化学的処理により，細胞膜上や血漿中の複雑な分子が修飾を受けてヒトにとって新たな抗原となる可能性は少なくない．頻回の輸血を受ける場合に免疫反応を起こす可能性があるばかりでなく，特に赤血球の場合は抗体スクリーニングやクロスマッチなどの検査システムに大きな影響を与える．

6）現行の製造工程に大きな影響を与えない．製造にかかる時間と人手が増えることは不可避であるが，できるだけ小さいほうが望ましい．特に有効期限の短い血小板製剤の場合に大きな問題となる．

7）製造にかかる費用の問題．初期設備投資とランニングコストは膨大なものである．低減化法が最終的な安全対策と見なされているにもかかわらず，その普及が遅々として進まない最大の原因は，このコストの問題である．

8）従来製剤とのすみわけをどうするか．理想的な低減化製剤が完成した際には，全ての出庫される製剤が低減化処理を受けているべきであるが，長所と短所が相半ばしている場合には，診療側で低減化製剤の使用について見解が分かれることが十分に予想される．その際に，従来製剤との二重在庫とするかどうかは，血液センターにとっては大きな問題である．品目が増えれば，ストックする製剤の総数を増やさなければならず，献血数をいっそう増やさなければならない．また採血と供給部門での手順や在庫管理は煩雑を極めることとなる．

9）低減化法の事業への導入

病原因子低減化法を現行の血液事業に導入するに際しては，目的と手段を明確にしておかなければならない．既知の輸血感染を起こすウイルスとしては，HBV，HCV，HIV の問題はほとんど解決されており，日本ではヒトパルボウイルス B19，サイトメガロウイルスについても安全性は非常に高い．最大の残存リスクは血小板製剤による細菌の感染である．これを低減化方策の対象とするのであれば，血小板製剤のみへの不活化法の導入で十分である．しかしながら，未知の感染症や現在スクリーニングしていない病原因子も対象と考える場合には，血漿や赤血球製剤にも適用できる方法を導入しなければならない．赤血球製剤に適用できる方法の開発は一般に困難であり，2017 年現在において赤血球製剤用の病原因子低減化法は完成していない．

新鮮凍結血漿（FFP）には細菌感染のリスクはほとんどないが，血小板製剤と同様に血漿量が多いため，伝播される病原体の量が多く，ウイルス感染の点から低減化の対象となるであろう．ただ，血漿分画製剤用の原料血漿にこの低減化法を施すと，種々の凝固因子活性が低下することがわかっており，分画製剤での活性の回収率低下が懸念される．

6 主な病原因子低減化法

上記の技術的課題をすべて満たす技術はいまだ完成されていないが，いくつかの方法が開発され，実用化されてきている．

a．メチレンブルー

これは血漿製剤（FFP）にのみ適用できる方法である．FFP を個別バッグ単位で処理することができ，多数のバッグのプーリングによる病原因子の拡散のリスクを避けることができる．メチレンブルーは六員環が横に 3 つ並んだ形をしており，それが核酸の 2 重鎖の間にキレートとして入りやすい．ここで可視光を照射すると活性酸素を生じ，それが核酸のグアニンに障害を与えることにより病原因子の複製を抑える．エンベロープウイルスを 4 log 以上低減化することができるが，ノンエンベロープウイルスである HAV や細菌には効果はない．凝固因子活性は15％程度低下する．メチレンブルー処理の歴史は非常に長く，主にヨーロッパでこれまでに数百万のメチレンブルー処理血漿バッグが輸血に使用されており，臨床的には大きな問題は生じていない．添加されたメチレンブルーによるアナフィラキシー反応が報告されているが[11,12]，きわめて稀な事象と考えられる．現行のキットは，照射終了後に残ったメチレンブルーをフィルターで除去するシステムとなっている．

b．インターセプト（Intercept®）

これは Cerus 社が開発したもので，血小板製剤と血漿製剤を対象とし，個別バッグ単位で処理することができる．対象とする血小板製剤は PAS（platelet additive solution，血小板添加液）を加えて血漿濃度を 30〜40％に下げておく必要がある．そこに光増感剤としてアモトサレンを混和する．アモトサレンも核酸に親和性をもっており，UVA（320〜400 nm）を照射することによってその両端の官能基を活性化し，それが核酸のピリミジン塩基に共有結合して複製を不可能にする[13]．1 重鎖の核酸にも結合する．このような不可逆的な結合は，約 80 塩基対に 1 つ起こるとされ，数万塩基対に 1 つの障害が起こるといわれるガンマ線照射と比べて，核酸の障害が非常に大きい．アモトサレンは，高濃度において遺伝子変異原性と光毒性があることがわかっている．その濃度は血液製剤の製造に使用する濃度をはるかに上回る非現実的なものであるが，実際の製造では照射後，CAD（compound absorption device）とよばれる吸着剤入りのバッグの中で 4 時間以上インキュベートしてアモトサレンの大部分を吸着して最終製品としている．これらの製造過程においてバッグ内の血小板総数は 10％前後減少する．

インターセプトの病原因子の低減化能は非常に高

い．細菌は，芽胞を形成する*Bacillus*などを除いて，ほぼ5 log以上の低減化能（$<1/10^5$）をもつ．ウイルスに対しても，ノンエンベロープウイルスであるヒトパルボウイルスB19やA型肝炎ウイルス（HAV），E型肝炎ウイルス（HEV）などを除いて，4〜5 log以上の低減化能をもつ．CMVに対しては非常に効果的に低減化を示すので，輸血用血液製剤のCMV抗体スクリーニングは不要になることが期待されている．また，製剤に混入しているドナー由来の白血球の核酸も傷害されるので，輸血後GVHD予防のための製剤の放射線照射が不要になるとされている．凝固因子活性は10〜20%低下する．

インターセプトの実用化に向けてはいくつかの重要な治験が行われた．ヨーロッパでは，バフィーコート由来のプール血小板製剤についてインターセプト処理PCの治験が行われ（euroSPRITE trial）[14]，輸血後のCCIが減少傾向にあるものの，5日間保存されたPCの臨床的有効性が示され，安全性についても問題はないとされた．アメリカでは成分採血由来血小板製剤について治験が行われ（SPRINT trial）[15]，インターセプト処理PC群において，輸血回数，輸血量の増加と輸血間隔，輸血後CCIの減少が認められたが，血小板の止血機能についてはコントロール群と差は認められなかった．特に大きな有害事象などは報告されていない．一方オランダで行われた治験（HOVON study）では，インターセプト群において有意に出血症状の増加がみられ（32%対19%）[16]，スペインでの治験ではすべての評価項目についてインターセプト処理製剤の非劣性性が示された[17]．

2016年時点で，国内すべてのPCについてインターセプトを導入しているのは，スイスとベルギーである．フランスやUSAなどは国内の一部のPCにインターセプト処理を施している．重大な有害事象などの報告はなく，順調に輸血医療に用いられているが，コストの高さによりさらなる展開が阻まれていると思われる．

c．ミラソル（Mirasol® PRT）

これもPCとFFPの個別バッグを対象とした病原因子低減化法で，Terumo BCT社のシステムである[18]．この方法では光増感剤としてリボフラビン（ビタミンB_2）を添加した後UV（UVAからUVCまで広い範囲にわたる）を照射する．照射によりリボフラビンが直接の電子授受によって核酸のグアニン残基を酸化し核酸に障害を与える．これがさらに二次的に種々の活性酸素を発生して核酸を傷害する．リボフラビンは生体が必要とするビタミンそのものであって，本質的に輸血患者に害は与えないものとみなすことができ，処理後もバッグから除去する必要がない．アモトサレンと同様に広い範囲の病原因子に効果があるが，細菌の殺傷効果はアモトサレンよりも弱い．白血球の増殖能を効果的に抑える．ミラソル処理は血小板をあるレベルまで活性化し，解糖を亢進させる[19]．また血小板顆粒の放出もある程度進み，刺激による最大活性化の程度が低い可能性がある[20]．ミラソルはインターセプトよりも後発の開発で，治験や事業への導入はまだ小規模にとどまっている[21]．血漿に応用した場合，一部の凝固因子活性は30%前後低下することが認められている．

d．UVC照射（Theraflex®-UVCシステム，マコファーマ社）

核酸の最大吸収波長（260 nm）に近い254 nmの単波長のUVCを照射して核酸に傷害を与えるものである[22]．PC用バッグや高蛋白濃度溶液のUVCの透過性は非常に悪いので，PCのバッグはUVCの照射中激しく振盪させ，全ての液体部分に照射が行き渡るようにしなければならない．細菌に対しては4 log以上の不活化が可能であり，HIV以外のウイルスに対しても同レベルの不活化能をもっている．血小板は軽度に活性化される[23]．

●文　献

1) Horowitz B, Wiebe ME, Lippin A. Inactivation of viruses in labile blood derivatives. I. Disruption of lipid-enveloped viruses by tri (n-butyl) phosphate detergent combinations. Transfusion. 1985; 25: 516-22.

2) Horowitz B, Bonomo R, Prince AM. Solvent/detergent-treated plasma: a virus-inactivated substitute for fresh frozen plasma. Blood. 1992; 79: 826-31.

3) Neisser-Svae A, Heger A. Two solvent/detergent-treated plasma products with a different biochemical profile. ISBT Science Series. 2016; 11: 94-101.
4) Bartelmaos T, Chabanel A, Leger J, et al. Plasma transfusion in liver transplantation: a randomized, doubleblind, multicenter clinical comparison of three virally secured plasmas. Transfusion. 2013; 53: 1135-45.
5) Bindi ML, Miccoli M, Marietta M, et al. Solvent detergent vs. fresh frozen plasma in cirrhotic patients undergoing liver transplant surgery: a prospective randomized control study. Vox Sang. 2013; 105: 137-43.
6) Sachs UJ, Kauschat D, Bein G. White blood cell-reactive antibodies are undetectable in solvent/detergent plasma. Transfusion. 2005; 45: 1628-31.
7) Hellstern P, Solheim BG. The use of solvent/detergent treatment in pathogen reduction of plasma. Transfus Med Hemother. 2011; 38: 65-70.
8) Epstein JS, Vostal JG. FDA approach to evaluation of pathogen reduction technology. Transfusion. 2003; 43: 1347-50.
9) Klein HG, Anderson D, Bernardi MJ, et al. Pathogen inactivation: making decisions about new technologies- preliminary report of a consensus conference. Vox Sang. 2007; 93: 179-82.
10) Klein HG, Anderson D, Bernardi MJ, et al. Pathogen inactivation: making decisions about new technologies. Report of a consensus conference. Transfusion. 2007; 47: 2338-47.
11) Dewachter P, Castro S, Nicaise-Roland P, et al. Anaphylactic reaction after methylene blue-treated plasma transfusion. Br J Anaesth. 2011; 106: 687-9.
12) Nubret K, Delhoume M, Orsel I, et al. Anaphylactic shock to fresh-frozen plasma inactivated with methylene blue. Transfusion. 2011; 51: 125-8.
13) Lin L, Cook DN, Wiesehahn GP, et al. Photochemical inactivation of viruses and bacteria in platelet concentrates by use of a novel psoralen and long-wavelength ultraviolet light. Transfusion. 1997; 37: 423-35.
14) van Rhenen D, Gulliksson H, Cazenave JP, et al. Transfusion of pooled buffy coat platelet components prepared with photochemical pathogen inactivation treatment: the euroSPRITE trial. Blood. 2003; 101: 2426-33.
15) McCullough J, Vesole DH, Benjamin RJ, et al. Therapeutic efficacy and safety of platelets treated with a photochemical process for pathogen inactivation: the SPRINT Trial. Blood. 2004; 104: 1534-41.
16) Kerkhoffs JL, van Putten WL, Novotny VM, et al. Clinical effectiveness of leucoreduced, pooled donor platelet concentrates, stored in plasma or additive solution with and without pathogen reduction. Br J Haematol. 2010l; 150: 209-17.
17) Lozano M, Knutson F, Tardivel R, et al. A multi-centre study of therapeutic efficacy and safety of platelet components treated with amotosalen and ultraviolet A pathogen inactivation stored for 6 or 7 d prior to transfusion. Br J Haematol. 2011; 153: 393-401.
18) Ruane PH, Edrich R, Gampp D, et al. Photochemical inactivation of selected viruses and bacteria in platelet concentrates using riboflavin and light. Transfusion. 2004; 44: 877-85.
19) Perez-Pujol S, Tonda R, Lozano M, et al. Effects of a new pathogen-reduction technology (Mirasol PRT) on functional aspects of platelet concentrates. Transfusion. 2005; 45: 911-9.
20) Zeddies S, De Cuyper IM, van der Meer PF, et al. Pathogen reduction treatment using riboflavin and ultraviolet light impairs platelet reactivity toward specific agonists in vitro. Transfusion. 2014; 54: 2292-300.
21) Mirasol Clinical Evaluation Study Group. A randomized controlled clinical trial evaluating the performance and safety of platelets treated with Mirasol pathogen reduction technology. Transfusion. 2010; 50: 2362-75.
22) Sandgren P, Tolksdorf F, Struff WG, et al. In vitro effects on platelets irradiated with short-wave ultraviolet light without any additional photoactive reagent using the THERAFLEX UV-Platelets method. Vox Sang. 2011; 101: 35-43.
23) Seghatchian J, Tolksdorf F. Characteristics of the Theraflex UVplatelets pathogen inactivation system-an update. Transfus Apher Sci. 2012; 46: 221-9.

第Ⅶ章

輸血の実際

Blood transfusion practices

VII-A 輸血とインフォームド・コンセント

Informed consent in transfusion medicine

Author:
田﨑哲典

1 インフォームド・コンセントの概念と歴史

インフォームド・コンセント（informed consent: IC）は一般に「説明と同意」と訳されるが，医療行為に関するすべての情報が開示され，その説明を受けて患者自らが自由な意思で選択・決定し，最終的に同意する，とまで踏み込んだ概念である．同意で個人的法益を処分する意思を示したことになるが，同時にいつでも撤回する権利を有している．欧米に約20年遅れるも，20世紀末にはわが国でも患者の権利として認識されるようになった．最近では臨床研究などにも不可欠となっているが，国際競争のし烈化で成果を急ぐあまり，ICが不十分との指摘もある．医事法学の第一人者である唄孝一は，特に同意（承諾）の難しさを指摘している．しばしICの在り方の原点に戻り，今の医療を考えてみる必要があろう．

a．インフォームド・コンセントの歴史【世界】

ICは人間の尊厳と平等に根ざした倫理的命題であるが，医療訴訟において「医師-患者」を律する法的基準として米国社会で発展してきた 表VII-1．1767年，患者からの不備な同意が法的に問題となったとの記録もあるが[1)]，実質的に医療においてICの概念が形成され始めたのは，第二次世界大戦中のナチスによる反人道的医学実験に対する反省からとされる[2)]．その精神は，人間を対象とした医学的実験において，被験者の自発的同意を絶対的なものとしたニュルンベルク綱領（1947年）に明記された．1957年のSalgo裁判（大動脈造影検査後の下半身麻痺は医師の説明義務違反）で，初めてICという表現が登場した[3)]．1964年の第18回世界医師会（WMA）総会では，被験者の人格を尊重して生物医学的研究が行われるべきとし，このICの概念が強調された（ヘルシンキ宣言）[4)]．生命倫理（bioethics）という言葉が登場したのもこの頃である．ただこの時点ではまだICが医療全般をカバーしていたわけではなく，1972年の「患者の権利章典に関する宣言」（アメリカ病院協会）で初めてICが患者すべての権利を保障する原則として確立した．1981年の第34回WMA総会でも，患者の自己決定権を保障するためには十分な説明が不可欠とし，ICを患者の権利とした（リスボン宣言）[4)]．2000年の第52回WMA総会ではヘルシンキ宣言のサブタイトル「ヒトを対象とする医生物学的研究に携わる医師に対する勧告」を「ヒトを対象とする医学研究の倫理的原則」に変更し，被験者の人権尊重を医の倫理の基本として強く唱えた[5)]．現在，医薬品の臨床治験では新GCP（医薬品の臨床試験の実施の基準）により，文書でのICが義務づけられているが，拠り所はヘルシンキ宣言の倫理原則である．したがって医療機関における治験や倫理委員会の運営では，これらの歴史的背景を十分に認識して進めねばならない．

JCOPY 498-01913

表VII-1　医の倫理，IC に関する歴史

西暦	世界	西暦	日本*
400	B. C. Hippocrates の誓い		
1803	医療倫理（Perciva1）		
1914	同意の原則（Schloendorff 裁判）		
		1934	医師の診療過誤に就て（丸山正次）
1947	ニュルンベルク綱領		
1948	第 2 回世界医師会総会（ジューネブ宣言）		
		1951	醫師の倫理（日本醫師會）
1957	初めて IC を使用（Salgo 裁判）		
1964	第 18 回世界医師会総会（ヘルシンキ宣言）		
		1970	医事法学への歩み（唄孝一）
1971	ケネディ倫理研究所設立（Washington DC）	1971	説明と承諾なき乳腺摘出術（東京地裁）
1972	患者の権利章典に関する宣言（アメリカ病院協会） 情報開示の重要性（Canterbury 裁判） 黒人梅毒人体実験（タスキギー事件）		
1975	第 29 回世界医師会総会（東京宣言）		
1981	第 34 回世界医師会総会（リスボン宣言）		
1983	倫理総括レポート （生命倫理に関するアメリカ大統領委員会） 第 35 回世界医師会総会（ベニス宣言）	1984	患者の権利宣言案（患者の権利宣言全国起草委員会）
		1985	IC「知らされた上での同意」 （厚生省健康政策局，生命と倫理について考える）
		1988	インフォームド・コンセント研究会（日本医師会）
		1989	IC「説明と同意」（同研究会） 輸血療法の適正化に関するガイドライン （厚生省健康政策局） 医薬品の臨床試験の実施に関する基準（旧 GCP，通達）
1991	精神病者の擁護およびメンタルヘルスケア改善のための原則（国連人権委員会）	1990	「説明と同意」についての報告 （日本医師会生命倫理懇談会） 精神科医療における告知同意のあり方に関する研究班 （厚生省）
		1992	患者の権利の確立に関する宣言（日本弁護士連合会）
		1993	インフォームド・コンセントの在り方に関する検討会 （厚生省健康政策局）
		1995	元気の出るインフォームド・コンセントを目指して （同検討会報告書）
		1997	臓器の移植に関する法律（臓器移植法） 輸血におけるインフォームド・コンセント中間報告 （日本輸血学会） 輸血同意書の義務化 医師等の責務に IC を追加（改正医療法，第一条の四 2） 医薬品の臨床試験の実施の基準（新 GCP，省令）
		1998	輸血におけるインフォームド・コンセント報告書 （日本輸血学会）
		1999	輸血療法の実施に関する指針 （厚生省医薬安全局長通知）
2000	第 52 回世界医師会総会（エジンバラ宣言）	2000	医の倫理綱領 （日本医師会会員の倫理向上に関する検討委員会） 「宗教と輸血」の最高裁判決
		2001	ヒトゲノム・遺伝子解析研究に関する倫理指針 （文部科学省，厚生労働省，経済産業省）

（次頁につづく）

表Ⅶ-1　つづき

西暦	世界	西暦	日本*
2002	血液提供と輸血に関する倫理綱領（国際輸血学会）	2002	疫学研究に関する倫理指針（文部科学省，厚生労働省） 診療情報の提供に関する指針（日本医師会） 遺伝子治療臨床研究に関する指針
2003	Patient's Bill of RightsからPatient Care Partnership	2003	安全な血液製剤の安定供給の確保等に関する法律 臨床研究に関する倫理指針
		2004	独立行政法人医薬品医療機器総合機構法 医師の職業倫理指針（日本医師会）
2005	生命倫理と人権に関する世界宣言（ユネスコ総会）	2006	ヒト幹細胞を用いる臨床研究に関する指針
		2008	宗教的輸血拒否に関するガイドライン
		2010	改正臓器移植法
		2013	再生医療等の安全性の確保等に関する法律
		2014	人を対象とする医学系研究に関する倫理指針

*: 輸血関連事項を中心に示した.

b. インフォームド・コンセントの歴史【日本】

ICについては，わが国でも1960年初頭に一部の研究者はその知識を得ていたようである[6]．しかし，治療行為に際し承諾が必要との認識は，それ以前からあった[7]．丸山正次は「医師の診療過誤に就て(1934年)」の中で，子宮部付近の腫瘍物摘出に同意した患者の手術の際，子宮と付属器も摘出した事例についての長崎地裁佐世保支部判決（1930年）を取上げている．1971年，右乳腺癌に対する乳房剔出術の際に医師が左の乳腺症を前癌病変と判断し剔出したことに対し，「説明と承諾が必要だった」とする判決が出た＜東京地裁，1971年5月19日，判例時報660号62頁＞．1975年には第29回WMA総会が東京で行われ，ヘルシンキ宣言のICが基本原則に移され，具体的な内容に改められた．また研究プロトコールは独立した委員会を通し承認されねばならぬとし，関心の高まりが期待された．しかし一般にはまだ馴染みの薄い語句であったようである．1984年には患者の権利宣言全国起草委員会から6項目の「患者の権利宣言案」が出された．これに対し日本医師会幹部からは「今の患者の自己決定権のみを尊重するかのような風潮は，診療内容や方法が著しく患者側に委ねられ，患者にとっても不幸な事態を招くだけである．生命現象はきわめて複雑多様にて，医師の裁量権は必然的に広くなる．医師は医療行為の主体者であるという自覚をもち，自らの医療を守るべきである」との論文が出された[8]．しかし患者の権利を主張する声は日増しに高まり，1985年に厚生省は「生命と倫理について考える」でICを取り上げ，「知らされた上での同意」と訳した．日本医師会も1988年に「インフォームド・コンセント研究会」を設置し，1990年には「『説明と同意』についての報告」を出した．欧米諸国に遅れること約20年である．1993年に厚生省健康政策局に「インフォームド・コンセントの在り方に関する検討会」が設置され，1995年「元気の出るインフォームド・コンセントを目指して」として報告された[9]．1997年の第3次医療法改正で，「第一条の四 2　医師，歯科医師，薬剤師，看護師その他の医療の担い手は，医療を提供するに当たり，適切な説明を行い，医療を受ける者の理解を得るよう努めなければならない.」の条文が挿入され，ICの法的根拠が明確になった．2000年には日本医師会会員の倫理向上に関する検討委員会から6項目の「医の倫理綱領」が出され，その第三項には「医療内容につきよく説明し信頼を得るように務める」とある．

c. 医療におけるインフォームド・コンセント

紀元前の医聖Hippocrates（460〜377 B. C.）は，「患者に益することを行い，害となることは行わない」と誓い[2]，2000年以上にわたって医師の倫理的規範とされた．東洋でも「医は仁術」として病む者を助けるのは最高の道徳とされた．医療において医師は自分の信条と専門的知識で「患者のために我が子を思う気持ちで最善を尽くす」ことが求められ，広い裁量が与えられた．ところが1960年代から患者の人権擁護が叫ばれ，医師主導の医療は悪い意味での医療父権主義（medical paternalism）と批判されるようになった．そもそもパターナリズムとは13世紀後半，イギリスで「国王は国民の政治的父であり後見者である」とするパレンス・パトリエ（国親）思想から生じ，米国に持ち込まれたとされる[10]．子供や精神障害者など弱者を国が保護する考えとして発展したが，最近では特に患者の自己決定権を軽視した医師の絶対的優位性を批判する言葉として使われている．

何人も自分の生き方は自分の価値観に基づき自由な意志で選択し決定する権利かある．したがって医療行為においてはすべての情報が与えられるべきであり，専門家である医師には適切な説明と選択肢を示す義務が生ずる．近年，疾病構造は慢性疾患へ変化し，医療の高度化，複雑化とともに治療の選択肢も増えてきた．尊厳死，臓器移植と脳死，性転換，生殖補助医療，そして診断治療に遺伝子を扱うなど，人間の生命の根源にまで医学が及ぼうとしている．未知の分野では予測できないこと，不確実な要素も多く，医師個人のカバー範囲は相対的に狭小化している．医療情報はマスコミやインターネットで巷にあふれ，社会は今まで以上に厳しく医療を監視している．医事関係訴訟事件の増加は医療への不信感が一因ともいえ，自律（autonomy）に基づく自己選択決定権が重要になってきたのも必然的といえる．

ところで1970年代にICの確立した米国であるが，1972年のCanterbury裁判では患者の自己決定のために重要な情報の，十分な開示が求められた．1974年には自由情報収集法が制定され，医療過誤訴訟が増加し始めた．患者情報が公文書とみなされ，要求に応じ全面公開が義務づけられたためである[11]．その結果，個人の権利意識が強い米国では徐々にICが訴訟対策として形骸化していった．ところが近年，再び医師と患者のコミュニケーションの重要性が指摘されるようになってきた．医療における患者権利の金字塔とされた「Patient's Bill of Rights（患者の権利章典 1972年）」が，「Patient Care Partnership（患者治療パートナーシップ 2003年）」に変えられたことからもうかがえる[12]．ICの記録は裁判に大きく影響するものの，そもそも患者の不満の源は「病気を見て病人を見ず」といった医師の説明不足にあるとの反省からである．わが国でも1990年代から医事関係訴訟事件が増加の一途であったが，新受件数は2004年の1,110件をピークに減少し，最近では年間約800件と，ほぼ一定である（最高裁統計 図Ⅶ-1）．医療において専門的知識と技術をもった医師と患者は対等ではない．しかし人格をもった人間としては平等であることを再認識し，わが国の文化，国民性を考慮した，よき患者・医師関係の樹立を目指すべきである[4]．すなわちICは患者との信頼関係構築プロセスの要といえる[2-4]．

2 輸血療法とインフォームド・コンセント

保険診療において説明文書の求めだけでなく，同意書の取得が義務づけられているのは，輸血や外来化学療法など数少ない．全ての医療機関ではこれを遵守しているわけであるが，形骸化が危惧されている．ICの目的を，今，もう一度その原点に戻って考えてみる必要がある．

a．日本輸血学会インフォームド・コンセント小委員会の報告書要旨

1989年の「輸血療法の適正化に関するガイドライン」に，輸血では患者への適切な説明と同意が必要，と明記された．1997年4月からは実際に同意書の取得が義務づけられ，「輸血料」も診療報酬の点数として認められるようになった．日本輸血学会[注1)]インフォームド・コンセント小委員会は速やかに「輸血におけるICに関する中間報告（1997年）」を発表したが，その説明文と同意書のサンプルは多くの病院の雛形となった．1998年5月には同委員会から，①医療におけるIC，②輸血療法とIC，③輸血医療の安全性の向上のために，の主要3項目からなる詳細な報告書が出された[13]．①ではICの概念と，わが国の文化にあったICの樹立には医師と患者の信頼関係が重要であることが記されている．②が本報告書の支柱であり，輸血療法の現状と問題点，特殊な状

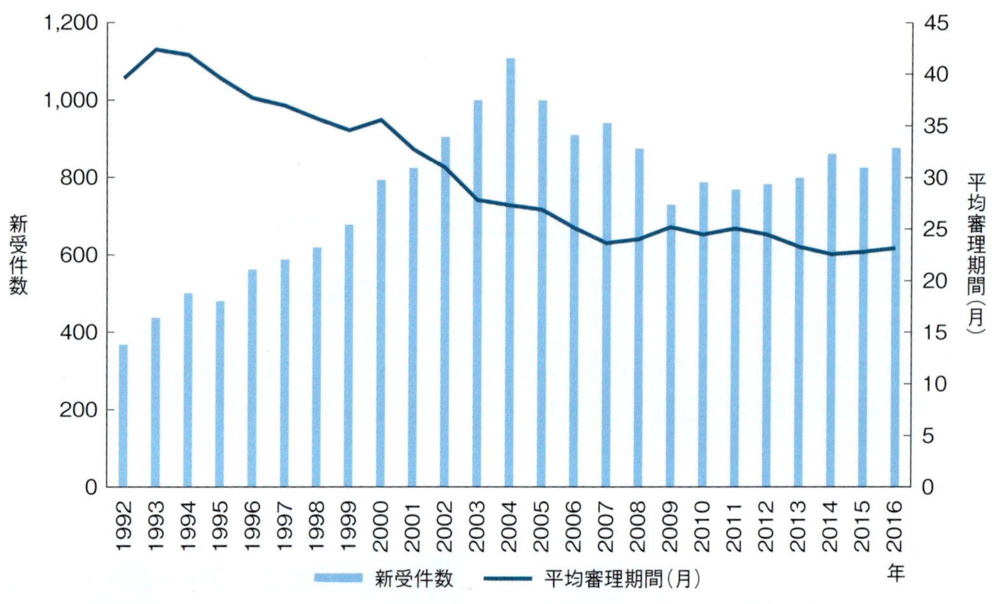

図Ⅶ-1 医療関係訴訟事件の処理状況および平均審理期間（最高裁判所医事関係訴訟委員会）

況での輸血とICなど，ICについてだけでなく，これを得るうえでの要点が記されている．③では輸血医療の安全性の向上には輸血療法委員会や輸血を一括して管理する輸血部門の設置，輸血責任医師の任命，24時間検査体制，認定輸血検査技師の配置が重要であるとしている．また輸血有害事象が発生したときの報告，評価体制の確立と患者の救済制度の設立を訴えている．前者は2003年7月30日施行の「安全な血液製剤の安定供給の確保等に関する法律」に基づき厚生労働省から告示された，「血液製剤の安全性の向上及び安定供給の確保を図るための基本的な方針」で示された．後者は2004年4月1日施行の「独立行政法人医薬品医療機器総合機構法」で，生物由来製品による副作用，感染被害が救済されることになった．なお2002年，国際輸血学会より「血液提供と輸血に関する倫理綱領」が出されたので，参考になる[14,15]．

b．インフォームド・コンセント実施上の要点

手術はもとより輸血も侵襲行為であるから違法性の阻却には同意が必要である．そのためには十分な情報の提供，わかりやすい説明が重要となる．薬事法[注2)]第六十八条の二十一には，「特定生物由来製品を取り扱う医師その他の医療関係者は，特定生物由来製品の有効性及び安全性その他特定生物由来製品の適正な使用のために必要な事項について，当該特定生物由来製品の使用の対象者に対し適切な説明を行い，その理解を得るよう努めなければならない．」と記されている．輸血の安全性はきわめて高くなったが，ウインドウ期のHIV感染などが示すように，リスクは根絶し難い．万人，輸血を避けた治療を望むが，そのリスクを勘案してもなお輸血のメリットが大きく，それ以外に手段がないと判断して輸血を受け入れる．ここでは②の輸血療法とICにおいて，特に説明範囲と方法，記録の重要性につき補足する．

1）説明範囲

ICの取得では全ての情報を開示すべきとはいえ，免責を求めて多岐にわたる輸血副作用・合併症，情報などを一方的に説明することは非現実的である．理解力，自己判断や同意能力には個人差があるし，患者には輸血を拒否する権利もある．したがって，医師は輸血の必要性を，患者の病状や現在の医療水準を考慮し，「常識的な範囲」で，かつ患者の知りたいこと，重要なことに的を絞り，わかりやすく説明

すればよい．そして最後には必ず質問の時間を設けることが実際的である．Canterbury 裁判では，IC における説明範囲を，患者が決定するのに重要な情報，としている．日本医師会も説明範囲を 5 項目あげているが[4]，これを輸血療法にあてはめると，①輸血を必要とする病態，②輸血の目的・種類・方法，③輸血の利点・欠点（一般的かつ患者の病態に即して），④代替法，⑤輸血を受けない場合の利益・不利益，となろう．前述 1989 年のガイドラインの後継指針である「輸血療法の実施に関する指針（1999 年）」では，8 項目が示されている 表Ⅶ-2．

最高裁もきわめて稀にしか生じない事柄を詳細に説明するのは合理的でないとしている（合理的医師説）[16]．ただし，稀でも重篤な副作用が報告されている場合は問題となり得る．髄膜腫術後に抗痙攣剤で，発症率が人口 100 万人あたり年間 0.4～1.2 人とされる TEN（中毒性表皮壊死症）で死亡したケースでは，医師の説明義務違反が認められた＜高松高裁，1996 年 2 月 27 日，判例時報 1591 号 44 頁＞.

2）説明方法

一般に IC で大切なことは判断に必要な情報を，口頭で平易に説明し，質問の機会を与え，最終的に患者の自由な自己決定に委ねることである．難解な情報の羅列は医師側の意とする医療行為への暗黙的誘導と見なされ，かえって患者の選択権を奪うと考えられる．特にリスクを伴う場合は，輸血がそうであるが，書面でも同意を得ねばならない．最近の医療側敗訴の判決文中には「自己決定権が侵された」旨が盛り込まれていることが多く，既に説明義務違反は医師の過失との認識が確立している．

ところで輸血を要する患者は手術を控え，全身状態が厳しい状況にあることも多く，なかなか輸血にまで関心が及ばない．医師側も手術や治療法の説明に重点を置くため，IC の形骸化が危惧されている．そこで患者用にパンフレットやビデオテープを作成し貸し出したり[17]，医師用に資料やチェックリストを準備し，患者の質問や不安に躊躇なく答えられるようにしたり，さらには輸血部所属の医師が直接，診療科での IC に参加するなど，適切な IC 取得の工夫が報告されている．また，正しい IC が行われたとの証明がなければ原則，血液製剤の払い出しを行わない施設もある[18]．

表Ⅶ-2 インフォームド・コンセントで説明に必要な項目

(1) 輸血療法の必要性
(2) 使用する血液製剤の種類と使用量
(3) 輸血に伴うリスク
(4) 医薬品副作用被害救済制度・生物由来製品感染等被害救済制度と給付の条件
(5) 自己血輸血の選択肢
(6) 感染症検査と検体保管
(7) 投与記録の保管と遡及調査時の使用
(8) その他，輸血療法の注意点

輸血療法の実施に関する指針〔平成 11 年 6 月（平成 24 年 3 月一部改正)〕

3）記録の重要性

医師法第二十四条に,「医師は，診療したときは，遅滞なく診療に関する事項を診療録に記載しなければならない.」とあり，輸血も例外ではない．訴訟になった場合は事象発生の予見的説明とその対応についての記載内容の提出が求められ，裁判ではその妥当性が問われる．「記録になければやらなかったことと同じ」とみなされ，一度書かれた記録内容の変更も許されない[19]．必ず日付，サインを入れ，訂正箇所は 1 本線を引いて書き直す．しばしば「まな板の鯉だからすべて任せます」と，いかにも権利を放棄したかのようなケースでも，いったん有害事象が起こったり，隠し事が発覚すれば両者の信頼関係は失われ，訴訟の引き金となる．「輸血で如何なる事態が生じても一切責任を負わない」といった包括的な同意書は医療側の単なる自己防衛的文書に過ぎず，法的には何の意味もないし訴訟を回避できるわけでもない．

特に問題なのが患者の選択したことが本人の不利益につながる場合，第三者の権利が侵害される恐れのある場合，公序良俗や医師の良心に反する場合，意思決定能力の低下した患者の場合などである．本人や法定代理人の選択決定権が最大限に尊重されるわけであるから，後になって説明義務違反が原因と指摘されぬよう，説明の事実と内容，輸血関連副反応発生においては，その過程と対応を詳細に記載し

表Ⅶ-3　同じ血液成分や治療法が受け入れられる場合と拒否される場合（Muramoto O. WJM. 1999; 170: 297-301[22]）

	受け入れない	受け入れる
全血	"輸血" として#	骨髄移植に混入した場合
血漿蛋白	"血漿" として#	個々の血液成分として（アルブミン，グロブリン凝固因子，フィブリン）
白血球	"白血球" として	"末梢血幹細胞" として
自己血	患者とチューブが断たれた場合# 貯蔵された場合#	患者とチューブが繋がっている場合（稀釈式，回収式） "末梢血幹細胞" として得られた場合（貯蔵されても）
幹細胞	臍帯血から得られた場合	末梢血や骨髄から得られた場合
禁止成分由来の主要蛋白質	赤血球由来（ヘモグロビン）#	血漿由来（アルブミン）
人工心肺	充塡用に患者血液を使用する場合#	患者血液で循環する場合
硬膜外血液パッチ	静脈から採取した血液を注入する場合	注射器がチューブを介し静脈と繋がっている場合
献血	エホバの証人が行う信者や他人のための献血#	エホバの証人以外の人が行う献血

#: 全てのエホバの証人が従う事項．他は例外もある．

ておかねばならない．もし対応が自分の能力外と自覚したらセカンドオピニオンを求める．決して「閉鎖的自己完結型医療」にこだわってはならない[20]．逆にセカンドオピニオンを求められた場合は，その説明が正否判断の分岐点の道標になることがあるので，責任は重大である．片手間にできる仕事ではないことを十分に認識したうえで対応する．2006年の診療報酬の改定で，セカンドオピニオンに対し，診療情報提供加算が設けられたが，その重要性を加味してのことである．

3 宗教と輸血

信仰上の輸血拒否は患者の人格権の一つである，との最高裁判決で，輸血拒否患者に対する輸血の問題に一応のピリオドが打たれた．しかし，実際の医療現場は相当に複雑である．特に小児や一刻を争う救急患者，意識障害患者などでは判断は容易ではない．宗教的輸血拒否に関するガイドラインには年齢別に対応の詳細が記されているが[21]，輸血拒否の真偽を評価している間に命を失わせてはならない．

a．エホバの証人の輸血拒否の根拠と受け入れ可能な成分について

「エホバの証人（別称: ものみの塔聖書冊子協会）」は1870年代に米国で活動を始めたキリスト教一派で，本部はニューヨークにある．エホバの証人の年鑑2017によれば，2016年の伝道者数は240の国・地域で約834万人，日本で約21万人とされ，「血＝命」と考え，「血を避けなさい」との聖書の教えに従い輸血を拒否している．表Ⅶ-3に彼らが受け入れ可能な血液成分とその理由を簡単に示した[22]．

エホバの証人自らを最も混乱させていることは，輸血拒否を掲げながら，他方で分画（アルブミンや免疫グロブリンなど）を許している矛盾である．これらは明らかに血液に由来している．造血幹細胞も受け入れるというが，実際の移植（骨髄，末梢血）では，幹細胞と共にドナーの血液が移入される．赤血球中のヘモグロビンは，当初は禁じられていたが，2000年，これを用いた赤血球代替物は受け入れると発表した．また，自己血輸血では回収式なら患者とチューブが繋がっているので良いとしているが，実際は破綻した血管から術野に漏れ溢れた血液を吸引し，戻しているのである．このように現在の輸血やその方法に対する協会の方針は医療・技術の進歩のたびに修正されたものであり，医学の発展と

JCOPY 498-01913

の狭間において自己矛盾に陥っているのが現状である．

また自己決定が真に自律に基づいたものかに疑問がもたれている[22]．信者の多くは自らの意思で取捨選択しているというが，協会の方針が変わる度に悩み，実際は受け入れ可能な成分とそうでない成分が複雑すぎてわからないでいるという．信者の輸血拒否を直ちに死に結び付けてはならないとの意見もあるが，エホバの証人の手術に関する16件のレポートの分析では，貧血関連の死亡率が1.4％（20/1,404人）とある[23]．分娩時の死亡率は通常の44倍になるとの報告もある[24]．緊急事態や無輸血医療技術の未熟な国・地域を考慮すれば，その比率はさらに高くなると考えられる．このように多くの敬虔な信者仲間がその方針に忠実に従い，子供までが巻き添えになり世を去ったことに思いを馳せ，また人権問題とも相まって，一部の長老や医療機関連絡委員会のメンバーが退いているという．1996年以降，エホバの証人の一部が「血液拒否改革エホバの証人連合」を結成し，現在の矛盾と一貫性に欠ける輸血拒否の方針に疑問を表明し，内部改革を行おうとしているという[22]．

■ b．エホバの証人への輸血をめぐっての裁判について

1985年12月2日，大分地裁でわが国初のエホバの証人輸血拒否に関する判決が下りた．大分医科大学整形外科に大腿骨骨肉腫で入院していた患者が医師より手術を勧められた．ところが輸血を拒否したため手術は行われず，患者の両親が裁判所に対し当該病院に手術および輸血委任の仮処分申請を求めた．しかし輸血拒否行為に違法性はないとし却下された＜判例時報1180号113頁＞．当時，わが国においても患者本人の意思と自己決定権を最優先した判断と評価されたが，この親の気持ちを酌んだ対応こそが「わが国の文化，国民性を考慮したICの樹立を目指す」[4]ことを端的に示しているともいえる．「いのちは自分だけのものではない」との言葉は，家族の絆の強い日本人の感情に沿ったものであろう[25]．1997年10月16日に施行された「臓器の移植に関する法律（臓器移植法）」では，本人が臓器提供の意思を示しても家族の同意がなければ摘出できない．なお，本法律は15歳未満の脳死臓器提供を可能とするために，本人の意思が不明の場合の対処が追加され，改正臓器移植法として施行されたが（2010年7月17日），ICの理念からは後退といわざるを得ない．

2000年2月29日，最高裁第三小法廷は，「輸血をする可能性を告げなかったことは，患者が手術を受けるかどうかを決める権利を奪い，人格権を侵害したことになる」として，国と医師らに約55万円の賠償を命じた二審の東京高裁判決を支持した＜判例時報1710号97頁＞．4裁判官一致の最高裁初判決であり，信仰上の輸血拒否は患者の人格権の1つであることが確定したことで意義深い．

患者は1963年からエホバの信者となり常に「医療上の事前の宣言および免責証書」を携帯していた．1992年に都内の病院で肝臓腫瘍と診断されたが，医師より「無輸血手術は困難」とのことで，東大医科学研究所附属病院を紹介された．術前に病院側へ輸血を受けない旨を伝えていたが，手術（1992年9月16日）に伴う出血，血圧の低下に対し医師は，患者家族への説明なく，濃厚赤血球と新鮮凍結血漿を輸血した．後日その事実は説明されたが，患者が「輸血をしないとの特約に反したことは，患者の自己決定権及び宗教上の良心を侵害するもので，精神的苦痛を受けた」として訴訟を起こした（1993年6月）．東京地裁の判決（1997年3月12日）では，「手術中に如何なる事態が生じても輸血をしないという特約は公序良俗に反し無効であり，説明義務は負わない」として原告の訴えを退けた．これを不服とした控訴審で東京高裁は1998年2月9日，原告の請求を部分的に認める逆転判決を言い渡した．「人が信念に基づき生命をかけても守るべき価値観は他者の権利や公共の利益，秩序を侵害しない限り違法ではなく，公序良俗に反しない．死に至るまでの生きざまは自己決定できる」とした．救命目的の輸血も自己決定権の侵害にあたるとの逆転判決に対し，新聞には多くの投書が寄せられ[25]，医学誌上でも議論が沸いた．最高裁の上告審判決は上述の如くで，医師の説明義務違反は不法行為にあたることが追認された．なお，損害賠償額が低額であったことは，nominal damages（名目的損害賠償）の法理を採用したと考えられる[26]．すなわち，最終救命手段としては輸血を行う，という病院側の「相対的無輸血」の方針が患者に伝わらず，結果的に患者の選択・自己決定権を奪ったが，医療側の良心に従った治療で患者は約5年生存しており，説明義務違反に重点をおいた判決になったといえる．

■ c．エホバの証人への輸血を考える

1985年6月6日，川崎市で自転車の男子小学生，当時10歳がダンプカーと接触し，聖マリアンナ医科大学病院に搬送された．両足骨折などで輸血を必要としたが，エホバの証人の両親が輸血を拒否した．小学生は「生きたい」と訴えたが，輸血は受け入れられず，出血性ショックで死亡した[27]．事件は社会に大きな衝撃を与え，医学界のみならず法曹や宗教など，様々な分野を巻き込んでの論争となった．司法解剖などによる鑑定結果が，輸血をしても命は助からなかったとのことであったことから，親や医師の刑事責任は問われず，運転手のみ業務上過失致死容疑で書類送検された．

2007年5月，エホバの証人の妊婦が大阪医科大学病院で帝王切開術，その後の弛緩出血で死亡した例では，手術前後を通し対応が適切であったとし，異常死として届けていない．思想，信教の自由は憲法（第十九条，第二十条）でも保障されており，前述のごとく最高裁も輸血拒否が人格権の一つとの判断を示したことが背景にある．

このように通常の成人においてはICの重要性が再認識されたが，小児や一刻を争う救急患者，意識障害患者などでは，実際の臨床の現場において，未だに判断に迷う場合もあろう．そもそも日常の輸血においても信教とそうでない理由による輸血拒否の区別が判然としないことがある．わが国の伝道者数は約21万人とされ，どの医療機関でも「患者の自己決定権」と「医師の診療裁量権」が対立する場面に遭遇しうる．輸血すれば救命できたはずの交通事故では，当事者同士だけでなく，その家族，医療従事者，保障の問題など，多くの社会的問題と負担を巻き込む．患者の救命を目的に輸血を行えば人格権の侵害になり，自己決定権を尊重し輸血をせずに死亡すれば自殺（信者らは無輸血治療が結果として死につながったとする）幇助の念を引きずる．場合によっては刑事責任の罪を問われうる．状況は複雑で1人の医師で対応できる問題ではない．各施設で倫理委員会を通し対応マニュアルを作成するなどして，病院全体の問題として取り扱う必要がある．

意識が清明で理解力のある成人の手術では，時間の許す限り医療側はどのような代替療法が可能か，信者はどのような製剤までなら受け入れるかなど，様々な状況を想定し具体的な対応策を明確にしておく．最終的な判断は信者自身によるが，手術には不測の事態がつきものであり，輸血の可能性如何にかかわらず医療機関連絡委員会を通し，信者を受け入れてくれる施設への転院を勧めるのが実際的であろう．互いに納得のいく選択であり，診療拒否にはあたらない．曖昧な約束はトラブルのもとであり，「絶対的無輸血」を貫く決意で臨んでも不測の事態に直面すれば良心との狭間で混乱するだろう．

最も問題となるのが急患で意識不明や小児の場合である．また認知症などで自己決定能力を欠くケースも問題となる．「医療上の事前の宣言および免責証書」を携帯している場合，最後まで無輸血で対応すべきとの意見と，明確な意思表示がなければ本人の自発的な意思で署名されたかが疑わしく[22]，医師の良心に従い死を回避するための輸血は行うべきとの考えがある．救命は医師の義務であり，手元に輸血という手段を有しながら使用せずに死の転帰をとれば良心の呵責に苛まれる．高齢者や精神障害患者，子供では家族の存在が大きいが，これら弱者の人権保護が社会の責任であることは全世界の共通認識である．精神障害者に関し1991年，国連人権委員会は全25条の「精神病者の擁護及びメンタルヘルスケア改善のための原則」を発表したが，その11条に「治療の同意」が示され，ICと例外規定が述べられている[28]．川崎の小学生死亡事故を教訓に子供の場合も人権は独立したものとし，親の意に反しても救命を優先させるべきとの考えが一般的である．では何歳以上を判断能力ありとするか．民法上，代諾養子は15歳未満であり，また労働基準法でも15歳未満の児童は労働者として使用してはならないとあるなど，15歳以上では判断能力ありとするのが一般的

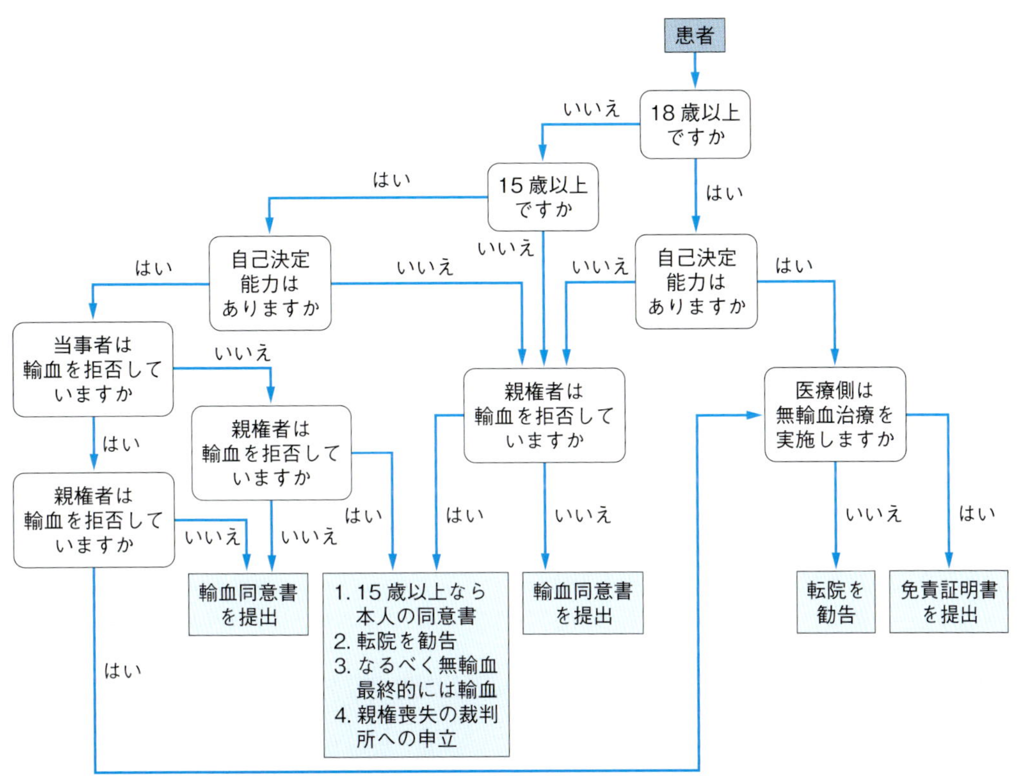

図Ⅶ-2　未成年者における輸血同意と拒否のフローチャート

〔大戸　斉，他．宗教的輸血拒否に関するガイドライン/未成年者における輸血同意と拒否のフローチャート．日本輸血・細胞治療学会（http://yuketsu.jstmct.or.jp/）[21]〕

のようである．「臓器の移植に関する法律」の運用に関する指針でも書面による意思表示ができる年齢を15歳以上としている．また15歳という年齢そのものより「義務教育終了（15歳）相当の能力をもっている」ことを一つの目安とし，判断能力のある未成年者では本人と本人の立場を最もよくわかっている家族（両親など）の両方の同意をとっておくのが原則との考えもある．これらの諸事情を考慮し，日本輸血・細胞治療学会などの学術団体，および有識者からなる合同委員会が2008年，「宗教的輸血拒否に関するガイドライン」を提案した[21]．未成年者への対応がフローチャートで示されており，有用である 図Ⅶ-2．

子供や精神障害者などの弱者の場合，当事者間での解決が困難な場合は，双方向に社会の関与が必要であろう．輸血拒否で信者が死亡すればそれを頼っている弱者は途方に暮れ，「公共の孤児」が生ずる恐れもある．米国では裁判所が親の輸血拒否を撤回させる命令を出す場合もある[29]．逆に子供に対し適切な治療を受けさせない両親に対しては，裁判所が親権を停止させうる．この最初の例が2005年にあった〈大阪家裁岸和田支部，2006年2月15日，審判家裁月報59巻4号135頁〉．生命の危機を回避するには手術が必要であるとの主治医の再三にわたる説明にもかかわらず子供の治療を拒否した親権者の対応を，養育放棄（ネグレクト）として，主治医が児童相談所に通告した．所長は親権喪失宣告の申し立てを家庭裁判所に提出し，その審判確定まで親権は停止となった．その間，職務代行者の選任が認められ，手術は無事に終了した．申し立ては取り下げられ，親権は両親に戻された[21]．

4 まとめ

輸血のICの義務化をきっかけに，わが国の医療全般におけるICの議論が深まったことは大変意義深い．輸血学会インフォームド・コンセント小委員会の提示した書式が，わが国の医療におけるICの雛形を初めて示した点でも高く評価されよう．また副次的効果として輸血医療に対する認識が深まり，適正輸血にも寄与している．100%の実施率となった現在，やはり問題はその質であろう．ICからすでに輸血は始まっており，輸血料を得るためのセレモニーではない．

信教の自由は憲法で保障されており，最高裁も意思決定の権利を人格権と認めた．ただ医学の進歩は著しく，「血＝命」と解釈した先人達の想像もつかないところに現在がある．その事実を認識しつつも恩恵を享受することなく世を去る敬虔な信者を目の当たりにして，教団は自己矛盾のジレンマに陥っている．

1960年代，米国は患者の自己決定権によりパターナリズムと決別し，医師-患者関係は「情報提供者-決定者」の関係に入った．両者の対立関係は深まり医療訴訟は増え，ICは裁判対策として形骸化していった．最近は医科学研究の国際競争も激化し，ゲノムサイエンスのビジネス化が倫理的議論を圧倒せんとしている．すでに医療は市場原理に翻弄され始めており，自律の重要性は高まる一方である．しかし，そこにも罠が仕掛けられ，「患者に最良の医療」が実はバイアスのかかった情報提供によるとすれば，患者の自己決定権は奪われる．米国は今，再び両者の信頼関係を取り戻そうとしている．医療の在り方の世界的な規範であった「患者の権利章典」が2年の歳月をかけ，「患者治療パートナーシップ」に変えられたことからもうかがえる[12]．安全で優れた医療は，患者の権利を主張するのみではなしえず，両者の良きコミュニケーション，すなわち両者のパートナーシップが何よりも重要としている．筆者は約14年前，本書（改訂第3版）で，「今後，わが国は従来の米国型ICを追従するのか，それとも情報開示を進めつつ良き医師-患者関係に基づいたICを樹立できるのかの岐路にさしかかっている．」と述べたが，方向性は明らかとなった．真のICは医師と患者の良き信頼関係が礎であり，まさにわが国の文化，国民性に沿った道のりの先に，理想とする医療があるといえよう．

●文　献

1) Grundner TM. On the readability of surgical consent forms. N Engl J Med. 1980; 302: 900–2.
2) Ad Hoc Committee on Medical Ethics, American College of Physicians. American college of physicians ethics manual. Ann Intern Med. 1984; 101: 129–37.
3) Lidz CW, Appelbaum PS, Meisel A. Two models of implementing informed consent. Arch Intern Med. 1988; 148: 1385–9.
4) 日本医師会生命倫理懇談会．「説明と同意」についての報告．日医雑誌．1990; 103: 515–35.
5) ヘルシンキ宣言―ヒトを対象とする医学研究の倫理的原則―(日本医師会訳)．日本醫事新報．2000; 3994: 59–61.
6) 唄　孝一. In: 国事法学への歩み. 東京: 岩波書店; 1970.
7) 坂上正道．医師・患者関係と法律．日医雑誌．1996; 115: 1028–36.
8) 高橋正春．「患者の権利宣言案」の考察―医師の主体性確保の立場から（上，下）．日本醫事新報．1985; 3191, 3193: 89–92, 93–8.
9) 厚生省検討会．元気の出るインフォームド・コンセント目指して（上，下）．日本醫事新報．1995; 3714, 3715: 116–7, 96–7.
10) 熊倉伸宏．「主体」と代理判断のフィクション．からだの科学．1995; 181: 49–56.
11) 広瀬輝夫．医療過誤訴訟に悩まされる医師．日本醫事新報．1998; 3894: 73–5.
12) 大野　博．アメリカ病院協会の「患者の権利章典」の変化とその特徴　―権利の宣言からパートナーシップへ―．医療と社会．2011; 21: 309–23.
13) 日本輸血学会インフォームド・コンセント小委員会．輸血におけるインフォームド・コンセントに関する報告書．日輸血会誌．1998; 44: 44–57.
14) Beal R. The international society of blood transfusion and a code of ethics for blood donation and transfusion (2000). Vox Sang. 2002; 82: 165–6.
15) 日本輸血学会・倫理委員会訳．血液提供と輸血に関する倫理綱領―2000（国際輸血学会）．日輸血会誌．2002; 49: 394–5.
16) 宮沢　潤．法律家の立場からインフォームド・コンセントを考える．病院．1994; 53: 896–9.
17) Rylance G. Should audio recordings of outpatient con-

sultations be presented to patients? Arch Dis Child. 1992; 67: 622-4.

18) 丹生恵子．輸血療法のインフォームド・コンセント．臨床と研究．1999; 76: 73-7.

19) ダニエル M．リヒシュタイン．医療過誤で訴えられるリスクを減らす．Nikkei Medical．1999; 383: 151-4.

20) 河北博文．信頼とインフォームド・コンセント．病院．1994; 53: 888-9.

21) 大戸　斉，米村雄士，武田純三，他．宗教的輸血拒否に関する合同委員会．宗教的輸血拒否に関するガイドライン/未成年者における輸血同意と拒否のフローチャート．日本輸血・細胞治療学会（http://yuketsu.jstmct.or.jp/）

22) Muramoto O. Recent developments in medical care of Jehovah's Witnesses. WJM. 1999; 170: 297-301.

23) Kitchens CS. Are transfusions overrated? Surgical outcome of Jehovah's Witnesses. Am J Med. 1993; 94: 117-9.

24) Singla AK, Lapinski RH, Berkowitz, et al. Are women who are Jehovah's Witnesses at risk of maternal death? Am J Obstet Gynecol. 2001; 185: 893-5.

25) 読者が考える輸血拒否．朝日新聞 1998 年; 6 月 9 日.

26) 上竹正躬．どこまで嫌われるのか移植医療．日本醫事新報．1998; 3886: 78.

27) 輸血拒否，事故の愛児失う．朝日新聞 1985 年; 6 月 7 日.

28) 南野　肇．精神病者の擁護及びメンタル・ヘルスケア改善のための原則について．日精協誌．1991; 10: 61-8.

29) 松本尚浩，重松昭生．輸血拒否患者への対応．日輸血会誌．1999; 45: 425-9.

注1「日本輸血学会」は，2007 年，「日本輸血・細胞治療学会」に改称された.

注2「薬事法」は，「薬事法等の一部を改正する法律（2013 年」により，「医薬品，医療機器等の品質，有効性及び安全性の確保等に関する法律」に改められ，2014 年 11 月 25 日から施行された.

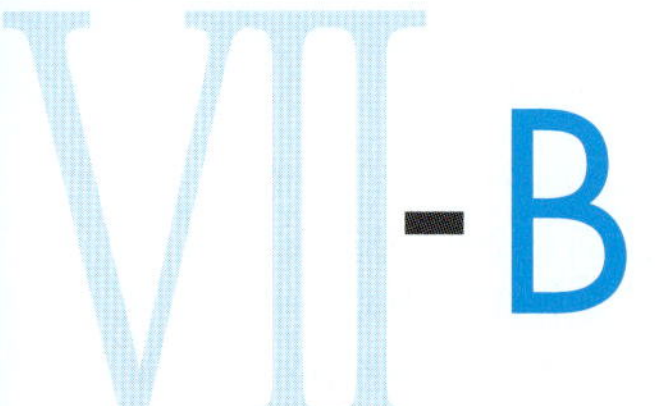

輸血の目的と輸血理論

The purpose and theoretical basis of blood transfusion

Author:
山本晃士

はじめに

「輸血」は，専門性の垣根をこえて臨床医師なら広く行うことができる医療行為である．しかし「輸血」=「血液細胞の移植」と考えれば，輸血は細胞移植の一環であり，その必要性や有害事象を慎重に検討した上，使用指針に基づいて適切に行うべきである．医療現場では，安易な輸血による輸血副反応や，輸血量増加による血液製剤の不足および医療財政の圧迫などが問題となっており，主に輸血部門を中心に「不適切な輸血を回避すべきである」という議論が盛んとなっている．問題は実際に血液製剤を使用する臨床医にその意識が薄いことであり，「多めに輸血する=患者の安全につながる」という誤った認識が根強く残っている．しかしもっとも大切なことは，輸血部門と臨床医が一体となって"実効性のあがる最小限の輸血"を目指すことである．

本稿では，輸血の目的を考える上でもっとも重要な基本事項となる，赤血球，血漿（凝固因子），血小板，アルブミンの生理学と，それらを実際の輸血治療でどう使用すべきかが理解できるよう，個々の製剤の適応と投与意義について述べる．

1 輸血の目的

輸血はあくまでも補充療法であり，「必要な成分を必要なだけ補充する」という「成分輸血」・「最小限輸血」の考え方を基本に置くべきである．最近では patient blood management（PBM）という患者中心の輸血治療 図VII-3 が提唱され[1]，エビデンスに基づいた限定的・制限的な血液製剤の使用が叫ばれている．また，他の治療法で病態の改善が期待される場合にはそちらを優先し，輸血は回避すべきである．逆に輸血を選択すべきなのは，①自力で血液を作られない（血液疾患など），②輸血しないと間に合わない（吐下血や外傷による急性出血など）の2つの場合であろう．

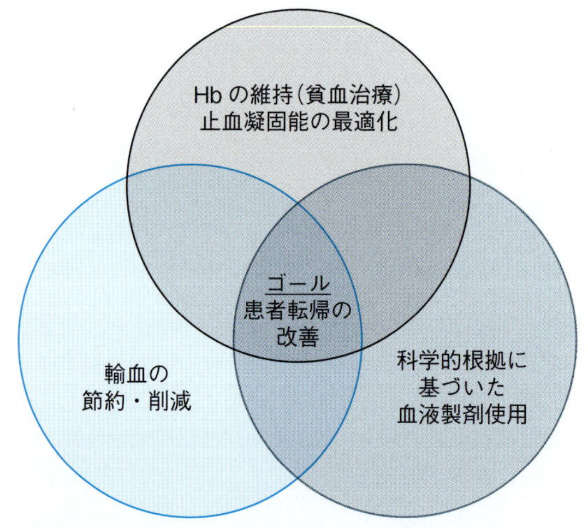

図VII-3 患者中心の輸血医療（Patient Blood Management: PBM）
（紀野修一．医学のあゆみ．2012; 243: 273-8[1]より）

言うまでもなく輸血の目的の第一は「赤血球の補

JCOPY 498-01913

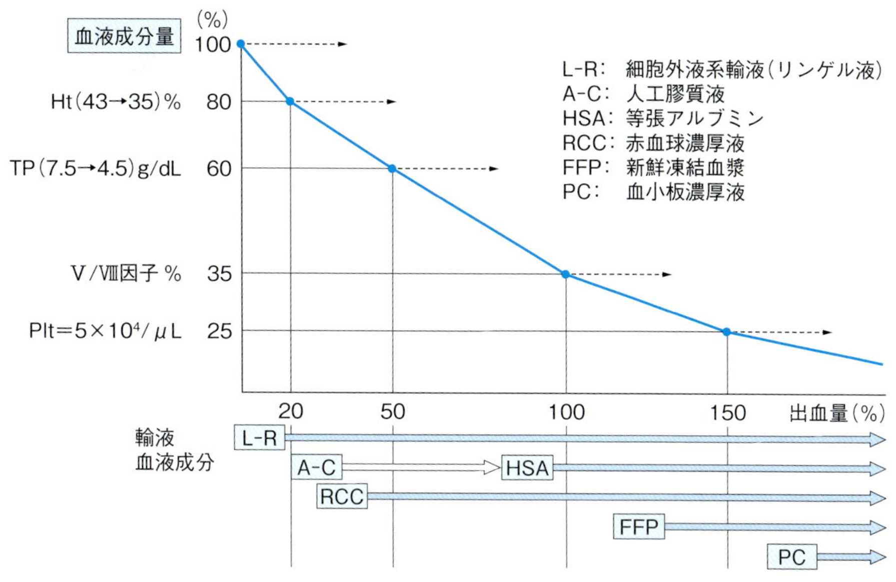

図Ⅶ-4　出血患者における輸液・成分輸血療法の適応

(Lundsgaard-Hansen P. Bibl Haematol. 1980; 46: 147-69[2]より)

充による全身への酸素供給」である．そして意外と認識されていない輸血の目的の第二は「止血」である．大量出血時などでは赤血球だけでなく凝固因子や血小板も喪失するわけであり，凝固因子および血小板を補充して止血能を高めることが重要となる．かつて標準とされた出血量に応じた輸液や成分輸血の開始ポイントを図Ⅶ-4に示すが[2]，最近では凝固因子の補充，つまり新鮮凍結血漿（fresh frozen plasma: FFP）の輸血をより早期から開始すべきとの意見が多い．また，ここで大切なのは，1）出血時に赤血球輸血ばかりが優先されると凝固因子の血中濃度が下がり（希釈性凝固障害），止血能が低下することと，2）強固な止血栓の形成のためには（血栓の核となる）赤血球も必要であり，輸血によってある程度の赤血球濃度（ヘマトクリット）を維持しなければ止血不良となることである．つまり別々の目的で行う2つの輸血治療は双方が密接に関係しており，両者のバランスを上手にとりながら輸血を行うことが重要である．

2　赤血球の輸血理論

a．赤血球の酸素運搬能

全身の組織から還流してきた静脈血中の赤血球は脱酸素化ヘモグロビン（hemoglobin: Hb）を内包している．これが肺胞で二酸化炭素を遊離するかたわら酸素と結合して酸素化Hbとなって動脈血を流れ，全身に酸素を運搬する．Hbの酸素結合・運搬能は，酸素解離曲線図Ⅶ-5によって理解できる．Hbの酸素親和性は酸素飽和度50%のときの酸素分圧P_{50}で表され，赤血球ではP_{50}=26 mmHgである．動脈血の酸素分圧は95 mmHgでHbの97%が酸素で飽和されているが，静脈血での酸素分圧は30～40 mmHgほどで酸素飽和度は60～75%である．酸素解離曲線がS字状を示すのは，Hbが4量体を形成しており，4つのうちの1つが酸素化されると次の酸素が結合しやすくなって酸素化が効率的に進むというしくみによる．酸素解離曲線がS字状を呈することで，酸素分圧の低い末梢組織では酸素親和性が低くて酸素を遊離しやすく，逆に酸素分圧の高い肺胞では酸素親和性が高くて酸素を結合しやすくなっている．また酸素解離曲線はpH，温度，赤血球の

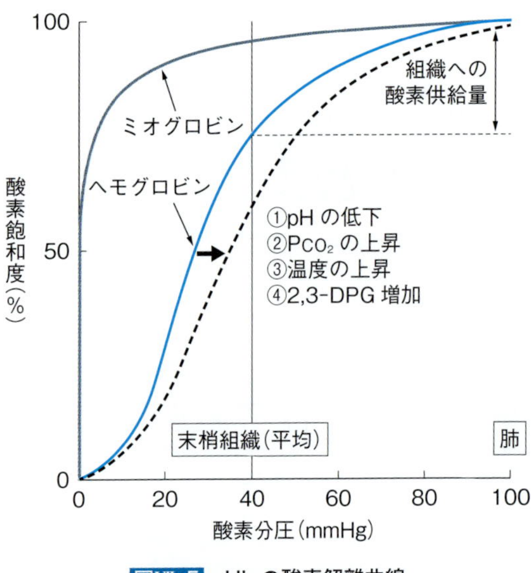

図VII-5 Hb の酸素解離曲線

2,3-diphosphoglycerate (DPG) 濃度に影響を受け，酸素親和性が上昇すると左に偏移し，酸素親和性が低下すると右に偏移する．二酸化炭素が多くなる末梢組織では pH が下がって Hb の酸素親和性が低下し（Bohr 効果），酸素を遊離して組織に酸素を供給しやすくなる．心肺疾患や慢性貧血などの低酸素状態では 2,3-DPG が増加し，pH は低下して Bohr 効果により組織への酸素供給が増す[3]．また，保存血では保存期間が長くなるとともに酸素親和性が上昇して酸素運搬能が低下するが，これは保存血中の 2,3-DPG が減少することによる[4]．

血液中に占める血液細胞成分の体積の割合がヘマトクリット（Ht）値であり，ほぼ赤血球の体積比に等しい．正常値は男性が 40〜50%，女性は 35〜45% 程度である．一方，赤血球の脂質膜内に含まれる Hb 量の正常値は，男性が 13〜17 g/dL，女性は 12〜15 g/dL 程度である．1 g の Hb 分子は約 1.39 mL の酸素と結合できるので，Hb 値が 12〜16 g/dL と仮定すると，血液 100 mL（=1 dL）あたり 17〜22 mL の酸素を運搬・供給できることになる．正常安静時の心拍出量は毎分 5,000 mL ほどなので，全血液の酸素運搬能は毎分 850〜1,100 mL となる．ヒトは安静時には毎分約 250 mL の酸素を消費するとされており[5]，健常人では十分な酸素が供給されていることになる．逆に，酸素運搬能として 3 mL/kg/min を維持できなければ，赤血球輸血によって Hb 値を上げることが必要になると考えてよい．

■ b．赤血球輸血の適応と輸血量

赤血球輸血が必要な場合というのは，大きく分けて次の 2 つである．①自力では赤血球を十分に作ることができない．②急な出血などにより赤血球輸血をしないと状態が悪くなる，または命にかかわる．既述したように赤血球輸血の目的は，不足した赤血球（Hb）を補充して末梢組織に酸素を十分供給できるようにすることである．通常の酸素供給量は酸素消費量の 4 倍程度の余裕があり，Hb 4〜5 g/dL までは低酸素状態にはならない．これらを踏まえ，内科的な貧血に対しては Hb 値 7.0 g/dL をひとつの目安として赤血球輸血を行うこととなっている．しかし，慢性的な貧血患者で臨床症状がなければ，輸血を行わないという選択もあり得る．また，心肺疾患があって酸素供給量が低下する場合や，外傷などで酸素消費量が亢進している場合には，目標 Hb 値を高めに設定する必要がある．

赤血球輸血の他に有効な治療法がある場合には，原則として輸血を行うべきではなく，輸血は最終的手段として考えるべきである．また，それぞれの疾患の確定診断がついていなくても，臨床経過や MCV 値，血小板数をみれば輸血が必要か不要かの判断がつくことも多く，Hb 値からだけで輸血実施の判断をすべきではない（例: 鉄欠乏，ビタミン B_{12} 欠乏，造血器腫瘍疾患などの鑑別）．時には輸血をしたことで取り返しのつかない有害事象（劇症肝炎などの急性感染症，急性肺障害，溶血性輸血反応）を引き起こすこともあるので，輸血をするかどうかは慎重に判断する必要がある．

赤血球輸血量については通常，赤血球液 2 単位の輸血で Hb 値は 1.5 g/dL ほど上昇することを念頭において判断する．赤血球 2 単位を輸血した場合，計算式は以下の通りである．

予測 Hb 上昇値 (g/dL) = 輸血 Hb 量 (55〜60 g) ÷ (循環血液量 dL*: 体重 kg×0.7)

(*小児の場合，循環血液量 dL: 体重 kg×0.8〜0.9)

簡易的には 80÷体重（kg）が Hb 上昇値（g/dL）の目安となる．

JCOPY 498-01913

もちろん，出血が続いている場合には止血が完了しない限り，赤血球輸血を続けても Hb 値は改善しない．内科領域では多くても 1 回に 4 単位の赤血球輸血が一般的であるが，急性の大量出血に直面した場合はこの限りではない．

c．出血に対する生理反応と輸血

急性の出血はその量の増加とともに循環系にさまざまな変化をもたらす．健常人では循環血液量の 15%（500〜750 mL）以下の出血なら，細胞外液の血管内への移行や血管収縮によって症状はほとんど発現しない．1,000 mL の出血では血圧は低下しないが，立位では血圧低下と意識喪失をまねく．1,500〜2,000 mL の出血では動脈圧低下，心拍出量減少，体温低下などを呈する．これらの反応は交感神経の刺激によって「中心静脈圧の低下と末梢血管抵抗の増加」が起こることによる[6]．急性出血時，組織液の流入による血漿量の回復にはやや時間を要するので，外傷患者の急性出血時早期には Ht 値やフィブリノゲン値が保たれていることも多い．この場合，輸液（リンゲル液や等張アルブミン製剤など）の開始とともに血液の希釈が起こり，ここで初めて貧血や凝固障害が前面に出てくることになる．循環血液量の 30%以上を短時間で失うと出血性ショックに陥り，救命のためには急速な赤血球輸血と血漿輸血（8 単位≒960 mL 以上）が必須となる．出血患者に対する輸液と成分輸血の原則は 図Ⅶ-4 に示した．しかし最近では，出血量増加により招来される凝固障害を防ぐため FFP の投与開始を早める（循環血液量の 50〜70%の出血で開始する）べきという議論や[7]，重症外傷患者に対しては FFP と赤血球の輸血単位比率を 1：1 以上で行うと急性期死亡率が改善するとの報告もある[8,9]．

3 止血のしくみ —血小板と凝固線溶系—

a．血小板のはたらき

止血における血小板の役割を要約すると，①血管傷害部位での粘着，②血小板同士の凝集，③血小板顆粒からの放出反応，となる[10]．①には血小板膜蛋白（glycoprotein Ⅰb: GP Ⅰb）と内皮下組織のコラーゲン線維の間に介在するフォン・ヴィレブランド因子（von Willebrand factor: VWF）が必要である．②には粘着血小板より放出されるアデノシン二リン酸（adenosine diphosphate: ADP）とカルシウムイオン，フィブリノゲンが必要で，血小板とフィブリノゲンとの結合には血小板膜蛋白（GP Ⅱb-Ⅲa）が受容体として関与する 図Ⅶ-6 [11]．血小板凝集により一次血栓（白色血栓）が形成され，とりあえず血管傷害部位はふさがれるが，この後さらに③が起こって血栓が強固なものとなっていく．放出反応は血小板の偽足形成から始まり，血小板内濃染顆粒の内容物が血液中へ放出されるが，主なものは血小板凝集促進作用のある ADP，アデノシン三リン酸（adenosine triphosphate: ATP），セロトニン，カルシウムイオンである．さらに血小板内 α 顆粒から血小板第 4 因子，β トロンボグロブリン，フィブリノゲン，第Ⅴ因子，VWF などが放出される．一方，コラーゲンや ADP，トロンビンの刺激によってアラキドン酸（血小板膜から遊離）からトロンボキサン A_2 が産生され放出されるが，これも血小板凝集を促進する[12]．このように相乗的な連鎖反応によって血小板血栓は強固となり，止血に寄与する 図Ⅶ-7．大切なのは，凝固蛋白である VWF やフィブリノゲン，トロンビン（後述）が存在しないと，血小板血栓の形成も不十分となる点である．

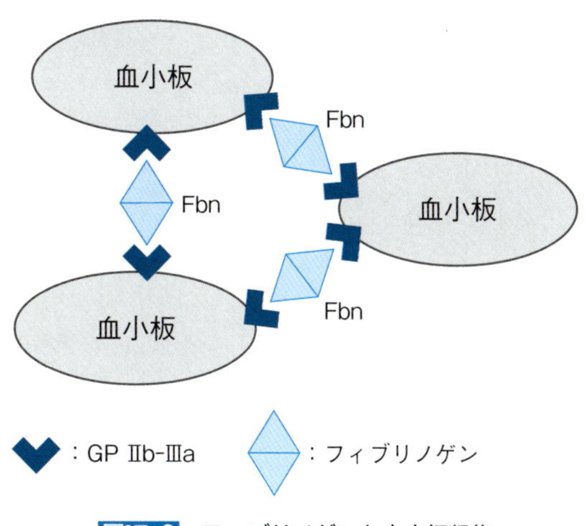

図Ⅶ-6 フィブリノゲンと血小板凝集

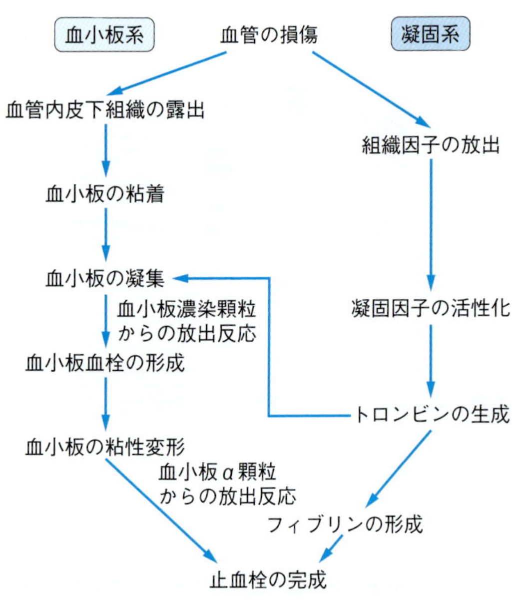

図Ⅶ-7　血小板・凝固系による止血機構のあらまし

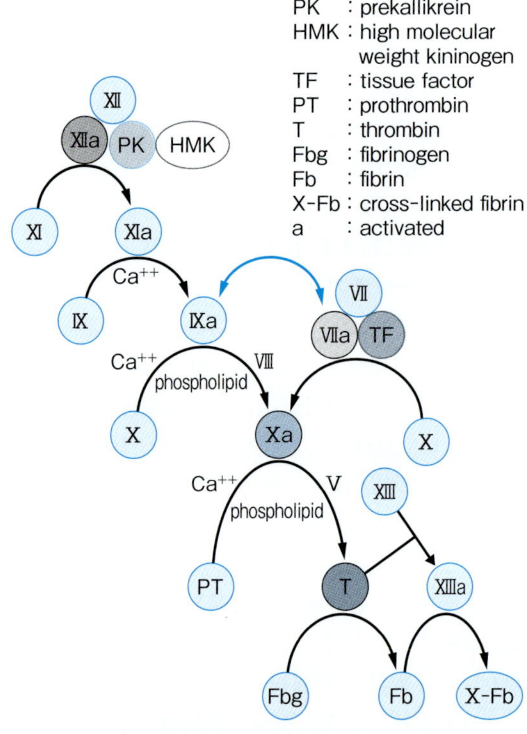

図Ⅶ-8　血液凝固反応系

b．凝固系のしくみ 図Ⅶ-8

血管傷害部位では血小板の活性化と同時に凝固反応が開始される．すなわち，露出したコラーゲンによる第Ⅻ因子の活性化（内因系凝固）と，血管壁組織から組織因子（tissue factor: TF）が血中に流入して起こる第Ⅶ因子の活性化（外因系凝固）である．そして，内外両系によって活性化第Ⅹ因子が生成されると，活性化第Ⅹ因子は血小板膜上のリン脂質や第Ⅴ因子と複合体（プロトロンビナーゼ複合体）を形成し，プロトロンビンをトロンビンに活性化する．このように初めのわずかな反応が起点となって数秒〜十数秒で凝固因子が次々と活性化され，数十秒でトロンビン生成が始まる．なお内因系凝固と外因系凝固は，以下のようにお互いを活性化する部分がある．すなわち，活性化第Ⅻ・Ⅸ因子による第Ⅶ因子の活性化や，活性化第Ⅶ因子による第Ⅸ因子の活性化である[13]．このように共通経路の起点となる第Ⅹ因子の活性化以前に，内外両系がすでに相互関係をもっている．

活性化第Ⅹ因子を中心とするプロトロンビナーゼ複合体によって生じた微量のトロンビンは，血小板に作用してさらなる血小板凝集を惹起し，非可逆性の強固な血小板凝集塊が形成される．その一方で，トロンビンは凝固反応の最終段階としてフィブリノゲンをフィブリンに転化する．このフィブリンが，赤血球を包み込んだフィブリン網，すなわち二次血栓（赤色血栓）を形成することになる．その他トロンビンは第Ⅺ・Ⅴ・Ⅷ・ⅩⅢ因子などの活性化にも作用し，凝固反応のポジティブフィードバック機構を形成している．なお，生成されたばかりのフィブリンは単量体（モノマー）で可溶性だが，活性化第ⅩⅢ因子の作用（架橋形成）により不溶性の多量体（ポリマー）へと変換され，強固なフィブリン血栓となる．表Ⅶ-4 に主な凝固線溶系因子の性質をまとめた[14]．

上述したように凝固反応は活性化された凝固因子が次の凝固因子の活性化に働き，次々と滝の水が落ちるように作用が連続していくところから，イギリスの血液凝固学者 R. G. Macfarlane（マックファーレン）は，これを“酵素の瀑布（ばくふ）説”として唱えた[15]．また，微量の開始因子から莫大な量のトロンビン〜フィブリンが生成されるという“増幅系”表Ⅶ-5 であることも重要な特徴である．

JCOPY 498-01913

表Ⅶ-4　主な凝固線溶系因子の性状

因子名	分子量	血中濃度（mg/dL）	半減期	4℃での安定性
第Ⅻ因子	82,000	2〜3	2〜3日	安定
第Ⅺ因子	160,000	0.5〜0.9	2.5日	安定
第Ⅸ因子	55,000	3〜5	18〜24時間	安定
第Ⅷ因子	200,000	15〜20	8〜12時間	不安定
VWF	2,000,000	0.005〜0.01	24〜48時間	不安定
第Ⅶ因子	50,000	0.4〜0.7	4〜6時間	安定
第Ⅹ因子	59,000	5〜10	2日	安定
第Ⅴ因子	480,000	5〜10	12〜15時間	不安定
プロトロンビン（Ⅱ）	72,000	10〜15	3〜4日	安定
フィブリノゲン（Ⅰ）	340,000	200〜400	4〜6日	安定
第ⅩⅢ因子	340,000	1〜2	6〜10日	安定
antithrombin	55,000	25〜35	2.8日	
protein C	62,000	1〜5	6〜8時間	
protein S	80,000	2〜2.5	20〜30時間	
α_2-plasmin inhibitor	70,000	5〜7	2.5日	
PAI-1	52,000	0.005	活性型: 6〜7分	
TAFI	60,000	0.4〜1.5	活性型: 10分	

表Ⅶ-5　主な凝固因子の血中モル濃度と反応する基質・酵素の反応モル比

（Maki M. Haemostasis and Thrombosis in Obstetrics and Gynecology. Marburg: Die Medizinische Verlagsgesellschaft mbH; 1991. p.1-45[14]より改変）

凝固因子	分子量	血中モル濃度(mM)	基質と酵素	反応モル比
第Ⅻ因子	82,000	0.3	Ⅻa/Ⅺ	1対1
第Ⅺ因子	160,000	0.3	Ⅺa/Ⅸ	1対2.3
第Ⅶ因子	50,000	0.1	Ⅶa/Ⅸ	1対7
			Ⅶa/Ⅹ	1対13
第Ⅸ因子	55,000	0.7	Ⅸa/Ⅹ	1対1.9
第Ⅹ因子	59,000	1.3	Ⅹa/Ⅱ	1対1.9
プロトロンビン（Ⅱ）	72,000	2.5	Ⅱa/Ⅰ	1対3.5
フィブリノゲン（Ⅰ）	340,000	8.8		

c．凝固制御系のしくみ

生体内では血液凝固反応にブレーキをかける3つの凝固制御機構が存在する[16]．

1つめはアンチトロンビンによるもので，トロンビンと1分子対1分子の複合体を作って不活化する．この反応はヘパリンによって著しく増強される．アンチトロンビンは活性化第Ⅻ・Ⅺ・Ⅹ・Ⅸ・Ⅶ因子，カリクレインなども失活させるが，これらの反応もヘパリンの存在下で促進される．

2つめはプロテインCによるものである[17]．トロンビンは血管内皮細胞上のトロンボモジュリンと結合するとその凝固活性を失うが，このトロンビン-トロンボモジュリン複合体によってプロテインCが活性化される．活性化プロテインCはプロテインSを補酵素としてリン脂質膜上に存在する活性化第Ⅴ・Ⅷ因子を分解し，その機能を失活させる．プロテインCやプロテインSの欠乏によってこのネガティブフィードバック機構がはたらかないと過凝固状態となり，血栓傾向が招来される．

3つめは外因系凝固阻害因子（tissue factor pathway inhibitor: TFPI）によるものである[18]．TFPIは血管内皮細胞上のヘパリン様物質と結合し，活性化第Ⅹ因子をコファクターとして活性化第Ⅶ因子-TF複合体の酵素活性を阻害することにより，抗凝固作用を発揮する．

■ d. 線溶系のしくみ

血液凝固反応によりフィブリンが形成されると，同時進行的にフィブリンを溶解しようとする血栓溶解反応（線溶反応）が起こる[19]．この線溶反応の主体を成すのはセリンプロテアーゼであるプラスミンである．プラスミンは，その前駆体である肝臓由来のプラスミノゲンがプラスミノゲンアクチベーターや活性化第XII因子，カリクレインによって限定分解されて生成される．プラスミノゲンアクチベーターには，血管内皮細胞から分泌される組織型プラスミノゲンアクチベーター（tissue-type plasminogen activator: t-PA）や腎由来のウロキナーゼ（urokinase-type plasminogen activator: u-PA）がある．プラスミノゲンとt-PAはフィブリンと高い親和性を有し，線溶反応を固相上に限局して効率を高める．一方，u-PAは細胞表面上で受容体と結合し，効率よくプラスミンを産生する．プラスミンは血漿中でも生成されるが，血漿中には多量のα_2-プラスミンインヒビター（α_2-plasmin inhibitor: α_2-PI）が存在して即時的にプラスミンを不活化する．逆にフィブリン上のプラスミンはα_2-PIによる不活化を受けにくく比較的安定である．短時間に大量のプラスミンが産生されると，フィブリンだけでなくフィブリノゲンや第V・VIII・IX・XIII因子なども分解される．つまり著明な線溶亢進が起こった場合には，フィブリン血栓の溶解（二次線溶）促進に加えて，プラスミンによるフィブリノゲン自体の分解（一次線溶）も進み，高度な凝固障害〜止血不全が加速度的に進行することになる．なお，フィブリンおよびフィブリノゲン溶解の結果生じるフィブリン分解産物（fibrin and fibrinogen degradation product: FDP）は，血小板凝集およびフィブリン重合を阻害する易出血性作用や[20]，インターロイキンや腫瘍壊死因子（tumor necrosis factor-α: TNF-α）など炎症性サイトカインの産生・放出を促す炎症惹起作用を有している[21,22]．

一方，線溶阻害因子としては，上述のα_2-PI，t-PAやu-PAを不活化するプラスミノゲンアクチベーターインヒビター-1（plasminogen activator inhibitor-1: PAI-1）[23]，トロンビンによって活性化される thrombin activatable fibrinolysis inhibitor（TAFI）[24]などがあり 表VII-4，いずれもその欠乏により（過線溶のため）出血傾向が，逆に過剰により（線溶抑制のため）血栓傾向が招来される．α_2-PIはプラスミノゲンのフィブリンへの結合を阻害する一方，活性化第XIII因子の作用でフィブリンに架橋結合し，フィブリン上でのプラスミン活性を即時的に阻害する 図VII-9．TAFIもフィブリンへのプラスミン結合を抑制してフィブリン溶解阻害作用を発揮するが，活性化TAFIのフィブリン上への結合も，活性化第XIII因子によって促進される 図VII-9．

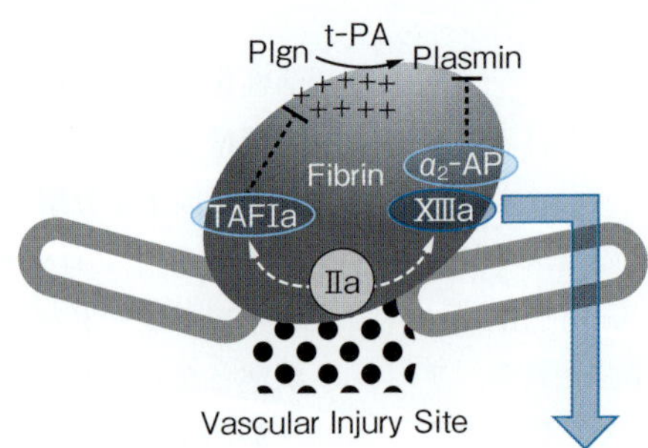

XIIIa因子はフィブリン血栓を強化するだけでなく，α_2-APやTAFIaなど線溶阻害因子をフィブリン上でクロスリンクさせることにより，フィブリン溶解阻害作用を発揮する

Plgn：plasminogen
α_2-AP：α_2-antiplasmin（＝α_2-plasmin inhibitor）
TAFIa：activated thrombin activatable fibrinolysis inhibitor
IIa：thrombin

図VII-9 第XIII因子による線溶阻害作用

JCOPY 498-01913

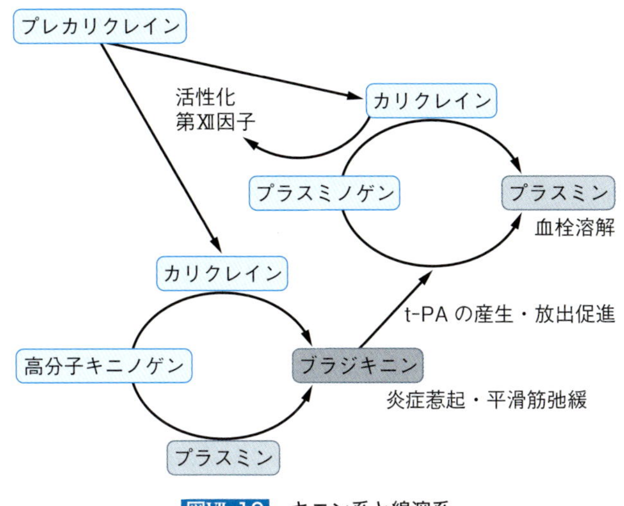

図Ⅶ-10　キニン系と線溶系

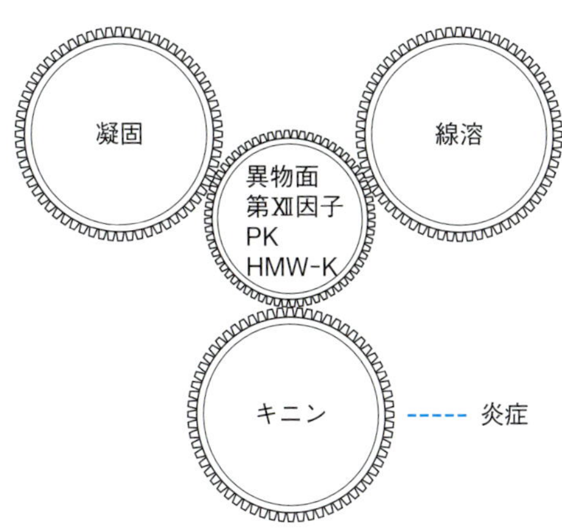

PK：プレカリクレイン（Fletcher 因子）
HMW-K：高分子キニノゲン（Fitzgerald 因子）

図Ⅶ-11　凝固線溶系とキニン系

■ e．凝固線溶系とキニン・カリクレイン系

内因系凝固反応の開始因子である活性化第Ⅻ因子（第Ⅻa 因子）は，キニン・カリクレイン系の活性化にも関与する[16]．すなわち，第Ⅻa 因子はプレカリクレインをカリクレインに変換し，さらにカリクレインは高分子キニノゲンを分解してブラジキニンを遊離・放出するとともに，第Ⅻ因子を活性化して第Ⅻa 因子を増加させるポジティブフィードバック作用を表す．またカリクレインは，プラスミノゲンをプラスミンに変換する線溶活性化作用も有する．一方，線溶酵素であるプラスミンは，カリクレインと同様，高分子キニノゲンを分解してブラジキニンを産生する 図Ⅶ-10．この結果生じたブラジキニンは，血管内皮細胞における t-PA の産生・放出を促す（線溶促進作用）とともに，血管透過性亢進や血管平滑筋弛緩作用，発痛作用などを有しており，血圧低下や筋弛緩，浮腫，炎症症状を引き起こす．このように「凝固」･「線溶」･「キニン系-炎症」は相互に密接な関わりをもっている 図Ⅶ-11．

4 血漿成分の輸血の実際と輸血理論

血漿成分の補充目的で投与される FFP は，血漿交換療法を除き，通常は凝固因子の補充によって止血をはかる目的で輸血される．厚生労働省の使用指針では必ず事前に凝固検査を行い，検査値が基準を満たす場合に限って行うこととなっている．しかし臨床現場では，凝固検査すらされず，あるいは検査されていても検査値が基準を満たしていないにもかかわらず，FFP が輸血されるというケースが非常に多い．FFP は，血液製剤の中でも特に使用指針に則った使用がなされておらず，投与効果（止血効果）を確認・実感されていない製剤であるといえよう[25,26]．

以下，FFP 輸血の実際と意義について述べる．

■ a．FFP の止血効果

臨床現場では「FFP には止血効果がある」として FFP が投与されているが，本当にそうであろうか？「FFP は凝固因子を補充しうる」というのは確かであろうが，「FFP は凝固因子濃度を上げられるか」といえば必ずしもそうではない．「480 mL の FFP 投与で凝固因子量が 20〜30％増加する」というと，いかにも止血能が上がるように思われる．しかし実際の止血にとって重要なのは凝固因子の濃度であり，この点は FFP の止血効果を論ずる際に大切なポイントとなる．確かに FFP は凝固因子を補充しうるが，同時に循環血漿量も増加させてしまう．つまり FFP の凝固因子含有濃度は高くはなく，その止血能上昇効果は非常に乏しいと言わざるを得ない．患者の凝固因子濃度を上げるためには，凝固因子含有濃度の高い，つまり濃い（＝濃縮された）製剤を投与するしかない，ということになる．実は「FFP に止血効果・出血予防効果がある」とするエビデンスはほとんどなく，むしろ否定的であり[27-29]，FFP は凝固能が低下している患者の予後も改善し得ない[30,31]．実際に止血効果としてきちんとしたエビデンスがあるのは，凝固因子がそれぞれ濃縮された血漿分画製剤（第Ⅷ・Ⅸ因子製剤，プロトロンビン複合体製剤，第ⅩⅢ因子製剤，フィブリノゲン製剤など）である．

内科領域で FFP の使用頻度のもっとも高い慢性肝障害（肝硬変）患者において，FFP 輸血で止血能が上昇する，あるいは観血的処置時の出血予防に FFP 輸血が有効であるというエビデンスはない[32]．むしろ肝硬変患者では PT 延長はみられるものの凝固バランスは保たれており，トロンビン生成能も正常か上昇しているので，FFP 輸血は不要である，つまり肝硬変患者の出血予防に FFP 輸血は無効である，とする報告が多い[33-36]．肝硬変患者に対する FFP 輸血は，あくまでも「凝固検査値が使用基準を満たし，かつ，実際に出血症状を伴っている場合」に限定すべきであろう．これは手術後など外科領域の患者（特に ICU 入室患者）に対する FFP 輸血の場合にもいえることである．凝固障害を有する患者の観血的処置前，手術後の出血予防（ICU での非出血患者），単なる PT，APTT 値の改善のためなどに FFP 輸血を行うことは，医学的意義に乏しいばかりでなく[37,38]，患者に不利益を及ぼすこともある[39]．

■ b．FFP 輸血のトリガー値

さて FFP 輸血は何をトリガー値として開始すべきであろうか？　使用指針にある prothrombin time（PT），activated partial thromboplastin time（APTT）検査値は，凝固障害の程度（出血しやすさ）を評価するには適切でないと考えられる．PT，APTT 検査はもともと止血凝固異常の原因を調べるためにこそ有用な検査であり，ワルファリンやヘパリンなど抗凝固薬の治療効果判定を除き，定量的な指標として使うべきではない[40]．事実，PT，APTT 値はどのくらい出血しやすい状態なのか，出血リスクがどの程度あるのか，を表す指標とはならず[41]，出血を予測できる PT，APTT のカットオフ値は不明である[42]とする報告が多い．また PT，APTT 値は，トロンビン生成反応の初期の 5%程度の良し悪しを評価できるに過ぎないものであり，トータルとしてのトロンビン生成能つまり凝固能を示すものではない[43]．PT，APTT 値が 25～30%ということは凝固因子量が 25～30%に減っていることを意味するわけではなく，FFP をどのくらい投与すればどの程度 PT，APTT 値がよくなるか，という問いに対する答えもない[44]．欧米でも PT，APTT 値を基準とした FFP 投与指針は見直すべきとの報告が増えている[45,46]．

ではいったい何をトリガー値として FFP 輸血を始めればよいのか？　ほぼすべての凝固因子の止血可能限界値は正常の 20～25%であることがわかっているが，唯一フィブリノゲンだけは 40～50%（=100 mg/dL）である 表Ⅶ-6[47]．つまり，出血多量や消費亢進による凝固因子欠乏が起こった場合，フィブリノゲン値が真っ先に止血可能域を下回ることになる．また，フィブリノゲンは凝固反応の最終基質であって他に代償できるものがなく，血小板が凝集するためにも必要な蛋白であるので，止血を完了させるためになくてはならない凝固因子である．したがって，特定な凝固因子のみが欠乏している先天性出血性疾患（血友病など）や抗凝固療法中の患者を除けば，フィブリノゲン値を凝固障害の定量的な指標とすればよいことになる[48,49]．また，フィブリノゲン値の止血可能限界値である 100 mg/dL を切っても PT，APTT 値はそれほど低下（延長）しないケースもあり，PT，APTT 値を FFP 投与のトリガー値とするのは危険である．大量出血が続いている場合には凝固検査結果を待っている間（30～40

表Ⅶ-6　出血量と止血に必要な最低濃度の関係
（Hiippala ST, et al. Anesth Analg. 1995; 81: 360-5[47]より）

因子	最低濃度	出血量（%）*
血小板	$50 \times 10^3/\mu L$	230（169-294）
フィブリノゲン	100 mg/dL （=40%）	142（117-169）
プロトロンビン	20%**	201（160-244）
第Ⅴ因子	25%**	229（137-300）
第Ⅶ因子	20%**	236（198-277）

*正常循環血液量値との割合
**正常値との割合

JCOPY 498-01913

分）にもフィブリノゲン値がさらに低下していくと考えられ，実際にFFPを投与する時点でのフィブリノゲン値は返ってきた検査値より低くなっていると認識すべきである．したがってフィブリノゲン値＜150 mg/dLを目安にFFP輸血の実施判断をするのが実際的であり[50-52]，FFP輸血を開始すべきタイミングを逸しなくて済む．

止血に直接的に影響するフィブリノゲン値であるが，止血目的でFFPを投与する場合にトリガーとするフィブリノゲン値については，病態ごとによく検討する必要がある．外科手術中や外傷患者での出血多量によって引き起こされる希釈性凝固障害では，フィブリノゲンが相当な勢いで枯渇していくと考えられるし[50,53,54]，産科DICでは血中に著増したプラスミンがフィブリンだけでなくフィブリノゲン自体をも分解していく[55]．したがってこれらの病態では，フィブリノゲン値が180～200 mg/dLを切ったらすぐにFFP投与を始めないとフィブリノゲン値を止血可能域に維持できず，止血困難となる場合が多い．最近では，周術期や外傷患者での凝固障害を短時間で評価して適切な凝固因子補充を開始するには，トロンボエラストグラフィ（thromboelastography: TEG）やROTEM（rotational thromboelastometry）を使ったpoint-of-care（POC）による管理が有用であるとの報告が増えている[56-59]．

■ c．FFP輸血の適応と投与量

真にFFP輸血を必要とし，FFP輸血に医学的意義があるのは，「急激な出血のために凝固因子が体外へ失われる，あるいは持続的な血管内微小血栓形成により凝固因子が消費されることによって，血中凝固因子濃度が止血可能域を下回ってしまい，止血できない」場合である．したがって臨床的にFFP輸血をもっとも必要とするのは，①急性の大量出血と②出血性の播種性血管内凝固症候群（disseminated intravascular coagulation: DIC）である．

①では，循環血液量のおよそ半分の急性出血（2,000～2,500 mL）が起こった際，補液や赤血球輸血が優先されるとフィブリノゲン値は急激に止血可能限界値（100～150 mg/dL）へ近づいていく（希釈性凝固障害）．

②の代表は産科DICと白血病などの造血器腫瘍に合併するDICである．造血器腫瘍では，腫瘍細胞の急激な増殖，あるいは抗がん剤治療による破壊によって血栓溶解反応が著明に亢進するDICを発症するため，フィブリノゲン値が100～150 mg/dL前後に低下することも多い．また，羊水塞栓症や胎盤早期剝離に代表される産科DICでは，血管内微小血栓形成のためにフィブリノゲンが消費される（消費性凝固障害）だけでなく，高度な線溶亢進によるフィブリノゲン自体の分解によって急速にフィブリノゲンが枯渇していく．さらに胎児娩出に伴って循環血漿量も短時間で著明に減少していくため，フィブリノゲン補充と循環血液量維持という2つの意味でFFP輸血が必要となる．

このように止血目的でのFFPの投与意義は多くの場合，「すべての凝固因子を補う」ことにではなく「まずフィブリノゲンを補充する」ことにあるといえる．しかし実際には，術中大量出血や産科DICの際のフィブリノゲン枯渇状態を，FFP輸血のみで改善させ止血を可能にするのは（外科医や産科医，麻酔科医が経験している通り）ほとんど不可能であり，後述するようにフィブリノゲンが濃縮された製剤の併用投与が必要になる場合が多い[60]．

FFPの投与量は，必要とする凝固因子補充量から算出することになる．しかし実際には個々の凝固因子を測定することはないので，出血量や赤血球輸血量，あるいは凝固検査値から判断することになる．現在の使用指針では，凝固因子の血中濃度を20～30％上げるために必要なFFP量は8～12 mL/kg（約1単位/10 kg）とされている．しかしそもそも止血にとって「凝固因子の血中濃度を20～30％上げる」ことに意義があるのか，はなはだ疑問である．凝固因子が高度に欠乏（20％未満）していない限り，20～30％の血中濃度上昇で止血凝固能が上がるとは考えられない．また，240 mL程度のFFP輸血に凝固因子濃度の上昇効果はなく，医学的意義もないといえる．一方，大量出血時には30 mL/kgのFFP輸血が必要であるとされるが[45]，これほど大量のFFP輸血では容量負荷もかかるため，凝固因子濃度の上昇はそれほど期待できない[61]．大量のFFP輸血は肺水腫の発症率を上げるだけでなく，時に致命的となる輸

血関連急性肺障害（transfusion-related acute lung injury: TRALI）やアナフィラキシーショックなど重篤な有害事象を起こすこともあるので，十分に注意が必要である．

d．FFPに代わるフィブリノゲン補充製剤

FFPに止血効果が乏しいとすると，止血を達成するためにどのような製剤を投与すればよいのか？そもそも凝固反応は増幅系であって，わずかな量の凝固因子の作用が最終的に莫大な量のトロンビン生成を引き起こす．つまり複数の凝固因子が70〜80%減っても，なんとかトロンビン生成までは至ると考えられる．しかし，止血栓の形成に必要な最終段階の原料はフィブリノゲンであるので，フィブリノゲンが十分ないと止血栓を形成しえない．したがってフィブリノゲン値が止血の良否を左右する最重要因子となる．FFP輸血が必要とされる病態では，実はフィブリノゲンさえ迅速に十分量補充できれば止血が達成されるはずであり，いったん止血が完了すればそれ以降のいっさいの輸血は不要となる．もちろんトロンビンさえ生成できないほどに高度な凝固因子欠乏に至る患者（重症外傷や産科大量出血）も存在するわけであり，その場合にはFFPによる複数の凝固因子補充も必要となるが，フィブリノゲン値が止血可能域を上回って初めてFFP投与が止血にとって有効な治療になるといえる．すなわち，まずもってフィブリノゲンを迅速補充できるかどうかが止血の良否を左右する[49]．

産科DICでは著明な線溶亢進を合併していてフィブリノゲン値が極度に低下していくので[62,63]，すみやかに高濃度のフィブリノゲンを補充しないと生命にかかわる大出血に至る[55]．保険適用はないものの，フィブリノゲン製剤はFFPに比べて安全性が高い上に，FFPのおよそ12倍の濃度でフィブリノゲンを含有している．フィブリノゲン4 g（=200 mL）の投与で血中フィブリノゲン値は約100 mg/dL上昇するので，枯渇していたフィブリノゲンの血中濃度は一気に止血可能域を超えると期待される．フィブリノゲン4 gをFFP輸血で補充しようとすると2,000〜2,400 mLのFFPが必要となるが，FFP輸血では容量も増えてしまうため，患者のフィブリノゲン濃度上昇効果は弱いと言わざるを得ない[64]．良好な止血を達成するためには，フィブリノゲン製剤投与によりフィブリノゲン値200〜250 mg/dL以上を到達目標として設定するべきである[65-67]．

術中大量出血患者（3,000〜4,000 mL以上の出血）の場合も同様で，全般的な凝固因子の補充もかねてFFP投与を行うが，それによる止血力の改善までは期待できず[68]，やはり濃縮フィブリノゲンを投与しない限り良好な止血は得られない[69,70]．現状ではフィブリノゲン製剤が入手困難なため，FFPをもとに作製するクリオプレシピテートによってフィブリノゲン補充を行う方法もある[71,72]．クリオプレシピテートはFFPを4℃にて緩やかに融解した後の沈殿物で，フィブリノゲン含有濃度はFFPの約10倍と高く，凝固障害による止血の改善にはきわめて有効である．しかしFFP使用量としては大量となり，感染症リスクの増加や医療費高騰などの問題がある．欧米の周術期輸血ガイドラインにはフィブリノゲン製剤，クリオプレシピテートともにその使用が明記され[73,74]，大量出血時の凝固障害における止血の有効性は確立されている[75-78]．しかし，現在のところわが国では供給および保険適用の問題があり，この両製剤は入手，使用ともに困難である．

5 血小板の輸血理論

血小板輸血もFFP輸血と同様，血小板を補って出血予防および止血を図ることを目的とする．血小板輸血を必要とする患者はきわめて限られ，赤血球の場合と同様，①自力で血小板を十分に作ることができない，あるいは②血小板が次々と消費されて産生が追いつかない，と考えられるケースである．いずれも出血症状があるか，生命にかかわる重篤な出血のリスクが高い場合にのみ，血小板輸血が必要となる．①は主に造血器腫瘍に対する大量化学療法時や造血幹細胞移植時，②は出血性DIC（多くは造血器腫瘍の増悪時や化学療法時）の場合にみられる．輸血された血小板の代謝は比較的早く，血小板輸血の効果は一時的である．すなわち，輸血された血小板は数日以内に消費されるので，自身での産生が回復

JCOPY 498-01913

するか，消費の増大が抑えられなければ，すみやかに輸血前の低い血小板数に戻ってしまう．

■ a．血小板輸血の適応と投与量

血小板輸血の適応となるのは，内科領域では主に①抗がん剤治療後の血小板減少，②白血病に代表される造血器腫瘍および再生不良性貧血などの骨髄機能不全，③出血性 DIC の 3 つである．投与基準は 1〜2 万/μL を切ったら血小板輸血を行うとされている．しかし臨床現場での大変な誤解は，「血小板数が高度に減少（1〜2 万/μL 以下）していたら，すぐに血小板輸血をしないと大出血を起こして命にかかわる」と思われていることである．再生不良性貧血など慢性的な血小板減少では，血小板数が 5,000〜1 万/μL 程度でもほとんど出血せず，血小板輸血の適応はない[79]．また，血小板は消費されると脾臓などの血管外プールからすみやかに血中に動員されるので，減少した数値ほど実際の止血力は低下しない．実際，臨床的には，血小板減少単独では生命にかかわるほどの大出血が起こることは稀である（もちろん，血小板数が 5,000/μL 以下であればそのリスクは大きくなる）．

重篤な出血のリスクが非常に高いのは，血小板減少に凝固線溶異常を伴っている場合である．たとえば上記①のケースでは血小板減少は一時的であり，血小板数が 1 万/μL 以上あれば大出血のリスクは低い．表Ⅶ-7 に WHO の出血スコアを示すが，注意すべき重要なポイントは，血小板減少の程度だけで出血のリスクを予想することはできない点である．重篤な出血（Grade 3 以上）を予知する信頼できるマーカーは，血小板数に加えて，ごく最近（5 日以内）の出血所見や背景となる病態，そして侵襲的処置とされる．出血スコア Grade 2 以上であれば，血小板輸血を考慮する必要がある．また，紫斑や点状出血といった軽度の皮膚出血などのレベル（Grade 1）であれば，さしあたって重篤な出血のリスクは低い．

一方，血小板数だけから血小板輸血実施の判断をすると，かえって病態が悪化する場合があるので細心の注意が必要である．たとえば血栓性血小板減少性紫斑病（thrombotic thrombocytopenic purpura: TTP）はその本態が血小板血栓であり，血小板が輸血されると血小板血栓が増加し，多発性の血栓症を起こすなど病態の悪化をまねいてしまう．ヘパリン起因性血小板減少症（heparin induced thrombocytopenia: HIT）もやはり血小板血栓が病態の主体を成しており，血小板輸血によって重篤な血栓症を引き起こすことがある[80]．表Ⅶ-8 に，血小板輸血の適応と，無効あるいは禁忌とされる疾患をまとめた．これを知ってはいても，血小板数が 1 万/μL 前後に減少していると（致死的出血を心配して）すぐに血小板輸血の指示を出す臨床医が非常に多い．本当に血小板輸血すべき病態なのか，慎重に判断して血小板輸血を行わないと患者に不利益を及ぼしてしまうことになる．

たとえば感染症を契機として発症する敗血症性 DIC では高度な血小板減少を伴うことがしばしばあるが，実際には血栓傾向が前面に出て出血症状はほとんど起こらない．したがって臨床的な出血症状がなければ，必ずしも血小板減少に対する血小板輸血を行う必要はない．まずは感染症の治療と同時に，ヘパリン系薬剤およびアンチトロンビンなどによる

表Ⅶ-7　出血スコア（WHO）

Grade 1（petechial）: minor bleeding	紫斑，点状出血，皮下出血などの軽度の皮膚出血や一過性の粘膜出血
Grade 2（mild blood loss）: moderate bleeding	皮下血腫や持続的な粘膜出血（口腔，鼻腔，性器，血痰，血尿，吐下血）や侵襲部位出血
Grade 3（gross blood loss）: severe bleeding	Grade 2 で赤血球輸血を要するもの
Grade 4（debilitating blood loss）: debilitating bleeding	中枢神経や肺などの臓器出血や視力障害をきたす網膜出血などの重篤な機能障害を伴う出血

表Ⅶ-8　血小板輸血の適応，不適応と禁忌

●適応
1．癌の化学療法時（<2 万/μL）
2．急性白血病，再生不良性貧血（<2 万/μL）
3．出血性 DIC（<5 万/μL）
●禁忌
1．血栓性血小板減少性紫斑病（TTP）
2．ヘパリン起因性血小板減少症（HIT）
●無効
1．慢性肝炎～肝硬変（脾機能亢進症）
2．特発性血小板減少性紫斑病（ITP）
3．手術後の血小板減少

強力な抗凝固療法を行って，血栓形成による血小板の消費を食い止めることが先決である．抗凝固療法の効果が現れる前に血小板輸血を行うと，微小血栓形成を助長して循環不全による臓器障害が増悪することがあるので，注意が必要である．このように，血小板減少を認めた際には，どのような原因（メカニズム）で血小板が減っているのかをよく考え，真に血小板輸血が必要な病態かどうかを慎重に判断することがきわめて重要である．

海外の報告および本邦における血小板製剤供給の現状を鑑みて，「血液製剤の使用指針」では以下のような基準を設けている[81]．

①内科的予防投与のトリガーとなる基準値は 1～2 万/μL で，血小板数を 1～2 万/μL 以上に保つように輸血を行う．

②Grade 2 の出血（DIC を含む）や重症感染症などを合併しているときは 2 万/μL を保つ．

③Grade 3 以上の出血（DIC を含む）があるときは，治療的血小板投与の基準である 5 万/μL 以上を目標に輸血を行う．

血小板輸血による血小板数の上昇期待値は以下の数式を用いて算出できるが，10 単位（$2 \sim 3 \times 10^{11}$ 個）の輸血でおよそ 3～5 万/μL 増加する．

血小板増加数（万/μL）
　＝輸血血小板数÷(1000×循環血液量 mL)×2/3
　　（注: 成人の循環血液量: 70 mL/kg）

簡易的には，
血小板増加数（万/μL）
　＝(血小板輸血単位数×24)÷体重（kg）
で求められる．

造血幹細胞移植に伴う高度な血小板減少時，出血性 DIC，外科的出血が激しい場合などを除き，通常は 10 単位の血小板輸血で十分効果が期待できる．

また，抗血小板剤（アスピリン，パナルジン，プレタール，プラビックスなど）を服用中の患者が外傷などで出血症状を呈している場合，一次止血や観血的処置・手術のために血小板輸血を行うこともある．ただし，出血症状の程度や抗血小板療法の強さ（複数薬剤の服用など）を勘案して，血小板輸血の実施を判断すべきである．

■ b．血小板輸血の弊害

血小板輸血は蕁麻疹をはじめとするアレルギー反応など副反応が起こることが非常に多い．これは，血小板製剤に含まれる血漿蛋白がアレルゲンとなる他，製剤保存中に血小板自体から分泌されてくる生理活性物質のためと考えられる．アレルギー性の瘙痒感の激しい皮疹が顔面～全身に及んで大変な苦痛をもたらしたり，時には気道浮腫によって呼吸困難に陥ったりするケースもある．このような症例には，血小板製剤中の血漿成分を除去（洗浄血小板の作製）し，その後すみやかに輸血することが望ましい．また，頻回の血小板輸血は患者血中にて HLA 抗体の産生を促し，いったん HLA 抗体ができてしまうとそれ以降，通常の血小板輸血に不応状態となる．HLA 適合血小板は非常に入手が困難でしかも高価であり，実効性のあがる血小板輸血の継続がむずかしくなる．このように血小板輸血にはさまざまな弊害があるので，使用指針を守るのは当然であるが，出血予防や止血のために確実に寄与すると考えられる場合に限って血小板輸血を行うよう注意したい．

6 血漿浸透圧とアルブミンの役割

血漿膠質浸透圧による循環血液量の維持機構は，出血に対する輸液・輸血治療を考える上で重要である．血漿膠質浸透圧とは，毛細血管壁を介して水分を血管内へ移行させる圧のことで，平均値は 28 mmHg である．生体内で血漿膠質浸透圧維持の主体

JCOPY 498-01913

をなすのがアルブミンである．これに対して間質液の膠質浸透圧は，わずか4.5 mmHgである．一方，毛細血管壁を介して水分を血管外組織へ移行させる圧が毛細血管圧（平均値17 mmHg），毛細血管壁を介して水分を間質へ移行させる圧が間質液圧（平均値7 mmHg）である．血管内外の水分の移動はこの4つの圧の差し引きで決まるわけであるが，通常はほぼ平衡状態を保っている．

実際には血漿膠質浸透圧（mmHg）は「血漿総蛋白濃度(g/dL)×4－0.8」
で求められる．血漿蛋白の中で濃度の高いものは，アルブミン（4.5 g/dL），グロブリン（2.5 g/dL），フィブリノゲン（0.25 g/dL）であり，血漿膠質浸透圧の約80%はアルブミンによって保持されている．アルブミン1 g当たりの浸透圧は5 mmHgであり，1 gで約20 mLの水分を保持できる．アルブミン濃度の低下により血漿膠質浸透圧が低下すると，血漿中の水分は間質に移行して浮腫を生じ，十分な循環血液量を維持できなくなる．

この他アルブミンには，金属イオン(カルシウム，銅，亜鉛)，ビリルビン，尿酸，遊離脂肪酸，ホルモンなどと結合する担体としての機能もある．また，栄養物質や代謝産物，薬剤などの血中輸送および貯蔵蛋白としての役割も担っている．またアルブミンの体内半減期は約17日であり，分解されてできるアミノ酸の利用率は低いので，蛋白補給源としての意義はほとんどない．

2015年6月に作成された最新の使用ガイドライン[82]によると，アルブミン製剤投与の適応となる病態はきわめて限られることがわかる．主な適応は，①肝硬変に伴う腹水（←高張製剤）と，②凝固因子の補充を必要としない治療的血漿交換療法（二重濾過血漿交換療法，double filtration plasmapheresis: DFPPなど←高張製剤および等張製剤）の2つであり，従来，使用頻度の高い病態であった，低蛋白血症やネフローゼに伴う浮腫・肺水腫，出血性ショック，重症熱傷，重症敗血症，人工心肺手術などでは使用しないとされている．特に外科領域でのアルブミン製剤投与の適応は，根本的に見直す必要があるといえる．

おわりに

現代の輸血医療は「過剰輸血」に傾いており，医学的意義に乏しく（＝患者さんにとって益がなく）副反応を軽視した安易な輸血が横行している．しかし血液製剤は限りある資源であり，輸血にかかわる臨床医がそれぞれの血液製剤の特性と限界をよく認識した上で実効性のあがる輸血を行っていくことが，これからの我が国の輸血医療にとってもっとも大切なことである．

●文　献

1) 紀野修一．Patient Blood Management (PBM) とは．医学のあゆみ．2012; 243: 273-8.
2) Lundsgaard-Hansen P. Component therapy of surgical hemorrhage: red cell concentrates, colloids and crystalloids. Bibl Haematol. 1980; 46: 147-69.
3) 濱崎直孝．日本輸血学会常用輸血医学用語集．日輸血会誌．1997; 43: 930.
4) 濱崎直孝．日本輸血学会常用輸血医学用語集．日輸血会誌．1997; 43: 976.
5) 内田立身．赤血球の形態と機能．In: 島田　馨，編．内科学書改訂第4版．東京: 中山書店，1995．p.611-4.
6) Klein HG, Anstee DJ. Transfusion of blood, blood components and plasma alternatives in oligaemia. In: Mollison's Transfusion in Clinical Medicine. 12th ed. Oxford: Blackwell Sciences; 2014. p.22-52.
7) Levi M, Fries D, Gombotz H, et al. Prevention and treatment of coagulopathy in patients receiving massive transfusions. Vox Sang. 2011; 101: 154-74.
8) Maegele M, Lefering R, Paffrath T, et al. Red-blood-cell to plasma ratios transfused during massive transfusion are associated with mortality in severe multiple injury: a retrospective analysis from the Trauma Registry of the Deutsche Gesellschaft für Unfallchirurgie. Vox Sang. 2008; 95: 112-9.
9) Holcomb JB, Tilley BC, Baraniuk S, et al. Transfusion of plasma, platelets, and red blood cells in a 1: 1: 1 vs a 1: 1: 2 ratio and mortality in patients with severe trauma: the PROPPR randomized clinical trial. JAMA. 2015; 313: 471-82.
10) 尾崎由基男．血小板粘着，凝集，放出の機序．In: 大野仁嗣，尾崎由基男，小澤敬也，他編，三輪血液病学．東京: 文光堂; 2006．p.399-405.
11) Bennett JS. The molecular biology of platelet membrane proteins. Semin Hematol. 1990; 27: 186-204.
12) Parise LV, Venton DL, Le Breton GC. Arachidonic acid-induced platelet aggregation is mediated by a

thromboxane A2/prostaglandin H2 receptor interaction. J Pharmacol Exp Ther. 1984; 228: 240-4.

13) Osterud B, Rapaport SI. Activation of factor Ⅸ by the reaction product of tissue factor and factor Ⅶ: additional pathway for initiating blood coagulation. Proc Natl Acad Sci USA. 1977; 74: 5260-4.

14) Maki M. Blood coagulation, fibrinolysis, kinin formation and complement systems. In: Haemostasis and Thrombosis in Obstetrics and Gynecology. Marburg: Die Medizinische Verlagsgesellschaft mbH; 1991. p.1-45.

15) Macfarlane RG. An enzyme cascade in the blood clotting mechanism, and its function as a biochemical amplifier. Nature. 1964; 202: 498-9.

16) 藤巻道男．止血機構のあらまし．止血・血栓検査のすべて．Medical Technology. 1985; 13: 616-23.

17) 山本晃士．Protein C の基礎と臨床．In: 一瀬白帝，編．図説血栓・止血・血管学．東京: 中外医学社，2005: p.449-55.

18) 坂田飛鳥，大森　司．Tissue factor pathway inhibitor (TFPI)の基礎．日本血栓止血学会誌．2014; 25: 5-10.

19) 浦野哲盟．線溶機序．日本脈管学会誌．2011; 51: 293-9.

20) Stachurska J, Latallo Z, Kopeć M. Inhibition of platelet aggregation by dialysable fibrinogen degradation products (FDP). Thromb Diath Haemorrh. 1970; 23: 91-8.

21) Robson SC, Shephard EG, Kirsch RE. Fibrin degradation product D-dimer induces the synthesis and release of biologically active IL-1 beta, IL-6, and plasminogen activator inhibitors from monocytes in vitro. Br J Haematol. 1994; 86: 322-6.

22) Lu PP, Liu JT, Liu N, et al. Pro-inflammatory effect of fibrinogen and FDP on vascular smooth muscle cells by IL-6, TNF-α and iNOS. Life Sci. 2011; 88: 839-45.

23) 山本晃士．PAI-1 と病態―最近の進歩．In: 高久史麿，溝口秀昭，坂田洋一，他編．Annual Review 血液 2005．東京: 中外医学社; 2005. p.285-94.

24) 奥村暢章，関泰一郎，有賀豊彦．TAFI と細胞線溶．日本血栓止血学会誌．2009; 20: 406-11.

25) Puetz J. Fresh frozen plasma: the most commonly prescribed hemostatic agent. J Thromb Haemost. 2013; 11: 1794-9.

26) Stanworth SJ, Walsh TS, Prescott RJ, et al. A national study of plasma use in critical care: clinical indications, dose and effect on prothrombin time. Crit Care. 2011; 15: R108.

27) Stanworth SJ, Brunskill SJ, Hyde CJ, et al. Is fresh frozen plasma clinically effective? A systematic review of randomized controlled trials. Br J Haematol. 2004; 126: 139-52.

28) Yang L, Stanworth S, Hopewell S, et al. Is fresh-frozen plasma clinically effective? An update of a systematic review of randomized controlled trials. Transfusion. 2012; 52: 1673-86.

29) Müller MC, Straat M, Meijers JC, et al. Fresh frozen plasma transfusion fails to influence the hemostatic balance in critically ill patients with a coagulopathy. J Thromb Haemost. 2015; 13: 989-97.

30) Dara SI, Rana R, Afessa B, et al. Fresh frozen plasma transfusion in critically ill medical patients with coagulopathy. Crit Care Med. 2005; 33: 2667-71.

31) Scalea TM, Bochicchio KM, Lumpkins K, et al. Early aggressive use of fresh frozen plasma does not improve outcome in critically injured trauma patients. Ann Surg. 2008; 248: 578-84.

32) Tripodi A, Chantarangkul V, Primignani M. Thrombin generation in plasma from patients with cirrhosis supplemented with normal plasma: considerations on the efficacy of treatment with fresh-frozen plasma. Intern Emerg Med. 2012; 7: 139-44.

33) Caldwell SH, Hoffman M, Lisman T, et al. Coagulation disorders and hemostasis in liver disease: Pathophysiology and critical assessment of current management. Hepatology. 2006; 44: 1039-46.

34) Lisman T, Bakhtiari K, Pereboom IT, et al. Normal to increased thrombin generation in patients undergoing liver transplantation despite prolonged conventional coagulation tests. J Hepatol. 2010; 52: 355-61.

35) Tripodi A, Primignani M, Mannucci PM. Abnormalities of hemostasis and bleeding in chronic liver disease: the paradigm is challenged. Intern Emerg Med. 2010; 5: 7-12.

36) Lisman T, Porte RJ. Rebalanced hemostasis in patients with liver disease: evidence and clinical consequences. Blood. 2010; 116: 878-85.

37) Vlaar AP, in der Maur AL, Binnekade JM, et al. A survey of physicians' reasons to transfuse plasma and platelets in the critically ill: a prospective single-centre cohort study. Transfus Med. 2009; 19: 207-12.

38) Müller MC, Arbous MS, Spoelstra-de Man AM, et al. Transfusion of fresh-frozen plasma in critically ill patients with a coagulopathy before invasive procedures: a randomized clinical trial (CME). Transfusion. 2015; 55: 26-35; quiz 25.

39) Pandey S, Vyas GN. Adverse effects of plasma transfusion. Transfusion. 2012; 52: Suppl 1: 65S-79S.

40) Rossaint R, Bouillon B, Cerny V, et al. Management of bleeding following major trauma: an updated European guideline. Crit Care. 2010; 14: R52.

41) Tripodi A, Chantarangkul V, Mannucci PM. Acquired coagulation disorders: revisited using global coagulation/anticoagulation testing. Br J Haematol. 2009; 147: 77-82.
42) Segal JB, Dizk WH. Paucity of studies to support that abnormal coagulation test results predict bleeding in the setting of invasive procedures: an evidence-based review. Transfusion. 2005; 45: 1413-25.
43) Rand MD, Lock JB, van't Veer C, et al. Blood clotting in minimally altered whole blood. Blood. 1996; 88: 3432-45.
44) lland LL, Foster TM, Marlar RA, Brooks JP. Fresh frozen plasma is ineffective for correcting minimally elevated international normalized ratios. Transfusion. 2005; 45: 1234-5.
45) Chowdhury P, Saayman AG, Paulus U, et al. Efficacy of standard dose and 30 ml/kg fresh frozen plasma in correcting laboratory parameters of haemostasis in critically ill patients. Br J Haematol. 2004; 125: 69-73.
46) Appadu BL. Prolongation of prothrombin time in the critically ill: Is it time for decisive action? Crit Care Med. 2010; 38: 2065-6.
47) Hiippala ST, Myllylä GJ, Vahtera EM. Hemostatic factors and replacement of major blood loss with plasma poor red cell concentrates. Anesth Analg. 1995; 81: 360-5.
48) Levy JH, Szlam F, Tanaka KA, et al. Fibrinogen and hemostasis: a primary hemostatic target for the management of acquired bleeding. Anesth Analg. 2012; 114: 261-74.
49) Levy JH, Welsby I, Goodnough LT. Fibrinogen as a therapeutic target for bleeding: a review of critical levels and replacement therapy. Transfusion. 2014; 54: 1389-405.
50) Bolliger D, Görlinger K, Tanaka KA. Pathophysiology and treatment of coagulopathy in massive hemorrhage and hemodilution. Anesthesiology. 2010; 113: 1205-19.
51) 山本晃士. 新鮮凍結血漿の投与基準を検証する—実効性のあるトリガー値の提唱—. 日本輸血細胞治療学会誌. 2011; 57: 442-8.
52) Schöchl H, Nienaber U, Maegele M, et al. Transfusion in trauma: thromboelastometry-guided coagulation factor concentrate-based therapy versus standard fresh frozen plasma-based therapy. Crit Care. 2011; 15: R83.
53) 山本晃士. 大量出血（希釈性凝固障害）に対する輸血療法. 医学のあゆみ「周術期輸血療法 UPDATE」2008; 224: 205-9.
54) Fries D, Martini WZ. Role of fibrinogen in trauma-induced coagulopathy. Br J Anaesth. 2010; 105: 116-21.
55) 山本晃士. 産科大量出血の病態と輸血治療. 日本輸血細胞治療学会誌. 2012; 58: 745-52.
56) Schöchl H, Nienaber U, Hofer G, et al. Goal-directed coagulation management of major trauma patients using thromboelastometry (ROTEM)-guided administration of fibrinogen concentrate and prothrombin complex concentrate. Crit Care. 2010; 14: R55.
57) 小川　覚. トロンボエラストメトリーを用いた周術期止血管理. 日本血栓止血学会誌. 2010; 21: 553-61.
58) Tanaka KA, Bolliger D, Vadlamudi R, et al. Rotational thromboelastometry (ROTEM)-based coagulation management in cardiac surgery and major trauma. J Cardiothorac Vasc Anesth. 2012; 26: 1083-93.
59) Tanaka KA, Bader SO, Görlinger K. Novel approaches in management of perioperative coagulopathy. Curr Opin Anaesthesiol. 2014; 27: 72-80.
60) Kozek-Langenecker S, Sørensen B, Hess JR, et al. Clinical effectiveness of fresh frozen plasma compared with fibrinogen concentrate: a systematic review. Crit Care. 2011; 15: R239.
61) Collins PW, Solomon C, Sutor K, et al. Theoretical modelling of fibrinogen supplementation with therapeutic plasma, cryoprecipitate, or fibrinogen concentrate. Br J Anaesth. 2014; 113: 585-95.
62) 小林隆夫. 産科領域の大量出血と輸血療法. 医学のあゆみ「周術期輸血医療 UPDATE」2008; 224: 221-6.
63) 板倉敦夫. 産科領域の輸血療法. In: 山本晃士, 編. 図解臨床輸血ガイド. 東京: 文光堂; 2011. p.105-17.
64) 安村　敏. FFP 輸血の適応と注意点. In: 山本晃士, 編. 図解臨床輸血ガイド. 東京: 文光堂; 2011. p.28-43.
65) Bolliger D, Szlam F, Molinaro RJ, et al. Finding the optimal concentration range for fibrinogen replacement after severe haemodilution: an in vitro model. Br J Anaesth. 2009; 102: 793-9.
66) Bolliger D, Gonsahn M, Levy JH, et al. Is preoperative fibrinogen predictive for postoperative bleeding after coronary artery bypass grafting surgery? Transfusion. 2009; 49: 2006-7; author reply 2007-8.
67) Fenger-Eriksen C, Moore GW, Rangarajan S, et al. Fibrinogen estimates are influenced by methods of measurement and hemodilution with colloid plasma expanders. Transfusion. 2010; 50: 2571-6.
68) Casbard AC, Williamson LM, Murphy MF, et al. The role of prophylactic fresh frozen plasma in decreasing blood loss and correcting coagulopathy in cardiac surgery. Anaesthesia. 2004; 59: 550-8.
69) Fenger-Eriksen C, Lindberg-Larsen M, Christensen AQ, et al. Fibrinogen concentrate substitution ther-

apy in patients with massive haemorrhage and low plasma fibrinogen concentrations. Br J Anaesth. 2008; 101: 769-73.

70) 高松純樹．大量出血時の病態と輸血療法―フィブリノゲン濃縮製剤投与の有用性．医学のあゆみ．2010; 235: 66-71.

71) 山本晃士，西脇公俊，加藤千秋，他．術中大量出血を防ぐための新たな輸血治療―クリオプレシピテートおよびフィブリノゲン濃縮製剤投与効果の検討―．日本輸血細胞治療学会誌．2010; 56: 36-42.

72) 山本晃士．術中大量出血時の輸血療法．In: 山本晃士編，図解臨床輸血ガイド．東京: 文光堂; 2011．p.118-32.

73) O'Shaughnessy DF, Atterbury C, Bolton Maggs P, et al. Guidelines for the use of fresh-frozen plasma, cryoprecipitate and cryosupernatant. Br J Haematol. 2004; 126: 11-28.

74) Practice guidelines for perioperative blood transfusion and adjuvant therapy. An update report by the American Society for Anesthesiologists Task Force on perioperative blood transfusion and adjuvant therapy. Anesthesiology. 2006; 105: 198-208.

75) Danés AF, Cuenca LG, Bueno SR, et al. Efficacy and tolerability of human fibrinogen concentrate administration to patients with acquired fibrinogen deficiency and active or in high-risk severe bleeding. Vox Sang. 2008; 94: 221-6.

76) Sørensen B, Bevan D. A critical evaluation of cryoprecipitate for replacement of fibrinogen. Br J Haematol. 2010; 149: 834-43.

77) Rahe-Meyer N, Sørensen B. Fibrinogen concentrate for management of bleeding. J Thromb Haemost. 2011; 9: 1-5.

78) Levy JH, Goodnough LT. How I use fibrinogen replacement therapy in acquired bleeding. Blood. 2015; 125: 1387-93.

79) 羽藤高明．血小板輸血の現状と将来．日本血栓止血学会誌．2005; 16: 273-80.

80) 東　寛．血小板輸血の適応と新たな副作用予防策．臨床血液．2013; 54: 1974-82.

81) 渡邊直英，半田　誠．血小板輸血の適応と実際．In: 山本晃士，編．図解臨床輸血ガイド．東京: 文光堂; 2011．p.44-57.

82) 科学的根拠に基づいたアルブミン製剤の使用ガイドライン．日本輸血・細胞治療学会ホームページ 2015; http://yuketsu.jstmct.or.jp/wp-content/themes/jstmct/images/medical/file/guidelines/1530_guidline.pdf

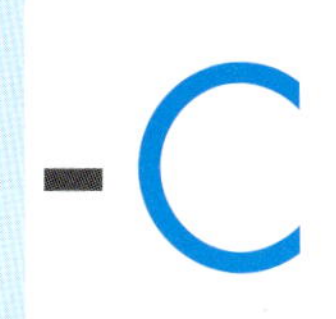

Ⅶ-C 輸血の手順（輸血過誤と防止対策含む）

Sate procedures of blood transfusion

Author:
松下　正

1 日本のABO不適合輸血

20世紀にはわが国において年間20件以上の輸血過誤事故が発生していた．21世紀になって安全体制が整備された結果，著明な減少をみるようになった．日本医療機能評価機構による医療事故情報収集等事業で収集された輸血の医療事故やヒヤリハットによれば輸血療法施行時に患者を誤った事例報告（集計期間: 2004年10月1日～2007年6月30日）［誤った患者への輸血］が，No. 11　2007年10月に医療安全情報として示されている．その8事例のうち6件は，ベッドサイドでの患者と輸血との照合を行わなかった事例であった．日本輸血・細胞治療学会による調査: 日本輸血・細胞治療学会が実施した「ABO不適合輸血」の1995年から2009年の間の調査結果[1)]によれば，「患者・製剤の照合間違い」がABO不適合輸血の最大の原因であるが，「検査検体の採血間違い」も重篤な結果を生じている．

2 患者の血液型検査と不規則抗体スクリーニング検査

患者（受血者）については，不適合輸血を防ぐため，輸血を実施する医療機関で責任をもって以下の検査を行う．これらの検査については，原則として，患者の属する医療機関内で実施すると輸血療法の実施指針（以下指針）でも定めている[2)]．

■ a．ABO血液型の検査

オモテ検査とウラ検査　いわゆるオモテ検査とウラ検査を必ず行わなければならない．オモテ検査とウラ検査の一致している場合に血液型を確定することができるが，一致しない場合にはその原因を精査する必要がある．

同一患者の二重チェック　同一患者からの異なる時点での2検体で，二重チェックを行う必要がある．

同一検体の二重チェック　同一検体について異なる2人の検査者がそれぞれ独立に検査し，二重チェックを行い，照合確認するように努める．

■ b．RhD抗原の検査

抗D試薬を用いてRhD抗原の有無を検査する．

■ c．乳児の検査

生後4カ月以内の乳児では，母親由来の移行抗体があることや血清中の抗Aおよび抗B抗体の産生が不十分であることから，ABO血液型はオモテ検査のみの判定でよい．RhD抗原と不規則抗体スクリーニングの検査は成人と同様に行うが，不規則抗体の検査には患者の母親由来の血清を用いてもよい．

■ d．不規則抗体スクリーニング検査

間接抗グロブリン試験を含む不規則抗体のスク

リーニング検査を行う．不規則抗体が検出された場合には，同定試験を行う．基本的に37℃で反応する臨床的に意義（副作用を起こす可能性）のある不規則抗体を重視する．輸血後96時間前後経過すると，常に不規則抗体産生のチャンスがあり，施設で定めた間隔ごとに不規則抗体スクリーニング検査を行うことが望ましい．特に頻回に輸血を行う患者においては，注意を要する．

3 交差適合試験

a．患者検体の採取

1）採取時期

新たな輸血，妊娠は不規則抗体の産生を促すことがあるため，過去3カ月以内に輸血歴または妊娠歴がある場合，あるいはこれらが不明な患者について，交差適合試験に用いる血液検体は輸血予定日前3日以内に採血したものであることが望ましい．

2）別検体によるダブルチェック

T＆S法や交差適合試験の際の患者検体は血液型の検査時の検体とは別に，新しく採血した検体を用いる．同時に血液型検査も実施する．

b．輸血用血液の選択

交差適合試験には，患者とABO血液型が同型の血液（以下「ABO同型血」という）を用いる．さらに，患者がRhD陰性の場合には，ABO血液型が同型で，かつRhD陰性の血液を用いる．

なお，患者が37℃で反応する臨床的に意義のある不規則抗体をもっていることが明らかな場合には，対応する抗原をもたない血液を用いる．

c．術式

交差適合試験には，患者血清と供血者血球の組み合わせの反応で凝集や溶血の有無を判定する主試験と患者血球と供血者血清の組み合わせの反応を判定する副試験とがある．赤十字血液センターより供給される製剤は不規則抗体スクリーニング検査が陰性のもののみであり，副試験は省略してもよい．主試験は必ず実施しなければならない．

術式としては，ABO血液型の不適合を検出でき，かつ37℃で反応する臨床的に意義のある不規則抗体を検出できる間接グロブリン試験を含む適正な方法を用いる．なお，後述5.-b.の場合を除いて，臨床的意義のある不規則抗体により主試験が不適合である血液を輸血に用いてはならない．

d．交差適合試験の一部の省略

1）赤血球と全血の使用時

生後4カ月以内の乳児で抗Aあるいは抗B抗体が検出されず，不規則抗体も陰性の場合には，ABO同型血使用時の交差適合試験は省略してもよい．なお，ABO同型RhD抗原陰性の患児にはRhD抗原陰性同型血を輸血する．児の不規則抗体の検索については，母親由来の血清を用いてもよい．

2）血小板濃厚液と新鮮凍結血漿の使用時

赤血球をほとんど含まない血小板濃厚液および新鮮凍結血漿の輸血に当たっては，交差適合試験は省略されるが，原則としてABO RhD同型血を使用する．患者がRhD陰性で将来妊娠の可能性のある患者に血小板輸血を行う場合にRhD陽性の血小板濃厚液を用いた場合には，抗D免疫グロブリンの投与により抗D抗体の産生を予防する．

3）コンピュータクロスマッチ[3)]

あらかじめABO血液型，RhD抗原型検査と抗体スクリーニング検査により，臨床的に問題となる抗体が検出されない場合には，交差適合試験を省略し，ABO血液型の適合性を確認することで輸血は可能となる．コンピュータクロスマッチとは，以下の各条件を完全に満たした場合にコンピュータを用いて上述した適合性を確認する方法であり，人為的な誤りの排除と，手順の合理化，省力化が可能である．

①結果の不一致や製剤選択が誤っている際には警告すること

②患者の血液型が2回以上異なる検体により確認されていること

③製剤の血液型が再確認されていること

JCOPY 498-01913

4）血液型不規則抗体スクリーニング法（Type & Screen 法: T & S 法）

受血者の ABO 血液型，RhD 抗原および，臨床的に意義のある不規則抗体の有無をあらかじめ検査し，RhD 陽性で不規則抗体が陰性の場合は事前に交差適合試験を行わない.

輸血用が必要になった場合には血液センターから配送された輸血用血液のオモテ検査により ABO 同型血であることを確認して輸血する．または，予めオモテ検査により確認されている血液製剤の血液型と患者の血液型とをコンピュータを用いて照合・確認して輸血を行う（コンピュータクロスマッチ）．生理食塩液法（迅速法，室温）による主試験のみの交差適合試験を行う施設もある.

4 超緊急時の輸血

緊急に赤血球の輸血が必要な出血性ショック状態にある救急患者について，直ちに患者の検査用血液を採取することに努めるが，採血不可能な場合には出血した血液を検査に利用してもよい.

輸血用血液製剤の選択は状況に応じて以下のように対処するが，血液型の確定前には O 型の赤血球の使用（全血は不可），血液型確定後には ABO 同型血の使用を原則とする.

a．ABO 血液型確定時の同型の血液の使用

患者の最新の血液を検体として，ABO 血液型および RhD 抗原の判定を行い，直ちに ABO 同型血である赤血球（または全血）を輸血する．輸血と平行して，引き続き交差適合試験を実施する.

b．血液型が確定できない場合の O 型赤血球の使用

出血性ショックのため，患者の ABO 血液型を判定する時間的余裕がない場合，緊急時に血液型判定用試薬がない場合，あるいは血液型判定が困難な場合は，例外的に交差適合試験未実施の O 型赤血球液を使用する（全血は不可）．なお，緊急時であっても，必ず放射線照射血液製剤を使用する.

表VII-9　緊急時の適合血の選択

患者血液型	赤血球液	新鮮凍結血漿	血小板濃厚液
A	A>O	A>AB	A>AB>B
B	B>O	B>AB	B>AB>A
AB	AB>A=B>O	AB	AB>A=B
O	O のみ	O>A・B・AB	O>A・B・AB

※異型適合血を使用した場合，投与後の溶血反応に注意する.

c．RhD 抗原が陰性の場合

RhD 抗原が陰性と判明したときは，RhD 陰性の血液の入手に努める．RhD 陰性を優先して ABO 血液型は異型であるが適合の血液（異型適合血）を使用してもよい．特に患者が女児または妊娠可能な女性で RhD 陽性の血液を輸血した場合は，できるだけ早く RhD 陰性の血液に切り替え，不規則抗体検査の結果抗 D 抗体が検出されない場合は，抗 D 免疫グロブリンの投与を考慮する.

その他，緊急時に使用される異型適合血を表VII-9に示す.

5 大量輸血時の適合血

大量輸血とは，24 時間以内に患者の循環血液量と等量またはそれ以上の輸血が行われることをいう.

a．追加輸血時の交差適合試験

手術中の追加輸血などで大量輸血が必要となった患者については，しばしば間接抗グロブリン試験による交差適合試験を行う時間的余裕がない場合がある．このような場合には最低生理食塩液法による主試験（迅速法，室温）を行う.

b．不規則抗体が陽性の場合

緊急に大量輸血を必要とする患者で，事前に臨床的に意義のある不規則抗体が検出された場合であっても，対応する抗原陰性の血液が間に合わない場合には，ABO 同型血を輸血し，救命後に溶血反応に注意しながら患者の観察を続ける.

6 不適合輸血を防ぐための検査以外の留意点

■ a．血液型検査用検体の採血時の取り違いに注意すること

血液型検査用検体の採血時の取り違いが血液型の誤判定につながることがあることから，血液型の判定は異なる時期の新しい検体で 2 回実施し，同一の結果が得られたときに確定すべきである．検体の取り違いには，採血患者の誤り（同姓や隣のベッドの患者と間違える場合，同時に複数の患者の採血を実施する際の患者取り違いなど）と，他の患者名の採血管に間違って採血する検体取り違いがある．前者については，血液型検査用の採血の際の患者誤認防止が重要である．後者については，手書きによるラベル患者名の書き間違いの他，複数患者の採血管を取り違えることがある．1 患者 1 トレイなどの原則を励行すべきである．

■ b．検査結果の伝票への誤記や誤入力に注意すること

血液型判定は正しくても，判定結果を伝票に記載する際や入力する際に間違える危険性があることから，2 人の検査者による確認を行うことが望ましい．現在ではコンピュータシステムを用いた結果入力が行われることが多いので，システム上の誤謬を防ぐ努力も重要である．

■ c．検査結果の記録と患者への通知

電子カルテではない場合，血液型判定結果は転記せずに，診療録に貼付するとともに個人情報に留意し患者に通知することが望ましい．また以前の検査結果の転記や口頭伝達の誤りによる危険性に注意するため，電子カルテなどの仕組みにより，1 患者 1 血液型と表記されるよう整備することが望ましい．また他院の血液型検査結果は原則使用せず，自院における結果が判明するまでは血液型不詳として扱う．

7 手術時または直ちに輸血する可能性の少ない場合の血液準備

血液を無駄にせず，また輸血業務を効率的に行うために，待機的手術例を含めて直ちに輸血する可能性の少ない場合の血液準備方法として，T & S 法を用いることが望ましい．近年ではこの方法を直ちに輸血する場合も含めてすべての製剤支給に用いる施設も多い．なお，最大手術血液準備量（MSBOS）を採用する施設の数は減少している．

8 輸血用血液の保存

温度管理が不十分な状態では，輸血用血液の各成分は機能低下をきたしやすく，他の患者への転用もできなくなる．輸血用血液の保管・管理は，院内の輸血部門で一括して集中的に管理するべきである．

各種の輸血用血液は，それぞれ最も適した条件下で保存しなければならない．赤血球，全血は 2～6℃，新鮮凍結血漿は－20℃以下で，自記温度記録計と警報装置が付いた輸血用血液専用の保冷庫中でそれぞれ保存する．血小板濃厚液は，保存する場合は室温（20～24℃）で水平振盪しながら保存するが，部署においてできるだけ速やかに輸血する．

なお，輸血用血液の部署における一定時間以上の保管（部署に保冷庫を設置して保管するなど）はいかなる場合でも行ってはならない．輸血開始までに時間を要する場合は，輸血部に連絡して一旦返却することを相談する．

9 部署における実施の実際

輸血患者の取り違えや管理上の誤りによる不適合輸血は，絶対に起こしてはならない医療事故である．したがって，輸血に際しては，

1）安全に正確に実施するために確認手順を徹底し，

2）医師と看護師は，患者が，①輸血投与に同意した，②血液製剤を投与する正しい患者である

JCOPY 498-01913

こと，を確認し，

3）看護師は，血液製剤が患者に投与する血液製剤であること，を確認して血液製剤を投与する．

4）輸血中は患者の観察を十分に行い，

5）副作用は早期に発見し，

6）適切な対応を行うことが重要である．

a．輸血前

1）説明と患者の同意の確認

医師によりインフォームド・コンセントを行い，輸血同意書・血漿組織成分製剤輸注同意書により同意がされていることを確認する．

2）輸血用血液の外観検査

患者に輸血をする医師または看護師は，輸血の実施前に外観検査としてバッグ内の血液について色調の変化，溶血（黒色化）や凝血塊の有無，あるいはバッグの破損や開封による閉鎖系の破綻などの異常がないことを肉眼で確認する（スワーリングや異物・凝集塊などを確認する）．また，赤血球製剤についてはエルシニア菌（*Yersinia enterocolitica*）感染に留意し，バッグ内が暗赤色から黒色へ変化することがあるため，セグメント内との血液色調の差にも留意する．

3）1回1患者

輸血の準備および実施は，原則として1回に1患者ごとに行う．複数の患者への輸血用血液を一度にまとめて準備し，そのまま患者から患者へと続けて輸血することは，取り違いによる事故の原因となりやすいので行うべきではない．

4）チェック項目

輸血部門から血液製剤と輸血用血液支給票，（交差試験）適合票，副作用報告票など必要書類を確認する．支給票，適合票などは以後のチェックにおける「手元情報」となるため，この段階で患者のものであることを確定しておく必要がある．

事務的な過誤による血液型不適合輸血を防ぐため，輸血用血液の受け渡し時，輸血準備時および輸血実施時に，それぞれ，患者氏名（同姓同名に注意），生年月日などによる2点以上の患者情報に基づく患者確認に続いて，血液型，血液製造番号，有効期限，交差適合試験の検査結果，放射線照射の有無について，支給票，適合票の記載事項と血液バッグの本体とを照合し，該当患者に適合しているものであることを確認する．

確認する場合は，上記チェック項目の各項目を2名で声を出し合うなどして読み合わせを行うとよい．このステップは多くの施設では電磁化されており，電子カルテ画面も手元情報として利用し，複数のポイントで確認することが望ましい．電子カルテ上で「承認」ボタンを押すなどによりその旨を診療録に記録する．麻酔時など患者本人による確認ができない場合，当該患者に相違ないことを必ず複数の者により確認することが重要である．

b．輸血の実施

輸血の実際について，2017年現在の名古屋大学医学部附属病院の手順を以下に示す．

看護師は，血液製剤が複数ある場合，1バッグずつ下記の手順で確認を行い投与する．

(1) 手指衛生の後で未滅菌手袋を装着し，輸血セットを血液製剤に接続してラインを満たした後，手袋を脱いで手指衛生を行う

(2) 必要物品をそろえ，患者の部屋に行く

①血液製剤と「適合票」（血液製剤に貼付）

②携帯端末（PDA）またはバーコードリーダーとPC

③「輸血用血液支給票」（投与速度の確認のため）

(3) 看護師は，輸血を投与するルートについて以下の事項を確認する

①輸血は単独ルートで行うことが原則である．

②必ず本管の生理食塩水を用いて点滴漏れがないことを確認する．

③やむをえず生理食塩液以外の輸液との同一ラインでの投与が必要な場合は，輸液を一旦中止して，輸血投与の前後に生理食塩液をルート内に注入する．

(4) **患者のバイタルサイン(血圧，脈拍，呼吸数，体温)を測定する**

(5) **看護師２人または医師・看護師など２人で，輸血投与直前に患者のベッドサイドで，患者確認と血液製剤の確認を下記の手順で行う**

①患者確認を患者フルネームとID番号の２つで行う．

ア）患者氏名（フルネーム）の確認

患者からフルネームを発信してもらい，手元情報の「適合票」の患者氏名と一致しているかどうかを照合確認する．

患者が氏名を名乗ることができない場合は，リストバンドまたはIDカード（診療券）の患者氏名が，手元情報の「適合票」の患者氏名と一致しているかどうかを照合確認する．

イ）ID番号の確認

リストバンドまたはIDカード（診療券）のID番号を確認し，手元情報の「適合票」のID番号と一致しているかどうかを照合確認する．

②血液型が一致しているかどうかを下記の３つで照合確認する．

ア）「適合票」の血液型

イ）血液製剤の血液型

ウ）患者に言ってもらった血液型（患者が言える場合）

③血液番号が一致しているかどうかを下記の２つで照合確認する．

ア）「適合票」(10桁数字)

イ）血液製剤の製造番号

④有効期限（最終有効年月日）を血液製剤バッグの表示で確認する．

(6) **ベッドサイドで携帯端末(PDA)またはバーコードリーダーによるバーコード照合を行う**

<PDA（携帯端末）でのバーコード照合> 図Ⅶ-12

①PDAの「輸血」を選択して血液製剤の３本のバーコード（下記）を読み取る．

血液型コード・製剤コード・ロットナンバー

①

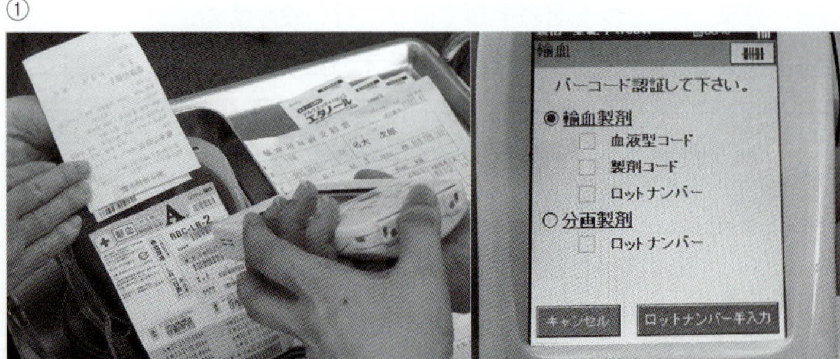

②

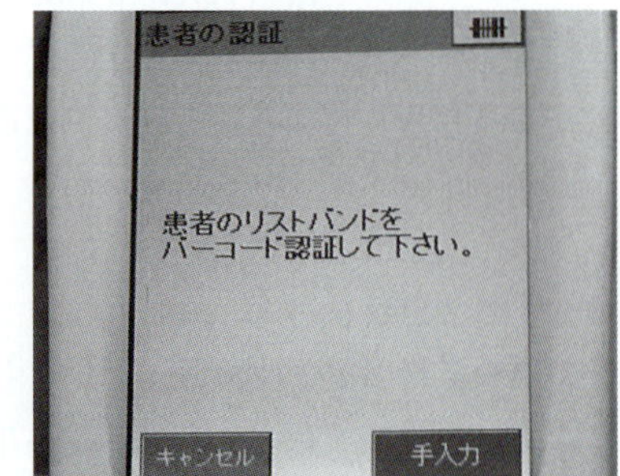

③

リストバンド　　診察券のバーコード

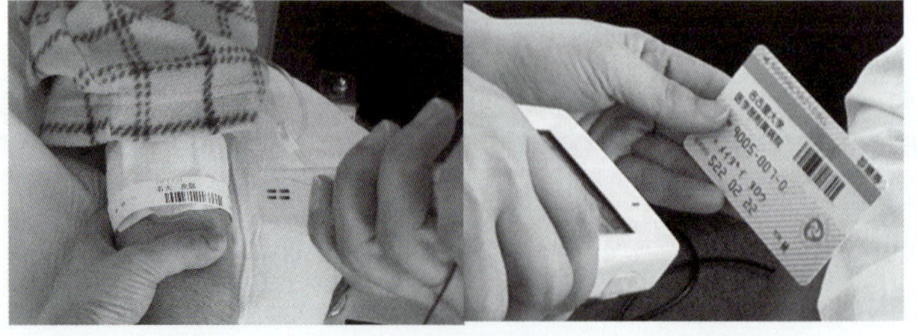

④

照合結果「確定」を押す

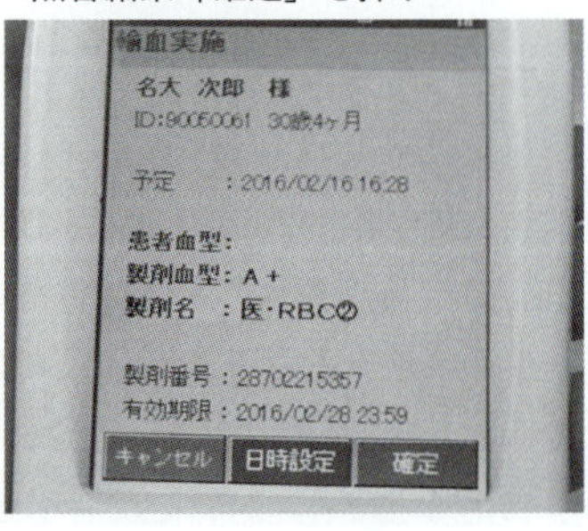

図Ⅶ-12　PDA（携帯端末）でのバーコード照合

（製造番号）

②照合が成功したことを下記の3つのチェックボックスの☑で確認する．

血液型コード・製剤コード・ロットナンバー

③PDAで患者リストバンド，外来患者は診察券のバーコードを読み取り画面の表示を確認する．

エラーメッセージが表示された場合は，投与せずに他看護師に相談する．

④「確定」のボタンを押すと実施入力が確定する．

＜バーコードリーダーでのバーコード照合＞

PDA（携帯端末）が配置されていない部署においてはバーコードリーダーを用いて認証を行う．

①患者の電子カルテの輸血承認の画面を開く．

開いた画面の患者氏名とID番号を患者自身の患者氏名とID番号と照合する．

患者リストバンドのバーコード照合がないため画面と患者の一致を確認する．

②バーコードリーダーで血液製剤の3本のバーコード（下記）を読み取る．

血液型コード・製剤コード・ロットナンバー（製造番号）

③照合が成功したことを電子カルテに○が表示されたことで確認する．

④「実施」のボタンを押すと実施入力が確定する．

(7) 輸血の開始

①手指衛生して手袋を装着．

②三方活栓にルートを接続し，輸血を開始する．

③血液製剤の投与速度の指示を「輸血用血液支給票」で確認（例: 開始時50 mL/hr，以後150 mL/hrなど）して速度調節を行う．

(8) 追加輸血時

引き続き輸血を追加する場合にも，追加されるそれぞれの輸血用血液について，上記と同様な手順を正しく踏まなければならない．

(9) 輸血前の患者観察

輸血前に体温，血圧，脈拍，さらに可能であれば経皮的動脈血酸素飽和度（SpO_2）を測定後に，輸血を開始し，副作用発生時には，再度測定することが望ましい．

c．輸血中の観察

1）輸血開始直後の患者の観察

意識のある患者への赤血球輸血の輸血速度は，輸血開始時には緩やかに行う．ABO型不適合輸血では，輸血開始直後から血管痛，不快感，胸痛，腹痛などの症状がみられるので，輸血開始後5分間はベッドサイドで患者の状態を観察する必要がある．救命的な緊急輸血を要する患者では急速輸血を必要とし，意識が清明でないことも多く，自覚的所見により不適合輸血を疑うことは困難または不可能であるので，呼吸・循環動態の観察の他に導尿を行って尿の色調をみることや術野からの出血の状態を観察することなどにより，総合的な他覚的所見によって，不適合輸血の早期発見に努める．

2）輸血開始後の観察

輸血開始後15分程度経過した時点で再度患者の状態を観察する．即時型溶血反応のないことを確認した後にも，発熱・蕁麻疹などのアレルギー症状がしばしばみられるので，その後も適宜観察を続けて早期発見に努める．

d．輸血後の作業

1）確認事項

輸血終了後に再度患者名，血液型および血液製造番号を確認し，診療録にその製造番号を記録する．

2）輸血後の観察

特に，後述する輸血関連急性肺障害（TRALI），細菌感染症では輸血終了後に重篤な副反応を呈することがあり，輸血終了後も患者を継続的に観察することが可能な体制を整備する．

e．患者検体の保存

医療機関は輸血前後の検査を実施する．検査をただちに実施しない場合は，輸血前後の患者血液（血漿または血清として約2 mL確保できる量）を，−20℃以下で可能な限り（2年間を目安に）保存することとし，日本赤十字社から検査依頼があった場合には当該指針に従って検査を行うこと（ただし，新生児や乳幼児においては，約2 mL保管することは事実上困難なこともあることから，可能な量を保管することで差し仕えない）．この際，コンタミネーションのないようにディスポーザブルのピペットを使用するなどの対応が望まれる．また，検体の保管は，未開封の分離剤入りの採血管に入れ遠心した後に保管することが望ましいが，困難な場合は，輸血前に交差適合試験などで使用した血清あるいは血漿（血球と分離）約 2 mL を保存してもよい．ただし，検査が適切に行えない可能性があるため，保管検体には抗凝固剤としてヘパリンを用いないこと．

なお，検査の偽陽性結果，潜在ウイルスの活性化などの有無を確認するため，輸血前後の患者血清（漿）の再検査を行うことがあるので，

①輸血前 1 週間程度の間の患者血清（漿）

および

②輸血後 3 カ月程度の血清（漿）

についても保管しているものがあれば，日本赤十字社に提供し，調査に協力すること（院内採血の場合は除く）．この際の保管方法は，上記と同様に取り扱う．特に，輸血前検体保管については，輸血による感染か否かを確認する上で非常に重要になるため，輸血前に感染症検査が実施された場合であっても必ず保管すること．やむを得ず，輸血前の検体保管ができない場合には，当該指針（Ⅷの 1 の 2）の（2）の ii および iii）に従って検査を行う．

●文　献

1）Fujii Y, Shibata Y, Miyata S, et al. Consecutive national surveys of ABO-incompatible blood transfusion in Japan. Vox Sang. 2009; 97: 240-6.

2）厚生労働省医薬食品局血液対策課．輸血療法の実施に関する指針（改訂版）．平成 17 年 9 月（平成 24 年 3 月一部改正）．

3）Miyata S, Kawai T, Yamamoto S, et al. Network computer-assisted transfusion-management system for accurate blood component-recipient identification at the bedside. Transfusion. 2004; 44: 364-72.

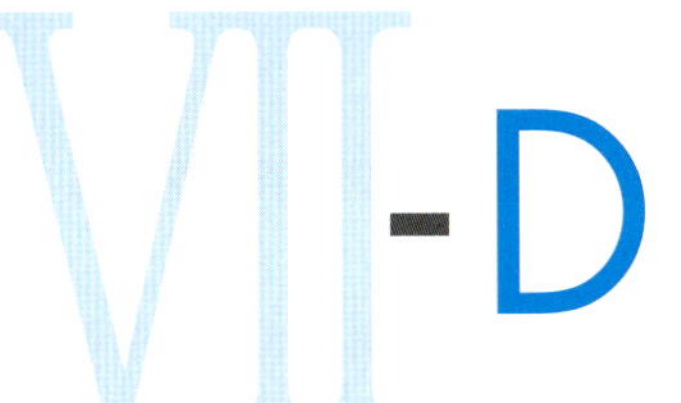

血液製剤の適正使用

Appropriate use of blood components

Ⅶ-D-1 赤血球 Red blood cell

Author: 米村雄士

はじめに

「血液製剤の使用指針」および「輸血療法の実施に関する指針」は，1999年に策定され，その後数回改正された．最近，輸血・細胞治療学会が中心となって『科学的根拠に基づいた赤血球製剤の使用ガイドライン』[1]を作成したので，今までの指針と併せて，赤血球製剤の適正使用について概要を述べる．

輸血により，感染症，免疫学的副作用などが発生するリスクは，完全には排除できないことから，自己血輸血は推奨される手法とされている．将来，血液製剤の需給が逼迫する可能性も鑑み，引き続き，自己血輸血の手技や手法を維持発展させていくことも重要と考える．以上の観点から，医療現場における血液製剤の適正使用を引き続き推進する必要がある．

使用指針の推奨の強さ，およびエビデンスの強さを「Minds 診療ガイドライン作成の手引き 2014」[2]に準じて，以下の基準で表現した．

推奨の強さは，[1]: 強く推奨する，[2]: 推奨するの2通りで提示し，アウトカム全般のエビデンスの強さについては，以下の A，B，C，D を併記した．

A（強）: 効果の推定値に強く確信がある．

B（中）: 効果の推定値に中程度の確信がある．

C（弱）: 効果の推定値に対する確信は限定的である．

D（とても弱い）: 効果の推定値がほとんど確信できない．

なお，推奨の強さおよびエビデンスの強さが示されていない多くの記述については，エビデンスがないか，あるいはあっても著しく欠乏しているものであり，その記述は，専門家としての意見に留まるものとした．

1 目的

赤血球液（RBC）は，出血に対する治療および貧血の急速な補正を必要とする病態に臨床的に特に役に立っている．輸血の目的は，末梢循環系への十分な酸素供給と，循環血液量を維持することである．

2 使用指針

a．慢性貧血に対する適応

慢性貧血に対してはまずその原因を明らかにし，鉄欠乏，ビタミン B_{12} 欠乏，葉酸欠乏，自己免疫性溶血性貧血など，輸血以外の方法で治療可能である疾患には，原則として輸血を行わない．慢性貧血に対して輸血を行う目的は，貧血による症状が出ない程度のヘモグロビン（Hb）値を維持することであるが，その値は，貧血の進行度，罹患期間，日常生活や社会生活の活動状況，合併症（特に循環器系や呼吸器系の合併症）の有無などにより異なり，ここに示しているHb値以上でも輸血が必要な場合もあれば，逆にそれ未満でも不必要な場合もあり，特にそれらが強く推奨されていない場合には，一律に決めることが困難である．しかし，いずれの場合でも，Hb値を10 g/dL以上にする必要はない．

一般的に輸血の適応を決定する場合には，臨床検査値のみならず臨床症状を注意深く観察し，かつ生活の活動状況を勘案する必要もある．

高度の貧血の場合には，循環血漿量が増加していること，心臓に負荷がかかっていることから，短時間のうちに大量の輸血を行うと心不全，肺水腫をきたすことがある．腎障害を合併している場合には，特に注意が必要である．

繰り返し輸血を行う場合には，投与前後における臨床症状の改善の程度やHb値の変化を比較して効果を評価するとともに，副作用の有無を観察したうえで，適正量の輸血を行う．なお，頻回の投与により鉄過剰状態（iron overload）をきたすので，不必要な輸血は行わず，できる限り投与間隔を長くする．

以下，代表的な疾患による慢性貧血に対する適応を列挙する．

1）造血不全に伴う貧血

再生不良性貧血，骨髄異形成症候群などによる慢性貧血患者において，トリガー値を，患者の状態にあわせて，Hb値6～7 g/dLとする．一部の疾患においては輸血に依存するようになる前の早期にESA（erythropoiesis-stimulating agents）製剤投与を考慮すれば，輸血量を減少させる可能性がある．

なお，赤血球輸血による鉄過剰に伴う臓器障害のマネージメントは重要であり，鉄キレート剤が有用である．

2）造血器腫瘍に対する化学療法，造血幹細胞移植治療などによる貧血

強いエビデンスではないが，造血器腫瘍に対する化学療法，造血幹細胞移植治療におけるトリガー値を特に他疾患と区別する必要はない．造血幹細胞移植後の造血回復は前処置の強度によって異なり，造血機能を高度に低下させる前処置を用いる場合は，通常，造血が回復するまでに移植後2～3週間を要する．この間，トリガー値をHb値7～8 g/dLとすることを推奨する［2C］．

3）固形癌化学療法などによる貧血

固形癌に対する化学療法における赤血球輸血の適応について比較した論文は少ない．赤血球輸血が必要なほどの骨髄抑制を生じる化学療法は避けられる傾向があることから，造血器腫瘍に対する化学療法における赤血球輸血を参考とし，トリガー値をHb値7～8 g/dLとする．

4）鉄欠乏性，ビタミンB_{12}欠乏性などによる貧血

消化管や泌尿生殖器からの少量長期的な出血などによる鉄欠乏性貧血，ビタミンB_{12}欠乏性貧血などにおいては，体内の代償機構が働くために，短時間の間に貧血が著しく進行することはない．

通常，貧血が高度であっても，生命の維持に支障をきたすおそれがある場合以外は，原則として赤血球輸血を行わず［2C］，必要な程度に安静を保って欠乏した成分を補充し貧血の回復を待つことを推奨する．

妊婦の慢性貧血症例においては，特殊な場合を除いて輸血しないことを推奨する［2D］．

5）自己免疫性溶血性貧血

急速に進行する可能性のある自己免疫性溶血性貧血においては，生命の維持に支障をきたすおそれがある場合，赤血球輸血を実施することを推奨する［2C］．使用する血液については，同種抗体の有無，自己抗体の特異性を勘案して決定するが，輸血検査に関しては，日本輸血・細胞治療学会からガイドラインが示されている[3]．わが国から，8人の温式抗体陽性例の24回の輸血で，1例の遅延型溶血性輸血反

JCOPY 498-01913

応が疑われたのみであったという報告がある[4].

6）腎不全による貧血

腎不全による貧血においては，ESA製剤投与や鉄剤治療などを優先し，これらの治療に反応しないなどの特殊な場合を除き，Hb値7 g/dL以上では原則輸血は行わず，輸血する場合は必要最小限の輸血とすることを推奨する［2C］．なお，大量に輸血する場合，または小児に輸血する場合は，高カリウム血症に留意する．

b．急性出血に対する適応

急性出血には外傷性出血のほかに，消化管出血，腹腔内出血，気道内出血などがある．急速出血では，Hb値低下（貧血）と，循環血液量の低下が発生してくる．循環動態からみると，循環血液量の15％の出血（class Ⅰ）では，軽い末梢血管収縮あるいは頻脈を除くと循環動態にはほとんど変化は生じない．また，15～30％の出血（class Ⅱ）では，頻脈や脈圧の狭小化がみられ，患者は落ち着きがなくなり不安感を呈するようになる．さらに，30～40％の出血（class Ⅲ）では，その症状はさらに顕著となり，血圧も低下し，精神状態も錯乱する場合もある．循環血液量の40％を超える出血（class Ⅳ）では，嗜眠傾向となり，生命的にも危険な状態とされている[5].

Hb値のみで輸血の開始を決定することは適切ではない．貧血の面から，循環血液量が正常な場合の急性貧血に対する耐性についての明確なエビデンスはない．Hb値が10 g/dLを超える場合は輸血を必要とすることはないが，6 g/dL以下では輸血はほぼ必須とされている[6]．特に，急速に貧血が進行した場合はその傾向は強い．Hb値が6～10 g/dLの時の輸血の必要性は患者の状態や合併症によって異なる（e. 制限輸血と非制限輸血の項参照）．

急性上部消化管出血においては，トリガー値をHb値7 g/dLあるいは9 g/dLとした場合の，予後や輸血後副反応において，前者の優位性が示され，輸血量の減少をもたらすことが明らかとなっていることから，消化管出血における急性貧血において，トリガー値をHb値7 g/dLとすることを強く推奨する［1A］[7]．また，Hb値9 g/dL以上では，輸血しないことを強く推奨する［1A］.

c．周術期の輸血

1）術前投与

術前の貧血は必ずしも投与の対象とはならない．慣習的に行われてきた術前投与のいわゆる10/30ルール〔Hb値10 g/dL，ヘマトクリット（Ht）値30％以上にすること〕は近年では根拠のないものとされている．したがって，患者の心肺機能，原疾患の種類，患者の年齢や体重あるいは特殊な病態などの全身状態を把握して投与の必要性の有無を決定する．

なお，慢性貧血の場合には，a. 慢性貧血に対する適応の項に記されていると同様に対処する．

一般に貧血のある場合には，循環血漿量は増加しているため，投与により急速に貧血の是正を行うと，心原性の肺水腫を引き起こす危険性がある．術前投与は，持続する出血がコントロールできない場合またはその恐れがある場合のみ必要とされる．

慢性貧血患者に対する輸血の適応を判断する際は，慢性貧血患者における代償反応を考慮に入れるべきである．そして，手術を安全に施行するために必要と考えられるHb値の最低値は，患者の全身状態により異なることを留意すべきである．

また，消化器系統の悪性腫瘍の多いわが国では，術前の患者は貧血とともにしばしば栄養障害による低蛋白血症を伴っているが，その場合には術前に栄養管理を積極的に行い，その是正をはかる．

2）術中投与

手術中の出血に対して必要となる輸血について，予め術前に判断して準備する．さらに，ワルファリンなどの抗凝固薬が投与されている場合などでは，術前の抗凝固・抗血小板療法について，いつの時点で中断するか，一時的なヘパリン置換などを行うかを判断することも重要である．

術中の出血に対して出血量の削減に努めるとともに，循環血液量に対する出血量の割合と臨床所見に応じて，原則として以下のような成分輸血により対処する 図Ⅶ-13[8]．全身状態の良好な患者で，循環血液量の15～20％の出血が起こった場合には，細胞

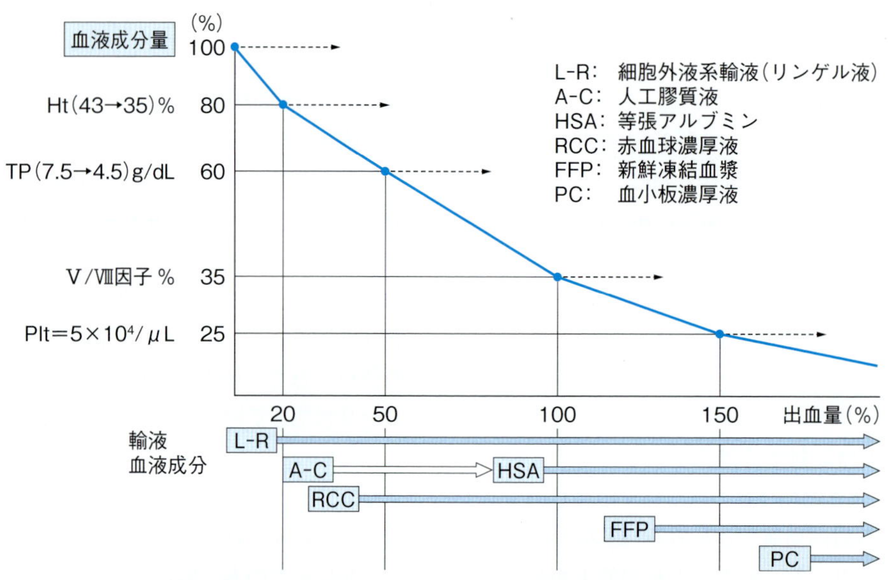

図Ⅶ-13　出血患者における輸液・成分輸血療法の適応
(Lundsgaard-Hansen P. Bibl Haematol. 1980; 46: 147-69[8]より)

外液量の補充のために細胞外液補充液（乳酸リンゲル液，酢酸リンゲル液など）を出血量の2〜3倍投与する．

循環血液量の20〜50%の出血量に対しては，膠質浸透圧を維持するために，人工膠質液〔ヒドロキシエチルデンプン（HES），デキストランなど〕を投与する．第3世代のHES130/0.41製剤は安全性，有効性に優れている報告があり，今後の検討が待たれる[9]．赤血球不足による組織への酸素供給不足が懸念される場合には，赤血球濃厚液を投与する．この程度までの出血では，等張アルブミン製剤（5%ヒト血清アルブミンまたは加熱ヒト血漿蛋白）の併用が必要となることは少ない．

循環血液量の50〜100%の出血では，細胞外液補充液，人工膠質液および赤血球濃厚液の投与だけでは血清アルブミン濃度の低下による肺水腫や乏尿が出現する危険性があるので，適宜等張アルブミン製剤を投与する．なお，人工膠質液を1,000 mL以上必要とする場合にも等張アルブミン製剤の使用を考慮する．

さらに，循環血液量以上の大量出血（24時間以内に100%以上）時または100 mL/分以上の急速輸血をするような事態には，凝固因子や血小板数の低下による出血傾向（希釈性の凝固障害と血小板減少）が起こる可能性があるので，凝固系や血小板数の検査値および臨床的な出血傾向を参考にして，新鮮凍結血漿や血小板濃厚液の投与も考慮する（新鮮凍結血漿および血小板の使用指針の項を参照）．この間，血圧・脈拍数などのバイタルサインや尿量・心電図・血算，さらに血液ガスなどの所見を参考にして必要な血液成分を追加する．収縮期血圧を90 mmHg以上，平均血圧を60〜70 mmHg以上に維持し，一定の尿量（0.5〜1 mL/kg/時）を確保できるように輸液・輸血の管理を行う．

周術期貧血のトリガー値をHb値7〜8 g/dLとすることを強く推奨する［1A］[10]．ただし，貧血状態の代償機転における心肺機能の重要性に鑑みた場合，冠動脈疾患などの心疾患あるいは肺機能障害や脳循環障害のある患者では，Hb値を10 g/dL程度に維持することが引き続き推奨されるが，今後のさらなる研究と評価が必要である（e. 制限輸血と非制限輸血の項参照）．

なお，循環血液量に相当する以上の出血量がある場合には，可能であれば回収式自己血輸血を試みるように努める．

表VII-10　制限輸血群と非制限輸血群の多施設ランダム化比較試験

	発表者	発表年	症例数	対象者	制限輸血 Hb 値	非制限輸血 Hb 値	結果
①	Hébert ら[13]	1999 年	838 例	重症成人	<7 g/dL	<10 g/dL	AMI や狭心症患者において，制限輸血群が死亡率低い．
②	Lacroix ら[14]	2007 年	637 例	重症子供	<7 g/dL	<9.5 g/dL	死亡率の有意差なし．制限輸血群が輸血量少ない．
③	Carson ら[15]	2011 年	2,016 例	50 歳以上または心血管危険因子	<8 g/dL	<10 g/dL	死亡率の有意差なし．非制限輸血群でも悪くない．
④	Villanueva ら[7]	2013 年	921 例	重症上部消化管出血	<7 g/dL	<9 g/dL	制限輸血群が死亡率低い．
⑤	Holst ら[16]	2014 年	998 例	敗血症 ICU	<7 g/dL	<9 g/dL	死亡率の有意差なし．
⑥	Murphy ら[17]	2015 年	2,007 例	心臓外科手術	<7.5 g/dL	<9 g/dL	制限輸血群が死亡率高い．(4.2%：2.6%) p=0.045 合併症有意差なし

3）心疾患を有する患者の手術に伴う貧血

心疾患，特に虚血性心疾患を有する患者の手術（非心臓手術）における貧血に対して，トリガー値を Hb 値 8～10 g/dL とすることを推奨する［2C］．

4）人工心肺使用手術による貧血

弁置換術や冠動脈大動脈バイパス術（coronary artery bypass graft: CABG）術後急性期の貧血に対して赤血球輸血を開始する Hb 値を 9～10 g/dL とすることを強く推奨する［1B］[11]．

5）術後投与

バイタルサインが安定している場合は，細胞外液補充液の投与以外に赤血球濃厚液，等張アルブミン製剤や新鮮凍結血漿などの投与が必要となることは少ないが，これらを投与する際には各成分製剤の使用指針による．

急激に貧血が進行する術後出血の場合の赤血球液の投与は，早急に外科的止血処置とともに行う．

■ d．敗血症患者の貧血[12]

輸血量が少ないほうが，死亡率が低いか同等であり，感染症や輸血副反応の発生率も低いという報告がある．敗血症患者への貧血に対して，トリガー値を Hb 値 7 g/dL とすることを強く推奨する［1A］．

■ e．制限輸血と非制限輸血

制限輸血と非制限輸血を比較する論文が多数報告されている．表VII-10 に示すように術後や ICU などの急性期の貧血に対しては制限輸血群が，感染症や輸血副反応を減少させ，さらに総輸血量や輸血患者数を減らす点で，強く推奨するデータが出ている．死亡率においても，Murphy[17] らの心臓外科手術例の論文以外は制限輸血のほうが低いか同等であり，特殊な場合を除いて Hb 値 7～8 g/dL で制限輸血したほうがよいといえるであろう．

3 投与量

赤血球濃厚液の投与によって改善される Hb 値は，以下の計算式から求めることができる．

予測上昇 Hb 値(g/dL)
　＝投与 Hb 量(g)/循環血液量(dL)

循環血液量(dL)
　＝70 mL/kg(体重 1 kg あたりの循環血液量)
　　×体重(kg)/100

例えば，体重 50 kg の成人（循環血液量 35 dL）に Hb 値 14 g/dL のドナーからの血液を 2 単位(400 mL 全血採血由来の赤血球液 1 バッグ中の含有 Hb 量は約 14 g/dL×4 dL＝約 56 g となる）輸血することにより，Hb 値は約 1.6 g/dL 上昇することになる．

4 効果の評価

投与後には投与前後の検査データと臨床所見の改善の程度を比較して評価するとともに，副反応の有無を観察して，診療録に記載する．

5 不適切な使用

1）凝固因子の補充を目的としない新鮮凍結血漿との併用

赤血球液と新鮮凍結血漿を併用して，全血の代替とすべきではない．その理由は，実際に凝固異常を認める症例はきわめて限られていることや，このような併用では輸血単位数が増加し，感染症の伝播や同種免疫反応の危険性が増大するからである．

2）終末期患者への投与

終末期患者に対しては，患者の自由意思を尊重し，単なる延命措置は控えるという考え方が容認されつつある．輸血療法といえども，その例外ではなく，患者の意思を尊重しない単なる時間的延命のための投与は控えるべきである．

6 使用上の注意点

1）使用法

赤血球液を使用する場合には，輸血セットを使用する．なお，日本赤十字社から供給される赤血球液はすべて白血球除去製剤となっており，ベッドサイドでの白血球除去フィルターの使用は不要である．また，通常の輸血では加温の必要はないが，急速大量輸血，新生児交換輸血などの際には専用加温器（37℃）で加温する．

2）感染症の伝播

赤血球液の投与により，血液を介する感染症の伝播を伴うことがある．輸血実施前にバッグ内の血液の色調変化やバッグの破損や閉鎖系の破錠などがないかを肉眼でよく確認する．特に低温で増殖するエルシニア菌（*Yersinia enterocolitica*），セラチア菌などの細菌感染や，バッグ内とセグメント内の血液色調の差にも留意する．2014年8月から日本赤十字社は，献血者スクリーニング検査のウイルス核酸増幅検査（NAT）検査を個別に行うことを開始し，B型肝炎，C型肝炎，HIV感染症に関してはほとんど感染予防できるようになった．しかし，ウインドウ期，その他の肝炎やCJDを引き起こすプリオンを含め，血液を媒介する感染症は完全には防止できないことを知っておくべきである．

3）鉄の過剰負荷

1単位（200 mL由来）の赤血球液中には，約100 mgの鉄が含まれている．人体から1日に排泄される鉄は1 mgであることから，赤血球液の頻回投与は体内に鉄の沈着をきたし，鉄過剰症を生じる．またHb 1 gは，ビリルビン40 mgに代謝され，そのほぼ半量は血管外に速やかに拡散するが，肝障害のある患者では，投与後の遊離Hbの負荷が黄疸の原因となり得る．また，現在では全ての製剤が保存前白血球除去製剤となったが，保存前白血球除去のみによって輸血後移植片対宿主病が予防できるとは科学的に証明されていない．

4）輸血後移植片対宿主病（PT-GVHD）の予防対策

輸血後移植片対宿主病の発症を防止するために，原則として放射線を照射（15〜50 Gy）した赤血球液を使用する[18]．1998年に日本赤十字社より放射線照射血液製剤が供給されるようになり，2000年以降，わが国では放射線照射血液製剤によるPT-GVHDの確定症例の報告はない．なお，採血後14日保存した赤血球液の輸血によっても，致死的な合併症であるPT-GVHDの発症例が報告されていることから，採血後の期間にかかわらず，原則として放射線を照射（15〜50 Gy）した血液を使用する．

5）高カリウム

赤血球液では，放射線照射の有無にかかわらず，保存に伴い上清中のカリウム濃度が上昇する場合がある．また放射線照射後の赤血球液では，照射して

JCOPY 498-01913

いない赤血球液よりも上清中のカリウム濃度が上昇する．そのため，大量輸血時，腎不全患者あるいは低出生体重児などへの輸血時には，高カリウム血症を予防するためにカリウム吸着除去用血液フィルターを使用したほうがよい．

6）溶血性輸血反応

ABO 血液型の取り違いにより，致命的な溶血性の輸血反応をきたすことがある．投与直前には，患者氏名（同姓同名患者では ID 番号や生年月日など）・血液型・その他の事項についての照合を，必ず各バッグごとに細心の注意を払ったうえで実施する．

7）非溶血性輸血反応

発熱反応，アレルギーあるいはアナフィラキシー反応を繰り返し起こす場合は，洗浄赤血球製剤が適応となる場合がある．

8）異型適合血輸血と Rh 陰性血輸血

原則として，ABO 同型の赤血球製剤を使用するが，緊急の場合には異型適合血の使用も考慮する．また，RhD 陽性患者に RhD 陰性赤血球製剤を使用しても抗原抗体反応を起こさないので投与することは医学的には問題ない．

9）サイトメガロウイルス（CMV）抗体陰性赤血球液

CMV 抗体陰性の妊婦，あるいは極低出生体重児に赤血球輸血をする場合には，CMV 抗体陰性の赤血球液を使用することが望ましい．造血幹細胞移植時に患者とドナーの両者が CMV 抗体陰性の場合には，CMV 抗体陰性の赤血球液を使用することが望ましい．なお，現在，全ての輸血用血液製剤に実施されている保存前白血球除去は，抗体陰性血と同等の CMV 感染予防効果があるとされている．

10）解凍赤血球

稀な血液型の赤血球製剤は，凍害保護液を加えて日赤血液センターで凍結保管されている．保存リストが作成されているので，前もって確認後オーダーすれば解凍した製剤を手に入れることができる．しかし，凍結・解凍の製剤なのである程度の溶血は避けられない．

11）合成血

洗浄した O 型赤血球と AB 型血漿を混和し作られた製剤で，ABO 型血液型不適合による新生児溶血性疾患の交換輸血に用いられる．

7 赤血球製剤の製法と性状と用法

日本赤十字社は，これまで MAP 加赤血球濃厚液として赤血球 M・A・P「日赤」および照射赤血球 M・A・P「日赤」を供給してきたが，2007 年 1 月より，保存前に白血球を除去した MAP 加赤血球濃厚液（赤血球濃厚液-LR「日赤」および照射赤血球濃厚液-LR「日赤」）を供給している．赤血球濃厚液-LR「日赤」は，血液保存液（CPD 液）を 28 mL または 56 mL 混合したヒト血液 200 mL または 400 mL から，当該血液バッグに組み込まれた白血球除去フィルターを用いた濾過により白血球を除去した後に血漿の大部分を除去した赤血球層に，血球保存用添加液（MAP 液）をそれぞれ約 46 mL，約 92 mL 混和したもので，CPD 液を少量含有する．照射赤血球濃厚液-LR「日赤」は，これに放射線を照射したものである．赤血球濃厚液-LR「日赤」および照射赤血球濃厚液-LR「日赤」の容量は，200 mL 全血由来（RCC-LR-1）の約 140 mL と 400 mL 全血由来（RCC-LR-2）の約 280 mL の 2 種類がある．製剤中の白血球数は 1 バッグ当たり 1×10^6 個以下であり，400 mL 全血由来の製剤では，Ht 値は 50～55％程度で，ヘモグロビン（Hb）含有量は 20 g/dL 程度である．さらに，2013 年 12 月に「生物学的製剤基準の改正」に基づく添付文書などの改訂および赤血球製剤の販売名変更で，赤血球濃厚液-LR「日赤」（RCC-LR）および照射赤血球濃厚液-LR「日赤」（Ir-RCC-LR）は，赤血球液-LR「日赤」（RBC-LR）および照射赤血球液-LR「日赤」（Ir-RBC-LR）に変更された．実際の理由は，欧米の基準では一般名に「濃厚」は含まれていないため，名称から「濃厚」を除いたということである．日本赤十字社では，MAP 加赤血球濃厚液（赤血球M・A・P「日赤」）の製造承認取得時には有効期間を42日間としていたが，エルシニア菌混入の可能性があるため，現在は有効期間を21日間としている．また赤血球液は，2〜6℃で保存する．

●文　献

1）米村雄士，松本雅則，稲田英一，他．科学的根拠に基づいた赤血球製剤の使用ガイドライン．日本輸血細胞治療学会誌．2016; 62: 641-50.

2）福井次矢，山口直人．In: Minds診療ガイドライン作成の手引き2014．東京: 医学書院; 2014.

3）日本輸血・細胞治療学会．In: 赤血球型検査（赤血球系検査）ガイドライン改訂2版．日本輸血・細胞治療学会.

4）Shimamoto K, Higuchi T, Mori H, et al. Safety and efficacy of red blood cell transfusion to patients with warm-type autoimmune hemolytic anemia: Clinical Studies at Showa University Fujigaoka Hospital. The Showa University Journal of Medical Sciences. 2004; 16: 339-47.

5）American College of Surgeons. In: Advanced Trauma Life Support Course Manual. American College of Surgeons; 1997. p.103-12.

6）American Society of Anesthesiologists Task Force: Practice guideline for blood component therapy. Anesthesiology. 1996; 84: 732-42.

7）Villanueva C, Colomo A, Bosch A, et al. Transfusion strategies for acute upper gastrointestinal bleeding. N Engl J Med. 2013; 368: 11-21.

8）Lundsgaard-Hansen P. Component therapy of surgical hemorrhage: Red cell concentrates, colloids and crystalloids. Bibl Haematol. 1980; 46: 147-69.

9）Navickis RJ, Haynes GR, Wilkes MM. Effect of hydroxyethyl starch on bleeding after cardiopulmonary bypass: A meta-analysis of randomized trials. J Thorac Cardiovasc Surg. 2012; 144: 223-30.

10）Carson JL, Stanworth SJ, Roubinian N, et al. Transfusion thresholds and other strategies for guiding allogeneic red blood cell transfusion. Cochrane Database Syst Rev 10. 2016; CD002042.

11）Carson JL, Brooks MM, Abbott JD, et al. Liberal versus restrictive transfusion thresholds for patients with symptomatic coronary artery disease. Am Heart J. 2013; 165: 964-71.

12）日本集中治療医学会，日本救急医学会．日本版 敗血症診療ガイドライン2016（J-SSCG2016）.

13）Hébert PC, Wells G, Blajchman MA, et al. A multicenter, randomized, controlled clinical trial of transfusion requirements in critical care. Transfusion Requirements in Critical Care Investigators, Canadian Critical Care Trials Group. N Engl J Med. 1999; 340: 409-17.

14）Lacroix J, Hébert PC, Hutchison JS, et al. Transfusion strategies for patients in pediatric intensive care units. N Engl J Med. 2007; 356: 1609-19.

15）Carson JL, Terrin ML, Noveck H, et al. Liberal or restrictive transfusion in high-risk patients after hip surgery. N Engl J Med. 2011; 365: 2453-62.

16）Holst LB, Haase N, Wetterslev J, et al. Lower versus higher hemoglobin threshold for transfusion in septic shock. N Engl J Med. 2014; 371: 1381-91.

17）Murphy GJ, Pike K, Gogers CA, et al. Liberal or Restrictive transfusion after cardiac surgery. N Engl J Med. 2015; 372: 997-1008.

18）日本輸血学会．「輸血後GVHD対策小委員会」報告: 輸血によるGVHD予防のための血液に対する放射線照射ガイドライン．Ⅳ．日本輸血学会会告Ⅶ．日輸血会誌．1999; 45: 47-54.

Ⅶ-D-2 血小板 Platelet

Author: 羽藤高明

1 血小板輸血の適応

血小板輸血の目的は，血小板減少または血小板機能異常に起因する重篤な出血が予測されるか，もしくは現に出血をきたしている患者に対して血小板を補充することにより出血の予防ないし止血を図ることである．血小板輸血の適応を決定するにあたっては患者の血小板数，出血症状の程度，原疾患とその治療内容，合併症などを総合的に評価することが肝要である．

■ a．造血器腫瘍

血小板輸血が最も多く行われている疾患は造血器腫瘍であり，本疾患での血小板輸血は強力な化学療法や造血幹細胞移植に伴う高度の血小板減少による重篤な出血を未然に防ぐための予防的輸血として行われることが多い．予防的輸血では血小板製剤をいつどのくらい投与すればよいのかということが重要になる．

1）輸血トリガー値

予防的血小板輸血をいつ行うかを決めるには輸血直前の血小板数が重要視されてきた．この輸血トリガー値となる血小板数の設定は1962年にGaydosらが報告した急性白血病症例の後方視的研究に端を発している[1]．彼らは出血症状が急激に生じ始める血小板数の閾値というのは存在しないが，2万/μL以上では重篤な出血が稀であったことを示した．これ以降，血小板数2万/μLを輸血トリガー値として予防的輸血が行われるようになったが，この時代は血小板機能を阻害するアスピリンが解熱剤としてルーチンに投与されており，また白血病に有効な薬剤もなかった．医学の進歩に伴ってこれらの背景要因が改善された後，発熱や出血傾向などのリスクのない急性白血病患者では5千/μL（リスクのある患者では1万/μL）を輸血トリガー値としても安全であるとの報告[2]があったが，無作為対照試験（RCT）ではなかったことや2万/μLをトリガー値とする輸血療法で臨床的に十分な出血予防効果が得られていたこともあって，血小板輸血療法に変革をもたらすほどのインパクトはなかった．しかし，1997年以降，輸血トリガー値に関する複数のRCTが報告された[3-5]．これらのスタディでは化学療法を施行された急性白血病患者の血小板輸血トリガー値を1万/μL（発熱や出血傾向のある場合では1～2万/μL）と2万/μLに設定する群に振り分けて出血の頻度や重症度が比較された．その結果すべてのスタディにおいて両群間の出血エピソードに有意差はなく，1万/μLにトリガー値を下げても出血予防効果は2万/μLの場合と変わらないことが証明された．

これらの成績から血小板輸血トリガー値は1万/μLでよいとされたが，すべてのRCTにおいて，発熱，軽微でも新たな出血症状の出現，および侵襲的処置前のいずれかに該当する患者は1万群でもそれ以上の値で輸血が行われている点に注意が必要である．Rebullaらの RCT[3]では，1万群の22.6％の患者がこれらの理由により1万以上で輸血されており，さらに5.4％の患者は正当な理由なく1万以上で輸血されていたことから，合計28％の患者が1万群として解析されたにもかかわらず実際は1万以上で輸血されていたことになる．同様に，Zumbergらの RCT[5]では1万群の49％もの患者が1万以上で輸血されていた．したがって，1万のトリガー値でよいとのエビデンスは発熱も出血症状もない白血病患者に適用される．日本を含む各国のガイドラインにはこの制約条件が反映されており，発熱，出血症状，凝固異常などのリスクを有する患者では1万より高いトリガー値にするよう記されている[6,7]．

2）予防的輸血の必要性

血小板数は出血リスクのマーカーになるが，出血症状が血小板数のみで規定されているわけではない．出血リスクを高める要因として，発熱，感染症，凝固異常，局所的組織破壊（肺炎，胃潰瘍，ウイルス性膀胱炎など）があげられている[8]．米国の大規

Study or Subgroup	Prophylactic Event	Prophylactic Total	Therapeutic Event	Therapeutic Total	Weight	Odds Ratio M-H, Random, 95% CI
Murphy, 1982	10	35	11	21	14.6%	0.36 [0.12, 1.12]
Stanworth, 2013	128	299	151	301	45.4%	0.74 [0.54, 1.03]
Wandt, 2012	54	194	96	197	40.1%	0.41 [0.27, 0.62]
Total (95% CI)		528		519	100.0%	0.53 [0.32, 0.87]
Total events	192		258			

Heterogeneity: $Tau^2=0.12$; $Chi^2=5.72$, df=2 (P=0.06); $I^2=65\%$
Test for overall effect: Z=2.52 (P=0.01)

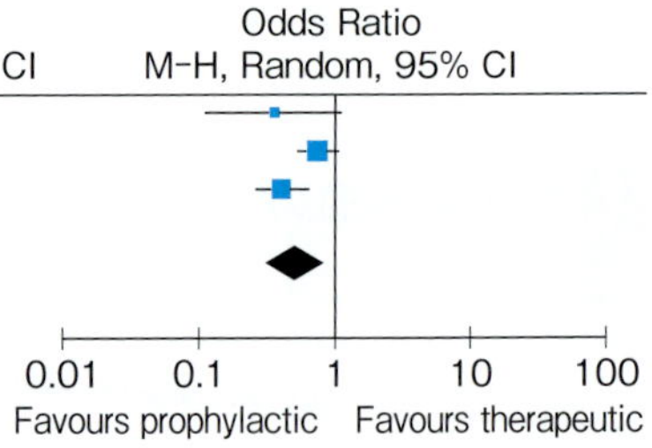

Odds Ratio
M-H, Random, 95% CI
0.01　0.1　1　10　100
Favours prophylactic　Favours therapeutic

図Ⅶ-14　予防的輸血群対治療的輸血群の RCT のメタ解析（Kumar A, et al. Transfusion. 2015; 55: 1116-27[13]より）
Grade 2 以上の出血をきたした患者人数のオッズ比

模調査においても血小板数と重篤な出血症状との間には相関がみられなかった[9,10]．血小板数と出血症状が必ずしも相関しないのなら，血小板数のみを指標としたトリガー輸血がはたして適切な手段であるのかどうか疑問となる．そもそも予防的輸血の劇的な効果が報告されたのは1960年代であり，はるかに進歩した現代の医療環境においても予防的輸血を必須の支持療法として行わなければならない明確な根拠はなかった．そこで，造血器腫瘍患者を対象として従来どおり予防的輸血を行う群と Grade 2 以上の出血がみられたときにのみ輸血を行う治療的輸血群とで出血症状を比較する複数の RCT が行われた[11,12]．いずれの試験も Grade 2 以上の出血は予防的輸血群で有意に少なかった．これら RCT にこれまでの小規模 RCT を含めたメタ解析は，今日の医療における予防的血小板輸血が正当な治療手段であることを証明している[13] 図Ⅶ-14．ただし，どちらの試験でも自己末梢血幹細胞移植患者に限定したサブ解析では両群間の出血に差はなかったことから，米国臨床腫瘍学会（ASCO）の血小板輸血ガイドラインでは移植経験豊富な施設では治療的輸血での対応を認めている[14]．

3）投与量

どのくらいの量の血小板を輸血すればよいのかについては，患者の血小板数，重症度，合併症などから目標とする血小板数への到達に必要となる投与量を決める．血小板輸血後の予測血小板増加数は次式で算出される．

予測血小板増加数（/μL）

$$= \frac{\text{輸血血小板総数}}{\text{循環血液量(mL)} \times 10^3} \times \frac{2}{3}$$

（2/3 は輸注された血小板が脾臓に捕捉されるための補正係数）

（循環血液量は 70 mL/kg とする）

この式によると血小板濃厚液 10 単位（2×10^{11}個以上の血小板を含有）を体重 60 kg の患者に輸血すると血小板数は少なくとも 3 万/μL 増加することが見込まれる．

投与量についての RCT は造血器腫瘍患者を対象としていくつか行われてきた[15]．これらの中で圧倒的に規模が大きく（n＝1,272），盲検化された第 3 者による毎日の出血評価が行われた質の高いスタディ（PLADO 試験）が米国で実施された[16]．低用量（$1.1\times10^{11}/m^2$），標準量（$2.2\times10^{11}/m^2$），高用量（$4.4\times10^{11}/m^2$）の血小板濃厚液をトリガー値 1 万/μL で輸血して Grade 2 以上の出血症状を比較したところ，いずれの群にも有意差はなかった 図Ⅶ-15．輸血回数は低用量群で有意に多くなったが，標準量群と高用量群に差はなかった．総輸注血小板数は高，標準，低用量群の順に多かった．すなわち低用量の輸血でも標準量と比べて出血予防効果は同じだが，輸血回数は多くなってしまう．一方，高用量の輸血をしても出血予防効果は高まらず，総輸血量は多くなる．これらの結果から，高用量をルーチンに投与することは推奨されず，低用量の輸血はいつでも輸血可能な入院患者には望ましい[15,17]．しかし，低用量による輸血回数の増加は輸血副反応が発生する確率を高めることと日本での標準量である 10 単

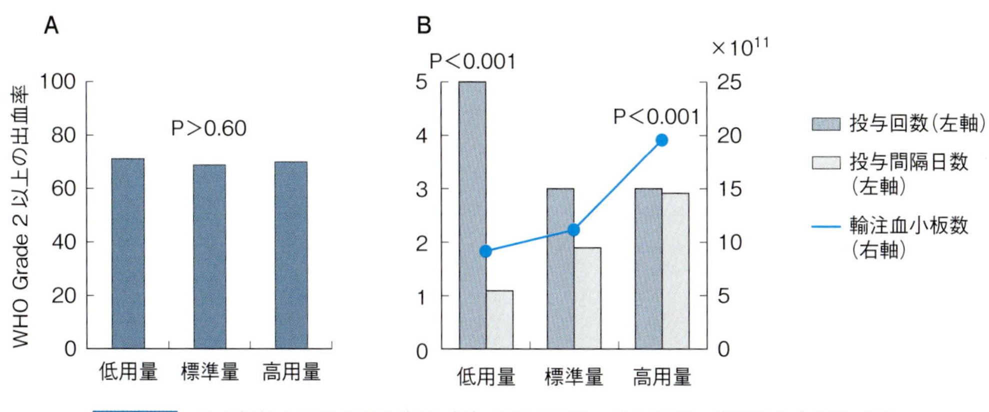

図Ⅶ-15 血小板輸血量別の出血症状（A）と輸血回数・投与間隔・総輸注血小板数（B）
（文献16のデータを基に著者作成）

位の輸血はこの RCT での低用量群よりやや多い程度であることを考えると現在日本で標準的に行われている輸血量は適切であるように思われる.

b. 慢性造血不全(再生不良性貧血・骨髄異形成症候群)

再生不良性貧血患者に^{51}Cr でラベルした自己赤血球を静注して24時間蓄便し，便中放射能活性を指標に消化管出血量を測定した試験では，消化管出血は血小板数5,000/μL 未満の患者で急激に増加し，血小板数7,000/μL 以上ではほとんどみられなかった[18]. また，再生不良性貧血患者における出血症状が皮下出血程度の場合は輸血トリガー値を 5,000/μL にしても安全であることが観察試験で示された[19]. この値は，血小板が血管壁の統合性を維持するのに必要な血小板数とされている 7,100/μL/day と近似しており[20]，自然出血の予防に必要な血小板数は 5,000～10,000/μL であると推定される. しかし，同じ程度の血小板減少でも正常組織では出血しないが，炎症や癌のある組織からは出血するので[21,22]，患者の合併症や出血部位を考慮して血小板数に固執しない対応が必要となる. また，骨髄異形成症候群で血小板輸血トリガー値を検討したスタディはないが，再生不良性貧血と同様の慢性造血不全状態を呈する患者では概ね同様の対応をするのが適切と思われる.

c. 消費性血小板減少症(TTP, HIT, ITP)

血栓性血小板減少性紫斑病（TTP）では血中の ADAMTS13 活性が著減して von Willebrand 因子を切断できなくなるため，von Willebrand 因子の血小板凝集活性がきわめて高くなり，von Willebrand 因子依存性血小板凝集が生じやすい高ずり応力のかかる最小動脈に血小板血栓が多発する. そのため血小板が消費されて血小板減少をきたす. また，ヘパリン誘発性血小板減少症（HIT）ではヘパリン/血小板第 4 因子複合体に対する抗体が産生され，その結果として生じる免疫複合体が血小板・単球・血管内皮細胞を活性化してトロンビンが過剰に産生されるため血管内血栓が形成される. これらの病態から考えると TTP や HIT への血小板輸血は血栓形成を促進して病状を悪化させることが推察される. 実際に血小板輸血後に TTP や HIT の症状が急速に悪化した症例の報告がある[23-27]. 一方，33 例の TTP 輸血例と 21 例の非輸血例を比較した観察研究では安全に輸血できると報告された[28]. さらに HIT においても血小板輸血後に血栓症が増悪することなく，止血に有効であった数症例が報告されている[29]. このように相反する結果が存在するのは TTP と HIT が稀な疾患であるため小規模なスタディにとどまっているのが一因であったが，最近，きわめて大規模な観察研究の結果が報告された[30]. 全米最大の診療報酬請求データベースを用いて 10,624 人の TTP，6,332 人の HIT 患者における血小板輸血の有無と生命予後が調べられ，さらに有害事象データベースから輸血

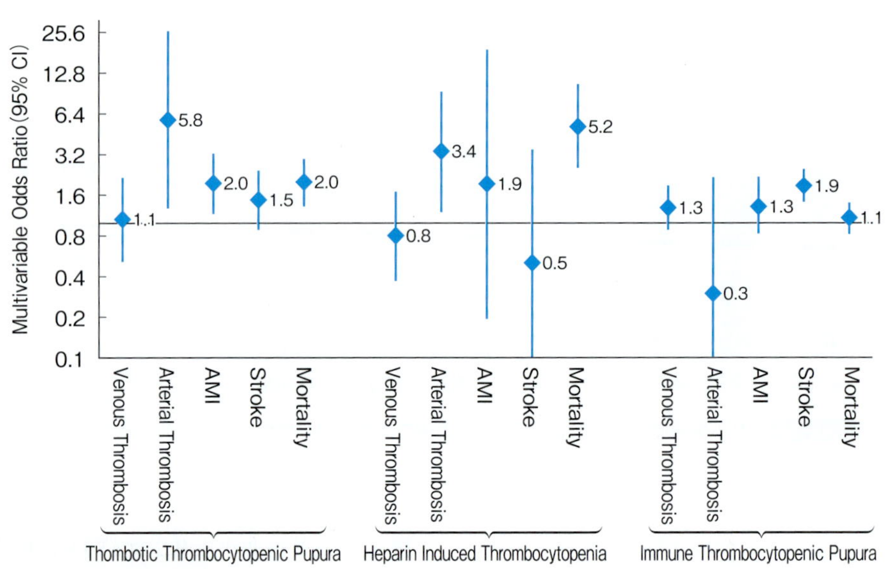

図Ⅶ-16　血小板輸血を受けた TTP，HIT，ITP 患者における血栓症と死亡のオッズ比（Goel R, et al. Blood. 2015; 125: 1470-6[30]より）
血小板輸血群と非輸血群の年齢と性を調整した後のオッズ比と 95%信頼区間を示す．

関連動静脈血栓症の有無が調査された．血小板輸血は TTP 患者の 10.1%，HIT 患者の 7.1%で実施されていた．TTP，HIT ともに血小板輸血群は非輸血群に比べて動脈血栓症が有意に多く，死亡率も高かった 図Ⅶ-16．輸血を必要とする患者はもともと重症で予後不良であったのではないかと推測されるので疾患重症度を表す指数で補正して比較したが有意差は変わらなかった．このスタディから TTP および HIT 患者への血小板輸血は動脈血栓症と死亡のリスクを増加させることが明らかになった．TTP と HIT は病態生理からみて血小板輸血は好ましくないと考えられるので RCT の実施は困難である．したがってこのような大規模観察試験はエビデンスを得るよい方法であるが，保険請求を目的としたデータベースを用いているので診断の正確さに問題のある点は否めない．また，血小板輸血の時期や止血効果に関する情報はない．特に輸血時期の影響は大きく，TTP の治療として血漿交換療法を開始した後の血小板輸血では症状を悪化させることは稀であり，症状悪化を認めた輸血症例のほとんどは血漿交換などの治療がなされる前に輸血されていた[31]．しかし，TTP の治療に先立って血漿交換用のカテーテルを挿入しなければならず，その時に血小板輸血が行われることがある．この予防的輸血の必要性については，平均血小板数 1.6 万/μL の TTP 患者への 267 回の挿入において予防的輸血を行わなくても重篤な出血合併症は全くなかったとの報告がある[32]．また TTP 患者 55 例の観察研究で輸血群の出血率が非輸血群に比べて少なくならなかった[33]．これらのことから予防的輸血の有用性は証明されておらず，逆に病状を悪化させるリスクが判明しているので TTP での予防的輸血は避けるべきである．しかしながら，脳出血や消化管出血など重篤な出血をきたしている TTP 患者への治療的血小板輸血についてはその止血効果を否定するエビデンスはなく，特に TTP の治療開始後の血小板輸血であれば躊躇する理由は現在ない[31]．

特発性血小板減少性紫斑病（ITP）では抗血小板自己抗体による血小板の免疫学的破壊に加えて自己抗体が巨核球にも結合して血小板の産生障害を引き起こし，これら両者の結果として血小板減少が惹起される．ITP 患者に血小板輸血を行っても血小板数の増加は期待できず，通常，血小板輸血の対象とはならない．ただし，重篤な出血や外科的処置のため緊急の対応が必要な時には免疫グロブリン大量療法やステロイドパルス療法とともに血小板輸血が行われる[34]．前述した全米診療報酬請求データベースを用いた大規模スタディでは79,980人のITP患者が解析され，その25.8%に輸血が行われていた[30]．ITPでの血小板輸血は血栓症の発症にも死亡率にも影響がなかったが，その止血効果については解析されていない．

d．観血的処置・手術

血小板減少患者への中心静脈カテーテル挿入時にはしばしば予防的血小板輸血が行われている．この場合の輸血トリガー値に関する過去最大規模の観察試験が最近報告された[35]．193人の急性白血病患者に対する604回の中心静脈カテーテルの挿入を対象として多変量解析を行った結果，血小板数10万/μL以上の患者と比べて血小板数2〜5万/μLの患者で出血頻度に差はなかったが，血小板数2万/μL未満の患者では有意に出血が多かった．観察された出血症状の96%はGrade 1相当の軽微なものであり，Grade 3以上の重篤な出血は皆無であった．また，より侵襲の大きい皮下埋没型カテーテル挿入での成績も報告され，血小板数2.5万/μL未満で42回，血小板数5万/μL未満で344回の挿入を行ったが，出血エピソードは皆無であった[36]．これらの結果を受けて日米の血小板輸血ガイドラインでは中心静脈カテーテル挿入時の輸血トリガー値を従来の5万/μLから2万/μLに変更している[7,37]．

腰椎穿刺における輸血トリガー値については血小板数2万/μL以下の小児急性白血病患者での腰椎穿刺199回および血小板数2〜5万/μL以下の患者での腰椎穿刺742回のすべてにおいて安全に施行できたと報告されている[38]．成人では血小板数2〜5万/μLの急性白血病患者への腰椎穿刺75回の観察研究で重篤な出血性合併症はなかったと報告されている[39]．しかし，中枢神経系の出血合併症は重大な後遺症を生じる恐れがあるため慎重な対応が必要であり，輸血トリガー値を下げても安全であるというRCTのエビデンスがない現状では大まかな基準である血小板数5万/μLをトリガー値とするのが妥当である[7,37]．ただし，血小板数5万/μL以下での腰椎穿刺を禁忌とするエビデンスもないので，最終的には個々の患者のリスクとベネフィットを考慮して適応を判断すべきである．また，硬膜外麻酔については，十分なエビデンスはないものの欧米では腰椎穿刺よりも高めの血小板数8〜10万/μLが輸血トリガー値として推奨されている[40]．

脳脊髄系の手術では止血が容易でないことと小さな血腫でも重篤な後遺症を残す危険のあることから明らかなエビデンスはないが血小板数を10万/μL近くまで上昇させることが推奨されている．他方，非中枢神経系の手術では血小板数を5万/μL以上に維持すれば安全に施行できるとする観察研究があり[41]，輸血トリガー値として5万/μLが推奨されている[7,37]．ただし，人工心肺を使用する心臓手術では血小板機能障害や希釈性凝固障害をきたして微小血管から滲み出るような出血（oozing）がみられることがある．そのような患者の血小板数が10万/μL以下の場合は血小板輸血を行うが，人工心肺を用いた心臓手術患者に対してルーチンに血小板輸血を行うことは，血小板輸血が術後の予後を悪化させる可能性もあるので避けるべきである[37,42]．

e．活動性出血

血小板輸血の適応となる活動性出血とは，紫斑などの生命に関わらない出血症状ではなく，網膜，脳，肺，消化管などからの粘膜出血を指す．止血を目的とする治療的血小板輸血を行う場合には，まず患者が呈している出血症状が血小板減少に基づくものであるのか否かを見極めることが重要である．血小板数が減少していることだけが原因で重篤な出血をきたすことはむしろ稀である．抗癌剤による消化管粘膜障害や白血球減少に起因する肺炎の合併など出血局所の組織の問題のほか，血液凝固能や貧血といった他の血液成分の影響も考慮する．例えば，人工心肺使用による心臓手術患者では線溶能が亢進しており，抗線溶薬の大量投与が周術期出血量を有意に減少させることが知られている[43]．また尿毒症患者では血小板機能障害に起因すると考えられている重篤な出血症状をきたすことがあり血小板輸血が行われるが，ヘマトクリットを30%以上に上げれば出血傾向が改善することが知られている[44]．このように出血に関わっている因子が血小板以外のところに潜んでいることもあるので止血を得るのに血小板輸血だけでよいのかどうかを症例ごとに検討しなければならない．すなわち活動性出血に対しては血小板数を5万/μL以上に維持するように輸血を行うが，止血が得られない場合は出血局所の検索と凝固線溶系や貧血の是正など出血に関わっている他の要因に対する対策を講じる必要がある．活動性出血のある患者は生命に関わる病態にあることが多いためRCTの実施は倫理的に困難であり，止血に必要な血小板数（5万/μL）の基準は臨床経験に基づく合意で決められている[7]．なお，大量出血患者への輸血については「緊急輸血・大量輸血」の項（第Ⅶ章-I）を参照されたい．

■ f．抗血小板薬服用患者の脳出血

抗血小板薬を服用中の患者が脳出血をきたした場合，抗血小板薬による血小板凝集抑制作用が脳出血を助長する恐れがあるので，血小板輸血が考慮される．この血小板輸血が臨床的に有効であるのかどうかについて血小板輸血群と非輸血群の予後を比較検討した観察研究がこれまでに報告されてきた[45-51]．これらをメタ解析すると外傷性脳出血では輸血群の死亡率が非輸血群に比べて高い傾向があったが，高血圧などが誘因と考えられる原発性脳出血では輸血群のほうの死亡率が低かった[52]．しかし，いずれのスタディも後方視的観察研究であるため，患者の重症度が輸血実施の選択に影響した可能性があり，また輸血の実施時期や投与量なども一様でなかった．そこで最近，抗血小板薬服用中に脳出血をきたした患者を対象としたRCTが実施された[53]．その結果，輸血群は非輸血群に比べて発症3カ月後の神経学的後遺症がむしろより重篤であった．ただし，死亡率に差はなく，また発症24時間後のCTでの血腫増大に差はなかった．この結果からは抗血小板薬服用脳出血患者への血小板輸血は止血効果が認められないばかりか患者の臨床転帰をむしろ悪化させるので推奨されないこととなる．ただし，この医学的根拠は不明であり，病態生理の解明とさらなるRCTがこの問題の結論を得るために必要である．

2 血小板輸血不応状態

血小板輸血を行っても予期したほど血小板数の増加が得られない場合を血小板輸血不応状態とよんでいる．不応状態の診断には補正血小板増加数（CCI）が用いられ，次式により算出する．

$$\mathrm{CCI}\ (/\mu\mathrm{L}) = \frac{\text{輸血血小板増加数}(/\mu\mathrm{L}) \times \text{体表面積}(\mathrm{m}^2)}{\text{輸血血小板総数}(\times 10^{11})}$$

CCIが輸血1時間後で7,500未満あるいは20〜24時間後で4,500未満であることが2回以上の輸血で見られたなら不応状態と診断する．輸血1時間後のCCIは輸血10分後のCCIと同じ結果になるので，輸血10分後の値で代用してもよい[54]．不応状態に陥る原因には免疫性と非免疫性の要因があり，免疫性要因のほとんどはHLA抗体である．HLA抗体は輸血製剤に混入している白血球が原因で産生されることが判明しており，現在では白血球除去フィルターで処理された製剤が日赤から供給されている．しかしながら，HLA抗体による血小板輸血不応患者は依然として発生しており，本邦では血小板輸血患者の7.3%が免疫性血小板輸血不応状態を呈してHLA適合血小板が必要となる[55]．しかし，限られたHLA登録ドナーからの献血によって化学療法のサイクルごとにタイミングよくHLA適合血小板を供給し続けることは困難を極め，血小板減少時期を予測して計画的に輸血せざるを得ない．HLA適合血小板の入手が困難なときにランダムドナー由来血小板を連日輸血することの有用性は証明されておらず，予防的輸血ではなく出血時にのみ治療的輸血で対応することが推奨されている[14]．

HLA抗体以外の免疫性要因としてHPA抗体がある．HPA抗体は血小板膜蛋白の多型に対する同種抗体であり，血小板自体が免疫原となるので白血球除去フィルターによる予防効果はないが，幸いなことにHPA抗体が血小板輸血不応を引き起こすに至るのはHLA抗体よりもずっと稀である[56]．このような患者にはHPA適合血小板が奏効する[55]．

HLAまたはHPA適合血小板を投与しても血小板数の増加が得られない場合は非免疫性要因の影響を

考える．非免疫性要因として発熱，薬剤（アンホテリシンB，バンコマイシンなど），脾腫，DIC，同種移植〔GVHD，CMV感染，血栓性微小血管症(TMA)〕などが知られている．最近では白血球除去製剤の普及と同種移植症例の増加が相俟って血小板輸血不応に関与する非免疫性要因の割合が高くなっている[57]．HLA抗体陽性の免疫性血小板輸血不応患者でもこれら非免疫性要因を有している割合が増えているので，HLA適合血小板による血小板増加が得られにくい患者が増加している[58]．HLA適合血小板の有効性はCCIで評価されることが多く，輸血1時間後のCCIは有意に増加するものの18〜24時間後のCCIは低くなることが多い[59]．これが免疫性要因患者の特徴なのかさらに非免疫性要因を合併している患者の特徴なのかは定かでないが，1時間後CCI低値の患者の多くはHLA抗体を保有していることが知られており，少なくとも免疫性要因部分による血小板輸血不応に対してHLA適合血小板は有用であると考えられる[60]．血小板輸血不応の急性白血病患者は出血死のリスクが高まることが示されており，HLA適合血小板の有効性はCCIだけでなく止血効果や臨床転帰の面からも評価される必要があるが，これらの点についてはまだ明らかでない[61]．

●文　献

1) Gaydos LA, Freireich EJ, Mantel N. The quantitative relation between platelet count and hemorrhage in patients with acute leukemia. N Engl J Med. 1962; 266: 905-9.
2) Gmur J, Burger J, Schanz U, et al. Safety of stringent prophylactic platelet transfusion policy for patients with acute leukaemia. Lancet. 1991; 338: 1223-6.
3) Rebulla P, Finazzi G, Marangoni F, et al. The threshold for prophylactic platelet transfusions in adults with acute myeloid leukemia. N Engl J Med. 1997; 337: 1870-5.
4) Heckman KD, Weiner GJ, Davis CS, et al. Randomized study of prophylactic platelet transfusion threshold during induction therapy for adult acute leukemia: 10,000/μL versus 20,000/μL. J Clin Oncol. 1997; 15: 1143-9.
5) Zumberg MS, del Rosario ML, Nejame CF, et al. A prospective randomized trial of prophylactic platelet transfusion and bleeding incidence in hematopoietic stem cell transplant recipients: 10,000/L versus 20,000/microL trigger. Biol Blood Marrow Transplant. 2002; 8: 569-76.
6) 羽藤高明．血小板輸血トリガー値の検証．日本輸血細胞治療学会誌．2011; 57: 436-41.
7) 高見昭良，松下　正，緒方正男，他．科学的根拠に基づいた血小板製剤の使用ガイドライン．日本輸血細胞治療学会誌．2017; 63: 569-84.
8) Estcourt LJ, Stanworth SJ, Murphy MF. Platelet transfusions for patients with haematological malignancies: who needs them? Br J Haematol. 2011; 154: 425-40.
9) Bernstein SH, Nademanee AP, Vose JM, et al. A multicenter study of platelet recovery and utilization in patients after myeloablative therapy and hematopoietic stem cell transplantation. Blood. 1998; 91: 3509-17.
10) Friedmann AM, Sengul H, Lehmann H, et al. Do basic laboratory tests or clinical observations predict bleeding in thrombocytopenic oncology patients? A reevaluation of prophylactic platelet transfusions. Transfus Med Rev. 2002; 16: 34-45.
11) Wandt H, Schaefer-Eckart K, Wendelin K, et al. Therapeutic platelet transfusion versus routine prophylactic transfusion in patients with haematological malignancies: an open-label, multicentre, randomised study. Lancet. 2012; 380: 1309-16.
12) Stanworth SJ, Estcourt LJ, Powter G, et al. A no-prophylaxis platelet-transfusion strategy for hematologic cancers. N Engl J Med. 2013; 368: 1771-80.
13) Kumar A, Mhaskar R, Grossman BJ, et al. Platelet transfusion: a systematic review of the clinical evidence. Transfusion. 2015; 55: 1116-27.
14) Schiffer CA, Bohlke K, Delaney M, et al. Platelet transfusion for patients with cancer: American Society of Clinical Oncology Clinical Practice Guideline Update. J Clin Oncol. 2017; JCO2017761734.
15) Estcourt LJ, Stanworth S, Doree C, et al. Different doses of prophylactic platelet transfusion for preventing bleeding in people with haematological disorders after myelosuppressive chemotherapy or stem cell transplantation. Cochrane Database Syst Rev. 2015; 10: CD010984.
16) Slichter SJ, Kaufman RM, Assmann SF, et al. Dose of prophylactic platelet transfusions and prevention of hemorrhage. N Engl J Med. 2010; 362: 600-13.
17) Nahirniak S, Slichter SJ, Tanael S, et al. Guidance on platelet transfusion for patients with hypoproliferative thrombocytopenia. Transfus Med Rev. 2015; 29: 3-13.

18) Slichter SJ, Harker LA. Thrombocytopenia: mechanisms and management of defects in platelet production. Clin Haematol. 1978; 7: 523-39.
19) Sagmeister M, Oec L, Gmur J. A restrictive platelet transfusion policy allowing long-term support of outpatients with severe aplastic anemia. Blood. 1999; 93: 3124-6.
20) Hanson SR, Slichter SJ. Platelet kinetics in patients with bone marrow hypoplasia: evidence for a fixed platelet requirement. Blood. 1985; 66: 1105-9.
21) Goerge T, Ho-Tin-Noe B, Carbo C, et al. Inflammation induces hemorrhage in thrombocytopenia. Blood. 2008; 111: 4958-64.
22) Ho-Tin-Noe B, Goerge T, Cifuni SM, et al. Platelet granule secretion continuously prevents intratumor hemorrhage. Cancer Res. 2008; 68: 6851-8.
23) Harkness DR, Byrnes JJ, Lian EC, et al. Hazard of platelet transfusion in thrombotic thrombocytopenic purpura. JAMA. 1981; 246: 1931-3.
24) Ridolfi RL, Bell WR. Thrombotic thrombocytopenic purpura. Report of 25 cases and review of the literature. Medicine（Baltimore）. 1981; 60: 413-28.
25) Babcock RB, Dumper CW, Scharfman WB. Heparin-induced immune thrombocytopenia. N Engl J Med. 1976; 295: 237-41.
26) Riviere E, Saint-Leger M, James C, et al. Platelet transfusion and catheter insertion for plasma exchange in patients with thrombotic thrombocytopenic purpura and a low platelet count. Transfusion. 2015; 55: 1798-802.
27) 藤村吉博．ADAMTS13—TMAの診断と血小板輸血の重要指標—．日本血栓止血学会誌．2006; 17: 144-64.
28) Swisher KK, Terrell DR, Vesely SK, et al. Clinical outcomes after platelet transfusions in patients with thrombotic thrombocytopenic purpura. Transfusion. 2009; 49: 873-87.
29) Hopkins CK, Goldfinger D. Platelet transfusions in heparin-induced thrombocytopenia: a report of four cases and review of the literature. Transfusion. 2008; 48: 2128-32.
30) Goel R, Ness PM, Takemoto CM, et al. Platelet transfusions in platelet consumptive disorders are associated with arterial thrombosis and in-hospital mortality. Blood. 2015; 125: 1470-6.
31) Zhou A, Mehta RS, Smith RE. Outcomes of platelet transfusion in patients with thrombotic thrombocytopenic purpura: a retrospective case series study. Ann Hematol. 2015; 94: 467-72.
32) McGuckin S, Westwood JP, Webster H, et al. Characterization of the complications associated with plasma exchange for thrombotic thrombocytopaenic purpura and related thrombotic microangiopathic anaemias: a single institution experience. Vox Sang. 2014; 106: 161-6.
33) Duffy SM, Coyle TE. Platelet transfusions and bleeding complications associated with plasma exchange catheter placement in patients with presumed thrombotic thrombocytopenic purpura. J Clin Apher. 2013; 28: 356-8.
34) 藤村欣吾，宮川義隆，倉田義之，他．成人特発性血小板減少性紫斑病治療の参照ガイド　2012年版．臨床血液．2012; 53: 433-42.
35) Zeidler K, Arn K, Senn O, et al. Optimal preprocedural platelet transfusion threshold for central venous catheter insertions in patients with thrombocytopenia. Transfusion. 2011; 51: 2269-76.
36) Haas B, Chittams JL, Trerotola SO. Large-bore tunneled central venous catheter insertion in patients with coagulopathy. J Vasc Interv Radiol. 2010; 21: 212-7.
37) Kaufman RM, Djulbegovic B, Gernsheimer T, et al. Platelet transfusion: a clinical practice guideline from the AABB. Ann Intern Med. 2015; 162: 205-13.
38) Howard SC, Gajjar A, Ribeiro RC, et al. Safety of lumbar puncture for children with acute lymphoblastic leukemia and thrombocytopenia. JAMA. 2000; 284: 2222-4.
39) Vavricka SR, Walter RB, Irani S, et al. Safety of lumbar puncture for adults with acute leukemia and restrictive prophylactic platelet transfusion. Ann Hematol. 2003; 82: 570-3.
40) van Veen JJ, Nokes TJ, Makris M. The risk of spinal haematoma following neuraxial anaesthesia or lumbar puncture in thrombocytopenic individuals. Br J Haematol. 2010; 148: 15-25.
41) Bishop JF, Schiffer CA, Aisner J, et al. Surgery in acute leukemia: a review of 167 operations in thrombocytopenic patients. Am J Hematol. 1987; 26: 147-55.
42) Spiess BD, Royston D, Levy JH, et al. Platelet transfusions during coronary artery bypass graft surgery are associated with serious adverse outcomes. Transfusion. 2004; 44: 1143-8.
43) Brown JR, Birkmeyer NJ, O'Connor GT. Meta-analysis comparing the effectiveness and adverse outcomes of antifibrinolytic agents in cardiac surgery. Circulation. 2007; 115: 2801-13.
44) Livio M, Gotti E, Marchesi D, et al. Uraemic bleeding: role of anaemia and beneficial effect of red cell transfusions. Lancet. 1982; 2: 1013-5.
45) Washington CW, Schuerer DJ, Grubb RL, Jr. Platelet

JCOPY 498-01913

transfusion: an unnecessary risk for mild traumatic brain injury patients on antiplatelet therapy. J Trauma. 2011; 71: 358-63.

46) Downey DM, Monson B, Butler KL, et al. Does platelet administration affect mortality in elderly head-injured patients taking antiplatelet medications? Am Surg. 2009; 75: 1100-3.

47) Fortuna GR, Mueller EW, James LE, et al. The impact of preinjury antiplatelet and anticoagulant pharmacotherapy on outcomes in elderly patients with hemorrhagic brain injury. Surgery. 2008; 144: 598-603; discussion 603-595.

48) Ivascu FA, Howells GA, Junn FS, et al. Predictors of mortality in trauma patients with intracranial hemorrhage on preinjury aspirin or clopidogrel. J Trauma. 2008; 65: 785-8.

49) Creutzfeldt CJ, Weinstein JR, Longstreth WT Jr, et al. Prior antiplatelet therapy, platelet infusion therapy, and outcome after intracerebral hemorrhage. J Stroke Cerebrovasc Dis. 2009; 18: 221-8.

50) Ducruet AF, Hickman ZL, Zacharia BE, et al. Impact of platelet transfusion on hematoma expansion in patients receiving antiplatelet agents before intracerebral hemorrhage. Neurol Res. 2010; 32: 706-10.

51) Suzuki Y, Kitahara T, Soma K, et al. Impact of platelet transfusion on survival of patients with intracerebral hemorrhage after administration of anti-platelet agents at a tertiary emergency center. PLoS One. 2014; 9: e97328.

52) Leong LB, David TK. Is platelet transfusion effective in patients taking antiplatelet agents who suffer an intracranial hemorrhage? J Emerg Med. 2015; 49: 561-72.

53) Baharoglu MI, Cordonnier C, Al-Shahi Salman R, et al. Platelet transfusion versus standard care after acute stroke due to spontaneous cerebral haemorrhage associated with antiplatelet therapy (PATCH): a randomised, open-label, phase 3 trial. Lancet. 2016; 387: 2605-13.

54) O'Connell B, Lee EJ, Schiffer CA. The value of 10-minute posttransfusion platelet counts. Transfusion. 1988; 28: 66-7.

55) Mishima Y, Tsuno NH, Matsuhashi M, et al. Effects of universal vs bedside leukoreductions on the alloimmunization to platelets and the platelet transfusion refractoriness. Transfus Apher Sci. 2015; 52: 112-21.

56) Hod E, Schwartz J. Platelet transfusion refractoriness. Br J Haematol. 2008; 142: 348-60.

57) Hess JR, Trachtenberg FL, Assmann SF, et al. Clinical and laboratory correlates of platelet alloimmunization and refractoriness in the PLADO trial. Vox Sang. 2016; 111: 281-91.

58) Rioux-Masse B, Cohn C, Lindgren B, et al. Utilization of cross-matched or HLA-matched platelets for patients refractory to platelet transfusion. Transfusion. 2014; 54: 3080-7.

59) Pavenski K, Rebulla P, Duquesnoy R, et al. Efficacy of HLA-matched platelet transfusions for patients with hypoproliferative thrombocytopenia: a systematic review. Transfusion. 2013; 53: 2230-42.

60) Daly PA, Schiffer CA, Aisner J, et al. Platelet transfusion therapy. One-hour posttransfusion increments are valuable in predicting the need for HLA-matched preparations. JAMA. 1980; 243: 435-8.

61) Comont T, Tavitian S, Bardiaux L, et al. Platelet transfusion refractoriness in patients with acute myeloid leukemia treated by intensive chemotherapy. Leuk Res. 2017; 61: 62-7.

Ⅶ-D-3 ▶ 新鮮凍結血漿の適正輸血 Fresh frozen plasma

Author: 山本晃士

1 製剤と使用指針

新鮮凍結血漿（fresh frozen plasma: FFP）は，血漿成分，なかでも凝固因子の補充目的で投与される製剤である．規格は120 mL，240 mL，480 mLの3種類があるが，前二者は全血献血由来，480 mL製剤は成分献血由来という違いがある．ただし，実臨床でもっぱら使用される240 mLおよび480 mL製剤中には，それぞれ約56 mL，80 mLの抗凝固剤（ACD-A液）が含まれるため，実際の血漿量はそれを差し引いた量となる．つまり，FFP-240およびFFP-480が含有する凝固因子量は，血漿そのものよりもそれぞれ23%，17%少ないことになる．またFFPに含まれるフィブリノゲン濃度は，1 g/500～600 mLと考えられるので，FFP-480はおよそ0.7～0.8 gのフィブリノゲンを含有していることになる．一般的に凝固因子の止血可能閾値はおよそ20～25%と考えられているが，フィブリノゲンだけは40～60%（100～150 mg/dL）であり，止血可能限界値がもっとも高い[1)]表Ⅶ-11．したがって低フィブリノゲン血症は，出血症状と直接的に関連する．なお現在のFFPの有効期限は採血後1年間であるが，貯留保管が6カ月あるため，実際に医療機関に届けられるFFPの有効期限は6カ月より短い．

現在，厚生労働省から出されているFFPの使用指針は2017年3月に改定されたばかりのものであり，その概略を表Ⅶ-12，表Ⅶ-13に示す．FFPは血液製剤の中でもっとも適正使用がなされておらず，投与効果も確認・実感されていない製剤であるといわれており，その実態は以下のように表現されている．「FFPが投与されている多くの症例で，直前の凝固系検査が異常であるという本来の適応病態であるケースは少ない．」「FFP投与の適応症例でも，投与後に凝固検査値異常が改善されているケースはさらに少ない．」「FFP投与によってすみやかに止血できたというケースは，さらにさらに少ない．」

FFPの投与目的の大前提は「凝固因子の補充による出血の治療」であり，使用指針にも「観血的処置

表Ⅶ-11 出血量と止血に必要な最低濃度の関係（Hiippala ST, et al. Anesth Analg. 1995; 81: 360-5[1)] より改変）

因子	最低濃度	出血量（%）*
血小板	50×10^3/mL	230（169-294）
フィブリノゲン	100 mg/dL（=40%）	142（117-169）
プロトロンビン	20%**	201（160-244）
第Ⅴ因子	25%**	229（137-300）
第Ⅷ因子	20%**	236（198-277）

*正常循環血液量値との割合
**正常値との割合

表Ⅶ-12 FFPの適正使用（厚生労働省より）

- 目　的
  - 欠乏している複数の凝固因子の同時補充による治療的投与を主目的とする．
  - 観血的処置時を含めて，新鮮凍結血漿の予防的投与の効果は明らかではない．
- 使用指針
  - 新鮮凍結血漿の投与は，他に安全で効果的な血漿分画製剤あるいは代替医薬品（リコンビナント製剤など）がない場合にのみ，適応となる．
  - 投与に当たっては，投与前にPT，APTTを測定し，DIC，大手術，大量出血・輸血の場合ではフィブリノゲン値も測定する．

表Ⅶ-13 FFPの具体的な使用指針

- 投与トリガー
  ①PT　≧INR 2.0 or ≦30%
  ②APTT≧基準上限の2倍 or ≦25%
  ③低フィブリノゲン血症（≦150 mg/dL）
- 凝固因子の補充
  ①複合型凝固障害
  - 肝障害，L-アスパラギナーゼ投与関連，DIC，大量輸血時

  ②濃縮製剤のない凝固因子欠乏症（Ⅴ，Ⅺ欠乏症）
  ③ワルファリン効果の緊急補正
- 血漿因子の補充
  - ADAMTS13（TTPおよびHUSの治療）など
- 投与量
  - 凝固因子量を20～30%増やすには，8～12 mL/kgが必要

表Ⅶ-14　欧米での FFP 使用指針と実態

- 止血目的での投与が原則
  - 出血予防目的での投与効果にエビデンスなし
- 投与のトリガー値と投与量
  - PT, APTT＞正常平均の 1.5 倍で 15 mL/kg の FFP 投与
  - ただし，出血を予測できる PT，APTT の cut off 値は不明（Transfusion. 2005; 45: 1413-25）
- 融解後の使用期限
  - "低温保存で 24 時間" 5 日間（from AABB 2012）
- 適応は日本とほぼ同様
  - 高度な低フィブリノゲン血症（＜80〜100 mg/dL）の場合，クリオ 10 単位（米国）/フィブリノゲン製剤（欧州）が必須
- 不適切な使用例が多いのは日本と同様
  - 凝固検査値異常患者に対する出血予防投与が 43% を占める.
  （しかも PT INR＜1.5 に対する予防投与が約 30%）

時を含めて（出血に対する）FFP の予防的投与の効果は明らかではない」と謳われている．しかし実際の臨床現場では，周術期や慢性肝疾患の患者などに対して，出血を予防する目的でFFPが投与されることが非常に多い[2,3]．さらに使用指針には「他に安全で効果的な血漿分画製剤あるいは代替医薬品（リコンビナント製剤など）がない場合にのみ FFP の適応となる」と謳われているが，この点もほとんど認識されずに使用されている．参考までに欧米での FFP 使用指針[4-6]を表Ⅶ-14 に示す．FFP の不適切使用，過剰輸血は欧米でも大きな問題となっており[7,8]，適正使用をめざして作成されたガイドラインを見てもその使用用途はごく限られたものとなっている[9]．

この他 FFP には，抗凝固因子（プロテイン C，プロテイン S など）や線溶系因子（α_2-plasmin inhibitor: α_2-PI など）の欠乏時にそれらの補充効果もあるとされるが，このような目的で投与されるケースは限られている（例: 電撃性紫斑病，α_2-PI 欠乏症，アミロイドーシスでの過剰線溶）．一方，血漿交換療法における FFP 使用の必要性は，今後高まるものと考えられる．特に，造血幹細胞移植後にみられるような血栓性微小血管障害症(thrombotic microangiopathy: TMA）に対する FFP 輸血および血漿交換療法は，ADAMTS13 の補充や ADAMTS13 に対する抗体の除去という医学的意義を有しており，重要な治療法のひとつとして位置づけられよう[10]．

以下，現在の使用指針にある項目ごとに，FFP の適正使用について考えてみたい．

a．複合型凝固障害

複数の凝固因子活性が低下する代表的な疾患は肝障害である．ビタミン K 依存性凝固因子をはじめ，主に肝臓で産生される凝固因子濃度は正常範囲を下回ることが多い．しかし肝硬変患者では PT 値は悪いが，第Ⅷ因子は高く，フィブリノゲン値も肝不全状態に至るまでは高めに維持されることも多い．さらに肝臓で産生される抗凝固因子（アンチトロンビン，プロテイン C，プロテイン S）の血中濃度も落ちているため，総合的な凝固能は低下していないと報告されている[11-14]（「Ⅶ-B．輸血の目的と輸血理論」の項参照）．FFP の使用指針には「出血傾向のある場合」や「PT INR≧2.0（≦30%）」が投与の条件とされており，観血的処置を行う場合を含め予防的投与の適応はないとされている．このように肝障害患者に対し，PT 値を改善させる目的で FFP を投与する意味はまったくないといえる．これは一般的な周術期患者に対しても同様で，術後に ICU や一般病棟で，出血予防（凝固能上昇）目的に FFP を投与する医学的意義はない．ただ，使用指針にある「PT INR≧2.0（≦30%）」という投与基準は相当に厳しい条件であり，（ワルファリン内服患者を除けば）実臨床でここまで凝固検査値が悪くなる症例はきわめて限られるであろう．

一方，フィブリノゲン値については「150 mg/dL 未満」を目安として FFP を投与するよう使用指針が改定された．この基準は，単一因子の具体的な絶対値で示されてはいるが，フィブリノゲン値については数値だけでの判断ではなく，背景にある病態を考える必要がある．慢性肝疾患患者ではたとえフィブリノゲン値＜150 mg/dL であっても，自然出血をきたすほどの出血傾向は現れないことが多く，通常は FFP を投与する必要はない．長い時間にわたって徐々にフィブリノゲン産生能が落ち，その状態にからだが順応していくという理由も考えられよう．急性リンパ性白血病の治療薬である L-アスパラギナーゼ投与時についても，フィブリノゲンの産生低

下は起こるが，それのみで出血症状を呈してくることは稀であり，積極的にFFPを投与する必要はない．これに対して（以下に述べるように）DICや大量輸血・大量出血時の低フィブリノゲン血症は止血不全〜出血量増加に直結するので，フィブリノゲン値<150 mg/dLを目安にFFP投与を始めるべきであろう．

一般的にDICにおいても複合型凝固障害が起こると考えられている．しかしこの場合もDICの基礎疾患によって病態はさまざまであり，一概にFFPを投与すべき状態であるとは限らない．たとえば感染に伴う敗血症性DICでは，菌体毒素や炎症性サイトカインの刺激によって凝固亢進状態〜血栓傾向が生じる．フィブリン微小血栓が多発するとともに凝固因子は消費され，PT，APTT値が延長してくることもある．しかし逆に，急性期反応蛋白のひとつであるフィブリノゲンは炎症によって産生が亢進し血中濃度は上昇することが多く，500〜1,000 mg/dLに達することもある．したがって基本的には，「敗血症性DICでは凝固因子の消費はあるものの，それによる凝固障害〜出血傾向までは起こらず，フィブリノゲン値も高いので，FFP投与による凝固因子補充は不要」である．これに対して，急性白血病に代表される造血器腫瘍や，羊水塞栓や胎盤早期剝離を原因とする産科DICにおいては，合併する線溶亢進によってフィブリノゲン自体の分解も進むため，高度な低フィブリノゲン血症（<100〜150 mg/dL）を呈することがしばしばあり，出血症状が前面に出る．PT，APTT値も延長はするが軽度にとどまることが多く，むしろ出血症状の尺度となるのは血中フィブリノゲン値である．この場合，フィブリノゲン値<150 mg/dLをトリガーとしてFFP 480〜960 mL（4〜8単位）を投与し，フィブリノゲン値>200 mg/dLを目指すことが望ましい．

さて手術中や周産期，外傷の際に起こる大量出血・大量輸血においても，FFP投与の適応となる複合型凝固障害を発症する（「緊急輸血・大量輸血」の項参照）．この場合の凝固障害は，「大量出血に対する赤血球輸血や補液治療によって希釈性に凝固障害が起こり，出血症状を呈している状態」ということになろう．実は「希釈性凝固障害」の本態は高度な低フィブリノゲン血症（<100〜150 mg/dL）であり，「希釈性凝固障害の発症」を判断する際の基準とすべきはフィブリノゲン値であることがわかってきた[15,16]．大量出血によって希釈性凝固障害を発症するのは，出血量が少なくとも循環血液量の50％を超えた場合であり，一般的には出血量が1,500 mLまでの出血に対してはFFPを投与する必要はないと考えられる[17]．ましてや（手術中に指示の出ることが多い）赤血球輸血単位数と同じ単位数のFFP投与の意義を示したエビデンスはない．やはりフィブリノゲン値<150 mg/dLをトリガーとして，最低でもFFP 480〜960 mL（4〜8単位）を投与するべきであるが，実際にはFFP投与だけで希釈性凝固障害からすみやかに離脱することは難しい（「Ⅶ-B．輸血の目的と輸血理論」の項参照）．

すみやかにフィブリノゲン値を100 mg/dLほど上げるには濃縮フィブリノゲンとして3〜4 gの投与が必要となる[18]．しかし，それをFFPのみで補充しようとすると，FFPが含有するフィブリノゲン濃度は0.15〜0.2 g/dLに過ぎないので[19]，2,000〜2,400 mLという大量のFFP投与が必要になる．これでは容量負荷がかかるばかりで，実際のフィブリノゲン値上昇度はわずかである．理論的にも，FFP投与量が増えるにつれてフィブリノゲン値上昇幅は小さくなり，やがては上げ止まってしまうことが示されている 図Ⅶ-17[20]．つまり，希釈性凝固障害に対して実効性のあるフィブリノゲン補充を行うには，フィブリノゲンが濃縮された製剤を併用することが必要であるといえる[21]（「Ⅶ-B．輸血の目的と輸血理論」および「Ⅶ-I．緊急輸血・大量輸血」の項参照）．なお，フィブリノゲン値が高度に低下してもPT，APTT値の延長は軽度にとどまることが多く，PT，APTT値はFFP投与のトリガー値としても，FFP投与量の決定基準としても意味をもたない[22-24]．

b．濃縮製剤のない凝固因子欠乏症

凝固因子の先天性欠乏症による出血症状に対しては，それぞれの濃縮分画製剤を投与することが原則であるが，プロトロンビンおよび第Ⅹ因子を含む血漿分画製剤（プロトンビン複合体製剤）には保険適用がなく，第Ⅴ因子および第Ⅺ因子を含む血漿分画

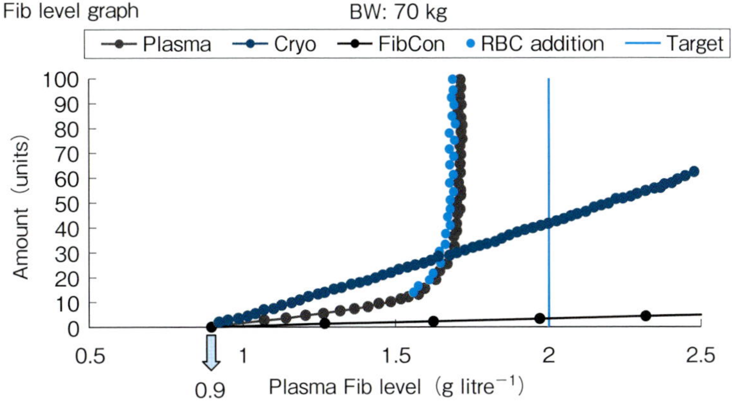

図Ⅶ-17 FFP 投与では，血中フィブリノゲン濃度が上げ止まってしまう！
（Collins PW, et al. Br J Anaesth. 2014; 113: 585-95 より）

製剤は供給自体がなされていない．したがってこれらの先天性欠乏症による出血に対しては，FFP 480～960 mL（4～8 単位）を投与して当該凝固因子を補充し止血をはかる．

■ c．クマリン系薬剤（ワルファリンなど）効果の緊急補正

クマリン系薬剤は肝臓でのビタミン K 依存性凝固因子（第Ⅱ・第Ⅶ・第Ⅸ・第Ⅹ因子）の合成を阻害することにより抗凝固作用を発揮する血栓予防薬として，主に循環器内科，神経内科領域でしばしば用いられている．しかし，これらの薬剤が効き過ぎて PT INR≧3.5～4.0（≦10～15%）に至ると，生命にかかわるほどの出血症状を呈する場合があり，緊急対応として FFP の投与が必要になることがある．ただし実際には，止血に必要な量の FFP（480～960 mL）を準備～投与完了するには相当の時間を要するため，ビタミン K 依存性凝固因子が濃縮されているプロトロンビン複合体製剤（ケイセントラ®）を投与するほうが即効する．最近では，ワルファリンに代わる抗凝固薬として，トロンビン阻害剤および活性化第Ⅹ因子阻害剤が使用されるようになってきた．これらの薬剤服用者において薬効が強く現れ過ぎることにより出血が起こった場合にも，FFP 投与が治療の選択肢のひとつとなる．ただこの場合もやはり，プロトロンビン複合体製剤（保険適用外）のほうが実効性があると考えられる．

2 FFP の適正使用を目指して

表Ⅶ-15 に，実際の臨床の場でよく見受けられる FFP の不適切使用の例をあげた．このように現在の FFP 使用指針と実臨床での使用実態との間には，かなりの解離があると思われる．

まず FFP の投与量についてであるが，使用指針には，凝固因子の血中濃度を 20～30% 上げるために必要な FFP 量は 8～12 mL/kg（約 1 単位/10 kg）とされている．したがって成人の場合，最低でも 480～960 mL（4～8 単位）の FFP を投与しなければ，意義のある凝固因子濃度の上昇効果は期待できないわけである．ましてや 1 回に 2 単位（240 mL）の投与では凝固因子濃度の上昇は 10～15% に過ぎず，これは医学的に意義のあるものではない．FFP-240 製剤は，体格の小さい患者，もしくは容量負荷

表Ⅶ-15 不適切（医学的意義に乏しい）FFP 使用

①凝固検査なしでの投与
②PT，APTT 値の改善目的
③RBC と 1：1 の抱き合わせ投与
④1 回に 240 mL の投与
⑤慢性肝疾患患者
⑥感染症～敗血症性 DIC
⑦術中出血量が循環血液量の 30% まで（1,500 mL 程度）の場合の投与
⑧（術後も含め）出血の予防目的

をかけたくない場合に限っての使用と考えるべきであろう．また，出血している患者の場合，赤血球製剤の投与開始とほぼ同時に同じ量のFFPを投与することにも医学的意義はないと考えられる．出血量がある程度増えても，凝固因子濃度が止血可能閾値を満たしていれば止血力は維持されているはずであり，FFP投与による補充は必要ないからである．その他，PT，APTT値の改善目的の投与，慢性肝疾患患者への投与，感染症～敗血症性DIC患者への投与についても適正使用とは考えられないことはすでに述べた．最後に，術後も含め出血予防目的でのFFP投与は，「FFPを投与することで凝固能が上がり，出血が予防できる」という誤解自体に問題がある．このようなFFPの不適切使用，医学的意義に乏しいFFP投与を減らすには，臨床医の教育・啓蒙による意識改革が必要であろう．

では真に適切なFFP投与というのはどのようなものであろうか？　それはひとことで言えば「凝固障害（フィブリノゲン値≦100～150 mg/dLなど）を原因とする出血症状を止血するための投与」ということになろう．これに該当する臨床的局面としては，①術中大量出血（循環血液量の50%以上），②出血性DIC（造血器腫瘍，産科），③重症外傷，があげられる．必要とされるFFP投与量は，フィブリノゲン値を50～100 mg/dL以上上昇させうる量であり，体重1 kgあたり30 mL程度が必要となる[25]．以上をまとめ，FFPの実際的な使用指針（案）を表Ⅶ-16に示す[26]．適応となる病態は（上述したように），手術および外傷などによる大量出血・大量輸血症例，出血症状のあるDIC，そして劇症肝炎など急性肝不全のための凝固障害による出血である．投与トリガーはフィブリノゲン値≦150 mg/dLとするが，急激に出血量が増えている状況や，フィブリノゲン値≦100 mg/dLという高度な凝固障害に対しては，（別項で述べる）クリオプレシピテートもしくはフィブリノゲン製剤を併用する．急性肝不全ではPT≦30%という値も投与開始の目安とする．投与量は50 mg/kgのフィブリノゲンが補充できるよう，24 mL（＝0.2単位）/体重kgとする．そのほかFFPは，血漿交換療法やADAMTS13をはじめとする血漿因子の補充，第Ⅴ因子および第Ⅺ因子欠乏症患者の出血管理にも使用する．ただし，（既述したように）FFP投与には高度な凝固障害をすみやかに改善させうる効果はなく[27]，さまざまな欠点もある表Ⅶ-17．なお，FFPを必要とする病態は多岐にわたるため，それぞれの専門分野の医師が輸血部スタッフとよく協議して，FFP投与の是非や投与量を決めていくことが大切である．

表Ⅶ-16　FFPの実際的な使用指針

- 大原則
  凝固障害による出血に対して投与する
- トリガー値
  - フィブリノゲン値≦150 mg/dLまたはPT≦30%（ワルファリン服用者を除く）
  - 出血性ショックはこの限りではない

  <補遺>
  高度な低フィブリノゲン血症（≦100 mg/dL）では，クリオもしくはフィブリノゲン製剤を併用する
- 適応
  1．急性肝不全
  2．大量出血・大量輸血
  3．出血症状のあるDIC（主に産科，白血病）
- 投与量の目安
  24 mL/kg＝40 mg/kgのフィブリノゲン補充
- その他の使用
  - 血漿交換療法
  - 血漿因子（ADAMTS13など）の補充
  - 第Ⅴ・Ⅺ因子欠乏症

表Ⅶ-17　FFPの限界と欠点

- FFPは止血能を上げられるか？
  - FFPは凝固因子を補充しうるが，血漿量も増加させる（凝固因子含有濃度は意外と低い）
  - 止血にとって重要なのは凝固因子濃度であるが，FFPで凝固因子濃度を上げることは至難である

  ⇓

  止血能はそれほど上がらない
- 欠　点
  ①FFPに含まれる種々の血漿蛋白が重篤なアレルギー反応（例．アナフィラキシー）を引き起こす可能性がある
  ②FFPはNa含有量が多く，大量投与を行うと肺うっ血～肺水腫を引き起こしやすい
  ③大量投与による輸血感染症リスクとTRALI発症リスクを増加させる

●文　献

1) Hiippala ST, Myllylä GJ, Vahtera EM. Hemostatic factors and replacement of major blood loss with plasma poor red cell concentrates. Anesth Analg. 1995; 81: 360-5.

2) 飯島毅彦, 巌　康秀, 清水　勝. 新鮮凍結血漿の手術後使用についてのアンケート調査. 日本臨床外科学会誌. 2007; 68: 1359-68.

3) 遠藤史隆, 北村道彦, 梅邑　晃. 当科における新鮮凍結血漿（FFP）の適正使用に関する検討. 日本外科系連合学会誌. 2012; 37: 902-5.

4) O'Shaughnessy DF, Atterbury C, Bolton Maggs P, et al; British Committee for Standards in Haematology, Blood Transfusion Task Force. Guidelines for the use of fresh-frozen plasma, cryoprecipitate and cryosupernatant. Br J Haematol. 2004; 126: 11-28.

5) Practice guidelines for perioperative blood transfusion and adjuvant therapy. An update report by the American Society for Anesthesiologists Task Force on perioperative blood transfusion and adjuvant therapy. Anesthesiology. 2006; 105: 198-208.

6) Stanworth SJ. The evidence-based use of FFP and cryoprecipitate for abnormalities of coagulation tests and clinical coagulopathy. Hematology Am Soc Hematol Educ Program. 2007; 179-86.

7) Wallis JP, Dzik S. Is fresh frozen plasma overtransfused in the United States? Transfusion. 2004; 44: 1674-5.

8) Stanworth SJ, Grant-Casey J, Lowe D, et al. The use of fresh-frozen plasma in England: high levels of inappropriate use in adults and children. Transfusion. 2011; 51: 62-70.

9) Roback JD, Caldwell S, Carson J, et al. Evidence-based practice guidelines for plasma transfusion. Transfusion. 2010; 50: 1227-39.

10) 松本雅則. 血栓性微小血管障害症（TMA）. 最新医学. 2010; 65: 1175-81.

11) Caldwell SH, Hoffman M, Lisman T, et al. Coagulation disorders and hemostasis in liver disease: Pathophysiology and critical assessment of current management. Hepatology. 2006; 44: 1039-46.

12) Lisman T, Bakhtiari K, Pereboom IT, et al. Normal to increased thrombin generation in patients undergoing liver transplantation despite prolonged conventional coagulation tests. J Hepatol. 2010; 52: 355-61.

13) Tripodi A, Primignani M, Mannucci PM. Abnormalities of hemostasis and bleeding in chronic liver disease: the paradigm is challenged. Intern Emerg Med. 2010; 5: 7-12.

14) Lisman T, Porte RJ. Rebalanced hemostasis in patients with liver disease: evidence and clinical consequences. Blood. 2010; 116: 878-85.

15) Levy JH, Szlam F, Tanaka KA, et al. Fibrinogen and hemostasis: a primary hemostatic target for the management of acquired bleeding. Anesth Analg. 2012; 114: 261-74.

16) Levy JH, Welsby I, Goodnough LT. Fibrinogen as a therapeutic target for bleeding: a review of critical levels and replacement therapy. Transfusion. 2014; 54: 1389-405.

17) Lundsgaard-Hansen P. Component therapy of surgical hemorrhage: red cell concentrates, colloids and crystalloids. Bibl Haematol. 1980; 46: 147-69.

18) Bolliger D, Görlinger K, Tanaka KA. Pathophysiology and treatment of coagulopathy in massive hemorrhage and hemodilution. Anesthesiology. 2010; 113: 1205-19.

19) Theusinger OM, Baulig W, Seifert B, et al. Relative concentrations of haemostatic factors and cytokines in solvent/detergent-treated and fresh-frozen plasma. Br J Anaesth. 2011; 106: 505-11.

20) Collins PW, Solomon C, Sutor K, et al. Theoretical modelling of fibrinogen supplementation with therapeutic plasma, cryoprecipitate, or fibrinogen concentrate. Br J Anaesth. 2014; 113: 585-95.

21) Fenger-Eriksen C, Lindberg-Larsen M, Christensen AQ, et al. Fibrinogen concentrate substitution therapy in patients with massive haemorrhage and low plasma fibrinogen concentrations. Br J Anaesth. 2008; 101: 769-73.

22) Tripodi A, Chantarangkul V, Mannucci PM. Acquired coagulation disorders: revisited using global coagulation/anticoagulation testing. Br J Haematol. 2009; 147: 77-82.

23) Segal JB, Dizk WH. Paucity of studies to support that abnormal coagulation test results predict bleeding in the setting of invasive procedures: an evidence-based review. Transfusion. 2005; 45: 1413-25.

24) lland LL, Foster TM, Marlar RA, et al. Fresh frozen plasma is ineffective for correcting minimally elevated international normalized ratios. Transfusion. 2005; 45: 1234-5.

25) Chowdhury P, Saayman AG, Paulus U, et al. Efficacy of standard dose and 30 ml/kg fresh frozen plasma in correcting laboratory parameters of haemostasis in critically ill patients. Br J Haematol. 2004; 125: 69-73.

26) 山本晃士. 新鮮凍結血漿の投与基準を検証する―実効性のあるトリガー値の提唱―. 日本輸血細胞治療学会誌. 2011; 57: 442-8.

27) Yang L, Stanworth S, Hopewell S, et al. Is fresh-frozen plasma clinically effective? An update of a systematic review of randomized controlled trials. Transfusion. 2012; 52: 1673-86.

VII-D-4 ▶ アルブミン Albumin

Author: 安村　敏

はじめに

アルブミン製剤の臨床使用は1941年に太平洋戦争の真珠湾攻撃で受傷した患者の治療から始まり，低容量性ショック患者や高度の浮腫をきたした患者に対する有効性と安全性から，約80年間世界で広く使われてきた．近年，アルブミン製剤の投与に関する研究が多く発表され，臨床使用に重要な知見がもたらされている．2015年6月には日本輸血・細胞治療学会から「科学的根拠に基づいたアルブミン製剤の使用ガイドライン」[1)]が策定された．アルブミンが臨床の現場で多く使用されてきた出血性ショック，重症敗血症や重症熱傷ではアルブミンを用いても死亡率などの重要臨床評価項目を改善しないこと，脳虚血（頭部外傷）ではアルブミン使用で死亡率が有意に増加するため，使用を強く推奨しないことが示されている．ただし，他の輸液製剤の代替が困難になった場合には，他の血漿増量剤が適応とならない病態として使用が推奨されている．ここではガイドラインで提唱されたアルブミンの適正使用を中心に記述する．

1 アルブミンとアルブミン製剤について

アルブミンは585個のアミノ酸からなる分子量69 kDaの蛋白質で，健常人では3.8～5.0 g/dLである．アルブミン1 gは約20 mLの水分を保持するため，血漿膠質浸透圧の維持に重要である．またアルブミンはビリルビン，脂肪酸，甲状腺ホルモン，コルチゾールやアルドステロンなどのホルモン，ワルファリンやフェニトインなど多くの薬物と結合する．肝臓で1日に約0.2 g/kg合成されて，血中半減期は約18日，回転率は1日あたり8%である．アルブミンの合成はエネルギー摂取量，血中アミノ酸やホルモンにより調節される 図VII-18 ．

アルブミン製剤には等張の5%製剤と高張の20および25%製剤がある．また，アルブミン濃度が4.4%以上で含有蛋白質の80%以上がアルブミンである加熱ヒト血漿蛋白（plasma protein fraction: PPF）も正常血漿と等しい浸透圧である．等張アルブミン製剤は出血性ショックや重症熱傷などで循環血漿量の補充に使用されるが，加熱人血漿蛋白は稀に血圧低下をきたすので，凝固因子の補充を必要としない治療的血漿交換療法や人工心肺使用時の患者には原則として使用しない．また投与速度は毎分5～8 mL

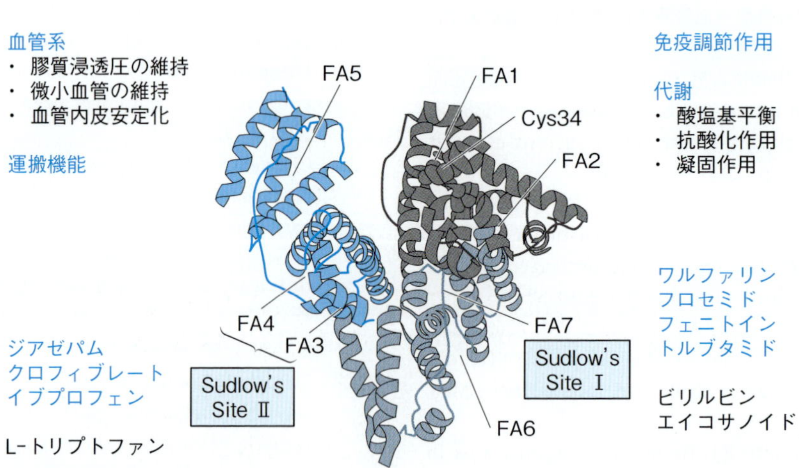

図VII-18 アルブミンの生理的機能（Boldt J. Br J Anaesth. 2010; 104: 276-84 を改変）

JCOPY 498-01913

以下とされている．血漿浸透圧の4〜5倍の膠質浸透圧を有する高張アルブミン製剤は低蛋白血症に伴う腹水や肺水腫の治療に適している．5％製剤 250 mL と 25％製剤 50 mL には，いずれも 12.5 g のアルブミンが含まれるが，それは成人が 1 日に産生するアルブミン量に相当する．国産製剤はすべて献血由来であるが，輸入製剤には献血由来と非献血由来がある．また近年，遺伝子組換え技術を用い大量製造が可能となった人血清アルブミン製剤が開発された．開心術後の低アルブミン血症，熱傷，肝硬変による腹水に使用した臨床試験では安全性が確認されており，ヒト血漿由来のアルブミンと同等の効果があることが示されている．

2 低アルブミン血症の病態とアルブミン投与について

低アルブミン血症の主な原因は，出血，毛細血管の浸透性の増加，腎からの排泄過剰などによる喪失，代謝の亢進，肝の合成低下などである．ネフローゼ症候群や蛋白漏出性消化管疾患では，アルブミンの喪失により低蛋白血症となる．また，侵襲の大きな手術，敗血症，外傷，肝疾患，悪性腫瘍ではアルブミン合成の低下と，漏出のため低アルブミン血症となる．血清アルブミン値は栄養状態・予後の指標となるが，低アルブミン血症自体が有害ではないため，まず原疾患の治療を行い，病態を改善することが優先される．アルブミン製剤は急性の低蛋白血症に基づく病態，また他の治療法では管理が困難な慢性低蛋白血症による病態を一時的に改善させる目的で用いられる．

静脈内投与されたアルブミンは 10〜15 分で血管内に均一に拡散し，4〜7 日で血管外プールに均一に分布するため最終的に 60％は血管外へ移動する．65 kg の成人男性に 25％製剤を 50 mL（12.5 g）投与した場合，循環血液量 70 mL/kg でヘマトクリット 43％と仮定して，アルブミンの血管内回収率を 40％とすると，期待上昇濃度（g/dL）は次のように計算される．

期待上昇濃度（g/dL）
= {投与アルブミン量(g)/循環血漿量(dL)} ×0.4
（投与アルブミンの血管内回収率 40％）
= {投与アルブミン量(g)/体重 kg×0.4 dL} ×0.4
（循環血漿量≒体重 kg×0.4 dL）
= {投与アルブミン量(g)/体重 kg}
= {12.5(g)/65(kg)} ≒0.2(g/dL)

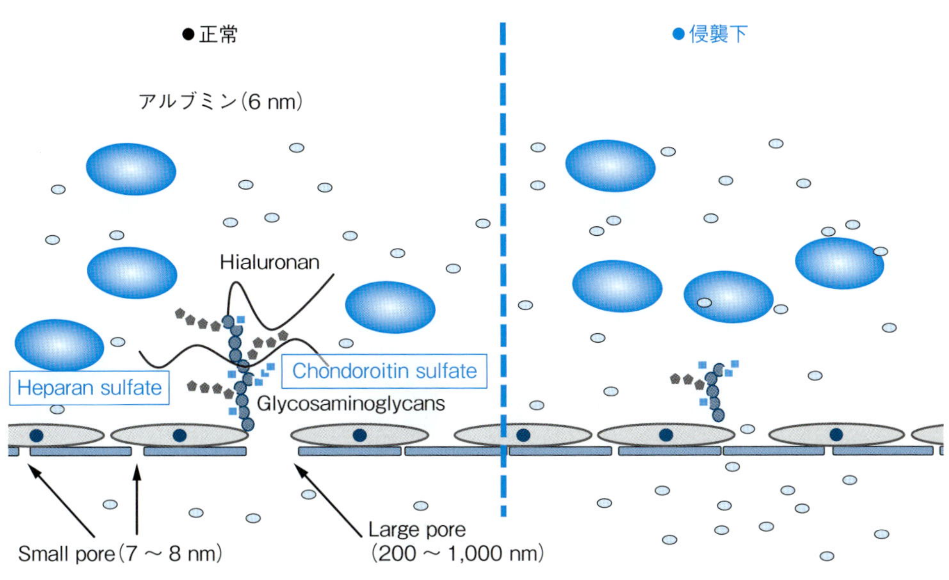

図Ⅶ-19 グリコカリックスは侵襲下で崩壊し，アルブミンの血管外への移動が増加する

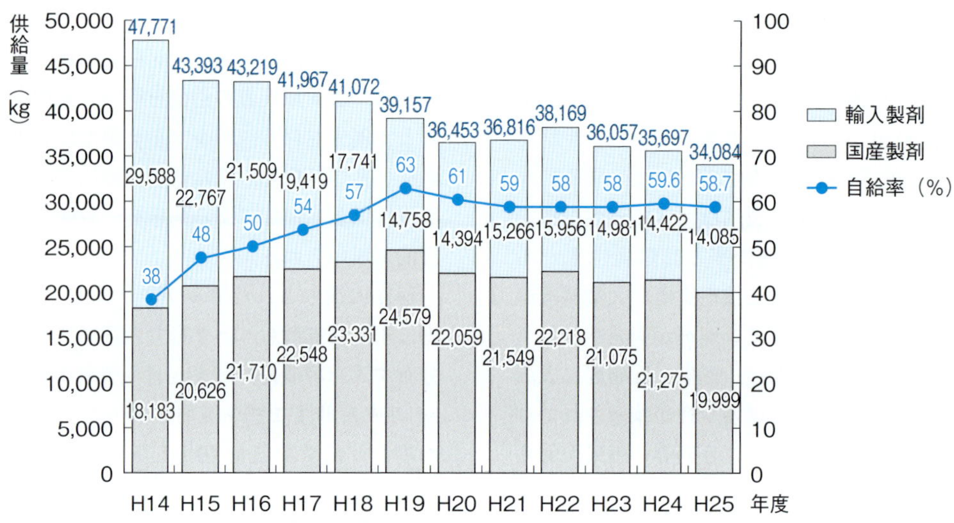

図Ⅶ-20　アルブミン製剤の供給量および自給率の推移（血液製剤調査機構だより No. 145 より）

血管内でアルブミンは約 6 nm で負に帯電している．グリコサミノグリカン（glycosaminoglycans）を基本骨格とし，ヘパラン硫酸（heparan sulfate），コンドロイチン硫酸（chondoroitin sulfate）やヒアルロン酸（hialuronan）などから形成されるグリコカリックス（glycocalyx）は正常では血管内腔に多く存在するが，これも強く負に荷電しているため，有窓性毛細血管から間質へのアルブミンの移動を制限している．しかし，大手術，外傷，熱傷，敗血症やショックなどの侵襲により，グリコカリックスが荒廃するため，アルブミンの血管外漏出は増加し，期待値に至らないと考えられている 図Ⅶ-19．

3 わが国のアルブミンの使用状況と国内自給達成に向けた取り組み

1980 年代に，わが国は世界アルブミン生産量の 1/3 を使用し，国際的不公平性の問題が海外から強く指摘された．1985 年の国内自給率はわずか 5%であり，2010 年世界保健機構から加盟国は国内自給を達成するため必要な措置をとることを勧告されている．

わが国では，安全な血液製剤の安定供給の確保等に関する法律（昭和三十一年法律第百六十号）において血液製剤の国内自給が確保されることを基本とすることが規定されている．それに基づいて倫理性，国際的公平性などの観点に立脚し，国内で使用される血液製剤は，原則として国内で行われる献血により得られた血液を原料として製造され，海外の血液に依存しなくても済む体制を構築すべく努力が行われてきた．これによってアルブミン製剤の供給量は低下し，自給率は改善してきたが，海外由来製剤が国産製剤より低価格であることなどの要因もあり，2013 年の国内自給率は 58.7%（高張製剤: 約 70%，等張製剤: 約 30%）に留まっている[2] 図Ⅶ-20．

血液製剤の安全性の向上及び安定供給の確保を図るための基本的な方針（平成二十五年厚生労働省告示第二百四十七号）での，血液製剤に関し国内自給が確保されるための方策に関する事項では，アルブミン製剤および免疫グロブリン製剤などの血液製剤についても，2018 年を目途に国内自給の達成を目指しているが，その達成には一層のアルブミン製剤の適正使用の促進が必要である．

4 アルブミンのトリガー値をめぐる問題

アルブミンの測定には抗体を用いた免疫法が gold standard であるが，コストが高く，通常検査室で用いられる汎用機器で測定できないため，BCG（bromocresol green）法と改良型 BCP（bromocresol purple）法の 2 つの色素結合法が代替法として用いられている．

BCG 法はアルブミンのみならず，グロブリンとも反応するため，特異性が低い．改良型 BCP 法は前処理によりアルブミンをすべて酸化型に変化させた後に BCP 法により定量するため，免疫法との間に乖離が少ない．

改良型 BCP 法と BCG 法の相関は

改良型 BCP 法＝1.076×BCG 法－0.48

であり，BCG 法での値から 0.3 g/dL を減じた推測値が改良型 BCP 値と近似（eg. BCG 法 2.80 g/dL→改良型 BCP 2.53 g/dL）している．2012 年度日本医師会外部精度調査によると国内の採用率は改良 BCP 法: 46.4%，BCG 法: 46.0%と両法でほぼ 2 分されていたが，2015 年度の報告ではそれぞれ 69.1%，24.6%であり，今後はさらに改良型 BCP 法への移行が進むと予想される．

急性期に血清アルブミンの目標値を 2.5～3.0 g/dL に設定してアルブミン投与を行った臨床研究は多いが，アルブミン投与の優位性は示されていない．また 2000 年以降に報告された大規模の比較対照試験（SAFE study，ALBIOS study など）では文献中に測定方法の記載がなく，用いられた測定法は不明である．以上より，科学的にコンセンサスが得られたトリガー値は存在しないと判断される．また 2005 年に作成された「血液製剤の使用指針」にある使用の目安である，急性時: 3.0 g/dL 以下，慢性時: 2.5 g/dL 以下という値には科学的根拠はない．

低アルブミン血症のみではアルブミン製剤の適応とはならないことをふまえ，疾患や患者の状態を勘案して使用を決定する必要がある．

5 病態別アルブミンの使用 表VII-18（科学的根拠に基づいたアルブミン製剤の使用ガイドラインを中心に）

■ a．強く推奨される病態

1）肝硬変に伴う腹水の管理とその合併症

肝硬変患者ではアルブミンの半減期は延長し，異化率も低下しているが，過剰なアルブミン投与はイソロイシン欠乏状態を引き起こし，蛋白合成障害やアルブミンの分解亢進が生じる．また血漿浸透圧の上昇や血清アルブミン濃度が 4 g/dL 以上では，かえってアルブミンの合成が低下する．さらに適正使

表VII-18 科学的根拠に基づいたアルブミン製剤の使用推奨度

〔科学的根拠に基づいたアルブミン製剤の使用ガイドラインより（日本輸血・細胞治療学会）〕

推奨度	高張アルブミン製剤	等張アルブミン製剤
・推奨する	■肝硬変 ①Ⅰ型肝腎症候群 ②特発性細菌性腹膜炎 ③大量の腹水廃液 ④難治性腹水の管理 ■凝固因子の補充を必要としない治療的血漿交換療法	■凝固因子の補充を必要としない治療的血漿交換療法 ■他の血漿増量剤が適応とならない病態
・通常は使用しない	■難治性の浮腫，肺水腫を伴うネフローゼ症候群 ■低蛋白血症に起因する肺水腫あるいは著明な浮腫	■出血性ショック ■重症熱傷 ■重症敗血症 ■循環動態が不安定な体外循環 ■循環血漿量の著明な減少（妊娠高血圧症候群，急性膵炎など） ■人工心肺を使用した心臓手術 ■くも膜下出血後の血管攣縮
・不適切な使用	■周術期の循環動態の安定した低アルブミン血症 ■蛋白質源としての栄養補給 ■末期患者	
・禁忌	■頭部外傷（脳虚血）	

用の観点からもアルブミンを慢性肝疾患に漫然と使用すべきではないとされてきた．しかし，欧米では非代償性肝硬変の病態に応じてアルブミンの大量使用が推奨されている[3, 4)]．

a）難治性腹水に対する使用

呼吸困難や強い腹部膨満を訴えるような難治性腹水では腹水穿刺排液が適応となる．大量（4 L 以上）の腹水穿刺時には循環血漿量の減少による，腎障害，低ナトリウム血症などの合併症が約 30％に認められる．この腹水全量排液時の循環不全（paracentesis-induced circulatory dysfunction: PICD）は死亡に関連する合併症で，防止が重要である．4 L 未満の腹水排液では，生食静注でこれを回避できるが，それより大量の排液には 1 L あたり 8〜10 g のアルブミンの投与が有用であると報告されている[5)]．

また，血漿増量剤との比較では，dextran 70，もしくは polygeline 投与での PICD の発生率はそれぞれ 34.4％，37.8％であり，アルブミン投与の 18.5％より高率であった[6)]．さらに腹水を伴う肝硬変患者に対する長期間のアルブミン投与が生存率を改善させる報告がみられる[7)]．

b）肝腎症候群

肝腎症候群（hepatorenal syndrome）は肝硬変の末期，あるいは急性肝不全に発症する急性腎不全をいうが，機能的な腎前性腎不全で腎臓の組織には器質的・病理学的な変化はみられない．急激に腎不全症状が進行するⅠ型は不可逆的に進行し，死亡率 90％以上で，肝硬変末期の死因の一つである．Ⅰ型の肝腎症候群の治療として，強心剤とアルブミンの投与が推奨されている．Sanyal らは，Ⅰ型肝腎症候群において terlipressin とアルブミンの併用とアルブミン単独投与と比較した[8)]．terlipressin は 1 mg を 6 時間毎に経静脈投与され，アルブミンは初日に 100 g，その後は 25 g/日連投された．Terlipressin とアルブミンの併用群はアルブミン単独投与群より，有意に血中クレアチニンを低下させ，治療反応群は生存率の改善がみられた．

c）特発性細菌性腹膜炎

非代償性肝硬変に合併する特発性細菌性腹膜炎（spontaneous bacterial peritonitis）も予後が不良な病態である．起因菌は *E. coli*，*Klebsiella* などの好気性グラム陰性菌が大部分で，治療には，第三世代のセフェム系抗生物質またはペニシリン製剤を用いるが，cefotaxime の単独投与と cefotaxime とアルブミンの併用を比較した臨床試験では，アルブミンの併用により肝腎症候群の発症（単独投与 33％ vs アルブミン併用 10％，p＝0.002）と死亡率が低下する（単独投与 29％ vs アルブミン併用 10％，p＝0.01）ことが示された[9)]．この試験では，診断後 6 時間以内に 1 kg あたり 1.5 g のアルブミンが投与され，さらに第 3 病日にも 1 kg あたり 1 g のアルブミンが使用される．この使用法は欧米の腹水治療のガイドラインでも推奨されている[3, 4)]．

2）凝固因子の補充を必要としない治療的血漿交換療法

血漿交換療法（plasma exchange: PE）は，血漿分離器により血球と血漿に分離し，病因物質を含む血漿を置換液で置き換えることで，病因物質を除去する治療法で，多くの疾患でその有用性が示されている[10)]．血漿成分を補う必要のない治療的 PE では，感染症予防の観点から新鮮凍結血漿（FFP）よりアルブミン置換液が推奨され，単純血漿交換療法と二重膜濾過血漿交換療法（double-filtration plasmapheresis: DFPP）が行われている．加熱人血漿蛋白は，夾雑蛋白による血圧低下などのアナフィラキシー反応をきたす危険性があるため原則として使用しない．

Chronic inflammatory demyelinating polyneuropathy（CIDP），ギラン・バレー症候群（GBS）や急性重症筋無力症では，治療的 PE の有効性に関してレベルの高いエビデンスが得られている．PE は CIDP の約 70％の患者で短期間に症状を改善させることが，ランダム化二重盲検比較試験（randomized controlled trials: RCT）のメタ解析で示されている[11)]．GBS にも PE は有効で，血漿置換とアルブミン置換を比較し，治療効果に差はなく，合併症の頻度はアルブミン置換で低いことが示されている．

ABO 型不適合の臓器移植の際に行う抗 A，抗 B 抗体除去には PE と DFPP が行われるが，免疫抑制剤を併用することで有用性が示されている．

3）他の血漿増量剤が適応とならない病態

アルブミン以外の代用血漿薬には，ヒドロキシエチルデンプン（HES）製剤，デキストラン製剤がある．手術・外傷や熱傷治療などでみられる循環血液量の減少に使用されているが，血液凝固障害や急性腎不全などの問題が指摘されているため，大量投与が必要な症例には，アルブミン製剤の使用が必要となる．またうっ血性心不全や乏尿を伴う腎障害の症例やアナフィラキシーなどの製剤に対するアレルギー症状がみられる場合にはアルブミンを使用する．

HES製剤は妊婦，小児や高齢者に対する安全性は確立されておらず，高リスクな症例にはアルブミンの使用を考慮する．

b．臨床で多く使用されたがその有効性が認められない病態

1）出血性ショック

1998年にCochrane reportは，手術，もしくは外傷患者，熱傷，低アルブミン血症に対する容量置換液としてのアルブミンと電解質輸液のメタ解析を32のRCT（患者数: 1,419名）を対象に行った[12]．その結果，いずれのグループでも，電解質輸液群と比較してアルブミン群は死亡リスクが有意に高く，全体で電解質輸液群に対するアルブミン群の相対死亡リスクは1.68で，アルブミン使用で死亡率が6%上昇することが報告された．このインパクトは大きく，欧米でのアルブミン使用が大きく減少した．

2001年にはWilkesらにより，アルブミン使用の有用性を示す目的で，エンドポイントを死亡率として，手術，外傷，熱傷，低アルブミン血症，高リスク新生児，腹水患者に対するアルブミンと電解質輸液を比較した55のRCTに対するメタ解析が報告された[13]．その結果，アルブミン投与の安全性は示されたが，電解質輸液と比べて全体の死亡率の改善はなかった．

このように，2000年初頭に行われたメタ解析では，急性期疾患におけるアルブミン含有輸液の有用性は示されなかった．そこで，オーストラリアとニュージーランドの16施設の集中治療室で，脱水を伴う重症患者の輸液に4%アルブミンと生理食塩水のみの使用を比較した前向き大規模比較試験（SAFE Study）が行われ，2004年に報告された[14]．この試験では6,997例の患者を対象として，登録後28日間の死亡率がprimary end-pointに設定され，敗血症，外傷，急性呼吸障害のグループ別の解析も行われた．これによると，死亡の相対リスク，臓器不全発生率，ICU在室日数，入院日数，人工呼吸日数，腎臓置換療法日数，28日後の死亡率のすべてにおいて両群間で有意差はなかった．

SAFE studyを含めた最近のメタ解析では，循環血液量の減少した重症患者に対しては，安価な輸液製剤に比べてアルブミンが死亡率を減少させるという証拠はないと結論された[15]．また，熱傷や低アルブミン血症を伴う重症患者では，アルブミンの使用が死亡率を増加させる可能性が示唆された．

2）重症敗血症

SIRSのcriteriaのうち2項目以上を満たし，感染症関連の臓器障害がある1,218例の重症敗血症患者を対象とした，SAFE studyのサブグループ解析が2011年に報告された．生理食塩水群と比べて，アルブミン投与群では腎や他の臓器不全を生じることはなく，多変量ロジスティック回帰解析で，28日以内の死亡率はアルブミン投与群で生理食塩水群より有意に低かった（調整されたオッズ比: 0.71，p=0.03）[16]．アルブミン投与群では，投与開始3日後までの心拍数は生理食塩水投与群に比べ有意に低く，中心静脈圧は有意に高かったが，腎機能補助を要した期間，臓器機能障害を表すSOFA（sequential organ failure assessment）スコアには有意な差を認めなかった．

2014年に重症敗血症と敗血症性ショック患者1,818名に対するアルブミン投与の有用性を検討したランダム比較試験（ALBIOS study）の結果が報告された[17]．アルブミン投与群は入院後28日間もしくはICU在室中，3 g/dLを超えるよう40～60 gのアルブミンを連日投与され，電解質液投与群はアルブミンが1.5 g/dL以下になった場合にアルブミンが投与された．治療開始から7日までは，アルブミン投与群では平均血圧が高く，水分出納は低くかった．しかし，28日後，90日後の死亡率は，両群間で差を認めず，臓器不全の減少，ICU在室期間，全入院期間の短縮はいずれも観察されなかった．サブグ

ループ解析で敗血性ショックの患者の90日以内の死亡率はアルブミン群で有意に低かったが，結論として重症敗血症患者に対するアルブミン投与は生存率を改善しないことが示された．

3）難治性の浮腫，肺水腫を伴うネフローゼ症候群

ネフローゼ症候群では投与されたアルブミンは速やかに尿中に排泄されるため，治療抵抗性浮腫を改善する効果はわずかで一時的である．また腎障害を増悪させる報告もあるため，浮腫の改善の目的では使用されない．ネフローゼ症候群患者で，膠質浸透圧の低下による血圧低下や呼吸困難をきたすような大量の胸腹水があり，他の方法で治療が困難となった場合に，緊急避難的に利尿薬とともに使用されるが，効果は一時的である．

4）透析などの循環動態が不安定な体外循環

透析中の低血圧は，血液量の低下によるもので透析治療にみられる合併症である．嘔気，発汗，痙攣，めまいなどの症状を伴って，突然に血圧が低下するのが特徴で，その治療に生理食塩水，アルブミンや膠質等張液などが投与されてきた．Knollらが生理食塩水に対するアルブミンの優位性を検証する目的で行った，透析中に低血圧が生じた既往のある患者45名に対する二重盲検ランダム化クロスオーバー試験では，アルブミン投与群で投与された生理食塩水量が少なかったことを除いて有効性を認めなかった[18]．

5）重症熱傷

小児の50%TBSA（% of total body surface area: 受傷した面積の全体表面積に占める割合）以上の熱傷の報告例では，熱傷後の感染のためほぼ100%死亡しており，アルブミン投与による生存率の改善は認めない．またアルブミン投与により心肺機能および生命予後に関する効果は認められていない．

アルブミン投与で合併症を改善するという報告は少なく，メタ解析を含むその他の論文[19]では，合併症の発症率に有意差はなかった．また入院期間，死亡率は改善されていない．

6）人工心肺を使用する心臓手術

人工心肺回路の充填液にアルブミンを使用することで，回路での血小板や補体の活性化抑制効果があるとされてきたが，ヘパリンや高分子ポリマーを用いたコーティング加工がされるようになり，この目的のための使用は不必要となった．

人工心肺充填液にアルブミンまたは晶質液を用いたランダム化比較試験では，術後の水分バランスはアルブミン投与の方が良好であったが，術後の体重増加，出血量，輸血量，ICU滞在日数，入院日数，死亡率には有意差はみられなかった[20]．

したがって，人工心肺充填液へのアルブミン投与の効果は少なく，一部の小児への使用を除き，アルブミン投与は慎重に行う必要がある．

■ c．使用により予後を悪化させる病態

1）頭部外傷・脳虚血

SAFE studyで，外傷性脳損傷患者のうちアルブミン投与群の死亡率が高い傾向がみられたため，460例の外傷性脳損傷の患者の転帰が24カ月間にわたり調査された[21]．その結果，アルブミン群で有意に死亡率が高く（33.2% vs. 20.4%，p=0.003），Glasgow Coma Scaleで3から8点の重症例ではさらに死亡率は高かった（41.8% vs. 22.2%，p<0.001）．また急性脳梗塞の初期治療として高用量の高張アルブミン製剤を使用しても神経学的予後を改善させる効果はみられず，肺浮腫や脳出血の発症率を増加させる危険性が指摘されている[22]．

■ d．科学的根拠が乏しい病態

それ以外の病態ではエビデンスレベルの高い報告は少なく，アルブミン使用が限定される，もしくは使用が推奨されないものを列挙する．

- 低蛋白血症に起因する肺水腫あるいは著明な浮腫
- 周術期の循環動態の安定した低アルブミン血症
- 妊娠高血圧症候群
- 炎症性腸疾患

■ e．不適切な使用

1）蛋白質源としての栄養補給

投与されたアルブミンは体内でほとんどは熱源として消費されてしまうため，蛋白質の再生成の利用率がきわめて低い．また，必須アミノ酸であるトリプトファン，イソロイシンおよびメチオニンがきわめて少なく，栄養補給の意義はほとんどない．

経静脈栄養中の集中治療室（ICU）入院患者における低アルブミン血症に対して，アルブミン製剤を投与しても合併症や死亡率を下げることはない．むしろ敗血症などの感染症や非感染性の合併症が増える可能性がある．

2）終末期患者

低蛋白血症を伴う終末期患者に対してアルブミン投与しても予後の改善はなく，逆に末梢血単核球やTリンパ球からの炎症性サイトカイン（interferon-γ，TNF-αなど）の産生を抑制し，免疫抑制的作用によって感染症の頻度を増加させる可能性がある．また，終末期患者の生命尊厳の観点からも不必要なアルブミン投与は避けるべきである[23]．

おわりに

近年のアルブミン治療の臨床研究は，アルブミンの適正使用について重要な情報をもたらした．重症患者のアルブミン投与による予後の改善の報告は少なく，特に外傷性の脳損傷をもつ患者では回避されるべきである．一方，肝硬変の難治性腹水に対する大量の穿刺廃液，肝腎症候群，特発性細菌性腹膜炎ではアルブミン投与大量投与の効果が示されており，日本でもこのような使用が望まれる．新しいエビデンスに則ってアルブミン使用の適応となる病態について理解し，適正使用を推進することが必要である．

●文　献

1) 科学的根拠に基づいたアルブミン製剤の使用ガイドライン　日本輸血・細胞治療学会（2015年6月1日　第1版）日本輸血細胞治療学会誌　2015; 61: 巻末 3-21.
2) 血漿分画製剤の需給状況と自給率．血液製剤調査機構便り．2015; 145: 13-5.
3) Runyon BA; AASLD Practice Guidelines Committee. Management of adult patients with ascites due to cirrhosis: an update. Hepatology. 2009; 49: 2087-107.
4) European Association for the Study of the Liver. EASL clinical practice guidelines on the management of ascites, spontaneous bacterial peritonitis, and hepatorenal syndrome in cirrhosis. J Hepatol. 2010; 53: 397-417.
5) Bernardi M, Caraceni P, Navickis RJ, et al. Albumin infusion in patients undergoing large-volume paracentesis: a meta-analysis of randomized trials. Hepatology. 2012; 55: 1172-81.
6) Ginès A, Fernández-Esparrach G, Monescillo A, et al. Randomized trial comparing albumin, dextran 70, and polygeline in cirrhotic patients with ascites treated by paracentesis. Gastroenterology. 1996; 111: 1002-10.
7) Romanelli RG, La Villa G, Barletta G, et al. Long-term albumin infusion improves survival in patients with cirrhosis and ascites: an unblinded randomized trial. World J Gastroenterol. 2006; 12: 1403-7.
8) Sanyal AJ, Boyer T, Garcia-Tsao G, et al. A randomized, prospective, double-blind, placebo-controlled trial of terlipressin for type 1 hepatorenal syndrome. Gastroenterology. 2008; 134: 1360-8.
9) Sort P, Navasa M, Arroyo V, et al. Effect of intravenous albumin on renal impairment and mortality in patients with cirrhosis and spontaneous bacterial peritonitis. N Engl J Med. 1999; 341: 403-9.
10) Cortese I, Chaudhry V, So YT, et al. Evidence-based guideline update: Plasmapheresis in neurologic disorders: report of the Therapeutics and Technology Assessment Subcommittee of the American Academy of Neurology. Neurology. 2011; 76: 294-300.
11) Mehndiratta MM, Hughes RA, Agarwal P. Plasma exchange for chronic inflammatory demyelinating polyradiculoneuropathy. Cochrane Database Syst Rev. 2004. CD003906.
12) Cochrane Injuries Group Albumin Reviewers. Human albumin administration in critically ill patients: systematic review of randomized controlled trials. BMJ. 1998; 317: 235-40.
13) Wilkes MM, Navickis RJ. Patient survival after human albumin administration: A meta-analysis of randomized, controlled trials. Ann Intern Med. 2001; 135: 149-64.
14) SAFE Study Investigators, Finfer S, Bellomo R, et al. Effect of baseline serum albumin concentration on outcome of resuscitation with albumin or saline in patients in intensive care units: analysis of data from the saline versus albumin fluid evaluation (SAFE) study. BMJ. 2006; 333: 1044.

15) Roberts I, Blackhall K, Alderson P, et al. Human albumin solution for resuscitation and volume expansion in critically ill patient. Cochrane Database Syst Rev. 2011; Issue 11: CD001208. DOI: 10.1002/14651858. CD001208. pub4.
16) SAFE Study Investigators, Finfer S, McEvoy S, et al. Impact of albumin compared to saline on organ function and mortality of patients with severe sepsis. Intensive Care Med. 2011; 37: 86-96.
17) Caironi P, Tognoni G, Masson S, et al. Albumin replacement in patients with severe sepsis or septic shock. N Engl J Med. 2014; 370: 1412-21.
18) Knoll GA, Grabowski JA, Dervin GF, et al. A randomized, controlled trial of albuminversus saline for the treatment of intradialytic hypotension. J Am Soc Nephrol. 2004; 15: 487-92.
19) Vincent JL, Navickis RJ, Wilkes MM. Morbidity in hospitalized patients receiving human albumin: a meta-analysis of randomized, controlled trials. Crit Care Med. 2004; 32: 2029-38.
20) Russell JA, Navickis RJ, Wilkes MM. Albumin versus crystalloid for pump priming in cardiac surgery: meta-analysis of controlled trials. J Cardiothorac Vasc Anesth. 2004; 18: 429-37.
21) Myburgh J, Cooper DJ, Finfer S, et al. Saline or albumin for fluid resuscitation in patients with traumatic brain injury. N Engl J Med. 2007; 357: 874-84.
22) Ginsberg MD, Palesch YY, Hill MD, et al. High dose albumin treatment for acute ischemic stroke (ALIAS) part 2: a randomized, double-blind, phase 3, placebo-controlled trial. Lancet Neurol. 2013; 12: 1049-58.
23) 日本緩和医療学会　緩和医療ガイドライン委員会, 編. 終末期がん患者の輸液療法に関するガイドライン2013年版. 東京: 金原出版; 2013.

JCOPY 498-01913

VII-E 外科手術と輸血

Blood transfusion in surgery

VII-E-1 一般外科（心臓血管外科を除く）

Author: 紀野修一

1 一般外科領域における輸血の適応

1988年に開催されたNIHの周術期赤血球輸血に関するコンセンサスカンファレンスでは[1]，輸血開始のタイミングを一つの検査値で決定することは不適切であるとして，1942年にAdams and Lundyによって提唱された「10/30」ルール[2]は否定された．そして，輸血開始値（トリガー値）は，Hb 7～10 g/dLに引き下げられ，輸血の必要性を判断するためには，患者の症状・症候や臨床的評価が重要であることが強調された．

この考え方は現在でも生きており，「血液製剤の使用指針」[3]では，慢性貧血（内科的貧血）に対する適応の項にトリガー値の概念が取り入れられている．急性出血（外科的貧血）に関しては，Hbが10 g/dLを超える場合は輸血の必要はなく，6 g/dL以下では輸血はほぼ必須とされるが，Hbのみで輸血開始のタイミングを決めることは適切でないことが付記されている．赤血球輸血の第一義的目的は末梢組織への十分な酸素補給であるため，RBCのトリガーとしては，Hbより末梢組織の酸素飽和度が適しているが，その測定には侵襲的処置が必要になり，特殊な状況にしか適応となることはない．したがって，術中RBC輸血のトリガーは，Hb・経皮的酸素飽和度などの測定結果，手術の進行状況，心拍数・血圧などバイタルサインを総合的に判断して患者毎に決定することになる．特に心血管系合併症の有無に注意して，どの程度までの貧血に耐えうるかを常に考慮する必要がある．

大量出血では，輸液による血液の希釈や，凝固因子の消費により外科的技術では止めることのできない出血（microvascular bleeding）が生じることがある[4]．この本態は，凝固カスケードの最終基質であるフィブリノゲンの低下によるものとされる[5]．凝固因子補充が遅きに失しないように，術中には血算とともに凝固系（とくにフィブリノゲン）のモニタが重要である．

2 一般外科領域における成分輸血

a．成分輸血の考え方

Lundsgaard-Hansen Pのグループは，必要な血液成分を必要に応じ，より経済的に使用することを考慮し，術中出血量に応じて血液成分を段階的に用いることを考えた[6]．出血量と等量の輸液を行う条件下で，ヘマトクリット値，血清総蛋白質濃度，凝

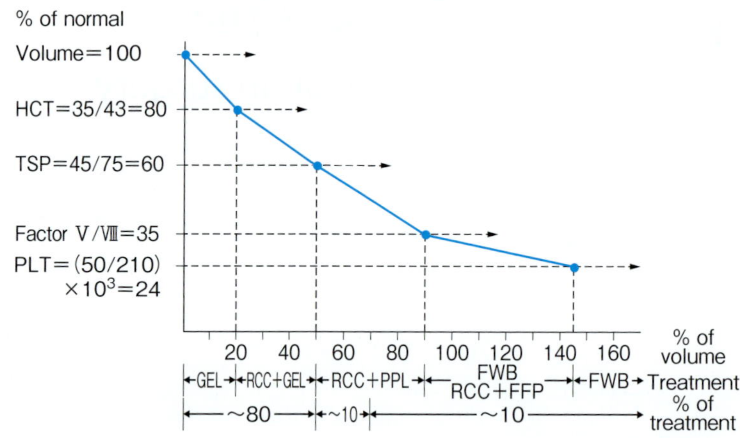

図Ⅶ-21 **Lundsgarrd-Hansen P の原図**（Lundsgaard-Hansen P. Bibl Haematol. 1980; 46: 147-69[6]より）
解説は本文参照

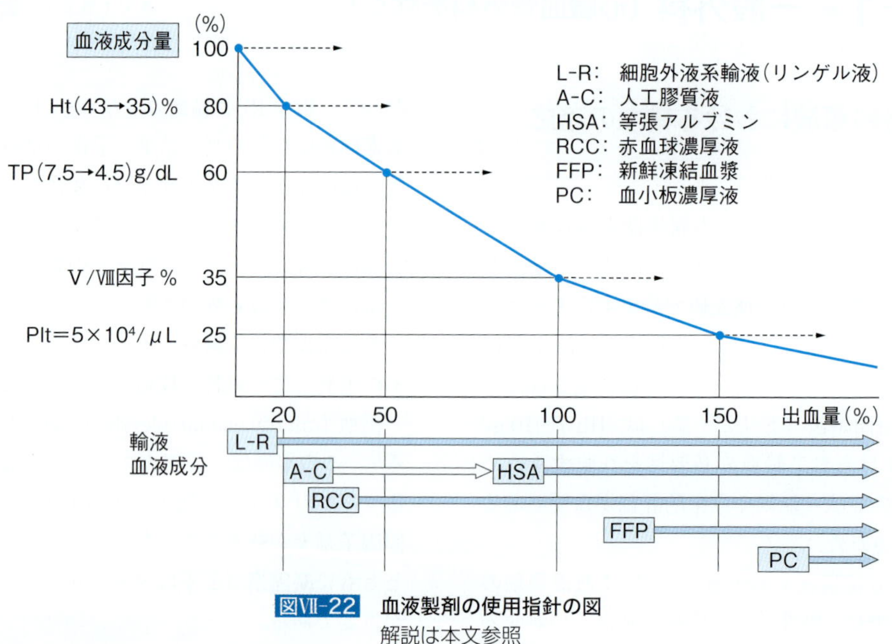

図Ⅶ-22 **血液製剤の使用指針の図**
解説は本文参照

固因子活性，血小板数の4成分の補充が必要になる時点での出血量と循環血液量の比をコンピュータシミュレーションで求め，出血量と循環血液量の比に応じた成分輸血法を提案した図Ⅶ-21．図の縦軸は4つの成分の補充が必要になる臨界値を示し，横軸は出血量と循環血液量の比を示している．厚生労働省が策定した血液製剤の使用指針では，現在国内で流通している製剤に合わせてこの図を改変し，出血患者における輸液・成分輸血療法の適応としてまとめている図Ⅶ-22[3]．術中出血に対する補充療法の優先順位は，第一に循環血液量の維持で，続いて酸素供給能，膠質浸透圧，凝固因子活性，血小板数の維持が必要である[3,6]．術中出血を細胞外液で補充していくと，出血量が循環血液量の20％になるとヘマトクリットは35％まで低下するため，酸素供給能維持のため赤血球輸血を考慮する．また，膠質浸透圧

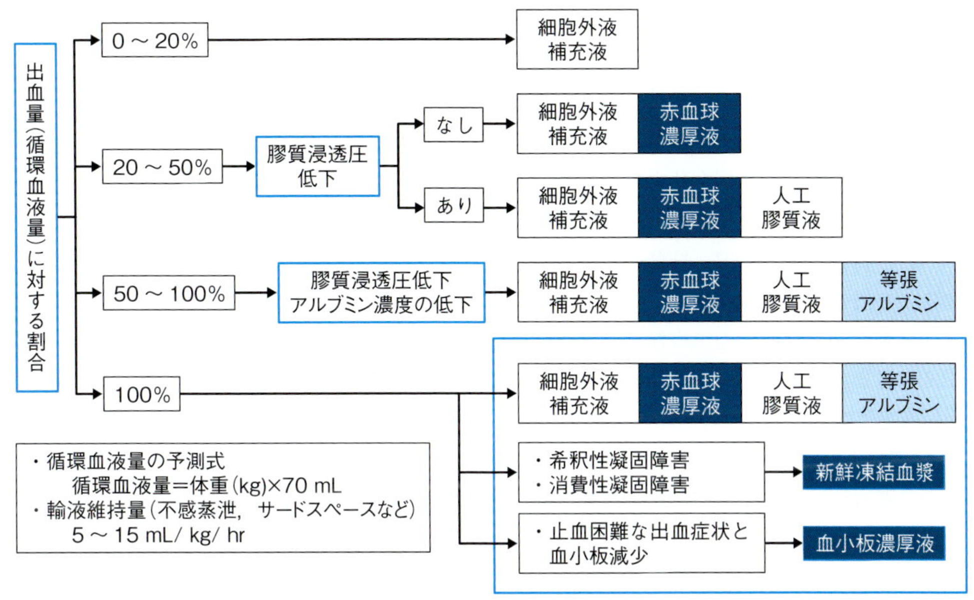

図Ⅶ-23 手術中の出血量と成分輸血の適応〔血液製剤の使用指針（改定版） 2005 厚生労働省を基に作成〕
解説は本文参照

維持のため人工膠質液の補充が必要になる．出血量が循環血液量の50%になると血清総蛋白量は4.5 g/dLとなり，血清膠質浸透圧が低下する．膠質浸透圧を維持し肺水腫や乏尿を予防するためにアルブミン製剤を用いる．出血量が循環血液量に等しくなると，凝固因子活性は35%まで低下するため，その維持のために新鮮凍結血漿（FFP）を投与する．出血量が循環血液量の1.5倍になると，血小板数は5万/μLとなり止血が困難になり始めるので血小板輸血が必要になる．この図はあくまでも出血量と循環血液量の比と血液成分喪失に伴う成分の補充を主眼に描かれているもので，各血液成分の使用基準を意図しているものでないことに注意が必要である．

b．成分輸血の実際

循環血液量に対する術中出血量の比と成分輸血の原則を血液製剤の使用指針を基にして，フローチャートにまとめた図Ⅶ-23．循環血液量の20%以内の出血では，乳酸リンゲル液や酢酸リンゲル液，生理食塩水などの細胞外液補充液により循環血液量を保つようにする．細胞外液補充液には膠質成分が含まれていないため，速やかに組織間に拡散し，血管内に残り循環血液量増加として働くのは投与量の1/3から1/4といわれる．したがって，血圧や脈拍，尿量，中心静脈圧などを参考に，出血量の2～3倍量の輸液を投与する必要がある．投与量が増えると，輸液製剤の組成に起因する合併症を生じる．乳酸リンゲル液や酢酸リンゲル液では，Na濃度が低く低浸透圧であるため，循環血液量維持のためにはより大量の投与が必要になり，細胞間質液の増加や細胞内浮腫の発生が危惧される．また，生理食塩水では高Cl性アシドーシスをきたすとされる[7]．

循環血液量の20～50%の出血では，細胞外液補充液に加え，膠質浸透圧を維持するためにHES（hydroxyethyl starch: ヒドロキシエチルデンプン）を投与する．また，末梢組織の酸素供給低下が懸念される場合には赤血球濃厚液を使用する．HESの大量投与により血小板凝集抑制を起こす可能性があるので，投与量は20 mL/kgあるいは1,000 mL以内にとどめる．

循環血液量の50～100%の出血では，細胞外液補充液，人工膠質液や赤血球濃厚液の投与だけでは，血清アルブミン濃度の低下による肺水腫や乏尿が出現する危険があるので，適宜等張アルブミン製剤を追加する．

循環血液量と同等以上の出血や1分間に100 mL

以上の急速輸血が必要な状態では，循環血液量維持のために大量の輸液・輸血が用いられ，血液は希釈される．また，すべての創面で止血機構が働くため血小板と凝固因子が消費される．これらの要因で生理的止血機構が破綻すると，術野全体からのわき出るような出血をみることがある（microvascular bleeding）[4]．この状態では，圧迫，結紮や電気メスによる凝固などの外科的な止血は不能となる．凝固系や血小板の検査値および術野の出血傾向を参考にして，FFP や PC を投与する．血液製剤の使用指針では，PT-INR 2.0 以上が FFP の，血小板数 5 万/μL 以下が PC の適応とされているが，低体温，DIC の合併，手術の進行につれさらに出血量が増加することなどにより止血・凝固能はさらに低下する．ひとたび止血・凝固能が破綻し止血困難な状況に陥ると，患者生命は危険にさらされ，大量の血液製剤が必要になる．検査成績を指標とすると，出血が持続している場面では，PT，APTT が対照の 1.5 倍以下，血小板数 8 万/μL 以上を維持するように FFP や血小板濃厚液を用いることが必要とされる[4]．また，microvascular bleeding の状況に陥らないようにするため，凝固カスケードの最終基質であるフィブリノゲン濃度を常に 150 mg/dL 以上に維持することも重要である[5]．術中の血液喪失に対する補充療法を合目的に行うためには，RBC 数，Hb，ヘマトクリット値，血小板数などの血算，PT，APTT，フィブリノゲン濃度などの凝固機能検査を適宜行うことが重要である[3,4,8]．また，手術室関係者は，検査結果を提供する検査部門と検査時間の短縮などについて話し合っておくことが必要である[9-13]．

3 手術のための血液準備

手術前には，術前の患者の状況と予測される術中出血量を勘案して血液製剤を準備する．効率的に手術準備血を用意するためには，血液型不規則抗体スクリーニング法（Type & Screen 法: T & S 法），最大手術血液準備量（maximum surgical blood order schedule: MSBOS），手術血液準備量計算法（surgical blood order equation: SBOE）などの方法を用いる[14]．

■ a．T & S 法

直ちに輸血する可能性が少ない手術では，受血者の ABO 血液型，RhD 抗原および，臨床的に意義のある不規則抗体の有無をあらかじめ検査し，RhD 陽性で不規則抗体が陰性の場合は事前に交差適合試験を行わない．輸血用血液が必要になった場合には，輸血用血液のオモテ検査により ABO 同型血であることを確認して輸血するか，あるいは生理食塩液法（迅速法，室温）による主試験が適合の血液を輸血する．または，あらかじめオモテ検査により確認されている血液製剤の血液型と患者の血液型とをコンピュータを用いて照合・確認して輸血を行うコンピュータクロスマッチという方法が広まりつつある．

■ b．MSBOS

確実に輸血が行われると予測される待機的手術例では，各医療機関の手術チーム（術者）ごとに，過去に行った手術例から術式別の輸血量（T）と準備血液量（C）を調べ，両者の比（C/T 比）が 1.5 倍以下になるような量の血液を交差適合試験を行って事前に準備する．

■ c．SBOE

患者固有の情報を加えた，より無駄の少ない血液準備計算法である．この方法では，患者の術前ヘモグロビン（Hb）値，患者の許容できる輸血開始 Hb 値（トリガー: Hb 7～8 g/dL），および術式別の平均的な出血量の 3 つの数値から，患者固有の血液準備量を求める．術前 Hb 値から許容輸血開始 Hb 値を減じ，患者の全身状態が許容できる血液喪失量（出血予備量）を求める．術式別の平均的な出血量から出血予備量を減じ，単位数に換算する．その結果，マイナスあるいは 0.5 以下であれば，T & S の対象とし，0.5 より大きければ四捨五入して整数単位を準備する．

4 患者中心の輸血医療 (patient blood management: PBM)

■ a．PBMとは

1980年代，HIVの流行を機に輸血のリスクとベネフィットについて多くの問題が持ち上がった．その結果，自己血輸血など同種血輸血回避策の導入，感染症スクリーニング検査の感度向上，制限輸血とその効果に関する研究などが始まった．感染症検査感度の向上により輸血感染症の発生率は大幅に低下したが，輸血関連急性肺障害，輸血関連循環過負荷，ABO血液型以外の抗体による溶血反応，アナフィラキシーなどのリスクは残存し，輸血そのものが不幸な転帰の引き金となる事態はいまだに存在している．さらに最近，同種血輸血が術後合併症発生率や死亡率を増加させる可能性が指摘され[15-17]，周術期の同種血輸血を回避することで患者転帰を改善しようとする取り組み，すなわちPBMが広まってきた 図Ⅶ-24．

PBMは宗教的輸血拒否患者に対する無輸血治療 (bloodless medicine and surgery) を源流とする[18,19]．宗教的輸血拒否患者に対する無輸血手術の手技や工夫は，患者を同種血輸血に暴露しない方法としてそれ以外の患者にも応用されるようになり，blood conservation (輸血の節約) という概念が作られた．しかし，この概念は血液製剤の使用を減らすことに主眼がおかれており，輸血療法そのものが内包する患者への不利益については積極的に取り上げられていなかった．そこで，患者を中心に据えた新たな概念として，blood conservationは，patient blood managementという概念に進化した[20-23]．

輸血を必要とする手術患者の転帰を改善するためには，周術期に用いられる輸血を最小限にする工夫が必要になる．そのためには，手術の1カ月ほど前から，患者の状況を把握し，一人一人の患者に適した輸血回避プログラムを作成し，術前から術後にわたってそのプログラムを実行しなければならない[20,21,24]．患者自身の血液で手術を完遂させることが最大の目的である．具体的には，①術前のヘモグロビン量を増やし，止血凝固能を最適化すること，②手術手技の習熟，手術機器の改良，麻酔管理の工夫などにより，術中・術後の出血量を減少させること，③もし輸血が必要になった場合には，ガイドラインに沿って限定的・制限的な輸血を実践すること

・ 患者中心の輸血医療
(PBM; patient blood management)

- 患者転帰の改善が最終目標
- 科学的根拠に基づいた方法を利用
- 同種血輸血を回避する輸血医療
  - ・Hb濃度の維持
  - ・止血・凝固能の最適化
  - ・輸血の節減・出血量の低減
  - ・限定的・制限的な輸血

・ テーラーメード輸血医療
- 患者毎に周術期輸血回避プランを立て実践する

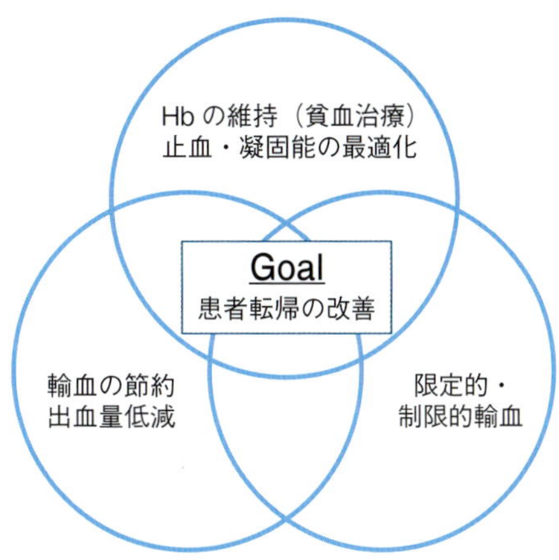

図Ⅶ-24 PBMの概念
患者中心の輸血医療の最終目的は患者転帰の改善であり，周術期全体を通じた同種血輸血回避策を一人一人の患者に適用して行く．そのためには，①術前のヘモグロビン量を増やし，止血凝固能を最適化すること，②手術手技や手術機器の改善，麻酔管理の工夫などにより術中出血量を減少させ，輸血使用を減らすこと，③エビデンスに基づいた血液製剤の適正使用を心がけることである．

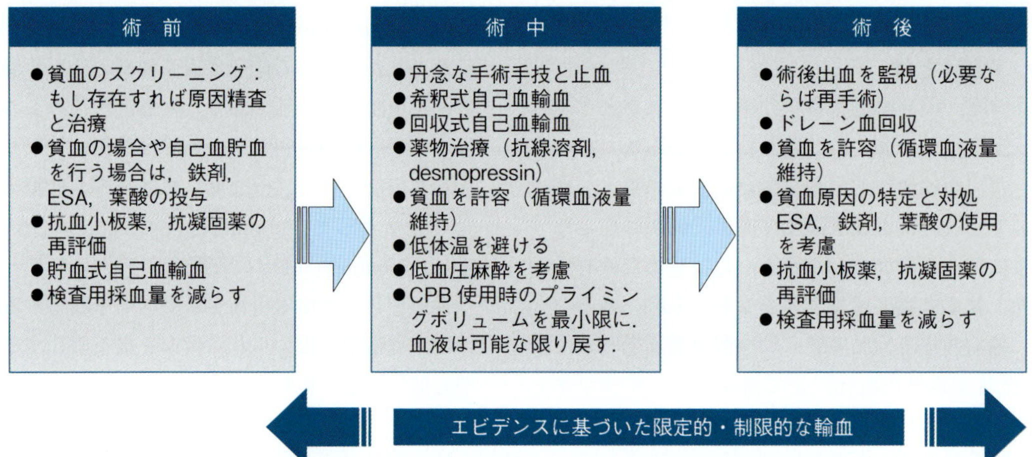
●多職種が連携し，複数の方法を組合せ，同種血輸血を回避
●もし，同種血輸血が必要になった場合には，エビデンスに基づいた限定的・制限的な輸血
術前
●貧血のスクリーニング：もし存在すれば原因精査と治療
●貧血の場合や自己血貯血を行う場合は，鉄剤，ESA，葉酸の投与
●抗血小板薬，抗凝固薬の再評価
●貯血式自己血輸血
●検査用採血量を減らす
術中
●丹念な手術手技と止血
●希釈式自己血輸血
●回収式自己血輸血
●薬物治療（抗線溶剤，desmopressin）
●貧血を許容（循環血液量維持）
●低体温を避ける
●低血圧麻酔を考慮
●CPB使用時のプライミングボリュームを最小限に．血液は可能な限り戻す．
術後
●術後出血を監視（必要ならば再手術）
●ドレーン血回収
●貧血を許容（循環血液量維持）
●貧血原因の特定と対処ESA，鉄剤，葉酸の使用を考慮
●抗血小板薬，抗凝固薬の再評価
●検査用採血量を減らす
エビデンスに基づいた限定的・制限的な輸血

図Ⅶ-25　PBM: 周術期における同種血輸血回避戦略
（Waters JH and Shander A 編. Perioperative Blood Management: A Physician's Handbook. 2nd ed. Bethesda, MD: AABB, 2009 から改変）
解説は本文参照

である．十分な成果を得るためには複数の方法を組み合わせることが欠かせない．

PBMでは，術前・術中・術後，全てのステージで様々な同種血輸血回避策を用いるため，その時々の患者の状態を的確に把握し判断することが必須である．したがって，外科医のみならず，麻酔科医，輸血医，血液内科医などの医師，臨床検査技師，看護師，臨床工学技士，薬剤師，事務職など，輸血に関連する多分野・多職種の医療従事者がチームを作って対応することが求められる．また，PBMの副次的効果として，医療費の低減，少子高齢社会での献血血液不足への対策があげられる 図Ⅶ-25．

■ b．術前の評価と対策

術前患者には貧血による症状や出血傾向による症状の有無を問診により注意深く聞き出すとともに血算と凝固機能検査を行う．

1）術前貧血に対する対策

術中に輸血が予想される患者の準備は術前から始めることが肝要である．術前に貧血がある患者は少なくない[25]．そのほとんどが鉄欠乏性貧血であり，術前に貧血を改善することができれば，同種血輸血を回避できる確率は高まる．Goodnoughらは，術前患者の貧血スクリーニングを手術予定日の約4週間前に行い，貧血を認めた場合にはその原因精査と治療の必要性を唱えている 図Ⅶ-26[26,27]．このアルゴリズムの目的は術前貧血患者の拾い上げと治療，赤血球造血刺激製剤（ESA: erythrocyte stimulating agent）適応患者の選択にある．鉄欠乏性貧血の患者に対しては，鉄剤を用いて治療を開始し，体内の赤血球量を増加させる．経口の鉄剤では鉄欠乏性貧血の急速な改善には不十分な可能性があるため[28]，鉄過剰症に注意しながら静注用鉄剤の使用を考慮する．欧米では術前貧血に対するESAの使用が認可されているため，鉄剤に反応しない場合などにはESAを用いて体内の赤血球量を増加させることが可能である[29,30]．わが国では術前貧血の改善を目的にESAを用いることができないため，ESAを用いる必要がある場合には術前貯血式自己血輸血の適用を考慮する．

2）止血・凝固能の正常化

出血傾向を疑わせる症状の有無を聴取し，疑いが

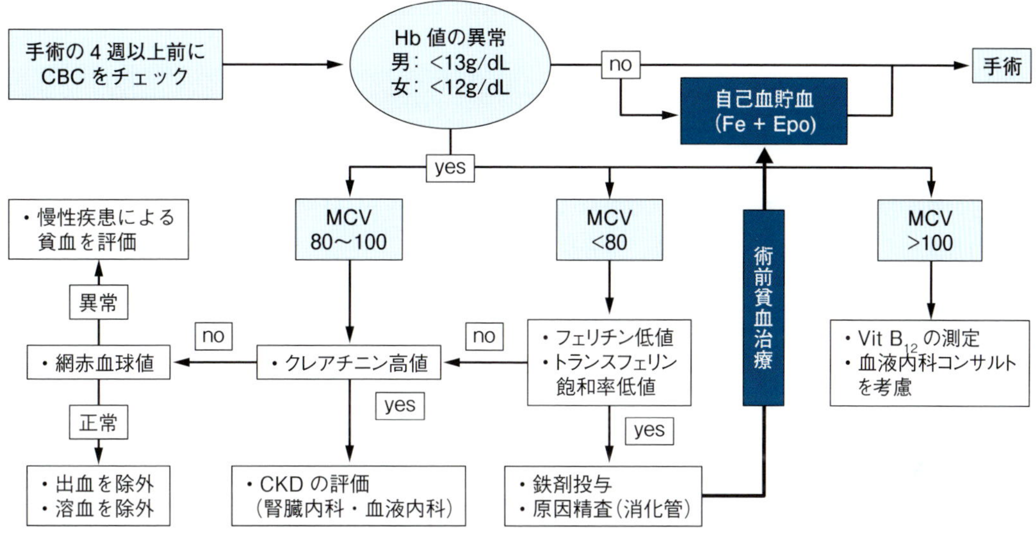

図Ⅶ-26　術前貧血の発見と対処…Fe と EPO（Goognough, LT et al. Anesth Analg. 2005; 101: 1858-61[26]より改変）

あれば精査する．抗血小板薬，抗凝固薬，非ステロイド系鎮痛剤服薬の有無を確認し，術前に中止または減量できるか判断する．

3）検査用採血量を低減する

術前には診断や病態把握のために様々な血液検査が行われる．採血1本あたりの量はわずか数mLであるが，短期間に何本もの採血を行うことで，貧血が進行する[31]．

c．術中の対策

1）出血させない手術

外科医には普段から同種血輸血は患者転帰に悪影響を及ぼすことを啓発しておく．そして，出血させないようにするための繊細な手術手技の習得と綿密な止血操作を心がけてもらうことが最も重要である．

2）自己血輸血の利用

希釈式自己血輸血や回収式自己血輸血を積極的に利用し，同種血輸血を回避する．

3）麻酔管理

手術体位は術中出血量に密接に関連する．手術操作の妨げにならない限り，術野をなるべく高い位置に保持し，静脈還流を妨げないような体位をとることが重要である[32]．術式によっては低血圧麻酔を行う．体温が低下すると凝固機能が低下するため，患者の体温は37℃に保つようにする．

4）制限的・限定的な輸血

輸血開始のタイミングを一つの検査値で決定することは不適切である[1]．もし同種血輸血が必要になったら，ガイドラインに従った制限的・限定的な輸血を行う．大量出血の場合を除いて，赤血球輸血1バッグ終了毎に前述の各種指標の改善程度を確認し，過剰輸血にならないように注意する．

d．術後の対策

1）医原性の血液喪失を防ぐ

手術後には各種血液検査を行う機会が増えるため採血量が増加する．検査用採血による貧血を防止するためには，ルーチンの採血をやめて当日の結果を見てから次回の検査オーダを立てること，小児用の採血管を用いて1回の採血量を減らすこと，1本の採血でできる検査項目数を増やすこと，中心静脈や動脈ルートからの採血をしないこと（ルート内の血液を廃棄する必要があるため），POCT機器を活用することなどがあげられる．

2）術後回収式自己血輸血

術創やドレーンからの血液を回収して自己血輸血として用いることで，同種血輸血を回避する．

3）輸血回避を心がける

酸素投与，鉄剤投与などで様子をみられる場合には輸血を行わない．患者の年齢，心肺機能，併存疾患，活動性などを考慮して，必要と判断された場合のみ同種血輸血を用いる．術後の Hb 値のみで輸血の適応を判断してはいけない．ただし，宗教的輸血拒否患者の術後最低 Hb と生存率の関係を調べた報告では，術後の最低 Hb が 6.0 g/dL 未満では生存率が急速に低下することが明らかにされている[33,34]．

5 POCT(point of care testing)機器の活用

どのような状況で輸血を行うのかは，個々の医師や施設毎にかなり異なっている[35,36]．術中であっても，本来輸血の適応は検査結果をみてから決めるべきであるが，検査に要する時間（TAT: turnaround time）が長いためほとんど利用されていない[37,38]．中央検査室での検査には，検体の搬送時間やサンプルの前処理に時間がかかるため，近年ベッドサイドで行える小型の検査機器（POCT 機器）が利用されるようになってきた．POCT 機器は，全血少量採血でいろいろな情報を得ることができる[39]．術中輸血においては，凝固機能検査や血小板機能検査用の機器が用いられている[40-42]．

●文　献

1) Consensus Conference. Perioperative red blood cell transfusion. JAMA. 1988; 260: 2700-3.
2) Adams RC, Lundy JS. Anesthesia in cases of poor surgical risks some suggestions for decreasing the risk. Surg Gynecol Obstet. 1942; 74: 1011-9.
3) 厚生労働省医薬食品局血液対策課.「血液製剤の使用指針」（改定版）. 平成 24 年 3 月 6 日付薬食発 0306 第 4 号.
4) Erber WN. Massive blood transfusion in the elective surgical setting. Transfus Apher Sci. 2002; 27: 83-92.
5) 山本晃士. 大量出血（希釈性凝固障害）時における止血のための輸血療法. 医学のあゆみ. 2008; 224: 205-9.
6) Lundsgarrd-Hansen P. Component therapy of surgical hemorrhage: red cell concentrates, colloids and crystalloids. Bibl Haematol. 1980; 46: 147-69.
7) 内藤嘉之. アルブミン製剤と輸液製剤の使い分け. In: 山本保博監修. アルブミン臨床マニュアル. 大阪: メディカルレビュー社; 2003. p.19-24.
8) Sihler KC, Napolitano LM. Massive transfusion: new insights. Chest. 2009; 136: 1654-67.
9) 紀野修一, 竹中　進, 新関紀康, 他. 術中大量出血に対して臨床検査部門ができること. 臨床病理. 2011; 59: 670-5.
10) Changler WL, Ferrell C, Trimble S, et al. Development of a rapid emergency hemorrhage panel. Transfusion. 2010; 50: 2547-52.
11) 渡辺愉美, 河原好絵, 花田大輔, 他. 緊急凝固検査迅速化を目的とした検体遠心条件の検討. 臨床病理. 2012; 60: 1035-9.
12) 紀野修一, 諏訪部章. 危機的出血に対する臨床検査部門の対応に関するアンケート調査結果. 臨床病理. 2014; 62: 1268-74.
13) 河原好絵, 渡辺愉美, 友田　豊, 他. 危機的出血に対する臨床検査部門の対応. 臨床病理. 2014; 62: 1286-94.
14) 厚生労働省医薬食品局血液対策課.「輸血療法の実施に関する指針」（改定版）. 平成 24 年 3 月 6 日付薬食発 0306 第 4 号.
15) Surgenor SD, Kramer RS, Olmstead EM, et al. The association of perioperative red blood cell transfusions and decreased long-term survival after cardiac surgery. Anesth Analg. 2009; 108: 1741-6.
16) Bernard AC, Davenport DL, Chang PK, et al. Intraoperative transfusion of 1 U to 2 U packed red blood cells is associated with increased 30-day mortality, surgical-site infection, pneumonia, and sepsis in general surgery patients. J Am Coll Surg. 2009; 208: 931-7.
17) Ferraris VA, Davenport DL, Saha SP, et al. Surgical outcomes and transfusion of minimal amounts of blood in the operating room. Arch Surg. 2012; 147: 49-55.
18) Seeber P, Shander A. History and organization of blood management. In: Seeber P, et al. editors. Basics of Blood Management. Massachusetts: Blackwell Publishing; 2007. p.1-8.
19) Shander A, Hofmann A, Isbiter J, et al. Patient blood management—The new frontier. Best Pract Res Clin Anaesthesiol. 2013; 27: 5-10.
20) Hofmann A, Farmer S, Shander A. Five drivers shifting the paradigm from product-focused transfusion practice to patient blood management. Oncologist.

JCOPY 498-01913

2011; 16 (Suppl. 3): 3-11.
21) Goodnough LT, Shander A. Patient blood management. Anesthesiology. 2012; 116: 1367-76.
22) Goodnough LT, Shander A. Blood management. Arch Pathol Lab Med. 2007; 131: 695-701.
23) Spahn DR, Moch H, Hofmann A, et al. Patient blood management. The pragmatic solution for the problems with blood transfusions. Anesthesiology. 2008; 109: 951-3.
24) 紀野修一. Patient blood managementとは. 医学のあゆみ. 2012; 243: 273-8.
25) Auerbach M, Goodnough LT, Picard D, et al. The role of intravenous iron in anemia management and transfusion avoidance. Transfusion. 2008; 48: 988-1000.
26) Goodnough LT, Shander A, Spivak JL, et al. Detection, evaluation, and management of anemia in the elective surgical patient. Anesth Analg. 2005; 101: 1858-61.
27) Goodnough LT, Maniatis A, Earnshaw P, et al. Detection, evaluation, and management of preoperative anaemia in the elective orthopaedic surgical patient: NATA guidelines. Br J Anaesth. 2011; 106: 13-22.
28) Lachance K, Savoie M, Bernard M, et al. Oral ferrous sulfate dose not increase preoperative hemoglobin in patients for hip or knee arthroplasty. Ann Pharmacother. 2011; 45: 764-70.
29) Munoz M, Bretmann C, Garcia-Erce JA, et al. Efficacy and safety of intravenous iron therapy as an alternative/adjunct to allogeneic blood transfusion. Vox Sang. 2008; 94: 17-83.
30) Munoz M, Gomes-Ramirez S, Cuenca J, et al. Very-short-term perioperative intravenous iron administration and postoperative outcome in major orthopedic surgery: a pooled analysis of observational data from 2547 patients. Transfusion. 2014; 54: 289-99.
31) Thavendiranathan P, Bagai A, Ebidia A, et al. Do blood tests cause anemia in hospitalized patients? The effect of diagnostic phlebotomy on hemoglobin and hematocrit levels. J Gen Intern Med. 2005; 20: 520-4.
32) Seeber P, Shander A. Anesthesia—more than sleeping. In: Seeber P, et al. editors. Basics of Blood Management. Massachusetts: Blackwell Publishing; 2007. p.191-9.
33) Carson JL, Noveck H, Berlin JA, et al. Mortality and morbidity in patients with very low postoperative Hb levels who decline blood transfusion. Transfusion. 2002; 42: 812-8.
34) Shander A. An update on mortality and morbidity in patients with very low postoperative Hb levels who decline blood transfusion. Transfusion. 2014; 54: 2688-95.
35) Qian F, Osler TM, Eaton MP, et al. Variation of blood transfusion in patients undergoing major noncardiac surgery. Ann Surg. 2013; 257: 266-78.
36) Frank SM, Resar LMS, Rothschild JA, et al. A novel method of data analysis for utilization of red blood cell transfusion. Transfusion. 2013; 53: 3052-9.
37) Maani CV, DeSocio PA, Holcomb JB. Coagulopathy in trauma patients: what are the main influence factors? Curr Opin Anaesthesiol. 2009; 22: 255-60.
38) Jeger V, Zimmermann H, Exadaktylos AK. Can rapid TEG accelerate the search for coagulopathies in the patient with multiple injuries? J Trauma. 2009; 66: 1253-7.
39) Goodnough LT, Hill CC. Use of point-of-care testing for plasma therapy. Transfusion. 2012; 52S: 56S-64S.
40) Ak K, Isbir CS, Tetik S, et al. Thromboelastography-based transfusion algorithm reduces blood product use after elective CABG: A prospective randomized study. J Card Surg. 2009; 24: 404-11.
41) Olde Engberink RH, Kuiper GJ, Wetzels RJ, et al. Rapid and correct prediction of thrombocytopenia and hypofibrinogemia with rotational thromboelastometry in cardiac surgery. J Cardiothora Vasc Anesth. 2014; 28: 210-6.
42) Whiting D, DiNardo JA. TEG and ROTEM: technology and clinical applications. Am J Hematol. 2014; 89: 228-32.

Ⅶ-E-2 心臓血管外科の輸血 Blood transfusion in cardiovascular surgery

Author: 塩野則次

心臓血管外科手術は時として予期せぬ大量出血をきたす．対象となる臓器が心臓や大血管で，ひとたび出血するときわめて短時間で危機的状況に陥ることがある．したがって，心臓外科医のみならず，それに関わる麻酔科，手術部看護師，輸血部スタッフは心臓血管外科領域の手術と輸血の必要性について知っておく必要がある．ここ数年は，心臓血管外科と救急医療が輸血使用量の多い診療科と認識されている．夜間に心臓血管外科領域の緊急手術となれば，輸血部門スタッフは手術終了までの対応を余儀なくされ，緊迫した一夜を過ごすことになることもしばしばである．

心臓外科医にも言い分はある．心臓血管外科手術には消化器手術や整形外科手術に比較して出血の危険性がきわめて高いという特殊性が存在する．まず，手術対象が絶えず拍動を続ける心臓，血管という血液の充満した臓器であることが第一の要因である．動脈硬化や病変の及んだ組織は正常な組織に比べ非常に脆弱であり，剝離や吻合といった操作で出血したり組織が裂けたりしやすい．術前から抗凝固薬を内服している患者が多いこともあるが，次に大きな要因はヘパリンを投与し人工心肺を使用することである．人工心肺の使用は，循環血液量によって程度の差はあるが，希釈性の貧血，希釈性の凝固障害，血小板数の減少を伴うのでヘパリンの使用とあいまって出血しやすくなる．長時間の人工心肺使用はさらに凝固異常をきたす病態を作り出す．ヘモグロビンの低下が臓器障害を及ぼすと判断した場合，赤血球輸血が必要なことに加えて，凝固異常をきたせばFFPや血小板を必要とすることが多い．特に，高齢者，術前からの貧血，抗凝固療法，再手術，複雑な手術，心臓以外の合併症がある場合などで出血量が多いとされる[1]．人口の高齢化に伴い，患者の平均年齢も高齢化している．高齢者は，骨髄の脂肪変性に伴い骨髄機能の低下が認められることが多く，貧血傾向や血小板数の低下がみられる．また，脳梗塞後や狭心症に対するインターベンション後の抗凝固療法中の患者も多く，抗血小板薬，抗凝固因子製剤内服中の患者も多い．医療の進歩に伴いますます複雑な手術や再手術が増えている．心臓血管外科手術の歴史は出血との戦いであるといっても過言ではない．

1 人工心肺の影響

人工心肺は1952年に初めてGibbonらによって臨床使用された 図Ⅶ-27．当時は超音波検査や造影検査などの技術もなく簡単な診断手技しかなかった．第1例目の術前診断は，心房中隔欠損症（atrial septal defect: ASD）であったが，実際にはASDではなく動脈管開存症（patent ductus arteriosus: PDA）であった．1例目の患者は術後亡くなった．術前診断の誤りであった．彼は，翌年1953年に，人工心肺装置を使用した臨床例として2例目に挑んだ．18歳のASDに対して人工心肺下でASD閉鎖術を施行した．人工心肺を使用して，心臓内の手術を成功させた世界初の症例となった．Gibbonは人工心肺を使用して開心術を行ったが，手術を施行した4例のうち助かったのは2番目に手術をした18歳の少女の1例だけであった．死亡した3例はいずれも人工心肺が原因で死亡したわけではなかったが，Gibbonは落胆憔悴し二度とこの人工心肺を使おうとしなかった[2]．その後，人工心肺はKirklinによって改良され[3]普及した．心臓外科医は，最も強力な武器を手に入れたのである．

人工心肺は強力な武器でもあったが，デメリットもあった．まず，人工心肺の使用は希釈性貧血をきたす．人工心肺中の血液希釈については，米国麻酔科学会（ASA）の推奨では人工心肺中のヘモグロビン値6.0 g/dLを維持すべきとしている[4]．無輸血心臓手術の限界については不明な点も多い．向原ら[5]は成人のエホバの証人患者11例の心大血管手術症例を報告している．その報告では，生存例の周術期最低ヘモグロビン値は6.0 g/dLであった．急性出血に対する血液希釈の限界はヘモグロビン値で5.0〜

JCOPY 498-01913

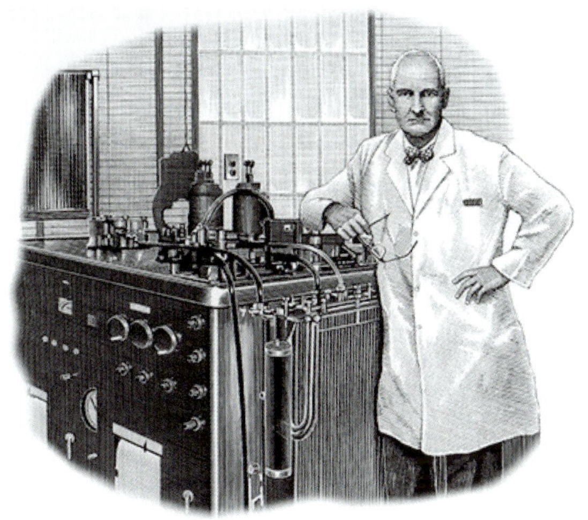

図Ⅶ-27　人工心肺と Gibbon

6.0 g/dL といわれておりそれを超えると代償機能が破綻し，臓器の酸素不足をきたす[6,7]．

また，人工心肺の使用は凝固機能を障害する．血液が人工心肺に接触するとトロンビンが大量に産生されるために，線溶系も活性化される．トロンビンの活性化でフィブリノゲンがフィブリンに変換され，線溶系が亢進し二次線溶の活性化が起きる．この現象が人工心肺による血液希釈，血小板減少相乗効果で手術後の出血傾向を引き起こす．凝固系の亢進は周術期の血栓イベント発生を引き起こす．希釈体外循環の影響で人工心肺中ヘマトクリットは術前の60%程度，血小板は30%程度まで減少する．出血時間は人工心肺後24時間程度延長し，血小板凝集能は術後48時間低下している．人工心肺回転中は，ヘパリンを使用する．ヘパリンはアンチトロンビンと結合して抗凝固性を発現する．人工心肺終了時にはプロタミンでヘパリンを中和するがヘパリンリバウンドが生ずる場合がある．プロタミンで中和された後，体内で蛋白質と結合していたヘパリンが放出されると，ふたたびヘパリン活性が回復してくることがあるので注意を要する[8]．ヘパリンリバウンドは末梢循環が良くなってからみられることがあり，術後凝固活性のチェックは重要である．ヘパリンリバウンド，自己血回収血，人工心肺回収血の残存ヘパリンが加わって，術後しばらくの間出血をきたしやすい．人工心肺による血小板への影響は血液希釈，希釈性の血小板減少，ローラーポンプや吸引による赤血球・血小板破壊の影響で機能低下を起こす．血小板数は人工心肺後で30〜50%減少する[9]．人工心肺内で血小板は活性化されやすく，術野に露出した内皮細胞や人工心肺回路，白血球などと結合し，臓器に捕捉され血小板数が減少する．2万/mm^3 以下に低下すると術中の臓器内出血をきたしやすくなるので，補充が必要となる．

心臓血管外科手術患者の出血凝固管理の経過は，術前は抗凝固療法を行い，手術直前は抗凝固療法を止めてある程度凝固するように調節する．人工心肺使用中はヘパリンを使用し抗凝固性を維持，人工心肺離脱後はプロタミンを投与して止血，術後出血が止まったらまた抗凝固療法を再開する．かように，目まぐるしいほどに抗凝固，凝固を繰り返すため，これをいかにうまく管理するかが出血のコントロールに関わり，ひいては手術成績にも関わってくる．抗凝固，凝固と目まぐるしい変化は，凝固因子や線溶系の活性化を繰り返し，凝固因子が消耗すれば補充せざるを得ず，血小板が減少すれば補充せざるを得ない．特に高齢者では骨髄機能や肝機能が低下しており凝固因子や血小板機能が術前から十分でない場合は凝固，抗凝固の変化に対応しきれない場合があるので注意を要する．

2 低体温の影響

人工心肺回転中，低体温にすることがある．以前は低体温および低温心筋保護液を使用していたが，最近では微温（tepid）あるいは常温での体外循環を用いる施設もある[10-13]．人工心肺回転中の体温，および心筋保護液の温度は低体温，微温，常温をそれぞれ用いており，温度や心筋保護液の組成などは各施設が最も手馴れた方法を用いているのが実情である．

2011 年の開心術中の心筋保護法全国アンケート調査[14]によれば，成人では初回，維持とも cold（25℃未満）が多く，初回で87.7%，維持で77.9%が低温心筋保護液を使用していた．小児の心臓手術ではほとんどの施設で，初回および維持ともに低温心筋保護液を用いていた．大動脈弓部置換を行う場合には，低体温で脳還流を行うかあるいは超低体温循環停止を用いることが多く，低体温による長時間人工心肺の影響が顕著に現れやすい．血小板機能の温度による影響は，凝固因子や白血球や内皮細胞機能などが複雑に影響するため評価が難しい[15]が，低体温の影響でさらに血小板は凝集能が高まり人工心肺回路や臓器で補足されやすくなり減少する．人工心肺で希釈され減少した血小板数は，低体温でさらに減少するので注意が必要である[16]．

3 本邦における心臓血管外科と輸血の変遷

日本での心臓血管外科手術の幕開けは1955年，榊原，木本によって行われた．榊原は，1955年1月11日，頭部冷却法を用いて42歳のASDの直視下手術を行った．その6日後の1月17日に木本らが選択的脳還流法で12歳のASDの手術に成功した．その後，全国のさまざまな施設で手術が行われるようになった．徐々に手術件数も増加し，狭心症，弁膜症が主な外科治療の対象であった．心臓血管外科における黎明期の輸血は，新鮮血が全盛で，「新鮮血崇拝」とでもいうべき外科医の厚い信頼があった．その後，新鮮血や全血による副作用や感染が問題となり，成分輸血と自己血による周術期管理が行われるようになった．

2006年の塩野ら[17]の報告では，1980年代の心臓手術では，新鮮血や全血を24.5単位使用していたが，その後成分輸血・自己血の使用で輸血量が削減された．1992年から2002年の10年間の輸血の平均使用量は，人工心肺を使用する冠動脈バイパス手術（on pump CABG）で4.7単位，弁膜症で4.6単位，胸部大動脈瘤手術で赤血球濃厚液11.7単位，FFP 7.7単位，血小板2.8単位であった．人工心肺を使用しない拍動下の冠動脈バイパス手術（off pump coronary artery bypass grafting: OPCAB）では1.3単位の赤血球濃厚液の使用であった．また，緊急心大血管手術では赤血球濃厚液12.5単位，FFP 8.3単位を使用していた．OPCABが増加するにしたがって，冠動脈バイパス手術では人工心肺の使用が減少し，それに伴って冠動脈バイパス手術における輸血の使用量も減少した．人工心肺を使用しない手術では輸血量の削減が可能であったが，人工心肺を使用する場合や大動脈瘤の手術では輸血量の削減が困難であった．大動脈領域における医療技術も確実に進歩していた．Parodieら[18]によるステントグラフト治療報告によって，腹部大動脈瘤外科治療の低侵襲化が進みステントグラフト治療では，ほとんど輸血が必要なくなった．

2010年に大谷ら[19]は，神奈川県の多施設での心臓血管外科における輸血の使用について報告している．胸部大動脈手術での平均赤血球使用単位数は16.1単位，FFPは17.1単位，血小板26.9単位であった．人工弁置換術については，平均赤血球使用単位数は10.4単位，FFPは11.5単位，血小板は21.1単位であった．自己血貯血ができた場合の同種血回避率は，胸部大動脈瘤40.9%，人工弁置換術54.2%，冠動脈バイパス術75.0%であった．神奈川県内の心臓血管外科手術における輸血療法は赤血球濃厚液，FFP，血小板の使用では施設間の平均化が進んでいたが，アルブミンの使用量は施設間較差が大きく，その平均化が今後の課題と考えられた．多施設での検討では，施設ごとに輸血使用に関する方針の違いや緊急症例の受け入れ頻度にも違いがあり，比較が困難な面もあると考えられた．

2016年小川ら[20]の報告では，on pump CABG，OPCAB，弁膜症すべてにおいて2003年から2013年までの平均同種血使用量は1単位未満であった．胸部大動脈瘤で赤血球濃厚液2.1単位，FFP 2.4単位，血小板4.0単位の使用であった．急性大動脈解離の手術では赤血球濃厚液6.2単位，FFP 8.8単位，血小板8.4単位の輸血であった．腹部大動脈瘤破裂症例では赤血球濃厚液6.2単位，FFP 4.6単位，血小板7.0単位と大血管緊急手術では依然として大量輸血症例が多いと報告している．自己血輸血，成分輸血などの工夫によって同種血輸血の使用量が削減された．

JCOPY 498-01913

4 心臓血管疾患の外科治療と輸血

a．冠動脈疾患

臨床で最初に冠動脈の手術を行ったのは1958年カリフォルニア大学のLongmireである[21)]．冠動脈バイパス術を最初に組織的に行っていたのは，レニングラード大学のKolesovの外科チームであったが，当時は冷戦であったため世界的にはあまり知られていなかった[22)]．1960年代，Favaloroが冠動脈バイパス手術をスタンダードな心臓手術として世界に普及させた[23)]．Favaloroが多くの手術症例数と優れた成績を生み出せた背景には，同じ施設の内科医Sonesによる冠動脈造影の功績が大きい．人工心肺を用いて心停止を得た後，大伏在静脈を使って冠動脈バイパス術をする手技が確立された．これによってトレーニングされた心臓外科医であれば落ち着いて冠動脈の吻合ができるようになり，標準的な術式として世界中に普及した．瀬在ら[24)]は，本邦最初の大腿動脈を用いた冠動脈手術を報告した．

当時の人工心肺は血液を充填するため大量の輸血が必要であった．また，出血で難渋することが多く，新鮮血を準備することが多かった．早朝から院内採血した新鮮血で心臓手術を行う施設が多数あった．1964年のライシャワー事件以降，輸血後の肝炎が問題となり，心臓外科領域でも同様の問題が発生した．その後，輸血製剤は献血による輸血製剤を原則とし各都道府県に日本赤十字血液センターが設置された．高齢者の増加，外科手術数の増加による影響で血液製剤の使用が急速に増大した．全血，新鮮凍結血漿，アルブミンの過剰使用が問題となり，血液製剤使用のガイドラインが発行された．それまで新鮮血や全血が使われていた心臓外科でも濃厚赤血球製剤が使用されるようになった．大量輸血による肝炎やGVHDの発生機序が解明され，輸血量削減の方向へと大きくシフトした．自己血貯血による同種血輸血の削減，無輸血人工心肺充填，ドレーン血の再利用など次々と輸血量削減の工夫がなされた．

冠動脈バイパス術の初期は拍動下の内胸動脈の吻合であったが，人工心肺を用いて心停止して冠動脈の吻合を行う手技が普及し，その後1990年代に再度心拍動下のOPCABが見直された．人工心肺による非生理的循環と心停止による生体侵襲は非常に大きかった．手術中冠動脈の動きを少なくするスタビライザーなど手術周辺機器の進歩，麻酔技術の進歩によって，OPCAB手術件数は冠動脈手術全体の60%まで増加してきた．冠動脈手術も低侵襲化しており，自己血輸血も行わず無輸血の冠動脈バイパス手術が多くの施設で施行されている．冠動脈バイパス手術は現在でも症例数の多いスタンダードな心臓手術で，Favaloroの時代からするとその変遷も著しい．狭心症の多くがカテーテル治療（percutaneous coronary intervention: PCI）で行われるようになった現在でも，冠動脈バイパス手術は重症冠動脈病変の治療として重要な外科治療であることは間違いない．心機能の不良な症例では人工心肺を使用しなければならない．人工心肺を必要とするような症例では，今でも輸血を必要とすることが多く，今後もこの傾向は続くと予想される．

b．弁膜症

心臓弁膜症の外科治療には人工心肺を使用して心停止下で，弁形成術あるいは弁置換術が行われる．人工心肺を使用するので，輸血を必要とすることが多い．人工心肺の歴史的な変遷は，冠動脈バイパス術と同様であるが，大動脈あるいは心房を切開するので出血をきたしやすい．1つの弁を形成あるいは置換する手術よりも，複数弁を形成あるいは置換する手術では人工心肺時間が長くなる．単弁置換で体格の大きい患者であれば無輸血手術も可能であるが，複数弁の手術では輸血が必要となることが多い．また心機能低下の著しい症例では，心拍出量の低下に伴う臓器血流低下，低酸素をきたすことがあるのでヘモグロビン値を高めに保つ必要がある．弁膜症に限らず再手術症例は，剝離中の思わぬ大出血をきたすことがあることを常に念頭におかなければならない．

近年，カテーテルを用いた大動脈弁移植術（transcatheter aortic valve inplantation，transcatheter aortic valve replacement: TAVI，TAVAR）[25)]という手技が開発され本邦でも施行されている．これは，人工心肺を使用せず，大腿動脈あるいは胸骨正中切開後左室心尖部からカテーテルを挿入し折りたたまれた生体弁を大動脈弁位に移植する手技である．低侵襲であり出血も少ない．カテーテルによる僧帽弁形成術も開発されており，欧米では臨床で施行されている[26]．弁膜症に対するカテーテル治療や低侵襲化で弁膜症外科治療でも輸血量の削減が期待される．

c．大動脈疾患，大動脈解離，動脈瘤破裂

大動脈瘤に対する外科治療は濃厚赤血球，FFP，血小板を最も大量に使用する手術であった．2003年のデータ[17]では平均で赤血球濃厚液11.7単位の使用，FFP 7.7単位，血小板2.8単位を使用していた．手術時間が長いため人工心肺使用が長時間となる．大動脈弓部が関わる場合，低体温を併用するため血小板機能が著しく低下する．このため，手術中から凝固障害をきたしやすく，術中にFFP，血小板が大量に輸血される．術後も，人工血管で凝固因子，血小板が消費されるため補充が必要となることがある．大動脈弓部置換術や胸腹部大動脈置換術では手術時間が長時間にわたり，予定手術であっても大量の輸血が使用されてきた．

1991年Parodiら[18]が腹部大動脈瘤に対してステントつきの人工血管を経カテーテルで留置した成功例を報告した．その後，腹部大動脈瘤のステントグラフト治療（endovascular aortic repair: EVAR）だけではなく，胸部大動脈瘤のステントグラフト治療（thoracic endovascular aortic repair: TEVAR），さらには弓部大動脈瘤に対するステントグラフトも開発され市販され始めた．ステントグラフト治療は，通常は大腿動脈の小切開アプローチで施行され，予期せぬ出血がなければ輸血を必要とすることもない．ただし，ステントグラフト治療はその形状や瘤径によって適応とならない症例もあるため，術前診断を慎重に行わなければならない．急性大動脈解離に対するステントグラフト治療はまだ適応ではなく，今後新たなデバイスの開発が待たれる．したがって，急性大動脈解離は人工心肺を用いた従来の外科的人工血管置換術が行われる．今後，新たな側枝の付いたステントグラフトが開発されると，胸部を含め大動脈瘤に対するステントグラフト治療症例数はますます増加していくことが予想される．大動脈瘤に対する従来の外科的人工血管置換術の症例数は減少していくと予想される．

腹部大動脈の破裂，胸部大動脈瘤の破裂は外科的人工血管置換の適応で，術前から出血に伴うショック状態の場合は大量に輸血が使用される．動脈瘤の破裂は出血による凝固障害を伴うためFFPや血小板も大量に使用される．破裂症例に対して，時として，ステントグラフト治療が選択される場合があるがまだ一般的ではない．

d．小児心臓手術

先天性心臓外科手術の歴史上大きな意味のある手術は3つあると稗方[27]はその著書で述べている．その第1は肺血流の減少したチアノーゼ性心疾患に対して肺血流を増やすためのBlalock-Taussig shunt手術であり，第2はSenning手術に始まりMustard手術，Rastelli手術，その後のJatene手術で完成された大血管転位症の手術，そして第3はGlenn手術に引き続くFontan型の手術である．このFontan型手術は右心室がなくとも1つの心室で体循環が維持できることを示した手術で，従来の根治手術の概念を覆す画期的な手術方法である．この手術によって，それまで外科治療が困難であった先天性心疾患が治療可能となり，先天性心臓外科治療が飛躍的に進歩を遂げた．

先天性心臓手術治療の進歩には，手技の発展と同時に人工心肺装置や体外循環技術の発達が大きな要素を占めている．人工心肺回路充塡量の低量化によって，小児の無輸血開心術に積極的に取り組む施設が増えてきている．龍野ら[28]の報告では，無輸血開心術はASD（平均7.8 kg），心室中隔欠損症（VSD）（平均6.4 kg）ファロー四徴症（平均7.8 kg）で行われていた．報告の中のアンケート結果では，体外循環中安全と考えられる最低ヘマトクリット値は15～20%とする施設が多かった（95%）．術中の安全の指標としては脳代謝モニタリングが有用で，近赤外線脳酸素飽和度測定が用いられている．小児の無輸血開心術の問題点として，周術期では，血行動態の不安定や肝機能障害，浮腫，低酸素症などがあげられるが，遠隔期の神経運動機能発達，脳の高次機

能に関しては不明な点が多く，今後詳しい検証が必要である．人工心肺回路の充塡量が少なくなったが，複雑心奇形の手術ではどうしても人工心肺時間が長くなる．長時間の人工心肺使用は全身の浮腫，術後の呼吸器機能に影響をきたすため，アルブミンを用いることがある．特に，新生児期や幼児期の長時間手術ではやむを得ない場合もある．小児心臓手術において体外循環でどのくらいの血液希釈に耐えられるのかという報告については成人と同様にエホバの証人患者に関する報告がある．Tsangら[29]は体重4.2 kg〜23.2 kgの小児患者7人に対して無輸血開心術を行い，最低ヘマトクリット値は平均で17.3%であったと報告している．

輸血製剤の投与量が多くなりがちなことも，小児開心術の特徴である．現在では個別NAT検査の導入や成分輸血，白血球除去フィルターの使用，使用前放射線照射などにより輸血関連有害事象は減少しており，適正な使用の範囲では輸血は安全な治療と考えられる．しかし，子供たちにはこれから希望に満ちた将来があるわけで，輸血に伴う憂いはできうる限り少なくしてあげることがわれわれ医療者の努めであると信じる．小児に限らず，不必要な輸血は避けるべきである．

5 自己血と心臓血管外科手術

心臓血管外科手術の対象患者は年々高齢化しており，自己血輸血症例も減少している．2014年上杉ら[30]は2012年で71例，2013年で27例の自己血輸血の症例を報告している．その中で2012年および2013年の同種血輸血の回避率は，全体で74.5%，弁膜症77.5%，冠動脈バイパス術100%，大血管手術40.9%，腹部大動脈瘤89.3%であった．自己血輸血で全体の3/4で同種血輸血を回避できている．心臓血管外科手術における自己血輸血の歴史は，単に同種血輸血の削減だけにとどまらず，外科手技の進歩や確実な止血手技，術前術後の管理，人工心肺技術の進歩を強力に加速させた．さらに，心臓血管外科手術の低侵襲化は，医療の進歩そのものであり循環器系疾患をもつ患者の健康回復への切なる願いの具現化でもある．同種血輸血の最大のリスクであった感染症のリスクがきわめて小さくなった．しかし，少子高齢化の影響で十分な血液供給が危惧され始めており，あらためて輸血の適正使用が求められている．自己血輸血は，冠動脈バイパス手術，弁膜症，腹部大動脈瘤手術のほとんどの症例で同種血輸血を回避できており，今後も続けていくべき方法であると考えられる．

心臓血管手術と輸血の変遷について述べてきたが，OPCAB，TAVI，EVAR，TEVARと低侵襲手術や血管内治療が増えてきた．心臓血管外科領域でも輸血量削減の方向性は間違いないと思われる．その一方で，重症化，高齢化，複雑化する症例が増えているのも事実である．成人先天性心疾患の再手術症例や破裂症例，急性大動脈解離など人工心肺を用いなければならない症例では，輸血の必要性は依然として高い．高齢化によって血液製剤の供給にも不安が危惧される．明るい話題がないわけではない．iPS細胞を使った血小板はできているが，生産コストがまだ解決されない．いずれは赤血球も人工的に作られるであろう．しかし，実用化はまだまだ遠い道のりである．感染症や副作用の安全性は格段に改善したがゼロになったわけではない．今，輸血をしている患者に感染症や副作用が起こらないという保証がない限り，適正な輸血の重要性は1964年のライシャワー事件当時と全く変わっていない．したがって，今後も不必要な輸血は厳に慎む努力を続けていかなければならない．

●文　献

1) Society of Thoracic Surgeons Blood Conservation Guideline Task Force, Ferraris VA, Ferraris SP, et al. Perioperative blood transfusion and blood conservation in cardiac surgery: the Society of Thoracic Surgeons and The Society of Cardiovascular Anesthesiologists clinical practice guideline. Ann Thorac Surg. 2007; 83: S27–86.

2) Gibbon JH Jr. Application of a mechanical heart and lung apparatus to cardiac surgery. Minn Med. 1954; 37: 171–85.

3) Kirklin JW, Dushane JW, Patrick RT, et al. Intracardiac surgery with the aid of mechanical pump-oxt-

genator system (Gibbon type): report of eight cases. Proc Staff meet Mayo Clin. 1955; 30: 201-6.
4) American Society of Anesthesiologists Task Force on Perioperative Blood Transfusion and Adjuvant Therapies. Practice guidelines for perioperative blood transfusion and adjuvant therapies: an updated report by the American Society of Anesthesiologists Task Force on Perioperative Blood Transfusion and Adjuvant Therapies. Anesthesiology. 2006; 105: 198-208.
5) 向原公介, 山下正文, 豊平　均, 他. エホバの証人派信者に対する心大血管手術. 胸部外科. 2016; 60: 171-7.
6) Takaori M, Safar P. Acute severe hemodilution with lactated Ringer's solution. Arch Surg. 1994; 94: 67-73.
7) 福井　章, 高折益彦. 自己血輸血における貧血許容限界-血液希釈の限界. 日輸血会誌. 1994; 40: 843-5.
8) Teoh KHT, Young E, Bradley CA, et al. Heparin binding proteins: Contribution to heparin rebound after cardiopulmonary bypass. Circulation. 1993; 88: 420-5.
9) Gruru V, Fremes SE. Postoperetive bleeding and coagulopathic: Cardiac surgery secrets. In: Soltoski PR, Karamanokian HL, Salerno TA. editors. Philadeiphia: Hanley & Belfus. Inc; 2000. p.213-21.
10) Hayashida N, Ikonomidis JS, Weisel RD, et al. The optimal cardioplegic temperature. Ann Thorac Surg. 1994; 58: 961-71.
11) Hayashida N, Weisel RD, Shirai T, et al. Tepid antegrade and retrograde cardioplegia. Ann Thorac Surg. 1995; 59: 723-9.
12) Lichtenstein SV, el Dalati H, Panos A, et al. Long cross-clamp times with warm heart surgery. Lancet. 1989; 1: 1443.
13) Lichtenstein SV, Ashe KA, el Dalati H, et al. Warm heart surgery. J Thorac Caediovasc Surg. 1991; 101: 269-74.
14) 日本心臓血管外科学会. In: 上田裕一監修. 心筋保護法標準テキストブック. 東京: 文光堂; 2016. p.202-7.
15) Poucke SV, Stevens K, Marcus AE, et al. Hypothermia: effect on platelet function and hemostasis. Thrombosis Journal. 12: 31 (open acccess, 2016.10.23 accessed)
16) Straub A, Breuer M, Wendel HP, et al. Critical temperature ranges of hypothermia-induced platelet activation: Possible implications for cooling patients in cardiac surgery. Thromb Haemost. 2007; 97: 608-16.
17) 塩野則次, 渡邉善則, 小山信彌, 他. 心臓血管外科における最近10年間の自己血輸血と同種血輸血施行の状況. 日本輸血細胞治療学会誌. 2006; 52: 479-85.
18) Parodi JC, Palmaz JC, Barone HD. Transfemoral intraluminal graft implantation for abdominal aortic aneurysm. Ann Vasc Surg. 1991; 5: 491-9.
19) 大谷慎一, 小原邦義, 寺内純一, 他. 平成18年度神奈川県合同輸血療法委員会　神奈川県内における血液製剤の使用実態調査　心臓血管外科領域. 日本輸血細胞治療学会誌. 2010; 56: 624-31.
20) 小川公代, 戸出浩之, 唯井達哉, 他. 心臓血管外科手術における自己血および同種血輸血の現状と適正準備方法の検討. 日本輸血細胞治療学会誌. 2016; 62: 13-23.
21) Longmire WP, Cannon JA, Kattus AA. Direct-vision coronary endarterectomy for angina pectoris. N Engl J Med. 1958; 259: 993-9.
22) Konstantinov IE. Vasilii I Kolesov: A surgeon to remember. Tex Heart Inst J. 2004; 31: 349-58.
23) Favaloro RG. Saphenous vein autograft replacement of severe segmental coronary artery occlusion. Ann Thorac Surg. 1968; 5: 334-9.
24) 瀬在幸安, 山崎　昭, 井上文正, 他. 冠動脈の直達手術一大腿動脈片による上行大動脈 冠動脈間 bypass 法の一治験例. 胸部外科. 1970; 23; 888-97.
25) Cribier A, Eltchaninoff H, Bash A, et al. Percutaneous transcatheter implantation of an aortic valve prosthesis for calcific aortic stenosis. Circulation. 2002; 106: 3006-8.
26) Maisano F, La Canna G, Colombo A, et al. The evolution from surgery to percutaneous mitral valve interventions: the role of the edge-to-edge technique. J Am Coll Cardiol. 2011; 58: 2174-82.
27) 稗方富蔵. 心臓外科はどのようにして進歩したか. 東京: メディカルトリビューン; 2003. p.109-31.
28) 龍野勝彦, 松尾浩三. 小児無輸血開心術, 最近4年間の変遷. 日本小児循環器学会雑誌. 2007; 23: 526-30.
29) Tsang VT, Mullaly RJ, Mee RB, et al. Bloodless open-heart surgery in infant and children. Perfusion. 1994; 9: 257-263.
30) 上杉英之, 平山統一, 荻原正一郎, 他. 成人心臓血管外科領域における貯血式自己血輸血の現状と未来. 自己血輸血. 2014; 27: 25-9.

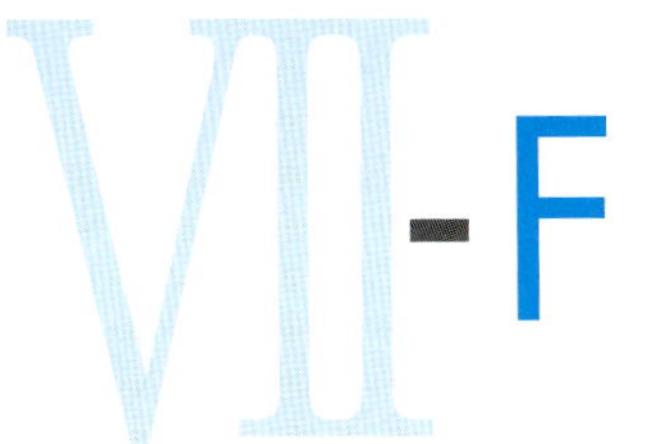

血液疾患と輸血（移植は含まない）

Blood transfusion in hematological diseases

Author:
奥山美樹

はじめに

血液疾患とは，血液に含まれる細胞や成分の量的・質的異常を示す疾患であるため，その多くは輸血療法の対象となるが，さらに一部の疾患においては治療のための化学療法によって強力な骨髄抑制をきたすため，その抑制期における支持療法としても輸血療法は重要な役割を担う．本稿では，代表的な血液疾患に対する輸血療法について扱うこととする．はじめに製剤ごとに使用の基本的考えを示し，そののち各疾患別の概要と輸血療法について述べることとする．

1 血液製剤使用の基本的考え方

a．赤血球製剤

赤血球製剤は，貧血すなわち赤血球の不足状態に対して赤血球を補充し，組織や臓器へ十分な酸素を供給することを目的として使用される．最新の「血液製剤の使用指針（2017 年 3 月）」[1]では『Ⅱ．赤血球液の適正使用』のなかに『慢性貧血に対する適応』の記載がある．基本的にはこの項に準じた輸血療法を行うことが一般的といえよう．すなわち慢性貧血に対してはまずその原因を明らかにし，鉄欠乏，ビタミン B_{12} 欠乏，葉酸欠乏，自己免疫性溶血性貧血など，輸血以外の方法で治療可能である疾患には，原則として輸血を行わない．また，症状が出ない程度のヘモグロビン値というのは貧血の進行度，罹患期間，日常生活や社会生活の活動状況，合併症の有無などにより異なり一律に決めることは困難であるので，輸血の適応を決定する場合には臨床検査値のみならず臨床症状を注意深く観察し，かつ生活の活動状況を勘案する必要もあるとされている．

血液疾患の貧血にも，急性の溶血反応のような急激なヘモグロビン値の低下をきたす場合には外科的な出血にも準じた対応が必要となる場合もある一方，原疾患によって慢性的にヘモグロビン低値が長期的に続く病態ではさほど輸血は必要ないと判断されるし，また先に述べた骨髄抑制のようなゆっくりヘモグロビン値が低下する場合には症状に応じて一定の間隔で輸血が必要となる場合もある．

b．血小板製剤

血小板輸血は，血小板数の減少または機能の異常により重篤な出血ないし出血の予測される病態に対して，血小板を補充することで止血を図る，または出血を予防することが目的である．すなわち予防的使用と治療的使用に大別される．外科的手術や外傷などによる出血時は治療的使用となり，血小板減少時には出血に対する予防的使用となるため，血液疾患における血小板製剤の使用は予防的使用が主となる．血小板数が少なくなるほど出血の危険性が増すと考えられるが，数の目安としては，一般的に血小板数が 5 万/μL 以上では血小板減少による重篤な出血を認めることはなく，血小板輸血が必要となることはないとされる．また2～5万/μLでは時に出血傾向を認めることがあるので，止血困難な場合に血小板輸血が必要となるとされる．さらに1～2万/μLでは，時に重篤な出血をみることがあり，血小板輸血が必要となる場合があり，1万/μL未満ではしばしば重篤な出血をみることがあるため，血小板輸血を必要とする，とされている[1]．これらに基づき血小板輸血の適応を考えることになる．

血液疾患の場合はほかの病態に比べても輸血が頻回になりやすいが，血球の寿命からも特に血小板輸血の回数が多くなりがちである．頻回の輸血はHLA抗体など同種抗体の産生につながり，その結果輸血不応状態となることが懸念される．必要以上に輸血量が増えないよう十分に気をつける．

また，予測血小板増加数を計算し，必要な輸血量を計算することも重要である．

■ c．新鮮凍結血漿

新鮮凍結血漿の投与は血漿因子の欠乏による病態の改善が目的とされ，特に凝固因子を補充することにより，止血の促進効果（治療的投与）をもたらすことにある，とされている[1]．したがって血液疾患の場合には，疾患そのものよりも，それに伴う合併症や随伴症状に対して用いられることが多い．例えば白血病などに合併する播種性血管内凝固症候群(disseminated intravascular coagulation: DIC)や白血病に対する治療薬L-アスパラキナーゼ投与に伴う低フィブリノゲン血症などである．

なお，凝固因子の補充に際してのトリガーとなる検査値は，平成29（2017）年に改定された「血液製剤の使用指針」[1]に参考値としてあげられているので，以下に示す．

〈PT〉（i）INR 2.0以上，または（ii）30％以下
〈APTT〉（i）各医療機関における基準の上限の2倍以上，または（ii）25％以下
〈フィブリノゲン値〉150 mg/dL以下，またはこれ以下に進展する危険がある場合

2 代表的な血液疾患

■ a．造血器腫瘍

白血病，悪性リンパ腫，骨髄腫などは造血組織の腫瘍性増殖を特徴とし，一般に造血器腫瘍とよばれる．このなかには非常に多くの疾患が含まれ，それぞれ病態や臨床経過は異なるが詳細は専門書に譲ることとし，ひとくくりで扱うにはやや無理な面もあるが，ここでは輸血療法という観点からまとめて記載することとする．

造血細胞の一部が悪性化し腫瘍性増殖をきたすため，正常造血が抑制されて貧血や血小板減少をきたすのがこれらの疾患における血液異常の本態である．なかでも特に急性白血病の発症時には異常細胞の急激な増加とそれに伴う著しい正常細胞の減少(汎血球減少)をきたしていることも少なくない．その場合には診断のための検査と並行して輸血療法が必要となってくる．また診断後直ちに迅速な寛解導入療法の開始とともに，血液検査データに基づき輸血療法の開始が必要となる．白血病以外の造血器腫瘍では，急性白血病のように急速に汎血球減少をきたすことは稀で，治療に伴う骨髄抑制に対する輸血療法が主体となる場合が多い．

1）赤血球輸血

赤血球の寿命は約120日と比較的長いため，疾患そのものによる貧血も，化学療法による骨髄抑制の貧血の場合でも，ヘモグロビン値の低下は血小板よりは比較的緩徐である．そのため，通常の1クールの治療では輸血頻度も少ないことが多いものの，血小板数の低下やDICの合併により出血症状をきたすこともあるので，その場合には赤血球の輸血も頻回となることがある．また造血器腫瘍は，治療も年単位の長期にわたることも多く，さらに一時寛解に至っても再発をすることもあり，結果的に輸血を必要とする期間も長くなる．したがって鉄過剰状態を引き起こしやすいので注意が必要である．「血液製剤の使用指針」では造血が回復するまでの間，トリガー値をヘモグロビン7～8 g/dLとすることを推奨しているが，推奨の強さは[2C]と弱い[1]．したがっ

て，値だけでなく心疾患などの合併症や臨床症状をみながら輸血を行うことが重要である．また重症患者に対してヘモグロビン濃度を10〜12 g/dLと高くしたよりも，7 g/dLに制限したほうの生存率が良かったという報告もある[2]．ヘモグロビン濃度を高くしすぎないよう考慮することも重要である．

2）血小板輸血

造血器腫瘍に対する血小板輸血は，原疾患による血小板減少状態と治療による骨髄抑制に対して行うのは，前項の赤血球と同様である．ただし，血小板寿命は7日から10日程度と短いため，赤血球より頻回の輸血が必要となる．血小板製剤の頻回投与はHLA抗体に代表される同種抗体の産生につながり，その結果血小板輸血不応状態となることがあるので注意が必要である．

急性白血病の化学療法施行時に血小板輸血のトリガーを1万/μLにしたものと2万/μLにした場合の比較試験がいくつか報告されているが[3-6]，出血の頻度や程度に両群間に有意差を認めず，輸血回数が1万/μL群で有意に少ないとされている．そのため，出血症状などがなく，発熱や重症感染症などを合併せずに安定した状態では1万/μL以上を維持するよう輸血すれば十分と考えられる．実際「血液製剤の使用指針」でも，安定した状態（発熱や重症感染症などを合併していない）であれば，トリガー値を血小板数1万/μLとすることを推奨している．推奨度は［2C］である．

また，経過中に活動性の出血を認めた場合，特に中枢神経系や肺，消化管などの出血には血小板数を5万/μL以上に維持するよう血小板輸血を行うべきである．

3）新鮮凍結血漿輸血

造血器腫瘍そのもので新鮮凍結血漿が必要になることは少なく，必要となる代表的なものはDICの合併であろう．とくに急性前骨髄性白血病では高率でDICを合併することが特徴である．DICの際のFFP使用については，後述の当該の項目を参照されたい．

そのほか，急性リンパ性白血病や悪性リンパ腫の際に使用される抗腫瘍剤L-アスパラギナーゼ（ロイナーゼ®）を投与すると，肝臓でのフィブリノゲン産生低下をきたし減少する結果，出血傾向を示すことが知られている．また，同時にアンチトロンビンなどの抗凝固因子の産生低下をもきたすため，血栓症を引き起こすこともある．これら複数の血漿因子を同時に補充するためには新鮮凍結血漿が適応となる．しかしアンチトロンビンが単独で減少している場合やアンチトロンビンの減少が特に強い場合，新鮮凍結血漿の投与によってもアンチトロンビンのみの回復が遅れる場合などはアンチトロンビン濃縮製剤のほうが効率よく補充でき，また感染などのリスクも少ないと考えられるため，この場合はアンチトロンビン濃縮製剤が良い適応となる．

b．再生不良性貧血

再生不良性貧血は，骨髄の低形成と汎血球減少を特徴とする疾患である．先天性と後天性に分類され，さらに後天性再生不良性貧血には，原因が明らかでない特発性と薬剤や放射線などによる二次性がある．表Ⅶ-19に診断基準を示すが，この表の3にあるように汎血球減少をきたし得る疾患は数多くあるので，それらを除外する必要がある．また表Ⅶ-20に示すように重症度の基準も定められている．

無治療の経過観察で済む軽症から最重症まで，その血球減少の程度にもかなりの差がみられる．その重症度に応じて治療も異なるが，主としてシクロスポリンやATG（antithymocyte globulin: 抗胸腺細胞グロブリン）などの免疫抑制療法が行われ，造血幹細胞移植も適応となる．いずれの場合でも治療効果が現れるまでも含め，支持療法として輸血療法が重要である．

1）赤血球輸血

上述の「血液製剤の使用指針」[1]においては「造血不全に伴う貧血」としてあげられており，トリガー値を患者の状態に合わせてヘモグロビン値6〜7 g/dLとしてある．また「再生不良性貧血の診療の参照ガイド」[7]においても，ヘモグロビン値を7 g/dL以上に保つことが一つの目安になる，とされている．ただし前述の通り，貧血症状の発現には個体差があるため，輸血の適応は検査値だけではなく，患者の

表VII-19　再生不良性貧血の診断基準〔厚生労働科学研究　特発性造血障害に関する調査研究班．再生不良性貧血 診療の参照ガイド（平成 22 年度改訂版）．2011[7] より〕

1．臨床所見として，貧血，出血傾向，ときに発熱を認める．

2．以下の 3 項目のうち，少なくとも 2 つを満たす．
①ヘモグロビン濃度: 10.0 g/dL 未満
②好中球: 1,500/μL 未満
③血小板: 10 万/μL 未満

3．汎血球減少の原因となる他の疾患を認めない．汎血球減少をきたすことの多い他の疾患には，白血病，骨髄異形成症候群，骨髄線維症，発作性夜間ヘモグロビン尿症，巨赤芽球性貧血，癌の骨髄転移，悪性リンパ腫，多発性骨髄腫，脾機能亢進症（肝硬変，門脈圧亢進症など），全身性エリテマトーデス，血球貪食症候群，感染症などが含まれる．

4．以下の検査所見が加われば診断の確実性が増す．
1）網赤血球増加がない．
2）骨髄穿刺所見（クロット標本を含む）で，有核細胞は原則として減少するが，減少がない場合も巨核球の減少とリンパ球比率の上昇がある．造血細胞の異形成は顕著でない．
3）骨髄生検所見で造血細胞の減少がある．
4）血清鉄値の上昇と不飽和鉄結合能の低下がある．
5）胸腰椎体の MRI で造血組織の減少と脂肪組織の増加を示す所見がある．

5．診断に際しては，1.，2. によって再生不良性貧血を疑い，3. によって他の疾患を除外し，4. によって診断をさらに確実なものとする．再生不良性貧血の診断は基本的に他疾患の除外によるが，一部に骨髄異形成症候群の不応性貧血と鑑別が困難な場合がある

自覚症状や頻脈，心肥大，浮腫などの他覚所見，および社会生活の活動状況によって決める必要があるとされる．

慢性的に貧血症状が続き，長期にわたって赤血球輸血を必要とされる再生不良性貧血患者には鉄過剰状態をきたしやすく，ヘモクロマトーシスの合併に気をつける必要があるが，従来から使用されていたメチル酸デフェロキサミン（デスフェラール®）に加え，近年経口鉄キレート薬デフェラシロクス（エクジェイド®）が使用可能となった．効率よく鉄過剰症を改善でき[8]，また臓器障害を軽減できるとの報告[9]があるが，さらにデフェラシロクスにより 3 系統の造血回復がみられたという報告[10]もある．

表VII-20　再生不良性貧血の重症度基準〔厚生労働科学研究　特発性造血障害に関する調査研究班．再生不良性貧血 診療の参照ガイド（平成 22 年度改訂版）．2011[7] より〕

stage	重症度	基準
stage 1	軽症	下記以外
stage 2	中等症	以下の 2 項目以上を満たす 網赤血球　60,000/μL 未満 好中球　1,000/μL 未満 血小板　50,000/μL 未満
stage 3	やや重症	以下の 2 項目以上を満たし，定期的な赤血球輸血を必要とする 網赤血球　60,000/μL 未満 好中球　1,000/μL 未満 血小板　50,000/μL 未満
stage 4	重症	以下の 2 項目以上を満たす 網赤血球　20,000/μL 未満 好中球　500/μL 未満 血小板　20,000//μL 未満
stage 5	最重症	好中球 200/μL 未満に加えて，以下の 1 項目以上を満たす 網赤血球　20,000/μL 未満 血小板　20,000/μL 未満

注 1: 定期的な赤血球輸血とは毎月 2 単位以上の輸血が必要なときを指す．
注 2: この基準は平成 10（1998）年度に設定された 5 段階基準を修正したものである．

2）血小板輸血

致命的な出血を避けるためには血小板数を 1 万/μL 以上に保つことが望ましいとされるが，再三述べているように血小板製剤の頻回投与は HLA 抗体に代表される同種抗体の産生につながり，その結果血小板輸血不応状態となることがあるので注意が必要である．

特に再生不良性貧血のように慢性的に経過する血小板減少に関しては，血小板数が 5 千/μL 以上あって，出血症状がない，またはあっても皮下出血斑程度の軽微な場合には血小板輸血の適応はないと判断される．

一方，発熱や感染症を合併するなど出血傾向が増悪することが多いので，上述の造血器腫瘍に準じ，血小板数を 1 万/μL 以上に保つように血小板輸血を行う．

3）顆粒球輸血

以前より，高度好中球減少期の致死的な治療抵抗性重症感染症に対し，健常人の顆粒球輸血療法は試みられていたが，効率よく顆粒球採取ができないなどの問題もあり，広く行われるまでに至らなかった[11,12]．しかし末梢血幹細胞採取時の健常人へのG-CSF投与の経験やアフェレーシス技術の進歩により再検討され始めている[13,14]．G-CSFによって末梢血に動員した大量の顆粒球を輸血した場合には効果があるとの報告[14]もあるものの，未だ確立した治療法とは言い難い．しかし，重症型の再生不良性貧血では好中球数が著しく減少し重症感染症を合併することも稀ではなく，今後検討の余地はあると考えられる．

顆粒球の採取方法には，血液成分分離装置を用いたアフェレーシス法と，輸血バッグに全血を採取して遠心分離するバッグ法[15]がある．いずれの方法で採取する場合にも，末梢血へ顆粒球をより多く動員するため，ドナーにG-CSFの単独投与またはG-CSFに加えデキサメサゾンの併用投与が行われる．またアフェレーシス法では赤血球と顆粒球の分離をよくするためにHES（ヒドロキシエチルデンプン）が用いられる．HESには平均分子量が7万の製剤と40万の製剤の2種類があり，高分子HESのほうが分離効率はよい．一方でHESは体内に蓄積され，その体内残留率は高分子のほうが高いとされている．

顆粒球採取ドナーへのG-CSFの使用には保険適応がないことや健常人に対する使用についての安全性が十分に確立されたとはいえないこと，さらに採取時に使用されることのある高分子HESとデキサメサゾンの健康上への影響など，ドナーの安全性に関する課題は依然残されており，これらを十分考慮する必要がある．したがって，顆粒球採取はもし行われる場合でも日本造血幹細胞移植学会の認定した非血縁者間末梢血幹細胞採取認定施設もしくはそれに準じる施設で，倫理委員会の承認を受けた上で臨床試験として行われるべきである[7]とされている．輸血・細胞治療学会からも，安全な顆粒球輸血に関するガイドライン[16]が出ているので参考にされたい．

c．溶血性貧血

何らかの原因により赤血球の破壊が起こり，赤血球の寿命が短縮した状態が溶血であり，さらにその結果生じた貧血を溶血性貧血という．破壊が亢進すると，生体内では代償的に赤血球産生が亢進するので，その代償性産生を上回る溶血の存在で貧血が顕性化してくることになる．赤血球破壊の原因は非常に多岐にわたり様々で，先天的な赤血球膜や酵素，ヘモグロビンの異常によるものと，免疫性の機序や悪性腫瘍などに続発するものや薬物などによる機械的破壊亢進などの後天的なものに大別される．主な溶血性貧血の分類と厚生労働省の研究班で定めた診断基準を示す 表Ⅶ-21，表Ⅶ-22．

治療に関しては，疾患そのものが多岐にわたるため詳細は専門書を参照されたいが，特に先天性のものは根治療法といえるものに乏しい．摘脾が行われ

表Ⅶ-21　主な溶血性貧血の分類

1．先天性（遺伝性）溶血性貧血
- 1）赤血球膜異常
  球状赤血球症，楕円赤血球症，有口赤血球症など
- 2）赤血球酵素異常
  ピルビン酸キナーゼ異常症，グルコース-6-リン酸脱水素酵素異常症，ピリミジン5'-ヌクレオチダーゼ異常症など
- 3）ヘモグロビン異常
  鎌状赤血球貧血（HbS症），不安定ヘモグロビン症，サラセミア
- 4）ポルフィリン症
  骨髄性ポルフィリン症

2．後天性溶血性貧血
- 1）免疫性溶血
  - (1) 自己抗体
    - ・温式抗体による自己免疫性溶血性貧血
    - ・冷式抗体による自己免疫性溶血性貧血
      - a）寒冷凝集素症
      - b）発作性寒冷ヘモグロビン尿症
  - (2) 同種抗体
    - ・不適合輸血
    - ・新生児溶血性疾患
    - ・薬剤による免疫性
- 2）赤血球膜異常
  発作性夜間ヘモグロビン尿症（PNH）
- 3）その他
  外傷，熱傷，微小血管障害，赤血球破砕症候群，感染，薬剤・毒物，脾機能亢進症 など

表Ⅶ-22　溶血性貧血の診断基準〔厚生労働科学研究特発性造血障害に関する調査研究班．自己免疫性溶血性貧血診療の参照ガイド（平成26年度改訂版），2015[18]より〕

1．臨床所見として，通常貧血と黄疸を認め，しばしば脾腫を触知する．ヘモグロビン尿や胆石を伴うことがある．

2．以下の検査所見がみられる．
　1）ヘモグロビン濃度低下
　2）網赤血球増加
　3）血清間接ビリルビン上昇
　4）尿中・便中ウロビリン体増加
　5）血清ハプトグロビン値低下
　6）骨髄赤芽球増加

3．貧血と黄疸を伴うが，溶血を主因としない他の疾患（巨赤芽球性貧血，骨髄異形成症候群，赤白血病，congenital dyserythropoietic anemia，肝胆道疾患，体質性黄疸など）を除外する．

4．1．，2．によって溶血性貧血を疑い，3．により他疾患を除外し，診断の確実性を増す．しかし，溶血性貧血の診断だけでは不十分であり，特異性の高い検査により病型を確定する．

たり，疾患によっては造血幹細胞移植も試みられたりしているものもある．いずれの場合にも補助療法として赤血球輸血を行うが，根本的治療ではないために必要最小限にとどめ，前項で述べた鉄キレート剤も併用するべきであると思われる．

本稿では，以下に代表的な溶血性貧血である自己免疫性溶血性貧血と発作性夜間ヘモグロビン尿症の輸血療法につき概説する．

c-1．自己免疫性溶血性貧血（autoimmune hemolytic anemia: AIHA）

自己免疫性溶血性貧血とは，何らかの原因で自己の赤血球膜抗原に反応する抗体が産生され，その結果赤血球が破壊されて赤血球寿命の短縮とその結果生じる貧血をきたすものである[17]が，自己抗体がなぜ産生されるに至るのかは未だ明らかではない部分が多い．大部分は温式抗体によるものであり，37℃で強力に反応する原則としてIgG抗体である．一方冷式抗体は体温以下の温度条件で反応し，IgM寒冷凝集素とIgG二相性溶血素（Donath-Landsteiner抗体）が代表的で，それぞれ寒冷凝集素症（cold agglutinin disease: CAD）と発作性寒冷ヘモグロビン尿症（paroxysmal cold hemoglobinuria: PCH）の原因となる．

赤血球寿命の短縮とCoombs試験で陽性となる自己赤血球に反応する抗体の存在が特徴であるので，典型的なAIHAではこれらが診断の決め手となる．CADやPCHにおいては補体型の直接Coombs試験が陽性となるが，さらにCADでは寒冷凝集素価の上昇がみられ，PCHではDonath-Landsteiner抗体が検出される[17]．厚生労働省の研究班による診断基準を表Ⅶ-23に示す．

1）輸血療法

治療は，一般的には副腎皮質ステロイドが第一選択であり，二次選択として免疫抑制剤や場合によっては摘脾も考慮される．

輸血の適応については，患者の血清中に自己抗体が存在することや，これが赤血球の表面抗原に結合していることにより，血液型の判定や交差適合試験の結果に影響を及ぼすことが考えられ，適合血の選択が困難となり不適合輸血の危険性が高まる可能性や，患者が不規則抗体をもっていた場合には輸血が引き金となって溶血が悪化することも考えられるため，輸血はできる限り避けるべきであるとされる[19,20]．「血液製剤の使用指針」では生命の維持に支障をきたすおそれがある場合，赤血球輸血を実施することを推奨している[1]．輸血が必要となった場合には，検査をした血液のなかから比較的凝集反応の弱いものを選択せざるを得ない．事前に輸血部門と十分相談しておくことが望ましい[21]．

CADやPCHでは，保温により溶血発作を予防することが第一である．溶血を抑えるため副腎皮質ステロイドも使用されるが，上記の温式AIHAに比べ効果は劣るとされている．なるべく輸血は避けるのは同様であるが，急速な貧血の進行などで輸血が必要になった場合には，製剤を加温し患者の体も保温するなどの工夫が必要となる．またこの際，冷式自己抗体は37℃では一般に反応しないが，併存している可能性がある臨床的意義のある同種抗体は反応するため，37℃で交差適合試験をするとよい[18,21]．な

表Ⅶ-23 自己免疫性溶血性貧血（AIHA）診断基準〔厚生労働科学研究　特発性造血障害に関する調査研究班. 自己免疫性溶血性貧血診療の参照ガイド（平成26年度改訂版）, 2015[18]より〕

1. 溶血性貧血の診断基準を満たす.
2. 広スペクトル抗血清による直接Coombs試験が陽性である.
3. 同種免疫性溶血性貧血（不適合輸血, 新生児溶血性疾患）および薬剤起因性免疫性溶血性貧血を除外する.
4. 1.～3. によって診断するが, さらに抗赤血球自己抗体の反応至適温度によって, 温式（37℃）の1）と, 冷式（4℃）の2）および3）に区分する.
   1）温式自己免疫性溶血性貧血
   臨床像は症例差が大きい. 特異抗血清による直接クームズ試験でIgGのみ, またはIgGと補体成分が検出されるのが原則であるが, 抗補体または抗スペクトル抗血清でのみ陽性のこともある. 診断は2), 3）の除外によってもよい.
   2）寒冷凝集素症
   血清中に寒冷凝集素価の上昇があり, 寒冷暴露による溶血の悪化や慢性溶血がみられる. 直接Coombs試験では補体成分が検出される.
   3）発作性寒冷ヘモグロビン尿症
   ヘモグロビン尿を特徴とし, 血清中に二相性溶血素（Donath-Landsteiner抗体）が検出される.
5. 以下によって経過分類と病因分類を行う.
   急性: 推定発病または診断から6カ月までに治癒する.
   慢性: 推定発病または診断から6カ月以上遷延する.
   特発性: 基礎疾患を認めない.
   続発性: 先行または随伴する基礎疾患を認める.
6. 参考
   1）診断には赤血球の形態所見（球状赤血球, 赤血球凝集など）も参考になる.
   2）温式AIHAでは, 常用法による直接Coombs試験が陰性のことがある（Coombs陰性AIHA）. この場合, 患者赤血球結合IgGの定量が診断に有用である.
   3）特発性温式AIHAに特発性血小板減少性紫斑病（ITP）が合併することがある（Evans症候群）. また, 寒冷凝集素価の上昇を伴う混合型もみられる.
   4）寒冷凝集素症での溶血は寒冷凝集素価と平行するとは限らず, 低力価でも溶血症状を示すことがある（低力価寒冷凝集素症）.
   5）自己抗体の性状の判定には抗体遊出法などを行う.
   6）基礎疾患には自己免疫性疾患, リウマチ性疾患, リンパ増殖性疾患, 免疫不全症, 腫瘍, 感染症（マイコプラズマ, ウイルス）などが含まれる. 特発性で経過中にこれらの疾患が顕在化することがある.
   7）薬剤起因性免疫性溶血性貧血でも広スペクトル抗血清による直接Coombs試験が陽性となるので留意する. 診断には臨床経過, 薬剤中止の影響, 薬剤特異性抗体の検出などが参考になる.

お, 輸血の際過度の製剤の加温は, 高温によって赤血球が溶血する原因となるので十分注意する.

c-2. 発作性夜間ヘモグロビン尿症（paroxysmal nocturnal hemogulobinuria: PNH）

PNHは, その名の通り夜間就寝後に起こる溶血によるヘモグロビン尿症として1866年に発見された[22]. 溶血の機序に関しては約100年もの長い間詳細不明であったが, 近年になって*PIG-A*遺伝子に変異が起きることでglycosyl phosphatidylinositol (GPI) アンカーの生成ができず[23-25], 赤血球表面上にあるべきGPIアンカー型補体制御因子CD55 (decay-accelerating factor: DAF)[26,27]やCD59 (membrane inhibitor of reactive lysis: MIRL)[28,29]が欠損し, その結果補体が活性化することで溶血を起こすことが明らかとなった. 患者は, これにより平常でも持続的な溶血がみられるが, 感染症, 睡眠, 手術, 外傷, 月経, 妊娠, 過労, ビタミンC大量摂取, 鉄剤投与, 輸血などを誘因として強い補体活性化が起こると, 短時間で大量の溶血（溶血発作）をきたす. 表Ⅶ-24に診断基準[30], 表Ⅶ-25に重症度分類[30]を示す.

症状は溶血およびそれに伴う血栓症のみならず骨髄不全状態とそれに付随する易感染性や出血を呈することもあり非常に多彩である. PNH血球が陽性にも関わらず溶血が明らかでなく, 骨髄不全症の病

表Ⅶ-24 発作性夜間ヘモグロビン尿症診断基準〔厚生労働科学研究 特発性造血障害に関する調査研究班．自己免疫性溶血性貧血 診療の参照ガイド（平成 25 年度改訂版），2014[30] より〕

1．臨床所見として，貧血，黄疸のほか肉眼的ヘモグロビン尿（淡赤色尿～暗褐色尿）を認めることが多い．時に静脈血栓，出血傾向，易感染性を認める．先天発症はないが，青壮年を中心に広い年齢層で発症する．

2．以下の検査所見がしばしばみられる．
　1）貧血および白血球，血小板の減少
　2）血清間接ビリルビン値上昇，LDH 値上昇，ハプトグロビン値低下
　3）尿上清のヘモグロビン陽性，尿沈渣のヘモジデリン陽性
　4）好中球アルカリホスファターゼスコア低下，赤血球アセチルコリンエステラーゼ低下
　5）骨髄赤芽球増加（骨髄は過形成が多いが低形成もある）
　6）Ham（酸性化血清溶血）試験陽性または砂糖水試験陽性

3．上記臨床所見，検査所見より PNH を疑い，以下の検査所見によって診断を確定する．
　1）直接クームス試験が陰性
　2）グリコシルホスファチヂルイノシトール（GPI）アンカー型膜蛋白の欠損血球（PNH タイプ血球）の検出と定量

4．骨髄穿刺，骨髄生検，染色体検査等によって下記病型分類を行うが，必ずしもいずれかに分類する必要はない．
　1）臨床的 PNH（溶血所見がみられる）
　　（1）古典的 PNH
　　（2）骨髄不全型 PNH
　　（3）混合型 PNH
　2）溶血所見が明らかでない PNH タイプ血球陽性の骨髄不全症（臨床的 PNH とは区別する）

5．参考
確定診断のための溶血所見としては，血清 LDH 値上昇，網赤血球増加，間接ビリルビン値上昇，血清ハプトグロビン値低下が参考になる．PNH タイプ赤血球（Ⅲ型）が 1%以上で，血清 LDH 値が正常上限の 1.5 倍以上であれば，臨床的 PNH と診断してよい．

型をとるものもある 表Ⅶ-24．血栓症は本邦では稀ではあるが，PNH に特徴的な合併症である．また，時に白血病に移行する症例も認められる．

1）輸血療法

上記で述べたように症状が多彩であるため，PNH に対する治療は病態に応じて考えなければならない．血栓症に対しては血栓溶解剤やヘパリンで治療し，骨髄不全症に対しては再生不良性貧血に準じた治療，すなわち免疫抑制剤，輸血などで治療を行う（前項 b. 再生不良性貧血を参照）ことになる．溶血に対しては，従来溶血発作を引き起こす感染症などの誘因を取り除くことと輸血など対症療法が主体であった．副腎皮質ステロイドは賛否両論あるものの，一定の効果はあると考えられるため試みられてもよいとされている[30]が一方で，特に慢性期のプレドニゾロンの使用に反対する専門家もいることも事実である[31]．

近年，補体 C5 に対するヒト化モノクローナル抗体，エクリズマブ（ソリリス®）が使用可能となり非常に効果的に溶血を抑えることが可能となった[32-34]．エクリズマブ治療は，溶血のため赤血球輸血が必要と考えられ，今後も輸血の継続が見込まれる患者が対象となる．ただし，エクリズマブの投与によっても PNH 血球は残存し増加すること，骨髄不全に対する治療とはならないことから根本的な治療とはいえない．PNH を根治できる可能性があるのは，現在のところ造血幹細胞移植だけである．

輸血療法は，溶血発作や骨髄不全による高度な貧血をきたす場合に適応となることがある．血液製剤中の血漿に含まれる補体によって，患者の補体活性が亢進して溶血発作を引き起こすとして，従来洗浄赤血球が使用されてきたが，実際に溶血をきたした症例が少ないという報告があり[35]，また現在一般的に使用されている赤血球製剤に含まれる血漿成分は少ないことから，支障はないともいわれている．ま

表VII-25 発作性夜間ヘモグロビン尿症重症度分類〔厚生労働科学研究 特発性造血障害に関する調査研究班．自己免疫性溶血性貧血 診療の参照ガイド（平成 25 年度改訂版），2014[30]より〕

古典的 PNH	
軽症	下記以外
中等症	以下の 2 項目を満たす ・ヘモグロビン濃度: 10 g/dL 未満 ・中等度溶血を認める または時に溶血発作を認める
重症	以下の 2 項目を満たす ・ヘモグロビン濃度 7 g/dL 未満 または定期的な赤血球輸血を必要とする ・高度溶血を認める または恒常的に肉眼的ヘモグロビン尿を認めたり頻回に溶血発作を繰り返す

注 1: 中等度溶血の目安は，血清 LDH 値で正常上限の 4～5 倍（1,000 U/L）程度
高度溶血の目安は，血清 LDH 値で正常上限の 8～10 倍（2,000 U/L）程度

注 2: 定期的な赤血球輸血とは毎月 2 単位以上の輸血が必要なときを指す．
溶血発作とは，発作により輸血が必要となったり入院が必要となる状態を指す．

注 3: 時にとは年に 1～2 回程度，頻回とはそれ以上を指す．

注 4: 血栓症は既往・合併があれば重症とする．

注 5: 重症ではエクリズマブの積極的適応，中等症では相対的適応と考えられる．

た，輸血によってヘモグロビン濃度を 9.0 g/dL 以上と高めにすることで PNH 血球の産生の抑制を期待するという試み[36]（hypertransfusion）も考えられたが，十分な検証がされているとは言い難く，一般的ではない．

■ d．特発性（免疫性）血小板減少性紫斑病 (idiopathic thrombocytopenic purpura: ITP)

ITP は血小板減少をきたす薬剤の使用や放射線障害，再生不良性貧血や白血病など原因となる疾患がないにもかかわらず，血小板の破壊が亢進して血小板減少をきたす疾患である．そのため「特発性」と名づけられており，診断は除外診断が基本となる．診断基準を 表VII-26 に示す[37]．しかしながら，血小板破壊の主体は血小板に対する自己抗体の産生であることから，近年では免疫性血小板減少症（immune thrombocytopenia）と称されるようになってきている．ウイルス感染などに引き続いて発症し 6 カ月以内に自然に寛解する小児に多い急性型と，成人女性に多く自然に寛解することの稀な慢性型とに分類される 表VII-26．

治療法

ITP に対する治療として，ヘリコバクター・ピロリ菌陽性患者にはまず除菌療法が試みられる．ピロリ菌陽性 ITP 患者の約半数が除菌により血小板増加がみられると報告されている[38-41]．

ピロリ菌が陰性や除菌療法が無効の場合，血小板数が 2～3 万/μL 以上あって出血症状がなければ通常経過観察される．「指針」でも血小板濃厚液の予防的投与を通常行わないことを推奨している[1]．重篤な出血症状が出てきたら積極的治療対象となる．第一選択は副腎皮質ステロイドで，無効例には脾摘も考慮される．これらが無効の難治例にはアザチオプリン，シクロホスファミドなどの免疫抑制剤も試みられる．また近年，トロンボポエチン受容体作動薬が使用可能となっている．

血小板数 1 万/μL 以下で粘膜出血を伴う場合や，脳内出血，吐下血，多量の性器出血，止血困難な鼻出血，口腔内出血，外傷部位の止血困難な出血などや，血小板数 5 万/μL 以下での手術時は，緊急に血小板数を増加させる必要がある[42]．ITP 患者には抗血小板抗体が存在するため，血小板は輸血をしてもその寿命は短く効果は一過性ではあるが，緊急時の止血としては有用であり，このような場合は血小板輸血が適応となる．そのほかの緊急時対応としては，免疫グロブリン大量療法やステロイドパルス療法があるが，いずれも効果が現れて血小板数が上昇するまでに 3 日程度要するため，緊急手術や直ちに止血が必要な場合には血小板輸血を使用する．換言すれば，このような緊急時の一時的な血小板増加目的以外では，血小板輸血は適応とならない．

■ e．播種性血管内凝固症候群（disseminated intravascular coagulation: DIC）

国際血栓止血学会（ISTH）の科学標準化委員会で

表Ⅶ-26　厚生省特定疾患特発性造血障害調査研究班によるITP診断基準（蔵本　淳．厚生省特定疾患「特発性造血障害」調査研究班 平成2年度研究業績報告書，1991[37]より）

1．出血症状がある．出血症状は紫斑（点状出血および斑状出血）が主で，歯肉出血，鼻出血，下血，血尿，月経過多などもみられる．関節出血は通常認めない．出血症状は自覚していないが血小板減少を指摘され，受診することもある．
2．下記の検査所見を認める．
　1）末梢血液
　　i）血小板減少
　　　10万/μL以下，自動血球計数のときは偽血小板減少に留意する．
　　ii）赤血球および白血球は数，形態ともに正常．時に出血性または鉄欠乏性貧血を伴い，また軽度の白血球増減をきたすことがある．
　2）骨髄
　　i）骨髄巨核球数は正常ないし増加
　　　巨核球は血小板付着像を欠くものが多い．
　　ii）赤芽球および顆粒球の両系統は数，形態ともに正常
　　　顆粒球/赤血球比（M/E比）は正常で，全体として正形成を呈する．
　3）血小板結合性免疫グロブリンG（PAIgG）増量．時に増量を認めないことがあり，他方，本症以外の血小板減少症においても増量を示しうる．
3．血小板減少をきたしうる各種疾患を否定できる．（注）
4．1．および2．の特徴を備え，さらに3．の条件を満たせば，特発性血小板減少性紫斑病の診断を下す．除外診断にあたっては，血小板寿命の短縮が参考になることがある．
5．病型鑑別の基準
　1）急性型：推定発病または診断から6カ月以内に治癒した場合
　2）慢性型：推定発病または診断から経過が6カ月以上遷延する場合
　　※小児においては，ウイルス感染症が先行し発症が急激であれば急性型のことが多い．

（注）血小板減少をきたす疾患としては，薬物または放射線障害，再生不良性貧血，骨髄異形成症候群，発作性夜間血色素尿症，全身性エリテマトーデス，白血病，悪性リンパ腫，骨髄癌転移，播種性血管内凝固症候群，血栓性血小板減少性紫斑病，脾機能亢進症，巨赤芽球性貧血，敗血症，結核症，サルコイドーシス，血管腫などがある．感染症については，特に小児のウイルス性感染症やウイルス生ワクチン接種後に生じた血小板減少は本症に含める．先天性血小板減少症としては，Bernard-Soulier症候群，Wiskott-Aldrich症候群，May-Hegglin症候群，Kasabach-Merritt症候群などがある．

は，“DICはさまざまな原因によって引き起こされる広範な血管内での凝固亢進を特徴とする後天的な症候群である．微小血栓は細小血管で生じるとともに，これに障害を与え，きわめて重症になると臓器障害をきたすことがある．”と定義づけられている[43]．原因となる基礎疾患は非常に多彩で，悪性腫瘍や白血病由来[44]，あるいは出産の際の胎盤由来の組織因子やt-PAなどが，また感染症（敗血症）の際には細菌毒素などが，また外傷や熱傷，劇症肝炎などの組織の壊死物質が血中に流入して凝固亢進が誘導される．さらにこれらの炎症に伴うサイトカインやケミカルメディエーターなども重篤化に関与している[45,46]．

DICの診断基準としては，日本では旧厚生省のDIC診断基準の他にも国際血栓止血学会（ISTH）のDIC診断基準や，日本救急医学会急性期DIC診断基準もある．表Ⅶ-27に2014年に作成された「日本血栓止血学会　DIC診断基準暫定案」示す[47]．これは，DICの原因は様々であるが，そのなかで造血障害と感染症を基本形とは分けてスコアリングするようになっている．すなわち骨髄抑制や血小板破壊や凝集など，DIC以外にも血小板数低下の原因が存在する造血障害の場合には，血小板数を用いてDICの診断をすることができないため，血小板数でのスコアリングを行わない「造血障害型」で診断する．しかし，寛解状態では血小板数は回復し，DIC診断にも用いることができるため，造血障害はないと判断する．また感染症があれば，フィブリノゲンでのスコアリングを行わない「感染症型」の診断基準を適用する．造血障害および感染症がともになければ，「基本型」の診断基準を使用する．

表Ⅶ-27　日本血栓止血学会 DIC 診断基準暫定案（日本血栓止血学会 DIC 診断基準作成委員会．日本止血学会誌．2014; 25: 629-46[47] より）

分類	基本型	造血障害型	感染症型
血小板数 （$\times10^4/\mu L$）	12＜　0 点 8＜　≦12　1 点 5＜　≦8　2 点 ≦5　3 点 24 時間以内に 30%以上の減少　＋1 点（※ 1）		12＜　0 点 8＜　≦12　1 点 5＜　≦8　2 点 ≦5　3 点 24 時間以内に 30%以上の減少　＋1 点（※ 1）
FDP（μg/mL）	＜10　0 点 10≦　＜20　1 点 20≦　＜40　2 点 40≦　3 点	＜10　0 点 10≦　＜20　1 点 20≦　＜40　2 点 40≦　3 点	＜10　0 点 10≦　＜20　1 点 20≦　＜40　2 点 40≦　3 点
フィブリノゲン （mg/dL）	150＜　0 点 100＜　≦150　1 点 ≦100　2 点	150＜　0 点 100＜　≦150　1 点 ≦100　2 点	
プロトロンビン時間比	＜1.25　0 点 1.25≦　＜1.67　1 点 1.67≦　2 点	＜1.25　0 点 1.25≦　＜1.67　1 点 1.67≦　2 点	＜1.25　0 点 1.25≦　＜1.67　1 点 1.67≦　2 点
アンチトロンビン（%）	70＜　0 点 ≦70　1 点	70＜　0 点 ≦70　1 点	70＜　0 点 ≦70　1 点
TAT，SF または F1＋2	基準範囲上限の 2 倍未満　0 点 基準範囲上限の 2 倍以上　1 点	基準範囲上限の 2 倍未満　0 点 基準範囲上限の 2 倍以上　1 点	基準範囲上限の 2 倍未満　0 点 基準範囲上限の 2 倍以上　1 点
肝不全（※ 2）	なし　0 点 あり　−3 点	なし　0 点 あり　−3 点	なし　0 点 あり　−3 点
DIC 診断	6 点以上	4 点以上	6 点以上

注）
- （※ 1）: 血小板数＞5 万/μL では経時的低下条件を満たせば加点する（血小板数≦5 万では加点しない）．血小板数の最高スコアは 3 点までとする．
- FDP を測定していない施設（D ダイマーのみ測定の施設）では，D ダイマー基準値上限 2 倍以上への上昇があれば 1 点を加える．ただし，FDP も測定して結果到着後に再評価することを原則とする．
- プロトロンビン時間比: ISI が 1.0 に近ければ，INR でも良い（ただし DIC の診断に PT-INR の使用が推奨されるというエビデンスはない）．
- トロンビン-アンチトロンビン複合体（TAT），可溶性フィブリン（SF），プロトロンビンフラグメント 1+2（F1+2）: 採血困難例やルート採血などでは偽高値で上昇することがあるため，FDP や D-ダイマーの上昇度に比較して，TAT や SF が著増している場合は再検する．即日の結果が間に合わない場合でも確認する．
- 手術直後は DIC の有無とは関係なく，TAT，SF，FDP，D-ダイマーの上昇，AT の低下など DIC 類似のマーカー変動がみられるため，慎重に判断する．
- （※ 2）肝不全: ウイルス性，自己免疫性，薬物性，循環障害などが原因となり「正常肝ないし肝機能が正常と考えられる肝に肝障害が生じ，初発症状出現から 8 週以内に，高度の肝機能障害に基づいてプロトロンビン時間活性が 40%以下ないしは INR 値 1.5 以上を示すもの」（急性肝不全）および慢性肝不全「肝硬変の Child-Pugh 分類 B または C（7 点以上）」が相当する．
- DIC が強く疑われるが本診断基準を満たさない症例であっても，医師の判断による抗凝固療法を妨げるものではないが，繰り返しての評価を必要とする．

1）DIC 治療法の考え方

DIC の治療は原因となった基礎疾患の治療が基本である．すなわち，悪性腫瘍や白血病に伴う DIC では抗がん剤による化学療法を行いながら，また感染症に伴うものであれば感受性のある抗菌剤や抗真菌剤による治療を行いながら，抗凝固療法を行う．抗凝固療法としてはヘパリン（低分子ヘパリン，未分画ヘパリン）のほかメシル酸ガベキセート（FOY®）やメシル酸ナファモスタット（フサン®）が本邦ではよく用いられる．ヘパリンはアンチトロンビンの活性を促進して抗凝固作用をもたらすので，アンチトロンビンが低下している場合には補充する必要がある．アンチトロンビン濃縮製剤は活性が70％以下で適応となる．また最近ではリコンビナントのトロンボモジュリンが使用可能となっている．

輸血が必要となるのは，凝固因子の補充としての新鮮凍結血漿と血小板減少に対する血小板輸血であるが，あくまでも原疾患の治療の下に行う補充療法である．

2）新鮮凍結血漿（FFP）の輸血

DICは，様々な原因によって凝固活性が亢進した病態であり，それによってフィブリノゲンをはじめとする凝固因子が消費されること，さらに血栓の形成にも伴い線溶系も活性化してアンチトロンビンやプロテインC，プロテインS，プラスミンインヒビターなどの線溶阻害因子も低下するためにこれらの補充目的でFFPが使用される．通常はPTやAPTTの延長のほかフィブリノゲン値が100 mg/dL未満で適応となる[1)]．アンチトロンビンの減少が特に強い場合，新鮮凍結血漿の投与によってもアンチトロンビンのみの回復が遅れる場合などはアンチトロンビン濃縮製剤のほうが効率よく補充でき，また感染などのリスクも少ないと考えられるため，アンチトロンビン濃縮製剤が良い適応となる．

3）血小板輸血

DICの病態においては凝固活性が亢進して血栓が形成されるため，そこで血小板が消費されて血小板減少をきたす．そのため出血傾向を示すが，特に基礎疾患が白血病，がん，産科的疾患，重症感染症などでは出血傾向が強く現れるため，これらの場合で血小板数が急速に5万/μL未満に低下して，かつ出血症状を認める場合に血小板輸血の適応となる．一方で，出血よりも血栓による臓器障害が主体となる臓器障害優位型のDICの場合には，血小板輸血によってさらに血栓が形成されて臓器障害が悪化する可能性があるので，この場合の血小板輸血は慎重であるべきである．

●文　献

1）厚生労働省医薬薬品局．「輸血旅法の実施に関する指針（改訂版，一部改正）」および「血液製剤の使用指針（改訂版，一部改正）」，2005，2007，2009．2017．

2）Hebert PC, Wells G, Blajchman MA, et al. A multicenter, randomized, controlled clinical trial of transfusion requirements in critical care. N Engl J Med. 1999; 340: 409-17.

3）Rebulla P, Finazzi G, Maragoni F, et al. The threshold for prophylactic plateret transfusion in adults with acute myeloid leukemia. Gruppo Italiano Malattie Ematologiche Mallgne dell' Adulto. N Engl J Med. 1997; 337: 1870-5.

4）Hexkman KD, WeinerGJ, Davis CS, et al. Randomized study of prophylactic platelet transfusion threshold during induction therapy for adult acute leukemia: 10,000/microL versus 20,000/microL. J Clin Oncol. 1997; 15: 1143-9.

5）Wandt H, Frank M, Ehninger G, et al. Safety and cost effectiveness of a 10×10^9/L trigger for prophylactic platelet transfusions compared with the 20×10^9/L trigger: a prospective comparative trial in 105 patients with acute myeloid leukemia. Blood. 1998; 91: 3601-6.

6）Zumberg MS, del Rosario ML, Nejame CF, et al. A prospective randomized trial of prophylactic platelet transfusion and bleeding incidence in hematopoietic stem cell transplantat recipients: 10,000/microL versus 20,000/microL trigger. Biol Blood Marrow Transplant. 2002; 8: 569-79.

7）厚生労働科学研究費補助金 難治性疾患克服事業 特発性造血障害に関する調査研究班（研究代表者 小澤敬也）．再生不良性貧血 診療の参照ガイド（平成22年度改訂版）．2011．

8）Nisbet-Brown E, Olivieri NF, Giardina PJ, et al. Effectiveness and safety of ICL670 in iron-loaded patients with thalassaemia: a randomised, double-blind, placebo-controlled dose-escalation trial. Lancet. 2003; 361: 1597-602.

9）Lee JW, Yoon SS, Shen ZX, et al. Iron chelation therapy with deferasirox in patients with aplastic anemia: a subgroup analysis of 116 patients from the EPIC trial. Blood. 2010; 116: 2448-54.

10）Koh KN, Park M, Kim BE, et al. Restoration of hematopoiesis after iron chelation therapy with deferasirox in 2 children with severe aplastic anemia.

J Pediatr Hematol Oncol. 2010; 32: 611-4.
11）Strauss RG. Granulocyte transfusion therapy. Hematol Oncol Clin North Am. 1994; 8: 1159-66.
12）Klein HG, Strauss RG, Schiffer CA. Granulocyte transfusion therapy. Semin Hematol. 1996; 33: 359-68.
13）Bensinger WI, Price TH, Dale DC, et al. The effects of daily recombinant human granulocyte colony-stimulating factor administration on normal granulocyte donors undergoing leukapheresis. Blood. 1993; 81: 1883-8.
14）Price TH, Bowden RA, Boeckh M, et al. Phase I / II trial of neutrophil transfusions from donors stimulated with G-CSF and dexamethasone for treatment of patients with infections in hematopoietic stem cell trans plantation. Blood. 2000; 95: 3302-9.
15）Kikuta A, Ohto H, Nemoto K, et al. Therapeutic transfusions of granulocytes collected by simple bag method for children with cancer and neutropenic infections: results of a single-centre pilot study. Vox Sang. 2006; 91: 70-6.
16）Ohsaka A, Kikuta A, Ohto H, et al. Guidelines for safety management of granulocyte transfusion in Japan. Int J Hematol. 2010; 91: 201-8.
17）Gehrs BC, Friedberg RC. Autoimmune hemolytic anemia. Am J Hematol. 2002; 69: 258-71.
18）厚生労働科学研究費補助金 難治性疾患政策研究事業 特発性造血障害に関する調査研究班（研究代表者 黒川峰夫）．自己免疫性溶血性貧血 診療の参照ガイド（平成 26 年度改訂版），2015.
19）Rosenfield RE, Jagathambal B. Transfusion therapy for autoimmune hemolytic anemia. Semin Hematol. 1976; 13: 311-21.
20）Sokol RJ, Hewitt S, Booker DJ, et al. Patients with red cell autoantibodies: selection of blood for transfusion. Clin Lab Haematol. 1988; 10: 257-64.
21）Petz LD. A physician's guide to transfusion in autoimmune haemolytic anaemia. Br J Haematol. 2004; 124: 712-6.
22）Gull WW. A case of intermittent haematuria, with remarks. Guy's Hosp Rep. 1866; 12: 381-92.
23）Miyata T, Takeda J, Iida Y, et al. The cloning of PIG-A, a component in the early step of GPI-anchor biosynthesis. Science. 1993; 259: 1318-20.
24）Takeda J, Miyata T, Kawagoe K, et al. Deficiency of the GPI anchor caused by a somatic mutation of the PIG-A gene in paroxysmal nocturnal hemoglobinuria. Cell. 1993; 73: 703-11.
25）Miyata T, Yamada N, Iida Y, et al. Abnormalities of PIG-A transcripts in granulocytes from patients with paroxysmal nocturnal hemoglobinuria. N Engl J Med. 1994; 330: 249-55.
26）Nicholson-Weller A, March JP, Rosenfeld SI, et al. Affected erythrocytes of patients with paroxysmal nocturnal hemoglobinuria are deficient in the complement regulatory protein, decay accelerating factor. Proc Natl Acad Sci U S A. 1983; 80: 5066-70.
27）Pangburn MK, Schreiber RD, Muller-Eberhard HJ. Deficiency of an erythrocyte membrane protein with complement regulatory activity in paroxysmal nocturnal hemoglobinuria. Proc Natl Acad Sci U S A. 1983; 80: 5430-4.
28）Holguin MH, Fredrick LR, Bernshaw NJ, et al. Isolation and characterization of a membrane protein from normal human erythrocytes that inhibits reactive lysis of the erythrocytes of paroxysmal nocturnal hemoglobinuria. J Clin Invest. 1989; 84: 7-17.
29）Okada N, Harada R, Fujita T, et al. A novel membrane glycoprotein capable of inhibiting membrane attack by homologous complement. Int Immunol. 1989; 1: 205-8.
30）厚生労働科学研究費補助金 難治性疾患克服研究事業 特発性造血障害に関する調査研究班（研究代表者 黒川峰夫）: 自己免疫性溶血性貧血 診療の参照ガイド（平成 25 年度改訂版），2014.
31）Parker C, Omine M, Richards S, et al. International PNH Interest Group: Diagnosis and management of paroxysmal nocturnal hemoglobinuria. Blood. 2005; 106: 3699-709.
32）Hillmen P, Hall C, Marsh JC, et al. Effect of eculizumab on hemolysis and transfusion requirements in patients with paroxysmal nocturnal hemoglobinuria. N Engl J Med. 2004; 350: 552-9.
33）Hillmen P, Young NS, Schubert J, et al. The complement inhibitor eculizumab in paroxysmal nocturnal hemoglobinuria. N Engl J Med. 2006; 355: 1233-43.
34）Brodsky RA, Young NS, Antonioli E, et al. Multicenter phase 3 study of the complement inhibitor eculizumab for the treatment of patients with paroxysmal nocturnal hemoglobinuria. Blood. 2008; 111: 1840-7.
35）Brecher ME, Taswell HF. Paroxysmal nocturnal hemoglobinuria and the transfusion of washed red cells. A myth revisited. Transfusion. 1989; 8: 681-5.
36）Prker CJ, Ware RE. Paroxysmal nocturnal hemoglobinuria. In: Gree JP, Forester J, Lukens JN, et al. editors."Wintrobe's Clinical Hematology", 11th ed, vol 1. Philadelphia: Lippincott Williams & Wilkins; 2004. p.1203-21.
37）蔵本 淳．特発性血小板減少性紫斑病分科会報告．厚生省特定疾患「特発性造血障害」調査研究班 平成 2 年度研究業績報告書，p.59-63，1991.

38）Cohen YC, Djulbegovic B, Shamai-Lubovitz O, et al. The bleeding risk and natural history of idiopathic thrombocytopenic purpura in patients with persistent low platelet counts. Arch Intern Med. 2000; 160: 1630-8.
39）Portielje JE, Westendorp RG, Kluin-Nelemans HC, et al. Morbidity and mortality in adults with idiopathic thrombocytopenic purpura. Blood. 2001; 97: 2549-54.
40）Frederiksen H, Schmidt K. The incidence of idiopathic thrombocytopenic purpura in adults incases with age. Blood. 1999; 94: 909-13.
41）Kurata Y, Fujimura K, Kuwana M, et al. Epidemiology of primary immune thrombocytopenia in children and adults in Japan: a population-based study and literature review. Int J Hematol. 2011; 93: 329-35.
42）厚生労働省難治性疾患克服研究事業血液凝固異常症に関する調査研究: 藤村欣吾，宮川義隆，倉田義之，他.（ITP治療の参照ガイド作成委員会），成人特発性血小板減少性紫斑病治療の参照ガイド 2012年版，臨床血液．2012; 53: 433-42.
43）Taylor FB Jr, Toh CH, Hoots WK, et al. Scientific Subcommittee on Disseminated Intravascular Coagulation（DIC）of the International Society on Thrombosis and Haemostasis（ISTH）. Towards definition, clinical and laboratory criteria, and a scoring system for disseminated intravascular coagulation. Thromb Haemost. 2001; 86: 1327-30.
44）Wada H, Nagano T, Tomeoku M, et al. Coagulant and fibrinolytic activities in the leukemic cell lysates. Thromb Res. 1982; 30: 315-22.
45）Ten Cate HH, Timmerman JJ, Levi M. The pathophysiology of disseminated intravascular coagulation. Thromb Haemost. 1999; 82: 713-7.
46）Levi M. Pathogenesis and treatment of disseminated intravascular coagulation in the septic patient. J Crit Care. 2001; 16: 167-77.
47）日本血栓止血学会DIC診断基準作成委員会（委員長 朝倉栄策），日本血栓止血学会 DIC診断基準暫定案．日本止血学会誌．2014; 25: 629-46.

VII-G 産科の輸血
Blood transfusion in obstetrics

Author:
板倉敦夫

1 妊娠時の生理的変化

妊娠中は母体血漿量の増加，血球系の増加，止血関連因子の増加など，過凝固状態となっていて，妊娠維持に一見合理的と思える．しかし，産生の増加と消費の増加という微妙なバランスの上に成立している．

■ a．循環系

妊娠すると，子宮-胎盤循環の出現，基礎代謝の亢進などにより，母体循環動態は著しく変化する．胎児・胎盤の成長を目的として，心拍出量，循環血液量，子宮血流量が増大する．

＜循環血液量と心拍出量の増加＞

循環血液量は妊娠中期で約 30％増加，妊娠 32 週には 40～50％増加して最高値となる．この増加はアルドステロン分泌亢進と胎児 dehydro-epiandrosterone 由来のエストロゲンによってナトリウムと水分の貯留が起こるため[1]で，妊娠末期には 6～7 L の貯留増（1.5 L は循環血液，残りは細胞外液）に達する．循環血液の貯留量は個人差が大きい．分娩後は産褥早期の利尿によって，1～2 週で非妊娠時の水準に戻る．

安静時の心拍出量も妊娠 10 週頃から増えはじめ，32 週では 40％の増加となり，以後このまま維持する．妊娠末期の妊婦が仰臥位になると，腫大した子宮によって下大静脈が圧迫され静脈還流が減少し，心拍出量が 10～30％ほど低下する．仰臥位による血圧低下と徐脈（胎児も一過性徐脈を示す）を仰臥位低血圧症候群（supine hypotensive syndrome）という．自己血採血などの際は側臥位，半座位が勧められる．

■ b．血液系

1）生理的妊娠貧血と白血球数の増加

妊娠中期では赤血球が約 300 mL 増加するのに対して，血漿量が約 1,000 mL も増加するため，相対的に貧血を呈する[2]．こうした生理的妊娠貧血（physiologic anemia of pregnancy）は，妊娠 28～32 週で相対的に最低となるが，骨髄では中等度の赤血球系細胞の増多，末梢血では網状赤血球，赤芽球がやや増加している[2]．

白血球数は妊娠 10 週過ぎから漸増し，30 週でピークに達し，分娩まで 5,000～12,000/μL の範囲にある．分娩中から直後にかけてさらに増加し，25,000/μL 以上に達することもある．感染などの合併がなければ，白血球数は分娩 1 週以内で非妊娠時の水準に復する．白血球増多は主として好中球の増加による．好酸球は軽度増加，好塩基球は軽度減少，単球は変動しない[3]．リンパ球数も変化なく，T リンパ球と B リンパ球の比率も一定である．末梢血中に幼若な骨髄球，後骨髄球が出現することもある．

2）血小板の活性化傾向[4)]

分娩が近くなると血小板回転が速くなるが，一般に妊娠中の血小板数に変化はなく，妊婦の血小板数が基準値下限(150,000/μL)を下回ることは少ない．基準値を下回る場合は後述の妊娠性血小板減少症やITPなどを疑う．血小板機能では，血小板粘着能は軽度亢進，凝集能は明らかに亢進する．血小板から放出される血小板凝集物質 thromboxane A_2も増加し，妊婦の血小板は血栓を形成しやすい状態になっている．

3）凝固系の亢進と線溶系の抑制[5)]

妊娠中，多くの凝固因子は基準値を超える高値を示し，分娩後速やかに非妊娠時に戻る．特に fibrinogen，Ⅴ因子，Ⅷ因子，Ⅹ因子，Ⅻ因子，prekallikrein，高分子 kininogen は増加が著明である．しかしⅩⅢ因子と凝固阻止因子である antithrombin は若干低下傾向にある．これらのことからも，妊娠時は凝固系が活性化され，thrombin の形成が起きやすいことが理解できる．Plasminogen の増加も著しいが，plasminogen activator は低下しているので線溶活性は低下している．さらに線溶阻止因子（serine protease inhibitor）である α_1-antitrypsin の増加も著しく，低線溶状態にある．胎盤には抗血栓的な機序が見いだされており，さらに plasminogen activator や thrombomodulin が絨毛間腔の血液流動性保持に働いている．

2 産科危機的出血とショック

わが国の妊産婦死亡原因の第1位は産科危機的出血であり，産科領域では分娩時の出血に対する処置は大変重要である．

■ a．分娩時出血の背景

分娩時に異常出血を招きやすい疾患には 表Ⅶ-28 に示すものがあるが，原因の多くは妊娠中にその発生を予測することは困難である．こうした異常出血に対して，2010 年に関連 5 学会より産科危機的出血への対応ガイドラインが公表され，2017 年に対応指針として改訂された[6)]．現在これに従った管理が広まっている．以前は出血量のみに沿った管理方法が一般的であったが，分娩時の出血は経腟分娩，帝王切開ともに正確に計測が困難である．帝王切開でも術野からの出血に腟からの出血が加わり，さらに羊水も加わるため，計測値が不正確になりやすい．また出血速度が速く，輸液による補充が十分行うことができず，管理中も循環血液量の不足をきたしやすい．そのため出血量のみならず，バイタルサインから循環血液量をリアルタイムに推測可能なショック指数を，輸血開始基準に採用している．日本産科婦人科用語集による定義では，分娩時異常出血は 500 mL 以上とされているが，単胎の経腟分娩での出血量 90 パーセンタイルは 800 mL である．

表Ⅶ-28　分娩時異常出血をきたしやすい疾患

1．胎盤異常	前置胎盤 常位胎盤早期剝離 胎盤遺残
2．子宮損傷	子宮破裂 子宮内反
3．産道損傷	頸管裂傷 腟壁裂傷
4．子宮収縮異常	弛緩出血
5．血液凝固異常	DIC 型後産期出血（羊水塞栓症）

妊婦の不規則抗体陽性率は，輸血既往のある成人と同程度であるとされている．胎児からの感作は妊娠第 3 三半期に多く，妊娠初期と末期では不規則抗体陽性率は異なり，妊婦は常に輸血を受けていると認識しておく必要がある．さらに産科領域の輸血には，産科診療の特徴とわが国の現状を理解する必要がある．一般に母子手帳交付を受けたのちに，妊娠ごとに血液型と不規則抗体検査が行われる．予定された選択帝王切開以外は，陣痛が発来する正期産は 37～41 週と幅が広く，分娩時期を正確に予測することは困難である．前述のように，多くの産科危機的出血は発生の予測が困難であり，輸血管理部門を有していない産科診療所の分娩でも発生するので，出血が産科危機的出血となってから搬送されて輸血管理が行われることも多い．こうした特徴から産科の輸血は緊急輸血が多数を占め，輸血製剤払い出し依頼時に血液型判定が必要になることも珍しくない．

■ b．輸血開始基準と製剤の選択

前述のように産科危機的出血は出血速度が速く，緊急輸血は出血量≧1,500 mL，ショック指数≧1.5，あるいは産科 DIC スコア（後述）≧8 点で輸血開始が推奨されている[7]．一方分娩時は，止血可能であってその後貧血が進んだ場合の輸血開始基準は，Hb 値を参考にする．前者は緊急性が高く，異型適合血，未交差同型血も使用される一方で，後者は緊急性が低く，交差済同型血が使用されることが多い．

緊急性の高さは，輸血製剤の選択にも影響する．分娩時の出血には基礎疾患に消費性凝固障害を含む場合も多く，不顕性の消費性凝固障害が併存していたり，線溶系の亢進によって凝固因子の消失が早かったりするため，比較的少量の出血でも凝固障害が発生する．後述する産科 DIC に陥ると出血速度がさらに増し，回復までに多くの輸血・血液製剤を必要とする．このため産科危機的出血に対する輸血には，まだ凝固障害の発生がなくても，赤血球液だけでなく新鮮凍結血漿も投与する．一方すでに止血している状態では，酸素運搬能の回復を目的とする赤血球輸血が行われる．

■ c．産科の血管内凝固症候群（disseminated intravascular coagulation: 産科 DIC）

1）機序

産科 DIC は，分娩時の止血困難な多量出血を伴う線溶亢進型の DIC であり，基礎疾患の半数は常位胎盤早期剝離による．その発症機序は胎盤後血腫中の Xa などの活性化凝固因子や，剝離面や脱落膜からの組織トロンボプラスチンが，子宮内圧の上昇によって母体血中に流入することにあるとされている．妊娠中凝固系が亢進に傾いているのに加え，胎盤娩出後は線溶系も亢進するために凝固因子が消費されやすい．このため顕性の基礎疾患がなくても，比較的少量の出血で凝固障害を起こすことから，実際の産科 DIC は消費性凝固障害と希釈性凝固障害が，合併していると考えるべきである．

2）臨床症状

産科 DIC は急性経過で，凝固因子消費・枯渇による主に胎盤剝離部分からの著しい出血傾向に加えて，臓器障害が出現しやすい．止血困難な子宮出血の血液が凝固しにくいことから出血傾向が気づかれることが多い．さらに注射部位の止血困難，抗凝固剤を含まない採血管の中の血液が凝固しない，あるいは血尿によっても気づかれることがある．臓器障害としては，肝・腎機能障害が多く認められるが，早期腎障害は乏尿，無尿から進展して急性腎不全症状を呈する．

3）診断

表 VII-29 に示す産科 DIC 診断基準に従って[7]，8 点以上が DIC に発展する危険が高いと判断して抗 DIC 療法を開始する．検査項目のうち，血清 FDP（D-dimer），血小板数，fibrinogen 値，プロトロンビン時間は必須である．その他に thromboelastography による検査も有用である．凝固障害発生時は他の希釈性凝固障害と同じく，fibrinogen が最初に閾値（100～150 mg/dL）を下回るので，最も鋭敏な治療開始および効果判定のマーカーとなる．

4）治療

まず根本原因の除去をはかることが DIC 管理の基本であるが，産科 DIC では多くの場合，発症時にすでに原因である胎盤は排出している．もし残存している場合は，これの排出に努める．減少した凝固因子をクリオプレシピテートや新鮮凍結血漿で補充し，DIC の進行を抑制するためにアンチトロンビン製剤を投与する 表 VII-30．前述のように fibrinogen が閾値を下回っているため，これを補充することが大切である．1 g の fibrinogen で血中 fibrinogen 値は約 40 mg/dL 上昇するが[8]，fibrinogen 3 g 投与するためには，FFP では約 13 単位必要とされている．濃縮製剤でない FFP を融解投与終了する時間を考えると，濃縮製剤であるクリオプレシピテートあるいは fibrinogen 製剤が有効である．しかし 2015 年現在，fibrinogen 製剤であるフィブリノゲン HT® は先天性無フィブリノゲン血症にのみ適応がある．血液凝固障害に対して，fibrinogen 製剤を使用可能としている施設では，産科 DIC に対して優先的にこれを投与する．

血小板数低下には血小板濃厚液を投与するが，胎

表Ⅶ-29　産科 DIC 診断

		点数
1 基礎疾患	a．常位胎盤早期剝離	
	・子宮硬直，児死亡	〔5〕
	・子宮硬直，児生存	〔4〕
	・超音波断層所見および CTG 所見による早剝の診断	〔4〕
	b．羊水栓塞症	
	・急性肺性心	〔4〕
	・人工換気	〔3〕
	・補助呼吸	〔2〕
	・酸素放流のみ	〔1〕
	c．DIC 型後産期出血	
	・子宮から出血した血液が低凝固性の場合	〔4〕
	・2,000 mL 以上の出血（出血開始から 24 時間以内）	
	・1,500 mL 以上 2,000 mL 未満の出血（出血開始から 24 時間以内）	〔1〕
	d．子癇	
	・子癇発作	〔4〕
	e．その他の基礎疾患	〔1〕
2 臨床症状	a．急性腎不全	
	・無尿（≦5 mL/hr）	〔4〕
	・乏尿（5～20 mL/hr）	〔3〕
	b．急性呼吸不全（羊水栓塞症を除く）	
	・人工換気または時々の補助呼吸	〔4〕
	・酸素放流のみ	〔1〕
	c．心，肝，脳，消化管などに重篤な障害があるときはそれぞれ 4 点を加える	
	・心（ラ音または泡沫性の喀痰など）	〔4〕
	・肝（可視黄疸など）	〔4〕
	・脳（意識障害および痙攣など）	〔4〕
	・消化管（壊死性腸炎など）	〔4〕
	d．出血傾向	
	・肉眼的血尿およびメレナ，紫斑，皮膚粘膜，歯肉，注射部位などからの出血	〔4〕
	e．ショック症状	〔1〕
	・脈拍≧100/分	〔1〕
	・血圧≦90 mmHg（収縮期）または 40%以上の低下	〔1〕
	・冷汗	〔1〕
	・蒼白	〔1〕
3 検査項目	・血清 FDP: ≧10 μg/mL	〔1〕
	・血小板数: ≦10×10^4/mm^3	〔1〕
	・フィブリノゲン: ≦150 mg/dL	〔1〕
	・PT: ≧15 秒（≦50%）またはヘパプラスチンテスト: ≦50%	〔1〕
	・赤沈: ≦4 mm/15 min または≦15 mm/hr	〔1〕
	・出血時間: ≧5 分	〔1〕
	・その他の凝固・線溶・キニン系因子: ≦50%	〔1〕

（真木正博，他．産婦治療．1985; 50: 119-24[7]より）

盤剝離面からの出血には影響しないため，産科 DIC 時の優先順位は高くない．ただし分娩時の血小板数低下は脳出血や肝被膜下出血とも関係するため，凝固因子補充に続き血小板輸血によって，是正しておくことが勧められる．

表Ⅶ-30　セリンプロテアーゼインヒビターの一覧表（Kikuchi M, et al. J Obstet Gynaecol Res. 2013; 39: 770-6[8]）

一般名（商品名）	抗凝固作用	抗線溶作用	抗キニン作用	起　源	用法・用量	副作用など注意事項
antithrombin Ⅲ (Neuart, Anthrobin)	○			血漿蛋白	1バイアル中500倍含有，1日1回3,000倍（6バイアル）静注または点滴静注	ヘパリン存在下で即時的に作用
aprotinin (Trasylol)		○	○	ウシ肺ペプチド	50〜100万単位/日 持続点滴	間歇的投与でアナフィラキシーショックを起こす
gabexate mesilate (FOY)	○	○	○	化学合成物質	血中半減期が短く持続点滴で用いる　1日量30 mg/kg程度	
urinastatin (Miraclid)		○	○	尿中トリプシンインヒビター	1日10万単位 静注または点滴静注 1日1〜3回	
nafamostat mesilate (Futhan)	○	○	○	化学合成物質	10〜20 mg/日 静注または点滴静注	
tranexamic acid (Transamin)		○		化学合成物質	2〜3 g/日静注または点滴静注	出血傾向が消失すれば中止する

3 妊娠中の血小板減少症

妊婦の血小板減少（<150,000/μL）は軽度なものも含めて，健常妊婦の6.6〜11.6%にみられる[9]．また，若い女性に好発する自己免疫性血小板減少症(ITP)やSLEは多くの妊婦の年齢とも重なるので，分娩の際に血小板輸血の適応なのか，迷う場面は少なくない．

a．妊婦の血小板数と止血

血小板減少症合併妊婦の分娩時出血の危険性を正確に予測するのは難しい．前回分娩時に出血量が多かった症例は今回も出血量が多い傾向はあるが，ITPによる血小板減少はさほど子宮からの出血を増やさず，再生不良性貧血では止血しにくいとされている．

b．妊娠性血小板減少症 (gestational thrombocytopenia)

自己免疫性所見を伴わずに，妊娠によって血小板数が軽度に（90,000〜150,000/μL）減少する状態である．妊婦の約1%で血小板数数が100,000/μL未満となるが[9]，通常50,000/μLを下回ることはない．血小板機能にも異常はなく，出血傾向もないため，血小板輸血を準備するなどの特別な治療も不要で，分娩後35日程度で正常域に復する．しかし，妊娠性血小板減少症は除外診断によってなされるので，血小板が減少する他の疾患，ITP，家族性血小板減少症，von Willebrand病，骨髄異形成症候群，SLEの可能性を念頭におき，出血傾向の家族歴，血小板の平均容積，前回妊娠の状況，前置胎盤・常位胎盤早期剝離の有無などを調べる．妊娠性血小板減少症でもPAIgGが陽性となりうるので，軽症ITPとの鑑別は難しい．前者は分娩後急速に回復する点で大きな差がある．

c．特発性血小板減少性紫斑病 (idiopathic thrombocytopenic purpura: ITP)

ITPでは血小板寿命は短縮し，血小板糖蛋白と反応する抗体は患者の半数で検出される．IgG性の抗体は胎盤を通過して，胎児・新生児の血小板減少も惹起するが，その率はかつて考えられていたよりも少なく，5〜20%にすぎない[10]．

母体の妊娠中の経過は概ね変化はないが，個々には軽快する例，増悪する例もみられる．しかし，多くは血小板機能がよく保たれており，胎盤剝離面からの出血には凝固因子が強く作用することもあり，産科異常出血の原因になることは少ない．血小板数は減少しているが，血小板は大型で骨髄の巨核球は正常である．ITPに特異的な検査法は存在しない．血小板に結合した糖蛋白抗体はITPを示唆するが，PAIgGは他の血小板減少性疾患でも陽性となるので，特異的ではない．

ITPの母親からの胎児・新生児が血小板減少症を発症して，出血傾向をきたす可能性は1%と低い[11]．しかし，ITP患者は過去に輸血歴を有することが多く，さらに妊娠によって同種抗体を獲得，併存している場合がある．同種血小板抗体を有する母親は新生児の血小板減少性紫斑病の危険性が高いとされる．輸血既往のある妊婦では，分娩前に同種血小板抗体の有無を診断しておくのが望ましい．

2014年に「妊娠合併特発性血小板減少性紫斑病（ITP）診療の参照ガイド」が発表された[12]．このガイドラインによると，妊娠初期から中期の出血症状のない妊婦においては，血小板数を30,000/μL以上に保つことを目標とする．妊娠中の治療はプレドニゾロンあるいは免疫グロブリン大量療法が推奨されている．プレドニゾロンの投与量は10～20 mg/日の比較的低用量から開始するが，強い出血傾向を呈して発症した妊婦には，プレドニゾロン0.5～1 mg/kg/日の初期投与量から開始することも考慮される．トロンボポイエチン受容体作動薬はどうしても必要な場合を除き投与すべきではないとされ，妊娠中の脾臓摘出は避けたほうがよいとしている[12]．

■ d．抗リン脂質抗体関連血小板減少症（immune thrombocytopenia associated with antiphospholipid antibody）

抗リン脂質抗体症候群は，原因不明の自己抗体産生による症候群であり，静脈血栓症など多岐にわたる症状を呈する．抗リン脂質抗体陽性とともに血小板減少を合併するため，原因不明の血小板減少症をみたら，抗リン脂質抗体の存在も疑う[13]．妊娠に関連する合併症としては，繰り返す自然流産，胎児発育遅延（fetal growth restriction: FGR），常位胎盤早期剝離，早発型（＜32週）妊娠高血圧症候群があげられる．しかし，臨床症状として血栓症あるいは流産歴，検査基準として抗リン脂質抗体が6週間離れた機会に2回以上検出されることが，現在の診断基準である．そのため妊婦の血小板減少から本疾患を疑っても，妊娠中に抗リン脂質抗体症候群と確定診断されることは少ない．抗リン脂質抗体症候群では血栓形成傾向が高まるので，これを制御するためにヘパリンと低用量アスピリン（80 mg/日）を併用する．

■ e．新生児血小板減少症（neonatal alloimmune thrombocytopenia）

第Ⅲ章–Dに譲る．

■ f．妊娠高血圧症候群（pregnancy induced hypertension）

従来妊娠中毒症とよばれていた本態は妊娠性高血圧症で，蛋白尿や浮腫を合併し，発症頻度は6～14%とかなり高い．初産婦，高齢妊婦，多胎妊娠，腎炎，SLEではそのリスクが高まる．妊娠高血圧症候群にさらに，溶血（hemolysis: H），肝障害（elevated liver function: EL），血小板減少症（low platelet count: LP）を合併する症例は重症妊娠高血圧症候群と子癇の20%ほどにみられ，HELLP症候群[14]とよばれる．HELLP症候群は，上腹部痛，悪心・嘔吐を主訴とすることが多い．HELLP症候群にみられる血小板減少症は障害を受けた微少血管内皮に露出したコラーゲンに血小板が付着・消費された結果である．Microangiopathic hemolysisに伴う貧血，微少血管内皮狭窄に伴う破砕赤血球（schistocytes）が認められる．

DICを合併しなければHELLP症候群のfibrinogen値，プロトロンビン時間は正常なので，血小板数の低下が重症度をあらわすパラメータとなることが多い．血小板減少症は，脳出血や肝被膜下出血を併発しやすく，HELLP症候群は後述の血栓性血小板減少症（TTP）とは異なり，血小板輸血は禁忌ではないため，確定診断がついた重症血小板減少症に対して血小板濃厚液による輸血を行う[15]．

JCOPY 498-01913

g．血栓性血小板減少症(thrombotic thrombocytopenic purpura: TTP)と溶血性尿毒症(hemolytic uremic syndrome: HUS)

両疾患ともに妊娠高血圧症が原因ではないと考えられているが，妊娠に関連した症例の報告も多く，HELLP 症候群と鑑別が難しく，microangiopathic hemolysis と血小板減少を伴い，より重症に進展しやすいので論述する．TTP は，microangiopathic hemolysis による貧血，血小板減少症，神経学的サイン，発熱，腎障害の 5 徴候を示すが，70%は前 3 徴候にとどまる．妊娠中は高血圧を呈することも多く，血小板減少症はしばしば重症化する．かつては母子ともに死亡することが多く，母親の死亡率は 70%，子の死亡率は 80%にも達していたが，血漿交換療法によって劇的に改善している．妊娠合併症として胎盤梗塞，胎児発育遅延がしばしばみられる．診断は microangiopathic hemolysis による貧血，高度の血小板減少症，網状赤血球の増加，LDH の上昇，BUN とクレアチニンの上昇を基礎とする．Fibrinogen 値，プロトロンビン時間，部分トロンボプラスチン，アンチトロンビンは正常域にある．TTP の治療は新鮮凍結血漿を用いた血漿交換が大変有効で，血漿輸血も効果的であるが，血小板輸血は禁忌である．

HUS は分娩後に発症しやすく，microangiopathic hemolysis による貧血，急性腎障害，血小板減少症を 3 徴候とする．血小板減少症は TTP のように重症化することは少なく，100,000/μL 未満となるのは約半数である．およそ 20%は慢性腎不全に進展する．神経学的サインや凝固障害は伴わない．HUS の治療は TTP と同様であるが，腎障害を合併したら血液透析も必要になる．

4 産科領域の自己血輸血

産科領域の自己血採血は妊婦自身だけでなく，胎児の安全性も考慮する必要があるが，母児にとって許容される方法と考えられている．しかし産科領域では出血量の予測が困難であるため，貯血式自己血の廃棄率は高い．胎児の安全を考慮して採血時には胎児心拍数モニタリングをして観察するのが望ましい．自己血採血によって，胎児徐脈，基線細変動の消失，あるいは胎児徐脈による緊急帝王切開も報告されている．自己血輸血の適応には，①前置胎盤，②RhD（－）などの稀な血液型，③癒着胎盤，④子宮筋腫合併妊娠などがあげられるが，現状では個々の施設で基準を設けている．妊婦は血液凝固亢進状態にあるので，保存血中に大きな凝血塊が生じることがある．その対策として，採血バッグに本来の量よりも 10～25%ほど少なめに採血（400 mL バッグに 300 mL，200 mL バッグに 150 mL）し，よく撹拌することで予防可能である．

貯血式自己血は廃棄率が高いことから，米国産婦人科学会では大量出血が予測される癒着胎盤では，回収式自己血を推奨している[16]．羊水が混入する可能性が危惧されていたが，すでに本邦でも使用が広がっており，重篤な合併症は報告されていない[17]．一方で産科出血では凝固障害の発生頻度が高く，貯血式自己血の保存血中にも fibrinogen などの凝固因子濃度は高く，凝固障害発生抑制も期待される[18]．

●文　献

1) Chesley LC. Plasma and red cell volumes during pregnancy. Am J Obstet Gynecol. 1972; 112: 440-50.

2) Bolton FG, Street MJ, Pace AJ. Changes in erythrocyte volume and shape in pregnancy Br J Obstet Gynecol. 2000; 39: 1018-20.

3) Taylor DJ, Phillips P, Lind T. Puerperal haematological indices. Br J Obstet Gynaecol. 1981; 88: 601-6.

4) Boehlen F, Hohlfeld P, Extermann P, et al. Platelet count at term pregnancy: a reappraisal of the threshold. Obstet Gynecol. 2000; 95: 29-33.

5) Uchikova EH, Ledjev II. Changes in haemostasis during normal pregnancy. Eur J Obstet Gynecol Reprod Biol. 2005; 119: 185-8.

6) 産科危機的出血への対応指針．日本産科婦人科学会，日本産婦人科医会，日本周産期・新生児医学会，日本麻酔科学会，日本輸血・細胞治療学会 2017　http://yuketsu.jstmct.or.jp/wp-content/uploads/2017/01/8b9c0f3a8172ae1c9cf0e7bbd746f5db.pdf

7) 真木正博，寺尾俊彦，池ノ上克．産科 DIC スコア．産婦治療．1985; 50: 119-24.

8) Kikuchi M, Itakura A, Miki A, et al. Fibrinogen concentrate substitution therapy for obstetric hemorrhage complicated by coagulopathy. J Obstet Gynae-

col Res. 2013; 39: 770-6.

9) Gernsheimer T, James AH, Stasi R. How I treat thrombocytopenia in pregnancy. Blood. 2013; 121: 38-47.

10) Burrons RF, Kelton JG. Low fetal risks in pregnancies associated with idiopathic thrombocytopenic purpura. Am J Obstet Gynecol. 1990; 163: 1147-50.

11) Blanchette VS, Kirby MA, Turner C. Role of intravenous immnoglobulin G in autoimmune hematological dis- orders. Semin Hematol. 1992; 29: 72-82.

12) 宮川義隆，柏木浩和，高蓋寿朗，他．厚生労働科学研究費補助金難治性疾患克服研究事業血液凝固異常症に関する調査研究班妊娠合併ITP診療の参照ガイド作成委員会　妊娠合併特発性血小板減少性紫斑病診療の参照ガイド．臨床血液．2014; 55: 934-947.

13) Branch DW. Antiphospholipid syndrome: Laboratory concerns, fetal loss, and pregnancy management. Semin Perinatol. 1991; 15: 230-7.

14) Weinstein L. Syndrome of hemolysis, elevated liver enzymes, and low platelet count. A severe consequence of hypertension in pregnancy. Am J Obstet Gynecol. 1982; 142: 159-67.

15) Sabai BM. Hypertension in pregnancy. Obstet Gynecol Clin N Am. 1992; 19: 615-32.

16) ACOG Committee opinion. Number 266, January 2002: placenta accreta. Obstet Gynecol. 2002; 99: 169-70.

17) Morikawa M, Kuramoto A, Nakayama M, et al. Intraoperative red cell salvage in 50 pregnant Japanese women. Int J Gynecol Obstet. 2015; 128: 256-9.

18) Minatoguchi M, Itakura A, Miki A, et al. Coagulation factors in whole blood collected from pregnant women and stored at 4℃. Nagoya J Med Sci. 2016; 78: 1-7.

VII-H 新生児の輸血

Blood transfusion for neonates

Author:
大戸　斉

1 新生児の生物学的特徴と子宮外環境への対応

a．新生児とは

無菌的で低酸素分圧，37℃恒温の羊水の中で成長してきた胎児は出生を機に，変動する温度下で雑多な微生物が存在する高酸素分圧下の空気に適応を余儀なくされる．その際，新生児は生理的内部環境的に水棲生物から陸上生物への変態ともいうべき変化を伴う．

出生後1年以内を乳児とよび，さらに出生後28日未満の乳児は新生児と分類される．出生体重が2,500 g 未満の新生児は低出生体重児（low birth weight infant: LBW），このうち1,500 g 未満を極低出生体重児（very low birth weight infant），1,000 g 未満を超低出生体重児（extremely low birth weight infant）とよぶ．在胎期間に相当する体重と身長が体格標準値より不足（10%タイル値未満）する児は small for gestational age（SGA）とよばれ，小頭症，先天異常，代謝異常などの子宮内発達遅延をきたす疾患を合併している頻度が高い．4,000 g 以上の新生児は巨大児（giant baby）という．

在胎 37 週以上 42 週未満で出生した児を正期産児（term infant），42 週以上は過期産児（postmature birth infant），37 週未満は早産児（preterm infant）という．早産児は，さらに28週未満の場合は超早産児（extremely immature infant）とよばれる．

b．新生児の子宮外環境への適応

1）血液

主に（80%）hemoglobin F（HbF）（$\alpha2\gamma2$）からなる胎児赤血球は HbA（$\alpha2\beta2$）からなる成人赤血球に比べて酸素親和性が高く，組織細胞への酸素移行は相対的に低い．これは子宮内の低酸素分圧に適応しているためであるが，出生後に問題とはならない．1～2 カ月で HbA 優位に変化する．

正期産児の臍帯血 Hb 値は 17～18 g/dL，ヘマトクリット（Ht）値は 50～55%で，出生数時間で水分の血管外移行が起きるので，これらの値は一過性に上昇し，1 週後に出生時の値に復する．その後少しずつ低下する．出生直後には erythropoietin 濃度は高値で，末梢血中に網状赤血球（3～5%），有核赤血球も多く検出するが，これらは5～7日で急速に低下する．網状赤血球は 1 週後には 1%以下に，有核赤血球は 4～5 日後には認められなくなる．

正期産児でも 2～3 カ月後には生理的貧血となって Hb 値が 9 g/dL（平均 11 g/dL）まで低下することもある．早産児，特に 1,500 g 未満の児では減少速度が速く，4～7 週後に Hb 値が 7～8 g/dL になることもよくみられ，未熟児貧血とよばれる．

白血球数は臍帯血で多く，10,000～18,000/μL，生後 2～3 日には 12,000/μL 前後となって持続する．白血球分画は 1 週間ほど好中球が 60%と多いが，その後はリンパ球が多くなる．血小板数は 15～35×10^4/μL で成人と変わりない．

凝固因子のうち vitamin K 依存性のⅡ・Ⅶ・Ⅸ・Ⅹ因子の活性は低く（20〜70%），生後 3〜4 日に最低になる．ⅩⅢ因子活性（20〜70%），antithrombin（55%）も低い活性値である．Prothrombin time（PT）と activated partial thromboplastin time（APTT）は成人の 1.5 倍程度に延長している．Fibrinogen 値はさほど差がない．

2）呼吸器系

出生が近づくと肺表面活性サーファクタントが分泌され，肺胞が広がりやすくなる．呼吸の開始によって，肺胞内に空気が進入し，機能を営むようになる．酸素解離曲線で平衡に達した酸素分圧が 60〜100 mmHg にあれば安全圏である．動脈血酸素分圧が 60 mmHg まで低下しても酸素飽和度にはほとんど変化がない．

3）循環器系

出生後肺血管抵抗は 1/5 に低下し，肺血流量は著しく増加する．胎児期には右室から拍出された血液は 90%が動脈管経由で下行大動脈に流れているが，生後 2〜3 分で 90%が肺動脈に流れるように変化する．その結果，左心房に流入する血液が大幅に増加する．さらに胎盤剝離によって，臍帯拍動は低下し，下大静脈に流れ込む血液量は減少する．それにより，右心房圧は左心房圧よりも低くなり，生後数分で卵円孔は機能的に閉鎖する．動脈管が存在すると右⇄左の両方向シャントが存在するが，肺動脈圧の低下に伴って左⟶右だけのシャントになる．右心房の血流は増加し，動脈血の酸素分圧は上昇し，動脈管は生後 10〜15 時間で機能的に閉鎖する．

4）腎機能

胎児期には胎盤を介して母体が老廃物を排泄しているが，在胎 10 週頃には尿の産生が始まる．尿を含む羊水を胎児は嚥下し，腸管から吸収され，一部は母体血へ，一部は再度排泄する．新生児腎は発達過程にあり，機能的に余力に乏しい．正常新生児尿量は 1〜2 mL/kg/hr であるが，出生時低酸素血症では 2〜3 日無尿のこともある．

細胞外液量の出納は成人の 3 倍であるので，水分バランスを崩しやすい．血液ガスはアシドーシスに傾いている．尿濃縮能は低く，脱水症に陥りやすい．尿希釈にも時間を要するので水の過剰蓄積も起こしやすい．

5）免疫機能

子宮内は通常無菌であり，出生時に保有する抗体はすべて母親由来である．胎盤を介して胎児に移行するのは Fc レセプターによって能動輸送される IgG だけである．母親が通常獲得している麻疹，風疹，ポリオ，流行性耳下腺炎，ジフテリアなどには生後半年間は罹患しにくい．B 群溶連菌感染の一因は母体の抗体価が低いことによる．

抗体のうち IgM，IgA は胎盤通過性がない（IgA はわずかに移行）ので，新生児が自身で産生した抗体である．臍帯血 IgM 濃度が 20 mg/dL を超えるときは子宮内感染を示唆する．分泌型 IgA は初乳に多く含まれ，腸管粘膜において，グラム陰性桿菌が体内に侵入するのを防ぐ．真菌やウイルスも児は感染したことがないので，新生児が感染すると重症化する．

正期産，早産児ともに単球と好中球の遊走能，付着能は成熟していない．単球・好中球の殺菌能は成熟しているが，病的状態では低下する．出生直後には B 細胞は細菌表面の多糖類に対し，抗体産生が不十分で，肺炎球菌や溶連菌に感染すると重症化しやすい．成熟 T 細胞による B 細胞への補助が十分に受けられないことも関与している．蛋白抗原より，赤血球のような多糖類抗原には反応が遅れる．T 細胞は出生時にも同種 HLA 抗原に対し，混合リンパ球反応や細胞障害性で反応するが，CD45 細胞比率は少なく，IFNγ 産生能は低く，新生児免疫障害の一因となっている．

2 新生児への輸血

a．胎盤輸血（placental transfusion）/ 臍帯結紮遅延（delayed umbilical cord clamping）

子宮内で胎盤と胎児は一体の循環系を形成し，出

JCOPY 498-01913

表VII-31　4カ月未満の小児への輸血基準(英国) (Gibson BES, et al. Br J Haematol. 2004; 124: 433-53[2])

	基準
赤血球輸血	
・出生後24時間以内の貧血	Hb 12 g/dL
・集中治療を必要とする児	1週間の血液喪失が循環血液量の10%以上
・集中治療を受けている児	Hb 12 g/dL
・急性出血	循環血液量の10%以上の出血
・慢性的な酸素依存	Hb 11 g/dL
・貧血はあるが安定的	Hb 7 g/dL
血小板輸血	
・出血を伴う早産および正期産児	Plt $50 \times 10^3/\mu L$
・出血を伴わない病的な早産および正期産児	Plt $30 \times 10^3/\mu L$
・出血を伴わず，安定している早産および正期産児	Plt $20 \times 10^3/\mu L$

生時には全血液の約1/3は胎盤に存在する[1]．分娩後即時に臍帯結紮を行うと，血液の30%は胎盤に残存する生理故に胎盤輸血が普及してきた．胎盤輸血には胎盤を新生児よりも上部に数分おく臍帯結紮遅延（delayed cord clumping: DCC），臍帯を数回しごくミルキング法には胎盤付着臍帯ミルキング法（intact-umbilical cord milking: I-UCM）と胎盤切断臍帯ミルキング法（cut-umbilical cord milking: C-UCM）がある．DCCを1分間行うと残存血は20%に，3～5分間で13%に減少させる．I-UCMは欧米で，C-UCMは日本で普及している．胎盤輸血を実施しても，過剰輸血や低体温には進展せず，むしろ心肺循環と脳神経系への好影響が期待されている[1]．

b．赤血球輸血（red blood cell transfusion）

早産（未熟）児は元来生理的貧血が出現しやすいのに加えて，状態が良くない低体重児ほど頻回の検査採血が必要になり，医原性貧血をきたしやすい．新生児への赤血球輸血に明確なevidenceに基づくトリガー値は設定できないが，世界的には概ね 表VII-31 の基準で運用されている[2]．不安定な呼吸，頻脈，体重増加不良，不活発，弱い吸乳力，乳酸蓄積は貧血に伴う症状と捉えられ，高濃度酸素吸入が必要な呼吸器障害にはより強く赤血球輸血の適応があると考えられている[2]．

新しい厚労省指針[3]によれば全身状態が安定している児にはHb値が7 g/dL以下を目安に輸血を行う．慢性的な酸素依存には11 g/dL，生後24時間未満，もしくは集中治療を受けている新生児にはHb 12 g/dLの場合に輸血を考慮する 表VII-32．心不全を伴わない児には1回の輸血量は10～20 mL/kgとし，1～2 mL/kg/hrの速度で輸血する．うっ血性心不全を伴う未熟児には心不全の重症度に合わせて輸血量と速度を加減する．

表VII-32　新生児・小児に対する赤血球液の適正使用
(厚生労働省医薬．生活衛生局長．薬生発0330第15号，2018[3])

使用指針
- a．全身状態が安定している児
  通常，Hb 7 g/dL以下の場合に輸血を考慮する
- b．慢性的な酸素依存症の児
  通常，Hb 11 g/dL以下の場合に輸血を考慮する
- c．生後24時間未満の新生児，もしくは集中治療を受けている新生児
  通常，Hb 12 g/dL以下の場合に輸血を考慮する

極低出生体重児への輸血でに新鮮赤血球と通常赤血球間に転帰（死亡率，網膜症，腸管壊死，呼吸障害，脳室内出血）に差がないことがランダム化比較試験で証明されている[4]．また，制限輸血と非制限輸血を比較しても，上記の転帰に差を認めてはいない[5]．

200 mL由来赤血球製剤にチューブ接合装置（SCD，テルモBCT）を用いて，無菌的に小バッグをつなぎ，分割することで，有効期限までに同一ドナー血液が使用できる．この方法で暴露ドナー数を30%削減できる[6]．

■ c．血小板輸血（platelet transfusion）

1）血小板輸血の適応

血小板数は正期産児，早産児ともに成人とほとんど差がないが，新生児の血小板機能は成人よりも劣る．出生体重1,500 g未満の極低出生体重児では，血小板数10万/μL未満では出血時間は延長する．新生児の脳血管は出血の起きやすいgerminal matrixでは動静脈の血流が多いことに加えて，毛細血管壁が十分に発達していないので出血しやすい．そのため，成人よりも緩やかな基準で血小板輸血が行われる．日本での極低出生体重児の脳室内出血は13%に発生しているが，重篤例は4～5%である[7]．重度の脳出血は死亡や神経学的後障害の原因となる．早産児脳出血の90%は生後72時間以内に発生するので出血予防が重要である．

使用指針では，限局性の紫斑のみ，ないしは出血症状がみられず，全身状態が良好な場合は血小板数3万/μL未満の場合に血小板投与を考慮する．広範な紫斑や鼻，口腔内，消化管，頭蓋内などで出血を認める場合，凝固因子の著しい低下を伴う場合，および侵襲的処置を行う場合には血小板数5万/μL以上に維持すべきである[2]．英国基準では出血を伴わない病的な早産および正産児には血小板数3万/μL，出血を伴わず，安定している早産および正産児には2万/μLと記載されている 表Ⅶ-31 [2]．

2）血小板輸血の量と速度

血小板輸血量は10 mL（1×10^{10}）/kgで，速度は2時間を目途に輸血する．200 mL，400 mL全血から製造される新生児用の1，2単位製剤が実際にはほとんど供給されないので，予め予約するか，5単位製剤（1×10^{11}を含む，100 mL）か10単位製剤（2×10^{11}を含む，200 mL）を購入してその一部10～20 mLを使用する．

例えば，1,500 g体重児（150 mLの循環血液量）に1単位（10 mL）輸血すれば，70%が血中に回収され，約50,000/μL上昇すると計算される．

血小板上昇数＝輸注血小板数×血中回収率係数(0.7)/循環血液量

感染症や出血を伴っていると，期待ほど上昇しないことが多い．輸血後に採血評価して，さらに血小板輸血が必要かを決定する．その際に残った血小板製剤を注射器に移して冷蔵庫に保存したものを使用してはいけない．血小板は多くの酸素を必要とし，室温にて振盪保存しなければ，急速に機能を失う[8]．別バッグに無菌的に分割して室温保存する．

■ d．新鮮凍結血漿（fresh frozen plasma: FFP）の輸血

新生児の凝固因子は母親から由来せずに児自身が産生したものである．とくに低体重児の凝固因子は予備力に乏しいので，一旦出血や血栓形成すると，欠乏状態に陥りやすく，FFPによる補充が必要となる．特に接触因子とビタミンK依存因子が欠乏しやすく，PTとAPTTが延長しやすい．DICではⅤ因子とⅧ因子が低下しやすく，FFPの適応となる．最新の新生児DIC診断基準を 表Ⅶ-33 に示す[9]．FFPは10～15 mL/kgを12～24時間ごとに，2時間以内で輸血する．しかし，この量では過剰輸液となりやすいのでFFP，血小板，赤血球を併用しての部分交換輸血も行われる．

ビタミンKの投与により改善しないPT/APTTの延長があり，出血症状を認めるか侵襲的処置を行う場合，あるいは循環血液量の1/2を超える赤血球輸血時には，10～20 mL/kg以上のFFPを必要に応じて12～24時間ごとに繰り返して投与する．

先天性血栓性血小板減少性紫斑病（Upshaw-Schulman症候群）はvon Willebrand因子切断プロテアーゼ（ADAMTS13）の活性欠損により，血小板凝集が惹起される疾患であるが，この疾患には10 mL/kg以上のFFPを2～3週毎に投与・補充する[10]．

■ e．交換輸血（exchange transfusion）

1）交換輸血の目的と適応

①高ビリルビン血症（新生児重症黄疸）

上昇しているビリルビンを急速に除去し，核黄疸への進展を予防する．血液型母児不適合妊娠による場合は，母親由来抗体が感作されている赤血球と抗体を除去する効果もある．

②心不全，腎不全を合併した貧血

循環血液量を増やさずに，ヘマトクリット値を上昇させたい場合，上清部分を除去した赤血球製剤を

表Ⅶ-33　新生児 DIC 診断基準（Kusuda S, et al. Pediatric Research. 2012: 72: 531-8[7]）

項目	出生体重	
	1,500 g 以上	1,500 g 未満
$70\times10^3/\mu\text{L}$≦かつ 24 時間以内に 50%以上減少	【1 点】	【1 点】
血小板数[a)]　$50\times10^3/\mu\text{L}$≦　＜$70\times10^3/\mu\text{L}$ ＜$50\times10^3/\mu\text{L}$	【1 点】 【2 点】	【1 点】 【2 点】
フィブリノゲン[b)]　50 mg/dL≦　＜100 mg/dL ＜50 mg/dL	【1 点】 【2 点】	— 【1 点】
凝固能（PT-INR）　1.6≦　＜1.8 1.8＜	【1 点】 【2 点】	— 【1 点】
線溶能[c)]　＜基準値の 2.5 倍 基準値の 2.5 倍≦　＜10 倍 基準値の 10 倍＜	【−1 点】 【1 点】 【2 点】	【−1 点】 【2 点】 【3 点】

付記事項

a）血小板数: 基礎疾患が骨髄抑制状態など血小板減少を伴う疾患の場合には加点しない.

b）フィブリノゲン: 基礎疾患が感染症の場合には加点しない. 感染症の診断は小児・新生児 SIRS 基準などによる.

c）TAT/FM/SFMC は, トロンビン形成の分子マーカーとして, 凝固亢進の早期診断に有用な指標である. しかし, 採血手技の影響をきわめて受けやすいことから, 血小板数や D ダイマーなど他の凝固学的検査結果とあわせて評価する. 血管内留置カテーテルからの採血など採血時の組織因子の混入を否定できる検体では, TAT/FM/SFMC の一つ以上が異常高値の場合は, 1 点のみを加算する.

なお, 採血方法によらず, これらの測定値が基準値以内の時は DIC である可能性は低い.

用いて部分的交換輸血を行う.

③先天性代謝異常

高アンモニア血症, 重症アシドーシスを改善する.

④薬物中毒

母親由来薬物の除去.

⑤多血症による過粘稠症候群

主に生理的食塩水を用いた部分的交換輸血により, 血液の Ht 値（目標 55%）を下げ, 粘稠度を低下させる.

⑥敗血症（重症感染症）・DIC, 壊死性腸炎

皮膚硬化症, 血液培養陽性, 好中球減少, 未熟性が強い症例には交換輸血が有効である[11)]. 細菌, 細菌毒素(endotoxin), 炎症性サイトカインを除去し, 細菌に対する抗体を補充することによる機序が推定されている. DIC を併発した症例では凝固因子や血小板を補充することによると想定されている.

2）交換輸血の手技と輸血量

交換輸血の方法には臍帯静脈カテーテル 1 本を用い, 瀉血と輸血を交互に繰り返す Diamond 法と, 末梢動脈からの瀉血と末梢静脈からの輸血を同時に行う Wiener 法がある. 循環動態が安定しているので後者が主流である.

用いる血液製剤には新鮮全血（放射線照射済み）が理想的だが, 入手不可能である. 迅速に入手できるなら日赤の合成血液を使用するのが望ましい. 急ぐ場合は赤血球製剤（希釈と高 K 血症を避けるため, 保存液成分を除去する）+FFP（+血小板）を院内で混合して疑似全血製剤を作成する.

輸血速度は 100 mL/kg/hr で通常輸血の 10 倍速度になる. 交換輸血量は患児循環血液量相当量から 2 倍量が実施され, 循環血液量の 2 倍量を交換すると 80〜90%が置換される.

3）交換輸血に伴う特有な有害事象とその予防

①輸血後移植片対宿主病（GVHD）

交換輸血後の GVHD は多数報告されている[12)]. 用いる細胞血液成分（赤血球, 血小板）中のリンパ球を不活化するため, 必ず放射線照射をする.

②電解質異常(高K血症，低Ca血症，高Na血症)，高血糖・低血糖

高K血症を予防するには新しい(採血後3日以内)赤血球を入手するか，赤血球製剤にカリウム除去フィルター(保険適応)(川澄化学工業)を用いる[13]．低Ca血症予防のため，交換輸血50〜100 mLごとにカルチコール1 mL静注する．輸血血液には高濃度のブドウ糖が含まれ，高血糖になりやすく，逆に過剰インスリン分泌や寒冷ストレスによって低血糖になることがある．

③低体温

加温コイルにより血液を加温する．

④アシドーシスとアルカローシス

血液製剤に含まれるクエン酸によってアシドーシスに，遅れてクエン酸が代謝されアルカローシスになることがある．

f．顆粒球輸血（granulocyte transfusion）

新生児骨髄の好中球プールは小さく，感染症を合併すると好中球は容易に不足し，殺菌能が不十分になり，重症化しやすい．1970年代にも顆粒球輸血は実施されたが，有効性への疑問とドナーへの影響（ステロイドの使用，高分子HESの長期蓄積）のため，一時廃れた．しかし，顆粒球増殖因子G-CSFをドナーに使用することで，良質な顆粒球が得られるようになり，小児領域で見直されてきた．

我々の方法は高分子HESや成分採血装置を使わずに，G-CSF（300 μg/日）（デキサメサゾンは使用しない）をドナー（ABO適合の肉親）に連日注射し，2日目と3日目に顆粒球を採血する方法である[14]．まず400 mL全血を血液バッグに採血遠心し，バフィーコートを広く（全体の1/3）取り分け，血漿部分と赤血球部分はドナーに戻す．顆粒球は赤血球層に入り込んでいるので上部赤血球層を多めに含むのがコツである．生食（約100〜300 mL）を加えた残余血漿＋赤血球をドナーに返血後，さらに400 mL（計800 mL）を採血し，同じ工程を繰り返す．簡便でドナーへの負担も小さく，好中球の回収率は約70%と良く，1日2×10^{10}ほどの顆粒球（好中球）輸血が可能である．血小板の回収率も約70%で約10単位分の血小板輸血に相当する．得られる好中球の質はアフェレーシスよりも優れ，顆粒球減少を伴った小児重症感染症の有効率は70%である[15]．輸血後GVHD予防のため，必ず放射線照射して用いる．

g．Erythropoietin(Epo)による貧血の治療

超早産児の多くは，貧血の進行に対するEpo産生能（反応性）が低いことに起因する未熟児貧血を合併する．より早産であるほど頭蓋内出血などの重篤な出血の合併や頻回採血による失血を伴い，未熟児貧血に影響する．未熟児貧血の予防や治療に用いられるEpoは，早産児においても赤血球前駆細胞に対する反応性は良好であることが知られており，網状赤血球数と赤血球数は増加する．しかし，現在のところ，輸血回避や輸血回数の減少に関する効果は限定的と考えられている[16]．早産児ではHb値が12 g/dLを下回った時点で200単位/kgを週2回皮下投与し，Hb値が10 g/dLを超えた段階で中止を検討する．なお，Epo投与により鉄需要は増加するため，鉄剤の併用が欠かせず，2〜6 mg/kg/日の鉄補充が必要である．近年では，新生児低酸素性虚血性脳症に対して，Epo大量投与（1,000単位/kg，生後1週以内に計5回経静脈投与）により，脳障害を回避する可能性が期待されている[17]．

●文　献

1）Katheria AC, Lekshminrusimha S, Rabe H, et al. Placental transfusion: a review. J Perinatol. 2017; 37: 105-11.

2）Gibson BES, Todd A, Roberts I, et al. Transfusion guidelines for neonates and older children. Br J Haematol. 2004; 124: 433-53.

3）厚生労働省医薬．生活衛生局長．「血液製剤の使用指針」の一部改定について．薬生発0330第15号2018. 3. 30. Ⅳ新生児・小児に対する輸血療法．http://www.mhlw.go.jp/file/06-Seisakujouhou-11120000-Iyakushokuhinkyoku/0000203007.pdf

4）Fergusson DA, Hébert P, Hogan DL, et al. Effect of fresh red blood cell transfusions on clinical outcomes in premature, very low-birth-weight infants: the ARIPI randomized trial. JAMA. 2012; 308: 1443-51.

5）Keir A, Sanchita P, Trivella M, et al. Adverse effects of red blood cell transfusions in neonates: a systematic review and meta-analysis. Transfusion. 2016: 56: 2773-80.

6）平原和子，大戸　斉，安田広康，他．無菌的多連バッ

グ接続による新生児輸血単位数の削減. 日輸血会誌. 1991; 37: 431-5.
7) Kusuda S, Fujimura M, Uchiyama A, et al. Trends in morbidity and mortality among very-low-birth-weight infants from 2003 to 2008 in Japan. Pediatric Research. 2012: 72: 531-8.
8) Ezuki S, Kanno T, Ohto H, et al. Survival and recovery of apheresis platelets stored in a polyolefin container with high oxygen permeability. Vox Sang. 2008; 94: 292-8.
9) 白幡 聡, 高橋幸博, 茨 聡, 他. 新生児 DIC 診断・治療指針 2016 年版. 日本産婦人科・新生児血液学会誌. 2016; 25: 3-34.
10) Sarode R, Bandarenko N, Brecher ME, et al. Thrombotic thrombocytopenic purpura, 2012 American Society for Apheresis (ASFA) consensus conference on classification, diagnosis, management, and future research. J Clin Apheresis. 2014; 29: 148-67.
11) 小山典久. 新生児敗血症に対する交換輸血は有効である. 周産期医学. 2013; 43: 1121-5.
12) Ohto H, Anderson KC. Posttransfusion graft-versus-host disease in Japanese newborns. Transfusion. 1996; 36: 117-23.
13) Cid J, Villegas V, Carbasse G, et al. Transfusion of irradiated red blood cell units with a potassium adsorption filter: A randomized control trial. Transfusion. 2016; 56: 1046-51.
14) Ohsaka A, Kikuta A, Ohto H, et al. Guidelines for safety management of granulocyte transfusion in Japan. Int J Hematol. 2010; 91: 201-8.
15) Kikuta A, Ohto H, Nemoto K, et al. Therapeutic transfusions of granulocytes collected by simple bag method for children with cancer and neutropenic infections: results of a single-centre pilot study. Vox Sang. 2006: 91: 70-6.
16) Ohls RK, Roohi M, Peceny HM, et al. A randomized, masked study of weekly erythropoietin dosing in preterm infants. J Pediatr. 2012; 160: 790-5.
17) Wu YW, Mathur AM, Chang T, et al. High-dose erythropoietin and hypothermia for hypoxic-ischemic encephalopathy: a phase II study. Pediatrics. 2016; 137: e20160191.

Ⅶ-1 緊急輸血，大量輸血（熱傷を含む）

Emergency transfusion, massive transfusion

Author:
山本晃士

1 緊急輸血

緊急輸血が必要となる状況というのは「急性出血によって生命の危機に直面している場合」といえよう．これには待機手術および緊急手術の術中大量出血，消化管出血，産科大量出血，外傷のほか，出血性DICによる急性出血も含まれる．出血量の目安としては，循環血液量（≒体重kg×70 mL）の15%までの出血ではほとんど生理的変化はみられないが，20%になると血圧低下，脳貧血症状（なまあくび，冷汗，悪心，嘔吐），失神などが起きてくる．そして30%（1,000～1,500 mL）を超える出血が急激に起こると出血性ショックに陥り，生命の危機に瀕することになる[1]．したがって，止血がはかれず出血が持続すると考えられる場合には，出血量が循環血液量の20%（800 mL前後）を超えた時点で輸血を準備し，すみやかに始める必要がある．手術中は麻酔科医により循環管理が行われているので，出血量およびヘモグロビン値から輸血の必要性を判断することになるが，一般的には出血量が1,000 mLを超えてきた場合，ヘモグロビン値であれば7～8 g/dLを目安に輸血を始めることが多い．

さて緊急輸血の際にも輸血検査が必要であるが，それには緊急度を考慮するべきである．この場合の輸血検査としてはABO血液型判定（所要約5分），Rh血液型判定（所要約5分），不規則抗体検査（所要約60分）の3つがあげられる．一刻も早く輸血を始めないと命にかかわるような超緊急時には，（後述するように）血管確保と同時に輸血検査用の血液を採取した上で，O型RhD＋の赤血球輸血を開始し，同時進行で輸血検査を行う．ABOおよびRhDの血液型判定だけは行う時間的猶予がある準緊急の場合には，不規則抗体検査は施行せずにただちに血液型同型の赤血球輸血を行う．この場合，交差試験も省略することになるが，それにより起こりうる輸血副反応を担当医が不安視するあまり，数十分を要する交差試験の実施を短時間で要求されることがある．一般的に不規則抗体に対する不適合輸血では溶血の程度が軽く，生命に危険を及ぼすような反応は稀であることを，緊急輸血を行う機会の多い診療科医師に周知しておくことが重要であろう．また，大量の輸血が必要になることを見越して10単位ほど，ときには一度に20単位の赤血球製剤をオーダーされることがあるが，輸血部門での出庫処理はバッグ数が多くなるほど時間を要するので，大量の製剤オーダー時にはかえって出庫が遅れることになる．こまめにオーダーするのが面倒ではあっても，当面すぐに必要な単位数（4～6単位）だけをオーダーし，追加は状況に応じて依頼するほうが，緊急輸血の際にはより適切な対応といえる．

2 異型適合輸血

近年，緊急時における異型適合輸血の重要性が指摘されている．すなわち，血液型不明患者に対してや，ABO 同型の赤血球製剤が不足した場合の O 型赤血球輸血である．出血性ショックなど，救命のために一刻も早い輸血が必要な場合，患者の血液型判定や交差試験を行っている時間的猶予はない．したがってとるべき対応は，とりあえず患者の血液型判定のための採血だけは行っておき，ただちに O 型 RhD＋RBC の輸血を施行することである．多くの場合，6 単位ほどの O 型赤血球輸血を行っている間に血液型判定も終わるので，その後は患者自身の ABO 型と一致した赤血球製剤を選択する．同時に RhD 型の判定および不規則抗体のスクリーニングを行うが，RhD＋で不規則抗体陰性であれば交差試験は行わず（ノンクロス），タイプ&スクリーン（コンピュータクロスマッチ）によって ABO 型だけを一致させた赤血球製剤を投与すればよい．RhD 陰性もしくは不規則抗体陽性の場合，適合血を選択あるいは確保するには相応の時間を要するため，輸血の緊急度を勘案して対応することになろう．この場合，RhD 陰性患者に対する RhD 陽性血の輸血および不規則抗体陽性患者に対する未交差試験での赤血球輸血は，適合輸血とならない可能性がある．しかし，RhD 抗体や多くの不規則抗体が属する IgG の抗体が引き起こす一時的な不適合反応（溶血性副作用）が，生命にかかわるほど重篤となることはほとんどないので，緊急を要する場合はノンクロスにて時期を逸しない輸血治療を行うことが肝要である．

このような異型適合輸血を選択せず，緊急時であってもあくまで ABO 同型輸血にこだわった事例を表Ⅶ-34 に示す．どちらも取り返しのつかない事態を招いており，担当医を含めたその場の医療スタッフの道義的責任は免れない．

新鮮凍結血漿（以下 FFP）の異型適合輸血については，赤血球製剤同様，血液型不明患者への AB 型 FFP 投与にほぼ限られる．米国の救命救急センターでは，血液型不明の外傷患者などに A 型 FFP を緊急輸血する施設もあるようだが，A 型 FFP に含まれる抗 B 抗体価は低いことがほとんどであり，それによる不適合反応は弱いため，臨床的に問題となるような有害事象は起きていないようである（米国では A 型 FFP が適合となる A 型・O 型両者で総人口の約 90％を占める）[2]．また血小板製剤の異型適合輸血は，ABO 同型の血小板製剤が十分に確保できない場合や，HLA 適合血小板輸血の場合に行われることがある．ただし，O 型の血小板製剤を異型輸血する場合には含有する抗 A および抗 B 抗体の抗体価が高いことがあるので，血漿成分を除いた洗浄血小板を輸血すべきである．

表Ⅶ-34 緊急時，同型輸血にこだわると…

症例 1
- 血液型不明の患者が出血性ショックで救急搬送された
- 血液型判定のための採血に手間取り，十数分を要す
- 血液型検査にさらに十数分
- この間に患者は低酸素脳症に陥り，意識戻らず
  なぜすぐに O 型赤血球を輸血しなかったのか？
  （O 型赤血球は血液型不明の患者にも輸血してよい！）

症例 2
- AB 型の入院患者が大量の吐血で出血性ショックに陥る
- AB 型赤血球の院内在庫なく，主治医は大至急，血液センターに依頼
- 1 時間後に届くも，すでに患者は出血性ショックで死亡
- A，B，O 型赤血球の院内在庫はあったのに…
  （AB 型患者は抗 A 抗体，抗 B 抗体ともにもたず，すべての血型の赤血球を輸血可能）

3 大量輸血

緊急輸血と大量輸血は，しばしば同じような状況で必要とされる．代表的なものは，術中大量出血，産科大量出血，重症外傷であろう．大量輸血とは「24 時間以内に循環血液量と同等かそれを超える量の輸血を行うこと」と定義されているが，一般的には 10 単位以上の赤血球輸血を大量輸血ととらえることが多い．欧米では「1 分間に 150 mL 以上の出血」または「3 時間以内に循環血液量の 50％を上回る出血」

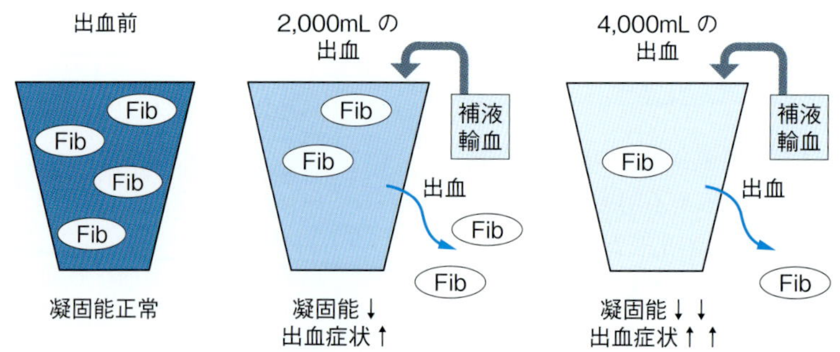

図Ⅶ-28　希釈性凝固障害の発症機序

と定義されており，こちらのほうが実際的である．緊急輸血・大量輸血の際に注意すべきは，冷却されたままの赤血球製剤を急速に中心静脈ルートから輸血すると，心筋の過冷却によって致死的な不整脈を生じることがある点である．また，短時間での赤血球製剤の大量輸血は，（後述する）希釈性凝固障害を引き起こすことがある．

言うまでもないことだが，大量輸血が必要となるのは「激しい急性出血が止まらず，失血量に匹敵するほどの輸血を行わなければならない」場合であり，端的にいえば「急性出血に対して止血ができない」場合である．逆にいえば，「止血治療が奏効すれば大量輸血は不要となる」ということである．上にあげた術中大量出血，産科大量出血，重症外傷における止血治療というと，真っ先に思い浮かぶのは外科手技的な止血治療であろう．すなわち，縫合，圧迫，電気メスでの焼灼などである．しかしこれらの外科手技的治療は，出血点が特定できるような，血管・臓器の損傷による出血に対してしか有効ではない．一方，大量出血の際に起こるもうひとつの出血原因として重要なのが，希釈性凝固障害による出血である．以下，この病態とその治療について詳述する．

■ a．希釈性凝固障害とは

希釈性凝固障害とは，主として大量出血の際の大量輸血に伴う凝固障害を指す[3,4]．短時間に循環血液量の 1/2 に迫るほどの出血，あるいは毎分 100 mL を超えるほどの急性出血が起こった場合，血圧や Hb 値を維持するために，まず膠質液（等張アルブミン製剤や HES など）の補液や赤血球輸血が行われる．しかし出血によって血漿も失われ，凝固因子（特にフィブリノゲン: Fib）も喪失するわけであるが，それを補充するための FFP は解凍（20 分以上を要する）が必要であり，その投与は遅れがちになる．その結果，患者血中の凝固因子は希釈されることになり，血中濃度は低下して凝固能が落ちていく．これがいわゆる“希釈性凝固障害”である 図Ⅶ-28．低下していく凝固因子濃度を上げうる実効性のある補充治療がなされなければ，やがて凝固因子濃度は止血可能域を下回り，さらなる出血が続いて凝固障害がより増悪するという悪循環に陥る 図Ⅶ-29．希釈性凝固障害による出血の特徴は，出血部位を特定できない複数箇所から湧き出すような出血（oozing）であり，たとえば縫合した部位の針穴からも滲み出すような出血である．

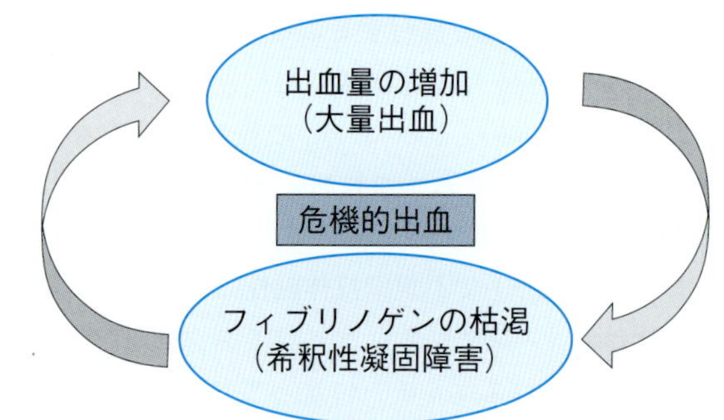

図Ⅶ-29　危機的出血に至る負のスパイラル

そもそも凝固反応は増幅系であって，わずかな量の凝固因子の作用が最終的に莫大な量のトロンビン生成を引き起こす 表Ⅶ-35[5]．つまり，凝固反応系の上流に位置する複数の凝固因子が正常の 20～

表Ⅶ-35　主な凝固因子の血中モル濃度と反応する基質・酵素の反応モル比（Maki M. In: Haemostasis and Thrombosis in Obstetrics and Gynecology. 1991: p.1-45[5]より改変）

凝固因子	分子量	血中モル濃度（mM）	基質と酵素	反応モル比
第XII因子	82,000	0.3	XIIa/XI	1 対 1
第XI因子	160,000	0.3	XIa/IX	1 対 2.3
第VII因子	50,000	0.1	VIIa/IX	1 対 7
			VIIa/X	1 対 13
第IX因子	55,000	0.7	IXa/X	1 対 1.9
第X因子	59,000	1.3	Xa/II	1 対 1.9
プロトロンビン（II）	72,000	2.5	IIa/I	1 対 3.5
フィブリノゲン（I）	340,000	8.8		

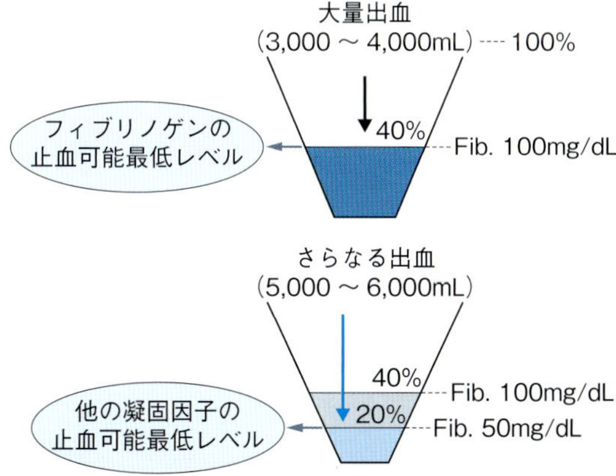

図Ⅶ-30　大量出血時，フィブリノゲンは真っ先に止血可能最低レベルを下回る！

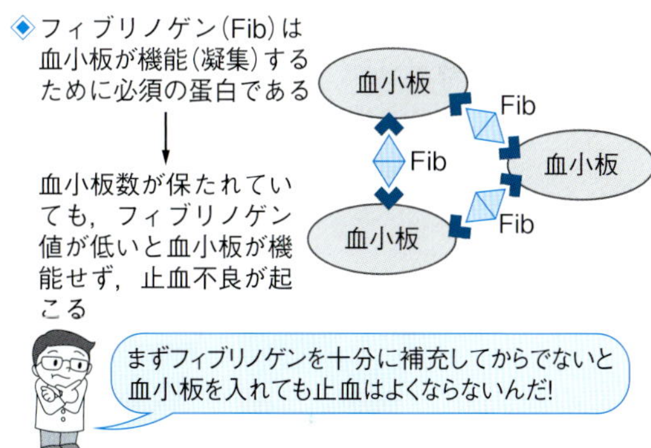

図Ⅶ-31　フィブリノゲンが枯渇すると血小板が機能しない

30％に減っても，なんとかトロンビン生成までは至ると考えられる．さらにトロンビン1分子はフィブリノゲン約1,700分子をフィブリンに変える能力があるため，凝固因子量が減少して（希釈性凝固障害の進行）トロンビン生成量が減ったとしても，フィブリノゲン濃度を高値に保てば十分なフィブリン血栓形成が期待できることになる．止血栓の形成に必要な最終段階の原料はフィブリノゲンであり他に代償できる因子はないので，フィブリノゲンが十分にないと止血栓を形成しえない．実は止血に必要な最低濃度は凝固因子ごとに異なっており，フィブリノゲンがもっとも高い血中濃度を必要とする[6]．このことは大量出血が起こった時，凝固因子の中でまっさきに止血可能域を下回るのがフィブリノゲンであることを意味している 図Ⅶ-30 ．さらに，フィブリノゲンは血小板が凝集するために必須の蛋白であるため，血小板数が維持されていてもフィブリノゲンが足りなければ，血小板による一次止血も悪くなる 図Ⅶ-31 ．実際に血小板数3万未満の条件下での血栓形成不全が，濃縮フィブリノゲンの補充によって有意に改善したとする *in vivo* での報告がある[7]．図Ⅶ-32 に示すように血を止めるための止血栓の構成要素には赤血球と血小板が加わるが，フィブリン/フィブリノゲンは止血栓の骨格となるネット（網）を形成するわけであり，この網が不完全だと止血が得られない．このようにフィブリノゲンは，大量出血の際の止血の良否を決める最重要因子である．以上より“大量出血時の希釈性凝固障害の本態は，高度な低フィブリノゲン血症である”といっても過言ではない．すなわち，大量出血の際にターゲットとすべき因子は，検査上も治療上もフィブリノゲンということになる[8-10]．

低フィブリノゲン血症による出血の特徴は「術野局所に限らない，皮下をはじめとしたさまざまな部

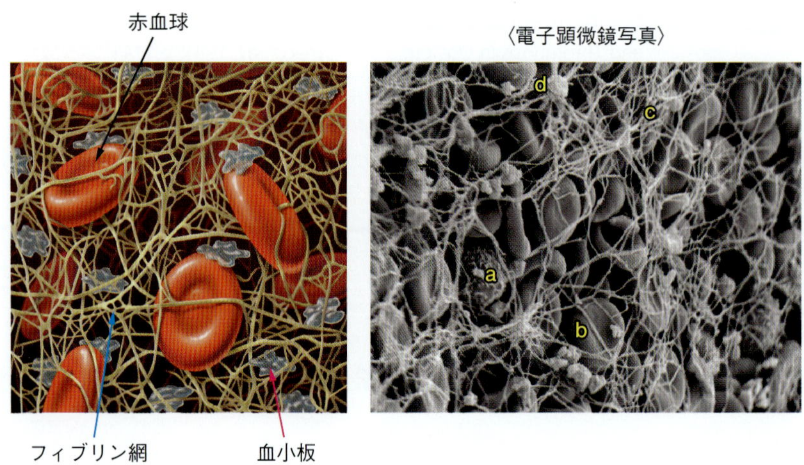

図Ⅶ-32　フィブリン/フィブリノゲンは止血栓の骨格となるネット（網）を形成する
a: 白血球，b: 赤血球，c: フィブリン網，d: 血小板

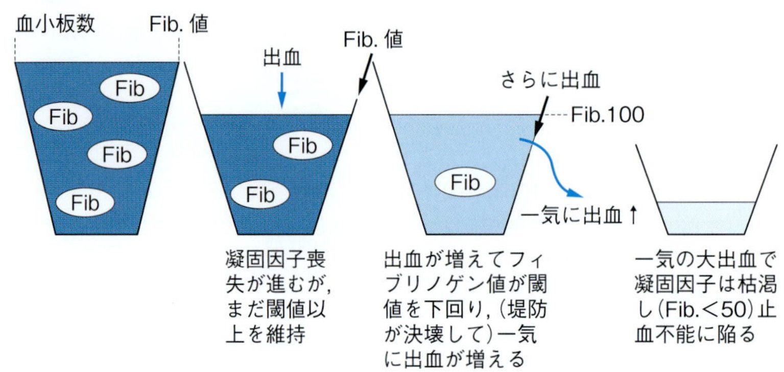

図Ⅶ-33　術中大量出血をきたすメカニズムは豪雨時の堤防決壊と似ている！

位からじわじわと滲み出すように湧き出てくる出血」である．もうひとつ，フィブリノゲン濃度が低下することによる出血の特徴をあげると，「ある時点からいきなり現れる全身性の出血傾向」ということになろう．これは図Ⅶ-33に示すように，豪雨時の堤防決壊による大洪水によく似た現象である．術中に出血量が増えても，血小板数や凝固因子（特にフィブリノゲン）濃度が止血可能域を保っている(＝水位が堤防を越えない）うちは止血栓を形成できるので全身性の出血傾向は起こらない．ところが，さらに出血量が増加して徐々に堤防が崩れ（＝フィブリノゲン濃度の低下)，やがて決壊した（＝フィブリノゲン濃度が止血可能域である 100 mg/dL を下回った）とたんに止血栓が形成されなくなり，大洪水となる（＝固まらない血液が至る所から湧き出る)．術者は「突然，術野に血が湧き出てきてまったく止まらなくなった」と感じることになるが，出てくるのは血液というより，まったく固まる気配のないサラサラした「赤い水」である．

b．希釈性凝固障害に対する治療概念

低フィブリノゲン血症を主体とする高度な希釈性凝固障害による出血に対しては，縫合・結紮など外科的処置による止血は不可能であり，濃縮された凝固因子を含む血液製剤を短時間で投与する輸血治療が，止血のために必須となる．しかし現状では，この輸血治療に実効性がないために大量出血患者の止血がうまくいかず，結果として出血量・輸血量の増

JCOPY 498-01913

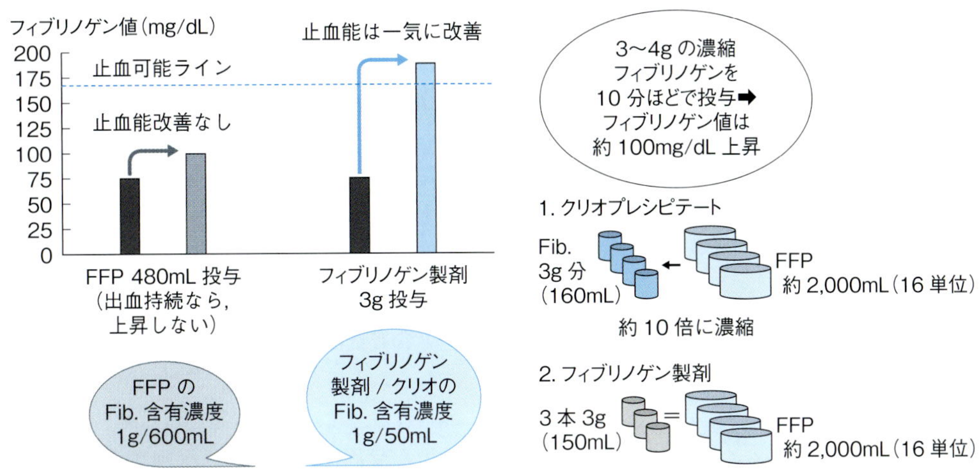

図Ⅶ-34　大量出血時の凝固障害（フィブリノゲン枯渇状態）に対して，FFP は無力
Fib.: フィブリノゲン

大と患者の予後不良をまねいている．後に述べるように，凝固障害に対して止血および出血予防目的で投与されることの多いFFPは，実のところ止血効果に乏しい．だとすると，高度な希釈性凝固障害を呈する患者において良好な止血を達成するためには，どのような製剤を投与すればよいのか？

既述したように希釈性凝固障害の本態が高度な低フィブリノゲン血症である以上，その治療は，濃縮されたフィブリノゲンの補充に尽きる．大量のFFP輸血が必要とされる病態の多くは，実はフィブリノゲンさえ迅速に十分量補充できれば止血が達成されるはずである[8-10]．そしていったん止血が完了しさえすれば，それ以降のいっさいの輸血は不要となる．大量出血患者（3,000〜4,000 mL 以上の出血）の場合，循環血液量の確保と凝固因子の全般的な補充を兼ねてFFP投与を行うわけであるが，FFPのフィブリノゲン含有濃度はせいぜい 0.16〜0.2 g/dL 程度であり[11]，血中フィブリノゲン濃度の上昇効果はほとんどないといえる．つまり，FFP投与による止血力の改善は期待できず，濃縮されたフィブリノゲンを含有する製剤を投与しない限り良好な止血は得られない[12,13]．もちろんトロンビンさえ生成できないほどに高度な凝固因子欠乏に至る症例（重症外傷や産科大量出血）もあり，その場合にはFFPによって複数の凝固因子を補充することも必要となるが，フィブリノゲン値が止血可能域を上回って初めてFFP投与が止血にとって有効な治療になるのである．以上のように，基本におくべき考え方は「“希釈”によって生じる凝固障害に対しては“濃縮”された製剤をもって対処する」という至極当然な考え方である[14]．高度な希釈性凝固障害（低フィブリノゲン血症）に対して投与すべき，フィブリノゲンが濃縮されている製剤としては，クリオプレシピテートとフィブリノゲン製剤の2つ（次項で詳述）があげられる 図Ⅶ-34．

この両製剤はどちらもフィブリノゲン含有濃度がFFPの約10倍であり，凝固障害による出血を止めるにはきわめて有効である．フィブリノゲン 3〜4 g の投与によりフィブリノゲン値は約 100 mg/dL 上昇すると考えられるので，高度に低下した血中フィブリノゲン濃度でも一気に止血可能域に達すると期待される．フィブリノゲン 3〜4 g をFFP輸血で補充しようとすると 2,000〜2,400 mL（16〜20 単位）が必要となるが，FFP輸血では容量も増えてしまうため，患者のフィブリノゲン濃度を上げることは難しい[15,16]．良好な止血を達成するためには，フィブリノゲン補充による到達目標フィブリノゲン値を 200〜250 mg/dL 以上に設定するべきである[17-19]．欧米の周術期輸血ガイドラインにはフィブリノゲン製剤，クリオプレシピテートともにその使用が明記され[20,21]，大量出血時の高度な低フィブリノゲン血症における止血の有効性はほぼ確立されてい

表Ⅶ-36　クリオ/フィブリノゲン製剤の使用指針(私案)

- 適応疾患
  ①術中大量出血
  ②産科大量出血
  ③重症外傷
- 投与トリガー
  フィブリノゲン値≦150 mg/dL（>150 であっても，出血の勢いからやがて≦150 になると判断した場合は投与）
- 投与量の目安（フィブリノゲンとして）

フィブリノゲン値（mg/dL）	投与量
・100〜150	3 g
・50〜100	3〜6 g
・<50	6〜10 g

注: 羊水塞栓などの産科 DIC や重症外傷では，フィブリノゲン値の測定結果を待たずに投与することも考慮する

る[22-25]．表Ⅶ-36 にフィブリノゲン製剤およびクリオプレシピテートの実際的な使用指針（私案）を示す．

c．希釈性凝固障害に対して用いる製剤

1）クリオプレシピテート

クリオプレシピテートは，1950 年代から主に血友病 A に対する第Ⅷ因子補充療法として世界的に使用されていた製剤である．1970 年代に第Ⅷ因子の血漿分画製剤が登場して以降は，主に大量出血に伴う低フィブリノゲン血症に対しフィブリノゲンを補充する目的で使用されるようになっている[23,26]．わが国でも以前は血友病治療のために日本赤十字社が製造・供給していたが，現在は中止されており，全国的に供給体制はない．米国やカナダでは，主に外傷，産科出血，心臓外科手術の各領域における高度な低フィブリノゲン血症に対して投与されているが[27-29]，欧州諸国においては，より安全性の高いフィブリノゲン分画製剤に取って代わられた．クリオプレシピテートは FFP を 4℃で 24〜30 時間かけて緩やかに解凍した後の沈殿物であり，上清を除去後，50 mL ほどの血漿部分によく溶かした後，−40℃以下の冷凍庫で保存する（有効期間はもとの FFP に準ずる）．この作製過程の詳細については，「クリオプレシピテート作製プロトコール」として日本輸血・細胞治療学会のホームページに掲載されている[30]．凍結したクリオプレシピテートは 37℃，10 分ほどで速やかに可溶化するので，緊急時には使いやすい．FFP-480 から作製したクリオプレシピテートは 40〜50 mL となり，フィブリノゲンとして 0.6〜0.8 g を含むほか，第Ⅷ因子，フォン・ヴィレブランド因子，第ⅩⅢ因子，フィブロネクチン，ビトロネクチンなどの接着性凝固蛋白をも高濃度に含んでいる．ただし，クリオプレシピテートのフィブリノゲン含有量は献血ドナーの血中フィブリノゲン値に左右されるので，バッグごとにかなりのバラツキがみられる．また，活性化された血小板から遊離して強力な凝固活性化作用を発揮する血小板マイクロパーティクルも，クリオプレシピテートでは FFP の 250 倍にも濃縮されているようである．

クリオプレシピテートの投与は低フィブリノゲン血症の改善にきわめて有効であり，3〜4 パック（FFP 1,440〜1,920 mL＝12〜16 単位分⇒2〜3 g のフィブリノゲンを含有）の投与で血中フィブリノゲン値は一気に 100 mg/dL 近く上昇するはずで，フィブリノゲン濃度をすみやかに止血可能レベルまで上げることができる[31]．すでにわが国でも，種々の領域でその有効性が報告されている[32-34]．特に小児の心臓外科領域では，クリオプレシピテートの投与が非常に威力を発揮することが経験されている．FFP 投与による容量負荷をかけることなく，短時間で有効なフィブリノゲン補充が可能であり，きわめて止血効果が高い．また，クリオプレシピテートに含まれる第ⅩⅢ因子には線溶阻害作用がある(後述)．一方ビトロネクチンは，プラスミノゲンアクチベーターによるプラスミン生成反応を阻害する PAI-1（plasminogen activator inhibitor-1）の結合蛋白である．したがって，これらの蛋白を高濃度に含有するクリオプレシピテートの投与は，線溶亢進を合併している凝固障害（頭部外傷を含む多発外傷，産科大量出血，急性白血病に伴う DIC など）に対してより有効性を発揮する可能性がある．

クリオプレシピテートの作製には 2〜4 日を要するので，前もって作製し保存しておく必要がある．わが国でも中規模以上の施設では，輸血部にてクリオプレシピテートを作製，供給するところが増えてきた (500 床以上の病院の 1 割強)．その多くでは，

JCOPY 498-01913

表Ⅶ-37　効率的なクリオプレシピテートの運用

- すべての患者に投与可能であるAB型クリオだけを作製して備蓄している施設が多い
- AB型FFP-480の需要が増え供給が間に合わない
- 人口比率の最も高いA型のFFPを活用できないか
- A型FFP-480から作製するA型クリオは，A型およびO型患者（人口の7割）に使用可能
- A型クリオ→A型/O型患者
- AB型クリオ→B型/AB型/血型不明患者

すべての血型患者に使用可能と考えられるAB型FFP-480から作製したクリオプレシピテートを3～6パックほど備蓄している．しかし今後，クリオプレシピテート作製目的でのAB型FFP-480の需要が増えると，その不足～供給困難が危惧されることから，A型FFP-480から作製するクリオプレシピテートの運用を推進したいと考える．日本人での血液型分布をみると，A型とO型を合わせて全人口の約7割を占めており，A型およびO型患者にはA型クリオプレシピテートでの対応が可能である（O型患者へのA型クリオプレシピテート投与は異型適合輸血であり問題ない）．このような運用によって，AB型クリオプレシピテートは血型不明患者およびB型・AB型患者に対してのみ使用するだけでよくなり，その需要量は大幅に軽減されることが期待できる 表Ⅶ-37 ．米国ではすでにA型クリオプレシピテートの運用が進んでいるが，それは米国白人ではA型とO型で人口の90%近くを占めるということも背景にあろう．一般的にA型FFPでは含有する抗B抗体価が高くなく，少量のA型血漿とB抗原保有者との間で起こる溶血反応も臨床的に問題となるほど強くはないことから，米国の救急領域では，A型FFPが血型不明患者やB型・AB型患者にも使用されているようである[35]．

2）フィブリノゲン製剤

わが国には，フィブリノゲンが濃縮された国産の血漿分画製剤としてフィブリノゲン製剤（フィブリノゲン-HT）がある．1964年から非加熱製剤が流通し，1987年から乾燥加熱処理がなされるようになったが，この間，急性出血による低フィブリノゲン血症に対して主に産科領域で使用された．だが，C型肝炎の感染源として問題となり，訴訟が起きた．出血量がそれほど多くない妊産婦に対し，フィブリノゲン値の測定もなされずに同製剤が濫用されたことも大きな問題とされた．1994年からはSD処理加熱による病原微生物の不活化がなされた安全な製剤となっているが，1998年以降，先天性無フィブリノゲン血症患者に対してのみの保険適用に限定されている．フィブリノゲン-HT®は1本1gを50mLの溶解液に溶かして投与するが，フィブリノゲン濃度は2.0g/dLとFFPの約10倍であり，クリオプレシピテートと同様，フィブリノゲン濃度上昇効果が非常に高い．ただしフィブリノゲン分画は第XIII因子との結合が強くて分離精製が難しく，同製剤には相当量の第XIII因子が含まれることがわかっている．また，フィブリノゲン製剤は溶解に5～10分ほど（上手に振盪しないと激しく泡立つので注意！），投与開始から完了までに5～10分ほどを要するのみであり，迅速な投与が可能である．クリオプレシピテートと同様，フィブリノゲン製剤3～4gを一気に投与すれば，出血が続いている患者であっても血中フィブリノゲン値は少なくとも100mg/dLほど上昇すると期待され，フィブリノゲン濃度が止血可能域に達すると考えられる 図Ⅶ-33 ．表Ⅶ-38 にクリオプレシピテートとフィブリノゲン製剤，それぞれの主な長所・短所をまとめた．

欧州では「ヘモコンプレッタンP®」というフィブリノゲンの血漿分画製剤（献血由来）が流通しており，2007年あたりから低フィブリノゲン血症による出血傾向に対して広く使用されるようになった[12,22,36,37]．特に使用頻度の高い領域は，クリオプレシピテートの場合と同様，外傷，心臓血管外科手術，肝臓移植を含む肝臓外科手術，産科出血などである．ただいずれの領域においても，前方視的な無作為割付試験は行われておらず，高いレベルでのエビデンスが示されているわけではない．にもかかわらず，特に高度な低フィブリノゲン血症が危機的出血

表Ⅶ-38 クリオとフィブリノゲン製剤の長所・短所

クリオプレシピテート	フィブリノゲン濃縮製剤
〈長所〉 1．容量が少なく溶解も 5 分ほどで，投与開始から 10 分以内に投与完了できる（FFP-480 が 40～50 mL となる） 2．FFP として保険請求できる 〈短所〉 1．日赤からの供給体制がなく，作製できる施設が限られている 2．作製に 2～4 日かかり，大量供給は不可（備蓄量は 3～6 パックほど） 3．ウイルス不活化処理がされていない 4．フィブリノゲン含有量が一定しない（FFP 4 単位分で 0.5～0.8 g） 5．高価である（フィブリノゲン 3 g 分が約 10 万円: 場合によっては保険査定を受け，病院負担となる） 6．有効期限は最大 6 カ月（通常は 2 カ月程度）と比較的短い 7．血型選択の必要あり（同型か AB 型）	〈長所〉 1．ウイルス不活化処理がされており，安全性が高い 2．容量が少なく（1 本 1 g が 50 mL），短時間で投与できる 3．フィブリノゲン含有量が一定で，投与量が明確である 4．有効期限は 2 年以上と長い 5．血型選択の必要がない 6．分画製剤であり，備蓄が容易（産科クリニック，血液供給事情の悪い僻地・離島など） 〈短所〉 1．後天性フィブリノゲン欠乏症に対して保険適応がない（薬剤費は病院負担） 2．溶解操作にコツがあり，不慣れだと時間がかかる

もしくは生命予後の不良に直結する産科大量出血や外傷領域，心臓血管外科領域では，フィブリノゲン製剤の投与が強く推奨されている[38-40]．周術期や重症外傷において，FFP またはフィブリノゲン濃縮製剤を患者に投与した転帰（出血量，輸血必要量，入院期間，生存率，血漿フィブリノゲン濃度）を報告した 91 件（71 件が FFP 投与，20 件がフィブリノゲン製剤投与）の研究結果（1995～2010）を総括したシステマティックレビューでは，以下のように述べられている[41]．全体として，FFP は研究結果の 28％で良い影響を，22％で負の影響を示し，FFP が死亡率を減少させたという証拠は限定的であった．フィブリノゲン濃縮製剤 vs. 対照群の比較ではエビデンスは一貫してプラス（＝良い影響）であり（全結果の 70％），負の影響はなかった（5 つの研究）．質の高い 3 つの研究で，フィブリノゲン濃縮製剤は FFP と直接比較され，出血量，同種輸血必要量，ICU 在室期間と在院期間の減少，血漿フィブリノゲン濃度上昇の点で優れていた．手術および重症外傷患者での FFP の臨床的有効性は支持されず，有害である可能性が示唆された．周術期には，フィブリノゲン濃縮製剤が一般に転帰項目の改善と関係しているようである．Point of Care Testing（POCT）により凝固能（フィブリノゲン値）を評価し，その結果に応じ目標値を設定してフィブリノゲン製剤を投与することは，重篤な凝固障害患者の止血にとって，いまや不可欠な対応策になっているといえよう[42]．

フィブリノゲン製剤の安全性については，他の血漿分画製剤と同様，非常に高いと考えられる[43]．クリオプレシピテートと違って，病原微生物の混入や TRALI 発症のリスクはきわめて低い．海外からの報告では，アナフィラキシーを含むアレルギー反応を起こした症例はあるが，その頻度は 0.03％程度である．同じく海外からの報告で血栓性合併症も 28 例ほど（頻度は約 0.05％）で起きているが，そのほとんどは複雑な臨床病態において他の凝固因子濃縮製剤が併用されている症例であった．もちろん，わが国で使用されているフィブリノゲン-HT®についても，1998 年以降，感染症の伝播や血栓性合併症の報告はない．

このようにみてくると，フィブリノゲンが濃縮された製剤（すなわちフィブリノゲン製剤およびクリオプレシピテート）の供給体制がなく合法的に使用できないのは，先進国の中で日本だけであろう．これは，大量出血患者を診療する日本の臨床医にとって，非常に大きなハンディになっているといえる．

JCOPY 498-01913

一刻も早くフィブリノゲン製剤が，後天的な低フィブリノゲン血症に対して保険適用を取得することを期待する．

3）活性型第Ⅶ因子製剤

活性型第Ⅶ因子製剤は本来，インヒビター保有血友病および後天性血友病に対して使用する製剤であるが，多発外傷や産科大量出血など制御困難な出血症状に対しての有効例が報告されている[44,45]．本来の適応症では 90 μg/kg の投与が一般的であるが，大量出血症例の場合には，20～200 μg/kg が投与されている．わが国でも産科大量出血症例に対し，現在までに20例ほどの報告があり[46]，危機的出血を食い止めて妊産婦の救命に寄与したと評価できる症例もある．活性型第Ⅶ因子製剤の本質をひとことで言えば，“最強のトロンビン生成剤”である．大量の活性化第Ⅶ因子によって凝固反応が一気に進み，急激に大量のトロンビンが産生されると考えられる．しかし，いくらトロンビンがあってもフィブリノゲン濃度が止血可能域を維持していなければ止血栓は形成されず，活性型第Ⅶ因子の止血作用は発揮されない．止血栓の原材料はあくまでもフィブリノゲンであり，自動車に例えればガソリンの役割をはたすが，活性型第Ⅶ因子は点火プラグのごとく強力な発火源となり得るに過ぎない 図Ⅶ-35．しかも，活性型第Ⅶ因子の適切な投与量や投与基準を明確に示した報告はなく，DIC や血栓症を惹起する可能性もあるので，その投与は慎重に行うべきである．フィブリノゲンを十分に補充してフィブリノゲン値が 200 mg/dL を超えてもなお止血が得られない場合にのみ，限定して使用すべきであろう．

現在までに，大量出血や危機的な急性出血に遭遇するさまざまな領域で活性型第Ⅶ因子製剤の無作為化臨床試験が行われている．具体的には多発および頭部外傷症例，心臓血管外科手術症例，頭蓋内出血症例，上部消化管出血症例，肝臓移植術症例，造血幹細胞移植症例などを対象とした臨床試験である．しかしいずれの試験も，組み入れ症例数が少ない，一定した投与量・投与スケジュールが決められていない，エンドポイントの設定が不十分である，などの理由で，エビデンスレベルの高い有効性を示せて

✓フィブリノゲンはエンジンを
動かすためのガソリン
ガス欠状態（フィブリノゲン
枯渇）では，まずガソリンを
補充すべき

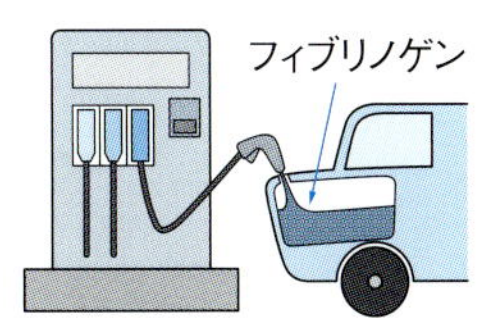
フィブリノゲン

✓ノボセブン®（活性型第Ⅶ
因子）は強力な点火プラグ
ガス欠状態では何度発火
させてもエンジンはかからず
バッテリーがあがるだけ

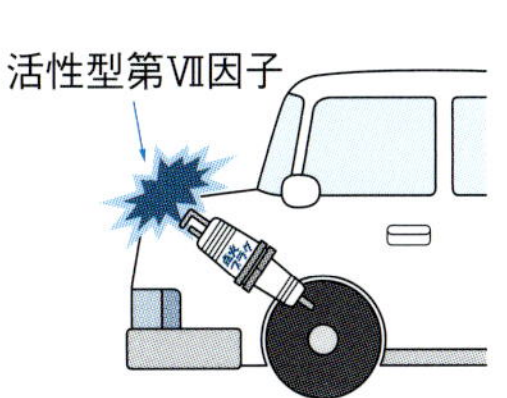
活性型第Ⅶ因子

図Ⅶ-35　フィブリノゲン製剤と活性型第Ⅶ因子製剤

いない．少なくとも臨床的にインパクトのある，死亡率の低下，出血量・輸血量の減少，有害事象の減少といった評価項目については，活性型第Ⅶ因子製剤の優位性が認められなかった．逆に，副作用としての血栓塞栓症の発症は 5～10% の症例に認められ，安全性が非常に懸念される結果となった．その中には，脳血栓塞栓症（21%）や心筋梗塞（19%）など生命にかかわる重篤な動脈血栓症も相当数含まれている．結論的には，「凝固障害を背景にもつ大量出血および危機的な急性出血に対して，活性型第Ⅶ因子製剤が有効であるとするエビデンスはなく，安全性も確立されていないので，その使用はきわめて慎重に行う必要がある」といえるであろう[47]．

4）プロトロンビン複合体製剤

プロトロンビン複合体製剤（PCC: prothrombin complex concentrate）には，活性化されていないプロトロンビン複合体を含んでいる製剤と活性化されたプロトロンビン複合体を含んでいる製剤がある．わが国で入手可能なのは，前者が PPSB-HT®およびケイセントラ®，後者が FEIBA®であり，いずれも，プロトロンビン，第Ⅶ因子，第Ⅸ因子，第Ⅹ因子を高濃度で含む濃縮製剤である．本来の適応症は，前者が血友病 B，後者がインヒビター保有血友病および後天性血友病であり，一般的な出血患者には保険適応がない．しかし，大量出血患者の止血凝固能を一気に上げて止血をはかるという意味では，単独で，あるいはフィブリノゲン製剤およびクリオプレシピテートとの併用投与で，効力を発揮する可能性

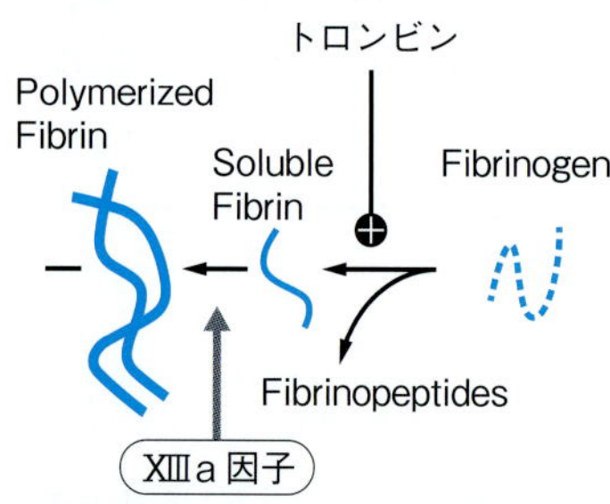

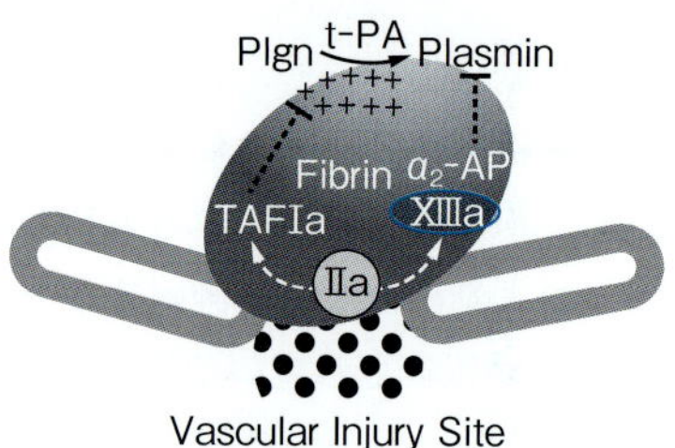

図VII-36 第XIII因子のはたらき（Bolliger D, et al. Anesthesiology. 2010; 113: 1205-19[51]より）
IIa: トロンビン，XIIIa: 活性化第XIII因子

がある[48-50]．心臓血管外科手術中の大量出血，ワルファリン過量投与患者の危機的出血（頭蓋内出血を含む），トロンビン阻害剤および活性化第X因子阻害剤服用患者の大量出血/外傷の際には，FFP投与に比べすみやかに止血を達成できると期待される．特に近年，高齢者の増加に伴い心房細動患者に対する処方例が急増している活性化第X因子阻害剤については，出血性合併症への対策が切望されている．適用外ではあるが，PPSB-HT®もしくはケイセントラ® 25〜50単位/kgの静脈内投与を試みるか，あるいは2,000単位（＝100 mL）程度をボーラス投与してみて止血効果をみる．ファイバの場合も25〜50単位/kg（1,500〜2,000単位＝30〜40 mL）を静脈内投与するが，こちらは活性化された凝固因子を含んでいるので，活性型第VII因子製剤と同様，血栓性合併症の発症リスクがあることを念頭におかなければならない．アナフィラキシーショックを含むアレルギー反応を起こすリスクもあるので，その投与は慎重に行う必要がある．ただ，いずれの製剤も一般的な出血患者における止血目的での投与については，大規模な前方視的無作為割付試験での有効性を示す，質の高いエビデンスを得ることが必要となろう．なおPPSB-HT®については，先天性プロテインC欠乏症での消費性凝固障害に伴う多発性の紫斑に対して，非常に有効であることが経験されている．

5）第XIII因子製剤

凝固第XIII因子はトロンビンにより活性化されると，フィブリノゲンから生成されたばかりの単量体のフィブリンモノマーを，多量体である不溶性のフィブリンポリマーへと重合させる役割を担う．したがってその欠乏はフィブリンの重合不全を招き，フィブリン止血栓の脆弱性による出血傾向を呈する．また既述したように第XIII因子には，線溶阻害因子である α_2-PI（＝α_2-AP: α_2-antiplasmin）やthrombin activatable fibrinolysis inhibitor（TAFI）をフィブリン血栓上でクロスリンクさせることにより，プラスミンの血栓溶解作用をブロックするという線溶阻害作用がある 図VII-36[51]（注: α_2-PIはプラスミンと結合してそのフィブリン溶解作用を阻害する．TAFIはトロンビンによって活性化されると，プラスミノゲンの結合部位であるフィブリン上のリジン残基を切断し，線溶活性化反応を阻害する）．第XIII因子欠乏によってこの線溶阻害作用が発揮できなくなると，線溶亢進による「後出血」といわれる出血傾向が招来される．

さて線溶亢進を背景とした出血傾向がみられる産科大量出血や外傷性出血の際には，フィブリン血栓の溶解が急速に進むので，フィブリン重合にはたらく第XIII因子の消費も速いと考えられる．フィブリノゲン値の低下度からみて，第XIII因子も容易に50〜60%を下回るであろうと推測される．また，心臓血管外科領域での大血管置換術中においても線溶亢進がみられるが，特に人工心肺離脱以降には第XIII因子の50%程度の低下が認められ，oozingのような出血傾向に拍車をかけている可能性がある[52]．このような状況においては，濃縮された第XIII因子を補充して十分な血中濃度を維持することが，フィブリン血栓を強固にし，出血傾向の抑制〜止血に有利にはたらく可能性がある[53,54]．しかし，冠動脈バイパス術症例を対象とした多施設共同の二重盲検試験（n＝409）では，第XIII因子投与群とプラセボ群との間に，輸血回避率や輸血量に有意差はみられなかった[55]．一般的に，凝固障害が重篤になりやすいと考えられる大血管置換術症例を対象とした臨床試験の結果が待たれる．

第XIII因子の補充はFFPでも可能であるが，既述したようにFFPは濃縮されていないため，第XIII因子を十分に補充しようとすると容量負荷が大きくなってしまう．そこで注目されるのが第XIII因子の濃縮製剤である．わが国では以前から第XIII因子の血漿分画製剤として，フィブロガミンP®が流通している．フィブロガミンP®は，先天性第XIII因子欠乏による出血傾向，XIII因子低下に伴う縫合不全および瘻孔に対して適応を有するが，最近になって後天性第XIII因子欠乏による出血傾向に対しても使用できるようになった．フィブロガミンP®は1バイアルを4 mLの溶解液に溶かして投与するもので，第XIII因子が血漿の約60倍以上に濃縮されており，1日に3〜6バイアルの投与で血中XIII因子濃度は100％以上に上昇すると期待される．もちろんクリオプレシピテートにも高濃度の第XIII因子が含まれており，第XIII因子濃縮製剤と同様な効果が期待できる．線溶亢進状態にあって著明な出血傾向を認めた場合，第XIII因子の測定結果(外注)を待たずに第XIII因子濃縮製剤およびクリオプレシピテートを投与することで，止血の改善が得られる可能性がある．欧州の周術期出血に対するガイドラインにおいても，手術患者にて術中に第XIII因子が60％以下となり活動性出血を認めた場合には，十分な血中フィブリノゲン濃度を維持した上で第XIII因子の補充を行うことが推奨されている[56]．

4 熱傷

熱傷患者については，広範囲の重症熱傷でない限り輸血の適応はない．ただ受傷初期には，受傷面積の広さと深さに伴い体液が組織間や体外に漏出するため，循環血漿量が低下する．したがって循環血漿量の維持が重要な治療目標のひとつになる．これには通常，乳酸リンゲル液をはじめとする晶質液が投与されるが，従来，膠質液やFFPが投与される場合もあった．しかし体液の漏出がおさまっていない時期にこれらを投与すると，逆に血管外（組織間液）の膠質浸透圧が高くなってしまい，かえってさらなる体液喪失を招いてしまうことになる．したがって，血清アルブミン値や凝固検査値が悪い場合でも，膠質液やFFPの投与は，ある程度，体液漏出がおさまった時期に限定的に行うにとどめるべきである[57]．

広範囲にIII度の熱傷を認める場合には，熱によって血球成分が破壊され，貧血や血小板減少が高度になることもある．この場合は一般的な輸血基準に則って輸血を行い，適宜採血検査を行って輸血効果を評価すればよい．ただし，受傷部位に感染を起こした場合には容易に敗血症に至り，高度な血小板減少を特徴とする敗血症性DICを起こしてしまうことがある．この場合，血小板減少が1〜2万/μLと高度であっても出血症状はほとんど起こらず，血栓傾向が前面に出て臓器障害をきたす．したがって，まずは感染症の治療と同時にヘパリン系薬剤およびアンチトロンビンなどによる強力な抗凝固療法を行って，血栓形成による血小板の消費を食い止めることが先決である．

●文　献

1) Waxman K, Shoemaker WC. Physiologic responses to massive intraoperative hemorrhage. Arch Surg. 1982; 117: 470-5.

2) Parker LA, Fontaine M, Hunt J. Expanding the use of type A plasma in critical care patient resuscitation. Transfusion. 2015; 55 (Suppl. 3): 169A.

3) Brecher ME, Rosenfeld M. Mathematical and computer modeling of acute normovolemic hemodilution. Transfusion. 1994; 34: 176-9.

4) 山本晃士．大量出血（希釈性凝固障害）に対する輸血療法．医学のあゆみ「周術期輸血療法 UPDATE」．2008; 224: 205-9.

5) Maki M. Blood coagulation, fibrinolysis, kinin formation and complement systems. In: Haemostasis and

Thrombosis in Obstetrics and Gynecology. Die Medizinische Verlagsgesellschaft mbH. Marburg, Germany: 1991: p.1–45.
6) Hiippala ST, Myllylä GJ, Vahtera EM. Hemostatic factors and replacement of major blood loss with plasma poor red cell concentrates. Anesth Analg. 1995; 81: 360–5.
7) Velik-Salchner C, Haas T, Innerhofer P, et al. The effect of fibrinogen concentrate on thrombocytopenia. J Thromb Haemost. 2007; 5: 1019–25.
8) Levy JH, Szlam F, Tanaka KA, et al. Fibrinogen and hemostasis: a primary hemostatic target for the management of acquired bleeding. Anesth Analg. 2012; 114: 261–74.
9) Levy JH, Welsby I, Goodnough LT. Fibrinogen as a therapeutic target for bleeding: a review of critical levels and replacement therapy. Transfusion. 2014; 51: 389–405.
10) 山本晃士．大量出血にどう対応するか: その病態と止血目的の至適輸血療法．In: POCTを活用した実践的治療～輸血による止血戦略とそのエビデンス．京都: 金芳堂; 2016. p.19–33.
11) Theusinger OM, Baulig W, Seifert B, et al. Relative concentrations of haemostatic factors and cytokines in solvent/detergent-treated and fresh-frozen plasma. Br J Anaesth. 2011; 106: 505–11.
12) Fenger-Eriksen C, Lindberg-Larsen M, Christensen AQ, et al. Fibrinogen concentrate substitution therapy in patients with massive haemorrhage and low plasma fibrinogen concentrations. Br J Anaesth. 2008; 101: 769–73.
13) 髙松純樹．大量出血時の病態と輸血療法―フィブリノゲン濃縮製剤投与の有用性．医学のあゆみ．2010; 235: 66–71.
14) Fries D. The early use of fibrinogen, prothrombin complex concentrate, and recombinant-activated factor VIIa in massive bleeding. Transfusion. 2013; 53 Suppl 1: 91S–5S.
15) Chowdhury P, Saayman AG, Paulus U, et al. Efficacy of standard dose and 30 ml/kg fresh frozen plasma in correcting laboratory parameters of haemostasis in critically ill patients. Br J Haematol. 2004; 125: 69–73.
16) Collins PW, Solomon C, Sutor K, et al. Theoretical modelling of fibrinogen supplementation with therapeutic plasma, cryoprecipitate, or fibrinogen concentrate. Br J Anaesth. 2014; 113: 585–95.
17) Bolliger D, Szlam F, Molinaro RJ, et al. Finding the optimal concentration range for fibrinogen replacement after severe haemodilution: an in vitro model. Br J Anaesth. 2009; 102: 793–9.
18) Bolliger D, Gonsahn M, Levy JH, et al. Is preoperative fibrinogen predictive for postoperative bleeding after coronary artery bypass grafting surgery? Transfusion. 2009; 49: 2006–7.
19) Fenger-Eriksen C, Moore GW, Rangarajan S, et al. Fibrinogen estimates are influenced by methods of measurement and hemodilution with colloid plasma expanders. Transfusion. 2010; 50: 2571–6.
20) O'Shaughnessy DF, Atterbury C, Bolton Maggs P, et al; British Committee for Standards in Haematology, Blood Transfusion Task Force. Guidelines for the use of fresh-frozen plasma, cryoprecipitate and cryosupernatant. Br J Haematol. 2004; 126: 11–28.
21) Practice guidelines for perioperative blood transfusion and adjuvant therapy. An update report by the American Society for Anesthesiologists Task Force on perioperative blood transfusion and adjuvant therapy. Anesthesiology. 2006; 105: 198–208.
22) Danés AF, Cuenca LG, Bueno SR, et al. Efficacy and tolerability of human fibrinogen concentrate administration to patients with acquired fibrinogen deficiency and active or in high-risk severe bleeding. Vox Sang. 2008; 94: 221–6.
23) Sørensen B, Bevan D. A critical evaluation of cryoprecipitate for replacement of fibrinogen. Br J Haematol. 2010; 149: 834–43.
24) Rahe-Meyer N, Sørensen B. Fibrinogen concentrate for management of bleeding. J Thromb Haemost. 2011; 9: 1–5.
25) Levy JH, Goodnough LT. How I use fibrinogen replacement therapy in acquired bleeding. Blood. 2015; 125: 1387–93.
26) Callum JL, Karkouti K, Lin Y. Cryoprecipitate: the current state of knowledge. Transfus Med Rev. 2009; 23: 177–88.
27) Alport EC, Callum JL, Nahirniak S, et al. Cryoprecipitate use in 25 Canadian hospitals: commonly used outside of the published guidelines. Transfusion. 2008; 48: 2122–7.
28) Nascimento B, Goodnough LT, Levy JH. Cryoprecipitate therapy. Br J Anaesth. 2014; 113: 922–34.
29) Curry N, Rourke C, Davenport R, et al. Early cryoprecipitate for major haemorrhage in trauma: a randomised controlled feasibility trial. Br J Anaesth. 2015; 115: 76–83.
30) 大石晃嗣，松本剛史，田中由美，他．クリオプレシピテート院内作製プロトコール．日本輸血細胞治療学会誌．2016; 62: 664–71.
http://yuketsu.jstmct.or.jp/wp-content/uploads/2016/10/81a5ec3d9c913b710998c3399fa4d2c6.pdf

JCOPY 498-01913

31）Lee SH, Lee SM, Kim CS, et al. Fibrinogen recovery and changes in fibrin-based clot firmness after cryoprecipitate administration in patients undergoing aortic surgery involving deep hypothermic circulatory arrest. Transfusion. 2014; 54: 1379-87.

32）山本晃士，西脇公俊，加藤千秋，他．術中大量出血を防ぐための新たな輸血治療―クリオプレシピテートおよびフィブリノゲン濃縮製剤投与効果の検討―．日本輸血細胞治療学会誌．2010; 56: 36-42.

33）岩尾憲明，須波　玲，大森真紀子，他．産科大量出血に対するクリオプレシピテートの有用性．日本輸血細胞治療学会誌．2012; 58: 486-91.

34）岩下義明，山本章貴，鈴木　圭，他．外傷患者に対するクリオプレシピテートの使用経験．日本集中治療医学会誌．2015; 22: 23-6.

35）Parker LA, Fontaine M, Hunt J. Expanding the use of type A plasma in critical care patient resuscitation. Transfusion. 2015; 55（Suppl. 3）: 169A.

36）Weinkove R, Rangarajan S. Fibrinogen concentrate for acquired hypofibirinogenaemic states. Transfus Med Rev. 2008; 18: 151-7.

37）Kozek-Langenecker S, Fries D, Spahn DR, et al. Ⅲ. Fibrinogen concentrate: clinical reality and cautious Cochrane recommendation. Br J Anaesth. 2014; 112: 784-7.

38）Mallaiah S, Barclay P, Harrod I, et al. Introduction of an algorithm for ROTEM-guided fibrinogen concentrate administration in major obstetric haemorrhage. Anaesthesia. 2015; 70: 166-75.

39）Spahn DR, Spahn GH, Stein P. Indications and risks of fibrinogen in surgery and trauma. Semin Thromb Hemost. 2016; 42: 147-54.

40）Miceli A, Ranucci M, Glauber M. Fibrinogen concentrate as first-line hemostatic treatment for the management of bleeding in complex cardiac surgery. J Thorac Cardiovasc Surg. 2016; 151: 383-4.

41）Kozek-Langenecker S, Sørensen B, Hess JR, et al. Clinical effectiveness of fresh frozen plasma compared with fibrinogen concentrate: a systematic review. Crit Care. 2011; 15: R239.

42）Fenger-Eriksen C, Ingerslev J, Sørensen B. Fibrinogen concentrate: a potential universal hemostatic agent. Expert Opin Biol Ther. 2009; 9: 1325-33.

43）Solomon C, Gröner A, Ye J, et al. Safety of fibrinogen concentrate: analysis of more than 27 years of pharmacovigilance data. Thromb Haemost. 2015; 113: 759-71.

44）Ahonen J. The role of recombinant activated factor Ⅶ in obstetric hemorrhage. Curr Opin Anaesthesiol. 2012; 25: 309-14.

45）Boffard KD, Riou B, Warren B, et al; NovoSeven Trauma Study Group. Recombinant factor VIIa as adjunctive therapy for bleeding control in severely injured trauma patients: two parallel randomized, placebo-controlled, double-blind clinical trials. J Trauma. 2005; 59: 8-15.

46）小林隆夫．産科領域の大量出血と輸血療法．医学のあゆみ「周術期輸血医療 UPDATE」．2008; 224: 221-6.

47）Goodnough LT, Levy JH. The judicious use of recombinant factor VIIa. Semin Thromb Hemost. 2016; 42: 125-32.

48）Tanaka KA, Mazzeffi M, Durila M. Role of prothrombin complex concentrate in perioperative coagulation therapy. J Intensive Care. 2014; 2: 60.

49）Cappabianca G, Mariscalco G, Biancari F, et al. Safety and efficacy of prothrombin complex concentrate as first-line treatment in bleeding after cardiac surgery. Crit Care. 2016; 20: 5.

50）Schöchl H, Forster L, Woidke R, et al. Use of rotation thromboelastometry（ROTEM）to achieve successful treatment of polytrauma with fibrinogen concentrate and prothrombin complex concentrate. Anaesthesia. 2010; 65: 199-203.

51）Bolliger D, Görlinger K, Tanaka KA. Pathophysiology and treatment of coagulopathy in massive hemorrhage and hemodilution. Anesthesiology. 2010; 113: 1205-19.

52）Solomon C, Hagl C, Rahe-Meyer N. Time course of haemostatic effects of fibrinogen concentrate administration in aortic surgery. Br J Anaesth. 2013; 110: 947-56.

53）Hethershaw EL, Cilia La Corte AL, Duval C, et al. The effect of blood coagulation factor XIII on fibrin clot structure and fibrinolysis. J Thromb Haemost. 2014; 12: 197-205.

54）Kurniawan NA, Grimbergen J, Koopman J, et al. Factor XIII stiffens fibrin clots by causing fiber compaction. J Thromb Haemost. 2014; 12: 1687-96.

55）Karkouti K, von Heymann C, Jespersen CM, et al. Efficacy and safety of recombinant factor XIII on reducing blood transfusions in cardiac surgery: a randomized, placebo-controlled, multicenter clinical trial. J Thorac Cardiovasc Surg. 2013; 146: 927-39.

56）Kozek-Langenecker SA, Afshari A, Albaladejo P, et al. Management of severe perioperative bleeding: guidelines from the European Society of Anaesthesiology. Eur J Anaesthesiol. 2013; 30: 270-382.

57）Demling RH. Fluid replacement in burned patients. Surg Clin North Am. 1987; 67: 15-30.

VII-J 血漿交換療法

Plasma exchange

Author:
水口智明，小幡由佳子，竹下明裕

1 血漿交換療法の歴史

報告上，血漿交換の開始は1914年とされる．Abelらは両腎を結紮し，尿毒症を起こしたイヌから血液を採取し，遠心分離にて血漿を除去するとともに生理食塩水で置換し返血しところ生存期間が延長した[1]．有害物質を血液から直接除去する方法として報告されたが，臨床的には広まらなかった．1959年，Waldenström マクログロブリン血症における過粘稠度症候群を改善するために，患者より採血し遠心分離後血漿を除去し，生理食塩水とともに返血した[2]．しかし作業は煩雑であったため汎用されなかった．その後，断続的に採血と返血を繰り返す非連続的細胞分取装置の出現により血漿交換療法は飛躍的に進歩した．さまざまな治療抵抗性疾患あるいは難病に血漿交換療法が試みられ，有効性が認められる疾患が明らかとされた．米国アフェレーシス学会（ASFA）では，血漿交換に関し，治療ガイドラインを示している 表VII-39 [3,4]．ここには疾患別に血漿交換の有用性がカテゴリーⅠからⅣまで分類しまとめられている．

2 血漿交換の分類と原理

血漿交換では，全血を採取し抗凝固剤を添加して，遠心分離または濾過により血漿を分離し，その血漿を廃棄し，新しい血漿と交換して返血する（単純血漿交換）か，得られた血漿をさらに濾過や吸着により処理して返血（選択的血漿交換）する．疾患や除去目的の病因関連物質により選択される方法が決定される 図VII-37．

a．単純血漿交換（PE）

目標物質の除去法として，血球と分離された血漿を廃棄し，同量の新鮮凍結血漿などの置換液とともに返血する．遠心式血液成分分離装置を用いる血漿交換 図VII-38 ～ 図VII-42 と血漿分離膜を使用する膜型血漿交換 図VII-43 ～ 図VII-45 があり，前者には連続式と間歇式がある．連続式は，血液を一方の血管刺入部より連続的に採取しながら，体外循環に貯血されている一定量の血液を遠心分離により，血球と血漿に分離し，血漿は廃棄し，血球成分は新鮮凍結血漿（FFP）やアルブミンなどを含んだ置換液とともに，他方の血管穿刺部より返血する．体重が少なくても，ヘマトクリット（Ht）値が低くても，患者の負担は比較的少ない．一方，間歇式は，採血と返血が交互に繰り返され，回路内に一定量が貯血されると，遠心分離により血漿が分離される．血管穿刺部は1カ所ですみ，患者の精神的負担は軽減される．一方，体外循環量は経時的に変動する．

膜型単純血漿交換に使用する中空糸膜には300 nm 程度の無数の小孔があり，その大きさの違いか

表VII-39 血漿交換ガイドライン〔米国アフェレーシス学会（ASFA）ガイドラインより改変〕

血漿交換の適応疾患		血漿交換の適応疾患	
疾患名	AABB Category	疾患名	AABB Category
ABO 不適合骨髄移植	Ⅲ	肝不全（劇症・急性）	Ⅲ
ABO 不適合生体肝移植（減感作）	Ⅰ	家族性高コレステロール血症（ホモ接合型）	Ⅱ
ABO 不適合生体腎移植（減感作/拒絶）	Ⅰ/Ⅱ	ヘパリン起因性血小板減少症	Ⅲ
筋萎縮性側索硬化症	Ⅳ	高粘稠度症候群	Ⅰ
再生不良性貧血	Ⅲ	異常蛋白性脱髄性多発性神経炎（MGUS/MM）	Ⅰ/Ⅲ
温式自己免疫性溶血性貧血	Ⅲ	特発性血小板減少性紫斑病	Ⅳ
赤芽球癆	Ⅲ	全身性エリテマトーデス（SLE）	Ⅱ
薬物中毒（キノコ/薬物）	Ⅱ/Ⅲ	ループス腎炎	Ⅳ
熱傷性ショック（単回）	Ⅲ	多発性硬化症（急性/慢性進行性）	Ⅱ/Ⅲ
Guillain-Barré 症候群（IVIG 療法後）	Ⅰ/Ⅲ	重症筋無力症	Ⅰ
急性汎発性脳症	Ⅱ	天疱瘡（重症）	Ⅲ
インヒビター保有凝固障害（auto/allo）	Ⅲ/Ⅳ	多発性筋炎	Ⅳ
寒冷凝集素症（重症）	Ⅱ	輸血後紫斑病	Ⅲ
クリオグロブリン血症	Ⅰ	全身性強皮症	Ⅲ
Eaton-Lambert 症候群	Ⅱ	尋常性乾癬	Ⅳ
巣状糸球体硬化症	Ⅰ	急性進行性糸球体腎炎	
Goodpasture 症候群	Ⅰ	（透析依存/び漫性肺胞出血）	Ⅰ
溶血性尿毒症症候群		統合失調症	Ⅳ
（補体遺伝子異常，抗 H 因子抗体）	Ⅱ	血栓症血小板減少性紫斑病	Ⅰ
（感染症関連性）	Ⅲ	Wilson 病（激症）	Ⅰ
アレルギー性紫斑病	Ⅲ	甲状腺クリーゼ	Ⅲ

ASFA: 米国アフェレーシス協会によるカテゴリー分類
Category Ⅰ　標準的治療（第 1 選択として行う）
Category Ⅱ　第二選択の治療（単独または他の治療と併せて行う）
Category Ⅲ　最適な治療法としては確立されていない治療（症例ごとに判断される）
Category Ⅳ　無効あるいは有害とされる治療
（Davenport RD, et al. AABB Technical Manual. 18th ed. AABB; 2014. p.645-64[3]より改変）

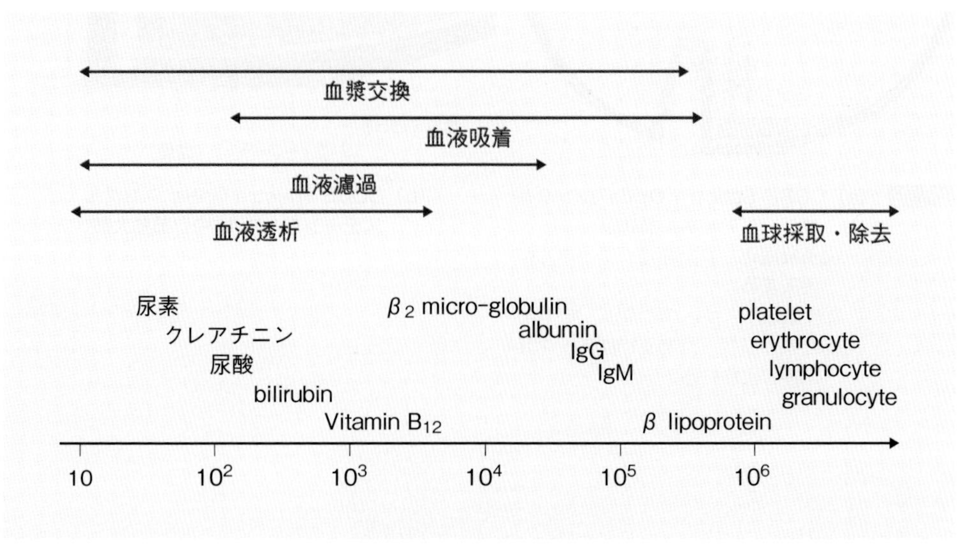

図VII-37 血液成分と大きさ

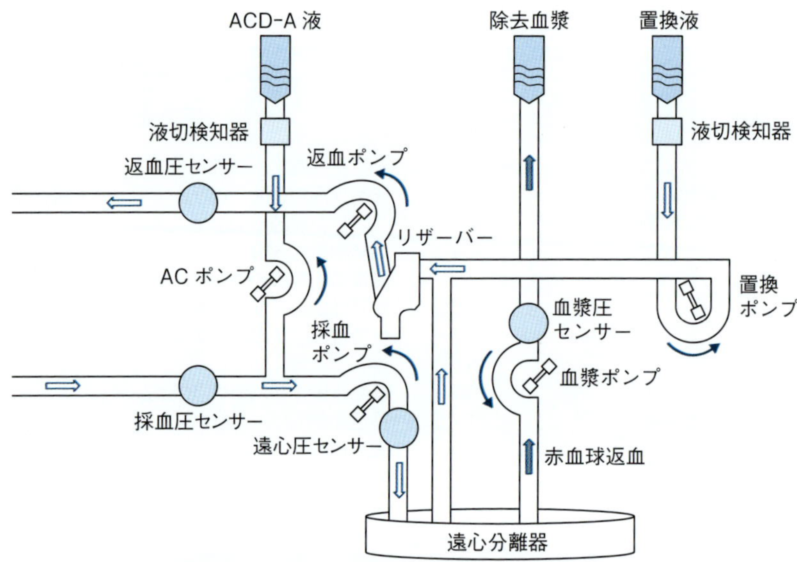

図Ⅶ-38 遠心式血液成分分離装置を用いる血漿交換

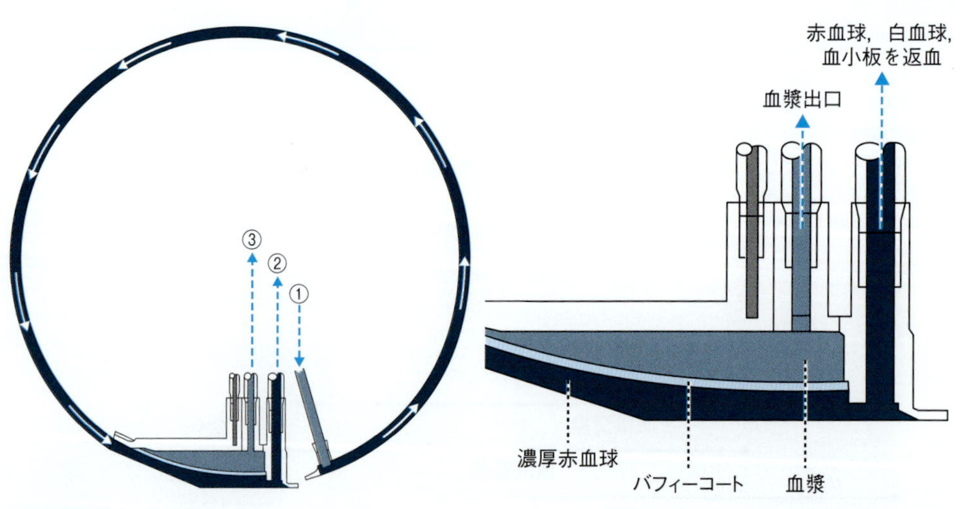

図Ⅶ-39 (a) COBE Spectra Optia® シングルステージチャネル模式図
①抗凝固化された血液がチャネルに流入する.
②赤血球がリザーバに流し込まれる.
③血漿がリザーバあるいはチャネルに押し出される.

(b) COBE Spectra Optia® シングルステージチャネル 中心部拡大図

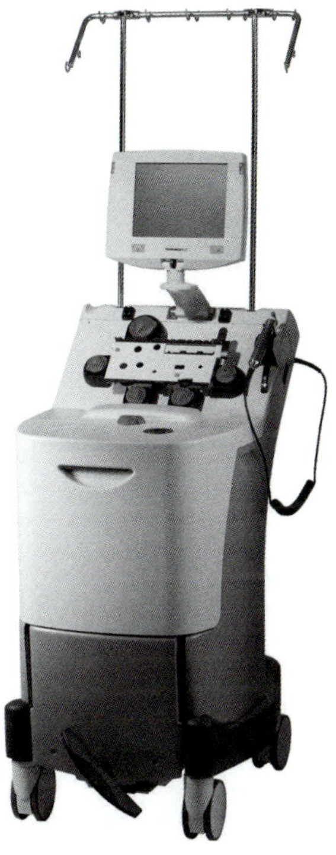

図Ⅶ-40　COBE Spectra Optia® 全体図

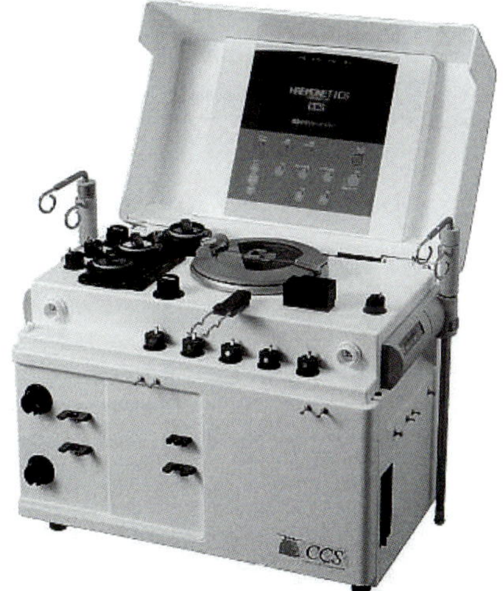

図Ⅶ-41　CCS 全体図

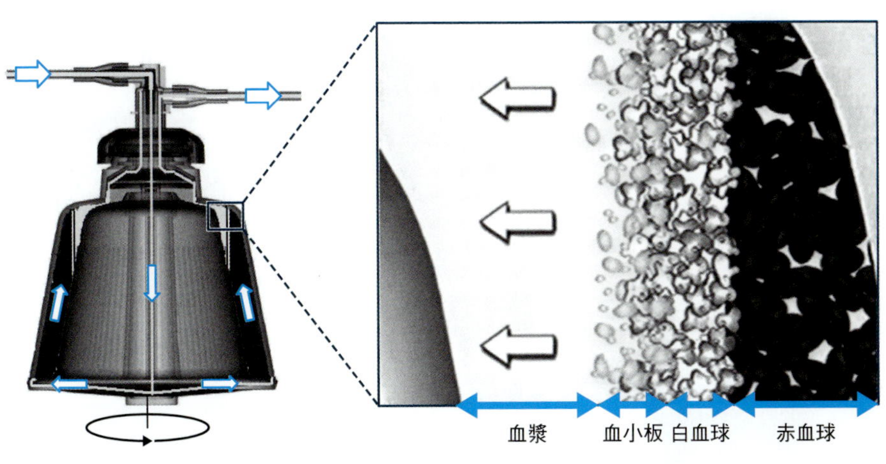

図Ⅶ-42　CCS 内部模式図

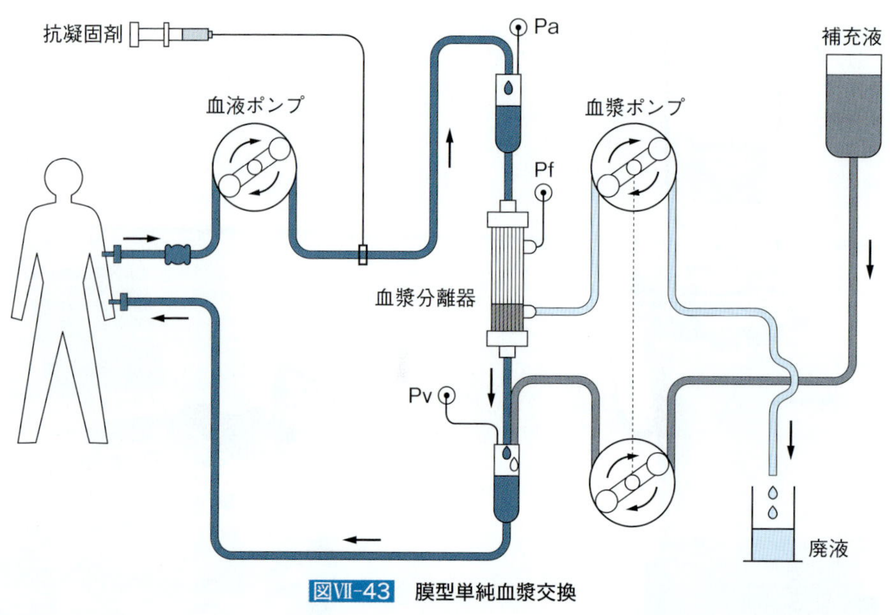

図VII-43　膜型単純血漿交換

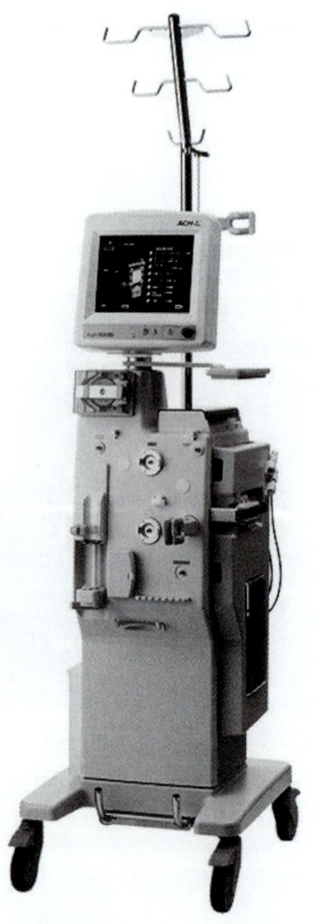

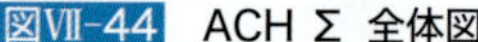

図VII-44　ACH Σ 全体図

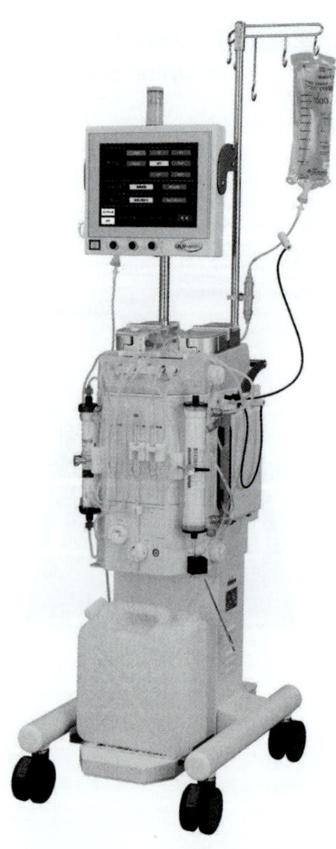

図VII-45　KM9000 全体図

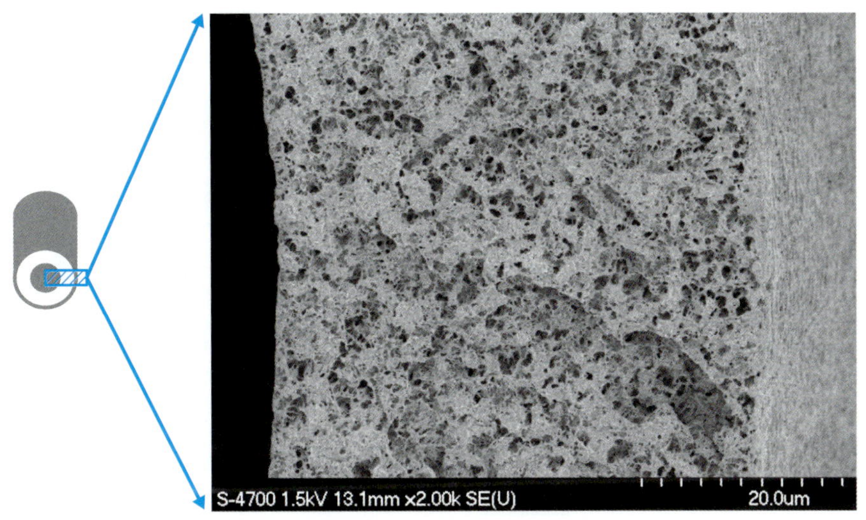

図Ⅶ-46 血漿分離膜（断面図）

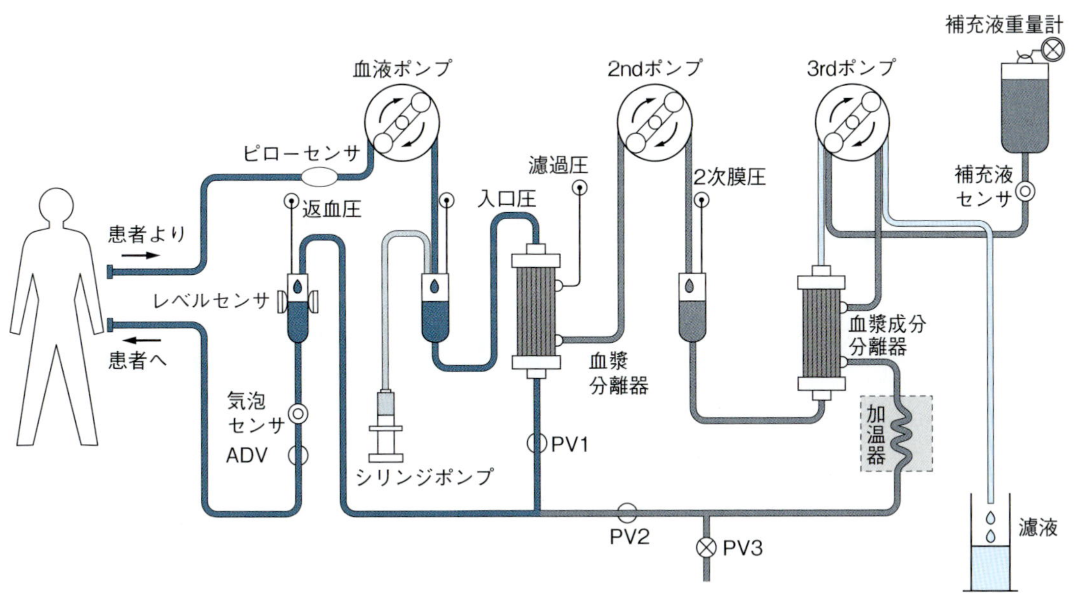

図Ⅶ-47 二重膜濾過法

ら血球と血漿が分離される 図Ⅶ-46．中空外に分離された血漿を廃棄し，同量の置換液に置き換え，中空内を濾過されずに通過した血球とともに返血する．

b．選択的血漿交換

二重膜濾過法（double filtration plasmapheresis: DFPP），血漿吸着法（plasma adsorption: PA），クリオ除去法（cryofiltration: CF）などがある．

1）二重膜濾過法（DFPP）

血漿分離膜（一次膜）にて血球から分離された血漿を同一機器内のさらに径の小さな小孔のある分離膜（二次膜）を通し病因物質を除去する 図Ⅶ-47．二次膜では分子量が数万以上の大きな物質は小孔を通過できず分離される 図Ⅶ-48．二次膜を通過したアルブミンなどの低分子量物質を，一次膜にて分離した血球成分とともに体に戻す．分子量の小さなア

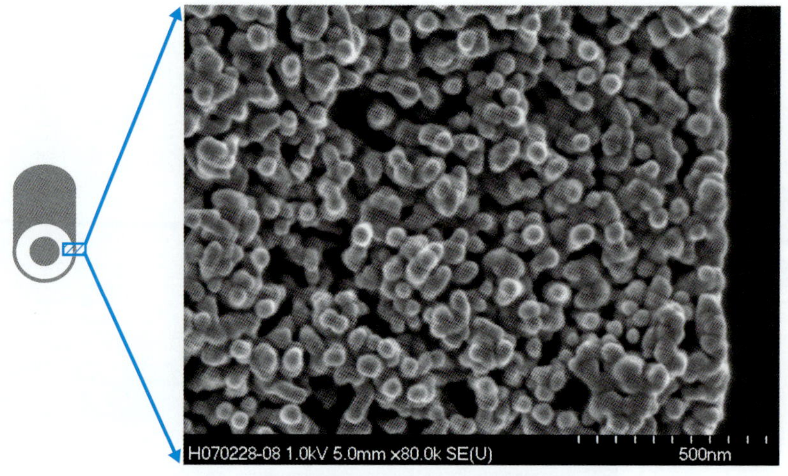

図Ⅶ-48　二重濾過膜断面図

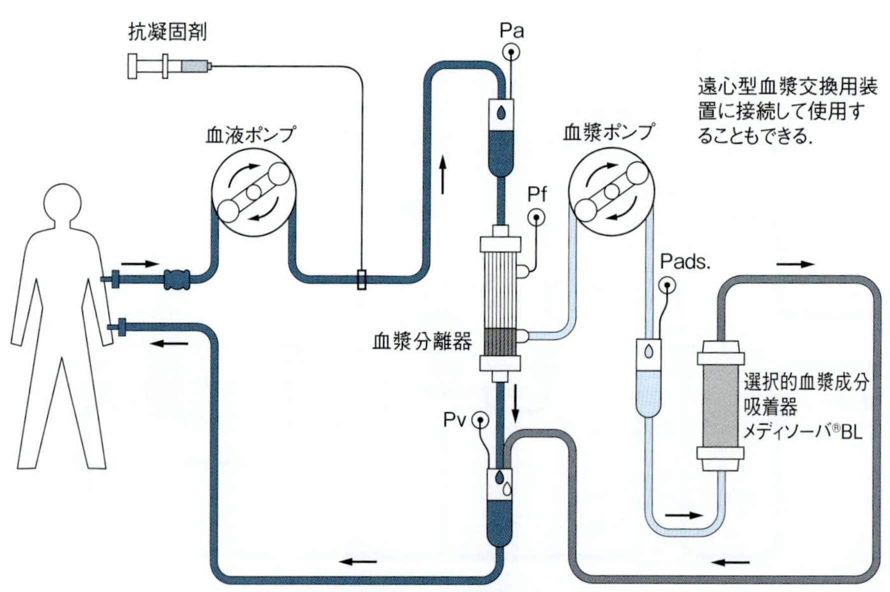

図Ⅶ-49　二重膜濾過法

ルブミンや電解質は小孔を通過するため，アルブミンなどの置換液は節約される．しかし，IgG のように除去しようとする物質との分子サイズの比が小さいと分離効率は悪くなり，アルブミンの損失を補う目的でアルブミン加乳酸リンゲル液などが必要になる．病因関連物質の分子量によって適切な二次膜が選択される．

2）血漿吸着法（PA）

血漿分離膜（一次膜）にて分離された血漿を血漿成分吸着器に通し，病因関連物質を吸着除去する 図Ⅶ-49，図Ⅶ-50．病因関連物質が除去された血漿は一次膜で分離された血球成分とともに返血される．選択性が高いため，通常，置換液を必要としない．疎水性物質同士は親水性物質との接触面積が少なくなるように集合し結合する性質をもち，これを疎水性相互作用という．また陽イオンと陰イオンは

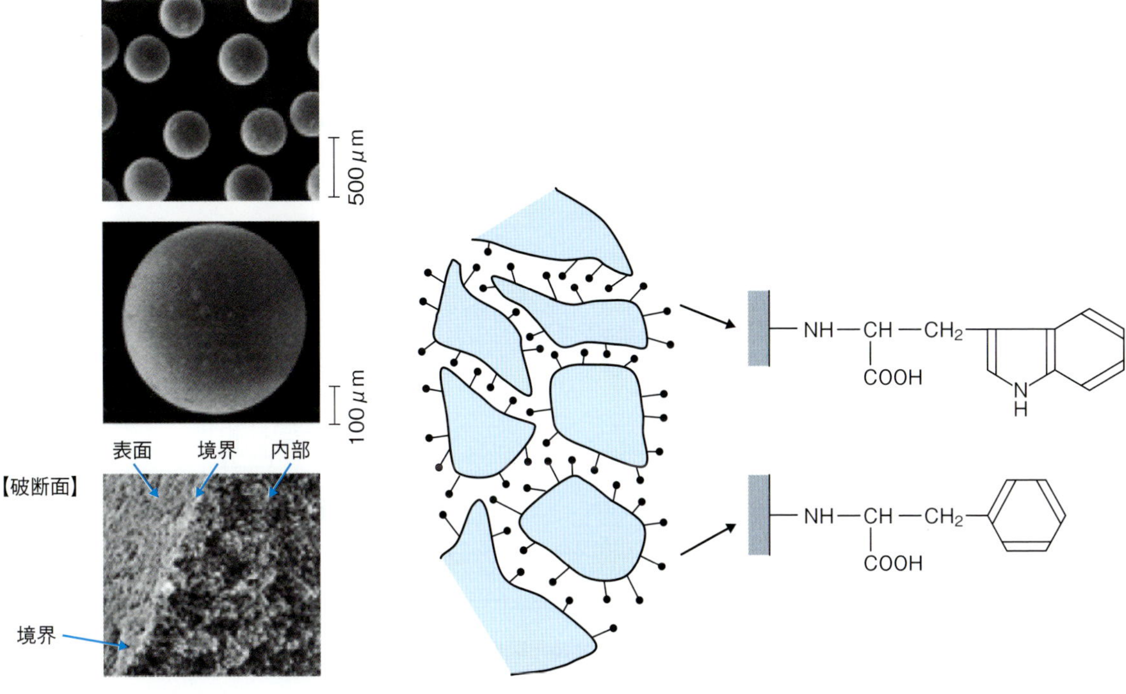

図Ⅶ-50　吸着膜の吸着粒子と破断面

図Ⅶ-51　吸着膜の疎水性，静電性相互作用

相互に引き合う性質をもち，静電相互作用という．疎水性物質であるトリプトファンやフェニルアラニンなどを多孔性ビーズの担体に吸着させ，これらの疎水性相互作用と，物質に含まれる陰性荷電をもったカルボキシル基の静電相互作用により，病因関連物質を吸着させる 図Ⅶ-51，図Ⅶ-52．

3）クリオ除去法（CF）

一次膜で分離した血漿を回路内で冷却し，血漿中の蛋白などをゲル化し，これを二次膜で濾過することで廃棄する 図Ⅶ-53．二次膜を通過した液とアルブミンなどの置換液を，一次膜で分離した血球とともに返血する．血漿は冷却水中の回路を通過する際，クリオグロブリンを析出させ，これを二次膜にて捕捉する．捕捉後，回路は温められ返血回路に流れる．クリオグロブリンが低温（4℃）でゲル状になり，37℃で液状となる性質を利用して，クリオグロブリン血症が治療される[4]．捕捉されるクリオグロブリンの量が多くなると，二次膜が目詰まりを起こし，濾過圧が上昇してくるので，生理食塩水にて洗浄する．そのため，洗浄ラインが必要である．CFを

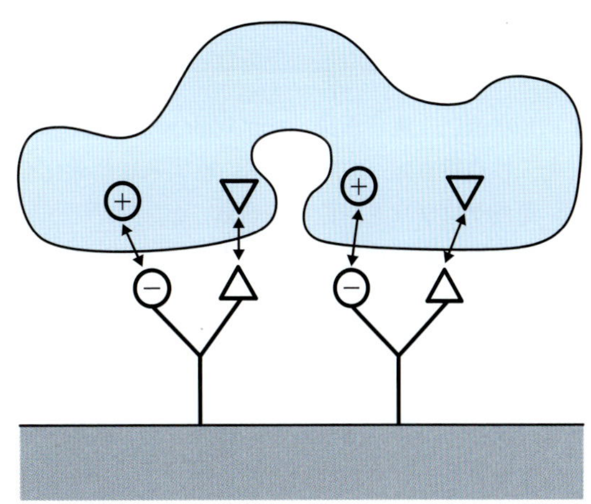

図Ⅶ-52　疎水性，静電性相互作用（拡大模式図）

繰り返し施行した場合，アルブミンや凝固因子（フィブリノゲン）が除去されるため，これらの補充が必要となる場合があり，採血にて確認する．

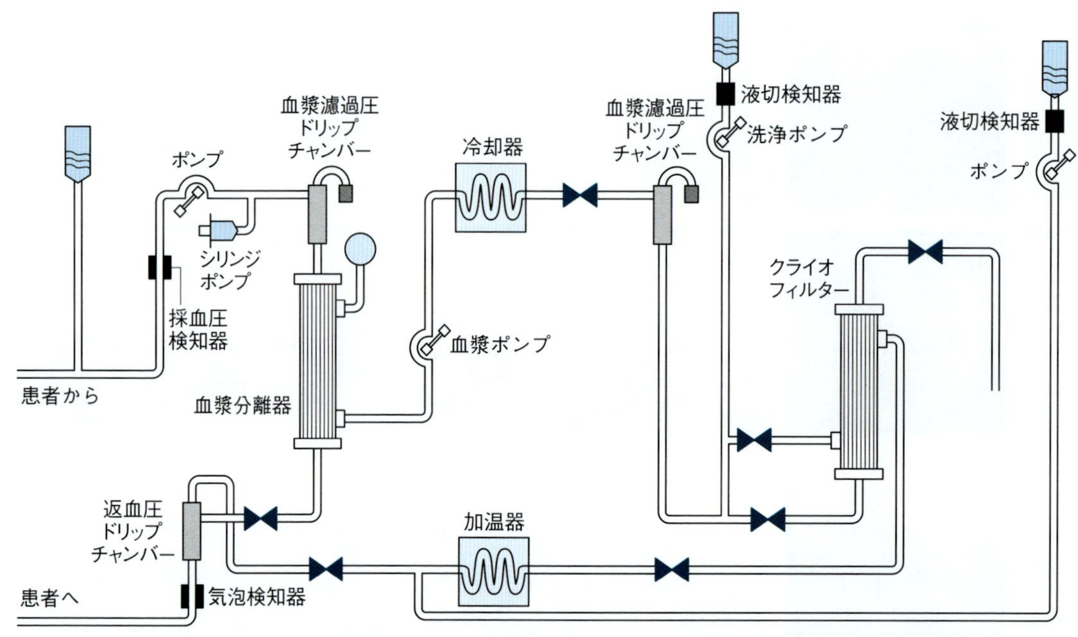

図Ⅶ-53 クリオフィルトレーションの模式図

3 血漿交換により除去される物質

a）リポ蛋白，重合蛋白，von Willebrand factor
先天性高脂血症，TTP/HUS，巣状糸球体硬化症
b）免疫グロブリン，免疫複合体
血液疾患（過粘稠度症候群，クリオグロブリン血症，ITP など）
免疫疾患（悪性リウマチ，SLE，抗リン脂質抗体症候群など）
神経疾患（Guillain-Barré 症候群，慢性炎症性脱髄性多発神経炎，重症筋無力症など）
c）毒素
キノコ毒，ビリルビン，ジギタリス，エンドトキシンなど
d）ウイルス
C 型肝炎ウイルス

4 ルート確保と血流

遠心式血液成分分離装置を用いる血漿交換の場合，通常，両側の前腕静脈に採血，返血ルートを確保する．Ht 値にもよるが，血漿分離効率は50％程度で，血流は40～70 mL/分となる．膜型血漿交換の場合，血漿の分離効率は30％程度で，血流は80 mL程度となる．このため，比較的太い針で大きな血管を確保する．出血傾向のある例では穿刺部の出血に注意し，抜針後も止血を十分に行う．

5 血漿交換の対象疾患

血漿交換は，これまでに臨床効果が得られた疾患のエビデンスをもとに，保険適応が決められている．肝疾患，腎疾患，心疾患，膠原病，造血器疾患などがある 表Ⅶ-40．保険適応は毎年改変されるため，最新の情報を参考にする．代表的な疾患と血漿交換の方法と効果について以下に述べる．

a．急性肝不全（acute hepatic failure）

劇症肝炎など，肝細胞壊死が急激かつ広範に起こり，肝性脳症などの肝不全の症状を起こす病態である．肝機能異常が認められ 8 週以内に，プロトロン

JCOPY 498-01913

表Ⅶ-40　血漿交換保険適用疾患（2018 年 4 月現在）

プラスマフェレシスの疾患別治療法一覧						
領域	保険適用疾患名 （　）内は略語	主なターゲット物質	分子量	PE	DFPP	PA
神経疾患	重症筋無力症	抗アセチルコリン受容体（AchR）抗体＜IgG1，IgG3＞ 抗筋特異的チロシンキナーゼ（MuSK）抗体＜IgG4＞	IgG: 150,000	○	○	○
	多発性硬化症	抗 MBP（myelin basic protein）抗体＜IgG1＞ 抗 MOG（myelin oligodendrocyte glycoprotein）抗体＜IgG1＞	IgG: 150,000 IgM: 970,000	○	○	○
	慢性炎症性脱髄性多発根神経炎	抗ガングリオシド GM1 抗体＜IgG＞など	IgG: 150,000	○	○	○
	Guillain-Barré 症候群	抗ガングリオシド GM1 抗体＜IgG1，IgG3＞ 抗ガングリオシド GD1a 抗体＜IgG，IgM，IgA＞	IgG: 150,000 IgM: 970,000 IgA: 160,000	○	○	○
皮膚疾患	天疱瘡	尋常性天疱瘡（pemphigus vulgaris: PV） →抗デスモグレイン 3（Dsg3）抗体＜IgG＞ 落葉状天疱瘡（pemphigus foliaces: PF） →抗デスモグレイン 1（Dsg1）抗体＜IgG＞	IgG: 150,000	○	○	
	類天疱瘡	水疱性類天疱瘡（bullous pemphigoid: BP） →抗 BP180 抗体＜IgG＞ →抗 BP230 抗体＜IgG＞	IgG: 150,000	○	○	
	中毒性表皮壊死症	TNF-α など各種サイトカイン 可溶性 Fas リガンド	TNF-α: 51,000 可溶性 Fas リガンド: 26,000	○	○	
	Stevens-Johnson 症候群			○	○	
血液疾患	多発性骨髄腫	M 蛋白など	IgG（150,000） ～ IgM（970,000）	○	○	
	マクログロブリン血症	IgM	IgM: 970,000	○	○	
	血栓性血小板減少性紫斑病	ADAMTS13 インヒビター（IgG，IgM 型自己抗体）， 超高分子量 von Willebrand 因子（vWF）重合体 （unusually large vWF multimer） ADAMTS13・・・・・補充（PE の場合） 正常 vWF 重合体・・・補充（PE の場合）	IgG: 150,000 IgM: 970,000 vWF multimer: 20,000,000～30,000,000	○	○	
	溶血性尿毒症症候群	ADAMTS13 インヒビター（IgG，IgM 型自己抗体）， 超高分子量 von Willebrand 因子（vWF）重合体 （unusually large vWF multimer） 志賀様毒素（ベロトキシン） ADAMTS13・・・・・補充（PE の場合） 正常 vWF 重合体・・・補充（PE の場合）	IgG: 150,000 IgM: 970,000 vWF multimer: 20,000,000～30,000,000	○	○	
	インヒビターを有する血友病	第Ⅷ因子に対する抗体＜IgG4＞	IgG（150,000）	○	○	
肝疾患	劇症肝炎	肝性昏睡起因物質 ビリルビン，胆汁酸 凝固因子・・・・・補充（PE の場合）	ビリルビン: 585 胆汁酸: 約 500	○		○
	術後肝不全	肝性昏睡起因物質 ビリルビン，胆汁酸 凝固因子・・・・・補充（PE の場合）	ビリルビン: 585 胆汁酸: 約 500	○	○	○

（次頁につづく）

表Ⅶ-40　つづき

プラスマフェレシスの疾患別治療法一覧						
領域	保険適用疾患名 （　）内は略語	主なターゲット物質	分子量	PE	DFPP	PA
肝疾患	急性肝不全	肝性昏睡起因物質 ビリルビン 凝固因子・・・・・補充	ビリルビン: 585	○	○	
	慢性C型ウイルス肝炎	C型肝炎ウイルス	C型肝炎ウイルス サイズ: 直径55〜65 nm	○	○	
腎疾患	巣状糸球体硬化症	低比重リポ蛋白（low density lipoprotein: LDL） リポ蛋白(a)〔Lp(a)〕 超低比重リポ蛋白 （very low density lipoprotein: VLDL） 中間比重リポ蛋白 （intermediate density lipoprotein: IDL）	リポ蛋白: 数百万	○	○	
	抗糸球体基底膜抗体	抗GBM抗体型急速進行性糸球体腎炎 糸球体基底膜(Type IVコラーゲン)のα3鎖NCIドメイン	IgG: 150,000	○	○	—
	抗白血球細胞質抗体	ANKA型急速進行性糸球体腎炎 MPO（ミエロペルオキシダーゼ）または PR3（プロテイナーゼ3）	IgG: 150,000	○	○	—
移植	ABO血液型不適合間もしくは，抗リンパ球抗体陽性の同種腎移植	ABO血液型不適合の場合: IgG，IgMクラスの抗A，抗B抗体 抗体リンパ球抗体陽性の場合: おもにIgGクラスの抗ドナーHLA抗体	IgG: 150,000 IgM: 970,000		○	
	ABO血液型不適合間もしくは，抗リンパ球抗体陽性の同種肝移植					
循環器疾患	家族性高コレステロール血症	低比重リポ蛋白（low density lipoprotein: LDL） リポ蛋白(a)〔Lp(a)〕 超低比重リポ蛋白 （very low density lipoprotein: VLDL） 中間比重リポ蛋白 （intermediate density lipoprotein: IDL） 中性脂肪（triglyceride: TG）	リポ蛋白: 数百万	○	○	
	閉塞性動脈硬化症			○	○	
膠原病	全身性エリテマトーデス	免疫複合体 自己抗体（抗DNA抗体など）	IgG: 150,000	○	○	○
	悪性関節リウマチ	リウマチ因子 免疫複合体 自己抗体（抗DNA抗体など）	IgG: 150,000	○	○	○
	川崎病	各種サイトカイン		○	○	
その他	重度血液型不適合妊娠	IgGクラスのRh式血液型に対する抗体（主に抗D抗体）	IgG: 150,000	○	○	
	薬物中毒	原因薬物		○		

「診療報酬算定方法に伴う実施上の留意事項について」平成30年版を参考に作成した

ビン時間のINR値が，肝障害が原因で，1.5以上に上昇した場合は「急性肝不全」と診断する．劇症肝炎は，初発症状出現8週以内にプロトロンビン時間が40％以下に低下し，昏睡Ⅱ度以上の肝性脳症を呈し，昏睡出現までが10日以内の「急性型」と11日以上の「亜急性型」に分類され，この両方が血漿交換の適応となる．この他，遅発性肝不全や急性肝炎重症型が適応となる．肝炎ウイルス以外に，薬剤，Reye症候群，高度の循環不全などが肝不全の原因となる．血漿交換は肝不全によって生じた有害物を除去し，肝再生を待つ治療と位置づけられていたが，近年，肝移植までの橋がけ的治療（bridging therapy）としても使用されている．

本病態における血漿交換の役割はビリルビンなどの有害中分子量物質の除去，肝臓で合成される蛋白や凝固因子の補充である[5-7]．よって，まず，PEが行われる．病勢を考慮し連続3日間の血漿交換を行い，以後は状態に応じて追加する．電解質，血漿蛋白，膠質浸透圧，pH値に注意して行う．PEにてもビリルビン値が30 mg/dL以上となる場合，ビリルビン吸着療法を行う．

b．慢性C型肝炎（chronic hepatitis C）

C型肝炎ウイルスは二次膜より大きく，濾過されることを利用してウイルスを除去する．本法により，血漿中の初期のウイルス量を減らし，最近急速に進歩した抗ウイルス剤の有効性を高めようとする．インターフェロンやリバビリンなどの抗ウイルス剤とDFPPの併用に関しては，日本を中心に治療が進められてきた[8,9]．併用により，抗ウイルス剤が減量され，本剤による血球減少などの副作用の低下が期待される．抗ウイルス剤の治療が無効な症例でも，DFPPを併用することで，有効性が認められた症例も報告されている．抗ウイルス剤の進歩の中，今後のDFPPの評価も変わると思われる．

c．急性進行性糸球体腎炎（rapidly progressive glomerulonephritis: RPGN）

RPGNの経過をとる糸球体腎炎は，抗好中球細胞質抗体（ANCA），抗糸球体基底膜抗体（AGBMA）などの抗体，クリオグロブリン血症，SLEなどの免疫複合体が引き起こす．抗GBM抗体の関与する疾患として，抗GBM抗体腎炎，肺病変を合併するGoodpasture症候群がある．これらの重症型では，免疫抑制剤に併用して血漿交換が行われる[10]．病期が進行すると血漿交換の効果が期待できなくなるため，早期に治療開始されることが望ましい．DFPPや吸着法を使用し，有効であったとする報告もある．

SLEの活動性が高い場合，RPGNの経過をとる例がある．抗DNA抗体や免疫複合体の除去を目的としPE，DFPP，PAが行われる．クリオグロブリン血症は，原因不明の本態性と，腫瘍，膠原病，多発性骨髄腫，マクログロブリン血症，感染症，C型肝炎などが原因となる，続発性クリオグロブリン血症がある．本疾患は原病の治療が優先されるが，前述したクリオフィルトレーションが比較的有効であるとされる[4]．

d．悪性関節リウマチ（malignant rheumatoid arthritis: MRA）

全身性の動脈炎型は多臓器が障害され予後不良の疾患である．皮膚潰瘍，心外膜炎，心筋炎，胸膜炎，間質性肺炎などの関節外病変を起こす．病因として，リウマトイド因子が免疫複合体を形成し，血管壁に沈着し，さらに白血球などを活性化し，サイトカインの放出を起こし，炎症が拡大する．治療として，副腎皮質ステロイド，免疫抑制剤，TNF阻害薬，抗IL6受容体抗体などに加え，血漿交換が行われる[11]．血漿交換の種類（PE，DFPP，PA）は病態からそれぞれの特性を考慮して施行される．PEはサイトカインから免疫グロブリン，免疫複合体まで広く除去でき，重症例の治療早期に施行される．DFPPは免疫グロブリン，免疫複合体を除去する目的で用いられる，PAはフェニルアラニンをリガンドとした吸着カラムが使用され，リウマトイド因子，免疫複合体などが吸着される．米国では*Staphylococcus aureus* protein Aカラムも使用される．

e．SLE（systemic lupus erythematosus）

腎病変，中枢神経病変などを伴う重症のSLEは副腎皮質ホルモンや免疫抑制剤などの薬剤に加え，血漿交換が適応となる．臨床的には，急速進行性糸球体腎炎，中枢神経ループス，ステロイド療法抵抗例などが適応となる．さらに血管病変，血栓症，血小板減少性紫斑病にも有効である．PE，DFPP，PAが，SLEの病勢を考慮しながら選択される[12]．PEはサイトカインの過剰放出や血球貪食症候群などで有用である．DFPPは自己抗体や免疫複合体の除去を目的とし，フェニルアラニンをリガンドや*Staphylococcus aureus* protein Aカラムが有効である[13]．活性化した補体，凝固因子，サイトカインなどの除去目的が主である場合はPEである．

■ f．多発性硬化症（multiple sclerosis）

中枢神経細胞に対する細胞性の自己免疫疾患で原因に関し不明な部分も多い．2カ所以上の部位に発症する空間的多発，再発と寛解を繰り返す時間的多発として診断される．増悪期には副腎皮質ステロイドや免疫抑制剤が使用され，これらの薬剤に反応性が乏しい場合，血漿交換療法が使用される[14]．抗体除去が目的でPE，DFPP，PAが選択されるが，免疫抑制療法に難治例では，早期に選択される治療で長期の持続効果は期待できない．PAはトリプトファンをリガンドとして行われる．

■ g．Guillain-Barré 症候群

ウイルスなどの抗原が刺激となり自己抗体が産生され，これが神経の髄鞘や軸索に障害を与え，一部重症化する．脱髄型（AIDP）では炎症性サイトカインなどの除去，軸索型（AMAN）では抗ガングリオシド抗体などの抗神経細胞抗体，免疫複合体の除去を目的とする．重症例や遷延例では，免疫グロブリン大量療法か血漿交換（PE，DFPP，PA）が行われる[15]．血漿交換により罹病期間，人工呼吸器離脱，歩行開始などの神経症状の回復が早まるとされる．

■ h．血栓性血小板減少性紫斑病/溶血性尿毒症症候群（thrombotic thrombocytopenic purpura/hemolytic-uremic syndrome: TTP/HUS）

Von Willebrand因子（vW因子）はADAMTS13（a disintegrin and metalloprotease with thrombospondin type 1 motifs 13）により切断される．感染，妊娠，薬剤投与を契機に，ADAMTS13の活性が低下する．本疾患では，産生されたvW因子が巨大分子として残存し，血小板のGPIbを介し血小板を活性化し，血管内に微少血栓をつくり，これが血小板減少と溶血を引き起こす．変動する精神症状，腹痛，貧血，血尿（4徴）などの症状がみられる．血漿交換の目的は，過剰な巨大vW因子の除去，ADAMTS13インヒビターの除去，正常のvW因子とADAMTS13の補充などである．病態にもよるが，ADAMTS13の検査結果を待ちながら，PEを開始し連日施行する[16]．副腎皮質ステロイドや免疫抑制剤，場合によっては，リツキシマブを併用する．血小板数，破砕赤血球，LDH，網赤血球，腎機能，精神症状など，観察しながら，効果に応じPEを漸減する．

■ i．ABO不適合腎移植（ABO blood group incompatible kidney transplantation）

ABO血液型不適合腎移植は移植可能腎の幅を広げる上で重要である．抗血液型抗体による急性抗体関連性拒絶反応（AMR）を予防するには，血漿交換は重要である．免疫抑制剤，時にリツキシマブにて抗血液型抗体の産生を抑え，血漿交換にて血漿中の抗体量の減少をはかる[17]．PE，DFPP，PAは，抗体価，緊急性，レシピエントの状態によって決定される．DFPPで抗体を除去し，抗A・抗B抗体価が8倍以下になるようにする．PAでは抗A抗体，抗B抗体に対する選択的血漿成分吸着カラムが再登場し，利用されつつある[18]．

■ j．高LDL血症（hyper low-density lipoproteinemia）

家族性高コレステロール血症，閉塞性動脈閉鎖症（ASO），巣状糸球体硬化症は血漿交換によるLDLコレステロール（LDL-C）の除去が有効である[19]．LDL-Cは20 nm程度のリポ蛋白で，酸化されたLDL-Cは貪食細胞に取り込まれ，血管壁に沈着し，動脈硬化を引き起こす．PAでは一次膜で分離された血漿を，硫酸デキストランを固着させたビーズ入りカラムに通過させ，LDL-Cをはじめとする陽性荷電をもった粒子を除去する．吸着により凝固因子

JCOPY 498-01913

の低下が認められること，ACE 阻害剤を使用中の患者は他の降圧薬に切り替えること，生理食塩水の負荷による心不全の誘発には注意すること，が必要である[20]．

■ k．川崎病（Kawasaki disease）

乳幼児が罹患し冠動脈病変を高頻度に発症する原因不明の血管炎症候群である．治療法として，ガンマグロブリン大量療法やステロイド治療が第一選択で，不応例ではインフリキシマブ，シクロスポリン A などが第二選択として使用される．これらにも不応な症例には，PE が考慮される[21,22]．PE の目的は循環血液中の炎症性サイトカインやケモカインなどを直接除去し，急性期の炎症を早期に鎮静化させることである．

6 乳幼児の PE

川崎病など乳幼児に行う PE について述べる．ルート確保は原則としてダブルルーメンカテーテルを使用する．血漿交換量は循環血液量（TBV）の約 1〜1.5 倍を 1 回の目標量とし，置換液は状況に応じて 5%アルブミンや FFP を使用する．プライミングボリューム（PV）は TBV の 10%以下になるよう設定をするが，PV が TBV の 10%を超える場合には治療開始時に回路内を RCC，FFP，アルブミンなどの血液製剤で充填する．血流量（Q_B）は一般的には 20〜30 mL/min が推奨されている．血漿流量（Q_P）は Q_Bの 20%以内とする．抗凝固剤は本疾患に対して既に使用されていることが多く種類と使用量を決定する．対象が幼小児であり，副作用や保温対策に留意するとともに十分に鎮静する．

7 治療量

血漿交換の治療量を決定する上では体内血漿量の推量が必要で，BW(kg)×0.07×(1－Ht) で概算される．また血漿交換では除去される病因関連物質が，血漿以外にどれだけ存在するか，血漿以外の分布する箇所（コンパートメント）や大きさ，コンパートメント間そして血漿中に移動する速度，産生速度などが重要になる[23]．血漿交換中は血漿中，濃度の低下がその指標となるが，治療の間には血管外のコンパートメントからの流入が問題となる．この移動速度が病因関連物質の除去効果に影響する．例えば IgG 排除目的で単純血漿交換を行う場合，血漿量の 1〜1.5 倍の血漿を交換後の血漿 IgG は 1/3〜1/4 程度に減少するが，血管外コンパートメントからの流入により治療翌日には 1/2 程度までの減少となる．

DFPP を使用した場合，二次膜における病因関連物質の除去率が影響する[24]．二次膜通過前後の病因関連物質の濃度の比が篩係数（SC）であり，SC が高い程，除去率は悪くなる．IgG の場合，血漿量の 1〜1.5 倍の血漿を SC が 0.3 の膜で処理した直後に 2/3 程度まで減少する．PA の場合，血漿処理量は 3 L を目標に設定されている．3 L を超えての処理は効率が悪い．そのため，循環血漿量の多い体格の大きな患者では病因関連物質の低下率が少ない．カラムごとに吸着可能な物質の量，処理量があり，血漿交換前に確認しておく．

8 血漿交換に伴う有害事象・合併症

■ a．血圧低下

血漿交換の合併症中 20%程度に認められる．発症要因には体外循環による循環血液量の減少，血管迷走神経反応（VVR），アレルギー反応，心疾患などがある．循環血液量の減少の原因として，体外循環による血液量の減少，抗凝固剤含有補液による希釈，補充液中のアルブミンの不足などがある．

血漿分離膜の前にクリットラインを装着し，血液量の変化をモニタリングする．血圧低下と血液量の減少が認められた場合，高濃度アルブミン（20%，25%）の補充，血漿の交換比率を上げ，返血中の血漿量を増加させる．生理食塩水などの補液は一時的な措置である．

VVR は穿刺や血漿交換への不安により誘発される．血圧低下や意識レベルにより治療は異なるが，軽度であれば，頭部を下げ下肢を高く保持する体位で回復するが，意識消失や徐脈（<40/分）など重症度Ⅱ度以上の所見が認められた場合，生理食塩水の点滴，そして硫酸アトロピンや塩酸エチレフリンの静注などが行われる．

b．アレルギー反応

血漿交換で発現するアレルギー反応の多くはⅠ型であり，抗原に暴露後，数分から症状が出現する[25,26]．アレルギー反応は抗凝固剤，FFP，アフェレーシスの材料に起因する．後者は滅菌の際に用いるエチレンオキサイドガスや吸着カラムにより発生するブラジキニンが知られる．降圧剤としてアンジオテンシン変換酵素阻害薬を服用されている場合，ブラジキニンの代謝が抑制され低血圧が誘発されることがあり注意する．アレルギー反応として瘙痒，発疹，口唇浮腫，呼吸苦などの症状が先行して出現した場合，回路内の返血を中止するなどの注意が必要である．アナフィラキシーショックとなると，迅速に処置しないと致命的となる．血圧低下に対してアドレナリンやステロイドの投与などを行う．

c．出血

血漿交換における出血傾向には使用される抗凝固剤によるもの，凝固因子の除去によるものに大別される．血漿交換での頻度は1%以下である．抗凝固剤としてクエン酸Na，ヘパリン，メシル酸ナファモスタット，メシル酸ガベキサートなどの蛋白分解酵素阻害剤が使用される．これらの薬剤は血漿交換において一部体内に戻される．基礎疾患にもよるが，これらの薬剤が過剰になって出血傾向が出現する．

凝固因子の低下による出血症状は，血漿交換の置換液がアルブミンの場合やDFPP使用の場合に問題となることがある[27]．凝固因子のうちⅡ，Ⅴ，Ⅷ，Ⅺ，XIIIはアルブミンより分子量が大きくDFPPでは除去されやすい．Ⅱ，XIIIは回復が遅い．血漿交換を反復する場合などでは減少に注意が必要である．

ヘパリン起因性血小板減少（HIT）は，ヘパリン使用患者の1%程度に発現する．主な原因はヘパリン依存性の自己抗体(HIT抗体)の出現である．HIT抗体は，主として血小板第4因子（PF4）とヘパリンとの複合体に対する抗体で，これらと免疫複合体を形成し，血小板を活性化する．ヘパリン投与後5日から2週間程度で発現し，血栓症を併発することもある．

d．電解質異常

血漿交換ではカルシウム，ナトリウム，カリウムなどの電解質異常をきたす可能性がある[25,26,28]．低カルシウム血症は多く，FFP中のACD液に含まれるクエン酸Naが血液中のイオン化カルシウムをキレートするため，低カルシウム血症となる[29]．症状として，口唇知覚異常，筋収縮などのテタニー様症状，心電図異常がある．グルコン酸カルシウムの静注が有効である．

抗凝固剤中のクエン酸Naは高ナトリウム血症の原因にもなる．口渇や頭痛などの軽度の症状から意識障害に至ることもある．血漿交換量が多くなる場合では注意が必要である．クエン酸は代謝過程で重炭酸に変化し，代謝性アルカローシスを起こす可能性がある．カルシウム値，カリウム値，pH値を観察する．

9 血漿交換療法の安全対策

血漿交換では血液の体外循環を行うため，安全性に十分配慮する．実施環境，スタッフの教育，機器やモニターの整備などは，緊急時に備えておく[30]．また，臨床工学士，アフェレーシスナースを中心に施行手順を確認する．

血漿交換前には，各施設のチェックリストに従い，選択される血漿交換の種類，必要な濾過器，血漿や血漿分画製剤の発注，使用される抗凝固剤などにもれがないように，準備をする．患者の病気や状態，服用している薬剤を把握しておくことも必要である．血漿交換の日程はなるべく早期に決定し，関係部署に伝えることで，周囲の協力を得られ，安全性が向上する．回路の組み立て時，プライミング時，そして血漿交換開始時にはチェックシートを確認しながら，作業を進める．血漿交換時には患者のバイタルサインや回路を定期的にチェックし，必要に応じて採血データの確認も行う．血漿交換特有の合併症に加えて，血液製剤による副反応を理解しておくことが必要である．

●文　献

1) Abel JJ, Rowntree LG, Turner BB. Plasma removal with return of corpuscles (plasmaphaeresis). J Pharmacol Exp Ther. 1914; 5: 625-41.
2) Skoog WA, Adams WS. Plasmapheresis in a case of Waldenstrom's macrogrobulinemia. Clin Res. 1959; 7: 96.
3) Davenport RD. Fung MK, Grossman B, et al. AABB Technical Manual. 18th ed. AABB; 2014. p.645-64.
4) Schwartz J, Winters JL, Padmanabhan A, et al. Guidelines on the use of therapeutic apheresis in clinical practice-evidence-based approach from the Writing Committee of the American Society for Apheresis: the sixth special issue. J Clin Apher. 2013; 28: 145-284.
5) Siddiqui MS, Stravitz RT. Intensive care unit management of patients with liver failure. Clin Liver Dis. 2014; 18: 957-78.
6) Bernal W, Auzinger G, Sizer E, et al. Intensive care management of acute liver failure. Semin Liver Dis. 2008; 28: 188-200.
7) 針井則一，松田兼一，森口武史．アフェレシス療法―新たな 100 年に向けて　適応となる疾患とその実際　肝臓・膵臓疾患．内科．2015; 116: 69-75.
8) Ishikawa T, Higuchi K, Kubota T, et al. Complete early virological response was highly achieved by double filtration plasmapheresis plus IFN-beta induction therapy for HCV-1b patients with relapse or no response after previous IFN therapy. Ther Apher Dial. 2011; 15: 400-5.
9) Fujiwara K, Kaneko S, Kakumu S, et al. Double filtration plasmapheresis and interferon combination therapy for chronic hepatitis C patients with genotype 1 and high viral load. Hepatol Res. 2007; 37: 701-10.
10) Levy JB, Turner AN, Rees AJ, et al. Long-term outcome of anti-glomerular basement membrane antibody disease treated with plasma exchange and immunosuppression. Ann Intern Med. 2001; 134: 1033-42.
11) Seror R, Pagnoux C, Guillevin L. Plasma exchange for rheumatoid arthritis. Transfus Apher Sci. 2007; 36: 195-9.
12) Kronbichler A, Brezina B, Quintana LF, Jayne DR. Efficacy of plasma exchange and immunoadsorption in systemic lupus erythematosus and antiphospholipid syndrome: A systematic review. Autoimmun Rev. 2015; in press
13) Stummvoll GH. Immunoadsorption (IAS) for systemic lupus erythematosus. Lupus. 2011; 20: 115-9.
14) Kaya E, Keklik M, Sencan M, et al. Therapeutic plasma exchange in patients with neurological diseases: multicenter retrospective analysis. Transfus Apher Sci. 2013; 48: 349-52.
15) Gwathmey K, Balogun RA, Burns T. Neurologic indications for therapeutic plasma exchange: 2013 update. J Clin Apher. 2014; 29: 211-9.
16) Adamski J. Thrombotic microangiopathy and indications for therapeutic plasma exchange. Hematology Am Soc Hematol Educ Program. 2014; 2014: 444-9.
17) Tanabe K, Ishida H, Inui M, et al. ABO-incompatible kidney transplantation: long-term outcomes. Clin Transpl. 2013: 307-12.
18) Sakhrani LM, Minasian R, Aswad S, Safety and efficacy of Biosynsorb immunoadsorption column treatment. Transplant Proc. 1992; 24: 1735-7.
19) Thompson GR, Kitano Y. The role of low density lipoprotein apheresis in the treatment of familial hypercholesterolemia. See comment in PubMed Commons below. Ther Apher. 1997; 1: 13-6.
20) McGowan MP. Emerging low-density lipoprotein (LDL) therapies: Management of severely elevated LDL cholesterol--the role of LDL-apheresis. J Clin Lipidol. 2013; 7: S21-6.
21) Research Committee of the Japanese Society of Pediatric Cardiology; Cardiac Surgery Committee for Development of Guidelines for Medical Treatment of Acute Kawasaki Disease. Guidelines for medical treatment of acute Kawasaki disease: report of the Research Committee of the Japanese Society of Pediatric Cardiology and Cardiac Surgery (2012 revised version). Pediatr Int. 2014; 56: 135-58.
22) Tremoulet AH, Jain S, Jaggi P, et al. Infliximab for intensification of primary therapy for Kawasaki disease: a phase 3 randomised, double-blind, placebo-controlled trial. Lancet. 2014; 38: 1731-8.
23) Kaplan AA. Therapeutic plasma exchange: core curriculum 2008. Am J Kidney Dis. 2008; 52: 1180-96.
24) Kaplan AA. Therapeutic plasma exchange: a technical and operational review. J Clin Apher. 2013; 28: 3-10.
25) Stegmayr B, Ptak J, Wikström B, et al. World apheresis registry 2003-2007 data. Transfus Apher Sci. 2008; 39: 247-54.
26) Shemin D, Briggs D, Greenan M. Complications of therapeutic plasma exchange: a prospective study of 1,727 procedures. J Clin Apher. 2007; 22: 270-6.

27) Watson H, Davidson S, Keeling D. Haemostasis and thrombosis task force of the British Committee for Standards in Haematology. Br J Haematol. 2012; 159: 528-40.
28) Basic-Jukic N, Kes P, Glavas-Boras S, et al. Complications of therapeutic plasma exchange: experience with 4857 treatments. Ther Apher Dial. 2005; 5: 391-5.
29) Weinstein R. Hypocalcemic toxicity and atypical reactions in therapeutic plasma exchange. J Clin Apher. 2001; 16: 210-1.
30) Cid J, Carbassé G, Andreu B, et al. Efficacy and safety of plasma exchange: an 11-year single-center experience of 2730 procedures in 317 patients. Transfus Apher Sci. 2014; 51: 209-14.

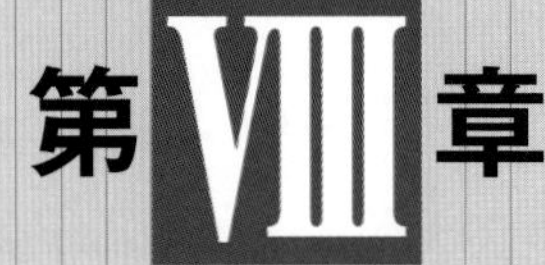

自己血輸血

Autologous blood transfusion

〈牧野茂義〉

1 歴史・背景 表Ⅷ-1

Landsteinerによる ABO 血液型の発見後，クエン酸を用いた血液保存が可能になり，現代の輸血医療が幕を開けた．しかし，自己血輸血の歴史はそれより古く，手術で出血した血液を回収して脱線維化し温めて患者に返血する回収式自己血輸血は，すでに19 世紀後半から実施されており，手術死亡率を軽減したと報告されている[1,2]．血液型が解明される以前の同種血輸血より明らかに安全であったことは容易に理解できる．1919 年，本邦初の同種血輸血が実施されたが，採血してそのまま輸血する「枕元輸血」が戦後も一般的に行われていた．外科系の治療医学が発展し，大手術に際し輸血が行われることが多くなったが，当時の供血源の大部分は有償採血，いわゆる「売血」に頼っていたため，血液使用量増加に伴い輸血後感染症も急増し，当時は 2 人に 1 人が輸血後肝炎を発症していた．

1964 年の「ライシャワー事件」を機に，国は「日本赤十字血液センターによる献血一本槍でいく」ことを閣議決定し献血制度が始まった．わが国において，手術前に自分の血液を貯血し手術に際して使用する貯血式自己血輸血が開始されたのはこの時期である[3]．1974 年には輸血用血液製剤のすべてを献血で確保する体制が確立し，翌年には「無償献血を基本として各国の血液事業を推進するべき」という世界保健機構（World Health Organization: WHO）勧告がなされた．しかし，血漿分画製剤は売血由来の輸入血漿由来製品が多数を占めており，その結果，1980 年代には非加熱凝固因子製剤の使用により血友病患者がヒト免疫不全ウイルス（human immunodeficiency virus: HIV）に感染し大きな社会問題となった．その結果，血液製剤の国内自給の推進を求めた国会決議がなされ，民間製薬会社による有償採血が完全に廃止された．

表Ⅷ-1 国内における自己血輸血に関する施策

年次	ガイドライン・指針・法律その他	自己血に関する施策
1956 年	採血および供血あっせん業取締法	売血による輸血後肝炎が社会問題となる
1964 年	ライシャワー事件を契機に献血制度を開始する	日赤を中心とした献血制度が開始される（1964）
1975 年	WHO 勧告（無償献血による国内自給の勧め）	全ての輸血用血液製剤が献血由来になる（1974）
1980 年代	輸入非加熱凝固因子製剤による HIV 感染	整形外科，循環器外科を中心に自己血輸血が開始 自己血輸血研究会発足（1987）
1990 年代	血液製剤の保管管理マニュアル（1993）	術中自己血回収術新規保険収載（1988） 貯血式自己血輸血新規保険収載（1990）
	製造物責任法（PL 法）施行（1995）	エリスロポエチンの自己血貯血保険適応（1993）
	インフォームド・コンセントの義務付け（1997）	自己血輸血: 採取および保管管理マニュアル（1994）
		日本自己血輸血学会に改名（1996）
	輸血後 GVHD 予防の放射線照射血液供給開始（1998） 「血液製剤の使用指針および輸血療法の実施に関する指針について」（改定第 2 版）（1999）	指針の中で，「自己血輸血は待機的手術患者では積極的に推進する」と記載
2000 年代	「安全な血液製剤の安定供給の確保等に関する法律」（血液法）（2003）	改訂自己血輸血ガイドライン（案）（2001）
	生物由来製品感染症等被害救済制度（2004）	
	「血液製剤の使用指針および輸血療法の実施に関する指針について」（改定第 3 版）（2005） 輸血管理料の新規保険収載（2006）	自己血輸血料が貯血料と輸血料に分けて算定（2006） 液状貯血料 200 点/200 mL，輸血料 750 点/200 mL 自己血輸血の指針　改訂版（案）（2007）
	「血液製剤の使用にあたって」（改定第 4 版）（2009）	自己血貯血料が増点（200 点⇒250 点/200 mL）（2012）
	血液法の基本方針の一部改正（2013） 個別 NAT 開始（2014）	貯血式自己血輸血管理体制加算が算定（2014） 日本自己血輸血学会が一般社団法人化（2014）
	血液製剤の使用指針改定（2017）	希釈式自己血輸血新規保険収載（2016）

そのような時代を反映し，1990年には回収式および貯血式自己血輸血が新規保険収載され，その後遺伝子組換えエリスロポエチン（recombinant erythropoietin: rEPO）が自己血貯血に保険適応となり，「自己血輸血の採取及び保管管理マニュアル」が出され[4]，国は自己血輸血を推奨した．2003年には「安全な血液製剤の安定供給の確保等に関する法律」(血液法）が施行され，血液製剤の安全性の向上，献血による国内自給の原則と安定供給の確保，適正使用の推進，血液事業運営に係る公正の確保と透明性の向上を基本理念とし，「輸血療法の実施に関する指針」（指針）では，“院内の輸血管理体制が適正に確立している場合は，同種血輸血の副作用を回避し得る最も安全な輸血療法であり，待機的手術における輸血療法として積極的に推進する”ことが明記された[5]．

血液製剤自体の安全性向上のための感染症対策としては，肝炎ウイルスやHIVに対する血清学的検査ではすり抜けてしまうウインドウ期感染を考慮し，感度の高いウイルス核酸増幅検査（nucleic acid amplification test: NAT）を世界に先駆けて導入し，2014年には1検体ごとに行う個別NATを開始した．また，輸血用血液製剤中のリンパ球が患者体内で増殖し体組織を攻撃し死に至らしめる輸血後移植片対宿主病（graft-versus-host disease: GVHD）は，予防対策として血液製剤への放射線照射が有効であることが判明して，2000年以降日赤より照射血液製剤が供給されるようになってからは輸血後GVHDの報告例はなくなった．現在，国内で製造される血液製剤はすべて献血由来となり，日本赤十字血液センターにおける対策によって血液製剤の安全性は飛躍的に向上した．しかし，現行のスクリーニング検査の限界，未知の感染ウイルスの存在の可能性を考えれば，完璧に安全な同種血輸血はあり得ないので，適正輸血の推進と，可能な限り外科手術時の輸血において自己血輸血を実施することが推奨されている．

諸外国では，すでに1990年後半から，①同種血輸血の安全性の向上，②対費用効果（cost-effectiveness）の低さ，③待機時間の長さ，④術前患者への脱血負荷，⑤採血技術の徹底・教育の困難さ，および⑥廃棄自己血の多さなどから自己血輸血は徐々に実施されなくなった[6,7]．しかし，わが国では自己血輸血は同種血回避への患者の意思表示であり，担当医は患者の意思を尊重し，できるだけ出血の少ない手術を心がけ，丁寧な止血処置を行い，自己血のみで手術を終えることができるように努力してきた．その結果，国際的にも人口当たりの赤血球使用量は少ない．さらに本邦において積極的に自己血輸血が実施されている理由としては，次の諸項目が考えられる．①世界のどの国もこれまで経験したことのない高齢社会を迎えており，輸血が必要な高齢者の増加と献血可能人口の減少に伴う輸血用血液不足の懸念がある，②国が血液法や指針の中で自己血輸血を推奨している[5]，③rEPO製剤が使用可能であり，表Ⅷ-1に示すように保険上の手厚いサポートがある[8]，④自己血輸血は最も安全な輸血療法であるという考えが根づいている，⑤理想的な生体組織接着剤である自己フィブリン糊が作製可能である[9]，⑥学会（日本自己血輸血学会，日本輸血・細胞治療学会）を中心として自己血輸血管理体制が整備されている，⑦患者・主治医・輸血部が協力して行う患者中心の輸血医療（patient blood management: PBM）を実現するために自己血輸血は重要である[10,11]．

本稿では，貯血式自己血輸血に際しての採血基準，rEPO投与法，自己血採取・保管・輸血に伴うリスク（血管迷走神経反応，神経損傷，細菌汚染，自己血の取り違え，有害事象など），自己フィブリン糊の作製および利用法をはじめ，回収式自己血輸血や希釈式自己血輸血についての概略を記載した．

2 自己血輸血の目的

同種血輸血に伴う有害反応は数多くあるが，その主なものは輸血感作によるものと感染症である．ともにその原因は輸血する血液そのものにあるため，安全な輸血とは，逆説的ではあるが輸血を行わないこと，すなわち無輸血が最も安全な輸血である．どうしても輸血を行わなければならない時は感作・感染のいずれも避け得る自己血輸血を行うべきである．つまり，自己血輸血の目的は，同種血輸血を回避することにある．そのために，周術期の出血に対応し得る必要十分量の自己血を準備すべきである．すなわち，同種血輸血を回避するように計画を立てることが大切である．幸いにして手術時の出血量が予想を下回り，自己血が余った場合は輸血不要として自己血は廃棄する．

当然ながら，同種血輸血に比べてより安全であることが自己血輸血の大前提であり，実施の際は自己血輸血による追加的なリスクが発生しないように，自己血輸血の適応判断，貯血計画，自己血採血・保管管理，返血に至るすべての過程に関し留意する必要がある．その現状を理解した上で，自己血輸血の同種血輸血に対する利点と不利な点を認識し，安全で適正な自己血輸血の実施に努めるべきである．

1）自己血輸血の同種血輸血に対する**優位性**

a）不規則抗体が産生されない．

b）不規則抗体保有者に適合血が確保できる．

c）同種血にみられるウイルス感染症や未知の病原体の伝播の可能性がない．

d）輸血後移植片対宿主病の可能性がない．

e）輸血関連急性肺障害の可能性が低い[12]．

2）自己血輸血の同種血輸血に対する**不利な点**

a）貯血の際に血管迷走神経反応が起こることがある．

b）心・脳血管系にリスクのある患者では，特に循環動態への悪影響に対して配慮が必要である．

c）貯血時および保存期間中に細菌汚染，細菌増殖が起こりうる．

d）輸血過誤を起こした時の感染症伝播の危険性が高い．

e）輸血用血液の確保量に限界がある．

f）実施施設では，採血，保管，管理などに，同種血輸血実施以上の人手や技術が必要となる．

3 自己血輸血の種類

自己血輸血とは，自分自身の血液を輸血する治療法の総称である．大別すると，術前貯血式自己血輸血（predeposited autologous blood transfusion: PAT），術直前希釈式自己血輸血（hemodilutional autologous blood transfusion: HAT），術中あるいは術後回収式自己血輸血（intraoperative or postoperative autologous blood transfusion: IAT）の3種類がある．

a．貯血式自己血輸血(PAT)

待機手術例で必要量を貯血する時間的な余裕がある場合は，術前貯血式自己血輸血が最も汎用性のある方法である．国の委託事業として例年実施している血液製剤使用実態調査では，300床以上施設の約9割で貯血式自己血輸血が実施されていた[13]．手術時出血量を想定して，術前血色素量から必要な総輸血量（総貯血量）を予測し，手術前に患者から繰り返し採血して十分量を貯血する．総貯血量が大量の場合や，患者が低体重，貧血気味で1回採血量を少なく，採血間隔を長くせざるを得ない場合などでは，液状保存の有効期限内に必要量の自己血の確保が困難な場合もある．可能な限り貧血を改善させて採血に臨むことが大切であるが，採血による貧血からの回復を促すために，積極的に鉄剤投与に加えて適宜 rEPO[14-18]を投与する他，冷凍保存[19-21]を要する場合もある．表Ⅷ-2に示した学会が作成した貯血式自己血輸血実施指針(2014)[22]を参考に各施設がおかれている状況を反映させた院内マニュアルを整備することが望ましい．

b．希釈式自己血輸血(HAT)

術直前希釈式自己血輸血は，手術直前の麻酔導入後に800〜1,200 mLの自己血を採血し，等量あるいは1.5倍程度の電解質液を補充し，希釈する方法である[23]．新鮮な血液が得られること，しかも術中の出血が希釈された血液であるため総出血量が少なくなるという利点があり，特に低血圧麻酔などと組み合わせると有効とされていた．しかし，採血量に限界があること，動脈硬化の強い症例などでは循環動態の変化に対応し難いこと，また自己血採血および補充の点滴のために麻酔導入後に時間を要し，手術開始を待つ必要があることなどが問題である．日常的に実施するには，麻酔科の熱意と外科系各科の協力体制が不可欠と思われる[23,24]．学会が作成した希釈式自己血輸血実施基準(2016)を表Ⅷ-3に示す[25]．

表Ⅷ-2 貯血式自己血輸血実施指針（2014）―予定手術を行う成人を対象とした原則―
（日本自己血輸血学会ホームページ[22]より）

＊本指針を参考に，各施設が置かれている状況を反映させた院内マニュアルを整備することが望ましい．

施設	●学会認定・自己血輸血責任医師及び学会認定・自己血輸血看護師が共同で，貯血式自己血輸血を管理し，その適正化をはかることが必要である．
適応	●輸血を必要とする予定手術とする．
禁忌	●菌血症の恐れのある細菌感染患者，不安定狭心症患者，中等度以上の大動脈弁狭窄症（AS）患者，NYHA Ⅳ度の患者からは採血しない．
ウイルス感染者への対応	●原則として制限はないが，施設内の輸血療法委員会あるいは倫理委員会の判断に従う．
年齢制限	●制限はない．高齢者は合併症に，また若年者は血管迷走神経反射（VVR）に注意する．
Hb 値	●11.0 g/dL 以上を原則とする．
血圧・体温	●収縮期圧 180 mmHg 以上，拡張期圧 100 mmHg 以上の高血圧あるいは収縮期圧 80 mmHg 以下の低血圧の場合は慎重に採血する． ●有熱者（平熱時より 1℃以上高熱あるいは 37.2℃以上）は採血を行わない（採血の可否の決定には CRP 値と白血球数も参考とする）．
目標貯血量	●最大血液準備量（MSBOS）あるいは外科手術血液準備式（SBOE）に従う．
1 回採血量	●上限は 400 mL とする． ●体重 50 kg 以下の患者は，400 mL×患者体重/50 kg を参考とする．
採血間隔	●採血間隔は原則として 1 週間以上とする． ●手術予定日の 3 日以内の採血は行わない．
鉄剤投与	●初回採血の 1 週前から毎日，経口鉄剤 100～200 mg を投与する． ●経口鉄剤で不足する場合あるいは経口摂取できない場合は静脈内投与する．静脈内投与する場合には注入速度に注意する．
採血者	●医師（歯科医師）あるいは医師の監督のもとで看護師が行う． ●看護師が行う場合には前もって監督医師に連絡する．また，学会認定・自己血輸血看護師などの自己血採血の要点を理解した数人の看護師が行うことが望ましい．
皮膚消毒手順	1）採血者は穿刺前に手洗いする． 2）70%イソプロパノールまたは消毒用エタノールを使用し十分にふき取り操作を行う． 3）消毒は原則として 10%ポビドンヨードを使用する（ヨード過敏症は 0.5%グルコン酸クロルヘキシジンアルコールを使用する）． 4）消毒後はポビドンヨードでは 2 分以上，ポビドンヨード・アルコールでは 30 秒以上待った後，穿刺部位が乾燥したのを確認後に穿刺する．
採血場所	●清潔で静かな環境で行う．採血専用の場所で採血することが望ましい．
採血バッグ	●回路の閉鎖性を保つため，原則として，プラスチック留置針あるいは翼状針による採血は避け，緊急時に対応できる側管（2 way）のついた金属針の採血バッグを使用する． ●術後の静脈血栓・塞栓症（VTE）の発生およびバッグ内凝集塊産生を抑制する観点から，保存前白血球除去用血液バッグの使用が望ましい．
採血手技	●皮膚消毒後は穿刺部位に触れない．必要時には滅菌手袋を使用する． ●皮膚病変部への穿刺や同一バッグでの再穿刺はしない．
採血中の注意	●採血中は血液バッグ内の抗凝固剤と血液を常に混和する． ●採血中は VVR の発生に絶えず注意する．
VVR 予防	●若年者，低体重者，初回採血者は VVR に対し十分注意する．
VVR への対応	●VVR 出現時は即座に採血を中止し，頭部を下げ下肢を挙上する．必要があれば補液を行う．
採血後の処置	●チューブをシール（バッテリー式ハンドシーラー使用が望ましい）後に採血バッグを切離し，採血相当量の輸液を採血バッグの側管から行い，その後抜針する． ●抜針後 5～10 分間（ワルファリン服用患者は 20～30 分間）圧迫止血する． ●ペースメーカー装着患者は抜針後，患者から十分離れてシールする．

（次頁へつづく）

表Ⅷ-2　つづき

採血バッグの保管	●専用自己血ラベルに患者氏名，生年月日，ID 番号などを記入した後，採血バッグに貼付する． ●採血バッグは輸血部門の自己血専用保冷庫で患者ごとに保管する． ●自己血の保管・出庫には検査技師が介助することが望ましい．
自己血の出庫と返血	●自己血の出庫前に自己血の血液型の確認や患者血液と交差適合試験を行う． ●返血時には患者氏名，生年月日，ID 番号などを複数の医療従事者が確認する． ●自己血の返血は貯血開始前の Hb 値を目安に返血する．返血リスクがベネフィットを超える場合には返血しない．
同種血への転用	●転用できない．
採血日のドナー患者への注意	●採血前の食事は省かないで必ず摂取する．また，常用薬を服用する． ●外来患者として自己血採血を行う場合には，付き添いとともに来院することが望ましい． ●採血後には水分を十分に摂る．激しい運動や労働および飲酒は避ける．また，原則として採血後の車の運転や採血後 2 時間以内の入浴は避ける． ●自己血採血後の最初の排尿は座位で行う． ●帰宅途中または帰宅後に嘔気，立ちくらみなどの遅発性 VVR 様症状が約 10%に発生するので患者にもその可能性を説明する．

■ c．回収式自己血輸血（IAT）

術中あるいは術後回収式自己血輸血は，術中，術後の手術野からの出血を回収し，洗浄後あるいは非洗浄のまま患者に返血するというものである[26]．回収式自己血輸血は出血量の予測し難い心臓血管系の手術や，術野のきれいな手術で大量の出血がある場合などに有効とされる．しかし，赤血球のみの回収にとどまること，また，その赤血球の傷みが強いこと，手術野の状況によっては細菌や悪性細胞はもちろん，脂肪球などの本来血管内にはいることのない異物が混入する危険性がある．細菌などの混入の恐れがある場合，同種血輸血より安全であるとは必ずしもいえないため使用すべきではない[27,28]．表Ⅷ-4 に学会が作成した回収式自己血輸血実施基準(2012)[29]に詳細な内容が記載されている．

自己血輸血は本来整形外科手術[26,30-33]や循環器外科手術[34-37]を中心に実施されてきたが，最近では，脳神経外科，耳鼻咽喉科，口腔外科，消化器外科，泌尿器科，産婦人科などの外科系各領域の手術に対しても普及してきた．後述するように自己血から自己フィブリン糊を作製し，術後の局所接着や閉鎖目的ばかりでなく，縫合部や針孔からの血液・髄液・膵液や空気の漏れ防止のために使用する目的で，間脳下垂体外科や呼吸器外科，肝胆膵外科での自己血採血も増えている[9,38,39]．様々な外科系診療科で行われる自己血輸血は，対象となる患者や手術に合った方法を組み合わせて行うことが有用と報告されている．表Ⅷ-5 に 3 種類の自己血輸血の特長を示す．

4 インフォームド・コンセント (informed consent: IC)

患者の自己決定権を尊重するために，十分な説明に基づく同意（インフォームド・コンセント）を得ることが重要である．特に輸血一般に関しては，1997 年に輸血に関するインフォームド・コンセントの取得を義務づける通達が出され，その後の改正薬事法（現在の「医薬品，医療機器等の品質，有効性及び安全性の確保等に関する法律（薬機法）」）でも，輸血のリスクとベネフィット（効果，利益）について患者（またはその家族）に説明を行い，理解を得ることが義務づけられている．すなわち，患者もしくは家族に対して輸血の適応，必要性，輸血しない場合の危険性，合併症の危険性などについて理解しやすい言葉で説明し，文書による同意を取得する．また，自己血輸血希望者には，自己血輸血の意義，方法，実施する際の注意点などを具体的に説明し，十分な同意を得ることが重要であり，具体的には輸血・自己血輸血に関する説明項目としては次に示すような内容を行う必要がある[40]．

①手術の際に，一定量の出血が予想され，輸血を必

表Ⅷ-3 希釈式自己血輸血実施基準（2016）―本人を対象として希釈液を行う際の原則―
（日本自己血輸血学会ホームページ[25]より）

＊本実施基準を参考に，各施設が置かれている状況を反映させた院内マニュアルを整備することが望ましい.

定義	●全身麻酔導入後，当該患者から 400～1,200 mL の血液を採血した後，代用血漿剤の輸液により循環血液量を保ち血液を希釈状態にして手術を行い，術中あるいは手術終了前後に採血した自己血を返血する方法である.
利点	●希釈効果により手術時の実質的出血量を軽減できる. ●新鮮な血液を使用することができる. ●採血に際し，血液バッグ・ローラーペンチ・シーラー以外の特別な器具は必要としない. ●貧血が強い場合を除き，緊急手術にも対応できる.
問題点	●採血量に制限がある. ●手術前に採血や補液の時間を要するために，麻酔・手術時間が長くなる. ●代用血漿剤の使用量と使用法に制限がある. ●手術後に手術室以外で使用する場合には，取り違え輸血などの大きなリスクがある.
禁忌	●心筋障害，弁膜症，心内外の動静脈シャントがある場合など，心臓予備力がない患者 ●腎機能障害や出血傾向のある患者 ●高度の貧血患者 ●血液の酸素化に異常がある肺疾患患者 ●高度の脳血管狭窄患者
自己血採血	●自己血採血は麻酔科医師の管理のもとで全身麻酔下に行う. ●自己血採血は皮膚消毒を含め,「日本自己血輸血学会 貯血式自己血輸血実施指針 (2014)」に従う. ●採血した血液は原則として輸血部門の管理とし，自己血専用ラベルに患者氏名，生年月日，ID 番号などを記入した後，採血開始前に採血バッグに貼布する. ●気管挿管後に乳酸リンゲル液 500 mL を急速注入する. ●採血は静脈路（上肢もしくは頸部）から留置針を用いて行う．IVH ラインまたは動脈ラインからの採血も可とする. ●採血は静脈留置針に針なし採血バッグを接続して，数回に分けて自己血採血と代用血漿剤の補液を交互に行う. ●留置針と針なし採血バッグを接続する際には，滅菌手袋を用いて，無菌的に行う. ● 1 回の採血量は 400 mL を上限とする. ●採血量はバッグ重量で測定し，採血中は血液バッグ内の抗凝固剤と血液を常に混和する. ●希釈後（自己血採血後）の Hb 値は，原則として，7～8 g/dL 程度を維持する.
代用血漿剤	● 1 回の自己血採血後ごとに採血量と等量の代用血漿剤を用いて循環血液量を補充する. ●代用血漿剤は血漿に準ずる膠質浸透圧を持ち，数時間の効果が期待される HES130（ボルベン®）あるいは HES70（サリンヘス®，ヘスパンダー®）などを使用する. ●代用血漿剤の過剰投与で出血傾向や腎機能障害の可能性がある．腎機能障害がない場合でも，使用量は 20 mL/kg～30 mL/kg までとする.
血液の保管と返血	●自己血は採取した手術室内で室温保存し，外には持ち出さないことを原則とする. ●何らかの理由で術後に手術室外で使用する場合には，厚労省の「輸血療法の実施に関する指針」や「日本自己血輸血学会 貯血式自己血輸血実施指針 (2014)」を遵守し，取り違え輸血を避けるとともに保管温度に留意する.
保険適応	●希釈式自己血輸血は，当該保険医療機関において手術を行う際，麻酔導入後から執刀までの間に自己血の採血を行った後に，採血量に見合った量の代用血漿の輸液を行い，手術時予め採血しておいた自己血を輸血した場合に算定できる. ●希釈式自己血輸血を算定する単位としての血液量は，採血を行った量ではなく，手術開始後に実際に輸血を行った 1 日当たりの量である．なお，使用しなかった自己血については，算定できない. ● 6 歳以上の患者の場合 200 mL ごとに，6 歳未満の患者の場合体重 1 kg につき 4 mL ごとに 1,000 点を算定する.
他の留意点	●エリスロポエチン製剤は希釈式自己血輸血には保険適応がない.

表Ⅷ-4　回収式自己血輸血実施基準（2012）─術中・術後回収式自己血輸血を行う手術での原則─
（脇本信博，他．自己血輸血．2012; 25: 会告[29]より）

＊本指針を参考に，各施設が置かれている状況を反映させた院内マニュアルを整備することが望ましい．
＊術中・術後連続して回収する場合: 術中は術中回収式に関する基準に，術後は回収式に関する基準に従う．

全般に関する基準	
医学的適応	●開心術・大血管手術並びにその他の無菌的手術に適応がある．
禁忌	●細菌あるいは悪性腫瘍細胞の混入がある場合は禁忌である．
保険適応 （4,500 点）	●出血量が 600 mL 以上（ただし，12 歳未満の患者においては 10 mL/kg）の手術に算定できる．ただし，上述の禁忌症例は除く（保険区分 K923）
患者の全身状態	●年齢・Hb 値・体重・血圧などに制限はない．ウイルス保菌者にも適応はあるが，手術室・器具・スタッフの感染防止に努める．
返血	●返血バッグには遅滞なく日時，ID，患者氏名，担当者名を記載する． ●返血バッグ内に分離した脂肪層があれば，この部分を返血しない．返血バッグ内に少量の空気が含まれているので，加圧輸血を行う際は空気注入に注意する． ●微小凝集塊除去フィルターを使用することが望ましい．
操作者	●機器の取り扱いに習熟した医師，看護師または臨床工学技士が操作する．
遊離ヘモグロビン	●洗浄式・非洗浄式に関わらず遊離ヘモグロビンが含まれる．非洗浄式は，洗浄式より遊離ヘモグロビンが多いので注意する．ヘモグロビン尿が出現すれば，ハプトグロビンの投与を考慮する．
術中回収式に関する基準	
吸引圧	●溶血を減少させるために 150 mmHg 以下を目標とするが，急速な出血では吸引圧を上げる必要がある．
回収血に添加する抗凝固薬	●ヘパリン加生理食塩水（30 単位/mL）を，回収血 100 mL に対して 15 mL で滴下する． ●ヘパリン起因性血小板減少症（heparin induced thrombocytopenia: HIT）患者の手術では，ヘパリン以外の抗凝固薬を使用する． ●添加した抗凝固薬は，そのほとんどが洗浄工程により除去される．
洗浄量	●機種や手術の種類によって，指定された量で洗浄する．
返血	●過誤輸血防止のため原則として手術室内で返血を開始し，手術室退室後に返血する場合には，患者取り違えに最大限の注意を払う． ●回収処理終了後 4 時間以内に返血を完了する．ただし，回収処理後 4 時間以内に冷蔵保存（1～6℃）を行った場合には 24 時間保存が可能である．
術後回収式に関する基準	
吸引圧	●通常のドレナージチューブの吸引圧で行う．
抗凝固薬	●洗浄式では機種により添加するが，非洗浄式では添加しない．
洗浄量	●洗浄式では，機種に指定された量で洗浄する．
返血	●回収開始後 6 時間以内に返血を完了する．非洗浄式では，大量返血で出血傾向がでることに注意する．

要とする可能性があること．

②輸血をしない場合，手術経過に及ぼすリスクがあり得ること．

③輸血の選択肢としては，自己血輸血と同種血輸血があること．自己血輸血には，術前貯血式，希釈式，回収式自己血輸血があること．

④同種血輸血により，感染症伝播あるいは免疫学的な有害反応を合併する可能性があること．

⑤必要量の自己血を貯血するには日時を要すること．

⑥貯血時の検査としては，血液型，不規則抗体スクリーニング，B 型肝炎ウイルス（hepatitis B virus: HBV），C 型肝炎ウイルス（hepatitis C virus: HCV），HIV，ヒト T 細胞白血病ウイルス（human T-cell leukemia virus type-1: HTLV-1）などを行うこと．

⑦自己血輸血のリスク: 自己血輸血は，同種血輸血による有害反応を回避する有効な手段であるが，次のようなリスクが伴うこと．

JCOPY 498-01913

表Ⅷ-5　自己血輸血の種類と特長

		利点	欠点
貯血式	液状保存	・特殊な手技，装具が不要で最も容易 ・最も費用がかからず安価である ・輸血の実施に時間がかからない	・貯血時の有害事象（共通） ・貧血，貯血期間などで十分な量が確保できない場合がある ・保存に伴う凝固因子・血小板機能の低下 ・生化学的性状の変化 ・乳児では困難なことがある
	凍結保存	・長期保存が可能である ・十分な量の貯血が可能である ・患者の状態に合わせて，無理のない貯血が可能 ・赤血球以外も凝固因子の保存がよい ・保存に伴う生化学的変化の心配がない	・貯血時の有害事象（共通） ・分離，凍結，解凍，洗浄操作が煩雑 ・手間，経費がかかる ・保管場所や管理が問題である ・洗浄後は速やかな使用が必要である ・解凍，洗浄後の赤血球の損失
希釈式		・新鮮血として使用可能 ・必要時，緊急時に直ちに使用可能である ・患者の精神的，肉体的負担の軽減 ・実質的な血液の喪失を削減 ・宗教的に輸血を拒否する患者への適応	・患者の循環動態が安定していることが必要 ・採血量の限界，特に貧血がある場合は困難 ・熟練した麻酔科医が必要 ・過度の希釈による酸素供給能と止血能の低下 ・手術時間への影響
回収式		・術中，術後に出血した自己血の有効利用 ・緊急手術にも対応が可能である	・大量出血が予想される術式に限られる ・機器が高額である ・血液回収率が 70〜80%程度である ・回収血による感染，肺合併症，腎障害などの危険

(1) 保存中にバッグが破損したり，細菌汚染により使用不可能となったりする場合があり得ること(その場合，手術を延期して再度貯血するか，同種血を使用することもあること).

(2) 貯血量が不足の場合や予測以上の出血の場合は，同種血輸血を併用することがあり得ること.

(3) 出血量が少なく，貯血した自己血の一部または全部を輸血する必要がなかった場合，廃棄すること.

5 自己血輸血と patient blood management (PBM: 患者中心の輸血医療)

PBM とは，患者の転帰を改善するために，多くの専門分野で明らかにされた科学的根拠に支えられた手技・手段を適宜用いることで実践される輸血回避戦略のことである[41-43]．具体的には，①術前のヘモグロビン量を増やし，止血凝固能を最適化すること，②手術手技や手術機器の改善，麻酔管理の工夫などにより，術中・術後の出血量を減少させること，③エビデンスに基づいた血液製剤の適正使用を心がけること，などによって同種血輸血を回避し患者予後を改善する考えである．同種血は原料がヒトに由来するために，病原体などの伝播の可能性があり，また免疫反応の発生や免疫能の抑制がみられる．そのため，同種血輸血は術後の感染症や，がん再発を増加させる可能性がある[44]．

たとえば，赤血球輸血のトリガー値を Hb 7.0 g/dL とし，目標 Hb 値を 7.0〜9.0 g/dL に設定した制限輸血群と非制限輸血群に分けて 30 日後の死亡率を評価したところ，制限輸血群の方が生存率は高く，特に重症臓器障害群や 50 歳以下では有意差をもって制限輸血群で高い生存率を示した[45]．心臓外科手術[46]や一般外科手術[47]でも，1 単位以上の赤血球輸血を行った群では，早期の感染症や合併症発生リスクが無輸血群に比べて有意に高く，患者予後を悪化させると報告されている．可能であれば同種血輸血を回避し無輸血手術を心がけ，輸血が必要な待機手術の場合は自己血輸血を積極的に導入するという患者中心の輸血医療の考えである[11,24]．

宗教上の理由から輸血を拒否する“エホバの証人”の無輸血手術を可能にするのも PBM の考えであ

る[48]．手術に際し受け入れが可能な代替治療の内容と方法，無輸血治療に伴って発現しうる病態と合併症に対する認識を確認し，個々の判断に依存されている自己血輸血法の受け入れの可否を把握しておく必要がある．採血がなされた後，再注入が直ちに，もしくはon-lineで継続的に行われる回収式や希釈式自己血輸血のための閉鎖循環回路が実際に試みられている[49]．

6 適応・禁忌

供血者のウイルス抗原，抗体検査の精度向上，個別NATの導入などにより，同種血輸血によるウイルス感染伝播の危険性がきわめて低くなっている現状を踏まえ，同種血輸血と自己血輸血のメリットとデメリットを比較して適応を判断する必要がある．貯血式自己血輸血の適応および適応外判断は，自己血輸血責任医師もしくは担当医が行うが，**一般的適応**を次に示す．

1）全身状態がほぼ良好で，自己血輸血のインフォームド・コンセントが得られる場合
2）術中に循環血液量の15%以上の出血が予想され，輸血を行う可能性が高い場合
3）稀な血液型や免疫抗体を有し，適合血の入手が困難である場合
4）信仰上の理由などで同種血輸血を受け入れない場合
5）臓器移植や骨髄移植のドナーで，ゼロリスクが求められる場合
6）患者の全身状態を正しく評価し，医師が適応と認めた場合

一方，PBMの立場から，患者の転帰を考えた上で自己血輸血が**適応外**と判断される場合を示す．

1）細菌感染者

保菌者あるいは急性の炎症を疑わせる以下の患者からは原則として採血しない．

①治療を要する皮膚疾患，露出した感染創あるいは熱傷のある患者
②下痢のある患者
③抜歯後72時間以内の患者
④抗生剤服用中の患者（感染症のコントロールができていない場合）
⑤3週間以内の麻疹・風疹・流行性耳下腺炎の発病者

ただし，菌血症を否定できる炎症反応の少ない慢性的な局所感染症では採血可能なケースがある．

2）重篤な心疾患患者……大動脈弁狭窄症，不安定狭心症，過去6カ月以内の心筋梗塞，チアノーゼ性心疾患，心不全（NYHA Ⅲ度以上）など
3）出血素因のある患者
4）意識消失を繰り返す患者
5）胎盤血行不全の妊婦
6）その他，医師が適応外と認めた場合

貯血式自己血輸血の適応基準は以上であるが，実際には，自己血採血前に患者の全身状態が安定し，さらに次の検査結果などから採血が可能であることを確認する必要がある．

7 採血前の検査

a．血球計算（血算）

1）血中ヘモグロビン濃度（Hb）およびヘマトクリット値（Ht）

原則として採血前Hbが11.0 g/dL以上，Ht 33.0%以上であることが望ましい．ただし，関節リウマチなどの慢性炎症性疾患に伴う貧血患者では，当該患者自身の通常のHbレベルの維持を目安にして，計画を立てることが実際的である．妊娠中は循環血液が希釈されており，貧血を呈することが多いためHb 10.0 g/dL以上を原則とする産科領域の貯血式自己血輸血実施基準を表Ⅷ-6に示す[50]．

採血後の回復の割合を推定し，無理のない採血計画を立てる必要がある．800 mL以上の採血に伴うHb低下を鉄剤単独では回復が困難な場合は，rEPO製剤の投与を考慮する（後述の「rEPO製剤投与」の項参照）．

表VIII-6　産科領域の貯血式自己血輸血実施基準（2018）（日本自己血輸血学会ホームページ[50]より）

＊本実施基準は妊婦を対象とした基本的原則についてのみ記載している．記載している項目は産科領域独自の基準であり，その他は成人を対象とする日本自己血輸血学会　貯血式自己血輸血実施指針（2014）と同様である．

施設	●学会認定・自己血輸血責任医師及び学会認定・自己血輸血看護師が共同で，貯血式自己血輸血を管理し，その適正化を図ることが望ましい．
適応	●前置・低置胎盤，既往帝王切開，多胎妊娠，子宮筋腫合併妊娠，母体合併症妊娠など輸血を必要とすることが予想される予定手術とする． ●産科手術（帝王切開手術，鉗子分娩などを含む）は保険算定の適応となるが，自然経腟分娩は対象とならない．
採血時の基準	
年齢制限	●制限はない．若年者は血管迷走神経反応に注意する．
Hb 値	● 10.0 g/dL 以上を原則とする．
1 回採血量	● 1 回採血量は 200～400 mL とする． ● Hb 値が 10.0～11.0 g/dL の場合は 200～300 mL の採血が望ましい． ●体重 50 kg 以下の患者は，400 mL×患者体重/50 kg を参考とする．
鉄剤投与	●初回採血の 2～3 週前から毎日，経口鉄剤 100～200 mg を投与する． ●経口鉄剤で不足する場合あるいは経口摂取できない場合は静脈内投与する．静脈内投与する場合には注入速度に注意する．
採血者	●医師あるいは医師の監督のもとで看護師が行う． ●看護師が行う場合には前もって監督医師に連絡する．また，学会認定・自己血輸血看護師などの自己血採血の要点を理解した看護師複数人が行うことが望ましい． ●採血時には産科医師あるいは助産師の立会いが望ましい．
採血バッグ	●回路の閉塞性を保つため，原則として，プラスチック留置針あるいは翼状針による採血は避け，緊急時に対応できる側管（2way）のついた金属針の採血バッグを使用する．原則として点滴中の患者からの自己血採血は避ける． ●術後の静脈血栓・塞栓症（VTE）の発生およびバッグ内凝集塊産生を抑制する観点から，保存前白血球除去用血液バッグの使用が望ましい．
採血時の姿勢	●妊婦の最も快適な施設が望ましい． ●採血時は原則としてドナーチェアーを使用し，仰臥位低血圧症候群予防のために完全仰臥位は避ける．
採血中の注意	●胎児心拍数モニタリングで母児の状態を確認しながら採血する． ●血液バッグ内の抗凝固剤と血液を常に混和する． ●血管迷走神経反応および仰臥位低血圧症候群の発生に絶えず注意する． ●子宮収縮抑制剤を持続点滴している患者では，採血中は点滴ラインを一旦抜去後に，あるいは経口薬に切り替えて，状態が安定しているのを確認後に，採血することが望ましい．原則として，患者の状態から点滴を抜去できない場合は貯血適応から除外する．
エリスロポエチンの投与	●エリスロポエチンは原則として使用しない．
採血後の処理	●チューブをシール（バッテリー式ハンドシーラー使用が望ましい）後に採血バッグを切離し，採血相当量の輸液を採血バッグの側管から行い，その後抜針する． ●抜針後 5～10 分間（抗凝固剤使用患者は 20～30 分間）圧迫止血する． ●ペースメーカー装着患者は抜針後，患者から十分離れてシールする．
自己血の出庫と返血	●自己血の出庫前に血液型判定や患者血液との交差適合試験を行う． ●返血時には患者氏名，生年月日，血液型，ID 番号などを複数の医療従事者が確認する． ●原則として，貯血開始前の Hb 値を目安に返血する．返血リスクがベネフィットを超える場合には返血しない．
採血日のドナー患者への注意	●採血前の食事は省かないで必ず摂取する．また，常用薬を服用する． ●外来患者として自己血採血を行う場合には，付き添いとともに来院することが望ましい． ●採血後には水分を十分に摂る．激しい運動や労働および飲酒は避ける．また，原則として採血後の車の運転や採血後 2 時間以内の入浴は避ける． ●帰宅途中または帰宅後に嘔気，立ちくらみなどの遅発性 VVR 様症状が約 10% に発生するので患者にもその可能性を説明する．

2）白血球数および血小板数

白血球数，血小板数の減少あるいは増加を認める場合は原因を精査した上で対処する．原疾患に伴う異常値であり，感染や出血などの自己血採血に影響する病態ではないと確認できれば予定通りの採血を行う．感染が疑われる場合には，採血の可否の決定にCRP（C-reactive protein）値も参考とする．

b．血液型と不規則抗体

ABO血液型およびRhD抗原の検査や不規則抗体の有無を確認しておく．自己血輸血の目的は同種血輸血の回避であり，予測範囲内の手術中の出血に対応可能なように十分量を貯血する必要があるが，自己血だけでは不足して同種血輸血を要する場合に対処できるように上記検査を必ず実施しておく．

c．感染症検査

感染症検査として，梅毒，HBV，HCV，HIV，HTLV-1の検査行う．感染症マーカー陽性患者に自己血輸血を行う場合，原則として採血した血液がバイオハザードであることをラベルなどで明確にする．さらに，感染血液専用保冷庫の設置が望ましい．

感染症に関わらず，注意すべきことは，自己血の取り違えを防止するシステムを要する点である．そして，万が一，感染症マーカー陽性の血液を他の患者に誤って輸血した場合，型違え輸血の危険性のほかに感染症伝播という事故を生じ得る危険性を含んでいる．採血バッグの破損による汚染や取り違え輸血，採血者の針刺し事故など，第三者の安全を考慮した上で，感染症マーカー陽性患者からの自己血採血をするか，しないかは，事前に当該施設の輸血療法委員会などで話し合っておく必要がある．

以上の自己血輸血の適応，採血前検査，採血の最終判断および次項の採血計画に関して，医療機関内で基準を定めておくこと，また，輸血部門，自己血輸血に関する経験の多い医師（学会認定・自己血輸血責任医師），日本輸血・細胞治療学会認定医などと適宜，連絡して決定することが重要である．

8 採血・保存計画

a．貯血計画

貯血量は最大手術血液準備量（maximum surgical blood order schedule: MSBOS）または手術血液準備量計算法（surgical blood order equation: SBOE）に基づいて決定する[51]．すなわち，予定手術術式，手術の規模，術前状態から，手術時出血量を予測し，循環血液量，血色素量から必要輸血準備量，すなわち必要自己血量（＝総採血量，貯血量）を計算する．総貯血量は，患者の状態，術式により異なってくるが，定型手術について各施設，各術者により，必要輸血準備量の平均（±標準偏差）を算定しておくとよい．総貯血量と手術日までの期間を念頭において採血日時，貯血予定量，鉄剤・rEPO投与などを記載した採血計画を立てる．

一般的に貯血式自己血輸血実施指針（2014）[22]に準じて採血が行われているが，年齢，体重の制約はなく，Hb値11.0 g/dL以上あれば採血可能である．1回採血量を循環血液量の10～12％程度（体重が50 kg以下の場合は，400 mL×体重/50が目安）とし，週1回を原則としている．手術予定日前の3日以内の採血は行わない[52]．80歳以上の高齢者貯血に際しては合併症のリスクが高く，可能年齢基準を決めている施設もある[53]．患者の転帰を考えた上での判断であり重要である．

術中の輸血を自己血のみで賄うためには，PBMの観点から術前の貧血を改善しておく必要がある．手術の1カ月以上前にHb値をチェックし，貧血を認めた場合には，その原因を検索し，鉄剤やビタミンB_{12}，葉酸，エリスロポエチン製剤などで治療可能であれば，できる限り術前に貧血を改善させておく．そうすることによって自己血貯血も安全に実施できるし，特に心疾患患者や高齢者など貧血状態にすることが望ましくない場合に有効である．さらに術前に貧血状態であると同種血輸血を追加する可能性が高くなり，術後の感染症や合併症を増やす要因になるため，自己血採血時には鉄剤とrEPO投与を行い手術時の赤血球量を体内でも増やしておく（体内貯血）．また，自己血輸血に関する適応，採血計画，処理，管理保管，供給の一連の工程を専門性の高い輸血部スタッフによって実施する「自己血外来」の設置は，安全で適正な自己血輸血の実施に有効である[54]．

■ b．鉄剤投与

400 mL 採血で 200 mg の鉄を失い，経口鉄剤は小腸にて 20％の吸収率であるため，1 週間毎に 400 mL 採血する場合，200 mg/7 日 ×100/20≒150 mg/日（フェロミア®3〜4 錠/日）となる．経口鉄剤による吐き気などの消化器症状が強い場合は，静脈投与を行うが，アナフィラキシーショックや鉄過剰による肝障害に注意する．

■ c．rEPO 製剤投与

(1) 貯血量が 800 mL 以上で，1 週間以上の貯血期間がある．
(2) (1) を満たし，貯血開始時の Hb 濃度が，体重 70 kg 以上の場合は 13 g/dL 以下，体重 70 kg 未満の場合は 14 g/dL 以下の症例
(3) 1 回 24,000 単位を週 1 回皮下注する（患者の Hb 値や予定貯血量などに応じて投与回数や投与期間を適宜増減する）

凍結保存が院内でできない場合，または癌患者など手術を極力早く実施したい場合や 800 mL 以上の貯血を確実に実施したい場合などに有用である．採血に伴う貧血からの回復を早め，手術までの短期間に十分量の自己血貯血を可能にする．rEPO による凝固能の亢進や血栓症の危険も危惧されたが比較試験では否定されている[55,56]．しかし，Hb 値を上げすぎると，血栓症や血圧上昇などの有害反応が起こる可能性があるため注意が必要である[57]．

9 貯血式自己血輸血の実施手順 表Ⅷ-2

■ a．自己血採血の準備・実施

1）申込書の作成

自己血採血の実施前に，次の項目を含む依頼表を作成する．

(1) 患者氏名，生年月日，年齢，ID 番号
(2) 疾患名，手術予定日，手術術式
(3) 貯血量，予想出血量
(4) 身長，体重，血圧，脈拍数，体温
(5) 血算（Hb 値，Ht 値），血液型
(6) 細菌・ウイルス感染の有無，合併症の有無と疾患名
(7) 投薬の有無と薬剤名
(8) 主治医名，診療科名，申込み年月日
(9) 自己血に対する同意書の有無

2）自己血採血ラベル

他の患者との取り違えを完全に防止するために，採血バッグに自己血専用ラベル 図Ⅷ-1 を貼付する．ウイルス感染マーカー陽性患者の血液については，バイオハザードであることを自己血ラベルに明記し感染血液専用保冷庫で保管する．表記の際には，当該患者に負担にならないよう，「感染症陽性」の情報を関係者のみにわかるよう留意する．

3）採血バッグの点検

採血バッグに破損がないことを予め確認しておく．採血量が 400 mL の時は，血液比重を 1.05 として計算すれば，420 g＋風袋重量が採血目標重量である．採血機（容量式または重量式減圧採血装置）を用いる場合は取り扱い説明書に従う．採血バッグのタイプ（S: シングル，D: ダブル，T: トリプル）と採取量（200 mL，400 mL）の確認を必ず行う．

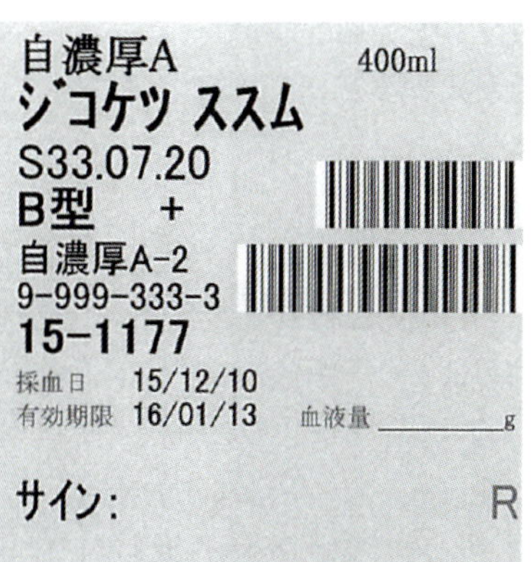

図Ⅷ-1 自己血患者ラベル
自濃厚: 自己濃厚赤血球製剤

4）採血部位の決定

通常は肘静脈を穿刺する．穿刺部位よりも中枢側を駆血帯で圧迫して静脈を怒張させ，血管の走行と穿刺部位を確認する．動脈穿刺や神経損傷を避けるために，基本的には内側（尺側）皮静脈からの採血は血管が太く浮き出ている患者以外では避け，基本的には正中部もしくは外側部で穿刺するようにする．

5）皮膚消毒

採血時に注意すべきは無菌性であり，穿刺による皮膚細菌混入の防止である．まず採血者は穿刺の前にあらかじめ手洗いを行う．穿刺部位を厳重に消毒し，無菌的に速やかに採血する．採血後はチューブシーラーにより採血バッグの回路を完全にシールし閉鎖性を保つ．皮膚消毒の具体的な方法を下記に示す．

(1) 採血者は穿刺前に手洗いする．
(2) 70％イソプロパノールまたは消毒用エタノールを使用し充分に皮膚の汚れのふき取り操作を行う．皮膚の汚れが強い場合はふき取り操作を複数回行う．
(3) 消毒は原則として10％ポビドンヨードを使用する（ヨード過敏症は0.5％グルコン酸クロルヘキシジンアルコールを使用する）．
(4) 消毒後はポビドンヨードでは1～2分以上，ポビドンヨード・アルコールでは30秒以上待った後，穿刺部位が乾燥したのを確認後に穿刺する（時間自体よりも穿刺部位が乾燥したことが重要である）．消毒した血管を直接指で触らない．もし，血管が細くて指で確認しながら穿刺する必要がある場合には，滅菌手袋をして行う．

6）採血

採血前の問診と体調チェックを医師および看護師で行い，問題ないことを確認する．自己血採血で最も大切なのは安全に採血を実施し終了させることである．

まず，採血バッグに近い部分のチューブを鉗子または採血バッグに付いているクランプなどで止めておく．静脈穿刺は針先の切り口を上向きにして，皮膚と15～30°の角度で刺入する．針を立てすぎると上腕動脈や正中神経を傷つけるので注意する．もし，針を刺し直す場合には，患者の承諾を得て，反対側の腕で採血する．同一採血バッグでの再穿刺は細菌汚染の可能性があるために行わない[58]．採血針が血管の中に入っていることを確認してから鉗子を外し，採血を開始する．採血が始まったら，採血バッグ中の血液が抗凝固剤とよく混和するように直接強く撹拌する．採血バッグ内に凝集塊ができないようにするためには，この動作は重要である．採血中は採血流量を観察しながら常に採血バッグを緩やかに振って抗凝固剤と血液を十分混和させる．採血流量が極端に少なく，あるいは一時的に停止すると，針先やチューブ内で凝固することがあるので注意する．

患者が特に緊張していると，不安のために血管迷走神経反応（vaso-vagal reaction: VVR）も起こりやすくなるのでリラックスさせることが重要である．採血中は患者をよく観察し，顔に緊張感があるような場合は，言葉かけを積極的に行う．採血中にVVRが出現した場合は，直ちに採血を中止し，仰臥位で両下肢を拳上し，補液を開始する．

7）補液，抜針および止血

目標量が得られたところで採血バッグのチューブを鉗子あるいはクランプなどで止め，駆血帯を外し，採血相当量の補液（乳酸リンゲル液，生理食塩液）を行う．採血に用いた針で補液可能なように，点滴ラインを接続できるY字チューブあるいはボタンなどがチューブの途中に組み込まれている採血バッグが有用である．採血終了後，患者の気分不良がなく，血圧などの変動がないことを確認して抜針する．穿刺部位は滅菌ガーゼまたは滅菌綿で押さえて止血バンドなどで圧迫止血する．通常は5～10分間程度の圧迫止血で十分であるが，ワルファリンなどの抗凝固療法中の患者などでは20～30分程度圧迫して止血を確認する．

8）自己血ラベルへの署名

患者本人または保護者が自己血ラベルの内容を確認し，患者氏名を署名する．自己血専用ラベルに，患者氏名，患者ID番号，ABOおよびRhD血液型，製剤名，製造番号などを入れたバーコードがあれば，採血して署名した後の入庫確認，輸血時の出庫確認の際に，バーコードリーダーで読み取り，コンピュータ上のデータと照合確認できるので便利である．ウイルス感染症陽性血液は区別して保存し，最悪の事態（過誤輸血など）の時にも被害を最小限に止められるようにする．

9）採血チューブのシーリング

採血および補液が終了し，抜針後にチューブシーラーを用いてチューブを確実にシールする．この際採血チューブ内の血液をローラーペンチなどを用いて採血バック内の血液とよく混合する．この時，検査用に5～10 cm程度のセグメントを2～3本残しておく．血液型の確認，自己血輸血時のクロスマッチ，および輸血後の有害事象の発生時の確認試験に用いる．ペースメーカー装着患者では，チューブシーラーの高周波がペースメーカーの故障の原因となり得るので離れた場所で行う．

10）採血後の患者管理

採血後の補液により失われた循環血液量はある程度回復するが，経口的にも水分を摂取してもらい，10～20分程度はソファーに座って安静を保たせる．また，採血当日の激しい運動や入浴は避けるなどの注意を口頭もしくはパンフレットなどを用いて説明する．

■ b．採血した自己血の保管・管理

術前貯血式自己血輸血のために採血した全血および自己赤血球製剤を保存する方法には，2～6℃で保存する液状（冷蔵）保存法と冷凍保存法がある 表Ⅷ-5．液状保存法は，温度管理された血液専用保管庫（冷蔵庫）に保存する汎用法だが，保存可能な期間が限られている．各保存液の有効期限は，CPD液: 21日以内，CPDA-1液: 35日以内，MAP液: 42日以内となっており，貯血量と貯血期間を考慮して保存液を選択する必要がある．MAP液などにより長期保存する場合，細菌増殖の徴候である上清の黒色変化や，凝集塊がみられるなどの異常がないことの確認が重要である．

冷凍保存法は，全血から赤血球と血漿を遠心分離した後，凍結による赤血球膜表面の損傷を防ぐため，濃厚赤血球にグリセロールをよく混和して保存する．長期間の保存が可能で，手術日未定の時期からも採血保存しやすいが，緩徐凍結法（用手法）の場合は，凍結時に約1時間半，解凍時の洗浄操作に約2時間を要するなど，コストと人手がかかるので実施施設は限られる．自動血球洗浄器ACP215（ヘモネティクス社）を用いた場合，全自動で凍結操作（約30分）および解凍操作（約70分）が可能であるが，解凍洗浄により保存血液バッグの回路を開放することから，解凍洗浄後の使用期限が12時間以内と短く，手術後の出血に適時に対応しがたいなどの問題は存在する[21]．著者の施設では紹介患者が多く，受診時に手術日が未定であることが多く，多少手術日が変動しても対応できるように1/3の患者では凍結保存法を選択している．

あらかじめ手術日が確定し，貧血が全く問題にならない場合，800～1,200 mL程度の自己血貯血は液状保存法で十分対応できる．凍結保存法と異なり，保存前の処理もそのための設備も不要である．採血後は通常の日赤血を保存する冷蔵庫と同様の温度記録計と外部警報装置付きの血液専用保管庫の中で保存する．以上の特長を踏まえて，液状保存法を基本とし，手術までに十分な時間的余裕があるが，液状保存法では必要量の貯血が困難な場合には，冷凍保存法を用いるか，希釈式もしくは回収式自己血輸血を併用することが実際的である．以前は冷凍保存法を行うことは必ずしも容易ではないので，最寄りの日本赤十字血液センターと協議して，冷解凍処理を委託契約することもあったが，現在は難しくなっており，各施設内で対応する必要がある．また，液状保存法で貯血済みの自己血を有効期限が切れる前に患者に輸血しながら，2単位多く採血する戻し輸血[20]（蛙跳び法，スイッチバック法）は有効であるが，時間を要し操作が煩雑で患者負担も大きいことから最近では実施されなくなった．

無菌的に採血され患者署名された自己血バッグを厳重に温度管理された自己血専用の血液保冷庫に保存する．全血のまま保存する場合，および赤血球成分に分けて液状保存する場合は，2～6℃に温度管理

されて冷蔵庫に保存する．赤血球成分を凍結保存する場合は，所定の凍結前処理後，液体窒素あるいは冷凍庫に保存する．また血漿成分を凍結保存する場合は，－20℃以下の専用保冷庫に保存する．また，自己血に関してコンピュータ管理を行う場合は，バーコードリーダーで採血バッグ上の自己血ラベルのバーコードを読み取り，貯血したことをコンピュータに登録して管理する．自己血を輸血する際の照合確認は，当該患者の血液型の再検査，あるいは保存している自己血との交差適合試験により確認する．

■ c．院内の自己血輸血管理および実施体制の整備

安全で適正な自己血輸血を実施するためには，自己血輸血担当部門を設置し，自己血輸血責任医師を任命し，自己血担当臨床検査技師を配置する．輸血療法委員会などで自己血輸血マニュアルを作成し，自己血輸血全般に関する検討を行い，院内のルールを決めておく 図Ⅷ-2．自己血輸血に精通した看護師などが中心になって，採血場所の環境整備，採血者の決定と緊急時の対処方法，自己血輸血マニュアルの整備を行う[52]．

わが国では輸血部のない施設が多いため，同種血輸血や自己血輸血について必ずしも十分な教育を受けているとはいえない看護師あるいは医師が自己血採血を行うことが多いと考えられており，医師の立会いもなく自己血採血を看護師だけに任せている病院や，研修医が交代で採血を担当する施設も散見される．同種血輸血の安全性が劇的に向上してきた今，自己血輸血について教育を受けた医師あるいは看護師が採血時の細菌汚染や有害事象の危険性を回避し，適切な採血を行うことが重要と考え，学会は日本赤十字社の協力を得て，適正で安全な自己血輸血を推進する看護師の育成を目的として，学会認定・自己血輸血看護師制度協議会を設立した[59]．また，2014 年度の保険改定で「貯血式自己血輸血管理体制加算」が新規保険収載され[8]，貯血式自己血輸血実施指針（2014）[22]を遵守するとともに，自己血輸血に伴う有害事象を防ぎリスク管理をするために，医師・看護師・臨床検査技師が三位一体となって自己血輸血体制（システム）を構築することが貯血式自己血輸血管理体制加算取得条件となった．

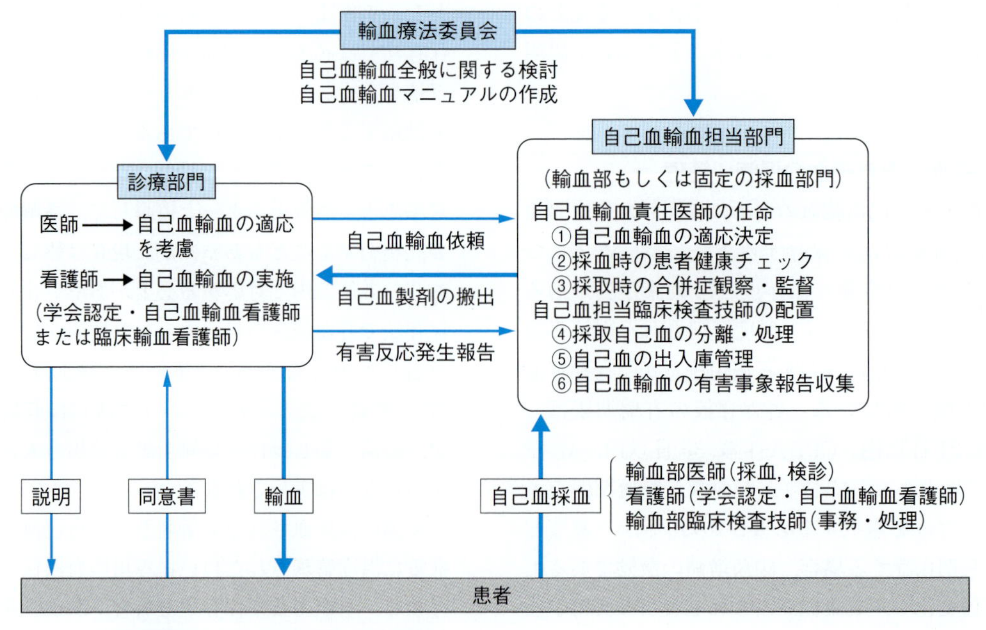

図Ⅷ-2 **自己血輸血管理体制の整備**（牧野茂義．自己血輸血．2012; 25: 19-25[52]より）

10 採血時の有害事象と留意点

日本赤十字血液センターにおける健常ドナーからの採血は，献血者の健康状態などを十分確認した上で行われているが，時には気分不良，さらにはごく稀ではあるが失神や神経損傷などの合併症が起こることがある．発生頻度が高いものから①血管迷走神経反応（VVR），②皮下出血・血腫，③神経損傷（神経障害）などがある．VVR が最も多く，全体の 3/4 を占めており，発生頻度は 0.75％程度（2013 年度報告）である[60]．自己血採血でも同様に VVR の発生が最も重要な問題であり，採血担当者は VVR 発生時の早期の対応や重症化の防止について充分理解し，対応処置法について熟知しておく必要がある．

a．血管迷走神経反応（VVR）

採血開始後 5 分以内に発生することが最も多いが，採血中，または採血前後に発生することもある．血液製剤使用実態調査では，自己血採血 106,380 件における VVR 発症率は 0.61％であり[13]，全国大学病院輸血部会議副作用ワーキング調査では 0.78％と報告されている[61]．VVR の要因は，内的要因（主に患者の心理的な不安，恐怖，緊張もしくは痛みなどの情動的な要因）と外的要因（循環血液量不足あるいは体内水分の分布不均衡）が混在し，そこに個人差，性差，年齢差，その時の体調などが加味され症状が顕在化すると考えられているが，そのメカニズムの詳細は不明である[62,63]．症状には個人差があり，軽症では気分不良，顔面蒼白，冷汗，悪心，嘔吐などがみられ，ごく稀ではあるが，重症になるとこれらに加えて意識喪失，痙攣，尿失禁などが起こる．その他，血圧低下，徐脈，呼吸数低下などがみられることがある．表Ⅷ-7 に VVR の程度分類を示す．日赤の献血時採血では，2 回以上の経験者に比較して初回若年者で発生が高率[62]といわれており，自己血採血でも，10 歳代など若い年齢での初回採血での発生が高率であり注意が必要である[64]．

表Ⅷ-7 血管迷走神経反応の程度分類（厚生省血液研究事業: 供血者保護のための採血基準設定に関する研究　昭和 59 年度研究報告書）

分類	必須症状・所見	時にみられる症状
Ⅰ度	血圧低下 徐脈（>40/分）	顔面蒼白，冷汗，悪心などの症状を伴うもの
Ⅱ度	Ⅰ度に加えて意識喪失 徐脈（≦40/分） 血圧低下（<90 mmHg）	悪心，嘔吐
Ⅲ度	Ⅱ度に加えて痙攣，失禁	

ⅰ．必須症状・所見がなければ血管迷走神経反応とはいわない．
ⅱ．Ⅱ度では意識喪失の症状を認めることを必須とする．なお，悪心，嘔吐をみても，必須所見がⅡ度に該当しなければⅠ度にする．
ⅲ．下記の症状*のみでは血管迷走神経反応とはいわない．ただし，Ⅰ度あるいはⅡ度のオプショナルな症状としてみられることが多い．
　*: ねむけ，あくび，気分不良，全身倦怠感，頭重感，めまい，立ちくらみ，などである．
ⅳ．必須所見の記載のない症例については，原則として本症状があるものとしては取り扱わない．ただし，状況によって，本症状と強く考えられる場合は，本症状の疑いとして記載しておく．

VVR の予防法としては，まず患者の不安，恐怖を除くことが大切である．事前に自己血採血の流れをパンフレットや DVD などで十分説明し，患者からの質問に答え対応する．採血環境を整えることも重要である．採血室を明るく整頓し，テレビ鑑賞や音楽を流し，チョコレートの提供などでリラックス効果を期待する．穿刺者は固定する方が望ましく，熟練の医師や教育・訓練を受けた学会認定・自己血輸血看護師が望ましい．穿刺に不慣れな医師・看護師が実施すると，患者に不要な緊張を与えてしまう．循環血液量不足もしくは脱水に伴う血圧低下防止のために採血前後に水分（スポーツドリンクなど）を摂ってもらう，もしくは補液を行う[65]．当然，食事をしていない状態での採血は危険であるが，逆に食直後で水分摂取が少ない場合も血圧が下がりやすいので注意が必要である．血管穿刺時の疼痛により VVR が誘発されることがあるため，添付用表面麻酔剤（ペンレス®）や 1％塩酸リドカインなどを用いて局所麻酔を用いると有用ともいわれているが，局所麻酔剤は稀にショックあるいは中毒症状を起こすことがあるので注意する．

採血中は，患者への言葉かけを多くして状態の変化に注意し，万一 VVR が起こったとしても早期に発見し対応することが重要である．採血中は患者から目を離さないように心がける．

VVR 発生時の対処法は，Ⅰ度であれば患者に声をかけ安心させ，深呼吸をさせ同時に仰臥位にして頭を低くし下肢を拳上させる(Trendelenburg 位)．Ⅱ度以上で意識喪失があれば，名前を呼ぶなど声をかけ，舌根沈下のおそれがあれば気道確保をはかる．血圧低下が続くようであれば適宜補液を行い，必要があれば硫酸アトロピン® やエホチール® などを適宜使用する．また，回復後は水分補給を行い十分休養させる．

採血終了後時間が経過してから発症する遅発性有害反応がある[66]．自己血採血 3 日後までは循環血液が希釈され Hb 値が低下傾向を示すため，脱力感・倦怠感，立ちくらみ・めまいなど軽症な貧血症状が出現することがあることを，採血後の注意事項として説明しておく必要がある．特に外来で自己血採血後に帰宅する場合，駅のホームに立つ際には電車から離れて待つようにする．また，帰宅時の車の運転は避ける．

b．皮下出血および血腫

採血時の穿刺と抜針後の圧迫操作が適正に行われなかった場合に起こる．血管脆弱の恐れのある高齢者や，抗凝固剤などの併用薬剤がある場合は特に注意が必要である．症状としては，小丘状の出血斑から皮下に浸透し，腕の運動により拡大し広範な出血斑や血腫になることもある．採血後には，穿刺部位を止血ベルトなどで 5〜10 分間（ワルファリンや抗血小板剤服用中の場合は 15〜20 分以上）圧迫し，止血状態を確認して止血ベルトを外す．採血した側の手で重いものを持つことや，激しい運動は避けるように指導することが大切である．皮下出血した場合は，穿刺部位をしっかり圧迫し，必要に応じて湿布，消炎鎮痛薬の軟膏を塗布する．

ごく稀に穿刺が深すぎた場合に動脈を損傷することがある．尺骨側（肘内側）や手関節付近は動脈と静脈が隣接しているため，穿刺部位は正中皮静脈を第一選択とし，尺側皮静脈は最終選択とする．もし動脈穿刺した場合は，抜針後，約 30 分間は穿刺部位をしっかり圧迫し，1 時間程度安静を保った後に止血を確認する．

c．神経損傷

稀に穿刺針を深く刺入することにより，筋膜を貫き正中神経を損傷することがある．献血に伴う神経損傷は約 0.01％に起こる[60]．自己血採血時の穿刺は皮膚と 30° 以下の角度で針先を上向きにして刺入する．深部の血管以外は通常 20° 以下の角度で十分穿刺は可能である．針を立てすぎると深部の正中神経や上腕動脈を傷つけるリスクが増大するので注意が必要である．日本人成人を対象として超音波を用いて行った検討では，肘関節部位において正中神経は全例で上腕動脈の尺側 1.5 cm 以内の領域にあった[67]．基本的には内側（尺側）皮静脈からの採血は血管が太く浮き出ている患者以外では避け，基本的には正中部もしくは外側部で穿刺するようにする．

穿刺時には常に患者の局所のしびれ，灼熱感，電撃痛などの訴えに注意し，神経損傷の可能性があれば，直ちに抜針し採血を中止する．疼痛の部位，程度，運動障害，知覚障害の有無を調べる．神経損傷に続発する特殊な慢性疼痛の型として複合性局所疼痛症候群（complex regional pain syndrome: CRPS）があり[68]，疼痛が強い場合はペインクリニック受診を勧める．また，神経損傷が起こった時に患者に謝罪することも忘れてはいけない．

神経損傷の予防法は，穿刺部位の教育・指導の徹底であり，不慣れな医師や看護師が穿刺するときには，熟練者の指導の下に行うようにする．

d．細菌汚染

貯血式自己血製剤に細菌が混入する原因としては，一過性の菌血症患者からの採血，あるいは不適切な皮膚消毒や穿刺針によって切り取られた毛根部を含む微細な皮膚片の混入が考えられる．後者の場合は，汚染の原因となる細菌のほとんどは採血開始直後の初流血液に含まれる．日赤では，2007 年以降，初流血除去回路付き採血バッグによる貯血が行われているが，一般医療施設では，この形式のバッグは使用できない．自己血輸血における細菌汚染の発生率は 0.01〜0.18％である[40,69]．細菌汚染製剤の輸血による敗血症では，輸血後 4 時間以内に悪寒・戦

JCOPY 498-01913

慄を伴う急激な発熱（39℃以上）と頻脈や血圧上昇（または低下）を呈し，重篤な状態になることもある．細菌汚染の予防法としては，①問診と②皮膚消毒の徹底である．採血前の検診で全身性細菌感染がないことを確認し，下痢や抜歯（3日以内）の有無を確認する．そして採血時の適切な手技による細菌混入防止に努める．輸血の際に自己血製剤の外観チェックを行い，細菌汚染で黒く変色していないか，または凝血塊などを目視することも重要である．

11 自己血輸血時の有害事象

a．ABO不適合輸血（過誤輸血）

自己血輸血は，院内の輸血管理体制が確立している場合は，最も安全な輸血療法であるといわれている[5]．2014年4月の保険改定で,「貯血式自己血管理体制加算」が輸血管理料に追加された．安全な貯血式自己血輸血を行うためには院内マニュアルを整備し自己血輸血管理体制を構築することが重要である．過誤輸血は同種血輸血と同様に起こりうるため細心の注意が必要である．過誤輸血を起こさないためには，①採血した自己血製剤に本人のサインをしてもらい，可能であればバーコード管理する．②輸血部で自己血業務の一元管理を行う．自己血製剤の保管・管理（調製，検査，払出を含む）を行い，輸血時の確認作業を徹底する必要がある．同種血では年間10件程度の過誤輸血が報告されている[13,70]．原因は患者もしくは血液バッグの取り違えが多く，職種別には看護師が多い．先に述べた学会認定・自己血輸血看護師制度とは別に，日本輸血・細胞治療学会は，臨床輸血に精通し安全な輸血に寄与することのできる看護師の育成を目的として，関連学会の協力，および日本看護協会の推薦を得て，学会認定・臨床輸血看護師制度協議会を発足させ，協議会はこの制度を2010年に導入した[71]．この制度によって自己血輸血時の安全性がさらに高まることが期待されている．自己血製剤は手術時もしくは術直後の使用に限られているが，手術室や病棟での使用に際しては，同種血同様にダブルチェックを行い，可能であれば携帯情報端末を用いて本人確認を行って輸血することを徹底する．

b．自己血輸血時の有害反応など

自己血輸血時の有害反応は稀とされているが，血圧低下，細菌汚染，輸血関連循環過負荷（transfusion-associated circulatory overload: TACO），溶血反応，発熱・悪寒などの報告があり[72-74]，発熱性非溶血性輸血有害反応の一部は，保存中の白血球によるサイトカイン（IL-1，IL-6，TNF-αなど）の蓄積や総合作用により引き起こされると考えられる[12,52,73,74]．同種血と同様に保存前白血球除去を行うことによって，血液バッグ内の凝集塊形成ばかりでなく，輸血後の有害反応を抑制する効果が期待されている[75-79]．著者の施設で過去10年間（2005～2014年）に使用した全自己赤血球製剤（自保存: 自己保存全血製剤，自濃厚: 自己濃厚赤血球製剤，解自赤: 解凍自己赤血球製剤）8,230件のうち39件（23件は発熱・悪寒）の有害反応報告があった 図Ⅷ-3．ほとんどの自己血製剤が手術中もしくは術直後に使

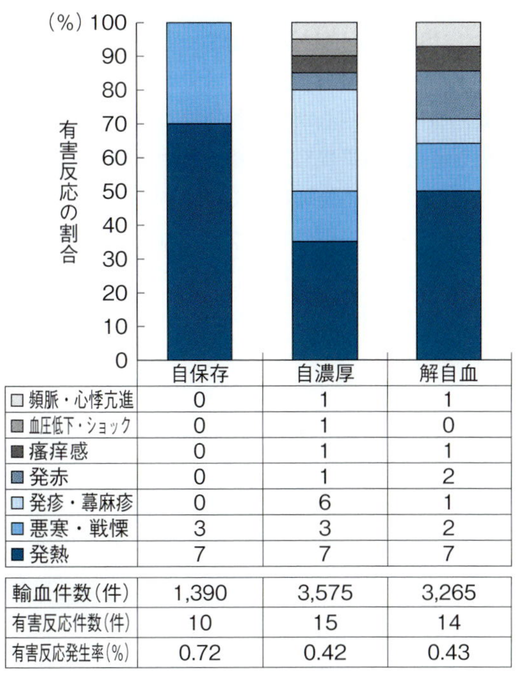

	自保存	自濃厚	解自血
頻脈・心悸亢進	0	1	1
血圧低下・ショック	0	1	0
瘙痒感	0	1	1
発赤	0	1	2
発疹・蕁麻疹	0	6	1
悪寒・戦慄	3	3	2
発熱	7	7	7

	自保存	自濃厚	解自血
輸血件数(件)	1,390	3,575	3,265
有害反応件数(件)	10	15	14
有害反応発生率(%)	0.72	0.42	0.43

図Ⅷ-3 自己血輸血時の有害反応

著者施設における自己血輸血時の有害反応件数を示す．
自保存: 自己保存全血製剤，自濃厚: 自己濃厚赤血球製剤，解自赤: 解凍自己赤血球製剤

用されるため，自己血輸血後の有害反応の多く（4割程度）は，何らかの手術関連のものとしても残りは自己血輸血関連有害反応と考えられ，自己血だから発熱などの有害事象は起こらないと結論付けるべきではない[73]．

また，自己血製剤が輸血前トラブルにより廃棄処分となることがある．その主な理由は，手術室や病棟における自己血の保管温度の間違いや手技ミス・破損が含まれる．輸血部内での自己血バッグの破損もごく稀に存在する[52]．廃棄処分になった場合は，そのたびに各部署で原因を明らかにして対策を立てて再発防止に努め，輸血療法委員会などを介してその情報を院内で共有することが重要である．このように細心の注意を払っていても保存中にバッグが破損することや，細菌汚染により使用不可能となる場合があり得ることは，ICの際に説明しておく必要がある[40]．

12 自己フィブリン糊の臨床使用 (autologous fibrin glue)

■ a．自己フィブリン糊とは

フィブリン糊は図Ⅷ-4に示すように生理的な血液凝固機序を利用した生体組織接着剤であり，止血凝固と組織修復を促し，術後輸血や合併症を減らす方法として外科手術時に広く利用されている．市販の同種フィブリン糊はヒトプール血漿からフィブリノゲンとトロンビンを抽出した製剤であり，フィブリン塊安定化因子としてプロテアーゼ阻害剤（アプロチニン: ウシ肺抽出物）を使用しているためにウイルス感染症などの伝播や同種免疫反応の危険性は完全にゼロとはいえない[80-82]．自己血漿から得られる自己クリオプレシピテート（自己クリオ）を用いた自己フィブリン糊の最初の報告は，1983年に出された[83]．近年，自己血輸血の普及に伴い，用手法による自己フィブリン糊が整形外科，循環器外科，脳神経外科，消化器外科など多様な領域で出血量の削減，創傷治癒の促進を期待して臨床応用されるようになった[9,84-86]．

自己フィブリン糊には，フィブリノゲンや凝固第XIII因子以外にも，凝固第VIII因子をはじめ多くの凝固因子が含まれており，接着蛋白であるフィブロネクチンは約20倍に濃縮されており[87]，組織修復を促進する芽球分化成長因子（transforming growth factor-beta: TGF-β）や血管内皮細胞増殖因子（vascular endothelial growth factor: VEGF）などの血小板由来サイトカインも多く含まれていることが知られている[88]．さらにin vitroの培養実験から自己フィブリン糊は，局所の感染症予防にも有効である可能性が報告された[89]．現在，用手法にて自己クリオを作製している施設は，全国でわずか50施設程度であり[13]，各施設における用手法による自己クリオ作製方法と最終的自己クリオ量には，ばらつきが認められたが，学会主導で「用手法による自己フィブリン糊作製および使用マニュアル」を2013年に報告した[38]．

一方，用手法による自己フィブリン糊を使用する場合，同時に用いるトロンビンは，通常ヒトプール

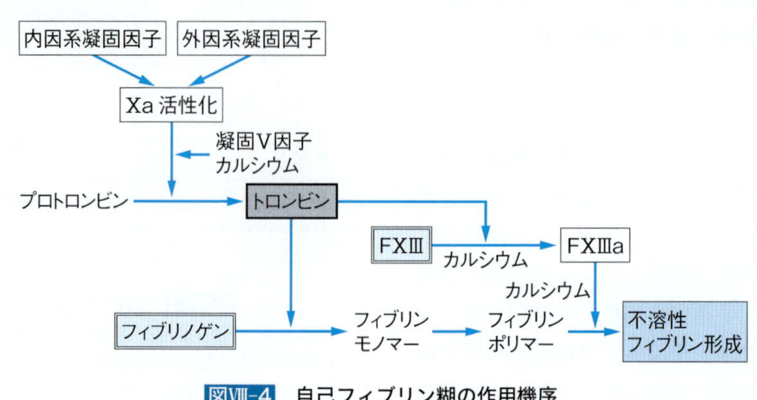

図Ⅷ-4 自己フィブリン糊の作用機序

血漿あるいは動物由来の製剤であり，感染症や輸血感作，およびクロイツフェルト・ヤコブ病の危険性も完全には否定できない．近年，自己血漿から自己クリオと自己トロンビンを作製する全自己フィブリン糊調製システム〔CryoSeal® system: 旭化成メディカル㈱，以下自動機器システム〕が臨床使用可能となった[90]．施設基準を下記＊に示す．自動機器システムの適応疾患・病態などを明確にし，効率的な自己フィブリン糊作製および使用法を明らかにするためのマニュアルも2014年に作成された[39]．

＊施設基準として下記4項目に適合しているものとして地方厚生局等に届け出た保険医療機関において自己生体組織接着剤を用いた場合に算定できる．
①常勤の輸血責任医師を配属する
②専任の輸血担当臨床検査技師を配置する
③「輸血療法の実施に関する指針」および「血液製剤の使用指針」を遵守し，適正な輸血療法を実施している．
④関連学会から示されているガイドラインを遵守している

b．フィブリン糊の分類と比較 表Ⅷ-8

1）用手法による自己クリオの作製と使用法

一般的に行われている用手法による自己クリオ作製方法を図Ⅷ-5に示す[38]．

①CPDA-1 液入りの自己血用トリプル血液バッグで自己血400 mLを採血する．
②大型冷却遠心機で遠心分離（2,700 g，7分間，22℃）する．
③遠心後の採血バッグを分離スタンドに静かにはさみ，血漿を分離する．
④自己濃厚赤血球バッグと血漿バッグをチューブシーラーでシーリングし分離した後，自己血漿バッグは－20℃以下の冷凍庫で1日以上凍結保存する．
⑤④で凍結したバッグをクリオ作製前日の夕方までに，4℃保冷庫へ移動し緩徐に解凍する．
⑥作製当日に4℃保冷庫から凍結血漿バッグを取り出し（15～24時間程度），大型冷却遠心機で遠心（1,870 g，15分間，2℃）する．
⑦遠心後の血漿バッグを分離スタンドにはさみ，上清の血漿成分を空バッグ（乏クリオ血漿バッグ）に移しチューブをシールする．
⑧自己クリオバッグ内の沈殿物（クリオプレシピテート）を残った少量の血漿とよく混和する．自己クリオの最終容量はおおよそ5～10 mL程度である．すぐに使用しない場合は，－20℃以下の保冷庫で保存する．
⑨自己フィブリン糊として使用する場合は，自己クリオを37℃の恒温槽もしくは室温で急速に解凍し，無菌的に注射器に移しA液とする．
⑩トロンビン末（ヒトプール血漿またはウシ血液由来）5,000単位と2%塩化カルシウム1～2 mLまたは8.5%カルチコール0.5～1 mLに蒸留水6～8 mLを加えたものをB液とする（使用目的によって調製可能である）．
⑪A液（自己クリオ）とB液（トロンビン＋カルシウム）を術野の必要箇所に同時に噴霧もしく

表Ⅷ-8 フィブリン糊の分類と比較

フィブリン糊の種類	フィブリノゲン 凝固第XIII因子	トロンビン	凝固時間*	フィブリン塊安定化因子	接着強度*,+	組織修復促進効果+	費用	保険適応
同種フィブリン糊	ヒトプール血漿由来	ヒトプール血漿由来	早い	アプロチニン（ウシ肺抽出物）	中	中	高い	有
用手法による自己フィブリン糊	自己血漿由来	ヒトプール血漿由来またはウシ血液由来	早い	フィブロネクチン vWF	中	高	安い	有**
自動機器による自己フィブリン糊	自己血漿由来	自己血漿由来	やや遅い	フィブロネクチン vWF	強	高	高い	有

*: 文献91)より，+: 文献94)より，vWF: フォン・ヴィレブランド因子　**: 2018年4月新規保険収載された

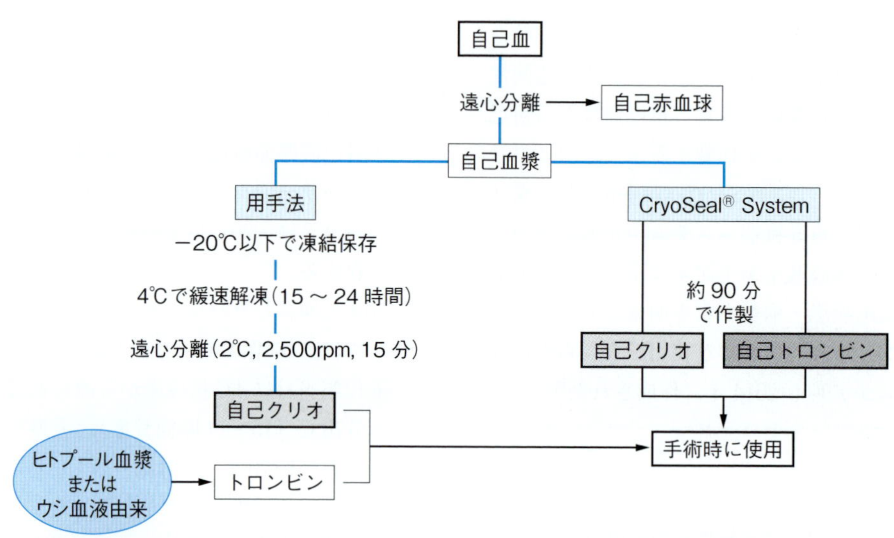

図Ⅷ-5 自己フィブリン糊の作製方法（牧野茂義．自己血輸血．2012; 25: 19-25[52]より）
用手法および自動機器システムによる自己フィブリン糊の作製方法を示す．

は塗付する 図Ⅷ-6．先端ノズルは滴下型，噴霧型，ジェット型があり，用途によって使い分けることができる．

⑫自己クリオを作製した後の血漿(乏クリオ血漿)は，凝固因子やフィブリノゲンが低下しているため通常の新鮮凍結血漿と同じように凝固因子の補充目的では期待できないので区別して扱う．

用手法では，一度自己血漿を凍結させた後，緩徐に解凍して自己クリオを作製するために時間を費やすが，特殊な機器を必要とせず比較的容易に作製することが可能であり，安価である．

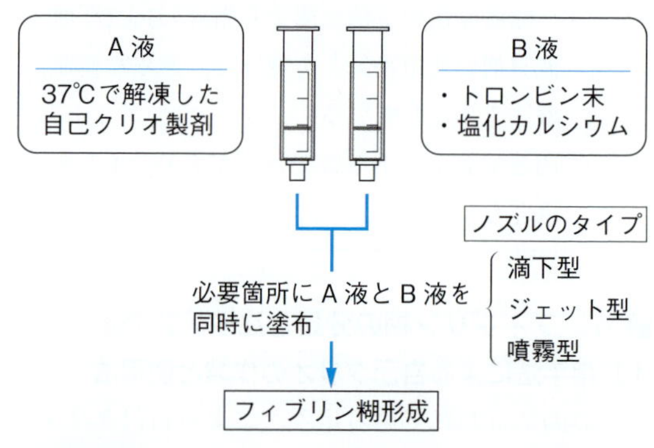

図Ⅷ-6 自己フィブリン糊（用手法）の使用方法

2）自動機器による自己フィブリン糊の作製と使用法[39]

自動機器システムは，自己血漿を用いて自己クリオと自己トロンビンの両成分を作製することができる自己生体組織接着剤調製システムであり，その有効性は治験の段階でも確認されている[91]．用いる血液成分分離用装置(クリオシールCS-1) 図Ⅷ-7 は，作製工程で手動操作を含む半自動操作になっており，全工程で約90分間を要する．つまり手術開始直前に自己血を採取して，自動機器システムを用いて自己フィブリン糊を作製し，手術中もしくは終了時に使用が可能である．その操作には次の3つのステップがある．それは，①血漿バッグの接続と血漿処理ユニットのセッティング，②血漿のゲル化によるトロンビン調製と血漿の急速凍結・解凍・乏クリオ血漿除去によるクリオ調製，③ゲル破壊によるトロンビン回収とクリオ成分の濃縮およびシリンジセットへの回収である．

フィブリノゲン回収率は30%程度であり，用手法による自己クリオ作製時よりやや低い[92]．自己トロンビン濃度は調製ができず患者の血漿トロンビン濃度に依存し，その濃度は30～60 IU/mL 程度[92,93]であるが，接着強度が最も強いトロンビン濃度は50

JCOPY 498-01913

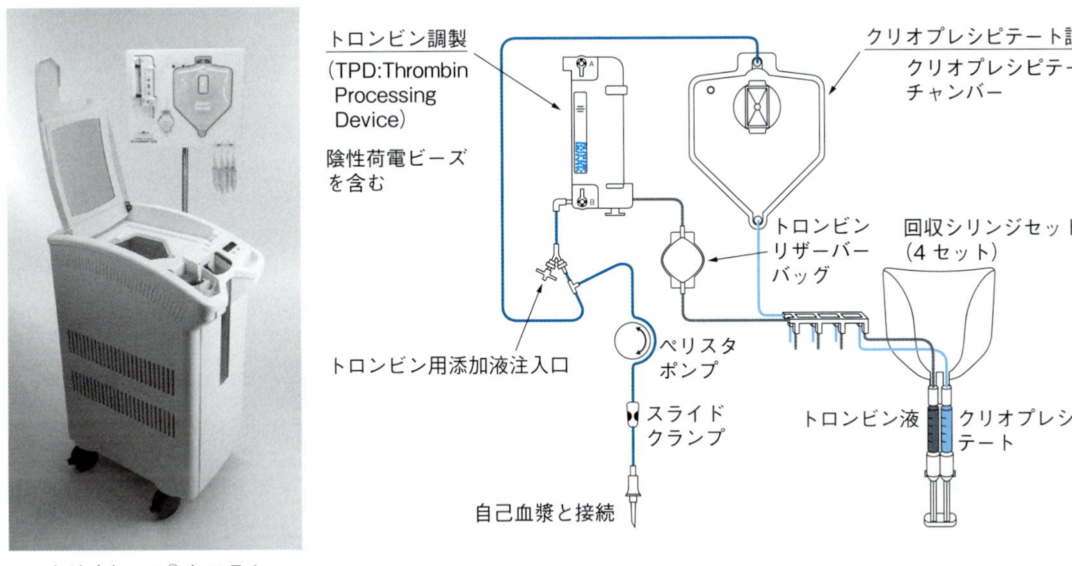

図Ⅷ-7 自動機器による自己生体組織接着剤調製システム（クリオシール® システム）

IU/mL程度と報告されており[94]，フィブリノゲンとトロンビン成分が十分に混合し合うことによって強度が増すものと考えられている．凝固時間が若干遅いが，強度を期待する部位への使用には自動機器システムによる自己フィブリン糊が適している．さらに自己フィブリン糊には組織修復促進作用を有するTGF-βやVEGFなどの血小板由来サイトカインを多く含むことが知られており[88]，動物実験でも市販のフィブリン糊よりも創傷治癒が早く，組織修復促進効果が確認されている[95]．なお，自己フィブリン糊を使用する部位に予めポリグリコール酸を材料とした吸収性縫合補強材（ネオベールシート），ゼラチンスポンジ（スポンゼル®，ゼルフォーム®など）やセルロース系製剤（サージセル®など）を使用することで，投与した自己フィブリン糊がその場に留まり効果的である．

c．自己フィブリン糊の適応疾患・病態・部位

用手法および自動機器による自己フィブリン糊の適応疾患および使用部位を表Ⅷ-9に示す．主な使用目的は，縫合あるいは接合した組織から血液，体液または体内ガスの漏出の可能性がある場合に用いる．具体的には，脳外科・間脳下垂体外科では，硬膜縫合の針穴からの髄液漏出防止，吻合部の補強および脳血管吻合部においての止血目的で使用する[96]．心臓血管外科では血管吻合部の縫合線上の止血，人工血管の血液漏出防止，人工血管バイパス術縫合部針穴からの出血防止などの目的で用いる．整形外科領域では，人工股関節全置換術，人工膝関節全置換術などの骨切り後の骨髄腔からの出血に対する止血目的で使用されてきた[97]が，近年，人工関節置換術の場合，止血療法の変更として抗プラスミン剤であるトラネキサム酸の投与を行うことにより，術中術後出血量を大きく減少させることができた[98]．そのため貯血式自己血輸血自体の適応患者が減り，自己フィブリン糊の使用も著減した．しかし，脊髄硬膜縫合部からの髄液漏防止や骨移植の接着目的で有効性が報告されている[99]．

消化器外科では，肝切除，脾臓部分切除，膵頭十二指腸切除術などの臓器切断面の止血や，食道や胃腸管吻合部の補強や局所感染症防止として自己フィブリン糊が使用されている[89]．また，肝切除術後の胆汁漏防止や膵頭十二指腸切除に伴う膵液漏防止にも利用されている[100]．一方，産婦人科領域では，子宮筋腫摘出術時の止血予防や卵巣癌に対する

表Ⅷ-9　診療科ごとの自己フィブリン糊の疾患・使用部位・目的

診療科	主な術式	使用部位	使用目的
脳外科	開頭術全般	脳表面，硬膜外	脳表面に散布して止血目的 硬膜を塞いで髄液漏防止
	脳血管吻合術	脳血管周囲	血管周囲に散布し止血目的
間脳下垂体外科	内視鏡下経鼻的腫瘍摘出術	蝶形骨洞	切除腔を閉鎖し髄液漏防止
		鼻中隔	粘膜からの出血防止 組織修復促進効果
循環器外科	大動脈人工血管置換術	血管吻合部	縫合線からの出血防止 縫合部の接着強化
整形外科	人工関節置換術	関節腔内	術後出血予防 海面骨の接着促進
	脊髄腫瘍切除術	硬膜縫合部	脊髄硬膜縫合部からの髄液漏防止
消化器外科	肝切除術	肝切離面	止血，胆汁漏防止
	膵頭十二指腸切除	膵切離面周囲	膵液漏防止
	胃（食道）切除術	胃腸管吻合部	吻合部接着強化 局所感染症防止
産婦人科	子宮全摘術，子宮筋腫摘出術 子宮付属器悪性腫瘍手術	子宮表面，腟断端 リンパ節廓清部	切除断端からの出血防止 リンパ漏防止
呼吸器外科	胸腔鏡下肺腫瘍切除術 胸膜癒着術	肺葉切除後断端 胸腔内	肺葉切除断端部からの空気漏れ 気胸時の空気孔の閉鎖 難治性の胸水貯留に対する胸膜癒着術

開腹手術時のリンパ節廓清に対してリンパ漏防止目的でも使用可能である．

その他の診療科で自己フィブリン糊の有効性が期待されている疾患・病態としては，口腔外科領域における止血や骨の接着目的[101]，耳鼻科における鼓膜形成術，泌尿器科における止血目的，消化器内科における消化性潰瘍部の止血，潰瘍底の被覆保護作用や内視鏡的ポリペクトミー・切除術時の出血防止，皮膚科における火傷面における皮膚移植片の接着・固定，褥瘡保護目的で効果が期待できる．また最近増加してきた内視鏡下手術時にも有効性が報告されており，呼吸器外科における肺葉切除時の針穴からの空気漏れや気胸時の空気孔の閉鎖目的でも使用可能である．

■ d．自己フィブリン糊の今後の課題

上記のように自己フィブリン糊は，出血，縫合不全，創傷治癒遅延，局所感染症などの術後合併症予防効果が期待され，多くの診療科で使用されている．今後，全自己フィブリン糊調製システムを用いた自己フィブリン糊が多くの施設で臨床利用されることによって術後合併症を減らし，入院期間の短縮や医療費削減も期待される．ヒト血漿由来の生体組織接着剤の国内自給率は低く，ほとんどは海外からの輸入製剤に依存しているため，自己血漿から作製する自己フィブリン糊を使用することによって，「安全な血液製剤の安定供給の確保等に関する法律（血液法）」の基本理念である献血による国内自給を推進することにもなり，大いに期待されている[90]．

13 成分自己血採血

開心術症例を対象に手術の1～2日前に当該患者からアフェレーシスにより自己血小板を選択的に採取し，手術中・術後の出血対策に使用している[102,103]．あるいは，消化器外科[104]や婦人科悪性疾患患者[105]から自己血漿成分を選択的に採血し，術中に輸血することで，術後縫合不全などが少なく，自己血漿の有用性が報告されている．アフェレーシ

JCOPY 498-01913

スによる成分採取の機器の操作や循環動態の変化に素早く対応できる医療従事者(医師，臨床工学技士，学会認定・アフェレーシスナース[106]など)の協力体制が重要である．

14 自己血輸血の免疫抑制的効果と保存前白血球除去

同種血輸血群は無輸血群と比較して有意に術後の感染症や，癌再発を増加させるという報告がある[44-47,107]．また，食道癌患者において自己血輸血群が同種血輸血群と比較して術後の生存率が高いという報告[108]もあるが，自己血輸血群が無輸血群と同等で，同種血輸血群より長期予後を良くしているという期待される最終結論には必ずしも至っていない．自己血輸血群では同種免疫的な免疫抑制的な効果はないはずであるが，白血球中に含まれている種々の生理活性物質が保存の間に血漿中に遊離して，輸血後の有害反応を起こし免疫抑制的に働いている可能性も否定できない[73-75]．自己血輸血に関しても病原性微生物のみならず白血球に含まれる生理的活性物質を除去する目的で保存前白血球除去の効果を検討した報告[76-80]があるが，その有用性や費用対効果については必ずしも明確な結論が出ていない[109]．しかし，保存前白血球除去は，自己血バッグ中の凝血塊の形成抑制や非溶血性発熱反応予防，および白血球を介するエルシニア感染の予防にも有用性が報告されており，深部静脈血栓形成や肺塞栓症予防効果も期待されている[78,80]．同種血はすべての製剤に初流血除去および保存前白血球除去が実施されており，採血バッグ中の赤血球凝集塊形成の抑制効果や細菌汚染件数は減少している．自己血輸血が最も安全な輸血療法であるためには同様の対策は今後検討すべき内容と思われる．

おわりに

安全性が高まったとはいえ同種血輸血を可能な限り少なくすることが自己血輸血の目的であり，安全な輸血に通ずると考える．そのためには，多様な採血方法，保存法に基づく貯血式自己血輸血の拡大，回収式・希釈式輸血法の利用など可能な限り自己血輸血を推進することが現在最も確実に実行できる安全な輸血の方策と考えられる．PBM (患者中心の輸血医療) の実現のためにも安全な自己血輸血の実施が今後も重要であり，自己フィブリン糊の有効利用も期待されている．

●文　献

1) Miller AG. Ⅲ-Case of amputation at hip-joint, in which re-injection of blood was performed, and rapid recovery took place. Edinburgh Med J. 1885; 31: 721-2.
2) Duncan J. On re-infusion of blood in primary and other amputations. Br Med J. 1886; 1: 192.
3) 吉野豊明，萩原州吉，遠山　博．自家輸血による手術について．手術．1966; 20: 197-204.
4) 厚生省薬務局．自己血輸血: 採血及び保管管理マニュアル．(1994 年 12 月 2 日)
5) 厚生労働省．血液製剤の使用にあたって 第 4 版 輸血療法の実施に関する指針 血液製剤の使用指針 血液製剤等に係る遡及調査ガイドライン．東京: じほう; 2009．p.36.
6) Brecher ME, Goodnough LT. The rise and fall of preoperative autologous blood donation. Transfusion. 2001; 41: 1459-62.
7) Goldman M, Savard R, Long A, et al. Declining value of preoperative autologous donation. Transfusion. 2002; 42: 819-23.
8) 日本赤十字社 血液事業本部 学術情報課．輸血用血液製剤の診療報酬及び血液製剤の薬価・医薬品コード・レセプト電算コード等について―平成 28 年 4 月現在―輸血情報．1604．2016.
9) 牧野茂義．自己フィブリン糊の現状と課題．自己血輸血．2012; 25: 11-8.
10) Tsuno NH, Nagura Y, Kawabata M, et al. The current status of autologous blood transfusion in Japan―The importance of pre-deposit autologous blood donation program and the needs to achieve patient blood management. Transfus Apheresis Sci. 2013; 49: 673-80.
11) 牧野茂義．自己血輸血と patient blood management. 医学のあゆみ．2012; 242: 295-300.
12) Covin RB, Ambruso DR, England KM, et al. Hypotension and acute pulmonary insufficiency following transfusion of autologous red blood cells during surgery: a case report and review of the literature. Transfus Med. 2004; 14: 375-83.
13) 日本輸血・細胞治療学会ホームページ 医学・診療情報　平成 28 年度血液製剤使用実態調査データ集. http: //yuketsu.jstmct.or.jp/wp-content/uploads/

2017/10/dd2cea55ee5e4a1fd021b7f914bda072.pdf（2017年12月確認）

14）前田平生，東　博彦，遠山　博，他．整形外科領域における自己血輸血を用いた手術施行患者に対するエポエチンベータ（EPOCH）の臨床評価—プラセボを対照とした二重盲検群間比較試験—．医学のあゆみ．1992; 161: 163-76.

15）立花新太郎，杉岡洋一，高久史麿，他．整形外科領域の術前貯血式自己血輸血法に対する recombinant human erythropoietin（KRN 5702）皮下投与の臨床評価—プラセボを対照とした多施設二重盲検群間比較試験—．医学のあゆみ．1993; 167: 661-77.

16）Mermillod CPB, Hoffmeyer P, Beris P. Recombinant human erythropoietin as adjuvant treatment for autologous blood donation in elective surgery with large blood needs（≥5 units）: a randomized study. Transfusion. 1997; 37: 708-14.

17）Laupacis A, Fergusson D. Erythropoietin to minimize perioperative blood transfusion: a systematic review of randomized trials. Transfus Med. 1998; 8: 309-17.

18）Gombotz H, Gries M, Sipurzynski S, et al. Preoperative treatment with recombinant human erythropoietin or predeposit of autologous blood in women undergoing primary hip replacement. Acta Anaesthesiol Scand. 2000; 44: 737-42.

19）Shibata Y, Kawabata N, Fuse K. Experience with the use of autologous frozen blood in 100 patients. Low Temp Med. 1988; 14: 53-5.

20）髙橋孝喜．貯血式自己血輸血．臨床と研究．1999; 76: 1318-26.

21）牧野茂義．ACP215による解凍自己赤血球調整に関する検討．自己血輸血．2008; 21: 40-6.

22）日本自己血輸血学会ホームページ　日本自己血輸血学会 貯血式自己血輸血実施指針（2014）—予定手術を行う成人を対象とした原則—　http: //www.jsat.jp/jsat_web/down_load/pdf/cyoketsushikijikoketsu_shishin2014.pdf（2017年12月確認）

23）小堀正雄．希釈式自己血輸血．In: 高折益彦，編著．新自己血輸血　改訂第3版．東京: 克誠堂出版; 2006. p.67-117.

24）宮尾秀樹．麻酔科からみたpatient blood management. 医学のあゆみ．2012; 243: 306-10.

25）日本自己血輸血学会ホームページ　日本自己血輸血学会 希釈式自己血輸血実施基準（2016）—成人を対象として希釈式を行う原則—　http: //www.jsat.jp/jsat_web/down_load/pdf/kisyakushikijikoketsu_kijun2016.pdf（2017年12月確認）

26）冨士武史，脇本信博．回収式自己血輸血—現状と実際—．自己血輸血．2009; 22: 1-25.

27）樋口富士男，野沢雅彦，冨士武史，他．整形外科手術における回収式自己血輸血の安全性．自己血輸血．2006; 19: 177-83.

28）冨士武史．回収式自己血輸血．In: 高折益彦，編著．新自己血輸血 改訂第3版．東京: 克誠堂出版; 2006. p.119-43.

29）脇本信博，冨士武史．回収式自己血輸血実施基準について．自己血輸血．2012; 25: 会告

30）Goodnough LT, Despotis GJ, Merkel K, et al. A randomized trial comparing acute normovolemic hemodilution and preoperative autologous blood donation in total hip arthroplasty. Transfusion. 2000; 40: 1054-7.

31）Steinberg EL, Ben-Galim P, Yaniv Y, et al. Comparative analysis of the benefits of autotransfusion of blood by a shed blood collector after total knee replacement. Arch Orthop Trauma Surg. 2004; 124: 114-8.

32）Strümper D, Weber EWG, Gielen-Wijffels S, et al. Clinical efficacy of postoperative autologous transfusion of filtered shed blood in hip and knee arthroplasty. Transfusion. 2004; 44: 1567-71.

33）Horstmann WG, Swierstra MJ, Ohanis D, et al. Favourable results of a new intraoperative and postoperative filtered autologous blood re-transfusion system in total hip arthroplasty: a randomised controlled trial. Int Orthop. 2014; 38: 13-8.

34）小林俊也，幕内晴朗，成瀬好洋，他．心臓血管外科における同種血無輸血手術—術前貯血式自己血輸血の有用性—．自己血輸血．1999; 12: 223-6.

35）Niranjan G, Asimakopoulos G, Karagounis A, et al. Effects of cell saver autologous blood transfusion on blood loss and homologous blood transfusion requirements in patients undergoing cardiac surgery on- versus off-cardiopulmonary bypass: a randomised trial. Eur J Cardiothorac Surg. 2006; 30: 271-7.

36）Weltert L, Nardella S, Rondinelli MB, et al. Reduction of allogeneic red blood cell usage during cardiac surgery by an integrated intra- and postoperative blood salvage strategy: results of a randomized comparison. Transfusion. 2013; 53: 790-7.

37）米村雄士，松本雅則，稲田英一，他．科学的根拠に基づいた赤血球製剤の使用ガイドライン．日本輸血細胞治療学会誌．2016; 62: 641-50.

38）牧野茂義，髙橋孝喜，脇本信博．用手法による自己フィブリン糊作製および使用マニュアル．自己血輸血．2013; 26: 119-31.

39）牧野茂義，兼村信宏，藤島直仁，他．自動機器による自己フィブリン糊の使用マニュアル（第1報）．自己血輸血．2014; 27: 153-62.

40）佐川公矯，面川　進，古川良尚．同種血輸血安全性向

上に伴う自己血輸血適応の再検討　自己血輸血の指針改訂版(案). 厚生労働科学研究費補助金　医薬品医療機器等レギュラトリーサイエンス総合研究事業（平成16年度〜18年度). 2007. p.110-38.

41) Goodnough LT, Shander A. Blood Management. Arch Pathol Lab Med. 2007; 131: 695-701.

42) Shander A, Aken HV, Colomina MJ, et al. Patient blood management in Europe. Br J Anaesth. 2012; 109: 55-68.

43) Gombotz H. Patient blood management: A patient-orientated approach to blood replacement with the goal of reducing anemia, blood loss and the need for blood transfusion in elective surgery. Transfus Med Hemother. 2012; 39: 67-72.

44) Vamvakas EC, Blajchman MA. Deleterious clinical effects of transfusion- associated immunomodulation: fact or fiction? Blood. 2001; 97: 1180-95.

45) Hébert PC, Wells G, Blajchman MA, et al. A multicenter, randomized, controlled clinical trial of transfusion requirements in critical care. Transfusion Requirements in Critical Care Investigators, Canadian Critical Care Trials Group. N Engl J Med. 1999; 340: 409-17.

46) Surgenor SD, Kramer RS, Olmstead EM, et al. The association of perioperative red blood cell transfusions and decreased long-term survival after cardiac surgery. Anesth Analg. 2009; 108: 1741-6.

47) Bernard AC, Davenport DL, Chang PK, et al. Intra operative transfusion of 1 U to 2 U packed red blood cells is associated with increased 30-day mortality, surgical-site infection, pneumonia, and sepsis in general surgery patients. J Am Coll Surg. 2009; 208: 931-7.

48) 川元俊二. エホバの証人に対する外科治療. 医学のあゆみ. 2012; 243: 285-9.

49) 樋口富士男. 宗教上の輸血拒否と自己血輸血. In: 高折益彦, 編著. 新自己血輸血　改訂第3版. 東京: 克誠堂出版; 2006. p.209-17.

50) 日本自己血輸血学会ホームページ　日本自己血輸血学会 産科領域の貯血式自己血輸血実施基準（2018）http: //www.jsat.jp/jsat_web/down_load/pdf/sanka_cyoketsushikijikoketsu_kijun2018.pdf（2018年2月確認)

51) 厚生労働省. 血液製剤の使用にあたって　第4版. 輸血療法の実施に関する指針　血液製剤の使用指針　血液製剤等に係る遡及調査ガイドライン. 東京: じほう; 2009. p.30.

52) 牧野茂義. 虎の門病院における自己血輸血のリスクマネジメント. 自己血輸血. 2012; 25: 19-25.

53) 岩尾憲明. 自己血採血後に急性循環不全, 意識消失をきたした80歳以上の高齢患者の2症例. 日本輸血細胞治療学会誌. 2011; 57: 274-7.

54) 津野寛和, 髙橋孝喜. 自己血外来. 輸血医療・細胞療法—現状と課題. 別冊医学のあゆみ. 2011; 235: 121-5.

55) 小林俊也, 幕内晴朗, 髙橋孝喜, 他. エリスロポエチン投与による凝固線溶系への影響. 自己血輸血. 1998; 11: 233-6.

56) Hasegawa Y, Takamatsu J, Iwase T, et al. Effects of recombinant human erythropoietin on thrombosis and fibrinolysis in autologous transfusion for hip surgery. Arch Orthop Trauma Surg. 1999; 119: 384-7.

57) 面川　進. 貯血式自己血輸血におけるエリスロポエチンの必要性について. 自己血輸血. 2008; 21: 1-8.

58) 松﨑浩史. 2度刺しによって採血した自己血の細菌汚染の1例. 自己血輸血. 2007; 20: 102-8.

59) 脇本信博. 自己血輸血看護師制度設立に向けて. 自己血輸血. 2008; 21: 124-33.

60) 厚生労働省医薬食品局血液対策課. 献血者の健康被害. 血液事業報告　平成28年版. 2017年3月. p.17-8.

61) 面川　進, 藤井康彦, 高松純樹. 貯血式自己血採血時の副作用について—全国大学病院輸血部会議副作用ワーキング調査から—. 日本輸血細胞治療学会誌. 2009; 55: 58-62.

62) 大坂道敏. VVRについて. 血液事業. 2000; 22: 583-7.

63) 安藤真一. VVRの発生のメカニズムと予測. 血液事業. 2011; 33: 435-6.

64) 佐藤裕二, 西部俊哉, 小林寿美子, 他. 自己血採血における VVR 発症例の検討と対策. 日輸血会誌. 2002; 48: 329-34.

65) Kasper SM, Weimbs G, Sabatowski R, et al. A randomized crossover trial of Ⅳ fluid replacement versus no fluid replacement in autologous blood donors with cardiovascular disease. Transfusion. 2002; 42: 226-31.

66) 鈴木啓二朗, 小田原聖, 高舘潤子, 他. 自己血採血後の遅発性副作用の発生率と危険因子. 日本輸血細胞治療学会誌. 2017; 63: 691-9.

67) Ohnishi H, Urata T, Takano M, et al. A novel maneuver to prevent median nerve injury in phlebotomy. Ann Intern Med. 2009; 151: 290-1.

68) Harden RN, Bruehl S, Perez RSGM, et al. Validation of proposed diagnostic criteria (the "Budapest Criteria") for complex regional pain syndrome. PAIN. 2010; 150: 268-74.

69) 田野口優子, 比嘉初子, 山根誠久, 他. 貯血式自己血輸血製剤の採取に伴う細菌汚染の評価. 日本輸血細胞治療学会誌. 2010; 56: 354-58.

70) 米村雄士. 輸血過誤の現状と対策. 日本輸血細胞治療学会誌. 2012; 58: 518-22.

71) 日本輸血・細胞治療学会ホームページ. 学会認定・臨

床輸血看護師について．http: //yuketsu.jstmct.or.jp/authorization/clinical_transfusion_nurse/（2017 年 12 月確認）

72）Ohto H, Fuji T, Wakimoto N, et al. A survey of auto logous blood collection and transfusion in Japan in 1997. Transfus Sci. 2000; 22: 13-8.

73）Domen RE. Adverse reactions associated with autologous blood transfusion: evaluation and incidence at a large academic hospital. Transfusion. 1998; 38: 296-300.

74）Nagura Y, Tsuno NH, Tanaka M, et al. The effect of pre-storage whole-blood leukocyte reduction on cytokines/chemokines levels in autologous CPDA-1 whole blood. Transfus Apheresis Sci. 2013; 49: 223-30.

75）奥山美樹，比留間潔．自己血輸血における通常 RC-MAP と白除 RC-MAP の比較検討─凝集塊，サイトカイン濃度の比較─．自己血輸血．2001; 14: 125-31.

76）秋野光明，山本定光，才川　聡，他．全血処理型白血球除去フィルタークローズドバッグシステム（セパセルインテグラ MAP）を用いた血液製剤の調整と長期保存試験．日輸血会誌．2000; 46: 521-31.

77）比留間潔．同種血および自己血輸血における保存前白血球除去の意義．自己血輸血．2002; 15: 129-37.

78）菅野隆浩，澤村佳宏，青田恵郎．他．貯血式自己血輸血における保存前白血球除去: 術後下肢浮腫と下肢疼痛による評価．日本輸血細胞治療学会誌．2011; 57: 386-92.

79）大戸　斉．輸血医療における最近の進歩: 特に白血球除去フィルター関連の進化．日内会誌．2014; 103: 1706-11.

80）Shirai T, Shimota H, Chida K, et al. Anaphylaxis to aprotinin in fibrin sealant. Int Med. 2005; 44: 1088-9.

81）川村雅文，木村吉成，小山孝彦，他．フィブリン糊によるパルボウイルスと肝炎ウイルスの感染の可能性について．日呼外会誌．2002; 16: 528-32.

82）奥英二郎，金地泰典，田代恭子，他．タココンブ® 使用により第Ⅴ因子インヒビターが発生した 2 例．血栓止血誌．2007; 18: 640-5.

83）Gestring GF, Lerner R. Autologous fibrinogen for tissue-adhesion, hemostasis and embolization. Vasc Surg. 1983; 17: 294-304.

84）近藤正英，幕内晴朗，松永　仁，他．自己血によるフィブリン糊．日本心臓外科学会雑誌．1990; 20: 571-2.

85）桑田昇治，髙橋孝喜，脇本信博，他．新しい工夫─自己フィブリン糊の製造・試用．日輸血会誌．1993; 39: 1073-5.

86）塩野則次，小山信彌．自己フィブリン糊の臨床応用と今後の展開．医学のあゆみ．2004; 209: 411-3.

87）髙橋孝喜．自己フィブリン糊（自己クリオプレシピテート）．In: 高折益彦，編．新自己血輸血 改訂第 3 版．東京．克誠堂出版; 2006．p.119-43.

88）牧野茂義，海堀いず美，吉井真司，他．自己フィブリン糊の特性．医学のあゆみ．2009; 231: 263-4.

89）Kinoshita Y, Udagawa H, Tsutsumi K, et al. Bacteriological study of autologous cryoprecipitate-derived fibrin glue as the operative sealant. Transfu Med. 2005; 15: 429-33.

90）牧野茂義．いよいよはじまった自動機器による自己フィブリン糊の作製と臨床使用．医学のあゆみ．2015; 253: 319-20.

91）Shimizu M, Wakimoto N, Tsurumaru M, et al. Clinical evaluation of the use of novel and completely autologous fibrin glue during surgical procedures: Prospective open multicenter trial of the CryoSeal® FS System. 日本輸血細胞治療学会誌．2009; 55: 604-10.

92）秋野光明，池田久實．CryoSeal™ System を用いたシングルドナー由来フィブリングルーの調製．自己血輸血．2004; 17: 21-6.

93）Buchta C, Dettke M, Funovics PT, et al. Fibrin sealant produced by the CryoSeal® FS System: product chemistry, material properties and possible preparation in the autologous preoperative setting. Vox Sang. 2004; 86: 257-62.

94）Yoshida H, Hirozane K, Kamiya S. Adhesive strength of autologous fibrin glue. Biol Pharm Bull. 2000; 23: 313-7.

95）人見麻子，太野かづみ，平澤康史，他．自己フィブリン糊クリオシールの創傷治癒促進効果─市販フィブリン糊との効果比較─．薬理と治療．2012; 40: 421-6.

96）Nakayama N, Yano H, Egashira Y, et al. Efficacy, reliability, and safety of completely autologous fibrin glue in neurosurgical procedures: single-center retrospective large-number case study. World Neurosurgery. 2018; 109: e819-29.

97）西川卓治，三上凱久，立花新太郎，他．セメントレス人工股関節全置換術後の出血量に対する自己クリオプレシピテートの術中使用の効果．自己血輸血．2003; 16: 1-5.

98）Aguilera X, Martinez-Zapata MJ, Bosch A, et al. Efficacy and safety of fibrin glue and tranexamic acid to prevent postoperative blood loss in total knee arthroplasty. J Bone Joint Surg Am. 2013; 95: 2001-7.

99）Nakamura H, Matsuyama Y, Yoshihara H, et al. The effect of autologous fibrin tissue adhesive on postoperative cerebrospinal fluid leak in spinal cord surgery: a randomized controlled trial. Spine. 2005; 30: 347-51.

100）松田正道，渡邊五郎，橋本雅司．ウリナスタチン加フィブリン糊を用いた尾側膵切除後膵液漏防止の試み．膵臓．2006; 21: 329-32.
101) Kouketsu A, Nogami S, Yamada-Fujiwara M, et al. Clinical evaluations of complete autologous fibrin glue, produced by the CryoSeal® FS system, and polyglycolic acid sheets as wound coverings after oral surgery. J Cranio-Maxillo-Facial Surgery. 2017; 45: 1458-63.
102) Kashima I, Ueda T, Shimizu H, et al. Efficacy of autologous platelet-rich plasma in thoracic aortic aneurysm surgery. Jpn J Thorac Cardiovasc Surg. 2000; 48: 708-12.
103) Masuda H, Kobayashi A, Moriyama Y, et al. Effectiveness of preoperatively obtained autologous platelet concentrates in open heart surgery. Thorac Cardiovasc Surg. 1999; 47: 298-301.
104) 田中達郎，今野弘之，西野暢彦，他．消化器外科手術における自己新鮮凍結血漿．自己血輸血．1994; 6: 254-7.
105) Miki A, Fujii T, Yoshikawa H, et al. A novel method of preoperative autologous blood donation with a large volume of plasma for surgery in gynecologic malignancies. Transfus Apheresis Sci. 2004; 31: 21-8.
106) 日本輸血・細胞治療学会ホームページ．学会認定・アフェレーシスナースについて．http: //yuketsu.jstmct.or.jp/authorization/apheresisns/（2017 年 12 月確認）
107) Kinoshita Y, Udagawa H, Tsutsumi K, et al. Usefulness of autologous blood transfusion for avoiding allogenic transfusion and infectious complications after esophageal cancer resection. Surgery. 2000; 127: 185-92.
108) Motoyama S, Okuyama M, Kitamura M, et al. Use of autologous instead of allogeneic blood transfusion during esophagectomy prolongs disease-free survival among patients with recurrent esophageal cancer. J Surg Oncol. 2004; 87: 26-31.
109) Tasaki T, Ohto H, Sasaki S, et al. Significance of prestorage leucoreduction for autologous blood. Vox Sang. 2009; 96: 226-33.

第IX章

細胞治療・移植

Cell therapy and transplantation

IX-A 血液成分採取

Apheresis

Author:
池田和彦，大戸　斉

はじめに

全血から血球成分や血漿成分を分離する技術として，遠心分離と膜分離（濾過）がある[1-3]．血液成分分離を指す「アフェレーシス（apheresis）」は，分離を意味するギリシア語に由来する[3,4]．アフェレーシスには，血液中から体外循環によって血漿成分，細胞成分を分離すること，さらに疾患の原因となる液性因子を除去することも含まれ，治療的アフェレーシス（therapeutic apheresis）とドナーアフェレーシス（donor apheresis）に分けられる 表IX-1 [1]．治療的アフェレーシスには，血漿交換や治療的白血球除去などがある．ドナーアフェレーシスにおいては，ほぼ遠心法のみが用いられ，そのための血液成分分離装置として数機種が市販されている．遠心分離法が主に用いられるのは，細胞の機能傷害や凝固因子活性化などがより軽微なためである．血液センターにおけるドナーアフェレーシスとして，血漿成分や血小板の採取が標準的に行われている．造血幹細胞移植領域においては，自己（自家）および同種末梢血幹細胞採取やドナーリンパ球の採取も数多くなされている．また，免疫療法や再生医療，顆粒球輸血を目的としたドナーアフェレーシスも行われる．他に，欧米では，赤血球製剤の不足に対して赤血球成分の採取を目的としたアフェレーシスも行われている[5]．本稿では，ドナーアフェレーシスについて述べる．

表IX-1　アフェレーシスの種類

行程（和名）	行程（英名）	分類	目的
白血球アフェレーシス（ドナー）	Leukocytapheresis (Leukapheresis)	ドナー	造血幹細胞/リンパ球/顆粒球/免疫細胞採取
白血球アフェレーシス（治療）		治療	著明に増加した白血病細胞の除去（白血病）
血小板アフェレーシス（ドナー）	Plateletapheresis (Thrombocytopheresis)	ドナー	血小板成分採取
血小板アフェレーシス（治療）		治療	著明に増加した血小板の除去（血小板増加症）
赤血球アフェレーシス	Erythrocytapheresis	ドナー	赤血球成分採取
赤血球交換	RBC exchange	治療	異常赤血球除去，正常赤血球輸血
プラズマフェレーシス（ドナー）	Plasmapheresis	ドナー	血漿成分採取
プラズマフェレーシス（治療）	Plasmapheresis	治療	異常血漿成分除去
LDL アフェレーシス	LDL apheresis	治療	LDL コレステロールに特化した血漿成分除去
血漿交換	Plasma exchange	治療	異常血漿成分を除去し，正常血漿成分と置換

1 遠心分離法による血液成分分離

血液は液性成分の血漿と，赤血球，リンパ球，顆粒球，血小板などの細胞成分により構成される．それぞれの成分は固有の比重 表IX-2 を有しており，その違いを利用して選択的に分離できる[2,6,7]．また，それぞれの成分を様々な用途に用いることも可能である．遠心分離法を膜分離法と比較すると，膜の目詰まりや膜素材による補体活性化の問題がないという利点がある．一方，比較的大型で高価な機種を要すること，抗凝固剤として用いられるクエン酸による中毒に留意が必要であること，一部の機器では操作に熟練を要し血小板採取時に白血球の混入もみられること，などの問題もある．しかし，遠心分離法はこれまで血液成分分離装置の小型化による体外循環量の減少，血液成分分離装置の自動化，採取効率の向上によるドナーの拘束時間短縮，採取細胞の純度増加などの進歩を遂げてきた．

採取に際しては，回路を装着，生理食塩液などでpriming した後，まずドナー（自己移植の場合は患者）からの採血ライン上で一定比率の抗凝固剤（ACD-A 液）を血液に加える[6-8]．その後血液は遠心分離槽へと流入し，比重により各成分の分離層が形成される．遠心分離槽には複数のチューブおよび血液の成分を分離するボウル（bowl）とチャンバー（chamber）などが含まれる．濃縮された目的とする血液成分は回路から外れて採取バッグへ収集される．それ以外の血液成分はドナーまたは患者へと返血される．遠心分離法には採取の連続性により間歇採取方式と連続採取方式，採血の穿刺箇所数により片腕法（single needle 法）と両腕法（double needle 法）に分類される．片腕法では穿刺部位が 1 カ所でよいという利点があるが，採血時間や体外循環血液量は大きくなる．

表IX-2 各血液成分の比重

血液成分	比重
血漿	1.025～1.029
血小板	1.040～
リンパ球	1.050～1.061
単球	1.065～1.066
網状赤血球	1.078
顆粒球	1.078～1.092
赤血球	1.078～1.114
老化赤血球	1.110

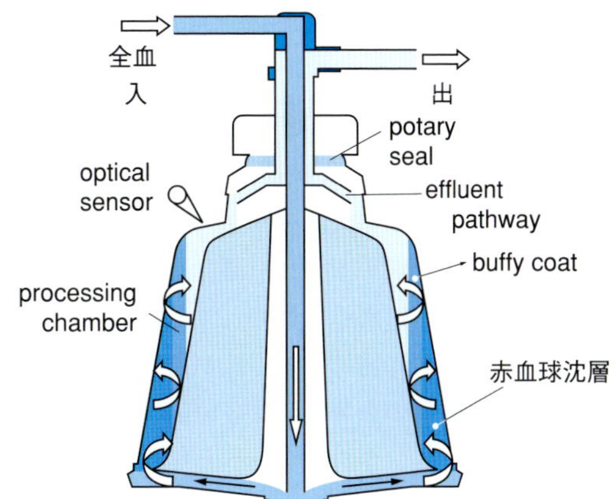

図IX-1 ボウルと間歇採取の原理
ボウルの頂点より血液が注入される．これが遠心されることにより，壁側に重い赤血球が，内側に軽い血漿が分離される．各成分を採取し，返血を行うと 1 サイクルである．

a．間歇型血液成分分離

片腕採血方式により行われる．ボウルとよばれるdisposable の遠心器が用いられる 図IX-1 [6-8]．遠心器の回転軸部分が筒状になっており，採血された全血はボウルの頂点から底の部分へと注入される．遠心された血液は，ボウルの外側の壁に飛ばされ重い赤血球は壁側に，軽い血漿は内側に分離される．注入血液量がボウル内容量を超えると回転軸頂点直下の流出口から滅菌空気，血漿，血小板，白血球，赤血球の順に流出し，これを受け入れる血液バッグを切り替えることで，血漿，血小板，リンパ球，顆粒球それぞれの採取が可能となる．目的の成分よりも重い比重をもった成分の流出が感知されると採取が終了となり，送血ポンプを逆回転させて返血を行う．返血が終了するまでが 1 cycle である．これを数回繰り返し，目的とする血液成分の量や細胞数を確保する．採取成分を単純に押し出すと，血漿は高純度に採取できるが，血小板層には無視できない量の白血球が混入するため，各機種にはその対策がなされている.

■ b．連続式血液成分分離

両腕採血方式または片腕採血方式により行われる．持続的に一定量の血液を回路内に誘導して循環させ，回路内の分離チャンバー部を回転させる．これにより，遠心力によって目的とする血液成分を選択的に採取バッグに誘導する方法が連続式である．この場合，目的外の血液成分は連続的に回路から流出させて返血ラインからドナーへと戻す．

■ c．血液成分分離装置の機種

1）主に血小板および血漿製剤を採取する機種

採血の方法には片腕法と両腕法，間歇血流方式と連続遠心方式がある[7)]．2015年現在，血液センターが採用している血液成分分離装置はHaemonetics社製のCCS，Terumo BCT社製のTERUSYS-SおよびTrima Accelの3種であり，採血現場ではそれぞれの特徴によって献血者に適した機種を選択している．これら3種の血液成分分離装置はすべて片腕法で，CCSとTERUSYS-Sは間歇血流方式，Trima Accelは連続遠心方式である．CCSとTERUSYS-Sは設定を変更することで血小板採血と血漿採血の両方を行うことができるが，Trima Accelは血小板採血専用の装置である．

a）間歇血流方式の機種

CCSとTERUSYS-Sがある．この間歇血流方式においては，血液は抗凝固剤が添加されて遠心ボウルに流入する．脱血量はCCSが412.6～458.5 mL，TERUSYS-Sでは400～435 mLで，後述の連続式のTrima Accelよりも多い．ボウルの容量はCCSが260 mL，TERUSYS-Sでは265 mLである．ボウルは1分間あたり約4,800～7,000回転し，流入した血液は内部で赤血球，buffy coat，血漿に分離される．血小板の採取行程では，同時採取血漿の一部がボウル内部へと再度高速で送りこまれ，buffy coat層から血小板を効率よく分離する．1回分の採取が終了すると遠心器は一旦停止し，それまでの採血回路を利用してボウル内残血を返血する．この作業を数回繰り返して目標量の血液成分を採取する．なお，血小板製剤は1 bagあたりの白血球数が1×10^6個以下になることが定められており，回路に組み込まれたフィルターで白血球を除去する．

b）連続遠心方式の機種

Trima Accelが使用されている．Trima Accelでは採血終了まで遠心作業を停止せず，採血と返血を行いつつ血小板を採取する．Trima Accelの回路内充塡量は196 mLと少ないことから，循環血液量の少ない献血者からの血小板採取に適している．血液は，チャネル部分で連続遠心により赤血球，buffy coat，血漿に分離され，血小板はbuffy coat層から採取される．白血球はLRS（leukocyte reduction system）chamberとよばれる回路内のシステムにより除去され，1 bagあたりの白血球数は1×10^6個以下となる．

2）主に末梢血幹細胞採取やドナーリンパ球採取に用いられる機種

末梢血幹細胞移植やドナーリンパ球輸注のための採取はTerumo BCTのCOBE SpectraやSpectra Optia，Fresenius KabiのCOM.TECなどを用いて行われる[9)]．

a）COBE Spectra

Terumo BCT社のCOBE Spectraは片腕および両腕式の血液成分分離装置である[6)]．血小板採取または除去，白血球除去，白血球採取，末梢血幹細胞採取，血漿交換，骨髄液処理など，多彩な専用キットがあり，様々な行程が可能である．継ぎ目のない完全無菌閉鎖回路，高い採取効率による時間の短縮，少ない体外循環血液量などの特徴がある．また，ドナーや患者の体格に合わせ抗凝固剤のACD-A液を自動的に管理することでクエン酸中毒に対処している．分離の原理は遠心力による血液成分の連続的な分離であり，各血球の比重と大きさ，それらの成分が浮遊している液体の比重などを考慮し，専用キットに適合したフィラーとよばれる遠心部を使用する．フィラーはシングルステージフィラー，デュアルステージフィラー，LRSブラケット付きデュアルステージフィラーの3種類がある．

末梢血幹細胞採取には両腕式のauto-PBSCまたはMNCプログラムを用いて採取される．Auto-PBSCプログラムにはデュアルステージフィラーを使用し，完全自動プログラムで蓄積しハーベスト(harvest)する[9-11]．ハーベストされた細胞は，チェイス（chase）とよばれる血漿により採取ライン，採取バルブを通って採取バッグに入る．この行程を繰り返しながら幹細胞を採取する．MNCプログラムにおいては，オペレーターが採取産物の色調や採血圧などをみながら採血流量，採取量，細胞の濃度を微調整し，造血幹細胞やリンパ球を含む末梢血の単核球分画を連続的に採取する[11,12]．MNCプログラムとくらべauto PBSCプログラムは熟練を要さず，体外循環血液量が165 mLと少なく，血小板の混入も少ない，採取量が少なく凍結処理が容易，といった特徴がある．一方，採取総細胞数はauto PBSCプログラムよりもMNCプログラムのほうが多い．し

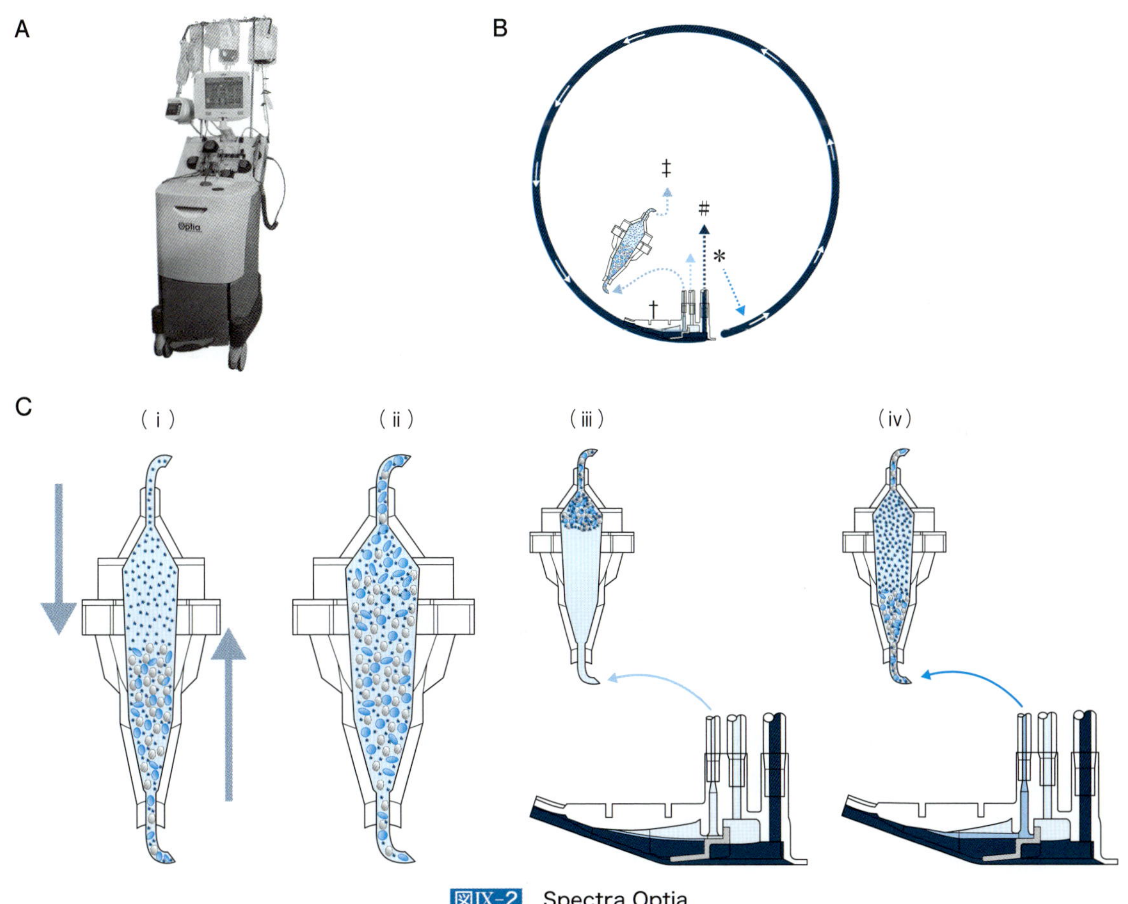

図IX-2　Spectra Optia

A：外観．

B：遠心機内の回路．ACD-A液により抗凝固処理された全血は，採血ポンプにより採血ラインから遠心機内のチャネル（*）に送り込まれ，コネクタ（†）へと至る．コネクタ内において，血液が血漿，buffy coat，赤血球の各層に分離する．Buffy coatと赤血球のごく一部はチャンバー（‡）に，それ以外は返血路または血漿採取バッグ（#）にそれぞれ送り込まれる．

C：血液成分分離の原理．

（i）コネクタ内で形成されたbuffy coatが一部の赤血球とともにチャンバーにポンプで送り込まれると，さらに血小板が分離される．（ii）チャンバーが血球で充填されると，血小板は連続的にポンプで押し出され，ドナーまたは患者に連続的に返血される．一方単核球と赤血球はチャンバー内に残る．（iii）チャンバーが最大容量に達すると，採取ポンプが単核球を採取バッグにフラッシュする．この目的で血漿がチャネルから送り込まれ，チャンバーを通過する．ここまでで1サイクルである．（iv）1サイクルが終了すると新たなサイクルに入る．処理中，これらの行程が数回繰り返される．

かし，CD34陽性細胞に限ると採取細胞数に大きな差がないことも報告されている[11]．このため，用途や必要な細胞分画の種類によっても使用するプログラムの変更を考慮してもよい．

b）Spectra Optia

Spectra OptiaはSpectraの後継機種として2011年に発売された，両腕式の血液成分分離装置である 図IX-2．末梢血幹細胞を含む単核球の採取，血漿交換，血小板除去，白血球除去，顆粒球採取，骨髄液処理などの行程が可能である．無菌的な閉鎖回路で初流血bagもあらかじめ取り付けられている．画面表示が視覚的，機能的でtube cassetteも一体型になっており取り付けは比較的容易である．Fillerはtype ⅠとⅡがあり，単核球採取を行う場合のtype Ⅰを用いると，体外循環量は191 mLとSpectraのauto PBSCプログラムよりはやや多いが，MNCプログラムよりは少ない．分離の原理として，遠心力による血液成分の連続的な分離，各血球の比重と大きさ，細胞浮遊液の比重などに加え，自動インターフェイス管理（automated interface management: AIM）とよばれるシステムに含まれる光学センサーによって血液成分分離層のmonitoringとinterfaceの調整を行い，効率的に細胞を採取する[13]．

全血は遠心分離機内のコネクタ（connector）とよばれる部位の内部でまず分離（一次分離）される．血球の比重によって，コネクタ内でbuffy coat，血漿，赤血球が分離される．血小板の比重は最小であるため，buffy coat層の最上部に移動する．血小板の下にMNC，赤血球が層を形成する．それらの比重は一部重なるため，各層では血球が部分的に混合する．Buffy coatは，採取ポンプによってコネクタからチャンバーに送り込まれる．血漿は返血するが，血漿の採取を選択して血漿バッグに送り込むことも可能である．赤血球はコネクタから連続的に返血される．AIMは採取ポート内における血球の濃度を，血液の旋回流に基づきmonitorする．これにより血漿ポンプの流量を調整し，interfaceの位置を管理する．術者はbuffy coat層内の濃淡によって採取部分を選択する，採取preferenceを設定できる．さらに，スキマーダムとよばれるフィルターにより，赤血球および顆粒球が採取ポートに蓄積されないようにしている．チャンバーの容量は6 mLで，内部の流れは遠心力，および採取ポンプによって制御される．チャンバーに送り込まれた血球は，大きさによって分離される（二次分離）．まず，最も小さい血小板がチャンバーから流出し始め，チャンバーが充填するに従って連続的に流出する．チャンバーが単核球と赤血球で満たされ，最大容量に達すると，赤血球は単核球より小さいため，先に流出する．これが赤血球検出器を通過すると，チャンバーが充填されたと判断し，採取行程が始まる．蓄積と採取の行程を1 cycleとして繰り返される．行程数は，ドナーや患者の単核球数と手順の目標値に依存して決まる．

Spectra OptiaはSpectraのauto PBSCと較べ，安全性や細胞の採取効率の点で遜色はない[9,13,14]．

c）COM.TEC

Fresenius Kabi社のCOM.TEC 図IX-3A はAS104やAS.TEC204の後継モデルで，主に両腕式，一部のプログラムは片腕式であり，連続採取方式の機種である．専用キットを使用し，血小板採血（両腕あるいは片腕），末梢血幹細胞採取，顆粒球採取，骨髄濃縮，血漿交換など，12のプログラムを行うことができる．操作は全自動で行われ，1回転ごとに光学的センサーはinterface位置を監視している．また，血漿ポンプは血漿流量を絶えず効果的に調整し，全行程で安定した血液状態を維持できる[9,15]．

末梢血幹細胞採取では専用の回路を用い 図IX-3B，これを回転させることで遠心力を作り出し血液を各成分に分離する．分離チャンバー内に血液が流入すると，遠心力により回路の外側に比重の重い成分の赤血球層が，回路の内側には血漿成分が形成され，それらの間にbuffy coat層が形成される．赤血球や血漿成分はドナーまたは患者にただちに返血する．処理行程を進めていくに従い，その境界面に目的とする単核球層を蓄積していく．次いで血漿層をドナーまたは患者に移行させ，蓄積した単核球層を回収する．回収処理と同時に次の分離過程の継続処理を行う．buffy coatは光学的センサーにより随時モニターすることで，血流の変化などにより流失することを防ぐ．

この機種は小型であり，体外循環血液量が180 mLと末梢血幹細胞採取では比較的少なく，低体重

JCOPY 498-01913

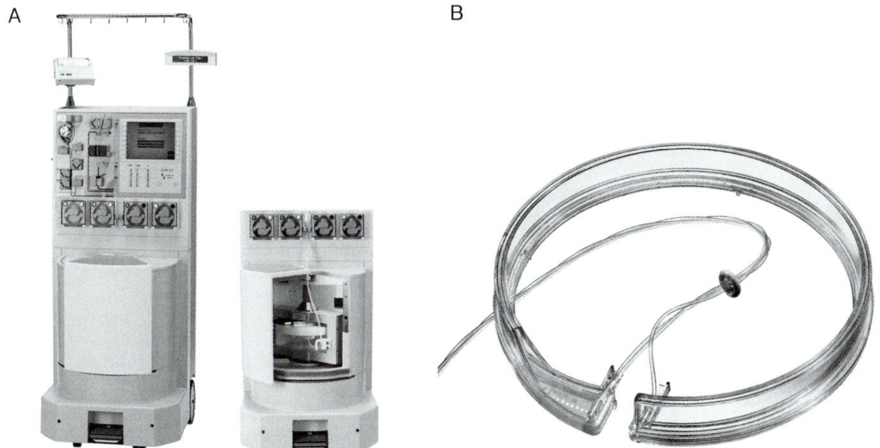

図IX-3 COM.TEC

A: 外観. 右は遠心機のカバーが開いた状態である. Bに示すチャンバーの固定部をみることができる.

B: 成分分離回路におけるチャンバーの部分である. 専用の固定部にセットし, この部分を回転させることによって血液成分を分離する.

や小児の患者でも安全に使用できる.

2 採取の実際

成分採血の作業は, ①血液成分分離装置の disposable 回路の装着と生理食塩水, 抗凝固剤を用いての priming, ②採血と返血ルートの確保, ③目的とする成分の採取, ④回路内血液の返血, ⑤回路の回収の順で行われる. 血漿や血小板の採取には約1時間以上, 末梢血幹細胞採取では3時間以上と長時間を要する. 採取効率をよくするためには安定した血流を保つことが重要であり, 採取スタッフの優れた血管確保技術とドナーや患者をリラックスさせて採取を行うための円滑なコミュニケーション能力が求められる. また, 長時間同じ姿勢を保つことは大変な苦痛であり, 快適な採血専用ベッドで作業を行うこと, テレビやビデオなどを用いて退屈しないよう配慮することが望まれる. 採血中, 返血される血液に加え, priming に用いた生理食塩水やクエン酸 (ACD-A 液) が輸注されるため, 尿意を訴えることもあり, 準備が必要である. 採取前に血圧, 脈拍数, 体温などの vital sign を把握し, 採取中にも充分な観察と看護を行う[16,17]. 心不全など, 危険性がある患者については心電図モニターや酸素飽和度なども含めた適切な監視も必要である.

a. 献血における血漿と血小板の採取

1) 成分献血の特徴

アフェレーシスによる成分献血が全血献血と異なる点は, 血液成分分離装置を使用した体外循環を30〜90分と比較的長い時間行うことである[17]. アフェレーシスにより血小板や血漿など, 特定の血液成分のみを採取し, 赤血球など残りの成分は返血することができる. このため, 献血者は供血者であると同時に受血者でもあり, 採血時に添加された抗凝固剤の ACD-A 液は血液とともに献血者に輸注される. 全血採血との違いを含めた成分採血の知識と装置の操作法をよく踏まえ, 採血反応の観察法や対処法に習熟すべきである.

2) 成分献血者の選択

成分採血実施前に献血者に問診と採血前検査を行う. 全血献血, 成分献血それぞれに年齢, 体重, 血色素量, 採血間隔, 採血量などが定められている 表IX-3[17]. 成分献血では40歳以上の献血者を対象として心電図検査も行われ, 心不全を起こす可能性のある不整脈や心筋障害, 心筋梗塞を有する場合採

表IX-3　献血方法別の採血基準

献血の種類	200 mL 全血献血	400 mL 全血献血	血漿成分献血	血小板成分献血
1 回献血量	200 mL	400 mL	600 mL 以下（体重別）	
年齢	16〜69 歳	男性: 17〜69 歳 女性: 18〜69 歳	18〜69 歳	男性: 18〜69 歳 女性: 18〜54 歳
	ただし，65〜69 歳の者については，60 歳に達した日から 65 歳に達した日の前日までの間に献血が行われた者に限る.			
体重	男性: 45 kg 以上 女性: 40 kg 以上	男女とも 50 kg 以上	男性: 45 kg 以上 女性: 40 kg 以上	
最高血圧	90 mmHg 以上			
血色素量	男性: 12.5 g/dL 以上 女性: 12.0 g/dL 以上	男性: 13.0 g/dL 以上 女性: 12.5 g/dL 以上	12 g/dL 以上（赤血球指数が標準域*にある女性は 11.5 g/dL 以上）	12 g/dL 以上
血小板数	—	—	—	15 万/μL 以上 60 万/μL 以下
献血間隔	200 mL 全血献血，400 mL 全血献血ともに，過去 4 週間以内に 200 mL 全血献血を行われたことがある者，過去 12 週間以内に 400 mL 全血献血を行われたことがある男性または過去 16 週間以内に 400 mL 全血献血を行われたことがある女性，過去 2 週間以内に成分献血を行われたことがある者を除く.		過去 4 週間以内に 200 mL 全血献血を行われたことがある者，過去 8 週間以内に 400 mL 全血献血を行われたことがある者，または過去 2 週間以内に成分献血を行われたことがある者を除く.	過去 4 週間以内に 200 mL 全血献血を行われたことがある者，過去 8 週間以内に 400 mL 全血献血を行われたことがある者，過去 2 週間以内に血漿成分献血，過去 1 週間以内に血小板成分献血を行われたことがある者，血小板成分献血を 4 週間以内に 4 回行われたことがあり，その 4 回目の血小板成分献血から 4 週間を経過していない者を除く.
年間献血回数	男性 6 回以内 女性 4 回以内	男性 3 回以内 女性 2 回以内	血小板成分献血 1 回を 2 回分に換算して血漿成分献血と合計で 24 回以内	
年間総献血量	200 mL 献血と 400 mL 献血を合わせて男性 1,200 mL 以内，女性 800 mL 以内		—	—

*標準域　MCV: 81〜100（fL），MCH: 26〜35（pg），MCHC: 31〜36（%）

血は行わない．成分採血に適した血管が確保できること，循環血液量が適切であることなども献血者の選択には重要である．血液センターでは循環血液量を毎回計算し，採血量や使用する血液成分分離装置を選択する基準としている．

3）血液成分分離装置と採血方法

成分献血には血漿（platelet poor plasma: PPP）のみを採取する方法，血小板（platelet concentrates: PC）のみを採取する方法，血小板と血漿を同時に採取する方法がある．血漿献血では，輸血用血漿製剤（480 mL の新鮮凍結血漿）と血漿分画製剤の原料を採取する．一方，血小板献血では血小板と血漿（同時採取血漿）を採取する．採血中の最大脱血量は循環血液量のおおむね 15%を超えないよう，最終採血量は 12%を超えないよう定められている．なお，血小板のみを採取する方法は同時に採取された血漿を返血するため，献血者に多くの抗凝固剤が輸注されることから，クエン酸中毒による低カルシウム血症が発生しやすく，現在では行われなくなっている．

b．末梢血幹細胞採取

末梢血中には，低濃度ながら造血幹細胞および前駆細胞（hematopoietic stem and progenitor cell: HSPC）が存在している．抗腫瘍剤による骨髄抑制の回復期には，骨髄中より末梢血中に HSPC が一時

表IX-4　末梢血幹細胞移植ドナーの死亡事例*

No.	発生年	年齢・性別	発症日	死因
1	1997年以前	61歳・女性	採取4日後	心不全（気管支喘息，高血圧，冠動脈疾患の既往あり）
2	1997年以前	57歳・女性	帰宅後24時間以内	脳血管障害（既往歴不明）
3	1996年	64歳・男性	G-CSF投与終了後	心筋梗塞（冠動脈疾患の既往あり）
4	1998年	73歳・男性	採取数日後	脳血管障害（高血圧，冠動脈疾患の既往あり）
5	2000年以前	67歳・男性	G-CSF投与6日目頃	硬膜下血腫（腹部大動脈瘤手術歴，冠動脈疾患の既往あり）
6	1999年	47歳・男性	G-CSF投与4日目	鎌状赤血球症の発作
7	2000年以前	不明・男性	不明	脳血管障害（既往歴不明）
8	2001年以前	50歳・女性	カテーテル抜去直後	空気塞栓
9	不明	43歳・男性	15日後死亡	心停止（喫煙者，高血圧の既往あり，因果関係は不明）
10	不明	52歳・男性	17日後死亡	心停止（喫煙者，因果関係は不明）
11	不明	27歳・男性	採取時	心停止（採取時の技術的過誤）
12	2011年	21歳・女性	カテーテル挿入時	肺内出血

*全て海外の例である．本邦においては2015年12月現在ドナーの死亡事例は報告されていない．

的に動員される[9,18-20]．この時期に，顆粒球コロニー刺激因子（G-CSF）などの造血刺激因子を投与することで，HSPCの動員が増幅される．このため，腫瘍性疾患に対して，抗腫瘍剤による骨髄抑制の回復期にG-CSFを併用し，動員された末梢血幹細胞を採取して移植する，自己（自家）末梢血幹細胞移植が一般的に行われている．さらに，G-CSF単独であっても，大量に投与することでHSPCが末梢血中に動員されることから，健常ドナーからの採取も可能であり，近年数多く行われている．なお，造血幹細胞のchemokine receptor 4（CXCR4）と骨髄間質細胞のstroma derived factor-1α（SDF-1α）との結合を阻害するplerixafor（モゾビル®）をG-CSFと併用することによるHSPCの効率的な動員が報告されており[21]，本邦においても2017年2月に承認された．

末梢血幹細胞採取は，骨髄採取に比べて終了後のドナーの負担が少ない．また，現在までに，ドナーに対する長期的合併症についても有意なものはほとんど報告されていない．一方でドナーにおいて採取に関連した可能性のある死亡の報告はすべて海外から12例で報告されており，アフェレーシスや血管確保に関連した過誤，血管障害，高血圧などの既往歴やその聴取の不備に関連したことが要因になっている **表IX-4**[20,22]．なお，本邦においては，自己移植の症例において，内頸静脈からの中心静脈確保時における動脈への誤穿刺で1名死亡している[23]．以上より，末梢血幹細胞ドナーの選定と実施においては，基準[24]ならびにガイドライン[25]を遵守すべきである．

骨髄採取と異なり全身麻酔のリスクを伴わないにもかかわらず，死亡例の報告がやや末梢血幹細胞採取で多いという点に十分留意すべきである．ただし，適切な管理，手技的な問題の確認および適切なドナー選択によって危険を回避可能である．今後，自己血貯血や全身麻酔を要さないという利点から，非血縁者間の末梢血幹細胞採取が増加することも予想される．

1）化学療法を併用した自己末梢血幹細胞動員

a）化学療法

化学療法後の血球回復期に動員される末梢血HSPCをG-CSFにより増幅して採取する．化学療法の反復により疲弊した造血環境からは，十分量のHSPC採取が困難になるが，病初期には末梢血への腫瘍細胞の混入も懸念される．このため，移植適応患者については極力計画的に採取を行う．なお，採取直前の化学療法としては，cyclophosphamide，cytarabine，etoposideを含むレジメンが用いられることが多い．

b）G-CSF 投与

経過中，感染が生じていない場合には nadir を確認後，骨髄抑制からの回復時期に G-CSF を開始する．具体的には，網状赤血球，単球，血小板，好中球のいずれかの絶対数が増加に転じるタイミングで G-CSF を開始する．感染症を生じた場合には，好中球数を確保するため G-CSF を早期に開始する．G-CSF の投与量は添付文書の範囲内とする．

c）採取時期

白血球数の回復が急峻な場合，十分採取できることが多い．白血球数 10,000/μL を目標として採取日を計画するが，3,000〜30,000/μL 程度の範囲内であれば採取は可能である．採取日の決定には末梢血の CD34 陽性細胞数を経時的に測定することも有用だが，経費や人員などの問題もあり，可能な施設は限定される．

2）G-CSF 単独による末梢血幹細胞動員

a）ドナー選択

同種移植のドナーにおいて G-CSF 単独の大量投与により HSPC 動員，末梢血幹細胞採取が行われる．自己移植を予定されている患者にも行われることがあり，その場合の方法は同種ドナーに準じる．

同種移植ドナーの場合，年齢は 18 歳以上 60 歳以下とされており，61 歳以上 65 歳以下または 10 歳以上 18 歳以下については各施設で倫理委員会等の承認を受ける必要がある[26]．血縁ドナーの安全確保，依頼する過程でのドナーの人権への配慮と倫理性の確保は必須であり，主治医以外の医師，可能であれば造血細胞移植コーディネーターが関与して，中立の立場でインフォームド・コンセントを得る必要がある．

実際の G-CSF 投与によって，白血球数が増加するばかりでなく，機能も亢進する．さらに，血小板凝集能が亢進し血栓傾向が増すことから，血栓症や虚血性疾患を有する場合，末梢血幹細胞採取ドナーとしては不適格となる．具体的には，コントロール不良の高血圧症（収縮期血圧＞160 mmHg，もしくは拡張期血圧＞100 mmHg），コントロール不良の脂質異常症（総コレステロール＞240 mg/dL）などが不適格となる[26]．また脾臓破裂の報告があり，腹部超音波検査で脾腫の有無を確認することが望ましい．また，骨髄バンクドナーでは，肘静脈に十分に脱血可能な血管が確保できない場合にはドナー不適格となる．血管がどうしても確保できない場合は中心静脈カテーテルが考慮される．アフェレーシスのみを目的とする場合，内頸や鎖骨下などの静脈は避け，鼠径部からカテーテルを挿入する．なお，ドナー適格性の指標については，「造血細胞移植 同種末梢血幹細胞移植のための健常人ドナーからの末梢血幹細胞動員・採取に関するガイドライン」[26]に詳細が記載されているので，参照されたい．なお，G-CSF 大量投与による長期的なリスクについては長期に及ぶ観察が必要だが，現時点で日本造血細胞移植学会による前方視的研究において造血器腫瘍の増加は認められていない．

b）G-CSF 投与

G-CSF として，filgrastim 400 μg/m^{2}または lenograstim 10 μg/kg を 1 日 1 回もしくは 2 分割し皮下注して，4 日目ないし 5 日目から採取を開始する[20,26]．最終の G-CSF 投与から，2〜4 時間経過した時点でアフェレーシスを開始する．1 日で十分量が採取できなかった場合，翌日も G-CSF を投与の上，採取する．6 日間 G-CSF を投与した場合，脾臓破裂の危険性が増すとの報告もあり，注意が必要である．また，7 日間以上の G-CSF 投与では，動員される HSPC が減少するため，行わない．

G-CSF 投与の有害反応として主なものは，過剰な白血球増加，骨痛，全身倦怠感，インフルエンザ様症状，肝酵素上昇などで軽度のものがほとんどだが，血小板減少，ショック，間質性肺炎といった重篤なものも生じる可能性がある．有害事象としての全身症状の出現に対応した減量基準が定められている[26]．

3）末梢血幹細胞採取

a）血管確保

処理血流量が多いほど一般的に採取細胞数は多くなり，採取血流の安定により採取効率も改善する．このため，良好な採血ラインの確保が重要である．しっかりした脱血路の確保は，安定したアフェレーシスにとって重要である．末梢血幹細胞採取においては2本の静脈ライン確保を要する機種が多く，その確保が困難な場合中心静脈カテーテル使用が考慮される．骨髄バンクでは末梢血管の確保が義務づけられ，採取当日に，末梢血管からのアフェレーシスが困難な場合にのみ，大腿静脈に限り中心静脈カテーテルの使用が許容されている[26]．幹細胞採取に伴う死亡事故の一部は，中心静脈カテーテル挿入に関連して発生している[20,22,23]．大腿静脈を確保する場合，血栓症などの危険性にも十分配慮する．血管が確保されても脱血圧の低下や返血圧の上昇が強い場合，短時間で体外循環を中止した状態で血管の再確保を行うか，血液の代わりに低流量で生理食塩水を流しながら，遠心分離装置を止めることなく血管を確保し再開する．

小児患者においても自己末梢血幹細胞採取が必要になる場合がある．その際，年齢体格に合わせた採血路，返血路を選択する必要がある．小児においては循環血液量が少ないため，priming に赤血球製剤やアルブミン製剤を置換液として用いるなど，工夫が必要である[27,28]．

b）採取行程

抗凝固剤として ACD-A 液を用いる．このため，採取中は常に低カルシウム血症に対して注意が必要である．一部の施設で少量の heparin が添加されている．また，採取開始時の血小板数が多いドナーからの末梢血幹細胞採取では，回路内で血小板凝集が生じることにより効率のよい幹細胞の回収が困難になる場合がある．特に遠心分離装置より流出した直後の細胞浮遊液に凝集が認められる場合には対応が必要である．凝集が生じた場合には，ACD-A 液の流入比率を増す，さらには脱血流量を下げることで改善をはかる．

処理血液量は一般に循環血液量の 2〜3 倍の範囲で行われることが多い．なお，ドナーからの採取にあたってのガイドラインにおいては，ドナー体重あたり，血縁ドナーからは 300 mL/kg，非血縁ドナーからは 250 mL/kg が採取上限として定められている[26]．

c）目標細胞数

採取産物の定量的評価は，HSPC 採取量と良好に相関する CD34 陽性細胞数でなされることが多い[9,19]．一般に，レシピエント体重あたり 2×10^6/kg が CD34 陽性細胞数の最低目標量とされるが，この量以下でも生着することが知られている．一方，HLA 不一致ドナーからの同種移植など，生着しにくい移植においては，より多くの CD34 陽性細胞数が必要な場合もある．

■ c．成分採血，アフェレーシスの留意点および副反応

アフェレーシスの副反応には，迷走神経反射などによる血圧低下，クエン酸注入による低カルシウム血症，血管穿刺自体による血腫や神経損傷，採取産物への血球混入による血球減少などがある[29,30]．日本赤十字社の集計では献血者全体の約 1%に何らかの副反応が発生し，成分献血では全血献血よりやや副反応発生率が高い．その中でも血管迷走神経反応（vaso-vagal reaction: VVR）が最も多く 6 割以上を占め，穿刺による皮下出血，クエン酸反応も稀に認められる．一方，末梢血幹細胞採取では，血液処理時間が長いため，クエン酸反応の頻度が高い．さらに，穿刺部痛や神経障害などもしばしば問題となる．近年，採血技術が向上し，熟練した看護師によって適切な対応が行われている．また，末梢血幹細胞採取では，健常献血者に比べて多くの危険因子をもっている患者からの採取も行われており，処理血液量も多いので，一層優れた採取技術が要求される．

アフェレーシスナース制度が最近創設され，安全なアフェレーシスへの貢献が期待されている[31]．アフェレーシスナースは採取前日までに機器の点検，採取用品の準備，ドナー情報収集を可能な範囲で行い，当日は採血キットの点検，回路のセットアップ，体調や vital sign，検査データ確認補助，食事や排泄，体温の確認を行う．

1）迷走神経反射（VVR）などによる血圧低下

VVR は，血管穿刺に伴う痛みや恐怖感などの上行性 in-pulse に対して迷走神経を介した下行 in-pulse を出す反応で，徐脈と低血圧を主症状とする．重度のものでは意識障害，痙攣，失神発作をきたす．寡黙化，顔面蒼白，生あくび，冷汗などの初期症状

に注意し，これらがみられた場合には下肢挙上，頭部下降，採血中断，輸液，昇圧薬投与などの処置を迅速に行う．脱血速度が速すぎるか，返血が遅れた場合，一過性に hypovolemic shock が生じる可能性があり，間歇式採取において発症頻度がやや高いといわれている．症状が経過中に生じたときには，低カルシウム血症に起因するクエン酸反応も考慮すべきである．また，採血終了後数分から数時間後，あるいは帰宅後に気分不良を訴える症例も報告されている．脱力感，ふらつきが主な症状で，転倒による二次的外傷や死亡事例もある．

VVR などを防ぐために，アフェレーシス前に十分なコミュニケーションをとり緊張をほぐす．空腹や水分摂取不足がある場合には，軽食摂取や水分補給を促す．成分献血や末梢血幹細胞採取では採血時間が長いため，採血ベッドの背もたれの角度や腕の位置などにも注意する．最も留意すべきことは，転倒に至る意識消失を防ぐことである．駅のホームやエレベーターの前などでの直立姿勢は立ちくらみや意識消失の誘因となる．血液センターでは採血直後には男性にも座位での排尿をすすめ，男女問わず会場を離れて気分が悪くなった場合にはすぐにしゃがみ，周囲の人々に助けを求めるように指導されている．

2）低カルシウム血症

成分採血や末梢血幹細胞採取では，流量に対して約 10：1 から 15：1 で，3％クエン酸液の ACD-A 液が抗凝固剤として添加される．このため，体外に出た血液は 0.3％クエン酸液となって返血される．イオン化カルシウムが chelate され，血漿中のイオン化カルシウム濃度が低下する[32]．低カルシウム血症の症状としてしびれ，テタニー，嘔気・嘔吐などが出現する．献血の血小板採取ではカルシウム製剤の静注は行われないが，末梢血幹細胞採取では処理血液量が大きくなるため，予防的にグルコン酸カルシウムを返血ラインより持続点滴する[20]．また，カルシウムを含有するスポーツドリンクを飲んでもらうことも有効である[32]．予防を行ってもイオン化カルシウム値は低下するため，口唇や手指のしびれなどの臨床症状に注意し，症状が深刻化する前にグルコン酸カルシウムの増量，カルシウムを含むスポーツドリンクの飲水，脱血速度の減速による ACD-A 注入量減量などの対処を行う．

3）穿刺またはその準備に伴う有害事象

a）消毒薬に対するアレルギー反応

アルコールやヨード剤によるアレルギーが発生する場合がある．このため採血前の問診においてアレルギーの既往歴を十分に聴取する．

b）血腫

採血時に誤って動脈を穿刺した場合，圧迫止血を充分に行わなければ血腫を形成する．過去に巨大血腫によって血行障害をきたし，減張切開を要した例もある．成分採血では，返血を行うことや長い採血時間のために皮下出血の発生は全血採血よりも多い．大きな血腫を形成した場合，血腫が周辺の神経を圧迫して知覚障害や痛みを起こすこともあるので，早期に発見するために，返血時には特に注意をはらうべきである．

c）神経損傷

採血による神経障害は前腕静脈に平行している正中神経の分岐の損傷が発端となることが多い．神経損傷は直接的な採血針によるもののほかに，不自然な肢位を維持した場合や駆血帯の圧迫によっても発生する．穿刺時に電撃痛があった場合，強引な採血の継続は決して行ってはならない．また，採取または献血後数日して痛みや痺れが発生することもある．慢性疼痛や複合性局所疼痛症候群（complex regional pain syndrome: CRPS）に発展すると，将来にわたって患者，ドナー，および献血者の生活に支障をきたす．疼痛発症初期に専門医を受診し，神経学的検査や星状神経節ブロック，レーザー照射，温熱療法などの的確な治療と説明を受けるべきである．献血に関連して発生した健康被害については，2006 年 10 月より献血者健康被害救済制度が設けられている．

d）動静脈瘻

末梢血幹細胞採取において末梢血管が確保できない場合，大血管にカテーテルを留置する．この際，近接した動脈との間に動静脈瘻を形成する危険性がある．穿刺時に先に動脈を貫いて静脈にカテーテル

JCOPY 498-01913

が留置されてしまうことが原因と考えられている．

e）血栓症

末梢血幹細胞採取においてはG-CSFや血管へのカテーテル挿入，長時間の臥床などにより血栓症が誘発されやすい状態となる．海外では末梢血幹細胞採取に関連して脳血管障害や心筋梗塞による死亡事例も発生している表IX-4．また，本邦においても静脈血栓症などの報告がある．

4）血小板減少

採取された幹細胞を含む細胞浮遊液中には，大量の血小板が含まれているため，処理量が多い場合には特に血小板数の低下に留意する[12]．アフェレーシス機種やプログラム間でも血小板の低下率は異なることに注意が必要である．ドナーにおいて，アフェレーシス終了時の血小板数が$8\times10^4/\mu L$以下の場合，採取した細胞浮遊液から多血小板血漿（platelet rich plasma: PRP）を分離して輸注することも考慮する[20]．化学療法後の自己末梢血採取の場合，採取時点で血小板数が回復傾向で，かつ当日で採取が終了する場合，例え血小板数減少が認められても，高度な低下でなければPRPの輸注は必要としない．

●文　献

1）Winters JL. Plasma exchange: concepts, mechanisms, and an overview of the American Society for Apheresis guidelines. Hematology（ASH education book）. 2012; 2012: 7-12.

2）Kiprov DD, Burgstaler EA, Sanchez AP. Apheresis instrumentation. In: Vrielink H, et al. editors. Principles of Apheresis Technology. 5th ed. Vancouver: American Society for Apheresis; 2014. p.23-41.

3）上田恭典，大戸　斉．輸血・細胞治療におけるアフェレーシスの役割―過去から現在―．In: 大戸　斉，室井一男，編．末梢血幹細胞採取と成分採血―医師と看護師によるアフェレーシスの理解と実践―．大阪: 医薬ジャーナル社; 2011．p.12-9.

4）Abel JJ, Rowntree LC, Turner BB. Plasma removal with return of corpuscles. J Pharmacol Exp Ther. 1914; 5: 625-41.

5）Matthes G, Ingilizov M, Dobao ML, et al. Red cell apheresis with automated in-line filtration. Transfus Med Hemother. 2014; 41: 107-13.

6）Burgstaler EA. Current instrumentation for apheresis. In: McLeod BC, et al. editors. Apheresis Principles and Practice. 3rd ed. Bethesda: AABB Press; 2010. p.71-109.

7）面川　進．アフェレーシスの原理と操作．In: 大戸　斉，室井一男，編．末梢血幹細胞採取と成分採血―医師と看護師によるアフェレーシスの理解と実践―．大阪: 医薬ジャーナル社; 2011．p.24-33.

8）稲葉頌一．血液成分分離装置による成分輸血．In: 遠山　博，編．輸血学．3版．東京: 中外医学社; 2004．p.868-79.

9）Hequet O. Hematopoietic stem and progenitor cell harvesting: technical advances and clinical utility. J Blood Med. 2015; 6: 55-67.

10）Ikeda K, Ohto H, Kanno T, et al. Automated programs for collection of mononuclear cells and progenitor cells by two separators for peripheral blood progenitor cell transplantation: comparison by a randomized crossover study. Transfusion. 2007; 47: 1234-40.

11）Ikeda K, Ohto H, Kanno T, et al. Peripheral blood progenitor cell collection by two programs for autologous and allogeneic transplantation. Transfusion. 2014; 54: 1235-42.

12）Ikeda K, Ohto H, Nemoto K, et al. Collection of MNCs and progenitor cells by two separators for PBPC transplantation: a randomized crossover trial. Transfusion. 2003; 43: 814-9.

13）Reinhardt P, Brauninger S, Bialleck H, et al. Automatic interface-controlled apheresis collection of stem/progenitor cells: results from an autologous donor validation trial of a novel stem cell apheresis device. Transfusion. 2011; 51: 1321-30.

14）Ikeda K, Minakawa K, Muroi K, et al. Prospective randomized and crossover comparison of two apheresis machines for peripheral blood stem cell collection: a multicenter study. Trans fusion. 2016; 56: 2839-47.

15）Kim SR, Choung HK, Kim DW, et al. Evaluation of a new cell separator for collection of peripheral blood $CD34^+$ progenitor cells in pediatric patients. Transfusion. 2011; 51: 306-12.

16）松本真弓．末梢血管細胞採取における看護師の役割．In: 日本輸血・細胞治療学会，編．造血幹細胞移植の細胞取り扱いに関するテキスト．初版．東京: 日本輸血・細胞治療学会; 2015．p.24-35.

17）松崎浩史．血液センターでの成分採血．In: 大戸　斉，室井一男，編．末梢血幹細胞採取と成分採血―医師と看護師によるアフェレーシスの理解と実践―．大阪: 医薬ジャーナル社; 2011．p.81-87.

18）Körbling M, Freireich EJ. Twenty-five years of peripheral blood stem cell transplantation. Blood. 2011; 117: 6411-6.

19) Cytapheresis. In: McLeod BC, et al. editors. Therapeutic Apheresis, A Physicians Handbook. 1st ed. Bethesda: AABB; 2005. p.33-53.
20) 上田恭典．末梢血管細胞採取．In: 日本輸血・細胞治療学会，編．造血幹細胞移植の細胞取り扱いに関するテキスト．初版．東京: 日本輸血・細胞治療学会; 2015. p.13-23.
21) Broxmeyer HE, Orschell CM, Clapp DW, et al. Rapid mobilization of murine and human hematopoietic stem and progenitor cells with AMD3100, a CXCR4 antagonist. J Exp Med. 2005; 201: 1307-18.
22) 公益財団法人 日本骨髄バンク事務局．安全情報（海外）死亡事例．2011 年 7 月 26 日 http: //www.jmdp.or.jp/documents/file/04_medical/notice_f/2011_07_26.pdf
23) 公益財団法人 日本骨髄バンク事務局．自己末梢血造血幹細胞採取時における死亡事例．2015 年 1 月 20 日 http: //www.jmdp.or.jp/documents/file/04_medical/notice_w/2015_01_20.pdf
24) 日本骨髄バンク．ドナー適格性判定基準　第 2 版．日本骨髄バンク．2014.
25) 日本造血細胞移植学会ガイドライン委員会．造血幹細胞移植学会ガイドライン　第 2 巻．同種末梢血幹細胞移植のための健常人ドナーからの末梢血幹細胞動員・採取　第 5 版．日本造血細胞移植学会．2014.
26) 造血細胞移植 同種末梢血幹細胞移植のための健常人ドナーからの末梢血幹細胞動員・採取に関するガイドライン http: //www.jshct.com/guideline/pdf/allo_pbsct_guide_4.pdf
27) 尾形　隆，大戸　斉．小児のアフェレーシス．In: 大戸　斉，遠山　博，編．小児輸血学．東京: 中外医学社; 2006. p.261-9.
28) Ohara Y, Ohto H, Tasaki T, et al. Comprehensive technical and patient care optimization in the management of pediatric apheresis for peripheral blood stem cell hervesting. Transfus Aphr Sci. 2016; 55: 338-43.
29) 厚生労働省．平成 26 年度版血液事業報告．p17-18 http: //www.mhlw.go.jp/file/06-Seisakujouhou-11120000-Iyakushokuhinkyoku/02-4_2.pdf
30) 中島一格．採血時の副作用，事故と対策．In: 日本輸血・細胞治療学会認定医制度審議会カリキュラム委員会，編．新版．日本輸血・細胞治療学会認定医制度指定カリキュラム．1 版．東京: 日本輸血・細胞治療学会; 2012. p.131-4.
31) 松本真弓，長谷川清美，神田佳世，他．チーム医療におけるアフェレーシスナースの役割．日本輸血細胞治療学会誌．2013; 59: 58-61.
32) Kishimoto M, Ohto H, Shikama Y, et al. Treatment for the decline of ionized calcium levels during peripheral blood progenitor cell harvesting. Transfusion. 2002; 42: 1340-7.

IX-B 造血幹細胞移植

Hematopoietic stem cell transplantation

Author:
室井一男

はじめに

造血幹細胞を輸注し，造血を再構築させ疾患を治療する治療法を造血幹細胞移植という．静脈から輸注された造血幹細胞は，肺や肝臓などの臓器に捉えられるが，一部は骨髄に到着し造血を開始する[1,2]．造血幹細胞移植の主な対象は，急性骨髄性白血病（acute myeloblastic leukemia: AML）や悪性リンパ腫などの造血器腫瘍と，造血幹細胞が枯渇し造血不全に陥る再生不良性貧血である．

造血幹細胞移植は，骨髄移植，末梢血幹細胞移植，臍帯血移植の 3 種類に分けられる[3]．また，患者自身から採取された造血幹細胞を移植する自家（己）造血幹細胞移植〔現在では自家（己）末梢血幹細胞移植が大部分〕図IX-4 と他人の造血幹細胞を移植する同種造血幹細胞移植 図IX-5 に大別される．その他，数はきわめて少ないが，一卵性双生児間の移植を同系造血幹細胞移植という．

本邦における造血幹細胞移植実施数は，日本造血細胞移植学会から毎年発表されている全国調査報告書によって知ることができる[4]．平成 26 年度版によると，2013 年（平成 25 年）における造血幹細胞移植実施数の多い疾患は，AML（1,106 人），非ホジキンリンパ腫（926 人），多発性骨髄腫（566 人），急性リンパ性白血病（acute lymphoblastic leukemia: ALL; 383 人）の順であった 図IX-6．用いられた造血幹細胞別の移植実施数では，自家（己）造血幹細胞移植の大部分は自家（己）末梢血幹細胞移植（1,769 人）で自家（己）骨髄移植は少数（9 人）に過ぎな

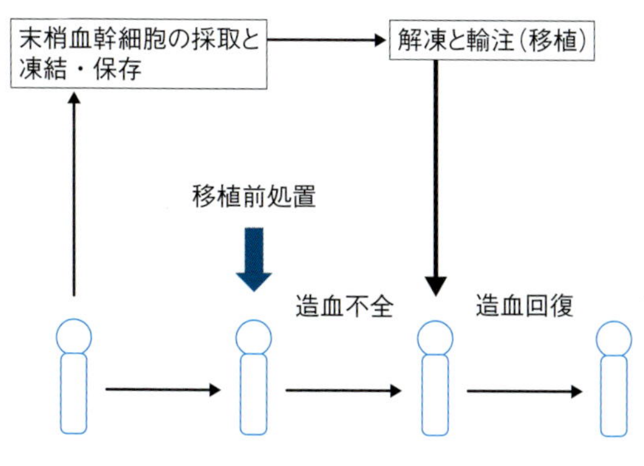

図IX-4　自家（己）末梢血幹細胞移植

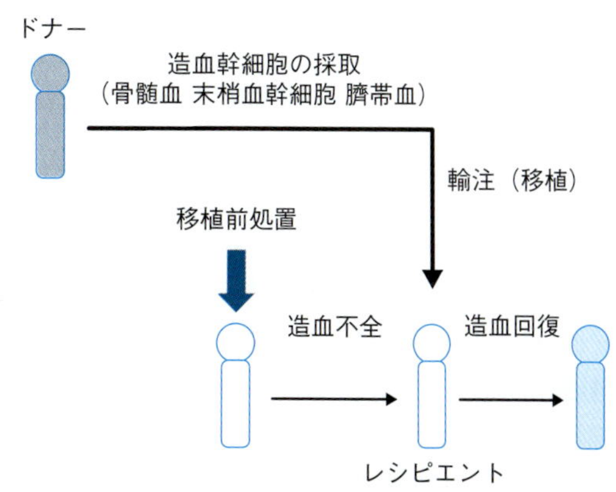

図IX-5　同種造血幹細胞移植

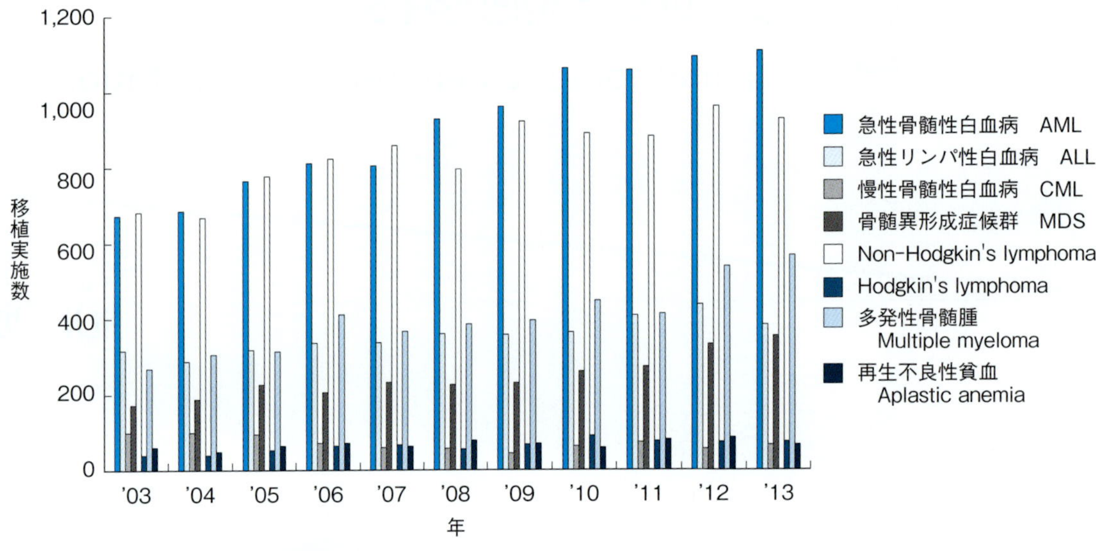

図IX-6 平成 25 年における疾患別の造血幹細胞移植実施数

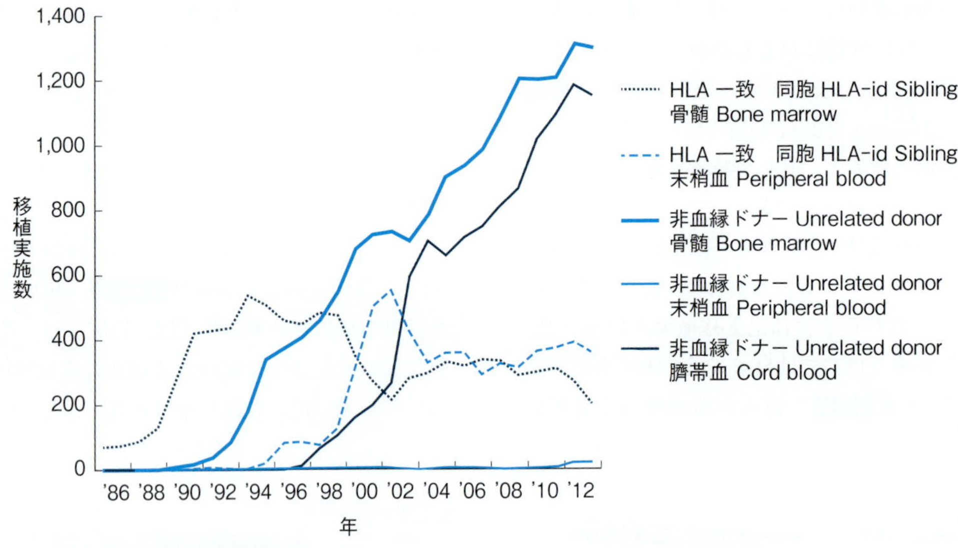

図IX-7 血縁者と非血縁者別の同種造血幹細胞移植実施数の推移

かった．同種造血幹細胞移植では，非血縁者間骨髄移植（1,298 人）と非血縁者間臍帯血移植（1,149 人）が，同種造血幹細胞移植の約 81％を占めていた 図IX-7．世界的には，現在までに 100 万件の造血幹細胞移植が行われたと報告されている[5]．欧米における非血縁者間造血幹細胞移植では，末梢血幹細胞移植が過半数を占めているが，本邦では臍帯血が多いことが特徴である 図IX-8[6]．当初，非血縁者間の末梢血幹細胞移植と採取には厳しい条件が課せられていたが，2016 年から両者の条件が緩和されたので，今後非血縁者間末梢血幹細胞移植実施数の増加が見込まれる[7]．2016 年 11 月末までに，累計で 136 件の非血縁者間末梢血幹細胞移植が実施された[8]．

造血幹細胞移植を行うに当たり，採取した細胞か

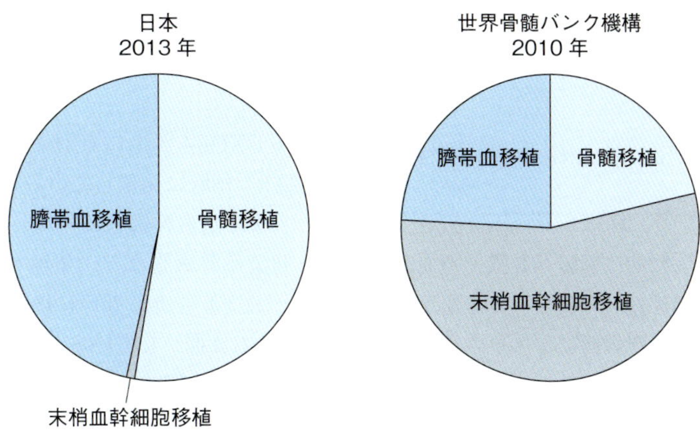

図IX-8　本邦と世界の非血縁者間造血幹細胞移植の違い
本邦の成績は，日本造血細胞移植学会全国調査報告書による．

ら単核細胞に分離，血漿除去，細胞の凍結保存と解凍などの操作を行う場合があり（細胞プロセシングとよばれる），これらの操作を安全で的確に行う必要がある．また，採取された造血幹細胞が入ったバッグを輸血部門から当該診療科に搬出するに当たり，輸血用血液製剤と同様に，ラベルと指示書の発行，読み合わせ確認が必要である．これらの細胞の処理と製剤化の業務は，輸血部門で行うことが望ましい．

骨髄移植，末梢血幹細胞移植，臍帯血移植に共通する事項は，次の骨髄移植で一括して説明する．

●文　献

1）Chute JP. Stem cell homing. Curr Opin Hematol. 2006; 13: 399-406.
2）Nielsen JS, McNagny KM. CD34 is a key regulator of hematopoietic stem cell trafficking to bone marrow and mast cell progenitor trafficking in the periphery. Microcirculation. 2009; 16: 487-96.
3）Gratwohl A, Baldomero H, Frauendorfer K, et al. EBMT activity survey 2004 and changes in disease indication over the past 15 years. Bone Marrow Transplant. 2006; 37: 1069-85.
4）日本造血細胞移植学会　全国調査報告書 http://www.jshct.com/report/index.shtml
5）Gratwohl A, Pasquini MC, Aljurf M, et al. One million haemopoietic stem-cell transplants: a retrospective observational study. Lancet Haematol. 2015; 2: e91-e100.
6）第34回厚生科学審議会疾病対策部会造血幹細胞移植委員会，資料1-1 造血幹細胞移植の現状について http://www.mhlw.go.jp/stf/shingi/2r9852000002rml2.html
7）日本骨髄バンク　非血縁者間末梢血幹細胞提供者の安全性に関する検証 http://www.jmdp.or.jp/medical/notice_w/post_286.html
8）平成27年度第2回造血細胞移植合同班会議，2016年1月10日．

IX-B-1 ▶ 骨髄移植 Bone marrow transplantation

Author: 室井一男

1 造血幹細胞（hematopoietic stem cell）

ヒトでは，胎生期の一時期に肝臓と脾臓で造血が行われるが，出生後は赤色髄の骨髄でのみ造血が行われる．造血幹細胞は，細胞表面にシアロムチン型糖蛋白のCD34を発現しており，フローサイトメトリを用いてCD34陽性細胞（造血幹細胞）を測定することができる 図IX-9[1]．細胞の分化能からみて，CD34陽性細胞は不均一な細胞であり，最も未熟な造血幹細胞は$CD34^+CD38^-$である[2]．細胞を増殖因子とウシ胎児血清を含むメチルセルロース培地で14日間培養し，生じた顆粒球・マクロファージコロニーを数えることによって，顆粒球と単球に分化する前駆細胞（colony forming-unit granulocyte-macrophage: CFU-GM）の数を測定することができる 図IX-10，図IX-11[3]．CD34陽性細胞数とCFU-GM数には，正の相関関係がある 図IX-12[3]．コロニー培養は，実際に分裂能をもった造血前駆細胞を測定するので，解凍後の造血前駆細胞数の評価に有用である．

造血幹細胞は，骨髄の骨芽細胞に取り囲まれたニッチ（niche）とよばれる隙間に存在している 図IX-13[4]．造血幹細胞は，造血幹細胞に発現しているCXCR4と主にCXCL12-abundant reticular（CAR）細胞に発現しているCXCL12（SDF1）を介し，また造血幹細胞に発現しているc-kit receptorと間葉系幹細胞などに発現しているstem cell factor（SCF）を介し互いに接着しており，細胞周期は停止（G 0期）していると考えられている[4-6]．顆粒球コロニー刺激因子（granulocyte colony-stimulating factor: G-CSF）などの刺激やストレスによって，造血幹細胞は類洞内皮細胞に取り囲まれたニッチに移動し，細胞周期が動き出し活性化し，骨髄内から血管内に移動する．したがって，骨髄採取で採取された造血幹細胞の多くはG0期に停止している細胞であるが，G-CSFで動員された末梢血幹細胞は細胞

Side scatter
CD34 陽性細胞
CD34-PE

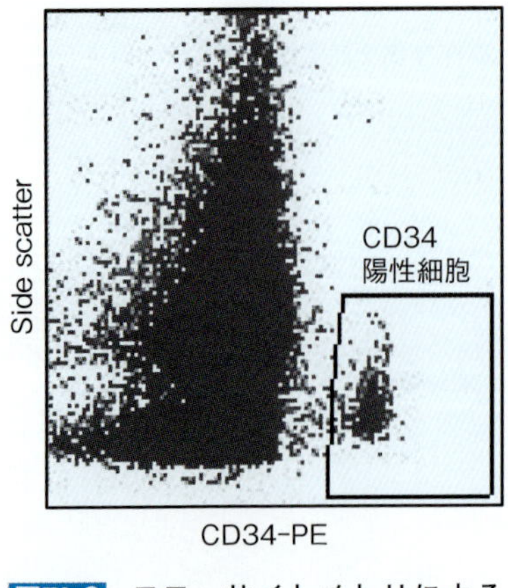

図IX-9 フローサイトメトリによるCD34陽性細胞の測定

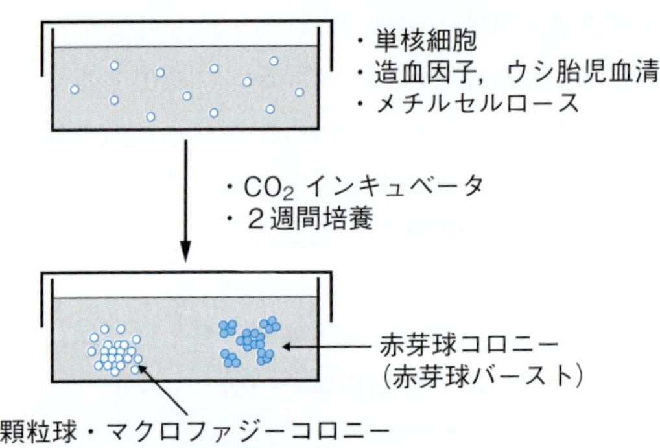

図IX-10 コロニー培養

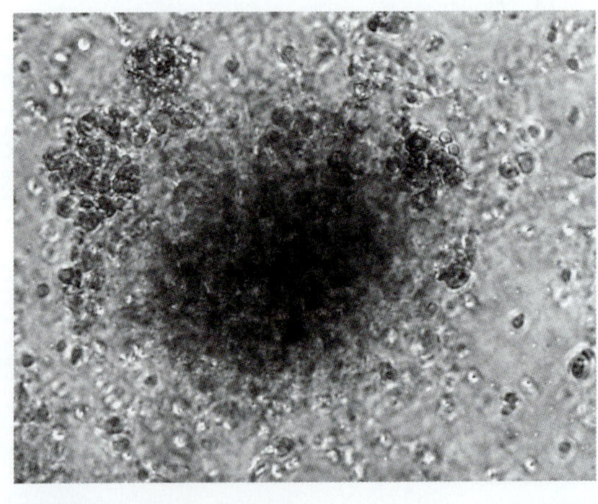

図IX-11 顆粒球・マクロファージコロニー（長村登紀子博士より提供）

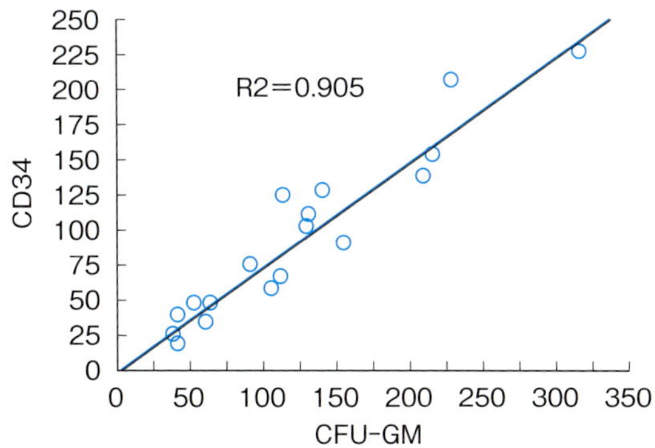

図IX-12 CD34 陽性細胞と CFU-GM との関係

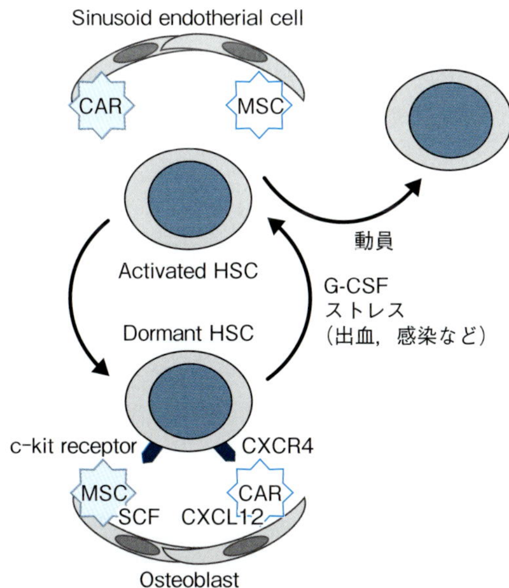

図IX-13 造血幹細胞とニッチとの関係

HSC: hemopoietic stem cell, MSC: mesenchymal stem cell, CAR: CXCL12-abundant reticular cell

(Sorror ML, et al. Blood. 2005; 106: 2912-9[12]より改変)

周期に入っている細胞と考えられている[4-6].

2 造血幹細胞移植の歴史

表IX-5 に造血幹細胞移植の主な歴史を示す．米国シアトルの Thomas らは，イヌを使った骨髄移植に取り組み，イヌの主要組織適合抗原（dog leukocyte antigen）を一致させ，移植片対宿主病（graft-versus-host disease: GVHD）予防に methotrexate

表IX-5 造血幹細胞移植の主な歴史

1957 年	Thomas が白血病患者に骨髄移植を初めて施行
1972 年	CIBMTR 設立
1974 年	日本で骨髄移植が始まる，EBMT 設立
1985 年	本邦でシクロスポリンの発売
1986 年	NMDP 設立
1988 年	世界初の臍帯血移植
1993 年	日本骨髄バンク設立，本邦でタクロリムスの発売
1994 年	日本で臍帯血移植が始まる
1999 年	日本さい帯血バンクネットワーク設立
2000 年	血縁者間同種末梢血幹細胞移植が保険収載
2010 年	非血縁者間同種末梢血幹細胞移植が保険収載
2012 年	移植に用いる造血幹細胞の提供に関する法律の施行

CIBMTR: Center for International Blood and Marrow Research,
EBMT: European Group for Blood and Marrow Transplantation,
NMDP: National Marrow Donor Program

（MTX）を使用すると，骨髄移植後長期間イヌの生存が得られることを明らかにした．イヌでの実験結果をもとに，1959 年 ALL の患者に全身の放射線照射（total body irradiation: TBI）を行い，双生児ドナーの骨髄血が移植され骨髄細胞の生着を確認した[7]．1960 年代末，HLA 検査が取り入れられ，また骨髄細胞を生着させるための前処置が開発された．1970 年代には HLA 一致同胞の骨髄細胞を用い，cyclophosphamide（CY）と TBI による前処置を行い，移植前から支持療法（無菌室への隔離，腸管滅菌剤の投与，無菌食）を行うことによって，同種骨髄移植が成功することが明らかとなった．こうして，この時代に現在の造血幹細胞移植の基本型が確立した[8]．

1970〜1980 年代，欧米では造血幹細胞移植を支える組織の Center for International Blood and Marrow Transplant Research（CIBMTR），National Marrow Donor Program（NMDP），European Society for Blood and Marrow Transplantation（EBMT）が設立された[8]．本邦では，1993 年日本骨髄バンクが設立され，非血縁ドナーからの骨髄移植が開始された．その後，日本さい帯血バンクネットワークが設立された（現在は解散）．2012 年，非血

縁ドナーからの造血幹細胞移植を法的に支える仕組みが出来上がった．近年，造血幹細胞移植は多様化し，HLA 不適合造血幹細胞移植，骨髄非破壊的造血幹細胞移植，臍帯血移植が盛んに行われるようになり，造血幹細胞移植の適応が益々拡大している．一方，造血器腫瘍や固形癌で導入されている分子標的療法は，造血幹細胞移植の分野にはあまり導入されておらず，今後の新薬の開発が待たれる．

3 造血幹細胞移植の適応

造血幹細胞移植は，薬物療法で十分な治療効果が得られない場合や再発予防（造血器腫瘍の場合）に行われる．AML と ALL では，再発予防に同種造血幹細胞移植を行うことが最も多い 図IX-14．完全寛解に入った後，白血病細胞の性状から将来再発する可能性が高いと判断された場合に行う寛解後療法としての造血幹細胞移植である．造血幹細胞移植後の生存率は，日本造血細胞移植学会の全国調査報告書から知ることができる[9]．図IX-15 に 2013 年の 16 歳以上の患者の AML と ALL の造血幹細胞移植 5 年後の生存率を示す[9]．AML では，用いる造血幹細胞に係わらず第 1 寛解期と第 2 寛解期の生存率は良好である．ALL では，用いる造血幹細胞に係わらず第 1 寛解期の生存率は良好であるが，第 2 寛解期の生存率は AML に比して低い．両疾患とも疾患が顕在化している状態（非寛解期）での成績は不良である．

免疫の再構築を伴う同種造血幹細胞移植では，一定の割合で移植関連死亡が発生すること，直接の死亡に至らなくとも患者の quality of life（QOL）を著しく低下させる移植関連合併症が起こる場合があることから，造血幹細胞移植の適応は慎重に判断する必要がある．表IX-6 に，EBMT の成人に対する造血幹細胞移植の適応を示す[10]．日本造血細胞移植学会からも疾患ごとに類似の造血幹細胞移植適応ガイドラインが示されている[11]．

造血幹細胞移植の予後指標として hematopoietic cell transplantation-specific comorbidity index（HCT-CI）が広く用いられている 表IX-7[12]．HCT-CI が 0 点，1〜2 点，3 点以上の 3 群に分け解析すると，点数が高いほど非再発死亡率が高く，生存率は

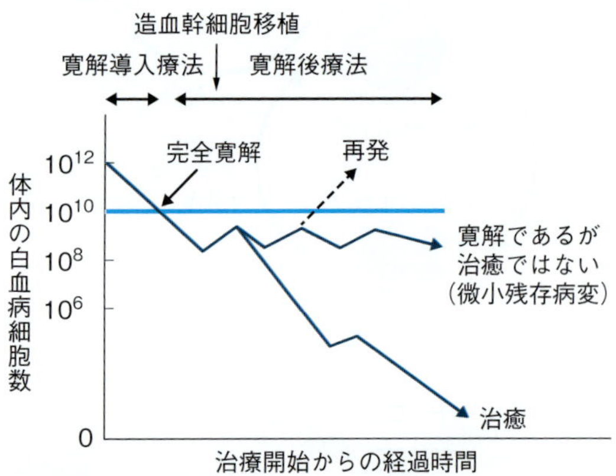

図IX-14 急性白血病に対する寛解後療法としての造血幹細胞移植

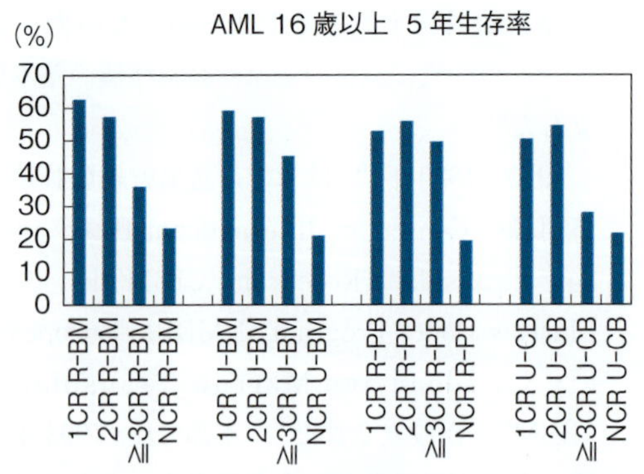

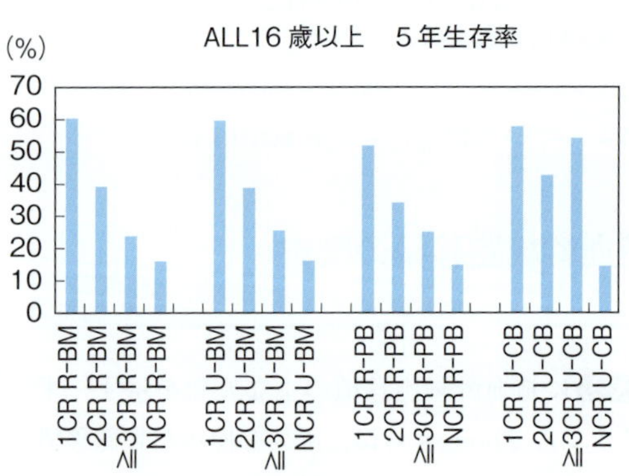

図IX-15 AML と ALL の造血幹細胞移植後の 5 年生存率

R-BM: 血縁者間骨髄移植，U-BM: 非血縁者間骨髄移植，R-PB: 血縁者間末梢血幹細胞移植，U-CB: 非血縁者間臍帯血移植．1CR: 第 1 寛解期，2CR: 第 2 寛解期，3CR: 第 3 寛解期，NCR: 非寛解期

表IX-6　造血幹細胞移植の適応

疾患	病期	HLA 一致同胞	HLA 一致非血縁	HLA 不適合	自家移植
AML	CR1（low risk）	CO	D	GNR	CO
	CR1（intermediate risk)）	S	CO	D	S
	CR1（high risk）	S	S	CO	CO
	CR2	S	S	CO	CO
	再発，Refractory	CO	D	D	GNR
ALL	CR1（stand/intermediate risk）	D	GNR	GNR	D
	CR1（high-risk）	S	S	CO	D
	CR2	S	S	CO	GNR
	再発，Refractory	CO	D	D	GNR
CML	CP1，Imatinib 無効	S	S	CO	D
	Accelerated phase，CP2	S	S	CO	D
	Blast crisis	CO	CO	CO	GNR
MDS	RA，RAEB	S	S	CO	GNR
	RAEB-t，sAML，CR1，CR2	S	S	CO	CO
	再発，Refractory	S	CO	D	GNR
DLBC	CR1（intermediated/high risk）	GNR	GNR	GNR	CO
	化学療法に感受性のある再発，CR2，それ以降の CR	CO	CO	GNR	S
	Refractory	D	D	GNR	GNR
Mantle cell lymphoma	CR1	CO	D	GNR	S
	化学療法に感受性のある再発，CR2，それ以降の CR	CO	D	GNR	S
	Refractory	D	D	GNR	GNR
Lymphoblastic lymphoma	CR1	CO	CO	GNR	CO
	化学療法に感受性のある再発，CR2，それ以降の CR	CO	CO	GNR	CO
	Refractory	D	D	GNR	GNR
Follicular lymphoma	CR1（intermediate/high risk）	GNR	GNR	GNR	CO
	化学療法に感受性のある再発，CR2，それ以降の CR	CO	CO	D	S
	Refractory	CO	CO		
T-cell lymphoma	CR1	CO	D	GNR	CO
	化学療法に感受性のある再発，CR2，それ以降の CR	CO	CO	GNR	D
	Refractory	D	D	GNR	GNR
Hodgkin's lymphoma	CR1	GNR	GNR	GNR	GNR
	化学療法に感受性のある再発，CR2，それ以降の CR	CO	CO	CO	S
	Refractory	D	D	GNR	CO
Multiple myeloma		CO	CO	GNR	S
Aplastic anemia	Newly diagnosed	S	CO	GNR	GNR
	再発，Refractory	S	S	CO	GNR
Systemic sclerosis		D	GNR	GNR	CO
Rheumatoid arthritis		NO	GNR	GNR	CO
Multiple sclerosis		D	GNR	GNR	CO
Lupus erythematosus		D	GNR	GNR	CO
Crohn's disease		NO	GNR	GNR	CO

S（standard）: 標準的治療として実施できる，CO（clinical option）: 移植を考慮しても良い，D（developmental）: 開発中であり臨床試験として実施すべき，GNR（generally not recommended）: 一般的には勧められない.

（Gratwohl A, et al. The EBMT Handbook. 6th ed. Forum F Service Editore; 2012. p.302-15[10]より改変）

表IX-7　造血幹細胞移植の予後指標因子（HCT-IC）

合併症	疾患・病態	HCT-CI スコア
不整脈	心房細動，心房粗動，洞不全症候群，心室性不整脈	1
心機能障害	冠動脈疾患，うっ血性心不全，心筋梗塞，EF≦50%	1
炎症性腸疾患	クローン病，潰瘍性大腸炎	1
糖尿病	インスリンまたは経口糖尿病薬が必要	1
脳血管障害	一過性脳虚血発作，脳血管障害	1
精神疾患	治療が必要なうつ病や不安障害	1
肝疾患（軽症）	慢性肝炎，ビリルビン＞1-1.5×上限値，AST/ALT＞1-1.25×上限値	1
肥満	BMI＞35	1
感染症	day 0 後も抗菌薬治療が必要	1
膠原病	SLE，関節リウマチ，多発性筋炎，MCTD，リウマチ性多発筋痛症	2
消化性潰瘍	治療が必要	2
腎疾患（中等症/重症）	血清クレアチニン＞2 mg/dL，血液透析中，腎移植の既往	2
肺疾患（中等症）	DLco and/or FEV 1% 66〜80%，労作時に呼吸困難	2
固形潰瘍の既往	治療の既往あり（非メラノーマ性皮膚癌を除く）	3
心臓弁膜疾患	僧帽弁逸脱を除く	3
肺疾患（重症）	DLco and/or FEV 1%≦65%，安静時の呼吸困難，酸素投与が必要	3
肝疾患（中等症/重症）	肝硬変，ビリルビン＞1.5×上限値，AST/ALT＞2.5×上限値	3

（Sorror ML, et al. Blood. 2005; 106: 2912-9[12]より改変）

低下する．HCT-CI の点数が高い場合には，治療関連毒性が軽い骨髄非破壊的造血幹細胞移植を選択する必要がある．EBMT からもより簡便な予後指標スコアが発表されている[13]．

4 HLA 検査とドナー選択

HLA 検査は，本人，同胞，両親を調べ，HLA のハプロタイプを決定する 図IX-16．ハプロタイプが一致した同胞がいたら，本ドナーをドナー候補とする 表IX-8．血縁ドナーの場合，ドナーの年齢が 10

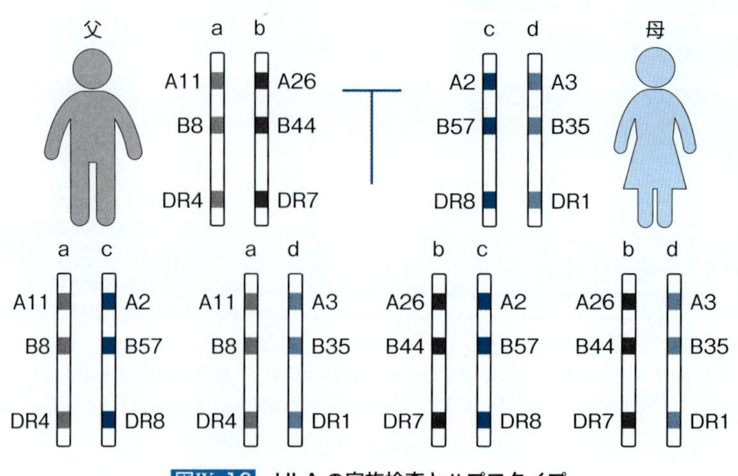

図IX-16　HLA の家族検査とハプロタイプ

歳以上18歳未満と61歳以上65歳以下の場合は，倫理委員会の審議を経るなどして，各施設の責任により慎重にドナー適格性を判定する[14]．健診を行い，健康であること，または採取に問題となる疾患がないことを確認する．また，自発的意思によって，幹細胞提供者となることを確認する．採取前に行う検査には，血液検査，感染症検査，尿検査，心電図，胸部X線写真，骨盤X線写真（骨髄採取の場合），肺機能がある．骨髄採取と末梢血幹細胞採取の選択は，ドナーの意思に任せる．ドナーとレシピエントのABO血液型の一致は造血幹細胞移植に必要ではないが，ABO血液型主不適合では，採取された骨髄血を単核細胞に分離する過程で細胞のロスが生じることに留意する．ABO血液型主不適合とABO血液型一致の造血幹細胞移植の成績は変わらないとの報告が多いが，異論もあった．両者を比較した報告によると[15]，移植後の赤血球の回復遅延は骨髄移植でのみ認められ，末梢血幹細胞移植と臍帯血移植では認められなかった．どの移植も，急性GVHDと慢性GVHDの発症率，再発率，生存率に大きな差を認めなかった．一般に，骨髄細胞が十分に採取されるのは，若年男性である．血縁ドナーは，造血幹細胞ドナー登録センターにドナー登録し，可能ならドナー団体傷害保険に加入する．ドナーに疾患または検査値異常がある場合には，日本骨髄バンクのドナー適格性判定基準（第2版2014年9月15日）に従い判断する．

表IX-8　ドナーの条件

- HLA 一致が原則
- 自発的意思による提供
- 健康である，または採取に問題となる疾患がない
  血縁ドナーの年齢は原則的に 18〜60 歳
  非血縁ドナーの年齢は 20〜55 歳
- ABO 血液型一致は問わない
- その他
  若年者が好まれる
  男性が好まれる

同胞にHLAが一致したドナーがいない場合は，ドナー選択のアルゴリズムに従い，適切なドナーを選択する 図IX-17[16]．非血縁ドナーを選択するに当たり，HLAのアリルレベルで一致したドナーを検索することが重要である．日本骨髄バンクから，重症GVHDを発症するHLAアリルの組み合わせが発表されており，それに該当しないドナーを選択する 表IX-9[17]．HLAのA・B・C・DR座の8座のアリルが一致したドナーを選択することが望ましいが，

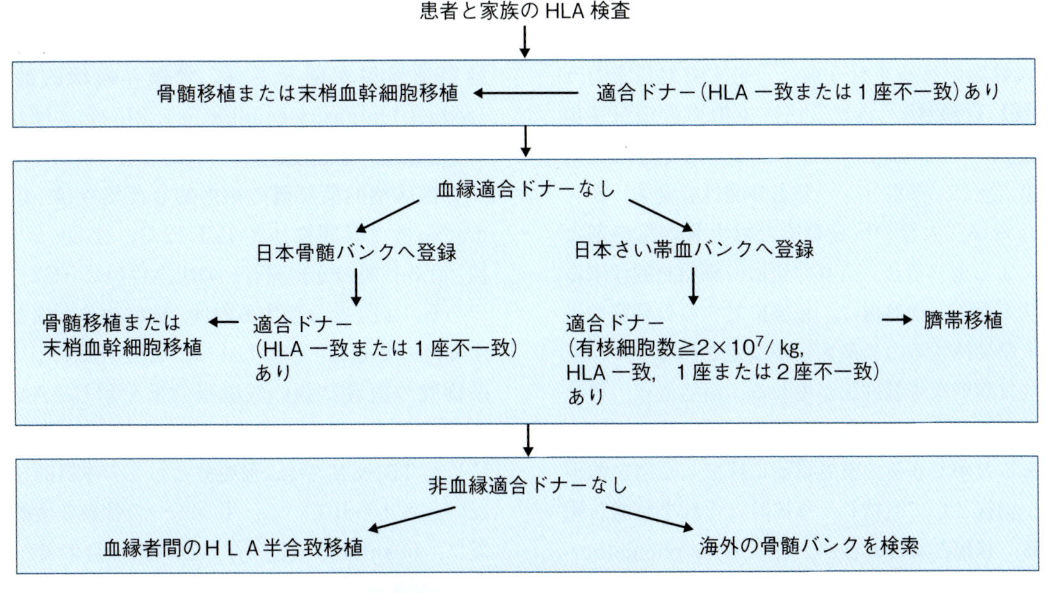

図IX-17　ドナー検索のアルゴリズム
（Gluckman E. The EBMT Handbook, 6th ed. Forum F Service Editore; 2012. p.90-106[16]より改変）

表IX-9 重症の急性GVHDと生存に関する不適合HLA型の組み合わせ

Mismatch Combination＊＊	N	HR（95% CI）for 急性GVHD	p	HR（95% CI）for OS	p
A＊0206-A＊0201	131	1.78（1.32-2.41）	<0.001	1.41（1.13-1.75）	0.002
A＊0206-A＊0207	27	3.45（2.09-5.70）	<0.001	1.83（1.16-2.90）	0.009
A＊2602-A＊2601	21	3.35（1.89-5.91）	<0.001	1.58（0.89-2.79）	0.115
A＊2603-A＊2601	35	2.17（1.29-3.64）	0.003	1.27（0.83-1.94）	0.266
B＊1501-B＊1507	19	3.34（1.85-5.99）	<0.001	1.82（1.07-3.12）	0.027
C＊0303-C＊1502	25	3.22（1.75-5.89）	<0.001	1.50（0.91-2.47）	0.111
C＊0304-C＊0801	69	2.34（1.55-3.52）	<0.001	1.26（0.91-1.74）	0.158
C＊0401-C＊0303	42	2.81（1.72-4.60）	<0.001	1.95（1.36-2.79）	<0.001
C＊0801-C＊0303	80	2.32（1.58-3.40）	<0.001	1.52（1.13-2.03）	0.004
C＊1402-C＊0304	23	3.66（2.00-6.68）	<0.001	0.77（0.38-1.56）	0.482
C＊1502-C＊0304	27	3.77（2.20-6.47）	<0.001	1.49（0.90-2.45）	0.115
C＊1502-C＊1402	50	4.97（3.41-7.25）	<0.001	1.82（1.28-5.29）	0.001
DRB1＊0405-DRB1＊0403	53	2.13（1.28-3.53）	0.003	1.19（0.79-1.77）	0.39
DRB1＊1403-DRB1＊1401	23	3.19（1.77-5.73）	<0.001	1.45（0.86-2.46）	0.16

＊＊ドナーHLA型-患者HLA型

日本骨髄バンク解析（日本骨髄バンク　重症急性GVHDハイリスクなHLA型の組み合わせについて[17]より）

8/8一致のドナーが存在しない場合には，7/8または6/8一致のドナーを選択する．アリルの不一致数が増えるに従い，GVHDの発症率が高まる可能性がある[18]．

5 前処置

造血幹細胞移植を行う前に，必ず前処置を行う 図IX-4，図IX-5．自家（己）末梢血幹細胞移植 図IX-4 は，主に癌化学療法に感受性を有する造血器腫瘍（主に，悪性リンパ腫と多発性骨髄腫）が対象となるが，大量の抗癌剤または大量の抗癌剤とTBIによる前処置後，自身の造血幹細胞を輸注する治療法である．前処置は，腫瘍に対する殺細胞効果を最大限発揮するため最大量が設定されるので，前処置後は高度な骨髄抑制が生じる．前処置後，自身の造血幹細胞を輸注することによって，造血を回復させることができる．前処置前に採取した造血幹細胞を生細胞として凍結し，移植時にそれを解凍し輸注する．移植とよばれるが，high dose chemotherapy（またはchemoradiotherapy）with autologous stem cell rescueが正しい表現である．

同種造血幹細胞移植は，ドナーから採取した造血幹細胞を移植する治療法である 図IX-5．前処置は，host-versus-graft reaction（HVGR）による生着不全を予防する目的で，レシピエントの免疫を強く抑制するために行われる．造血器腫瘍では，前処置は残存する腫瘍細胞の排除を兼ねる．通常の前処置は骨髄破壊的であるが 図IX-18，近年前処置の免疫抑制作用に重点を置き骨髄細胞への作用が弱く毒性の軽い前処置が開発され，骨髄非破壊的前処置（reduced intensity conditioning: RIC）とよばれている 図IX-19．表IX-10 に代表的な前処置を示す[19]．

骨髄破壊的前処置の標準的な前処置は，CY 60 mg/kgを2日間投与とTBI 12 Gy（2 Gyを1日2回，計3日間の分割照射）の組み合わせ（CY-TBI）である．TBIを分割するのは，放射線の毒性を軽減するためである．CY-TBIは，骨髄系細胞とリンパ系細胞の両者に強い殺細胞効果を示し，AMLとALLに対する標準的な前処置である．CY-TBIを逆にしたTBI-CYでも，前処置としての本質的な差はないと考えられている．もう一つの骨髄破壊的前処置に，busulfan（BU）とCYの組み合わせ（BU-CY）がある．BU-CYでは，BUは0.8 mg/kgを1日4回4日間静注し，その後CY 60 mg/kgを2日

JCOPY 498-01913

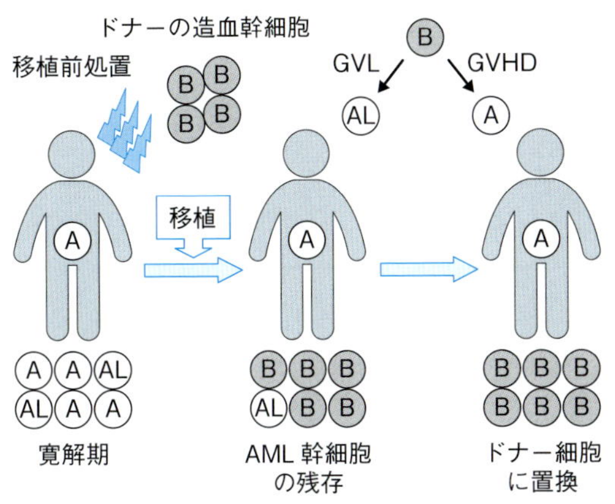

図IX-18　骨髄破壊的前処置
寛解期の AML の例．レシピエントは A，ドナーは B．
AL は，AML の幹細胞．

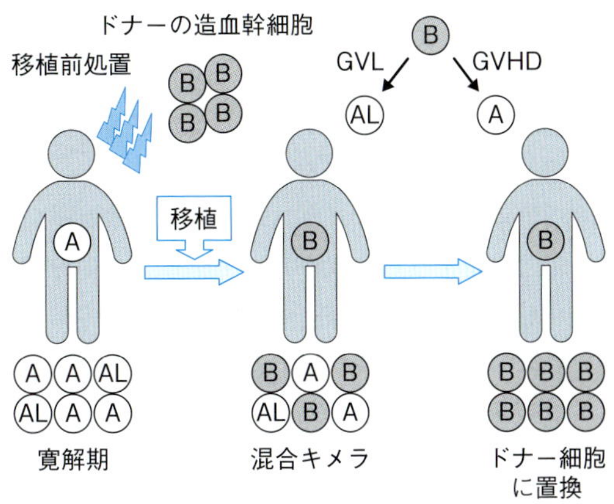

図IX-19　骨髄非破壊的前処置
寛解期の AML の例．レシピエントは A，ドナーは B．
AL は，AML の幹細胞．

表IX-10　主な前処置

骨髄破壊的前処置	Total dose（days）	骨髄非破壊的前処置	Total dose（days）
Cy/TBI（allo/auto）		**Flu/MEL**（allo）	
Cyclophosphamide（mg/kg）	120（−6，−5）	Fludarabine（mg/m²）	150（−7 to−3）
Total body irradiation（Gy）	12（−3 to−1）	Melphalan（mg/m²）	140（−2，−1）
Bu/Cy（allo/auto）		**Flu/Bu**（allo）	
Busulfan（mg/kg）	12.8（−7 to−4）	Fludarabine（mg/m²）	150（−9 to−5）
Cyclophosphamide（mg/kg）	120（−3，−2）	Busulfan（mg/kg）	6.4−8（−6 to−4）
BEAM（allo/auto）		**Flu/TBI**（allo）	
BCNU（mg/m²）	300（−6）	Fludarabine（mg/m²）	90（−4 to−2）
Etoposide（mg/m²）	800（−5 to−2）	Total body irradiation（Gy）	2（0）
Ara-C（mg/m²）	800（−5 to−2）	**Flu/CY**（allo）	
Melphalan（mg/m²）	140（−1）	Fludarabine（mg/m²）	150（−7 to−3）
MEL（auto）		Cyclophosphamide（mg/kg）	140（−2，−1）
Melphalan（mg/m²）	200（−3，−2）	**Low-dose TBI**（allo）	
TBI/VP（allo）		Total body irradiation（Gy）	1-2（0）
Total body irradiation（Gy）	12-13.2（−7 to−4）		
Etoposide（mg/kg）	60（−3）	骨髄破壊的前処置	Total dose（days）
CA/TBI（allo）		**Bu/MEL**（auto）	
Ara-C（g/m²）	36（−9 to−4）	Busulfan（mg/kg）	12.8（−5 to−2）
Tatal body irradiation（Gy）	12（−3 to−1）	Melphalan（mg/m²）	140（−1）
MEL/TBI（allo/auto）			
Melphalan（mg/m²）	110−140（−3）		
Total body irradiation（Gy）	10−14（−2 to 0）		

Busalfan は静注用製剤を使用．
（Gratwohl A. et al. In: Apperley E, et al. editors. The EBMT Handbook, 6th ed. Forum F Service Editore; 2012. p.122−37[19] より改変）

間静注する．BU-CY の免疫抑制効果は強いが，リンパ系細胞への殺細胞効果は CY-TBI より弱く，骨髄系腫瘍への前処置として使われることが多い[20]．骨髄破壊的前処置後では 図IX-18，前処置によって，骨髄細胞は破壊されるが白血病幹細胞は生き残っている．移植後，骨髄細胞はドナー由来の細胞に置換される．その後，GVHD が発症すると移植片対白血病（graft-versus-leukemia: GVL）効果も起こり，残存している白血病幹細胞が駆逐され治癒に至る[21,22]．GVHD と造血器腫瘍の再発との関係はよく知られており，GVHD が起きたほうが造血器腫瘍の再発率が低いことが報告されている[23]．

RIC に用いられる鍵となる薬剤は，フルダラビンである．フルダラビンはプリンアナログの 1 種で，リンパ球に対し強い殺細胞効果を示し，その結果強い免疫抑制作用を発揮する．フルダラビンに免疫抑制作用の強い BU，melphalan，低線量の TBI，抗胸腺ウサギグロブリン（anti-thymocyte rabbit globulin: ATG）などを組み合わせた RIC が報告されている 表IX-10．RIC は，骨髄破壊的前処置に比べて毒性が軽いため，高齢者や合併症のある患者にも行える利点がある．RIC を用いた造血幹細胞移植の経過の模式図を 図IX-19 に示す．RIC のような免疫抑制を主体とした前処置では，骨髄細胞は破壊されず，レシピエントの正常骨髄細胞と白血病幹細胞は移植後も残存しドナー細胞と混じり合う（混合キメラという）．人為的に GVHD を起こさせると GVL も起こり，レシピエントの正常骨髄細胞と白血病幹細胞が駆逐される．GVHD を起こさせるために，GVHD 予防のため投与している免疫抑制剤を急速に減量ないし中止する，またドナーリンパ球輸注療法（donor lymphocyte infusion: DLI）を行う[21,22]．RIC を用いた前処置は，毒性が軽いためレシピエントに重い障害を与える可能性は少ないが，前処置による白血病幹細胞の除去が弱いため，骨髄破壊的造血幹細胞移植に比して再発が多いことが欠点である[21,22]．

6 骨髄採取

骨髄採取と骨髄移植は，時系列的に同時進行する 図IX-20．骨髄採取日と骨髄移植日は同一日であり 0 日（day 0）とする．骨髄採取は，日本骨髄バンクの基準に従い実施する[24]．標準の骨髄採取量は，レシピエント体重(kg)×15 mL である．一方，ドナーから安全に採取できる骨髄量も決められており，日本骨髄バンクの基準に従い，骨髄採取上限量を算出する 表IX-11．骨髄採取予定量が決まったら，自己血採血の計画を立てる．自己血の準備量は，予定骨髄採取量から－100～400 mL で計算する．ドナーの体重が 50 kg 以上の場合，1 回の最大貯血量は 400 mL である．体重が 50 kg 未満の場合，1 回の最大貯血量は 400 mL×体重 kg/50 kg で計算する．最大骨髄採取量は，骨髄採取上限量または総自己血貯血量＋400 mL のどちらか少ないほうとする．自己血の採血計画と実施は，日本自己血輸血学会の貯血式自己血輸血実施指針 2014 に従う[25]．ドナーは，麻酔科を受診し全身麻酔の説明を受ける．

ドナーは，骨髄採取前日に入院し翌日骨髄採取を受ける．手術室で，仰臥位（仰向け）の姿勢で麻酔

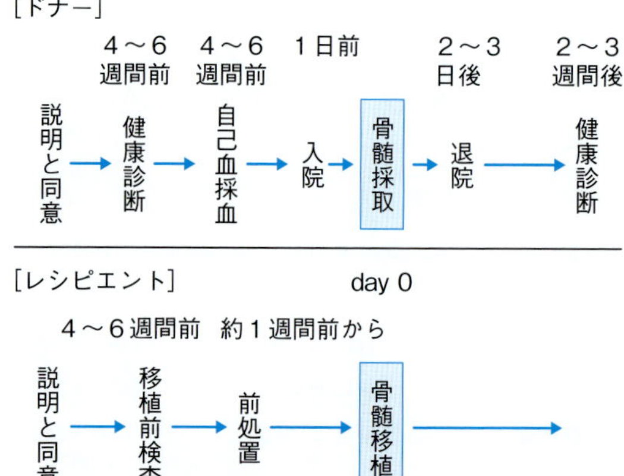

図IX-20 骨髄採取と骨髄移植

表IX-11 骨髄採取上限量

男性	
• Hb 13.0 g/dL 未満	採取不可
• Hb 13.0～13.5 g/dL	ドナー体重 1 kg あたり 18 mL/kg
• Hb 13.5 g/dL 以上	ドナー体重 1 kg あたり 20 mL/kg
女性	
• Hb 12.0 g/dL 未満	採取不可
• Hb 12.0～12.5 g/dL	ドナー体重 1 kg あたり 12 mL/kg
• Hb 12.5～13.0 g/dL	ドナー体重 1 kg あたり 15 mL/kg
• Hb 13.0～13.5 g/dL	ドナー体重 1 kg あたり 18 mL/kg
• Hb 13.5 g/dL 以上	ドナー体重 1 kg あたり 20 mL/kg

日本骨髄バンクの基準（日本骨髄バンク　骨髄・末梢血幹細胞採取マニュアル[24]より）

科医が静脈麻酔を投与する．深麻酔状態となると呼吸が停止するので，麻酔科医は気管内挿管を行う．次に，体位を腹臥位（うつ伏せ）に改め，挿管チューブを人工呼吸器につなぎ呼吸管理を行う．穿刺する腰部を消毒し滅菌シーツを被せ，穿刺部位の術野を確保する．専用の骨髄穿刺針を用いて，両側の腸骨陵の骨髄を穿刺する 図IX-21．穿刺針に注射器をつなぎ，1 回に骨髄血約 5 mL 吸引し，約 5〜10 回吸引する．吸引した骨髄血は骨髄採取バッグに入れる 図IX-22．骨髄採取バッグには，希釈液としての生理食塩水とヘパリンが適量入れられている．骨髄採取終了時，採取バッグ内のヘパリン濃度が約 10 単位/mL となるよう，添加するヘパリンの量を調整する．採取途中，骨髄有核細胞数を測定し，目標とする骨髄有核細胞数が採取できるか見極める．目標とする骨髄有核細胞数は，レシピエントの体重当たり 3×10^8個/kg であるが，最低でも 1×10^8個/kg が移植されれば生着するといわれている．骨髄採取中に自己血を返血する．骨髄採取が終了し麻酔から覚醒したら，診療科に戻る．採取終了後の同日，血算と化学の採血を行い，骨髄採取による重篤な問題が起きていないことを確認する．通常，骨髄採取日の夕食は摂取可能となり，骨髄採取日の翌々日に退院する．骨髄採取 2〜3 週間後，健診を行い採取後の状態を確認する．日本骨髄バンクを介する骨髄採取では，採取した骨髄血を移植病院まで運搬する必要がある．移植病院の運搬者に採取したバッグを引き渡すか，専用の運送会社に採取したバッグの移植病院までの運送を依頼する．

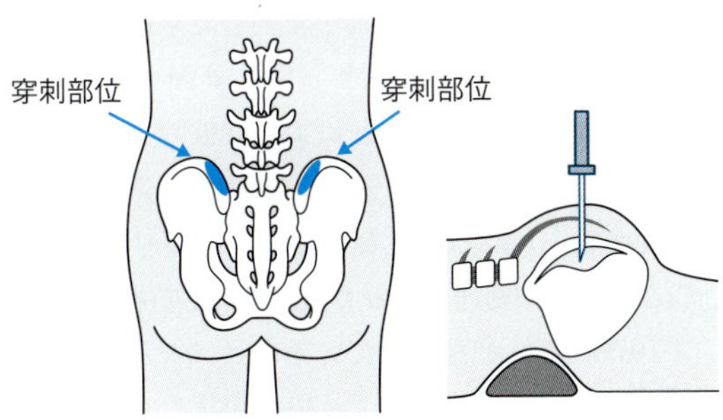

穿刺部位　穿刺部位

図IX-21　骨髄穿刺の部位

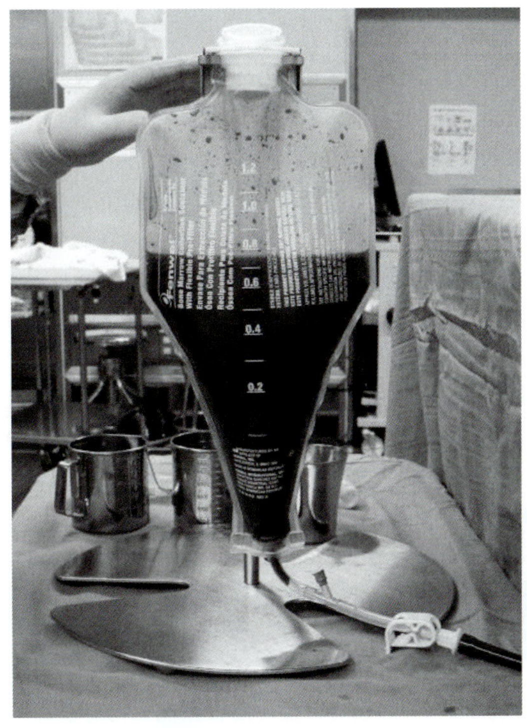

図IX-22　骨髄採取バッグ

表IX-12　骨髄ドナーの死亡事例

症例	発生国	血縁・非血縁	年齢・性別	事故発生時	死因
1	海外	血縁	57 歳・女性	採取中	採取中の心室細動
2	海外	血縁	不明・男性	採取中	麻痺に対するアナフィラキシーショック
3	日本	血縁	35 歳・男性	採取中	腰椎麻酔中の呼吸停止
4	海外	非血縁	35 歳・男性	採取後	下肢血栓による肺塞栓症
5	海外	血縁	38 歳・男性	採取後	深部静脈血栓による肺塞栓症，家族に antithrombin Ⅲ 欠損症あり

（ドナーのためのハンドブック　第 2 版．日本骨髄バンク．2014，p.35[26]；Halter J, et al. Haematologica. 2009; 94: 94-101[27] より）

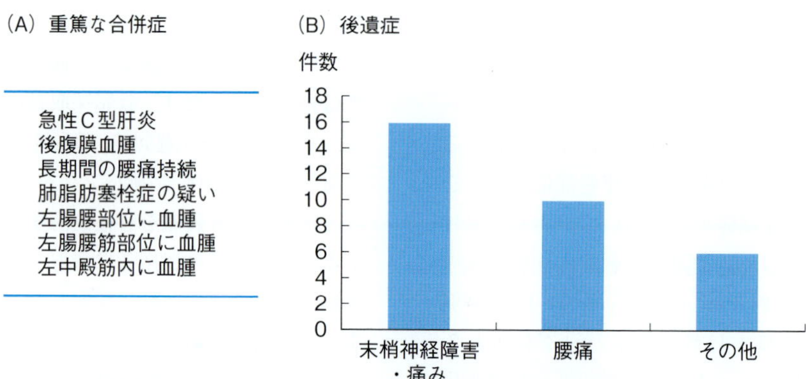

図IX-23 日本骨髄バンクを介する骨髄採取の重篤な合併症と後遺症

骨髄採取で問題となるのは，全身麻酔と骨髄穿刺に係わる合併症である．今までに，世界中で骨髄採取に関連した5例の死亡事例が報告されている 表IX-12 [26,27]．日本骨髄バンクから，2015年4月までに発生した骨髄採取に係わる重篤な合併症が報告されている 図IX-23A [26]．その中で4例が後腹膜腔に血腫を形成した例で，うち3例は骨髄穿刺針の腸骨の貫通が原因と考えられており，残り1例は血管損傷が原因と考えられている．骨髄穿刺に関連した合併症で後遺症が残った事例が32例報告されている 図IX-23B [26]．多くは，骨髄穿刺に関連した神経障害による痛みとしびれであった．

7 骨髄移植 (bone marrow transplantation)

ABO同型の場合，輸注前に採取した骨髄血のABO血液型を確認する，または生理食塩液法による交差適合試験の主試験陰性を確認する．輸注前にアレルギー性の副反応を予防するため，hydrocortisone（ソルコーテフ®）100〜200 mgを静注する．骨髄血は，赤血球輸血セットにつなぎ輸注する．輸血と同様に，アレルギー性副反応（アナフィラキシー，蕁麻疹，発疹など）や発熱反応が起こる場合があり，患者の状態を観察する．心電図モニターを装着し，心拍数と不整脈の有無を確認する．輸注の速度は，輸血に準じ，当初は1 mL/分で開始し，問題がない場合には，約2〜3 mL/分に上げる．患者の体重60 kgの場合，希釈液を含め約1,000 mLの骨髄血が輸注されることになるので，輸注に6〜8時間を要することになる．骨髄移植を受ける患者は，以前に受けた化学療法と前処置によって，心機能にダメージを受けている可能性があり，骨髄血の輸注による容量負荷によって心不全を発症する可能性があり注意を要する．必要なら利尿剤を投与する．通常の骨髄血の搬送では，骨髄血に臨床的に問題となるような溶血が起きないことが示されているが 図IX-24 [28]，日本骨髄バンクから，採取した骨髄血が溶血していたため，輸注時に患者に溶血が発生した事例が3例報告された[29]．溶血の原因として，骨髄血の入ったバッグを震盪保存したことにより機械的な溶血が生じたためと考えられた．通常，本邦では骨髄血に最終濃度が約10単位/mLとなるようヘパリンが添加されるので，骨髄血の総量が1,000 mLの場合，ヘパリン10,000単位が含有していることになる．骨髄血の輸注時は，ヘパリンによる出血症状の有無を観察し，出血傾向が出た場合，硫酸プロタミンを投与しヘパリンの作用を中和する[30]．骨髄血を含め造血幹細胞の輸注に係わる有害事象の発生頻度と内容は，不明である．日本輸血・細胞治療学会は，この疑問に答えるため，学会が承認した上記案件の調査研究を行っている．

ABO血液型不適合は，主不適合（交差適合試験の主試験陽性）と副不適合（交差適合試験の副試験陽性）に大別される．主不適合の場合，そのまま輸注すると，レシピエントが有する抗Aまたは抗B抗体が輸注骨髄血の赤血球に結合し溶血を起こす恐れがあるため，骨髄血から赤血球を除去する必要があ

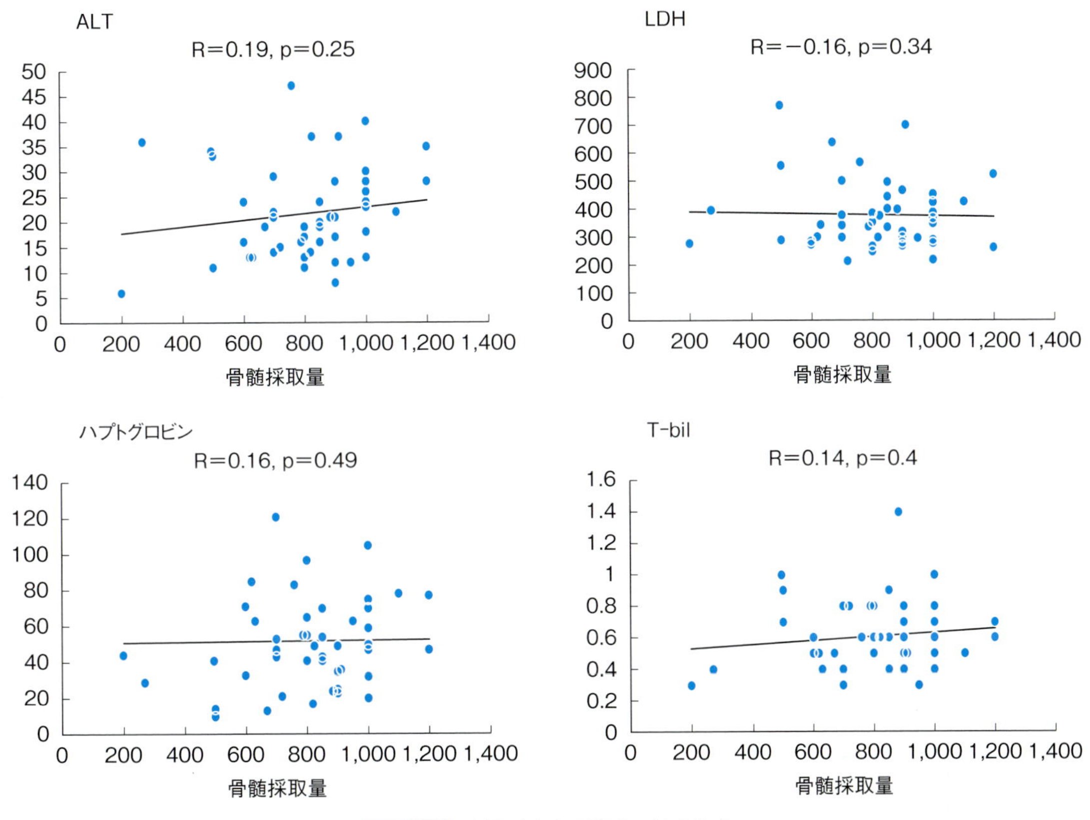

図IX-24 採取された骨髄血の溶血検査

る[31]．レシピエントが不規則抗体を有し，その抗体に反応する抗原をドナー赤血球が有する場合にも，骨髄血から赤血球を除去する必要がある．通常，血液成分採血装置を用いて単核細胞に分離する．主副両者不適合の場合も単核細胞に分離する．単核細胞に分離する過程で細胞のロスが生じ，未処理の骨髄血を輸注する場合より，移植する造血幹細胞数が少なくなることに留意する．副不適合の場合は，骨髄血から血漿を除去し，骨髄血に含まれる抗 A または抗 B 抗体がレシピエントの赤血球に結合し溶血を起こすことを予防する[32]．骨髄血が速やかに輸注されるよう，除去した血漿の量と等量の生理食塩水を加える．

8 同種造血幹細胞移植の経過

図IX-25 に同種造血幹細胞移植の経過を示す．造血幹細胞を移植する日を 0 日とする．通常，造血幹細胞移植後 14 日から 21 日目までにドナー由来の白血球が出現する．3 日間連続して末梢血の好中球が 500/μL を超える初日を生着日とする．出現した白血球がドナー由来であることを確認するため，short tandem repeat-PCR や異性間 FISH（両者の性が異なる場合）を用いて検査する．造血幹細胞移植の経過は，大きく 3 つに分けられる．前処置開始から末梢血が回復するまで（移植後 21 日）の期間（生着前期，pre-engraftment），生着後から移植後 100 日までの期間（生着期，post-engraftment），移植後 100 日以降（生着後期，late phase）で，各時期に特有の合併症がある[33]．

■ a．生着前期（pre-engraftment）

生着前期は，前処置によって骨髄は高度低形成となり，末梢血は汎血球減少症を呈する 図IX-25[33-35]．この時期に入る前から患者を無菌室に隔離し，経気

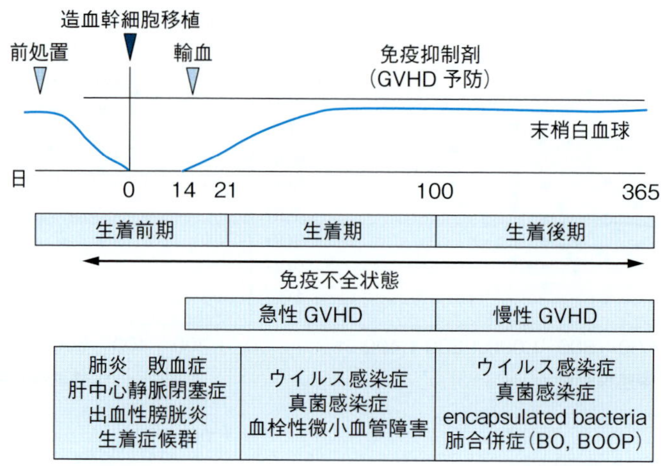

図IX-25 前処置から造血幹細胞移植１年後までの経過

道感染による肺炎（主にアスペルギルス肺炎）を予防する．前処置によって，口腔粘膜と消化管粘膜が傷害され，消化管内の細菌が粘膜を通過し血流感染(敗血症)を起こす可能性がある．敗血症を予防するため，通常広域抗生剤（ニューキノロンなど）とカンジダに感受性のある抗真菌剤（フルコナゾールなど)を予防投与する．同時に，単純ヘルペスと水痘・帯状疱疹ウイルスの活性化による発病を予防するため，アシクロビルを投与する．好中球減少に対しては，G-CSF を投与する．この時期は，上述した粘膜障害による口内炎と下痢が起こり，経口摂取は困難となることが多い．経口摂取不能の場合は，中心静脈栄養を行い，カロリーと電解質を補給する．

1）治療関連毒性（regimen-related toxicity）

前処置で使われる薬剤と放射線照射によって起こる合併症を治療関連毒性という．骨髄破壊的前処置では，最大耐用量の薬剤投与と TBI が行われるので，種々の合併症が起きることがある．治療関連毒性は，移植後早期（生着前期）に起こるものと，その後に起こるものとに大別される．生着前期に起こる治療関連毒性としては，CY による出血性膀胱炎と心筋障害，BU による痙攣と肝中心静脈閉塞症，TBI による頭痛と嘔気，種々の原因によるびまん性肺胞出血など様々なものがある[36]．どの前処置でもみられる共通の治療関連毒性に，口内炎，下痢，脱毛があるが，各々の組織の幹細胞の分化成熟が傷害されることによって起こる．組織幹細胞の分化成熟能の回復とともに，これらの傷害は改善する．BU による痙攣は，この薬剤が血液脳関門を通過するため，髄液中の BU の濃度が高まることによって起こる．通常，BU 投与中は，抗痙攣剤を予防投与し痙攣の誘発を予防する[36]．CY による出血性膀胱炎は，CY の代謝産物が膀胱粘膜を傷害することによって起こる．補液で利尿を促し CY の代謝産物を速やかに排泄させ，CY の代謝産物を無毒化するメスナ(ウロミキテサン）を投与し出血性膀胱炎の発症を予防する[37]．

治療関連毒性ではないが，同種造血幹細胞移植の GVHD 予防にカルシニューリン阻害剤のシクロスポリン（ネオーラル®）とタクロリムス（プログラフ®）がしばしば用いられる[38]．この 2 剤は，カルシニューリンを阻害することによって，T リンパ球の IL-2 産生を抑制し，GVHD 発症予防効果を発揮する．タクロリムスは，シクロスポリンより 100 倍作用が強いといわれている．通常，両剤とも血中濃度の最低値（トラフ値）を測定し，至適濃度を維持するよう投与量を調整する．両剤に共通の副作用として，高血糖，腎障害，肝障害，高血圧，中枢神経障害（手指振戦，白質脳症），多毛などがある．両剤は，移植後に起こる血栓性微小血管障害（thrombotic microangiopathy: TMA）の原因と増悪因子となることがあり注意を要する．

JCOPY 498-01913

2）肝中心静脈閉塞症
(veno-occlusive disease: VOD)

VOD は，静脈閉塞性肝疾患（sinusoidal obstruction syndrome）ともよばれる疾患である[35]．前処置などによって肝類洞内皮細胞障害が起こり，肝中心静脈の内腔狭小化，閉塞，肝障害をきたす．①有痛性の肝腫大，②腹水貯留と体重増加，③血清ビリルビン上昇が特徴である．前処置で用いられる BU による VOD はよく知られている．VOD は移植後早期に発症することが多く，輸血不応性の血小板減少を合併しやすいことから，肝生検によって組織学的に VOD を診断することは困難である．ドップラーエコーで，門脈流の逆流を認めることが VOD の特徴といわれている．VOD に対する特異的な治療薬はないが，海外での有効性の報告を踏まえ[39]，本邦で defibrotide の有効性および安全性を検証する臨床研究が行われている．

3）生着症候群（engraftment syndrome）

造血幹細胞移植後，末梢血に好中球が出現する前（生着前）にみられる非感染性の発熱，発疹，肺水腫，下痢，体重増加，肝機能障害などの症状は，生着症候群とよばれている[35,40]．生着症候群は，臍帯血移植でみられる day 9 fever，超急性 GVHD (hyper-acute GVHD)，血球貪食症候群（hemophagocytic syndrome）と重なり合っていると考えられている 図IX-26．種々の原因によって，生着前にドナー由来の免疫細胞が活性化され，高サイトカイン血症（cytokine storm）と血管内皮細胞の障害による capillary leak syndrome をきたすことが原因と考えられている．血球貪食症候群では，単球・マクロファージ系細胞の過剰反応が起こり，血清フェリチン，中性脂肪，可溶性 IL-2 receptor, macrophage colony-stimulating factor (M-CSF) が高値となる[41]．血球貪食症候群では，ドナー由来の造血が回復せず拒絶に至ることがあり注意を要する．生着症候群に対してはステロイド剤が，血球貪食症候群に対しては，ステロイド剤や単球・マクロファージ系細胞に有効な etoposide が投与される．

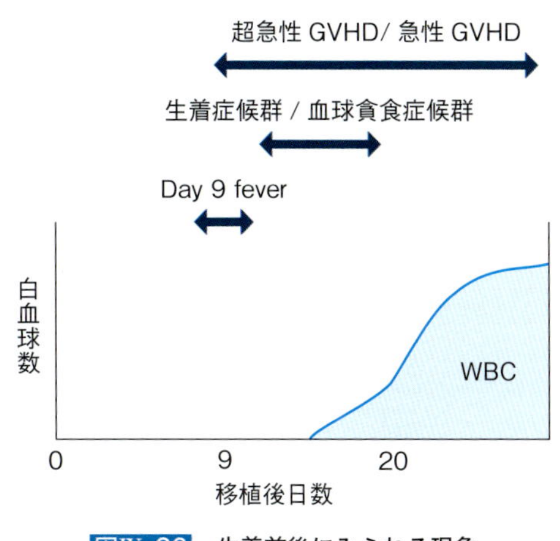

図IX-26　生着前後にみられる現象

4）Passenger lymphocyte syndrome

この時期に起こる血液型と関係した稀な合併症に passenger lymphocyte syndrome がある[42]．これは，ドナーの B リンパ球から産生された抗体によって引き起こされる症候群である．レシピエントがドナーを拒絶しない ABO 血液型副不適合造血幹細胞移植後，ドナーの B リンパ球が速やかに生着し，抗 A 抗体や抗 B 抗体が産生され，レシピエントの赤血球を溶血させる事例が報告されている 表IX-13．B リンパ球を多量に含む末梢血幹細胞移植で多く報告されており，GVHD 予防に MTX を使用しない場合に起こりやすいといわれている．MTX は，移植片に含まれているリンパ球を破壊する作用があり，MTX を投与しないと，移植片に含まれるリンパ球が生存し生着するためである．典型例では，好中球の出現前（生着前）から発熱と免疫性溶血所見（直接クームス試験陽性，LDH 増加，間接ビリルビン増加，Hb 低下）を呈し，その後腎不全に進展する場合がある．発症の中央値は，移植後 8 日と報告されている．抗体産生を抑える rituximab の有効性が示唆されている．一方，ABO 血液型主不適合で，前処置が弱い場合，レシピエントの B リンパ球が排除されず，移植後も抗 A 抗体または抗 B 抗体の産生が続くことがある．これらの抗体が，ドナー由来の赤芽球や colony forming-unit erythroid (CFU-E) に作用し赤芽球の増殖分化を阻害すると，移植後白血球と血小板は回復するが，赤血球のみが回復しない状態（赤芽球癆）となる[43]．GVHD 誘導や rituximab

表IX-13 造血幹細胞移植後の passenger lymphocyte syndrome による溶血事例

筆頭発表者	患者年齢	疾患	溶血発症日	溶血終息日
Hows J	17	CML	10	15
	13	CML	16	22
	24	AA	10	19
	11	AML	9	18
	26	ALL	11	14
	32	AA	9	16
Toren A	12	ALL	8	14
Greeno EW	37	CML	7	22
Bornhauser M	23	CML	12	17
Oziel-Taleb S	38	MM	8	18
Moog R	19	AML	9	16
Laurence FM	37	MM	12	22
Salmon JP	16	AML	7	13
Leo A	50	AML	17	24
Tiplady CW	28	ALL	9	14
Bolan CD	55	CLL	3	16
	38	AML	6	13
	38	NHL	10	13
Hoegler W	7	ALL	8	17
Worel N	35	ALL	9	22
	33	AML	10	21
	47	NHL	7	23
	42	AML	8	11
Reed M	61	AML	NR	NR
Noborio K	35	CTCL	8	12
Curtin NJ	54	TPLL	11	22
Nair V	13	ALL	12	18

(Lee HJ, et al. Bone Marrow Transplant. 2008; 42: 67-9[42] より改変)

を投与し，移植後残存したレシピントのBリンパ球を排除する必要がある．

5）拒絶（生着不全）

前処置によるHVGR抑制効果が弱くレシピエントの免疫系が十分に抑制されない場合，ドナーとレシピエントのHLAの乖離が大きい場合，レシピエントにドナー白血球に対する抗HLA抗体が存在する場合，移植する細胞が極端に少ないなどの場合，移植された造血幹細胞が生着しないことがあり，これを拒絶または生着不全という[44]．臍帯血移植では，他の造血幹細胞移植に比して，拒絶の頻度が高い．通常，移植14〜21日前後でドナー由来の好中球が末梢血に出現するが，移植後28日経過しても末梢血に好中球が認められない場合，拒絶を疑う．骨髄穿刺を行い，骨髄が極端に低形成であること，骨髄細胞のキメリズム検査で残存している細胞はレシピエント型であることを確認する．拒絶への対処は再移植しかないので，速やかにドナー検索を行い，再移植を準備する．この時期は，前処置後の治療関連毒性が残存している時期であること，無顆粒球のため細菌・真菌感染症を合併する場合が多いことから，再移植の成績は不良である．一旦生着した造血幹細胞が，一定の時間を経過後造血不全に陥ることを二次生着不全という．骨髄非破壊的造血幹細胞移植の場合，ドナー細胞が拒絶された後，レシピエントの自己造血が回復する可能性があるが，前処置によって造血幹細胞は障害を受けており，染色体異常やCD34陽性細胞の抗原発現異常を呈することがある[45]．

6）輸血療法

基本的に，血液製剤の使用指針に従い，輸血療法を行う[46]．前処置後の骨髄抑制による貧血に対しては，Hb 7.0〜8.0 g/dLを目安に赤血球液を2単位輸血し，血小板減少に対しては血小板数1万/μLを目安に濃厚血小板10単位を輸血する．前処置後，新鮮凍結血漿を投与する機会は多くないが，TMAを合併した時，凝固因子の補充を目的としてFFPを投与することがある．赤血球液と濃厚血小板は，輸血後GVHDを予防するため照射製剤を用いる．ドナーとレシピエントの両者がサイトメガロウイルス（cytomegalovirus: CMV）抗体陰性の場合は，CMV未感染であるので，輸血によるCMV感染を防ぐため，CMV抗体陰性の赤血球液と濃厚血小板を用いる．

ABO血液型不適合造血幹細胞移植の場合の輸血療法は，血液製剤の使用指針に従い適正なABO血液型の血液製剤を選択し輸血する 表IX-14[47]．RhD不適合造血幹細胞移植の場合，移植後の赤血球液はRhD陰性製剤を，濃厚血小板と新鮮凍結血漿もRhD陰性製剤を使うことが望ましいが，ABO同型のRhD陰性製剤の入手が困難な場合には，O型で

表IX-14　血液型不適合造血幹細胞移植後の輸血療法

血液型	不適合	血液型		輸血	
		ドナー	患者	赤血球	血小板，血漿
ABO 血液型	主不適合	A	O	O	A（もしなければ AB も可）
		B	O	O	B（もしなければ AB も可）
		AB	O	O	AB
		AB	A	A（もしなければ O も可）	AB
		AB	B	B（もしなければ O も可）	AB
	副不適合	O	A	O	A（もしなければ AB も可）
		O	B	O	B（もしなければ AB も可）
		O	AB	O	AB
		A	AB	A（もしなければ O も可）	AB
		B	AB	B（もしなければ O も可）	AB
	主副不適合	A	B	O	AB
		B	A	O	AB
RhD 抗原	主不適合	D+	D−	D−	D+
	副不適合	D−	D+	D−	D+

（厚生労働省「輸血療法の実施に関する指針」及び「血液製剤の使用指針」の一部改正について[47]より）

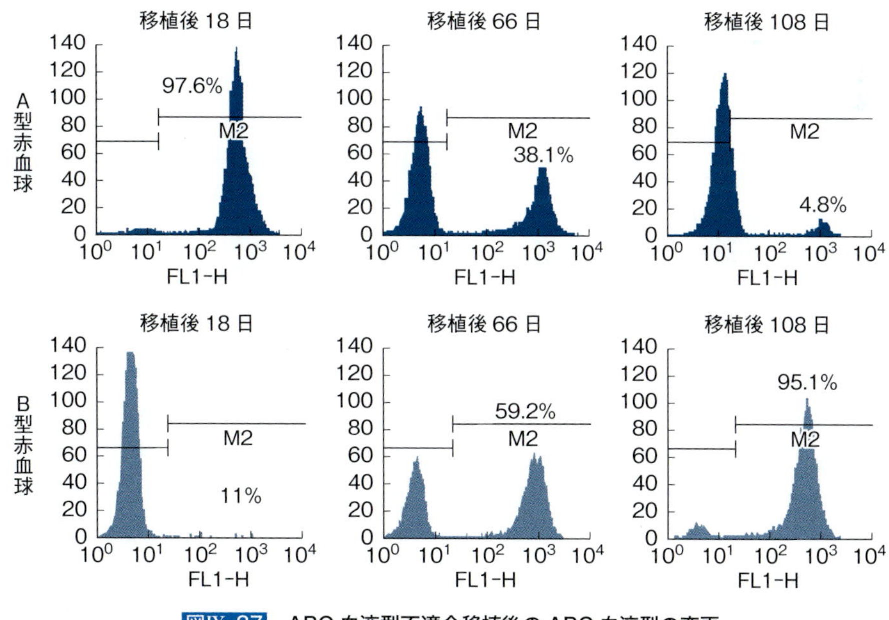

図IX-27　ABO 血液型不適合移植後の ABO 血液型の変更
レシピエントは A 型，ドナーは B 型.

RhD 陰性の赤血球液を投与する．ABO 同型でドナーがRhD陰性，レシピエントがRhD陽性の場合，移植後 RhD 陰性製剤を輸血しても，移植後レシピエントのRhD陽性赤血球が一定期間残存するため，生着後抗D抗体が産生された例が報告されている[48]．

ABO 血液型不適合造血幹細胞移植では，生着後レシピエントの血液型表示をドナー型の血液型表示に変更する必要がある．赤血球の寿命は約 100 日であることから，我々は，移植 3 カ月後を目処に，A 型赤血球と B 型赤血球の割合をフローサイトメトリ

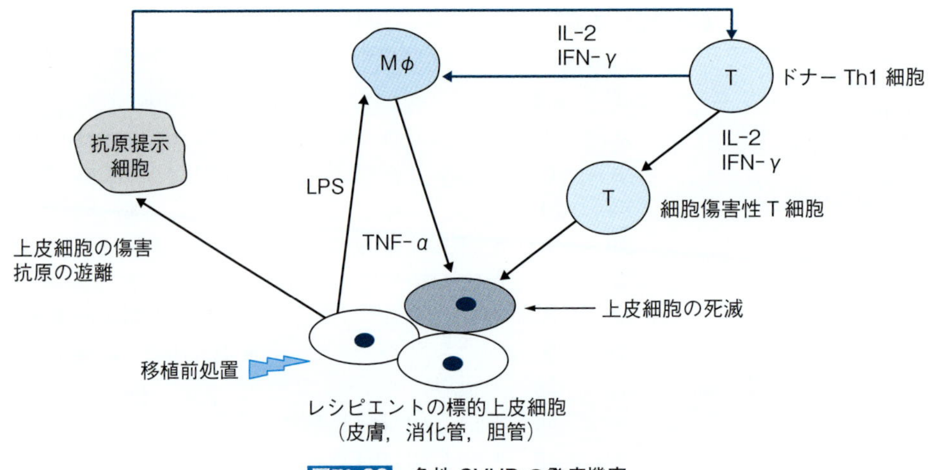

図IX-28 急性 GVHD の発症機序

を用いて検査し，ドナー型の赤血球の割合が 95％以上となってから，レシピエントのカルテの ABO 血液型表示をドナー型に変更している 図IX-27．他の血液型も，生着後ドナー型の血液型に変化するが，Lewis 式血液型は，体組織から産生・分泌された Lewis 式血液型物質が赤血球に吸着したものなので，生着後もレシピエント型であることに留意する[49]．

■ b．生着期（post-engraftment）

移植 21 日から移植 100 日後までの期間である 図IX-25．この時期は，末梢血にドナー由来の好中球が出現し，好中球は細菌感染に対応するので，細菌感染による発熱は解熱し，前処置で障害された口腔粘膜と消化管粘膜は修復する．前処置による急性の治療関連毒性は著明に軽減するので，患者の全身状態は良くなり，経口での食事摂取が可能となる．この時期は，ドナー由来の白血球によって起こる急性GVHDが発症する時期であり，移植後の臨床経過の中で，最も注意を払う時期である．

1）急性 GVHD

急性GVHDの発症機序は，次のように考えられている 図IX-28[50,51]．前処置によって上皮細胞が傷害され，上皮由来のアロ抗原の情報が抗原提示細胞を介し移植片に含まれているドナーの T 細胞に伝えられ，T 細胞が活性化し細胞傷害性 T 細胞となり，アロ抗原を有する上皮（皮膚，消化管，胆管の上皮）を攻撃する．また，マクロファージから産生された腫瘍壊死因子（TNF-α）が，アロ抗原を有する上皮細胞を攻撃する．これらの反応には，様々な液性因子が介在するが，T 細胞の活性化にはIL-2が係わっている．カルシニューリン阻害剤は，T リンパ球からの IL-2 産生を抑制することによって，急性 GVHD の発症を予防する．一般的に，強い前処置では上皮細胞の障害が強くなるので，急性GVHDが発症しやすいと考えられる．腸内細菌由来の lipopolysaccharide（LPS）と急性 GVHD との関係が示唆されており，腸内細菌を減らすことによって LPS の産生が低下し，急性GVHDの発症抑制に関与すると考えられている[52]．したがって，消化管内細菌による血流感染（敗血症）の予防に投与される抗生剤は，

表IX-15 GVHD の分類

分類	亜分類	発症時期	急性 GVHD 症状	慢性 GVHD 症状
急性 GVHD				
	古典的	100 日以内	あり	なし
	持続型，再燃型，遅発型	100 日以降	あり	なし
慢性 GVHD				
	古典的	規定なし	なし	あり
	重複型	規定なし	あり	あり

（Apperley J, et al. In: Apperley E, et al. editors. The EBMT Handbook. 6th ed. Forum F Service Editore; 2012. p.216-33[53] より）

 JCOPY 498-01913

表IX-16　急性GVHDのstage

stage[注1)]	皮膚	肝臓	消化管[注3)]（成人の場合）
1	皮疹　＜25%[注2)]	T-Bil　2.1～3.0 mg/dL	下痢　＞500 mL/day or 持続する嘔気[注4)]
2	皮疹　25～50%	T-Bil　3.1～6.0 mg/dL	下痢　＞1,000 mL/day
3	皮疹　＞50%	T-Bil　6.1～15.0 mg/dL	下痢　＞1,500 mL/day
4	全身性紅皮症，水疱形成	T-Bil　＞15.0 mg/dL	高度の腹痛（＋/－腸閉塞）[注5)]

注1)ビリルビン上昇，下痢，皮疹を引き起こす他の疾患が合併すると考えられる場合，stageを1つ落とし疾患名を記載する．複数の合併症が存在したり，急性GVHDの関与が低いと考えられる場合は主治医の判断でstageを2，3落としてもよい．

注2)熱傷における「9の法則」を使用する．

注3)3日間の平均下痢量

注4)「持続する嘔気」は胃十二指腸の組織学的証明が必要

注5)消化管GVHDのstage 4は3日間の平均下痢量＞1,500 mL/dayかつ，腹痛または出血を伴う場合を指し，腸閉塞の有無は問わない．

（Apperley J, et al. In: Apperley E, et al. editors. The EBMT Handbook. 6th ed. 2012. p.216-33.[53)]; Przepiorka D, et al. Bone Marrow Transplant. 1995; 15: 825-8.[54)]より）

急性GVHD予防にも関与している可能性がある．

急性GVHDには，移植後100日以内に発症する古典的急性GVHDと，100日以降に発症する非典型的急性GVHDに分類される 表IX-15 [53,54)]．古典的急性GVHDは，皮疹，下痢，肝機能障害などの急性GVHDの典型的な臨床症状を呈する．非典型的急性GVHDには，古典的急性GVHDが100日以降も持続する持続型，いったん軽快した急性GVHDが100日以降に再燃する再燃型，100日以降に発症する遅発型が含まれる．非典型的急性GVHDで，慢性GVHDの症候も伴っている場合は，慢性GVHDと診断し重複型GVHDとする．本邦でよく使われている急性GVHDの重症度分類は，Glucksbergらによる分類法を1994年のconsensus conferenceで改定したものである 表IX-16，表IX-17 [53,54)]．皮膚，肝，消化管の障害の程度によって，stage 1から4までに分類し，各臓器のstageをもとに急性GVHDの重症度をgrade IからⅣに分類する．Grade ⅢとⅣは重症の急性GVHDである．急性GVHDの重症度と生存率との関係はよく知られており，grade ⅢとⅣの生存率はきわめて悪い 図IX-29．欧米では，IBMTRの急性GVHDの重症度分類も使われている[55)]．

同種造血幹細胞移植では，必ずGVHD予防を行う[53)]．最も多く使われているGVHD予防法は，カルシニューリン阻害剤のシクロスポリンまたはタクロリムスとMTXを併用する方法である．カルシニューリン阻害剤の両剤はT細胞からのIL-2産生を抑制し，MTXは移植片に含まれるT細胞を破壊することによってGVHD発症を予防する．シクロスポリンまたはタクロリムスの最低血中濃度（トラフ値）を測定し，投与量を加減する．GVHDの発症がない場合には，移植後2～4カ月目頃からゆっくり減量し，移植後1年を目処に投与を中止する．HLA半合致移植のようなHLA不適合造血幹細胞移植では，GVHD予防を強化するため前処置にATGを組み入れる，移植後にCYを投与するなどの対応が行われている[56)]．Grade Iの急性GVHDは皮膚病変のみであるので，経過観察またはステロイド軟膏の塗布で

表IX-17　急性GVHDのgrade

grade	皮膚		肝臓		消化管
Ⅰ	1-2		0		0
Ⅱ	3	or[注1)]	1	or	1
Ⅲ	—[注2)]		2-3	or	2-4
Ⅳ	4		4		—[注2)]

注1)orは各臓器障害のstageのうち，どれかを満たしていればそのstageとするという意味である．

注2)—は，その臓器のgradeに反映されないことを意味している．

（Apperley J, et al. In: Apperley E, et al. editors. The EBMT Handbook. 6th ed. 2012. p.216-33.[53)]; Przepiorka D, et al. Bone Marrow Transplant. 1995; 15: 825-8.[54)]より）

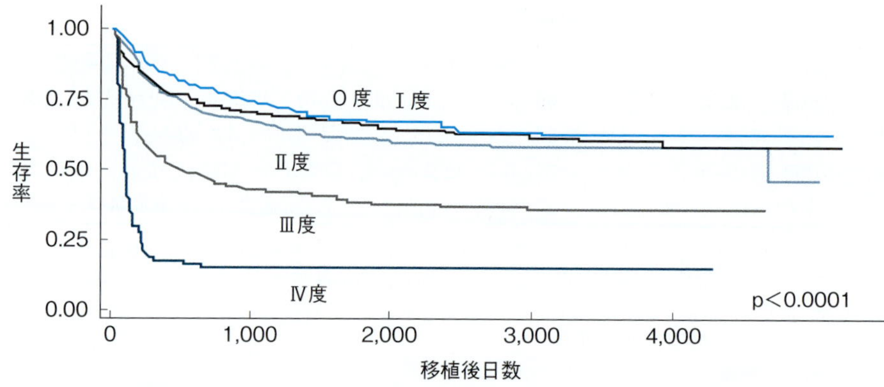

図IX-29 急性 GVHD のスタンダーリスク白血病の生存率に及ぼす影響
日本骨髄バンクを介した非血縁者間骨髄移植の成績報告書 2007 年度集計.

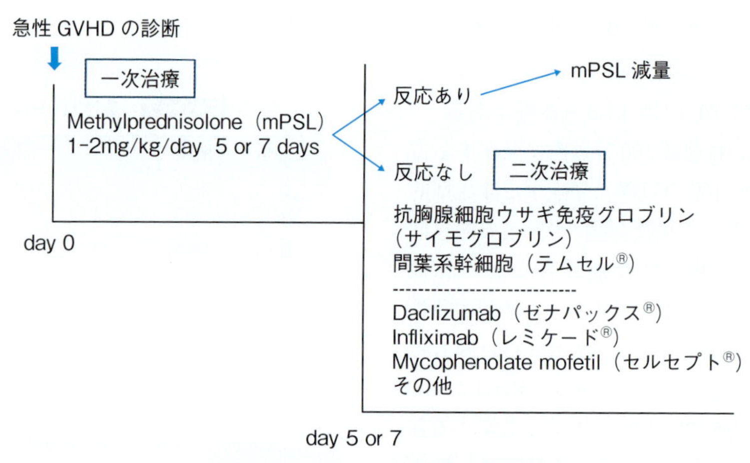

図IX-30 急性 GVHD に対する治療

対処する．Grade II 以上の急性 GVHD には，全身的な治療が必要であり，通常 1～2 mg/kg のメチルプレドニゾロンを投与する 図IX-30[53,57]．ステロイド剤が有効でない場合は二次治療に移る．二次治療として，ATG（サイモグロブリン），TNF-α 阻害薬の infliximab（レミケード®），抗 CD25 抗体の daclizumab（ゼナパックス®），DNA 阻害薬の mycophenolate mofetil（MMF，セルセプト®）などが使われるが，この中で保険診療として認められている薬剤は ATG のみである．二次治療の成績は，一般に不良である．二次治療に使われる薬剤は，全身の免疫を非特異的に抑制し，高率に感染症を併発するためである．

間葉系幹細胞は，炎症部位に到達し，その部位の炎症を特異的に抑制することが知られている[58]．間葉系幹細胞は，骨髄，脂肪組織，臍帯血から容易に分離し拡大培養することができる 図IX-31[58]．間葉系幹細胞は抗原性が低く，HLA の一致に無関係に投与できる利点がある[58]．間葉系幹細胞をステロイド抵抗性急性 GVHD に使った臨床試験が多数報告されている．最近のメタ解析の結果では，間葉系幹細胞は，皮膚の GVHD，grade II の GVHD，小児の GVHD に有効性が高いことが示された 表IX-18[59]．別のメタ解析の結果によると，間葉系幹細胞による治療 6 カ月後の生存率は 63％と良好であり，患者の年齢，間葉系幹細胞の培養液，間葉系幹細胞の 1 回投与数には関係しないことが示された[60]．米国の Osiris 社が製造した非血縁者骨髄血由来間葉系幹細

 JCOPY 498-01913

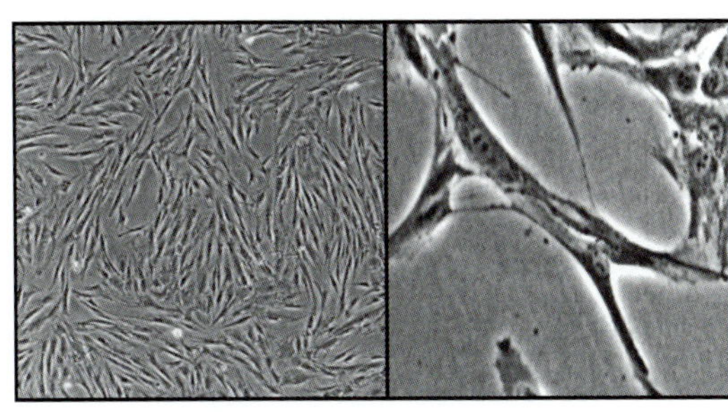

図IX-31 骨髄由来間葉系幹細胞

表IX-18 ステロイド不応急性 GVHD に対する MSC のメタ解析

	Odds ratio	95% confidence interval	p
Complete response			
Skin vs Gut	1.93	1.05–3.57	＜0.05
Slin vs Liver	2.3	1.12–4.69	＜0.05
Grade Ⅱ vs Grade Ⅲ/Ⅳ	3.22	1.24–8.34	＜0.05
小児 vs 成人	2.41	1.01–5.73	0.05

（Chen X, et al. PLoS One. 2015; 10: e0136991[59]より）

表IX-19 Transplantation-associated TMA の診断基準

検査異常・臨床症状	Transplantation-associated TAM		
	BMT-CTN	IWG-EBMT	O-TMA
破砕赤血球	血液像で毎視野 3 個以上	血液像で毎視野 9 個以上	血液像で毎視野 3 個以上
LDH 増加	Yes	Yes	Yes
血小板減少症*	規定なし	Yes	Yes
貧血	規定なし	Yes	Yes
ハプトグロビン低下	規定なし	Yes	Yes
クームス試験陰性	Yes	規定なし	Yes
腎障害または中枢神経障害	Yes	規定なし	規定なし

*血小板数 5 万/mm^3未満または基礎値から 50%以上の低下.

（Kim SS, et al. Transfusion. 2015; 55: 452–8[64]より改変）

胞の Procymal は，2012 年カナダとニュージーランドで小児のステロイド抵抗性 GVHD 治療薬として認可されたが[61]，実際に使用された実績はない．本邦では，Procymal 類似の非血縁者骨髄血由来間葉系幹細胞の JR-031 を使った 2 つの臨床試験が実施され，高い安全性と良好な成績が報告された[62,63]．この 2 つの臨床試験の結果をもとに，JR-031 の製造販売の申請が出され，2015 年 9 月 18 日承認された．JR-031（テムセル®）は，ステロイド抵抗性急性 GVHD への新たな治療薬として期待されている．一方，テムセル® のような細胞性医薬品を扱う院内の部門は定かではない．細胞性医薬品を扱う部門は，歴史的に輸血部門が造血幹細胞を扱ってきたことから，薬剤部ではなく輸血部門が相応しいと考える．

2）TMA（thrombotic microangiopathy）

微小血管の血管内皮細胞に障害をきたし，虚血性の臓器障害である中枢神経障害，腎障害，肝障害（虚血性肝炎），腸炎（虚血性腸炎）などを呈する病態を TMA という[35]．TMA は，造血幹細胞移植後に起こる TAM（transplantation-associated TAM: TA-TMA）とそれ以外の TMA に区別される[64]．TA-TMA 以外の TMA には，血栓性血小板減少性紫斑病（thrombotic thrombocytopenic purpura: TTP）や溶血性尿毒症症候群（hemolytic uremic syndrome: HUS）が含まれる．TA-TAM では，発熱，下痢，下血，黄疸，中枢神経症状などが起こるため，急性 GVHD との鑑別が問題となる．また，急性 GVHD に TA-TMA が合併することがある．TA-TMA では，破砕赤血球の増加，LDH の増加，血小板輸血不応の血小板減少がみられる．上記の臨床症状と検査値異常を取り入れた TA-TMA の診断基準が報告されている 表IX-19[64]．生検によって，微小血管障害を病理学的に診断することは重要であるが，病理診断自体に困難さがあるといわれている．GVHD 予防に使われるシクロスポリンとタクロリ

表IX-20 TA-TAMの発症危険因子

前処置	TBI, busulfan, fludarabine, pentostatin
ドナータイプ	HLA一致非血縁ドナー
免疫抑制剤	cyclosporine, tacrolimus, sirolimus
感染症	細菌, 真菌, CMV, HHV-6
造血幹細胞移植	急性GVHD, ABO血液型不適合

(Choi CM, et al. Drugs. 2009; 69: 183-98[65]より)

ムスは，それ自体に血管内皮細胞傷害作用があり，TA-TMAを引き起こす要因である 表IX-20[64]．水様性下痢や黄疸が出現した場合，急性GVHDとTA-TMAを鑑別する必要がある．TA-TMAに対するステロイド剤の効果は確立していない．TA-TMAと診断された場合は，TA-TMAの増悪因子となるシクロスポリンやタクロリムスを減量し血中濃度を下げる必要がある．一方，これらの免疫抑制剤の減量によって，急性GVHDが顕在化したり悪化したりすることがあり注意を要する．TTPとは異なり血漿交換療法の効果は限定的であり，特異的治療法は知られていない．通常，新鮮凍結血漿を投与し，投与している薬剤を減量しTA-TMAの増悪因子を減らす作業を行う．TA-TMAに対して，rituximab, defibrotide, vincristine, pravastatin, eculizumabが試験的に投与されている．

3）感染症

この時期は，内在性のウイルスが活性化しウイルス性感染症を発症する時期である．臨床的に遭遇する頻度が高いのは，CMV感染症と出血性膀胱炎である[33,66]．本邦では，CMVへの感染既往を示すCMV抗体陽性者が多く，体内にCMVを有している．CMV感染既往の患者では，生着後CMVが活性化し，CMVによる肺炎，肝炎，胃腸炎，網膜炎などを引き起こすことがある．急性GVHDにステロイドなどの免疫抑制剤を投与すると，一層CMVの活性化をきたすことになる．近年，CMVの活性化測定系が確立し，CMV感染症が発症する前に予防的に抗CMV薬のガンシクロビル（デノシン®）を投与することによって，CMV感染症の発症を予防できるようになった．臨床的によく用いられているCMV活性化測定法に，CMV抗原血症（CMV antigenemia）がある．この方法は，白血球をスライドガラスに固定し，白血球中のCMVpp65抗原を免疫染色法により判定する方法で保険収載されている．測定した白血球当たりのCMV陽性細胞数として算出される．健常者では，CMV antigenemiaは0個である．末梢血検体を用いることから患者への侵襲が軽く，結果は数日で判明することから，大変有用な検査法である．CMV antigenemiaの陽性細胞数とガンシクロビルの投与開始時期との関係については，患者の状態（GVHDの有無，免疫抑制剤の投与，移植後の日数，その他の合併症など）によって決める．CMV胃腸炎と網膜炎では，CMV antigenemiaの数が増加しないことがあり注意を要する．CMV感染症状を確実に診断するためには，生検などで得られた検体にCMV感染細胞が存在することを病理学的に証明することが必要である．

この時期に好発するもう一つのウイルス感染症に出血性膀胱炎がある．出血性膀胱炎を起こすウイルスは，アデノウイルスとBKウイルスである．ともに，ウイルスの再活性化によって出血性膀胱炎を起こす．両ウイルスの活性化をモニターする簡便で臨床的に有用な測定系は開発されていないので，通常臨床的に出血性膀胱炎と診断された後，尿のウイルス検査を行い原因ウイルスが判明する．両ウイルスによる出血性膀胱炎に対する保険で承認された薬剤はなく，CMVに対するガンシクロビルのような特異的抗ウイルス剤が存在しないこともあり，治療に難渋をきたす．補液により利尿を促し，出血がひどい場合には膀胱バルーンを留置し持続洗浄を行う，免疫抑制を軽くするなどの保存的な治療を行い，自然軽快を待つ．アデノウイルス感染症では，全身性の感染症に至る場合があり注意を要する．

その他問題となる感染症に，ヒトヘルペスウイルス6（human herpesvirus 6: HHV-6），カンジダ，アスペルギルスなどがある．

■ c．生着後期（late phase）

この時期は，慢性GVHDが発症する時期である 図IX-25[53]．慢性GVHDが発症すると細胞性免疫と液性免疫の回復が遅延し，網内系の機能低下も加わり種々の感染症に罹患することがある．感染症で

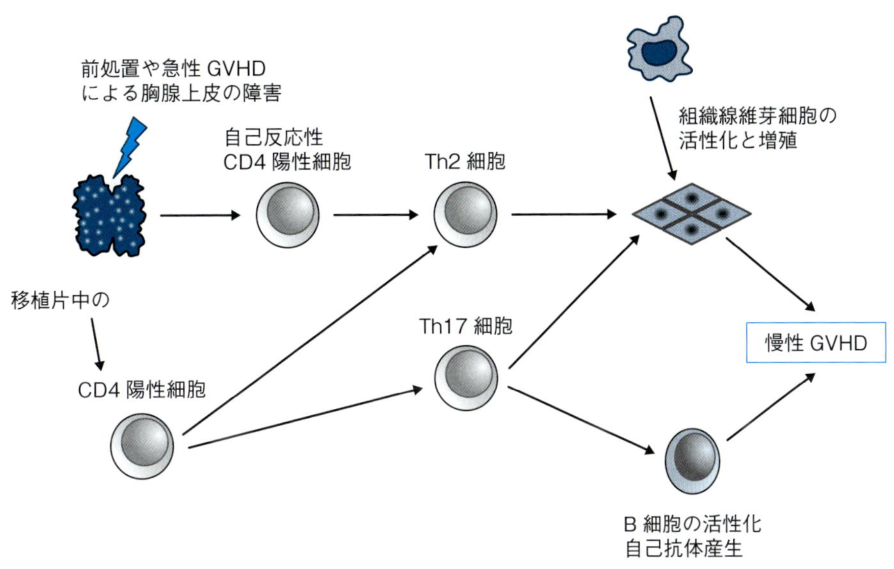

図IX-32 **慢性 GVHD の発症機序**（Blazar BR, et al. Nat Rev Immunol. 2012; 12: 443-58[68]より改変）

はないが，Epstein-Barr virus（EBV）による移植後リンパ増殖性疾患を発症する時期でもある．造血器腫瘍では，原病の再発が始まる時期である．移植後1年を経過し，慢性 GHVD がない，または軽く，他の重篤な合併症がない場合には，社会復帰を目指すことになる．移植1年後にも様々合併症が起きることがあり，身体的問題以外の社会的問題が起きることがあるが，本項では割愛する[67]．

1）慢性 GVHD

造血幹細胞移植後生着した造血幹細胞から未熟 T 細胞が産生される．産生された未熟 T 細胞は胸腺に入り教育を受け，成熟 T 細胞となり末梢組織に移行する．加齢と前処置によって胸腺機能が低下し，自己反応性の T 細胞が排除されず自己免疫疾患様の病態が引き越される，これを慢性 GVHD という 図IX-32[53,68]．慢性 GVHD では，B 細胞の異常を伴い，種々の自己抗体の産生がみられる．慢性 GVHD は，全身性疾患でありシェーグレン症候群に類似した病態である．

従来，慢性 GVHD は移植後100日以降に発症する GVHD として定義され，限局型（limited form）と広範囲型（extensive form）に分類されてきた．慢性 GVHD の定義が見直され，慢性 GVHD は発症時期を問わず慢性 GVHD の徴候がある場合診断される 表IX-15[53,69]．慢性 GVHD は，2つに分類される．急性 GVHD の所見がなく慢性 GVHD の所見のみがある場合の古典的と，急性 GVHD と慢性 GVHD の所見が混在する重複型である．慢性 GVHD では，しばしば皮膚，口腔，眼球，肺，筋・関節に特徴ある臨床徴候を呈する 表IX-21[69]．皮膚病変は，多形皮膚萎縮，扁平苔癬様皮疹，皮膚硬化である．口腔病変は，扁平苔癬様変化，板状角化症，口周囲皮膚の硬化である．口腔粘膜の板状角化症で白色を呈する場合白板症とよばれるが，白板症は前がん病変であるので，その後の扁平上皮癌を発症する可能性があり注意深い観察が必要である．眼病変では，診断的価値のある所見はないが，しばしば乾燥性角結膜炎が認められる．肺病変では，閉塞性細気管支炎（bronchiolitis obliterans: BO）のみが診断的所見とされている 表IX-21．通常，生検で BO を確定するのは困難であるので，肺機能検査で閉塞性障害を確認するか胸部 CT で肺の過膨張（air trapping）を確認する．器質化肺炎（bronchiolitis obliterans organizing pneumonia: BOOP）は，急性 GVHD と慢性 GVHD の両者で共通に認められるとさ

表IX-21　慢性 GVHD の臨床徴候

臓器	診断的所見	典型的所見	他の所見	共通所見
皮膚	多形皮膚萎縮（毛細血管拡張を伴う） 扁平苔癬様皮疹 限局性巣状の皮膚表層硬化 強皮症様硬化性病変	色素脱失	発汗異常，魚鱗癬，色素異常（沈着，脱失），毛嚢角化症	紅斑，斑状丘疹，瘙痒感
爪		爪形成異常，萎縮，変形，爪床剥離，翼状片，対称性爪喪失		
頭皮，体毛		脱毛（瘢痕性，非瘢痕性），鱗屑，丘疹様角化病変	頭髪減少，白髪化	
口腔	扁平苔癬様変化 板状角化症 硬化性病変による開口制限	口腔乾燥症，粘膜萎縮，粘液嚢胞，偽膜形成，潰瘍形成		歯肉炎，口内炎，発赤，疼痛
眼球		眼球乾燥症，疼痛，乾燥性角結膜炎，融合性の点状角膜障害	眩光症，眼球周辺の色素沈着，眼瞼浮腫と発赤	
生殖器	扁平苔癬様 腟瘢痕形成・狭窄	びらん，潰瘍，亀裂		
消化管	食道ウェブ 上部食道の狭窄		膵外分泌能の低下	食欲不振，嘔気，嘔吐 下痢，体重減少
肝				正常値の 2 倍を超える総ビリルビン，ALP，ALT，AST
肺	生検で確定した閉塞性細気管支炎（BO）	肺機能検査や画像による閉塞性細気管支炎（BO）		器質化肺炎（BOOP）
筋，関節	筋膜炎 関節拘縮	筋炎，多発筋炎	浮腫，筋痙攣，関節痛，関節炎	
造血・免疫			血小板減少，好酸球増多，リンパ球減少，低・高ガンマグロブリン血症，自己抗体（AIHA，ITP）	
その他			心嚢水，胸水，腹水，末梢神経障害，心筋障害，伝導障害，ネフローゼ症候群，重症筋無力症	

診断的: その所見単独で慢性 GVHD と診断できるもの.
特徴的: 慢性 GVHD に特徴的であるが臨床所見だけでは診断価値がなく，組織学的，画像所見などにより証明され，他疾患が否定される場合に診断できるもの.
他の特徴: 慢性 GVHD と確定診断できた場合，慢性 GVHD の一症状として取り上げることができるもの.
共通病変: 急性 GVHD，慢性 GVHD どちらでもみられるもの.

（Filipovich AH, et al. Biol Blood Marrow Transplant. 2005; 11: 945-56[69]より）

れている表IX-21．筋・関節では，筋膜炎と関節拘縮が診断的所見である．その他診断的所見にあげられているものに，女性性器の扁平苔癬様変化，腟の瘢痕や狭窄，食道のウェブ形成と狭窄がある．急性GVHD と慢性 GVHD の両者に共通に認められる異常に，総ビリルビン，ALP，AST，ALT の増加，好酸球増多，低または高ガンマグロブリン血症，自己抗体の出現，心嚢水，胸水，腹水，末梢神経障害，

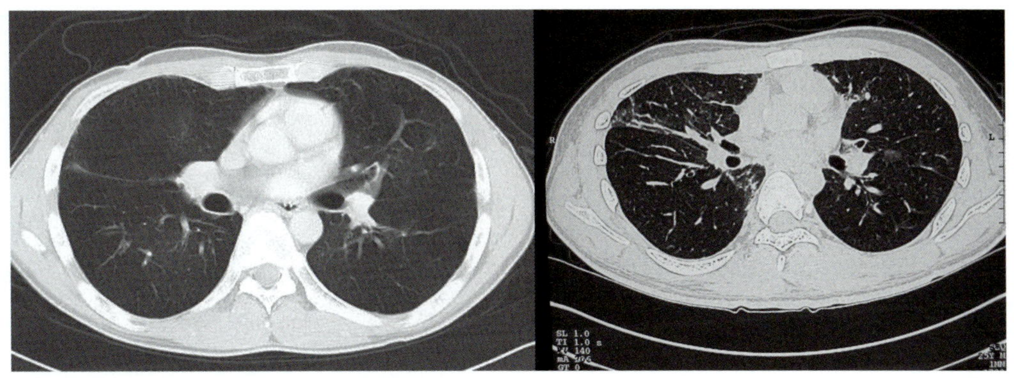

図IX-33 閉塞細気管支炎（BO）と器質化肺炎（BOOP）のCT

ネフローゼ症候群，重症筋無力症などがある．

従来，慢性GVHDの重症度は限局型と全身型の2つに分類されてきたが，これはFred Hutchinson Cancer Research Centerにおける20例の解析をもとに作られた重症度分類で妥当な分類ではなかった[70]．新たな慢性GVHDの診断基準に基づき，重症度分類（global severity）が提唱されている[69,71]．この分類は，障害の程度を各臓器別にスコア化し，それに基づいて軽症（スコア1），中等症（スコア2），重症(スコア3以上)の3つに分類するものである．慢性GVHDの臨床徴候の重みづけとスコアの点数が一致しない臓器があること，performance status（PS）が取り入れられていること，血小板低下などの血算異常は取り入れられていないことに注意を要する．

慢性GVHDに対する標準的な治療はステロイド剤である．GVHD予防としてのカルシニューリン阻害剤が既に投与されていることが多いので，そこにステロイド剤を上乗せすることになる．通常，プレドニゾロン（PSL）1 mg/kgから開始し状態をみながら減量する．PSLの減量は，副作用の軽減のため隔日投与が推奨されている．ステロイド抵抗性の場合，二次治療としてrituximab，MMF，thalidomide，imatinib，間葉系幹細胞，extracorporeal photopheresisなどによる治療が行われているが有効性は確立していない．

2）非感染性肺合併症

造血幹細胞移植後の肺合併症は，生命予後に影響を及ぼす重要な合併症である[72]．生着前期では，capillary leak syndromeとびまん性肺胞出血が，生着期ではBOOPが，生着後期ではBOとBOOPが認められる．

造血幹細胞移植後にみられるBOは，肺の慢性GVHDであり細気管支に不可逆的閉塞をきたす疾患である[69,73,74]．BOの臨床症状は，乾性咳嗽と労作時の呼吸困難で徐々に症状は悪化する．肺機能検査では，閉塞性換気障害を示す．BO初期の胸部X線では，浸潤影を認めず，わずかな肺の過膨張を示すに過ぎない．初期のBOは，胸部CTでも異常を認めないことが多いが，進行すると肺の容積増加と透過性の亢進，末梢気道の閉塞による中枢部気管支の壁肥厚と内腔の拡張を認める 図IX-33．病理学的所見は，部分的または完全な閉塞を伴う細気管支壁から内腔にかけての全周性の線維瘢痕化で，炎症細胞の浸潤が乏しい．経気管支肺生検の有用性は低く，開胸肺生検が必要になることが多いため，通常病理学的検査を行うことは困難である．治療は全身性と吸入ステロイド，各種免疫抑制剤，気管支拡張剤，マクロライド系薬剤などが試みられているが，一般に反応は乏しく予後はきわめて不良である．唯一，根治が期待されるのは肺移植であり，BOは肺移植適応疾患に含まれているが，肺の提供者の問題があるので日常診療では行い難い．

BOOP 図IX-33 は，咳や発熱などの症状とCRP

の増加，胸部X線やCTでは肺野に浸潤影を認め，病理学的には器質化肉芽組織が肺胞腔から細気管支内腔まで進展する像を呈する[73,74]．通常，間質性肺炎のマーカーであるKL-6は上昇しないことが多い．まずステロイド剤を投与するが，ステロイド剤への反応性は良好である．BOOPの病名は，予後不良のBOと紛らわしいこともあり，BOOPに代わってcryptogenic organizing pneumonia（COP）という名称が広く用いられている．

3）感染症

この時期に問題となる感染症に，肺炎球菌，b型インフルエンザ菌，髄膜炎菌などの莢膜を有する微生物（encapsulated bacteria），*Pneumocystis jiroveci*（旧名，*Pneumocystis carinii*），水痘・帯状疱疹ウイルス，EBVなどがある[33]．造血幹細胞移植後は脾臓の機能が低下しているため，全身性（敗血症，髄膜炎など）の肺炎球菌感染症を起こし致死的となることがある．水痘・帯状疱疹ウイルスは，アシクロビルで予防投与しないと，しばしば帯状疱疹を発症するが，稀に全身性の水痘として発症したり，内臓播種として発症する場合があり注意を要する 図IX-34．後者の場合，激しい腹痛として発症するが皮膚病変（発疹，水疱）を伴わない場合があり，診断が遅れ致死的となることがある．EBVでは，リンパ増殖性疾患を引き起こすことがある．B細胞性リンパ腫に準じた検査を行い，この疾患が確定したら，免疫抑制剤の減量とrituximabの投与を行う．

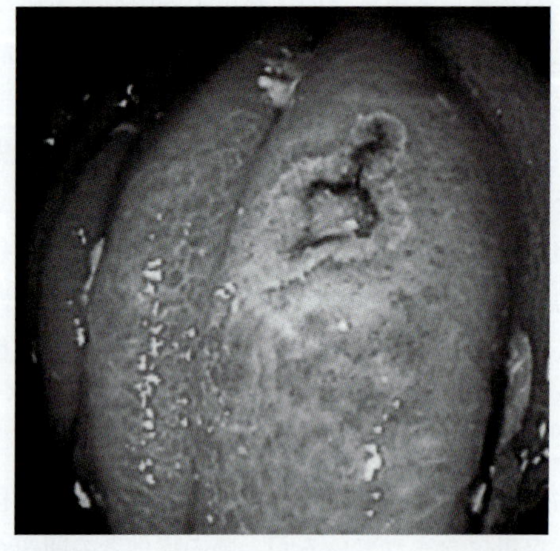

図IX-34　水痘・帯状疱疹ウイルスの内臓播種
胃粘膜に出現した水痘・帯状疱疹ウイルスによる潰瘍

表IX-22　DLIの適応

A適応: DLIの効果の期待度が高い ・EBVによるBLPD ・CMLの細胞遺伝学的再発（血液学的慢性期を含む）
B適応: DLIの効果は不確実であるが可能性がある ・急性白血病の再発 ・CMLの移行期・急性転化 ・MDSの再発 ・多発性骨髄腫の再発 ・その他血縁DLIで有効例の報告がある腫瘍性疾患の再発 ・混合キメラ状態 ・血縁DLIで有効例の報告があるウイルス感染症 ・特異性のあるMRD（微少残存腫瘍）マーカーの1回以上の上昇

〔日本骨髄バンクDLI（ドナーリンパ球輸注）申請書・同意書[75]より〕

4）DLI（donor lymphocytic infusion）

DLIは，造血幹細胞を提供したドナーからリンパ球を含む末梢血を採取し，レシピエントに輸注する治療法である．日本骨髄バンクを介し，造血幹細胞を提供した非血縁ドナーからリンパ球を含む末梢血の提供を受けることが可能である．日本骨髄バンクからDLIの適応が示されている 表IX-22 [75]．A適応は，DLIの効果が期待できる疾患で，EBVによるリンパ増殖性疾患と慢性骨髄性白血病の細胞遺伝学的再発の2つである．B適応は，造血器腫瘍の再発，混合キメラ，DLIが有効なウイルス感染がある．DLIに用いる血液は，アフェレーシスによって得られた末梢血単核細胞の場合と全血の場合とがある．通常，後者はEBVによるリンパ増殖性疾患に，前者はそれ以外の疾患に投与される．DLIによって，重症のGVHDが引き起こされることがあるため，DLIでは少数のT細胞の投与から開始し，2〜3週間ごとに状態を見ながら投与数を増やす方策が勧められている[76]．AMLやALLに対してGVLを発揮するためには，患者の体重当たり1×10^7個/kgのT細胞の輸注が必要と言われている．

●文　献

1) Lanza F, Moretti S, Castagnari B, et al. Assessment of distribution of CD34 epitope classes in fresh and cryopreserved peripheral blood progenitor cells and acute myeloid leukemic blasts. Haematologica. 1999; 84: 969-77.

2) Debili N, Coulombel L, Croisille L, et al. Characterization of a bipotent erythro-megakaryocytic progenitor in human bone marrow. Blood. 1996; 88: 1284-96.

3) Vogel W, Kunert C, Blumenstengel K, et al. Correlation between granulocyte/macrophage-colony-forming units and $CD34^{+}$ cells in apheresis products from patients treated with different chemotherapy regimens and granulocyte-colony-stimulating factor to mobilize peripheral blood progenitor cells. J Cancer Res Clin Oncol. 1998; 124: 341-5.

4) Nagasawa T, Omatsu Y, Sugiyama T. Control of hematopoietic stem cells by the bone marrow stromal niche: the role of reticular cells. Trends Immunol. 2011; 32: 315-20.

5) Lemoli RM, Tafuri A, Fortuna A, et al. Cycling status of CD34+ cells mobilized into peripheral blood of healthy donors by recombinant human granulocyte colony-stimulating factor. Blood. 1997; 89: 1189-96.

6) Ivanovic Z, Kovacevic-Filipovic M, et al. $CD34^{+}$ cells obtained from "good mobilizers" are more activated and exhibit lower ex vivo expansion efficiency than their counterparts from "poor mobilizers". Transfusion. 2010; 50: 120-7.

7) Thomas ED, Lochte HL Jr, Cannon JH, et al. Supralethal whole body irradiation and isologous marrow transplantation in man. J Clin Invest. 1959; 38: 1709-16.

8) Gluckman E. A brief history of HSC. In: Apperley E, et al. editors. The EBMT Handbook. 6th ed. Forum F Service Editore; 2012. p.20-6.

9) 日本造血細胞移植学会 全国調査報告書
http://www.jshct.com/report/index.shtml

10) Gratwohl A, Baldomero H, Sureda A. Indications for and current practice of allogeneic and autologous HSCT. In: Apperley E, et al. editors. The EBMT Handbook. 6th ed. Forum F Service Editore; 2012. p.302-15.

11) 日本造血細胞移植学会 造血細胞移植ガイドライン
http://www.jshct.com/guideline

12) Sorror ML, Maris MB, Storb R, et al. Hematopoietic cell transplantation (HCT)-specific comorbidity index: a new tool for risk assessment before allogeneic HCT. Blood. 2005; 106: 2912-9.

13) Gratwohl A, Hermans J, Goldman JM, et al. Risk assessment for patients with chronic myeloid leukaemia before allogeneic blood or marrow transplantation. Lancet. 1998; 352: 1087-92.

14) 同種末梢血幹細胞移植のための健常人ドナーからの末梢血幹細胞動員・採取に関するガイドライン 2010年6月30日改訂第4版（日本造血細胞移植学会　日本輸血・細胞治療学会）
http://yuketsu.jstmct.or.jp/medical/guidelines/

15) Blin N, Traineau R, Houssin S, et al. Impact of donor-recipient major ABO mismatch on allogeneic transplantation outcome according to stem cell source. Biol Blood Marrow Transplant. 2010; 16: 1315-23.

16) Gluckman E. Choice of the donor according to HL typing and stem cell source. In: Apperley E, et al. editors. The EBMT Handbook, 6th ed. Forum F Service Editore; 2012. p.90-106.

17) 日本骨髄バンク 重症急性GVHDハイリスクなHLA型の組み合わせについて
http://www.jmdp.or.jp/medical/familydoctor/hla_reference.html

18) Morishima Y, Kashiwase K, Matsuo K, et al. Biological significance of HLA locus matching in unrelated donor bone marrow transplantation. Blood. 2015; 125: 1189-97.

19) Gratwohl A, Carreras E. Principles of conditioning. In: Apperley E, et al. editors. The EBMT Handbook, 6th ed. Forum F Service Editore; 2012. p.122-37.

20) Uberti JP, Agovi MA, Tarima S, et al. Comparative analysis of BU and CY versus CY and TBI in full intensity unrelated marrow donor transplantation for AML, CML and myelodysplasia. Bone Marrow Transplant. 2011; 46: 34-43.

21) Slavin S, Nagler A, Aker M, et al. Non-myeloablative stem cell transplantation and donor lymphocyte infusion for the treatment of cancer and life-threatening non-malignant disorders. Rev Clin Exp Hematol. 2001; 5: 135-46.

22) Storb RF, Champlin R, Riddell SR, et al. Non-myeloablative transplants for malignant disease. Hematology Am Soc Hematol Educ Program. 2001: 375-91.

23) Horowitz MM, Gale RP, Sondel PM, et al. Graft-versus-leukemia reactions after bone marrow transplantation. Blood. 1990; 75: 555-62.

24) 日本骨髄バンク 骨髄・末梢血幹細胞採取マニュアル
http://www.jmdp.or.jp/medical/work/manual.html

25) 日本自己血輸血学会 自己血輸血実施指針
http://www.jsat.jp/jsat_web/kijun/index.html

26) ドナーのためのハンドブック 第2版. 日本骨髄バンク. 2014, p.35.

27) Halter J, Kodera Y, Ispizua AU, et al. Severe events in

donors after allogeneic hematopoietic stem cell donation. Haematologica. 2009; 94: 94-101.
28) Sugimoto M, Fujiwara S, Hosonuma R, et al. Analysis of hemolysis in collected bone marrow for bone marrow transplantation. Transfus Apher Sci. 2013; 49: 95-6.
29) 日本骨髄バンク 輸注開始後に骨髄液バッグ内で溶血が確認された事例について（第一報）
http://www.jmdp.or.jp/medical/notice_f/post_278.html
30) 奥山美樹，室井一男．細胞の採取・処理・輸注に関する事例報告．日本輸血細胞治療学会誌．2013; 59: 237.
31) 岸野光司．骨髄液からの赤血球除去．In: 室井一男，田野崎隆二，編．造血幹細胞移植の細胞取り扱いに関するテキスト．日本輸血・細胞治療学会; 2015. p.101-13.
32) 上村知恵．骨髄液の血漿除去．In: 室井一男，田野崎隆二，編．造血幹細胞移植の細胞取り扱いに関するテキスト．日本輸血・細胞治療学会; 2015. p.114-8.
33) Rovira M, Mensa J, Carreras E. In: Apperley E, et al. Infections after HSCT. Rovira M, et al. editors. The EBMT Handbook. 6th ed. Forum F Service Editore; 2012. p.196-214.
34) Masszi T, Mank A. Supportive care. In: Apperley E, et al. editors. The EBMT Handbook. 6th ed. Forum F Service Editore; 2012. p.156-174.
35) Carreras E. Early complications after HSCT. In: Apperley E, et al. editors. The EBMT Handbook. 6th ed. Forum F Service Editore; 2012. p.176-95.
36) Chan KW, Mullen CA, Worth LL, et al. Lorazepam for seizure prophylaxis during high-dose busulfan administration. Bone Marrow Transplant. 2002; 29: 963-5.
37) Keles I, Bozkurt MF, Cemek M, et al. Prevention of cyclophosphamide-induced hemorrhagic cystitis by resveratrol: a comparative experimental study with mesna. Int Urol Nephrol. 2014; 46: 2301-10.
38) Fortune K, Couriel D. Tacrolimus in hematopoietic stem cell transplantation. Expert Opin Drug Metab Toxicol. 2009; 5: 835-41.
39) Keating GM. Defibrotide: a review of its use in severe hepatic veno-occlusive disease following haematopoietic stem cell transplantation. Clin Drug Investig. 2014; 34: 895-904.
40) Spitzer TR. Engraftment syndrome: double-edged sword of hematopoietic cell transplants. Bone Marrow Transplant. 2015; 50: 469-75.
41) Abe Y, Choi I, Hara K, et al. Hemophagocytic syndrome: a rare complication of allogeneic nonmyeloablative hematopoietic stem cell transplantation. Bone Marrow Transplant. 2002; 29: 799-80.
42) Lee HJ, Gulbis A, De Padua Silva L, et al. Rituximab for passenger lymphocyte syndrome associated with allogeneic SCT. Bone Marrow Transplant. 2008; 42: 67-9.
43) Gmür JP, Burger J, Schaffner A, et al. Pure red cell aplasia of long duration complicating major ABO-incompatible bone marrow transplantation. Blood. 1990; 75: 290-5.
44) Lund TC, Liegel J, Bejanyan N, et al. Second allogeneic hematopoietic cell transplantation for graft failure: poor outcomes for neutropenic graft failure. Am J Hematol. 2015; 90: 892-6.
45) Kobayashi H, Matsuyama T, Oka S, et al. Autologous hematopoietic recovery with aberrant antigen expression after allogeneic bone marrow transplantation. J Clin Exp Hematop. 2012; 52: 81-3.
46) 厚生労働省「血液製剤の使用指針」の改正について（http://www.mhlw.go.jp/stf/seisakunitsuite/bunya/0000159893.html）.
47) 厚生労働省「輸血療法の実施に関する指針」及び「血液製剤の使用指針」の一部改正について
http://www.mhlw.go.jp/stf/seisakunitsuite/bunya/0000065580.html
48) 森　政樹，藤原慎一郎，岸野光司，他．RhD不適合末梢血幹細胞移植後の抗D抗体の産生．日本輸血細胞治療学会誌．2014; 60: 575-6.
49) 岸野光司，室井一男，中木陽子，他．ABO不適合骨髄移植後の赤血球におけるABH抗原型物質の解析．日輸血会誌．2002; 48: 335-41.
50) Deeg HJ. Graft-versus-host disease (GVHD). In: Deeg DJ, et al. editors. A guide to blood and marrow transplantation, third. completely revised ed. Springer; 1999. p.127-41.
51) Sung AD, Chao NJ. Acute graft-versus-host disease: are we close to bringing the bench to the bedside? Best Pract Res Clin Haematol. 2013; 26: 285-92.
52) Ye H, Lv M, Zhao X, et al. Plasma level of lipopolysaccharide-binding protein is indicative of acute graft-versus-host disease following allogeneic hematopoietic stem cell transplantation. Int J Hematol. 2012; 95: 680-8.
53) Apperley J, Masszi T. Graft-versus-host disease. In: Apperley E, et al. editors. The EBMT Handbook. 6th ed. Forum F Service Editore; 2012. p.216-33.
54) Przepiorka D, Weisdorf D, Martin P, et al. 1994 Consensus Conference on Acute GVHD Grading. Bone Marrow Transplant. 1995; 15: 825-8.
55) Rowlings PA, Przepiorka D, Klein JP, et al. IBMTR Severity Index for grading acute graft-versus-host disease: retrospective comparison with Glucksberg

JCOPY 498-01913

grade. Br J Haematol. 1997; 97: 855-64.

56）池亀和博，小川啓恭．血縁 HLA 半合致移植（ハプロ移植）の現状と今後．臨床血液．2015; 56: 289-97.

57）Bacigalupo A. Management of acute graft-versus-host disease. Br J Haematol. 2007; 137: 87-98.

58）Le Blanc K, Davies LC. Mesenchymal stromal cells and the innate immune response. Immunol Lett. 2015; 168: 140-6.

59）Chen X, Wang C, Yin J, et al. Efficacy of mesenchymal stem cell therapy for steroid-refractory acute graft-versus-host disease following allogeneic hematopoietic stem cell transplantation: A systematic review and meta-analysis. PLoS One. 2015; 10: e0136991.

60）Hashmi S, Ahmed M, Murad MH, et al. Survival after mesenchymal stromal cell therapy in steroid-refractory acute graft-versus-host disease: systematic review and meta-analysis. Lancet Haematol. 2016; 3: e45-52.

61）Newell LF, Deans RJ, Maziarz RT. Adult adherent stromal cells in the management of graft-versus-host disease. Expert Opin Biol Ther. 2014; 14: 231-46.

62）Muroi K, Miyamura K, Ohashi K, et al. Unrelated allogeneic bone marrow-derived mesenchymal stem cells for steroid-refractory acute graft-versus-host disease: a phase Ⅰ/Ⅱ study. Int J Hematol. 2013; 98: 206-13.

63）Muroi K, Miyamura K, Okada M, et al. Bone marrow-derived mesenchymal stem cells（JR-031）for steroid-refractory grade Ⅲ or Ⅳ acute graft-versus-host disease: a phase Ⅱ/Ⅲ study. Int J Hematol. 2016; 103: 243-50.

64）Kim SS, Patel M, Yum K, et al. Hematopoietic stem cell transplant-associated thrombotic microangiopathy: review of pharmacologic treatment options. Transfusion. 2015; 55: 452-8.

65）Choi CM, Schmaier AH, Snell MR, et al. Thrombotic microangiopathy in haematopoietic stem cell transplantation: diagnosis and treatment. Drugs. 2009; 69: 183-98.

66）竹中克斗．移植後のウイルス感染．臨床血液．2013; 54: 1940-50.

67）Tichelli A, Socié G. Late effects in patients treated with HSCT. In: Apperley E, et al. editors. The EBMT Handbook. 6th ed. Forum F Service Editore; 2012. p.248-69.

68）Blazar BR, Murphy WJ, Abedi M. Advances in graft-versus-host disease biology and therapy. Nat Rev Immunol. 2012; 12: 443-58.

69）Filipovich AH, Weisdorf D, Pavletic S, et al. National Institutes of Health consensus development project on criteria for clinical trials in chronic graft-versus-host disease: I. Diagnosis and staging working group report. Biol Blood Marrow Transplant. 2005; 11: 945-56.

70）Horwitz ME, Sullivan KM. Chronic graft-versus-host disease. Blood Rev. 2006; 20: 15-27.

71）森下剛久，稲本賢弘．慢性 GV HD の管理 2012．日本造血細胞移植学会雑誌．2012; 1: 37-51.

72）Lucena CM, Torres A, Rovira M, et al. Pulmonary complications in hematopoietic SCT: a prospective study. Bone Marrow Transplant. 2014; 49: 1293-9.

73）今泉和良．閉塞性細気管支炎における疾患概念の変遷．医学のあゆみ．2010; 232: 227-30.

74）渡辺憲太朗．器質化肺炎　診断と治療．呼吸．2012; 31: 3-8.

75）日本骨髄バンク DLI（ドナーリンパ球輸注）申請書・同意書
http://www.jmdp.or.jp/medical/familydoctor/documents.html

76）Shiobara S, Nakao S, Ueda M, et al. Donor leukocyte infusion for Japanese patients with relapsed leukemia after allogeneic bone marrow transplantation: indications and dose escalation. Ther Apher. 2001; 5: 40-5.

Ⅸ-B-2 末梢血幹細胞移植 Peripheral blood stem cell transplantation

Author: 室井一男

1 末梢血幹細胞採取

末梢血幹細胞採取に用いる血液成分分離装置，G-CSFの投与，CD34陽性細胞の採取効率などについては，Ⅸ-A 血液成分採取の項を参照されたい．本稿では，主に末梢血幹細胞採取に係わる重篤な有害事象と医療体制について説明する．日本骨髄バンクの資料によると，末梢血幹細胞採取に関連したドナー12例の死亡が報告されている 表Ⅸ-23 [1]．全て海外の事例で，ドナーの適格性に問題があった例（症例1から7）以外に，心停止3例（症例8，9，11），空気塞栓1例（症例10），内頸動脈誤穿刺による出血1例（症例12）であった．後半の3例は，末梢血幹細胞採取に特有の有害事象と考えられる．本邦では，末梢血幹細胞ドナーの死亡例はないが，2000年3月末梢血幹細胞採取に心停止をきたした例が報告されている[2]．最近，自家（己）末梢血幹細

表Ⅸ-23 末梢血幹細胞ドナーの死亡事例

症例	発生国 発生年	血縁・ 非血縁	年齢 性別	事故発生時	死因
1	海外 1997年以前	血縁	61歳 女性	採取4日後	心不全 （気管支喘息・高血圧・冠動脈疾患があった）
2	海外 1997年以前	血縁	57歳 女性	帰宅後 24時間以内	脳卒中（既往歴不詳）
3	海外 1996年	血縁	64歳 男性	G-CSF 投与終了後	心筋梗塞（冠動脈疾患があった）
4	海外 1998年	血縁	73歳 男性	採取数日後	脳血管障害 （高血圧・狭心症の既往歴があった）
5	海外 2000年以前	血縁	67歳 男性	G-CSF投与 6日目頃 （4日目と5日目採取）	硬膜下血腫 （腹部大動脈瘤手術歴・心筋梗塞の 既往があった）
6	海外 1999年	血縁	47歳 男性	G-CSF投与 4日目	鎌状赤血球貧血クライシス （鎌状赤血球貧血の既往があった）
7	海外 2000年以前	血縁	未報告 男性	未報告	脳血管障害（既往歴不詳）
8	海外 不詳	血縁	43歳 男性	15日後死亡 （発生日不詳）	心拍停止 （高血圧・喫煙者・採取との関連は不明）
9	海外 不詳	血縁	52歳 男性	17日後死亡 （発生日不詳）	心拍停止 （喫煙者・採取との関連は不明）
10	海外 2001年以前	血縁	50歳 女性	カテーテル 抜去直後	空気塞栓 （内頸動脈にカテーテルを挿入し 採取した事例における採取時技術ミス）
11	海外 不詳	血縁	27歳 男性	採取時	心拍停止（採取時技術ミス）
12	海外 2011年	非血縁	21歳 女性	採取時	出血死 （内頸動脈にカテーテルを挿入した際， 血管を突き抜けて肺内に出血した技術ミス）

（ドナーのためのハンドブック 第2版．日本骨髄バンク．2014．p.43[1]より）

胞採取に関連した死亡事例が報告された[3]．本例は，総頸動脈誤穿刺と過量のヘパリン投与によって，穿刺部位に血腫が形成され窒息に至った事例である．

本邦では，血縁ドナーの末梢血幹細胞採取に係る有害事象が報告されている[4]．それによると，G-CSF投与でしばしば認められる骨痛，倦怠感，頭痛，不眠，食欲不振，嘔気は，女性で有意に多かった．我々も，女性ドナーで食欲不振と嘔気が強く，食事が全く摂れずG-CSFの投与を中止した事例を経験した[5]．男性ドナーでは，G-CSF投与後尿酸値が増加し，痛風発作をきたした事例が報告されているので注意を要する[6]．骨髄採取との比較では，採取後30日以内の死亡率，重篤な有害事象発生率，悪性腫瘍の発生率に関して，骨髄採取と末梢血幹細胞採取で差を認めなかった[4,7]．以前より健常ヒトにG-CSFを投与することによって，血液細胞の染色体異常，遺伝子発現の変化を誘発する，造血器腫瘍が発生する可能性が危惧されていた．最近のWorld Marrow Donor Association（WMDA）からの報告によると，G-CSF投与によって遺伝子発現の変化が起きても一過性であり中長期的には正常化すると，造血器腫瘍の発生率が増加するエビデンスはないことが示された[8]．本邦の報告でも，この報告と同じであり，G-CSF投与によってAMLなどの造血器腫瘍の発生率が増加することはないと結論付けられた[4]．

2 末梢血幹細胞採取の体制

末梢血幹細胞採取の実施体制については，日本骨髄バンクから基準が出ている 表IX-24 [2]．2015年，第46回厚生科学審議会疾病対策部会造血幹細胞移植委員会で，非血縁者間末梢血幹細胞ドナーの条件および末梢血幹細胞採取中の医師の常時監視について，下記の事項が提案され，実施されるようになった[9]．①「ドナーが末梢血幹細胞採取施設に通院可能であること」について，通院可能距離の制限を撤廃する，②「末梢血幹細胞採取中の医師の常時監視」について，アフェレーシスは2人以上で実施し，末梢血幹細胞採取中は熟練した医師または看護師が常時監視することとし，チーム医療の観点から看護師

表IX-24 末梢血幹細胞採取の体制

1）スタッフ
ドナーの安全性確保の観点から，ドナーの安全性を最優先し，PBSCの動員・採取に当たることを原則とする．アフェレーシスによる末梢血幹細胞採取中は，少なくとも1名の医療スタッフ（医師，看護師，臨床工学技士など）による常時監視体制が整っていること．

2）緊急時の体制
採取中のドナーの容態急変に備えて心電図・酸素飽和度モニター，酸素ボンベ（または配管），蘇生セット，救急医療品が整備され，迅速に救急措置ができる医師が常に確保されていること．

3）採取環境
ドナーが数時間に及ぶアフェレーシスの間，快適に過ごせる環境（採取専用スペース，採取専用ベッド，毛布，テレビなど）が確保されていること．

4）作業基準の作成
末梢血幹細胞採取のためのアフェレーシスの作業基準（マニュアル）を，各施設の条件や使用する血球分離装置の機種に合わせて作業手順書として作成しておくこと．

5）採取記録の保存
アフェレーシスの全経過を正確に記録し，採取記録要旨を保存すること．また，末梢血幹細胞を凍結保存する場合は，原則として「院内における血液細胞処理のための指針」に従う．

〔同種末梢血幹細胞移植のための健常人ドナーからの末梢血幹細胞動員・採取に関するガイドライン 2010年6月30日改訂第4版（日本造血細胞移植学会　日本輸血・細胞治療学会）[2]より〕

(学会認定・アフェレーシスナースが望ましい)と臨床工学技士の両者で実施することを推奨すると変更された．学会認定・アフェレーシスナースは，日本輸血・細胞治療学会が主体となり日本骨髄バンクの協力を得て，2010年度発足した認定看護師制度である．2017年3月までに，242人の看護師がアフェレーシスナースとして認定され，各現場で活躍している．

3 末梢血幹細胞の凍結と解凍

採取された末梢血幹細胞を凍結し，移植時に解凍して輸注することが行われている．造血幹細胞の凍結は，歴史的に自家（己）骨髄移植に用いる骨髄細胞の凍結から始まった．採取された骨髄血には多量の赤血球が含まれているので，骨髄血から赤血球を除去し，その後 dimethyl sulfoxide（DMSO），glycerol，hydroxyethyl starch のような細胞凍害防止剤を加え，骨髄細胞が凍結された．細胞凍害防止剤が添加されていないと，細胞凍結時，細胞質内に氷晶が形成され細胞を傷害するためである．凍結にはプログラムフリーザが用いられ，細胞は液体窒素の容器に保存された．1983年，Stiff らが上記の方法で初めて骨髄細胞の保存に成功し，以後 Stiff らの方法に改良を加えた方法が末梢血幹細胞の凍結に用いられている[10,11]．

本邦では，医薬品ではなく試薬であるが細胞凍害防止剤 CP-1 を使い，プログラムフリーザを使わず氷上で冷却後，直ちに−80℃以下の超低温フリーザで凍結保存する簡易法が一般的である[12]．通常，移植時に解凍しそのまま輸注する．細胞凍害防止剤には DMSO やその他の添加物が含まれているので，輸注時に有害反応が出る可能性がある．解凍後，細胞凍害防止剤を除去して輸注しても生着することが報告されている[13]．造血幹細胞（骨髄血，末梢血幹細胞，臍帯血）の輸注時の有害反応については，日本輸血・細胞治療学会が前向き調査研究を行っている．細胞凍害防止剤の医薬品は世界的に存在しないので，医薬品としての細胞凍害防止剤の開発と発売が待たれている．解凍時，滅菌ビニール袋などを被せ凍結バッグを解凍することが勧められる．解凍時，バッグが破損し液漏れが起こることがあるからである[14]．

末梢血幹細胞の凍結と解凍，臍帯血の解凍，骨髄細胞から単核細胞分離や血漿除去などの操作は，細胞プロセシングとよばれる．これらの作業は，保険診療で行われる医療行為であるにも係らず規則や通知は存在しなかった．日本輸血・細胞治療学会が中心となり，2010年5月27日，院内における血液細胞処理のための指針が発表され，保険診療の枠内で行う造血幹細胞の処理に対する従うべき基準となった[15]．この指針の中で，実際に作業する作業員の資格は言及されていなかった．2015年，日本輸血・細胞治療学会の主導で細胞治療認定管理師制度が発足した．上記の指針の中の作業員は，この制度を受審し承認を得ることが望ましい．

4 自家(己)末梢血幹細胞移植(autologous peripheral blood stem cell transplantation)

2013年に行われた疾患別造血幹細胞移植の第2位は非ホジキンリンパ腫で，第3位は多発性骨髄腫である 図IX-6．両疾患への造血幹細胞移植の大半は，自家（己）末梢血幹細胞移植である．非ホジキンリンパ腫に対する自家（己）末梢血幹細胞の前処置には BEAM レジメンを使うことが多いが 表IX-10，本邦では carmustine（BCNU）は発売されていないので，代わりに ranimustine（サイメリン®，MCNU）を使うことが多い．

欧米では，関節リウマチや SLE のような自己免疫疾患，多発性硬化症，クローン病の治療として造血幹細胞移植が行われることがある 表IX-6．これらの疾患に対する自家（己）末梢血幹細胞移植の適応は，移植を考慮してもよい（CO）とされている．本邦の造血幹細胞移植適応ガイドラインでは，何れの自己免疫疾患に対しても，臨床試験として実施すべき，または一般には勧められないとされている[16]．一方，骨髄腫類縁疾患の原発性アミロイドーシスと POEMS 症候群は，ともに形質細胞の異常増殖が疾患発症の基礎にあり，両疾患とも自家（己）末梢血幹細胞移植が有効であることが報告されている[17,18]．

JCOPY 498-01913

表IX-25 骨髄移植，末梢血幹細胞移植，臍帯血移植の違い

	骨髄移植	末梢血幹細胞移植	臍帯血移植
HLA 一致	一致または 1 座不一致	一致または 1 座不一致	2 座不一致まで可
生着	標準的	早い	遅い
急性 GVHD	標準的	Ⅲ/Ⅳが多い	少ない
慢性 GVHD	標準的	多い	少ない
GVL	標準的	強い？	強い？
ドナーの得やすさ	標準的	標準的	迅速
ドナーのリスク	全身麻酔，骨髄採取	G-CSF，アファレーシス	なし

5 同種末梢血幹細胞移植（allogeneic peripheral blood stem cell transplantation）

本邦で，非血縁者間の末梢血幹細胞移植が保険収載されたのは 2010 年であるため 表IX-5，実施例は未だ多くはない．当初，非血縁者間末梢血幹細胞移植の実施に当たり条件が付けられていた（「末梢血幹細胞採取の体制」を参照）．2015 年 10 月 23 日，第 46 回厚生科学審議会疾病対策部会造血幹細胞移植委員会が開催され，「ドナーが患者と HLA 遺伝子レベルで 8/8 一致であること」について，非血縁者間骨髄移植と同様に「1 抗原不適合（5/6 抗原一致）」の移植を認めることが提案され，実施されている．この HLA の制限解除によって，適合ドナーが得られやすくなるため，非血縁者間末梢血幹細胞移植の実施数の増加が予想される．

末梢血幹細胞移植，骨髄移植，臍帯血移植の違いを 表IX-25 に示す．採取された末梢血幹細胞には，他の 2 つに比して含まれる CD34 陽性細胞と T 細胞の数が多いことが大きな特徴である．骨髄移植と末梢血幹細胞移植の臨床効果の差については，ランダム化比較試験とメタ解析が報告されている．HLA 一致の同胞間移植では，12 のランダム化比較試験のメタ解析が報告された 表IX-26[19]．それによると，好中球と血小板の回復は末梢血幹細胞移植で有意に早かった．生存率は，両者で差がなかったが，進行期群では末梢血幹細胞移植のほうが良好であった．無病生存率，再発率，再発死亡率は，末梢血幹細胞移植のほうが優れていた．非再発死亡率は同等であった．Ⅱ-Ⅳ度の急性 GVHD の頻度は両者で差はなかったが，Ⅲ-Ⅳ度の重症急性 GVHD は末梢血幹細胞移植で多かった．広範囲型の慢性 GVHD は，末梢血幹細胞移植で有意に多かった．以上から，末梢血幹細胞移植のほうが GVL が強く，進行期造血器腫瘍に対する造血幹細胞移植として相応しいと考えられた．

表IX-26 HLA 一致同胞間移植のメタ解析

	骨髄移植	末梢血幹細胞移植
生存率	同等	同等
早期群	同等	同等
進行期群	劣る	良い
無病生存率	劣る	良い
再発率	高い	低い
再発死亡率	高い	少ない
非再発死亡率	同等	同等
急性 GVHD（Ⅱ-Ⅳ度）	同等	同等
急性 GVHD（Ⅲ-Ⅳ度）	少ない	多い
慢性 GVHD（広範囲型）	少ない	多い
好中球回復	遅い	早い
血小板回復	遅い	早い

（Stem Cell Trialists' Collaborative Group. J Clin Oncol. 2005; 23: 5074-87[19]より改変）

その後，非血縁者間で両者を比較するランダム化比較試験の結果が報告された 表IX-27[20]．それによると，生存率，無病生存率，再発率，非再発死亡率，Ⅱ-Ⅳ度の急性 GVHD 発症率，Ⅲ-Ⅳ度の急性 GVHD 発症率は，両移植で差を認めなかった．一方，慢性 GVHD の発症率は，末梢血幹細胞移植で高かった．好中球の回復は，末梢血幹細胞移植で早かった．以上の結果から，非血縁者間における末梢血幹細胞移植の妥当性が確認された．

最近，コクランレビューから，両者を比較するメタ解析の結果が発表された 表IX-28[21]．生存率，無病生存率，移植関連死亡率は両者で差がなかったが，再発率は末梢血幹細胞移植で少ない傾向が認め

表IX-27　非血縁者間移植のランダム化比較試験

	骨髄移植	末梢血幹細胞移植
生存率	同等	同等
無病生存率	同等	同等
再発率	同等	同等
再発死亡率	同等	同等
非再発死亡率	同等	同等
急性 GVHD（Ⅱ-Ⅳ度）	同等	同等
急性 GVHD（Ⅲ-Ⅳ度）	同等	同等
慢性 GVHD	少ない	多い
好中球回復	遅い	早い
血小板回復	遅い	早い

（Anasetti C, et al. N Engl J Med. 2012; 367: 1487-96[20]より改変）

表IX-28　末梢血幹細胞移植と骨髄移植の比較

	ハザード比*	(95%信頼区間)	p値
生存率	1.07	0.91-1.25	0.78
無病生存率	1.04	0.89-1.21	0.6
再発率	1.3	0.98-1.72	0.07
移植関連死亡率	0.98	0.76-1.28	0.91
急性GVHD（Ⅱ-Ⅳ度）	1.03	(0.89-1.21)	0.67
急性GVHD（Ⅲ-Ⅳ度）	0.75	(0.55-1.02)	0.07
慢性GVHD(全体)	0.72	(0.61-0.85)	<0.01
慢性GVHD(広範囲型)	0.69	(0.54-0.90)	<0.01
好中球生着日	1.96	(1.64-2.35)	<0.01
血小板生着日	2.17	(1.69-2.78)	<0.01

末梢血幹細胞移植を1とする.
（Holtick U, et al. Cochrane Database Syst Rev. 2014; 4: CD010189[21]より改変）

られた. 急性GVHD全体の頻度は両者で差がなかったが, Ⅲ-Ⅳ度の急性GVHD発症率は, 末梢血幹細胞移植で多い傾向がみられた. 慢性GVHDは, 末梢血幹細胞移植で有意に多かった. 好中球と血小板の生着は, 末梢血幹細胞移植で有意に早かった.

上記の3つの結果をまとめると, 骨髄移植に比較して, 末梢血幹細胞移植後では好中球と血小板の回復は速やかであること, 重症の急性GVHDを発症する可能性があること, 慢性GVHDの発症率が高いことが示唆された. 生存率や無病生存率は, 両移植で同等であることから, GVHDの治療を考えた場合, high riskを除く標準型の造血器腫瘍や再生不良性貧血に対しては, 末梢血幹細胞移植が骨髄移植より優れているとはいえない.

6 HLA半合致(ハプロ)移植 (haploidentical transplantation)

適合ドナーがいない場合の代替治療として, HLA半合致（ハプロ）移植が注目されている[22,23]. ハプロ移植とは, 2つのHLAのハプロタイプのうち, 1つしか一致していない移植の総称である. 親子間では必ず1つのハプロタイプが一致しているので図IX-16, 親子間のハプロ移植は可能である. 同胞, 叔父叔母などの血縁者間のハプロ移植も可能である. したがって, ハプロ移植の適合ドナーを見つけるのは容易である. 移植法は, 骨髄移植または末梢血幹細胞移植を用いる.

ハプロ移植の成功の鍵は, 拒絶予防とGVHDの制御にある. 現在, 大別して3種類のハプロ移植法がある. ①イタリアで行われた移植片からT細胞の除去とCD34陽性細胞の濃縮を行い移植する方法. 移植後の免疫抑制剤を使用しなくとも, 高い生着率と最小限のGVHD発症率で済むことが示された. 一方, 感染症と再発率は高い. ②米国で行われた移植後にCYを大量投与（100 mg/kg）し, 移植後のドナーのT細胞を除去する方法. GVHDと感染症は減少したが, 再発が多く認められた. ③本邦と中国で行われているATGを移植前処置に組み込み, GVHDを制御する方法. ATGの量や組み合わせる前処置と免疫抑制剤は, 施設により異なっているため, 一定の結論を出すことが困難である. どの方法によっても, 移植後のT細胞性免疫不全に基づく感染症の管理とGVL効果の減弱による再発への対策が必要である.

●文　献

1) ドナーのためのハンドブック 第2版. 日本骨髄バンク. 2014. p.43.
2) 同種末梢血幹細胞移植のための健常人ドナーからの末梢血幹細胞動員・採取に関するガイドライン2010年6月30日改訂第4版（日本造血細胞移植学会　日本輸血・細胞治療学会）
http://yuketsu.jstmct.or.jp/medical/guidelines/
3) 北里大学病院 右頸部血腫の気道圧迫により窒息に

至った医療事故の報告書
http://www.kitasato-u.ac.jp/khp/download/top/news20150119.pdf
4) Kodera Y, Yamamoto K, Harada M, et al. PBSC collection from family donors in Japan: a prospective survey. Bone Marrow Transplant. 2014; 49: 195-200.
5) 皆方大佑，室井一男，山本千裕，他．末梢血幹細胞動員のため投与された顆粒球コロニー刺激因子と嘔気と食欲不振．日本輸血細胞治療学会誌．2015; 61: 461-2.
6) 日本造血細胞移植学会 ドナー有害事象報告
http://www.jshct.com/donor/
7) Halter J, Kodera Y, Ispizua AU, et al. Severe events in donors after allogeneic hematopoietic stem cell donation. Haematologica. 2009; 94: 94-101.
8) Shaw BE, Confer DL, Hwang W, et al. A review of the genetic and long-term effects of G-CSF injections in healthy donors: a reassuring lack of evidence for the development of haematological malignancies. Bone Marrow Transplant. 2015; 50: 334-40.
9) 日本骨髄バンク 非血縁者間末梢血幹細胞提供者の安全性に関する検証
http://www.jmdp.or.jp/medical/notice_w/post_286.html
10) Stiff PJ, Murgo AJ, Zaroulis CG, et al. Unfractionated human marrow cell cryopreservation using dimethylsulfoxide and hydroxyethyl starch. Cryobiology. 1983; 20: 17-24.
11) Stiff PJ, Koester AR, Weidner MK, et al. Autologous bone marrow transplantation using unfractionated cells cryopreserved in dimethylsulfoxide and hydroxyethyl starch without controlled-rate freezing. Blood. 1987; 70: 974-8.
12) Makino S, Harada M, Akashi K, et al. A simplified method for cryopreservation of peripheral blood stem cells at-80 degrees C without rate-controlled freezing. Bone Marrow Transplant. 1991; 8: 239-44.
13) Hirata Y, Kishino K, Onozaki F, et al. Use of cryoprotectant-depleted allogeneic peripheral blood stem cells for transplantation. Hematology. 2011; 16: 221-4.
14) 関上智美，入内島裕乃，滝沢牧子，他．末梢血造血幹細胞解凍時の凍結バッグ破損．日本輸血細胞治療学会誌．2015; 61: 513-4.
15) 室井一男．造血幹細胞採取プロセシングガイドラインについて．臨床血液．2010; 51: 1623-29.
16) 日本造血細胞移植学会．造血細胞移植ガイドライン
http://www.jshct.com/guideline
17) Dispenzieri A, Moreno-Aspitia A, Suarez GA, et al. Peripheral blood stem cell transplantation in 16 patients with POEMS syndrome, and a review of the literature. Blood. 2004; 104: 3400-7.
18) Skinner M, Sanchorawala V, Seldin DC, et al. High-dose melphalan and autologous stem-cell transplantation in patients with AL amyloidosis: an 8-year study. Ann Intern Med. 2004; 140: 85-93.
19) Stem Cell Trialists' Collaborative Group. Allogeneic peripheral blood stem-cell compared with bone marrow transplantation in the management of hematologic malignancies: an individual patient data meta-analysis of nine randomized trials. J Clin Oncol. 2005; 23: 5074-87.
20) Anasetti C, Logan BR, Lee SJ, et al. Peripheral-blood stem cells versus bone marrow from unrelated donors. N Engl J Med. 2012; 367: 1487-96.
21) Holtick U, Albrecht M, Chemnitz JM, et al. Bone marrow versus peripheral blood allogeneic haematopoietic stem cell transplantation for haematological malignancies in adults. Cochrane Database Syst Rev. 2014; 4: CD010189.
22) 池亀和博，小川啓恭．血縁 HLA 半合致移植（ハプロ移植）の現状と今後．臨床血液．2015; 56: 289-97.
23) Fuchs EJ. Haploidentical transplantation for hematologic malignancies: where do we stand? Hematology Am Soc Hematol Educ Program. 2012; 2012: 230-6.

IX-B-3 臍帯血移植 Cord blood transplantation

Author: 室井一男

1 さい帯血バンク（cord blood bank）

1999年，日本さい帯血バンクネットワークが発足し 表IX-5，公的さい帯血バンク事業が開始された．2013年，非血縁者間臍帯血移植が10,000例を突破した．2014年3月，日本さい帯血バンクネットワークが解散され，さい帯血バンクの統合が行われた．現在，6つのさい帯血バンクに集約されている．日本赤十字社が，主なさい帯血バンクの運営に携わっている．造血幹細胞移植情報サービスから，骨髄バンクとさい帯血バンクにアクセスし，適合骨髄バンクドナーと適合臍帯血を検索することができる[1]．臍帯血は，HLAの適合度は4/6以上，細胞数は2×10^7/kg以上で，CD34陽性細胞数が多いほうがよい．

2 臍帯血移植

骨髄移植に対する臍帯血移植の特徴は，①患者の病状に応じて迅速に移植できる，②HLAの拘束性が低いので対象ドナーが広い（血清学的にHLA2座不一致まで適合），③重症のGVHDが少ない，④移植後生着反応が出ることがある，⑤好中球と血小板の回復が遅い，⑥生着不全が多い，⑦移植後の感染症のリスクが高いなどがあげられる[2,3]．

臍帯血移植の成績は，造血器腫瘍と非造血器腫瘍，小児と成人，骨髄破壊的前処置とRICで異なるので，一概に説明できないが，CIBMTRからの報告によると，疾患の状態を合わせた成人のAMLに対する検討では，HLA一致の骨髄移植と臍帯血移植，HLA一致の末梢血幹細胞移植と臍帯血移植の比較で，両者の無病生存率に差を認めなかった[4]．最近，本邦からAMLとALLを対象とし非血縁者間臍帯血移植とHLAのアリルが1座不一致（7/8一致）の非血縁者間骨髄移植を比較した結果が発表された[5]．それによると，急性GVHD，慢性GVHD，非再発死亡は前者で低く，再発率，生存率，無病生存率は同等であった．したがって，AMLやALLに対する非血縁者間臍帯血移植は，非血縁者間骨髄移植と同等の成績が見込まれると考えられる．

3 特殊な臍帯血移植

特殊な臍帯血移植として，欧米では2つの臍帯血を同時に移植する複数臍帯血移植（double cord transplantation）が行われている[6]．2つの臍帯血を同時に移植することによって，速やかな生着と拒絶の低下が期待されるからである．移植後，2つの臍帯血由来の造血は長く続かず，1つの臍帯血由来の造血に収束する．米国からの報告によると，造血器腫瘍に対する5年の無病生存率は，複数臍帯血移植，HLA一致血縁者間移植，HLA一致非血縁者間移植，HLA1抗原不一致非血縁者間移植で差がなかった[7]．再発率は複数臍帯血移植で低かったが，非再発死亡率は複数臍帯血移植で高かった．適合ドナーや適合臍帯血が見つからない場合には，複数臍帯血移植は考慮すべき移植法と考えられている．

もう一つの特殊な移植法として，臍帯血細胞の骨髄内移植（intra-bone marrow injection）がある[8]．静脈内に投与された造血幹細胞の多くは肺で捉えられ，骨髄に到達するのは，投与された一部の細胞に過ぎない．細胞の少ない臍帯血細胞の生着を高めるため，臍帯血細胞の骨髄内移植が研究されている．本邦では，臨床第I/II相試験と臨床第II相試験が実施されている（平成27年度第2回造血細胞移植合同班会議，2016年1月10日）．後者は，解凍した臍帯血を洗浄後濃縮し，後腸骨稜の2〜4カ所に，通常の骨髄穿刺針を用いて処理の終わった臍帯血細胞を骨髄内に注入する移植である．主要評価項目は，移植後60日の生着と生存．21例が登録され，今後の結果の発表が待たれる．

おわりに

造血幹細胞移植の適応は拡大し，用いる造血幹細

JCOPY 498-01913

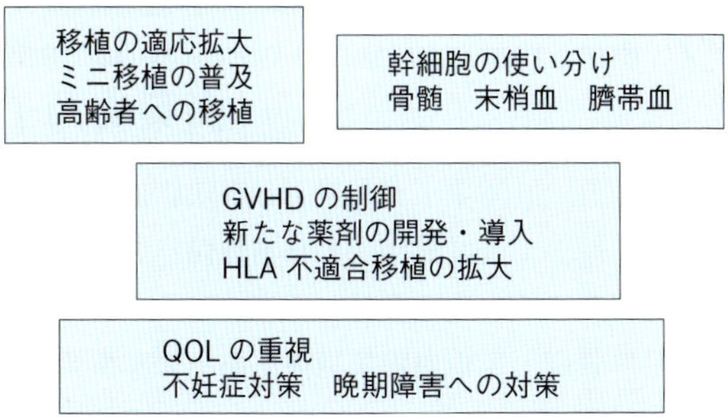

移植の適応拡大
ミニ移植の普及
高齢者への移植

幹細胞の使い分け
骨髄　末梢血　臍帯血

GVHD の制御
新たな薬剤の開発・導入
HLA 不適合移植の拡大

QOL の重視
不妊症対策　晩期障害への対策

図IX-35　造血幹細胞移植の将来の展望

胞，前処置，GVHD の予防は多様化している．一方，GVHD の制御，造血器腫瘍における移植後の再発の問題，移植後の QOL の質など解決すべき課題が残されている．これらの課題を着実に解決することによって，造血幹細胞移植はさらに発展することが期待される 図IX-35．

●文　献

1) 造血幹細胞移植情報サービス 移植病院向け情報 http://www.bmdc.jrc.or.jp/medicalpersonnel/for-hospital.html#main
2) Oran B, Shpall E. Umbilical cord blood transplantation: a maturing technology. Hematology Am Soc Hematol Educ Program. 2012; 2012: 215-22.
3) Uchida N, Yamamoto H, Taniguchi S. Umbilical cord blood transplantation in adults: An update and future prospects. 日本造血細胞移植学会雑誌. 2013; 2: 1-11.
4) Eapen M, Rocha V, Sanz G, et al. Effect of graft source on unrelated donor haemopoietic stem-cell transplantation in adults with acute leukaemia: a retrospective analysis. Lancet Oncol. 2010; 11: 653-60.
5) Terakura S, Atsuta Y, Tsukada N, et al. Comparison of outcomes of 8/8 and 7/8 allele-matched unrelated bone marrow transplantation and single-unit cord blood transplantation in adults with acute leukemia. Biol Blood Marrow Transplant. 2016; 22: 330-8.
6) Rocha V, Crotta A, Ruggeri A, et al. Double cord blood transplantation: extending the use of unrelated umbilical cord blood cells for patients with hematological diseases. Best Pract Res Clin Haematol. 2010; 23: 223-9.
7) Brunstein CG, Gutman JA, Weisdorf DJ, et al. Allogeneic hematopoietic cell transplantation for hematologic malignancy: relative risks and benefits of double umbilical cord blood. Blood. 2010; 116: 4693-9.
8) Okada M, Yoshihara S, Taniguchi K, et al. Intrabone marrow transplantation of unwashed cord blood using reduced-intensity conditioning treatment: a phase I study. Biol Blood Marrow Transplant. 2012; 18: 633-9.

Ⅸ-B-4 骨髄バンク，臍帯血バンク Bone marrow bank, cord blood bank

Author: 高梨美乃子

1 骨髄バンク（bone marrow bank）

a．概要

骨髄バンクと臍帯血バンクは非血縁者間造血幹細胞移植を支える社会基盤である．ドナー選択においてHLA適合を最善とする前提があり，兄弟間にドナーを見いだす確率は1/4である．しかしながら，常に同胞間にドナーを見いだすことができるとは限らない．近年は血縁者間移植でのHLA不適合を許容し，ハプロ移植とよばれる親子間の移植も行われるようになってきたが，一般的に血縁者間にHLA適合ドナーを見いだせない場合には非血縁者間移植を考慮する．

非血縁者間で同一のHLA型をもつ人を見いだす確率は数百人から数万人に1人といわれている．このために，あらかじめHLA型を検査した人の情報を登録しておき，造血幹細胞移植を必要とする患者のためにHLA型を一致する人にドナーになっていただく仕組みが骨髄バンクである．

本邦では永らく基本法のないままに実施され発展してきた非血縁者間造血幹細胞移植であったが，2012年9月には「移植に用いる造血幹細胞の適切な提供の推進に関する法律（造血幹細胞提供推進法）」（平成24年法律第90号）が成立し，本邦の非血縁者間造血幹細胞移植の基本的な体制が法的に規定された．

「造血幹細胞提供推進法」第4条には，国の責務が書かれている: 国は，前条の基本理念にのっとり，移植に用いる造血幹細胞の適切な提供の推進に関する施策を策定し，および実施する責務を有する．よって，現在の非血縁者間造血幹細胞移植の体制整備の大枠については国の責任である．

本法により，「骨髄・末梢血幹細胞提供あっせん事業」，「臍帯血供給事業」および「造血幹細胞提供支援機関」による非血縁者間造血幹細胞移植を支える社会構造が規定された．日本赤十字社が本法律に基づく造血幹細胞提供支援機関として2013年10月に指定され，2014年1月1日より本法律は全面施行された．続いて公益財団法人日本骨髄バンクは国の許可を得るための申請を行い，審査を経て2014年4月1日に骨髄・末梢血幹細胞提供あっせん事業者の許可を得た．

b．設立

1973年，英国で慢性肉芽腫症の男児のために非血縁者5万人の血液検査を呼び掛けるメディアのキャンペーンがあり非血縁者間骨髄移植が成功した[1]．そのニュースを聞いたオーストラリアの女性が，原発性免疫不全症候群を患う息子のために英国に渡り，共感と支持を得て1974年，骨髄ドナー登録が始まった．世界初の骨髄ドナー登録制度，現在のAnthony Nolanである．

本邦では1988年，「名古屋骨髄献血希望者を募る会」が全国で初めて骨髄ドナー募集を開始し，1989年，本邦初の民間骨髄バンク（東海骨髄バンク）が発足した．1991年12月，民間の骨髄バンク事業（東海・九州・北海道）を統合した公的骨髄バンク事業として厚生省（当時）が骨髄移植推進財団（当時）を認可した．1992年1月より日本赤十字社にて，ドナー登録希望者の受入れ，HLA検査，個人情報管理などの骨髄ドナー登録事業が開始された．東海骨髄バンクは55例の非血縁者間骨髄移植を可能にし[2]，その他民間の骨髄バンクを介する骨髄移植が数例報告されている．骨髄移植推進財団を介する第1例目の骨髄移植は1993年であった．

c．公益財団法人日本骨髄バンク

骨髄移植推進財団を介する移植は1993年の85例から順調に増加し，2012年以降は年間1,300例を超えた．累計は2012年末までに15,000件を超えた．2013年10月，骨髄移植推進財団から公益財団法人日本骨髄バンク（以下JMDP: Japan Marrow Donor Program）へと名称を変更した．2014年4月，造血幹細胞提供推進法に基づく骨髄・末梢血幹細胞提供あっせん事業者として認可された．

表IX-29　骨髄バンク事業における役割分担について（JMDP ホームページより改変）

機関名	主な役割
厚生労働省	法に定める基本理念に則り，下記に関する施策の策定と実施. 1）国民の理解の増進 2）情報の一体的な提供 3）提供者の健康などの状況の把握および分析のための取組の支援 4）造血幹細胞提供関係事業者の安定的な事業運営の確保 5）研究開発の促進など 6）国際協力の推進 7）移植に用いる骨髄および移植に用いる末梢血幹細胞の採取に係る医療提供体制の整備 骨髄・末梢血幹細胞提供あっせん事業の許可を行うとともに，事業者の実施する普及啓発・連絡調整業務等に対して国庫補助を行うことにより，事業の適正かつ積極的な推進を図る. 造血幹細胞提供支援機関を指定するとともに，造血幹細胞提供支援機関の実施する業務に対して国庫補助を行うことにより，造血幹細胞提供事業の円滑な実施を図る.
日本骨髄バンク（骨髄・末梢血幹細胞提供あっせん事業者）	普及啓発およびドナー募集業務. 骨髄・末梢血幹細胞移植までの連絡調整業務. 1）患者登録受付 2）日本赤十字社へ HLA 型適合ドナーの検索依頼 3）HLA 型適合ドナーに対するコーディネーターによる説明，確認検査実施，最終適合ドナーの審査 4）患者主治医との連絡調整 5）医療機関（骨髄採取および移植施設）との連絡調整（国際協力も含む） ドナーに対する傷害補償業務（民間の団体傷害保険を活用）. コーディネーターの養成研修業務. 骨髄・末梢血幹細胞移植に係る国際協力事業. 骨髄・末梢血幹細胞移植に関する調査研究事業. 低所得者の患者への負担軽減措置.
日本赤十字社（造血幹細胞提供支援機関）	法に基づく造血幹細胞提供支援機関の指定業務. 1）骨髄・末梢血幹細胞ドナー登録，その他造血幹細胞提供関係事業者などに協力を行う. 2）造血幹細胞提供関係事業者の事業について，必要な連絡調整を行う. 3）移植に用いる造血幹細胞に関する情報を一元的に管理し，医師，その他の移植に用いる造血幹細胞を必要とする者に提供する. 4）移植に用いる造血幹細胞の提供に関する普及啓発を行う.
医療機関（認定施設）	非血縁骨髄・末梢血幹細胞移植を実施.（日本造血細胞移植学会が認定） 非血縁骨髄・末梢血幹細胞採取を実施.（日本骨髄バンク協力のもと日本造血細胞移植学会が認定）
地方自治体（都道府県，保健所設置市，特別区）	法の基本理念に則り，国との適切な役割分担をふまえて，移植に用いる造血幹細胞の適切な提供に関する施策を策定し，主に以下の活動を実施. 1）普及啓発 2）関係者間の連携確保を図るための連絡協議会の設置運営 3）保健所におけるドナー登録受付　など

骨髄バンク事業は，JMDP が主体となり，日本赤十字社と都道府県などの協力により行われている公的事業である．複数の組織の役割分担を表IX-29に示す．

JMDP の定款には，その目的を，骨髄移植また末梢血幹細胞移植（以下，「骨髄移植等」という．）に関する普及啓発，骨髄移植等までの連絡調整，骨髄または末梢血幹細胞の提供者に対する補償業務，骨髄移植等に関する調査研究，骨髄移植等に従事する者に対する研修などを行うことにより，骨髄バンク事業の推進を図るとともに，「移植に用いる造血幹細胞の適切な提供の推進に関する法律」に基づいて造血幹細胞移植医療の発展を図り，もって国民の健康と福祉の増進に寄与すること，とある．

JMDP は厚生労働省（旧　厚生省）の指導のもとに発展し，国庫補助を受け，患者負担金を徴収し，

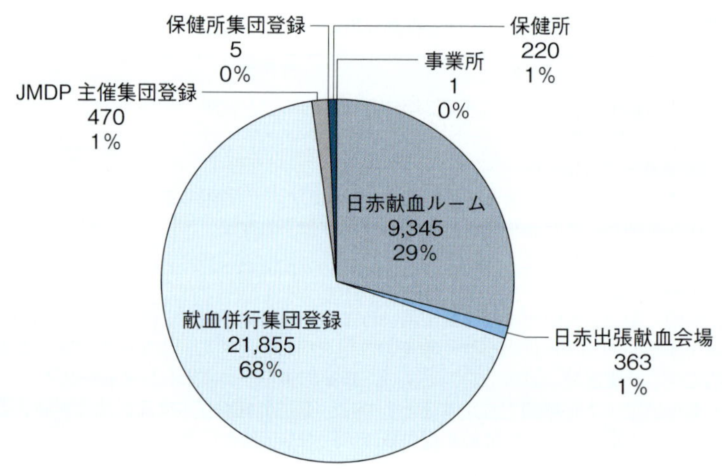

図IX-36 **2016 年度骨髄ドナー登録者会場別分類**（日本赤十字社のデータより）

医療制度の中で診療報酬から費用を還元することで事業を継続してきた.

d. 骨髄ドナー登録

ドナー募集のための推進広報はJMDPの事業である. ドナー登録の要件は年齢18歳以上54歳以下, 体重が男性45 kg以上, 女性40 kg以上, 健康で登録時の検査や提供手続きなどを理解した方である. 全身麻酔をうけるには適さないと考えられる場合, 感染症の伝搬の可能性がある場合などは勧められない. 移植コーディネート時に健康診断を受けて骨髄・末梢血幹細胞の提供の可否判断がされる[3].

ドナー登録の場としては, 保健所やJMDPの開催する登録会などがあるが, 全登録者の98%は日本赤十字社の血液事業における献血窓口にて登録申請されている 図IX-36. 希望者の受入れ, ドナー登録者の個人情報管理は造血幹細胞提供支援機関としての日本赤十字社の業務である. ドナー登録者のHLA検査は日本赤十字社関東甲信越または近畿ブロック血液センター, および中央血液研究所にて行われている.

これまでの骨髄バンクドナー登録者は総計72万人であるが, 年齢や健康上などの理由で登録が取り消されることもあり, 現在の有効登録者数は48万人である 図IX-37. さらに, 海外勤務や家庭の事情, コーディネート中などの理由により一時的にHLA適合検索対象から外れることもある. 実際にHLA適合検索の対象となるのは37万人前後となっている. また, 現在の登録者年齢は40代がピークとなっている. 今後15年にわたりドナー年齢制限を理由とする取り消し者数が増加し, 10年後には年間2万人が年齢による取り消しとなることが予想される. ドナー登録者数の目標値を改めて議論し設定することが必要であろう.

骨髄・末梢血造血幹細胞移植では近年, ドナー年齢が移植成績に影響することが報告されている[4-6]. JMDPによる若年層の骨髄バンクドナー登録を推進するための広報活動が行われているが, その評価は困難である. 若年層募集を明確に打ち出している登録制度もあり, 例えば英国Anthony Nolanでは, 新規登録は16〜30歳[7], 英国ドナー登録制度（NHS Blood and Transplant）では17〜40歳[8]としている. またアメリカ合衆国のドナー登録制度NMDPでは18〜44歳を募集しており, 45〜60歳で登録を希望する場合には寄付を依頼する[9]. 一方, 750万人近いドナー登録者を擁するドイツドナー登録制度（ZKRD）では年齢を18〜60歳としている[10].

e. 患者登録とドナー検索

非血縁者間骨髄・末梢血幹細胞移植を希望する患者はJMDPに患者登録を行う. 患者登録を行う人の年齢は移植前処置の副作用低減化など医療における

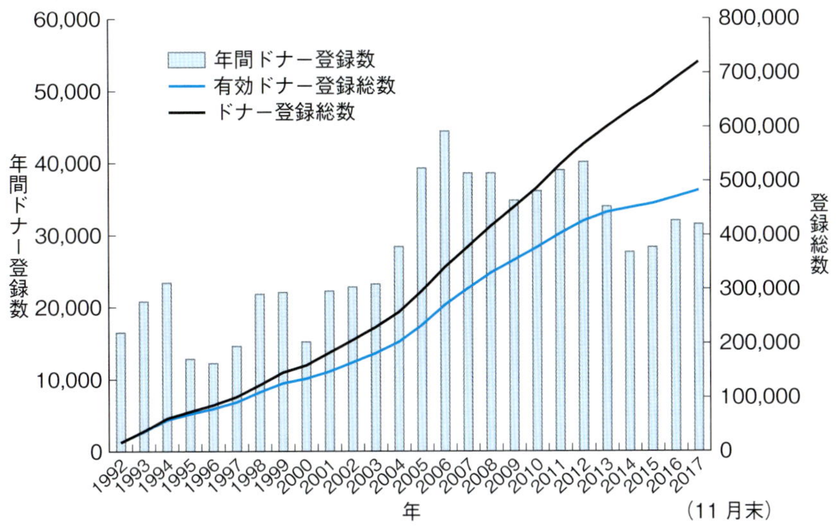

図IX-37 **骨髄ドナー登録者数推移**（日本赤十字社のデータより）

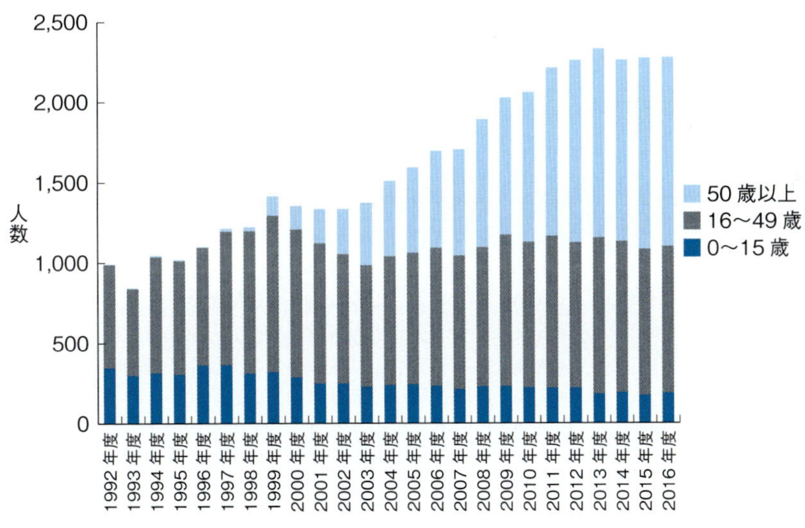

図IX-38 **JMDP 国内登録患者の年齢層別推移**（日本赤十字社のデータより）

変化を反映し，2012 年度以降，患者登録者のうち半数が 50 歳以上の患者である 図IX-38 ．患者の HLA 情報が日本赤十字社に送られ HLA 適合検索が行われる．登録患者との初回 HLA 適合率は 2008 年より 95％であり，ドナー登録者数の増加傾向にもかかわらず大きく変動していない 図IX-39 ．

移植臨床経験の蓄積により，HLA 不適合がある場合の移植成績に与える影響が変化してきた[11,12]．2015 年 10 月以降のドナー検索に近年の知見を反映させ，検索結果は 表IX-30 のように JMDP に送付されている．

f．骨髄・末梢血幹細胞移植のコーディネート

JMDP は検索結果を患者担当医に送付し，担当医がドナーを選択し，ドナーコーディネートが開始される．この時に，対象ドナー登録者の個人情報が JMDP に送付される．コーディネートの開始が郵送であるため，住所不明となったドナー登録者は，ド

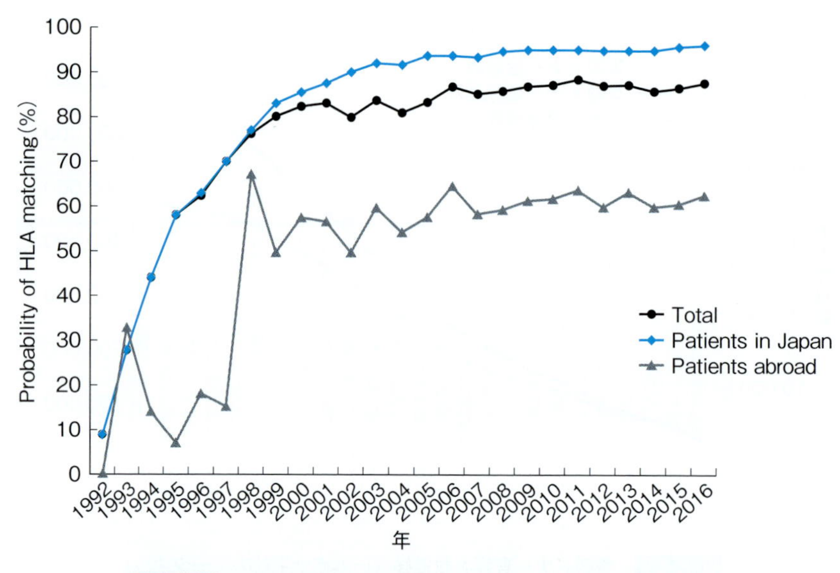

図IX-39 初回検索適合率の推移（日本赤十字社のデータより）

表IX-30 骨髄ドナー検索の概要

HLA 抗原適合	HLA アリル適合	検索ドナー数
HLA-A・B・DR の 6/6 適合	HLA-A・B・DR アリル 6/6 適合，C アリル適合 HLA-A・B・DR アリル 6/6 適合，C アリル不適合 HLA-A・B・DR アリル 6/6 適合，C 座不明	最大 30 名（a）
	HLA-A・B・DR アリル 5/6 適合，C アリル適合 HLA-A・B・DR アリル 5/6 適合，C アリル不適合 HLA-A・B・DR アリル 5/6 適合，C 座不明	60－a 名
HLA-A・B・DR の 5/6 適合	HLA-A・B・DR アリル 5/6 適合，C アリル適合 HLA-A・B・DR アリル 5/6 適合，C アリル不適合 HLA-A・B・DR アリル 5/6 適合，C 座不明 HLA-A・B・DR アリル 4/6 適合，C アリル適合 HLA-A・B・DR アリル 4/6 適合，C アリル不適合 HLA-A・B・DR アリル 4/6 適合，C 座不明	最大 40 名

ナー検索の対象としていない．郵送以外のドナー候補者との連絡方法を模索する時期であろう．コーディネーションは1患者に同時に5名のドナー候補者と行ってきたが，2018年4月より10名となった．

骨髄または末梢血幹細胞の提供意思，健康状態などの確認の後，コーディネーター，医師が面談して改めて説明を行う．提供可能と考えられる場合に確認検査を行う．最終同意が得られると提供日，採取施設の調整が行われる．2016年度のドナーコーディネートのデータによると，国内の2,273人の患者登録に対して26,818人のドナー登録者に連絡し，1,243件の移植に至っている 図IX-40．ほとんどの移植が骨髄移植に向けたものであるので紹介すると，当初のドナー登録者への連絡からコーディネートの開始までに大きな減少が起こるが，多くの理由が「都合つかず」「疾患治療中」などのドナー側理由である．コーディネートが進むにつれ患者理由の中止が多くなる 図IX-41．JMDPにおける患者登録数からみた移植率は2016年は54.4%であった．

わが国では患者登録から移植までの日数が長いこ

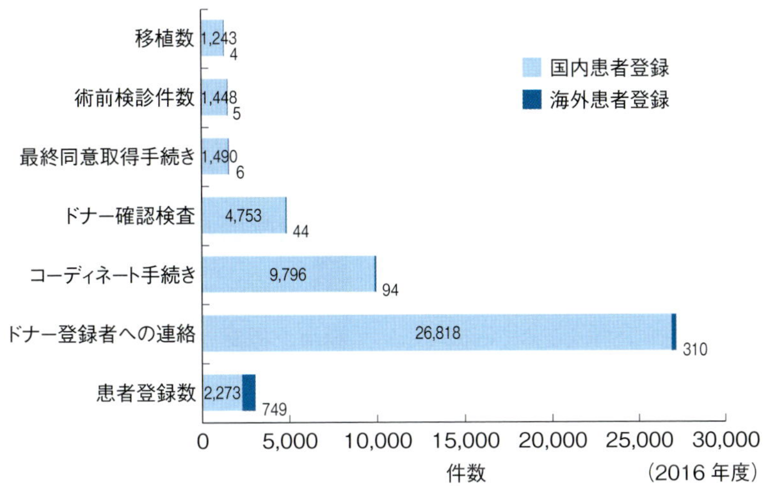

図IX-40 患者登録とコーディネート件数 (2016 年度) (日本骨髄バンクデータより)

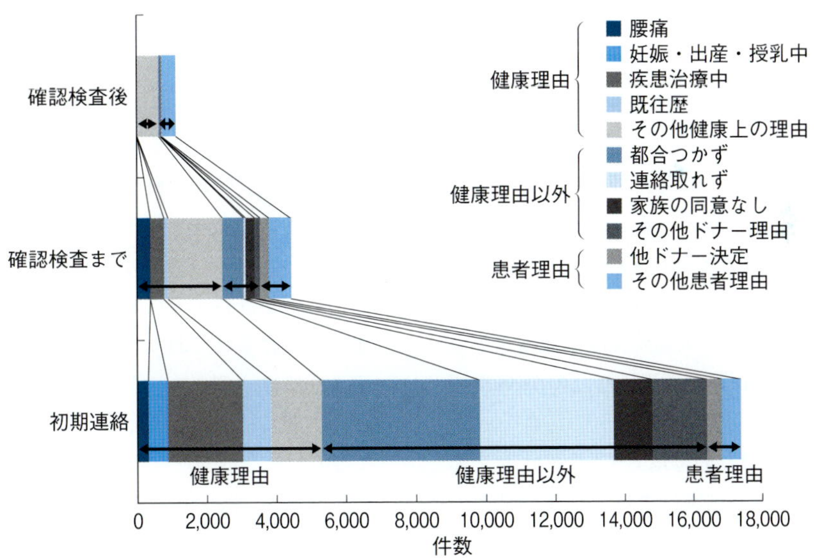

図IX-41 骨髄提供に向けたコーディネートの終了理由 (2016 年度) (日本骨髄バンクデータより)

とが課題とされており，2016 年度は中央値 144 日であった．コーディネート期間中の疾患病期の増悪を避けるためにも患者登録から移植までを迅速にすることは急務である．移植までに日数がかかる大きな原因が採取施設との調整である．

本邦の特徴としてそのほとんどが骨髄移植であり，末梢血幹細胞移植は 2017 年 11 月末までに 409 例である．海外では骨髄移植から末梢血幹細胞移植への移行が著しく，本邦でも血縁者間移植においては末梢血幹細胞移植への移行が明らかであるにもかかわらず，非血縁者間末梢血幹細胞移植の導入には慎重であり，第 1 例は 2011 年であった．末梢血幹細胞移植のコーディネート期間は短縮されている．2015 年末には，ドナー患者間の HLA 抗原不適合を許容し，ドナーの医療施設への通院可能距離などの制限を撤廃するなどの，条件緩和がされた．

非血縁者間骨髄・末梢血幹細胞移植のコーディネート期間が短縮されない場合，移植を早く望む症例において，臍帯血移植や血縁者間 HLA 不適合移植を選択する可能性がある．

■ g．骨髄液・末梢血幹細胞の採取，合併症

骨髄液の採取にはヘパリンを使用し，希釈には生理的食塩水を用いることが勧められている．細胞数の算定法など，採取施設と移植施設を含めた検査室間の技術統一が望ましい．一部のデータでは採取施設と当該施設の検査値に約3倍の相違を認めている[13]．

骨髄液採取のために，ドナーには自己血採取が勧められる．骨髄採取には全身麻酔が必要なので，ドナーは数日間，入院する．1993 年 1 月から 2016 年 3 月までの国内の集計では，全体の 80%が 4 日，9%が 5 日の入院であった．退院後，日常生活に復帰するのに要する日数はほとんどが 1 週間以内，3 日が最多である．

退院時，ドナーの 83%が採取部位の痛みを申告していた．骨髄採取，麻酔に伴う合併症は，24.0%に血圧低下，1.2%に血尿，0.5%に不整脈が報告されているが，いずれも一過性である．他に義歯の損傷，ぐらつきが 0.2%報告されている．後遺症には神経障害などがあり，仙腸関節炎も含めて痛みや知覚障害の残る例が報告されている．合併症に対して骨髄バンク団体傷害保険のうち入通院保険が適用されたのは 159 例，後遺障害保険が適用されたのが 38 例である[14]．

末梢血幹細胞採取のためには G-CSF の注射を開始して 4～5 日目に体外循環による末梢血幹細胞の採取を行う．入院期間は 2016 年 9 月までの 225 例の集計で 38%が 4 泊 5 日，37%が 5 泊 6 日であった．G-CSF 投与に関連する副作用として，腰痛，骨痛などの疼痛，さらに疲労，不眠，発熱などが認められている．

■ h．搬送と輸注

骨髄液または末梢血幹細胞の搬送は移植医療機関が行う．

骨髄液は可及的速やかに患者へ輸注されるが，時に臨床事由により保管されることもある．凍結保存は，採取日程の再調整が不可能であった場合などに限定される．ドナーとレシピエントの血液型不一致への対応として，赤血球除去や血漿除去が行われることもある．

輸注時のアナフィラキシーショック，赤血球溶血反応が報告されている．

2 臍帯血バンク（cord blood bank）

■ a．概要

臍帯血中に幼若な造血幹細胞が含まれていることは 1982 年，中畑と小川により報告された[15]．その後 Broxmeyer らによる検討が続き[16]，1988 年に世界初の同胞間臍帯血移植がフランスにて行われ成功した[17]．その後，非血縁者間臍帯血移植を目指す臍帯血バンクが世界各地に設立された．

臍帯血バンクのドナーは新生児であり，母親の承諾により臍帯血が採取される．遺伝性疾患などの家族歴の聴取を必要とすることなどが成人ドナーとは異なる．造血幹細胞を凍結保存することから比較的早期より品質管理の概念が適用された．

造血幹細胞移植では HLA 完全適合ドナーが最も望ましいとされているが，臍帯血移植では HLA 抗原不適合を許容することが知られている．臍帯血がすでに保存されており，成人ドナーを選択する場合のようなコーディネートの時間がかからないことから，早期に移植を必要とする患者に適応ありとされてきた．

本邦では 1995 年より各地に臍帯血バンクが作られ，組織の再編などを経て現在に至っている．造血幹細胞提供推進法のなかで各地の臍帯血バンクは臍帯血供給事業者として規定された．

■ b．設立

世界初の同胞間臍帯血移植が成功して以降，多くの同胞間臍帯血移植が続くと共に世界各地で臍帯血バンクが設立された．なかでもニューヨーク血液センターは大規模な保存体制を実現し，世界に先駆けて非血縁者間臍帯血移植の臨床データを提供した[18]．

本邦では 1995 年以降各地に臍帯血バンクが設立され，非血縁者間臍帯血移植も行われるようになった．厚生省（当時）による審議と補助により，情報

JCOPY 498-01913

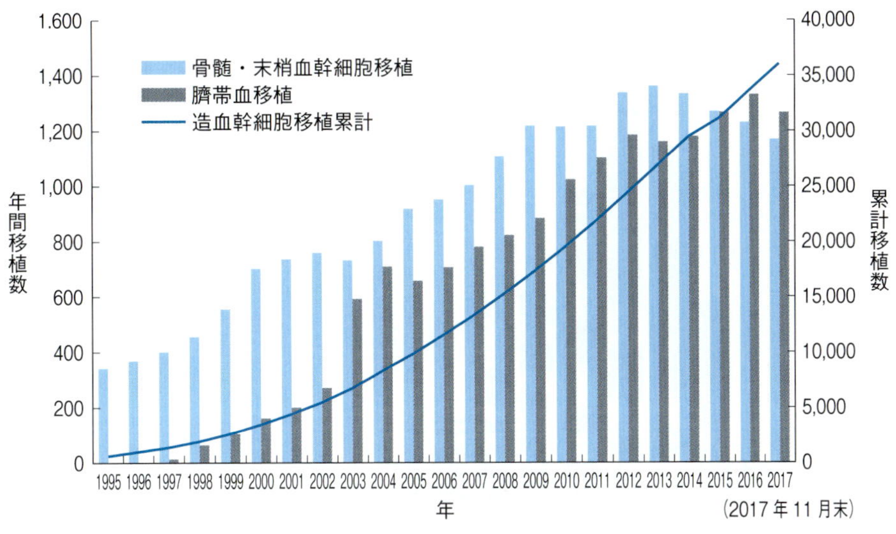

図IX-42 非血縁者間造血細胞移植の推移

共有の必要性と臍帯血移植推進のために，1999年8月に事務局を日本赤十字社内に置く「日本さい帯血バンクネットワーク」が設立された．2000年秋から臍帯血公開登録・検索システムを稼働した．1999年に8バンク，2003年から2010年まで11の臍帯血バンクが活動したが，2010年から2014年にかけて5カ所の臍帯血バンクは体制の充実が困難であるという判断のもとに活動を停止し，「日本さい帯血バンクネットワーク」は2014年3月をもって解散した．造血幹細胞提供推進法に基づいて2014年4月に臍帯血供給事業者の許可を受けたのは，3事業者6バンクであった．活動を停止した臍帯血バンクの保存臍帯血は他のバンクへ移管され，移植に提供されている．

臍帯血バンクを介した非血縁者間臍帯血移植は1997年に開始され，2013年に1万件を超え，総和である非血縁者間幹細胞移植累計は2015年に3万件を超えた 図IX-42．臍帯血移植が成人に多く適応され，非血縁者間造血細胞移植の細胞源の52%（2017年）をも占めており，本邦は世界一臍帯血移植数が多い．臍帯血バンクも厚生労働省（旧　厚生省）の指導の下に発展し，国庫補助を受け，医療制度の中で診療報酬から費用を還元することで存続してきた．

c．法的規制

造血幹細胞提供推進法の第Ⅴ章が臍帯血供給事業に関する事項である．厚生労働大臣の許可，その許可の基準，品質に関する省令で定める基準の遵守，臍帯血採取にあたっての説明同意の取得，保存臍帯血について省令で定める情報の造血幹細胞提供支援機関への提供，研究目的での利用および提供の可能性，秘密保持，帳簿整備義務，報告調査，改善命令，事業の休廃止，許可の取り消し，厚生労働大臣の援助について定められている．

臍帯血供給事業者は「移植に用いる臍帯血の品質の確保のための基準に関する省令」(平成25年12月27日厚生労働省令第139号）で定める基準を遵守しなければならない．さらに，「移植に用いる臍帯血の品質のための基準に関する省令の運用に関する指針（ガイドライン）」が制定され，説明と同意書の取得，臍帯血採取，保存，検体保存，問診，検査項目，搬送についてより詳細に述べられており，臍帯血採取から凍結開始までの経過時間が36時間を超えないこと，調製開始に当たっては総有核細胞数がおおむね12×10^8以上であること，臍帯血を移植のために公開する期間は基本的に採取から10年を経過するまで，などとされている．

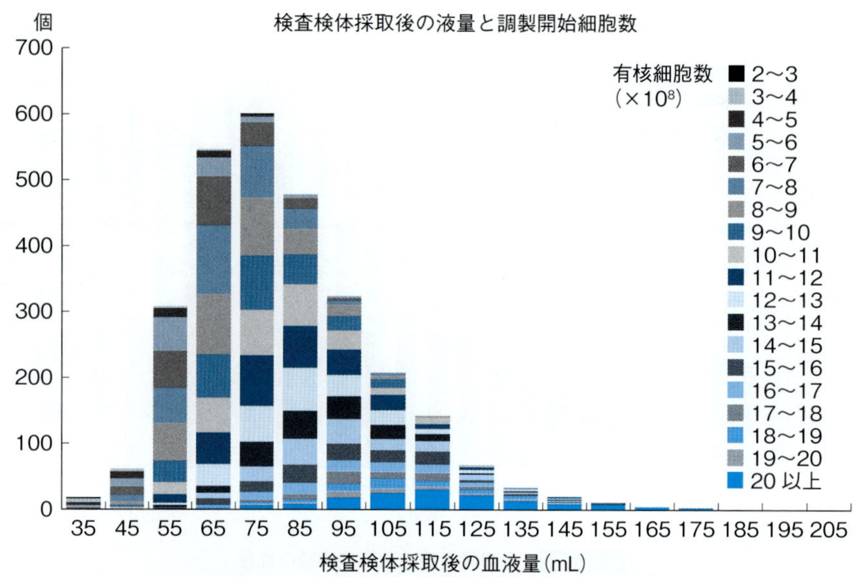

図IX-43　検査検体採取後の臍帯血液量と有核細胞数

日本赤十字社関東甲信越臍帯血バンクにて2014年4月から2015年3月までに受け入れた臍帯血のうち，採取量と細胞数データのある2,817件について，検査検体採取後の臍帯血容量と有核細胞数を表示した.

現在の調製開始基準は有核細胞数 12×10^8個以上としている．また，採取施設には60 g以上の採血量を依頼しているが，抗凝固剤28 mLと混和された臍帯血から検査用検体を採取し，血液比重を勘案して計算すると，多くの臍帯血は調製開始時に55 mL以上となる.

d．臍帯血採取

臍帯血バンクと契約した臍帯血採取医療施設が本邦に約90カ所ある．産科の医師，助産師，その他のスタッフが協力して，妊婦への広報と臍帯血提供の同意取得を行い，出産時に臍帯血を採取する．

臍帯血提供の同意の際，妊婦には，輸血用血液の献血者と同様の問診票への記載，また主に遺伝性・先天性血液疾患，免疫機能障害を対象とする家族歴調査票への記載を依頼する．出産時には，新生児の奇形や染色体異常を疑うべき兆候がないことを産科医が記載する．また，感染症スクリーニング検査のために妊産婦の末梢血を採取する．骨髄バンクにおける成人ドナーとは異なる点である．

臍帯血の，細胞数を代表とする品質のほとんどが臍帯血採取時に定まる．臍帯血採取量と採取細胞量がおおよそ比例し，臍帯血採取量を増やすことで，細胞数の多い臍帯血を選択して保存することができる 図IX-43．また細菌検査で検出される菌は腸内細菌と皮膚常在菌である．つまり，移植用臍帯血の品質確保のためには，臍帯血採取施設の活性化が必須である．

臍帯血提供の現場からの意見を組織化することを目的として，日本赤十字社から日本産婦人科医会へ協力を依頼した．造血幹細胞提供支援機関として主催する臍帯血採取研修会への後援のほか，将来は，臍帯血採取施設の推薦，その推薦基準の策定などに参画いただく．

提供者の裾野の拡大をはかり，より細胞数の多い臍帯血を選択して保存する，というのが臍帯血バンクの責務であるが，受入れ臍帯血の保存率が低い場合には採取施設のモチベーションの維持が課題となる．また，採取施設の拡大は搬送体制によって制限される．臍帯血の採取から凍結開始までが36時間以内という規定の中で，各バンクとも採取から24時間以内に調製保存施設に到着するような搬送体制を構築するよう，努力している．遠距離搬送は，例えば仙台市内から東京都内の臍帯血バンク施設へ新幹線を活用，また沖縄市から航空機を活用して久留米市

JCOPY 498-01913

まで，などの例がある．臍帯血提供の広報とともに，臍帯血バンクサイズを合意し，年間保存数を設定するなどの事業計画が必要である．

e．臍帯血調製保存・検査

臍帯血は，採取後ほぼ1日以内に臍帯血バンク（臍帯血調製保存施設）に運ばれ，有核細胞数が十分ある場合に調製保存される．調製保存は，hydroxyethyl starch を 1%になるよう加えて赤血球を沈降させ，白血球を含む血漿を分離する．遠心により白血球を濃縮し，凍害保護液を加えてプログラムフリーザーにより凍結，液体窒素タンク中に保存する．通常，感染症スクリーニング検査と無菌検査が終了するまでは液体窒素気相に保存し，長期保存が決定すると液相に移す．凍害保護液は 50% DMSO と 5% dextran40 混合液を終濃度 8～10%になるよう混合されている．多糖類である dextran40 には輸注時のアナフィラキシー反応も知られているため[19]，これを他の糖に代えるための基礎検討も進んでいる．

臍帯血の品質を示す有核細胞数，CD34 陽性細胞数，コロニー形成細胞数の検査は有核細胞の濃縮後，凍結前に行われ，凍結保存バッグ中の細胞数が公開検索時の情報となる．臍帯血バンク間の検査方法を統一し標準化するために，日本赤十字社は臍帯血バンクを対象とする研修会を開催する．

HLA 型，血液型（オモテのみ），感染症などの検査を経て，長期保存可能と判断される．感染症スクリーニング検査は母親末梢血を用い，輸血用血液と同様である．母親がサイトメガロウイルス IgG 陽性の場合は臍帯血血漿のサイトメガロウイルス IgM 検査で陰性であれば可としてきたが，現在サイトメガロウイルスの検出には臍帯血全血検体を用いた核酸増幅検査を用いて判定している[20]．

臍帯血バンクでは出産後約半年経過してから臍帯血を提供した母児の健康調査を行う．健康調査票を母親宛送付し，出産前後の感染症の有無の確認，児の 4 カ月過ぎの乳児検診での指摘事項，染色体異常や悪性疾患の発症についての情報をいただく．臍帯血提供時の問診票，家族歴調査票とともに健康調査結果を医師が評価し，生後 9 カ月まで追加情報を待ってから公開登録する．先天性疾患の一部は生後半年を超えて診断される場合があるためである．図IX-44 に臍帯血バンクにおける 2 年間の受入れ臍帯血の転帰を示す．

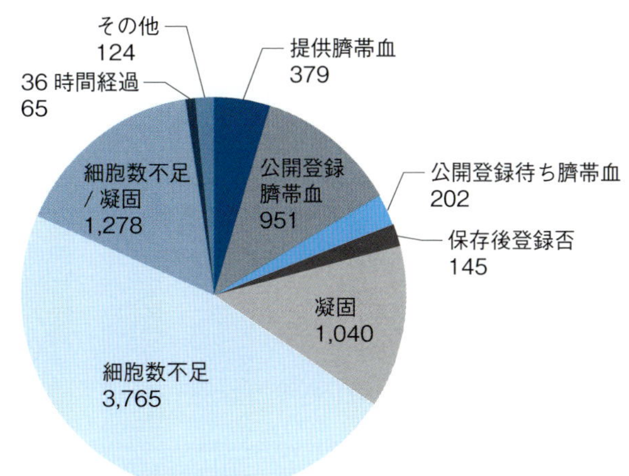

図IX-44 臍帯血バンクが受入れた臍帯血の内訳

日本赤十字社関東甲信越臍帯血バンクにて 2015 年 4 月から 2017 年 3 月までに受け入れた 7,949 件の臍帯血について，2017 年 12 月に集計したもの．公開臍帯血の一部は提供されていく．公開登録待ち臍帯血は順次，公開登録が可能かどうかの評価をされていく．保存後登録否の理由は無菌検査，感染症スクリーニング，健康調査票評価などである．

その他 124 件の内訳は，バッグ破損またはリーク，調製不良，母問診票（服薬，プラセンタ使用，輸血歴，渡航歴など），母既往歴（橋本病，悪性腫瘍など），児染色体異常，ダウン症児，採取バッグに名前なし，管理外バッグ使用，母体血量不足などである．

f．公開登録と検索

公開可能であると判断された臍帯血について，臍帯血バンクから既定の項目を「さい帯血情報システム」に送付している．これにより当該臍帯血が公開され，HLA 適合検索の対象になる．HLA 情報と有核細胞数，CD34 陽性細胞数，CFU-GM 数は公開され，検索画面に表示される．

造血幹細胞移植情報サービス（http://www.bmdc.jrc.or.jp）から造血幹細胞適合検索サービス（http://search.bmdc.jrc.or.jp/web/pbcmp/top/）へと進むと，HLA 情報を知っていれば誰でも骨髄・末梢血ドナーと臍帯血を検索することができる．移植認定施設は特定の ID をもち，ログイン手順を経て，個々の臍帯血の血液型，性別，採取日な

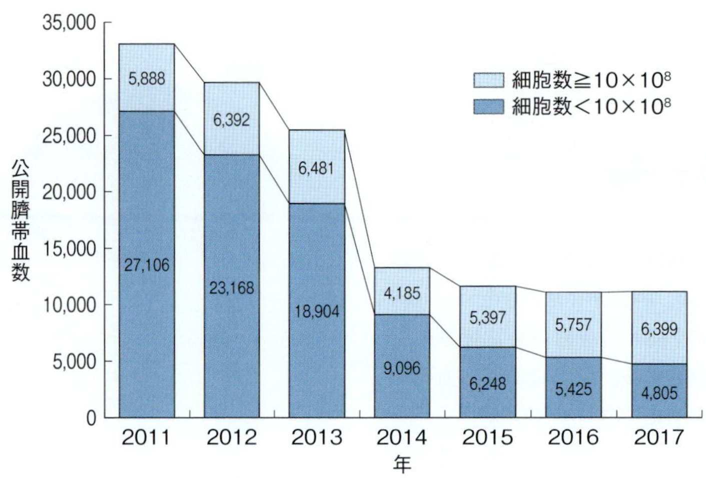

図IX-45　公開臍帯血数の推移
各年 3 月末におけるバンクサイズ

どの詳細情報を閲覧することができる．その場で電子的に患者情報登録，臍帯血申込みまで可能であり，申込みされた臍帯血は検索対象から外れる．

2014 年以降の公開臍帯血は 1 万超である．法制化に伴いバンク数の減少，品質基準の厳格化，公開期間を 10 年とする，などの理由により，公開臍帯血数の減少が顕著であるが，成人にも使用できるであろう，総有核細胞数が 10×10^8個以上の臍帯血の減少は軽微であったため，臍帯血移植数には影響していない 図 IX-45．

本邦の HLA 頻度から，HLA 抗原 4/6 適合のドナーを見つけるためには 1,600 のドナープールが，HLA 抗原 5/6 適合の臍帯血を見つけるためには 10,000 のドナープールが必要であろうと計算されている[21)]．公開臍帯血は 1 万超であるが，成人男性にも使用できるような細胞数をもつ臍帯血の保存登録が求められている．臍帯血移植では患者体重あたりの有核細胞数 2×10^7個以上が指標とされており，患者体重が 50 kg とすると，細胞数 1×10^9個以上の臍帯血が必要である．細胞数 1×10^9個以上の臍帯血は約 5 千ユニットが公開登録されているので，体重 50 kg の患者さんには HLA 抗原 4/6 以上適合する臍帯血が見つかるであろう．しかし，体重が 70 kg の患者さんに必要な細胞数 1.4×10^9個以上の臍帯血は数百ユニットしかない．有核細胞数の多い臍帯血は，患者体重に関係なく選択される傾向があり，採取施設・臍帯血バンクの努力にもかかわらず公開臍帯血数の増加はわずかである．

g．移植手続き，移植施設までの搬送と移植

臍帯血バンクでは，当該臍帯血の凍結検体を用いて，有核細胞数，CD34 陽性細胞，コロニー形成細胞数，生細胞率などの検査を行い，回収率，細胞生存率を移植施設に報告する．本邦では当該臍帯血の HLA 確認検査とともに，患者 HLA 型の確認検査も臍帯血バンクが行っている．各バンクは所定の手続きを経て，移植施設と搬送日を調整する．検査施設は 5 カ所の日本赤十字社ブロック血液センターである．

臍帯血の搬送にはドライシッパーを用い，−180℃以下を保つよう，液体窒素の気相で搬送する．搬送中の事故に対応できるよう，移植前処置前に搬送することを薦めている．移植施設では，基本的に液体窒素タンクに保管し，移植時に臍帯血を 37℃温水漕中で融解，輸注する．本邦では融解臍帯血細胞の洗浄は例外的である．

解凍時の臍帯血の外観異常，バッグ破損など，および臍帯血輸注時反応などの情報は臍帯血バンクが収集し，日本赤十字社は造血幹細胞提供支援機関として取りまとめを行う．2014 年度に臍帯血バンクに報告された輸注時反応は 28 件（1,161 例中，2.4%），うち 2 例がアナフィラキシーショックを含む重篤例

であった．酸素分圧低下が0.6％に報告された．

3 将来の非血縁者間造血幹細胞移植のために取り組むべきこと

a．社会的要請

骨髄バンクと臍帯血バンクは非血縁者間造血幹細胞移植のための社会基盤である．しかしながら，本邦には造血幹細胞移植を必要とする患者数，非血縁者間造血幹細胞移植を希望したが，骨髄移植から臍帯血移植やハプロ移植など，他の移植に変更した例数，移植を断念した例数，早期移植を目指し始めから臍帯血移植かハプロ移植を行った例数，などの移植細胞源を縦断する網羅的データがない．近年の移植ソースの多様化に伴い，背景を把握検討し，この社会基盤にどれだけの資源を投入すべきなのか，広く議論が必要である．

非血縁者間移植のドナーには，多段階での権利保護がある．移植施設内の血縁者間移植ドナー評価・保護の手順にかかる人件費などを評価し，非血縁者間移植において医療保険制度で負担する費用とを比較検討することも必要であろう．

b．国際化

地理的歴史的背景によりHLA多様性には偏りがある．稀なHLA型をもつ患者，いわゆるminorityのためには国際交流が必要であろうし，海外の日系，アジア系の患者には本邦のドナーバンクが役立つと考えられる．日本骨髄バンクは国際協力の経験があることから，各臍帯血バンクは国際提供に向けて，日本骨髄バンクを介して行うことを合意した．

一方，臍帯血バンクに対してはいくつかの国際的な基準があり[22,23]，自主的な参加（現地調査と認証）によってある程度，当該バンク臍帯血の品質が保証される．本邦の臍帯血バンクは2014年度より国の審査を経，許可を得て活動していることから，現在まで国際認証取得へ向けた動きはない．感染症スクリーニングにおけるHTLV-2抗体，ヘモグロビン異常のスクリーニングなどが国際協力上の課題になる可能性がある．

c．骨髄・末梢血幹細胞移植における患者負担

JMDPに患者登録し，コーディネートを進めるには，医療保険制度の適用されない費用の個人負担が生じる．平均的に，ドナー候補者4人の確認検査を実施し骨髄または末梢血幹細胞移植に至る場合に，JMDPが検査費用の一部を負担しているにもかかわらず，およそ19万円の個人負担が生じる．また，ドナーの入院中の差額ベッド費用も負担する．

これらの患者負担を減らすことは患者支援団体の長年の要望であるが，医療費の抑制，JMDPの財政不安などにより，困難が多い．

●文 献

1) 2011年6月18日のDaily Express記事. http://www.express.co.uk/news/uk/253505/The-boy-whose-life-was-saved-twice-by-our-readers（2015年11月2日確認）
2) 中島 充. 55人に届いた命の贈り物-東海骨髄バンク. 愛知県: 長苗印刷; 1994.
3) JMDP日本骨髄バンク，ドナー登録をお考えの方へ http://www.jmdp.or.jp/reg/about/（2015年11月5日確認）
4) Finke J, Schmoor C, Bethge WA, et al. Prognostic factors affecting outcome after allogeneic transplantation for hematological malignancies from unrelated donors: Results from a randomized trial. Biol Blood Marrow Transplant. 2012; 18: 1716-26.
5) Ayuk F, Zabelina T, Wortmann F, et al. Donor choice according to age for allo-SCT for AML in complete remission. Bone Marrow Transplant. 2013; 48: 1028-32.
6) Seo S, Kanda J, Atsuta Y, et al. The impact of donor age on outcome after unrelated bone marrow transplantation: comparison with unrelated cord blood transplantation. Blood. 2015; 126: 154.
7) Anthony Nolan http://www.anthonynolan.org/（2017年12月5日確認）
8) British Bone Marrow Registry https://www.nhsbt.nhs.uk/british-bone-marrow-registry/（2017年12月21日確認）
9) Be The Match; Donate bone marrow https://bethematch.org/support-the-cause/donate-bone-marrow/join-the-marrow-registry/（2017年12月21日確認）
10) German Standards for Unrelated Blood Stem Cell

Donations, ZKRD, the German National Bone Marrow Donor Registry.
http://www.zkrd.de/en/
(2017 年 12 月 21 日確認)

11) Kanda Y, Kanda J, Atsuta Y, et al. Impact of a single human leucocyte antigen (HLA) allele mismatch on the outcome of unrelated bone marrow transplantation over two time periods. A retrospective analysis of 3003 patients from the HLA Working Group of the Japan Society for Blood and Marrow Transplantation. Br J Haematol. 2013; 161: 566-77.

12) Kawase T, Morishima Y, Matsuo K, et al. High-risk HLA allele mismatch combinations responsible for severe acute graft-versus-host disease and implication for its molecular mechanism. Blood. 2007; 110: 2235-41.

13) 高橋典子，田野崎隆二，酒井紫緒，他．骨髄移植片に含まれる有核細胞数測定法の施設間差の検討．日本輸血細胞治療学会．2017; 63: 120-5.

14) ドナーのためのハンドブック(第 4 版)．日本骨髄バンク 2017 年 3 月 1 日発行
http://www.jmdp.or.jp

15) Nakahata T, Ogawa M. Hemopoietic colony-forming cells in umbilical cord blood with extensive capability to generate mono- and multipotential hemopoietic progenitors. J Clin Invest. 1982; 70: 1324-8.

16) Broxmeyer HE, Douglas GW, Hangoc G, et al. Human umbilical cord blood as a potential source of transplantable hematopoietic stem/progenitor cells. Proc Natl Acad Sci USA. 1989; 86: 3828-32.

17) Gluckman E, Broxmeyer HA, Auerbach AD, et al. Hematopoietic reconstitution in a patient with Fanconi's anemia by means of umbilical-cord blood from an HLA-identical sibling. N Engl J Med. 1989; 321: 1174-8.

18) Rubinstein P, Carrier C, Scaradavou A, et al. Outcomes among 562 recipients of placental-blood transplants from unrelated donors. N Engl J Med. 1989; 339: 1565-77.

19) Zinderman CE, Landow L, Wise RP. Anaphylactoid reactions to Dextran 40 and 70: reports to the United States Food and Drug Administration, 1969 to 2004. J Vasc Surg. 2006; 43: 1004-9.

20) Furui Y, Satake M, Hoshi Y, et al. Cytomegalovirus (CMV) seroprevalence in Japanese blood donors and high detection frequency of CMV DNA in elderly donors. Transfusion. 2013; 53: 2190-7.

21) Takanashi M, Tanaka H, Kohsaki M, et al. A suggested total size for the cord blood banks of Japan. Bone Marrow Transplant. 2011; 46: 1014-5.

22) International standards for cord blood collection, banking, and release for administration. 6th ed. NetCord-FACT July 2016.
http://www.factwebsite.org

23) Guidance for Industry: Minimally manipulated, unrelated allogeneic placental/umbilical cord blood intended for hematopoietic reconstruction for specified indications. U.S. Department of Health and Human Service, Food and Drug Administration, Center for Biologics Evaluation and Research, October 2009.

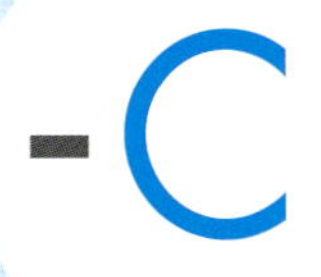

IX-C 樹状細胞療法，細胞治療，免疫療法

Dendritic cell therapy, cellular therapy, immunotherapy

Author:
小林博人，菅野　仁

はじめに

免疫系は，すべての生物がもつ「自然免疫」と脊椎動物のみが有し，抗原特異的な「獲得免疫」に分けられる．自然免疫は非特異的免疫応答で，好中球，マクロファージ，樹状細胞（dendritic cell: DC），ナチュラルキラー細胞（NK 細胞）が主体となり病原体・異物の貪食・消化と炎症反応を引き起こす．一方獲得免疫は，液性免疫と細胞性免疫があり，B 細胞が抗体を産生し，T 細胞が病原体へ攻撃をして排除する．また主として樹状細胞が，免疫反応全体の調整や，自然免疫と獲得免疫の橋渡しに関与し，ナチュラルキラー T（NKT）細胞やガンマデルタ（$\gamma\delta$）型 T 細胞などの細胞集団も免疫に深く関与している．免疫反応はアクセル（攻撃）とブレーキ（抑制）のバランスで成り立っており，そのバランスが崩れると自己免疫疾患の発症や，また機能障害の部位により様々な二次性免疫不全に陥る．これらのバランスは，サイトカインなどによる液性制御やレセプター/リガンドによる細胞間接触によって複雑かつ高度に制御されている．免疫細胞治療は，様々な手法で人為的に免疫を調整し，目的とする免疫反応（腫瘍細胞の排除など）を誘導する方法である．

1 腫瘍免疫

腫瘍免疫においても，通常の免疫反応と同様な機序で免疫応答が行われている 図IX-46．未熟な樹状細胞が外来抗原である腫瘍抗原を取り込み，成熟樹状細胞となり，主要組織適合性抗原複合体（major histocompatibility complex: MHC）class Ⅱに腫瘍抗原ペプチドを提示し，一部はクロスプレゼンテーション機構で MHC class Ⅰに提示する．CD4$^+$ T 細胞は T 細胞受容体（T cell receptor: TCR）を介して MHC class Ⅱ上の抗原ペプチドを認識し，CD8$^+$ T 細胞は MHC class Ⅰ上の抗原ペプチドを認識して活性化する．活性化した CD8$^+$ T 細胞は，CD4$^+$ T 細胞の産生するインターロイキン 2（IL-2），インターフェロンガンマ（IFN-γ）などのサイトカインによって，細胞傷害性 T 細胞（cytotoxic T lymphocyte: CTL）となり，腫瘍細胞に発現する MHC class Ⅰ上の腫瘍抗原ペプチドを目印にして，腫瘍細胞を傷害する．

自然免疫が賦活化し，腫瘍免疫が成立するためには，少なくとも 3 つのステップがある．つまり，1）樹状細胞などの抗原提示細胞（antigen presenting cell: APC）の抗原提示能，2）細胞傷害性 T 細胞をはじめとするエフェクター細胞の動員と，3）免疫抑制の克服である．

骨髄由来の樹状細胞は，体内の様々な部分に分布し，体外から侵入した病原体や腫瘍を含む死細胞断片などを取り込み，局所リンパ節へ移動して，リンパ球に抗原提示をする．未熟な樹状細胞は強い貪食能を示し，成熟しながら，取り込んだ抗原蛋白をペ

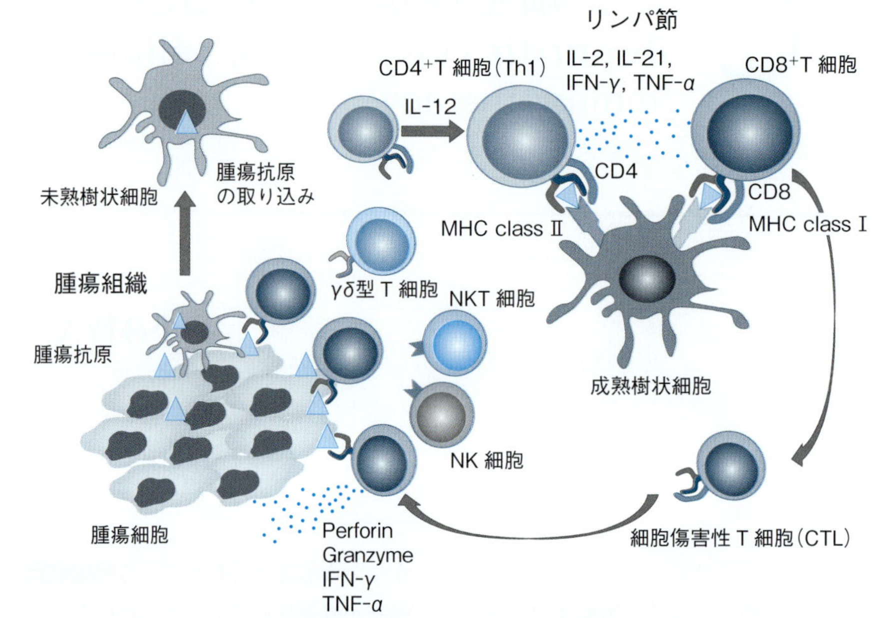

図IX-46 腫瘍免疫における免疫応答

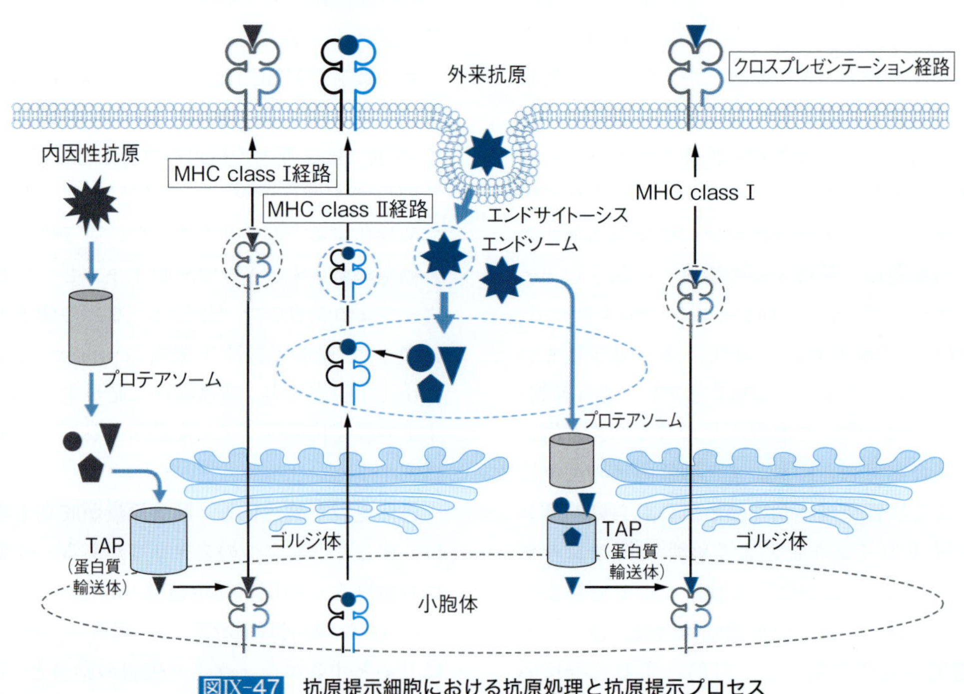

図IX-47 抗原提示細胞における抗原処理と抗原提示プロセス

プチドへと分解し，MHC class Ⅱと MHC class Ⅰ上に提示する．一般的に APC は，内因性抗原を MHC class Ⅰ分子上に提示し，CD8^{+} T 細胞へ抗原情報を伝達する経路（MHC class Ⅰ経路）と，貪食した蛋白抗原を分解し，生成したペプチドを外来抗原として MHC class Ⅱ分子上に提示し，CD4^{+} T 細胞へ抗原情報を伝達する経路（MHC class Ⅱ経路）がある 図IX-47．内因性抗原を MHC class Ⅰ分子

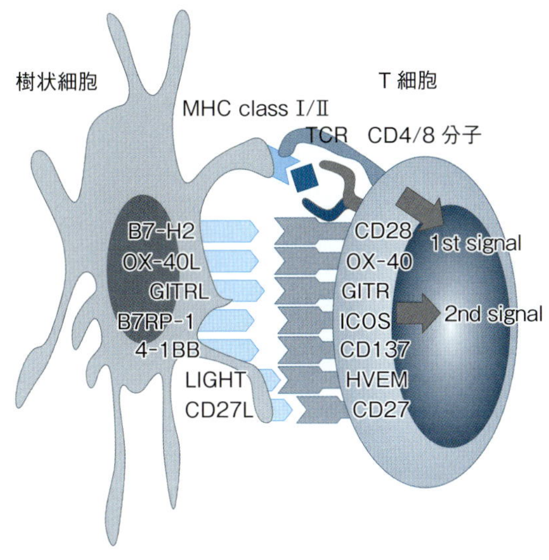

図IX-48　免疫制御に係わる分子群

上に提示する経路は，ほとんどすべての細胞が有しており，通常は自己抗原が提示されているが，胸腺にて自己抗原と強く反応するT細胞は除去されているため，正常のT細胞は反応しない．しかし，ウイルス感染や遺伝子変異のため変性した細胞（腫瘍細胞など）は，新たに生じたウイルス蛋白や異常な内因性蛋白が合成され，プロテアソームにより小さいペプチド断片に分解される．ペプチド断片は蛋白質輸送体（transporter associated with antigen processing: TAP）により小胞体（endoplasmic reticulum: ER）へ運ばれると，小胞体内で合成されたMHC class Ⅰと結合し，ゴルジ体を経由して細胞表面に運ばれる．この抗原を$CD8^{+}$ CTLが認識し排除する．一方，外来蛋白抗原は，エンドサイトーシスによりAPCに取り込まれた後，蛋白分解酵素（ライソゾーム）で15～24アミノ酸に分解され，小胞体で合成されたMHC class Ⅱとエンドソーム内で結合し，細胞表面に運ばれる．

抗原提示を受けたリンパ球は，活性化され抗腫瘍活性を有するようになる．リンパ節へ移動した成熟樹状細胞はCD80/86やOX40リガンドなどの共刺激分子により，T細胞上のCD28やOX40を通じてT細胞に強い免疫能を誘導する 図IX-48．T細胞の完全な活性化にはTCRからの第1シグナルの他に共刺激分子からの第2シグナルを必要とする．T細胞は，TCRを介して抗原提示細胞上のMHC分子に提示された抗原性ペプチドをCD4あるいはCD8分子と共に認識する．この第1シグナルのみでは，T細胞は免疫不応答（アナジー）となり，免疫反応を起こすことができなくなる．第2シグナルは，樹状細胞上の共刺激分子とそのリガンドに対応する受容体の組み合わせが同定されている．樹状細胞上の共刺激分子リガンドとしては，B7-CD28ファミリーとTNFRリガンドファミリーがある．また細胞増殖には第3シグナルとして，IL-2，IL-7，IL-15などのサイトカイン刺激を必要とする．CTLは腫瘍細胞上のMHC class Ⅰ上の腫瘍抗原を認識し，パーフォリンとグランザイムを放出する．パーフォリンは筒状の重合体を作り，細胞膜に穴をあける．そこにグランザイムというセリンプロテアーゼが細胞内へ入ると，DNAが分断され，アポトーシスが起きる．また，腫瘍細胞にFasが発現している場合，細胞傷害性T細胞の発現するFasリガンドと結合するとFas発現細胞がアポトーシスに陥る．

一方過剰な免疫反応は，宿主への自己免疫反応の惹起や，炎症の遷延などの病態を引き起こすため，免疫抑制のシステムが働いている 図IX-49．活性化したT細胞は，細胞表面にPD-1，CTLA-4，BTLAといった免疫抑制性分子（免疫チェックポイント分子）を発現する．樹状細胞に発現するB7H1/B7DC（PD-L1）は，PD-1と結合する．またB7-H1は，活性化第2シグナルとして，T細胞上のCD28と結合するが，CTLA-4の方がCD28より親和性が20倍高いため，CTLA-4と結合し負のシグナルを入れることになる．また，未熟な樹状細胞は免疫寛容を誘導し，制御性T細胞(Treg)を誘導する．Tregは，IL-10，TGF-βなどのサイトカインで免疫抑制を行う．骨髄由来免疫抑制細胞（myeloid-derived suppressor cells: MDSCs）は，アルギナーゼ，IL-10，TGF-βなどを産生して，直接免疫担当細胞の機能を阻害し，またTregを誘導する．腫瘍組織内に集積している腫瘍随伴マクロファージ（tumor-associated macrophage: TAM）のうちM2型はIL-10，TGF-β，プロスタグランジンE2などを産生する．また，腫瘍細胞自体がPD-L1を発現し，CTLの活性を抑制し，そのPD-L1の発現はIFN-γで増強さ

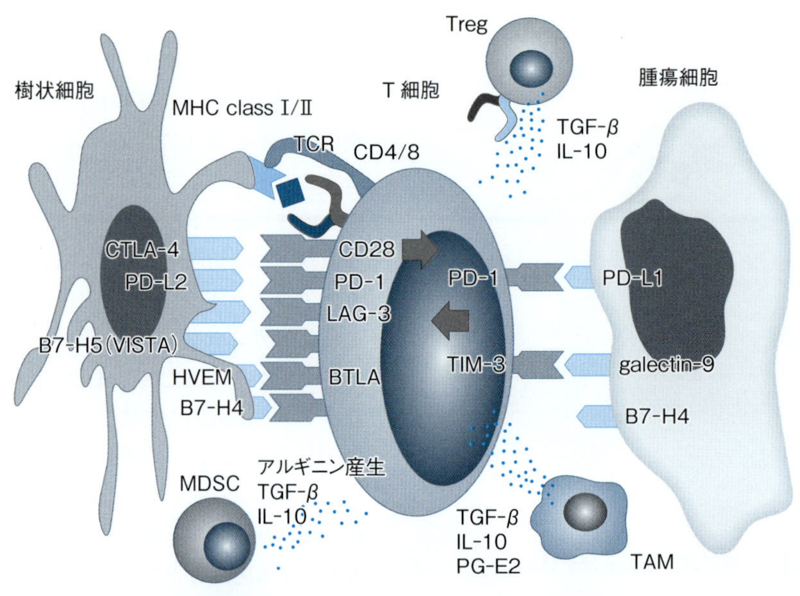

図IX-49　腫瘍組織局所における免疫逃避機構

れる．このように様々な免疫抑制機構を解明し，解除することで本来の腫瘍に対する免疫を惹起させることが可能となる．現在抗PD-1抗体やPD-L1抗体，および抗CTLA-4抗体が実臨床で用いられ始め，その治療効果から癌治療にパラダイムシフトを起こしている．

2 養子免疫療法 (cellular adoptive immuno therapy)

a．非特異的細胞増幅を用いた免疫療法

Lymphokine activated killer（LAK）療法，CD3 activated T cell（CAT）療法，tumor infiltrating lymphocytes（TIL）療法は，末梢血単核球や腫瘍浸潤リンパ球をIL-2やIL-2＋抗CD3抗体で刺激し，増殖させた細胞を用いる免疫細胞療法である．従来のLAK療法，CAT療法，TIL療法の効果は限定的であったが，細胞投与前に前処置化学療法，抗体医薬品や免疫チェックポイント阻害剤との併用などにより，有効性が見直されている．

1）LAK療法

末梢血単核球を高濃度のIL-2の存在下で3～5日培養したのちに患者へ投与し，さらにIL-2の全身投与を行う方法である．米国National Institutes of Health（NIH）のRosenbergらが1980年代に開発した方法[1)]であるが，追試では有効性が見いだせなかった．LAKを構成する細胞は，約半分が$CD3^{-}$ $CD16^{+}$のNK細胞で，残りが$CD3^{+}$のT細胞であり，LAK活性はNK細胞活性と考えられている．近年NK細胞の抗体依存性細胞障害活性（antibody dependent cellular cytotoxicity: ADCC活性）を応用し，抗体医薬品との併用により抗腫瘍効果の増強が検討されている[2)]．

2）CAT療法

獲得免疫の主役である$\alpha\beta$型T細胞は，一つの抗原を特異的に認識するTCRを有している．TCRが抗原を認識すると，補助分子であるCD3より細胞内へ活性化シグナルが伝達される．抗CD3抗体を用いるとTCRを介せず，すべてのT細胞を非特異的に活性化することが可能である．患者より採取した末梢血単核球を固相化抗CD3抗体で刺激し，IL-2で増幅させた細胞を用いる方法がCAT療法である．Takayamaらは，肝癌術後患者150人に対し，CAT療法を施行群76人と非治療群74人の5年無再発生存率を比較したところ，対照群では22%であったが，治療群では38%であり，術後再発予防への有効

性を報告している[3]．

3）TIL 療法

TIL 療法は，1980 年代後半に考案された方法で，腫瘍に浸潤しているリンパ球を取り出し，*in vitro* で CAT と同様固相化抗 CD3 抗体と IL-2 を用いて活性化・増幅させ体内へ投与し，高用量の IL-2 を全身投与する方法である．*In vitro* では LAK の 100 倍程度の抗腫瘍活性を示し，期待された方法であったが，初期の臨床試験では，悪性黒色腫や腎癌の患者で 20～30％の症例に腫瘍縮小効果が認められたのみで，細胞調製に手間がかかる割に，期待された効果は示せなかった[4]．その後改良された TIL 療法は，TIL 中から腫瘍特異的な細胞傷害性 T 細胞を *in vitro* で選択してから，活性化・増殖し投与する方法で臨床試験が行われた．悪性黒色腫で肝転移巣が消失した症例や[5]，非骨髄破壊的化学療法後に TIL を投与する方法で，35 症例の悪性黒色腫患者の 51％に腫瘍縮小を認めたことが報告されている[6]．また，免疫チェックポイント阻害抗体薬のイピリムマブとの併用で，治療が遂行できたステージⅣの悪性黒色腫患者 49 人では全奏効率が 40％で，5 症例が完全奏効（complete response: CR）で 18 症例が部分奏効（partial response: PR）と報告されている[7]．

b．γδ 型 T 細胞療法を用いた免疫療法

$V\gamma^2V\delta^2$TCR をもつ γδ 型 T 細胞は，健常人末梢血 T 細胞中の 5％前後を占め，病原性大腸菌，結核菌などの真正細菌やマラリアなどの原虫がもつ非メバロン酸経路の（E）-4-ヒドロキシ-3-メチル-2-ブテニル二リン酸（HMB-PP）や動物などの真核生物や古細菌がもつメバロン酸経路の中間産物であるイソペンテニル二リン酸（IPP）は，BTN3A1（ブチロフィリン 3A1）の細胞内領域に結合し，BTN3A1 の細胞外領域の構造変化を誘導し，それが γδ 型 T 細胞（以下 γδ 型 T 細胞は，$V\delta^2V\delta^2$ 型 TCR をもつ細胞とする）に認識され活性化される．感染防御の第一線で働く細胞であるが，感染細胞や腫瘍細胞では細胞内に蓄積した IPP などのリン酸化抗原がデンジャーシグナルとなり，γδ 型 T 細胞により認識され排除される 図Ⅸ-50．この作用は，窒素含有ビスホスホン酸がファルネシルピロリン酸合成酵素（FPP synthase）を阻害することで増強されるため，窒素含有ビスホスホン酸の抗腫瘍効果の一つの作用と考えられている．また，腫瘍細胞表面の F1-ATPase やアポリポプロテイン A-1（apolipoprotein

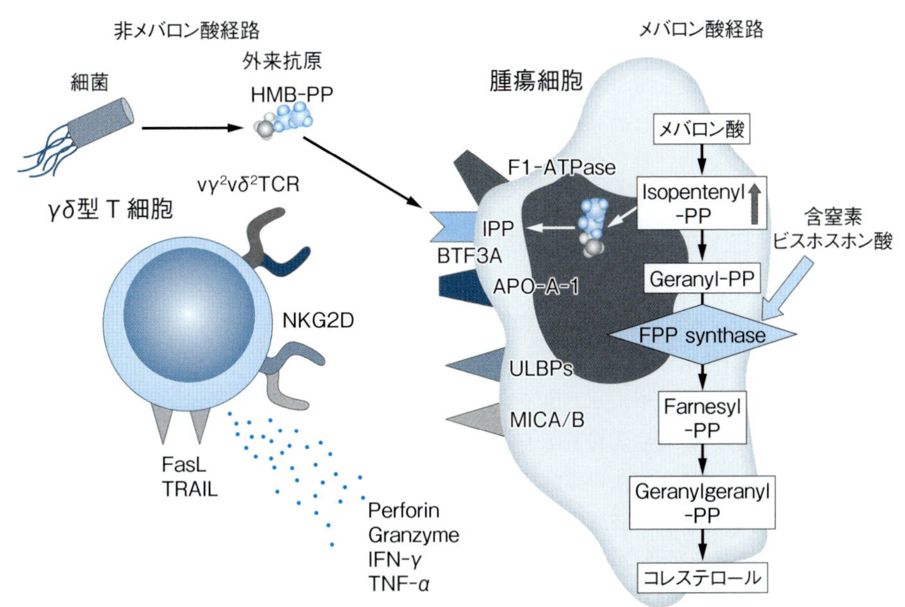

図Ⅸ-50　γδ 型 T 細胞による BTN3A1 依存性の抗腫瘍機序

A-1: apo A-1）も認識する．また，γδ 型 T 細胞はNK 細胞の活性化レセプターであるNKG2Dを有し，腫瘍細胞の発現するMHC class Ⅰ related-chain A/B（MICA，MICB）やUL-16-binding proteins（ULBPs）を認識して排除する働きもしている．活性化したγδ 型 T 細胞の細胞は，CD25（IL-2 レセプターα鎖）やケモカインレセプターCXCR3などを発現し，またパーフォリン，グランザイムなどの細胞傷害性蛋白や，インターフェロンγ（IFN-γ）や腫瘍壊死因子α（TNF-α）などのサイトカインを放出して腫瘍細胞の排除に働く．腫瘍の種類を問わず抗腫瘍活性を有することから，免疫細胞療法のエフェクター細胞として用いられている．

Kobayashi らは，サイトカイン療法不応性の転移を有する進行腎癌に対して，自己活性化γδ 型 T 細胞を用いる臨床試験を行った[8]．アフェレーシスにより末梢血単核球を採取し，ピロリン酸抗原の一種である2-メチル，3-ブテニル，1-ピロリン酸ナトリウム塩とIL-2にて活性化と増幅を行い，自己活性化γδ 型 T 細胞を調製した．また，患者にγδ 型 T 細胞による腫瘍細胞の認識効率増強目的で患者に含窒素ビスホスホン酸の一種であるゾレドロン酸を投与後，自己活性化γδ 型 T 細胞を投与し，細胞投与後140 万単位のIL-2 を5 日間連続投与した．3 週毎に最大で6 サイクル行い，特に重篤な有害事象は認めず，RECIST 評価にてPD: 5，SD: 5，CR: 1 であった．γδ 型 T 細胞は，腫瘍の種類を問わず抗腫瘍活性を示し，MHC 非拘束性のためMHCの発現減弱した腫瘍細胞や，欠損した腫瘍細胞に対しても有効と考えられる．また，窒素含有ビスホスホン酸による抗腫瘍活性の増強やNK 細胞様に抗体医薬との併用でADCCも期待できる．活性化γδ 型T 細胞はPD-1 などの免疫チェックポイント分子を発現しており，これら分子の阻害剤との併用でさらに効果の増強が期待される．また，近年の免疫チェックポイント分子阻害剤の臨床試験から，新規癌変異遺伝子による新規抗原（neoantigens）が免疫療法の標的になることが示され，γδ 型 T 細胞などの自然免疫を活性化し，獲得免疫への橋渡しを効率よくすることは，今後の免疫細胞療法の一つの鍵になると思われる．

■ c．NKT 細胞を用いた免疫療法

Invariant natural killer T cell（NKT 細胞）は，T 細胞の中でもγδ 型 T 細胞と並び自然免疫系と獲得免疫系の中間に属するリンパ球であり，NK 受容体と単一のTCR を発現する．NKT 細胞は抗原提示細胞の発現するCD1d 分子に提示された糖脂質α-ガラクトシルセラミド（α-GalCer）を認識する．活性化したNKT 細胞は，パーフォリンなどを放出し，細胞傷害活性を示す．また，活性化したNKT 細胞は，IFN-γなどのサイトカインを産生し，細胞性免疫を増強する．一方，NKT 細胞はα-GalCer を提示するAPC のサブセットにより，IL-10 を産生し，免疫調整にも関わっている．α-GalCer を患者に直接投与する臨床試験では，Th1 タイプの免疫誘導が十分行われないことがわかり[9]，体外で培養した樹状細胞にα-GalCer を取り込ませてCD1d に提示させたα-GalCer パルス DC を投与することで，*in vivo* でNKT を活性化する方法が用いられている．

Motohashi らは，進行非小細胞肺癌患者に対して，α-GalCer パルスDC を投与する臨床試験を報告している[10]．この試験は，17 症例の標準治療終了後の切除不能進行期または再発非小細胞肺癌症例に対し，1×10^9個/m^2のα-GalCer パルス DC を計4 回投与した臨床試験である．全症例の生存期間中央値は18.6 カ月であり，またα-GalCer パルス DC 投与により末梢血単核球中のIFN-γ 産生細胞の増加を認めた症例群は，非増加症例群と比較し有意に全生存期間の延長を認めている．樹状細胞ワクチン療法の一つであるが，直接腫瘍抗原特異的な細胞傷害性 T 細胞を誘導するのではなく，自然免疫系の活性化を通して，他の免疫系の活性化も惹起することで抗腫瘍効果を期待するユニークな方法であり，今後の発展が期待できる．

■ d．CTL 療法

CTL 療法は，抗原特異性の高いT 細胞を *ex vivo* で誘導し，患者に投与する方法である．対象は腫瘍以外にも，サイトメガロウイルス（cytomegalovirus: CMV），EB ウイルス（Epstein-Barr virus: EBV）やアデノウイルス（adenovirus）による難治性感染症も対象となる．CTL は末梢血中に存在し，患者より

JCOPY 498-01913

末梢血を採取して，単核球を精製する．CTL を誘導するために，放射線を照射した自己の腫瘍細胞との共培養を行い *de novo* の CTL を刺激する．その後さらに固相化抗 CD3 抗体と IL-2 にて増幅させて CTL とする．Ohtani らは，7 症例の進行頭頸部および口腔癌に対し，CTL 療法を行い重篤な有害事象は認めず，CT 上病巣が消失し，また病理学的に多数のリンパ球浸潤を認めた症例について報告している[11]．症例数は少ないが，QOL の維持が期待できる治療オプションの一つである．

3 樹状細胞ワクチン療法 (dendritic cell vaccine therapy)

樹状細胞は，獲得免疫反応を制御する中心的な役割をはたしている細胞である．樹状細胞の重要な機能の一つは，貪食した蛋白抗原を分解し，ペプチドとして MHC 分子上に提示し，その抗原情報を T 細胞へ伝達するという抗原提示細胞としての機能であり，自然免疫系から獲得免疫系への橋渡しをしている．また，様々な共刺激分子やサイトカインなどの液性因子を用い，免疫担当細胞の機能を増強あるいは抑制的に制御し，免疫反応全体を調整している．樹状細胞ワクチン療法は，末梢血単核球から誘導した樹状細胞に腫瘍抗原を提示させ体内へ投与することで，腫瘍抗原特異的な CTL を誘導して，腫瘍細胞の撲滅を目指す方法である．

■ a．抗原提示能

一般的に APC は，内因性抗原を提示する MHC class Ⅰ経路と外来抗原を提示する MHC class Ⅱ経路があり，それぞれ，$CD8^+$ T 細胞と $CD4^+$ T 細胞へ抗原情報を伝達する 図IX-47．樹状細胞内では，例外的に外来抗原の一部は，エンドソームから遊離し，プロテアソームにより分解され，TAP により小胞体へ運ばれて，MHC class Ⅰと結合するクロスプレゼンテーション経路がある．そのため外来蛋白抗原の一部は，MHC class Ⅰにも提示され，腫瘍免疫の中心的役割をはたす $CD8^+$CTL を誘導することができる 図IX-47．樹状細胞の有するクロスプレゼンテーション能力を応用したものが樹状細胞ワクチン療法である．

■ b．樹状細胞療法の実際

樹状細胞ワクチン療法に用いる樹状細胞の調製は，患者より末梢血単核球を採取，単球を分離して未熟樹状細胞を誘導するステップと腫瘍抗原をパルスし成熟（活性化）樹状細胞を誘導するステップに分けられる．

1）前駆細胞の採取

樹状細胞の前駆細胞として単球が使われることが多いが，十分な数を得るために血液成分採取装置を用いて採取される．単球の精製方法としては，比重遠心法，接着法や磁気ビーズ分離法などの方法がある．精製した単球にヒト GM-CSF に IL-4 や IFN-α や IL-15 を添加して，数日培養すると貪食能が高い未熟樹状細胞に分化する．

2）腫瘍抗原

1991 年に Boon らはメラノーマ患者より腫瘍抗原 MAGE-1 を同定し[12]，その後様々な腫瘍抗原が同定されている．腫瘍抗原は，1）腫瘍関連抗原（tumor associated antigens: TA 抗原），2）変異腫瘍特異的抗原（mutated-tumor specific antigens），3）癌精巣抗原（cancer-testis antigens: CT 抗原），4）癌胎児性抗原（oncofetal antigens）などがあげられる．抗原は MHC class Ⅰに結合し $CD8^+$ T 細胞を誘導する短鎖ペプチド抗原や，樹状細胞内でプロセシングを受け，MHC class Ⅰ，MHC class Ⅱにも結合して，$CD8^+$ T 細胞，$CD4^+$ T 細胞ともに誘導する長鎖ペプチド抗原が用いられる．また，高次構造の腫瘍抗原全蛋白を抗原として用いることもある．ペプチド抗原より蛋白抗原を用いたほうが，プロセシングの段階で複数のペプチドが作られるため，多クローンの CTL を誘導することが可能であるが，蛋白抗原の合成は技術的，コスト的にまだ容易ではない．また，未知の腫瘍抗原も含めた多数の腫瘍抗原の提示を期待して，セルライセートなどの自己腫瘍細胞より調製した自己腫瘍由来ペプチドを用いる方法もある．また，悪性膠芽腫の多くが発現するサイトメガロウイルス p65 分子の mRNA を導入した樹状細胞など，腫瘍細胞由来のmRNAをトランスフェクトさせ，強制的に樹状細胞に提示させる方法もある[13]．

3）成熟樹状細胞の誘導

未熟樹状細胞の貪食能は高いが，MHC class Ⅱ分子や，補助シグナル分子の発現が低いため，抗原をパルスした未熟樹状細胞をそのまま皮下に投与すると，$CD8^+$ T細胞の細胞傷害機能が低下してしまう．そのため，サイトカインカクテルなどで刺激して，MHC class Ⅱ分子や，補助シグナル分子の発現が高く，ナイーブT細胞を刺激することのできる成熟樹状細胞に誘導する必要がある．誘導する方法はいろいろとあり，どの方法が最適であるのかは明らかになっていない．OK432（ピシバニール）やサイトカインカクテル（TNF-α，IL-6，IL-1β，PGE2）が用いられる．

4）投与方法

成熟樹状細胞は，ケモカイン受容体のCCR7を発現し，所属リンパ節のT細胞領域へ移動する．そのため，鼠径部や腋窩近くの皮下が成熟樹状細胞の投与部位として選択されることが多いが，リンパ節内や経動脈あるいは経静脈的に投与されることもある．投与細胞数，投与頻度・回数は，臨床試験プロトコルにより様々であるが，導入時は1回/週程度で開始し，プロトコルに沿って，あるいは免疫モニタリングしながら，ブースター効果を狙い1回/2〜3カ月投与する．

5）免疫モニタリング

樹状細胞療法は，抗原特異的$CD8^+$ T細胞および抗原特異的Th1タイプ$CD4^+$ T細胞を誘導する方法であり，抗原ペプチドが既知の場合の免疫モニタリングとしては，Enzyme-Linked ImmunoSpot（ELISpot）アッセイ，テトラマーアッセイや抗原特異的遅延型アレルギー反応（delayed type hypersensitivity: DTH）が用いられる．自己腫瘍ライセートなどを用いた場合は，DTH反応をみる．

■ c．樹状細胞ワクチン療法の有効性

2010年に米国食品医薬品局（FDA）は，無症候性あるいは症状の少ない転移性去勢抵抗性前立腺癌の治療薬として，Sipleucell-T（Provenge）を承認した[14]．これは，正確には樹状細胞ではないが，患者末梢血より抗原提示細胞を濃縮し，顆粒球マクロファージコロニー刺激因子（GM-CSF）と前立腺酸性フォスファターゼ（PAP）の癒合蛋白と培養した細胞製剤である．この治療によりプラセボ対照群と比較して生存中央値で約4カ月の延長が得られている．

腎細胞癌は従来から免疫療法の標的として臨床試験が行われている癌腫である．2002〜2009年に報告された腎癌に対する12の樹状細胞療法を用いた臨床試験に登録された186症例のメタアナリシスの結果からは，全奏効率は12.7％，臨床的有用性は48％と報告されている[15]．これらの初期に行われた臨床試験の中には，成熟樹状細胞を用いたものは9レジメンであるが，3レジメンは未熟樹状細胞を用いている．また，抗原としても6レジメンが自己腎癌ライセート，2レジメンがペプチド，2レジメンが自己腫瘍のmRNA，1レジメンが自己腫瘍と樹状細胞との癒合細胞と様々である．現在樹状細胞にCD40Lと自己腎癌mRNAをトランスフェクトさせたAGS-003（ADAPT）が，転移性腎細胞癌に対して，スニチニブとの併用とスニチニブ単独との2アームで第Ⅲ相試験が行われている（NCT01582672）．AGS-003の第Ⅱ相試験では，21症例の中〜高リスク腎癌にスニチニブとの併用投与では，9症例がPR，4症例が病勢安定（stable disease: SD）で，そのうち5症例が5年以上生存しており，第Ⅲ相試験の結果が期待できる[16]．また，樹状細胞と自己腎癌細胞を癒合させたDC-RCCが，抗PD-1抗体との併用あるいは単独投与の第Ⅱ相試験が行われており（NCT01441765），また，樹状細胞にGM-CSFとcarbonic anhydrase Ⅸ（CAⅨ）の癒合蛋白を導入したAdGMCAⅨの第Ⅰ相試験が行われている（NCT01826877）．

■ d．樹状細胞ワクチン療法の展望

樹状細胞にはサブセットがあり，末梢血より誘導

JCOPY 498-01913

した樹状細胞も機能的に不均一な細胞集団であり，また個々人，あるいは個人であってもその病期によっても異なる可能性があり，検討を要する．また，投与した樹状細胞がリンパ節へ効率よく移動させる方策の検討も重要である．Mitchellらは，悪性膠芽種の患者に樹状細胞ワクチンを投与する際に，投与部位に破傷風トキソイドを投与すると，免疫反応のリコールが惹起され，樹状細胞のマイグレーションが著明となり，樹状細胞ワクチン単独と比較して無増悪生存期間と全生存率の両方が著明に改善したことを報告している[17]．また，抗PD-1抗体などの免疫チェックポイント阻害剤の併用により，T細胞の抗原プライミングの段階および，腫瘍局所でのエフェクターの段階での免疫抑制を回避し，腫瘍拒絶に寄与すると考えられる．

4 合成生物学的手法を用いた養子癌免疫療法

遺伝子組換え技術は，医学，生物学の研究に欠かせない技術であるが，近年の遺伝子工学の発展により，自然界には存在しないT細胞を作り癌治療に応用するという合成生物学（synthetic biology）的手法を用いた治療方法が開発されている．一つはキメラ抗原受容体（chimeric antigen receptor: CAR）を発現したT細胞を用いる方法と，もう一つは癌特異的抗原受容体改変T細胞を用いる方法である．抗原への親和性が高いため，従来の免疫細胞療法では少なかった腫瘍細胞以外の正常細胞への影響（on target-off tumor反応）や，サイトカインリリース症候群などの新たな課題も生じたが，現在世界的に産学連携で開発が進んでおり，将来は標準的治療の一つになる可能性がある．

a．CAR T細胞療法（chimeric antigen receptor T細胞療法）

CARは，腫瘍特異的なモノクローナル抗体可変領域の軽鎖（VL）と重鎖（VH）を直列に結合させた単鎖抗体（scFV）に，TCR/CD3複合体の細胞内シグナルドメインζ鎖をタンデムに結合させたキメラ抗原受容体である図IX-51．CARを発現させたT細胞は，scFVにて腫瘍特異的抗原を認識し，そのシグナルがCD3ζ鎖を通じて細胞内に伝達される（第1世代CAR）．さらにT細胞の活性化のため，

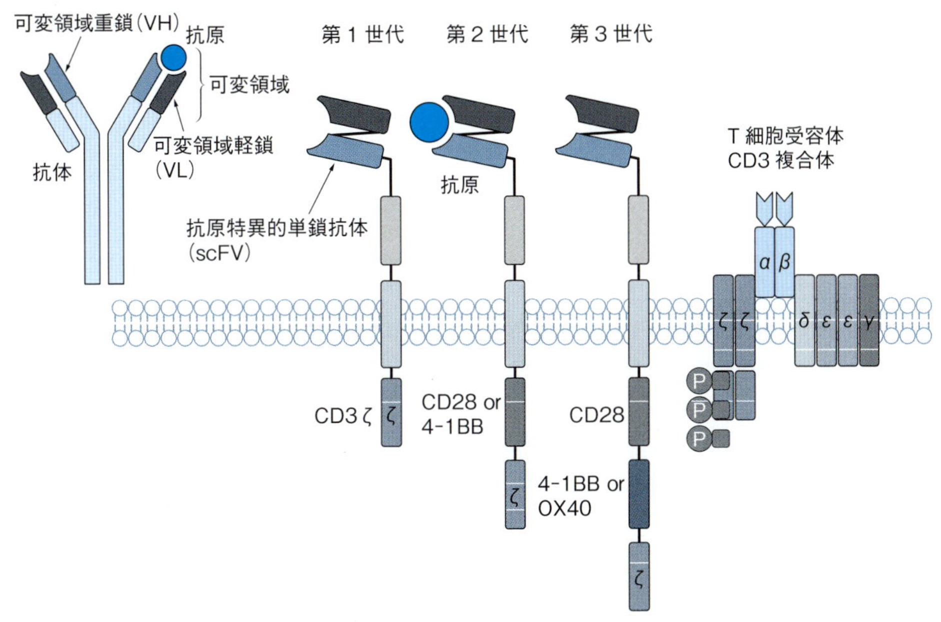

図IX-51 キメラ抗原受容体の構造

CD28など1種類の共刺激分子を組み込んだものを第2世代CARとよび，さらに4-1BBやOX40などの複数共刺激分子を組み込んだものを第3世代CARとよんでいる 図IX-51 ．CAR T細胞の腫瘍抗原認識には，MHCを必要としないため，MHCの発現が減弱した腫瘍細胞や，MHCの欠失した場合でも有効である．また，ペプチド療法と異なり，MHC拘束性ではないため，適応範囲が広く，CARは抗体と同様に直接抗原に結合するため，TCRより抗原結合度が1,000倍以上高いのが特徴である．しかし抗原結合性が高いために，正常細胞にもごく少量発現している抗原に対しても反応し，on target-off tumor反応を惹起することがあり，臨床上問題になる．また，抗体医薬と同様に腫瘍細胞の表面に発現した抗原しか標的にできない．しかし，頻回投与が必要な抗体医薬と異なり，1回のCAR T細胞療法で長期効果が得られる可能性があり，特に造血器悪性腫瘍に対する有効性は非常に優れている．

1）造血器悪性腫瘍に対するCAR T細胞療法

造血器悪性腫瘍では，腫瘍細胞の発現する抗原が明確であり，on target-off tumor反応の心配が少ない．また，固形腫瘍と異なり，腫瘍組織への浸潤の必要がなく，腫瘍組織の微小環境の影響も考慮する必要がない．現在までに10以上の臨床試験の結果が報告されており，主だった報告を 表IX-31 に記した．CD19を標的とした急性リンパ性白血病（ALL），慢性リンパ性白血病（CLL），悪性リンパ腫などのB細胞性腫瘍に対してのCAR T細胞療法の臨床試験の結果が報告され，その優れた治療成績からブレークスルー治療として期待されている．しかし，ICU管理を要するような重篤なサイトカインリリース症候群（cytokine release syndrome: CRS）やCD19陽性の正常B細胞も一時的に根絶してしまうため，免疫グロブリンの補充療法を要するなどの有害事象もあり，今後の課題となっている．この分野の進歩が非常に早く，アカデミアと共同で大手製薬企業が個別化医療を目指しており，特にCD3ζ鎖とCD137（4-1BB）を組み込んだ第2世代抗CD19 CARのCTL019の開発が進んでいる．Maudeらは，小児群25症例（5〜22歳），成人群5症例（26〜60歳）の$CD19^+$再燃急性リンパ性白血病症例で同種幹細胞移植不適格例や同種幹細胞移植後の再燃症例に対し，CTL019を投与した報告をしている[26]．また，難治性の多発骨髄腫患者に投与され，12カ月に渡りCRを維持している[27]．2017年8月30日に米国FDAがTisagenlecleucel（CTL019）を，再発・難治性のB細胞性ALLを有する小児および若年成人患者を適応として承認した．初めて臨床導入されたCAR T細胞療法であり，全寛解率が82.5%と非常に高く，63症例中40症例で完全寛解が認められている一方，薬価が＄475,000と高額である．また，FDAは2017年10月18日には，びまん性大細胞型B細胞リンパ腫（DLBCL）に対し，2剤目のCD19 CAR TであるAxicabtagene ciloleucel（KTE-C19）を承認した．両者の違いは，CD19に結合するTCRの共刺激分子としてCTL019が4-1BBを用いているのに対し，KTE-C19がCD28を用いていることである．

2）固形腫瘍に対するCAR T細胞療法

固形腫瘍に対するCAR T細胞療法は，様々な抗原に対しての臨床試験の結果が報告されているが，造血器悪性腫瘍に対するCAR T細胞療法と比較して有効性が乏しいのが現状である．その理由としては，造血器悪性腫瘍と比較して，固形腫瘍では，1）CAR T細胞の腫瘍組織内への移動能の問題，2）腫瘍組織内の微小環境での細胞傷害能が維持されるか，3）免疫抑制性細胞による作用，4）免疫チェックポイント分子の作用など，様々な要因が考えられている．また正常細胞にもCARの標的となる抗原が発現している場合，on target-off tumor反応の危険性があり開発の障害となっている．第1世代のCARを用いた臨床試験では，carbonic anhydrase IX（CAIX）を抗原とした腎癌症例[28]，CD171を抗原とした神経芽細胞腫症例[29]，alpha-folate receptorを抗原とした卵巣癌症例[30]の少数症例の報告がある．CAIXは胆管上皮細胞にも発現があり，on target-off tumor反応により胆管へのCAR T細胞浸潤のため肝障害を認めている．また，卵巣癌では最大169.0×10^9までのCAR T細胞を投与したが，ほとんどの症例で1カ月以内にCAR T細胞が消失し，同様に神経芽細胞腫症例でもほとんどの症例で7日

表IX-31　造血器悪性腫瘍に対するCAR T細胞療法の臨床試験

論文（文献番号）	腫瘍	抗原	CAR-ベクター	症例数	臨床効果	備考
Till BG, et al. Blood. 2008[18]	濾胞性リンパ腫	CD20	1st G-プラスミド・エレクトロポレーション	7	CR: 2, PR: 3, SD: 1	併用投与のIL-2による症状
Brentjens RJ, et al. Blood. 2011[19]	慢性・急性リンパ性白血病	CD19	2nd G-レトロウイルス	10	PR: 1, SD: 2	治療関連死: 1 CRS
Savoldo B, et al. J Clin Invest. 2011[20]	非ホジキンリンパ腫	CD19	1st G-，2nd G-レトロウイルス	6	SD: 2	2nd G＞1st GでCAR T持続
Kochenderfer JN, et al. Blood. 2010[21]	非ホジキンリンパ腫，慢性リンパ性白血病	CD19	2nd G-レトロウイルス	8	CR: 1, PR: 5	CRS, on target-off tumor: 正常B細胞の消失
Porter DL, et al. N Engl J Med. 2011[22]	慢性リンパ性白血病	CD19	2nd G-レンチウイルス	1	CR: 1	低免疫グロブリン血症，CRS on target-off tumor: 正常B細胞の消失
Kalos M, et al. Sci Transl Med. 2011[23]	慢性リンパ性白血病	CD19	2nd G-レンチウイルス	3	CR: 2, PR: 1	低免疫グロブリン血症，CRS on target-off tumor: 正常B細胞の消失
Till BG, et al. Blood. 2012[24]	非ホジキンリンパ腫，マントル細胞リンパ腫	CD20	3rd G-プラスミド・エレクトロポレーション	3	PR: 1, SD: 2	
Grupp SA, et al. N Engl J Med. 2013[25]	急性リンパ性白血病	CD19	2nd G-レンチウイルス	2 children	CR: 2（＞11カ月，2カ月で再燃）	CRS，急性呼吸促迫症候群 on target-off tumor: 正常B細胞の消失，
Maude SL, et al. N Engl J Med. 2014[26]	急性リンパ性白血病	CD19	2nd G-レンチウイルス	25 children, 5 adults	CR: 27, 90%が2年以上のCR持続	全症例でCRSを認めそのうち27%が重症．抗IL-6受容体抗体にて治療．on target-off tumor: 脳症，正常B細胞の消失
Garfall AL, et al. N Engl J Med. 2015[27]	多発骨髄腫	CD19	2nd G-レンチウイルス	1	CR: 1	

以内に消失したと報告されており，投与細胞の機能持続時間が短いことが問題となった[28]．CAR T細胞の活性化増強のため，2ndシグナルとしてCD28と4-1BBを組み込んだ第3世代のCARを用いた臨床試験では，Her-2を抗原とした大腸癌症例で，細胞投与後わずか15分後にon target-off tumor反応として肺障害が発症し，投与5日後に死亡している[31]．肺胞上皮に低レベルのHer-2が発現しており，血清から高濃度のIFN-γ，GM-CSF，TNF-α，IL-6，IL-10を認め，CAR T細胞による肺胞上皮への直接障害に重篤なCRSを併発したためと推測されている．現在，大腸癌に対してCEA，悪性膠芽腫に対してEGFRVIIIやIL-13Rα2，中皮腫，乳癌，膵癌に対してmesothelin，腫瘍血管に対してVEGFR-2を標的とした臨床試験が施行中である．安全性の確保のために，投与プロトコルの検討やmesothelinに対するCAR T細胞では，遺伝子改変をmRNAベースで行い，CAR T細胞としての作用が3日程度と期間限定とするなどの工夫をしている[32]．

3）CAR T細胞療法の今後の展望

解決すべき問題としてはCAR T細胞療法の副作

用であるon target-off tumor反応，CRSの対応があげられる．On target-off tumor反応対策には，いかに適切な標的抗原の選択に掛かっている．特に固形腫瘍では，よりその選択が重要である．CRSについては，治療前の腫瘍量との関連が指摘されており，治療前にできるだけ腫瘍量を減らすことが大切である．また，サイトカインは活性化したCAR T細胞が放出するため，投与細胞数を段階的に増やすなどのプロトコルの工夫が必要であろう．CRSと臨床効果は正に相関しており，重症のCRSに対しては抗IL-6受容体抗体が有効であり，FDAはtocilizumabをCAR T細胞療法に伴う重篤・致命的なCRSに適応を拡大承認している．今後長期生存例が増えてくると，CAR T細胞療法の遅発性副作用も考えられる．第3世代CARの第2世代CARに対する有効性の検討もまだ明らかになっていない．しかし，技術の進歩は早く，さらに個別医療としての自家CAR T細胞療法から，細胞治療製剤としての同種T細胞を用いたCAR T細胞療法も検討されている．

b．腫瘍特異的抗原受容体改変T細胞療法

腫瘍特異的抗原受容体改変T細胞療法は，癌患者から採取したT細胞に，腫瘍抗原を特異的に認識するTCR遺伝子を*ex vivo*で遺伝子導入用ベクターを用いて導入し，培養増幅した後に患者へ投与する方法である．

1）腫瘍特異的抗原受容体の遺伝子導入

患者のTIL中や末梢血中の腫瘍抗原特異的CTLを*ex vivo*で選択し，増幅させる方法の有効性は既に示されているが，腫瘍抗原特異的CTLの頻度は少なく，一般的な治療方法として普及させるのは困難である．そこで，一つの解決策として，成熟T細胞に腫瘍抗原特異的なTCRを遺伝子導入するという試みが行われた．新規にTCRを遺伝子導入する問題点の一つは，成熟T細胞には既に本来のTCRが発現しているため，TCRに会合するCD3複合体の獲得競争が起きてしまい，結果的に腫瘍抗原を認識するTCRが減ってしまうことである．また，TCRはα鎖とβ鎖とのヘテロダイマーを形成するため，本来のα鎖またはβ鎖と遺伝子導入したβ鎖あるいはα鎖がミスペアを構成する可能性があることである．本来，自己抗原に強く反応するT細胞は胸腺にてクローン除去されているが，ミスペアTCRが自己抗原と強く結合する場合は，重篤な自己免疫疾患を惹起する可能性がある．実際，マウスの実験では，ミスペアTCRを有するT細胞による致死的なGVHDが報告されている．ミスペアTCRの構成抑制には，新規TCRのα鎖とβ鎖遺伝子を別々のベクターに挿入するのではなく，1つのベクターにα鎖とβ鎖遺伝子の両方の遺伝子を組み込み，それぞれをバランス良く翻訳させる必要がある．そのため，Internal Ribosome Entry site（IRES）や2Aペプチドなどの特殊な配列を2つの発現したい遺伝子間に挿入する方法がとられている．また，本来のTCRの発現をsiRNAで抑制する方法も報告されている．さまざまな方法で新規TCRの発現効率は向上しているが，ミスペアを完全になくすことはまだ達成されていない．

2）臨床試験

最初に行われた腫瘍特異的抗原受容体改変T細胞療法は2006年に米国NIHのRosenbergらのグループが行い，Morganが報告している[33]．20症例の進行メラノーマに対して，MART-1特異的TCR導入T細胞を投与し，30%の奏効率を報告している．主な臨床試験の報告を表に示した 表IX-32．標的として用いられた抗原は，腫瘍ワクチン療法やDC療法に用いられるものと同様で，NY-ESO-1，MAGE-A3，MART-1，CEA，Gp100などである．NY-ESO-1はCancer-Testis（CT）抗原に属し，10〜50%の転移性悪性黒色腫，乳癌，卵巣癌，前立腺癌，甲状腺癌に発現しており，また80%の滑膜肉腫に発現している．Robbinsらは11症例の悪性黒色腫と6症例の滑膜肉腫にNY-ESO-1特異的TCRを導入したT細胞を投与し，全体で50%のPRを得ている[34]．高い奏効率を示すが，正常細胞に相互反応するような抗原が発現した場合や，微量な標的抗原が発現している場合，致死的なon target-off tumor反応が報告されている．CEAやgp100のように正常細胞での発現が既知の場合は，on target-off tumor反応が予測されるが，MAGE-Aが正常脳組

表IX-32　腫瘍特異的抗原受容体改変T細胞療法の臨床試験

論文	腫瘍（症例数）	標的抗原	ベクター	臨床効果	備考
Morgan RA, et al. Science. 2006[33]	悪性黒色腫（17）	MART-1	レトロウイルス	PR: 2, NR: 14, ※MR: 1	
Robbins RF, et al. J Clin Oncol. 2011[34]	滑膜肉腫（6） 悪性黒色腫（11）	NY-ESO-1	レトロウイルス	滑膜肉腫(PR: 4, PD: 2) 悪性黒色腫（CR: 2, PR: 3, PD: 6）	
Johnson LA, et al. Blood. 2009[35]	悪性黒色腫（16）	gp-100, HLA-A02拘束性	レトロウイルス	PR: 3	on target-off tumor toxicity: 正常メラノサイト傷害による皮膚，目，耳障害
Parkhurst MR, et al. Mol Ther. 2011[36]	大腸癌（3）	CEA	レトロウイルス	PR: 1	on target-off tumor toxicity: 重篤な一過性腸炎による下痢，発熱
Linette GP, Blood. 2013[37] Cameron BJ, et al. Sci Transl Med. 2013[38]	悪性黒色腫（1） 多発骨髄腫（1）	MAGE-A3	レトロウイルス	治療関連死: 2	on target-off tumor toxicity: 心筋titinへのクロスリアクトによる致死的心筋障害
Morgan RA, et al. J Immunother. 2013[39]	悪性黒色腫（7） 滑膜肉腫（1） 食道癌（1）	MAGE-A3 (MAGE-A12, -A2, -A6も認識)	レトロウイルス	CR: 1, PR: 4, ※※NR: 4,	on target-off tumor toxicity: 脳に発現するMAGE-A12への反応による神経毒性を3症例に認め，そのうち2症例が治療関連死

※MR: minor or mixed response, ※※NR: no response

織に発現していることや[39]，MAGE-A3特異的TCRが心筋titinにも反応することは当初知られておらず[37,38]，生命維持に必須の組織に反応する場合致死的になる危険がある．しかし，MAGE-A特異的TCR改変T細胞の投与後に神経障害を起こした3症例のうち2症例がPRを示しており，効果と毒性が表裏一体である[39]．

3）腫瘍特異的抗原受容体改変T細胞療法の今後

on target-off tumor反応が予測できない場合があり，十分に考慮した抗原の選択やミスペアの抑制が必要である．また，治療に関連した重篤な副作用が起こった場合のために，自殺遺伝子をあらかじめ導入しておくことも検討されている．通常のT細胞と同様に，固形腫瘍では腫瘍局所へのリクルート効率，腫瘍内部の微小環境，免疫チェックポイント分子や免疫抑制性細胞との相互作用の問題や，腫瘍のMHC分子の発現低下や欠失の問題もある．CARと異なり，腫瘍細胞表面抗原のみではなく，腫瘍内の様々な蛋白由来のペプチドが標的抗原になり得る．また，同一の腫瘍抗原が様々な腫瘍にも発現しているため，HLAが一致している場合には，一組のTCRで対応が可能である．さらに，1つのTCRに2つの腫瘍抗原ペプチドを認識するTCRを組み込むことも可能である．Rapoportらは，進行した多発骨髄腫の患者20人に対し，CT抗原のNY-ESO-1とLAGE-1の両方のペプチドを認識するTCRを組み込んだ腫瘍特異的抗原受容体改変T細胞を用いた臨床試験を行い，重篤なCRSもなく16人（80%）に臨床効果を認めたことを報告している[40]．新しい技術により，さらに効率的かつ安全な腫瘍特異的抗原受容体改変T細胞療法の発展が期待される．

●文　献

1) Rosenberg SA, Lotze MT, Muul LM, et al. Observations on the systemic administration of autologous lymphokine-activated killer cells and recombinant interleukin-2 to patients with metastatic cancer. N Engl J Med. 1985; 313: 1485-92.
2) Berdeja JG, Hess A, Lucas DM, et al. Systemic interleukin-2 and adoptive transfer of lymphokine-acti-

vated killer cells improves antibody-dependent cellular cytotoxicity in patients with relapsed B-cell lymphoma treated with rituximab. Clin Cancer Res. 2007; 13: 2392-9.
3) Takayama T, SekineT, Makuuchi M, et al. Adoptive immunotherapy to lower postsurgical recurrence rates of hepatocellular carcinoma: a randomised trial. Lancet. 2000; 356: 802-7.
4) Kradin RL, Kumick JT, Lazarus DS, et al. Tumor-infiltrating lymphocytes and interleukin-2 in treatment of advanced cancer. Lancet. 1989; 18: 577-80.
5) Gattinoni L, Powell DJ Jr, Rosenberg SA, et al. Adoptive immunotherapy for cancer: building on success. Nat Rev Immunol. 2006; 6: 383-93.
6) Dudley ME, Wunderlich JR, Yang JC, et al. Adoptive cell transfer therapy following non-myeloablative but lympodepleting chemotherapy for the treatment of patients with refractory metastatic melanoma. J Clin Oncol. 2005; 23: 2346-57.
7) Besser MJ, Shapira-Frommer R, Itzhaki O, et al. Adoptive transfer of tumor-infiltrating lymphocytes in patients with metastatic melanoma: intent-to-treat analysis and efficacy after failure to prior immunetherapies. Clin Cancer Res. 2013; 19: 2792-4800.
8) Kobayashi H, Tanaka Y, Yagi J, et al. Phase I/II study of adoptive transfer of $\gamma\delta$ T cells in combination with zoledronic acid and IL-2 to patients with advanced renal cell carcinoma. Cancer Immunol Immunother. 2011; 60: 1075-84.
9) Giaccone Gl, Punt CJ, Ando Y, et al. A phase I study of the natural killer T-cell ligand alpha-galactosylceramide (KRN7000) in patients with solid tumors. Clin Cancer Res. 2002; 8: 3702-9.
10) Motohashi S, Nagato K, Kunii N, et al. A phase I-II study of a-galactosylceramide-pulsed IL-2/GM-CSF-cultured peripheral blood mononuclear cells in patients with advanced and recurrent non-small cell lung cancer. J Immunol. 2009; 182: 2492-501.
11) Ohtani T, Yamada Y, Furuhashi A, et al. Activated cytotoxic T-lymphocyte immunotherapy is effective for advanced oral and maxillofacial cancers. Int J Oncol. 2014; 45: 2051-7.
12) van der Bruggen P, Traversari C, Chomez P, et al. A gene encoding an antigen recognized by cytolytic T lymphocytes in a human melanoma. Science. 1991; 254: 1643-7.
13) Nair SK, De Leon G, Boczkowski D, et al. Recognition and killing of autologous, primary glioblastoma tumor cells by human cytomegalovirus pp65-specific cytotoxic T cells. Clin Cancer Res. 2014; 20: 2684-94.
14) Kantoff PW, Higano CS, Shore ND, et al. Sipuleucel-T immunotherapy for castration-resistant prostate cancer. N Engl J Med. 2010; 363: 411-22.
15) Draube A, Klein-Gonzālez N, Mattheus S, et al. Dendritic cell based tumor vaccination in prostate and renal cell cancer: a systematic review and meta-analysis. PLoS One. 2011; 6: 1-11.
16) Amin A, Dudek AZ, Logan TF, et al. Survival with AGS-003, an autologous dendritic cell-based immunotherapy, in combination with sunitinib in unfavorable risk patients with advanced renal cell carcinoma (RCC): Phase 2 study results. J Immunotherapy Cancer. 2015; 3: 14.
17) Mitchell DA, Batich KA, Gunn MD, et al. Tetanus toxoid and CCL3 improve DC vaccines in mice and glioblastoma patients. Nature. 2015; 519: 366-9.
18) Till BG, Jensen MC, Wang J, et al. Adoptive immunotherapy for indolent non-Hodgkin lymphoma and mantle cell lymphoma using genetically modified autologous CD20-specific T cells. Blood. 2008; 112: 62261-71.
19) Brentjens RJ, Riviere I, Park JH, et al. Safety and persistence of adoptively transferred autologous CD19-targeted T cells in patients with relapsed or chemotherapy refractory B-cell leukemias. Blood. 2011; 118: 4817-28.
20) Savoldo B, Ramos CA, Liu E, et al. CD28 costimulation improves expansion and persistence of chimeric antigen receptor-modified T cells in lymphoma patients. J Clin Invest. 2011; 121: 1822-6.
21) Kochenderfer JN, Wilson WH, Janik JE, et al. Eradication of B-lineage cells and regression of lymphoma in a patient treated with autologous T cells genetically engineered to recognize CD19. Blood. 2010; 116: 4099-102.
22) Porter DL, Levine BL, Kalos M, et al. Chimeric antigen receptor-modified T cells in chronic lymphoid leukemia. N Engl J Med. 2011; 365: 725-33.
23) Kalos M, Levine BL, Porter DL, et al. T cells with chimeric antigen receptors have potent antitumor effects and can establish memory in patients with advanced leukemia. Sci Trans Med. 2011; 3: 95ra73.
24) Till BG, Jensen MC, Wang J, et al. CD20-specific adoptive immunotherapy for lymphoma using a chimeric antigen receptor with both CD28 and 4-1BB domains: pilot clinical trial results. Blood. 2012; 119: 3940-50.
25) Grupp SA, Kalos M, Barrett D, et al. Chimeric antigen receptor-modified T cells for acute lymphoid leukemia. N Engl J Med. 2013; 368: 1509-18.

26) Maude SL, Frey N, Shaw PA, et al. Chimeric antigen receptor T cells for sustained remissions in leukemia. N Engl J Med. 2014; 371: 1507-17.
27) Garfall AL, Maus MV, Hwang WT, et al. Chimeric antigen receptor T cells against CD19 for multiple myeloma. N Engl J Med. 2015; 373: 1040-7.
28) Lamers CHJ, Sleijfer S, van Steenbergen S, et al. Treatment of metastatic renal cell carcinoma with CAIX CAR-engineered T cells: Clinical evaluation and management of on-target toxicity. Mol Ther. 2013: 21; 904-12.
29) Park JR, DiGiusto DL, Slovak M, et al. Adoptive transfer of chimeric antigen receptor re-directed cytolytic T lymphocyte clones in patients with neuroblastoma. Mol Ther. 2007; 15: 825-33.
30) Kershaw MH, Westwood JA, Parker LL, et al. A phase I study on adoptive immunotherapy using gene-modified T cells for ovarian cancer. Clin Cancer Res. 2006: 12; 6106-15.
31) Morgan RA, Yang JC, Kitano M, et al. Case report of a serious adverse event following the administration of T cells transduced with a chimeric antigen receptor recognizing *ErbB2*. Mol Ther. 2010; 18: 843-51.
32) Beatty GL, Haas1 AR, Maus1 MV, et al. Mesothelin-specific chimeric antigen receptor mRNA-engineered T cells induce antitumor activity in solid malignancies. Cancer Immunol Res. 2013; 2: 112-20.
33) Morgan RA, Dudley ME, Wunderlich JR, et al. Cancer regression in patients after transfer of genetically engineered lymphocytes. Science. 2006; 314: 126-9.
34) Robbins PF, Morgan RA, Feldman SA, et al. Tumor regression in patients with metastatic synovial cell sarcoma and melanoma using genetically engineered lymphocytes reactive with NY-ESO-1. J Clin Oncol. 2011; 29: 917-24.
35) Johnson LA, Morgan RA, Dudley ME, et al. Gene therapy with human and mouse T-cell receptors mediates cancer regression and targets normal tissues expressing cognate antigen. Blood. 2009; 114: 535-46.
36) Parkhurst MR, Yang JC, Langan RC, et al. T cells targeting carcinoembryonic antigen can mediate regression of metastatic colorectal cancer but induce severe transient colitis moleculartherapy. Mol Ther. 2011; 19: 620-6.
37) Linette GP, Stadtmauer EA, Maus MV, et al. Cardiovascular toxicity and titin cross-reactivity of affinity-enhanced T cells in myeloma and melanoma. Blood. 2013; 122: 863-71.
38) Cameron BJ, Gerry AB, Dukes J, et al. Identification of a titin-derived HLA-A1-presented peptide as a cross-reactive target for engineered MAGE A3-directed T cells. Sci Transl Med. 2013: 5; 197ra103.
39) Morgan RA1, Chinnasamy N, Abate-Daga DD, et al. Cancer regression and neurologic toxicity following anti-MAGEA3 TCR gene therapy. J Immunother. 2013; 36: 133-51.
40) Rapoport AP, Stadtmauer EA, Binder-Scholl GK, et al. NY-ESO-1-specific TCR-engineered T cells mediate sustained antigen-specific antitumor effects in myeloma. Nat Med. 2015; 21: 914-21.

IX-D 人工血液
Artificial blood

Author:
半田　誠

はじめに

輸血に使用する赤血球や血小板などの血液製剤を代替する人工物の開発には50年以上の長い歴史がある．献血などに依存した限りある資源であり，保存条件やその期間に制限があり，かつ血液感染症などの重篤な合併症があり，血液型を合わせる必要があるなどで，戦場で緊急時の利用の困難な輸血用血液製剤の人工代替物である人工血液の開発意欲が，とくに米国の軍事予算を基礎にした研究費によって牽引されてきた．しかし，スクリーニング法の向上による感染症の克服などにより，今や，血液製剤自体のリスクを問題にする時代は過ぎ去った[1]．アルブミンや凝固因子などの血漿分画製剤の多くが，代用血漿や遺伝子組換え製剤にとって代わられようとしている．さらに，少子高齢化の影響による血液不足の深刻化への危機感も，適正使用の推進や周術期の血液管理法の向上により，いまや机上の空論となりつつある．血液製剤を取り巻くパラダイムは大きくシフトしてきた．このような背景のもと，人工血液（ここでは，赤血球と血小板に限定）の開発の経過と現状，そして将来の展望について概略する．

1 人工赤血球（artificial red blood cell）

組織に酸素を運搬する赤血球の基本的機能を代替する人工物は，1）パーフルオロカーボン化合物(PFC)，2）修飾ヘモグロビン，3）ヘモグロビン小胞体に大別される．PFCは水の約20倍の酸素溶解能を有する乳化剤で，70年代終わりに‘白い血液’として華々しく登場し，わが国も含めて種々の臨床研究が行われた．しかし，溶解濃度は負荷酸素濃度に依存するため，酸素運搬能を高めるために高濃度の酸素吸入が必須であることや組織でのガス揮発性などにより赤血球輸血の代用としての価値はないものとして企業による開発は中止され，実用化には至っていない[2,3]．一方，ヘモグロビンを使用した後2者はそれぞれフリー(非細胞型)および細胞型で，その中で前者に属するものが唯一人工赤血球として実用化されている．

a．修飾ヘモグロビン[4]

赤血球の中で理想的な酸素運搬能力を発揮するヘモグロビンも，溶血などにより血中でフリーとなると，生体にとって有害な物質に変化する．$\alpha\beta$で構成される4量体分子のヘモグロビンは血中では2量体に移行して両者は平衡化し，2量体分子は腎より速やかに排泄されるが，一部は近位尿細管より再吸収され，その酸化作用などで大量に負荷された場合には重大な腎障害を惹起する 図IX-52．そこで，この有害作用を低減化するために分子内架橋を施した修飾ヘモグロビンとして，90年代後半にBaxter社が開発したDiaspirin cross-linked hemoglobin (HemAssist™)が大規模に臨床試験に供された．し

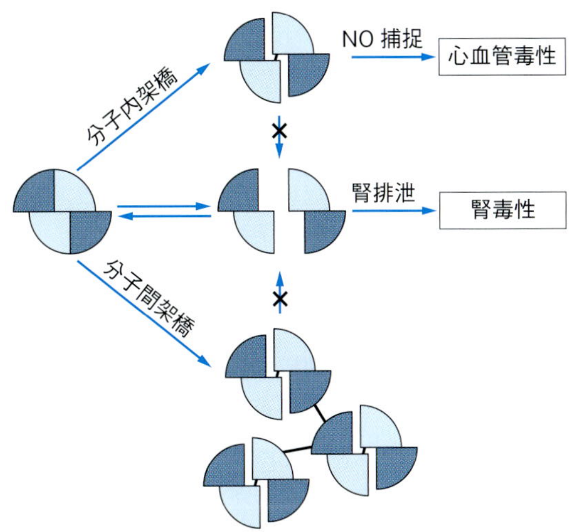

図IX-52 修飾ヘモグロビンと毒性（Elmer J, et al. Resuscitation. 2012; 83: 285-92[4]の図を改変）

ヘモグロビンは細胞内で$\alpha\beta$鎖より構成された4量体分子として存在する．血中でフリーとなったヘモグロビンは2量体に乖離して腎臓より排出され，腎毒性を示す．初期の修飾ヘモグロビンは，2量体への乖離を防止するためにα鎖間を架橋して製造された．しかし，分子サイズが小さいために，血管壁を通過して組織の一酸化窒素（NO）を捕捉することで惹起される心血管毒性が障害となった．そこで，分子間架橋により分子サイズを大きくした重合化ヘモグロビンが開発された．

かし，試験物群で有意な死亡率の上昇があり，開発は中止された．そこで明らかとなってきたのは，生体内で血管の弛緩などで重要な生理的ガス分子である一酸化窒素（NO）の結合作用である．分子量に依存してヘモグロビンは血管内から血管内皮細胞間隙を通過して，組織のNOを吸着し，血管などの臓器や組織の平滑筋の収縮を促進し，血圧上昇や心筋障害，消化管の攣縮などを引き起こす．

そこで，さらにグルタールアルデヒドを使用して分子間の架橋を施した重合化修飾ヘモグロビンが開発された．その代表がそれぞれウシとヒト由来のヘモグロビンを原料としたHemopure™（当時Biopure社，現在HbO2 Therapeutics社）とpolyheme™（Northfield社）である．前者においては，整形外科待機手術を対象とした多施設ランダム化比較第Ⅲ相試験（RCT）で，赤血球輸血の有意な回避率上昇をきたしたが，試験物群で心筋梗塞などの有害事象の有意な上昇がみられた[5]．その後，利益とリスクを勘案した解析により，南アフリカで製剤として承認されたが，米国においては承認が得られなかった[6]．一方，後者においては，市中での外傷性出血性ショックを対象とした米国で初めてとなるRCTが施行された．前者と同様に，対照である赤血球輸血と比較して，生存率などの効果は差異がなく，心筋梗塞などの発生率が多い傾向にあったが，そのリスクは十分に許容範囲であり，人工血液としての十分な資格があると結論された[7]．しかしながら，これらの報告と相前後して出された過去のRCT（16試験，5種類の試験物）のメタ解析において，血圧上昇や心筋梗塞などの血管系有害事象のリスクは修飾ヘモグロビンによって有意に上昇するとの解析結果が公表され，米国での承認が失敗に終わり，開発は中止された[8]．

以上の，腎障害やNO結合作用を最小化する目的で分子サイズを増した第一世代ともいうべき修飾ヘモグロビンの有するリスクの原因が，前毛細管微小循環における酸素過剰環境がもたらす血管収縮や血液粘度低下によるNO産生能の低下である可能性が指摘され，第一世代よりも酸素親和性が低く，かつポリエチレングリコール（PEG）などで表面修飾し，粘度を増すために高分子化した第二世代の試験物が登場した．その代表がHemospan™（Sangart社）で，股関節待機手術を対象としたRCTが実施され，ハイドロキシスターチを対照とした血圧低下の予防と治療の効果が比較され，優位な効果が得られた[9]．一方，注目されてきた心筋梗塞などの有害事象は有意差がないものの，術後の血中トロポニン値の有意の上昇が認められた．人工赤血球としてリスクは許容範囲であるものの，その適応は血液が入手困難である緊急時に限定するのが最良であるとの結論を公表したが，その後開発は中断されたままである[10]．

少なくとも欧米においては，修飾ヘモグロビンの人工赤血球としての開発はほぼ断念されたとみなされるが，その方向性は確実に酸素治療薬に向いている．その代表が，前述したHemospan™の設計意図を受け継いだ一酸化炭素（CO）結合ウシヘモグロビンのSanguinate™（Prolong Pharmaceuticals社）である．COは生理的な生体ガス分子で，それ自体が虚血組織の再還流障害の保護作用や細胞死の予防効果があるといわれ，第Ⅰ相試験で安全性が確かめられ，現在米国で移植腎の生着促進効果を検証するRCTが行われており，また鎌状赤血球症の急性溶血発作の治療薬としてオーファンドラッグ開発の認定も受けている[11]．

■ b．ヘモグロビン小胞体

フリーのヘモグロビンが有する腎臓や心血管系などへの種々の毒性を回避する目的に沿って，期限切れの赤血球より分離生成したヒトヘモグロビンを脂質2重膜で構成されたリポソーム小胞体で被覆した人工赤血球が，90年代初頭より，わが国独自に開発されてきた．当該製剤は，赤血球に匹敵したヘモグロビン含量（～35 g/dL）と酸素親和性（P50: ～28 mmHg）を有するが，表面をPEGで修飾して，血管壁通過性を避け，かつ血液停留性（体内寿命）を最適化した平均粒子径250 nmの微粒子である[11]．膨大な量の非臨床データが集積され，有効性のみならず，修飾ヘモグロビンが抱える宿命である種々の毒性が回避されることで当該製剤の安全性が示されている[12]．しかしながら，当初2つの企業グループによって開発が行われていたが，両者とも開発を撤退し，現在では公的資金支援のもとでアカデミア主導の開発研究が進行中である．欧米で開発されてきた修飾ヘモグロビンに比較して，ヘモグロビン小胞体の企業化はコスト面からより困難と考えられる．

■ c．今後の展望

人工赤血球の開発当初に比較して，血液製剤の安全性は格段に向上し，使用適正化の進展により血液の需要は抑えられていく[1]．そのような背景のもと，ベンチャー企業主導の開発動向から，人工赤血球および人工酸素運搬体から，酸素治療薬への明確な方向性が示されてきた[13]．赤血球では届かない虚血部位へ酸素を運搬でき，かつ分子修飾により付加的機能を担持させることが可能となる．しかしながら，赤血球製剤が利用困難な戦場などにおけるprehospitalのセッティングや宗教的理由による輸血拒否患者への適応は常に存在する[14]図IX-53．危機管理上，公的資金主導による非営利的な観点からの開発は今後も行うべきであると考える．

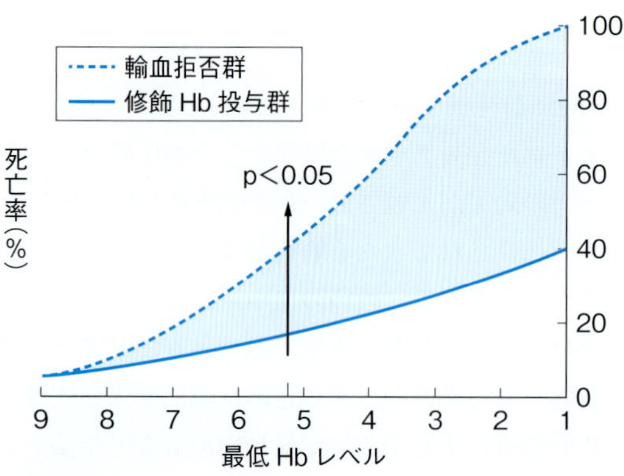

図IX-53 **修飾ヘモグロビンの救命効果: ヘモグロビンレベルと死亡率**（Gould SA, et al. J Am Coll Surg. 2002; 195: 445-52[14]の図を改変）

外傷や緊急手術で赤血球輸血が施行できない171名の患者を対象に，初期治療として修飾ヒトヘモグロビン（Polyheme™）を投与して，その後30日までの最低Hbレベルと生命予後を解析した．300名の輸血拒否手術患者の記述データを対照とした比較で，対照群と治療群の死亡率は，それぞれ64.5%と25.0%で，最低Hb値が5.3 g/dL以下においては，両群間で有意な差異を認めた．治療群のHbは平均6.8 g/dLに維持された．

2 人工血小板[15-17]（artificial platelet）

期限が短く厳密な保存条件が必要な血小板製剤は，大量出血などで輸血が緊急で必要な時に入手が困難である．いつでもどこでも使用できる血小板代替物の開発は，軍事関連の研究対象として第二次世界大戦後の米国において推進されてきた．血小板代替物は，ヒト血小板由来製品と主要な構成成分が人工物である人工血小板に大別される．血小板由来製品の代表が，Cyplex™（infusible platelet membrane, Cypress Bioscience社）とStasix™（fixed, lyophilized platelets, Entegrion社）である．前者は血小板を断片化したもので，後者はグルタールアルデヒドで固定化した細胞をそのまま凍結乾燥した製品で，両者とも粉末として使用時に水溶化するものである．断片化ヒト血小板製剤は，90年代後半に，出血の予防を目的に，血小板減少症患者を対象とした臨床第Ⅱ相試験まで進んだ後に，生体内半減

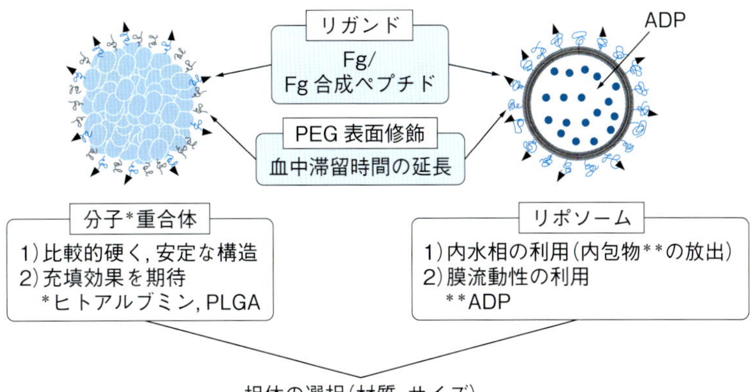

図IX-54　人工血小板の設計（半田　誠. A net. 2014; 18: 10-3[15]の図を転載）
人工血小板は，アルブミンやPLGAといった生体適合性のある分子の重合体もしくは脂質二重層で構成されたリポソームを担体とするものに大別される．血中滞留時間を延長させるためにPEG分子で表面修飾するとともに，止血部位に集積して活性化した血小板（GPⅡb/Ⅲa）を標的とするリガンドであるフィブリノゲンあるいはフィブリノゲンやコラーゲンを含む関連リガンド由来の合成ペプチドを結合させて作成する．分子重合体は止血局所の充填作用が期待される．一方，リポソーム製剤では，内水相にADPなどの生理的血小板凝集物質を内包させ，止血局所で物理的刺激により放出されて血小板血栓の増強作用が期待できる．

期が短いために開発が中止された．同様の理由から，Stasix™は血小板代替物としてではなく，戦場でのprehospitalのセッティングの緊急避難的な止血剤として開発研究が進められてきたが，強力な止血効果があるものの，その血栓増強作用のため，実用化には至っていない．

■ a．人工血小板の設計戦略 図IX-54

血小板は止血機構におけるinitiatorとして，破綻した血管壁にいち早く接着し（粘着），細胞活性化に伴いアデノシン二リン酸（ADP）などの活性化物質を放出し（放出反応），次々と細胞同士が接着（凝集）して，一次血栓を止血局所に形成する．そして，陰性荷電を有するリン脂質を表出して凝固系カスケードを効率よく作動させ（凝固活性），フィブリンにより補強された強固な二次血栓を成立させる．この合理的かつ複雑に構成された一連の血小板機能を代替する人工物を製造することは不可能である．幸い，輸血が必要な患者の血小板数はゼロになることはない．止血部位に集積した残存血小板（量的・質的に十分な止血が得られない）を目標として，その一次止血能を補助し，増強する機能を担持させることが，人工血小板の設計の基本戦略である．そのために，細胞の代替となる生体適合性のある担体として，アルブミン重合体と，すでに薬剤に使用されているリン脂質小胞体（リポソーム）や乳酸/グリコール酸共重合体〔poly(lactic-co-glycolic acid): PLGA〕などの人工物が選択された．それらは，サイズや形状を自由に変えることができ，かつ表面をPEGにより修飾することで，体内寿命を延長できる．そしてもっとも重要な要件は，流血中では機能せずに，止血部位でのみ血小板補助作用を発揮することである．そのためには，活性化した血小板に反応する性質を付与する必要があり，選択されたのが血小板表面の受容体であるGPⅡb/Ⅲa複合体（GPⅡb/Ⅲa）のリガンドであるフィブリノゲンやその関連合成ペプチドである．GPⅡb/Ⅲaは細胞活性化に伴い，血漿フィブリノゲンなどのリガンドと結合するように変化して，細胞間が架橋されて血小板は凝集する．各種担体表面にこれらのリガンドを結合させることで，活性化した残存血小板の凝集能を補助することで，血小板血栓の増強がはかられる．

■ b．人工血小板の開発状況 図IX-55

人工血小板として開発に供されているのが，アルブミン微粒子をキャリアとして，その表面にフィブリノゲンを結合した製品（部分合成型人工物）とリポソームやPLGAを担体として，リガンドとしてフィブリノゲン由来の合成ペプチドなどで表面修飾したもの（完全合成型人工物）である．

1）アルブミン微粒子

平均径が1.2ミクロンのアルブミン・マイクロスフェア（Fibrinoplate-S™）と，より大型の平均径3.5〜4.5ミクロンのアルブミン・マイクロカプセル（Synthocyte™）が臨床試験に供されている．90年代後半から，前者は第Ⅲ相，後者は少なくとも第Ⅱ相までの臨床試験が行われたと思われるが，いずれもその後の経過の詳細は公表されておらず，未だに実用化に至っていない．唯一に前者では，63,214人の白血病や再生不良性貧血などの血小板減少患者（血小板数3万/μL以下）を対象としたRCTで，出血時間の短縮効果が投与後24時間後でも有意に持続することが報告された（4th Asian Pacific Congress on Thrombosis & Haemostasis, 2006; Advanced Therapeutics社のホームページ）．

2）リポソーム

フィブリノゲン分子のGPⅡb/Ⅲa結合部位は少なくとも2カ所あり，1つがγ鎖カルボキシ末端を構成する12個のアミノ酸配列（^{400}HHLGGAKQAGDV^{411}）で，もう1つがα鎖上にあるRGD配列である．前者由来の合成ペプチド（H12）で表面修飾し，その内水相に生理的な血小板活性化物質であるADPを含有したH12（ADP）リポソームがわが国

表面リガンド	担体 / サイズ	製品名 / 報告者	適応	開発フェーズ
●部分合成型人工物				
Human fibrinogen 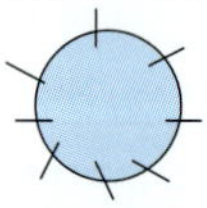	Alb microcapsules (3.5〜4.5μm)	(Synthocytes™: ProFibrix)	予防, 治療	臨床 I/II (開発中止)
Human fibrinogen	Alb microspheres (1.2μm)	(fibrinoplate-S™: Advanced Therapeutics)	予防, 治療	臨床 II/III
		(HaemoPlax™: aemostatix)		前臨床
●完成合成型人工物				
Human fibrinogen peptide (H12) 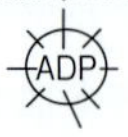 ADP	liposomes (0.22μm)	(Hagisawa K, et al. 2015)	治療	前臨床
Human fibrinogen peptide (RGD) / VBP*&CBP** 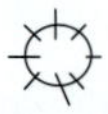	liposomes (0.15μm)	(Modery-Pawlowski CL, et al. 2013) *VWF-&**collagen-binding peptide	止血剤	前臨床
Human fibrinogen peptide (RGD) 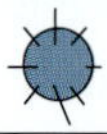	PLGA* (0.17μm)	(Bertram JP, et al, 2009) *ポリ乳酸・グリコール酸重合体	止血剤	前臨床

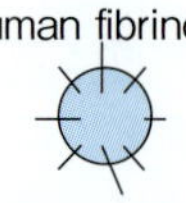

図IX-55 人工血小板の開発状況（半田 誠. A net. 2014; 18: 10-3[15]の図より改変）

アルブミン重合体を基本とした部分合成型人工物は，いくつかのベンチャー企業で初期臨床研究が行われてきたが，いずれも開発は中止もしくは中断している．一方，リポソームやPLGAを担体とする完全合成系人工物は未だに前臨床試験の段階である．

JCOPY 498-01913

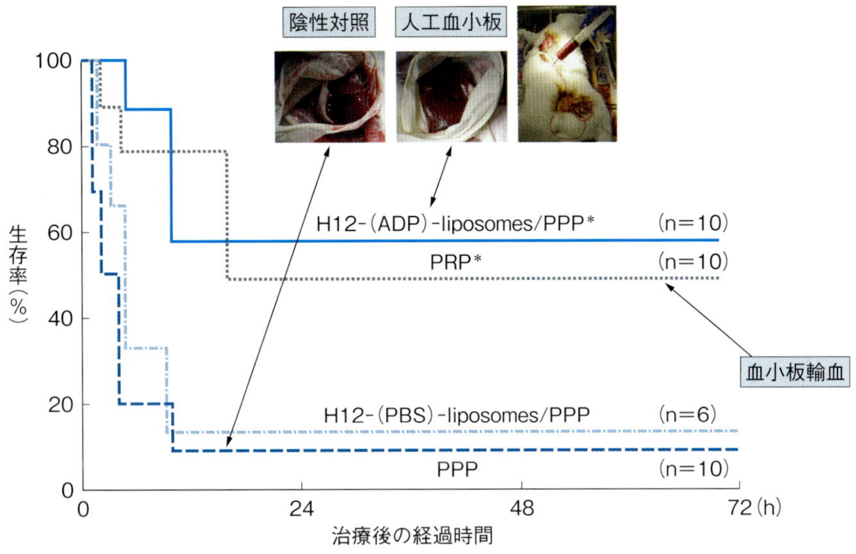

図IX-56 急性血小板減少症ウサギモデルにおける H12（ADP）リポソームの止血効果: 血小板輸血との比較（Hagisawa K, et al. Transfusion. 2015; 55: 314-25[18]の図より改変）

大量出血外傷モデルとして，血液交換により希釈性の急性血小板減少を惹起させたウサギに肝臓貫通性創傷を施し，救命措置として H12（ADP）リポソームの効果を検討した．比較として，陰性対照には乏血小板血漿（PPP）および ADP を含有しない H12（PBS）リポソームを，陽性対照としてウサギ多血小板血漿（PRP）を使用した．受傷後 72 時間までの生存率は，PPP 群および H12（PBS）リポソーム群では，それぞれ 10%と 17%であった．一方，H12（ADP）リポソーム群の生存率は 60%と，PRP（血小板輸血）群の 50%に匹敵する救命効果を発揮した．
H12（ADP）リポソームの止血効果: 抗がん剤投与血小板減少ウサギでの出血時間短縮効果．
血小板濃厚液に匹敵する止血効果が認められた．

で開発され，その効果と安全性を示す前臨床データが集積されてきた[18]．大量出血を擬し，血液を希釈して急性血小板減少状態にした肝臓損傷ウサギモデルを用いた検討では，血小板輸血に匹敵した止血・救命効果を示した 図IX-56．一方，危惧されていた血栓症の誘発は認められなかった．もう 1 つのリポソーム製剤として，その表面に RGD ばかりでなくフィブリノゲン以外の重要な接着因子である von Willebrand 因子とコラーゲン由来の合成ペプチドも表面結合させて，止血部位特異性を向上させたものが報告されたが，いまだにその開発は基礎段階である[19]．

3）PLGA（poly lactic-co-glycolic acid）重合体

生体吸収性に優れて多方面の医療材料に利用されている PLGA 重合体を担体として用い，その表面を PEG で修飾し，その先端に RGD 配列を含んだペプチド（GRGDS）を結合させた，粒径およそ 150 ナノメータの微粒子である[20]．本微粒子は，活性化した血小板にのみ結合して血小板の凝集を増強し，健常ラットの大腿動脈からの出血を陰性対照物に比して有意により短時間で止める機能がある．しかし，投与量を多くすると血栓傾向が増強されるとされ，また血中半減期も短いことから，止血剤としての適応を目的としているようである．

おわりに

人工血液開発の方向性は，従来の血液代替物から，その製造物がもつ性質を活かした治療薬へと変貌した．人工赤血球は酸素治療薬として，種々の虚血性疾患を対象とし，一方，人工血小板はその止血部位特異性を活かした drug delivery system（DDS）としての機能を前面に出した開発が推進されてきている．輸血用血液製剤が入手困難な緊急時の代替物として，人工血液は依然開発が期待される．しかし，コストと需要から，営利を目的とした企業による開発にはなじまない．公的支援のもとの開発推進は危機管理的な観点からも必要である．

●文　献

1）半田　誠．より安全かつ適正な輸血医療を目指して．臨床血液．2015; 56: 2170-9.
2）Cabrales P, Intaglietta M. Blood substitutes: evolution from noncarrying to oxygen- and gas-carrying fluids. ASAIO J. 2013; 59: 337-54.
3）Castro CI, Briceno JC. Perfluorocarbon-based oxygen carriers: review of products and trials. Artif Organs. 2010; 34: 622-34.
4）Elmer J, Alam HB, Wilcox SR. Hemoglobin-based oxygen carriers for hemorrhagic shock. Resuscitation. 2012; 83: 285-92.
5）Jahr JS, Mackenzie C, Pearce LB, et al. HBOC-201 as an alternative to blood transfusion: efficacy and safety evaluation in a multicenter phaseⅢ trial in elective orthopedic surgery. J Trauma. 2008; 64: 1484-97.
6）Van Hemelrijck J, Levien LJ, Veeckman L, et al. A safety and efficacy evaluation of hemoglobin-based oxygen carrier HBOC-201 in a randomized, multicenter red blood cell controlled trial in noncardiac surgery patients. Anesth Analg. 2014; 119: 766-76.
7）Moore EE, Moore FA, Fabian TC, et al. PolyHeme Study Group. Human polymerized hemoglobin for the treatment of hemorrhagic shock when blood is unavailable: the USA multicenter trial. J Am Coll Surg. 2009; 208: 1-13.
8）Natanson C, Kern SJ, Lurie P, et al. Cell-free hemoglobin-based blood substitutes and risk of myocardial infarction and death: a meta-analysis. JAMA. 2008; 299: 2304-12.
9）Olofsson CI, Górecki AZ, Dirksen R, et al. Study 6084 Clinical Investigators. Evaluation of MP4OX for prevention of perioperative hypotension in patients undergoing primary hip arthroplasty with spinal anesthesia: a randomized, double-blind, multicenter study. Anesthesiology. 2011; 114: 1048-63.
10）van der Linden P, Gazdzik TS, Jahoda D, et al. 6090 Study Investigators. A double-blind, randomized, multicenter study of MP4OX for treatment of perioperative hypotension in patients undergoing primary hip arthroplasty under spinal anesthesia. Anesth Analg. 2011; 112: 759-73.
11）Abuchowski A. PEGylated Bovine Carboxyhemoglobin（SANGUINATE™）: Results of Clinical Safety Testing and Use in Patients. Adv Exp Med Biol. 2016; 876: 461-7.
12）高折益彦．人工酸素運搬体: その将来への期待．人工血液．2009; 15: 90-8.
13）酒井宏水，堀之内宏久，東　寛，他．輸血代替としての人工赤血球（ヘモグロビン小胞体）製剤の安全性試験．人工血液．2013; 21: 36-48.
14）Gould SA, Moore EE, Hoyt DB, et al. The life-sustaining capacity of human polymerized hemoglobin when red cells might be unavailable. J Am Coll Surg. 2002; 195: 445-52.
15）半田　誠．人工血小板の開発とこれからの展望．A net．2014; 18: 10-3.
16）Chan LW, White NJ, Pun SH. Synthetic strategies for engineering intravenous hemostats. Bioconjug Chem. 2015; 26: 1224-36.
17）Lashof-Sullivan M, Shoffstall A, Lavik E. Intravenous hemostatic nanoparticles increase survival following blunt trauma injury. Nanoscale. 2013; 5: 10719-28.
18）Hagisawa K, Nishikawa K, Yanagawa R, et al. Treatment with fibrinogen γ-chain peptide-coated, adenosine 5'-diphosphate-encapsulated liposomes as an infusible hemostatic agent against active liver bleeding in rabbits with acute thrombocytopenia. Transfusion. 2015; 55: 314-25.
19）Modery-Pawlowski CL, Tian LL, Ravikumar M, et al. In vitro and in vivo hemostatic capabilities of a functionally integrated platelet-mimetic liposomal nanoconstruct. Biomaterials. 2013; 34: 3031-41.
20）Bertram JP, Williams CA, Robinson R, et al. Intravenous hemostat: nanotechnology to halt bleeding. Sci Transl Med. 2011; 1: 11-22.

JCOPY 498-01913

和文索引

[シ]

[ス]

[セ]

[ネ]

[ノ]

[ハ]

[ヒ]

[フ]

[ヘ]

[ホ]

英文・数字索引

[O]

[P]

[Q]

[R]

[S]

[T]

[U]

輸血学(ゆけつがく) ©

発 行 1978年 6 月 1 日 1版1刷
1979年10月 5 日 1版2刷
1989年 6 月 1 日 改訂2版
2004年 7 月 1 日 改訂3版
2018年10月20日 改訂4版

編著者 前田平生(まえだひろお)
大戸 斉(おおと ひとし)
岡崎 仁(おかざき ひとし)

発行者 株式会社 中外医学社
代表取締役 青木 滋

〒162-0805 東京都新宿区矢来町62
電 話 03-3268-2701(代)
振替口座 00190-1-98814番

印刷・製本/三報社印刷(株) 〈MS・YI〉
ISBN 978-4-498-01913-3 Printed in Japan

JCOPY <(社)出版者著作権管理機構 委託出版物>

本書の無断複写は著作権法上での例外を除き禁じられています. 複写される場合は, そのつど事前に, (社)出版者著作権管理機構(電話 03-3513-6969, FAX 03-3513-6979, e-mail: info@jcopy.or.jp) の許諾を得てください.